Unter Berücksichtigung des
Gegenstandskataloges für die Ärztliche Prüfung

Mit ICD 10-Schlüssel im Text und Stichwortverzeichnis

INNERE MEDIZIN

Eine vorlesungsorientierte Darstellung

2 0 1 8

GERD HEROLD
und Mitarbeiter

In Dankbarkeit meinen lieben Eltern !

Alle medizinischen diagnostischen und therapeutischen Verfahren unterliegen verständlicherweise einem fortwährenden Entwicklungsprozess, sodass alle Angaben immer nur dem Wissensstand zum Zeitpunkt der Fertigstellung des Buches entsprechen können.

Hinsichtlich der in diesem Buch angegebenen Dosierung von Medikamenten wurde auf die größtmögliche Sorgfalt geachtet. Alle therapeutischen Angaben in diesem Buch gelten nur für Erwachsene mit normaler Nieren- und Leberfunktion. Für Angaben über Dosierungsanweisungen und Applikationsformen kann keine Gewähr übernommen werden. Jeder Leser ist aufgefordert, durch sorgfältige Prüfung die Empfehlungen der Hersteller über die verwendeten Präparate zur Kontrolle heranzuziehen, insbesondere auch hinsichtlich Indikationen, Kontraindikationen, Dosierungen, Nebenwirkungen und Wechselwirkungen mit anderen Medikamenten! Jede Dosierung oder Applikation erfolgt auf eigene Gefahr des Benutzers. Leitlinien bitte beachten, z.B. *www.leitlinien.de*

Trotz sorgfältiger inhaltlicher Kontrolle wird keine Haftung für die Inhalte der in diesem Buch genannten Links übernommen. Für den Inhalt der verlinkten Seiten sind ausschließlich deren Betreiber verantwortlich.

Aus der Bezeichnung einer Ware mit dem für sie eingetragenen Warenzeichen kann nicht geschlossen werden, dass diese Bezeichnung ein freier Warenname ist, auch wenn der Vermerk nicht angebracht worden ist.

Für Substanzen, die auch unter dem Freinamen als Generika im Handel sind, fehlen Beispiele für Handelspräparate.

QR-Code:

Herausgeber:
Dr. med. Gerd Herold
Arzt für Innere Medizin/Arbeitsmedizin
Bernhard-Falk-Str. 27
50737 Köln

Bezugsquelle dieses Buches als e-book:
www.herold-innere-medizin.de

ISBN: 978-3-9814660-7-2

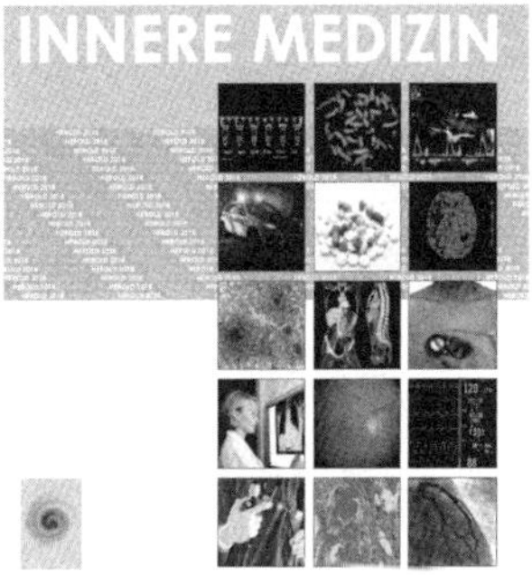

Unter Berücksichtigung des Gegenstands-kataloges für die Ärztliche Prüfung

INNERE MEDIZIN 2018

GERD HEROLD

und Mitarbeiter

Über 1.000 SEITEN TEXTUMFANG

- Aktuell überarbeitet
- Systematisch der gesamte Stoff der Inneren Medizin unter Betonung examenswichtiger "Fallstricke"
- Einfügung von Internet-Infos
- Berücksichtigung wesentlicher deutscher und amerikanischer Lehrbücher (z.B. Harrison)
- Daher auch empfehlenswert für das amerikanische USMLE-Examen des ECFMG
- Tabelle klinisch-chemischer Normalwerte mit SI-Einheiten
- Berücksichtigung von evidenzbasierter Medizin
- ICD 10-Schlüssel im Text und im Stichwortverzeichnis mit fast 6.000 Stichwörtern

---

Der Verkauf dieses Buches erfolgt über medizinische Buchhandlungen oder direkt vom Herausgeber versandkostenfrei.

Festgesetzter Ladenpreis für den Letztabnehmer	€ 47,00 / Buch
Abgabepreis für Auslandssendung	€ 49,00 / Buch
Abgabepreis für den Buchhandel im Inland	€ 35,00 / Buch
Bei Auslandssendung	€ 37,00 / Buch
Bei Abnahme von 10 oder mehr Büchern im Inland	€ 32,00 / Buch
Bei Auslandssendung	€ 34,00 / Buch

Hinweis:
Bitte beachten Sie, dass bei einem Weiterverkauf der Bücher im Inland der festgesetzte Ladenpreis für Letztabnehmer von € 47,00 verlangt werden muss (§ 3 Preisbindungsgesetz)!

Postversand nur gegen Vorauszahlung an den Herausgeber:
Dr. Gerd Herold, Bernhard-Falk-Str. 27, D-50737 Köln
per Verrechnungsscheck oder Einzahlung auf die
Konto-Nr. 1593 14 501 der Postbank Köln (BLZ 370 100 50)
IBAN: DE63 3701 0050 0159 3145 01
BIC: PBNKDEFF

ACHTUNG: **Vollständige deutliche Absenderangabe auf dem Einzahlungsschein ist unbedingt erforderlich!**
Bei Bestellungen über das Postbankkonto wird die Postanschrift nicht mitgeteilt →
Anschrift bitte immer zusätzlich mitteilen per Post oder Fax 0221-9578400 oder E-Mail: heroldbuch@aol.com

Bei Verrechnungsscheck reicht die vollständige Anschrift auf der Scheckrückseite!

- Kein Nachnahmeversand - Lieferzeit ca. 1 Woche -

Erklärung der Umschlagfotos:

Reihe 1:
Coombs-Test - Telomere Q-FISH - Echokardiografie

Reihe 2:
Notarzteinsatz - Orale Medikamente - SPECT des Gehirns

Reihe 3:
Essentielle Thrombozythämie - CT Thorax/Abdomen - Auskultation

Reihe 4:
Röntgen-Thorax-Bild - Augenhintergrund - Monitoring auf Intensivstation

Reihe 5:
Vorbereitung Endoskopie - Amyloidtumor der Speiseröhre - Koronarangiografie

Hinweis:
Die Abbildungen wurden für die Umschlaggestaltung speziell aufbereitet und entsprechen nicht in allen Details der im klinischen Alltag üblichen Darstellung!

Welttage internistischer Krankheiten

4. Februar	Welt-Krebs-Tag
28. Februar	Welttag Seltene Erkrankungen
10. März	Welt-Nieren-Tag
24. März	Welt-Tuberkulose-Tag
1. Dienstag im Mai	Welt-Asthma-Tag
12. Mai	Welt-CSF-Tag
16. Mai	Welt-Zöliakie-Tag
17. Mai	Welt-Hypertonie-Tag
3. Samstag im Mai	Welt-Adipositas-Tag
28. Juli	Welt-Hepatitis-Tag
13. September	Welt-Sepsis-Tag
15. September	Welt-Lymphom-Tag
21. September	Welt-Alzheimer-Tag
11. Oktober	Welt-Rheuma-Tag
13. Oktober	Welt-Thrombose-Tag
20. Oktober	Welt-Osteoporose-Tag
14. November	Welt-Diabetes-Tag
2. oder 3. Mittwoch im November	Welttag der COPD
1. Dezember	Welt-AIDS-Tag

Bezugsquellen für Übersetzungen dieses Buches (*E-Mail-Anschrift in Klammern*):

Albanische Ausgabe:	Dr. Leke Abdyli, Hubert-Hoffmann-Ring 4/2, 8044 Graz/Österreich (*leke.abdyli@kages.at*)
Bulgarische Ausgabe:	Kyrill Scharow, Zollikerstr. 252, CH-8008 Zürich/Schweiz (*kirschon@hotmail.com*)
Englische Ausgabe:	www.herold-internal-medicine.com
Französische Ausgabe:	Groupe De Boeck, Fond Jean-Paques 4, 1348 Louvain-la-Neuve/Belgien (*acces+@deboeck.be*)
Griechische Ausgabe:	John B. Parisianos Medical Publications, Mikras Asias 76, Goudi, 11527-Athens/Greece (*info@parisianouj.gr*)
Italienische Ausgabe:	Alfredo Delporto Monduzzi Editoriale SRL, Via Meucci 15 - 17, 43015 Noceto (PR)/Italien (*alfredo.delporto@monduzzieditore.it*)
Persische Ausgabe:	Dr. Maryam Haydari, Bernd-Alois-Zimmermann-Str. 37e, 50226 Frechen (*m-haydari@web.de*)
Polnische Ausgabe:	Wydawnictwo Lekarskie PZWL, Sp.Zo.o., ul. Gottlieba Daimlera 2, 02-460 Warszawa/Polen (*www.pzwl.pl*)
Rumänische Ausgabe:	Dr. M. Nicolae, Heckenweg 12, D-71287 Weissach (*mikamed@web.de*)
Russische Ausgabe:	Wladimir Schilref, Azaleenweg 2, D 48599 Gronau (*wladimir.schilref@web.de*)
Schwedische Ausgabe:	Philipp Kubens, Hauptstr. 24, 79104 Freiburg (*philippkubens@gmx.de*)
Serbokroatische Ausgabe:	Dr. Darko Markota, Markovac bb, Citluk 88260/Bosnien und Herzegowina (*darko.markota@tel.net.ba*)
Spanische Ausgabe:	Dr. A. Graf von Perponcher, Schwaighofstr. 31, 83684 Tegernsee (*a.perponcher@gmx.de*)
Ungarische Ausgabe:	Medicina Publishing House, Rákóczi ut. 16, 1072 Budapest/Ungarn (*medkia@euroweb.hu*)

Bezug des **Hörbuches** Innere Medizin:

Dr. Simon Grau, Uhlandstr. 1, D-73249 Wernau (*grau.simon@googlemail.com*)
www.audible.de und *https://mobile.audible.de*

DANKSAGUNG

Folgenden Professoren der Universitätsklinik Köln danke ich sehr für Ihre Unterstützung:

Prof. Dr. med. E. Erdmann (Köln)

Prof. Dr. med. W. Krone (Köln)

Prof. Dr. med. R. Gross (Köln) †

Prof. Dr. med. H. Schicha (Köln)

Folgenden Kolleginnen und Kollegen danke ich für Ihre Mitarbeit an einzelnen Kapiteln:

Prof. Dr. med. Oliver ADOLPH
Universitätsklinik Ulm (Kapitel Schock und Sepsis)

Dr. med. Schahin ALIANI
Niedergelassener Kinderonkologe und -hämatologe, Saarlouis (Kapitel Immundefekte)

Prof. Dr. med. Nicolas VON AHSEN
Bremen (Kapitel Zöliakie und Mitarbeit an verschiedenen Kapiteln)

Dr. med. Christopher AMBERGER
Niedergelassener Rheumatologe, Bad Neuenahr (Kapitel Rheumatologie)

Dr. med. Sammy BAIERLEIN / Dr. med. Anja WISTOP
Bayreuth / Eckersdorf (Mitarbeit am Kapitel Sepsis)

Univ.-Prof. Dr. med. Stephan BALDUS / Prof. Dr. med. Volker RUDOLPH
Herzzentrum der Universitätsklinik Köln (Kapitel Erworbene Herzklappenfehler)

Dr. med. Heinz BECKERS
Arzt für Arbeits-/Verkehrsmedizin, ehem. Direktor Arbeitsmedizinisches Zentrum DEUTZ® AG, Köln (Mitarbeit an verschiedenen Kapiteln, insbes. Infektionskrankheiten)

Dr. med. Dennis BÖSCH
Donau-Isar-Klinikum, Dingolfing (Kapitel COPD und Emphysem)

PD Dr. med. Mag. Dipl. oec. med. Jürgen BRUNNER
Universitätsklinik Innsbruck, Kinder- u. Jugendheilkunde (Kapitel Juvenile idiopathische Arthritis und Periodische Fiebersyndrome)

Prof. Dr. med. Ali CANBAY
Universitätsklinikum Magdeburg (Kapitel Fettlebererkrankungen)

Dr. med. Adela CERMA
Köln (Kapitel Mastozytose)

Prof. Dr. med. Oliver CORNELY / Dr. med Stefan WEILER
Universitätsklinik Köln, Klinik I für Innere Medizin / Universität Zürich (Kapitel Systemische Mykosen)

Dr. med. Elisabeth DEIXLER
München (Kapitel Phosphatstörungen)

Dr. med. Ulrich DEUSS
Köln (Kapitel Endokrinologie)

Dr. med. Laura DISTELMAIER
Universitätsklinik Essen (Kapitel Hämoglobinopathien)

Prof. Dr. med. Manfred O. DOSS / Prof. Dr. med. Ulrich STÖLZEL
Konsultation Porphyrie, Marburg an der Lahn / Klinikum Chemnitz (Kapitel Porphyrien)

Prof. Dr. med. Hans DREXLER
Arbeitsmedizinisches Institut der Universität Erlangen (Kapitel Berufskrankheiten)

Univ.-Prof. Dr. med. Thomas ERREN, MPH / Dr. med. J. Valérie GROß
Institut für Arbeitsmedizin, Universitätsklinik Köln (Kapitel Berufskrankheiten, Nacht- und Schichtarbeit, Ärztliche Schweigepflicht)

Prof. Dr. med. Lothar FABER
Herz- und Diabeteszentrum NRW, Bad Oeynhausen (Kapitel Kardiomyopathien)

Prof. Dr. med. Roland FENK
Heinrich-Heine-Universität Düsseldorf (Kapitel Multiples Myelom)

PD Dr. med. Sebastian FETSCHER
Klinik für Hämatologie und Onkologie, Sana-Kliniken Lübeck (Kapitel Internistische Tumortherapie)

Dr. med. Jan GÄRTNER[1] / Esther JUNK / Dr. med. Guido SCHNEIDER[2]
Zentrum für Palliativmedizin Universiätsklinik [1] Freiburg und [2] Köln (Kapitel Therapieentscheidungen)

Prof. Dr. med. Meinrad GAWAZ
Universitätsklinikum Tübingen (Kapitel Endokarditis)

Dr. med. Ulf GERHARDT, MHBA
Paracelsus-Wiehengebirgsklinik Bad Essen (Kapitel Alkoholkrankheit, Drogennotfälle und Infektionskrankheiten)

Prof. Dr. med. Ulrich GERMING
Heinrich-Heine-Universität Düsseldorf (Kapitel MDS)

Prof. Dr. med. Hartmut GÖBEL
Schmerzklinik Kiel (Kapitel Schmerztherapie)

Prof. Dr. med. Daniel GRANDT
Klinikum Saarbrücken (Kapitel Arzneimitteltherapiesicherheit)

Prof. Dr. med. Michael HALLEK / Hyatt BALKE-WANT / Dr. med. Hans BECKER / Dr. med. Vanessa BRANDES / Dr. med. Martin PLATTEN / Vangica RISTOVSKA / Dr. med. Matthias SCHEFFLER
Klinik I für Innere Medizin der Universitätsklinik Köln (Kapitel Maligne Lymphome und Leukämien)

Dr. med. Pontus HARTEN
Niedergelassener Rheumatologe, Strande (Mitarbeit an den Kapiteln Antiphospholipid-Syndrom und Rheumatologie)

Dr. med. Barbara HAUER[1],MPH / Dr. med. Nicolas SCHÖNFELD[2]
Robert Koch-Institut Berlin [1] / Lungenklinik Heckeshorn [2]
(Kapitel Tuberkulose und nichttuberkulöse Mykobakteriosen)

Dr. med. Joachim HEBE / Dr. med. Götz BUCHWALSKY / Dr. med. Wolfgang DUCKECK / Dr. med. Christoph HEUSER / Dr. med. Sven HOBBIESIEFKEN / PD Dr. med. Klaus LANGES / Dr. med. Jürgen SIEBELS / PD Dr. med. Rodolfo VENTURA / Dr. med. Marius VOLKNER
Herzzentrum Links der Weser, Bremen / Elektrophysiologie und Kardiologie (Kapitel Herzrhythmusstörungen)

Prof. Dr. med. Jan HEIDEMANN - Klinikum Bielefeld-Mitte
Prof. Dr. med. Tobias HEINTGES - Städt. Kliniken Neuß Lukaskrankenhaus
Dr. med. Matthias ROSS - Klinikum Coesfeld
(Kapitel Gastroenterologie, Hepatologie)

Dr. med. Britta HÖCHSMANN
Universitätsklinik Ulm (Kapitel Hämatologie, PNH, Aplastische Anämie)

Dr. med. Guido HOLLSTEIN
Kiel (Mitarbeit an verschiedenen Kapiteln)

Dr. med. Thomas HOLTMEIER
Landratsamt Neustadt a.d. Waldnaab, Abt. Gesundheitswesen (Meldepflichtige Infektionskrankheiten nach IfSG)

Prof. Dr. med. Roman HUBER
Klinikum Friedrichshafen (Kapitel Schlaganfall)

Achim JERG
Ulm (Kapitel Nephrolithiasis)

Prof. Dr. Dr. med. Harald KAEMMERER
Deutsches Herzzentrum München (Kapitel Angeborene Herzfehler im Erwachsenenalter und Marfan-Syndrom)

Prof. Dr. med. Klaus KENN
Schön Klinik Berchtesgadener Land (Kapitel „Vocal cord dysfunction“)

Prof. Dr. med. Joachim KINDLER
Aachen (Kapitel Hypertonie und Nephrologie)

Dr. med. Stefan KINTRUP
Dülmen (Kapitel Organtransplantation)

Dr. med. Peter KREBS
Köln (Kapitel Essstörungen und Gutachterwesen)

Dr. med. Karsten LEHMANN
St. Katharinen-Hospital, Frechen (Kapitel Geriatrie, Insomnie, Depression, Angststörungen, Patientenverfügung, Rehabilitation, Schwindel, Off-Label-Use)

Dr. med. Jin LI
Bern/Schweiz (Kapitel Drogen-Notfälle und Kapitel Angiologie)

Dr. med. Achim MELLINGHOFF
Lindau-Bodensee (Mitarbeit an verschiedenen Kapiteln)

Dr. med. Klaus-Peter MELLWIG / Dr. med. Henning Karl SCHMIDT
Herz- und Diabeteszentrum NRW, Bad Oeynhausen (Kapitel KHK / Herzinfarkt)

Prof. Dr. med. Guido MICHELS
Herzzentrum der Universitätsklinik Köln (Mitarbeit an verschiedenen Kapiteln, Intoxikationen)

Prof. Dr. med. Gynter MÖDDER
Niedergelassener Nuklearmediziner, Köln (Kapitel Schilddrüse)

Dr. med. Michael MONTEMURRO
Universitätsspital Zürich, Klinik für Onkologie (Kapitel Internistische Tumortherapie, GIST; PCNSL)

Dr. med. Berno MÜLLER
Ravensburg (Kapitel Eisenmangel/-anämie)

Dr. med. Marian NEIDERT
Zürich (Kapitel Refeeding-Syndrom und Rhabdomyolyse)

PD Dr. med. Michael NOLL-HUSSONG
Universitätsklinik Ulm (Kapitel Somatoforme Störungen)

Prof. Dr. med. Kurt OETTE
Vormals Universitätsklinik Köln (Kapitel Lipidstoffwechselstörungen, Hämapherese und klinische Chemie / Laborwerte)

Prof. Dr. med. Mark OETTE
Krankenhaus der Augustinerinnen, Köln (Kapitel HIV/AIDS)

Prof. Dr. med. Dr. rer. nat. Günter OLLENSCHLÄGER
Universitätsklinik Köln, Institut für Gesundheitsökonomie und klinische Epidemiologie (Kapitel Evidenzbasierte Medizin)

Dr. med. Daniel OPITZ
Hamburg (Kapitel Prävention und Gesundheitsförderung)

Prof. Dr. med. Roman PFISTER
Herzzentrum der Universitätsklinik Köln (Kapitel Herzinsuffizienz und Myokarditis)

Assoc. Prof. Dr. med. Gregor POLLACH
College of Medicine, Universtiy of Malawi (Kapitel Tollwut)

Prof. Dr. med. Hans-Georg PREDEL
Deutsche Sporthochschule Köln (Kapitel Körperliche Aktivität und Gesundheit)

Dr. med. René PSCHOWSKI
Charité Berlin (Kapitel NET)

Prof. Dr. med. Winfried RANDERATH
Krankenhaus Bethanien, Solingen (Kapitel Pneumologie)

Sabine RIEBSCHLÄGER / Dr. rer. nat. Falko M. HEINEMANN
Universitätsklinik Essen (Kapitel HLA-Antigene)

Dr. med. Maurice ROEDER
Universitätklinik Zürich (Kapitel Lungenfibrosen/Sarkoidose)

PD Dr. med. Alexander RÖTH
Universitätsklinik Essen (Kapitel Hämatologie, PNH und aplastische Anämie)

Dr. med. Wolfgang SAUER
St. Elisabeth-Krankenhaus, Bonn (Kapitel Angiologie und Gastroenterologie)

Prof. Dr. med. Jürgen SCHARHAG und
Prof. Dr. med. Wilfried KINDERMANN
Universität des Saarlandes, Institut für Sport- und Präventivmedizin (Kapitel Physiologische Herzhypertrophie/Sportherz)

Dr. med. Jochen SCHMIDT-WALCZUCH
Niedergelassener Diabetologe, Brühl (Kapitel Diabetes mellitus)

Dr. phil. Dipl.-Psych. Josef SCHWICKERATH
Klinik Berus, Überherrn-Berus (Kapitel Mobbing)

Dr. med. Florian STEINER
Charité, Berlin (Kapitel Tropenkrankheiten)

Dr. med. Rafael SWITKOWSKI
Berlin (Kapitel Klinische Chemie / Laborparameter)

PD Dr. med. Jürgen TRUCKENBRODT
Zeitz (Mitarbeit am Kapitel Gastroenterologie)

Prof. Dr. med. Manfred WEISS
Universitätsklinik Ulm (Kapitel Sepsis und Schock)

PD Dr. med. Heinz ZOLLER
Universitätsklinik Innsbruck (Kapitel Siderosen / Hämochromatose)

Folgenden Kolleginnen und Kollegen verdanke ich wertvolle ergänzende Hinweise:

PD Dr. med. G. Aßmann (Homburg/Saar)
Prof. Dr. med. H. Baumgartner (Münster)
Dr. med. R. Bergert (Berlin)
Dr. med. A. Bierschwale (Hannover)
Gudrun Binder (München)
Dr. med. S. Binder (Bergisch-Gladbach)
Dr. med. H. Binsfeld (Drensteinfurt)
Dr. med. G Bühler (Ulm)
Prof. Dr. med. M. Blüher (Köln)
Dr. med. U. Böck (Dülmen)
Dr. med. B. Böll (Köln)
Hanibal Bohnenberger (Göttingen)
Prof. Dr. med. H. Borberg † (Köln)
Prof. Dr. med. R. Braun (Genf)
Prof. Dr.H.-P. Brezinschek (Graz)
PD Dr. med. J.G. Brockmann, FRCS (Oxford)
Dr. med. Th. Butz (Bad Oeynhausen)
Dr. med. G. Cantara (Stuttgart)
Dr. med. Dipl.-Psych. W. Carls (Überherrn-Berus)
Dr. med. R.-A. Claßen (Darmstadt)
Dr. med. D. Cornely (Köln)
Dr. med. A. Demel (Günzburg)
Prof. Dr. med. H.J. Deutsch (Frechen)
Prof. Dr. med. Y. Dörffel (Berlin)
Dr. med. C. Dworeck (Berlin)
Knut Ehlen (Düsseldorf)
Prof. Dr. med. W. Eich (Heidelberg)
Manfred Eidt (Karlsruhe)
Dr. med. J. Emmel (Wolfhagen)
Prof. Dr. med. A. Engert (Köln)
Dr. med. F. Fortenbacher (Jettingen)
Dr. med. D. Franzen (Zürich)
Dr. med. P. Fritz (Wien)
Dr. med. J. Fuchs (Köln)
Dr. med. A. Geißler (Lahnstein)
Dr. med. B. Gemein (Frankfurt)
Dr. med. M. Gemeinhardt (München)
Patrick Gerner (Mainz)
Dr. med. M. Geyer (Mainz)
Dr. med. T. Giesler (Erlangen)
Dr. med. I. von Graefe (Hamburg)
Dr. med. S. Gromer (Bad Schönborn)
Dr. med. K. Grosser (Köln)
Dr. med. M. Günther (Köln)
Dr. med. F. Gundling (München)
Dr. med. B. Gutschreiter (Burghausen)
Dr. med. D. Gysan (Köln)
Dr. med. S. Haack (Frankfurt a.M.)
PD Dr. Dr. T. Haferlach (München)
Dr. med. H. Hagenström (Lübeck)
Georg I. Hagleitner (Innsbruck)
Anton Hahnefeld (München)
Andreas Hammer (Rauenberg)
Fabian Hammer, MD (Birmingham, UK)
Dr. med. G. Hansmann (Freiburg)
Dr. med. Th. Hantzsch (Fulda)
Carmen Heilmann (Jena)
Ursula Hein (Hannover)
Dr. med. W. Hein (Kassel)
Dr. med. U. Heinrich (Adendorf)
Dr. med. F. Herbst (Erlangen)
PD Dr. med. H. Herfarth (Regensburg)
Dr. med. B. Heßlinger (Freiburg)
Drs. med. D. und M. Hestermann (Bonn)
Ulrike Höcherl (Fürstenfeldbruck)
Dr. med. B. Hoffmann (Hückeswagen)
Ralf Husain (Berlin)
Dr. med. S. Jäckle (Villingen)
Dr. med. A. Janssen (Köln)
Dr. med. S. Joost (Gießen)
Dr. med. C. Jürgensen (Heide)
PD Dr. med. W. Jung (Bonn)
Dr. med. D. Kaczmarek (Bonn)
Bernhard Kaess (München)

Dr. med. J. Kavan (Dortmunde)
Dr. med. K. Kenn (Schönau/Königsee)
PD Dr. med. O. Klass (Köln)
Dr. med. T. Klever (Bremen)
Dr. med. J. Klünemann (Regensburg)
Dr. med. G. Klug (Würzburg)
Dr. med. M. Knechtelsdorfer (Wien)
Dr. med. T. Koch (Hamburg)
Dr. med. M. Köhler (VS-Villingen)
Katharina Köllmann (Münster)
Gabriele Komesker (Köln)
Prof. Dr. med. T. Kraus (Aachen)
Dr. med. D. Kügler (Halle/Saale)
Dr. med. M. Kunze (Villingen-Schwenningen)
Dr. med. O. Laakmann (Mainz)
Dr. med. A.C. Lambrecht (Coesfeld)
Dr. med. M. Lange (Osnabrück)
Dr. med. J. Leidel (Köln)
Prof. Dr. med. Dr. rer. nat. A. Lechleuthner (Köln)
Dr. med. G. Lennartz (St. Augustin)
Dr. med. J. Letzel (Niesky)
Dr. med. M. Lindner (Marburg)
Prof. Dr. med. R. Loddenkemper (Berlin)
Dr. med. D. Löhr (Heidelberg)
Dr. med. Th. Lüthy (Berlin)
Prof. Dr. med. K. Magdorf † (Berlin)
Dr. med. D. Malehsa (Bovenden-Lenglern)
Leonie Malburg (Bochum)
Prof. Dr. med. L.S. Maier (Göttingen)
Dr. med. J. Maiß (Erlangen)
Dr. med. M.E. Meis (Vietnam)
Dr. med. F. Michold (Erlangen)
Dr. med. S. Moll (Chapel Hill, North Carolina)
Dr. med. H. Montag (Wittlich)
Dr. med. F. Moos (Herdecke)
PD Dr. med. F. Moosig (Bad Bramstedt)
Dr. med. M. Muche (Berlin)
Dr. med. J. Neuss-Münzel (Basel)
Dr. med. M. A. Neusser (Nürnberg)
Christian Nickel (Freiburg)
Thorsten Nickel (Kiel)
Dr. med. A. Nieder-Vahrenholz (Meerbusch)
Dr. med. N. Ostendorf (Frechen)
PD Dr. med. B. Otto (München)
Dr. med. V. Pabst (Aachen)
Dr. med. A. Graf von Perponcher (Tegernsee)
Prof. Dr. med. M. Pfreundschuh (Homburg/Saar)
Dr. med. A. Prusko (Zweibrücken)
Dr. med. J. Radke (Dresden)
Dr. med. M. Reichert (Homburg)
Prof. Dr. med M. Reincke (München)
Ltd. RMD Dr. med. H.-D. Reitz a.D. (Köln)
Prof. Dr. med. G. Riemekasten (Lübeck)
Dr. med. F. Rieder (Regensburg)
Dr. med. E. Ritter (Nürnberg)
Dr. med. C. Robinson (Zürich)
Prof. Dr. med. I. Rockstroh (Bonn)
Dr. med. M. Schaal (Kaarst)
Dr. med. A Scheding (Köln)
Dr. med. A. Schicho (Düsseldorf)
Dr. med. M. Schiffer (Hannover)
Dr. med. R. Schimpf (Mannheim)
Dr. med. O. Schmidt-Osterkamp (Kempen)
Dr. med. N. Schöffel (Berlin)
Dr. med. A. Schönian (Hage)
Dr. med. M. Schopen (Köln)
Dr. med. F. Schroeder (Neu-Ulm)
Dr. med. M. Schünemann (Nörten-Hardenberg)
Dr. med. D. Schütz (Essen)
SchützProf. Dr. med. J. Spitz (Neuss)
Matthias Stockinger (Wien)
Dr. med. B. Stoschus (Bonn)
Dr. med. J. Tesarz (Heidelberg)
Prof. Dr. med. G. Trabert (Nürnberg)
Dr. med. M. Uffelmann (Gemünden)
Roland Ullrich (Köln)

Prof. Dr. med. F. Vogel (Hofheim)
Dr. med. M. Vogel (Bonn)
Prof. Dr. med. A. Vogt (Köln)
PD Dr. med. A. A. Weber (Düsseldorf)
Dr. med. M. Weidenhiller (Erlangen)
Andreas Weimann (Erftstadt)
Gerrit Weimann (Linden)
Prof. Dr. med. D. Werner (Ludwigslust)
Dr. med. E. Wessinghage (Fulda)
Dr. med. J. Wiechelt (Mainz)
Dr. med. H.-C. Wilken-Tergau (Celle)
Prof. Dr. med. U. J. Winter (Essen)
Dr. med. S. Wüsten (Düsseldorf)
Dr. med. Ö. Yildiz (Uelzen)
Dr. med. S. Yokus (Düsseldorf)
PD Dr. med. R. Zankovich (Köln)
Dr. med. R. Zell (München)

Frau Silja Schwencke vom Ärztlichen Zentrum für Qualität in der Medizin in Berlin und **Frau Dr. med. Monika Lelgemann** (Bremen) danke ich herzlich für die Aktualisierungen unserer Links zu den Leitlinien in den einzelnen Kapiteln.

Herrn Dr. med. Björn Gemein, Frankfurt am Main, verdanke ich die gute Gestaltung unserer Homepage.

Herrn Prof. Dr. med. Oliver Adolph, Ulm, danke ich besonders für die Überarbeitung/Neugestaltung aller Grafiken und das Coverdesign!

Dr. med. Guido Kürziger (Ulm), **PD Dr. med. Alexander Röth** (Essen), **Prof. Dr. med. Bernd Schmitz** (Ulm) und **Prof. Dr. med. Daniel Walcher** (Ulm) danke ich herzlich für die Fotos auf dem Buchcover.

Herrn Dr. med. Heinz Beckers danke ich sehr für seine treue redaktionelle Begleitung dieses Buches und den Einsatz der EDV-Programme.

Ein besonderer Dank gilt allen, die mich bei meiner Arbeit unterstützen:
meiner **Ehefrau Ragnhild**,
meiner **Schwester Ruth** und **ihrem Mann** sowie
Frau Gisela Mühlenschulte!

Eventuelle Korrekturhinweise oder Verbesserungsvorschläge sind stets willkommen (am besten „druckreife Formulierungen"), ebenso Vorschläge für Übersetzungen in weitere Fremdsprachen! Sie können diese per E-Mail senden an: *gerdharaldherold@aol.com*

Gerd Herold

<u>P.S.:</u> ***Eine sorgfältige Anamnese (einschl. Medikamentenanamnese und Beachtung möglicher Neben- und Wechselwirkungen) ist der schnellste Weg zur Diagnose und ein Beitrag zum wirtschaftlichen Einsatz der diagnostischen Mittel.***

Verzeichnis häufig gebrauchter Abkürzungen (Weitere Abkürzungen: Siehe Stichwortverzeichnis)

a	= annum (Jahr[e])
A.	= Arteria
Aa.	= Arteriae
Ät.	= Ätiologie
Ag	= Antigen(e)
Ak	= Antikörper
An.	= Anamnese
Anm.	= Anmerkung(en)
a.p.	= anterior-posterior
ASL	= Antistreptolysin O
ASR	= Achillessehnenreflex
Anw.	= Anwendung
Ausk.	= Auskultation
BAL	= bronchoalveoläre Lavage
BB	= Blutbild
bes.	= besonders
BSG	= Blutkörperchensenkungsgeschwindigkeit
BWK	= Brustwirbelkörper
BWS	= Brustwirbelsäule
chron.	= chronisch
CT	= Computertomografie
d	= die(s) (Tag[e])
DD	= Differenzialdiagnose(n)
Def	= Definition
d.F.	= der Fälle
Di.	= Diagnose/Diagnostik
Dos	= Dosis/Dosierung(en)
E	= Einheit(en)
EBT	= Elektronenstrahltomografie
Echo	= Echokardiografie
EKG	= Elektrokardiogramm
ELISA	= enzyme-linked immunosorbent assay
Ep.	= Epidemiologie
ERCP	= endoskopische retrograde Cholangio-Pankreatikografie
Err.	= Erreger
ES	= Extrasystole(n)
evtl.	= eventuell
EZR	= extrazellulärer Raum
F.	= Faktor(en)
FEV	= forciertes exspiratorisches Volumen
FKDS	= Farbkodierte Duplexsonografie
GE	= Gesamteiweiß
gel.	= gelegentlich
ggf.	= gegebenenfalls
GK	= Gegenstandskatalog
h	= hora(e) (Stunde[n])
Häu	= Häufigkeit
Hi.	= Histologie
Hkt	= Hämatokrit
HMV	= Herzminutenvolumen
HRCT	= High Resolution-CT
HWS	= Halswirbelsäule
HWZ	= Halbwertzeit
HZV	= Herzzeitvolumen
i.a.	= intraarteriell
ICR	= Interkostalraum
i.d.R.	= in der Regel
IE	= internationale Einheit(en)
IFAT	= Indirekter Fluoreszenz-Antigen-Test
Ig	= Immunglobulin(e)
i.Gs.	= im Gegensatz
IHAT	= Indirekter Hämagglutinationstest
i.m.	= intramuskulär
Imm.	= Immunologie
i.n.	= intranasal
Ind	= Indikation(en)
Inf	= Infektion
Inj.	= Injektion(en)
Ink	= Inkubationszeit
Insp.	= Inspiration
i.R.	= im Rahmen
i.S.	= im Serum
IU	= international unit(s)
i.U.	= im Urin
i.v.	= intravenös
IZR	= Intrazellularraum
J.	= Jahr(e)
Kap.	= Kapitel
KBR	= Komplementbindungsreaktion
kg	= Kilogramm
KG	= Körpergewicht
KH	= Kohlenhydrate
KI	= Kontraindikation(en)
KL.	= Klinik
Ko.	= Komplikation(en)
KO	= Körperoberfläche
Kpl.	= Komplikation(en)
ℓ	= Liter
Lab	= Labor
LCR	= Ligase Chain Reaction
li.	= links
Ln/Lnn	= lympho nodulus/noduli (Lymphknoten)
Lok	= Lokalisation
Lufu	= Lungenfunktion
LV	= linker Ventrikel
LWK	= Lendenwirbelkörper
LWS	= Lendenwirbelsäule
m	= männlich
M.	= Morbus
MAS	= Malassimilationssyndrom
max.	= Maximum
mcg	= Mikrogramm = µg
MCL	= Medioklavikularlinie
mcl	= Mikroliter = µl
mcm	= Mikrometer = µm
MDP	= Magendarmpassage
mg	= Milligramm
MG	= Molekulargewicht
ml	= Milliliter
min	= Minute(n)
MÖT	= Mitralöffnungston
MRCP	= Gallen- und Pankreasgangdarstellung mittels MRT
n	= normal
MRT/NMR	= Magnetische Resonanztomografie = Kernspintomografie
NNM	= Nebennierenmark
NNR	= Nebennierenrinde
NW	= Nebenwirkung(en)
n.W.	= nach Westergren
OGTT	= oraler Glukosetoleranztest
Pat	= Pathologie
p.a.	= posterior-anterior
PCR	= Polymerase Chain Reaction
PE	= Probeexzision(en)
Perk.	= Perkussion
PET	= Positronenemissionstomografie
Pg.	= Pathogenese
Ph.	= Physiologie
p.i.	= per inhalationem
PPh	= Pathophysiologie
p.m.	= punctum maximum
p.o.	= per os
ppm	= parts per million
Prg	= Prognose
Pro	= Prophylaxe
prim.	= primär
PTC	= perkutane transhepatische Cholangiografie
re.	= rechts
RES	= Retikuloendotheliales System
RF	= Rheumafaktor
RG	= Rasselgeräusch(e)
RHS	= Retikulohistiozytäres System
RIA	= Radioimmunoassay
RLS	= Reizleitungsstörung(en)
Rö.	= Röntgen
RS	= Rhythmusstörung(en)
RV	= rechter Ventrikel
s	= Sekunde(n)
s.	= siehe
s.c.	= subkutan
sek.	= Sekunde(n)
SM	= Schrittmacher
s.o.	= siehe oben
sog.	= sogenannt
Sono	= Sonografie
SPECT	= Single-Photonen-Emissions-CT
St.	= Stadium
s.u.	= siehe unten
Sy.	= Symptom(e)/Symptomatik
$T_{1/2}$ oder T_{50}	= Halbwertzeit
TEE	= Transösophageale Echokardiografie
Th.	= Therapie(n)
U	= unit(s)
u.a.	= unter anderem
u./o.	= und/oder
Urs	= Ursache(n)
V.	= Vena
VC	= Vitalkapazität
VES	= ventrikuläre Extraystole(n)
Vo.	= Vorkommen
Vv.	= Venae
w	= weiblich
WHO	= World Health Organization
Wi.	= Wirkung(en)
WW	= Wechselwirkung(en)
ZNS	= Zentralnervensystem
Z.n.	= Zustand nach
ZVD	= zentraler Venendruck

Sonderzeichen:

α	= alpha
β	= beta
→	= daraus folgt, Förderung
δ	= delta
Δ	= Differenz
∅	= Durchmesser
®	= eingetragenes Warenzeichen
ε	= epsilon
↑	= erhöht
↓	= erniedrigt
γ	= gamma
†	= gestorben/Tod
°C	= Grad Celsius
>	= größer
⊣	= Hemmung
κ	= kappa
<	= kleiner
λ	= lambda
µ	= mü
⇑	= stark erhöht
⇓	= stark erniedrigt
≈	= ungefähr/zirka
←	= wirkt auf/bewirkt

Weitere Abkürzungen:
Siehe Internet-Info:
www.medizinische-abkuerzungen.de oder kurz ***www.abkmed.de***

INHALTSVERZEICHNIS

EVIDENZBASIERTE MEDIZIN (EBM) ... 22
THERAPIEENTSCHEIDUNGEN ... 24
BESTIMMUNGSGEMÄSSER GEBRAUCH VON ARZNEIMITTELN UND OFF-LABEL-USE . 25
ARZNEIMITTELTHERAPIESICHERHEIT (AMTS) ... 25

I. **HÄMATOLOGIE:** Einführung ... 27
Zytokine ... 27
Erkrankungen der roten Blutzellen ... 29
Anämien ... 32
Eisenstoffwechsel ... 32
Eisenmangel und Eisenmangelanämie ... 34
Megaloblastäre Anämien durch Vitamin B12- und Folsäuremangel ... 38
Hämolytische Anämien ... 41
Korpuskuläre hämolytische Anämien ... 45
Sphärozytose ... 45
Glukose-6-Phosphat-Dehydrogenasemangel ... 46
Pyruvatkinasemangel ... 46
Angeborene Hämoglobinopathien, HbS und Sichelzellkrankheit ... 47
Thalassämie ... 48
Erworbene Membrandefekte ... 49
Paroxysmale nächtliche Hämoglobinurie ... 49
Extrakorpuskuläre hämolytische Anämien ... 51
Antikörperbedingte hämolytische Anämien ... 51
Hämolytische Transfusionsreaktionen ... 52
Morbus haemolyticus neonatorum ... 54
Autoimmunhämolytische Anämien ... 54
Renale Anämie ... 57
Anämie bei chronischen Erkrankungen, Anämien im Alter ... 58
Aplastische Anämie ... 60

Erkrankungen der weißen Blutzellen und der blutbildenden Organe ... 63
Komplementsystem und RHS ... 63
Granulopoese ... 64
Syndrom der extramedullären Myelopoese ... 65
Reaktive Veränderungen, Granulozytose ... 65
Granulozytopenie ... 66
Agranulozytose ... 67
Granulozytenfunktionsstörungen ... 68
Lymphozyten ... 68
Immundefekte ... 69
Lymphozytose und Lymphozytopenie ... 73

Maligne Lymphome ... 74
Hodgkin-Lymphom ... 74
Non-Hodgkin-Lymphome ... 77
NHL der B-Zell-Reihe ... 80
Multiples Myelom ... 83
Immunozytom (M. Waldenström) ... 87
Haarzellleukämie (HCL) ... 88
Chronische lymphatische Leukämie ... 88
Primär extranodale Lymphome des Gastrointestinaltraktes ... 91
NHL der T-Zell-Reihe, Kutane T-Zell-Lymphome ... 92

Leukämien ... 95
Akute Leukämie ... 95

Chronische myeloische Leukämie (CML) ... 101

Chronische myeloproliferative Erkrankungen (CMPE) ... 104
Polycythaemia vera (PV) ... 105
Essenzielle Thrombozythämie (ET) ... 106
Primäre Myelofibrose (PMF) ... 108
Mastozytose ... 109

Myelodysplastisches Syndrom (MDS) ... 110
Internistische Tumortherapie ... 113
Palliativmedizin und Schmerztherapie / Kopfschmerzen / Migräne ... 124
Amyloidosen ... 127
Lysosomale Speicherkrankheiten ... 129
Milz ... 132
Hyperspleniesyndrom und Asplenie ... 133
Milzruptur ... 134
Hämorrhagische Diathesen, Einführung ... 134
Pathophysiologie der Blutstillung (Hämostase) ... 135
Koagulopathien ... 137
Hämophilien ... 138
Von Willebrand-Jürgens-Erkrankung ... 141
DIC und Verbrauchskoagulopathie ... 142
Thrombozytopenien ... 144
Thrombotische Mikroangiopathie (TMA) ... 146
Immunthrombozytopenie (ITP) ... 148
Funktionsstörungen der Thrombozyten (Thrombozytopathien) ... 149
Vaskuläre hämorrhagische Diathesen ... 150
II. **KARDIOLOGIE:** Einführung ... 151
Erkrankungen des Endokards ... 156
Infektiöse Endokarditis ... 156
Nichtinfektiöse (abakterielle) Endokarditis / Rheumatisches Fieber ... 161
Erworbene Herzklappenfehler (Erworbene Vitien) ... 164
Klappenersatztherapie ... 165
Mitralklappenstenose ... 167
Mitralklappeninsuffizienz ... 171
Aortenklappenstenose ... 174
Aortenklappeninsuffizienz ... 176
Erwachsene mit angeborenen Herzfehlern (EMAH) ... 180
Pulmonalstenose ... 181
Aortenisthmusstenose ... 183
Vorhofseptumdefekt ... 185
Ventrikelseptumdefekt ... 187
Der atrioventrikuläre Septumdefekt (AVSD) im Erwachsenenalter ... 190
Der persistierende Ductus arteriosus Botalli (PDA) im Erwachsenenalter ... 192
Vitien mit Rechts-Links-Shunt ... 193
Ebstein-Anomalie ... 193
Fallotsche Tetralogie ... 194
Komplette Transposition der großen Arterien ... 198
Kongenital korrigierte Transposition der großen Arterien ... 201
Der erwachsene Patient mit Eisenmenger-Syndrom ... 202
Fontan-Operation ... 204
Marfan-Syndrom ... 206
Herzinsuffizienz ... 209
Herztransplantation ... 223
Kardiomyopathien ... 225
Myokarditis ... 232
Chagas-Krankheit ... 234
Perikarditis und Perimyokarditis ... 235

Koronare Herzkrankheit ... 238
Akutes Koronarsyndrom ... 250
Myokardinfarkt ... 251
Primäre Herztumoren ... 261
Funktionelle Herzbeschwerden ... 262
Physiologische Herzhypertrophie (Sportherz) ... 262

Herzrhythmusstörungen ... 264
Antiarrhythmika (Medikamentöse Therapie der Rhythmusstörungen) ... 266
Elektrotherapie der Herzrhythmusstörungen ... 270
Einteilung der Herzrhythmusstörungen ... 275
Reizbildungsstörungen / Extrasystolen ... 275
Reizleitungsstörungen: SA-/AV-Block, intraventrikuläre Blockierungen ... 279
Sonderformen ... 283
Sick sinus-Syndrom ... 283
Karotis-Sinus-Syndrom ... 283
Tachykardien ... 284
AV-Knoten-Reentrytachykardie (AVNRT) ... 284
Atrioventrikuläre Reentrytachykardie (AVRT) ... 285
Fokale atriale Tachykardie (FAT) ... 287
Junktionale ektope Tachykardie (JET) ... 287
Vorhofflattern ... 287
Atriale Reentry-Tachykardie (ART) ... 288
Vorhofflimmern (VHF) ... 288
Ventrikuläre Tachykardie (VT) = Kammertachykardie ... 292
Kammerflattern / Kammerflimmern ... 294
Herz-Kreislaufstillstand und kardiopulmonale Reanimation ... 296
Pararhythmien ... 298

Arterielle Hypertonie ... 300
Hypertensive Krise und hypertensiver Notfall ... 312
Renovaskuläre Hypertonie ... 313
Phäochromozytom ... 314
Chronische arterielle Hypotonie und orthostatische Hypotonie ... 316
Synkope ... 318
Schwindel ... 319
Schock ... 320
Sepsis ... 324

III. **PNEUMOLOGIE:** Einführung ... 328
Störungen der Atemfunktion und Lungenfunktionsdiagnostik ... 329
Respiratorische Insuffizienz ... 337
ARDS ... 340
Schlafbezogene Atmungsstörungen ... 342
Hyperventilationssyndrom ... 345
Lungenblutung ... 346
Bronchiektasen ... 346
Atelektasen ... 347
Akute Bronchitis ... 348
Chronisch obstruktive Lungenkrankheit (COPD) und chronische Bronchitis ... 349
Lungenemphysem ... 356
Asthma bronchiale ... 360
Pneumonien ... 372
Beatmungsassoziierte Pneumonie (BAP) ... 380
Pneumokokkeninfektion ... 380

Haemophilus influenzae b (Hib)-Infektion ... 381
Mykoplasmen-Infektion ... 382
Legionellose ... 382
Chlamydophila pneumoniae-Infektion ... 383
Ornithose, Q-Fieber ... 384
Anthrax-Pneumonie ... 385
Adenovirusinfektion, Respiratorische Synzytial-Virus- (RSV-) Infektion ... 386
Coronavirus-Infektionen, Pneumocystis-Pneumonie ... 386
Aspiration von Magensaft (Mendelson-Syndrom) ... 388
Systemische Mykosen ... 388
Interstitielle Lungenerkrankungen und Lungenfibrosen ... 392
Pulmonale Langerhans-Zell-Histiocytosis (PLCH) ... 394
Pneumokoniosen, Silikose ... 395
Durch Asbest verursachte pleuropulmonale Erkrankungen ... 396
Exogen-allergische Alveolitis ... 398
Lungenkarzinom ... 401
Andere epitheliale Lungentumoren ... 406
Lungenödem ... 407
Pulmonale Hypertonie und Cor pulmonale chronicum ... 409
Tuberkulose ... 413
Nichttuberkulöse Mykobakteriosen ... 422
Sarkoidose ... 425
Pleuraerkrankungen, Pneumothorax ... 428
Pleuratumoren, Pleuritis und Pleuraerguss ... 429

IV. GASTROENTEROLOGIE ... 432
Foetor ex ore und Halitosis ... 432
Ösophaguskrankheiten: Leitsymptome ... 433
Übelkeit/Erbrechen ... 434
Mallory-Weiss-Syndrom, Boerhaave-Syndrom ... 435
Achalasie der Speiseröhre ... 435
Gastroösophageale Refluxkrankheit ... 436
Hiatushernien ... 440
Divertikel der Speiseröhre ... 441
Ösophagitis ... 441
Ösophaguskarzinom ... 442
Oberbauchbeschwerden ... 444
Magenkrankheiten: Einführung ... 444
Gastritis ... 444
Lymphozytäre Gastritis ... 447
Gastroduodenale Ulkuskrankheit ... 447
Magenkarzinom ... 450
Andere Magentumoren ... 453
Darmerkrankungen ... 454
Duodenaldivertikel, Meckel-Divertikel ... 454
Gastrointestinale Blutungen ... 454
Diarrhö ... 458
Obstipation ... 462
Gastrointestinale Gasbeschwerden ... 464
Malassimilationssyndrom ... 466
Nahrungsmittelallergie ... 468
Fruktosemalabsorption ... 471

Laktosemalabsorption / Laktoseintoleranz 472
Zöliakie 473
Tropische Sprue, Durchfälle bei AIDS 474
Morbus Whipple 474
Gallensäureverlustsyndrom (GSVS) 475
Enterales Eiweißverlust-Syndrom 476
Dünndarmtumoren 477

Chronisch entzündliche Darmerkrankungen 479
Morbus Crohn / Enteritis regionalis 479
Colitis ulcerosa 482
Mikroskopische Kolitis 486
Reizdarmsyndrom 487

Divertikulose und Divertikulitis des Kolons 488

Polypen des Kolons 490

Kolorektales Karzinom 492
Analkarzinom 498

Pankreaserkrankungen: Einführung 499
Akute Pankreatitis 499
Chronische Pankreatitis 504
Mukoviszidose 507
Pankreaskarzinom 508
Zystische Pankreasneoplasie; Papillenkarzinom 510

Neuroendokrine Tumoren (NET) des gastroentero-pankreatischen Systems (GEP) .. 510
NET des Magens 511
NET des Duodenums und des proximalen Jejunums 511
NET des Ileums und der Appendix 511
NET des Kolons / Rektums 512
NET des Pankreas 512
Insulinom, Gastrinom 513
Vipom, Glukagonom 514
Multiple endokrine Neoplasien (MEN) 514

Lebererkrankungen: Einführung 516
Ikterus, Cholestase 518
Lebererkrankungen in der Schwangerschaft 521
Virushepatitiden (Allgemeiner Teil) 522
Virushepatitiden, die chronisch verlaufen können 527
Virushepatitiden, die akut verlaufen 535
Chronische Hepatitis 537
Autoimmunhepatitis 538
Primär biliäre Cholangitis (PBC) 539
Primär sklerosierende Cholangitis (PSC) 540
Nichtalkoholische Fettlebererkrankungen (NAFLD) 541
Alkoholische Fettlebererkrankungen (AFLD) 542
Reye-Syndrom; Medikamentöse und toxische Leberschäden 543
Hämochromatose / Hämosiderose 545
Morbus Wilson 547
Alpha1-Proteinaseninhibitormangel 548
Leberzirrhose 549
Portale Hypertension (Pfortaderhochdruck) 551
Hepatische Enzephalopathie (HE) 557
Akutes Leberversagen (ALV) 559
Tumoren der Leber 561
Alveoläre Echinokokkose 564
Zystische Leberveränderungen 564

Gallenblasen- und Gallenwegserkrankungen 565
Angeborene Erkrankungen 565
Gallensteine (Cholelithiasis) und Entzündungen der Gallenblase/-wege 565
Postcholecystektomiesyndrom, Hämobilie 569
Tumoren der Gallenblase und Gallenwege 570

V. **WASSER- UND ELEKTROLYTHAUSHALT:** Einführung 572
Störungen im Wasser- und Natriumhaushalt, Hypo- und Hypervolämie 574
Dehydratation 575
Hyperhydratation 577
Ödeme, Angioödem 578
Natrium 580
Chlorid 582
Kalium 582
Magnesium 586
Kalzium 587
Phosphat 589
Säure-Basen-Haushalt 591
Enterale Ernährung 596
Parenterale Ernährung / Refeeding-Syndrom 598

VI. **NEPHROLOGIE:** Diagnostik 600
Glomerulonephritis 606
IgA-Nephropathie (M. Berger) 607
Syndrom der dünnen Basalmembran (benigne Hämaturie) 608
Alport-Syndrom (hereditäre Nephritis) 608
Akute postinfektiöse (infektassoziierte) Glomerulonephritis 609
Rapid progressive Glomerulonephritis 610
Nephrotisches Syndrom (Allgemeiner Teil) 612
Glomerulonephritiden mit nephrotischem Syndrom (Spezieller Teil) 613
Harnwegsinfektion und Pyelonephritis 617
Urethritis 623
Hantavirus-Infektion 624
Tubulo-interstitielle Nierenerkrankungen 625
IgG_4-assoziierte Nephropathie, Analgetikanephropathie 626
Aristolochiasäure-Nephropathien 627
Schwangerschaftsnephropathie 628
Paraproteinämische Nierenerkrankungen 628
Renale tubuläre Partialfunktionsstörungen 630
Hereditäre Nephropathien 630
Pseudo-Bartter-Syndrom, Kontrastmittel-Nephropathie 634
Akutes Nierenversagen 635
Rhabdomyolyse 639
Chronic kidney Disease (CKD) und urämisches Syndrom 640
Organspende 649
Renale Osteopathie 650
Calciphylaxie 653
Kardiorenales Syndrom (CRS) 653
Nierentumoren 654
Nierenzellkarzinom 654
Nephroblastom 656
Urolithiasis 656

VII. **RHEUMATOLOGIE** ... 660

Rheumatoide Arthritis ... 660
Adulter Morbus Still, Adultes Still-Syndrom ... 668

Spondyloarthritiden (SpA) ... 669
Axiale Spondylarthritis/Ankylosierende Spondylitis ... 670
Reaktive Arthritis, Psoriasis-Arthritis (PsA) ... 671
Enteropathische Arthritis/Sakroiliitis, Juvenile idopathische Arthritis ... 673

Kollagenosen ... 674
Systemischer Lupus erythematodes ... 675
Lupusnephritis ... 678
Polymyositis und Dermatomyositis ... 679
Progressive systemische Sklerose ... 681
Sjögren-Syndrom ... 683
Sharp-Syndrom ... 685

Vaskulitiden ... 685
Vaskulitis großer Gefäße ... 685
Riesenzellarteriitis und Polymyalgia rheumatica ... 686
Takayasu-Arteriitis ... 687
Vaskulitis mittelgroßer Gefäße ... 688
Klassische Polyarteriitis nodosa ... 688
Kawasaki-Syndrom ... 689
Vaskulitis kleiner Gefäße ... 689
ANCA-assoziierte Vaskulitiden der kleinen Gefäße ... 689
Granulomatose mit Polyangiitis (GPA) ... 690
Churg-Strauss-Syndrom ... 691
Mikroskopische Polyangiitis (MPA) ... 692
Nicht-ANCA-assoziierte Vaskulitiden der kleinen Gefäße ... 692
Vaskulitiden variabler Gefäßgröße ... 694
Morbus Behçet, IgG_4-assoziierte Krankheit ... 694
Rezidivierende Polychondritis ... 695
Fibromyalgie-Syndrom ... 695
Retroperitoneale Fibrose ... 697

Chronisches Müdigkeitssyndrom ... 698

Degenerative Gelenkerkrankungen (Arthrosen) ... 698

VIII. **STOFFWECHSELKRANKHEITEN** ... 701
Porphyrien ... 701
Hyperurikämie und Gicht ... 705
Lipidstoffwechselstörungen ... 709
Adipositas ... 717
Störungen des Essverhaltens (Essstörungen) ... 720

IX. **ENDOKRINOLOGIE** ... 722

Diabetes mellitus ... 722
Coma diabeticum = Hyperglykämisches Koma ... 744
Hypoglykämie und hypoglykämisches Koma ... 747

Schilddrüse, Einführung ... 751
Euthyreote Struma ... 755
Hypothyreose ... 757
Hyperthyreose ... 758
Endokrine Orbitopathie ... 763
Schilddrüsenenzündungen ... 765
Malignome der Schilddrüse ... 766

Nebenschilddrüse, Einführung 769
Primärer Hyperparathyreoidismus (PHPT) 771
Sekundärer Hyperparathyreoidismus (SHPT) 773
Hypoparathyreoidismus 774
Osteomalazie, Rachitis 775
Osteoporose 776
Morbus Paget 780
Hypophosphatasie 781

Nebennierenrinde, Einführung 781
Conn-Syndrom = Primärer Hyperaldosteronismus 783
Hypoaldosteronismus 785
Glukokortikosteroide 786
Hyperkortisolismus = Cushing-Syndrom 789
Inzidentalome der Nebennieren, Nebennierenkarzinom 791
Hypokortisolismus = Nebennierenrindeninsuffizienz 792
Polyendokrine Autoimmunsyndrome 794
Adrenogenitales Syndrom 795

Hirsutismus 796

Gynäkomastie 797

Hypothalamus und Hypophyse 798
Hypophysentumoren 798
Prolaktinom 799
Akromegalie 800
Hypophysenvorlappeninsuffizienz 801
Diabetes insipidus 803
Schwartz-Bartter-Syndrom 803

X. **ANGIOLOGIE** 806

Krankheiten der arteriellen Gefäße 806
Periphere arterielle Verschlusskrankheit (PAVK) 806
Akuter Arterienverschluss im Extremitätenbereich 809
Thrombangiitis obliterans (TAO) 810
Arterielle Verschlusskrankheit der Hirnarterien und Schlaganfall 811
Arterielle Verschlusskrankheit viszeraler Gefäße 817
Abdominelles Aortenaneurysma (AAA) = Bauchaortenaneurysma (BAA) 818
Thorakales Aortenaneurysma (TAA) 819
Aortendissektion 819
Raynaud-Syndrom 820

Erkrankungen der venösen Gefäße 821
Varikosis 821
Chronisch-venöse Insuffizienz 823
Thrombophlebitis 825
Tiefe Venenthrombose (TVT) der unteren Extremität (TVT-UE) 826
Tiefe Armvenenthrombose (TAVT) 831
Phlegmasia coerulea dolens 832
Antiphospholipid-Syndrom (APS) 832
Vernöse Thromboembolieprophylaxe und -therapie 833
Prophylaxe arterieller Thrombosen 838

Embolien 839
Cholesterinembolie 840
Lungenembolie 840

Erkrankungen der Lymphgefäße 845
Lymphangitis, Erysipel 845
Lymphödem, Tumoren der Lymphgefäße 846

XI. **WICHTIGE INFEKTIONSKRANKHEITEN** 847
Exanthematische Infektionskrankheiten 847
Scharlach 847
Röteln 848
Parvovirus B 19-Infektion 849
Masern (Morbilli) 850
Herpesviren 851
Varizella-Zoster-Virus-Infektionen 852
Humanes Herpesvirus 6 854
Herpes simplex-Virus-Infektionen 855
Epstein-Barr-Virus-Infektionen 856
Cytomegalievirus-Infektion 858
Infektiöse Durchfallerkrankungen (infektiöse Diarrhö) 859
Clostridium difficile-Infektionen (CDI) 862
EHEC-Infektionen, Salmonellosen 863
Typhus abdominalis 864
Salmonellen-Gastroenteritis 865
Campylobacter-Enterokolitis 866
Lebensmittelvergiftungen durch enterotoxinbildende Bakterien 866
Norovirusinfektion 867
Shigellose 868
Amöbenruhr / Amöbenabszess 868
Yersiniose 869
Krytosporidiose 870
Cholera 871
Botulismus 872
Darmparasiten in Mitteleuropa 873
Andere Infektionskrankheiten 875
Influenza 875
Keuchhusten (Pertussis) 877
Coxsackie-Virusinfektionen 878
Parotitis epidemica 879
Diphtherie 880
Leptospirosen 881
Brucellosen 882
Toxoplasmose 883
Listeriose 885
Humane granulozytäre Anaplasmose, Zecken-Borreliose und FSME 886
Bakterielle Meningitis 888

Sexuell übertragbare Erkrankungen 891
Lues = Syphilis 891
Gonorrhö 893
HIV-Infektion und AIDS 893

Ausgewählte Tropenkrankheiten 903
Gelbfieber 903
Dengue-Fieber 904
Chikungunya-Fieber 905
Ebolafieber 906
Malaria 906

Bilharziose (Schistosomiasis) 912
Leishmaniose 913
Tollwut 914

XII. **ANHANG ZUM KAPITEL INFEKTIONSKRANKHEITEN** 915
Differenzialdiagnose „Fieber" 915
Autoinflammationssyndrome (Periodische Fiebersyndrome) 917
Meldepflichtige Infektionskrankheiten nach §§ 6/7 Infektionsschutzgesetz (IfSG) 918
Initialtherapie bakterieller Infektionskrankheiten Erwachsener in der Praxis 920
Übersicht über Antibiotikagruppen 921
Wichtige Impfungen im Erwachsenenalter 923

XIII. **ALLGEMEINMEDIZINISCHE THEMEN** 925
1. Psychische Erkrankungen 925
1.1. Nicht-spezifische, funktionelle und somatoforme Körperbeschwerden = NFS 925
1.2. Depression 926
1.3. Angststörung 928
1.4. Schlafstörungen 930
1.5. Mobbing am Arbeitsplatz 931
2. Suchterkrankungen und Intoxikationen 932
2.1. Gesundheitsgefahren durch Rauchen und Nikotinabhängigkeit 932
2.2. Alkoholkrankheit 933
2.3. Intoxikationen 938
2.4. Drogennotfälle 941
3. Arbeitsmedizin 942
3.1. Berufskrankheiten 942
3.2. Nacht- und Schichtarbeit 944
3.3. Gutachtenwesen 945
4. Prävention und Gesundheitsförderung 946
4.1. Grundlagen 946
4.2. Körperliche Aktivität und Gesundheit 947
4.3. Armut und Krankheit 948
5. Rehabilitation 949
6. Medizin des Alterns 951
6.1. Geriatrie und geriatrisches Assessment 951
6.2. Immobilität und Sturzneigung 953
6.3. Demenz und kognitive Defizite 954
6.3.1. Demenz vom Alzheimer-Typ (DAT) 954
6.3.2. Vaskuläre Demenz 956
6.3.3. Lewy-Körperchen-Demenz (LBD) 956
6.3.4. Andere Demenzformen 956
6.4. Delir 957
6.5. Gebrechlichkeit (Frailty-Syndrom) 958
6.6. Medikationsprobleme im Alter 959
7. Patientenverfügung, Vorsorgevollmacht, Betreuungsverfügung 959
8. Ärztliche Schweigepflicht 961
9. Hämapherese 962

XIV. **KLINISCH-CHEMISCHE UND HÄMATOLOGISCHE LABORPARAMETER** 963
Blutkörperchensenkungsgeschwindigkeit (BSG)
C-reaktives Protein (CRP), Interleukin 6 (IL-6) und Procalcitonin (PCT) 973

XV. **STICHWORTVERZEICHNIS** 974

EVIDENZBASIERTE MEDIZIN (evidence based medicine) = EbM

Nutzung guter Literatur in der Patientenversorgung

Unter evidenzbasierter Medizin (= beweisgestützter Medizin) versteht man die konsequente Berücksichtigung zuverlässiger, aktuellster wissenschaftlicher Erkenntnisse (externe Evidenz) bei medizinischen Entscheidungen.

Ziel der EbM ist bestmögliche Patientenversorgung durch

- Nutzung qualitativ hochwertiger wissenschaftlicher Literatur (beste externe Evidenz),
- Abgleich dieser Evidenz durch den Arzt mit seiner beruflichen Erfahrung (Expertise) und seinem Wissen über den Patienten (interne Evidenz),
- explizite Aufforderung an den Patienten, dessen Vorstellungen, Werte und Wünsche (interne Evidenz) in den Entscheidungsprozess mit einzubringen.

Die Umsetzung erfolgt in einem fünfstufigen Prozess:

1. Ableitung einer relevanten, beantwortbaren Frage aus dem klinischen Fall;
2. Planung und Durchführung einer systematischen Recherche nach relevanter Evidenz (in klinischen Studien, Übersichtsartikeln und / oder Leitlinien von hoher Qualität);
3. Kritische Bewertung der recherchierten Literatur (Evidenz) bezüglich Validität/Brauchbarkeit (Glaubwürdigkeit von Studienergebnissen und Leitlinienempfehlungen, Übertragbarkeit in die Versorgungsroutine, Nutzen im individuellen Fall);
4. Anwendung der ausgewählten und bewerteten Evidenz beim individuellen Fall;
5. Evaluation des Erfolgs der durchgeführten Maßnahme: Bewertung der medizinischen Maßnahme.

EbM = Problem erkennen, präzise beschreiben und auf der Grundlage von Evidenz lösen.
(Weiterführende Informationen: Deutsches Netzwerk Evidenzbasierte Medizin DNEbM: *www.dnebm.de*)

Tab. 1: Interpretation der verschiedenen Qualitätsstufen der Evidenz
(GRADE 2012: *www.sciencedirect.com/science/article/pii/S1865921712001626*
Cochrane 2009: *www.cochrane.de/sites/cochrane.de/files/public/uploads/Blumle_EbM_Cochrane_DerMKG-Chirurg.pdfevidenz-empfehlung*)

Evidenzstärke	Evidenz-Klasse/ -Stufe	GRADE-Definition (Vertrauen in die Evidenz-Qualität)	Cochrane/Oxford-Definition (Evidenz-/Studien-Typen)
Hohe Qualität ++++	1	Es ist sehr sicher, dass der wahre Effekt nahe bei dem Effektschätzer liegt.	1a: Wenigstens ein systematischer Review auf der Basis methodisch hochwertiger kontrollierter, randomisierter Studien (RCTs) 1b: Wenigstens ein ausreichend großer, methodisch hochwertiger RCT
Moderate Qualität +++	2	Mäßig viel Vertrauen in den Effektschätzer: Der wahre Effekt ist wahrscheinlich nahe bei dem Effektschätzer, aber es besteht die Möglichkeit, dass er relevant verschieden ist.	2a: Wenigstens eine hochwertige Studie ohne Randomisierung 2b: Wenigstens eine hochwertige Studie eines anderen Typs quasi-experimenteller Studien
Niedrige Qualität ++	3	Begrenztes Vertrauen in den Effektschätzer Der wahre Effekt kann durchaus relevant verschieden vom Effektschätzer sein.	Mehr als eine methodisch hochwertige nichtexperimentelle Studie (Beobachtungsstudien)
Sehr niedrige Qualität +	4	Sehr wenig Vertrauen in den Effektschätzer: Der wahre Effekt ist wahrscheinlich relevant verschieden vom Effektschätzer.	Meinungen und Überzeugungen von angesehenen Autoritäten (aus klinischer Erfahrung); Expertenkommissionen; beschreibende Studien

Die Berücksichtigung der bestmöglichen externen Evidenz setzt die systematische Recherche nach allen verfügbaren Studien zu einer klar formulierten klinischen Fragestellung voraus. In einem zweiten Schritt werden diese nach expliziten Methoden ausgewählt, kritisch bewertet, die Ergebnisse extrahiert und deskriptiv oder falls möglich mit statistischen Methoden quantitativ (Meta-Analyse) zusammengefasst. So kann gewährleistet werden, dass nicht zufällig die Ergebnisse einer Studie herangezogen werden, der andere Studien zum gleichen Thema möglicherweise widersprechen. Da das Vorgehen aufwendig ist und methodisches Training voraussetzt, nutzen praktizierende Ärzte zunehmend bereits vorhandene aufbereitete Evidenz - z.B. systematische Übersichtsarbeiten (Beispiel: Cochrane Reviews - siehe *www.cochrane.de*)

oder evidenzbasierte Leitlinien, d.h. Handlungsempfehlungen der wissenschaftlichen Fachgesellschaften (siehe *www.awmf.org/leitlinien*).

Die Qualität wissenschaftlicher Studien wird mithilfe verschiedener Klassifikationssysteme beschrieben (siehe Tab. 1). Die COCHRANE Einteilung (früher: Oxford-bzw. AHCPR-Klassifizierung) bezieht sich auf die grundsätzliche Eignung eines Studiendesigns, durch Vermeidung systematischer Fehler (Bias) zu validen Ergebnissen zu kommen.

Eine weitere Einteilung wurde von der internationalen GRADE Gruppe vorgeschlagen. GRADE definiert die Qualität der Evidenz als einen Gradmesser für das Vertrauen in das Zutreffen eines ermittelten Effekts, der eine ärztliche Handlungsempfehlung für bestimmte Populationen, Interventionen und Endpunkte unterstützt. Dabei wird die Qualität der Evidenz von randomisierten kontrollierten Studien (RCTs) zunächst als hoch eingestuft und von Beobachtungsstudien als niedrig. Fünf Faktoren können dazu führen, dass die Qualität der Evidenz herabgestuft wird: Bias-anfällige(s) Studiendesign oder Durchführung, Heterogenität der Resultate/Evidenz (Inkonsistenz), unpräzise Datenlage, Publikationsbias, geringe Vergleichbarkeit / Übertragbarkeit der Evidenz (indirekte Evidenz). Drei Merkmale können zu einer Heraufstufung führen: Vorhandensein eines starken Effektes, Existenz einer Dosis-Wirkungsbeziehung, plausiblen Confounder (Störgrößen) haben den beobachteten Effekt verringert.
(Siehe *http://www.sciencedirect.com/science/article/pii/S1865921712001316*).

Handlungsempfehlungen einer Leitlinie kann man dann auf dieser Grundlage ebenfalls klassifizieren, untergliedert in starke und abgeschwächte Empfehlungen für oder gegen eine Maßnahme. Diese Klassifizierung beschreibt aus der Sicht von Leitlinienautoren-Gruppen, die Handlungsempfehlungen konsentieren, das Ausmaß an Sicherheit, dass die wünschenswerten Konsequenzen einer Behandlung ihre unerwünschten Folgen überwiegen (siehe Tab. 2).

Tab. 2: AWMF-Schema zur Graduierung von Leitlinien-Empfehlungen
(AWMF 2016: *www.awmf.org/leitlinien/awmf-regelwerk/ll-entwicklung/awmf-regelwerk-03-leitlinienentwicklung/ll-entwicklung-graduierung-der-empfehlungen.html)*

Empfehlungsgrad	**Beschreibung**	**Syntax**
A	Starke Empfehlung	Soll / soll nicht
B	Empfehlung.	Sollte / sollte nicht
0	Empfehlung offen	Kann erwogen werden / Kann verzichtet werden

Kriterien für die Graduierung von Leitlinienempfehlungen sind: Konsistenz der Studienergebnisse, Klinische Relevanz der Endpunkte und Effektstärken (Mortalität, Morbidität, Lebensqualität), Nutzen-Risiko-Verhältnis, ethische, rechtliche, ökonomische Erwägungen, Patientenpräferenzen sowie Anwendbarkeit und Umsetzbarkeit.

Tab. 3: Stufenklassifikation von Empfehlungen und Leitlinien der Arbeitsgemeinschaft der Wissenschaftlichen Medizinischen Fachgesellschaften (AWMF)

Bezeichnung	**Charakteristika**	**Wissenschaftliche Legitimation der Methode**	**Legitimation für die Umsetzung**
S1: Handlungsempfehlungen von Experten	1. Selektierte Entwicklergruppe 2. Keine systematische Evidenzbasierung 3. Keine strukturierte Konsensfindung	Gering	Gering
S2k: Konsensbasierte Leitlinien	1. Repräsentative Entwicklergruppe 2. Keine systematische Evidenzbasierung 3. Strukturierte Konsensfindung	Gering	Hoch
S2e: Evidenzbasierte Leitlinien	1. Selektierte Entwicklergruppe 2. Systematische Evidenzbasierung 3. Keine strukturierte Konsensfindung	Hoch	Gering
S3: Evidenz- und Konsens-basierte Leitlinien	1. Repräsentative Entwicklergruppe 2. Systematische Evidenzbasierung 3. Strukturierte Konsensfindung	Hoch	Hoch

Wirksamkeit und Nutzen medizinischer Leitlinien hängen entscheidend von ihrer Qualität und Anwendbarkeit ab. Demnach werden heute international bestimmte Kriterien, die hochwertige Leitlinien erfüllen sollten, in einheitlicher Weise definiert. Für den deutschen Raum liegen diese Kriterien in Form einer kommentierten Checkliste, dem Deutschen Leitlinienbewertungs-Instrument DELBI vor (*www.delbi.de*). DELBI kann Leitlinienanwendern bei der Qualitätsbewertung und Auswahl von Handlungsempfehlungen helfen.

Dabei sind drei grundlegende Qualitätsaspekte hervorzuheben:
- Zusammensetzung des Leitliniengremiums: Repräsentativität für den Anwenderkreis unter Beteiligung von Patienten und Unabhängigkeit von Interessen, die nicht primär dem Patientenwohl dienen.
- Evidenzbasierung: Systematische Suche, Auswahl und Bewertung der Literatur
- Methodik der Entwicklung: systematische Evidenz- und Konsensbasierung

Die Evidenzbasierung ist vor allem maßgeblich für die wissenschaftliche Legitimation einer Leitlinie, während die Beteiligung der Anwender sowie die strukturierte Konsensfindung vor allem für die Akzeptanz und Umsetzung entscheidend sind. Um Leitliniennutzern eine Orientierung über das Ausmaß der Berücksichtigung dieser Aspekte zu ermöglichen, werden 4 Klassen von Leitlinien unterschieden (siehe Tab. 3).

Die Initiative "Gemeinsam Klug Entscheiden" (Choosing wisely) identifiziert wichtige evidenzbasierte Maßnahmen der Diagnostik und Therapie, die häufig nicht fachgerecht erbracht werden: Einerseits wissenschaftlich belegte diagnostische/therapeutische Maßnahmen, die zu selten angeboten werden (Unterversorgung) und andererseits Leistungen, die erbracht werden, obwohl sie in Leitlinien als unwirksam erkannt wurden und deshalb nicht angewendet werden sollten (Überversorgung). → Einzelheiten siehe *www.awmf.org/medizin-versorgung/gemeinsam-klug-entscheiden.html*.

Internet-Infos:

Evidenzbasierte Medizin:	*www.dnebm.de; www.cochrane.de/de/*
Leitlinien:	*www.awmf-leitlinien.de (deutsche Leitlinien)*
	www.g-i-n.net (internationale Leitlinien)
Internat. Literatur (Pubmed)	*www.ncbi.nlm.nih.gov/pubmed*
Arzneimittelkommission der Deutschen Ärzteschaft:	*www.akdae.de*

Internetlinks zu internistischen Krankheiten sind auch auf der Homepage *www.herold-innere-medizin.de* zu finden.

Therapieentscheidungen

Die Betrachtung der vier Kategorien medizinischer Entscheidungsethik nach Childress und Beauchamp strukturiert Entscheidungen für oder gegen die Durchführung medizinischer Maßnahmen. Eine weitere wesentliche Voraussetzung für eine hilfreiche Entscheidungsfindung ist eine patientenzentrierte Kommunikation. Durch eine empathische Grundhaltung und die Beachtung einiger weniger Fragen können daher die meisten Unsicherheiten und Fehler im Praxisalltag vermieden werden.

1. Selbstbestimmung (Autonomie)
- Wurde der Patient gefragt, ob er offen über Befunde und Prognose informiert werden möchte?
- Wurde der Patient gefragt, ob er Therapieentscheidungen a) allein, b) gemeinsam mit seinen Angehörigen oder c) ausschließlich gemäß dem ärztlichen Ratschlag treffen möchte?
- Wurde der Patient gefragt, ob und welche Informationen über seine Situation und Erkrankung anderen mitgeteilt werden dürfen? (Vertrauenspersonen erfragen!)
- Wurde der Patient informiert, ob die zur Verfügung stehenden Therapieoptionen realistisch das von ihm gewünschte Therapieziel erreichen können?

Cave: Der einwilligungsfähige Patient ist immer nach seinem jetzigen Willen zu fragen. Nur bei nicht bestehender Einwilligungsfähigkeit muss eine stellvertretende Entscheidung (siehe Kapitel Patientenverfügung) getroffen werden.

Anm.: Patienten aus einigen Kulturkreisen möchten nicht selbstbestimmt entscheiden und wünschen keine Informationen zu ihrer Erkrankung. Sie ordnen sich bewusst der sozialen Gruppe (i.d.R. ihre Familie) unter.

2. Schadensvermeidung (Nonmalefizienz)
- Es gilt "primum nihil nocere"! Schadet die Behandlung mehr als dass sie möglicherweise nutzt?
- Ist zum Abwenden von Schaden ein Therapiezielwechsel indiziert und somit rechtlich sowie ethisch geboten?

Cave: Abwägung zwischen Schaden und Nutzen
Ist der zu erwartende Schaden einer Intervention höher ist als der realistisch erreichbare Nutzen (z.B. Reanimation eines Sterbenden), so besteht keine Indikation (BGB § 1901b) zur Durchführung. Sie ist daher sinnlos und darf auch nicht auf Wunsch des Patienten durchgeführt werden.
Juristisch besteht kein Unterschied zwischen Beenden oder Unterlassen einer Maßnahme (Bsp.: Einstellen einer invasiven Beatmung gegenüber Verzicht auf Intubation). Beides stellt einen Therapiezielwechsel dar, der als solcher benannt und dokumentiert werden sollte.

3. Fürsorge (Benefizienz)
- Ist das angestrebte Therapieziel zum Wohle des Patienten realistisch erreichbar? (Nutzen)
- Sind bei der Abwägung von Nutzen und Schaden die Wünsche, Ziele und Wertvorstellungen des Patienten mit einbezogen worden?

Cave: Verwechslung von Nutzen und Wirksamkeit:
Die Wirksamkeit einer Therapie gegen die Krankheit (z.B. Verlangsamung des Tumorwachstums in der Bildgebung) oder der Einfluss auf bestimmte Messwerte (z.B. Tumormarker, Hb) ist nicht zu verwechseln mit dem Nutzen der Therapie. Der Nutzen bezeichnet das Erreichen der erwünschten Therapieziele

wie a) die Lebensverlängerung oder b) die Verbesserung der Lebensqualität und wird an diesen Endpunkten gemessen.

4. Gleichheit und Gerechtigkeit

- Stehen wahrscheinlicher Nutzen, Schaden sowie notwendige Ressourcen einer Intervention in angemessenem Verhältnis zu den im Gesundheitssystem im Allgemeinen zur Verfügung stehenden Mitteln?
- Werden ähnliche Patienten gleich behandelt? (Grundsatz der Gleichbehandlung). Dieser Grundsatz erhält umso mehr Bedeutung, je weniger deutlich der Nutzen einer Behandlung zu klären ist.

Schlussbemerkung: Bei erschwerter Indikationsstellung insbesondere in existenziellen Fragen ist vor einer Patienten- bzw. Angehörigenberatung ein interdisziplinäres und multiprofessionelles Gespräch oder eine strukturierte ethische Fallbesprechung empfehlenswert.

Bestimmungsmäßiger Gebrauch von Arzneimitteln und Off-Label-Use

Def. In-Label-Use: Bestimmungsmäßige Anwendung eines zugelassenen Medikamentes laut aktueller Fachinformation. In der Fachinformation nennt der Hersteller die Indikationen.

Def. Off-Label-Use: Anwendung eines im Inland dem Arzneimittelgesetz entsprechend in Verkehr gebrachten Fertigarzneimittels außerhalb nationaler oder zentraler Zulassung (sog. zulassungsüberschreitende Anwendung). Eine Indikation, die der Hersteller nicht nennt, ist off-label.

Def. Compassionate-Use: „Anwendung aus Mitgefühl"; Behandlung von Patienten mit Hilfe nicht zugelassener Arzneimittel in besonders schweren Krankheitsfällen, falls keine zufriedenstellende Behandlung mit zugelassenen Medikamenten möglich ist (siehe auch § 21 Abs. 2 AMG; § 80 AMG).

Beachte: Die Zulassung eines Fertigarzneimittels und somit auch die Off-Label-Therapie betrifft
1. die zugelassenen Indikationen,
2. die zugelassene Dosierung und
3. die zugelassene Altersgruppe.

Empfohlen wird, eine Off-Label-Therapie nur auf gültiger Leitlinienbasis oder aufgrund anerkannter wissenschaftlicher Literatur durchzuführen.
Bei Verordnung von Arzneimitteln außerhalb der Zulassung ist eine Aufklärung mit erweiterter Begründungs- und Dokumentationspflicht erforderlich. Der behandelnde Arzt haftet für die medizinische Richtigkeit der Therapie bzw. für Nebenwirkungen.

Nach derzeit gültiger Rechtslage ist eine Off-Label-Therapie durch die gesetzliche Krankenversicherung in Deutschland erstattungsfähig, wenn folgende Bedingungen erfüllt sind (Urteil des BVerfG vom 6.12.2005, sog. „Nikolausurteil"):
1. Lebensbedrohliche oder Lebensqualität auf Dauer beeinträchtigende Erkrankung
2. Keine andere zugelassene Therapie verfügbar.
3. Begründete Aussicht auf einen kurativen oder palliativen Behandlungserfolg nach Datenlage

Im § 35c Abs. 1 SGB V wird (in engen Grenzen) ein Off-Label-Use als GKV-Leistung ermöglicht. Expertengruppen prüfen im Auftrag des Gemeinsamen Bundesausschusses, wann eine Off-Label-Therapie eines grundsätzlich zugelassenen Arzneimittels erstattungsfähig ist (siehe Anlage VI der Arzneimittel-Richtlinie).

Arzneimitteltherapiesicherheit (AMTS)

Definition zentraler Begriffe zu AMTS: *www.aerzteblatt.de/down.asp?id=13603*

Arzneimitteltherapiesicherheit: Gesamtheit der Maßnahmen zur Gewährleistung eines optimalen Medikationsprozesses mit dem Ziel, Medikationsfehler und damit vermeidbare Risiken für den Patienten bei der Arzneimitteltherapie zu verringern.

Medikationsfehler: Abweichen von dem für den Patienten optimalen Medikationsprozess, das zu einer grundsätzlich vermeidbaren Schädigung des Patienten führt oder führen könnte.

Verantwortung des Arztes: Der Arzt schuldet eine dem aktuellen Stand des medizinischen Wissens entsprechende Therapie, frei von vermeidbaren Fehlern. Der Arzt ist auch für die Organisation des Behandlungsprozesses, Überwachung, Anpassung und zeitgerechte Beendigung der Therapie verantwortlich.

Häufig ist dem Arzt der Umfang seiner Verantwortlichkeit nicht bewusst:
- Aufklärung des Patienten auch bei der Arzneitherapie erforderlich (Risiko-Aufklärung: Risiken der vorgeschlagenen und alternativer Behandlung, sowie der Nichtbehandlung; Sicherstellungs-Aufklärung: Vom Patienten zu beachtende Regeln, um Risiken unter der Therapie zu minimieren).

- Verordnungen müssen in Kenntnis und unter Berücksichtigung der Verordnungen anderer Ärzte und der Selbstmedikation erfolgen. Nichtwissen schützt nicht, sondern ist Befunderhebungsmangel und ggf. Behandlungsfehler.
- Bei Fortführung ambulanter Therapie im Krankenhaus trägt der Krankenhausarzt die Verantwortung für die Richtigkeit und Sicherheit der Verordnung.

Inadäquate Verordnung ist der häufigste Fehler bei der Arzneimitteltherapie:
- 50 % Dosierungsfehler (> 50 % davon wegen nicht Berücksichtigung einer Niereninsuffizienz)
- 30 % Nichtbeachtung von Kontraindikationen
- 20 % Nichtbeachtung von Wechselwirkungsrisiken

Beispiele potenziell gefährlicher Verordnungen / Medikationsfehler:
- ACE-Hemmer + NSAR: Erhöhtes Risiko für akutes Nierenversagen
- ACE-Hemmer + Spironolacton: Risiko einer Hyperkaliämie
- ASS (100 mg) + Ibuprofen: Verminderung der Thrombozytenaggregationshemmung von ASS
- Allopurinol + Azathioprin: Knochenmarkschädigung, wenn die Dosis von Azathioprin nicht um ca. 75 % reduziert wird.
- Methotrexat per os: Knochenmarkschädigung durch versehentlich tägliche, statt 1 x wöchentliche Gabe

Besonders gefährdete Patientengruppen:
1. Ältere Patienten (≥ 65 Jahre)
2. Patienten mit eingeschränkter Nierenfunktion (GFR <60 ml/Min)
3. Patienten mit Multimorbidität und Polypharmazie

Strategien zur Verbesserung der Arzneimitteltherapiesicherheit
1. Erheben einer vollständigen Arzneimitteltherapieanamnese
2. Führen eines umfassenden Medikationsplanes inklusive der Selbstmedikation
3. Dokumentation aller Erkrankungen und Arzneimittel-Allergien des Patienten
4. Verordnungen nur in Kenntnis von Gesamtmedikation, Erkrankungen und Allergien
5. Berücksichtigung der Nierenfunktion bei nierenfunktionsabhängigen Arzneimitteln
6. Abstimmung der Arzneitherapie zwischen mehreren Behandlern
7. Überprüfung der Medikation bei Behandler- / Sektorenwechsel (Medication Reconciliation)
8. Regelmäßige Prüfung der Arzneimitteltherapiesicherheit und der Notwendigkeit der Therapie
9. Erfragen von neuen Symptomen und Prüfung auf mögliche Verursachung durch Arzneimittel

Patienten ≥ 65 Jahren: PRISCUS-Liste als Expertenkonsens zu potentiell inadäquaten Arzneimitteln wegen ungünstigem Risiko/Nutzenverhältnis bei älteren Patienten siehe Internet: *www.priscus.net*

Patienten mit eingeschränkter Nierenfunktion: Jeder 3. Patient im Krankenhaus und 50 % der 80jährigen betroffen. Das Serumkreatinin ist bei älteren Patienten nicht aussagekräftig genug. Die GFR muss aus Alter, Geschlecht, Serumkreatinin und ggf. Gewicht berechnet werden: MDRD-Formel (ohne Körpergewicht) oder Cockcroft-Gault-Formel *www.dosing.de.*

Patienten mit Polypharmazie: Leitlinien berücksichtigen meist nur Patienten mit einer Erkrankung, obwohl Multimorbidität in der Routineversorgung häufig ist. Die Anwendung aller Leitlinien bei mehreren Erkrankungen eines Patienten kann daher im Einzelfall nicht sinnvoll sein. Priorisierung nach Therapiezielen und Patientenpräferenzen ist erforderlich. Hilfestellung geben die Start-/Stopp-Kriterien und die Leitlinie Polypharmazie *www.awmf.org/leitlinien/detail/ll/053-043.html.*

Arzneitherapie in Schwangerschaft und Stillzeit: Das Risiko ist Trimenon-spezifisch. Bei Kinderwunsch sollten ungeeignete Arzneimittel abgesetzt werden (z.B. ACE-Hemmer, Sartane, Vitamin K-Antagonisten, Retinoide; antikonvulsive Therapie prüfen!). Angaben in Fachinformationen häufig nicht präzise genug, Internet-Infos: *www.embryotox.de/.*

Unabhängige Information als Voraussetzung adäquater Risiko-Nutzen Abwägung:
Objektive, vom Hersteller unbeeinflusste Informationen aus methodisch hochwertigen Studien sind erforderlich, um Risiken und Nutzen einer Therapie korrekt einzuschätzen. Vermeidbare Risiken entstehen auch durch Einflussnahme pharmazeutischer Unternehmer auf die (selektive) Publikation von Studienergebnissen, oder durch finanzielle Interessenskonflikte von Referenten und Leitlinienautoren.

Unabhängige Informationsquellen zur Arzneimitteltherapie sind u.a.:
- Arzneimittelkommission der deutschen Ärzteschaft *http://www.akdae.de*
- Drug Safety Mail der AkdÄ (kostenfrei) *http://akdae.de/Arzneimittelsicherheit/DSM/index.html*
- Neue Arzneimittel der AkdÄ (kostenfrei) *http://akdae.de/Arzneimitteltherapie/NA/index.html*
- Arzneiverordnungen in der Praxis der AkdÄ (kostenfrei) *www.akdae.de/Arzneimitteltherapie/AVP/*
- Bulletin zur Arzneimittelsicherheit des Bundesinstituts für Arzneimittel (BfArM) (kostenfrei) *www.bfarm.de/DE/Arzneimittel/Pharmakovigilanz/Bulletin/_node.html*
- Arzneimittelbrief *www.der-arzneimittelbrief.de/de/index.aspx*
- arznei-telegramm *www.arznei-telegramm.de/*
- Prescrire International *http://english.prescrire.org/en/Summary.aspx*
- Institute for Safe Medication Practices *www.ismp.org/*
- International Medication Safety Network *www.intmedsafe.net/*

I. HÄMATOLOGIE

Internet-Infos: *www.dgho.de* - Deutsche Gesellschaft für Hämatologie und Medizinische Onkologie; *www.dgho-onkopedia.de* - Leitlinien der DGHO; *www.onkodin.de*

Einleitung:
Die im Blut bestimmbaren Parameter sind Bilanzgrößen, deren Höhe unter anderem von Bildung und Abbau der zellulären Blutelemente bestimmt werden.

Das normale Blutvolumen beträgt ca. 70 ml/kg (ca. 1/14 des Körpergewichts).

PRODUKTION →	zirkulierendes Blut →	ABBAU / VERLUST
Hemmung: Aplastische Störung	Beschleunigung: Umsatzstörung	

Eine Verminderung von Zellelementen des Blutes kann dabei grundsätzlich bedingt sein durch
a) verminderte Produktion
b) erhöhten Abbau/Verlust
c) Kombination von a und b

Der Hämatokrit ist definiert als prozentualer Volumenanteil der im Blut zirkulierenden zellulären Elemente. Da die Erythrozyten beim Gesunden 96 % dieses Anteils ausmachen, spiegelt der Hämatokrit im wesentlichen den Erythrozytenanteil im Blut.

Pool-Theorie: Es gibt bestimmte Räume, auf die sich die Zellelemente des Blutes verteilen:

1. Stammzellenpool: Reserve undifferenzierter Knochenmarkstammzellen 1. Ordnung, aus denen sich die Stammzellen der Myelo-, Erythro- und Thrombopoese ableiten (Stammzellen 2. Ordnung). Diese bilden die Mutterzellen des
2. Proliferations- und Reifungspool: Dieser wird aktiviert, wenn ein vermehrter Bedarf in der Peripherie signalisiert wird.
3. Reservepool: Zellmenge 20fach größer als Funktionspool
4. Funktionspool: Unter normalen Bedingungen werden erst die ausgereiften Zellen aus dem Knochenmark an das zirkulierende Blut abgegeben, z.B. die kernlosen „reifen" Erythrozyten.

Einteilung der Blutbildung (Hämatopoese):

	Thrombozytopoese Erythrozytopoese Granulozytopoese	Myelopoese
Leukozytopoese (Granulozytopoese, RHS, Lymphozytopoese)	RHS Lymphozytopoese	Lymphoretikuläres System

ZYTOKINE

Zytokine sind Proteine und Glykoproteine mit regulierender Wirkung auf die Kontrolle von Wachstum und Differenzierung von hämatopoetischen Zellen (Blutbildung, Abwehrfunktionen u.a.). Zu den stärksten proinflammatorischen Zytokinen gehören IL-1 und TNF-α.

1. Interferone (IFN):
   IFN-α: Von Monozyten gebildet; Handelspräparate: IFNα-2a (Roferon®-A), IFNα-2b (IntronA®); pegylierte Interferone: PEG-IFNα-2a (Pegasys®) und PEG-IFN α-2b (Pegintron®) werden wegen langer Halbwertzeit meist nur 1 x/Woche gegeben.
   IFN-β: Fibroblasten-Interferon (von Fibroblasten gebildet); IFN-β-1a (Avonex®, Rebif®), IFN-β-1b (Betaferon®, Extavia®)
   IFN-γ: Von T-Lymphozyten gebildet; Handelspräparat: IFN-γ-1b (Imukin®)
   Wirkungen:
   - Immunmodulatorische Aktivität durch Aktivierung natürlicher Killerzellen: Aktivierung von Makrophagen, natürlichen Killer-(NK-) Zellen, zytotoxischen T-Zellen u.a.
   - Antivirale Aktivität durch Hemmung des Virusreplikationszyklus: z.B. Therapie der akuten und chronischen Virushepatitis C sowie der chronischen Virushepatitis B
   - Antitumorale Aktivität (antiproliferative, zytotoxische und differenzierungsinduzierende Wirkung): z.B. Therapie der Haarzellen-Leukämie, kutaner T-Zell-Lymphome, myeloproliferativer Erkrankungen, des Kaposi-Sarkoms

NW einer Interferontherapie: z.B.
- Lokalreaktionen an der Injektionsstelle
- Grippeähnliche Symptome (z.B. Fieber, Myalgien und Cephalgien) treten dosisabhängig bei allen Patienten auf (→ evtl. Gabe von Paracetamol oder Ibuprofen)
- Gastrointestinale Nebenwirkungen (15 %)
- Thrombo- und Leukozytopenie (dosislimitierend)

Neurotoxische NW: Störungen der Konzentrations- und Merkfähigkeit (40 %), Depressionen (20 %), Geschmacksstörungen, Verwirrtheit, Schwindel, periphere Polyneuropathie, Retinopathie
- Exazerbation einer Autoimmunerkrankung und Induktion von Autoantikörpern (> 20 %)
- Schilddrüsenfunktionsstörungen
- Hepatotoxische Reaktion mit Erhöhung der γ-GT und des Bilirubins

KI für eine IFN-Therapie:
- Autoimmun-Hepatitis und aktive Autoimmunkrankheiten
- Dekompensierte Leberzirrhose (Child C)
- Nach Organtransplantation und unter Immunsuppression
- Psychose, behandlungspflichtige Depression, zerebrales Krampfleiden
- Schwangerschaft
- Thrombozytopenie (< 50.000/µl)
- Leukozytopenie (< 2.000/µl)
- Unbehandelte oder erfolglos behandelte Suchterkrankung (Alkohol, Drogen)
- Fehlende Compliance

2. Interleukine (IL):
Regulatorproteine (IL-1 - 35), die der Kommunikation zwischen Lymphozyten, Granulozyten und Makrophagen dienen (Aktivierung, Proliferation, Differenzierung von Lymphozyten, Aktivierung von Granulozyten und Makrophagen, Entzündungsreaktionen u.a.).
IL-2 bewirkt die Differenzierung von Lymphozyten des peripheren Blutes zu sog. lymphokinaktivierten Killerzellen (LAK-Zellen), die Tumorgewebe spezifisch lysieren können. Bei der Behandlung mit "tumorinfiltrierenden Lymphozyten (TIL)" werden aus Tumormaterial von Patienten T-Lymphozyten isoliert, durch IL-2 aktiviert und danach reinfundiert.
Weitere Therapiebeispiele (IL-R = IL-Rezeptor):
- IL-1-R-Antagonisten (→ Anakinra) → Ind: RA
- IL-2-R-Ak (Basiliximab, Daclizumab) → Ind: Prophylaxe einer akuten Transplantatabstoßung
- IL-6-R-Ak (Tocilizumab) → Ind: RA
- IL-1β-Ak (Canakinumab) → Ind: Hereditäre Fiebersyndrome
- IL-5-Ak (Mepolizumab) → Ind: EGPA (eosinophile Granulomatose mit Polyangiitis = Churg-Strauss-Syndrom)
- IL-12/23-Ak (Ustekinumab) → Ind: Reservemittel bei schwerer Psoriasis

3. Hämatopoetische Wachstumsfaktoren:
G-CSF (Granulozyten-CSF): Lenograstim (Granocyte®), Filgrastim (Biosimilars), Pegfilgrastim (Neulasta®)
Wi.: Expansion der myeloischen Vorläuferzellen + Verkürzung der postmitotischen Reifung der Granulozyten von 8 Tagen auf 1 Tag → Verkürzung der Neutropeniedauer nach intensiver Chemotherapie um 30 %, dadurch Verminderung der Infektionen bei Neutropenie möglich
NW: Knochen- und Muskelschmerzen (20 %), Kopfschmerzen, Müdigkeit, passagere Erhöhung von Harnsäure, LDH, AP, Juckreiz, Sweet-Syndrom (akute febrile neutrophile Dermatose), Kapillarleck-Syndrom u.a.
Ind:
- Primärprophylaxe der febrilen Neutropenie nach Chemotherapie bei Infektionswahrscheinlichkeit > 20 %
- Sekundärprophylaxe nach Auftreten einer febrilen Neutropenie
- Kongenitale oder zyklische Neutropenie
- Mobilisierung von Blutstammzellen (z.B. vor Blutstammzelltransplantation)
- Andauernde Neutropenie bei fortgeschrittener HIV-Infektion

EPO (Erythropoetin) und Erythropoese-stimulierende Wirkstoffe (ESA): z.B. Epoetin-alfa, -beta, -theta, -zeta - Einzelheiten siehe Kap. „Renale Anämie“
NW: Evtl. arterielle Hypertonie, thromboembolische Komplikationen, selten Bildung neutralisierender Ak mit sekundärer „pure red cell aplasia“; evtl. Stimulation des Tumorwachstums. Die Mehrzahl der Studien mit Tumorpatienten zeigt eine Verminderung des Gesamtüberlebens unter ESA-Therapie.
Ind:
- Renale Anämie (siehe dort)
- Vor Eigenblutspende
- Tumorpatienten unter Chemotherapie mit symptomatischer Anämie (Hb < 10 g/dl). Vorher Ausschluss anderer Anämieursachen (Blutungen, Mangel an Eisen, Vitamin B_{12} oder Folsäure). Ziel-Hb: Bis 12 g/dl (bei höheren Hb-Werten steigt die Letalität an). Alternative: Gabe von Ery-Konzentraten

Thrombozytopoese-stimulierende Arzneimittel (TSA):
Romiplostim, Eltrombopag (siehe Kap. ITP und aplastische Anämie)

4. Tumornekrosefaktoren (TNF):
   - TNF-alpha wird von Makrophagen/Monozyten gebildet
   - TNF-beta wird von Lymphozyten gebildet

   TNF können zu einer hämorrhagischen Tumornekrose führen.
   TNF-α-Inhibitoren:
   - Etanercept (Enbrel®): Fusionsmolekül aus TNF-Rezeptor und humanem IgG1
   - Monoklonale TNF-alpha-Ak: Infliximab (Remicade®, Biosimilars), Adalimumab (Humira®), Golimumab (Simponi®), Certolizumab pegol (Cimzia®): Pegyliertes Fab-Fragment gegen TNFα
     Ind: Autoimmunerkrankungen, z.B. RA , CED (Einzelheiten: Siehe Kap. Rheumatoide Arthritis)
     NW: (z.B. erhöhte Infektionsneigung) und KI: Siehe Kap. Rheumatoide Arthritis

   Anm.: Belimumab (Benlysta®) ist ein Ak gegen den B-lymphocyte stimulator (BLyS), ein Zytokin der TNF-Familie. - Ind: SLE

5. Chemokine (chemotaktische Zytokine): Einteilung in 4 Familien (C - CC - CXC - CX3C)
   Chemotaktische Zytokine, die während eines akuten Infekts von Leukozyten, Endothelzellen und Keratinozyten gebildet werden. Sie spielen eine Rolle bei der Leukozyten-Migration, der Regulation der Hämatopoese, der T-Zell-Aktivierung und der Degranulation von Leukozyten.
   Es sind zwei Haupt- (CXC, CC) und zwei Nebengruppen (C = Lymphotactin, CX3C) der Chemokine bekannt. Die CXC-Chemokine wirken primär auf Neutrophile, während die CC-Chemokine auf Monozyten, Lymphozyten, Basophile und Eosinophile wirken. Als Rezeptoren wurde für alpha-Chemokine CXCR1-7, für beta-Chemokine CCR1-10 identifiziert. CXCR4, CCR5, CCR3 sind Corezeptoren für HIV-1.

ERKRANKUNGEN DER ROTEN BLUTZELLEN

ERYTHROZYTOPOESE

Erythropoese im Knochenmark und zirkulierende Erythrozyten bilden eine Einheit, das Erythron. Nach der Kerngröße und Färbung des Zytoplasmas werden die roten Blutzellen im Knochenmark eingeteilt (verschiedene Nomenklaturen):

- Proerythroblast (E1)
  Makroblast (E2)
- Basophiler Erythroblast (Normoblast) (E3)
- Polychromatischer Erythroblast (Normoblast) (E4)
- Oxyphiler Erythroblast (Normoblast) (E5)
  E5 stößt den Kern aus und wird dadurch zum:
- E6: Retikulozyten

Normales Verhältnis der Erythrozytopoese zur Granulozytopoese im Knochenmark = 1 : 3.
Aus 1 Proerythroblasten (E1) entstehen durch 4 mitotische Teilungen 16 Erythrozyten.
Normale Entwicklungsdauer E1 bis Retikulozyt: 5 Tage; durch Stimulation mit Erythropoetin (EPO) kann eine Verkürzung auf 2 Tage erfolgen.
Durchschnittliche Lebensdauer eines Erythrozyten: 120 Tage.
Ein kleiner Teil der Erythrozyten geht bereits im Knochenmark zugrunde (= ineffektive Erythrozytopoese). Bei megaloblastären Anämien (Vitamin B_{12}- oder Folsäuremangel) ist diese „physiologisch ineffektive" Erythropoese pathologisch gesteigert.

Erythrozytenabbau (im RHS):
Der Abbau der Erythrozyten erfolgt überwiegend im Monozyten-Makrophagen-System der Milz. Bei Splenomegalie werden vermehrt Zellen in der Milz gespeichert und abgebaut.

Erythrozyt
↙ ↘
Stroma Hämoglobin (im Blut an Haptoglobin gebunden)
↙ ↘
Globin Häm
↙ ↘
Eisen Bilirubin (im Blut an Albumin gebunden = indirektes Bilirubin)
↘
Glukuronidierung in der Leber (harngängiges direktes Bilirubin)

Notwendige Bausteine für die Erythropoese:
Unter den benötigten Substraten sind 3 besonders wichtig, sodass diese limitierende Faktoren der Erythropoese darstellen und ihr Mangel rasch zu Störungen führt:
- Eisen (ein Eisenmangel besteht bei 80 % aller Anämien!)
- Vitamin B_{12} und Folsäure (megaloblastäre Anämien)

Die Erythropoese unterliegt einer O_2-abhängigen Regulation durch den Wachstumsfaktor **Erythropoetin (EPO)**, welcher postnatal zu 90 % in den Nieren gebildet wird (während der Fetalzeit ist die Leber der wichtigste Produktionsort). Der physiologische Reiz für die Erythropoetinbildung in den peritubulären Fibroblasten ist ein O_2-Mangel. Die Bindung von EPO an Oberflächenrezeptoren der erythropoetischen Zellen ermöglicht die Differenzierung der Stammzellen I. Ordnung zu Erythroblasten (= Normoblast) sowie die weitere Differenzierung zu Retikulozyten und Erythrozyten. Dabei wird eine vorzeitige Apoptose verhindert. Normale Plasmakonzentration von Erythropoetin: 10 - 25 U/l.

Erhöhte Erythropoetinspiegel finden sich bei:
- Systemischem O_2-Mangel (Anämien, kardiale oder pulmonale Insuffizienz → sekundäre Polyglobulie!)
- Lokalem O_2-Mangel (Nierenzysten, Hydronephrose)
- Paraneoplastischer Erythropoetinbildung bei soliden Tumoren wie Nierenzellkarzinom, Wilms-Tumor, Leberzellkarzinom, Uterusfibromyom, Hämangioblastom
- Myelodysplastischen Erkrankungen als kompensativer Mechanismus bei ineffektiver Erythropoese
- Knochenmarkkarzinosen mit Verdrängung der Erythropoese durch maligne Zellen
- Fast allen Formen der Anämie (Eisenmangel, megaloblastär, hämolytisch, Blutungsanämie, chronische Entzündungen, solide Tumoren und hämatologische Malignome)
- Physiologisch in der Schwangerschaft
- Exogen bei EPO-Doping (Leistungssport)

Erniedrigte Erythropoetinspiegel finden sich bei:
- Polycythaemia vera (neoplastische Proliferation der Erythropoese)
- Niereninsuffizienz (renale Anämie)

Junge Erythrozyten enthalten noch Ribonukleinsäuren in Form einer netz- oder fadenförmigen Substanz (Supravitalfärbung). Diese Retikulozyten sind maximal 2 Tage alt; ihr Anteil im peripheren Blut beträgt normalerweise 5 - 20 ‰ der Erythrozyten (50.000 - 100.000/µl). Bei Anämie kann man aus der Zahl der Retikulozyten im Blut, dem Retikulozytenproduktionsindex (RPI) und der Zahl der Erythroblasten im Knochenmark die Knochenmarkfunktion beurteilen:

a) Hyperregeneratorische Anämie: Retikulozyten und Erythroblasten ↑; RPI > 2
b) Hypo- oder aregeneratorische Anämie: Retikulozyten und Erythroblasten ↓; RPI < 2

Bei a) liegt eine Anämie mit übermäßigem Verbrauch zirkulierender Zellen vor; eine Anämie entsteht dabei dadurch, dass die gesteigerte Produktion im Knochenmark mit dem peripheren Verbrauch nicht Schritt halten kann („dekompensierte Anämie“); im Frühstadium vieler Anämien liegt noch eine Teilkompensation mit normalen oder niedrig-normalen Hämoglobinwerten vor, hier muss die Diagnose durch weitere Teste (B_{12}-Wert, Hämolyse-Parameter etc.) bewiesen werden.
Bei b) handelt es sich um eine Anämie, bei der der Nachschub aus dem Knochenmark trotz des bestehenden normalen oder gesteigerten Bedarfs vermindert ist.
Der Retikulozytenproduktionsindex (RPI) berücksichtigt außer dem Retikulozytenwert den Hkt und die Reifungszeit der Retikulozyten (Retikulozytenshift):
- Bei hoher Retikulozytenzahl oder niedriger Erythrozytenzahl ist eine Korrektur des Prozentanteils der Retikulozyten auf einen normalen Hämatokrit (45 %) erforderlich.
- Die Reifungszeit der Retikulozyten im Knochenmark ist abhängig vom Abfall des Hämatokrits im peripheren Blut, d.h. bei starkem Hämatokrit-Abfall erfolgt ein früher Übertritt der Retikulozyten in das periphere Blut (Retikulozytenshift), sodass sie im Blut länger persistieren und dadurch eine zu hohe Produktion im Knochenmark vortäuschen.

Die Persistenz der Retikulozyten im peripheren Blut beträgt abhängig vom Hämatokrit:
1 Tag bei Hkt 45 % - 1,5 Tage bei Hkt 35 % - 2 Tage bei Hkt 25 %

Für die Berechnung des RPI ergibt sich folgende Formel:

$$RPI = \frac{\text{Retikulozyten (\%)}}{\text{Shift (Tage)}} \times \frac{\text{Hkt (\%)}}{45}$$

Bei einer Anämie gilt:
RPI > 2 = Adäquate Regeneration (normale Erythropoese)
RPI < 2 = Inadäquate Regeneration (erythropoetische Insuffizienz)
Ohne Anämie liegt der physiologische RPI bei 1.

Nomenklatur der Erythrozytenmorphologie:

- Akanthozyten = Stechapfelförmige geschrumpfte Erythrozyten, z.B. bei Pyruvatkinasemangel (DD: Echinozyt = in-vitro-Artefakt: Stechapfelform der Erythrozyten durch Austrocknung im Ausstrich)
- Anisozytose
  = Ungleiche Größe der Erythrozyten ohne Formveränderung (jede Anämie)
- Anulozyten
  = Ringform der Erythrozyten mit erniedrigtem MCH (bei hochgradig hypochromen Erythrozyten)
- Basophile Tüpfelung (Punktierung) der Erythrozyten
  = Vorkommen bei gesteigerter und gestörter Erythropoese (z.B. Bleiintoxikation, Thalassämie u.a.)
- Dakryozyten
  = Tränentropfenformen der Erythrozyten ("teardrop"-Poikilozytose), z.B. bei Osteomyelofibrose
- Elliptozyten
  = Ovale Erythrozyten (klinisch unbedeutsam bei der hereditären Elliptozytose; Urs: verschiedene Mutationen im Spektrin-Gen oder Protein 4.1-Gen)
- Fragmentozyten (= Schistozyten)
  = Fragmentierte Erythrozyten (z.B. bei hämolytisch-urämischem Syndrom (HUS), thrombotisch-thrombozytopenischer Purpura (TTP), künstlichen Herzklappen)
- Heinz-Innenkörperchen
  = Denaturiertes, präzipitiertes Hämoglobin (z.B. bei G-6-PD-Mangel oder Methämoglobinämie)
- Howell-Jolly-Körperchen
  = Kernreste in Erythrozyten (bei fehlender Milz)
- Makrozyten
  = Erythrozyten von normaler Form, aber mit erhöhtem Durchmesser (> 8,5 µm) und erhöhtem mittleren Erythrozyteneinzelvolumen (MCV), oft hyperchrom (z.B. bei Alkoholismus, Folsäuremangel, Vitamin B_{12}-Mangel)
- Megalozyten
  = Vergrößerte, leicht ovale hyperchrome Erythrozyten (Mangel an Vitamin B_{12} oder Folsäure)
- Mikrozyten
  = Erythrozyten von normaler Form, aber mit vermindertem Durchmesser (< 6,8 µm), oft hypochrom (z.B. Eisenmangelanämie)
- Normozyten
  = 6,8 - 7,3 µm große normale Erythrozyten mit zentraler Aufhellung
- Poikilozytose
  = Ausgeprägte Formveränderungen der Erythrozyten (jede schwere Anämie)
- Sichelzellen (Drepanozyten)
  = Durch abnormes Hämoglobin (HbS) nehmen die Erythrozyten unter Luftabschluss Sichelform an (Sichelzellanämie)
- Sphärozyten
  = Kugelförmige Erythrozyten mit vermindertem Durchmesser (normaler Erythrozyt hat eine bikonkave Form); Mikroskopie: Kleine dichte Scheiben ohne zentrale Aufhellung (→ siehe Sphärozytose)
- Targetzellen
  = Schießscheibenzellen = hypochrome Erythrozyten mit zentraler Verdichtung (Thalassämie)

ANÄMIE [D64.9]

Def: Verminderung der Hämoglobinkonzentration und oft auch des Hämatokrits und der Erythrozytenzahl unter die Norm:

Hämoglobin (Hb):	< 13,0 g/dl (< 8,06 mmol/l) [m]	Hämatokrit (Hkt):	< 42 % [m]
	< 12,0 g/dl (< 7,44 mmol/l) [w]		< 38 % [w]

Erläuterung:
Hb-Wert und Hkt korrelieren miteinander und sind die entscheidenden Parameter für die Diagnose einer Anämie. Die Ery-Zahl korreliert nicht immer mit dem Hb und ist daher kein empfindlicher Parameter für die Erfassung einer Anämie (z.B. Eisenmangelanämie mit erniedrigtem Hb, aber evtl. noch normaler oder sogar gesteigerter Ery-Zahl).

Einteilung der Anämien:

Prinzip	Ätiologie	Anämieform
I. Anämien durch Bildungsstörung	1. Hb-Bildungsstörung	Eisenmangelanämie
	2. Störung der erythropoetischen Stammzelle	Erbliche Knochenmarkversagenssyndrome (Fanconi-Anämie etc.) Myelodysplastisches Syndrom
	3. DNS-Bildungsstörung	Vitamin B12- oder Folsäuremangel
	4. Erythropoetinmangel	Renale Anämie
	5. Multifaktoriell	Chronische Erkrankungen oder Knochenmarkinfiltration (rheumatische Krankheiten, Infekte, Tumore, Leukämien etc.) Therapeutisch (Arzneimittel, Radiatio)
II. Anämien durch gesteigerten Erythrozytenabbau	1. Defekt der Erythrozyten	Korpuskuläre hämolytische Anämien: - Membrandefekte - Enzymdefekte - Hämoglobindefekte
	2. Extraerythrozytäre Faktoren	Extrakorpuskuläre hämolytische Anämien durch: - Allo-/Autoantikörper - Arzneimittel - Infektionskrankheiten - Physikalische/chemische Schäden - Stoffwechselstörungen - Seltene Ursachen
III. Anämien durch Erythrozytenverlust	Blutungen	Blutungsanämie
IV. Anämien durch Verteilungsstörung	"Pooling" der Blutzellen in einer vergrößerten Milz	Hyperspleniesyndrom

Einteilung der Anämien nach dem MCV (= mittleres korpuskuläres Volumen) und dem MCH (= mittlerer korpuskulärer Hb-Gehalt), die miteinander korrelieren:

Hypochrome mikrozytäre Anämie	Normochrome normozytäre Anämie	Hyperchrome makrozytäre Anämie
(MCH + MCV ↓)	(MCH + MCV normal)	(MCH + MCV ↑)
TSAT normal und Ferritin normal oder ↑: Thalassämie	Retikulozyten ↑: Hämolytische Anämie*) Blutungsanämie	Retikulozyten normal: Megaloblastische Anämie (Vitamin B12- oder Folsäuremangel)
TSAT und Ferritin ↓ : Eisenmangelanämie	Retikulozyten ↓: Aplastische Anämie Renale Anämie	Retikulozyten ↓: MDS**) Medikamentös-toxisch
TSAT ↓, Ferritin ↑: Entzündungs-, Infekt-, Tumoranämie = anemia of chronic disease = ACD		

TSAT = Transferrinsättigung

Mischformen beachten: z.B. sekundäre Eisenmangelanämie bei intravasaler Hämolyse!

*) Bei hämolytischen Anämien kann der MCV normal oder erhöht sein.

**) Bei MDS meist hyperchrom/makrozytär, gel. normochrom, selten hypochrom

EISENSTOFFWECHSEL

Täglicher Eisenverlust: Männer: 1 mg - menstruierende Frauen: 2 mg - Schwangere: 3 mg
Ein 70 kg schwerer Mann hat etwa 3,5 g (50 mg/kg Körpergewicht) Eisen.
Eine 60 kg schwere Frau hat etwa 2,1 g (35 mg/kg Körpergewicht) Eisen.
Der Eisenbestand des Organismus gliedert sich in

- Hämeisen (70 %)
- Depoteisen (18 %): Intrazelluläre Speicherung in Form von Ferritin und Hämosiderin
- Funktionseisen (12 %): Knochenmark, Myoglobin und eisenhaltige Enzyme
- Transporteisen (0,1 %): An Transferrin gebundenes Eisen

Eisenverteilung im Körper:

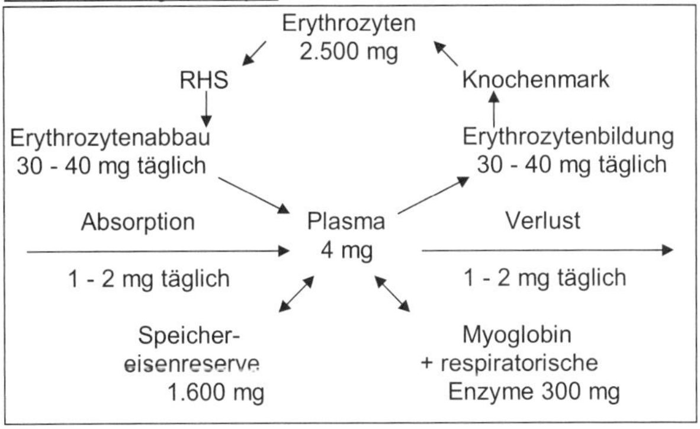

Hämoglobin:
Der größte Teil des Eisens ist im Hämoglobin gebunden. 1 g Hämoglobin (Hb) enthält 3,4 mg Eisen → ein 70 kg schwerer Mann mit 15 g Hb/100 ml und einem Blutvolumen von 5000 ml hat:

$$\frac{3{,}4\ \text{mg}}{1\ \text{g Hb}} \cdot \frac{15\ \text{g Hb}}{100\ \text{ml}} \cdot 5000\ \text{ml} = 2.550\ \text{mg Hb-Eisen}$$

1 ml Blut enthält 0,5 mg Eisen; 1 Erythrozytenkonzentrat (EK) enthält 250 mg Eisen.

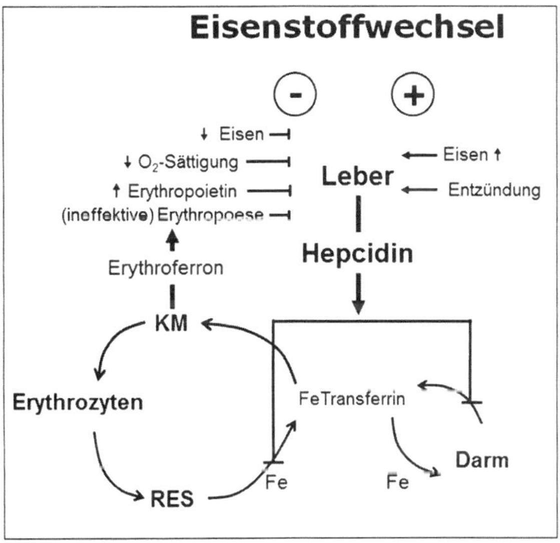

Homöostase des Körpereisens durch zwei Mechanismen:
- Rückgewinnung des freigesetzten Hämeisens und Funktionseisens durch die Makrophagen des retikulohistiozytären Systems (RHS). Hier kann es entweder in Form von Ferritin oder Hämosiderin gespeichert oder an das Transferrin des Blutes gebunden werden.
- Intestinale Resorption: Das Aufnahmesystem in die Epithelzelle besteht aus dem divalenten Metalltransporter 1 (DMT1), der Fe2+ in (duodenale) Enterozyten aufnimmt, nachdem es durch das Bürstensaumenzym duodenales Cytochrom b (DCytb = membranständige Ferrireduktase) reduziert wurde. Transfer von Eisen aus den Enterozyten in das Portalblut durch Ferroportin 1. Danach erneuter Valenzwechsel in 3-wertiges

Eisen durch Hephaestin (= Hephastein).
Der Eisenstoffwechsel wird durch das Hormon Hepcidin reguliert, welches in der Leber gebildet wird und die Eisenresorption im Dünndarm und die Eisenabgabe aus dem RHS hemmt. Bei hereditärer Hämochromatose bildet die Leber zu wenig Hepcidin. Gestörte Regulation der Eisenaufnahme bei Hämochromatose ↑, Anämien ↑, chronischen Nierenerkrankungen ↓, Lebererkrankungen ↓.
Durch das Hormon Erythroferron aus dem Knochenmark wird bei gesteigerter Erythropoese Hepcidin herunter reguliert.
Eine Regulation der Eisenbestände ist durch die Resorptionsquote des Eisens im Duodenum und oberen Jejunum möglich, wobei hauptsächlich Fe(II) resorbiert wird. Die Bioverfügbarkeit des Nahrungseisens beträgt < 10 % bei ausgeglichener Eisenbilanz und kann bei Eisenmangel auf maximal 25 % ansteigen.

Eisentransport im Blut:
Im Blut ist 3-wertiges Eisen an das Transportprotein Transferrin gebunden, das für den Eisenaustausch zwischen den Enterozyten im Darm, den Speicherkompartimenten und den Erythroblasten sorgt. Normalerweise sind 20 - 45 % des Serumtransferrins mit Eisen gesättigt. Eine Transferrinsättigung (TfS oder TSAT) < 20 % weist auf eine mangelnde Eisenversorgung der Erythropoese hin, sofern keine Akutphasereaktion vorliegt (die die Transferrinsynthese supprimiert).
Das Transferrin-gebundene Plasma-Eisen wird durch die Transferrinrezeptoren über die Zellmembran in die Erythroblasten des Knochenmarks und die Retikulozyten aufgenommen.
Bei jedem manifestem Eisenmangel (= ungenügende Verfügbarkeit von Eisen) wird die Zahl der Rezeptoren hochreguliert. Da die Transferrinrezeptoren als lösliche Transferrinrezeptoren (sTfR = soluble transferrin receptors) im Serum messbar sind, ist die Konzentration der sTfR im Serum ein Indikator der Eisenver-

sorgung der Erythropoese. Die Serumkonzentration des sTfR wird nicht wie die von Ferritin oder Transferrin durch Entzündungszustände beeinflusst. Erhöhte Konzentrationen des sTfR werden außer beim Eisenmangel auch bei jeder Expansion der Erythropoese, z.B. hämolytischen Anämien, Thalassämien und Polyzythämien gemessen. Vermindert ist die sTfR-Konzentration bei aplastischer Anämie und anderen Zuständen mit hypoproliferativer Erythropoese wie der renalen Anämie. Als TfR-F-Index bezeichnet man den Quotient aus sTfR und dem Logarithmus des Ferritinwertes. Er ist bei Eisenmangel erhöht.

Speichereisen:
Ferritin (wasserlöslich) und Hämosiderin (wasserunlöslich) befinden sich intrazellulär (RHS + Parenchym) in Leber (1/3), Knochenmark (1/3) und in Milz und anderen Geweben, z.B. Muskulatur.

a) Ferritin (H_2O-löslich) ist ein Akutphaseprotein und besteht aus einer Proteinschale (Apoferritin) und einem Kern aus Ferrihydroxyd-Phosphat-Polykristallen. Ferritin speichert Eisen in biologischer Form und schützt die Zellen vor der toxischen Wirkung ionisierten Eisens. Nachweis von Ferritin:
   - Radioimmunologisch im Serum
   - Färberisch, z.B. im Knochenmarkpunktat (Berliner-Blau-Reaktion)
   - Elektronenmikroskopisch (6 - 7 nm große Partikel)

   Im Serum zirkulierendes Ferritin korreliert gut mit den Körper-Eisenvorräten.
   Bei Eisenmangel Serumferritin ↓, bei Tumor-, Entzündungs- und Infektanämie Ferritin ↑ (umgekehrtes Verhalten des Transferrinwertes). Bei gleichzeitigem Vorliegen von Eisenmangel + Entzündung/Tumor kann der Ferritinwert trotz Eisenmangel normal oder falsch hoch sein.
   Pathologisch verminderte Ferritinwerte und TSAT < 20 % beweisen einen Eisenmangel.

   Merke: Beginnender (latenter) Eisenmangel ist bereits lange vor einer Erschöpfung der Eisenspeicher (also bei noch normaler Transferrinkonzentration i.S.) erkennbar durch eine verminderte Ferritinkonzentration und einen Anstieg des sTfR!
   Während einer Akute-Phase-Reaktion (Entzündungen, Traumata, Tumoren!) kommt es zu einer Umverteilung des Eisens in die Makrophagen, ohne dass ein Eisendefizit vorliegt. In diesem Fall ist Ferritin erhöht, während Transferrin erniedrigt ist (→ CRP-Bestimmung), sTfR wird durch Akute-Phase-Reaktionen nicht beeinflusst.

b) (Hämo-)Siderin (nicht H_2O-löslich): Erkennt man lichtmikroskopisch in Form gelbbrauner Granula (die nach Berliner-Blau-Reaktion blau erscheinen). Elektronenmikroskopisch handelt es sich um Siderosomen (Lysosomen), die durch zelluläre Autophagie denaturierter Ferritinpartikel entstehen. Bei Eisenüberangebot treten Sideringranula verstärkt in Makrophagen und Parenchymzellen (z.B. Leber) auf.

Um Aufnahme, Speicherung und Verbrauch des Eisens aufeinander abzustimmen, verfügt jede Zelle über ein System, das die Verteilung von intrazellulärem Eisen bedarfsgerecht reguliert. Die Regulation erfolgt durch eine Interaktion von speziellen zytoplasmatischen Proteinen, sog. „iron regulatory proteins" (IRP-1 und IRP-2) mit spezifischen RNA-Strukturen, den „iron responsive elements" (IRE).

EISENMANGEL [E61.1] UND EISENMANGELANÄMIE [D50.9]

Syn: Iron deficiency anemia (IDA)

Vo.: In Europa ca. 10 % , in den Entwicklungsländern > 50 % der Frauen im gebärfähigen Alter. Weltweit leiden ca. 25 % der Menschen an Eisenmangel!
Eisenmangel ist die häufigste Ursache für eine Anämie: 80 % aller Anämien! 80 % d.F. sind Frauen (Mehrbedarf durch Menstruation, Gravidität und Laktation).

Ät.: A) Absoluter Eisenmangel - Eisenspeicher leer:
1. Mangelhafte Eisenzufuhr (Säuglinge, Kinder, Vegetarier) - Empfohlene tägliche Eisenzufuhr: Männer 12 mg, menstruierende Frauen 15 mg, Schwangere 30 mg
2. Mangelhafte Eisenresorption: Nach Magenresektion, Malassimilationssyndrom, CED, Zöliakie u.a.
3. Gesteigerter Bedarf (Wachstum, Gravidität, Stillperiode, Sportler) - auch unter der Behandlung einer Vitamin B_{12}-Mangelanämie mit Vitamin B_{12}!
4. Eisenverluste (80 % d.F.!)
   - Genitale Blutungen bei der Frau: Menorrhagie (häufigste Ursache)
   - Blutungen aus dem Verdauungstrakt: Ulzera, erosive Gastritis, Ösophagusvarizenblutungen, Karzinome, Kolondivertikulose, Hämorrhoiden, Hakenwurminfektion u.a. (siehe Kap. Gastrointestinale Blutungen)
   - Andere Blutverluste (Urogenitaltrakt, Oropharynx, Zahnfleisch, Nase, Lunge)
   - Operativ oder traumatisch bedingte Blutverluste
   - Blutverluste bei Hämodialyse (ca. 2,5 l/Jahr) und durch häufige Blutabnahmen, Blutspenden
   - Blutverluste im Rahmen einer hämorrhagischen Diathese (auch durch ASS, Antikoagulanzien)
   - Blutspender, die über Jahre kein Eisen substituieren.

- Selten durch den Patienten absichtlich induzierte Blutungen (DD: Münchhausen-Syndrom [F68.1]: Borderline-Persönlichkeitsstörung, bei der die Patienten Befunde/Erkrankungen selbst verursachen oder vortäuschen.)
- Auch eine HP-positive Gastritis oder ein Magenlymphom kann Ursache eines unklaren Eisenmangels sein.

B) Funktioneller Eisenmangel - Speichereisen ist vorhanden, aber nicht bioverfügbar:
- Entzündungs-, Infekt-, Tumoranämien (anaemia of chronic disease = ACD): Tumorerkrankungen, chronisch entzündliche Darmerkrankungen, rheumatoide Arthritis; Herzinsuffizienz
- Hereditäres eisenrefraktäres Eisenmangelsyndrom (IRIDA = iron refractory iron deficiency anemia)

KL.: Treten Symptome eines Eisenmangels auf, spricht man von Sideropenie [E61.1] oder manifestem Eisenmangel.

1. Haut- und Schleimhautsymptome:
   - Rillenbildung der Nägel, Hohlnägel (Koilonychie), Brüchigkeit der Nägel, diffuser Haarausfall, chronisch-rezidivierende Aphthen der Mundschleimhaut, trockene Haut, Pruritus
   - Plummer-Vinson-Syndrom [D50.1]: Sideropenische Schleimhautatrophie von Zunge, Oropharynx, Ösophagus mit Zungenbrennen und schmerzhafter Dysphagie
   - Mundwinkelrhagaden [K13.0]
     DD Mundwinkelrhagaden (Syn.: Perlèche, Cheilitis angularis, Faulecken):
     Bei Kindern: Streptokokkeninfektion oder atopisches Ekzem, vermehrter Speichelfluss
     Bei älteren Menschen: Candidainfektion bei Altersfalten, Diabetes mellitus u.a.
2. Evtl. unspezifische psychische oder neurologische Störungen: Kopfschmerzen, Konzentrationsmangel, leichte Erregbarkeit, evtl. „restless legs“, Pica (= Pikazismus [F50.8]) = abnorme Essgelüste, z.B. auf Kalk, Erde oder Eiswürfel (DD: Schwangerschaft)
3. Allgemeine Anämiesymptome
   - Blässe der Haut (unsicher) und Schleimhäute (sicherer) durch Vasokonstriktion

     Beachte: **„Blässe der Haut“ bedeutet nicht automatisch Anämie und umgekehrt. Es gibt Menschen mit konstitutionell blasser Haut durch tiefliegende Hautgefäße oder Vasokonstriktion. Umgekehrt kann eine bestehende Anämie durch dunklen Teint, dunkle Hautpigmentierung und Teleangiektasien verdeckt werden.**
   - Schwäche, evtl. Belastungsdyspnoe (verminderte Zahl von O_2-Trägern)
     Verschlechterung einer Herzinsuffizienz!
   - Evtl. systolisches Geräusch über dem Herzen (nicht organisch, sondern durch Strömungsturbulenzen bei verminderter Viskosität und erhöhtem Herzzeitvolumen).
     DD: Endocarditis lenta mit Vitium und infektiös-toxischer Anämie!
   - Tachykardie (Steigerung der Herzfrequenz zur Kompensation des Sauerstoffmangels; bei starker körperlicher Belastung kann es zu einer u.U. irreversiblen tachykardieinduzierten Kardiomyopathie kommen).
   - Konzentrationsschwäche, Kopfschmerzen

Lab: Stadien des Eisenmangels:

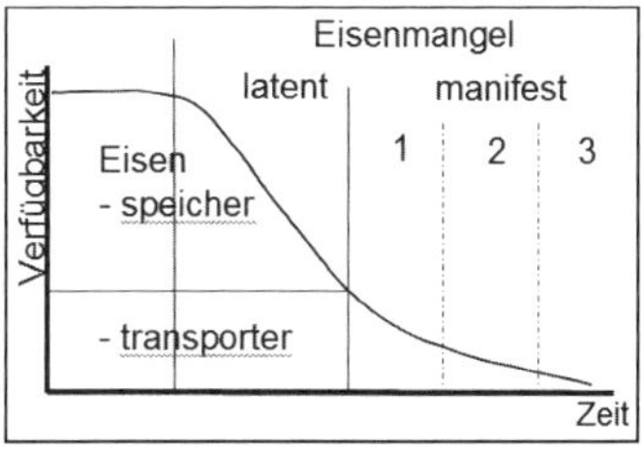

- Latenter Eisenmangel (Speichereisenmangel):
  Serum-Ferritin und Eisengehalt im Knochenmark ↓
  (keine Anämie, MCV und MCH normal)
- Manifester Eisenmangel Stadium 1:
  Zusätzlich Transferrinsättigung ↓
- Manifester Eisenmangel Stadium 2 (eisendefizitäre Erythropoese) - Zusätzlich
  - Löslicher Transferrinrezeptor (sTfR) ↑
  - Prozentsatz hypochromer Erythrozyten = %HYPO (Durchflusszytometrie) > 10 %
  - Sideroblasten im Knochenmark < 15 %
  - Retikulozytenhämoglobin (RetHb) = content of hemoglobin in reticulocytes (CHr) < 26 pg
  - Zinkprotoporphyrin (ZPP): Alternativer Stoffwechselweg: Zink wird statt Eisen eingebaut, sodass anstatt Häm ein Zinkprotoporphyrin (ZPP) entsteht. Mit dem Auftreten einer eisendefizitären Erythropoese steigt die ZPP-Konzentration an. Dieses Phänomen tritt allerdings auch bei Eisenverwertungsstörungen, MDS oder Bleivergiftungen auf und kann daher nur als Screeningparameter, nicht aber für die Differenzialdiagnose der Anämien genutzt werden.
- Manifester Eisenmangel Stadium 3 = Eisenmangelanämie:
  - Zusätzlich Hämoglobin, Erythrozyten, Hämatokrit ↓
    Anm.: Die Hämoglobinproduktion ist bei Eisenmangelanämien früher und stärker gestört als die Erythrozytenproduktion! Daher kann bei bereits deutlich vermindertem Hb anfangs die Erythrozytenzahl noch im (unteren) Normbereich liegen.

- Morphologie:
  Poikilozytose: Unregelmäßig geformte Erythrozyten
  Anisozytose: Erythrozyten verschiedener Größe

  Anm: Verteilungsbreite der Erythrozyten (RDW = red cell distribution width) ↑ ist bei Anisozytose mit sehr unterschiedlich großen Erythrozyten erhöht.

  Mikrozytäre Erythrozyten: MCV = mittleres korpuskuläres Volumen < 80 fl

  Hypochrome blasse Erythrozyten:
  MCH (Hb_E) = mittlerer korpuskulärer Hämoglobingehalt < 28 pg

$$MCH = \frac{\text{Hb in g/dl} \times 10}{\text{Erys in Mill./}\mu\text{l}} \text{ [pg]} \qquad MCV = \frac{\text{Hkt (\%)} \times 10}{\text{Erys in Mill./}\mu\text{l}} \text{ [fl]}$$

- Bei länger bestehender oder ausgeprägter Eisenmangelanämie kommt es oft zu einer reaktiven Thrombozytose (durch Zytostimulation).

DD: 1. **Hypochrome Anämie** (MCH < 28 pg)

	Entzündungs-, Infekt-, Tumoranämie	Eisenmangelanämie	Myelodysplastisches Syndrom	β-Thalassämie
Transferrin	↓	↑	↓	n - ↓
Serum-Ferritin	n - ↑	↓	↑	n - ↑
sTfR	n	↑	↓	↑
Knochenmarkbefund	Eisen in Makrophagen	Speichereisen fehlt	Speichereisen ↑, Ringsideroblasten	Reichlich Speichereisen
Besonderheiten	Grundkrankheit! CRP ↑	Symptome des Eisenmangels, oft okkulte Blutverluste	Dyshämatopoese	Targetzellen im Blutausstrich, Hämolysezeichen, HbA_2 erhöht

Anm.: Entzündungs-, Infekt-, Tumoranämien (= anemia of chronic disease = ACD) sind in 75 % d.F. normochrom, in 25 % d.F. leicht hypochrom. Ein Anstieg des sTfR bzw. ein Absinken der Transferrinsättigung (TSAT) < 20 % bei einer ACD weist auf einen zusätzlichen Eisenmangel hin. Die Anämie bei myelodysplastischen Syndromen ist oft hyperchrom/makrozytär, kann aber auch normochrom und selten hypochrom sein.

Sehr seltene Ursachen einer hypochromen Anämie: Bleiintoxikation, Vitamin B_6-Mangel, Kupfermangel → Di.: Bestimmung der entsprechenden Substanzen im Blut

2. **Schwangerschaftshydrämie:** Verdünnungsanämie durch Zunahme der Gesamthämoglobinmasse bei gleichzeitig stärkerer Zunahme des Blutvolumens. Bei Schwangeren spricht man von einer Anämie erst bei Hb < 11 g/dl.

3. **Runner's anemia:** Verdünnungsanämie durch stärkere Zunahme des Plasmavolumens als der Hämoglobinmasse (ähnlich wie die Schwangerschaftshydrämie)

Di.: 1. der Eisenmangelanämie:
Anamnese / Klinik
Labor:
- eines Eisenmangels: Ferritin ↓ und TSAT < 20 %

Memo: Bei Lebererkrankungen und Entzündungen ist das Ferritin erhöht (→ CRP-Bestimmung). Aber man erkennt den Eisenmangel am verminderten TSAT!

- einer Anämie: Hb ↓

Memo: Die Bestimmung des Serum-Eisens ist für die Diagnostik ohne Bedeutung.

2. Klärung der Ursache:
Mit der Diagnose Eisenmangel(anämie) stellt sich immer die Frage nach der Ursache: Am häufigsten Blutungen! Daher Blutungsquelle ausschließen:
- Magen-Darm-Trakt: Stuhl auf Blut untersuchen, (z.B. Hämoccult-Test®), Magen-Darm-Diagnostik (Endoskopie)
- Urogenitalorgane (urologische, gynäkologische Untersuchung → Menorrhagie ?)
- An andere Blutungsursachen denken, z.B. Zahnfleisch-/Nasenbluten, große Hämatome u.a.
- Evtl. Ausschluss einer Eisenresorptionsstörung durch den Eisenresorptionstest, der wegen mangelnder Reproduzierbarkeit kaum noch gemacht wird.
- Evtl. Ausschluss einer intravasalen Hämolyse (z.B. paroxysmale nächtliche Hämoglobinurie)

Th.: A) Kausal

B) Eisensubstitution

Ind: Manifester Eisenmangel. Häufig kann Eisen per os gegeben werden.
Eine parenterale Eisentherapie ist indiziert:
- Bei chronischen Entzündungen, z.B. entzündlichen Magen-/Darmerkrankungen
- Malabsorptionssyndrom
- Schwere Nebenwirkungen/Unverträglichkeit der oralen Therapie (z.B. Ulkusbildung)
- Geringe Therapieadhärenz, lange Anwendungsdauer
- Unter Therapie mit rhEPO

KI: Entzündungs-, Infekt-, Tumoranämie und nicht durch Eisenmangel bedingte Anämien; Hämosiderose und Hämochromatose mit pathologisch erhöhten Ferritinwerten.

NW: 1. Orale Eisentherapie:
Gastrointestinale Beschwerden → bei magenempfindlichen Patienten Eisen während oder nach der Mahlzeit einnehmen (auch wenn dadurch das Eisen schlechter resorbiert wird, als wenn es nüchtern eingenommen wird → dann Dosiserhöhung!).
Eisentabletten im Magen-Darm Trakt sind im Röntgenbild schattengebend (Fehldiagnose: Gallen- oder Nierenstein), können den Stuhl schwarz färben (Fehldiagnose: Teerstuhl) und bei Auflösen im Mund zur Schwarzfärbung der Zunge führen.
Überdosierungsgefahr besteht insbesondere bei Kindern und Jugendlichen sowie bei akzidenteller oder suizidaler Einnahme von hohen Dosen. Bei chronischer Einnahme von Eisen in therapeutischer Dosierung besteht bei chronischen Lebererkrankungen, Alkoholikern und Hämochromatose ein erhöhtes Risiko einer Eisenüberladung.

2. Parenterale Eisentherapie:
- Ionisiertes Eisen in der Blutbahn wird schlecht vertragen: Kopfschmerzen - Hitzegefühl - Übelkeit - Erbrechen - Metallgeschmack - Herzschmerzen - evtl. Kollaps - anaphylaktischer Schock. Deutlich seltener bei Dextran-freien hochmolekular-stabilen Eisen-III-Komplexen. Nutzen-Risiko-Abwägung bei Patienten mit allergischer Reaktionslage.
- Thrombophlebitisgefahr!
- Gefahr der Überdosierung (vorher notwendige Gesamtdosis berechnen)

WW: Eisen nicht gleichzeitig einnehmen mit Tetrazyklinen, Antazida, Colestyramin (wechselseitige Resorptionsstörungen).

Dos: 1. Orale Eisentherapie: (z.B. Eisen-Dragees) 2 x 50 mg Fe(II)/d

Merke: Nur Fe(II) wird ausreichend (10 - 20 %) aus dem Darm resorbiert und daher zur oralen Substitution verwendet.

- Dauer der oralen Eisensubstitution: Noch 3 - 6 Monate nach Verschwinden der Anämie bis Zielferritin von ca. 100 µg/l erreicht wird!
- Nach 1 Woche müssen bei erfolgreicher Eisentherapie Retikulozyten und Hb ansteigen. Ursachen eines ausbleibenden Anstieges: Ineffektive Therapie (z.B. unregelmäßige oder fehlende Einnahme des Eisenpräparates), Resorptionsstörung, falsche Diagnose (Anämie anderer Genese!) oder fortbestehende (unerkannte) Blutung. Hämoglobin + Serumferritin müssen sich normalisieren.
- Bei Kindern kann das zufällige Verschlucken von Eisentabletten zu lebensbedrohlichen Intoxikationen führen (letale Dosis ca. 3 g Eisen-II-Sulfat)! Daher Eisenpräparate (u.a. Medikamente) unbedingt für Kinder unerreichbar aufbewahren!
Antidot: Deferoxamin, zusätzliche Gabe von Na_2CO_3 (bildet schwer lösliches $FeCO_3$).

2. Parenterale Eisentherapie:
- Parenteral möglichst Eisen aus Dextran-freien hochmolekular-stabilen Komplexen
- Keine Mischspritzen, besonders nicht gleichzeitig reduzierende Verbindungen injizieren, wie etwa Vitamin C!
Dos: Eisen-(III)-Carboxymaltose (Ferinject®) als Infusion bis 1.000 mg (1 x/Woche); Herstellerangaben beachten!
Eisen-(III)-Natrium-Gluconat-Komplex (Ferrlecit®): Maximale Einzeldosis 62,5 mg
Eisen-(III)-hydroxid-Saccharose-Komplex (Venofer®): Maximale Einzeldosis 200 - 500 mg
Herstellerangaben beachten! I.v.-Injektion sehr langsam durchführen (Zeitangaben beachten), am besten als Kurzinfusion in 100 ml NaCl 0,9 %.
Gesamtbedarf an Eisen gemäß Produktinformationen, bei Eisenmangel 500 mg, bei Eisenmangelanämie 1000 - 2000 mg
Sicherster Indikator für eine ausreichende Eisensubstitution ist eine Normalisierung von Hämoglobin, Serumferritin (Ziel: ca. 100 µg/l, früheste Messung ca. 8 - 12 Wochen nach der letzten i.v.-Eisengabe, sonst falsch hohe Werte)! und TSAT (Ziel 20 - 45 %)

Pro: Prophylaktische Eisengabe in der Schwangerschaft, bei Frühgeborenen sowie Neugeborenen mit Geburtsgewicht < 2.500 g.

MEGALOBLASTÄRE ANÄMIEN [D53.1]

Def: Mangel an Vitamin B_{12} (= Cobalamin) u./o. Folsäure mit DNS-Synthesestörung und Kernreifungsstörung der Myelopoese und Auftreten von Megaloblasten.
Leitsymptom: Megaloblastäre Anämie; bei Vitamin B_{12}-Mangel zusätzlich neurologische + gastrointestinale Symptome.

Ep.: Am häufigsten sind megaloblastische Anämien durch Mangel an Vitamin B_{12}.
Inzidenz: 9 Fälle/100.000 Einwohner/Jahr. Zunahme im höheren Lebensalter

PPh: Folsäure und Vitamin B_{12} spielen bei der Bildung von Vorstufen zur DNS-Biosynthese eine wichtige Rolle. Cobalamin katalysiert 3 Reaktionstypen: 1. Intramolekulare Rearrangements, 2. Methylierungen, 3. Reduktion von Ribonukleotiden zu Desoxyribonukleotiden. Folsäure wird zu Tetra- bzw. Dihydrofolat reduziert und fungiert in dieser Form als Coenzym beim Transfer der C_1-Einheit.

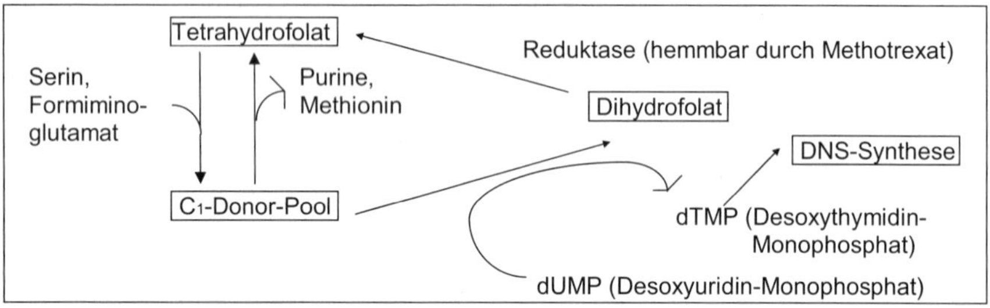

Vitamin B_{12}, eine kobalthaltige, porphyrinähnliche Ringverbindung, ist essenzielles Coenzym für die DNS-Synthese. Das im menschlichen Kolon von Mikroorganismen synthetisierte Vitamin B_{12} kann nicht resorbiert werden. Daher ist der Mensch von der Zufuhr aus tierischer Nahrung (Leber, Fleisch, Milch, Eier) abhängig.
Vitamin B_{12} kommt im Körper in zwei aktiven Formen vor:
- Adenosylcobalamin ist erforderlich bei der Umlagerung von Methylmalonyl-CoA zu Succinyl-CoA. Fehlt Adenosylcobalamin, kommt es zu einem Anstau der Precursoren und zur Bildung unphysiologischer Fettsäuren (deren Einlagerung in die neuronalen Lipide Ursache der ZNS-Störungen sein soll).
- Methylcobalamin ist erforderlich bei der Umwandlung von Homocystein zu Methionin. Fehlt Methylcobalamin, kommt es zu einer Störung des Folsäurestoffwechsels (mit Störung der DNS-Synthese und Auswirkung auf die Hämatopoese).

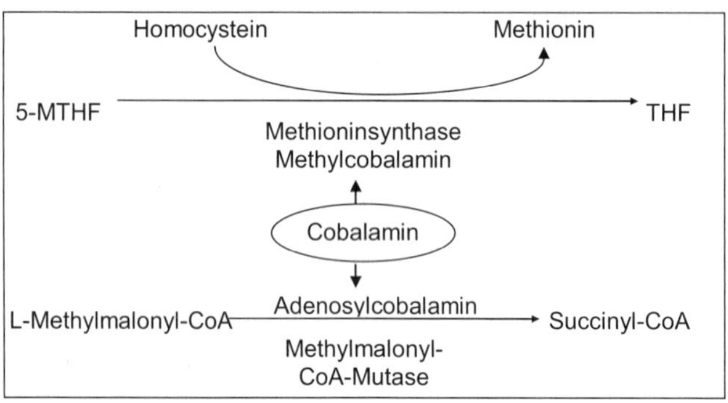

Cobalamin-abhängige Enzymreaktionen

Vitamin B_{12}-Stoffwechsel:
Vitamin B_{12} wird im Magen aus Nahrungsprotein durch die Wirkung von Magensäure freigesetzt und hauptsächlich an Haptocorrin gebunden. Im oberen Dünndarmabschnitt wird durch Einwirkung von Pankreasenzymen und einem alkalischen pH-Wert der Haptocorrin-B_{12}-Komplex (Holohaptocorrin) abgebaut und Vitamin B_{12} an den Intrinsic factor (IF) gebunden, der von den Beleg- oder Parietalzellen der Magenschleimhaut gebildet wird. Im unteren Ileum wird der IF-B_{12}-Komplex über einen Rezeptor auf der Membranoberfläche der Enterozyten zellulär aufgenommen. In den Enterozyten wird der IF-B_{12}-Komplex abgebaut und Vitamin B_{12} auf ein drittes Protein, auf Transcobalamin (TC) übertragen. Der Transcobalamin-B_{12}-

Komplex wird als Holotranscobalamin (HoloTC) bezeichnet (biologische Halbwertzeit 1,5 h). Dieser Komplex gelangt über die Pfortader in die Blutbahn und kann über den auf allen Zellen vorhandenen TC-Rezeptor zellulär internalisiert werden. In der Zelle wird HoloTC lysosomal hydrolysiert und Vitamin B_{12} freigesetzt, das in Form von Methyl-B_{12} oder Adenosyl-B_{12} die entsprechenden Enzyme katalytisch aktiviert. Im Blut zirkuliert Vitamin B_{12} zu ca. 20 % gebunden an TC (HoloTC, die metabolisch aktive Form) und zu ca. 80 % gebunden an Haptocorrin (= Holohaptocorrin).
Normalerweise werden ca. 2 mg Vitamin B_{12} in der Leber gespeichert, weitere 2 mg sind außerhalb der Leber gespeichert. Dieser Vitaminvorrat würde bei unterbrochener Zufuhr für 3 Jahre ausreichen, da die biologische Halbwertzeit des Vitamins B_{12} bis zu 2 Jahren beträgt. - Tagesbedarf ca. 5 μg.

Normaler Vitamin B_{12}-Wert im Serum: 150 - 800 pmol/l

Folsäure-Stoffwechsel:
Folsäure ist in der Nahrung (Gemüse, Leber) als Polyglutamat enthalten, wird im Dünndarm in die Monoglutamatform dekonjugiert. Die Dekonjugation kann durch orale Kontrazeptiva und andere Medikamente (z.B. Diphenylhydantoin) gestört werden. Resorption von Folsäure vorwiegend im Jejunum. Die in der Leber gespeicherte Folsäure (ca. 5 mg) reicht bei fehlender Zufuhr für ca. 3 Monate.
Empfohlene tägliche Zufuhr: 300 μg, Frauen mit Kinderwunsch, Schwangere und Stillende 500 μg
Normaler Folsäurewert im Serum: 7 - 36 nmol/l

Einteilung der megaloblastären Anämien:

1. Vitamin B_{12}-Mangel:
   a) Mangelhafte Zufuhr bei streng vegetarischer Kost
   b) Mangel an intrinsic factor
      - Zustand nach Magenresektion
      - "Perniziöse Anämie" (M. Biermer) [D51.0]: Ursache ist eine Auto-Ak-Bildung gegen Parietalzellen und intrinsic factor mit atrophischer Autoimmungastritis vom Typ A und Achlorhydrie (Anazidität). Vo.: Überwiegend ältere Patienten; w > m
   c) Intestinale Erkrankungen mit Malabsorptionssyndrom (z.B. "blind loop syndrome", Z.n. Dünndarmresektion)
   d) Maldigestion bei HP-Gastritis, Pankreasinsuffizienz
   e) Vermehrter Verbrauch durch den Fischbandwurm (Diphyllobothrium latum) [B70.0]
   f) Medikamente: z.B. Langzeittherapie mit PPI, Metformin
   g) Selten genetisch bedingte Ursachen (z.B. Imerslund-Gräsbeck-Syndrom = Vitamin B_{12}-Malabsorption + Proteinurie)
2. Folsäuremangel:
   a) Mangelernährung (Alkoholiker!, alte Leute bei einseitiger Kost)
   b) Erhöhter Bedarf (Hämolyse, Schwangerschaft)

   DD: Ursachen von Anämien in der Schwangerschaft:
   - Normale Schwangerschaftshydrämie (= Verdünnungsanämie durch Wasserretention!)
   - Eisenmangel
   - Folsäuremangel

   c) Internistische Erkrankungen mit Malabsorptionssyndrom; konsumierende Erkrankungen
   d) Störung der Dekonjugation durch bestimmte Medikamente (Diphenylhydantoin = Phenytoin)
   e) Medikamente: Folsäureantagonisten (Methotrexat, Pyrimethamin, Trimethoprim), Purinsyntheseantagonisten (Azathioprin), Triamteren u.a.
   f) Selten andere Ursachen (z.B. Hypothyreose, Splenektomie)

KL.: Trias bei schwerem Vitamin B_{12}-Mangel: Hämatologische + neurologische + gastrointestinale Störungen

1. Hämatologisches Syndrom:
   Allgemeine Anämiesymptome:
   Müdigkeit, verminderte Leistungsfähigkeit, Blässe. Bei ausgeprägtem Vitamin B_{12}-Mangel ist die Hautfarbe strohgelb (café au lait-Farbe), bedingt durch Blässe und diskreten Ikterus (Urs: Ineffektive Erythropoese mit intramedullärer Hämolyse erythropoetischer Zellen) → Fehldiagnose: Lebererkrankung
2. Gastrointestinales Syndrom:
   - Autoimmungastritis (= Typ A der chronischen Gastritis) mit Achlorhydrie bei perniziöser Anämie
   - Trophische Schleimhautveränderungen, atrophische Glossitis (Hunter) mit glatter roter Zunge und Zungenbrennen.
3. Neurologisch-psychiatrisches Syndrom:
   Funikuläre Myelose (Spinalerkrankung) [E53.8+G32.0*]: Mit Markscheidenschwund der:
   - Hinterstränge: Gangunsicherheit (spinale Ataxie)
   - Pyramidenbahn: Paresen, Pyramidenbahnzeichen

Zeichen einer Polyneuropathie mit schmerzhaften Parästhesien an Händen und Füßen (Kribbeln, pelziges Gefühl beim Gehen). Evtl. Areflexie der unteren Extremitäten, gel. auch psychotische Symptome.
Das empfindlichste Frühsymptom ist eine Störung der Tiefensensibilität bzw. des Vibrationsempfindens (Stimmgabelversuch).

Merke: Wie es eine Sideropenie mit Haut- und Schleimhautsymptomen ohne Anämie gibt, so gibt es auch einen Vitamin B_{12}-Mangel mit neurologischen Störungen ohne gleichzeitige Anämie: Daher bei unklaren neurologischen Störungen immer auch an die Möglichkeit eines Vitamin B_{12}-Mangels denken!

Klinik bei Folsäuremangel:
- Auftreten einer megaloblastären Anämie (aber keine funikuläre Myelose)
- Folsäuremangel erhöht bei schwangeren Frauen das Risiko für embryonale Neuralrohrdefekte! (Vo.: 1 : 1.000) Konsequenz: Folsäuresupplementierung bei allen Frauen mit Kinderwunsch → Senkung des Risikos eines Neuralrohrdefektes um 70 %!

4 Stadien des Vitamin B_{12}-Mangels:

	Normal	I. Frühe negative B_{12}-Balance	II. Entleerung der Vitamin B_{12}-Speicher	III. B_{12}-Mangel der Erythropoese	IV. B_{12}-Mangel-Anämie
HoloTC (pg/ml)	> 50	< 40	< 40	< 40	< 40
HoloHC (pg/ml)	> 180	> 180	< 150	< 100	< 100
Homocystein *)	Normal	Normal	Normal	↑	↑
MMA	Normal	Normal	Normal	↑	↑
Hypersegmentation	Nein	Nein	Nein	Ja	Ja
Erythrozyten	Normal	Normal	Normal	Normal	Megalozyten
MCV	Normal	Normal	Normal	Normal	↑
Hämoglobin	Normal	Normal	Normal	Normal	↓
Myelinschädigung	Nein	Nein	Nein	(Ja)	Ja

HoloHC = Holohaptocorrin, HoloTC = Holotranscobalamin, MMA = Methylmalonsäure
*) Anm: Homocystein ist auch bei Folat- oder Vitamin B_6-Mangel erhöht.

Lab:
- Nachweis eines Vitamin B_{12}- (bzw. Folsäure-) Mangels durch Bestimmung im Plasma
- Peripherer Blutausstrich:
  Megalozytäre (makrozytäre) Anämie: Die Megalozyten haben ein erhöhtes Erythrozytenvolumen (MCV > 98 fl) und sind hyperchrom (MCH > 34 pg). Die Hämoglobinkonzentration ist jedoch absolut nicht erhöht (normales MCHC); häufig Leukopenie und Thrombopenie (Panzytopenie), übersegmentierte Granulozyten.
  Vor Vitamin B_{12}-Therapie Retikulozyten ↓ und Retikulozytenproduktionsindex (RPI) < 2.
  Nach VitaminB_{12}-Gabe steigen Retikulozyten und RPI an.
- Zeichen der ineffektiven Erythropoese mit Hämolyse:
  - Eisenwert ↑ (fällt nach B_{12}-Behandlung, dann evtl. Eisenmangel → Eisensubstitution!)
  - LDH ↑
  - Indirektes Bilirubin ↑
- Knochenmarkuntersuchung: Bei unklaren Fällen
  Gestörte Reifung und Ausschwemmung innerhalb der 3 Blutzellreihen: "Ineffektive" Erythro-, Granulo- und Thrombopoese (die Stammzellen sind dagegen intakt).
  Erythropoetische Hyperplasie: Während im normalen Knochenmark das Verhältnis der granulopoetischen zu erythropoetischen Zellen bei etwa 3 : 1 liegt, verschiebt sich dieser G/E-Index zugunsten der Erythropoese (z.B. auf Werte um 1 : 1). Anstelle von Normoblasten werden Megaloblasten gebildet, d.h. Zellen mit breitem Zytoplasma, großen Kernen mit lockerer Chromatinstruktur und Kernabsprengungen als Ausdruck der Kernreifungsstörung. Störung der Granulopoese mit Riesenstäben und Riesenjugendlichen (Riesen-Metamyelozyten).
- Anm.: Der nuklearmedizinische Nachweis einer Resorptionsstörung für Vitamin B_{12} (Schilling Test) hat historische Bedeutung und wird wegen der Strahlenexposition kaum noch angewendet.

DD:
- Megaloblastäre Veränderungen beim myelodysplastischen Syndrom und anderen Erkrankungen des Knochenmarks, medikamentös/toxisch (Alkohol, Hydroxyurea, MTX, Zidovudin u.a.)
- Selten Kupfermangel-Myelopathie (hierbei kann es auch zur Resorptionsstörung für Vitamin B_{12} kommen). Di.: Kupfer-Spiegel i.S. ↓

Di.: • Anamnese / Klinik
• Labor: Komplettes Blutbild
Bestimmung von Vitamin B_{12}, HoloTC und MMA, ferner von Folsäure, LDH, Haptoglobin, Bilirubin, Ferritin
(Vorher keine blinde Anbehandlung mit Vitamin B_{12} oder Folsäure!)
• Knochenmarkuntersuchung (selten notwendig)

Diagnose einer perniziösen Anämie:
• Pathologischer Schilling-Test: Vitamin B_{12}-Resorption ohne IF vermindert, mit IF normal
• Nachweis von Autoantikörpern:
> 90 % haben Antikörper gegen Parietalzellen (zuweilen auch bei Gesunden)
ca. 70 % haben Antikörper gegen intrinsic factor
ca. 40 % haben zusätzliche Antikörper gegen Schilddrüsenantigene (evtl. mit Hypothyreose)
• Magendiagnostik: Gastroskopie / Biopsie (chronisch-atrophische Typ A-Gastritis), HP-Status
Anm.: Keine Routinediagnostik: Pepsinogen I im Serum ↓, Gastrin im Serum ↑; Magensaftanalyse (pentagastrinrefraktäre Anazidität)

Nachweis eines Folsäuremangels:
1. Folsäurewert im Blut erniedrigt
2. Normaler Schilling-Test

Th.: A) Vitamin B_{12}-Mangel:
1. Kausale Behandlung: z.B. bei blind loop-Syndrom intermittierende Doxycyclintherapie, evtl. operative Umwandlung von Billroth II in Billroth I; Behandlung einer Fischbandwurmerkrankung etc.
2. Vitamin B_{12}-Substitution
Hydroxocobalamin wird dem Cyanocobalamin vorgezogen, weil es langsamer ausgeschieden wird (stärkere Eiweißbindung im Serum).
Parenterale Applikation: Dos: z.B. initial 1.000 µg/Woche bis zur Normalisierung des Blutbildes, danach lebenslange Erhaltungsdosis von 1.000 µg/alle 3 - 6 Monate i.m. oder s.c.
Anm.: Die orale Gabe ist auch wirksam, es werden aber nur 1 % resorbiert.
Schon am 2. Tag zeigt sich die Wirkung von Vitamin B_{12}, indem die Megaloblasten im Knochenmark verschwinden und eine große Population von Normoblasten auftritt. Am 4. - 5. Tag kommt es zu einem krisenartigen Anstieg der Retikulozyten im Blut mit einem Maximum nach 10 - 12 Tagen. Danach steigen die Erythrozytenzahlen an.
Beachte: In dieser Phase Folsäure, Kalium und Eisen nach Laborkontrolle substituieren (vermehrter Bedarf durch gesteigerte Erythropoese); bei Ausbleiben der Substitution kann es zur Hypokaliämie mit gefährlichen Rhythmusstörungen kommen! Überwachung von Risikopatienten (KHK, Rhythmusstörungen) evtl. stationär.
Passager kann es zur Thrombozytose mit erhöhtem Thromboembolierisiko kommen. Bei funikulärer Spinalerkrankung gibt man höhere Dosen Vitamin B_{12}.
Eine Behandlung der Vitamin B_{12}-Mangelanämie mit Folsäure ist kontraindiziert, weil sich zwar die Anämie bessert, die funikuläre Myelose aber unbeeinflusst bleibt oder sich verschlimmert!
Anm.: Hydroxocobalamin in hohen Dosen wirkt auch als Antidot bei Cyanidintoxikation (Bildung des untoxischen Cyanocobalamins).
3. Bei chronisch-atrophischer Typ A-Gastritis: Kontrollgastroskopien alle 2 Jahre (erhöhtes Risiko für Magen-Ca).; Ausschluss von Schilddrüsenerkrankungen und Eisenmangel

B) Folsäuremangel:
1. Kausale Therapie (z.B. Alkoholabstinenz, Beseitigung einer Fehlernährung)
2. Folsäuresubstitution (5 mg/d oral)

Prg: Neurologische Symptome durch Vitamin B12-Mangel sind im Frühstadium reversibel, nicht jedoch bei erfolgter axonaler Degeneration.

Anm.: Sehr selten sind Vitamin B_6-(Pyridoxin-)Mangelanämien [D64.3], die hypochrom sind.

HÄMOLYTISCHE ANÄMIEN [D58.9]

Def: Hämolyse: Verkürzung der Erythrozytenüberlebenszeit (normal 120 Tage) auf < 100 Tage bei gesteigertem Abbau von Erythrozyten. Die nuklearmedizinische Bestimmung der Erythrozytenüberlebenszeit mit ^{59}Cr- oder ^{111}In-markierten Erythrozyten ist keine Routinediagnostik. Man unterscheidet intravaskuläre und extravaskuläre Hämolyse. Bleibt durch gesteigerte Erythropoese der Hb-Gehalt des Blutes normal, spricht man von kompensierter Hämolyse, ansonsten von hämolytischer Anämie.

Ät.: **Einteilung der hämolytischen Anämien:**

I. Korpuskuläre hämolytische Anämien

1. Angeborene Membrandefekte der Erythrozyten: z.B. Sphärozytose und Elliptozytose
2. Angeborene Enzymdefekte der Erythrozyten: (enzymopenische hämolytische Anämien)
   - Defekte im Hexosemonophosphatzyklus: z.B. Glukose-6-Phosphat-Dehydrogenasemangel
   - Glykolysedefekte: z.B. Pyruvatkinasemangel
3. Angeborene Störungen der Hämoglobinsynthese (Hämoglobinopathien):
   - Anomale Hämoglobine (Varianten mit anomaler Hb-Struktur)
   - Thalassämien (Varianten mit verminderter Bildung normaler Hb-Polypeptidketten)
4. Erworbene Membrandefekte: Paroxysmale nächtliche Hämoglobinurie (PNH)

II. Extrakorpuskuläre hämolytische Anämien

1. Immunologisch induzierte Hämolysen
   1.1 Alloimmunhämolytische Anämien durch Alloantikörper
   - Rh-Inkompatibilität des Neugeborenen
   - Antikörper-vermittelte Transfusionsreaktionen

   1.2. Autoimmunhämolytische Anämien (AIHA)
   - Wärmeantikörper-AIHA (WA-AIHA)
   - Medikamenteninduzierte-AIHA (DI-AIHA):
     - Penicillin- oder Hapten-Typ (IgG-Antikörper, Medikament wirkt als Hapten)
     - Chinidin-oder Neoantigen-Typ (IgM-Antikörper mit Komplementaktivierung; Medikament bildet zusammen mit der Erythrozytenmembran ein Neoantigen)
     - α-Methyldopa- oder Autoantikörper-Typ (IgG-Antikörper; Induktion von medikamentenunabhängigen Auto-Ak durch das Medikament)
   - Kälteantikörper-AIHA (CA-AIHA)
   - AIHA vom Donath-Landsteiner-Typ (Paroxysmale Kältehämoglobinurie (PCH))
2. Hämolyse bei Infektionskrankheiten (z.B. Malaria)
3. Hämolytische Anämien durch physikalische und chemische Schäden
   - Mechanische Hämolyse mit Fragmentozyten (Herzklappenersatz, Runner's anemia bzw. Marschhämolyse)
   - Thermische Erythrozytenschädigung (Verbrennung)
   - Chemische Noxen (z.B. Schlangengifte, Arsen, Blei, Kupfer [M. Wilson])
4. Mikroangiopathische hämolytische Anämien (MHA):
   - Hämolytisch-urämisches Syndrom (HUS) = Gasser-Syndrom
   - Atypisches hämolytisch-urämisches Syndrom (aHUS)
   - Thrombotisch-thrombozytopenische Purpura (TTP) = Moschcowitz-Syndrom
   - Medikamenteninduzierte MHA (z.B. durch Mitomycin C)
   - MHA bei metastasierenden Karzinomen
5. Andere Ursachen: Hypersplenismus (siehe dort); Zieve-Syndrom (siehe dort)

PPh:
- Anämien mit intravasalem Erythrozyten-Abbau: Erythrozytenfragmentations-Syndrome (z.B. bei künstlichen Herzklappen, HUS und TTP, PNH, G-6-PD-Mangel, Fehltransfusionen, toxisch)
- Anämien mit extravasalem Erythrozytenabbau: Autoimmunhämolytische Anämien, Medikamente, Thalassämie, Sichelzellanämie, Sphärozystose, Elliptozytose, Hepatopathie u.a.

Erythrozyten werden nach etwa 120 Tagen aus dem Blut eliminiert. 85 % dieser physiologischen Hämolyse erfolgt extravaskulär im RHS, vor allem in der Milz. Bei zunehmender pathologischer Hämolyse werden Erythrozyten auch in Leber und Knochenmark abgebaut. Bei Erschöpfung der Kapazität des RHS und/oder sehr rascher Hämolyse resultiert eine intravaskuläre Hämolyse. Dabei wird Hämoglobin an Haptoglobin gebunden. Wenn bei intravaskulärer Hämolyse die Haptoglobinbindungskapazität erschöpft ist, tritt freies Hämoglobin im Plasma auf, das zu Hämatinderivaten umgewandelt wird; diese werden durch Hämopexin zum RHS transportiert. Haptoglobin und Hämopexin funktionieren gestaffelt! Empfindlichster Parameter bei intravaskulärer Hämolyse ist eine Verminderung des Haptoglobins.

Haptoglobin kann als Akut-Phase-Protein bei Infektionen, Entzündungen und Tumoren erhöht sein. Selten ist Haptoglobin vermindert bei kongenitaler Hypo- oder Ahaptoglobinämie (2 ‰ der mitteleuropäischen Bevölkerung).

Durch die zusätzliche Bestimmung von Hämopexin kann man das Ausmaß einer intravaskulären Hämolyse abschätzen: Erst wenn bei stärkerer Hämolyse die Haptoglobinkonzentration auf nicht messbare Werte abgefallen ist, registriert man erniedrigte Hämopexinwerte.

Merke: Haptoglobin ist erniedrigt bei intravaskulärer Hämolyse. Extravaskuläre Hämolysen zeigen nur dann eine Verminderung des Haptoglobins, wenn im Rahmen einer hämolytischen Krise die Abbaukapazität des RHS erschöpft ist und freies Hämoglobin intravaskulär auftritt. Ab einem freien Hämoglobingehalt des Serums von 500 mg/l ist das Serum gelbrötlich gefärbt.
Hämoglobinurie [R82.3] tritt dann auf, wenn bei massiver Hämolyse die tubuläre Reabsorptionskapazität erschöpft ist (im Verlauf Hämosiderinurie als Hinweis auf die stattgehabte Hämoglobinurie).

Jede chronische Hämolyse führt zu einer Stimulation der Erythropoese (O_2-Mangel → Erythropoetin). Kennzeichen:

a) Im Knochenmark: Vermehrung normal ausreifender Erythroblasten. Das Verhältnis rote/weiße Vorstufen verschiebt sich zugunsten der roten.

b) Im Blut: Retikulozytose (bei intaktem Knochenmark Retikulozyten-Produktions-Index RPI > 3)

Schema der intravaskulären Hämolyse

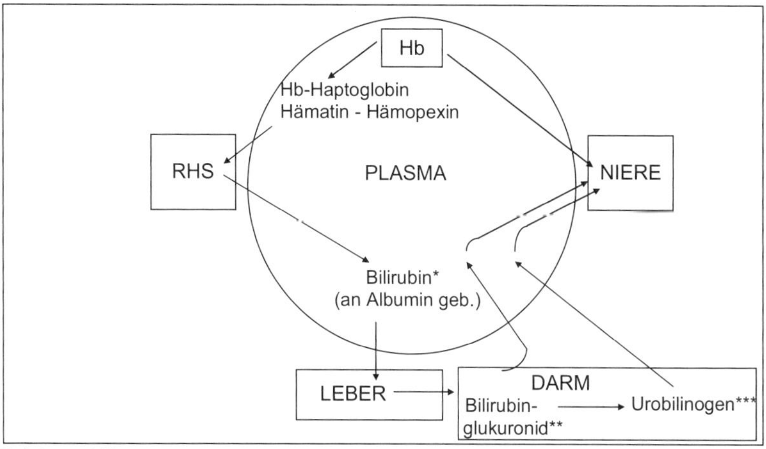

Zeichenerklärung:

* = Albumingebundenes Bilirubin (unkonjugiertes oder nach der van den Bergh-Diazo-Farbreaktion indirekt reagierendes Bilirubin, welches nicht harngängig ist).
Ist der Anfall von freiem unkonjugierten Bilirubin auf das dreifache der Norm gesteigert (Hämolyse), wird die Leberleistung (bei der Glukuronidierung) überschritten und es kommt zu einer Hyperbilirubinämie.
Unter normalen Umständen stammen 85 % des Bilirubins aus dem Hämoglobinabbau alter Erythrozyten, weitere 15 % aus dem Abbau hämhaltiger Proteine (Myoglobin, Cytochrome, Katalasen) und aus reifenden erythropoetischen Zellen des Knochenmarkes (physiologische ineffektive Erythropoese).

** = Bilirubindiglukuronid (nach der van den Bergh-Diazo-Farbreaktion direkt reagierend; harngängig).

*** = Urobilinogen: Die Urobilinogen-Resorption ist bei normalem Bilirubinanfall im Darm so klein, dass Urobilinogen im Harn nicht nachgewiesen wird. Erst bei hämolytischer Anämie fällt so viel Urobilinogen an, dass der Nachweis im Harn positiv wird.

Lab:

	Intravasale Hämolyse	Extravasale Hämolyse	
- Freies Hb i.S.	↑ Rötliches Serum	Normal	Ausnahme:
- Haptoglobin	↓	Normal	Hämolytische
- Hämoglobinurie	+ Bräunlicher Urin	-	Krisen (dann auch Haptoglobin ↓)
- Hämosiderinurie	+	-	

Eine Verminderung des Hämopexins tritt erst dann auf, wenn bei stärkerer intravaskulärer Hämolyse das Haptoglobin unter die Messbarkeitsgrenze abgefallen ist.

Anm.: Bei Hämolyse der Blutprobe infolge falscher Abnahmetechnik (zu starker Unterdruck → Hämolyse im Abnahmesystem) ist der Haptoglobinwert normal.

Freies Hb im Blut reduziert die NO-Verfügbarkeit und führt so zur Dysregulation der glatten Muskulatur mit Dysphagie, abdominellen Beschwerden, erektiler Dysfunktion, Vasokonstriktion, pulmonaler Hypertonie und durch Aktivierung/Aggregation der Thrombozyten zu Thromboseneigung.

Gemeinsame Hämolysezeichen:

- LDH und α-HBDH (= LDH-Isoenzym 1), Serumeisen ↑
- Indirektes Bilirubin ↑ und Urobilinogenurie
- Retikulozyten ↑
- Erythrozytenüberlebenszeit ↓
- Hb, Erythrozyten und Hkt ↓ bei hämolytischer Anämie

Erythrozyten-Morphologie bei hämolytischen Anämien:

- Akanthozyten: Stechapfelförmige, geschrumpfte Erythrozyten, z.B. bei Pyruvatkinasemangel
- Kugelzellen (Sphärozyten):
  Kugelförmige Erythrozyten mit vermindertem Durchmesser (normal: bikonkav) infolge Membrandefekt mit verminderter osmotischer Resistenz. Mikroskopie: Kleine dichte Scheiben ohne zentrale Aufhellung.
  Vo.: z.B. Hereditäre Sphärozytose; aber auch bei Autoimmunhämolysen durch Wärmeantikörper
- Schießscheibenzellen (Targetzellen):
  Hypochrome Erythrozyten mit zentraler Verdichtung - Vo.: z.B. Thalassämie
- Sichelzellen (Drepanozyten):
  Durch abnormes Hämoglobin (HbS) nehmen die Erythrozyten unter Luftabschluss Sichelform an (Sichelzellkrankheit).
- Fragmentozyten (= Schistozyten):
  Vo.: Mikroangiopathische hämolytische Anämien, mechanisch bedingte Erythrozytenschädigung (künstliche Herzklappen).
- Agglutination der Erythrozyten:
  z.B. autoimmunhämolytische Anämie vom Kälteantikörpertyp
- Heinz-Innenkörperchen:
  Hämoglobin-Präzipitate in den Erythrozyten, z.B. bei Glukose-6-P-Dehydrogenase-Mangel oder Hb-Anomalien, Met-Hb
- Intraerythrozytäre Parasiten: Malaria

Verlauf:

1. Chronische Hämolyse:
   - Kompensierte Hämolyse: Verkürzte Erythrozytenlebensdauer wird durch Steigerung der Erythropoese (bis zum 10fachen der Norm) kompensiert → Hämolysezeichen ohne Anämie.
   - Hämolytische Anämie: Intensität der Hämolyse übertrifft die Kompensationsmechanismen des Knochenmarks: Hämolysezeichen mit Anämie.
   - Parvovirus-B19-Infektionen können durch den Befall roter Vorläuferzellen zu passageren aplastischen Krisen führen (z.B. bei Sichelzellanämie oder Sphärozytose), nicht zu verwechseln mit aplastischer Anämie (!).

   Symptome der chronischen Hämolyse: Allgemeine Anämiesymptome (Müdigkeit, verminderte Leistungsfähigkeit, Belastungsdyspnoe, Schwindel u.a.), evtl. Ikterus, Splenomegalie, Thromboseneigung, bei längerem Verlauf gehäuft Pigment-Gallensteine.
2. Hämolytische Krise (Notfallsituation!):
   - Spontan: z.B. Transfusionszwischenfall
   - Exazerbation einer chronischen Hämolyse

   Symptome der akuten hämolytischen Krise:
   - Fieber, Schüttelfrost, evtl. Kollaps
   - Rascher Hb-Abfall, Ikterus, Hyperbilirubinämie (Fieber + Ikterus → Fehldiagnose: Gallenwegserkrankung)
   - Kopf-, Abdominal- und Rückenschmerzen
   - Hämoglobinurie mit bierbraunem Urin (Ko.: Akutes Nierenversagen)

DD: Anämie mit erhöhtem Serumeisen:

- Hämolytische Anämien, einschl. Thalassämie
- Megaloblastäre Anämien
- Myelodysplastisches Syndrom
- Aplastische Anämien

Quotient LDH/GOT (AST):
> 12: Hämolyse
< 12: Leber-/Gallenwegserkrankung

LDH-Erhöhungen finden sich auch bei ineffektiver Erythrozytopoese (z.B. bei megaloblastären Anämien)

DD: Ikterus	**Hämolyse**	**Verschlussikterus**	**Parenchymikterus**
Serum:			
Indirektes Bilirubin	++	(+)	+
Direktes Bilirubin	-	++	+
Urin:			
Bilirubin	-	++	+
Urobilinogen	++	-	+
Stuhlfarbe	Dunkel	Entfärbt/acholisch	Normal bis hell

Bei reiner Hämolyse beträgt das Gesamtbilirubin nicht mehr als das 5fache der oberen Normgrenze (Ausnahme: Neugeborene).

KORPUSKULÄRE HÄMOLYTISCHE ANÄMIEN [D58.9]

1. ANGEBORENE MEMBRANDEFEKTE DER ERYTHROZYTEN

Hereditäre Sphärozytose (Kugelzellenanämie) [D58.0]

Vo.: Häufigste angeborene hämolytische Anämie in Nordeuropa, Prävalenz 1 : 5.000

Ät.: - Ankyrin-1-Defekt (Ankyrin-Im, ANK-I): Autosomal-dominante/-rezessive Vererbung (40 - 65 %)
- Anionenaustauscher 1-(Band 3-Protein)-Defekt (SLC4A1) (ca. 25 %)
- α-/β-Spektrin-Defekt (SPTA1, SPTB): Autosomal-rezessive (α)/-dominante (β) Vererbung (15 - 30 %)
- Band 4.2-Proteindefekt (EPB42): Autosomal-rezessive Vererbung (selten)

Pg.: Membrandefekt der Erythrozyten → Störung der Ionenpermeabilität mit Natrium- und Wassereinstrom in die Erythrozyten → Kugelform der Erythrozyten → Phagozytose der Sphärozyten in der Milz mit verkürzter Erythrozytenlebenszeit.

KL.:
- Anämie und/oder Ikterus im Kindesalter
- In 95 % positive Familienanamnese (5 % Neumutation)
- Evtl. hämolytische Krisen mit Ikterus, Fieber, Oberbauchschmerzen
- Splenomegalie; Bilirubin-Gallensteine

DD:
- Hereditäre Elliptozytose, hereditäre Pyropoikilozytose, hereditäre Stomatozytose, hereditäre Xerozytose, andere seltene hereditäre Membrandefekte, kongenitale dyserythropoetische Anämien
- Andere erworbene Ursachen

Ko.:
- Lebensbedrohliche aplastische Krisen durch Beeinträchtigung/Ausfall der gesteigerten Regeneration im KM (z.B. ausgelöst durch Parvovirus-B 19-Infektion/Ringelröteln)
- Gehäuft Bilirubingallensteine

Lab:
- Normochrome Anämie + Hämolysezeichen: MCHC ↑, RDW > 15%, Retikulozytose, indirektes Bilirubin ↑, LDH ↑, Haptoglobin ↓, Coombs-Test: negativ
- Kugelzellen mit kleinem Durchmesser (ohne zentrale Aufhellung) und verminderter osmotischer Resistenz
  Anm.: Der Hämolysebeginn bei normalen Erythrozyten liegt bei einer Verdünnung der NaCl-Lösung < 0,46 %. Tritt Hämolyse schon bei einer NaCl-Lösung > 0,46 % auf, ist die osmotische Resistenz vermindert.
- EMA (Eosin-5-Maleimid)-Test: Durchflusszytometrische Methode, die die Bindung von EMA an Bande-3-Protein der Erythrozytenmembran untersucht. Bei Sphärozytose bis zu 30 % vermindert (hohe Sensitivität und Spezifität)

Th.: Evtl. Splenektomie

Ind: Rezidivierende hämolytische Krisen

Durch Splenektomie wird der Filter entfernt, der die deformierten Sphärozyten vorzeitig aus dem Blut entfernt. Nach Entfernung der Milz normalisiert sich die verkürzte Erythrozytenlebenszeit, obgleich Membrandefekt und Kugelform der Erythrozyten weiter bestehen.
Splenektomie möglichst nicht bei Kindern < 5 J., da sonst erhöhte Sepsisgefahr (Pneumokokken, Haemophilus). Schwerste Form: OPSI-Syndrom (overwhelming postsplenectomy infection). Risiko wird vermindert durch die nahezu vollständige statt der kompletten Splenektomie.
Vor Splenektomie Milzszintigrafie, um Nebenmilzen zu erfassen. Bei übersehenen Nebenmilzen kann die hämolytische Anämie rezidivieren oder weiter bestehen, es fehlen dann die typischen Howell-Jolly-Körperchen (= Chromatinreste), die nach Splenektomie lebenslang zu finden sind.
Vor Splenektomie Impfung gegen Pneumokokken, Meningokokken, Haemophilus influenzae und Influenza!
Postoperativ Thromboseprophylaxe wegen passagerer Thrombozytose, Antibiotikaprophylaxe, Splenektomieausweis und Wiederholung der Schutzimpfungen (*www.asplenie-net.org*).
Durch die gesteigerte Erythropoese nach der Splenektomie (und jeder anderen erfolgreichen Therapie einer schweren Hämolyse) besteht erhöhter Folsäurebedarf → Substitution (1 mg/d)!

2. ANGEBORENE ENZYMDEFEKTE DER ERYTHROZYTEN

Kennzeichen enzymopenischer hämolytischer Anämien: [D55.9]
- Angeborene Hämolyse
- Evtl. positive Familienanamnese
- (weit gehend) normale Erythrozytenmorphologie
- Negativer Coombs-Test
- Normale osmotische Resistenz
- Normales Hämoglobin
- Bei schubweisem Verlauf an G-6-PD-Mangel denken

Glukose-6-Phosphatdehydrogenase- (G-6-PD-) Mangel [D55.0]

Syn: Favismus (von lat. faba = Bohne)

Ep.: Prävalenz in Deutschland < 1 %. Häufigeres Vorkommen bei Menschen, die aus Malaria-Endemiegebieten stammen sowie bei Bewohnern der Mittelmeerländer.
- Defektvariante A (Westafrika, Farbige in USA): Restaktivität der G-6-PD 5 - 15 % der Norm.
- Mediterrane Defektvariante mit stärker reduzierter Restaktivität auf < 1 % der Norm (bei Hemi- und Homozygoten)

Vererbung: X-Chromosomal-rezessiv (wie bei Hämophilie): Männer und homozygot betroffene Frauen erkranken immer. Heterozygot betroffene Frauen haben 2 Populationen von Erythrozyten (eine ohne und eine mit G-6-PD-Mangel) und können gesund oder krank sein.
> 100 bekannte Mutationen.

Anm.: Die heterozygoten Anlagenträger sind gegenüber Malariaplasmodien resistenter als die übrige Bevölkerung (wie bei Sichelzellanämie).

PPh: G-6-PD-Mangel führt zu verminderter Bildung von reduziertem Glutathion, welches die Erythrozyten vor Oxidationsschäden schützt.

KL.: Auslösung hämolytischer Krisen durch oxidativen Stress: Infektionen, Genuss von Saubohnen (Favabohnen) und bestimmte Arzneimittel (Metamizol, Chinin, Primaquin, Chloroquin; Sulfonamide, Acetylsalicylsäure u.a.). Durch die genannten Auslöser entstehen Peroxide, die bei G-6-PD-Mangel nicht entgiftet werden können und dadurch die Erythrozyten schädigen. Typisch ist die Bildung von Heinz-Innenkörperchen (= Denaturierungsprodukte des Hämoglobins): Im hämolysefreien Intervall finden sich in den Erythrozyten keine Heinz-Innenkörperchen.

DD:
- Sphärozytose (osmotische Resistenz ↓)
- Hb-Anomalien (Hb-Elektrophorese)
- Paroxysmale nächtliche Hämoglobinurie (Durchflusszytometrie)
- Autoimmunhämolytische Anämie (positiver Coombs-Test)

Di.:
- Anamnese/Klinik: Hämolytische Krisen nach Medikamenteneinnahme; Herkunftsland!
- Nachweis einer verminderten G-6-PD-Aktivität der Erythrozyten

Th.: Keine spezifische Behandlung möglich.

Pro: Meidung auslösender Noxen → Patientenausweis und -aufklärung!

Pyruvatkinase- (PK-)Mangel [D55.2]

Vo.: Häufigster hereditärer Enzymdefekt der Glykolyse

Vererbung: Autosomal rezessiv

Pg.: Der reife Erythrozyt hat keine Mitochondrien; Energiequelle daher Glykolyse. PK stellt ATP bereit. Mittels ATP wird der Na^+/K^+-Gradient an der Membran aufrechterhalten. PK-Mangel → ATP-Mangel → Hämolyse.

KL.: Hämolytische Anämie nur bei Homozygoten, oft Splenomegalie, im Blutausstrich Akanthozyten (geschrumpfte Erythrozyten mit Spiculae: „Stechapfelform“ der Erythrozyten)

DD: Andere Ursachen einer hämolytischen Anämie (siehe oben)

Di.: Anamnese/Klinik
Nachweis einer verminderten Aktivität der PK der Erythrozyten

Th.: Bei vorwiegend lienaler Hämolyse (→ Szintigrafie) evtl. Splenektomie

3. ANGEBORENE HÄMOGLOBINOPATHIEN: [D58.2]

Vo: Insbesondere im Mittelmeerraum, Afrika und Asien. Die dortige Verbreitung erklärt sich aus einem relativen Schutz der heterozygoten Träger vor Malaria. Hämoglobinopathien gehören zu den häufigsten monogenen Erbkrankheiten, ca. 7 % der Weltbevölkerung sind Anlagenträger. Vererbung autosomal rezessiv.

Einteilung:
1. Synthesedefekte (Thalassämiesyndrome): Verminderte Synthese einer oder mehrerer Globinketten
2. Strukturdefekte (anomale Hämoglobine): ein in der Funktion verändertes Hämoglobin wird gebildet.

Anomale Hämoglobine = Hämoglobin-Strukturvarianten

Es sind über 700 anomale Hämoglobine bekannt, häufigste Vertreter dieser Gruppe sind Hämoglobin E (Südostasien) und HbS (Sichelzellkrankheit).

HbS und Sichelzellkrankheit [D57.1]

Vo.: Vorkommen insbesondere im östlichen Mittelmeerraum, Zentralafrika und Amerika. Im tropischen Afrika sind bis zu 40 % der Bevölkerung heterozygote Anlagenträger.

Ät.: Autosomal-rezessive Erbkrankheit mit qualitativer Hämoglobinveränderung. Ein Aminosäureaustausch (Glutaminsäure durch Valin) im β-Globinlokus auf Chromosom 11 führt zur Produktion eines anomalen Hämoglobins, genannt HbS.

Pg.: Der Begriff Sichelzellkrankheit umfasst eine Gruppe von Krankheiten, bei denen das Hb zu über 50 % aus HbS besteht. Neben der klassischen, homozygoten Sichelzellkrankheit (HbSS) zählen hierzu unter anderem die HbSC-Krankheit und die HbS/β-Thalassämie. Im deoxygenierten Zustand präzipitiert HbS. Die Erythrozyten nehmen eine Sichelform an, verlieren ihre normale Verformbarkeit und verstopfen die Mikrozirkulation, wodurch es akut zu Knochen- und Organinfarkten, langfristig zu Gefäßveränderungen kommt.

KL.: Heterozygote Anlagenträger sind asymptomatisch und zeigen keine Blutbildveränderungen. Bei Homozygoten kommt es oft schon ab dem 2. Lebensmonat durch die Umstellung vom fetalen auf das adulte Hämoglobin zu Beschwerden: Infektkomplikationen, chronische hämolytische Anämie, schmerzhafte vasookklusive Krisen und Organinfarkte: Milzsequestration, zerebrale Insulte, Sequestration von Blut in pulmonalen Gefäßen (akutes Thoraxsyndrom [ATS]), Knocheninfarkte. Während im Kindesalter die akuten Komplikationen überwiegen, treten bei Erwachsenen zunehmend chronische Beschwerden durch Gefäßveränderungen, Organschäden und Knochennekrosen auf.

Ko.: Gesteigerte Neigung zu bakteriellen Infekten (Folge einer Atrophie der Milz durch Infarkte = „Autosplenektomie"), vor allem bei HbSS: z.B. pulmonale Infektionen mit Pneumokokken und Haemophilus influenzae; Komplikationen durch Organinfarkte; aplastische Krisen durch Infektion mit Parvovirus B19 (Ringelröteln); Skelettstörungen (aseptische Knochennekrosen); renale Komplikationen (Hämaturie, Glomerulopathie, Niereninsuffizienz), proliferative Retinopathie, pulmonale Hypertonie.

Di.:
- Blutbild: Variable meist normozytäre Anämie, Hb 6 - 10 g/dl, Nachweis von Sichelzellen im Blutausstrich nach Sauerstoffentzug
- Hb-Elektrophorese oder HPLC (high pressure liquid chromatography)
- Sichelzelllöslichkeitstest zur Bestätigung bei Verdacht in einem der o.g. Verfahren

Th.:
1. Kausal: Allogene Stammzelltransplantation bei schweren Verläufen
   Gentherapie in Erprobung
2. Symptomatisch: Meidung von O_2-Mangelzuständen (Flüge, perioperativ u.a.), Unterkühlung sowie Exsikkose, Schutz vor Infekten: Penicillinprophylaxe ab 3. Lebensmonat bis mindestens 5. Lebensjahr, Immunisierung gegen Influenza, Pneumokokkeninfektionen und Haemophilus influenzae. Schmerzhafte vasookklusive Krisen werden behandelt mit Hydrierung (Überwässerung sollte vermieden werden, Hydrierung mit 1,5 l/m²) und Analgetika (oft extreme Schmerzen → Opiate oft erforderlich!). Bluttransfusionen nur nach strenger Indikation, keine Anhebung des Hb > 10 g/dl (Cave: Hyperviskositätssyndrom, Alloimmunisierung), partielle Austausch-Transfusion bei schweren Komplikationen und dauerhaft nach einem zerebralen Insult.
   Hydroxycarbamid-Therapie: Senkt die Häufigkeit von schweren Schmerzkrisen und reduziert die Mortalität bei über 75 % der Patienten, Folsäuresubstitution. Jährliche Echokardiographie, Sonographie und Urinuntersuchungen auf Proteine, bei Proteinurie ggf. ACE-Hemmer. Kontrolle der Hüftgelenke, ggf. Gelenkanbohrung bei Knochennekrosen sinnvoll.

Prg: Bei Homozygoten ist der Verlauf unterschiedlich schwer, die Ausprägung kann sich im Laufe des Lebens stark verändern. Ein kleinerer Teil der Patienten stirbt früh, insbesondere an Infekten und Organkomplikationen (akutes Thoraxsyndrom, zerebrale Blutungen/Ischämien), bis zu 90 % erreichen bei optimaler Therapie das Erwachsenenalter und haben eine Lebenserwartung von bis zu 60 Jahren.

HbC-Krankheit [D58.2]

Bei HbC-Homozygotie (HbC-Krankheit) liegt eine variable hämolytische Anämie mit Neigung zu Gallensteinen vor. Die HbSC-Krankheit (Compound-Heterozygotie für HbS und HbC) verläuft ähnlich wie die Sichelzellkrankheit, jedoch tritt häufiger eine proliferative Retinopathie auf.

HbE-Krankheit [D58.2]

HbE ist eine in Südostasien häufige, instabile β-Kettenvariante. Bei homozygoter Ausprägung meist mildes Krankheitsbild mit Splenomegalie und rezidivierenden Hämolysen z.B. durch Infekte. Bei Kombination mit einer β-Thalassämie oft schweres, der β-Thalassaemia major ähnliches Krankheitsbild.

Thalassämie [D56.9]

Quantitative - nicht qualitative - Störung der Hb-Synthese: Genetisch fixierte Fehlregulation der Synthese der Globinketten. Bei der β-Thalassämie ist die Synthese der β-Ketten vermindert, bei der α-Thalassämie ist die Synthese der α-Ketten reduziert. Autosomal-rezessiver Erbgang.
„Thalassämie" kommt von griechisch „thalassa": das Meer, wegen der Verbreitung im Mittelmeerraum. Thalassämien bieten (wie HbS und G-6-PD-Mangel) eine partielle Resistenz gegen Malaria und deswegen einen Selektionsvorteil in Endemiegebieten.

Hämoglobinkonstellation der normalen Erythrozyten:

Neugeborene:			Erwachsene:		
HbA	$(\alpha\alpha/\beta\beta)$:	ca. 20 %	HbA	$(\alpha\alpha/\beta\beta)$:	97 %
HbA_2	$(\alpha\alpha/\delta\delta)$:	ca. 0,25 %	HbA_2	$(\alpha\alpha/\delta\delta)$:	2,5 %
HbF	$(\alpha\alpha/\gamma\gamma)$:	ca. 80 %	HbF	$(\alpha\alpha/\gamma\gamma)$:	Spur (< 0,5 %)

Anm.: Regulation der Hämoglobinumstellung durch das Gen BCL11A, Suppression führt zum Wiederanstieg von HbF (möglicher Therapieansatz).

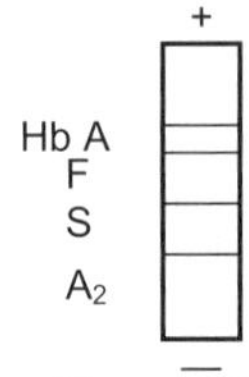

Hämoglobin-elektrophorese

α-Thalassämie [D56.0]

Vo.: Schwere Formen kommen fast ausschließlich in Südostasien und wenigen Gebieten im Mittelmeerraum vor, leichte Formen kommen häufig in Afrika und dem mittleren Osten vor.

Pg.: Verminderte α-Kettenproduktion durch partielle (α^+) oder totale (α^0) Deletionen, seltener Mutationen eines oder mehrerer der 4 α-Globin-Gene $(\alpha\alpha/\alpha\alpha)$. α-Globine werden von 2 Genloci auf Chromosom 16 kodiert, es liegen daher insgesamt 4 Genkopien vor → 4 Krankheitsbilder:

KL.:
- 3 Kopien intakt (α-Thalassaemia minima): Klinisch und hämatologisch unauffällig
- 2 Kopien intakt (α-Thalassaemia minor): Klinisch unauffällig, evtl. leichte Anämie und Mikrozytose
- 1 Kopie intakt (HbH-Krankheit): Bildung von instabilem Hämoglobin H $(\beta\beta/\beta\beta)$; variabel ausgeprägte hämolytische Anämie mit Splenomegalie, HbH-Zellen (Golfballzellen) bei Supravitalfärbung
- Alle Kopien defekt: Fetus bildet Hb-Barts (($\gamma\gamma/\gamma\gamma$); nicht lebensfähig; Hydrops fetalis; einzige Therapiemöglichkeit ist die fetale Bluttransfusion.

Di.: Durch genetischen Nachweis

Th.: Abhängig von der klinischen Ausprägung (siehe β-Thalassämie)

β-Thalassämie [D56.1]

Vo.: Bei Menschen, die aus dem Mittelmeerraum stammen, sind Thalassämie und Eisenmangel die häufigste Ursache hypochromer Anämien.

Pg.: > 250 bekannte Mutationen des β-Globin-Gens auf Chromosom 11p15.5 mit mangelhafter (β+) oder fehlender (β0) Produktion der β-Globinketten → Anämie, Überschuss der α-Ketten mit ineffektiver Erythropoese und intramedullärer Hämolyse

KL.:
- Bei Heterozygotie: Minorform mit leichter Anämie ohne Krankheitssymptome:
  Hypochrome, mikrozytäre Anämie (Eisensubstitution nur bei koexistentem Eisenmangel mit nachweislich geringem Ferritin!)
  -Targetzellen, basophile Tüpfelung der Erythrozyten
  - HbF: In 50 % der Fälle leicht erhöht
  - HbA_2: Kompensatorisch erhöht (außer bei gleichzeitigem Eisenmangel)

- Thalassaemia intermedia:
  Es handelt sich um eine milde homozygote oder gemischt heterozygote β-Thalassämie mit einem deutlich erniedrigten Hämoglobinwert und rezidivierendem Transfusionsbedarf.
- Bei Homozygotie: Majorform (Cooley-Anämie):
  - Hepatosplenomegalie
  - Schwere hämolytische Anämie (hypochrom, mikrozytär; Aniso-/Poikilozytose) → Transfusionsbedürftigkeit, vermehrte intestinale Eisenresorption → Ko.: Sekundäre Hämosiderose
  - Wachstumsstörungen, Skelettveränderungen durch ineffektive Erythropoese (z.B. Bürstenschädel im Röntgenbild), Organschäden durch sekundäre Hämosiderose (inklusive endokrinologische Ausfälle bei Beteiligung der Hypophyse)

Di.: Anamnese des Geburtslandes (Mittelmeerländer), Klinik, Hb-Elektrophorese oder HPLC (high pressure liquid chromatography). ***Cave:*** Bei gleichzeitigem Eisenmangel Diagnostik oft falsch negativ. In Ländern mit hoher Krankheitsprävalenz Screening der Bevölkerung, genetische Beratung, Pränataldiagnostik, in manchen Ländern Präimplantationsdiagnostik u.a.

Th.: Siehe auch aktuelle Leitlinien!

Thalassaemia minor: Keine Therapie, genetische Beratung bezüglich Familienplanung anbieten

Thalassaemia intermedia: Rezidivierender Transfusionsbedarf, ggf. Eisenchelation

Thalassaemia major: Kurative Therapie durch allogene Stammzelltransplantation - bisher nur im Kindesalter empfohlen (Gentherapie in Erprobung)

Symptomatisch: Regelmäßige Gabe von Erythrozytenkonzentraten (Hb > 9,5 g/dl halten, um die ineffektive Erythropoese zu unterdrücken), Eiseneliminationstherapie ab dem 3. Lebensjahr mit Eisenchelatoren: Deferoxamin (Desferal®: Subkutane Infusionen), Deferasirox (Exjade®: Oralpräparat), Deferipron (Ferriprox®: Oralpräparat). Bei schwerer, insbesondere bei kardialer Hämosiderose ggf. Kombination von Deferipron und Deferoxamin. Regelmäßige Kontrolluntersuchungen: Labor inkl. Ferritin, Blutzuckerbelastungstest, Hormone, kardiale und hepatische Eisenmessung im MRT (Ferritinwert korreliert nicht immer mit der Eisenüberladung der Organe), Echokardiographie, Sonographie des Abdomen.

Prg: Majorform: Mit Stammzelltransplantation im Kindesalter Heilung (> 90 %); ohne Stammzelltransplantation bei optimaler symptomatischer Therapie Lebenserwartung > 40 J. Ohne adäquate Therapie früher Tod an Komplikationen.

4. ERWORBENE MEMBRANDEFEKTE DER ERYTHROZYTEN:

Paroxysmale nächtliche Hämoglobinurie (PNH) [D59.5]

Internet-Infos: *www.dgho-onkopedia.de*

Syn: Marchiafava-Anämie, Strübing-Marchiafava-Micheli-Syndrom

Def: Erworbene klonale Erkrankung der pluripotenten hämatopoetischen Stammzelle (alle drei Zellreihen betroffen) durch eine Mutation des PIG-A(Phosphatidyl-Inositol-Glykan-Anker)-Gens auf dem X-Chromosom, die zu einer gestörten Expression der Glykosylphosphatidylinositol (GPI)-verankerten Proteine führt. Durch die somatische Mutation entsteht ein Mosaik von GPI-defizienten und gesunden Zellen.

Einteilung in:
- Klassische hämolytische PNH (Hämolyse ohne Anhalt für andere Knochenmarkserkrankungen)
- PNH im Rahmen einer sonstigen Knochenmarkserkrankung (z.B. Aplastische Anämie, MDS, MPS)
- Subklinische PNH (sehr kleine signifikante GPI-defiziente Populationen ohne laborchemische oder klinische Zeichen einer Hämolyse)

Vo.: Inzidenz < 1 : 100.000/Jahr; Erkrankungsgipfel: 25. - 45. Lj., m : w = 1 : 1; keine familiäre Häufung

Pg.: Zu den GPI-verankerten Proteinen gehören komplementregulierende Proteine (DAF = decay accelerating factor [CD55], MIRL = membrane inhibitor of reactive [hemo]lysis [CD59] u.a.), die die Bildung des terminalen Membranangriffskomplexes C5b-C9 hemmen. Fehlen diese Proteine, ist die Erythrozytenmembran unzureichend geschützt. Komplementaktivierung (z.B. durch Infektion, Operation, Kontrastmittel) kann dann zu einem verstärkten Erythrozytenzerfall führen. Freies Hämoglobin wird intravaskulär freigesetzt, dieses bindet NO und zusätzlich wird weniger NO synthetisiert. Die NO-Bioverfügbarkeit sinkt, es treten verstärkt Kontraktionen der glatten Muskulatur auf. Zusätzlich verursacht die NO-Depletion die Thrombozytenaktivierung und -aggregation. Die Thrombozyten werden außerdem durch den Kontakt mit der inneren Erythrozytenmembran aktiviert. Folge ist ein erhöhtes Risiko für thrombembolische Ereignisse (häufigste Todesursache).

KL.: • Klinische Trias aus Hämolyse, Thromboembolien und Zytopenien (Knochenmarkversagen) bei insgesamt variablem Erscheinungsbild. Die namensgebende Hämoglobinurie tritt bei Erstdiagnose nur bei etwa 1/4 der Fälle auf.
• Chronische Hämolyse mit Anämiesymptomatik (Müdigkeit, Schwäche, Dyspnoe), bei der klassischen PNH häufig kombiniert mit Eisenmangel (chronischer Eisenverlust über Hämoglobinurie bzw. Hämosiderinurie), chronische Niereninsuffizienz, selten Splenomegalie
• Schwere hämolytische Krisen (bei Infekten, Stress, Hormonumstellungen, Operationen u.a.) mit colafarbenem Urin (Hämoglobinurie) insbesondere am Morgen, Gefahr des akuten Nierenversagens
• Durch Kontraktion der glatten Muskulatur/Vasokonstriktion bedingte Symptome: Kopfschmerzen, Dysphagie, abdominale Schmerzen, pulmonale und arterielle Hypertonie, erektile Dysfunktion, chronische Niereninsuffizienz, neurologische Symptome
• Thromboembolische Ereignisse (TVT, Lungenembolie) auch an ungewöhnlicher Lokalisation (Pfortader-, Lebervenen- (Budd-Chiari-Syndrom), Milzvenen-, Hautvenen- und Sinusvenenthrombosen), aber auch arterielle Ereignisse (z.B. Myokardinfarkt, Apoplex)
• Infekthäufung bei Neutropenie, Blutungen bei Thrombozytopenie
• Entwicklung aus oder in ein Knochenmarkversagen (Übergänge von PNH zu aplastischer Anämie und umgekehrt sind möglich)

Ko.: • Übergang in aplastische Anämie, MDS oder selten AML
• Chronische Niereninsuffizienz
• Pulmonale Hypertonie
• Thromboembolische Ereignisse

Di.: • Anamnese, Klinik
• Differenzialblutbild (Anämie, evtl. Thrombozytopenie/Leukozytopenie, keine Schistozyten!)
• Hämolyseparameter (Retikulozyten, LDH, indirektes und freies Bilirubin ↑, Haptoglobin ↓), Coombs-Test negativ, Hämoglobinurie, Hämosiderinurie
• Evtl. Ferritin ↓, D-Dimere, BNP
• Durchflusszytometrie der GPI-verankerten Membranantigene (z.B. CD16, 55, 58, 59) oder direkt des GPI-Ankers (FLAER = fluorescent aerolysin) auf Erythrozyten, Retikulozyten, Granulozyten, Monozyten, Lymphozyten (normale GPI-Expression = Typ-I-Zellen, verminderte Expression = Typ-II-Zellen, fehlende Expression = Typ-III-Zellen, mehrere PNH-Klone möglich). Minimalkriterien für Diagnose: Signifikant GPI-defiziente Populationen für mind. 2 verschiedene GPI-verankerte Proteine auf 2 verschiedenen Zelllinien
• Knochenmarkzytologie und -histologie, Zytogenetik (DD: MDS etc.)
• Knochenmarkbefund bei klassischer PNH: Unspezifisch, in der Regel Hyperplasie, aber auch Dysplasiezeichen der Erythropoese (insbesondere bei Folsäure- oder Vitamin B_{12}-Mangel), bei PNH im Rahmen anderer Knochenmarkerkrankungen: Aplasie- oder Dysplasiezeichen
• (Duplex-)Sono Abdomen/Echo (Ausschluss/Nachweis thromboembolischer Ereignisse)
• Thrombophilie-Screening bei positiver Familienanamnese für thromboembolische Ereignisse

DD: • Andere Coombs-negative hämolytische Anämien (Achtung: TTP = hämatologische Notfallsituation → Schistozyten im Blutausstrich?)
• Aplastische Anämie, MDS, MPS
• Sehr selten angeborene/familiäre GPI-Defizienz

Th.: • Einzige kurative Therapiemöglichkeit: Allogene Stammzelltransplantation. Wegen hoher therapieassoziierter Mortalität (hohe Rate Transplantatabstoßung und Graft versus Host Disease) nur bei führender schwerer Aplasie, therapeutisch nicht beherrschbaren schweren hämolytischen Krisen oder rezidivierenden thromboembolischen Ereignissen
• Einzig zugelassene spezifische Therapie der PNH: Anti-C5-mAb: Eculizumab [Soliris®] - Blockade der terminalen Komplementstrecke durch monoklonale, humanisierte Antikörper gegen C5. Signifikante Reduktion der intravasalen Hämolyse und damit der assoziierten Symptome und Komplikationen (Anämie, Vasokonstriktion und thromboembolische Ereignisse). Daraus resultierend konnte eine Normalisierung der Lebenserwartung nachgewiesen werden (!). Jahres-Therapiekosten sehr hoch!
Ind: Symptomatische hämolytische PNH

Beachte: Erhöhtes Risiko für Infektion mit Neisserien (insbes. N. meningitidis). Vor Therapiestart Meningokokken-Impfung mit tetravalentem Konjugatimpfstoff (gegen die Serogruppen A, C, W, Y, Auffrischung alle 3 Jahre) und dem Impfstoff gegen die in Europa häufigen Meningokokken B-Stämme (Bexsero®) und/oder antibiotische Prophylaxe.

Anstieg der Eisenspeicher durch Unterbindung der Hämoglobinurie und residuelle nun extravasale Coombs-positive (!) Hämolyse → keine unkontrollierte Eisensubstitution unter Eculizumab
• Bei begleitender aplastischer Anämie ggf. immunsuppressive Therapie
• Symptomatische/supportive Therapiemaßnahmen:
- Transfusion von Erythrozyten- und/oder Thrombozytenkonzentraten nach klinischem Bedarf

- Substitution von Folsäure (5 mg/d), Vitamin B_{12} und Eisen entsprechend der Blutwerte
- Frühzeitige antibiotische Therapie zur Vermeidung infektgetriggerter hämolytischer Krisen
- Bei hämolytischer Krise: Hydrierung, ggf. Infekttherapie, Transfusion, Eculizumab, antikoagulative Prophylaxe. Der Wert von Kortikosteroiden bei akuten hämolytischen Krisen ist nicht gesichert, als Dauertherapie sind Kortikosteroide kontraindiziert.
- Antikoagulation wird nach thromboembolischem Ereignis zeitlich unbefristet empfohlen. Primärprophylaktische Antikoagulation ohne Eculizumab-Therapie sollte individuell diskutiert werden. Auch Heparine können zur Thromboseprophylaxe und -therapie eingesetzt werden. Bei Schwangerschaft besteht die Empfehlung zur prophylaktischen Antikoagulation mit niedermolekularem Heparin.

Prg: Sehr variabler Verlauf. Mittlere Überlebenszeit in historischen Analysen: 15 - 22 Jahre. Ohne spezifische Therapie versterben ca. 35 % der Patienten in den ersten 5 Jahren nach Diagnosestellung. Negative Prognosefaktoren sind: GPI-defiziente Granulozytenpopulation > 50 %, LDH > 1,5 fache des oberen Normbereichs, häufige abdominale Schmerzkrisen. Häufigste Todesursache sind thromboembolische Ereignisse. Unter Therapie mit Eculizumab konnte eine Normalisierung der Lebenserwartung von Patienten mit symptomatischer PNH nachgewiesen werden. Einige Patienten entwickeln eine aplastische Anämie, ein MDS oder eine AML.

EXTRAKORPUSKULÄRE HÄMOLYTISCHE ANÄMIEN

Antikörperbedingte hämolytische Anämien [D55.9]

Zur Definition von Immunreaktionen:
1. Zwischen verschiedenen Spezies (z.B. Mensch - Schwein)
   = Xenogenes System mit Heteroantigenen und Bildung von Heteroantikörpern
2. Innerhalb einer Spezies, aber genetisch verschieden (z.B. zwischen verschiedenen Menschen)
   = Allogenes System mit Alloantigenen und Bildung von Alloantikörpern
3. Innerhalb einer Spezies und genetisch gleich (eineiige Zwillinge) = Syngenes System
4. Am gleichen Individuum
   = Autogenes (autologes) System mit Autoantigenen und evtl. Bildung von Autoantikörpern

Antigene müssen nicht nur hochmolekulare Proteine oder Polysaccharide sein; auch niedermolekulare Substanzen können durch Bindung an ein körpereigenes Protein zum Vollantigen werden. Solche Stoffe nennt man Haptene (Hapten + körpereigenes Protein = Vollantigen). Eine Reaktion zwischen Ak und Hapten kann hingegen auch ohne die Anwesenheit des körpereigenen Proteins erfolgen.
Nach der Art der Ag-Ak-Reaktion unterscheidet man in der Blutgruppenserologie zwei Hauptarten von Antikörpern:
1. Hämolysine (Zellauflösung)
2. Agglutinine (Zellverklumpung)

Geschädigte Erythrozyten werden in Milz + Leber phagozytiert.

Erythrozyten-Antikörper:
1. IgM-Ak (Pentamer, hohes MG von ca. 900.000) können aufgrund ihres größeren Moleküldurchmessers den Abstand von 2 Erythrozyten überbrücken → daher der Ausdruck "komplette" Ak; sie reagieren in der Kälte.
   Vo.: a) AB0-Isoagglutinine - b) Kälte-Agglutinine
2. IgG-Ak (MG ca. 150.000) können den Abstand von 2 Erythrozyten nicht überbrücken = inkomplette Ak
   Vo.: a) Rhesus-Isoagglutinine - b) Wärme-Auto-Ak

Nachweis von inkompletten (IgG) Antikörpern gegen Erythrozyten im Antiglobulintest = Coombs-Test mittels Serum von Kaninchen, die mit Humanglobulinen sensibilisiert worden sind (= Coombs-Serum).

A) Direkter Coombs-Test: Screening auf Antikörper oder Komplementfaktoren, die an Erythrozyten haften, Spezifizierung durch direkten monospezifischen Coombs-Test (IgG, IgM, C3d, C3c)

B) Indirekter Coombs-Test: Nachweis von IgG-Ak gegen Erythrozyten, die noch frei im zu untersuchenden Serum vorhanden sind (z.B. wichtig zum Nachweis von inkompletten IgG-Ak im Serum der Mutter bei Rh-Inkompatibilität).

ANTIGLOBULINTEST (COOMBS-TEST)

DIREKTER ANTIGLOBULINTEST (DAT) = DIREKTER COOMBS-TEST (DCT)

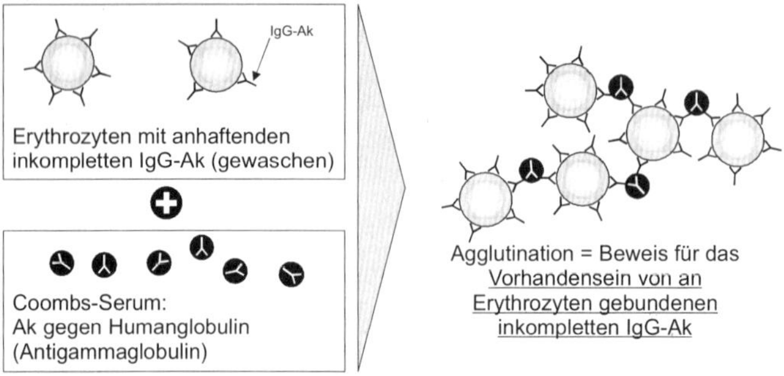

INDIREKTER ANTIGLOBULINTEST (IAT) = INDIREKTER COOMBS-TEST (ICT)

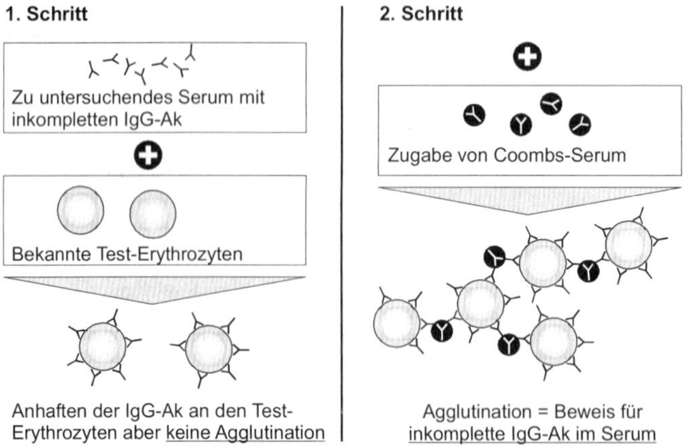

HÄMOLYSEN DURCH ALLO-AK: ALLOIMMUNHÄMOLYTISCHE ANÄMIEN

HÄMOLYTISCHE TRANSFUSIONSREAKTIONEN (TR) [T80.9]

Ep.: Frequenz hämolytischer TR bezogen auf transfundierte Konserven 0,1 %

Ät.: 1) Hämolytische Sofortreaktionen sind meist die Folge von Fehltransfusionen im AB0-System durch Verwechslung von Blutkonserve und Empfänger.
Ursache sind präformierte erythrozytäre AK, die zum Zeitpunkt der Transfusion im Antikörpersuchtest = AKS (indirekter Coombs-Test = ICT) nachweisbar sind. Daher ist ein Antikörpersuchtest im Rahmen einer Blutgruppenbestimmung vorgeschrieben und muss bei Transfusionsbedarf in regelmäßigen Abständen wiederholt werden. Bei Sofortreaktionen spielen häufig AK gegen AB0-Blutgruppenantigene (Isoagglutinine) eine Rolle, meistens aufgrund von Verwechslungen, aber auch irreguläre AK gegen weitere Blutgruppensysteme (besonders Rhesus und Kidd, ferner Duffy und Kell). Eine Sofortreaktion tritt durch Aktivierung des Komplementsystems während oder kurz nach der Transfusion auf.

2) Verzögerte hämolytische TR: Die AK sind zum Zeitpunkt der Transfusion nicht im Antikörpersuchtest nachweisbar, meist weil die Immunisierung länger zurückliegt und der Antikörpertiter unter die Nachweisgrenze gefallen ist. Das Spektrum der auslösenden AK ist groß, prinzipiell kann jeder AK eine verzögerte hämolytische TR verursachen. Besonders häufig findet man irreguläre AK gegen Kidd-, Kell- und Duffy-Antigene. Eine verzögerte hämolytische TR tritt eine bis mehrere Wochen nach einer Transfusion auf.

KL.: 1. Hämolytische Sofortreaktionen:
Schwerste akute Verläufe sind möglich. Über 90 % aller Todesfälle bei hämolytischen TR entstehen nach Sofortreaktionen, in 70 % liegen AB0-Inkompatibilitäten vor. Die Wahrscheinlichkeit schwerer Reaktionen ist besonders hoch, wenn mehr als 200 ml inkompatibles Blut transfundiert wird, Reaktionen können aber schon nach Transfusion von 5 ml auftreten.
- Schweißausbruch, Fieber, Schüttelfrost
- Dyspnoe, Tachypnoe, Blutdruckabfall
- Pruritus, Urtikaria, Flush
- Kopf- und Rückenschmerzen
- Übelkeit, Erbrechen
- Hämoglobinurie mit rötlich-braunem Urin
- Ikterus

Ko.: Schock, akutes Nierenversagen, DIC

2. Verzögerte hämolytische TR:
- Fieber
- Hb-Abfall
- Leichter Ikterus

Lab:
- Freies Hämoglobin im Urin und Plasma (Rotfärbung!)
- Haptoglobin ↓, evtl. Hämopexin ↓ (erst wenn Haptoglobin nicht mehr messbar), LDH und indirektes Bilirubin ↑ (intravasale Hämolyse durch Komplementaktivierung)
- Hb, Erythrozyten, Hkt: Ungenügender Anstieg oder sogar Abfall nach Transfusion

DD: Nichthämolytische Transfusionsreaktionen:
- Allergische Transfusionsreaktionen (ATR) durch Antikörper gegen HLA-Antigene der Leukozyten oder Plasmabestandteile
- Septische Reaktionen durch Kontamination der Blutkonserve mit Bakterien
- Fieberhafte Reaktion durch Pyrogene in der Blutkonserve
- Transfusionsassoziierte akute Lungeninsuffizienz (TRALI): Akute Dyspnoe und Lungenödem innerhalb von 6 h nach Transfusionsbeginn. Ein Lungenödem durch Hypervolämie muss ausgeschlossen werden

Di.: Anamnese + Klinik + serologische Diagnostik

Th.:
- Transfusion sofort stoppen, venösen Zugang belassen.
  Konserve steril abgeklemmt mit Patienten-Blutproben (EDTA- und Nativblut, möglichst von vor + nach Transfusion) zur serologischen Diagnostik geben (mit Protokoll der Transfusionsreaktion).
- Gabe von Eculizumab so schnell wie möglich als Therapieversuch bei hämolytischer Transfusionsreaktion nach AB0-inkompatibler Transfusion. Der C5-Antikörper führt zu terminaler Komplementblockade.
- Überwachung der Vitalfunktionen, Erfassung + Behandlung von Komplikationen
  (Volumensubstitution und Infusion von Natriumbikarbonatlösung zur Prophylaxe eines akuten Nierenversagens, antiallergische Therapie, Dialyse bei akutem Nierenversagen u.a.)
- Hämolytische und nichthämolytische TR laufen in Narkose in abgeschwächter Form oder asymptomatisch ab, deshalb die Narkose fortsetzen, bis die Situation beherrscht wird.

Pro:
- Korrekte Blutgruppenbestimmung (AB0, Rhesusantigene, Kell-Antigene) + Antikörpersuchteste durchführen (bei positivem Antikörpersuchtest Ak-Differenzierung). Identitätskontrolle bei Blutabnahme!
- Freigabe einer Blutkonserve zur Transfusion nur bei negativem Ergebnis der Kreuzprobe = Verträglichkeitsprobe: Der Majortest (Verträglichkeitsprobe zwischen Empfängerserum und Spendererythrozyten) ist obligat! Der Minortest (Verträglichkeitsprobe zwischen Spenderserum und Empfängererythrozyten) ist fakultativ. Zeitlich begrenzte Gültigkeit der Kreuzprobe beachten (Deutschland: 3 Tage).
- Sachgemäße Lagerung der Konserven bis zur Transfusion sicherstellen.
- Sind alle Formulare vor einer Transfusion vorhanden?
- Kreuzprobenschein am Patienten auf Übereinstimmung der Daten von Empfänger und Konserve kontrollieren (auch bei Transfusion von Eigenblut)! Auf Verfalldatum und Unversehrtheit der Blutpräparate sowie sachgemäßes Transfusionssystem achten!
- Unmittelbar vor der Transfusion von Blutkomponenten ist vom transfundierenden Arzt oder unter seiner Aufsicht ein AB0-Identitätstest (Bedside-Test) durchzuführen! Dabei wird die AB0-Blutgruppe des Empfängers mittels anti A- und anti B-Ak bestimmt. Auch bei Eigenbluttransfusionen ist ein Bedside-Test mit Empfängerblut und mit Konservenblut vorgeschrieben. Der Bedside-Test ist die letzte Möglichkeit, eine Blutgruppenverwechslung zu bemerken und damit eine potentiell lebensbedrohliche hämolytische Transfusionsreaktion zu verhindern!
- Keine Injektionen/Infusionen zusammen mit der Transfusion (außer isotone Salzlösung).

- Sachgemäßes Transfusionssystem mit Filter und sachgerechte Lagerung der Konserven bis zur Transfusion sicherstellen.
- Transfusionsprotokoll erstellen.
- Minimierung von Fremdbluttransfusionen durch:
  - Eigenblutspenden und -transfusionen bei planbaren Eingriffen
  - Maschinelle Autotransfusion ("recycling" von Wundblut bei Operationen)
- Die Prävention einer verzögerten hämolytischen TR ist schwierig. Wichtig ist die Dokumentation aller AK (Notfallausweis!) und konsequente Beachtung aller anamnestischen Befunde.

MORBUS HAEMOLYTICUS NEONATORUM [P55.9]

1. Rh-Erythroblastose [P55.0]

Konstellation: rh-negative Frau, Rh-positiver Fet (10 % aller Schwangerschaften): Durch fetomaternale Erythrozytentransfusion im Rahmen früherer Schwangerschaften, Aborte oder pränataler Eingriffe erfolgt eine Sensibilisierung der Mutter mit Bildung (in der Mehrzahl der Fälle) von anti-D-IgG-Ak, die die Plazenta passieren können. Ohne vorausgegangene Sensibilisierung der Mutter bleibt das 1. Kind gesund. Wird diese Frau (von einem Rh-positiven Mann) schwanger und ist der Fetus Rh-positiv, so führt der erneute Antigenkontakt via "booster"-Effekt zu einer hämolytischen Anämie des Feten, in schweren Fällen mit Kernikterus (Hydrops congenitus universalis) und Tod des Feten. In selteneren Fällen sind irreguläre erythrozytäre Ak gegen andere Rhesus-Antigene (c, C, e, E) oder gegen das Kell-Antigen Ursache eines M. haemolyticus neonatorum.

Di.:
- Fetus: Retikulozyten, Erythroblasten, unkonjugiertes Bilirubin ↑
  Positiver direkter Coombs-Test, Anämie
- Mutter: Positiver indirekter Coombs-Test

Th.:
- Austauschtransfusion beim Kind (bei gefährdeten Feten bereits intrauterine Transfusion) → Entfernung der zirkulierenden Antikörper, der geschädigten Erythrozyten und des Bilirubins
- Vorzeitige Entbindung hydropsgefährdeter Kinder nach der 33. Schwangerschaftswoche

Pro: Vermeidung einer Sensibilisierung der rh-negativen Mutter durch Gabe von anti-D-Immunglobulin unmittelbar nach der Geburt eines Rh-positiven Kindes (auch nach Aborten und Amniozentese). Durch die anti-D-Prophylaxe ist die Häufigkeit der Rh-Erythroblastose von 0,6 % auf 0,07 % aller Geburten gesunken. rh-negative Mädchen und Frauen im gebärfähigen Alter dürfen keine Rh D-positiven Erythrozytenkonzentrate erhalten!

2. AB0-Erythroblastose [P55.1]

Bei der Blutgruppenkonstellation Kind A oder B und Mutter 0 kann die Mutter außer den nicht plazentagängigen Alloantikörpern vom Typ IgM auch plazentagängige IgG-Antikörper bilden, die eine leichte Hämolyse ohne intrauterine Schäden des Kindes verursachen.

Th.: Therapiebedürftige AB0-Erythroblastosen sind sehr selten. Durch postnatale Fototherapie lässt sich eine Austauschtransfusion meist vermeiden. Blaues Licht wandelt unkonjugiertes Bilirubin in der Haut zu untoxischen Substanzen um, die über Galle und Urin ausgeschieden werden.

AUTOIMMUNHÄMOLYTISCHE ANÄMIEN (AIHA) [D59.1]

1. AIHA durch inkomplette Wärmeautoantikörper vom Typ IgG [D59.1]

Ep.: 70 % aller Patienten mit AIHA haben Wärmeautoantikörper (ca. 1 : 70.000).

Ät.: a) Idiopathisch (45 %)
b) Sekundär (55 %)
- Non-Hodgkin-Lymphome (einschl. chronischer lymphatischer Leukämie = CLL), M. Hodgkin
- Systemischer Lupus erythematodes (SLE) und Kollagenosen
- Virusinfekte (bes. bei Kindern)
- Medikamentös induzierte AIHA:
  - Penicillin- oder Hapten-Typ (IgG-Ak; Medikament bindet als Hapten an die Erythozytenmembran und induziert Ak-Bildung)
  - Immunkomplex- oder Neoantigen-Typ: IgM-Ak bildet mit Medikament Immunkomplex, der an die Erythrozyten bindet → Komplementaktivierung und Hämolyse, z.B. durch Chinidin, Cephalosporine
  - Autoantikörper-Typ (IgG-Antikörper, Induktion von medikamentenunabhängigen Auto-Ak), z.B. durch Alpha-Methyldopa oder Fludarabin

Pg.: Wärmeautoantikörper vom Typ IgG binden sich bei Körpertemperatur an die Erythrozyten, ohne eine Hämolyse auszulösen. Die Ak-beladenen Erythrozyten werden durch Phagozytose in Milz und Leber zerstört: extravasale Hämolyse. In schweren Fällen ist die Erythrozytenlebenszeit auf wenige Tage verkürzt. Eine Anämie wird dann manifest, wenn die Erythropoese, die sich bis zum 10fachen der Norm steigern kann, die Hämolyse nicht mehr kompensieren kann.

KL.:
- Hämolytische Anämie
- Evtl. hämolytische Krisen

Indirekte Hinweise: Stark beschleunigte BSG verbunden mit einem schlechten Absetzen der Erythrozyten im Senkungsröhrchen, Schwierigkeiten bei der Blutgruppenbestimmung und beim Ablesen der Kreuzprobe.

Di.:
1. Bei ungeklärtem Hämoglobinabfall und indirekten Hinweisen auf evtl. Wärmeautoantikörper (siehe oben) an die Diagnose AIHA denken!
2. Zeichen einer hämolytischen Anämie (siehe oben)
3. Direkter (monospezifischer) Coombs-Test positiv.
   Bei hohen Ak-Titern - wenn alle Erythrozyten mit Auto-Ak beladen sind - auch indirekter Coombs-Test positiv. Ca. 10 % können jedoch mit dem Coombs-Test nicht detektiert werden (Nachweisgrenze), sensitivere Diagnostik durch Durchflusszytometrie möglich!
4. Ausschluss einer sekundären AIHA:
   - Medikamentenanamnese, Abklingen der Hämolyse nach Absetzen des verdächtigen Medikamentes
   - Diagnostik auf SLE und Non-Hodgkin-Lymphome (Knochenmark-Diagnostik)

   Beachte: Eine sekundäre AIHA kann der Grundkrankheit längere Zeit vorausgehen, daher sollte die Diagnose idiopathische AIHA von Zeit zu Zeit überprüft werden!

2. AIHA durch Kälteagglutinine vom Typ IgM [D59.1]

Ep.: 20 % aller Patienten mit AIHA haben Kälteagglutinine

PPh: Kälteagglutinine sind komplementaktivierende, bei 0 - 5°C stark agglutinierende Auto-Ak. Niedrigtitrige Kälteagglutinine sind ein Normalbefund, die klinische Relevanz der Ak ist nicht primär vom Titer abhängig, sondern von der Avidität (Bindungsfähigkeit oder Thermalamplitude) der AK bei ca. 30°C (Temperatur der Akren bei normalen Außentemperaturen) und der Stärke der ausgelösten Komplementaktivierung. Pseudoagglutinationen bei Blutgruppenbestimmungen (nach Lagerung der Blutprobe bei 4°C) verschwinden nach Erwärmen und lassen sich durch die Verwendung von EDTA-Blut vermeiden.

Ät.:
Verl.:
- Akutes Kälteagglutinin-Syndrom:
  - Passager, meist 2 - 3 Wochen nach einem Infekt (Mykoplasmen, gel. EBV, Röteln)
  - Heilt meist spontan innerhalb 3 - 4 Wochen
  - Anämie, intravasale Hämolyse, bei Abkühlung Akrozyanose möglich
  - Meist polyklonale IgM Vermehrung
  - Direkter Coombs-Test zeigt Komplementbeladung (C3d, C3c)
  - DD: AIHA vom Wärmetyp, Donath-Landsteiner-AK, medikamentös induzierte AIHA, HUS
- Chronisches Kälteagglutinin-Syndrom:
  - Idiopathisch: Alter > 50 J. (sehr selten)
  - Sekundär: Meist bei B-Zell-Lymphomen
    - Leitsymptom: Akrozyanose bei Kälteexposition - reversibel nach Erwärmung (DD: Bei Raynaud-Syndrom Trikolore-Phänomen - siehe dort)
    - Anämie, nach Kälteexposition schubweise akute Hämolysen
    - Intravasale Hämolyse mit Hämoglobinurie
    - Blutbild: Polychromasie, Sphärozyten
    - Autoagglutination des Blutes bei Raumtemperatur
    - Hochtitrige monoklonale IgM-Antikörper (meist gegen I/i-Antigenkomplex)
    - Direkter monospezifischer Coombs-Test zeigt starke Komplementbeladung (C3d, C3c)

Di.:
- Indirekte Hinweise: Schwierigkeiten bei der Blutabnahme (Agglutination der Erythrozyten in der Punktionskanüle), MCV falsch hoch durch Agglutination, Schwierigkeiten bei der Erythrozytenzählung, beim Anfertigen eines glatten Blutausstriches, bei der Kreuzprobe.
  BSG bei Raumtemperatur stark beschleunigt, bei 37°C (Inkubator) normale BSG!
- Bestimmung des Kälteagglutinin-Titers bei 4°C und Avidität/Thermalamplitude:
  Wichtig für das Labor: Blut entweder sofort warm abseren (danach darf das Serum abkühlen) oder warm ins Labor schicken. Klinisch relevant sind meist Titer > 1 : 1.000 und Ak mit hoher Avidität (je näher der Körpertemperatur, umso relevanter).

- Kälteagglutinine vom Typ anti-I finden sich bei Mykoplasmen-Infektion und benigner monoklonaler Gammopathie.
- Kälteagglutinine vom Typ anti-i finden sich bei Mononukleose und malignen Lymphomen.
  Anm.: Vor operativen Eingriffen in Hypothermie Kälteagglutinine bestimmen.

3. AIHA durch bithermische Hämolysine (AIHA vom Donath-Landsteiner-Typ) [D59.6]

Ep.: Ca. 10 % aller Patienten mit AIHA

Syn: Paroxysmale Kältehämoglobinurie

- Meist akut nach Virusinfekt im Kindesalter (häufigste AIHA im Kindesalter)
- Rasch entwickelnde intravasale Hämolyse, Hb oft < 5 g/dl, Hämoglobinurie, Abdominalschmerzen u.a.
- Passager, Spontanremission i.d.R. nach Abklingen des Infektes ohne Komplikationen
- Chronische Form bei Lues (heute Rarität)
- Direkter monospezifischer Coombs-Test immer positiv mit Anti-C3d
- Meist polyklonale komplement-aktivierende IgG-Antikörper gegen P-Antigen von Erythrozyten

Di.: Donath-Landsteiner-Test: Bithermische Hämolysine binden sich bei kalten Temperaturen (Kühlschrank) mit Komplement an Erythrozyten und führen bei Erwärmung (37°C) zu Hämolyse. Nachweis von Donath-Landsteiner-Ak.

Therapie der AIHA:

A) Kausal: z.B.
- Sofortiges Absetzen auslösender Medikamente bei Verdacht auf AIHA!
- Behandlung ursächlicher Erkrankungen

B) Symptomatisch
- Supplementierung von Folsäure (5 mg/d), ggf. Vitamin B_{12} zur Unterstützung der gesteigerten Erythropoese
- AIHA durch Wärmeautoantikörper
  1. Kortikosteroide führen in bis zu 80 % d.F. zu einer temporären Remission für die Dauer der Medikation. Die Wirkung tritt erst ab dem 3. Tag ein. Häufige Rezidive mit Notwendigkeit für Erhaltungstherapie.
  2. Bei hämolytischer Krise kann die hoch dosierte intravenöse Gabe von Immunglobulinen wirksam sein. Diese wird auch bei infektassoziierter AIHA bei Kindern angewendet.
  3. Immunsuppressiva (z.B. Cyclophosphamid, Rituximab, Mycophenolat oder Ciclosporin A) bei unzureichender Wirkung der Kortikosteroide, Rezidiven oder NW
  4. Splenektomie bei vorwiegend lienaler Hämolyse und chronischem Verlauf (Untersuchung mit ^{51}Cr-markierten Erythrozyten). - Erfolgsrate: 50 - 75 %.
- AIHA bei chronischem Kälteagglutinin-Syndrom:
  1. Schutz vor Kälte ist hier das Wichtigste und bei leichten Fällen ausreichend.
  2. Immunsuppressiva oder Chemotherapeutika als individuelle Therapieversuche bei ausgeprägter hämolytischer Anämie: Rituximab, bei Nichtansprechen z.B. Cyclophosphamid, Fludarabin, Bortezomib
     Anm.: Kortikosteroide und Splenektomie sind unwirksam (intravasale Hämolyse!).
  3. Evtl. Plasmapherese bei schweren Verläufen (zur Entfernung der Auto-Ak), ggf. in Kombination mit Immunsuppressiva
  4. Eculizumab zur Blockierung der terminalen Komplementstrecke, insbesondere bei sehr schweren Hämolysen/Krisen
- Bluttransfusionen nur nach strenger Indikationsstellung. Rel. Indikation bei normaler kardiopulmonaler Funktion: Hkt < 30 %; Hb 6 - 7 g/dl. Verwendung von leukozytendepletierten EK (Erythrozytenkonzentraten), die im AB0-, Rhesus- und Kell-System kompatibel (identisch) sind. Auch weitere Blutgruppenantigene berücksichtigen.

  Indikation für gewaschene Erythrozytenkonzentrate (EK):
  - Unverträglichkeitserscheinungen trotz Gabe von leukozytendepletierten EK in additiver Lösung
  - Klinisch relevante Antikörper gegen IgA oder andere Plasmaproteine nachgewiesen

  Wenn hochtitrige Wärmeautoantikörper auch im Serum des Patienten vorkommen, hat man grundsätzlich das Problem, dass ein eventuell gleichzeitig vorhandener Alloantikörper maskiert sein könnte. (Solch ein Alloantikörper kann sich auch gegen Antigene auf Erythrozyten der Blutgruppe 0 Rhesus negativ richten.) In einem Teil dieser Fälle kann man durch spezielle immunhämatologische Untersuchungen einen Alloantikörper ausschließen. Häufig wird ein sicherer Ausschluss eines Alloantikörpers nicht gelingen. Trotzdem muss der Patient bei entsprechender Indikation transfundiert werden, obwohl das Transfusionsrisiko leicht erhöht ist. Eine positive Kreuzprobe durch freie Ak darf nicht zur Verzögerung einer notwendigen Transfusion führen. Der Patient sollte während der Transfusion engmaschig überwacht werden.

Bei Kälteagglutininen EK in zugelassenen Geräten auf Körpertemperatur erwärmen und Patient warmhalten.
- Bei ausgeprägter akuter oder chronischer Hämolyse Thromboembolieprophylaxe (low-dose Heparin)

Renale Anämie [N18.9+D63.8*]

Def: Normochrome, normozytäre hyporegeneratorische Anämie, die sich im Verlauf einer chronischen Niereninsuffizienz entwickelt. Bei einer Kreatininclearance < 30 ml/min entwickelt die Mehrzahl der Patienten eine renale Anämie. Diese ist ein Risikofaktor für erhöhte Mortalität von Nierenpatienten und verminderte Lebensqualität.

Ät.:
- Hauptursache: Erythropoetinmangel infolge Niereninsuffizienz
- Evtl. Begleitfaktoren: Verkürzte Erythrozytenlebenszeit, Eisenmangel, inadäquate Dialyse, Aluminiumüberladung, Knochenmarkfibrose durch Hyperparathyreoidismus u.a.

KL.: Aspekt: Café au lait-Farbe der Haut (anämische Blässe + Ablagerung von Urochromen)
Allgemeine Anämiesymptome; Klinik der chronischen Niereninsuffizienz

Lab: Meist normochrome Erythrozyten (MCH normal), Retikulozyten vermindert
Messungen des EPO-Spiegels (die nicht erforderlich sind) können noch Werte im Referenzbereich zeigen, es fehlt aber der für Anämien typische Anstieg der EPO-Produktion.

DD:
- Eisenmangelanämie: Gehäuftes Vorkommen bei Niereninsuffizienz durch Blutverluste (Blutentnahmen, Hämodialyse, evtl. gastrointestinale Blutungen)
  Di.: Eisen + Ferritin ↓

Di.: Anamnese (Niereninsuffizienz) + Klinik (normochrome Anämie, Retikulozyten ↓)

Th.:
- Zuerst Eisenmangel ausschließen und bei Bedarf therapieren. Serum-Ferritin auf > 200 bis max. 500 µg/l und Transferrinsättigung auf 30 - 50 % anheben. Falls die orale Eisensubstitution nicht gut vertragen wird oder schlecht resorbiert wird: Parenterale Eisengabe, z.B. 500 - 1.000 mg Eisen-Carboxymaltose als Kurzinfusion (siehe Kap. Eisenmangelanämie).

  Anm.: Dialysepatienten haben einen Blutverlust von ca. 2,5 l/Jahr (das entspricht etwa 1.000 mg Eisen bei einem angenommenen Hb von 12 g/dl); evtl. zusätzliche Blutverluste durch urämische Blutungsneigung.

- Erythropoese-stimulierende Wirkstoffe (ESA)
  - mit gleicher Aminosäuresequenz wie das humane Erythropoietin. Der beigefügte griechische Buchstabe weist auf das unterschiedliche Glykosylisierungsmuster hin.
    - Epoetin alfa (Erypo®, Eprex®) } Dosierung 3 x/Woche
    - Epoetin beta (NeoRecormon®) } Dosierung 3 x/Woche
    - PEG-Epoetin beta (Mircera®): Längere Wirkdauer (ca. 2 Wochen), Dosierung 1x/Monat
    - Epoetin theta (Eporatio®, Biopoin®)
  - mit abweichender Aminosäuresequenz: Darbepoetin alfa (Aranesp®)
  - Biosimilars sind Zweitanbieterprodukte von rekombinant hergestellten biologischen Arzneistoffen, die den Originalpräparaten ähnlich sind. Sie haben die gleiche Aminosäurestruktur wie humanes Erythropoetin.
    Biosimilars für Epoetin alfa: Abseamed®, Epoetin alfa Hexal, Binocrit®
    Biosimilars für Epoetin zeta: Silapo®, Retacrit®

  Ind: Dialyse- und Prädialysepatienten mit symptomatischer renaler Anämie
  NW: Selten grippale Beschwerden, Hautausschlag, passagere Thrombozytose (Thrombosegefahr!), Entwicklung oder Verschlechterung einer präexistenten Hypertonie (30 %), insbesondere bei zu hoher Dosierung → Blutdruck vor Therapiebeginn gut einstellen und kontrollieren! Bei Entwicklung neutralisierender Anti-EPO-Ak kann sich selten eine ESA-induzierte „pure red cell aplasia" (PRCA) ausbilden. → Therapie: ESA absetzen, evtl. Immunsuppressiva, bei Bedarf Ery-Konzentrate; optimal: Nierentransplantation
  Dos.: Siehe Herstellerangaben. Ziel-Hb: 11,5 g/dl - KDIGO-Empfehlung (bei höheren Werten steigt das kardiovaskuläre und Mortalitätsrisiko an). Danach angepasste, in der Regel deutlich verminderte Erhaltungsdosis. Durch die Therapie der renalen Anämie mit EPO verbessern sich Lebensqualität und Immunstatus der Patienten.

- Nierentransplantation (neue Erythropoetinproduktionsstätten)
- Frühzeitig Hepatitis B-Impfung

Anämie bei chronischen Erkrankungen [D64.8]

Syn: Englisch: anemia of chronic disease (ACD); anemia of inflammation (AI); frühere Bezeichnung: Entzündungs- und Tumoranämie; funktioneller Eisenmangel (i.Gs. zum absoluten Eisenmangel)

Vo.: Zweithäufigste Anämieform nach der Eisenmangelanämie!

Def: Normochrome, normozytäre hyporegeneratorische Anämie im Verlauf einer chronischen Erkran-

Ät.: kung (Infektionen, Autoimmunerkrankungen, Diabetes mellitus, maligne Erkrankungen sowohl aus dem Bereich der soliden Tumoren als auch aus dem Bereich der Leukämien und Lymphome).
Die ACD kann sich auch subakut im Rahmen einer schweren akuten Infektion entwickeln.
Ausschlussdiagnose durch fehlenden Nachweis einer der bekannten Anämieformen. Aber: Kombinationen von ACD und anderen Formen der Anämie, insbesondere der Eisenmangelanämie sind nicht selten, dies kann die Diagnosestellung erschweren.

Pg.: Störung der Erythropoese durch proinflammatorische Zytokine (TNF-alpha, Interleukin 1-alpha, Interleukin 1-beta, Interleukin 6, Interferon-gamma etc.), die im Rahmen der genannten disponierenden Grunderkrankungen vermehrt gebildet werden.
Durch die Zytokine wird die Homöostase des Eisenstoffwechsels und die Proliferation der roten Progenitorzellen gestört; zudem wird die ausreichende Synthese von EPO behindert und die Überlebenszeit der Erythrozyten verkürzt. Eine Schlüsselrolle bei der Vermittlung dieser Effekte spielt Hepcidin, ein Typ II-Akut-Phase-Protein, das bei Entzündungen vermehrt gebildet wird.

KL.: Im Vordergrund stehen meist die Symptome der Grunderkrankung (siehe oben.) akzentuiert durch allgemeine Anämiesymptome; Anämiesymptome können gegenüber den unter Umständen erheblichen Beschwerden durch die Grunderkrankung kaschiert oder verschleiert werden.

Lab: Meist normochrome und normozytäre Erythrozyten (MCH und MCV normal); eine hypochrome und mikrozytäre Präsentation ist aber möglich (MCH und MCV meist leichtgradig vermindert). Morphologie der Erythrozyten: Anisozytose, Poikilozytose, Retikulozytenzahl normal oder vermindert; Transferrin-Sättigung (TfS) ↓; Erhöhung von: BSG, Fibrinogen, CRP, Haptoglobin, Ferritin
Messungen des EPO-Spiegels können noch Werte im Referenzbereich zeigen, es fehlt aber der für Anämien adäquate Anstieg der EPO-Produktion.

DD: Alle anderen normochromen und normozytären und hypochromen mikrozytären Anämien

Di.: Anamnese (Grunderkrankung!) + Labor (Ausschluss anderer Anämieformen)

Th.: A) Kausal:
Die wirksame Behandlung der Grunderkrankung ist die beste Therapie der ACD.
Ist die Grunderkrankung nicht heilbar, ist auch die Therapie der ACD palliativ und muss sich in Aufwand und Umfang an diesem limitierten Therapieziel orientieren.

B) Symptomatisch:
- Transfusion von Erythrozyten-Konzentraten bei akutem Bedarf und/oder limitierter Lebenserwartung (keine ausreichende Zeit für das Eintreten eines Effektes durch EPO)
- Gabe von intravenösen Eisenpräparaten in kleinen Dosen bei Eisenmangel (siehe dort); orale Eisengaben sind unwirksam, da Hepcidin die Aufnahme verhindert.
- Gabe von EPO (Erythropoetin) bzw. ESA (Erythropoese-stimulierende Wirkstoffe)
  Ind: Tumorpatienten unter Chemotherapie mit symptomatischer Anämie (Hb < 10 g/dl). Vorher Ausschluss anderer Anämieursachen (Blutungen, Mangel an Eisen, Vitamin B_{12} oder Folsäure). Ziel-Hb: Bis 12 g/dl (bei höheren Hb-Werten steigt die Letalität an). Alternative: Gabe von Ery-Konzentraten

Prg: Abhängig von der Grunderkrankung

Anämie im Alter [D64.8]

Vo.: Häufigstes hämatologisches Problem bei alten Menschen, zunehmende Inzidenz mit jeder Altersdekade, kein „normaler" Alterungsprozess (!), entsprechend sind die Normbereiche auch hier gültig.

Urs:
1. Mangelzustände (30 %): Eisen, Folsäure, Vitamin B_{12}
2. Anämie bei chronischen Erkrankungen (20 %)
3. Niereninsuffizienz (10 %)
4. Andere Ursachen (40 %): Medikamentös-toxisch, Hormonmangel, hämatologische Systemerkrankungen u.a.

KL.: Anämie im Alter ist oft nur mild ausgeprägt, aber unabhängiger Risikofaktor für 5-Jahresmortalität

Ko.: und weitere relevante Folgen (Leistungsfähigkeit ↓, Gebrechlichkeit ↑, Mobilität ↓, Sturzrisiko ↑, kognitive Funktion und Gedächtnis ↓, Demenzrisiko ↑, Osteoporoserisiko ↑, Muskelmasse ↓, Depressionen ↑)

Di.: Erythrozytenparameter oft nicht eindeutig, da Ursachenüberlappungen möglich (z.B. bei Eisen- und Vitamin B_{12}-Mangel).

Eine Anämieabklärung ist auch beim alten Menschen indiziert (ca. 80 % d.F. können mit adäquatem Aufwand abgeklärt werden), invasive klinische Untersuchungen (z.B. Knochenmarkpunktion) sollten altersadapiert durchgeführt werden nach vorheriger Prüfung der klinischen Konsequenzen.

Th.: Behandelbare Ursachen sollten wie bei jüngeren Menschen behandelt werden, ggf. auch Gabe von Erythrozytenkonzentraten nach Klinik des Patienten.

Prg: Abhängig von den Grundkrankheiten

APLASTISCHE ANÄMIE (AA) [D61.9]

Internet-Infos: *www.dag-kbt.de; www.ebmt.org; www.asbmt.org; www.dgho-onkopedia.de*

Def: Knochenmarkversagen mit Aplasie/Hypoplasie des blutbildenden Systems und Panzytopenie (Stammzellerkrankung), Knochenmarkzellularität < 25 %

2 von 3 Kriterien der Tabelle und Knochenmarkzellularität < 25 % müssen erfüllt sein:

3 Schweregrade	Granulozyten	Thrombozyten	Retikulozyten
Nichtschwere AA (nSAA)	< 1.000/µl	< 50.000/µl	< 60.000/µl
Schwere AA (SAA)	< 500/µl	< 20.000/µl	< 20.000/µl
Sehr (very) schwere AA (vSAA)	< 200/µl	< 20.000/µl	< 20.000/µl

Zusätzlich: Keine signifikanten Dysplasien oder Blastenpopulationen im Knochenmark, keine vorausgegangene Strahlen- oder Chemotherapie

Ep.: Selten; Inzidenz in Europa 0,2 Fälle/100.000 Einwohner/Jahr (in China 2 Fälle/100.000 Einw./Jahr); gehäuftes Auftreten bei hormonellen Umstellungen (Adoleszenz, Beginn des Seniums, Schwangerschaft); zum Teil Assoziation mit bestimmten HLA-Antigenen (DR2, DPw3).

Ät.: A. Angeborene aplastische Anämien: selten, z.B. Fanconi-Anämie oder Blackfan-Diamond-Syndrom [D61.0], Dyskeratosis congenita [Q82.8] (Telomerasedefekt mit diagnostischem Nachweis von kurzen Telomeren)

B. Erworbene aplastische Anämien: die meisten Fälle
1. Idiopathische aplastische Anämie (> 70 %), Ursache unbekannt
2. Sekundäre aplastische Anämien durch:
   - Medikamente (ca. 10 %, dosisunabhängige idiosynkratische Reaktion): Chloramphenicol, Phenylbutazon u.a. nichtsteroidale Antirheumatika (NSAR), Goldpräparate, Colchicin, Penicillamin, Phenytoin, Sulfonamide, Thyreostatika u.a.
   - Toxische Stoffe: Benzol (BK-Nr. 1303) - bei einer beruflichen Exposition von 50 ppm-Jahren (Dauer x Höhe der Exposition) beträgt das Erkrankungsrisiko 5 %, bei 100 ppm-Jahre 10 % (WHO-Kalkulation).
   - Ionisierende Strahlen
   - Virusinfekte (ca. 5 % d.F.): z.B. Hepatitisviren, EBV, CMV, HHV-6, HIV, Parvovirus B19

Pg.: Hypothese: Abnormalität der hämatologischen Stammzelle/Stammzellnische und immunologisch (T-Lymphozyten) vermittelter Stammzellschaden. Bei einem Teil der Patienten finden sich somatische Mutationen, bei einem Teil autoreaktive T-Lymphozyten gegen hämatopoetische Stammzellen. Regeneration des Blutbildes nach T-Zell-Depletion durch Antikörpertherapie gegen T-Lymphozyten.

KL.: Die Klinik wird durch den Mangel der einzelnen Blutelemente geprägt.
In manchen Fällen geht der Panzytopenie eine Mono- oder Bizytopenie voraus (15 %).

Anämie	Granulozytopenie	Thrombozytopenie
↓	↓	↓
Blässe,	Infekte, Fieber	Petechien
Dyspnoe,	Nekrosen,	Zahnfleisch-/Nasenbluten
Müdigkeit,	Mykosen (Haut-/Schleimhautübergänge!)	u.a. Blutungen

Die BSG ist bereits aufgrund der Anämie erhöht.

DD: 1. Panzytopenie bei normo- oder hyperzellulärem Knochenmark (KM)
   - Myelodysplastisches Syndrom/AML (Knochenmarkbiopsie, Zytogenetik)
   - Hypersplenismus (körperliche Untersuchung, Abdomen-Ultraschall)
   - Vitamin B_{12}- oder Folsäuremangel (Anamnese, körperliche Untersuchung, megaloblastäre Anämie, KM-Befund, Vitamin B_{12}- bzw. Folsäure ↓)
2. Paroxysmale nächtliche Hämoglobinurie (Durchflusszytometrie GPI-verankerter Proteine)
3. Systemischer Lupus erythematodes (antinukleäre und Anti-DNA-Antikörper)
4. Knochenmarkinfiltration durch Leukämien, maligne Lymphome, Karzinome, Mykobakterien (KM-Biopsie, Anamnese, körperliche Untersuchung)
5. Osteomyelosklerose (KM-Biopsie: Fibrose, körperliche Untersuchung)
6. Aplasie nach Chemo-, Strahlentherapie oder toxischer Strahlenexposition (Anamnese)
7. Anorexia nervosa oder lange Hungerphasen (Anamnese, körperliche Untersuchung)

Di.: Diagnostische Maßnahmen dienen der Diagnosestellung, der Klärung der Genese, des Schweregrades, der Durchführbarkeit spezifischer Therapiemaßnahmen und der Prognose:
- Anamnese (Infektionen, Medikamente, toxische Stoffe, ionisierende Strahlen)

- Körperliche Untersuchung (Blutungs-, Infekt-Anämiezeichen, Kleinwuchs, Café-au-lait-Flecken, Skelettabnormalitäten, Leukoplakie, Nageldystrophie, Hyper- und Hypopigmentierung)
- Mikroskopisches Differenzialblutbild, Retikulozytenzahl (Zytopenie ohne Blasten)
- KM-Zytologie/-histologie mit Zytogenetik (Aplasie, keine Fibrose/Infiltration/Dysplasie, keine MDS-typischen chromosomalen Aberrationen)
- PNH-Diagnostik auf GPI-verankerte Proteine (PNH-Klon bei bis zu 70 % der AA-Fälle)
- Virusdiagnostik: Hepatitis A / B / C; HIV; EBV, evtl. CMV
- Vitamin B_{12}, Folsäure, Eisenstatus
- Antinukleäre und Anti-DNA-Antikörper
- Leberfunktionstests, Oberbauch-Sonografie, Ekg, Herz-Echo, Rö-Thorax
- Nach Diagnosesicherung altersabhängig HLA-Typisierung von Patienten und Geschwister

Bei V.a. angeborenes KM-Versagenssyndrom weiterführende Diagnostik (z.B. Chromosomenbruchanalyse, Telomerlängenbestimmung, Mutationsanalyse Telomerkomplex)

Th.: Verlegung des Patienten in ein hämatologisches Zentrum!

A. Supportive Therapie

- Substitution von Erythrozyten- und Thrombozytenkonzentraten (EK und TK)
  Familienmitglieder sind als Blutspender verboten, solange Stammzelltransplantation in Betracht kommt. HLA-kompatible TK erst bei nachweisbaren Antikörpern.
- Infektionsprophylaxe/-therapie bei schwerer Neutropenie: Keimarme Räume, Mundpflege, Antibiotika, Antimykotika, evtl. G-CSF u.a.
- Frühzeitige Chelator-Therapie bei Eisenüberladung (auch ohne EK-Gaben bei ineffizienter Erythropoese und damit fehlendem Einbau des Eisens in die Erythrozyten möglich).

B. Kausale Behandlung bei schwerer aplastischer Anämie:

- Transplantation von allogenen hämatopoetischen Stammzellen (SZT): Bei AA bevorzugt aus Knochenmark (KMT) eines histokompatiblen (HLA-identen) Familienspenders = matched related donor (MRD). In der gemischten Lymphozytenkultur (MLC) dürfen sich Lymphozyten von Spender + Empfänger nicht stimulieren (MLC-Negativität).
  Ind: Erstlinientherapie SAA und vSAA bei < 50 Jahre und HLA-identem Familienspender. Bisher kein eindeutiger Konsens über den Einsatz unverwandter SZT als Primärtherapie, obwohl die SZT bei jungen Patienten mit kompatiblen Fremdspendern (10/10-Match auf Allelebene) gute Ergebnisse zeigt.
  Ko.:
  1. Toxische NW der Konditionierungstherapie
  2. Infektionen } Einzelheiten siehe Kap. Akute Leukämie
  3. Graft versus host disease = GvHD
     (akut Grad III - IV bis 50 % - chronisch: Kinder 30 %, Erwachsene 50 %)
  4. Transplantatabstoßung (graft rejection (4 - 14 % d.F.) → Ursachen:
     - Unzureichende Immunsuppression (Konditionierung)
     - Unzureichende Zahl von Stammzellen im Transplantat
- Intensivierte immunsuppressive Therapie:
  Antithymozytenglobulin vom Pferd (hATG) i.v. + Ciclosporin A (CSA) p.o., Steroide nur zur Kontrolle der akuten NW, ggf. Wiederholung bei fehlendem Ansprechen mit ATG vom Kaninchen (rATG) nach 4 - 6 Monaten
  Ind: Erstlinientherapie bei:
  1. nSAA mit Substitutionsbedarf
  2. SAA/vSAA bei Patienten > 40 Jahre
  3. SAA/vSAA bei Patienten < 40 Jahre und Fehlen eines histokompatiblen Spenders oder bei sonstigen Gründen, die gegen eine SZT sprechen

  Häufigste Frühkomplikation: Sepsis
  Das Risiko für ein Rezidiv der AA liegt bei ca. 35 % (CSA mindestens über 12 Monate, danach langsame Reduktion), teilweise nur Teilremissionen.
  Spätkomplikationen: Sekundäre klonale Neoplasie (4 % nach 6 Jahren), neue paroxysmale nächtliche Hämoglobinurie-Population (7 % nach 6 Jahren)
- Therapieoptionen der Reserve: HLA-idente allogene SZT, Thrombopoetin-Rezeptoragonist Eltrombopag, alternative Immunsuppressiva (z.B. Alemtuzumab), Androgene

Prg: Letalität bei Erwachsenen unbehandelt 70 %.
Wichtigste prognostische Parameter sind Granulozytenzahl und Alter bei Diagnosestellung.
5-Jahres-Überlebensraten bei SAA/vSAA nach allogener HLA-identer Familienspender-SZT ca. 80 %, bei HLA-identem (10/10!) unverwandtem Spender ca. 70 %, nach ATG/CSA-Therapie ca. 80 % (z.T. nur Teilremissionen). Die Therapieergebnisse sind bei jüngeren Patienten besser als bei älteren, außerdem nach KMT besser als nach PBSCT (= SZT aus peripherem Blut).

Anm.: Die Panzytopenie stellt den schwersten Grad einer Knochenmarkschädigung dar. Es kann aber auch isoliert nur eine Blutzellreihe geschädigt werden:

- ▶ Isolierte Aplasie der Granulozyten ("pure white cell aplasia = PWCA [D70.3]")
- ▶ Isolierte Aplasie der Thrombozytopoese (amegakaryozytäre Thrombozytopenie)
- ▶ Isolierte Aplasie der Erythropoese: "pure red cell aplasia" = PRCA [D60.9] (selten):
  a) Angeboren (Diamond-Blackfan-Syndrom [D61.0])
  b) Erworben

  Ät.: 1. Genetische Faktoren (idiopathisch)
  2. Assoziation mit Thymom (evtl. Heilung nach Thymektomie)
  3. Parvovirus-B19-Infektion (Di.: Virusnachweis (PCR), Riesenerythroblasten im Knochenmark)
  4. Andere Ursachen: Neoplasien, Medikamente (z.B. Erythropoetin), postpartal u.a.

  Verlauf: a) akut (reversibel innerhalb 1 Monats; oft bei Kindern)
  b) chronisch (oft bei Erwachsenen)

  Th.: 1. Kausal
  2. Supportive Therapie, Immunsuppressiva, Immunglobuline

Anhang:

HLA-Antigene

Vergleichbar den AB0-Blutgruppenantigenen sind die HLA-Antigene ("human leukocyte antigens") genetisch festgelegte Merkmale, die sich an der Oberfläche kernhaltiger Zellen des Menschen befinden und die für die Unterscheidung von körperfremd und körpereigen wichtig sind. Die hoch polymorphen HLA-Antigene sind daher für die Beurteilung der Gewebeverträglichkeit bei Transplantationen von Bedeutung. Antikörper gegen HLA-Antigene können sich nach Bluttransfusionen, während der Schwangerschaft (im Körper der Mutter gegen andersgeartete HLA-Antigene des Vaters) und bei Transplantatempfängern bilden. Die genetische Information für die Bildung der HLA-Antigene befindet sich auf dem Chromosom Nr. 6, im Bereich des sog. MHC ("major histocompatibility complex"). Der MHC ist in drei Regionen (MHC-Klasse I, Klasse II und Klasse III) unterteilt, wobei die HLA-Antigene von verschiedenen Loci und einer Vielzahl von Allelen der Klasse I und II Regionen kodiert werden:

DP	DQ	DR	C_2	Bf	C_4A	C_4B	B	C	A
Klasse II			Klasse III				Klasse I		

Chromosom Nr. 6 mit Genkarte des HLA-Systems (MHC)

HLA-Klasse I Antigene kommen auf allen kernhaltigen Zellen vor und präsentieren intrazelluläre Antigenfragmente, wohingegen HLA-Klasse II Antigene vorwiegend auf B-Lymphozyten und Makrophagen exprimiert werden und für die Präsentation extrazellulärer Antigenfragmente von entscheidender Bedeutung sind. Die Gene der Klasse III kodieren u.a. die Bildung der Komplementfaktoren C_2, C_4 und des C_3-Proaktivators (Bf).

Bei der Suche nach Blutstammzellspendern unterscheidet man:

- Spendersuche unter Geschwistern = Core Family Donor Search (CFDS): Sucherfolg bei einem Geschwisterkind 25 %
- Spendersuche unter (nicht verwandten) Spendern = Unrelated Donor Search (UDS): Da weltweit fast 30 Mio. Spender registriert sind (in Deutschland > 7 Mio.), liegt der Sucherfolg bei ca. 90 %.

Stammzelltransplantationen (SZT) von einem HLA-identen verwandten Spender haben etwas bessere Erfolgsraten als SZT von einem HLA-identen nicht verwandten Spender.

Transplantationsrelevant sind fünf HLA-Merkmale: A-B-C-DR-DQ, die jeweils von Vater und Mutter vererbt werden, insgesamt sind also zehn HLA-Merkmale bei der Spenderauswahl zu berücksichtigen.
Zum Nachweis der polymorphen HLA-Merkmale dienen molekulargenetische Testmethoden (PCR) unter Verwendung spezifischer Primer, Hybridisierungssonden oder der Sequenzierung.

Telomere und Telomerase

Telomere bilden die Enden linearer Chromosomen und sind wichtig für die chromosomale Stabilität („wie Schnürsenkelenden"). Sie verhindern ihre Fusion, Degradation, Rekombination und helfen bei der Mitose. Beim Menschen bestehen sie aus Wiederholungseinheiten der Sequenz T_2AG_3, verschiedenen Proteinen mit einer Länge von ca. 3 - 15 Kilobasen. Mit jeder Zellteilung verkürzen sie sich und begrenzen bei Erreichen einer kritischen Länge als Tumorsuppressor das Zellwachstum (Hayflick-Limit).
Der Enzymkomplex Telomerase kann durch die Neusynthese von Telomeren dieser Verkürzung in Zellen der Keimbahn, Stamm- und Vorläuferzellen, aber auch in T- und B-Zellen entgegenwirken. Darüber hinaus findet sich Telomeraseaktivität in bis zu 90 % aller Tumorzellen und ermöglicht so unbegrenztes Zellwachstum (therapeutischer Ansatz von Telomeraseinhibitoren).

ERKRANKUNGEN DER WEISSEN BLUTZELLEN UND DER BLUTBILDENDEN ORGANE

Gliederung des Immunsystems

	Antigen-spezifisch	Antigen-unspezifisch
humoral	Antikörper	Komplementsystem
zellulär	T- und B- Lymphozyten	Makrophagen/ Granulozyten

KOMPLEMENTSYSTEM

Das Komplementsystem ist Bestandteil des humoralen Abwehrsystems und besteht aus mehreren Faktoren (C1 - 9), die auf 3 verschiedenen Wegen aktiviert werden können:

1. Klassischer Reaktionsweg:
   Aktivierung durch Immunkomplexe: Ein IgM- oder 2 IgG-Moleküle können nach Antigenkontakt über das Fc-Fragment C_1 fixieren. Dies löst eine kaskadenartige Aktivierung der übrigen Komplementfaktoren aus (Reihenfolge: C1 → 4 → 2 → 3 → 5 bis 9).
2. Alternativer Reaktionsweg:
   Unabhängig von einer Antigen-Antikörper-Reaktion können z.B. bakterielle Antigene direkt C3 aktivieren, gefolgt von der kaskadenförmigen Aktivierung von C5-9.
3. Lektin-Reaktionsweg: Antikörper-unabhängige Reaktion. Aktivierung über die Bindung bakterieller Kohlenhydrate durch Mannose-bindende Lektine (MBL), CRP und Serumamyloid A

Inhibitoren verhindern eine spontane bzw. überschießende Aktivierung des Komplementsystems. (C1-Inhibitor beim hereditären Angioödem, C5-Inhibitor bei atypischem hämolytisch urämischen Syndrom und paroxysmaler nächtlicher Hämoglobinurie).

Komplementkaskade

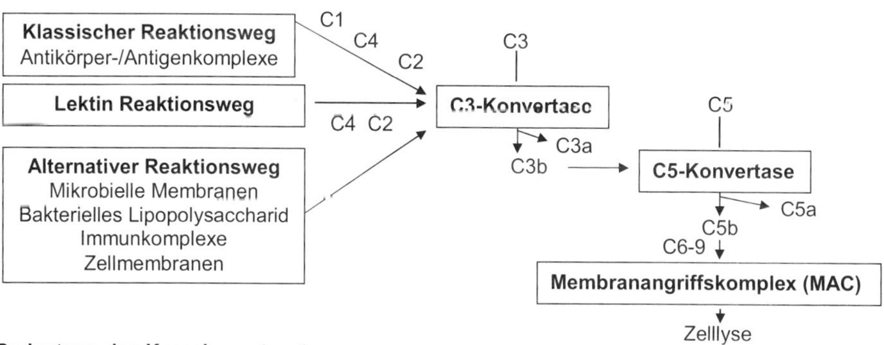

Bedeutung des Komplementsystems:

- Abwehr von Mikroorganismen:
  - Förderung der Phagozytose durch C3b (= Opsonine)
  - Zytolyse von Ak-beladenen Zielzellen durch das Endprodukt der Komplementaktivierungskette (MAC = membrane attacking complex = C5b-C9-Komplex)

  Verminderte Abwehrfunktion gegen bakterielle Infekte bei Störungen des Komplementsystems.
- Mitwirkung bei der Manifestation akuter Entzündungsreaktionen:
  Im Verlauf der Komplementaktivierungskaskade entstehen Spaltprodukte, die als Entzündungsmediatoren wirken: z.B. C3a bewirkt eine Freisetzung von Histamin aus Mastzellen und lockt Granulozyten an (Chemotaxis).

Ursachen eines erworbenen Komplementmangels:
1. Verminderte Synthese (Leberzirrhose, Malnutrition)
2. Erhöhter Verbrauch bei Autoimmunerkrankungen mit zirkulierenden Immunkomplexen
3. Manche Infektionskrankheiten

RES / RHS / MPS / MMS

Funktionell zusammengehörendes Zellsystem verschiedener mononukleärer Makrophagen, die der Abwehrfunktion dienen. Aschoff und Landau nannten das System retikuloendothelial (RES). Später hieß es retikulohistiozytäres (RHS); heute heißt es Monozyten-Phagozyten-System (MPS) oder Monozyten-Makrophagen-System (MMS).
Die mononukleären Phagozyten (Makrophagen) sind im Blut die Monozyten und im Bindegewebe die Histiozyten. In Milz, Lymphknoten und Knochenmark kommen sie vor als phagozytierende Retikulumzellen und sie kleiden auch die dortigen Sinusoide aus.

GRANULOPOESE

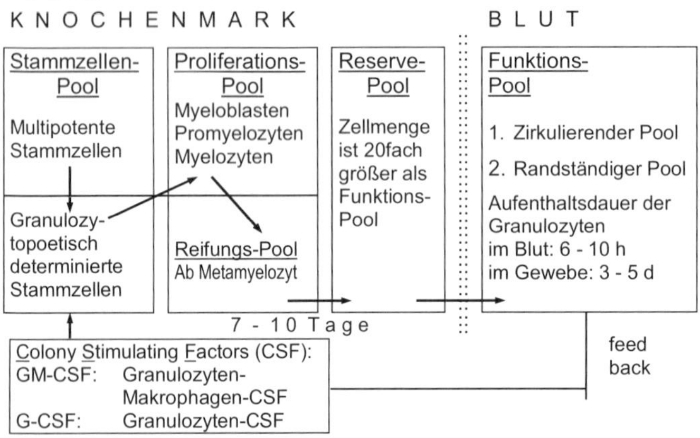

Neutrophile Granulozyten und Vorstufen: Verteilung auf Blut und Knochenmark

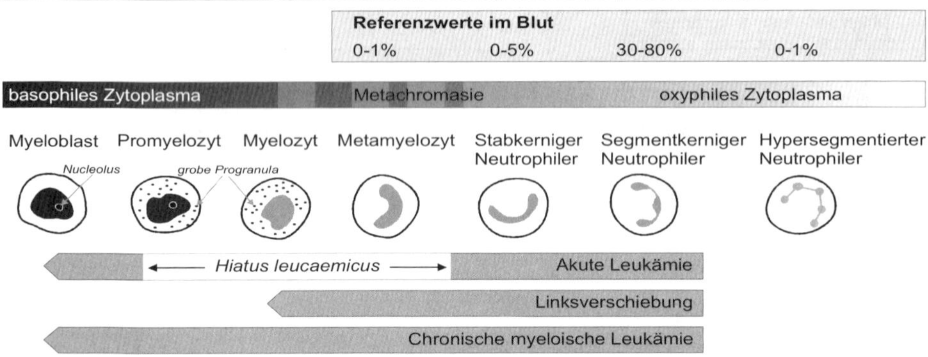

GRANULOZYTEN vermitteln unspezifische zelluläre Abwehrreaktionen insbesondere gegen Bakterien und Pilze (Chemotaxis, Phagozytose, Keimabtötung).

Normalerweise befinden sich 90 % der Granulozyten im Knochenmark, nur 2 - 3 % im zirkulierenden Blut und der Rest im Gewebe. Humorale Signale (z.B. Interleukin 1, Komplementfaktor C3) bewirken eine Freisetzung von Granulozyten aus dem Knochenmark ins Blut.

Im Blut verteilen sich die Granulozyten je zur Hälfte auf einen marginalen Pool an den Gefäßwänden und auf einen mit dem Blut zirkulierenden Pool. Die Aufenthaltsdauer der Granulozyten im peripheren Blut ist nur kurz (HWZ ca. 7 h). Aufgrund ihrer amöboiden Beweglichkeit können die Granulozyten die Kapillaren verlassen, in Gewebe einwandern oder Schleimhäute durchwandern. Ihr Abbau erfolgt im RHS.

Die teilungsfähigen Zellelemente der Granulopoese sind der Myeloblast, Promyelozyt und Myelozyt (proliferierender Teil), ab Metamyelozyt findet keine Zellteilung mehr statt. Die Ausreifungszeit vom Myeloblast bis zum reifen segmentkernigen Granulozyten dauert ca. 10 Tage, die Lebenszeit der reifen Granulozyten beträgt 4 - 5 Tage. Die Knochenmarkreserve an granulopoetischen Zellen reicht im Falle eines plötzlichen Proliferationsstops für 8 - 10 Tage (entsprechend der Reifungszeit vom Myelozyten bis zum Granulozyten), d.h. eine ernste Granulozytopenie tritt erst nach ca. 1 Woche ein (z.B. nach Zytostatikagabe). Bei vorgeschädigtem Mark mit verminderter Reserve setzt die Granulozytopenie allerdings eventuell früher ein (z.B. nach Zytostatikatherapie eines leukämisch infiltrierten Markes).

Der Verteilungsschwerpunkt im Knochenmark liegt beim halbreifen Myelozyt, im peripheren Blut beim Segmentkernigen. Von dieser Verteilung gibt es 2 Abweichungen:

1. Knochenmarkreizung (z.B. bei Entzündungen):
   Die mengenmäßige Verteilung der Granulozyten zeigt im Blut eine Linksverschiebung zu den jüngeren Elementen hin (erhöhter Verbrauch ausgereifter Zellen), im Knochenmark nach rechts zu den reiferen Elementen (Proliferationsreiz und schnellere Ausreifung). Im Blut treten Myeloblasten nur in sehr seltenen Fällen einer extremen Linksverschiebung und dann nur in maximal 1 - 2 % auf (sog. „leukämoide Reaktion").

   Anm.: Bei der Pelger-Huet-Anomalie (einer seltenen Anomalie ohne Krankheitswert) haben die neutrophilen Granulozyten 2 Kernsegmente und können eine Linksverschiebung vortäuschen.
2. Knochenmarkhemmung (z.B. durch Zytostatika):
   Durch mangelnde Ausreifung kommt es im Knochenmark zu einem relativen Überwiegen der jüngsten Vorstufen (Linksverschiebung); im Blut kommt es durch mangelhaften Nachschub zu einem relativen Überwiegen überalterter Zellen (keine Retikulozyten, Vermehrung der hypersegmentierten Neutrophilen) = Rechtsverschiebung im Blut.

SYNDROM DER EXTRAMEDULLÄREN MYELOPOESE

Unter physiologischen Umständen verlassen die zellulären Elemente das Knochenmark erst ab einer bestimmten Reifungsstufe („Ausschwemmsperre"):
- Granulopoese: Ab jugendlichem Granulozyt (= Metamyelozyt)
- Erythropoese: Ab Retikulozyt

Dieser selektive Mechanismus soll verhindern, dass unausgereifte, funktionsuntüchtige Zellelemente in die Peripherie geraten. Diese Selektion funktioniert nur im Knochenmark, nicht jedoch in den anderen blutbildenden Organen.

Bei einer extramedullären Myelopoese werden daher aus den Blutbildungsherden in Milz, Leber und anderen Orten (Lymphknoten etc.) auch unreife Vorstufen der Granulozytopoese und Erythropoese ins Blut ausgeschwemmt = leuko-/erythroblastisches Blutbild.

Vo.: 1. Myeloproliferative Erkrankungen (insbes. Osteomyelosklerose)
2. Knochenmarkinfiltrierende Malignome (Leukämien, maligne Lymphome, Karzinome)
3. Osteopetrose Albers-Schönberg (Marmorknochenkrankheit)

REAKTIVE VERÄNDERUNGEN

Akute bakterielle Infekte führen zu typischen Veränderungen der weißen Blutzellen sowie der Serumeiweiße. Nach Schilling kann man drei Phasen unterscheiden:

1. Neutrophile Kampfphase:
   - Granulozytose mit α_2-Globulinvermehrung
   - Linksverschiebung im Blut (maximal bis Promyelozyt)
   - Toxische Granulation der Neutrophilen (auch bei fehlender Leukozytose!)
2. Monozytäre Überwindungsphase mit $\alpha_2 + \gamma$-Globulinvermehrung
3. Lymphozytär-eosinophile Heilphase mit γ-Globulinvermehrung

DD: Granulozytose (Neutrophilie) [D72.8] = Vermehrung der neutrophilen Granulozyten > 7.500/µl

Nach der Pathogenese:
- Vermehrte Bildung und Ausschwemmung (Knochenmark → Blut); Vo.: Infektionen, Polyzythämie, Tumoren, Kortikosteroidtherapie, Stress (Adrenalinwirkung), sympathikomimetische Drogen und Stimulantien (Kokain!), Verletzungen, Traumen
- Quantitative Verschiebung vom Randpool zum zirkulierenden Pool: Infektionen, Intoxikationen, Hypoxie, Adrenalin, sympathikomimetische Stimulantien, Traumen
- Hemmung der Auswanderung aus dem zirkulierenden in den marginalen Pool und ins Gewebe bei Langzeitwirkung von Steroiden

Nach der Ätiologie:
- Physiologisch: Neugeborene, Stress, körperliche Belastung, Schwangerschaft
- Infektionen, insbesondere bakterielle: Ausnahmen mit normaler oder verminderter Granulozytenzahl: Typhus, Brucellose
- Entzündungen: Rheumatisches Fieber, Kollagenosen, Pankreatitis, Abszesse
- Neoplasien, myeloproliferative Erkrankungen
- Gewebsnekrosen: Herzinfarkt, Lungeninfarkt, Verbrennungen u.a.
- Metabolische Störungen: Gichtanfall, thyreotoxische Krise, diabetisches und urämisches Koma
- Medikamente: z.B. Kortikosteroide, Adrenalin, Lithium, G-CSF
- Verschiedenes: Postsplenektomie, nach Koliken, akute Blutungen, akute Hämolyse, Traumen, Schock, Rauchen (Raucherleukozytose)

DD: **Eosinophilie** [D72.1] = Vermehrung der eosinophilen Granulozyten > 360/µl

1. Lymphozytär-eosinophile Heilphase nach bakteriellen Infektionen
2. Allergische Erkrankungen, Arzneimittelfieber, DRESS-Syndrom (drug rash with eosinophilia and systemic symptoms)
3. Parasitäre Erkrankungen gehen einher mit ausgeprägter Eosinophilie: z.B. Wurmkrankheiten einschl. Löffler-eosinophiles Lungeninfiltrat (während der Lungenpassage von Askaridenlarven), Trichinose u.a.
4. Hautkrankheiten (Psoriasis, bullöses Pemphigoid, Dermatitis herpetiformis u.a.)
5. Autoimmunerkrankungen: z.B. Churg-Strauss-Syndrom und Hypersensitivitätsvaskulitis
6. Paraneoplastisch: z.B. gel. bei Hodgkin-Lymphom, Karzinomen
7. Andere Ursachen, Eosinophile Pneumonie, eosinophile Fasziitis, Löffler-Endokarditis, eosinophile Gastroenteritis, M. Addison.
   Hypereosinophiles Syndrom = HES (> 6 Monate andauernde Hypereosinophilie > 1.500/µl mit Organbeteiligung, z.B. Myokarditis; 2 Varianten: Lymphozytische und myeloproliferative Form mit Übergang zur chronischen Eosinophilenleukämie → Steroide, Hydroxyurea, ggf. Imatinib-Therapie)

Merkwort bei Eosinophilie: PANIC = Parasiten, Allergien, Neoplasien, Immunologie, Cutis

GRANULOZYTOPENIE [D70.7]

Internet-Infos: *www.severe-chronic-neutropenia.org*

Syn: Neutropenie

Def: Verminderung der neutrophilen Granulozyten im peripheren Blut < 1.500/µl

- Schweregrade:
  - Leichte Neutropenie: 1.500 - 1.000 Zellen/µl
  - Mittelschwere Neutropenie: 1.000 - 500 Zellen/µl
  - Schwere Neutropenie: < 500 Zellen/µl
  - Agranulozytose: < 200 Zellen/µl
- Verlauf:
  - Akut (z.B. nach Chemotherapie) oder chronisch
  - Angeboren oder erworben

Ät.: **I. GRANULOZYTOPENIEN DURCH BILDUNGSSTÖRUNGEN IM KNOCHENMARK**

A) Verminderte Granulozytopoese (aplastische Störung):

1. Knochenmarkschädigung:
   - Chemikalien (z.B. Benzol)
   - Medikamente:
     a) Dosisabhängig, toxisch (z.B. Zytostatika, Immunsuppressiva, AZT, Chloramphenicol)
     b) Dosisunabhängig durch pharmakogenetische Reaktionen (z.B. Phenylbutazon, Ganciclovir, Goldverbindungen, in seltenen Fällen auch Chloramphenicol)
   - Strahlen
   - Autoantikörper gegen Stammzellen (bei manchen Fällen von Immunneutropenie)
2. Knochenmarkinfiltration: Leukämien, Karzinome, maligne Lymphome
3. Osteomyelosklerose

B) Reifungsstörung der Granulozytopoese

1. Schwere angeborene Neutropenie (Reifungsstörungen der Myelopoese):
   - Kostmann-Syndrom: Mutation des HAX-1-Gens
   - Zyklische Neutropenie: Mutation des ELANE-Gens
   Beide Erkrankungen können erfolgreich mit G-CSF behandelt werden.
2. Myelodysplasie-Syndrom
3. Vitamin B_{12}- oder Folsäuremangel mit ineffektiver Granulo-, Erythro- und Thrombopoese

II. GRANULOZYTOPENIEN DURCH GESTEIGERTEN ZELLUMSATZ

A) Immunneutropenien [D70.7]

1. Durch Autoantikörper
   a) Idiopathisch (z.B. Autoimmunneutropenie bei Kleinkindern)
   b) Sekundäre Autoimmunneutropenien bei bekannten Grundkrankheiten:
      - Akut nach Infektionen (z.B. Mononukleose)
      - Chronisch bei HIV-Infektion
      - Maligne Lymphome
      - Systemischer Lupus erythematodes (SLE), Felty-Syndrom, Sjögren-Syndrom
   c) Medikamentös induzierte Immungranulozytopenie (siehe Agranulozytose)
2. Durch Allo-Antikörper gegen Granulozyten:
   - Neonatale Immunneutropenie durch HNA-Ak der Mutter gegen HNA-Antigene der Kinder
   - Alloimmunneutropenie nach allogener Stammzelltransplantation

B) Nichtimmunologisch bedingte Granulozytopenien:

1. Verbrauch: Infektionen (bakteriell, viral, Protozoen)
2. Verteilungsstörung: Hypersplenismus (Pooling der Granulozyten in einer vergrößerten Milz)
3. Virusinfekte

III. KOMBINIERTE BILDUNGS- UND UMSATZSTÖRUNGEN

Anm.: Weitere seltene angeborene Erkrankungen: Siehe Internet

KL.: Neutropenien > 1.000/µl sind meist asymptomatisch, zwischen 1.000 und 500/µl nimmt das Infektionsrisiko stetig zu. Bei Werten < 500/µl kommt es regelmäßig zu Infektionen, insbesondere bakterieller Art bis zur Sepsis. Entzündungszeichen sind dabei oftmals abgeschwächt!

Di.:
- (Medikamenten-) Anamnese / Klinik
- Granulozytenzählung (absolute Werte), Differenzialblutbild
- Ausschluss ursächlicher Erkrankungen: Rheumatische Erkrankung, Vitamin B_{12}- oder Folsäuremangel, PNH u.a.
- Suche nach HNA-Ak (HNA = humane neutrophile Antigene)
- Knochenmarkzytologie/-histologie

Th.:
1. Kausal: Absetzen verdächtiger Medikamente, Behandlung einer evtl. Grundkrankheit
2. Symptomatisch:
   - Infektionsschutz, bei hochgradiger Granulozytopenie (< 500/µl) Behandlung in keimarmen Räumen, evtl. bakterielle Dekontamination; bei Fieber oder Infektionen Gabe von Breitbandantibiotika nach Abnahme von Blutkulturen/Abstrichmaterial (siehe Kap. Fieber)
   - Bei Bildungsstörung Gabe von Wachstumsfaktoren der Granulozytopoese (G-CSF)
   - Bei Autoimmunneutropenie bestehen folgende abgestufte Therapiemöglichkeiten:
     - Bei leichter Neutropenie ohne Symptome: Verlaufskontrollen ohne Therapie
     - Bei schwerer Neutropenie: Kortikosteroide und/oder Immunsuppressiva; hochdosierte intravenöse Immunglobulintherapie (Blockade des RHS)

Pro.: einer schweren Neutropenie nach Chemotherapie durch Gabe von G-CSF (siehe dort)

AGRANULOZYTOSE [D70.3]

Def: Medikamentös induzierte Immungranulozytopenie mit plötzlicher Zerstörung aller Granulozyten und z.T. auch granulopoetischer Vorstufen. Granulozytenzahl < 200/µl; dosisunabhängige Reaktion

Ät.: Auslösende Medikamente sind zahlreich; die wichtigsten sind:
- Das Analgetikum Metamizol = Novaminsulfon (Agranulozytoserisiko mit unterschiedlichen Häufigkeitsangaben: < 1 : 10.000 Anwendungen ?)
- Nichtsteroidale Antiphlogistika und der Thrombozytenaggregationshemmer Ticlopidin
- Thyreostatika Carbimazol, Thiamazol, Propylthiouracil
- Sulfonamide, Sulfasalazin, Cotrimoxazol
- Das Neuroleptikum Clozapin; das Antidepressivum Clomipramin
- CD20-Antikörper Rituximab; die (kontraindizierte) Kombination Azathioprin + Allopurinol

Pg.: Medikamente (Hapten) + Plasmaprotein verbinden sich zum Vollantigen und lösen bei wiederholter Zufuhr eine Antikörperbildung aus. Komplexe aus Vollantigen und Antikörper lagern sich an die Granulozytenoberfläche an und führen unter Beteiligung von Komplement zu einer Leukozytolyse.

KL.: Akutes Auftreten mit der Trias: Fieber (Schüttelfrost), Angina tonsillaris (evtl. ulzerierend), Stomatitis aphthosa, evtl. Sepsis. Die Granulozytenzahl kann im Blut bis auf Null absinken und sich nach Absetzen des auslösenden Medikamentes innerhalb 1 Woche erholen.

Knochenmark: Reifungshemmung der Granulozyten mit Vorherrschen der Promyelozyten (Promyelozytenmark) bei normaler Erythro- und Thrombopoese.

Th.: Absetzen aller vorher eingenommenen Medikamente, keimarme Räume, bei Fieber Gabe von Breitbandantibiotika (siehe Kap. Fieber); evtl. Gabe von G-CSF (granulocyte colony stimulating factor)

GRANULOZYTENFUNKTIONSSTÖRUNG [D71]

Vo.: Seltene, meist angeborene Erkrankungen mit erhöhter Anfälligkeit für bakterielle Infekte: Siehe Kapitel Immundefekte/Phagozytose-Defekte

LYMPHOZYTEN

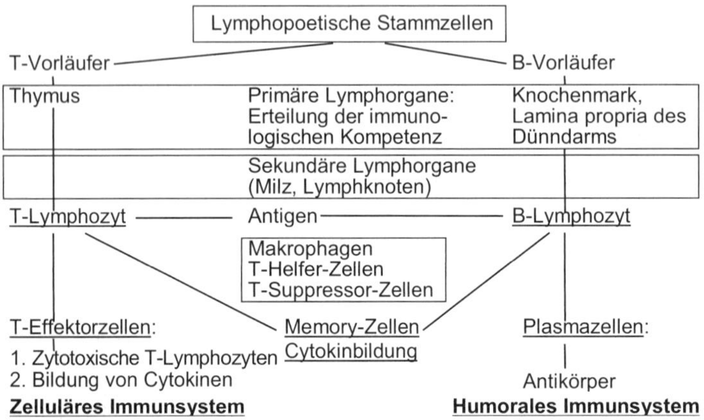

T-Zellen spielen eine wichtige Rolle:
1. In der Abwehr von Infektionen, bes. durch Pilze, Viren, Mykobakterien
2. Tumorabwehr
3. Allergie vom verzögerten Typ
4. Transplantationsimmunität

Phänotypisierung der Lymphozyten und Monozyten aufgrund der zugehörigen CD-Oberflächenantigene:

Zellpopulation	Oberflächen-antigene
Thymozyten	CD 1
Alle T-Lymphozyten	CD 3
T-Helferzellen	CD 4
T-Suppressor-Zellen	CD 8
Monozyten	CD 14
B-Zellen	CD 19+79+20

Referenzwerte (Zellzahl /µl)	
Monozyten	170 - 350
B-Zellen	70 - 210
T-Zellen gesamt	750 - 1.350
T-Helferzellen	500 - 900
T-Suppressorzellen	220 - 580
T-Helfer-/T-Suppressor-Quotient (T_4/T_8)	> 1

Unter funktionellen Aspekten werden T-Helferzellen differenziert:
TH1-Zellen produzieren in erster Linie die Zytokine Interleukin-2 und Interferon-γ und stimulieren vorzugsweise die zellvermittelte Immunabwehr.
TH2-Zellen produzieren hauptsächlich Interleukin 4 und 5 und regulieren vorzugsweise die humorale (Ak-vermittelte) Immunabwehr.
B-Zellen produzieren Immunglobuline, die als Ak in Aktion treten: (IgD ist in der Tabelle nicht aufgeführt)

IgG	IgA	IgM	IgE
MG: 150 kD Hauptanteil der Ak i.S. neutralisiert Bakterientoxine und Viren, aktiviert Komplement, plazentagängig! Im Komplex mit Bakterien erfolgt Adhärenz an Phagozyten, Spätreaktion der Immunantwort 4 IgG-Subklassen, ferner Allotypen Vo.: Rhesus-Isoagglutinine, Wärmeautoantikörper Norm: 7 - 16 g/l HWZ: ca. 3 Wochen	MG: 160 kD 90 % monomer, 10 % polymer. Vorkommen als Serum-IgA und sekretorisches IgA In allen Körpersekreten; Schutz der Schleimhäute, nicht plazentagängig Norm: 0,7 - 4,0 g/l HWZ: 6 Tage	MG: 970 kD Fixiert Komplement, vermag zu agglutinieren, Abwehr der ersten Linie (Frühreaktion der Immunantwort), nicht plazentagängig Vo.: AB0-Isoagglutinine, Kälteagglutinine, Rheumafaktor, M. Waldenström, Nachweis frischer Virusinfekte Norm: 0,4 - 2,3 g/l HWZ: 5 Tage	MG: 190 kD Als sessile Ak an Mastzellen und basophile Granulozyten gebunden; bei Kontakt mit Antigen kommt es zur Degranulation der Mastzellen und Freisetzung biogener Amine (z.B. Histamin), Typ I-allergische Reaktion Vo.: Urtikaria, Quincke-Ödem, Anaphylaxie, atopische Erkrankungen, allergische Gastroenteritis; parasitäre Infektionen Norm: 12 - 240 µg/l HWZ: 2 Tage

Schema eines IgG:

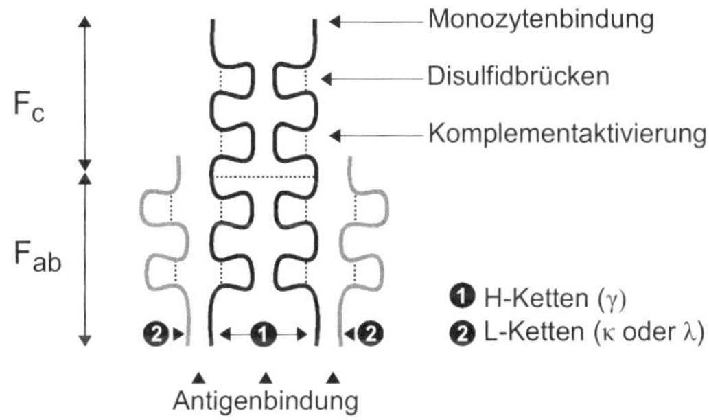

Immundefekte [D84.9]

Internetinfos: *www.immundefekt.de; www.esid.org; www.dsai.de; www.omim.org; www.find-id.net*

Syn: Immundefizienz; engl. immunodeficiency

Def: Störung des Immunsystems, die zu einer inadäquaten Antwort des Organismus bei Einwirkung immunogener Reize führt.

Ep.: Prävalenz: geschätzt: 12/100.000, entspricht 10.300 Patienten in der BRD

Ät.: **I. Primäre angeborene Immundefekte:**

A) Immundefekte der zellulären und humoralen Immunität: Klassifikation u.a. nach Fehlen (-) und Präsenz (+) von T-/B-Zellen (engl. severe combined immunodeficiency = SCID): ca. 2.000 Patienten in der BRD

- T-B+NK-SCID:
  - X-linked SCID [D81.2] (1 - 2 : 100.000): Bis 40 % aller SCID. X-chromosomaler Erbgang mit Mutation im IL2RG-Gen für die gemeinsame γ-Kette des IL 2-Rezeptors. Diese Kette ist integraler Bestandteil mehrerer Interleukinrezeptoren (IL 2, IL 4, IL 7, IL 9, IL 15, IL 21) und dient der Signaltransduktion.
  - JAK 3-Mangel [D81.2]: Bis 20 % aller SCID. Mutation in beiden Allelen für die zytoplasmatische Tyrosinkinase JAK 3, die gemeinsam mit der γ-Kette der Signaltransduktion dient.
- T-B-SCID:
  - Adenosin-Deaminase (= ADA)-Mangel [D81.3]: 15 % aller SCID, autosomal rezessiver Erbgang mit Mutation im Gen für das ubiquitäre Enzym Adenosin-Deaminase → toxische Stoffwechselprodukte. 3 Formen: Early onset = klassischer ADA-Mangel: 80 % d.F., Manifestation in den ersten 3 Lebensmonaten, ADA-Aktivität < 0,01 %, in 50 % Skelettfehlbildungen, Hepatitis, renale, neurologische Beteiligung, fortschreitende Schwerhörigkeit. Delayed onset: 15 % d.F., 1. - 2. Le-

bensjahr, 0,1 - 2 % ADA- Aktivität. Late onset: 5 % d.F., 3. - 15. Lebensjahr (selten später), 2 - 5 % ADA-Aktivität. Persistierende HSV-Infektion, rezidivierende sinubronchiale Infektionen, v.a. mit Pneumokokken. Autoimmunerkrankungen (Anämie, Thrombozytopenie). Th.: SZT (Stammzelltransplantation), Enzymsubstitution (PEG-ADA), Gentherapie
  - Seltene SCID-Formen: RAG 1-/RAG 2-Mangel; Artemis-Mangel
- Kombinierte Immundefekte
  - Omenn-Syndrom [D81.8]: Stark erhöhtes IgE, eosinophile Lymphadenopathie, Erythrodermie, generalisierte Ödeme.
  - MHC Klasse I-Mangel [D81.6]: *Siehe Internet*
  - MHC Klasse II-Mangel [D81.7]: Mutation in Transkriptionsfaktoren (CIITA, RFX5, RFXAP, RFXANK) für das MHC-II-Protein → Gesamt-Lymphozytenzahl normal, CD4+ ↓; KL.: Wachstumsretardierung, chron. Diarrhoe und respiratorische Infekte, hepatobiliäre Beteiligung
  - ZAP 70-Mangel [D81.8]: Autosomal rezessiver Erbgang mit Mutation im Gen für die Tyrosinkinase ZAP 70. Lymphozytose! CD8+ ↓, CD4+ normal.
  - DOCK8-Mangel: Mutation im DOCK8 Gen: Hypereosinophilie, rezidivierende Infekte, schweres atopisches Ekzem, ausgeprägte Virusinfektionen der Haut, erhöhte Tumorrate
  - CD40-Ligand-Mangel: Kombinierter IgA und IgG-Mangel bei normalem/erhöhtem IgM und normaler B-Zellzahl. Zählt zu den Hyper-IgM-Syndromen [D80.5]: Fehlender Isotypenswitch von IgM zu IgG; verschiedene Subtypen: X-chromosomal, 70 % Mutation des CD40L Gens: Rezidivierende Neutropenien, Parvovirus B19-assoziierte aplastische Anämie, Autoimmunerkrankungen. Infektionen mit intrazellulären/opportunistischen Erregern (z.B. Pneumocystis jirovecii, Histoplasma, Toxoplasma gondii, Kryptosporidien). Autosomal-rezessive Form, 30 % B-Zell-Defekt, siehe dort.

B) Kombinierte Immundefekte mit syndromalen Zeichen:

- Wiskott-Aldrich-Syndrom [D82.0]: X-chromosomal rezessiver Erbgang (1 - 2 : 1 Mio). Ekzem in 80 % vor dem 6. Lebensmonat, kongenitale Thrombozytopenie, rezidivierende Infektionen, Malignomrisiko ↑. Strenge Genotyp-Phänotypkorrelation: Je schwerwiegender die Mutation, desto ausgeprägter die Klinik. Minimalform: X-gebundene Thrombozytopenie (XLT). Di.: Kleine Thrombozytengröße (i.Gs. zur ITP). Th.: SZT
- DNA-Reparatur-Defekte:
  - Ataxia teleangiectasia [G11.3]
    Syn: Louis-Bar-Syndrom (3 : 1 Mio Lebendgeburten), ca. 300 Patienten in der BRD. Autosomal rezessiver Erbgang mit Mutationen im ATM-Gen → Chromosomeninstabilität. Progressive zerebelläre Ataxie, okulokutane Teleangiektasie zwischen dem 4. und 8. Lebensjahr, rezidivierende sinubronchiale Infektionen, Malignome, Radiosensitivität. AFP ↑, CEA ↑
  - Nijmwegen breakage syndrome [D82.8]: Ähnliche Klinik, aber keine Teleangiektasie, zusätzlich Mikrocephalie, „Vogelgesicht“ .
  - Bloom-Syndrom [D82.8]: Ähnliche Klinik, zusätzlich Kleinwuchs, „Vogelgesicht“
- DiGeorge-Syndrom (DGS) [D82.1]:
  75 % Neumutationen mit Mikrodeletion 22q11.2; 1 : 4.000 - 6.000 Lebendgeburten. Das DGS gehört zu den Erkrankungen der CATCH 22-Gruppe (cardiac defect, abnormal face, thymic hypoplasia, cleft palate, hypocalcemia, 22q11 deletion). Entwicklungsdefekt der 3. und 4. Schlundtasche: Herzfehler, Anomalien der Niere und Harnwege, Aplasie der Gl. parathyroidea → neonatale Hypokalzämie → neonatale Tetanie, Dysmorphie, Thymushypoplasie → T-Zellmangel → rezidivierende virale Infekte. Die kardiale Beteiligung ist meist der lebenslimitierende Faktor. Der Immundefekt „heilt“ häufig bis zum Ende des 2. Lebensjahres aus! Th.: Bei totaler Thymusaplasie evtl. SZT, Thymustransplantation; symptomatisch.
- Hyper-IgE-Syndrome (HIES) [D82.4]:
  - Autosomal dominanter Erbgang (Hiob-Syndrom; engl. Job syndrome): Häufigste Form, ca. 200 in der BRD, Pathologien des Immunsystems (IgE ↑↑, Eosinophilie, (kalte) Abszessbildung v.a. mit Staphylococcus aureus und Haemophilus influenzae, Pneumonien, Malignome, Autoimmunerkrankungen), der Zähne (Milchzahnpersistenz), des Bindegewebes/Haut (chronisches Ekzem, chronisches Candidose der Haut und der Nägel, Bronchiektasen, Pneumatozelen, „grobe“ Fazies, Hypermobilität) und des Skeletts (pathologische Frakturen)
  - Autosomal rezessiver Erbgang: Ähnliche Klinik ohne skelettale, dentale Beteiligung
  - Comel- Netherton-Syndrom [Q80.3]: Kongenitale Ichthyosis, „Bambushaare“, atopische Diathese, rezidivierende bakterielle Infekte.
- PNP-Mangel [D81.5]: Autosomal rezessiver Erbgang. Mangel an ubiquitärer Purinnukleosidphosphorylase → toxische Stoffwechselprodukte. SCID mit neurologischer Symptomatik. Harnsäure < 1 mg/dl, AIHA
- Anhidrotische ektodermale Dysplasie mit Immundefekt [Q82.4]: *Siehe Internet*

C) Antikörpermangel [D80.9]: (ca. 55 %, ca. 6.000 Patienten in der BRD)
- Reduktion aller Ig-Isotypen mit verminderten oder fehlenden B-Zellen
  - Bruton' Agammaglobulinämie [D80.0] (engl. XLA: X-linked agammaglobulinemia): X-chromosomaler Erbgang mit Mutation im Btk-Gen (Bruton tyrosine kinase) auf Xq 21.3-22, häufigste Form (90 % d.F. - 1 : 200.000, ca. 500 Patienten in der BRD). Reifungsstopp von prä-B-Zellen zu reifen CD19+ B-Zellen (< 2 %). Keine Lymphknoten tastbar, keine Tonsillen! Echoviren-Enzephalitis, häufig Arthritiden
  - Agammaglobulinämie mit autosomal-rezessiven Erbgängen: z.B. Mutation im μ-Ketten-Gen oder Leichtketten-Gen, auch Mädchen erkranken!
  - Thymom mit Immundefekt: Bakterielle und opportunistische Infektionen, Autoimmunität
  - Myelodysplasie mit Hypogammaglobulinämie, auch bei Monosomie 7, Trisomie 8
- Reduktion von mindestens 2 Ig-Isotypen mit normaler bis leicht erniedrigter B-Zellzahl
  Common variable immunodeficiency (CVID) [D83.9]:
  Syn: Late onset hypogammaglobulinemia
  35% aller Immundefekte, ca. 3.600 Patienten in der BRD, 2 Altersgipfel: 1 - 5 und 16 - 20 Jahre. Heterogene Gruppe von Hypogammaglobulinämien mit/ohne T-Zelldefekt. IgG ↓ und IgA und/oder IgM ↓; fehlende Isohämagglutinine, viele Autoimmunerkrankungen: Zytopenien, SLE, RA, PBC, Sarkoidose, granulomatöse Erkrankungen u.a., 50-fach erhöhtes Malignomrisiko
- Kombinierter IgA und IgG-Mangel bei normalem/erhöhtem IgM und normaler B-Zellzahl
  Früher: Hyper-IgM-Syndrome [D80.5] → *siehe Internet*
- Isotypen- und Leichtketten-Mangel bei normaler B-Zellzahl
  - Isolierter IgG-Subklassenmangel [D80.3]: Normalerweise asymptomatisch, nur wenige Patienten haben rezidivierende virale und bakterielle Infekte.
  - IgA mit IgG-Subklassenmangel [D80.3]: ca. 500 Patienten in der BRD. Rezidivierende bakterielle Infekte
  - Selektiver IgA-Mangel [D80.2]
    Häufigster primärer Immundefekt (1 : 400), in 50 % IgE ↓
    1. Patienten ohne IgA: hohes Risiko für Anti-IgA-Ak: ***Cave*** bei Gabe von Blutprodukten (Anaphylaxie)
    2. Patienten mit niedrigem IgA: Häufig asymptomatisch, aber Zöliakie-ähnliche Enteropathie, Allergien, Autoimmunerkrankungen (SLE, RA, perniziöse Anämie). Progress in CVID möglich
- Spezifischer Antikörpermangel bei normalen Immunglobulinen [D80.9]
  Vermutlich sehr häufig, hohe Dunkelziffer. Defekte AK-Antwort auf Polysaccharid-Ag bei normalen Immunglobulinwerten. Di.: Pneumokokkenantikörper vor und nach Pneumokokken-Impfung (= Polysaccharid-Ag), keinen Konjugatimpfstoff verwenden
- Transiente Hypogammaglobulinämie der Kindheit [D80.7]
  Alter: 6 Monate bis 6 Jahre; IgG obligat ↓, IgA und IgM fakultativ ↓ bei normaler Impfantwort auf Proteinantigene, rezidivierende eitrige Atemwegsinfekte, selten schwere Infekte

D) Immundefekte mit Immundysregulation
- Familäre Hämophagozytose-Syndrome: Gruppe von verschiedenen genetisch determinierten Erkrankungen mit hoher Letalität. Eine unkontrollierte Proliferation und Aktivierung von Lymphozyten und Histiozyten führt zu einer massiven systemischen Inflammation → Hepatosplenomegalie, (Pan-)Zytopenie, Hämophagozytose, Ferritin ↑↑↑und sIL-2-Rezeptor ↑.
  - XLP1: X-linked lymphoproliferative syndrome-1 (XLP-1) - Syn: Purtilo-Syndrom, Duncan's disease 1 - 3 : 1 Mio Knaben. X-chromosomaler Erbgang. Mutation im XLP Gen → fehlende Inhibierung einer EBV-induzierten B-Zellstimulation: Fulminante Mononukleose mit massiver Lymphoproliferation innerhalb von 8 Wochen nach einer EBV-Infektion mit fast 100 % Letalität. Fieber, extreme Hepatosplenomegalie (Milzruptur!), Hämophagozytose, periphere (Pan-)Zytopenie, extrem hohe Ferritinwerte, Hyperneopterinämie, Hypertriglyzeridämie.
    Daneben gibt es noch das XLP-2 und den XIAP-Mangel mit ähnlicher Klinik.
- Familiäre Hämophagozytose mit (partiellem) Albinismus [E70.3]
  - Chediak-Higashi-Syndrom: Partieller Albinismus, Infekte, Riesenlysosomen im Blutausstrich (sehr einfache Diagnostik!), hämorrhagische Diathese, Neutropenie
  - Griscelli-Syndrom-2: Ähnliche Klinik, keine Riesengranula
  - Hermansky-Pudlak Syndrom 2: Partieller Albinismus, Infekte, hämorrhagische Diathese, Neutropenie, Lungenfibrose
- Autoimmunlymphoproliferative Syndrome (ALPS) [D84.8]
  Verschiedene Mutationen im Fas, Fas-Ligand, Caspase 6 und Caspase 10 pathway der Apoptose führen zu verlängerter Lymphozytenüberlebenszeit. Bis zum 5. Lebensjahr einsetzende massive Lymphoproliferation mit Lymphadenopathie, Hepatomegalie, in 1/3 d.F. isolierte Splenomegalie, Autoimmunphänomene, v.a. Zytopenien, Malignome. Keine B-Symptomatik. Lymphopenie oder Lymphozytose mit Exzess an CD4/CD8 doppelt negativen T-Zellen, Eosinophilie, IgG, IgA und IgE ↑, (IgM variabel).

Th.: Symptomatisch; bei Zytopenien: Kortikoide, Immunsuppressiva, Splenektomie, sehr selten SZT erforderlich

- Immundysregulation mit Colitis:
  Verschiedene Mutationen, die zu einem (funktionellen) IL-10 Mangel führen: Chronisch entzündliche Darmerkrankungen, Arthritiden, rezidivierende Atemwegsinfekte, Lymphome, Follikulitiden.
- Typ I-Interferonopathien: *Siehe Internet*

E) Phagozytose-Defekte, ca. 900 Patienten in der BRD

- Kongenitale Neutropenien [D70.0]
  - Def: Angeborener Mangel an neutrophilen Granulozyten; mild/moderat/schwer: Granulozyten < 1.500/1.000/500/µl.
  - KL.: Hautabszesse, Stomatitiden, Lymphknotenabszesse, rezidivierende respiratorische Infekte, und chronische Diarrhö mit extrazellulären (v.a. gramnegativen Bakterien und Staphylokokken) und intrazellulären Erregern (v.a. Pilze), wenig Eiterbildung! Patienten sind oft kränker als Labor und Bildgebung es vermuten lassen, da Entzündungsreaktionen fehlen. Ca. 90 % profitieren von einer G-CSF Gabe. Meist ist eine SCT/KMT obligat
  - Lab: Eosinophile ↑, Immunglobuline ↑
    Schwerer Verlauf: Autosomal-dominante Formen durch Mutation im ELA2- und GFI1-Gen: Myelodysplasie und Lymphomneigung; autosomal-rezessive Form: Kostmann-Syndrom; X-chromosomal rezessiv vererbte Form: Mutation im WASP-Gen, siehe auch bei Wiskott-Aldrich-Syndrom. Unbehandelt letal im ersten Lebensjahr. Präleukämisches Syndrom: Häufig Übergang in MDS oder AML
    Milderer Verlauf: Glykogenspeicherkrankheit Typ 1b: zyklische Neutropenie, Barth-Syndrom
- Defekte der Motilität:
  - Shwachman-Diamond-Syndrom [Q45.3]: Häufigste Entität dieser Gruppe, autosomal rezessive Mutation im SBDS Gen → Chemotaxis ↓, Neutropenie, Pankreasinsuffizienz → Wachstumsretardierung. Ab dem 4. Lebensjahr zusätzlich Anämie, Thrombozytopenie, also Knochenmarkversagen. In 10 % MDS oder AML
  - Leukozytenadhäsionsdefekte [D71]
    LAD I: Häufigste Form, autosomal rezessive Mutation im ITGB2-Gen → defekte β-Kette (CD18) der gemeinsamen Kette der β-Integrine CD18/CD11a, CD18/11b, CD18/11c → fehlende Neutrophilen-Adhäsion an endothelialen Rezeptoren ICAM-1 und ICAM-2 → reduzierte Adhärenz, Chemotaxis und Endozytose. Lab: CD18 ↓; KL.: verzögerter Nabelschnurabfall (> 30 Tage), Omphalitis, fehlende Eiterbildung trotz ausgeprägter Neutrophilie von 10.000 - 100.000/µl!, Peridontitiden: Früher Zahnverlust
    LAD II und LAD III: *Siehe Internet*
- Defekte im Respiratory Burst:
  Septische Granulomatose [D71]: Häufigster Phagozytendefekt, 1:250.000 Geburten, ca. 400 Patienten in der BRD
  Ät.: Enzymdefekt der NADPH-Oxidase durch verschiedene Mutationen im Gen für die Untereinheiten gp91 phox (70 % der Fälle, X-chromosomal), oder p22 phox (5 %), p47 phox (20 %) und p67 phox (5 %) (alle autosomal rezessiv). Opportunistische Infektionen. Ausgeprägte Granulombildung durch überschiessende proinflammatorische Antwort
  Di.: FACS Diagnostik mit dem Dihydrorhodamin (DHR)-Test
  Th.: Trimethoprim-Sulfamethoxazol-Prophylaxe reduziert schwere Infektionen um 50 %. IFNγ reduziert die Anzahl schwerer Infektionen um 70 %. KMT

F) Weitere Immundefekte: Siehe S2-Leitlinie

II. Sekundäre Immundefekte:
Iatrogen: Zytostatika, Immunsupressiva, Radiotherapie, Glukokortikoide, Antikonvulsiva u.a.
Malignome: Lymphome, Leukämien, Plasmozytom u.a.
Infektionen: HIV, EBV, CMV, Masern, Mykobakterien, Cryptococcus u.a.
Systemisch entzündliche Erkrankungen: SLE, rheumatoide Arthritis, Sarkoidose u.a.
Proteinverlust: Enteral: Eiweißverlust-Enteropathie, intestinale Lymphangiektasie; renal: Glomerulo- und Tubulopathien, Urämie; kutan: Verbrennungen
Andere: Malnutrition (häufigste Ursache, weltweit vor HIV Infektion), Asplenie, Sichelzellanämie, Down-Syndrom, Alkoholembryopathie, Diabetes mellitus, Lebererkrankungen

KL.: Warnzeichen für primäre Immundefekte:
1. Pathologische Infektanfälligkeit: "ELVIS": Erreger, ungewöhnliche Lokalisation, Verlauf, Intensität und Summe (Zahl der Infekte)
2. Immundysregulation: "GARFIELD": Granulome, Autoimmunität, rezidivierendes Fieber, ungewöhnliche Ekzeme, Lymphoproliferation, chronische Darmentzündung
3. Gedeihstörung bei Kindern; Gewichtsverlust, Diarrhö bei Erwachsenen
4. Auffällige Familienanmnese (mit Immundefekten)
5. Labor: Lymphopenie, Neutropenie, Hypogammaglobulinämie

B-Zelldefekt mit Antikörpermangel: Manifestationsalter im 5. - 7. Lebensmonat nach dem Abbau mütterlicher Antikörper (Ausnahme CVID). Rezidivierende purulente sinupulmonale (= sinubronchiale) Infektionen, chronische gastrointestinale Infektionen, Autoimmunerkrankungen. Vermehrtes Auftreten lymphatischer Malignome

Selektive T-Zelldefekte und kombinierte T-B-Zelldefekte: Manifestationsalter in den ersten 6 Lebensmonaten. Morbilliformes Exanthem (GvHD) durch mütterliche T-Zellen oder Blutprodukte. Chronische therapieresistente Diarrhö. Thymus- und Lymphknoten-Hypoplasie. Hepatosplenomegalie. Lymphopenie, Hypogammaglobulinämie. Infektionen v.a. mit intrazellulären Erregern wie Mykobakterien, Viren (EBV, CMV, VZV, Enteroviren), Candida, Aspergillus und P. jirovecii.

Cave: Kaum radiologische Zeichen trotz Dyspnoe (keine Leukozyten !). Immer Erreger-/Ag-Nachweis, da keine Ak-Bildung. Th.: SZT

Di.:
- Anamnese, Klinik, Labor: Differenzialblutbild, Blutausstrich, Serum-Elektrophorese, Immunglobuline
- Immunologische Spezialdiagnostik:
  - B-Zellsystem: Alle Immunglobuline und IgG-Subklassen, Isohämagglutinine, Impfantikörper: CD 19, CD20
  - T-Zellsystem: FACS (Durchflusszytometrie) mit CD-Klassifizierung
  - Phagozyten: Funktionsteste
  - Komplement-Analyse

Th.: **I. Kausal** (siehe auch S2-Leitlinie):
SCID und CID: Stammzelltransplantation (SZT), Gentherapie in klinischer Erprobung
ADA-Mangel: SZT, Gentherapie, Enzymsubstitution. Beseitigung der Ursachen sekundärer Immundefekte.

II. Symptomatisch:
Infektionsprophylaxe: Hygienemaßnahmen, Pneumocystis-Pneumonieprophylaxe (P. jirovecii) mit Cotrimoxazol u.a.
Bei Infektion frühzeitige und intensive antimikrobielle Therapie
Bei symptomatischem Antikörpermangel: Immunglobuline parenteral: z.B. 400 mg/kg KG/Monat und höher; Zielwert für Serum-IgG > 6 g/l; NW beachten (Kopfschmerzen, Fieber, allergische Reaktionen u.a.)
Bei Transfusionsbedarf nur leukozytendepletierte und bestrahlte Erythrozytenkonzentrate verwenden sowie CMV-negative Blutprodukte.
Impfung nur mit Totimpfstoffen! Autoimmunerkrankungen schließen einen Immundefekt nicht aus, sondern sollten Anlass zur weiteren Diagnostik geben.

LYMPHOZYTOSE [D72.8]

Absolute Lymphozytose (> 4.000/µl):
a) Reaktiv:
- Virusinfekte (z.B. EBV-, CMV-Infektion, Röteln u.a.), z.T. mit atypischen Lymphozyten = Virozyten
- "Lymphozytäre Heilphase" bakterieller Infekte
- Tuberkulose, Lues, Keuchhusten, M. Bang
- Methadon-Substitution, Hypersensitivitätsreaktion durch Medikamente
- Stresssituationen

Kinder reagieren häufig bei verschiedensten Infekten mit einer reaktiven Lymphozytose.
b) Neoplastisch: Chronische lymphatische Leukämie (CLL)

DD: Relative Lymphozytose infolge Granulozytopenie oder Agranulozytose

LYMPHOZYTOPENIE [D72.8]

Lymphozytopenie (< 1.500/µl):
- Cushing-Syndrom, Kortikosteroidtherapie
- Therapie mit Zytostatika bzw. Immunsuppressiva
- Hodgkin-Lymphom, Miliartuberkulose, AIDS u.a.

MALIGNE LYMPHOME

Def: Neoplasien des lymphatischen Systems, die in 2 Gruppen unterteilt werden:
1. Hodgkin-Lymphom (M. Hodgkin)
2. Non-Hodgkin-Lymphom (NHL)

HODGKIN-LYMPHOM [C81.9]

Internet-Infos: *www.ghsg.org*

Syn: M. Hodgkin, veraltet Lymphogranulomatose

Def: Monoklonales B-Zell-Lymphom. Die Hodgkin-Reed-Sternberg-(HRS-)Zellen sind monoklonale B-Lymphozyten aus den Keimzentren der Lymphknoten: Mehrkernige Sternberg-Riesenzellen und einkernige Hodgkinzellen. Im Frühstadium handelt es sich um eine lokalisierte Lymphknotenerkrankung. Im fortgeschrittenen Stadium Systemerkrankung, die sich auch an extralymphatischen Organen manifestiert (Knochenmark, Leber).

Ep.: Inzidenz: 3/100.000 Personen jährlich; m : w = 3 : 2
2 Häufigkeitsgipfel: In Europa und USA (nicht in anderen Regionen der Welt): Um das 30. und 60. Lebensjahr.

Ät.: Unbekannt; HIV- und EBV-Infektion als Kofaktor (3-fach erhöhtes Risiko bei Mononukleose in der Anamnese), immunsuppressive Therapien und toxische Substanzen (z.B. Holzschutzmittel)

Pat: Im Hodgkin-befallenen Lymphknoten machen die monoklonalen (CD-30- und CD15-positiven) Hodgkin-Reed-Sternberg- (HRS-)Zellen ca. 1,0 % aus. Den Rest bilden reaktive CD-4-positive Lymphozyten, Monozyten, Eosinophile, Fibroblasten („bunte“ Zytologie durch die reaktiven „Bystander-Zellen“). Beim nodulären lymphozytenprädominanten Hodgkin-Lymphom finden sich L+H-Zellen (lymphocytic + histiocytic) = LP-Zellen = Popcorn-Zellen mit Expression von CD20 und CD79a.

Histologische Klassifikation (WHO):

I. Klassisches Hodgkin-Lymphom (ca. 93 %), davon:
1. Noduläre Sklerose (60 %)
2. Mischttyp (28 %)
3. Lymphozytenreicher Typ (5 %)
4. Lymphozytenarmer Typ (0,3 %)

II. Noduläres Lymphozyten-prädominantes Hodgkin-Lymphom = NLPHL (7 %) = noduläres Paragranulom

Anm.: Unter der Behandlung kann sich die Morphologie wandeln, dabei kommt es unter anderem zur Zellverarmung und Vernarbung. Daher ist die histologische Klassifizierung vor Therapiebeginn obligat.
Das Hodgkin-Lymphom beginnt in der Regel lokalisiert in einer Lymphknotengruppe, in 60 % d.F. im Kopf-Hals-Gebiet, in ca. 95 % oberhalb des Zwerchfells. Die Ausbreitung erfolgt anfangs lymphogen oder per continuitatem, später aber auch hämatogen.
Immunologische Funktionsstörung:
Abgeschwächte zelluläre Immunität mit Funktionsstörung der T-Zellen: Erhöhte Anfälligkeit für Tbc, Pilz- und Virusinfektionen (z.B. Zoster), negative Tuberkulinreaktion u.a.

Stadieneinteilung (Staging): Ann Arbor-Klassifikation (benannt nach Ann Arbor, Michigan, USA)
- Klinische Stadien (clinical staging: CS) - Verwendung bei Hodgkin- und Non Hodgkin-Lymphomen
- Pathologische Stadien nach invasiver Diagnostik (PS)

Merke: Von entscheidender prognostischer Bedeutung ist das Ausbreitungsstadium!

I.	Befall einer Lymphknotenregion (I/N) oder Vorliegen eines extranodalen Herdes (I/E)
II.	Befall von 2 oder mehr Lymphknotenregionen auf einer Seite des Zwerchfells (II/N) oder Vorliegen lokalisierter extranodaler Herde (E) mit Befall einer oder mehrerer Lymphknotenregionen auf einer Seite des Zwerchfells (II/E)
III.	Befall von 2 oder mehr Lymphknotenregionen beiderseits des Zwerchfells oder Befall lokalisierter extranodaler Herde und Lymphknoten beiderseits des Zwerchfells
IV.	Disseminierter Befall eines oder mehrerer extralymphatischer Organe mit oder ohne Lymphknotenbefall
Zusatz: A: Ohne B-Symptome B: Mit Fieber (> 38°C) u./o. Nachtschweiß u./o. Gewichtsverlust (> 10 % in den letzten 6 Monaten) ohne sonstige Erklärung (= B-Symptomatik)	

Während und nach Abschluss der Therapie werden die Untersuchungsbefunde kontrolliert (Restaging).

Risikofaktoren = RF (Deutsche Hodgkin-Lymphom-Studien-Gruppe - DHSG):
- Großer Mediastinaltumor (größer als 1/3 des Thoraxquerdurchmessers)
- Extranodaler Befall (E-Stadium)
- Befall von ≥ 3 Lymphknotenarealen
- Hohe BSG (mit B-Symptomen ≥ 30 mm/1 h, ohne B-Symptome ≥ 50 mm/1 h)

KL.: 1. Allgemeinsymptome:
Sog. B-Symptome:
- Fieber (> 38°C); typisch, aber nicht häufig, ist ein wellenförmiger Fieberverlauf (Pel-Ebstein-Fieber); bei abdomineller Manifestation ist Fieber häufig!
- Nachtschweiß mit Wäschewechsel
- Gewichtsverlust von > 10 % des KG/6 Monaten

Andere Symptome:
- Leistungsminderung, evtl. Juckreiz
- Lokalisierte Lymphknotenschmerzen nach Alkoholgenuss (sehr selten)

2. Lymphknotenvergrößerungen (zum Zeitpunkt der Diagnose in 80 - 90 %):
- Periphere, meist stammnahe Lymphknoten (70 %):
Meist zervikale Lymphknoten, seltener axilläre oder inguinale Lymphknoten: Schmerzlose, zu Paketen verbackene Lymphknoten ("Kartoffelsack"): „Bulky-disease“ = Lymphknoten > 10 cm ∅
DD: Lymphknotenvergrößerungen anderer Genese:
  - Non-Hodgkin-Lymphome, Metastasen regionaler Tumoren
  - Lokalinfektionen
  - Infektionskrankheiten (Tbc, EBV, CMV, Toxoplasmose, Katzenkratzkrankheit (Err: Bartonella henselae), Röteln, HIV-Infektion u.a.)
- Mediastinale Lymphknoten (30 %) mit evtl. Reizhusten:
DD: - Hilus-Tbc
  - Sarkoidose (M. Boeck)
  - Non-Hodgkin-Lymphome
  - Lungenkarzinom u.a.
- Abdominale Lymphknoten (isoliert in 5 %):
Oft bei aktivem Morbus Crohn; häufig kombiniert mit Fieber!
DD: Magen-Darm-Tumoren

3. Evtl. Hepato-, Splenomegalie (ca. 20 %)

4. Es kann zu neurologischen Symptomen, zu endokrinen Störungen, zu Skelett- und Lungenmanifestationen, zum Befall des Urogenitaltraktes kommen.

5. Labor: Oft BSG-Erhöhung, evtl. LDH-Erhöhung, evtl. Anämie:
Typisch ist eine absolute Lymphozytopenie (< 1.000/µl bei 25 % zu Beginn, bei 60 % im weiteren Krankheitsverlauf), evtl. Eosinophilie (ca. 1/3 d.F.).

Di.: 1. Histologische Sicherung
durch evtl. wiederholte Biopsie vergrößerter oder verdächtiger Lymphknoten (wobei die Biopsie inguinaler Lnn. wegen unspezifischer Veränderungen am unergiebigsten ist)!

Merke: Aus prognostischen und therapeutischen Gründen ist eine histologische Sicherung der Diagnose vor Therapiebeginn unerlässlich!

2. Erfassung aller Manifestationen (Clinical Staging = CS):
- Anamnese (B-Symptome ?)
- Physikalische Untersuchung mit Lymphknotenstatus
- Labor
- Sonografie des Abdomens
- Röntgen-Thorax in 2 Ebenen
- CT Hals, Thorax, Abdomen
- Knochenmarkbiopsie mit Histologie + Zytologie
- Evtl. PET i.R. von Studien zur Remissionskontrolle mit Einfluss auf die Therapie
- Evtl. Leberbiopsie (nur ausnahmsweise, falls dies die Wahl der Therapie beeinflussen würde)

3. Toxizitätsuntersuchungen zur Therapieüberwachung:
Ekg, Echokardiografie, Lungenfunktion

4. Bei Kinderwunsch evtl. Kryokonservierung von Spermien oder Eizellen vor Therapiebeginn

Th.: Therapie in Zentren nach Studienprotokollen z.B. der DHSG (Deutsche Hodgkin-Lymphom-Studiengruppe) (Internet-Infos: *www.ghsg.org*)
Kuratives Therapieziel: Komplette Remission = Verschwinden aller Krankheitsmanifestationen

Behandlung bei Erwachsenen entsprechend 3 Prognosegruppen:

Gruppe	Stadium	Standardtherapie
1) Lokalisiert (early stage)	IA - IIB ohne RF	2 x ABVD + 20 Gy IF-RT
2) Intermediär (intermediate stage)	IA-IIB mit RF 1)	2 x BEACOPP eskaliert + 2 x ABVD + 30 Gy IF-RT
3) Fortgeschritten (advanced disease)	IIB mit RF 2) III + IV	6 x BEACOPP eskaliert + RT von PET-positiven Restlymphomen ≥ 2,5 cm ∅ (Patienten > 60 J.: 2 x ABVD + 4 x AVD + RT von Restlymphomen ≥ 1,5 cm ∅)
RF = Risikofaktoren; IF = involved field; RT = Radiotherapie 1) Hohe BSG u./o ≥ 3 LK-Areale; 2) Zusätzlich E-Befall u./o. großer Mediastinaltumor		

Therapiealternativen: In den Studien HD16 für das lokalisierte Stadium und HD17 für das intermediäre Stadium wird nach den ersten beiden Therapiezyklen eine PET durchgeführt und bei negativem Ausfall auf Radiatio verzichtet, um die Spättoxizität zu vermindern. In der HD21-Studie für das fortgeschrittene Stadium wird das BRECADD-Schema getestet, welches unter anderem den CD30-Antikörper Brentuximab enthält von dem man sich weniger Toxizität erhofft. Das noduläre Paragranulom (NLPHL) wird im St. IA nur bestrahlt.

ABVD-Schema:
Adriamycin
Bleomycin
Vinblastin
Dacarbazin
Wiederholung Tag 29

BEACOPP-Schema (eskaliert mit G-CSF ab Tag 8):
Bleomycin
Etoposid
Adriamycin
Cyclophosphamid
Oncovin = Vincristin
Procarbazin
Prednison
Wiederholung Tag 22

Nebenwirkungen der Bestrahlung [T66]:
- Akute Bestrahlungsreaktion: Übelkeit, Erbrechen, Schwächegefühl, Dermatitis, Mukositis; bei Bestrahlung des Abdomens evtl. Diarrhö, bei großem Bestrahlungsfeld Knochenmarksdepression mit Leuko-/Thrombozytopenie
- Posttherapeutische Strahlenfolge bei Mantelfeldtechnik:
  - Pneumonitis (20 % d.F.) mit Dyspnoe und Reizhusten, evtl. leichte radiogene Lungenfibrose; Th.: Kortikosteroide inhalativ oder bei schweren Fällen systemisch.
  - Perikarditis, evtl. mit Perikarderguss und Herzvergrößerung (3 - 10 % d.F.)
  - Neurologische Komplikationen: Lhermitte-Syndrom mit Parästhesien der oberen Extremitäten (15 % d.F.), A. spinalis-anterior-Syndrom (durch radiogene Endangiitis obliterans der A. spinalis anterior), evtl. mit Lähmungen und radikulären Beschwerden
  - Bestrahlung der Schilddrüse: Evtl. Hypothyreose
  - Bestrahlung der Ovarien: Radiokastration
    Bestrahlung der Hoden: Passagere Azoospermie
    Es gibt keine Hinweise auf ein erhöhtes Risiko für Fehlbildungen/Schädigung bei Kindern erfolgreich chemo- oder radiotherapierter Eltern.
  - Auftreten von Zweitneoplasien: Siehe unten

NW der Chemotherapie: Siehe Kap. Internistische Tumortherapie

Rezidivtherapie:

Patienten mit Rezidiv nach Chemotherapie: 3 Gruppen
1. Progress = Primäre Therapieversager (10 % aller Patienten): Fortschreiten der Erkrankung während der Therapie oder innerhalb der ersten 3 Monate danach
2. Frührezidiv (15 % aller Fälle): Dauer der kompletten Remission 3 - 12 Monate
3. Spätrezidiv (15 % aller Fälle): Dauer der kompletten Remission ≥ 12 Monate: Erneute Chemotherapie mit guter Chance für Langzeitremissionen

Die Prognose für Patienten der 1. und 2. Gruppe ist ungünstig und erfordert intensivierte Therapiestrategien (Rezidivprotokolle: Siehe Internetinfos: *www.ghsg.org*):
Reinduktionstherapie, anschließend Hochdosischemotherapie (HDCT) gefolgt von autologer Blutstammzelltransplantation
Mittel der Reserve: Brentuximab Vedotin (Fusionsprotein aus einem Anti-CD30-Ak mit dem Zellgift Monomethyl-Auristatin E; NW + KI beachten)
Ergebnisse: Heilungschance bei Spätrezidiv ca. 50 %, bei Frührezidiv ca. 30 %, bei Rezidiv innerhalb der ersten 3 Monate unter 20 %

Nachsorge:
Da 2/3 aller Rezidive in den ersten zwei Jahren und > 90 % innerhalb der ersten fünf Jahre nach Abschluss der Primärtherapie entstehen, sind in den ersten Jahren Verlaufskontrollen notwendig: In den ersten 2 Jahren alle 3 Monate; danach alle 6 Monate (bis 5 Jahre).
Untersuchungsumfang:
- Zwischenanamnese (B-Symptome?) + klinische Untersuchung + Laborscreening
- Röntgen Thorax, Sonografie des Abdomens
Ergibt sich ein konkreter Verdacht auf ein Rezidiv, werden die gleichen Untersuchungen wie bei der Erstdiagnose durchgeführt.

Prg: Abhängig von:
- Staging (am wichtigsten)
- B-Symptomen und Risikofaktoren (siehe unter Staging).

Krankheitsfreies 5-Jahres-Überleben:
- Limitierte Stadien: > 90 %
- Intermediäre Stadien: ca. 90 %
- Fortgeschrittene Stadien: bis 88 %

Der günstigen Prognose der Primärerkrankung steht die Langzeittoxizität der Radio- und Chemotherapie gegenüber:
- Erhöhtes Risiko für Zweitneoplasien (als Folge der Radio-/Chemotherapie - ca. 15 %/20 J.) = wichtigste Spätkomplikation: Solide Tumoren, insbes. Mammakarzinom und Schilddrüsenkarzinom, akute myeloische Leukämie (ca. 1 % pro Jahr innerhalb der ersten 10 Jahre nach Therapiebeginn), sekundäre Non-Hodgkin-Lymphome
- Kardiotoxizität durch Anthracykline (Adriamycin) und mediastinale Bestrahlung
- Pulmonale Toxizität durch Bestrahlung und Bleomycin
- Gonadentoxizität mit Infertilität und Amenorrhö
- Schilddrüsenfunktionsstörungen

Um die therapiebedingten Früh- und Spät-NW zu vermindern, müssen Low-Risk-Patienten frühzeitig identifiziert werden und mit weniger toxischen Regimen behandelt werden.

Häufigste Todesursache beim Hodgkin-Lymphom:
1. Nicht kontrollierte Erkrankung (therapierefraktäres Rezidiv): 50 %
2. Sekundärneoplasien (30 %)
3. Infektionen (10 %)
4. Kardiopulmonale Spätschäden, z.B. nach Bestrahlung

NON-HODGKIN-LYMPHOME (NHL) [C85.9]

Internet-Infos: *www.lymphome.de* (Kompetenznetz Maligne Lymphome)

Def: Maligne klonale Neoplasien, die von den B- oder T-Lymphozyten des lymphatischen Gewebes ausgehen (Sonderformen: 1. Plasmozytom mit primärer Manifestation im Knochenmark; 2. chronische lymphatische Leukämie = leukämisches B-Zelllymphom). 30 % der NHL manifestieren sich auch leukämisch.

Ep.: Ca. 10 - 12/100.000 Einwohner jährlich; zunehmende Häufigkeit; m : w = 1,5 : 1
Häufigkeitsgipfel im höheren Lebensalter. AIDS-Patienten haben eine bis zu 1.000fach erhöhte Inzidenz von NHL. Ca. 85 % B-Zell- und 15 % T-Zell-Lymphome (geografische Unterschiede)

Klassifikation der NHL nach klinischen, morphologischen, immunphänotypischen und molekulargenetischen Kriterien:
- ▶ Klinische Gruppierung der NHL:
  1. Indolente (niedrig maligne = low grade) NHL (z.B. follikuläre Lymphome): ca. 70 %
     Diese werden i.d.R. erst bei raschem Progress oder ausgeprägten klinischen Symptomen therapiert. Durch Chemotherapie ist keine Heilung möglich: Palliativer Therapieansatz.
  2. Aggressive (hoch maligne = high grade) NHL: ca. 30 % (überwiegend B-Zell-Lymphome)
     Diese enden ohne Therapie rasch tödlich, durch Immunchemotherapie jedoch überwiegend kurativer Therapieansatz.
- ▶ WHO-Klassifikation (2008): Unterscheidet zwischen Lymphomen der B- und T-Zellreihe und Lymphomen der frühen und späteren Vorläuferzellen der Lymphopoese. Auf den zytologischen Malignitätsgrad als übergreifendes Einteilungsprinzip wird verzichtet.

NHL der B-Zell-Reihe	NHL der T-Zell-Reihe
Vorläuferzell-B-Zell-Lymphome Vorläufer-B-lymphoblastische Leukämie/Lymphome **Periphere (reife) Lymphome** **B-CLL, kleinlymphozytisches Lymphom** **Lymphoplasmozytisches Lymphom** **Mantelzell-Lymphom** Variante: Blastisches Mantelzell-Lymphom **Follikuläres Lymphom** Varianten: Grad1, 2 und 3 Kutanes follikuläres Keimzentrumslymphom **Marginalzonen-B-Zell-Lymphom (MZL)** MALT-Typ Nodales Marginalzonen-B-Zell-Lymphom Marginalzonen-B-Zell-Lymphom der Milz Haarzell-Leukämie **Plasmazellmyelom/Plasmozytom**	**Vorläuferzell-T-Zell-Lymphome** Vorläufer-T-lymphoblastische Leukämie/Lymphom **Periphere (reife) Lymphome** Promyelozytenleukämie vom T-Zelltyp. T-Zell-großzelliges granuliertes lymphozytisches Lymphom Aggressive NK-Zell-Leukämie **Mycosis fungoides**/Sézary-Syndrom **Peripheres T-Zell-Lymphom, nicht spezifiziert** Subkutanes Pannikulitis-ähnliches T-Zell-Lymphom Hepatosplenisches gamma-delta T-Zell-Lymphom **Angioimmunoblastisches T-Zell-Lymphom** **Extranodales NK/T-Zell-Lymphom, nasaler Typ** Enteropathie-assoziiertes T-Zell-Lymphom Adulte T-Zell-Leukämie/Lymphom (HTLV1+)
Diffuses großzelliges B-Zell-Lymphom Varianten: Zentroblastisch, immunoblastisch, T-Zell-/histiozytenreich, anaplastisch-großzelliges, primäres DLBCL des ZNS **Primär mediastinales (thymisches) großzelliges B-Zell-Lymphom** Intravaskuläres großzelliges B-Zell-Lymphom Primäres Ergusslymphom **Burkitt-Lymphom** Atypisches (pleomorphes) Burkitt-Lymphom **Grauzonenlymphom** (mit Merkmalen des diffus großzelligen und des Hodgkin-Lymphoms oder mit Merkmalen des diffus großzelligen und des Burkitt-Lymphoms)	**Anaplastisches großzelliges Lymphom, primär systemisch** Primäre kutane CD30-positive T-Zell-proliferative Erkrankung Primär kutane gamma-delta-T-Zell-Lymphome (Kutane T-Zell-Lymphome → siehe dort)

<u>Ät.:</u> 1. <u>Immundefekte:</u>
- Angeboren, z.B. Wiskott-Aldrich-Syndrom
- Erworben: Spätkomplikation einer Therapie mit Immunsuppressiva, Zytostatika; HIV-Infektion, Autoimmunerkrankungen (z.B. ITP, Sjögren-Syndrom, AIHA)

2. <u>Spätkomplikation nach Bestrahlung solider Tumoren, Exposition gegenüber radioaktiven Stoffen</u>
3. <u>Infektionen:</u>
   ▶ <u>Viren:</u>
   - <u>HTLV 1 (oder 2)-Viren</u> werden bei T-Zell-Lymphomen in Südjapan gefunden.
   - <u>Epstein-Barr-Virus (EBV):</u>
     EBV findet sich regelmäßig bei 2 Typen des Burkitt-Lymphoms: Dem endemischen Typ in Afrika und dem HIV-assoziierten Typ mit Expression des viralen Membranantigens LMP-1. Beim sporadischen Typ des Burkitt-Lymphoms findet sich das EBV jedoch nur in 20 % d.F.
   - HHV8, HIV (SV 40-Virus?)

   ▶ <u>Helicobacter:</u> Eine langjährige Infektion der Magenschleimhaut mit Helicobacter pylori (oder Helicobacter heilmannii) kann niedrig maligne MALT-Lymphome des Magens verursachen. Eine HP-Eradikationstherapie kann im frühen Stadium IE zur Ausheilung führen!
4. <u>Toxische Stoffe:</u> Lösungsmittel (Benzol, Toluol, Xylol, Phytansäure u.a.)

<u>Pg.:</u> <u>Durch Translokation entstandene Hybrid-Gene</u> spielen eine Rolle in der Pathogenese der Lymphomentstehung. Zusätzlich heterogene Mutationen in relevanten Genen (DLBCL).

Lymphomentität	Translokation	Charakteri-siertes Gen	Normale Funktion
Follikuläres Lymphom	t(14;18)(q32;q21)	bcl-2	Apoptoseinhibitor
Mantelzell-Lymphom	t(11;14)(q13;q32)	cyclin d1	Zellzyklusregulator
Anaplastisch-großzelliges Lymphom	t(2;5)(p23;q35)	npm-alk	Tyrosinkinase
Extranodales Marginalzonenlymphom	t(11;18)(q21;q21)	mlt-1	Apoptoseinhibitor
Burkitt-Lymphom	t(8;14)(q24;q32)	c-myc	Transkriptionsfaktor

Stadien (Staging): Die 4-Stadieneinteilung der NHL erfolgt ähnlich wie bei M. Hodgkin nach der Ann Arbor-Klassifikation, wobei unterschieden wird zwischen einem primär nodalen Befall und einem primär extranodalen Befall. Die selteneren extranodalen NHL manifestieren sich überwiegend im Gastrointestinaltrakt (meist B-Zell-Lymphome vom MALT-Typ) sowie an der Haut (kutane T-Zell-Lymphome); aber auch andere Organe können betroffen sein (z.B. ZNS).

I	Befall einer einzigen Lymphknotenregion (I/N) oder lokalisierter Befall eines einzigen extralymphatischen Organs (I/E)
II	Befall von zwei oder mehr Lymphknotenregionen auf einer Seite des Zwerchfells (II/N) oder Vorliegen lokalisierter extranodaler Herde (II/E) und Befall einer oder mehrerer Lymphknotenregionen auf einer Seite des Zwerchfells (II/N/E)
III	Befall von zwei oder mehr Lymphknotenregionen auf beiden Seiten des Zwerchfells (III/N) oder Befall von lokalisierten extranodalen Herden und Lymphknotenbefall auf beiden Seiten des Zwerchfells (III/E oder III/N/E)
III1	Subphrenischer Befall, beschränkt auf Milz, zöliakale und/oder portale Lymphknoten allein oder gemeinsam
III2	Subphrenischer Befall mit Beteiligung paraaortaler, mesenterialer, iliakaler und/oder inguinaler Lymphknoten allein oder gemeinsam
IV	Disseminierter Befall eines oder mehrerer extralymphatischer Organe mit oder ohne Befall von Lymphknoten

Zum lymphatischen Gewebe gehören: Lymphknoten, Milz, Thymus, Waldeyerscher Rachenring, Appendix.

Zervikale, axilläre und inguinale Lymphknotenvergrößerungen sowie Leber- und Milzvergrößerungen gelten als je eine Region.

Die Stadien erhalten den Zusatz "A" bei Fehlen, "B" bei Vorliegen von:
- Nicht erklärbarem Fieber > 38°C und/oder
- Nicht erklärbarem Nachtschweiß mit Wäschewechsel und/oder
- Nicht erklärbarem Gewichtsverlust (> 10 % des Körpergewichts innerhalb von 6 Monaten)

Anm.: Für die CLL und das Plasmozytom gelten andere Stadien (siehe dort).

KL.:
- Persistierende und/oder progrediente, meist schmerzlose Lymphknotenvergrößerungen
- Splenomegalie, seltener Hepatomegalie
- Extralymphatische Raumforderungen (z.B. HNO-Bereich, Gastrointestinaltrakt, Haut, ZNS)
- Allgemeinsymptome (Fieber, Gewichtsverlust, Nachtschweiß = sog. „B-Symptome")
- Beeinträchtigung der Hämatopoese: Anämie - Abgeschlagenheit und Müdigkeit; Thrombozytopenie - vermehrte Blutungsneigung, Petechien, Granulozytopenie, Hypogammaglobulinämie - Infektneigung

Klinische Risikofaktoren bei aggressiven NHL nach dem International Prognostic Index (IPI):
Alter > 60 J., Stadium III oder IV, > 1 Extranodalbefall, LDH ↑, schlechter AZ

DD:
- Unspezifische, reaktive Lymphadenitis
- Metastasen solider Tumoren
- Kollagenosen; Sarkoidose
- Tuberkulose, Toxoplasmose, HIV-, EBV-Infektion

Di.:
- Anamnese, B-Symptome
- Körperliche Untersuchung, Labor
- Großes Blutbild mit Thrombozyten und Retikulozyten, Blutgerinnungswerte
- GOT, GPT, AP, γ-GT, Bilirubin, Kreatinin, Harnsäure, Blutzucker, Elektrolyte, Urinstatus
- LDH, β_2-Mikroglobulin
- BSG, CRP, Elektrophorese, Gesamteiweiß
- Immunglobuline quantitativ, Immunfixation
- Virusserologie (HBV, HCV, HIV)
- Hämolyseparameter (LDH, Haptoglobin, Bilirubin), Coombs-Test
- Molekulare Diagnostik (Genexpressionsanalyse, zunehmend Gensequenzierungen)

- Lymphknotenexstirpation (keine Biopsie!) mit Histologie/Immunhistologie: Aus diagnostischen, therapeutischen und prognostischen Gründen unerlässlich!
- Bildgebende Diagnostik:
  - Röntgen-Thorax in 2 Ebenen
  - Sonografie des Abdomens
  - CT Hals/Thorax/Abdomen
- Ergänzende Diagnostik:
  - Knochenmarkzytologie/-histologie
  - In Abhängigkeit von der klinischen Symptomatik: HNO-ärztliche Untersuchung, Gastroskopie, Koloskopie; Röntgen und/oder Szintigrafie des Skeletts, Liquoruntersuchung, MRT des Schädels
  - PET nur bei fraglichen Befunden in der bildgebenden Diagnostik und therapeutischen Konsequenzen oder im Rahmen von Studien zum Therapieansprechen!

Th.: Therapie in Zentren nach Therapieprotokollen (siehe *www.lymphome.de*)
Während die niedrigmalignen NHL i.d.R nicht heilbar sind (evtl. Ausnahme: Radiatio in frühen Stadien), ist das primäre Therapieziel bei den hochmalignen Lymphomen immer die vollkommene Heilung der Erkrankung. Während niedrigmaligne NHL oft nicht sofort behandelt werden müssen, sollten hochmaligne NHL schnell therapiert werden. So unterschiedlich wie die einzelnen Untergruppen der NHL, sind auch die Therapieprotokolle.

Kriterien einer kompletten Remission:
Komplette Rückbildung aller objektiven Krankheitsbefunde mit völliger Rückbildung vorbestehender Lymphknotenvergrößerungen sowie einer vorbestehenden Hepatomegalie und Splenomegalie. Ausschluss einer weiter bestehenden Lymphominfiltration des Knochenmarks durch Knochenmarkenbiopsie, Normalisierung des Blutbildes mit Granulozyten > 1.500/µl, Hb > 12 g/dl und Thrombozyten > 100.000/µl.
Auch wenn nach diesen Kriterien eine komplette Remission vorliegt, lassen sich mittels PCR bei einem Teil der Patienten noch residuale Lymphomzellen nachweisen: „Minimal residual disease" (MRD).

NHL DER B-ZELL-REIHE

Follikuläres Lymphom (FL) [C.82.9]

Def: Zytogenetisches Merkmal ist in bis zu 90 % d.F. die chromosomale Translokation t(14;18)(q32;q21), die zu einer Überexpression des anti-apoptotischen bcl-2 Onkogens führt. FL verlaufen meist indolent über mehrere Jahre.

Ep.: Ca. 30 % aller NHL sind FL (zweithäufigstes NHL nach dem DLBCL- siehe unten). Die Inzidenz beträgt 4/100.000/Jahr, das mediane Erkrankungsalter liegt bei 55 - 60 Jahren.
m : w = 1 : 1; 80 % d.F. werden erst im St. III/IV diagnostiziert.

Th.:
1. Lokalisierte Stadien (I, II): bis 15 % aller Patienten
   Eine „involved field"-Bestrahlung mit einer Gesamtdosis von mindestens 30 Gy, ggf. mit neoadjuvanter Immuntherapie mit Rituximab, ist in der Lage, sehr lang anhaltende Krankheitsfreiheit zu erzielen (85 %/10 J. im St. I; 35 %/10 J. im St. II).
2. Generalisierte Stadien (III, IV): bis 85 % aller Patienten
   Die Behandlung im fortgeschrittenem Stadium ist palliativ und wird beim Auftreten krankheitsassoziierter Symptome eingeleitet (B-Symptome, hämatopoetische Insuffizienz, Einschränkung der Lebensqualität durch Lymphomprogression, symptomatische LK-Vergrößerungen).
   Bei jüngeren Patienten < 65 J. Therapie i.R. klinischer Studien: Immunchemotherapie: z.B. R-CHOP (Rituximab + Cyclophosphamid, Doxorubicin, Vincristin, Prednisolon) 6 Zyklen der Immunchemotherapie. Anschließend Erhaltungstherapie mit Rituximab.
   Bei älteren Pateinten > 65 - 70 J.: Immunchemotherapie, z.B. R-CHOP oder BR (Bendamustin + Rituximab) 4 - 6 Zyklen
   Alternative für Patienten, die keine Immunchemotherapie tolerieren: Radioimmuntherapie (RIT): ^{90}Yttrium-Ibritumomab-Tiuxetan ± Rituximab, evtl. fraktioniert

Therapie im Rezidiv: Beratung in Zentren, Therapie i.R. von Studien, z.B.
- Induktionstherapie mit Immunchemotherapie, Idelalisib-haltige Regime (PI3K-Inhibitor), ICI (siehe unten)
- Konsolidierungstherapie bei jüngeren Patienten mit myeloablativer Hochdosischemotherapie + nachfolgende autologe Stammzelltherapie
- Erhaltungstherapie mit Rituximab; Alternative: RIT (siehe oben)
- Bei jüngeren Patienten evtl. allogene SZT mit dosisreduzierter Konditionierung (i.R. von Studien)

Prg: Mittlere Überlebenszeit nach Erstdiagnose ca. 10 Jahre (Spannweite 2 - 20 Jahre)
Können beim molekularen Monitoring t(14;18)-positive Zellen im Blut/Knochenmark nachgewiesen werden, besteht erhöhtes Rezidivrisiko (und umgekehrt).
Der FLIPI-Index unterscheidet 3 Prognosegruppen (→ *Internet*)

Marginalzonenlymphome (MZL)

Def: Die MZL umfassen 3 Entitäten:
- Extranodales MZL [C88.4]: Mucosa-/MALT (80 %), Bronchus-/BALT, Haut-(skin) assoziierter Typ/SALT
- Nodales MZL [C83.0]
- Splenisches MZL [C83.0] mit oder ohne villöse Lymphozyten

Das MZL entsteht aus transformierten Zellen der extranodalen/nodalen Marginalzone und zeigt Proliferationsfähigkeit in nichtlymphatischen Geweben. Die Zellen exprimieren zytoplasmatisch oder membranständig Immunglobuline und B-Zellmarker, aber nicht den T-Zellmarker CD5 oder den B-Zellvorläufermarker CD10. Oft Assoziation mit Autoimmunerkrankungen (Sjögren-Syndrom, Hashimoto-Thyreoiditis). Eine besondere Form sind MALT-Lymphome des Magens, verursacht durch eine chronische Infektion mit Helicobacter pylori. Manifestationen im Bronchialsystem (BALT) sind evtl. assoziiert mit einer chronischen Infektion, z.B. Vogelzüchterlunge. Andere potenzielle Erreger sind C. jejuni, Chlamydien, B. burgdorferi.

Th.: Die Mehrzahl der MZL tritt in den lokalisierten Stadien I und II auf: HP-Eradikation und involved field-Bestrahlung.
Die Behandlung der generalisierten Stadien III und IV ist wie bei follikulären Lymphomen (siehe dort).

Prg: Bei niedrigmalignen MALT-Lymphomen des Magens kann eine Eradikationsbehandlung von Helicobacter pylori zu einer Rückbildung des Lymphoms führen.

Mantelzell-Lymphom (MCL) [C83.1]

Def: Das Mantelzell-Lymphom ist gekennzeichnet durch variable Morphologie und typische Translokation t(11;14)(q13;q32) mit Cyclin-D1-Überexpression (über bcl-1). Die Tumorzellen zeigen eine Koexpression von B-Zellmarkern und CD5, im Gegensatz zur CLL aber kein CD23.

Ep.: 5 % aller NHL. Die Inzidenz beträgt 2/100.000/Jahr, der Altersmedian liegt bei 60 J.; m : w = 4 : 1.

KL.: Das klinische Bild wird durch Lymphknotenvergrößerungen, B-Symptome und oft eine Splenomegalie bestimmt. Extranodale Manifestationen sind häufiger als bei den follikulären Lymphomen. In bis zu 90 % liegt eine Milz-, Leber- oder Knochenmarkinfiltration vor und damit ein fortgeschrittenes Stadium. In 25 % der Fälle werden Lymphomzellen im Blut nachgewiesen.

Th.: i.R. von Studien
- ▶ Jüngere Patienten < 65 J.:
  Induktionstherapie mit Immunchemotherapie + anschließende Hochdosischemotherapie mit autologer Stammzelltransplantation
- ▶ Ältere Patienten > 65 J.: z.B. R-CHOP oder R-Bendamustin (siehe follikuläres Lymphom)
- • Erhaltungstherapie: z.B. mit Rituximab (R)
- • Rezidivtherapie:
  - Erneute Immunchemotherapie
  - Einsatz neuer Substanzen in Kombination mit Rituximab:
    - ▪ mTOR-Inhibitoren, z.B. Temsirolimus
    - ▪ Proteasom-Inhibitoren, z.B. Bortezomib
    - ▪ Thalidomid, Lenalidomid, Kinaseinhibitoren (z.B. Ibrutinib, BTK-Inhibitor)
  - Bei jüngeren Patienten evtl. allogene SZT mit dosisreduzierter Konditionierung (i.R. von Studien)

Prg: MCL haben die ungünstigste Langzeitprognose der NHLs (mediane Überlebenszeit ca. 5 J.).
Der MIPI-Index unterscheidet 3 Prognosegruppen (→ *Internet*).

Diffuses großzelliges B-Zell-Lymphom (DLBCL) [C83.3]

Def: DLBCL sind i.d.R. aggressive (hochmaligne) NHL. Das follikuläre Lymphom Grad 3b, das mediastinale großzellige B-Zell-Lymphom und das primäre Ergusslymphom werden wie das DLBCL behandelt. Im Gegensatz zu anderen NHLs gibt es keinen einzelnen zytogenetischen Marker.

Ep.: 30 % aller NHL, damit häufigstes NHL

Th.: Der primäre Therapieansatz mit Chemoimmuntherapie ist kurativ mit Heilungsraten von 50 - 90 %
Mittels IPI-Analyse (Internationaler prognostischer Index → *Internet*) unterscheidet man drei Therapiegruppen:
1. Ältere Patienten (> 60 Jahre)
2. Jüngere Niedrig-Risikopatienten
3. Jüngere Hoch-Risikopatienten.
Die Kombination von Polychemotherapie (CHOP) + Rituximab (R-CHOP) ist die Standardtherapie für jüngere Niedrig-Risikopatienten und ältere Patienten. Für jüngere Hochrisiko- und Intermediärrisiko-Patienten gibt es keine Standardtherapie. Diese Patienten sollten in klinischen Studien mit neuen Therapieansätzen behandelt werden. Dazu gehört auch die Hochdosischemotherapie (HDCT) mit nachfolgender autologer Stammzelltransplantation sowie Idelalisib, Ibrutinib oder Immun-Checkpoint-Inhibitoren (ICI) gegen u.a. PD-(L)1, CD30 als neue Substanzen.

Prg: Folgende Parameter sind mit einer ungünstigen Prognose assoziiert: Alter > 60 Jahre, Stadium III und IV, > 1 extranodaler Befall, schlechter Allgemeinzustand, LDH-Erhöhung.
Durch Genexpressionsanalysen können Subgruppen mit unterschiedlicher Prognose identifiziert werden:

Diffuses großzelliges B-Zell-Lymphom (D L B C L)	GCB-DLBCL (**G**erminal **C**enter **B**-Cell-like DLBCL)	ABC-DLBCL (**A**ctivated **B**-**C**ell-like DLBCL)	PMBL (Primary Mediastinal B-Cell lymphoma)
Genetische Aberrationen	t(14;18)(q32;q21) PTEN-Verlust	t(3;14)(q27;q32) Deletion des INK4A-ARF-Lokus BCL2-Amplifikation	JAK2-Amplifikation SOCS1-Deletion
Prognose 5-Jahresüberlebensrate	Bis 90 %	Bis 60 %	Bis 90%

Mediastinales großzelliges B-Zell-Lymphom (MLBCL) [C85.2]

Def: Primär mediastinale großzellige B-Zell-Lymphome (siehe oben) sind lokal invasive Tumoren des vorderen Mediastinums, die histologisch zentroblastenähnliche Zellen und eine Sklerosierungstendenz zeigen. Medianes Alter bei Diagnosestellung ca. 30 - 40 J.; w > m.

KL.: Symptome, die durch den Mediastinaltumor verursacht sind, z.B. Atemnot, obere Einflussstauung, Schluckstörung oder Reizhusten.

DD: Andere Mediastinaltumoren, Thymome, Lungenkarzinom, Sarkoidose u.a.

Th.: Behandlung wie bei DLBCL. In den lokalisierten Fällen wird im Anschluss daran eine konsolidierende Strahlentherapie des Mediastinums (involved field) durchgeführt.

Burkitt-Lymphom [C83.7] und Präkursor B-lymphoblastisches Lymphom [C83.5]

Def: Burkitt-Lymphome zeigen Blasten mit sehr hoher Proliferationsrate. Das endemische afrikanische Burkitt-Lymphom ist zu 95 %, das sporadische Burkitt-Lymphom zu 20 % mit EBV assoziiert. In 80 % findet sich die Translokation t(8;14), in 15 % t(8;22) und in 5 % t(2;8). Am häufigsten sind Kinder und Jugendliche betroffen. Bei Erwachsenen ist das Burkitt-Lymphom häufig mit einer HIV-Infektion assoziiert.
Das B-lymphoblastische Lymphom ist die nodale Variante der B-Vorläufer-ALL. Die Abgrenzung zwischen ALL und lymphoblastischem Lymphom erfolgt bei > 25 % Knochenmarkbefall (= ALL).

Th.: Wegen der hohen Proliferationsrate werden Patienten mit diesen Erkrankungen wie akute lymphatische Leukämien vom B-ALL-Typ behandelt. Wegen des hohen Risikos eines ZNS-Befalls ist eine Meningeosisprophylaxe notwendig (intrathekale Gabe von MTX, Cytarabin und Dexamethason oder prophylaktische Schädelbestrahlung).

HIV-assoziierte Lymphome

Th.: Antiretrovirale Therapie, CHOP ± Rituximab

Primäres zerebrales Lymphom (primary central nervous system lymphoma, PCNSL)

Def: Malignes Lymphom ausschließlich des ZNS; AIDS-definierendes Malignom

Ep.: Inzidenz 0,5/100.000/J. (HIV/AIDS: 30/100.000/J.)

Ät.: unbekannt

Hi.: 90 % diffuses großzelliges B-Zell-Lymphom (DLBCL)

KL.:
- 50 % Persönlichkeitsveränderungen, kognitive Störungen, psychomotorische Verlangsamung
- 50 % fokale neurologische Symptome, 1/3 Kopfschmerzen, 1/3 erhöhter Hirndruck
- Selten epileptische Anfälle (15 %), selten B-Symptome (10 %)

Di.:
- Zerebrale MRT, Biopsie (Steroide vor Biopsie vermeiden), Lumbalpunktion, HIV-Test
- Ausschluss eines systemischen Lymphoms, augenärztliche Untersuchung

DD: Maligne Gliome, Metastasen, entzündliche oder demyelinisierende Erkrankungen, Toxoplasmose

Th.: Studienteilnahme; kein allgemein akzeptierter Standard, Therapieindividualisierung (Alter, AZ etc.). Erstlinientherapie meistens basierend auf (high-dose-)Methotrexat, häufig zusammen mit Cytarabin (AraC) (oder andere Kombinationen), evtl. intrathekale Chemotherapie, ggf. (bei selektierten Patienten) anschließend Hochdosischemotherapie mit autologer Stammzelltransplantation (HDC/ASCT). Ganzhirn-Schädelbestrahlung (WBRT) ohne Verlängerung des Gesamtüberlebens, aber Neurotoxizität häufiger, daher oft verzögerter Einsatz erst im Rezidivfall.
In klinischer Erprobung sind neuere Substanzen (Temozolomid, Rituximab u.a.).
Bei AIDS antiretrovirale Therapie, ggf. medikamentöse Immunsuppression reduzieren.

Pro: Therapieassoziierte Mortalität 5 - 10 %; Problem: Neurotoxizität (Assoziation mit Bestrahlung)
5-Jahresüberlebensrate ca. 25 - 50 % (schlechtere Prognose bei älteren Patienten > 65 J.); Ergebnisse besser mit HDC (bei selektierten Patienten)

MULTIPLES MYELOM (MM) [C90.00]

Syn: M. Kahler, Plasmozytom (Dieser Begriff sollte nur beim solitären Plasmozytom verwandt werden.)

Def: Niedrig-malignes B-Zell-NHL (Systemerkrankung) mit diffuser oder multilokulärer Infiltration des Knochenmarks durch multiple Klone maligne transformierter Plasmazellen (= Myelomzellen).

Vo.: Inzidenz: 5/100.000 jährlich; das mittlere Alter bei Diagnose liegt bei ca. 70. J.; Männer und Afroamerikaner gehäuft. Häufigster Tumor von Knochenmark und Knochen.

Ät.: Unbekannt; Risikofaktoren: Ionisierende Strahlen, Pestizide, chronische Infektionen

PPh: Multiple Klone von entarteten Plasmazellen infiltrieren das Knochenmark und produzieren Immunglobuline einer einheitlichen Struktur (Idiotyp) = monoklonale Immunglobuline (IgG, IgA, IgD) = Paraprotein oder nur freie Leichtketten (kappa oder lambda). Myelomzellen haben keine eigene osteolytische Aktivität, sondern stimulieren Osteoklasten und hemmen die Osteoblastenfunktion. Im Verlauf der Erkrankung dominieren unterschiedliche Klone, teils unverändert zur Erstdiagnose oder mit neuen Mutationen.

MM-Typen:
Typ IgG (53 %); Typ IgA (25 %), selten IgD (1 %), Leichtketten (= Bence-Jones)-Myelom (20 %), asekretorisches Myelom (1 %)

KL.:
- 20 % bei Diagnosestellung asymptomatisch
- Allgemeinsymptome: Müdigkeit, Abgeschlagenheit, Gewichtsverlust
- Meist erstmalig symptomatisch durch Komplikationen

Ko.:
- Osteolytische Herde im Knochen (80 %, z.B. Schrotschussschädel), Osteoporose mit Schmerz und Spontanfrakturen (pathologische Frakturen ohne adäquates Trauma - bei Wirbelkörperfrakturen Abnahme der Körpergröße, evtl. Gibbusbildung, Gefahr der Querschnittslähmung → DD: Knochenmetastasen)
- Hyperkalzämische Krisen (13 %, oft durch Osteolysen bedingt); KL.: Polyurie, Erbrechen, Somnolenz. Folge: Verschlechterung der Nierenfunktion, ANV; selten Nephrokalzinose
- Myelomniere (30 %): Paraprotein- und Leichtkettenablagerung in Nierentubuli (Cast-Nephropathie), Basalmembranen der Glomeruli oder in Form von AL-Amyloid (siehe auch Kap. Paraproteinämische Nierenerkrankungen).
  KL.: Nephrotisches Syndrom - 50 % entwickeln eine Niereninsuffizienz, 10 % dialysepflichtig.
  → Regelmäßige Kontrolle des Gesamteiweiß im Urin und der Nierenfunktion!

Beachte: Nicht-steroidale Antiphlogistika und jodhaltige Kontrastmittel können bei ungenügend hydrierten Patienten zu Nierenversagen führen (auch bei M. Waldenström).

- Zytopenie, besonders Anämie (72 %, oft makrozytär) eher durch direkten Einfluss der Tumorzellen auf die Hämatopoese als durch Verdrängung des gesunden Knochenmarks
- Antikörpermangelsyndrom mit Infektanfälligkeit (90 %, verstärkt durch Leukopenie)
- Polyneuropathien (durch Ablagerungen von freien Leichtketten)
- Hyperviskositätssyndrom: Erhöhung der Blutviskosität mit evtl. zerebralen Durchblutungsstörungen infolge Polymerenbildung bes. von IgA. Erfolgt die Polymerenbildung bei niedriger Temperatur, spricht man von Kryoglobulinen (Raynaud-artige akrale Durchblutungsstörungen).
- In manchen Fällen binden die monoklonalen Immunglobuline Gerinnungsfaktoren, sodass es (bes. bei zusätzlicher Thrombozytopenie) zur Blutungsneigung kommen kann.
- AL-Amyloidose (bis 10 % d.F.): Herz, Niere, Gastrointestinaltrakt, Leber, autonomes und peripheres Nervensystem
- Erhöhtes Risiko für Zweitneoplasien, bes. myeloische Hämoblastosen (7 % nach 5 Jahren)

Di.: Die Diagnose gilt als gesichert, wenn folgende Kriterien vorliegen (International Myeloma Working Group, 2014):

- > 10 % Plasmazellen im Knochenmark und/oder Nachweis eines extramedullären Plasmazellherdes (Histologie) und Vorliegen mindestens eines Myelom-definierenden Ereignisses (Endorganschaden oder Biomarker)
- Endorganschaden durch die Plasmazellen (CRAB-Kriterien: hypercalcemia, renal disease, anemia, bone disease); Kausalzusammenhang zu Plasmazellen muss gesichert sein:
  - Hyperkalzämie > 2,75 mmol/l und/oder
  - Niereninsuffizienz (Kreatininwert > 2 mg/dl oder Kreatinin-Clearance < 40 ml/min) und/oder
  - Anämie (Hb-Wert < 10 g/dl oder 2 g/dl unter der Norm) und/oder
  - eine oder mehr Knochenläsionen (low-dose Ganzkörper-CT-Skelett, PET-CT, konventionelles Röntgen nach Pariser-Schema erlaubt, aber detektiert 80 % weniger Osteolysen)
- Biomarker für Risiko von ≥ 80 % innerhalb von 24 Monaten Endorganschäden zu entwickeln:
  - Klonale (gezeigt durch Leichtkettenrestriktion) Plasmazellinfiltration im Knochenmark ≥ 60 %
  - Ratio der involvierten : nicht-involvierten freien Leichtketten ≥ 100
  - Mehr als eine fokale Läsion im MRT (> 5 mm) im Knochen oder Knochenmark

Bildgebende Diagnostik:

Merke: Die Low-dose-CT ohne Kontrastmittel als das sensitivste Verfahren für Osteolysen hat das Röntgen nach dem Pariser Schema abgelöst. Die Skelettszintigrafie versagt, da Myelomherde häufig nicht speichern. MRT ist sensitiver für extramedulläre Herde und Myelonkompression, MRT und PET können Tumoraktivität beurteilen.

Lab:
- **EXTREM BESCHLEUNIGTE BSG !** (1-h-Wert: > 100 mm n.W., Sturzsenkung)
  Aber: Eine nur leicht beschleunigte Senkung schließt ein MM nicht aus: Beim Bence-Jones-Myelom sind BSG und Serumelektrophorese kaum verändert!
- Proteinurie mit L-Ketten-Ausscheidung = "Bence-Jones-Proteine":
  Nachweis mittels Immunfixation; BJ-Proteine fallen beim Erhitzen auf 50°C aus und gehen bei hoher Temperatur wieder in Lösung.
  Beachte: Urinstreifenteste sind nicht geeignet zum Nachweis von Bence-Jones-Proteinen.
  Bence-Jones-Proteine finden sich bei 60 % aller MM vom Typ IgG- bzw. IgA und immer beim Leichtketten-Myelom.
- Freie Leichtketten im Serum: Nachweis mittels Immunoassay (Freelite®) gegen Epitop des konstanten Teils der leichten Ketten, das im kompletten Immungobulin verborgen ist. Es wird die Menge der Myelom-assoziierten und der unbeteiligten Kette sowie der Quotient bestimmt. Sensitiveres Verfahren als Immunfixation. Verwendung zur Remissionsbeurteilung, als Prognosefaktor für MGUS und smoldering myeloma (siehe unten).
- Serumeiweißveränderungen:
  Gesamteiweiß vermehrt
  Immunfixation: Nachweis des monoklonalen Immunglobulins
  Elektrophorese: Schmalbasiger M-Gradient (Myelom/monoklonal) meist im γ-Bereich („Paraproteine“)
  M-Gradient beim IgA-Myelom oft in den β-Bereich verschoben und daher leicht verkannt. Ein M-Gradient fehlt beim Bence-Jones-Myelom und beim seltenen asekretorischen Myelom. Quantifizierung des Paraproteins über M-Gradient und der gesunden Immunglobuline (IgG, IgA, IgD) mittels Immunnephelometrie. Die Paraproteine haben keine Abwehrfunktion, daher Antikörpermangel-Syndrom.

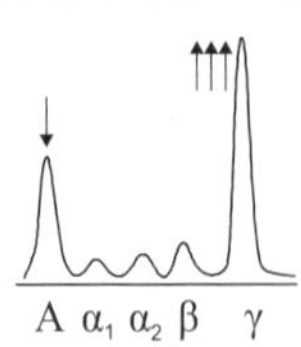

Monoklonale Gammopathie

- Beta2-Mikroglobulin (β2-M) korreliert mit der Myelomzellmasse und dem Grad der Niereninsuffizienz und hat prognostische Bedeutung.

Stadieneinteilung (nach Durie und Salmon, 1975): Historisch

Stadium I: Erfüllung aller 4 Kriterien	1. Hb-Wert > 10 g/dl 2. Serum-Ca-Wert normal 3. Röntgenologisch normales Skelett oder nur eine solitäre Osteolyse 4. IgG < 5 g/dl, IgA < 3 g/dl, Bence-Jones Protein im Urin < 4 g/24 h
Stadium II:	Weder zu Stadium I noch zu Stadium III passend
Stadium III: Eines oder mehrere Kriterien	1. Hb-Wert < 8,5 g/dl 2. Serum-Ca-Wert erhöht 3. Fortgeschrittene osteolytische Knochenveränderungen 4. IgG > 7 g/dl, IgA > 5 g/dl, Bence Jones-Protein im Urin > 12 g/24 h

Stadieneinteilung zusätzlich in:
A) Serum-Kreatinin < 2 mg/dl - B) > 2 mg/dl

Stadieneinteilung (International Staging System [ISS], 2005) und Revised ISS (R-ISS] (2015):

Stadium	Kriterien	Definition
ISS-1	Niedriges β2 M	β2-M < 3,5 mg/l und Albumin ≥ 3,5 g/dl
ISS-2	Weder Stadium I noch III	β2-M < 3,5 mg/l und Albumin < 3,5 g/dl oder β2-M 3,5 mg/l bis < 5,5 mg/dl
ISS-3	Hohes β2-M	β2-M ≥ 5,5 mg/l
R-ISS1	ISS-1 und keine Hochrisikozytogenetik (del17p, t(4;14), t(14;16) und normale LDH	
R-ISS2	Weder R-ISS-1 oder -3	
R-ISS3	ISS-3 und Hochrisikozytogenetik (del17p, t(4;14), t(14;16) oder hohe LDH	

5-Jahresüberleben: R-ISS-1: 82 %, R-ISS-2: 62 %, R-ISS-3: 40 %

Verlauf: Progredientes Multiples Myelom (Mehrzahl der Fälle), durch Behandlung wird eine Plateauphase unterschiedlicher Dauer (= Remission) erreicht, bis die Erkrankung erneut aktiv wird (= Progress, Rezidiv) und wieder behandelt werden muss. Kann keine Remission erreicht werden, spricht man von einer primär refraktären Erkrankung.

DD: 1. Sekundäre monoklonale Gammopathie bei anderen malignen Erkrankungen des hämatopoetischen Systems (z.B. bei CLL, NHL), Autoimmunerkrankungen u.a.

2. Monoklonale Gammopathie unbestimmter Signifikanz (MGUS)[D47.2]
Vo.: Altersabhängig: Bis 5 % bei älteren Personen (> 70 J.), 0,3 % bei jüngeren Personen

Diagnosekriterien (Verlaufsbeobachtung entscheidend):
- Konstant niedrige Konzentration des monoklonalen Immunglobulins < 30 g/l
- Infiltration des Knochenmarks mit klonalen Plasmazellen < 10 %
- Keine Endorganschäden (Hyperkalzämie, Niereninsuffizienz, Anämie, osteolytische oder diffuse Knochendestruktion) oder Myelom-definierenden Biomarker
- Ausschluss einer malignen Erkrankung des hämatopoetischen Systems

Prg. Risiko für die Entwicklung eines MM/anderen Plasmazellerkrankung: IgM 1,5%/Jahr, Non-IgM ca. 1 %/Jahr (Risikofaktoren: Quotient freie Leichtketten abnormal, Paraprotein > 1,5 g/dl, kein IgG-Subtyp, Suppression der unbeteiligten schweren Ketten [Hevylite®-Assay]), Leichtketten 0,3 %/Jahr; Th.: Jährliche Kontrolle

3. Smoldering Myeloma [C90.00]:
Plasmazellen 10 - 60 % im Knochenmark oder Paraprotein > 30 g/l / M-Protein im Urin > 500 mg/24 h und kein Endorganschaden oder Myelom-definierender Biomarker
Prg: Übergang in ein MM in ca. 50 % innerhalb der ersten 5 Jahre, dann 1 %/Jahr
Th.: Kontrolle alle 3 - 6 Monate, Hochrisiko-Patienten nur in klinischen Studien

Sonderformen:
- Solitäres Plasmozytom: Singuläre, medulläre oder extramedulläre monoklonale Plasmazellvermehrung ohne Systembeteiligung (Th.: Radiatio mit 50 % Heilungen)
- Plasmazell-Leukämie: > 20 % Plasmazellen im peripheren Blut und/oder Plasmazellen > 2.000/µl. Sehr aggressive Variante mit schlechter Prognose
- Osteosklerotisches Myelom: POEMS-Syndrom = Polyneuropathie, Organomegalie, Endokrinopathie, M-Protein, Hautveränderungen (= skin)
- Schwer- bzw. Leichtkettenkrankheit oder AL-Amyloidose: Monoklonale Plasmazellen ohne Wachstumstendenz (MGUS with unlucky protein) aber mit Organschäden durch Ablagerung der leichten oder schweren Ketten bzw. Amyloid (Bildung einer Faltblattstruktur)

Differentialdiagnose monoklonale Gammopathie:

	Multiples Myelom	Smoldering Myeloma	MGUS
Klonale Plasmazellen im Knochenmark	≥ 10 %	≥ 10 - 60 %	< 10 %
Monoklonales Protein	Nachweisbar	≥ 30 g/l im Serum oder 500 mg/24 h i.U.	< 30 g/l im Serum
Myelom-definierendes Ereignis (CRAB oder Biomarker)	Nachweisbar	Nicht nachweisbar	Nicht nachweisbar
Therapie	Ja	Nein	Nein

Th.: Ind: Myelom-definierende Ereignisse (CRAB-Kriterien oder Biomarker)

Allgemein:

- Immunmodulatorische Substanzen (IMIDs): Thalidomid (ehem. Contergan®), Lenalidomid (Revlimid®) und Pomalidomid. Sie haben antiangiogenetische Wirkung, induzieren Apoptose bei Plasmazellen und stimulieren NK-/T-Zellen. Wirkung über Bindung an Cereblon.
  NW: Teratogen: Phokomelie! → Antikonzeption gewährleisten, Thromboserisiko → Prophylaxe mit ASS oder LMW-Heparin. Im Gegensatz zu Thalidomid verursachen Lenalidomid/Pomalidomid kaum Neuropathien, wirken dafür aber myelosuppressiv.
- Proteasom-Inhibitoren: Bortezomib (Velcade®), Carfilzomib, Ixazomib; NW: Polyneuropathie (PNP), Diarrhö, Myelosuppression. PNP bei Bortezomib geringer bei 1 x wöchentlicher und subkutaner Gabe. PNP kaum bei Carfilzomib (i.v., selten kardiale NW, Hypertonus) und Ixazomib (oral, gastrointestinale NW).
- Histon-Deacetylase-Inhibitoren: Panobinostat (oral). Epigenetische Therapie durch Modifikation von Histonen. NW: Myelosuppression, gastrointestinale Nebenwirkungen
- Antikörper: Elotuzumab (anti-SLAMF7; Wirkung über ADCC und NK-Zellstimulation), Daratumumab (anti-CD38; Wirkung über ADCC und Komplementaktivierung). NW: Infusionsreaktionen, Interaktion mit Immunfixation und Blutgruppenbestimmung (nur Daratumumab: Blutgruppenbestimmung vor Therapiebeginn und Blutgruppenausweis). In Studien: Isatuximab (CD38)

A. **Erstlinientherapie:**

- Patienten < 70 J. in gutem AZ ohne Komorbiditäten: Hochdosiskonzept
  Induktion mit Bortezomib-haltiger 3er Kombination, z.B. 4 Zyklen VRD = Velcade®/Revlimid®/Dexamethason. Dann zytotoxische Mobilisation (z.B. Cyclophosphamid + G-CSF) mit autologer Stammzellapherese. Dann Hochdosischemotherapie (Melphalan 200 mg/m2) mit nachfolgender autologer Stammzelltransplantation. Patienten < 65 Jahre ohne Erreichen einer sehr guten partiellen Remission (vgPR), profitieren von einer 2. Transplantation. Im Anschluss Erhaltungstherapie (2 Jahre oder Dauertherapie bis Progress) mit Lenalidomid und/oder Bortezomib ± Antikörper in klinischen Studien.
- Patienten > 70 J. oder Komorbiditäten: Kombinationstherapien, z.B. 8 Zyklen VRD = Velcade®/Revlimid®/Dexamethason gefolgt von Erhaltung bis Progress mit Revlimid®/Dexamethason (Rd) oder kontinuierliches Rd oder 9 Zyklen mit Velcade®/Melphalan/Prednisolon (VMP). Beachte Dosisanpassung bei alten und gebrechlichen Patienten, aber Unterbehandlung vermeiden.

B. **Rezidivtherapie:**

- Erneute Hochdosistherapie mit nachfolgender autologer Stammzelltransplantation
- Therapieprotokolle: 3er-Kombinationen: Lenalidomid + Dexamethason + Daratumumab/Carfilzomib/Elotuzumab/Ixazomib; Bortezomib + Dexamethason + Daratumumab/Panobinostat; 2er-Kombinationen: IMID + Dexamethason, Bortezomib + Doxorubicin, Bendamustin (nicht-kreuzreagierendes Alkylans) ± Steroide; Monotherapie: Daratumumab.
- Experimentelle Studienprotokolle unter Verwendung neuer Substanzen, z.B. Filanesib (Kinesin Spindel Protein-Inhibitor), Check-point-Antikörper + IMID, Selinexor (Exportin-Inhibitor), Venetoclax (bcl-2-Inhibitor bei t(11;14)
- Allogene Stammzelltransplantation bei Höchstrisikoerkrankung, z.B. Frührezidiv nach Hochdosistherapie; Ausblick: Zelluläre Th. mit Chimeric-Antigen-Receptor-T cells gegen BCMA oder CD19 (***Cave:*** Persistenz, Cytokine release syndrome, Neurotoxizität)

C. **Ergänzende Therapiemaßnahmen:**

- Patienten profitieren von einer frühzeitigen Gabe von Bisphosphonaten, die die Osteoklastenfunktion hemmen, z.B. Pamidronat (Aredia®) oder Zoledronat (Zometa®); alternativ Denosumab (anti-RANKL-Ak) → Reduktion von Frakturen der Wirbelsäule und von Schmerzen. Beachte NW: Kieferosteonekrosen, bes. nach zahnärztlichen Interventionen → Konsil vor Therapie, Mundhygiene, antibiotische Prophylaxe vor großen Eingriffen. (Einzelheiten zu den Präparaten → siehe Kapitel Osteoporose)

- Bei Knochenherden Prophylaxe einer Spontanfraktur oder Schmerztherapie durch lokale Bestrahlung (10 - 20 Gy in 1 - 2 Wochen)
- Operative Fixation bei Fraktur, Vertebroplastie oder Kyphoplastie bei WK-Brüchen
- Intravenöse Substitution von IgG bei Antikörpermangelsyndrom und gehäuften Infekten
- Impfungen gegen Pneumokokken, Influenza
- Gabe von Erythropoetin bei Anämie und Gabe von G-CSF bei Granulozytopenie
- Plasmaseparation bei Hyperviskositätssyndrom mit ZNS-Ausfällen: Bing-Neel-Syndrom
- Leichtkettendialyse (High cut-off-Membran) bei akutem Myelom-bedingtem Nierenversagen parallel zur systemischen Therapie bis FLC (freie Leichtketten) < 1.000 mg/l.

Partielle Remission:
Abfall Serum-Paraprotein ≥ 50 % und Urin-M-Protein ≥ 90 % oder ≤ 200mg/24 h und > 50 %ige Reduktion der Weichteilmanifestation

Komplette Remission (CR) - alle Kriterien:
- Kein monoklonales Protein mehr in Serum und Urin nachweisbar (Immunfixation negativ)
- ≤ 5 % Plasmazellen im Knochenmark und Verschwinden von Weichteilplasmozytomen

Minimal Resterkrankung (MRD)-Negativität:
Sensitivität mindestens 1 auf 10^5 Zellen; Methoden: FACS, NGS

Nachsorge:
Monatliche Überwachung von Immunglobulinkonzentration (monoklonal/polyklonal), Blutbild, Serumkalzium, Nierenfunktion

Prg:
- Ungünstige Prognosefaktoren:
  - ISS-Stadium, Komplikationen (Niereninsuffizienz), refraktärer klinischer Verlauf (Frührezidiv)
  - Zytogenetik (abnormaler Karyotyp) oder FISH-Analyse mit del17p, t(4;14), +1q
  - Genexpressionsprofil, Next Generation Sequencing: Unterschiedliche Definitionen
- Überlebenszeit: Jüngere Patienten mit optimaler Therapie (Hochdosischemotherapie und autologer Stammzelltransplantation sowie neuen Substanzen): 10-Jahresüberleben über 50 % (chronische Erkrankung)

IMMUNOZYTOM (M. WALDENSTRÖM) [C88.00]

Syn: Makroglobulinämie

Def: Niedrigmalignes B-Zell-Immunozytom (lymphoplasmozytisches Lymphom = LPL) mit Bildung monoklonaler IgM-Globuline.

Vo.: 4 x seltener als Multiples Myelom, höheres Lebensalter

KL.: Osteolysen und Hyperkalzämie werden nicht beobachtet, sondern nur eine Osteoporose. Auch die Nieren werden sekundär bedeutend weniger geschädigt. Allerdings beeinträchtigen die Makroglobuline die Aggregation der Thrombozyten und binden auch Gerinnungsfaktoren, wodurch es nicht selten zu hämorrhagischer Diathese kommt. Durch Kälteagglutinine vom Typ IgM kann es zu Coombs-positiver autoimmunhämolytischer Anämie kommen. Die monoklonalen IgM-Globuline können zum Hyperviskositätssyndrom mit Raynaud-artigen akralen Durchblutungsstörungen an den Händen und Sehstörungen führen. Bei Gabe jodhaltiger Kontrastmittel kann es zum akuten Nierenversagen kommen (KI!). Fakultativ sind Lymphknotenschwellung und Hepatosplenomegalie, evtl. kommt es zu peripheren Neuropathien. Die BSG ist sehr hoch.

DD: Monoklonale Gammopathie unbestimmter Signifikanz (MGUS → siehe Kap. MM); CLL, Multiples Myelom u.a.

Di.: Nachweis monoklonaler IgM-Globuline (Immunfixation) + LPL-Zellinfiltration des Knochenmarks. Untersuchung auf evtl. Kryoglobuline und Kälteagglutinine; häufig MYD88L265P-Mutation

Th.: Die Therapie ist palliativ in Abhängigkeit vom Beschwerdebild: Asymptomatische Patienten "watch and wait". Für symptomatische Patienten existiert keine Standardtherapie. Gängige Ersttherapie sind Fludarabin/Cyclophosphamid/Rituximab oder Bendamustin/Rituximab. Ibrutinib ist eine weitere Alternative.
Bei Hyperviskositäts-Syndrom: Plasmapherese (= Aderlässe mit Entfernung des Plasmas und Retransfusion der Erythrozyten).

Prg: Internationaler prognostischer Index (ISSWM)

Risikogruppe	Niedrig	Intermediär	Hoch
Alter > 65 J.	–	+ / –	+
4 weitere Risikofaktoren (jeder zählt als 1 Punkt):			
Hb < 11,5 g/dl Thrombozyten < 100.000/µl β2-Mikroglobulin > 3 mg/l IgM > 70 g/l	0 -1	0 - 2	> 2
5-J.-Überleben (%)	87	68	36

HAARZELLLEUKÄMIE (HCL) [C91.40]

Def: Niedrigmalignes lymphozytisches NHL vom B-Zell-Typ (Transformation früher Stammzellen der B-Zellreihe); Kennzeichen: Haarzellen (hairy cells) mit fransenartigen Zytoplasmaausläufern, zytochemischem Nachweis der tartratresistenten sauren Phosphatasereaktion und Expression von reifen B-Zellmarkern (sowie CD11c, CD103 und CD25), Vermehrung retikulärer Fasern im Knochenmark (Markfibrose). Ursache wahrscheinlich Mutation im BRAF-Gen (V600E). Sehr selten Haarzellleukämie-Variante mit Leukozytose.

Vo.: Selten, Inzidenz: 0,3/100.000/J., medianes Erkrankungsalter ca. 52 J., m : w = 4 : 1

KL.: Im Frühstadium leichte, später schwere Panzytopenie durch diffuse Markinfiltration, Markfibrose (Punctio sicca!) sowie erhöhte Zellsequestration bei Splenomegalie (Hyperspleniesyndrom), erhöhte Infekt- und Blutungsneigung, Schwäche, Lymphadenopathie untypisch

DD: Panzytopenien anderer Genese; Osteomyelosklerose, myelodysplastisches Syndrom, aplastische Anämie

Di.: Klinik; Sonographie (Splenomegalie); Blutbild: Pan-, Bi- oder Monozytopenie; periphere Ausstriche: Haarzellen; Immunphänotypisierung peripheres Blut/Knochenmark: CD11c, CD25, CD103, CD123;Punctio sicca, deswegen Knochenmarkbiopsie mit Immunhistochemie notwendig: Positiv für CD20, tartratresistente saure Phosphatase (TRAP), CD72 (DBA.44) und Annexin A1; Genetik: BRAF V600E-Mutation (bei fast 100 % der klassischen Haarzellleukämien); CT-Staging

Th.: Chemotherapie ist erst bei Auftreten von Symptomen (Infekte), zunehmender Zytopenie oder Splenomegalie indiziert:

1. Therapie der Wahl: Purinanaloga: Cladribin (2-CDA = 2-Chlorodeoxyadenosin) i.v. oder s.c. Nach 1 - 2 Kursen Dauerremissionen in ca. 85 % (8-Jahres-Überlebensrate ca. 70 %)
   Alternative: Pentostatin
   Cave: Langandauernde Suppression der T-Zellen, daher Risiko infektiöser Komplikationen
2. Beim Rezidiv erneute Therapie mit Purinanaloga plus Rituximab
3. Interferon-α: ca. 70 % gutes Ansprechen, aber langjährige Therapie nötig, selten komplette Remissionen, erhebliche Nebenwirkungen
4. Splenektomie ist nur selten erforderlich bei sehr großer Milz oder Versagen der übrigen Therapie.
5. Bei Nachweis BRAF V600E-Mutation Therapie mit Vemurafenib im Rahmen von Studien

Symptomatische Behandlung von Infektionen u.a. Komplikationen.

Prg: Oft langsamer Verlauf, häufigste Todesursache: Infekte

CHRONISCHE LYMPHATISCHE LEUKÄMIE (CLL) [C91.10]

Internet-Infos: *www.dcllsg.de; www.cll.de*

Def: Leukämisch verlaufendes B-Zell-Lymphom von niedrigem Malignitätsgrad (indolentes lymphozytisches Lymphom). Klonale Proliferation und Akkumulation immuninkompetenter B-Lymphozyten im peripheren Blut, in Lymphknoten, Milz und Knochenmark. Die neoplastischen B-Lymphozyten haben eine verlängerte Überlebenszeit durch einen Fehler im programmierten Zelltod (Apoptose).
Der CLL geht meist ein nicht diagnostiziertes, klinisch asymptomatisches Vorstadium mit Vermehrung klonaler B-Zellen voraus. Diese haben die biologischen Merkmale leukämischer Zellen und werden als monoklonale B-Zell-Lymphozytose (MBL) bezeichnet. Bei > 5 % der über 60-jährigen ist

eine MBL nachweisbar. Das Risiko der Transformation in eine behandlungsbedürftige CLL beträgt etwa 1 %/J.

Anm.: Die früher als T-CLL bezeichnete Leukämie ist nach WHO keine CLL, sondern eine T-Prolymphozytenleukämie (T-PLL).

Ep.: Häufigste Leukämieform; durchschnittliche Inzidenz 4/100.000/Jahr; zunehmende Inzidenz im höheren Lebensalter: Im 5. Lebensjahrzehnt ca. 5/100.000 pro Jahr, im 8. Lebensjahrzehnt ca. 30/100.000 pro Jahr; m : w = 2 : 1, in Japan sehr selten.

Ät.: Unbekannt; genetische Faktoren (3fach erhöhtes Erkrankungsrisiko bei Kindern von CLL-Patienten); im Verdacht stehen organische Lösungsmittel als erworbener Risikofaktor.

KL.:
- Erkrankung zum Zeitpunkt der Diagnose in ca. 50 % d.F. symptomloser Zufallsbefund aufgrund erhöhter Lymphozytenzahlen, gel. Leistungsminderung, Nachtschweiß.
- Lymphknotenvergrößerungen (derb, indolent): initial 50 %, später die meisten Patienten
  - Mediastinale Lymphknotenvergrößerungen (Rö. Thorax, CT): ca. 25 %
  - Abdominale Lymphknotenvergrößerungen (Sonografie, CT) : ca. 10 %

  Merke: Lymphknotenvergrößerungen sind im Verlauf einer CLL oft vorhanden (bei CML selten, bei akuter Leukämie in 30 % vorhanden).
- Evtl. Splenomegalie, geringe Lebervergrößerung
- Hauterscheinungen: Pruritus, chronische Urtikaria, mukokutane Purpura, Herpes zoster (generalisatus), Herpes simplex (exulcerans et persistens), Mykosen, Erythrodermien, knotige Hautinfiltrate

  Merke: Bei den genannten Hautaffektionen im höheren Alter auch an CLL denken!
- Selten Parotisschwellung und Tränendrüsenbefall (Mikulicz-Syndrom [K11.8])

Ko.:
1. Infekte infolge Antikörpermangelsyndrom, Granulozytopenie und Chemotherapie (häufigste Komplikation und häufigste Todesursache)
2. Coombs-positive autoimmunhämolytische Anämie (AIHA) durch Wärmeautoantikörper vom Typ IgG in 10 % d.F. und evtl. Autoimmunthrombozytopenie
   Evans-Syndrom = AIHA + Autoimmunthrombozytopenie [D69.3]
3. Hypersplenismus
4. Selten zelluläres Hyperviskositätssyndrom (Leukostase-Syndrom) bei Lymphozytose > 500.000/µl (→ neurologische oder kardiovaskuläre Störungen)
5. Richter-Syndrom (5 %): Transformation in sekundär hoch malignes NHL mit ungünstiger Prognose
6. Auftreten von Zweitmalignomen (9 %/15 Jahren)

Lab:
- Hämatologie:
  - Peripheres Blut:
    Permanente Leukozytose mit einem hohen Lymphozytenanteil (meist 70 - 95 %). Permanente Erhöhung der absoluten Lymphozytenzahl über 5.000/µl. Typisch, aber nicht obligat sind Gumprecht-Kernschatten (gequetschte Kerne von Lymphozyten) im Blutausstrich.
  - Knochenmarkzytologie/-histologie ist in der Regel nicht erforderlich: Nur durchführen bei unklaren Zytopenien. Anteil reifer Lymphozyten ≥ 30 % aller kernhaltigen Zellen bei normalem oder erhöhtem Zellgehalt.
- Durchflusszytometrische Immunphänotypisierung der Lymphozyten:
  - Nachweis des B-CLL-Immunphänotyps (CD19, CD20, CD23) und des T-Zellantigens CD5
  - Nachweis einer Leichtkettenrestriktion (Kappa oder Lambda)
- Serumeiweißveränderungen (sehr häufig)
  - Antikörper-Mangelsyndrom (B-Zelldefekt!) in 50 % d.F.
  - Auftreten monoklonaler Immunglobuline (oft IgM)
  - Auftreten inkompletter Wärme-Auto-Antikörper (siehe oben)
- Zytogenetik: > 80 % haben chromosomale Veränderungen:
  Günstige Prognose: Deletion 13q14 (relative Häufigkeit 55 %)
  Intermediäre Prognose: Trisomie 12 (15 %)
  Ungünstige Prognose: Deletion 17p13 (5 %), Deletion 11q22 (20 %), TP53-Mutation

Stadieneinteilung der CLL nach Binet (1981): (am gebräuchlichsten)

Stadium	Merkmale	Mediane Überlebenszeit (Jahre)
A	< 3 vergrößerte Lymphknotenregionen } *	> 10
B	≥ 3 vergrößerte Lymphknotenregionen } *	
C	Hb < 10,0 g/dl und/oder Thrombozytopenie < 100.000/µl Lymphknotenstatus irrelevant	< 3

*) Hb > 10,0 g/dl und Thrombozyten > 100.000/µl

Die RAI-Klassifikation unterscheidet die Stadien 0 bis IV → siehe *Internet.*

DD: • Reaktive Lymphozytosen (Klinik, meist polyklonale T-Zellmarker)
• Monoklonale B-Lymphozytose (MBL) mit < 5.000 monoklonalen B-Lymphozyten/µl, wobei in 80 % d.F. ein CLL-Immunphänotyp vorliegt.
• Leukämisch verlaufende Lymphome (z.B. Marginalzonenlymphom, Mantelzell-Lymphom)
• Chronische myeloische Leukämie (typisches Blutbild, Philadelphia-Chromosom)
• Lymphknotenvergrößerungen anderer Genese (Lymphknotenhistologie)
• DD eines Pruritus ohne initial sichtbare Hautveränderungen:
  · Allergien
  · Darmparasiten
  · CLL und andere maligne Lymphome
  · Polycythaemia vera
  · Eisenmangel
  · Diabetes mellitus
  · Niereninsuffizienz
  · Seniler Pruritus, psychogener Pruritus
  · Cholestase, primär biliäre Cholangitis
  · Primär sklerosierende Cholangitis

Di.: Nach den Kriterien des International Workshop on CLL (IWCLL) 2008 wird die Diagnose durch den Nachweis folgender Kriterien gesichert:
• Nachweis von ≥ 5.000 klonalen B-Lymphozyten/µl im peripheren Blut, wobei die Klonalität der zirkulierenden B-Lymphozyten durchflusszytometrisch gesichert sein muss. Unterhalb dieses Wertes kann die „Diagnose“ monoklonale B-Zell-Lymphozytose (ungewisser Signifikanz) (MBL) gestellt werden, wenn keine Krankheitszeichen vorliegen (B-Symptome: Fieber, Nachtschweiß, Gewichtsverlust; Lymphadenopathie, Hepatomegalie, Splenomegalie, Zytopenie, AIHA etc.).
• Vorherrschen kleiner, morphologisch reif wirkender Lymphozyten in der zytomorphologischen Untersuchung
• Koexpression von B-Zellantigen CD19, CD20 und CD23 und dem T-Zellantigen CD5 in der Durchflusszytometrie bei relativ schwacher Expression von CD20
• Durch die Leichtkettenrestriktion (κ oder λ) kann die Monoklonalität der Zellen bewiesen werden.

Eine Knochenmarkpunktion ist bei erfüllten Diagnosekriterien nicht notwendig. Eine Lymphknotenbiopsie ist nur bei fehlender leukämischer Ausschwemmung oder Verdacht auf eine Transformation in ein aggressives Lymphom angezeigt (Richter-Syndrom).

Th.: Die Deutsche CLL-Studiengruppe (DCLLSG) führt alters- und risikoadaptierte Therapieprotokolle durch (siehe *http://dcllsg.de/*).

Ind: Symptomatische Patienten im St. Binet A oder B sowie alle Patienten im St. Binet C. Grundsätzlich ist die Lymphozytenzahl allein kein Therapieindikator!

A. Erstlinientherapie:
- Patienten in gutem Allgemeinzustand / mit guten Organfunktionen ohne Deletion 17p: Chemoimmunotherapie FCR-Schema: Fludarabin (F) + Cyclophosphamid (C) + Rituximab (R). Das BR-Schema (Bendamustin + Rituximab) kann bei Patienten über 65 J. gegeben werden, ist aber weniger wirksam als FCR.
- Patienten in reduziertem Allgemeinzustand/Organdysfunktionen:
  • Chlorambucil (Leukeran®) in Kombination mit einem anti-CD20Antikörper: Rituximab, Ofatumumab oder Obinutuzumab.
  • Bendamustin (Levact®) in Kombination mit Ritxuximab (BR)
- Patienten mit Deletion 17p oder TP53-Mutation: Idelalisib(PI3kdelta-Inhibitor) plus Rituximab oder der Bruton-Tyrosinkinase-Inhibitor: Ibrutinib (beide Inhibitoren wurden 2014 zugelassen)

B. Rezidivtherapie:
- Erneuter Therapieversuch mit der Erstlinientherapie, falls die Remission ≥ 2 J. anhielt.
- Chemoimmunotherapie-Kombinationen nur, wenn keine Deletion 17p vorliegt.
- Anti-CD52-AK: Alemtuzumab (über „compassionate use“-Programm verfügbar) → NW: Stärkere Immunsuppression und opportunistische Infektionen; evtl. Kombination mit Fludarabin
- Neue humane Anti-CD20-Ak: Ofatumumab, Obinutuzumab (GA101)
- PI3kdelta-Inhibitor Idelalisib plus Rituximab oder Bruton-Tyrosinkinase-Inhibitor Ibrutinib
- Der BCL-2 Inhibitor (Venetoclax®) alleine oder in Kombination bei Vorliegen einer 17p-Deletion oder TP53-Mutation
- Allogene Stammzelltransplantation nach dosisreduzierter Konditionierung
  Therapieprinzip: Graft-versus-Leukämie-Effekt
  Ind: Hochrisikopatienten in gutem AZ mit ungünstiger Zytogenetik
  Durch Halbierung der therapieassoziierten Mortalität im Vergleich zur myeloablativen Konditionierung ist die dosisreduzierte allo-SCT auch bei fitten, älteren Patienten durchführbar. Überlebensrate ca. 65 %/4 J.

C. Ergänzende Therapiemaßnahmen:
- Strahlentherapie: Ind.: Lokale niedrig dosierte Bestrahlung großer Lymphome oder einer großen Milz

- Bei AIHA oder Autoimmunthrombozytopenie: Glukokortikosteroide
  Bei kritischen Thrombozytopenien vor Operationen Thrombozytensubstitution und hoch dosiert Immunglobuline i.v.
- Impfung gegen Influenza und Pneumokokken
- Bei Infekten durch Ak-Mangelsyndrom (IgG < 0,5 g/l) Substitution von Immunglobulinen + gezielte Antibiotikatherapie.

Prg: Überlebenszeiten sehr variabel und abhängig von Stadium, Zytogenetik und Laborparametern (siehe oben). Die CLL ist durch Chemotherapie und Antikörper-basierte Therapie nicht heilbar. Die einzige kurative Option besteht in der allogenen Stammzelltransplantation.

Primär extranodale Lymphome des Gastrointestinaltraktes [C85.9]

Syn: Primäre gastrointestinale Lymphome

Def: Unter den primär extranodalen Lymphomen stellen die des Gastrointestinaltraktes mit etwa 35 % aller Fälle die häufigste Form dar. Sie haben ihren Ursprung im schleimhautassoziierten Lymphgewebe (mucosa associated lymphatic tissue, MALT-Lymphome = Maltome) [C88.40].
Die bei MALT-Lymphomen häufig zu beobachtende Translokation t(11;18)(q21;q21) bewirkt eine Fusion des Apoptoseinhibitors API2 und des 18q-Gens MALT1 (ca. 50 %). Die seltenere Translokation t(14;18)(q32;q21) bewirkt eine Fusion von MALT1 mit dem Gen für IgH. In 10 % findet sich eine Translokation t(1;14)(p22;q32). In allen Fällen findet eine Überexpression von BCL-10 statt, was eine verstärkte Aktivierung von NF-kappaB auslöst und zu verlängertem Überleben der Lymphom-Zellen führt.

Ep.: Inzidenz: 0,7/100.000/Jahr
2 % aller Malignome des Gastrointestinaltraktes sind maligne Lymphome.
40 % sind niedrig maligne, 60 % sind hochmaligne. Der in Europa und Nordamerika beobachtete „Western type“ betrifft meist Menschen im 5. - 6. Lebensjahrzehnt, der „mediterrane Typ“, der überwiegend im Dünndarm lokalisiert ist, betrifft vorzugsweise jüngere Patienten (2. - 3. Lebensjahrzehnt).

Ät.:
- 90 % der niedrig malignen MALT-Lymphome des Magens sind Folge einer chronischen Infektion mit Helicobacter pylori; gel. Ursache ist eine Infektion mit Helicobacter heilmannii. Auch beim IPSID (siehe unten) wurde vereinzelt eine HP-Infektion beobachtet und erfolgreich behandelt.
- Das Enteropathie-assoziierte T-Zell-Lymphom beobachtet man als Komplikation einer Zöliakie.

Lok:
- Magen (ca. 70 %, meist MALT-Lymphome)
- Dünndarm mit Ileozökalregion (ca. 20 %)
- Primär multiple Lokalisationen über den gesamten GI-Trakt (ca. 10 %)
- Selten Dickdarm (ca. 2 %), sehr selten Ösophagus (< 1 %)

Histologische Klassifikation primär gastrointestinaler Lymphome (nach Isaacson 1994)

Primäre B-Zell-Lymphome des Gastrointestinaltraktes
- MALT-Typ
  - Niedrigmaligne MALT-Lymphome
  - Hochmaligne MALT-Lymphome mit oder ohne niedrigmalignen Anteilen
- Immunoproliferatives Syndrom des Dünndarms (Syn.: Mediterranes Lymphom; immunoproliferative small intestinal disease = IPSID)
  - Niedrigmaligne Lymphome
  - Hochmaligne Lymphome mit oder ohne niedrigmalignen Anteilen

  Das mediterrane Lymphom sezerniert ein atypisches IgA mit defekter schwerer Kette ohne assoziierte Leichtkette (Syn.: α-Ketten-Erkrankung)
- Mantelzell-Lymphom (Synonym: Lymphomatöse Polypose des Jejunums)
- Burkitt- oder Burkitt-ähnliche Lymphome

Primäre T-Zell-Lymphome des Gastrointestinaltraktes
- Enteropathie-assoziierte T-Zell-Lymphome (EATL)
- Nicht-Enteropathie-assoziierte T-Zell-Lymphome
- Andere Formen (follikuläres Lymphom des GIT, diffus großzelliges Lymphom des GIT)

Stadieneinteilung primärer gastrointestinaler Lymphome:
Einteilung analog zur Ann Arbor-Klassifikation oder nach Lugano-Klassifikation:

I	Lokalisierter Befall der Magen-/Darmwand durch eine oder mehrere infiltrierte Lymphknoten
II_1	Befall von ein oder mehreren paragastrischen oder paraintestinalen Lymphknoten
II_2	Befall von paraaortalen, paracavalen, pelvinen, inguinalen oder mesenterischen Lymphknotenregionen
II/E	Mesenterium überschreitende Infiltration angrenzender Organe und Strukturen
III	In dieser Klassifikation ist kein Stadium III vorgesehen
IV	Disseminierter extranodaler Befall oder Befall von supradiaphragmatischen Lymphknoten

KL.: Im Frühstadium oft symptomlos, später evtl. epigastrische Schmerzen, Inappetenz, Übelkeit und Erbrechen, evtl. B-Symptome (Fieber, Gewichtsverlust, Nachtschweiß)

Ko.: Blutung, Ileus, Perforation, Malabsorptionssyndrom, enterales Eiweißverlust-Syndrom

Di.:
- Endoskopie mit Biopsien + Histologie
- Röntgendiagnostik des Dünndarms (Enteroklysma), Sono, Endosono, CT, MRT
- Evtl. explorative Laparotomie
- Knochenmarkbiopsie und -zytologie

Lab: Bei IPSID evtl. Nachweis von monoklonalem IgA ohne Leichtketten (Serum, Urin)

Th.: Stadiengerechter Einsatz von Antibiotika, Chemotherapie und Bestrahlung im Rahmen kontrollierter Studien.
HP-Eradikation führt bei niedrigmalignen MALT-Lymphomen des Magens im St. I bis IIE bis 90 % zur Heilung. Eine ausschließlich chirurgische Therapie ist mit schlechterem Gesamtüberleben und höherem Risiko für Rezidive assoziiert.
t(11;18)(q21;q21)-positive MALT-Lymphome sprechen nicht auf HP-Eradikation an.
Kommt eine antibiotische Behandlung nicht infrage oder liegt keine HP-Infektion vor, führt eine Strahlentherapie (bei niedrigmalignen Lymphomen) oder eine kombinierte Immun-/Chemo-/Strahlentherapie (bei hochmalignen Lymphomen) zu Heilungsraten von 90 % und mehr. T-Zell-Lymphome des GI-Trakts sind immer als hochmaligne Lymphome anzusehen und haben eine schlechtere Prognose. Sie werden wie periphere T-Zell-Lymphome behandelt.

NHL DER T-ZELL-REIHE [C84.-]

Wegen ihrer Seltenheit in Mittel- und Westeuropa (ca. 10 - 15 % aller NHL) werden nur die wichtigsten Krankheitsbilder aufgeführt.

Einteilung:
1. Vorläufer T-Zell-Neoplasie
2. Periphere T-Zell-Lymphome einschließlich der kutanen T-Zell-Lymphome

Kutane T-Zell-Lymphome [C84.8]

Ep.: Inzidenz: 0,1 - 1/100.000 jährlich
2/3 der Hautlymphome sind kutane T-Zell-Lymphome (CTCL) und davon > 90 % T-Helferzell-Lymphome (positiver CD 4-Marker). Mycosis fungoides (kutane Form) und Sézary-Syndrom (generalisierte Form) sind kutane T-Helferzell-Lymphome mit gleicher Histologie, die vorzugsweise im höheren Lebensalter vorkommen. Sie machen knapp 50 % der kutanen NHL aus.

Klassifikation der kutanen T-Zell-Lymphome
- Mycosis fungoides
- Sézary-Syndrom
- Adulte T-Zell-Leukämie/Lymphome (HTLV+)
- Primär kutane CD30+ lymphoproliferative Erkrankung
- Subkutanes pannikulitisartiges T-Zell-Lymphom
- Extranodales NK/T-Zell-Lymphom, nasaler Typ
- Primär kutanes peripheres T-Zell-Lymphom, nicht spezifiziert

Histologie:

- Sog. Lutzner-Zellen (Sézary-Zellen): Atypische T-Lymphozyten mit zerebriformen Einschnürungen der Zellkerne
- Pautrier-Mikroabszesse = intraepidermale Anhäufung von Lymphozyten
- Mycosiszellen = große basophile Zellen mit großen Nukleolen

Mycosis fungoides (MF) [C84.0]

Def: Chronisch verlaufendes, niedrig malignes peripheres T-Zell-Lymphom mit primär kutaner Manifestation, das in fortgeschrittenen Stadien Lymphknoten und innere Organe befällt und schließlich letal endet. 5 % der MF-Fälle verlaufen als Sézary-Syndrom.

Stad:
1. Prämykosides Stadium: Scharf begrenzte, infiltrierte Erytheme mit feiner Schuppung, dazwischen Inseln nicht-befallener Haut, ausgeprägter Juckreiz, oft persistierend über Jahrzehnte
2. Infiltratives Stadium: Infiltration der Herde mit Verdickung der Haut, größere Plaques, Befall des gesamten Integuments, Alopezie, oft starker Juckreiz
3. Mykosides Tumorstadium: Bildung von halbkugeligen Tumoren innerhalb der Infiltrate mit Neigung zu Erosionen und Ulzerationen
4. Systemische Ausbreitung: Meist im fortgeschrittenen Tumorstadium, Befall von Milz/Lymphknoten, Leber, Lunge, Gastrointestinaltrakt, ZNS, Nachweis von polymorphen lymphoiden Zellen (Mycosis-fungoides-Zellen) im Blut. 5 % treten als Sézary-Syndrom auf (siehe unten)

Mycosis fungoides Cooperative Group TNMB-Stadien: Siehe Internet

Di.: Klinik + Histologie + Immunhistochemie + Molekularbiologie

Th.: Wegen relativ kleiner Fallzahlen fehlen randomisierte Therapiestudien.

Stadium 1 und 2:
- PUVA-Therapie: Psoralengabe + UVA Bestrahlung der Haut → 25 % Langzeitremissionen, evtl. Kombination mit Acitretin
- Interferon α, topische Therapie mit Steroiden, Retinoiden, Carmustin
- Ganzkörper-Bestrahlung mit schnellen Elektronen in speziellen Zentren (gute Resultate)

Stadium 3 - 4:
- Extrakorporale Photopherese: Psoralengabe + extrakorporale UVA-Bestrahlung (PUVA-Therapie) der Leukozyten
- Zusätzlich palliative Chemotherapie, HDAC-Inhibitoren, systemische Retinoide

Prg: Die Mycosis fungoides im Stadium 1 zeigt einen langsamen Verlauf (unbehandelt bis zu 20 J.); im Tumorstadium rasche Progredienz und schlechte Prognose.

Sézary-Syndrom [C84.1]

Def: Kutanes T-Zell-Lymphom von niedrigem Malignitätsgrad, gekennzeichnet durch eine diffuse Erythrodermie mit Ausschwemmung von Sézary-Zellen ins periphere Blut.

KL.: Trias:
1. Generalisierter Hautbefall: Starker Juckreiz, Erythrodermie, palmoplantare Hyperkeratosen, zusätzlich Alopezie und Onychodystrophie
2. Lymphknotenschwellungen
3. Leukämisches Blutbild mit Sézary-Zellen (siehe oben)
4. Immunsuppression mit opportunistischen Infektion und sekundären Malignomen

Di.: Klinik + Histologie + Immundurchflusszytometrie + Molekularbiologie + Labor

Th.:
- Wie Mycosis fungoides PUVA Therapie, Photopherese, Interferon α, HDAC-Inhibitoren
- Chemotherapie in Spätstadien, z.B. nach dem Winkelmann-Schema: Chlorambucil + Prednisolon in niedriger Dosierung oder liposomales PEG-Doxorubicin. Innerhalb klinischer Studien: Alemtuzumab, Methotrexat u.a.

Prg: Relativ günstiger Verlauf über mehrere Jahre, dann häufig rasche Dekompensierung mit Tumorbildung an der Haut und letalem Ausgang.

Periphere T-Zell-Lymphome [C84.4]

Angioimmunoblastisches T-Zell-Lymphom (AITL) [C86.5]

Syn: Frühere Namen: „Angioimmunoblastische Lymphadenopathie“ (AILD), „Lymphogranulomatosis X“

Def: Altersgipfel bei 60 Jahren. Die meisten Patienten befinden sich bei Diagnosestellung in einem fortgeschrittenen Stadium. Die Lymphomzellen stammen von follikulären T-Helferzellen (FTH) ab; Histologie: Hyperplasie von CD21+ follikulären dendritischen Zellen und Expression von FTH-Markern: CD4, CD10, CXCL13, CCR5, ICOS. 90 % der Patienten leiden an massiver B-Symptomatik (Fieber, Nachtschweiß, Gewichtsverlust). Rasch sich verändernde Lymphknotenvergrößerungen, ausgeprägte Entzündungszeichen (BSG und CRP sehr hoch), Anämie, Hypergammaglobulinämie, Hautexanthem und Autoimmunphänomene.

Extranodales NK / T-Zell-Lymphom vom nasalen Typ [C86.0]

Expression von zytoplasmatischem CD3 (ε-Kette). In Asien häufig EBV-assoziiert. Für Patienten in den lokalisierten Stadien wird eine Strahlentherapie empfohlen (komplette Remissionsrate ca. 65 %, von denen die Hälfte andauert). Wegen der hohen Rate systemischer Rezidive ist eine zusätzliche Chemotherapie mit L-Asparaginase- oder anthracyclinhaltigen Polychemotherapieschemata (z.B. SMILE, CHOP) indiziert (siehe unten).

Großzellig-anaplastisches Lymphom (T- und Null-Zell-Typ)

[C84.6 (ALK positiv)] [C84.7 (ALK negativ)]

Ep.: Bis zu 30 % der NHL bei Kindern, 3 % der NHL bei Erwachsenen

Eine klinisch und histologisch heterogene Gruppe, deren Tumorzellen das CD30-Antigen exprimieren. Bei bis zu 80 % d.F. findet sich die Translokation t(2;5)(p23;q35) kodierend für das NPM-ALK-Fusionsprotein. Diagnose und Therapie der nodalen Form entsprechen denen der aggressiven B-Zell-Lymphome. ALK-positive Fälle mit der Translokation t(2;5) haben eine bessere Prognose als ALK-negative Fälle.

Vorläufer-T-lymphoblastisches Lymphom

Das T-lymphoblastische Lymphom ist die nodale Variante der T-Vorläufer-ALL. Die Abgrenzung zwischen ALL und lymphoblastischem Lymphom erfolgt üblicherweise bei 25 % Blasteninfiltration.

Th.: Alle peripheren T-Zell-Lymphome werden mit anthracyclinhaltigen Polychemotherapieschemata (z.B. CHOP oder CHOEP) gefolgt von autologer SZT bei aggressiven Verläufen therapiert. In ca. 60 % wird eine komplette Remission erreicht, ca. 50 % dieser Patienten rezidivieren in den ersten 2 Jahren.
In der Rezidivsituation gibt es keine Standardtherapie, je nach Konstitution kann eine allogene Stammzelltransplantation erwogen werden.
In klinischen Studien werden Protokolle mit primärer Therapieintensivierung erprobt. Bei entsprechender Histologie können zudem spezifische Therapien (z.B. anti-CD30-Antikörper bei großzellig-anaplastischem Lymphom) innerhalb von Studien angeboten werden.

Anm: CHOP: Cyclophosphamid, Hydroxydaunorubicin (= Doxorubicin), Vincristin (Oncovin®), Prednisolon - CHOEP: zusätzlich zu CHOP Etoposid

Prg: Die Prognose der peripheren T-Zell-Lymphome ist wesentlich schlechter als die der aggressiven B-Zell-Lymphome. Die mediane progressionsfreie Überlebenszeit beträgt 14 Monate, die mediane Überlebenszeit 3 Jahre.
T-lymphoblastische Lymphome haben eine noch schlechtere Prognose und werden häufig analog zur T-Vorläufer-ALL therapiert und für eine allogene Stammzelltransplantation evaluiert.

LEUKÄMIEN [C95.90]

Internet-Infos: *www.kompetenznetz-leukaemie.de*

Historie: Leukämie bedeutet "weißes Blut" und bezieht sich auf die verbreiterte Leukozytenmanschette (buffy coat) auf der Erythrozytensäule (nach Zentrifugieren des Blutes) bei Leukämiepatienten mit sehr hohen Leukozytenzahlen. Virchow prägte den Begriff bei einer chronischen myeloischen Leukämie.

Def: Systematisierte diffuse autonome Proliferation einer Leukozytenrasse. Die Expansion eines malignen Zellklons führt zur generalisierten Ausbreitung im blutbildenden Knochenmark, evtl. Infiltration extramedullärer Organe und Ausschwemmung leukämischer Zellen ins Blut.

3 Krankheitsgruppen:
1. Akute Leukämie (AL)[C95.00]: Akute lymphatische (ALL)[C91.00] und akute myeloische Leukämie (AML)[C92.00]
2. Chronische myeloische Leukämie (CML)[C92.10]
3. Chronische lymphatische Leukämie (CLL)[C91.10]

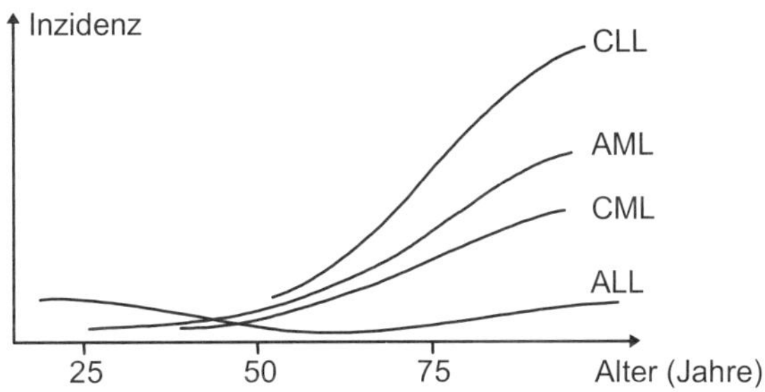

Ep.: ALL: 1,5 / 100.000 Einwohner/Jahr
AML: 3,7 / 100.000 Einwohner/Jahr
CLL: 4 / 100.000 Einwohner/Jahr
CML: 2 / 100.000 Einwohner/Jahr

Beachte: Häufigkeit der akuten Leukämie zweigipflig: Im Kindesalter überwiegend ALL, im höheren Alter überwiegend AML.

Taxonomische Zusammenhänge zwischen Leukämien und malignen Lymphomen:

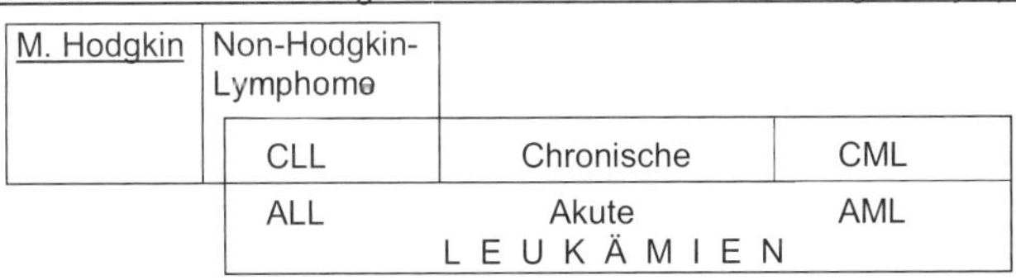

Folgen einer Leukämie:
1. Verdrängung der normalen Hämatopoese mit Anämie, Granulozytopenie, Thrombozytopenie → Folgen: Schwäche, bakterielle Infekte, Blutungsneigung
2. Schädigung des B- und T-Zellsystems der Lymphozytopoese mit Infektanfälligkeit
3. Evtl. Infiltration von Organen und dadurch bedingte Beschwerden

AKUTE LEUKÄMIE [C95.00]

Internet-Infos: *www.kompetenznetz-leukaemie.de; www.awmf.org*

Def: Maligne klonale Neoplasie der hämatopoetischen Zellen: Maligne Transformation der Knochenmarkstammzelle mit Differenzierungsblock der Vorläuferzellen und Ausschwemmung unreifzelliger Blasten ins Blut. Folge ist eine Trizytopenie im peripheren Blut mit entsprechenden Symptomen. "Unreifzellig" ist ein zytologischer Begriff und bezieht sich auf die Morphologie der leukämischen Zellen. "Akut" ist ein klinischer Begriff und bezieht sich auf den Verlauf. In den meisten Fällen treffen beide Ausdrücke den Sachverhalt, da unreifzellige Leukämien meist akut verlaufen. Bei den Leukämien, die mit einem myelodysplastischen Vorstadium beginnen, kann es jedoch Monate bis Jahre dauern, bis sich die akute Leukämie manifestiert.

Ep.: Inzidenz für ALL: 1,5/100.000/Jahr; für AML: 3,7/100.000/Jahr
80 % der akuten Leukämien im Kindesalter sind ALL (häufigste maligne Erkrankung im Kindesalter).
80 % der akuten Leukämien im Erwachsenenalter sind AML, Häufigkeit mit dem Alter ansteigend.

Ät.: 1. Viren: HTLV 1 (oder 2)-Viren verursachen eine endemische Sonderform der T-ALL [C91.5], die in Südjapan und der Karibik auftritt.
2. Knochenmarkschädigung durch:
- Benzol (BK-Nr. 1303), Lost, Zytostatika (20 %): Alkylanzien, Topoisomerase II-Inhibitoren; vermutlich auch Pestizide, Chloramphenicol, Phenylbutazon u.a. Noxen
- Ionisierende Strahlen (z.B. Hiroshima, ^{32}P-Therapie der Polycythaemia vera): Verdopplung des Leukämierisikos (akute Leukämie und chronische Myelose) bei einer Ganzkörperdosis von 1 Gy bei Erwachsenen (und 30 mGy bei Feten)
3. Genetische Faktoren: Erhöhtes Vorkommen der ALL bei Trisomie 21 = Down-Syndrom, Ataxia teleangiectasia u.a.
4. Entwicklung einer AML aus bestimmten Erkrankungen der Hämatopoese: Aus einem MDS, einer aplastischen Anämie, einer myeloproliferativen Erkrankung (Osteomyelofibrose, Polycythaemia vera) oder aus einer PNH.

Pg.: Kausale Noxe → genetische Schäden (z.B. Bildung von Hybrid-Genen durch Translokation) → neoplastische Transformation der hämatopoetischen Stammzellen und Expansion des malignen Zellklons auf Kosten der normalen Hämatopoese. Die klinische Symptomatik resultiert aus einer progredienten Knochenmarkinsuffizienz.

Pat: Im Blut und Knochenmark finden sich wenig differenzierte oder undifferenzierte Blasten mit großen atypischen Nukleolen, schmalem, basophilen Zytoplasmasaum. Bei der Myeloblasten-Leukämie finden sich in bis zu 25 % d.F. Auerstäbchen im Zytoplasma. Bei der AML-M3 (Promyelozytenleukämie) können die Auerstäbchen in Bündeln (= faggots) auftreten (Faggot-Zellen).
Abhängig davon, ob die leukämischen Zellen ihr Muttergewebe noch erkennen lassen, belegt man die akuten Leukämien mit dem Attribut myeloisch (AML), lymphatisch (ALL), selten undifferenziert (AUL), selten biphänotypisch oder bilineär. Hingegen sind im einzelnen Fall die leukämischen Zellen in sich uniform. Ein Fehlen der mittleren Entwicklungsstufen innerhalb der Granulopoese ist typisch (Hiatus leucaemicus).
Organmanifestationen:
Knochenmark, Milz, Leber, Lymphknoten, in fortgeschrittenen Fällen finden sich leukämische Infiltrate in zahlreichen Organen, z.B. Nieren, Lunge, Haut (Chlorom), Gehirn: Meningeosis leucaemica - vorzugsweise bei ALL = Komplikations- und Rezidivquelle.

▶ AML: [C92.00]

FAB-Klassifikation der AML (French-American-British-Group) nach morphologischen Kriterien:

AML-Subtypen		Zytochemie positiv für
M0	Mimimal differenzierte AML	—
M1	AML ohne Ausreifung	POX
M2	AML mit Ausreifung	POX
M3	Akute Promyelozyten-L. (APL)	POX
M4	Akute myelomonozytäre L.	POX + Esterase
M5	Akute monozytäre Leukämie	Esterase
M6	Akute Erythroleukämie	—
M7	Akute megakaryoblastäre L.	—

POX = Myeloperoxidasereaktion; Esterase = α-Naphthylacetatesterasereaktion [α-NE)

Der M0-Subtyp ist nur durch immunozytologische Marker [CD13, CD33, CD65] der myeloischen Reihe zuzuordnen.

WHO-Klassifikation der AML von 2008 (verkürzt):
- AML mit definierten zytogenetischen Chromosomenbefunden: Siehe unten, 11 % der Patienten
- AML mit MDS (myelodysplastische Syndrome), 6 %
- AML therapiebedingt
- Andere Formen der AML (FAB-Subtypen, seltenere Formen), 81 %

2 Hauptgruppen der AML:

1. AML ohne chromosomale Aberrationen (48 %): NPM1-, FLT3-, CEBPA-Mutationen, MLL-PTD: Heilungsraten bis 30 %
2. AML mit chromosomalen Aberrationen (52 %) → 2 Untergruppen:
   2.1 AML mit balancierten Chromosomenveränderungen (ohne DNA-Verlust): t(8;21), t(15;17), inv(16): Langzeit-Heilungsraten > 60 %
   2.2 AML mit unbalancierten Chromosomenveränderungen in Form von Verlust oder Zugewinn von Chromosomenmaterial: Heilungsraten < 15 %

Einteilung der AML in Prognosegruppen nach Zytogenetik und molekularen Mutationen (European LeukemiaNet):

Prognosegruppe	**Genetische Subgruppe**
Günstige Prognosegruppe (Niedrigrisiko)	• t(15;17)/PML-RARA (= APL-RARα) • t(8;21)/AML-ETO RUNX1-RUNX1T1 (Core-binding-factor-[CBF] AML) • inv(16)/t(16;16) CBFB-MYH11 • Isolierte NPM1-Mutationen (normaler Karyotyp) • Isolierte CEBPA-Mutationen (normaler Karyotyp)
Mittlere Prognosegruppe (Intermediäres Risiko)	• Normaler Karyotyp ohne molekulargenetische Veränderungen: NPM1-Mutation und FLT3-Längenmutation (normaler Karyotyp); NPM1-Wildtyp ohne FTL3-Längenmutation (normaler Karyotyp) • Trisomie 8; t(9;11)/MLLT3-MLL
Ungünstige Prognosegruppe (Hochrisiko)	• Komplexe Aberrationen (≥ 3 chrom. Anomalien) • Monosomie 5 oder 7; del(5q): del(7) • t(6;9)(p23;q34) DEK-NUP214; t(v;11)(v;q23) MLL-Rearrangement • Anomalien an Chromosom 3 (RPN1-EVI1) • FLT3-Längenmutationen (FLT3-LM/FLT3-ITD) • MLL-PTD

Anm.: 3 Beispiele für die Möglichkeit von „targeted therapies" (siehe unten) sind unterstrichen.

▶ **ALL:** [C91.00]

ALL-Subtypen	Morphologie
L1 = Kindlicher Typ	Vorwiegend kleine Blasten
L2 = Erwachsenen-Typ	Heterogene Zellpopulation
L3 = Burkitt-Typ	Vorwiegend Blasten

Zytochemie der ALL: PAS +; Peroxidase und Esterase -.

Immuntypisierung und Zyto-/Molekulargenetik der ALL (GMALL):

Subtyp	Marker	Erwachsenen-Inzidenz	Typische Aberrationen	
			Zytogenetik: z.B.	Molekulargenetik
B-Linien-ALL	HLA-DR+, TdT+, CD19+ u./o. CD79a+, u/o. CD22+	76 %		
B-Vorläufer-ALL		72 %, davon:		
- Pro-B-ALL	CD10-	11 %	t(4;11)	ALL1-AF4
- Common ALL	CD10+	49 %	t(9;22)	BCR-ABL
- Prä-B-ALL	cy-IgM+	12 %	t(9;22), t (1;19)	BCR-ABL, E2A-PBX1
Reife B-ALL	s-IgM+	4 %	t(8;14)	MYC-IgH
T-Linien-ALL	TdT+, cyCD3+, CD7+	24 %, davon	t(10;14)	LMO-TCR; TAL1-TCR
- Frühe pro- und prä-T-ALL	CD2-,sCD3-, CD1a-	6 %	t(1;14)	
- Intermediäre T-ALL	CD2+,CD1a+, sCD3+	12 %		
- Reife T-ALL	CD2+,CD1a-, sCD3+	6 %		

Anm.: Chromosomale Anomalien bei hämatologischen Neoplasien:
- Numerische Aberration: Zugewinn oder Verlust eines oder mehrerer ganzer Chromosomen
- Strukturelle Aberration: Zugewinn oder Verlust von Chromosomenabschnitten
- Inversion: Drehung eines Chromosomenstücks innerhalb eines Chromosoms um 180°
- Balancierte Translokation: Stückaustausch zwischen zwei Chromosomen ohne Materialverlust oder -zugewinn
- Reziproke Genfusion: Korrelat einer balancierten Translokation auf molekularer Ebene durch die Fusion normalerweise nicht benachbarter Genabschnitte.

Wichtige Translokationen bei der ALL: Eine ungünstige Prognose hat die Translokation t(9;22)(q34;q11) [BCR-ABL], die bei ca. 25 - 30 % der erwachsenen ALL-Patienten zu finden ist (bei Kindern nur ca. 5 %; bei CML 95 %), zytogenetisch kann ein Philadelphiachromosom (Ph) nachweisbar sein. Eine spezifische Therapie steht mit Imatinib zur Verfügung (siehe dort). Ebenfalls ungünstig ist die t(4;11)(q21;q23) [MLL-AF4]. Die Translokation t(12;21)(p13;q22) tritt häufig bei der kindlichen ALL auf (20 - 30 %) und ist mit einer günstigen Prognose vergesellschaftet. Die t(8;14)(q24;q32) [IGH-MYC] ist typisch für die reife B-ALL.

Risikogruppen:

Ungünstige Prognosefaktoren bei ALL:
Leukozyten > 30.000/μl
Alter > 50 Jahre
Zytogenetik: t(9;22), t(4;11)
Subtyp: pro-B-ALL, frühe und reife T-ALL
Zeit bis zur Remission > 3 Wo.
Hohes MRD-Niveau (siehe unten) nach Frühkonsolidation

Ungünstige Prognosefaktoren bei AML:
Leukozyten > 100.000/μl
Alter > 60 Jahre
Therapiezyklen bis Remission > 1
Zytogenetik: abn(3q), -5/5q-, -7/7q-, abn(12p), abn(17p), komplex veränderte Karyotypen
Subtyp: AML nach MDS, therapiebedingte AML

KL.: 1. Allgemeinsymptome mit kurzer Anamnese: Abgeschlagenheit, Fieber, Nachtschweiß
2. Symptome infolge Trizytopenie im peripheren Blut:
   - Anfälligkeit für bakterielle Infekte infolge Granulozytopenie, Entzündungen an den Haut-Schleimhautübergängen, Pilzinfektionen (Soor durch Candida albicans)
   - Beschwerden als Folge einer Anämie (Blässe, Dyspnoe, Müdigkeit)
   - Blutungen infolge Thrombozytopenie u./o. Verbrauchskoagulopathie (bes. bei Promyelozytenleukämie)
3. Weitere Symptome:
   - Evtl. Lymphknotenschwellungen (30 %), Splenomegalie, seltener Lebervergrößerung finden sich häufiger bei Kindern als bei Erwachsenen.
   - Hypertrophische Gingivitis bei myelomonozytärer (M4) und monozytärer (M5) Leukämie
   - Meningeosis leucaemica, bes. bei ALL mit leukämischen Infiltraten am Augenhintergrund und vielgestaltigen neurologischen Symptomen
   - Leukämische Haut- und Organinfiltrationen, evtl. Knochenschmerzen bei kindlicher ALL
   - Blutungen infolge disseminierter intravasaler Gerinnung (DIC) und sekundärer Hyperfibrinolyse bei akuter Promyelozytenleukämie (APL)
   - Bei sehr hohen Leukozytenzahlen evtl. Komplikationen durch Mikrozirkulationsstörungen (Leukostase).

Lab: • Blutbild, Knochenmarkzytologie und -histologie:
- Die Leukozytenzahl per se ist nicht entscheidend, da diese bei allen Leukämien normal, erhöht oder erniedrigt sein kann (40 % der Erstpräsentationen sind subleukämisch = normale oder erniedrigte Leukozytenzahlen). - Allein die unreifzelligen Elemente im Blut und Knochenmark sichern die Diagnose (wenn die leukämischen Blasten nur im Knochenmark zu finden sind, spricht man von einer aleukämischen Präsentation). Definitionsgemäß muss der Anteil der Blasten im KM an den kernhaltigen Zellen bei der ALL > 25 % (darunter: lymphoblastisches oder Burkitt-Lymphom) und bei der AML > 20 % (darunter: myelodysplastisches Syndrom) sein.
- Trizytopenie im Blut: Anämie, Thrombozytopenie und Granulozytopenie

Merke: Sind Leukozyten, Erythrozyten und Thrombozyten zahlenmäßig normal, so ist eine akute lymphatische oder myeloische Leukämie mit großer Wahrscheinlichkeit ausgeschlossen.

- BSG ↑, evtl. Harnsäure ↑ und LDH ↑ (vermehrter Zellumsatz)
- Liquorzytologie bei ALL und M5-AML (KI bei thrombopenischer Blutungsneigung)
- Zytochemie, Zytogenetik, Immuntypisierung
- Molekulargenetik, Identifikation eines Markers zur Beurteilung der minimalen Resterkrankung (minimal residual disease = MRD); Nachweisgrenze sollte bei 1 Leukämiezelle/10.000 Zellen liegen. Die MRD-Diagnostik wird zunehmend zur Therapiesteuerung, Prognoseabschätzung und frühzeitigen Rezidivdiagnostik („molekulares Rezidiv") eingesetzt.

DD: 1. Bei Lymphknotenschwellungen mit atypischen Lymphozyten im Blutbild: Mononukleose. (Bei Mononukleose: Buntes Blutbild mit Reizformen der Lymphozyten; Thrombozyten und Erythrozyten meist normal, positiver Paul-Bunnell-Test bzw. Ak-Titer gegen EBV)
2. Bei Panzytopenie: Aplastisches Syndrom, Myelodysplasiesyndrom und perniziöse Anämie

Di.: Klinik - Blutbild und Knochenmarkbefund mit Zytochemie, Zytogenetik, Immuntypisierung

Th.: **Risikoadaptierte Therapie in Zentren nach Therapieprotokollen innerhalb von Studiengruppen**. Eine Therapieverzögerung > 5 Tage verschlechtert die Prognose!
Ziel: Eradikation der leukämisch transformierten Stammzellen mit kompletter Remission (siehe unten) und Heilung.

A) Symptomatisch: Unterstützende Behandlung (supportive care):
Sorgfältige Hygiene, keimarme Räume, Infektprophylaxe durch selektive Dekontamination von Oropharynx und Gastrointestinaltrakt mit lokal wirksamen Antimykotika und Antibiotika. Substitution von Erythrozyten und Thrombozyten nach Bedarf. Bei Fieber unter Granulozytopenie: Gabe von Breitbandantibiotika (siehe Kap. Fieber).
Prophylaxe eines Tumorlyse-Syndroms unter zytostatischer Therapie: Reichliche Flüssigkeitszufuhr und Gabe von Allopurinol und evtl. Rasburicase, Vorphase-Chemotherapie

B) Chemotherapie:
Ziel: Erreichen einer kompletten Remission (CR) = Normalisierung von Blutbild + Knochenmark (im Knochenmark weniger als 5 % blastäre Zellen) und Verschwinden evtl. extramedullärer Manifestationen. Hierzu muss durch eine ① Remissionsinduktionstherapie die Zahl maligner Zellen um mindestens drei Zehnerpotenzen vermindert werden. Durch anschließende ② Konsolidierungstherapie und ③ Reinduktionstherapie sollen weitere Leukämiezellen vernichtet werden. Danach folgt eine ④ remissionserhaltende Chemotherapie.

1. ALL im Kindesalter:
In Abhängigkeit davon, ob eine B-ALL oder Non-B-ALL vorliegt oder ob es sich um High-risk-Patienten handelt, z.B. mit t(9;22), variieren die Therapieschemata.
- Vorphasetherapie mit Prednison + Vincristin bei hoher Leukämiezellzahl (>25.000/µl)
- Remissions-Induktionstherapie mit Dexamethason, Vincristin, Daunorubicin, L-Asparaginase führt in ca. 95 % d.F. zur Vollremission. Je nach Protokoll kommen weitere Zytostatika zum Einsatz.
- Extrakompartmenttherapie: Zur Prophylaxe einer ZNS-Beteiligung intrathekale und systemische Therapie mit Methotrexat. Zusätzlich wird bei Risikopatienten sowie bei manifestem ZNS-Befall eine Schädelbestrahlung durchgeführt (nicht jedoch im 1. Lj.).
- Reinduktionstherapie: Wiederholungen der Induktionstherapie und
- Erhaltungstherapie über mindestens 24 Monate, z.B. mit Methotrexat, 6-Mercaptopurin

Therapieergebnisse: Nach 5 Jahren leben noch > 85 % der Kinder. Unter den Langzeitüberlebenden finden sich nur solche Patienten, die bei Diagnosestellung normale bis gering erhöhte Leukozytenzahlen hatten und die nach der ersten Induktionstherapie rezidivfrei blieben.

2. ALL bei Erwachsenen und Adoleszenten ab 15 Jahre.
Alle Patienten sollen i.R. von Studien behandelt werden. Wenn dies nicht möglich ist, gelten in Deutschland die GMALL-Therapieempfehlungen (→ *Internet*). Eine international anerkannte Standardtherapie existiert nicht. Therapiephasen und Zytostatika ähneln der Therapie im Kindesalter.
Ergebnisse: Prognose schlechter als bei Kindern. Gesamtüberleben ca. 50 %, bei Patienten > 65 J. ca. 20 - 30 %. Prognostisch günstiger ist die reife B-ALL (3-Jahres-Überleben ca. 80 %), die mit Chemotherapie und dem anti-CD20-Ak Rituximab behandelt wird.

3. AML im Erwachsenenalter:
Risikoadaptierte Therapie nach Protokollen verschiedener AML-Gruppen
- Induktionstherapie: z.B. 2 Zyklen des 7 + 3-Schemas: Tag 1 - 7 Ara-C (Cytarabin); Tag 3 - 5 Daunorubicin oder Idarubicin: CR in 60 - 80 %
- Konsolidierungstherapie:
  - Empfehlungen im Alter bis ca. 60 J.:
    Bei niedrigem Risikoprofil der AML: 3 - 4 Zyklen Ara-C
    Bei intermediärem oder hohem Risiko allogene SZT in der 1. Remission
    Bei genetisch definierten Subgruppen der AML kann die Induktionstherapie durch zielgerichtete Substanzen („targeted therapies") ergänzt werden (häufig i.R. von Studien):
    - AML mit FLT3-Mutation: Therapie mit FLT3-Inhibitoren Midostaurin, Sorafenib
    - Core-binding-factor [CBF]-AML: Therapie mit Decitabin oder Tyrosinkinaseinhibitoren bei c-KIT oder JAK-Mutation
  - Bei Patienten > 60 J. gibt es keine Standardempfehlungen (verschiedene Protokolle i.R. von Studien).
- Erhaltungstherapie: i.R. von Studien (verschiedene Protokolle)

Ergebnisse: Rate kompletter Remissionen 60 - 80 %. Durch intensive Chemotherapie können bis zu 99,9 % der Leukämiezellen zerstört werden; die verbleibenden leukämischen Zellen lassen sich aber bei der Mehrzahl der Patienten trotz intensivster Konsolidierungstherapie nicht vernichten. Die 5-Jahresrezidivfreiheit liegt bei ca. 30 - 40 %, abhängig vom Typ der akuten Leukämie, dem Lebensalter, der Zytogenetik, begleitenden Risikofaktoren, der Komorbidität und vom Therapieschema. Ein frühes Rezidiv ist prognostisch ungünstig. Die höchsten Heilungsraten sind durch allogene SZT möglich.

C) Allogene Stammzelltransplantation (SZT)

C1) Myeloablative allogene Transplantation von hämatopoetischen Stammzellen (SZT) aus:

- Peripherem Blut (PBSCT): Häufigstes Verfahren
- Knochenmark (KMT; englisch: BMT)
- Nabelschnurblut (NSBT, engl.: UCBT)

Vorteile der PBSCT:

- Für den Spender relativ unbelastende Gewinnung von Stammzellen aus dem peripheren Blut durch Leukapherese.
- Die Regeneration der Blutbildung erfolgt schneller (ca. 10 Tage nach PBSCT versus ca. 20 Tage nach KMT).

Ind: . Die Indikationsstellung basiert auf einer individuellen Risikostratifizierung. Patienten sollten infektfrei, in Remission, unter 50 - 60 J. und ohne schwere Komorbidität sein. Die SZT erfolgt in der ersten Remission bei Hochrisiko-Patienten (z.B. ALL mit t(9;22) oder AML mit FLT3-ITD) oder bei Rezidiv (Standard- oder Niedrigrisiko). Voraussetzung: Vorhandensein eines histokompatiblen Spenders: Der Familienspender muss HLA-identisch sein (MRD: matched related donor; Chance bei Geschwistern: 25 %) und in der gemischten Lymphozytenkultur dürfen sich die Lymphozyten von Spender und Empfänger nicht stimulieren (MLC-Negativität). Bei Fremdspendern muss auch DR-Kompatibilität bestehen und der Spender sollte nur eine geringe Anzahl zytotoxischer Lymphozyten-Vorläuferzellen aufweisen.

Prinzip: "Konditionierung" durch intensive Zytostatikatherapie + anschließende Ganzkörperbestrahlung mit ca. 10 Gy (fraktioniert). Ziel: Auslöschen der Leukämie und Immunsuppression. Danach intravenöse Infusion der Spenderzellen → die hämopoetischen Stammzellen siedeln sich in den Knochenmarkräumen des Patienten an. Langzeitremission durch Graft-versus-Leukämie-(GvL-)Effekt möglich.

Ergebnisse: Erfolgt die Transplantation bei AML in der 1. Remission, leben nach 10 Jahren ca. 50 %. Bei späterer Transplantation leben nach 10 Jahren weniger als 30 % der Patienten. Bei Transplantation von nicht verwandten Spendern (MUD = matched unrelated donor) sind die Ergebnisse vergleichbar (keine signifikant höhere Therapieletalität).

Häufigste Komplikationen nach allogener SZT:

1. Toxische NW der Konditionierungstherapie:
   - Frühtoxizität: Übelkeit/Erbrechen, Haarausfall, Mukositis, Diarrhö, hämorrhagische Zystitis, Kardiomyopathie, hepatische Venenverschlusskrankheit (= Veno-occlusive disease = VOD = sinusoidales Obstruktionssyndrom = SOS mit Hepatomegalie, Ikterus, Aszites)
     Th.: Versuch mit Defibrotid (bei portaler Hypertension - siehe dort)
     Selten "capillary leak"-Syndrom (mit generalisierten Ödemen, Aszites, Kreislaufschock).
   - Spättoxizität: Gonadeninsuffizienz, Wachstumsstörungen bei Kindern, sekundäre Malignome
2. Infektionen:
   - Septische Infektionen durch Bakterien (und evtl. Pilze) vor allem in der ca. 3 Wochen dauernden aplastischen Phase nach SZT
   - Interstitielle Pneumonie (20 %), bes. durch Cytomegalievirus (mit hoher Letalität) und andere opportunistische Infektionen während der längerfristigen immunsuppressiven Phase nach SZT (kritischste Phase die ersten 3 Monate - nach 1 Jahr hat sich das Immunsystem meist wieder stabilisiert).
3. Graft versus host disease (GvHD)[T86.09]:
   - Akute GvHD (bis 50 %) innerhalb der ersten 100 Tage nach SZT: Alloreaktive T-Lymphozyten des Spenders führen meist zu einer Schädigung der 3 Organe Haut (makulopapulöses Exanthem, Erythrodermie), Darm (Enteritis mit Diarrhö/Stuhlfrequenz bis > 20/24 h, enormem Flüssigkeitsverlust von mehreren Litern/d und Tenesmen bis zur Peritonitis), Leber (Hepatitis); 4 Schweregrade
     Di.: Klinisch, evtl. Biopsie/Histologie
     Th.: In Ergänzung zur Standardimmunsuppression (z.B. Ciclosporin A oder Tacrolimus) hoch dosiert Kortikosteroide; bei fehlender Besserung TNF-α-Antikörper u.a.; supportive Therapie (Flüssigkeit, Elektrolyte, Blutprodukte, Frischplasma u.a.)
     Pro: Ciclosporin A und Methotrexat

Erythrozyten- und Thrombozytenkonzentrate müssen vor Transfusion bestrahlt werden, um eine GvHD zu verhindern.

- Chronische GvHD (Kinder 30 %, Erwachsene 50 %): Tritt später als 100 Tage nach SZT auf. Verläuft ähnlich wie eine Kollagenose: Sicca-Syndrom; Hautveränderungen: papulöses Exanthem (Lichen ruber planus-ähnlich), Schleimhaut: ähnlich wie ein erosiver Lichen ruber mucosae, cholestatische Hepatitis, Beteiligung von Darm, Lunge u.a.
  Th.: Prednisolon + evtl. Calcineurin-Inhibitor oder Mycophenolat

4. Leukämierezidiv: Ca. 20 % bei SZT in der 1. Remission (je nach Subtyp und Behandlungsgeschichte der Leukämie unterschiedliches Risiko), höhere Raten bei späterer SZT
   Therapieoption: Kein einheitlicher Standard. Azacitidin + Spenderlymphozyten → komplette Remission in 20 % d.F. Ggf. Induktion + 2. SZT, palliative Konzepte.

C2) Nicht-myeloablative allogene SZT:
Hierbei verzichtet man auf die hoch dosierte Ganzkörperbestrahlung des Knochenmarks und rechnet in Ergänzung zur Chemotherapie mit dem GvL-Effekt der HLA-kompatiblen Stammzellen und Leukozyten des Spenders. Auch bei dieser Variante der allogenen SZT kommt es zu einem vollständigen Ersatz der Empfänger-Hämatopoese durch die Spenderzellen. Rezidive können erfolgreich mit „donor lymphocyte infusion“ (DLI) behandelt werden (= adoptive Immuntherapie).
Vorteil: Im Vergleich zur myeloablativen Konditionierung verminderte therapieassoziierte Mortalität (ca. 15 % versus 30 %) → daher auch bei älteren Patienten > 55 J. noch möglich.
Nachteil: Etwas erhöhtes Risiko für eine Abstoßung des Transplantates (bei myeloablativer Konditionierung wird dies kaum beobachtet).

In klinischer Erprobung befindet sich die allogene SZT mit adoptiver Immuntherapie:
Dabei werden nach üblicher Konditionierung und SZT zusätzlich Subtypen von T-Lymphozyten des Spenders übertragen, GvH-Reaktionen und Reaktivierungen von Zytomegalieviren sollen deutlich reduziert sein.

D) Therapieoptionen bei speziellen Leukämieformen: z.B.

- Therapie der akuten Promyelozytenleukämie (APL) mit All-trans-Retinsäure (ATRA, Tretinoin [Vesanoid®]) ist bei Patienten wirksam, bei denen der Nachweis des PML/RAR-Alpha-Gens positiv ist. Retinsäure führt zu einer Differenzierung von Leukämiezellen zu reifen Granulozyten mit Verlust der mitotischen Aktivität. Tretinoin wird in Kombination mit Arsentrioxid (ATO) eingesetzt (Remissionsraten bis 100 %, günstigste Unterform aller akuten Leukämien bei Erwachsenen). NW: ATRA-Syndrom durch Verstopfung der Lungenkapillaren mit Granulozyten, Blutungen. ATO ist hepato- und kardiotoxisch. Alternativ kann ATRA in Kombination mit Chemotherapie (Anthrazykline, Cytarabin) eingesetzt werden mit ähnlicher Wirksamkeit aber schlechterer Verträglichkeit.
- Therapie einer Ph-positiven ALL und der Eosinophilenleukämie mit dem Tyrosinkinaseinhibitor Imatinib (Glivec®) führt zu hohen Remissionen, die sich durch Kombination mit Chemotherapie noch steigern lassen.
- Therapie der refraktären oder rezidivierten B-ALL mit dem bispezifischen CD19-CD3-Antikörper Blinatumomab (Blincyto®)
- Bei älteren AML/MDS-Patienten kommt als palliative Therapie auch Azacitidin oder Ara-C niedrig dosiert s.c. zum Einsatz.

CHRONISCHE MYELOISCHE LEUKÄMIE (CML) [C92.10]

Syn: Chronische Myelose

Def: Der CML liegt eine maligne Entartung der pluripotenten Stammzelle des Knochenmarks zugrunde. Die CML benötigt von der bcr-abl-Translokation über die Entwicklung aus einer monoklonalen Stammzellentartung bis zur Diagnosestellung etwa 6 Jahre. Die exzessiv produzierten Granulozyten der CML sind funktionstüchtig (im Gegensatz zu den unreifzelligen Blasten der akuten Leukämie).

Klassische CML	(ca. 85 %)	Ph+	bcr-abl+
Klinisch wie Ph+	(ca. 10 %)	Ph−	bcr-abl+
Atypische CML	(ca. 5 %)	Ph−	bcr-abl−

Ep.: 2/100.000 Einwohner/Jahr; Altersgipfel: 60. - 65. Lebensjahr

Ät.: 1. Ionisierende Strahlen (Hiroshima, Nagasaki), Benzol
2. Unbekannte Faktoren (Mehrzahl der Fälle)

Pg.: Bei der klassischen CML findet sich die reziproke Translokation t(9;22)(q34;q11). Das verkürzte Chromosom Nr. 22 = Philadelphia-Chromosom (Ph) zeigt ein bcr-Gen-Rearrangement, verursacht durch Translokation des c-abl-Protoonkogens von Chromosom Nr. 9 zu Chromosom Nr. 22 in die Region des bcr-Gens (breakpoint cluster region). Dort fusioniert es zu einem bcr-abl-Fusionsgen. Es existieren zahlreiche Mutationen dieses Fusionsgens mit therapeutischer Relevanz aufgrund der Vermittlung von TKI-Resistenz. Das Fusionsgen bcr-abl kodiert die Synthese eines Fusionsproteins mit Tyrosinkinase-Aktivität und proliferationsfördernder und Apoptose-hemmender Wirkung. Von den 3 Typen des Fusionsproteins (190, 210 und 230 kDa) ist das 210 kDa-Protein am häufigsten (kodiert von den Transkripten e13a2 und e14a2). Das Transkript e14a2 ist mit einer besseren ELN(European Leukemia Net)-Antwort sowie längerem EFS (event-free survival) und TFS (transformation-free survival) verbunden.

Anm.: Das Philadelphia-Chromosom findet sich auch bei 20 % der ALL Erwachsener und bei 5 % der ALL von Kindern und ist bei der ALL mit einer schlechten Prognose assoziiert.

Die Störung im Genom der leukämischen Stammzelle führt nach Jahren schließlich zu einem völligen Überwiegen des Ph-positiven Zellklons mit weitgehender Unterdrückung der Ph-negativen normalen Hämatopoese.

	t(9;22)		Ph1-Duplikation, Isochromosom 17, Trisomie 8, Trisomie 19		Mutation/Deletion p53/mdm-2, Rb-1, ras	
Chromosomenschädigung	↓ ➔	**CML, chronische Phase**	↓ ➔	**CML, akzelerierte Phase**	↓ ➔	**Blastenkrise**

KL.: 3 Krankheitsphasen:

1. Chronische stabile Phase (CP): Schleichender Beginn, oft über Jahre (4 - 6 Jahre) stabil!
   Leitsymptome: Leukozytose + Splenomegalie - in der Frühphase asymptomatisch, nicht selten Zufallsbefunde bei Vorsorgeuntersuchungen

   Merke: Die CML führt regelmäßig und im fortgeschrittenen Stadium zu sehr ausgeprägter Splenomegalie, evtl. mit Druckgefühl im linken Oberbauch. Typisch ist auch ein Klopf- oder Kompressionsschmerz des Sternums.

   Allgemeinsymptome: Evtl. Müdigkeit, Leistungsminderung, Nachtschweiß
2. Akzelerationsphase (AP): Übergangsphase zwischen chronischer Phase und Blastenschub (Dauer: Ca. 1 Jahr)
   Befunde: 10 - 30 % Blasten im Blut u./o. Knochenmark, Basophilie im Blut ≥ 20 %. Zunehmende Leukozytose, Anämie, Thrombozytopenie, zunehmende Milzvergrößerung, evtl. Fieber
3. Blastenkrise (BC): In 2/3 d.F. kommt es zu einer myeloischen Blastenkrise mit Anstieg von Myeloblasten und Promyelozyten auf > 30 % im Blut u./o. Knochenmark. 1/3 d.F. entwickelt eine lymphatische Blastenkrise (bes. Patienten, die mit Interferon vorbehandelt sind). Der Verlauf gleicht einer akuten Leukämie, unbehandelt rasch letal endend. Alle Patienten, die nicht vorher an Komplikationen versterben, erleiden einen terminalen Blastenschub. Patienten mit hoher LDH, Alter > 56 J. und myeloischem Phänotyp zeigen das schlechteste Outcome.

Ko.: Bei initialer Thrombozytose evtl. Thrombosen, bei Thrombozytopenie evtl. Blutungen, terminale Myelofibrose, Priapismus bei Leukozytose und Thrombozytose

Lab:
- Evtl. Harnsäure und LDH ↑ (vermehrter Zellumsatz)
- Hämatologische Diagnostik:
  - Peripheres Blut:
    - Leukozytose durch Vermehrung der neutrophilen Granulozyten
    - Linksverschiebung mit Auftreten von Vorstufen der Granulopoese bis zum Myeloblasten, typisch ist auch eine Basophilie.
    - Anämie (60 % d.F.)
    - Anfangs Thrombozytose (50 % d.F.), wobei die Thrombozyten oft eine Funktionsstörung zeigen.
    - Bei späterer Myelofibrose evtl. Auftreten kernhaltiger roter Vorstufen im Blut als Ausdruck extramedullärer Blutbildung.

    Merke: Die CML verursacht die höchsten Leukozytenzahlen aller Leukämien (bis > 500.000/µl). Daher kommt es gel. zu leukämischen Thromben (Milzinfarkte, Zentralvenenthrombosen der Retina, leukämischer Priapismus, Herzinfarkte u.a.). Die leukämischen Thromben muss man unterscheiden von normalen Plättchenthromben, welche bei gleichzeitig bestehender Thrombozytose ebenfalls vermehrt vorkommen.
    Hohe Leukozytenzahlen sind schon an den Senkungsröhrchen erkennbar (breite Leukozytenmanschette).

- Knochenmark: Hyperplasie der Myelopoese, oft auch der Megakaryopoese. Schon im normalen Knochenmark liegt die Proliferationsreserve bei den mittleren Entwicklungsstufen (Promyelozyten, Myelozyten). Gerade diese Elemente sind aber bei der CML vermehrt, sodass die Diagnose im Knochenmark nur eine quantitative, die diagnostische Leistungsfähigkeit also gering ist! Das Verhältnis von Granulopoese zu Erythropoese (G/E-Index) ist zugunsten der Granulopoese verschoben (bei PV ist der G/E-Index normal oder erniedrigt).
  Eosinophile Zellen können vermehrt auftreten.
  Dagegen finden sich im Blut auch qualitative Veränderungen: Es treten solche Vorstufen auf, die bei leukämoiden Reaktionen nie zu finden sind (Myeloblasten). Der Nachweis von Pseudo-Gaucher-Zellen (sprich: "gosche") im Knochenmark gilt als prognostisch günstiges Zeichen. Bei der atypischen CML ist häufig eine dysplastische Granulopoese nachzuweisen („Pseudo-Pelger-Huet" Anomalie = Hyposegmentation der Granulozyten).
- Zytogenetische/molekularbiologische Diagnostik (siehe unten))

DD:
1. Osteomyelosklerose:
   Zeigt ebenfalls Splenomegalie, Leukozytose mit Linksverschiebung, Thrombozytose
2. Leukämoide Reaktionen:
   a) Myeloische leukämoide Reaktion:
   z.B. bei chronischen eitrigen Infektionen, Sepsis, Therapie mit G-CSF u.a.
   Hohe Leukozytenzahlen (meist < 100.000/µl), starke Linksverschiebung im Blut mit toxischer Granulation, keine Basophilie, nur sehr selten Myeloblasten; gel. Milzvergrößerung (geringen Ausmaßes)
   b) Lymphatische leukämoide Reaktion:
   Hohe Lymphozytenzahlen bei manchen viralen Infektionen oder Keuchhusten
3. Chronische myelomonozytäre Leukämie (CMMoL)

   Merke: Bei CMMoL kein Philadelphia-Chromosom, alkalische Leukozytenphosphatase nicht erniedrigt (bei 1 und 2 erhöht). Bei leukämoider Reaktion Myeloblasten im Blut extrem selten!

Di.:
1. Klinik, Blutbild, Knochenmarkzytologie und -histologie
2. Zytogenetik/Molekularbiologie: Bei klassischer CML Nachweis des Philadelphia-Chromosoms (> 90 % d.F.) und des bcr-abl-Fusionsgens. Zum Monitoring der CML unter Therapie erfolgt Quantifizierung von bcr-abl in Blut und Knochenmark. SETBP1-Mutationen treten in 25 - 33% der Patienten mit aCML auf und sind assoziiert mit einem schlechteren overall survival.
3. Zytochemie: Aktivität der alkalischen Leukozytenphosphatase stark vermindert (bei allen übrigen myeloproliferativen Erkrankungen ist die Aktivität erhöht!).

Th.: In hämatologischen Zentren unter Teilnahme an kontrollierten klinischen Studien:

1. **Erstlinientherapie der bcr-abl-positiven CML in der chronischen Phase mit Tyrosinkinase-Inhibitoren (TKI):**
   Imatinib, Nilotinib oder Dasatinib

Komplette hämatologische Remission (CHR)	- Leukozyten < 10.000/µl - Thrombozyten < 450.000/µl - Differenzialblutbild ohne granulozytäre Vorläufer - < 5 % Basophile (alle Parameter gelten für peripheres Blut) - Milz nicht tastbar	ca. 95 %
Komplette zytogenetische Remission (CCyR)	- 0 % Ph+	ca. 75 %
Komplette molekulare Remission (CMR)	- bcr-abl nicht detektierbar	ca. 25 % (Imatinib) ca. 45 % (Nilotinib)
Progressionsfreies Überleben nach 6 Jahren > 90 %		

Auch bei CMR ist die CML durch TKI wahrscheinlich nicht komplett heilbar, weil die ganz frühe leukämische Stammzelle nicht ausgelöscht wird.

NW: Insgesamt sind die TKI rel. gut verträglich. Bei Therapiebeginn (meist temporär) Zytopenie: Evtl. Anämie, Leuko-/Thrombozytopenie; gel. (periorbitale) Ödeme, gastrointestinale NW; Transaminasenanstieg; selten Pleura-, Perikarderguss, kardiovaskuläre NW (obligate Kontrollen der kardialen Funktion vor und während der Therapie), Pneumonitis, Dermatitis u.a. Frauen im gebärfähigen Alter wird zu einer Kontrazeption während der Therapie mit TKI geraten.
KI: Ein Einnahme von TKIs in der Schwangerschaft ist kontraindiziert.
Dos: Imatinib 400 mg/d, Nilotinib 2 x 300 mg/d, Dasatinib 100 mg/d - Dauertherapie
Wichtigste Maßnahme zur Verhinderung von Resistenzen ist die Vermeidung einer Unterdosierung und eine ununterbrochene Einnahme der TKI!

2. Zweitlinientherapie: Beim Auftreten von Resistenzen sollte eine bcr/abl-Mutationsanalyse erfolgen, um eine passende Zweitlinientherapie mit einem geeigneten TKI zu finden: Auswahl aus den 3 Erstlinien-TKI oder neue TKI (Bosutinib, Ponatinib).
   Bei Vorliegen der Mutation T315I ist keiner der 1. oder 2. Generation TKI wirksam. In dieser Situation bestehen folgende Optionen: Allogene SZT oder Einsatz von TKIs der 3. Generation.
3. Allogene Stammzelltransplantation (SZT) nach myeloablativer oder nicht-myeloablativer Konditionierungstherapie:
   Ind: Angesichts der guten Langzeitresultate der TKI-Therapie stellt sich die Indikation zur SZT nur bei Versagen der TKI-Therapie.
   Voraussetzungen: Alter < 55 J. (bei nicht-myeloablativer SZT höhere Altersgrenze) und HLA-kompatibler/MLC-negativer Spender (Familien- oder Fremdspender)
   Frühmortalität bei myeloablativer Konditionierung ca. 30 %, bei nicht-myeloablativer Konditionierung ca. 15 % (SZT von Fremdspendern zeigen erhöhte therapiebedingte Mortalität).
   Therapie eines Rezidivs nach SZT: IFN-α, TKI, Gabe von Spenderlymphozyten = adoptive Immuntherapie = donor lymphocyte infusion = DLI (→ Graft versus leukemia-Effekt) und evtl. Chemotherapie
4. Supportive Therapie:
   Prophylaxe einer Hyperurikämie bei Zytoreduktion (Allopurinol, Harnalkalisierung, viel trinken). Substitution von Erythrozyten und Thrombozyten nach Bedarf. Bei Infektionen Breitbandantibiotika; Leukozytapherese bei sehr hohen Leukozytenzahlen mit Gefahr leukämischer Thromben.

Prg: Hilfreich ist die Anwendung von Prognosescores, z.B. Hasford-Score (Internet-Infos: *www.bloodref.com/myeloid/cml/sokal-hasford*) und die PCR-Analyse auf MRD (minimal residual disease). Unter TKI-Therapie leben nach 10 J. > 80 % der Behandelten. Nach allogener SZT leben nach 10 J. ca. 55 %. Heilungen sind bisher nur durch allogene SZT möglich, aber unter TKI-Therapie haben die Patienten fast eine normale Lebenserwartung. Populationsbasierte Studien haben länderspezifische Unterschiede bezüglich der relativen Überlebenswahrscheinlichkeit von CML-Patienten gezeigt (Schweden höhere Überlebenswahrscheinlichkeit als USA). Ein hoch funktionelles Gesundheitssystem fördert ein verbessertes Überleben der CML-Patienten.

CHRONISCHE MYELOPROLIFERATIVE ERKRANKUNGEN (CMPE)

Internet-Infos: *www.dgho.de* (Deutsche Gesellschaft für Hämatologie und Medizinische Onkologie)

Syn: Myeloproliferative Neoplasien (MPN); Myeloproliferatives Syndrom (MPS)

Def: Monoklonale Erkrankungen der myeloischen Stammzellen mit autonomer Proliferation einer oder mehrerer hämatopoetischer Zellreihen (Leuko-, Erythro-, Thrombozytose).
Dameshek hat 1951 vier Krankheiten zu den CMPE zusammengefasst:
- Polycythaemia vera (PV)
- Essenzielle Thrombozythämie (ET)
- Chronische idiopathische Myelofibrose (cIMF)
- Chronische myeloische Leukämie (siehe oben)

Die folgenden 3 genetischen Merkmale (Genotyp) finden sich bei 90 % der Patienten mit PV und bei 50 % der Patienten mit ET oder cIMF:
1. Die Mutation V617F der intrazytoplasmatisch lokalisierten rezeptorassoziierten Januskinase 2 (JAK 2-Mutation) in den klonalen Zellen der Hämatopoese
2. Die Bildung erythropoetischer Kolonien im Erythropoetin (EPO)-freien Milieu
3. Die Expression des Polycythaemia vera rubra-Gens (PRV1) in reifen Neutrophilen

Gemeinsame Kennzeichen:
- Im Initialstadium können alle 3 Zellreihen vermehrt sein (Leuko-, Erythro-, Thrombozytose). Gemeinsam ist auch eine Vermehrung der basophilen Granulozyten. Durch vermehrten Zellumsatz kommt es zur Hyperurikämie.
- Eine Splenomegalie ist häufig und typisch (außer bei der ET).
- Es besteht eine Tendenz zur Fibrosierung und Sklerosierung des Knochenmarks.
- Es kann zu extramedullärer Blutbildung kommen (in Leber, Milz, Lymphknoten) - regelmäßig bei der Osteomyelosklerose.
- Bei identischem Genotyp kommen Übergänge vom Phänotyp der ET zur PV und zur cIMF vor.

POLYCYTHAEMIA VERA (PV) [D45]

Internet-Infos: *www.polyzythaemie.de*

Def: Am häufigsten ist die erworbene PV durch eine Mutation des JAK2-Gens. Angeborene PV sind selten. Die erworbene PV ist eine Erkrankung der hämatopoetischen Stammzelle, die zu einer von EPO unabhängigen, irreversiblen und progredienten Erhöhung der Erythrozytenproduktion führt. Zusätzlich findet sich eine gesteigerte Proliferation auch der Granulopoese und Megakaryopoese. Die Proliferation der Erythropoese steht jedoch im Vordergrund. Erhöhte Blutviskosität/Erythrozytenzahl und Thrombozyten können zu thromboembolischen Komplikationen führen (bis zu 40 % im Gesamtverlauf der Erkrankung). Im Verlauf entsteht häufig eine sekundäre Knochenmarksfibrosierung.
2 Phasen: 1) Hyperproliferative Frühphase - 2) Panzytopenische Spätphase

Ep.: 0,7/100.000/Jahr, Häufigkeitsgipfel um das 60. Lebensjahr

Ät.: unbekannt

Genetik: JAK2/V617F-Mutation im Exon 14 (ca. 95 %) oder JAK2-Mutation im Exon 12 (ca. 5 %)

KL.:
- Rötung von Gesicht (Plethora) und Extremitäten (blühendes Aussehen), evtl. Lippenzyanose, aquagener Pruritus (durch Wasserexposition verstärkt), Erythromelalgie (plötzliche, schmerzhafte Rötung/Überwärmung bes. der Füße), arterielle und venöse Thromboembolien (z.B. idiopathische abdominelle Thrombosen wie Budd-Chiari-Syndrom), Blutungen, Splenomegalie
- Schwindel, Kopfschmerzen, Ohrensausen, Müdigkeit, Nasenbluten, Sehstörungen, Hypertonie, Fundus polycythaemicus mit gestauten Netzhautvenen

Lab: Erythrozyten, Hb und Hkt ↑ (BSG ↓), Leukozyten und Thrombozyten meist ↑, Harnsäure ↑; EPO meist ↓, LDH oft ↑

Ko.: Vier Haupttodesursachen:
- Thromboembolische Komplikationen (40 % der Todesfälle)
- Hämorrhagische Diathese (durch z.B. erworbenen von-Willebrandt-Faktor-Mangel)
- Entwicklung eines MDS oder einer akuten Leukämie (15 %/20 J.), wobei das Risiko unter myelosuppressiver Therapie ca. 5 x höher ist als unter Aderlasstherapie.
- Entwicklung einer Post-PV-Myelofibrose mit Knochenmarkinsuffizienz (10 %/20 J.)

Beachte: Bei der PV können sowohl Thrombosen (Urs.: Thrombozytose) als auch Blutungen auftreten (Funktionsstörung der Blutplättchen).

DD: I. **Sekundäre Erythrozytose** (alte Bezeichnung: Polyglobulie) mit Anstieg von Erythrozyten, Hb, Hkt:
1. Stresserythrozytose (bes. jüngere Männer) durch Verminderung des Plasmavolumens (Pseudo-Erythrozytose). O_2-Sättigung und EPO normal.
2. Hämokonzentration bei Exsikkose
3. Sekundäre Erythrozytosen infolge EPO-Vermehrung:
   A. Autonome EPO-Vermehrung (arterieller pO_2 normal)
      - Paraneoplastische Syndrome (Nierenzellkarzinom, Ovarialkarzinom, Kleinhirntumoren, Hepatome u.a.)
      - Manche Nierenerkrankungen (z.B. Zystennieren)

   B. Kompensatorische EPO-Vermehrung:
      - Hypoxie (arterieller PO_2 ↓)
        - Exogen: Aufenthalt in großen Höhen
        - Endogen: Erkrankungen der Lunge, des Herzens (bes. Vitien mit Rechts → Links-Shunt); Schlafapnoe-Syndrom
      - Hämoglobinstörungen:
        - Kongenitale Methämoglobinämie
        - CO-Hb (Raucher-Erythrozytose)

   C. Exogene EPO-Zufuhr (EPO-Doping)
4. Hormonale Stimulation der Erythropoese:
   M. Cushing, Therapie mit Kortikosteroiden, Androgenen

II. **Selten angeborene primäre Erythrozytosen**

Bei DD einer PV gegen sekundäre Erythrozytose helfen die WHO-Diagnosekriterien weiter. JAK2-Mutation oder erhöhte PRV1-Expression schließt eine sekundäre Erythrozytose aus.

Di.:
1. Ausschluss einer sekundären Erythrozytose:
   Herz-/Lungenbefund, Sono des Abdomens, pO_2 arteriell und EPO-Spiegel
   Molekulargenetische Untersuchung (JAK2-Mutation)
2. Modifizierte WHO-Diagnosekriterien der PV (2016):
   A1 Hb > 16,5 g/dl bei Männern (> 16,0 g/dl bei Frauen) **oder** Hkt > 49 % (> 48 %) **oder** Erythrozytenzahl > 25% des Normwertes

A2 Knochenmarkbiopsie mit altersadaptierter Hyperzellularität und Panmyelose
A3 JAK2-V617F- oder Exon 12-Mutation

B1 Verminderter Erythropoetin-Gehalt im Serum

Die Diagnose gilt als gesichert, wenn A1 - A3 erfüllt sind oder wenn zwei Major-Kriterien und B1 erfüllt sind.

3. Aspirationszytologie + Beckenkammbiopsie: Proliferation aller 3 Blutzellreihen mit Überwiegen der Erythropoese, ausgeprägte Eisenverarmung des Knochenmarks. Zweitbeurteilung in einem Referenzzentrum

Th.: ▶ Erstlinientherapie:
- Regelmäßige Aderlässe (500 ml) oder Erythrozytapheresen mittels Zellseparator
  Ziel: Anstreben eines Hkt ≤ 45 % (Hkt ≤ 42 % bei Frauen)
  Vorteil: Seltener Übergang in Leukämie
  Der induzierte Eisenmangel wird nicht substituiert, weil sonst die Erythropoese stimuliert wird.
  Nachteil: Ohne Einfluss auf die Thrombozytose (Gefahr der thromboembolischen Komplikationen!)
- Alpha-Interferon oder pegyliertes Interferon: Voraussetzung: Fehlen von Kontraindikationen → siehe Interferon. Dosierung so anpassen, dass Hkt ≤ 45 % bleibt.
- Bei Thrombozytose Gabe von ASS (100 mg/d). ASS vermindert kardiovaskuläre Komplikationen ohne wesentlich erhöhtes Blutungsrisiko.
- Reservemittel: Anagrelid (Xagrid®): Isolierte Thrombozytendepression, evtl. in Kombination mit Hydroxyurea

▶ Zweitlinientherapie:
Myelosuppressive Behandlung mit Zytostatika: z.B. Hydroxyharnstoff = Hydroxycarbamid = Hydroxyurea (z.B. Litalir®)
Ind: - Unkontrollierte Myeloproliferation mit Thrombozyten > 600.000/µl
- Abgelaufene thromboembolische Komplikationen
- Symptomatische Splenomegalie

Nachteil: Erhöhtes Risiko für die Induktion einer späteren akuten Leukämie, daher möglichst nur bei Patienten > 60 J. anwenden.
Zielwerte für Thrombozyten < 400.000/µl, für Leukozyten > 3.000/µl
Bei Thrombosegefährdung kann ASS 100 mg/d hinzugefügt werden.
Bei Post-PV-Myelofibrose oder Hydroxyurea-resistenter PV Einsatz von Ruxolitinib (siehe Kap. Osteomyelofibrose)

▶ Symptomatische Maßnahmen: z.B.
- Bei Hyperurikämie: Gabe von Allopurinol
- Bei Juckreiz: Therapieversuch mit Antihistaminika (z.B. Fexofenadin) oder H_2-Rezeptorblocker (z.B. Cimetidin), evtl. UV-Licht

Prg: Mittlere Überlebenszeit: Unter Behandlung ca. 10 - 20 Jahre (ohne Behandlung 2 Jahre). Das Risiko für einen Übergang der PV in eine akute Leukämie beträgt ca. 15 %/20 J. Das Risiko für einen Übergang in eine Osteomyelofibrose beträgt ca. 10 %/20 J.
Eine Heilung ist durch allogene SZT möglich, wird aber nur bei jüngeren Patienten als Reserveoption erwogen.

ESSENZIELLE THROMBOZYTHÄMIE (ET) [D47.3]

Def: Monoklonale autonome Proliferation der Thrombozytopoese mit progredientem langsamen Anstieg der Thrombozytenzahl bis > 1.000.000/µl; gehört zur Gruppe der myeloproliferativen Erkrankungen.

Ät.: Unbekannt

Ep.: Inzidenz 0,9/100.000 jährlich; medianes Alter bei Diagnose 55 - 60 Jahre, Frauen gel. jünger; m : w = 1,5 : 1

KL.:
- 1/3 der Patienten sind asymptomatisch.
- Mikrozirkulationsstörungen an Händen/Füßen; Erythromelalgie = schmerzhafte Rötung mit Brennen und Schwellung; Schwindel, Kopfschmerzen, Sehstörungen
- Thromboembolische Komplikationen im venösen und arteriellen System (häufigste Todesursache)
- Hämorrhagische Diathese (funktionsgestörte Thrombozyten durch verstärkte Bindung des von-Willebrand-Faktors an die Thrombozyten, dadurch erworbener von-Willebrandt-Faktor-Mangel)
- Splenomegalie im späteren Verlauf der Erkrankung (anfangs meist normale Milzgröße)
- Post-essenzielle-Thrombozythämie-Myelofibrose mit Knochenmarkinsuffizienz
- Gehäuftes Auftreten von Spontanaborten während einer Schwangerschaft

Lab: - Plättchenzahl anhaltend ≥ 450.000µl, Hyperurikämie und LDH-Erhöhung (erhöhter Zellumsatz)
- Infolge Freisetzung von Kalium und saurer Phosphatase aus den Thrombozyten bei der Gerinnung sind diese beiden Parameter nur im Serum erhöht, nicht jedoch im Plasma!
- Evtl. neutrophile Leukozytose
- JAK2/V617F-Mutation in 50 % d.F.; Nachweis der CALR-(Calreticulin-)Mutation bei der Mehrzahl der JAK2-negativen Patienten, gel. findet sich eine MPL/W515-Mutation (2 - 3 %)
- Knochenmarkzytologie und -histologie: Proliferation der Megakaryozyten mit sehr großen Megakaryozyten, auch im peripheren Blut finden sich vergrößerte Thrombozyten.

DD: 1. Reaktive Thrombozytosen mit Werten meist < 1.000.000/µl nach Traumen, Operationen, Splenektomie, Blutverlust; bei chronischen Entzündungen, Malignomen, Eisenmangel u.a.
2. Andere myeloproliferative Erkrankungen (siehe dort)

Di.: **Modifizierte WHO-Diagnosekriterien der ET (2016):**
Positive Kriterien:
A1 Plättchenzahl anhaltend ≥ 450.000/µl
A2 ET-typische Knochenmarkhistologie mit vergrößerten, reifen Megakaryozyten
A3 Ausschluss einer reaktiven Thrombozytose sowie Ausschluss von PV, CML, OMF, MDS
A4 Nachweis einer JAK2-, CALR- oder MPL-Mutation
und
B1 Nachweis einer genetischen Mutation oder Abwesenheit einer reaktiven Thrombozytose

Die Knochenmarkdiagnostik (Zytologie und Histologie) spielt eine zentrale Rolle (Kriterium A2). Sie erlaubt die Abgrenzung einer präfibrotischen OMF gegenüber einer klassischen ET.
Die Diagnose ET ist gesichert, wenn A1 bis A4 oder A1 bis A3 und B1 erfüllt sind. Allerdings gibt es Übergangsfälle zwischen ET und PV, welche sich erst im späteren Verlauf zu einer der beiden Entitäten eindeutig zuordnen lassen.

Th.: Da eine kausale Therapie nicht bekannt ist und der Verlauf der ET unterschiedlich ist, wird eine Risikostratifikation vorgenommen, um für den individuellen Patienten eine optimale Behandlungsstrategie zu finden:

▸ Hoch-Risiko-Patienten: Alter > 60 J. oder thromboembolische bzw. schwere Blutungskomplikationen im Zusammenhang mit der ET oder Plättchenzahl > 1,5 Mill./µl
- Hydroxyurea (HU) + ASS (50 - 100 mg/d); KI beachten
  NW: Knochenmarksdepression, gastrointestinale Beschwerden, Hautausschläge, Kopfschmerzen, Leberenzyme ↑, Retentionsparameter ↑. ***Cave:*** ASS darf bei Thrombozyten > 1 Mill./µl nicht gegeben werden, da infolge eines erworbenen von Willebrand-Syndroms eine hämorrhagische Diathese bestehen kann.
- Anagrelid (Xagrid®):
  Wi.: Hemmung der Megakaryozyten + Thrombozytenaggregationshemmung
  NW: Palpitationen, Diarrhö, abdominelle Schmerzen, Kopfschmerzen, Ödeme, Herzinsuffizienz u.a.
  Ind: Reservemittel bei Unverträglichkeit / KI der Therapie mit Hydroxyurea + ASS
- Alpha-Interferon oder pegyliertes IFN: Voraussetzung: Fehlen von KI. IFN kann bei der Mehrzahl der Patienten die Thrombozytenzahl normalisieren. NW + KI sind zu beachten.
- Bei Post-ET-Myelofibrose Einsatz von Ruxolitinib (siehe Kap. Osteomyelofibrose)

▸ Intermediär-Risiko-Patienten:
Keine Hochrisikokriterien erfüllt und Thrombophiliemarker oder Vorliegen eines kardiovaskulären Risikofaktors (arterielle Hypertonie, Diabetes mellitus, Hypercholesterinämie oder Nikotinabusus): ASS (50 - 100 mg/d)

▸ Niedrig-Risiko-Patienten:
Keine Hochrisiko- oder Intermediärrisikokriterien erfüllt; asymptomatisch
Nur regelmäßige Kontrollen, um den Übergang in eine höhere Risikogruppe zu erkennen.

Prg: Mediane Überlebenszeit 10 - 15 J. Rel. selten kann es zu Übergängen in folgende Erkrankungen kommen: PV, OMF (siehe unten), MDS/akute Leukämie (das Leukämierisiko wird vermutlich durch Hydroxyurea erhöht). Patienten mit CALR-Mutation haben einen etwas günstigeren Verlauf als Patienten mit JAK2-Mutation.

PRIMÄRE MYELOFIBROSE (PMF) [D47.4]

Syn: Chronische idiopathische Myelofibrose (cIMF), Osteomyelosklerose (OMS), Osteomyelofibrose (OMF)

Def: Myeloproliferative Erkrankung unbekannter Ätiologie mit der klinischen Trias:
1. Hochgradige Markfibrose mit Verödung des blutbildenden Knochenmarkes
2. Extramedulläre Blutbildung in Milz und Leber mit Ausschwemmung von Vorstufen der Blutzellen ins Blut sowie
3. Milzvergrößerung

Ep.: Inzidenz: 0,3 Erkrankungen/100.000 jährlich; mittleres Erkrankungsalter: 60 - 65 J.

Ät.: Unbekannt

KL.: Schleichender Beginn!
- Regelmäßig Splenomegalie (→ evtl. Druck im linken Oberbauch), fakultativ leichte Lebervergrößerung
- Allgemeinsymptome: Müdigkeit, Gewichtsverlust, Leistungsabfall, evtl. Fieber, Nachtschweiß
- Blutbild:
  A. Hyperproliferative Frühphase: Leukozytose, Thrombozytose, Erythrozyten meist normal
  B. Spätphase mit Myelofibrose: Panzytopenie, leukoerythroblastisches Blutbild = Auftauchen roter + weißer Vorstufen im Blut als Folge einer extramedullären Blutbildung, Poikilozytose mit "Tränentropfenformen" der Erythrozyten (tear drops).

Lab: Blutbildveränderungen (siehe oben), Harnsäure ↑, LDH ↑, alkalische Phosphatase ↑

Ko.: In der Frühphase mit Thrombozytose und thromboembolischen Komplikationen (z.B. Budd-Chiari-Syndrom). In der Spätphase thrombozytopenisch bedingte Blutungen, schwere Infektionen bei Granulozytopenie
Entwicklung einer akuten Leukämie (bis 10 %). Gehäuftes Auftreten von autoimmunhämolytischer Anämie

DD:
- Sekundäre Myelofibrosen bei anderen myeloproliferativen Erkrankungen (CML, PV, ET)
- Sekundäre Markfibrose bei Karzinomen mit Knochenmarkmetastasen
- Haarzellenleukämie; myelodysplastisches Syndrom

Di.: Diagnosekriterien der WHO (2016): *Siehe Internet*
- Blutbildveränderungen (siehe oben)
- JAK2/V617F-Mutation in ca. 60 % d.F.
- CALR-Mutation bei der Mehrzahl der JAK-negativen Patienten, gelegentlich Nachweis einer MPL/W515-Mutation (ca. 8 %)
- Ausschluss von BCR-ABL+ CML, PV, ET oder MDS
- Knochenmarkzytologie: "Trockenes Mark" (Punctio sicca)
- Beckenkammbiopsie (diagnostisch entscheidend!): Myelofibrose, atypische Megakaryozyten

Th.:
- Pegyliertes Interferon-Alpha2a kann zur Abnahme der Transfusionsbedürftigkeit und Verbesserung der Allgemeinsymptome führen. Nicht-pegyliertes Alpha-Interferion kann in der hyperproliferativen Frühphase zur Senkung von Leukozyten/Thrombozyten genutzt werden.
- Thalidomid und Lenalidomid (Revlimid®) führen zu einer Abnahme des Transfusionsbedarfs, evtl. in Kombination mit niedrig dosiertem Prednisolon. NW: Häufiges Auftreten von Polyneuropathie
- Symptomatische Therapie:
  - Bei klinisch relevanter Anämie: Erythrozytensubstitution, Erythropoetin-Gabe
  - Bei Thrombosegefährdung durch Thrombozytose ASS (100 mg/d); Reservemittel: Anagrelid
  - Ruxolitinib (Jakavi®): Tyrosinkinase-Inhibitor, der die Januskinasen (JAK) vom Typ 1 und 2 hemmt. Dadurch verkleinert sich eine vergrößerte Milz und subjektive Symptome wie Müdigkeit, Appetitlosigkeit, Schmerzen bessern sich. Evtl. NW (z.B. Zytopenie der Blutzellen) sind zu beachten.
- Da die Milz Ort der Ersatzblutbildung ist, Splenektomie (Letalität bis 30 %) nur bei mechanischen Verdrängungserscheinungen und "Hypersplenismus" (vermehrtes Pooling der Blutzellen in der vergrößerten Milz). Vorher durch Isotopenuntersuchung klären, ob die Milz der Hauptort der Erythrozytensequestration ist. Eine Milzbestrahlung kann kurzfristig bessere Ergebnisse erzielen.
- Allogene Blutstammzelltransplantation in kurativer Intention; Voraussetzung: Jüngeres Alter, guter AZ, Hoch- oder Intermediär-2-Risikogruppe nach IPSS-Score, niedriger Komorbiditätsindex; transplantationsassoziierte Mortalität 20 - 30 %

Prg: Der klinische Verlauf ist sehr heterogen. Abschätzung des medianen Überlebens erfolgt heute vor allem mittels IPSS Risiko-Score (nach der International Working Group for Myelofibrosis Research and Treatment). Als Risikofaktoren gelten: Alter > 65 J., Allgemeinsymptome, Hb < 10 g/dl, Leukozyten > 25.000/µl, Blasten im peripheren Blut. Das mediane Überleben liegt bei ca. 3,5 - 5,5 Jahren.

Im Verlauf der Erkrankung kann die Risikogruppe von Patientin mittels DIPPS-Score weiter korrigiert werden. Patienten mit CALR-Mutation haben einen etwas günstigeren Verlauf als Patienten mit JAK2-Mutation. Bis 10 % der Patienten entwickeln ein MDS oder eine akute myeloische Leukämie.

MASTOZYTOSE [Q82.2]

Internet-Infos: *www.mastozytose.com*

Def: Seltene Krankheitsgruppe; Inzidenz ca. 0,5/100.000/J. mit Mutationen in der Rezeptortyrosinkinase KIT, gekennzeichnet durch eine abnormale Akkumulation und gesteigerte Aktivität pathologisch veränderter Mastzellen mit Freisetzung von Mediatoren wie Histamin u.a.

WHO-Klassifikation der Mastozytose

Kategorie	Diagnostische Merkmale	Prognose
I. Kutane Mastozytose (CM) (Dermatologische Erkrankung)	Charakteristische Hautveränderungen, Fehlen einer systemischen Beteiligung, Beginn meist in der Kindheit	Günstig
II. Systemische Mastozytose (SM) mit oder ohne Hautbeteiligung		
Indolente systemische M. - Smoldering systemic mastocytosis - Isolierte Knochenmarkmastozytose ohne Hautbeteiligung	Beginn der Erkrankung meist im Erwachsenenalter Häufigste Kategorie bei erwachsenen Patienten Keine Hautbeteiligung, Mastzellinfiltrate nur im Knochenmark	Günstige Prognose
Systemische Mastozytose mit assoziierten hämatologischen Erkrankungen	Zusätzlich hämatologische Erkrankung, meist MDS oder myeloproliferative Syndrome, chronische Eosinophilenleukämie, akute myeloische Leukämie	Entspricht der assoziierten hämatologischen Erkrankung
Aggressive systemische Mastozytose	Organdysfunktion aufgrund der ausgeprägten Mastzellvermehrung; Myelofibrose, Zytopenie, Leberversagen, Osteolysen u.a.	Ungünstig
Mastzellleukämie	> 20 % Mastzellen im Knochenmarkaspirat, Mastzellen unreif, > 10 % Mastzellen im Blutausstrich	Ungünstig
Mastzellsarkom	Maligner und destruktiver Tumor	Ungünstig
Extrakutanes Mastozytom	Benigner Mastzelltumor	Günstig

KL. (SM): Sehr heterogen und abhängig von der Mastzelllast. Anaphylaktische und Mastzellmediatoren assoziierte Reaktionen (Flush, Pruritus, Urtikaria, Asthmaanfälle, Diarrhö u.a. abdominale Beschwerden, Gelenk-/Knochenschmerzen, gastrointestinale Ulcera), Zytopenien u.a.
Verschiedene Triggermechanismen können Symptome auslösen.

DD: Hauterkrankungen, Karzinoid-Syndrom, Asthma bronchiale, gastrointestinale Erkrankungen u.a.

Di.:
1. Falls kutane Beteiligung: Hautbiopsie mit Histologie/Immunhistologie
2. Patienten mit histologisch gesicherter Mastzellinfiltration der Haut: Knochenmarkbiopsie (Aspirationszytologie und Histologie, KIT-D816-V-Mutationsnachweis)
3. Patienten ohne histologisch gesicherte Mastzellinfiltration aber mit typischen klinischen Symptomen einer Mediatorfreisetzung: Tryptase i. S: < 15 ng/ml → Follow up; > 15 ng/ml → Screening auf D816V-Mutation und weitere Diagnostik in Zentren

Diagnose-Hauptkriterium (= HK) der WHO:
Mastzellinfiltrate im Knochenmark und/oder einem/mehreren extrakutanen Organen (> 15 zusammenliegende Mastzellen)
Nebenkriterien (= NK):
1. > 25 % der Mastzellen mit atypischer Form: Spindel- oder ovalförmig
2. KIT-Mutation im Codon 816 im Knochenmark, Blut oder einem anderen extrakutanen Organ
3. Koexpression von KIT und CD2 und/oder CD25
4. Serum-Tryptase > 20 ng/ml

Diagnosestellung: HK + 1 NK oder mindestens 3 NK müssen erfüllt sein.

Th.: Keine Standardtherapie! Beratung in einem Zentrum!
- Indolente systemische und kutane Mastozytose: H_1-Antihistaminika, Cromoglicinsäure, Ketotifen, Leukotrienantagonisten, evtl. UV-Therapie
  Bei gastrointestinalen Beschwerden: H_2-Antihistaminika, PPI
  Meiden von Triggern: Alkohol, alkoholhaltige Arzneimittel, β-Blocker, Opioide, ASS

- Systemische Mastozytose mit assoziierter hämatologischer Erkrankung: Therapie der hämatologischen Erkrankung
- Aggressive systemische Mastozytose und Mastzellleukämie: Onkologische Beratung in Zentren

Bei operativen Eingriffen sowie endoskopischen und invasiven Untersuchungen werden 30 Min. vorher Gabe von Kortikosteroiden und H_1-/H_2-Antihistaminika parenteral empfohlen.

MYELODYSPLASTISCHE SYNDROME (MDS) [D46.9]

Internet-Infos: *www.mds-foundation.org; www.mds-register.de; www.mdsdiagnosis.com*

Def: Heterogene erworbene klonale Stammzellerkrankungen mit qualitativen und quantitativen Veränderungen der Hämatopoese, peripherer Zytopenie, meist zellreichem dysplastischen Knochenmark und oft erhöhtem Blastenanteil.

Ep.: Inzidenz ca. 4/100.000/Jahr, bei über 70jährigen 20 - 50/100.000/Jahr; medianes Erkrankungsalter ca. 70 Jahre

Ät.:
- > 90 % primäre MDS; unklare Ursache
- < 10 % sekundäre MDS (mehr chromosomale Aberrationen) induziert durch
  1. Vorangegangene Zytostatikatherapie (Alkylanzien, Topoisomerase II-Inhibitoren, Cisplatin, Fludarabin, Azathioprin)
  2. Radiatio oder kombinierte Radiochemotherapie
  3. Radiojodtherapie
  4. Benzol u.a. Lösungsmittel (Anerkennung als Berufskrankheit möglich)

WHO-Klassifikation der myelodysplastischen Syndrome und myelodysplastisch/myeloproliferativen Neoplasien (WHO 2016):

MDS Typ	Zytopenien und Blasten im Blut	Knochenmarkbefunde und Zytogenetik
MDS mit single lineage dysplasia (MDS-SLD)	1 - 2 Zytopenien, keine Blasten	Blasten <5%, keine Auerstäbchen,<15% Ringsideroblasten
MDS mit multilineage dysplasia (MDS-MLD)	1 - 3 Zytopenien, keine Blasten	Blasten < 5 %, keine Auerstäbchen, < 15 % Ringsideroblasten
MDS mit single lineage dysplasia und Ringsideroblasten (MDS-RS-SLD)	1 - 2 Zytopenien, keine Blasten	Blasten < 5 %, keine Auerstäbchen, > 15 % Ringsideroblasten oder > 5 % und SF3B1-Mutation
MDS mit multilineage dysplasia und Ringsideroblasten (MDS-RS-MLD)	1 - 3 Zytopenien, keine Blasten	Blasten < 5 %, keine Auerstäbchen, > 15 % Ringsideroblasten oder > 5 % und SF3B1-Mutation
MDS mit del(5q)	1 - 2 Zytopenien, keine Blasten	Blasten < 5 %, keine Auerstäbchen, del(5q) allein oder mit 1 Zusatzanomalie (nicht von Chromosom 7)
MDS mit Blastenvermehrung (MDS EB1)	1 - 3 Zytopenien, Blasten < 5 %	Blasten < 10 %, keine Auerstäbchen
MDS mit Blastenvermehrung (MDS EB2)	1 - 3 Zytopenien, Blasten < 20 %	Blasten < 20 %, Auerstäbchen möglich
MDS unklassifiziert	a) 1 % Blasten b) MDS SLD mit Panzytopenie c) Kaum Dysplasien, aber typische chromatische Aberration	Blasten < 5 %, keine Auerstäbchen
Chronische Myelomonozytäre Leukämie (CMML 0)	Monozyten > 1000/µl und > 10 % der Leukozyten, Blasten < 2 %	Blasten < 5 %, keine Auerstäbchen
Chronische Myelomonozytäre Leukämie (CMML 1)	Monozyten > 1000/µl und > 10 % der Leukozyten Blasten < 5 %	Blasten < 10 %, keine Auerstäbchen

Chronische Myelomonozytäre Leukämie (CMML 2)	Monozyten > 1000/µl und > 10 % der Leukozyten Blasten 20 %	Blasten < 20 %, Auerstäbchen möglich
MDS mit Ringsideroblasten und Thrombozytose (RARS-T)	1 - 2 Zytopenien, keine Blasten, Thrombozyten > 450.000/µl	Blasten < 5 %, keine Auerstäbchen, > 15 % Ringsideroblasten oder > 5 % und SF3B1-Mutation, oft JAK2-Mutation

KL.: • In ca. 20 % d.F. Zufallsbefund, in 80 % Symptome infolge Zytopenie: Anämiesymptome (70 %), Infekte (35 %), Blutungsneigung (15 %)
• Splenomegalie (20 %, bei CMML 50 %), Hepatomegalie (30 %), Lymphome (10 %)

Lab: Blutbildveränderungen:
Mono-, Bi- oder Panzytopenie, meist hyperchrome oder normochrome Anämie, meist Retikulozytopenie, Leukozytose in ca. 10 % (CMML/RAEB-II), selten (< 4 %) isolierte Thrombozytopenie oder Leukozytopenie.
Dyshämatopoese im peripheren Blut (Makrozytose, Poikilozytose, Polychromasie, basophile Tüpfelung, Anisozytose, hypogranulierte Granulozyten, Pseudo-Pelger-Zellen, vereinzelt Blasten, hypersegmentierte Granulozyten, Plättchenanisometrie, Riesenplättchen etc.).

DD:

- Aplastische Anämie, Pure-Red-Cell-Aplasia (PRCA)	Histologie, Zytologie
- Nutritiv-toxischer KM-Schaden (Alkohol, Blei, NSAR)	Anamnese
- Reaktive KM-Veränderungen (Sepsis, AIDS, chronische Infekte etc.)	Zytologie, Anamnese
- Bei CMML Monozytose anderer Genese	Anamnese
- Paroxysmale nächtliche Hämoglobinurie (PNH)	Durchflusszytometrie
- Immunthrombozytopenie	Zytologie, klinischer Verlauf
- Megaloblastäre Anämien	Vitamin B_{12}-/Folsäurespiegel
- Hyperspleniesyndrom	Anamnese/Klinik/Splenomegalie
- Akute Leukämien (speziell Erythroleukämie, FAB-M6)	Blastenanteil in Blut/Knochenmark > 20 %
- Myeloproliferative Erkrankungen (speziell CML, OMF)	Histologie, Zytogenetik
- Haarzellenleukämie	Blutbild/Zytologie
- Kongenitale dyserythropoetische Anämien (selten)	Zytologie, Molekularbiologie

Di.: • Anamnese/Klinik
• Ausschluss von Differenzialdiagnosen! (siehe oben)
• Blutbild, Ferritin, LDH, Vitamin B_{12}, Folsäure, Erythropoetin
• Knochenmarkpunktion mit Zytologie und Biopsie (Jamshidi-Nadel):
1. Zytologie mit Färbung nach Pappenheim und Eisenfärbung, POX, α-NE
Dyshämatopoese im Knochenmark:
- Dyserythropoese (Ringsideroblasten, megaloblastäre Transformation, Kernfragmontierungen, Doppelkernigkeit, Kernentrundungen, Sideroblastose, PAS-positive Erythroblasten)
- Dysgranulopoese (Blastenvermehrung, hypogranulierte Myelozyten, selten Auerstäbchen, Pseudo-Pelger-Zellen, Myeloperoxidase-Defekt, hypersegmentierte Neutrophile)
- Dysmegakaryopoese (Mikromegakaryozyten, mononukleäre Megakaryozyten)
2. Chromosomenanalyse (in ca. 60 % Aberrationen, oft der Chromosomen 5, 7, 8, 20; in ca. 10 % komplexe Aberrationen von ≥ 3 Chromosomen; in 15 % 1 - 2 Chromosomen betroffen)
3. Histologie: Abschätzung der Zellularität, Nachweis von Fibrose
4. Molekularzytogenetik: Bei RARS fast immer Mutationen von SF3B1, Mutationen von ASXL1, TP53 und EZH2 sind prognostisch ungünstig

Th.: **A) Therapie der Niedrigrisiko-MDS** (zugelassen nur Deferasirox und Lenalidomid bei isoliertem del(5q))
• Supportive Therapie:
- Transfusionen von leukozytendepletierten Erythrozytenkonzentraten
- Gabe von Eisenchelatoren bei drohender oder manifester sekundärer Siderose: Deferasirox (Exjade®) oral, Deferoxamin (s.c., i.v.); Kontrollparameter: Ferritin i.S., in ca. 10 % Verbesserung des Blutbildes
- Bei schweren Blutungen infolge Thrombozytopenie Transfusion von Thrombozytenkonzentraten
- Bei Infektionen frühzeitiger Einsatz von Antibiotika nach Abnahme von Blutkulturen u.a. Diagnostik (siehe Kap. Fieber)
- Impfung gegen Pneumokokken

- Einsatz von Wachstumsfaktoren der Hämatopoese: Möglichkeit einer EPO-Therapie bei EPO-Spiegel < 500 U/l, Ansprechen abhängig vom Subtyp und der klinischen Konstellation; in Kombination mit G-CSF evtl. in geeigneten Fällen besser.
- Immunmodulatorische Therapie mit Lenalidomid (Revlimid®) führt bei Niedrigrisiko-MDS mit 5q-Anomalie oft zu anhaltender Transfusionsfreiheit; zu Beginn Zytopenien

B) Therapie der Hochrisiko-MDS (zugelassen nur 5-Azacitidin):

- Einsatz von 5-Azacitidin (Vidaza®)
  Wi.: Hemmt die Methyltransferasen und erlaubt Reaktivierung von Tumorsuppressorgenen (?).
  Ind: Patienten, die nicht für eine Stammzelltransplantation infrage kommen bei intermediärem Risiko II und Hochrisiko (nach IPSS → siehe unten) oder als Überbrückung bis zur allogenen Stammzelltransplantation.
  Ergebnisse: Signifikante Verlängerung der Gesamtüberlebensrate, auch im höheren Lebensalter gut einsetzbar, Ansprechrate ca. 50 %
- Intensive Polychemotherapie (AML-Induktionsprotokolle):
  Ind: Hochrisikopatienten < 70 J. ohne Begleiterkrankung. Ca. 60 % Vollremissionen, über 85 % Rezidive; sinnvoll als Überbrückung bis zur Stammzelltransplantation; bei ungünstigem Karyotyp nicht (!) geeignet.
- Allogene Stammzelltransplantation (SZT) (myeloablative oder nicht-myeloablative Konditionierung):
  Ind: - Bei Vorliegen eines HLA-identischen Familien- oder Fremdspenders einzige kurative Maßnahme
  - Therapieoption für Hochrisikopatienten < ca. 65 Jahre; Langzeitheilungen von ca. 40 % und transplantationsassoziierte Mortalität bis zu 20 %
  - Bei Rezidiv nach SZT: Therapie mit 5-Azacytidin + Spenderlymphozyten → komplette Remission in 20 % d.F.

Prg: Ungünstige Prognoseparameter sind Blastenanteil > 5 %, komplexe chromosomale Aberrationen, LDH ↑, Ausmaß der Zytopenie, höheres Alter, Vorerkrankungen und reduzierter Allgemeinzustand. Teilnahme an klinischen Studien ratsam (*www.MDS-register.de*).
> 70 % der Patienten sterben an krankheitsassoziierten Komplikationen (Infekte, Blutungen, AML).

Prognosescores zur Risikoabschätzung:

1. Internationaler Prognose-Score (IPSS):

Punktzahl	**0**	**0,5**	**1**	**1,5**	**2,0**
Medullärer Blastenanteil (%)	0 - 4	5 - 10	–	11 - 20	21 - 29
Anzahl der peripheren Zytopenien 1)	0 - 1	2 - 3	–	–	–
Zytogenetische Risikogruppe 2)	Niedrig	Mittel	Hoch	–	–

Risikogruppe	**Score**	**Mediane Überlebenszeit (Monate)**
Niedriges Risiko	0	68
Intermediäres Risiko I	0,5 - 1	42
Intermediäres Risiko II	1,5 - 2	14
Hohes Risiko	≥ 2,5	5

1) Thrombozyten <100.000/µl, Hämoglobin <10 g/dl, Granulozyten <1.800/µl
2) Niedriges Risiko = normaler Karyotyp, 5q-, 20q-, -Y
Hohes Risiko = komplexe Karyotypveränderungen (≥ 3 Anomalien), Chromosom 7-Defekte
Mittleres Risiko = alle anderen Anomalien

2. Revised Internationaler Prognose-Score (IPSS-R) (*www.IPSS-R.com*)

Punktzahl	**0**	**0.5**	**1**	**1.5**	**2**	**3**	**4**
Zytogenetik *)	Sehr günstig		günstig		Intermediär	ungünstig	Sehr ungünstig
Medulläre Blasten %	≤ 2		> 2 - < 5 %		5 - 10 %	> 10 %	
Hämoglobin g/dl	≥ 10		8 - < 10	< 8			
Thrombozyten x10³/µl	≥ 100	50 - < 100	< 50				
Granulozyten %	≥ 0.8	< 0.8					

*) Risiko: Sehr niedrig = del(11q),-Y; niedrig: normaler Chromosomenbefund, del(5q), Doppelanomalien mit del(5q), del(12p), del(20q); intermediär: del(7q), +8, i(17q), +19, alle anderen Anomalien, unabhängige Klone; hoch: inv(3)/t(3q)/del(3q), -7, Doppelanomalien mit -7/del(7q-), komplexe Karyotypen mit 3 Anomalien; sehr hoch: komplexe Karyotypen > 3 Anomalien

Bewertung und Prognose:

Risikogruppe	Score	Mediane Überlebenszeit (Monate)
Sehr niedriges Risiko	< 1,5	106
Niedriges Risiko	> 1,5 - 3	64
Intermediäres Risiko	> 3 - 4,5	36
Hohes Risiko	> 4,5 - 6	19
Sehr hohes Risiko	> 6	10

Internistische Tumortherapie

Internet-Infos: Deutsche Krebsgesellschaft: *www.krebsgesellschaft.de/arzt* (Leitlinien etc.)
European Society for Medical Oncology. *http://www.esmo.org/education-research* (Leitlinien etc.)
National Cancer Institute, USA: *www.cancer.gov* (Information für Arzt und Patient)
National Comprehensive Cancer Network, USA: *www.nccn.org* (Leitlinien etc.)
Pubmed, USA: *www.pubmed.org* (Literaturrecherche)
Deutsches Krebsforschungszentrum: *www.dkfz.de*
Krebsinformationsdienst: *www.krebsinformation.de*
Deutsche Krebshilfe: *www.krebshilfe.de*
American Cancer Society: *www.cancer.org*
Krebswebweiser: *www.krebs-webweiser.de*
Infos zu Onkologie und Hämatologie: *www.onkodin.de*
Leitlinien Oncopedia: *https://www.onkopedia.com/de/onkopedia/guidelines*

Klinische Studien (siehe www.clinicaltrials.gov):
Um neue Medikamente zu evaluieren, werden kontrollierte klinische Studien in 3 Phasen durchgeführt:
- Phase I-Studie: Bestimmung der maximal tolerierten Dosis
- Phase II-Studie: Bestimmung der grundsätzlichen Wirksamkeit bei verschiedenen Tumoren
- Phase III-Studie: Vergleich der Wirksamkeit mit anderen Zytostatika

Voraussetzung für eine onkologische Therapie ist die Kenntnis von

1. Diagnose, meistens histologisch oder selten zytologisch (insb. Leukämien) gesichert. Einige Diagnosen werden mittels molekularbiologischer Methoden gestellt bzw. erfordern diese (Leukämien, Sarkome etc.). Es gibt organspezifische Gradingsysteme (z.B. Brust, Prostata), aber meist wird der (histologische) Differenzierungsgrad des Tumors (grading) eingeteilt in:
   G1 gut differenziert - G2 mäßig differenziert - G3 schlecht differenziert (- G4 undifferenziert)
2. Molekulare Merkmale (z.B. Translokationen, Mutationen), die häufig therapierelevant sind.
3. Stadium der Erkrankung („Staging") entsprechend der Ausbreitung der Erkrankung (ergibt sich aus der klinischen und der radiologischen Untersuchung bzw. aus Laborparametern oder Knochenmarkuntersuchungen). Hämatologische und lymphatische Neoplasien haben meist eigene Klassifikationssysteme (z.B. Ann-Arbor, Binet etc.).
   Solide Tumore werden meistens nach dem **TNM-System klassifiziert**. Im TNM-System gibt es **drei Komponenten = Kategorien**: T für den Primärtumor, N für den „nodalen" Lymphknotenbefall und M für den Metastasierungsstatus, präzisiert durch eine dahinter gestellte Zahl (T1-4; N1-3; M0 vs. M1). Die T- und N-Kategorien sind für jeden Tumor anders definiert (siehe z.B. www.cancer.gov). T0, N0, M0 zeigen jeweils das Fehlen eines Primärtumors, Lymphknotenbefalls oder Metastasen an. TX oder NX bedeutet fehlende Beurteilbarkeit. M muss immer klinisch/radiologisch beurteilt werden. Die Metastasenlokalisation kann in Klammern angegeben werden (z.B. PUL - Lunge, HEP - Leber, OSS - Knochen).
   Weitere Informationen geben vorangestellte Kleinbuchstaben: „c" bedeutet klinisch („clinical"), „p" pathologisch (meist postoperativ), „y" nach einer Behandlung, „r" Rezidiv, „a" autoptisch.
   Nachgestellte Großbuchstaben klassifizieren den Tumor weiter: „G" Differenzierungsgrad (siehe oben), „R" klassifiziert den Residualtumorstatus (R_0 mikroskopisch komplette Entfernung des Tumors, Schnittränder mikroskopisch tumorfrei; R_1 mikroskopischer Tumornachweis an den Schnitträndern; R_2 makroskopischer Residualtumor (diese Angabe erfolgt durch den Operateur), „L" Einbruch in Lymphgefässe, „V" venöse Infiltration („LVI" lymphovascular invasion), „pN1" Perineuralscheideninfiltration.
   Einige weitere Kürzel: (i) Nachweis isolierter Tumorzellen (meist) immunhistochemisch, (sn) „sentinel" Lymphknoten, (mol) molekulare Methoden, (mi) Mikrometastasen, (u) „Ultraschall/Endosono".
4. Erkrankungsspezifische Faktoren ergänzen häufig die Diagnose. Diese Faktoren sind teilweise entscheidend für die Prognose („Risikofaktoren"), aber auch für die Therapiewahl (z.B. Hormonrezeptorenstatus beim Brustkrebs (ER, PR), Serummarker beim Hodenkarzinom). Einige dieser Faktoren sind ins TNM-System aufgenommen worden, wie z.B. das PSA beim Prostatakarzinom oder die „S" Serumtumormarker beim Hodenkrebs.

Die anatomische Stadien-Gruppe der Erkrankung (Stadium I - IV) ergibt sich aus der Kombination der drei Komponenten T, N und M. Die prognostische Stadiengruppe berücksichtigt weitere (Risiko-)Faktoren (siehe oben). Die Gruppeneinteilung wurde so gewählt, dass die Patienten nach Ihrer Prognose (und der Therapie) aufgeteilt werden und ist tumorspezifisch.

Zielsetzungen der Chemotherapie:

1. Kurative Therapie: Potenzielle Heilungen, z.B. maligne Lymphome und M. Hodgkin, ALL im Kindesalter, Karzinome des Hodens, Chorionkarzinom
2. Palliative Therapie: Verminderung des Tumorleidens bzw. Verbesserung der Lebensqualität ohne Aussicht auf Heilung.
3. Neoadjuvante Therapie Präoperative Chemotherapie, um evtl. ein Downstaging (Erniedrigung des Stadiums) oder Downsizing (Größenreduktion) zu erreichen und damit die Operabilität und die Heilungschance zu verbessern.
4. Adjuvante Therapie: Nach Durchführung einer potenziell kurativen lokalen Tumortherapie (z.B. Resektion) und bei klinischer Tumorfreiheit soll eine adjuvante Chemotherapie Rezidive oder Metastasen verhindern.
5. Salvage-Therapie: Erneute Therapie bei Patienten mit Tumorrezidiv

Die o.g. Begriffe verlieren an Trennschärfe: Palliative Therapien können Tumorkontrolle über mehrere Jahre erzielen (z.B. gastrointestinale Stromatumore), kurativ behandelte Tumore rasch rezidivieren (z.B. Leukämien). Was als palliative Therapien begann, kann letztlich neoadjuvant kurativ sein (z.B. Chemotherapie vor Lebermetastasenresektion beim Kolonkarzinom).

Phasen der Chemotherapie (die folgenden Begriffe werden insbesondere bei hämatologischen Neoplasien angewendet):

1. Induktionstherapie: Intensive Zytostatikatherapie bis zum Erreichen einer kompletten Remission (= Verschwinden aller Tumorparameter)
2. Konsolidierungstherapie: Dient der Stabilisierung einer Remission.
3. Erhaltungstherapie: Soll die Dauer der Remission verlängern.
   a) In Form einer Dauertherapie
   b) In Form intermittierender Therapiezyklen (Reinduktion)

Häufig verwendete Begriffe bei onkologischen Therapien

- Konventionelle Chemotherapie
  Therapien, in denen keine monoklonalen Antikörper, Tyrosinkinase-Inhibitoren u.a. neuere Substanzen zur Anwendung kommen, keine Hochdosischemotherapie. Kann als Monotherapie oder häufiger als Polychemotherapie erfolgen.
- Polychemotherapie
  Regelhaft werden mehrere Zytostatika miteinander zu einem Behandlungsregime (= Protokoll) kombiniert. Ziel ist es, die Wirksamkeit gegenüber der Monotherapie bei akzeptabler Toxizität zu steigern.
- Monotherapie
  Nur eine Substanz findet Anwendung. Sagt nichts über Wirksamkeit und Therapieziele aus.
- Hochdosischemotherapie mit autologer Stammzelltransplantation (HDC/ASZT)
  Bei dieser Form der Chemotherapie werden Zytostatika mit vorwiegender, sonst dosisbegrenzender Hämatotoxizität so hoch dosiert, dass eine längere Panzytopenie auftreten würde, wenn nicht nach Ende der Zytostatikainfusion(en) autologe Stammzellen transplantiert würden. Die Transplantation autologer Stammzellen verkürzt die Zytopeniephase deutlich und reduziert damit das Morbiditäts- und Mortalitätsrisiko. Die autologen Stammzellen wurden vorher nach Abschluss einer Chemotherapie in der hämatologischen Regeneration, bevorzugt nach Eintreten einer Remission der Erkrankung, gewonnen und bis zum Einsatz tiefgefroren.
- Allogene Stammzelltransplantation (SZT)
  Nach Konditionierung („Vorbereitung“) mittels Chemotherapie, Bestrahlung, Immunsuppression, bzw. meist Kombinationen hiervon werden fremde, d.h. „allogene“ Stammzellen transplantiert. Diese fremden Stammzellen können Tumorzellen zerstören (insb. bei hämatologischen Neoplasien, sogenannter graft-versus-leukemia Effekt). Problematisch sind die graft-versus-host Reaktionen (GvHD, immunologische Reaktionen der Spenderzellen gegen Zellen/Organe des Empfängers).
- Targeted therapies (zielgerichtete Ak-Therapie, molekulare Therapie)
  Eine molekular charakterisierte Tumorstruktur wird zum „Ziel“ der Therapie mit monoklonalen Ak (z.B. bei Rituximab das CD-20-Antigen; bei Bevacizumab der VEGF; bei Cetuximab der EGF-Rezeptor, Therapie der CML mit Tyrosinkinase-Inhibitoren).
- Immuntherapie (im engeren Sinne):
  Modulation des Immunsystems zum Zweck der Tumorkontrolle, z.B. Vakzine, Ak, Checkpoint-Inhibitoren (PD1, CTLA4), modifizierte T-, dendritische Zellen oder Viren (Talimogene laherparepvec)

Therapieformen

- Systemische Chemotherapie - Intravenöse oder orale Verabreichung der Chemotherapie führt zu Effekten im ganzen Körper (Anm.: Manche Zytostatika und Antikörper passieren die Bluthirnschranke nicht oder nur bei hoher Dosierung).

- Regionale Chemotherapie:
  - Intrathekale, intrapleurale, intraperitoneale Anwendung von Zytostatika
  - Selektive Perfusion von Organen (z.B. Leber) mittels Therapiekatheter
  - Sonderformen: Extrakorporale Perfusionstherapie; isolierte Extremitätenperfusion:
    Durch temporäre Einrichtung eines extrakorporalen Kreislaufs (z.B. bei Extremitätentumoren) können Zytostatika in hohen Dosen direkt in den Tumor eingebracht werden, bei meist nur minimaler Toxizität.
  - Intraperitoneale Therapien oder Extremitätenperfusion häufig unter Anwendung der Hyperthermie, d.h. der kontrollierten Aufheizung entweder der Zytostatikalösung und/oder des perfundierten Organs/Extremität, was zur Erhöhung der Wirksamkeit beitragen soll.
- Kontinuierliche Therapie
  Tägliche Einnahme der Therapie, keine Unterbrechung (z.B. Therapie mit Tyrosinkinase-Inhibitoren bei der CML)
- Zyklische Therapie
  Behandlung erfolgt an einem oder wenigen Therapietagen gefolgt von einer Behandlungspause. Nach einigen Behandlungszyklen ist die Therapie beendet (z.B. 6 Behandlungszyklen mit einer Polychemotherapie beim NHL).

Zur **Beurteilung des Therapieerfolges** werden folgende Begriffe verwendet:
- Komplette Remission (CR): Verschwinden aller Tumormanifestationen
- Partielle Remission (PR): Rückgang der Tumormanifestation
- Stable disease (SD): Keine PR, keine PD, stabile Erkrankung
- Progression = Progressive Disease (PD): Erscheinen neuer oder Zunahme bestehender Tumormanifestationen
- Rezidiv: Erneute Tumormanifestation nach Erreichen einer CR

Das obige Prinzip bei der Beurteilung des Tumoransprechens ist immer gleich, verschiedene Klassifikationssysteme erschweren die Anwendung im Detail. Bei soliden Tumoren werden häufig die Kriterien von RECIST (response evaluation criteria in solid tumors) verwendet. Der größte Tumordurchmesser mehrerer, ausgewählter (Ziel-)Tumorherde (primär oder metastatisch) wird addiert und Veränderungen dieser Summe verfolgt. PR = mindestens 30 %-ige Größenreduktion der Summe zum Diagnosezeitpunkt. PD = Größenzunahme der Summe um mindestens 20 % des besten Ansprechens und mindestens 5 mm, oder Auftreten neuer Tumorherde. Bei den verlassenen WHO-Kriterien wurde das Produkt zweier senkrecht aufeinander stehenden Durchmesser desselben Tumorherdes verwendet (A x B), eine 50 %ige Größenreduktion entsprach hier einer PR. Bei den Lymphomen findet die Lugano-Klassifikation Anwendung, die auch PET-Ergebnisse berücksichtigt. Insbesondere bei den hämatologischen Neoplasien werden weitere Methoden angewendet (Immunhistochemie, Durchflusszytometrie, molekulare Analysen, Immunfixationselektrophorese etc.). Größenbasierte Ansprechkriterien zeigen bei bestimmten Erkrankungen und Behandlungen nur die Progredienz sicher an (z.B. Sorafenib beim hepatozellulären Karzinom), aber unzuverlässig das Ansprechen. Hierbei helfen sollen die Beurteilung von Tumordichte, Kontrastierungsverhalten, Nekroseausmaß, und die sogenannte funktionelle Bildgebung, z.B. durch Messung von Perfusion, Metabolismus (FDG-PET) etc. („biologic/functional imaging").

Zellkinetische Grundlagen der Chemotherapie:

- Zellzyklus: Es werden 4 Zyklusphasen unterschieden:
  · 2 "sichtbare": M + S (Mitose/Synthese)
  · 2 "unsichtbare": G_1 + G_2 (Gap = Lücke)

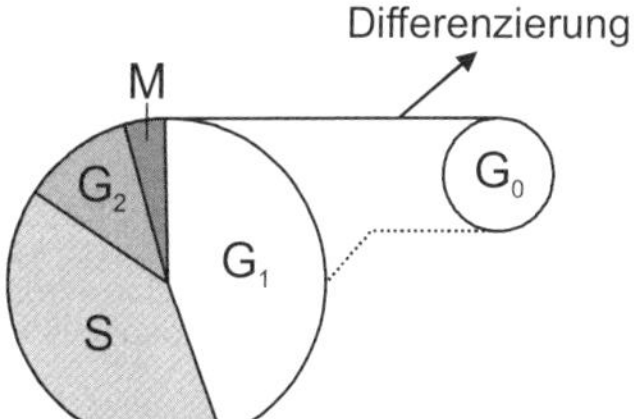

G_1 = Präsynthetische Phase; Dauer variabel (h - Tage - Jahre)

S = DNS-Synthesephase; Dauer konstant (< 10 h)

G_2 = Postsynthetische Phase; Dauer Stunden

M = Mitosephase; Dauer Minuten

G_0 = Ruhender Zellpool

- Generationszeit: Die Zeit, die die Zelle benötigt, um alle 4 Phasen zu durchlaufen. Sie beträgt bei den meisten menschlichen Zellen 24 - 48 h, bei Tumorzellen oft mehr (48 - 72 h).
- Kompartmentmodell des Tumorwachstums:
  Ein Tumor besteht aus 4 funktionellen Zellkompartimenten:
  A) Proliferationspool: = Wachstumsfraktion („growth fraction"): Der Zellanteil, der sich gerade aktiv im Zellzyklus befindet.

B) Ruhender Zellpool: Zellen, die vorübergehend aus dem Zellzyklus ausgeschieden sind und sich in der G_0-Phase befinden.
Da die meisten Zytostatika Proliferationsgifte sind und nur ein Teil der Tumorzellen dem Proliferationspool angehören, entgehen die in der G_0-Phase ruhenden Tumorzellen der Zytostatikabehandlung und können irgendwann wieder in den Proliferationspool eintreten (Recruitment), sodass man immer wieder zytostatisch behandeln muss (Reinduktionsbehandlung).
C) Nicht mehr teilungsfähige Zellen
D) Tote Zellen

- Zyklusspezifität der Zytostatika:
Bestimmte Zytostatika schädigen Zellen nur in bestimmten Zyklusphasen: Antimetabolite wirken auf die S-Phase, Spindelgifte auf die M-Phase, alkylierende Substanzen auf alle 4 Phasen, andere Substanzen sind phasenunspezifisch (z.B. Daunorubicin).

Stochastisches Tumormodell und Chemotherapie - Zelltodhypothese nach Skipper:
Zytostatika wirken nach der Kinetik erster Ordnung, d.h. es wird nicht eine absolute Zellzahl getötet, sondern stets ein konstanter Prozentsatz (fraktionierte Zellvernichtung). Beispiel: Werden durch eine Zytostatikadosis 90 % der Tumorzellen eliminiert, so verbleiben von einer Tumorzellmasse von 10^{12} Zellen noch 10^{11} Zellen. Um die Tumorzellzahl weiter zu verkleinern, müssen weitere Therapien folgen (siehe Abbildung).

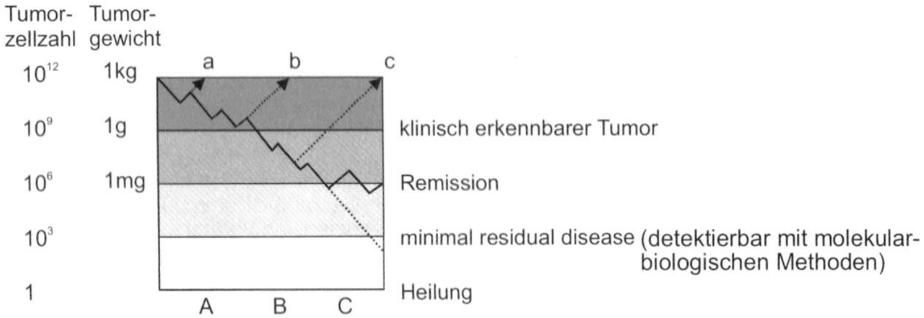

A = Induktionstherapie
B = Konsolidierungstherapie
C = Erhaltungstherapie

a = Therapieresistenz
b = Frühes Rezidiv
c = Spätes Rezidiv

Hierarchisches Tumormodell - Tumorstammzellmodell
Krebs entwickelt sich aus einer Tumorstammzelle. Der sichtbare Tumor besteht aus wenigen Tumorstammzellen, aber sehr vielen daraus abgeleiteten Tumorzellen. Eine Chemotherapie vernichtet alle Tumorzellen, was sich als Ansprechen zeigt, aber nicht die resistenten Tumorstammzellen. Es wird davon ausgegangen, dass sich im zeitlichen Abstand Rezidive aus diesen überlebenden Tumorstammzellen entwickeln können. Wahrscheinlich ergänzen sich hierarchisches und stochastisches Tumormodell.

Resistenz:
- Primäre Resistenz: Vorhandensein primär resistenter Zellklone: 1 Zelle von 10^5 - 10^7 Tumorzellen ist primär resistent.
- Sekundäre Resistenz: Tritt erst im Verlauf einer medikamentösen Tumortherapie auf (Zytostatika, targeted therapies, Hormontherapie); hierbei können verschiedene Faktoren eine Rolle spielen (z.B. Änderungen des Zellstoffwechsels, "repair"-Mechanismen, Auftreten weiterer Mutationen, Selektion resistenter Klone, „multi-drug-resistance“ (MDR-1 Gen) etc.).
Tumorstammzellen scheinen resistent gegen die gängigen Chemotherapeutika zu sein.

Onkologische Therapiemodalitäten, die häufig kombiniert, d.h. multimodal eingesetzt werden:
1. Operation - häufig als kurative Resektion, aber auch palliative Eingriffe. Oft eingebunden in multimodale Therapiekonzepte, z.B. präoperative Radiochemotherapie, gefolgt von der chirurgischen Resektion eines Rektumkarzinoms.
2. Bestrahlung (synonym: Radiatio, Irradiation, Radiotherapie). Häufig als Radiochemotherapie (Gabe eines Zytostatikums zur Erhöhung der Strahlenempfindlichkeit des Tumors, auch als Immunoradiotherapie, d.h. zusammen mit einem monoklonalen Antikörper, siehe dort).
3. Hormontherapie
4. Chemotherapie, systemisch, selten regional
5. Targeted Therapies
6. Interventionelle onkologische Therapie (chemo-/thermo-/radioablativ)
7. Tumorvakzinierung
8. Gentherapie
9. Supportive Therapie
10. Palliative Therapie und Schmerztherapie

Hormontherapie

1. Additive Hormontherapie: Zufuhr von Hormonen (z.B. Östrogengabe beim Prostatakarzinom)
2. Ablative Hormontherapie: Entzug von Hormonen
   - Operative Kastration: Entfernung des hormonbildenden Organs
     - z.B. Ovariektomie bei metastasierendem Mammakarzinom in der Prämenopause
     - z.B. Orchiektomie bei metastasierendem Prostatakarzinom
   - Medikamentöse Kastration:
     Bei metastasierendem Prostatakarzinom Gabe von LH-RH-Agonisten oder -Analoga (Buserelin, Goserelin, Triptorelin, Leuprorelin, Histrelin)
3. Therapie mit Hormonantagonisten: z.B.
   - Therapie des metastasierenden Mammakarzinoms mit Antiöstrogenen (z.B. Tamoxifen, Raloxifen) oder Aromatasehemmern (Anastrozol, Letrozol, Exemestan) oder Östrogenrezeptorantagonisten (Fulvestrant)
   - Therapie des metastasierenden Prostatakarzinoms mit Antiandrogenen:
     - Nichtsteroidale Antiandrogene ohne zusätzliche endokrine Wirkungen (Flutamid, Bicalutamid, Enzalutamid)
     - Steroidale Antiandrogene
       - Androgenrezeptor-Antagonist mit zusätzlicher gestagener Wirkung (Cyproteron).
       - Hemmung des Enzyms CYP17A1 und damit der Testosteronsynthese (Abirateron)

Voraussetzung einer rationellen Hormontherapie:
Einbindung der Hormonbehandlung in ein interdisziplinäres Gesamttherapiekonzept. Bestimmung der Hormonspiegel im Blut und der Hormonrezeptoren im Tumorgewebe

Nebenwirkungen:
1. Infolge Hormonzufuhr: Bei Östrogen- und Androgentherapie ist besonders auf Hyperkalzämie und Wasserretention zu achten.
2. Infolge Hormonentzug: Endokrine Ausfallerscheinungen, Osteoporose

Chemotherapie mit Zytostatika

I. Einteilung der Zytostatika

Die gängigen Einteilungsprinzipien berücksichtigen die
- Herkunft (pflanzliche Tumorhemmstoffe, Antibiotika, synthetische Zytostatika) und die
- Wirkungsweise (Alkylanzien, Antimetabolite, Metaphasengifte u.a.) der Substanzen. Einige Zytostatika sind zellzyklusspezifisch wirksam, d.h. können Zellen nur in bestimmten Zyklusphasen schädigen (Zyklusspezifität): Antimetabolite wirken auf die S-Phase, Spindelgifte auf die M-Phase, alkylierende Substanzen wirken unabhängig vom Zellzyklus. Neue galenische Formen können Pharmakokinetik, Wirksamkeit und Nebenwirkungen erheblich verändern, z.B. liposomale Zytostatika-Verabreichungsformen sowie "Pegylierung" (Kopplung mit Polyethylenglcol zur Verlängerung der Wirksamkeit).

Hemmung der DNA-Replikation

1. Alkylanzien:
   Übertragen Alkylgruppen auf die DNS, was zu Vernetzungsreaktionen zwischen 2 DNS-Strängen führt und damit zum Abbruch der Replikation. Beispiele:
   - Oxazaphosphorine: Cyclophosphamid, Ifosfamid und Trofosfamid können eine hämorrhagische Zystitis verursachen, daher ausreichende Flüssigkeitszufuhr und Zystitisprophylaxe mit Mesna,
   - Thiotepa
   - Melphalan
   - Chlorambucil
   - Busulfan: Kann selten eine interstitielle Lungenfibrose verursachen.
   - Cisplatin, Carboplatin, Oxaliplatin u.a. Platinanaloga. Unter den Nebenwirkungen ist u.a. auf Nephrotoxizität, Ototoxizität und Polyneuropathie zu achten.
   - Carmustin (BCNU), Lomustin (CCNU), Estramustin , Bendamustin
   - Temozolomid (Therapie von Glioblastomen)
2. Als Zytostatika verwendete Antibiotika:
   - Actinomycin D (Dactinomycin)
   - Anthrazykline:
     Doxorubicin = Adriamycin, Daunorubicin, Epirubicin, Idarubicin
     Mitoxantron

     Beachte: Anthrazykline wirken kardiotoxisch: Gefahr der Kardiomyopathie mit irreversibler Herzinsuffizienz → Gesamtdosis Doxorubicin von 450 - 550 mg/m^2 KO nicht überschreiten (echokardiografische Kontrollen, auch in der Langzeitnachsorge)!

- Bleomycin schädigt die DNS und kann ab einer kumulativen Dosis von 250 - 350 mg zu Lungenfibrose führen. Das Risiko einer Lungenfibrose erhöht sich nach vorangegangener Bestrahlung des Mediastinums!
- Mitomycin kann bei längerer Anwendung zu mikroangiopathischer hämolytischer Anämie (MAHA) und Niereninsuffizienz führen.

3. Alkaloide:
   - Metaphasengifte aus Vinca rosea (Vincristin, Vinblastin, Vinorelbin, Vindesin) führen durch Bindung an die mikrotubulären Proteine zu einem Stillstand der Mitose in der G2- und M-Phase.
   - Taxane: Paclitaxel, Docetaxel und Cabazitaxel aus Eibe(Taxus-)Arten führen zur Verklumpung der Mikrotubuli und damit Störung der Mitose. Häufig sind allergische Reaktionen, periphere Neuropathien (50 % d.F.) und Sinusbradykardie (20 %), toxische Pneumonitiden.

   Beachte: Vincaalkaloide und Taxane stören die Funktion der Mikrotubuli. Medikamente dieser Gruppen können eine Polyneuropathie (PNP) verursachen. Bei Erreichen einer kritischen Dosis ist eine PNP regelhaft zu beobachten; begünstigend wirken erhöhtes Lebensalter, Kachexie und eine neurologische Vorschädigung z.B. durch einen Diabetes mellitus.

   - Topoisomerase-I-Inhibitoren: Topotecan, Irinotecan u.a. führen zu Einzelstrangbrüchen der DNA. Dosislimitierende NW ist die cholinerg bedingte Diarrhö (→ evtl. Atropingabe).
   - Topoisomerase-II-Inhibitoren aus Podophyllum peltatum: Etoposid
4. Antimetabolite:
   Sie erweisen sich durch geringe Änderung der physiologischen Molekülstruktur als "falsche“ Bausteine für den Stoffwechsel und können dadurch z.B. die Nukleinsäuresynthese hemmen.
   - Pyrimidinanaloga:
     - Azacitidin (Therapie des MDS)
     - Capecitabin ist ein 5-FU-Prodrug, das oral angewandt wird.
     - Cytosinarabinosid = Cytarabin (Ara-C): Ähnelt in seiner Struktur dem Cytidin. Ara-C wird im Körper durch Phosphorylierung in die zytozide Form Ara-CTP überführt und hemmt die DNS-Polymerase.
     - 5-Fluorouracil (5-FU): Hemmt durch Einbau in die DNS und RNS mehrere Enzyme, insbes. die Thymidilatsynthetase. Parenterale Anwendung.
     - Gemcitabin (Prodrug, Umwandlung in die Wirkform Gemcitabintriphosphat)
   - Folsäureantagonisten:
     - Methotrexat (MTX) hemmt als Folsäureantagonist die Enzymaktivität von Dihydrofolatreduktase. Durch Gabe von Folinsäure (Leucovorin®) oder Folsäure (z.B. Folsan®) können die zytotoxischen NW von MTX reduziert werden, ohne dass die Wirksamkeit der MTX-Therapie wesentlich vermindert wird.
       NW: Knochenmarksuppression, Nephrotoxizität, Hepatotoxizität, Stomatitis, Diarrhö u.a.
     - Pemetrexed hemmt folatabhängige Enzyme (Pleuramesotheliom; nichtkleinzelliges Bronchial-Ca).
   - Purinanaloga:
     - Azathioprin und 6-Mercaptopurin (6-MP): Hemmen als Purinanaloga die Purin-de-novo-Synthese. Im Abbauweg spielt das Enzym Xanthinoxidase eine Rolle. Allopurinol (welches die Xanthinoxidase hemmt) sollte vermieden werden, ansonsten muss die Dosis beider Substanzen auf 25 % reduziert werden.
       NW: Pankreatitis (3 %), Knochenmarkdepression (2 %), Hepatitis mit oder ohne Cholestase (0,3 %) u.a.
     - Fludarabin, Cladribin, Pentostatin: Purinanaloga (= Purin-Antimetabolite) zur Behandlung der chronisch lymphatischen Leukämie (CLL) und der Haarzellenleukämie (Pentostatin). Als NW werden u.a. persistierende Suppressionen der T-Helferlymphozyten beobachtet mit erhöhtem Risiko für opportunistische Infektionen.
     - Tioguanin (= 6-Tioguanin)
5. Andere Zytostatika:
   - Asparaginase
     Wi.: Hemmung der Proteinsynthese (Spaltung von Asparagin in Aspartat und Ammoniak)
   - Dacarbazin und Procarbazin
     Wi.: Depolymerisation der DNA
   - Hydroxyurea (Hydroxyharnstoff, Hydroxycarbamid)
     Wi.: Hemmung der Ribonukleotidreduktase
   - Trabectedin bindet an die DNA, verhindert DNA-Reparatur, Zellteilung (Lipo/Leiomyosarkom; Ovarialkarzinom)
   - Eribulin hemmt die Mikrotubulus-Dynamik → Mitoseblockade + Apoptose
6. Targeted Therapies - siehe dort

II. Nebenwirkungen

Alle Zytostatika und Targeted Therapies schädigen neben den Tumorzellen stets auch die normalen Zellen! Im günstigsten Fall besteht eine relative Spezifität, d.h. Tumorzellen werden stärker geschädigt als normale Zellen. Nebenwirkungen sind daher obligat und können mit zeitlicher Verzögerung auftreten.

1. Perakut: z.B. allergische Reaktionen (z.B. bei Etoposid = VP-16, bei Zytostatika insgesamt sehr selten)
2. Akut: z.B. Myelosuppression
3. Subchronisch: z.B. Schädigung von Herz, Lungen, Nieren, Leber
4. Chronisch: Mutagene und karzinogene Wirkung! → Spättoxizität mit Auftreten von sekundären Neoplasien.

Zytostatika schädigen Gewebe mit raschem Zellumsatz am stärksten. Dazu gehören blutbildendes Knochenmark (insbes. Granulopoese), lymphatisches Gewebe, Darmepithel und Mundschleimhaut sowie Samenepithel des Hodens.

Organspezifische Nebenwirkungen:

1. Myelosuppression: Gilt für fast alle Zytostatika. Am empfindlichsten reagiert die Granulozytopoese; danach folgen in abgestufter Reihenfolge: Thrombozytopoese, Lymphopoese und Erythrozytopoese. Tiefstwerte der Granulozyten und Thrombozyten treten 1 - 2 Wochen nach Zytostatikagabe in Erscheinung (evtl. Dosisanpassung der Zytostatika im Folgezyklus!). Granulozytopenie und Immunsuppression machen die Patienten anfällig für Infektionen und im Extremfall septische Komplikationen. Lebensbedrohliche Infekte werden häufig durch gramnegative Bakterien verursacht, die aus Darm und Schleimhäuten der Patienten in das Blut einwandern. Insofern schützen keimarme Räume, Isolation und sorgfältige Hygiene nur bedingt. Fieber bei Patienten in Neutropenie ist als Notfall zu betrachten. Diagnostik und Gabe von Breitbandantibiotika, evtl. Antimykotika müssen unverzüglich erfolgen (siehe Kap. Fieber).
   Tumoranämie kann ein Cancer-related fatigue-Syndrom verstärken.
   Die Regeneration des Knochenmarks nach hochdosierter Strahlen- oder Zytostatikatherapie kann beschleunigt werden durch die Gabe von Wachstumsfaktoren:
   - G-CSF (granulocyte colony stimulating factor) - Stimulation der Granulopoese
   - Erythropoetin = Epoetin = EPO - Stimulation der Erythropoese bei Tumoranämie (→ siehe dort).
2. Mukositis, Stomatitis, Enterokolitis: Gilt ebenfalls für etliche Zytostatika, insbesondere Methotrexat. Allgemein gilt, dass die mukokutane Toxizität durch Bestrahlung erhöht wird!
   Pro: Tägliche Mundpflege, Benutzung weicher Zahnbürsten, Vermeidung scharf gewürzter Speisen, Rauchverbot, Lutschen von Eiswürfeln 30 Min. vor und während einer Chemotherapie-Infusion, evtl. prophylaktisch Antibiotika u.a.
3. Übelkeit, Erbrechen: Häufige allgemeine Nebenwirkung → Prophylaxe durch Antiemetika (siehe supportive Therapie)
   Allgemeine Ursachen für Übelkeit und Erbrechen bei Krebserkrankungen
   - Pharyngeale Ursachen: Mundsoor, Schleimhautulzerationen, zähes Sputum
   - Gastrointestinale Ursachen: Motilitätsstörungen (obstruktiv, paralytisch), Ulzera, Obstipation, Lebermetastasen, Aszites
   - ZNS-Veränderungen: Hirndruck, Meningeosis carcinomatosa
   - Metabolische Störungen: Hyperkalzämie, Urämie, Leberversagen u.a.
   - Unerwünschte Arzneimittelwirkungen: Opioide, Antibiotika, NSAR u.a.
   - Strahlentherapie
   - Psyche: Angst, Stress, Schmerzen
4. Kardiotoxizität: Kardiomyopathie mit evtl. Herzinsuffizienz, Herzrhythmusstörungen
   Anthrazykline, seltener auch 5-FU, Cyclophosphamid, einige Tyrosinkinaseinhibitoren (z.B. Sunitinib), Trastuzumab, Paclitaxel
   - Akute (seltene) Kardiotoxizität, die unvorhersehbar und dosisunabhängig ist.
   - Dosisabhängige Anthracyclin-induzierte Kardiomyopathie als chronischer Spätschaden: Die Gesamtdosis von 500 mg/m^2 KO Doxorubicin sollte nicht überschritten werden! Vorbestehende Herzerkrankungen, höheres Alter und Bestrahlung des Mediastinums reduzieren diesen Grenzwert! Langfristige echokardiografische Kontrollen! Anthracycline sind die einzigen Medikamente in der Onkologie, deren (kardio)-toxischen Wirkungen strikt summendosisabhängig und voraussagbar sind.
5. Hypertonie bei Angiogenese-Inhibition, z.B. Bevacizumab, Tyrosinkinaseinhibitoren
6. Nephrotoxizität: z.B. Cisplatin kann tubuläre Nierenschäden verursachen. Behandlung mit anderen potenziell nephrotoxischen Substanzen (Aminoglykoside, Cephalosporine) erhöht das Risiko einer Nierenschädigung.
   Cyclophosphamid und Ifosfamid können eine hämorrhagische Zystitis [N30.9] bewirken durch den Metaboliten Acrolein: Prophylaxe durch Gabe von Mesna (Uromitexan®).
   Proteinurie bei Bevacizumab-Therapie
7. Pulmonale Toxizität: Bleomycin, Busulfan und Methotrexat können eine Lungenfibrose verursachen.
8. Hepatotoxizität: z.B. bei Therapie mit Antimetaboliten
9. Neurotoxizität:
   - Zentralnervöse Störungen nach intrathekaler Applikation von Methotrexat oder Cytosinarabinosid
   - Polyneuropathie (PNP) durch Platinanaloga, Alkaloide (bes. Vincristin) u.a.
     PNP peripher und autonom, z.B. auch paralytischer Ileus
   - Ototoxische Wirkung von Cisplatin
   - Nach Ganzhirnbestrahlung (Leukencephalopathie als Todesursache bei primären ZNS-Lymphomen)

10. Dermatologische Nebenwirkungen sind bei den „targeted therapies“ (s. u.) besonders häufig.
   - Haarausfall nach Gabe verschiedener Zytostatika - Prophylaxe: Abkühlung der Kopfhaut auf 15 °C (30 Min. vor Chemotherapie bis 120 Min. danach: „scalp cooling“ → soll den Haarverlust vermindern. Daten zur Langzeitsicherheit fehlen.)
   - Hyperkeratosen an den Druckstellen von Händen und Füßen durch Bleomycin
   - Hand-Fuß-Syndrom (hand-foot syndrome) palmoplantare Erythrodysästhesie = Erythem bis Blasenbildung der Hand- und Fußflächen mit Dys-/Parästhesien, teils schmerzhaft
   - Akneähnliches Exanthem bei EGFR-Inhibitoren
11. Reproduktive Toxizität: Azoospermie, Fibrosierung der Ovarien, mutagene und teratogene Wirkung durch fast alle Zytostatika bei ausreichend hoher Dosierung
12. Thrombembolische Ereignisse: Grundsätzlich ist das thromboembolische Risiko bei Karzinomerkrankung und Chemotherapie erhöht. Thromboembolieprophylaxe mit Heparin bei allen stationären Patienten sowie bei ambulanten Hochrisikopatienten. Besonders begünstigend sind Therapien mit Platin-Derivaten (cis-Platin und Carboplatin).
13. Sekundärmalignome nach Chemotherapie: Hämatologische Erkrankungen (MDS, AML, maligne Lymphome u.a.), erhöhtes Risiko für solide Tumore u.a.

Andere Nebenwirkungen: z.B.
- Tumorlysesyndrom mit Hyperurikämie, Hyperkaliämie und akutem Nierenversagen → Prophylaxe durch Flüssigkeitszufuhr, Allopurinol, Harnalkalisierung. Bei bedrohlicher Hyperurikämie Gabe von Rasburicase (rekombinante Uratoxidase, die die Bildung von wasserlöslichem Allantoin aus Harnsäure katalysiert).
- Cytokine-release syndrome (rascher Zellzerfall führt zur Freisetzung von Zytokinen)
- Fieber (Bleomycin)
- Gewebsnekrosen bei paravenöser Injektion (z.B. Adriamycin, Daunorubicin, Vincaalkaloide)
- Tumor-assoziierte Fatigue (= cancer-related fatigue): Müdigkeit, Kraftlosigkeit, Erschöpfung und verminderte Leistungsfähigkeit finden sich bei ca. 30 - 40 % aller Krebspatienten, evtl. noch verstärkt durch Tumoranämie. Die Inaktivität der Patienten kann das Syndrom weiter verstärken. Depressionen müssen ausgeschlossen werden. Therapie: Beratung, Verhaltenstherapie, körperliches Training

TARGETED THERAPIES

Zielgerichtete (Krebs-)Therapien ist der Oberbegriff einer Vielzahl unterschiedlichster Substanzen, die sich gegen ein meist molekular definiertes Ziel (= target) richten. Grob unterscheidet man therapeutische Antikörper von kleinmolekularen Substanzen („small molecules“). Letztere haben regelmäßig multiple Ziele (gewollt und ungewollt). Die ausgeschalteten Strukturen sind meist nicht nur für die Tumorzellen, sondern auch für die Funktion normaler Zellen von Bedeutung, weswegen diese Therapien nicht frei von Nebenwirkungen sind. Targeted therapies werden benannt nach der Zielstruktur, z.B. Rezeptorantagonist, Signaltransduktionshemmer (Tyrosinkinase-Inhibitor (TKI), mTOR-Hemmer etc.), dem molekularen Ziel (z.B. CD20-Ak, EGFR-Ak) oder entsprechend ihrem therapeutischen Effekt (z.B. Angiogenese-Hemmung) eingeordnet. Angiogenese-Hemmer z.B. sind sowohl VEGF-Ak (Bevacizumab) als auch TKI (Sunitinib, Sorafenib etc.).

- Therapeutische monoklonale Antikörper (Synonym: Biologika, passive Immuntherapie)
  Nomenklatur: Endung -mab = monoclonal antibody
  Herkunft: chimär (Mensch/Maus) -XI-mab; humanisiert -ZU-mab, human -U-mab, Maus -O-mab.

  Funktionalisierte therapeutische Antikörper stellen eine Untergruppe dar, bei denen der Antikörper der Zielfindung dient, die therapeutische Funktion aber durch die funktionale Komponente, z.B. durch ein an den Antikörper gekoppeltes Radionuklid (Radioimmuntherapie), Toxin oder Zytostatikum etc. erfolgt.
  Immunchemotherapie - Antikörper plus Chemotherapie; Radioimmun(chemo)therapie - Radiotherapie kombiniert mit Antikörpern ± Chemotherapie
  Chimäre Antikörper erfordern fast immer eine antiallergische Prämedikation mit Antihistaminika und Kortikosteroiden zur Vermeidung von Eiweissreaktionen.
- Kinase-Inhibitoren hemmen die Kinase-Aktivität onkogener Rezeptoren oder Moleküle. Beispiel: Tyrosinkinase-Inhibitoren (TKI) z.B. gegen bcr-abl. Meistens Hemmung mehrerer Ziele (multitarget), allerdings mit unterschiedlicher Spezifität.

Durch prädiktive molekulare Marker werden die Patienten selektioniert, bei denen eine zielgerichtete Krebstherapie (die rel. teuer ist) wirksam ist („personalisierte“, individualisierte Krebstherapie), z.B.
Kolon-Ca.: Cetuximab / Panitumumab nur bei RAS-Wildtyp
Lungen-Ca.: Erlotinib / Gefitinib nur bei mutiertem EGFR!

Merke: Eine gezielte Tumortherapie (target therapy) soll nur gegeben werden, wenn die Tumorzellen des Patienten den spezifischen Biomarker aufweisen, der ein Ansprechen auf diese Substanz mit hoher Wahrscheinlichkeit erwarten lässt.

Die folgende Tabelle enthält Beispiele für zielgerichtete Substanzen. Die Liste kann nicht vollständig sein, da laufend neue Substanzen auf den Markt kommen (→ *Internet*).

	Substanz (Handelsname)	Zielstruktur	Zugelassene Indikation(en)
Monoklonale Antikörper	Alemtuzumab	CD52	CLL
	Bevacizumab (Avastin®)	VEGF	Kolorektales Ca., Bronchial-Ca., Mamma-Ca., Nierenzell-Ca.
	Brentuximab Vedotin	CD30	Reservemittel bei M. Hodgkin
	Cetuximab (Erbitux®)	EGF-Rezeptor	Kolorektales Ca. bei KRAS-Wildtyp
	Ibritumomab-Tiuxetan (Zevalin®)*)	CD20	Follikuläres Lymphom
	Ipilimumab (Yervoy®)	CTLA-4	Malignes Melanom
	Obinutuzumab (Gazyvaro®) Ofatumumab (Arzerra®)	CD20	CLL
	Panitumumab (Vectibix®)	EGF-Rezeptor	Kolorektales Ca. bei KRAS-Wildtyp
	Rituximab (Mabthera®)	CD20	Lymphome, Rheumatoide Arthritis
	Trastuzumab (Herceptin®), Pertuzumab (Perjeta®), Trastuzumab Emtansin	HER-2	HER-2 positives Mamma-/Magen-Ca./ Trastuzumab auch HER-2-positivem Magen-Ca.
Tyrosinkinase-Inhibitoren (TKI)	Afatinib (Giotrif®) Erlotinib (Tarceva®) Gefitinib (Iressa®)	EGFR	Pankreas-Ca. Nicht-kleinzelliges Lungen-Ca. (NSCLC)
	Axitinib (Inlyta®)	VEGFR	Nierenzellkarzinom
	Bosutinib (Bosulif®)	bcr-abl, src**)	CML
	Ceritinib (Zykadia®)	ALK	ALK-positives NSCLC
	Crizotinib (Xalkori®)	ALK (anaplastische Lymphomkinase)	ALK-positives NSCLC
	Dasatinib (Sprycel®)	bcr-abl, src**), KIT	CML; Ph+ ALL
	Imatinib (Glivec®) Nilotinib (Tasigna®)	bcr-abl, KIT, PDGFR bcr-abl	CML, Ph+ ALL, GIST, hypereosinophiles Syndrom, chronische eosinophile Leukämie, MDS/MPD, Dermatofibrosarcoma protuberans
	Nintedanib (Vargatef®)	VEGF, FGFR-1-3, PDGFRα+β	NSCLC
	Lapatinib (Tyverb®)	EGFR, HER-2	Mamma-Ca.
	Lenvatinib (Lenvima®)	VEGF, FGFR u.a.	Fortgeschrittenes SD-Ca.
	Pazopanib (Votrient®)	VEGFR, KIT, PDGFR	Nierenzell-Ca., Weichteilsarkome
	Ponatinib (Iclusig®)	bcr-abl, src**)	CML
	Regorafenib (Stivarga®)	KIT, VEGFR, RET	GIST, Kolorektales Ca.
	Sorafenib (Nexavar®)	VEGFR, PDGFR, KIT, raf***)	Leberzell-Ca., Nierenzell-Ca.
	Sunitinib (Sutent®)	VEGFR, KIT,PDGFR	GIST, Nierenzell-Ca.
	Vandetanib (Caprelsa®) Cabozantinib (Cometriq®)	VEGFR, EGFR, RET	Medulläres-Schilddrüsen-Ca.
mTOR Inhibitor	Everolimus (Afinitor®, Certican®)	mTOR	Nierenzell-Ca., Transplantationsmedizin, Pankreatische neuroendokrine Tumore
	Temsirolimus (Torisel®)	mTOR	Nierenzell-Ca.

BRAF-Inhibitoren: Vemurafenib (Zelboraf®), Dabrafenib (Tafinlar®) → Ind: Patienten mit BRAF-V600-Mutation positivem metastasierendem Melanom
JAK1/2-Inhibitor: Ruxolitinib (Jakavi®); Ind: Osteomyelofibrose
Hedgehog-Inhibitor: Vismodegib (Erivedge®), Ind: Basalzellkarzinom
PI3K-Hemmer: Idelalisib (Zydelig®), Ind: CLL (in Kombination mit Rituximab)
Bruton-Tyrosinkinase-Hemmer: Ibrutinib (Imbruvica®), Ind: CLL, Mantelzell-Lymphom
PD1-Inhibitors: Nivolumab (Opdivo®), Pembrolizumab (Keytruda®); PD1-L1-Inhibitors: Avelumab
MEK-Inhibitor: Cobimetinib (Cotellic®); Ind: Melanom mit BRAF-V600-Mutation

*) Ak gekoppelt an radioaktives ^{90}Yttrium
**) src ist eine Nicht-Rezeptor-Tyrosinkinase
***) raf ist eine Serin-Threonin-Kinase
Ca. = Karzinom
mTOR = mammalian target of rapamycin

EGFR = epidermal growth factor receptor
VEGFR = vascular endothelial growth factor receptor
PDGFR = platelet derived growth factor receptor
KIT = Rezeptor-Tyrosinkinase

IMMUNTHERAPIE

- BCG-Instillationen (Bacillus Calmette-Guérin) in die Harnblase reduzieren Rückfälle bei Blasenkarzinom und stellen die erste beschriebene Krebs-Immuntherapie dar.
- Impfung gegen Krebs-auslösende Viren.
  - Impfung gegen Papillomviren Typ 16 und 18 (Gardasil®, Cervarix®) reduziert das Risiko für Karzinome an Zervix, Vulva, Scheide, Penis und After, Oropharynx
  - Impfung gegen Hepatitis B senkt die Inzidenz des hepatozellulären Karzinoms (HCC).
- Aktivierung und Modifikation dendritischer Zellen (DC-basierte Vakzination), um eine besonders gute Erkennung und Präsentation von Tumorantigenen und nachfolgende Aktivierung von Effektorzellen zu erreichen.
- Onkolytische Immuntherapie mit Viren (z.B. HSV-1): Talimogen laherparepvec (= T-VEC) → Th. bei Melanom
- T-Zelle-basierte Strategien: z.B. adoptive T-Zelltherapie: Die T-Zellen des Patienten werden mit einem chimären Antigen-Rezeptormolekül (CAR) ausgestattet, der bei Leukämien das CD19-Antigen auf B-Zellen und lymphatischen Leukämiezellen erkennt und die Leukämiezellen vernichtet.
  Ähnlich funktioniert die Therapie mit Sipuleucel-T beim hormonrefraktären Prostatakarzinom.
- Immun-Checkpoint-Hemmer: (sehr wirksame Therapie, z.B. beim metastasierenden Melanom)
  Lösen die Blockade, die das Immunsystem daran hindert, Tumorzellen anzugreifen und zu zerstören:
  - PD1-Inhibitors [programmed death 1 inhibitors]: Pembrolizumab, Nivolumab
  - PD-L1-Inhibitors [programmed death ligand 1 inhibitors]: Avelumab, Atrezolizumab
  - Anti-CTLA4-Ak: Ipilimumab

HYPERTHERMIE (lokal oder systemisch)

Internetinfos: *www.hyperthermie.org*

Erhöht die Wirkung ionisierender Strahlen und einiger Zytostatika. Selektierte Patienten, nur in Zentren, bevorzugt in Studien oder Registern.

- Isolierte hypertherme Perfusion mit TNF-α + Melphalan bei Weichgewebssarkomen der Extremität (ILP = isolated limb perfusion) oder des Beckens
- Regionale (Tiefen-) oder Teilkörper-Hyperthermie: Elektromagnetische Wellen heizen den Tumor auf. Extremitäten und Stammtumore (Sarkome, HNO-Tumore, Brustkrebs etc.).
- Hypertherme intraperitoneale Chemotherapie (HIPEC)

Nach makroskopisch kompletter Resektion aller Metastasen (CRS = cytoreductive surgery) der Peritonealhöhle und Peritonektomie wird die Bauchhöhle mit einer hyperthermen Zytostatikalösung gefüllt bzw. gespült (kein standardisiertes Regime/Verfahren; Temperatur 42°, 30 - 120 min, Mitomycin, Oxaliplatin, Irinotecan). Anwendung beim Pseudomyxom, peritonealen Mesotheliom, Appendix-, Ovarial- und Kolorektalkarzinom. Mortalität und Morbidität hoch, HIPEC aber oft einzige Option mit kurativem Ausblick. Neue Variante an Zentren: PIPAC - Pressurized IntraPeritoneal Aerosol Chemotherapy. Laparoskopischer Zugang, Zytostatikum wird als Aerosol in die Peritonealhöhle vernebelt. Geringere Komplikationsrate, weniger Kontraindikationen.

KOMPLEMENTÄRE BEHANDLUNGSMETHODEN

Werden von Patienten angesprochen oder gewünscht, entweder in Ergänzung zur „Schulmedizin“ oder bei austherapierten Erkrankungen. Ärzte sollen hierzu eine ausgewogene Information geben können bzw. seriöse Informationsquellen anbieten. Es mangelt an Studien bzw. Evidenz zur Wirksamkeit; einzelne Alternativtherapien können auch toxisch sein. Auf Wechselwirkungen achten. Informationen in Deutschland erteilt z.B. das Deutsche Krebsforschungszentrum (DKFZ) mit dem Krebsinformationsdienst (KID): Tel. 0800-4203040 oder *www.krebsinformationsdienst.de*.

Krebserkrankungen und Ernährung: Buchbeispiel: „Krebszellen mögen keine Himbeeren“; Internet: z.B. *www.dietandcancerreport.org*

Krebserkrankungen und Sport: Tumorpräventive und tumorrezidivsenkende Wirkung belegt.

Krebsprävention: Körpergewicht normal halten, mediterrane Kost, Meidung von rotem Fleisch; Alkoholkonsum sparsam halten, Nichtraucherstatus, regelmäßige körperliche Aktivität u.a.

SUPPORTIVE THERAPIE

- **Antiemetische Therapie**:
  - 5-HT3-Serotonin-Rezeptorantagonisten = Setrone: Ondansetron (Generika), Granisetron (Generika), Palonosetron (Aloxi®)

- Neurokinin-1-Rezeptorantagonisten: Aprepitant p.o. (Emend®) und Fosaprepitant i.v. (Ivemend®) vermindern auch die verzögerte Übelkeit

Antiemetische Stufentherapie entsprechend der Emetogenität (minimal, leicht, mittel, hoch):
1. Minimal: keine Routineprophylaxe
2. Leicht: Dexamethason oder Setron oder Metoclopramid
3. Mittel: Setron + Dexamethason, zusätzlich NK-1-Rezeptorantagonist bei Anthrazyklin-Cyclophosphamid-haltiger Chemotherapie
4. Hoch: Setron + Dexamethason + NK-1-Rezeptorantagonist

Anm.: Trotz einer Dreier-Kombination ist bei mindestens 10 % der Patienten der „Hoch"-Kategorie die Übelkeit nicht kontrolliert. Metoclopramid und die Kategorien „minimal" und „leicht" sind in kontrollierten Studien nur begrenzt untersucht worden. Reservemittel evtl. Cannabinoide.
Bei der Radiotherapie beeinflusst die anatomische Zielregion das Emesisrisiko in 4 Kategorien, es kommen Setrone und Dexamethason zum Einsatz, wenig Studiendaten.

- Schmerztherapie: Siehe Kap. Palliativmedizin und Schmerztherapie
- Prophylaxe und Therapie einer Opioid-induzierten Obstipation (siehe Opioidanalgetika)
- Behandlung einer chemotherapieinduzierten Diarrhö: Gabe von Loperamid, Flüssigkeitssubstitution, Hospitalisation. Früh einsetzende cholinerge Diarrhö unter Irinotecan spricht auf Atropin s.c. an.
- Prophylaxe einer Harnsäurenephropathie: Viel Flüssigkeitszufuhr (mind. 3 l/d), Alkalisierung des Urins + Allopurinol (siehe Kap. Hyperurikämie)
- Prophylaxe einer hämorrhagischen Zystitis: Nach Gabe von Cyclophosphamid/Ifosfamid kann das Ausscheidungsprodukt Acrolein eine sterile hämorrhagische Zystitis verursachen (Potenzierung dieser Gefahr bei Vorbestrahlung des Beckens); Prophylaxe durch ausreichende Flüssigkeitszufuhr + Gabe von Mesna (Uromitexan®), bindet/inaktiviert Acrolein.
- Prophylaxe von Nierenschäden durch Cisplatin: Viel Flüssigkeitszufuhr, forcierte Diurese (Furosemid).
- Einsatz von Bisphosphonaten zur Behandlung von Tumorhyperkalzämie und Prävention von Skelettkomplikationen bei Knochenmetastasen, z.B. Pamidronsäure, Zoledronsäure (Generika), Ibandronsäure (Generika) → weniger Knochenschmerzen und Frakturen!
- Denosumab (Prolia®, Xgeva®): Monoklonaler RANKL-Ak zur Therapie der Osteoporose bei Männern mit PCA unter Hormonablation und bei Knochenmetastasen solider Tumoren
- Einsatz von G-CSF: Leitlinien empfehlen die Gabe von Wachtumsfaktoren für Zytostatika-Regime, bei denen die Wahrscheinlichkeit einer febrilen Neutropenie bei über 20 % liegt. Es gibt keine Belege dafür, dass die Gabe von G-CSF bei bereits manifester Neutropenie ohne Infekt einen klinischen Nutzen bringt.
- Prophylaxe und Therapie von Infektionen (siehe Kap. Granulozytopenie, Immundefekte, Fieber); 5 - 10 % Mortalität bei neutropenem Fieber, rasche, umfassende Diagnostik und Therapie wichtig
- Anämie bei Tumorpatienten (Tumoranämie):
  Ät.: 1. Knochenmarkinfiltration, tumorbedingte Hemmung der Erythropoese
  2. Therapiebedingt (Zytostatika, Bestrahlung); evtl. Zusatzfaktoren (z.B. Eisenmangel)
  Th.: Ausschluss eines Mangels an Eisen (Ferritin), Vitamin B_{12}, Folsäure; bei symptomatischer Anämie Gabe von Erythrozytenkonzentraten oder Erythropoetinen erwägen. Präparate: z.B. Epoetin alfa (Erypo®), Epoetin beta (Neo Recormon®), Darbepoetin alfa (Aranesp®). Epo und Transfusionen nicht nach Hb-Wert einsetzen, sondern symptomorientiert. Hb-Ziel bis 12 g/dl. Bei Überschreitung dieser Zielwerte wird eine Verkürzung der Überlebenszeiten mit dem Epo-Einsatz in Verbindung gebracht. Epo-Einsatz erhöht die Thromboserate.
- Bei Bedarf Thrombozytensubstitution (→ Kapitel Thrombozytopenie)
- Psychologische Begleitung des Kranken und sterbenden Patienten. Nach Elisabeth Kübler-Ross kann man bei der Auseinandersetzung mit einer tödlichen Erkrankung verschiedene Phasen beobachten, auf die sich der begleitende Arzt einstellen sollte: 1. Nichtwahrhabenwollen und Isolierung, 2. Zorn, 3. Verhandeln, 4. Depression, 5. Zustimmung.
- Ernährung / Körpergewicht:
  Spätestens bei einem Gewichtsverlust von ≥ 5 % vom gesunden Ausgangsgewicht sollte eine Ernährungsberatung erfolgen, um einem weiteren Gewichtsverlust entgegenzuwirken. Vorrang hat zunächst eine optimierte orale Ernährung (siehe dort).
  Tumorkachexie bei nicht kontrollierter Tumorerkrankung kann auch durch eine optimale Ernährung oft nicht verhindert werden. Eine Hyperalimentation ist mit erhöhten Komplikationen verbunden.
  Allgemeine Probleme bei Nahrungseinkauf, -zubereitung und -aufnahme, insbesondere bei älteren Patienten, nicht unterschätzen.
  Überlebende einer Krebstherapie sollten Normalgewicht anstreben. Gewichtszunahme über Normalgewicht hinaus vermeiden (grundsätzlich negativ bzgl. Rate von Zweittumoren, Rezidiven und Gesamtüberleben).
  Keine Gabe von Vitaminen, Mineralien, Spurenelementen oder Aminosäuren, außer bei nachgewiesenem Mangel - Internet: *www.dietandcancerreport.org*

Beurteilung des Allgemeinzustandes von Tumorpatienten - Karnofsky-Index:

Normale Aktivität, keine Beschwerden, kein Hinweis auf Tumorleiden	100 %
Geringfügig verminderte Aktivität und Belastbarkeit	90 %
Deutlich verminderte Aktivität und Belastbarkeit	80 %
Unfähig zu normaler Aktivität, Patient versorgt sich selbstständig	70 %
Gelegentliche Hilfe erforderlich	60 %
Ständige Pflege und häufige ärztliche Hilfe erforderlich	50 %
Überwiegend bettlägerig, spezielle Hilfe erforderlich	40 %
Dauernd bettlägerig, geschulte Pflegekraft notwendig	30 %
Schwer krank, Hospitalisierung, aktiv supportive Therapie	20 %
Moribund	10 %

ECOG-Skala (Eastern Cooperative Oncology Group):
Grad 0: Normal aktiv
Grad 1: Mäßig eingeschränkt, eingeschränkt arbeitsfähig
Grad 2: Arbeitsunfähig, > 50 % pflegebedürftig
Grad 3: > 50 % kontinuierliche Pflege
Grad 4: 100 % bettlägerig

Palliativmedizin und Schmerztherapie (Siehe auch S3-Leitlinie)

Def: Palliativmedizin beinhaltet für Patienten mit einer nicht heilbaren, progredienten und weit fortgeschrittenen Erkrankung eine

1. Exzellente Schmerz- und Symptomkontrolle
2. Integration der psychischen, sozialen und seelsorgerischen Behandlungsbedürfnisse bei der Krankheit und beim Sterben
3. Akzeptanz des Todes als Teil des Lebens
4. Kompetenz in der Kommunikation und Ethik

Schmerzen stören Lebensqualität, Wohlbefinden Schlaf etc. und sind deswegen prioritär zu behandeln.

Gründe unzureichender Schmerztherapie: Betäubungsmittelrezepte sind nicht verfügbar, fehlende Schmerzdiagnose, Unterschätzung der Schmerzen, Morphinmythen wie Toleranz und Abhängigkeit, fehlende Begleitmedikamente, Verordnung nach Bedarf anstatt Schmerzvorbeugung

Grundregeln der Schmerztherapie:

1. Orale Gabe anstreben, bei über 90 % effektiv.
2. Regelmäßige Einnahme nach festem Zeitschema
3. Individuelle Dosierung herausfinden: Dosis wird solange erhöht, bis ausreichende Schmerzreduktion erreicht ist.
4. Kontrollierte Dosisanpassung
5. Medikation antizipiert Schmerzen, läuft Schmerz nicht hinterher.
6. Prophylaxe von Nebenwirkungen durch Begleitmedikamente
7. Transdermale, s.c.- oder i.v.-Anwendung, jedoch nur, wenn orale Therapie nicht möglich ist
8. Indikation einer schmerzlindernden Radiotherapie, chirurgischen oder anderen Therapieoption prüfen.

Vermeidung von Standardfehlern:

1. Medikation nach Bedarf
2. Standarddosierung
3. Zu schwaches Analgetikum
4. Unterschätzung der Schmerzen
5. Angst vor Sucht und Toleranz
6. Unzureichender Einsatz von Komedikation

Messung der Schmerzstärke mit visueller Analogskala (VAS) oder anderen Skalen. Ziel ist das Erreichen von Dauerschmerzen der Stärke 3/10 oder besser.

Th.: **Stufenschema der Schmerztherapie (WHO):**

Stufe 1: Nicht-Opioidanalgetika: Im deutschsprachigen Raum auch „kleine Analgetika" genannt: Paracetamol 4 x 500 mg (ab 3 g tödliche Lebertoxizität beschrieben), Metamizol 4 x 500 mg; Ibuprofen ret., z.B. 2 x 800 mg (Akut- und Langzeittoxizität beachten)

Stufe 2: Schwaches Opioid ± Nicht-Opioidanalgetikum: z.B. Tramadol, Tilidin + Naloxon; (Dihydro)codein, Dosierung individuell auftitrieren. Retardtabletten bevorzugen.

Stufe 3: Starkes Opioid ± Nicht-Opioidanalgetikum: z.B. Morphin, Buprenorphin, Fentanyl, Oxycodon, Hydromorphon: Dosierung individuell auftitrieren. Retardtabletten bevorzugen.

Die höhere Stufe wird gewählt, wenn niedrigere Stufe nicht ausreichend ist. Die Basismedikation der Stufe 1 wird meist beibehalten. Jeder Pat. benötigt individuell angepassten Therapieplan. Bei initial starken Schmerzen können auch Stufen übersprungen werden.
Allen Patienten mit einer Opioid-Dauermedikation muss eine Bedarfsmedikation zur Dosistitrierung und Reservetherapie bei Durchbruchschmerzen bereitgestellt werden. Die Bedarfsmedikation beträgt 10 - 20 % der Gesamttagesdosis und kann alle 6 h wiederholt werden, im Ausnahmefall auch häufiger. Wird mehr als 10 - 20 % der Gesamttagesdosis benötigt, muss die Gesamttagesdosis erhöht werden.

Beginn der Opioidtherapie: Bei Opioid-naiven Patienten Therapie mit niedriger Morphinsulfat-Dosis beginnen (z.B. MST retard 2 x 10 mg - alternativ mit Morphin-Tropfen). Entsprechend Schmerzkontrolle rasch anpassen. Ziel ist ausreichende Schmerzreduktion. Es gibt keine allgemeine Dosisobergrenze. Selten verhindern NW eine ausreichende Dosis.

Schmerznotfall/Durchbruchschmerzen (BTCP = breakthrough cancer pain): Je nach Dringlichkeit und Stärke oral oder i.v. 10 - 20 % der Opiat-Gesamttagesdosis als Einzeldosis verabreichen. Bei Opioid-naiven Patienten mit 2 mg i.v. starten. Morphin i.v. fraktioniert im Abstand von 3 - 5 Min. auftitrieren, bis Schmerzlinderung eintritt. Cave: Vigilanz, Atemfrequenz. Dann Umstellung auf orale Gabe. Dosisumrechnung 3 : 1 (oral : i.v.). Bei Angst oder Verzweiflung: Zusätzlich Midazolam 1 - 5 mg i.v.

Alternativen zur oralen Therapie: Transdermales Opioidpflaster (siehe unten), sublinguale Gabe: Buprenorphin sublingual, Fentanyl-Lutschtablette (Actiq®). Rektale Gabe; nasale Gabe (Fentanyl-Nasenspray)
Subkutane Opioidgabe im Ausnahmefall (siehe oben Prinzipien)
Applikation über PEG-Sonde: Einschwemmen von Morphinretardgranulat
Ind: Schluckstörung, stenosierende Erkrankungen, therapieresistente Nebenwirkungen oraler Opioide, Vereinfachung der Handhabung

Transdermales Opioidpflaster (Fentanyl, Buprenorphin): Langsame Anflutung (bis 24 h), steady state erst 72 h nach Erstgabe. Langsame Abklingzeit bis 16 h nach Abnahme.
Ind: Stabiler Dauerschmerz

Peridurale und intrathekale Applikation (Reserveoption)

Vorbeugung von Nebenwirkungen der Opioidtherapie:
1. Übelkeit/Erbrechen initial häufig. Vorbeugung während Einstellung mit Metoclopramid 3 x 10 -20 mg oder Haloperidol 3 x 0,5 mg (3 x 1 mg)
2. Obstipation: Wichtigste und hartnäckigste NW:
   Vorbeugung: 2 - 3 Liter trinken, ballaststoffreiche Kost
   Stufe 1: Macrogol 1 - 3 Btl./dle
   Stufe 2: Macrogol + Bisacodyl
   Stufe 3: Methylnaltrexon s.c. (Relistor®) oder Naloxegol oral (Moventig®): Peripher wirkende Opioidantagonisten
   Stufe 4: Einläufe, manuelle Ausräumung
3. Sucht in der Schmerztherapie praktisch ohne Bedeutung
4. An andere NW denken: z.B. Serotonin-Syndrom unter Fentanyl

Koanalgetika in Abhängigkeit vom Schmerztyp:
1. Knochenschmerz: Bisphosphonate, Indikation zur Radiotherapie prüfen.
2. Kolik, inoperabler Ileus: Butylscopolamin, Metamizol, Kortikosteroide
3. Neuropathische Schmerzen: Amitriptylin, Carbamazepin, Pregabalin, Gabapentin
4. Spastik: Baclofen, Botulinum-Toxin

Spätestens dann einen Schmerztherapeuten hinzuziehen, wenn die orale oder transdermale Therapie nicht ausreicht bzw. höhere bis höchste Morphindosen oder rasche Dosissteigerung erforderlich werden (Opioid-induzierte Hyperalgesie).

Symptomkontrolle bei Sterbenden

Häufigste Symptome: Schmerz, Unruhe, Dyspnoe, präfinales Lungenödem („Rasseln"), Übelkeit, Erbrechen

Regelmäßige Mundpflege: Befeuchtung von Mund und Rachen. Angehörige einbeziehen.

Schmerz: Anpassung der Analgetikadosis

Dyspnoe: Anfangsdosis 10 mg Morphin oral alle 4 h geben, alternativ 5 mg s.c. 4stdl oder 2 mg i.v. im Abstand von 5 Min. bis Erleichterung eintritt. Wenn bereits Morphin verabreicht wurde, ca. 10 % der Gesamttagesdosis verabreichen.

Angst, Unruhe Panik: Lorazepam (2 mg bukkal), Midazolam (10 mg i.v.)

Präfinales Lungenödem („Todesrasseln"): Patienten können in den letzten Stunden Schleim und Sekret durch Verlust des Hustenreflexes und Schwäche nicht mehr abhusten. Therapie: Butylscopolamin 0,5 mg alle 8 h s.c. (oder transdermal)

Delirante Syndrome, Erbrechen: Haloperidol 4 - 8 mg/die

Terminale Agitation: Lorazepam (2 mg bukkal), Wiederholung 6stdl.

Begleitung des Sterbenden und der Angehörigen: Offene und wahrhafte Kommunikation, Sinnerschließung des Sterbens. Kein Mensch soll allein sterben müssen.

Kopfschmerzen [R51]

Internet-Infos: *www.schmerzklinik.de, www.dmkg.de, www.headbook.me, www.ihs-klassifikation.de*

Def: 3 Hauptgruppen, 251 Einzeldiagnosen (International Headache Society 2004)

1. Primäre Kopfschmerzen (> 92 % aller Kopfschmerzen!): Kopfschmerzen sind eigenständige Erkrankungen, nicht Symptom einer mit klinischen oder apparativen Zusatzuntersuchungen erfassbaren Ursache. Diagnose basiert ausschließlich auf Phänotyp der Kopfschmerzen (Zeitverlauf, Schmerzintensität, -lokalisation, -charakter, -beeinflussbarkeit durch körperliche Aktivität, Begleitsymptome). Für die Diagnose entscheidend ist das vom Patienten erfragte Kopfschmerzbild, Ergebnisse apparativer Untersuchungen (CT, MRT, HWS-Röntgen) und Laboruntersuchungen erlauben nicht die Diagnosestellung. 4 Untergruppen: Migräne, Kopfschmerz vom Spannungstyp, Clusterkopfschmerz, andere primäre Kopfschmerzen.
2. Sekundäre Kopfschmerzen (< 7 % aller Kopfschmerzen): Kopfschmerzen sind Symptom einer mit klinischen oder apparativen Untersuchungen erfassbaren Erkrankung. Primäre und sekundäre Kopfschmerzen können nebeneinander gleichzeitig oder nachfolgend auftreten. 8 Untergruppen: Trauma, Gefäßerkrankung (Bluthochdruck, Riesenzellarteriitis, Subarachnoidalblutung u.a.); nichtvaskuläre intrakraniale Erkrankungen und Tumoren, Substanzeinnahme oder -entzug, Infektion, Homöostasestörung, Erkrankung von Gesichts- oder Schädelstrukturen, psychiatrische Störung.
3. Kraniale Neuralgien, zentrale und primäre Gesichtsschmerzen (< 1 % aller Kopfschmerzen): Schmerz unterhalb der Orbitomeatallinie, oberhalb des Halses und vor der Ohrmuschel. In dieser Gruppe sind primäre und sekundäre Gesichtsschmerzen zusammengefasst, z.B. primäre Trigeminusneuralgie, okuläre diabetische Neuropathie, Zoster

Migräne [G43]

Def/: KL.: Migräne ohne Aura: Wiederkehrende Kopfschmerzerkrankung, Attacken von 4 - 72 Stunden Dauer. Typische Kopfschmerzcharakteristika sind einseitige Lokalisation, pulsierender Charakter, mäßige bis starke Intensität, Verstärkung durch körperliche Routineaktivitäten und das begleitende Auftreten von Übelkeit oder Erbrechen und/oder Licht- und Lärmüberempfindlichkeit. Migräne mit Aura: Bei 10 % der Patienten treten visuelle (Lichtblitze, Zickzack-Sehen, Skotome) und/oder sensible Störungen und/oder Sprachstörungen vor der Schmerzphase auf (Aura). Merkmale sind allmähliche Entwicklung, komplette Reversibilität innerhalb einer Stunde und sequentielles Auftreten der neurologischen Symptome. Selten treten Auren auch ohne anschließende Kopfschmerzen auf.

Ep.: Lebenszeitprävalenz Frauen 25 %, Männer 8 %; Einjahresprävalenz Frauen 15 %, Männer 6 %. Immense sozioökonomische und persönliche Auswirkungen. WHO führt Migräne an 19. Stelle unter allen Erkrankungen, die Behinderungen bedingen.

Pat: Genetische Prädisposition führt zur übermäßigen Freisetzung der Botenmoleküle Stickoxid (NO) und Calcitonin-Gene-Related Peptide (CGRP) bei plötzlicher oder starker Einwirkung von Triggerfaktoren (Stress, Veränderung des Tagesrhythmus, Auslassen von Mahlzeiten, Blutzuckerschwankungen). Folge ist eine schmerzhafte aseptische Entzündung duraler und meningealer Gefäße.

Ko.: Status migraenosus (Attackendauer > 3 Tage), migränöser Infarkt, Kopfschmerz bei Medikamentenübergebrauch: Einnahme von Migränemittel > 10 Tage/Monat führt zunächst zu Attackenfrequenzsteigerung, schließlich Dauerkopfschmerz, chronische Migräne > 15 Tage/Monat

DD: Kopfschmerzen anderer Genese, z.B. arterielle Hypertonie, HWS-Syndrom, Riesenzellarteriitis, Glaukom, Tumoren, TIA

Di.: Typische Anamnese + normaler neurologischer Untersuchungsbefund, evtl. MRT

Th.: Verhalten: Regulierung des Tagesrhythmus, regelmäßige kohlenhydratreiche Mahlzeiten, regelmäßiger Schlafrhythmus, Stressreduktion, keine plötzlichen Änderungen

Attackenmedikation:

- **Leichte Attacken:** Antiemetikum (MCP 20 mg, Dimenhydrinat 50 mg) + Analgetikum (ASS 1 g oder Paracetamol 1 g oder Ibuprofen 800 mg oder Phenazon 1 g als Brauselösung)

- **Schwere Attacken: Triptane = 5-HT1-Agonisten**
  NW: Flush, pektanginöse Beschwerden, Parästhesien der Extremitäten und Kältegefühl; selten vasospastische Komplikationen, Herzinfarkt, Sehstörungen, allergische Reaktionen; Reboundkopfschmerzen
  KI wegen vasokonstriktiver Wirkung: KHK, TIA, Schlaganfall, PAVK, M. Raynaud, schlecht eingestellter Blutdruck u.a. (Herstellerangaben beachten!)

  Memo: Innerhalb von 24 h nach Triptangabe kommt es in ca. 30 % d.F. zu Wiederkehr-Kopfschmerz (Reboundkopfschmerz). War die erste Triptangabe nicht wirksam, hilft meist eine zweite Gabe. Wegen der Gefahr eines medikamentinduzierten Dauerkopfschmerzes sollte der Patient max. an 10 Tagen/Monat ein Triptan nehmen.

  Schnelle Wirkung: Sumatriptan (Generika) 6 mg s.c., Rizatriptan (Generika) 10 mg oral, Zolmitriptan (Generika) 5 mg nasal
  Potente Wirkung: Zolmitriptan (Generika) 5 mg, Sumatriptan (Generika) 6 mg s.c. oder 50 - 100 mg oral
  Nachhaltige Wirkung: Eletriptan = Relpax® 40 mg, Naratriptan (Generika) 2,5 mg, Frovatriptan = Allegro® 2,5 mg, Almotriptan = z.B. Almogran® 12,5 mg
  Triptane wirken am besten, wenn sie frühzeitig mit Beginn des Migränekopfschmerzes eingenommen werden; sie sollten aber nicht während der Aura gegeben werden.

Pro: Indikation: Mehr als 7 Migränetage/Monat.
Auswahl nach Begleiterkrankung und individueller Patientensituation: Metoprolol, Propranolol (100 - 200 mg/d); Flunarizin (10 mg/d); Valproinsäure (600 mg/d); Topiramat (100 mg/d); Amitriptylin (50 mg/d); Botulinumtoxin A (Botox®) und Neuromodulation bei chronischer Migräne u.a.
Dauer der Behandlung: 6 - 9 Monate, dann Auslassversuch.

AMYLOIDOSEN [E85.9]

Internet-Infos: *www.amyloidoseinfo.com*

Def: Den Amyloidosen liegen Störungen der Proteinfaltung zugrunde, die dazu führen, dass sich lösliche Proteine als unlösliche fibrilläre Aggregate ablagern in Organen, Gefäßen und Nerven. Die Ablagerungen erfolgen bei den systemischen Amyloidosen extrazellulär, bei einigen lokalen Amyloidosen auch intrazellulär. Bis heute sind > 25 amyloidogene Proteine bekannt.
Amyloid ist gekennzeichnet durch:
- Blaufärbung nach Kontakt mit Jod und verdünnter Schwefelsäure ("Amyloid")
- Eosinophilie in der konventionellen HE-Färbung
- Grün-gelbliche bis rote Färbung und Doppelbrechung im polarisierten Licht nach Färbung mit Kongorot
- Erhöhung der Empfindlichkeit der Methode durch Kombination mit Immunhistochemie.
- Elektronenmikroskopisch durch ein Geflecht unverzweigter Fibrillen einheitlicher Sekundärstruktur und durch eine nichtfibrilläre Komponente (Serum-Amyloid-P-Komponente), die allen Arten von systemischem und lokalisiertem Amyloid gemeinsam ist.
- β-Faltblattstruktur, nachweisbar durch Röntgenbeugung
- Unterschiedliche Proteintypen (siehe unten)

Pat: Betroffene Organe vergrößert und verhärtet, "speckartig" (→ „Speckleber, Speckmilz"). Je nach Lokalisation der Amyloidablagerung in der Milz spricht man auch von Sagomilz (fokale Amyloidose der Follikel) oder von Schinkenmilz (diffuse Amyloidose der roten Milzpulpa).

Nomenklatur der Amyloidosen:

Amyloidose-Typ (Kurzbezeichnung)	Vorläufer Protein	Klinische Assoziation / Manifestationen
Erworben:		
AA	Serumamyloid A	Rheumatoide Arthritis, chronisch-entzündliche Darmerkrankungen, Bronchiektasen, Tuberkulose, Lepra, Lues, Mukoviszidose, angeborene periodische Fiebersyndrome
AL oder AH	Immunglobulin: Leichte (L) oder schwere (H) Kette	Monoklonale Gammopathie, multiples Myelom und M. Waldenström
Aβ2M	β2-Mikroglobulin	Dialyse
ATTR	Unmutiertes Transthyretin	Senile systemische Amyloidose (SSA)

Amyloidose-Typ (Kurzbezeichnung)	Vorläufer Protein	Klinische Assoziation / Manifestationen
Erblich:		
ATTR (Mehrzahl der Fälle)	Mutiertes Transthyretin	FAP (familiäre Amyloid-Polyneuropathie): Periphere Polyneuropathie und autonome Neuropathie, Kardio- und Nephropathie, Glaskörpertrübung FAC (familiäre Kardiomyopathie)
Seltene erbliche Formen:		
AFib	Fibrinogen Aα	Nephropathie, Petechien
AApo A1/2	Apolipoprotein A1/2 (-fragmente)	Nephro-, Polyneuro-, Hepatopathie,
ALys	Lysozym	Nephropathie
AGel	Gelsolin	Hornhauttrübungen, Polyneuropathie
Aβ	Amyloid-β-precursor-Protein	Hereditäre zerebrale Hämorrhagie mit Amyloidose, holländischer Typ
ACys	Cystatin C	Hereditäre zerebrale Hämorrhagie mit Amyloidose, isländischer Typ
ABri/ADan	Bri-Gen-Produkt	Hereditäre Demenz vom britischen/dänischen Typ

A) Systemische = generalisierte Amyloidosen

Die Einteilung erfolgt auf der Basis der biochemischen Struktur der Amyloidfibrillen. Die Amyloidfibrillen entstehen durch Polymerisation spezifischer Vorläuferproteine.

▶ **Nichterbliche systemische Amyloidosen (95 %):** [E85.3]

1. Amyloidosen vom Typ AA (häufigste Amyloidoseform):
   Fibrillen bestehen aus Amyloid A (AA), das Vorläuferprotein heißt Serum-Amyloid A (SAA) und ist ein Akutphase-Protein, das in der Leber synthetisiert wird. Ein N-terminales Fragment wird als AA abgelagert, vorzugsweise in Nieren (90 %), Leber, Milz, Nebennieren, Magen-Darm-Trakt.
   Vo.: - Chronisch-infektiöse Erkrankungen (Osteomyelitis, Tuberkulose, Bronchiektasen, Lepra etc.)
   - Chronisch-entzündliche Erkrankungen nicht-infektiöser Genese (Rheumatoide Arthritis, M. Bechterew, Psoriasisarthritis, Colitis ulcerosa, M. Crohn, etc.)
   - Hereditäre periodische Fiebersyndrome: Familiäres Mittelmeerfieber u.a autoinflammatorische Syndrome (→ siehe dort)
   - Malignome
2. Immunglobulin-assoziierte Amyloidosen (AL-Amyloidosen):
   Fibrillen bestehen aus Leichtketten von monoklonalen Immunglobulinen, das Amyloid heißt "AL". Bevorzugt betroffene Organe sind Nieren, Herz, peripheres Nervensystem, Zunge, Magen-Darm-Trakt.
   Vo.: - Meist (90 %) monoklonale Gammopathien unbestimmter Signifikanz (MGUS): Ca. 3 %/10 J.
   - Multiples Myelom (MM), selten M. Waldenström (Einzelheiten siehe dort)
   KL.: Makroglossie, periorbitale Blutungen, „shoulder pad sign“ (Amyloidablagerung periartikulär wie „Schulterpolster“), nephrotisches Syndrom, restriktive Kardiomyopathie (30 %) u.a.
3. β_2-Mikroglobulin-assoziierte Amyloidose: [E85.3]
   Fibrillen bestehen aus intaktem β_2-Mikroglobulin. Vorkommen bei Patienten mit jahrelanger Hämodialyse. Betroffen sind Sehnen (Karpaltunnelsyndrom), Knochen und Gelenkknorpel (Erosionen, Zysten, destruktive Arthropathie, Spondylarthropathie).

▶ **Erbliche systemische Amyloidosen = hereditäre = familiäre Amyloidosen (5 %):** [E85.2]

Heterogene Gruppe autosomal-dominant vererbter systemischer Amyloidosen mit verschiedenen Fibrillenproteinen, die unter "AH" oder "AF" zusammengefasst werden. Meist handelt es sich um eine mutierte Variante eines physiologischen Serumproteins, z.B.:
- ATTR-Amyloidose: Am häufigsten! TTR ist ein thyroxinbindendes Präalbumin. Über 100 verschiedene Punktmutationen mit singulären Aminosäuresubstitutionen sind bekannt; die Methionin-30-Variante ist am häufigsten. Mutiertes TTR führt zu Amyloidablagerungen in folgenden Organen: Peripheres somatisches und autonomes Nervensystem (familiäre Amyloid-Polyneuropathie = FAP), Magen-Darm-Trakt, Auge, Herz. Nieren und Leber sind selten und spät betroffen. Eine Szintigrafie mit ^{99m}Tc-DPD kann befallene Organe detektieren. Vorkommen besonders in Portugal, Japan, Schweden, USA.
- Seltenere erbliche Amyloidosen: Siehe Tabelle

B) Lokalisierte Amyloidosen: [E85.4]

Vo.: - Diabetes mellitus Typ 2: Ablagerung des islet amyloid polypeptide (IAPP) in den β-Zellen der Langerhans-Inseln
- Medulläres Schilddrüsenkarzinom: Ablagerung von Bestandteilen von Präcalcitonin als Amyloid in Tumor, Metastasen und Umgebung.
- Seniles kardiales Amyloid: Ablagerung von nativem TTR im Myokard bei alten Menschen
- M. Alzheimer: Alzheimer Plaques im Gehirn (= aggregiertes Aβ-Peptid, ein proteolytisches Spaltprodukt des Amyloid-precursor-Proteins = APP)

KL.: 1. Symptome einer evtl. Grundkrankheit
2. Symptome als Folge von Amyloidablagerungen in verschiedenen Organen. 3 klinisch wichtige Manifestationen: 1. Nieren, 2. Herz, 3. peripheres Nervensystem.
- Nieren: Proteinurie, nephrotisches Syndrom, Niereninsuffizienz (besonders bei den AA- und AL-Amyloidosen)
- Herz:
  - Bei AL-Amyloidose progrediente Herzinsuffizienz mit ungünstiger Prognose. Bestimmung von Troponin T und BNP, deren Höhe prognostische Bedeutung hat. Calciumantagonisten und Digitalis sind kontraindiziert. Therapie mit Diuretika und evtl. ACE-Hemmern. Nur bei tachykarden Herzrhythmusstörungen evtl. Gabe eines selektiven Betablockers.
  - Bei ATTR-Amyloidose oft kranker Sinusknoten und Überleitungsstörungen bis zum AV-Block → Bei Bedarf Schrittmacherimplantation
- Peripheres Nervensystem (ATTR- und AL-Amyloidosen):
  - Sensomotorische Polyneuropathie, neurogene Muskelatrophie, trophische Störungen (bei der ATTR-Amyloidose Erstmanifestation meist zwischen dem 20. und 40. Lj.)
  - Autonome Neuropathie: Gastroparese, Durchfälle, Obstipation, Impotenz, neurogene Blasenentleerungsstörung, Inkontinenz, orthostatische Hypotonie
- Evtl. Makroglossie bei 20 % der AL-Amyloidose
- Evtl. Hepatomegalie bei AL- und AA-Amyloidosen, evtl. Splenomegalie bei AA-Amyloidose

Di.: - Biopsie mit Histologie betroffener Organe, z.B. Rektum, Nieren, Haut, Myokard, N. suralis etc., Biopsie aus dem subkutanen abdominellen Fettgewebe. Amyloidspezifizierung und Genanalyse sind prognostisch und therapeutisch wichtig!
- Untersuchung von Serum/Urin auf monoklonale Immunglobuline und Leichtketten (Immunfixation sowie Kappa- und Lambdabestimmung mittels Immunnephelometrie)
- Untersuchung des Serums auf mutiertes TTR
- Bei ATTR-Amyloidose Familienanamnese; bei AA-Amyloidose Suche nach kausalen Erkrankungen

Th.: Kausal: Behandlung der entzündlichen Grunderkrankung bei der AA-Amyloidose
Symptomatisch:
- Colchicin-Dauertherapie beim familiären Mittelmeerfieber (FMF)
- TTR-Amyloidosen: Tafamidis (Vyndaqel®) bei Amyloid-Polyneuropathie; Lebertransplantation
- AL-Amyloidose: Erreicht man durch Therapie des MM eine komplette hämatologische Remission, kann sich die AL-Amyloidose zurückbilden.
- Therapie von Organkomplikationen (Herzinsuffizienz, Niereninsuffizienz u.a.)

Prg: Abhängig von der Grunderkrankung und vom Organbefall. Patienten mit AL-Amyloidose haben die schlechteste Prognose (mediane Überlebenszeit 2 - 4 Jahre). Bei fortgeschrittenem Herzbefall ist die Prognose sehr schlecht. Die TTR-Amyloidosen haben eine mittlere Lebenserwartung von 10 - 15 Jahren nach Beginn der Manifestation.

LYSOSOMALE SPEICHERKRANKHEITEN

Internet-Infos: z.B. *www.villa-metabolica.de*

Lysosomen sind membranumhüllte Bläschenorganellen in nahezu allen eukaryontischen Zellen. Als eine Art „Müllschlucker der Zelle“ enthalten die Lysosomen saure Hydrolasen, die biologische Makromoleküle abbauen, welche im Rahmen des An-, Auf- und Umbaus des Körpers anfallen.
Für einige der ca. 50 verschiedenen lysosomalen Speicherkrankheiten stehen heute Enzymersatztherapien zur Verfügung.

1. M. Gaucher [E75.2] (sprich: gosche)

Internet-Infos: *www.ggd-ev.de; www.gauchercare.com*

Def.: Autosomal-rezessiv vererbter Mangel an β-Glukozerebrosidase; > 300 Mutationen, Genlocus 1q21 (50 % d.F.: N370S)

Ep.: - Viszerale Form: 1 : 57.000 | Vermehrtes Vorkommen in der Aschkenasim-
- Neuronopathische Form: 1 : 100.000 | jüdischen und türkischen Bevölkerung

Pg.: Glukozerebrosidase findet sich vor allem in Zellen des Monozyten-Makrophagen-Systems (MMS). Fehlt das Enzym kommt es zur Akkumulation von Glukozerebrosid in den betroffenen Zellen und zum progredienten Funktionsverlust in unterschiedlichen Organen.

KL.: Die Klinik ist durch die Akkumulation in den unterschiedlichen Zellen des MMS zu erklären (Gaucher-Zellen).

Zellen	Organ	Symptom
Kupffer-Stern-Zellen	Leber	Hepatomegalie
Rote Pulpa	Milz	Splenomegalie, Anämie
Osteoklasten	Knochen	Krisenartige Knochenschmerzen, Osteolysen, Osteonekrosen, Störungen der Hämatopoese
Alveolarmakrophagen	Lunge	Rezidivierende Atemwegsinfekte, Restriktion/ Obstruktion
Gliazellen	Gehirn	Gliose

Formen:
1. Nicht-neuronopathische = viszerale Form (früher Typ I): > 90 % der Fälle: Knochenbeschwerden, Hepatosplenomegalie, gestörte Hämatopoese
2. Akut neuronopathische Form (früher Typ II): Frühzeitige neurologische Beteiligung (i.d.R. bis zum 2. Lebensjahr) mit Schluckstörungen und evtl. auch Anfallsleiden
3. Chronisch neuronopathische Form (früher Typ III): Spätere neurologische Beteiligung (i.d.R. nach dem 2. Lebensjahr) mit allgemeiner Entwicklungsverzögerung und typischer okulärer Symptomatik

Anm: Die neuronopathischen Formen sind initial schwer voneinander zu unterscheiden, eine Abgrenzung ist i.d.R. erst im klinischen Verlauf möglich.

DD: Fehldiagnose: M. Perthes, rheumatoide Arthritis, Osteoporose; hämolytische Anämie u.a.

Di.: - Familienanamnese - Klinik - MRT des Skeletts
- Bestimmung der Glukozerebrosidase-Aktivität in Leukozyten (↓)
- Bestimmung von Chitotriosidase im Plasma (wird von Gaucher-Zellen produziert) als Verlaufsparameter (in 95 % d.F. ↑)
- Mutationsanalyse

Th.: In Zentren: Enzymersatztherapie (EET oder ERT): Rekombinante humane Glukozerebrosidase wird gentechnisch hergestellt und in regelmäßigen Abständen infundiert:
Imiglucerase (Cerezyme®) oder Velaglucerase alfa (Vpriv®).
- Viszerale Form: 60 U/kg Körpergewicht i.v.
- Chronisch neuronopathische Verlaufsform: 120 U/kg i.v.; durch die höhere Dosis soll ein ausreichendes Konzentrationsgefälle über die Blut-Hirn-Schranke entstehen, um die Penetration in das ZNS zu ermöglichen.

EET ist der Goldstandard. Ergänzend kann auch eine Substratreduktionstherapie zum Einsatz kommen (Miglustat oder Eliglustat).

Prg.: Abhängig von der Verlaufsform und einer frühzeitigen Therapie (Neugeborenen-Screening)
- Viszerale Verlaufsform: Bei kontinuierlicher EET gute Prognose
- Akut neuronopathische Verlaufsform: Auch unter EET schlechte Prognose; meist letal endend in den ersten beiden Lebensjahren
- Chronisch neuronopathische Verlaufsform: Seit Einführung der EET relativ gute Prognose, aber deutliche Verminderung des IQ

2. M. Fabry [E75.2]

Internet-Infos: z.B. *www.klinikum.uni-muenster.de/index.php?id=fabry-zentrum*

Syn: M. Anderson-Fabry, Angiokeratoma corporis diffusum

Def: X-chromosomal vererbter Mangel an α-Galaktosidase A durch Mutation des α-Galaktosidase-A-Gens (GLA) auf dem langen Arm des X-Chromosoms (Xq22.1); > 400 verschiedene Mutationen

Ep.: Inzidenz ca. 1 : 40.000

Merke: Frauen wurden früher lediglich als Überträgerinnen betrachtet. Inzwischen ist jedoch klar, dass sie ebenfalls Patientinnen sind, meist jedoch mit späterer oder milderer Manifestation.

Pg.: Enzymmangel führt zur Akkumulation von Globotriaosylceramid (Gb-3 oder GL-3) im Endothel kleiner Gefäße unterschiedlicher Organe und im Perineurium

KL.: - Akroparästhesien: Beginn im Schulkindalter; krisenartige meist brennende Schmerzen sowie dumpfe Dauerschmerzen in den Händen und Füßen; Schmerzzunahme vor allem bei erhöhter Körper- und Außentemperatur sowie bei körperlicher Aktivität
- Angiokeratome: Vorwiegend im Badehosen-Bereich sowie an den Fingerspitzen zu finden; aber auch auf Schleimhäuten (z.B. Mund und Darm) sowie am Genitale
- Cornea verticillata: Radspeichenartige Trübung der Hornhaut (nur mit der Spaltlampe zu sehen)
- Tortuositas vasorum: Geschlängelte Gefäße am Augenhintergrund
- Gastrointestinale Beschwerden: Diarrhö und Obstipation, Nüchtern-Erbrechen, reduzierter BMI
- Kardiomyopathie: Vorwiegend linksventrikulär; verlängerte PQ- und QT-Zeit, Zunahme der QRS-Amplitude; Vergrößerung des Herzens (Echo, MRT): Histologie: Intramyokardiale Fibrose
- Progrediente Nierenbeteiligung: Häufig schon im Kindesalter asymptomatische Mikroproteinurie; häufig zunehmender Funktionsverlust der Nieren bis zum terminalen Nierenversagen
- Tinnitus und Hörverlust
- TIA und Apoplex durch gestörten NO-Metabolismus in den Gefäßen des ZNS

Anm.: Die durchschnittliche Zeit zwischen Auftreten der ersten Symptome und Diagnose beträgt ca. 13 Jahre!

DD: - Erkrankungen des rheumatischen Formenkreises, Polyneuropathien, Nierenerkrankung
- Psychosomatische Erkrankungen u.a.

Di.: - Klinik
- Familienanamnese (Stammbaumanalyse!)
- Gb3-Ausscheidung im Urin: Auch hilfreich in der Detektion betroffener Frauen
- Enzymaktivitätsmessung in Leukozyten ist bei männlichen Patienten angezeigt, bei Frauen aber nicht hilfreich: Nach der Lyon-Hypothese (randomisierte X-Inaktivierung) stellen Frauen ein genetisches Mosaik dar: In einem Teil der Zellen des Körpers ist das funktionstüchtige X-Chromosom „angeschaltet", in einem Teil der Zellen „abgeschaltet".
- Molekulargenetische Analyse

Beachte: Es gibt Polymorphismen, die keinen Krankheitswert haben, sondern asymptomatische Varianten darstellen!

Th.: Enzymersatztherapie (EET); zwei vergleichbar wirksame Präparate sind zugelassen:
1. Agalsidase alfa (Replagal®) aus humaner Zelllinie rekombinant hergestellt
   - Dosierung: 0,2 mg/kg Körpergewicht
   - i.v.-Gabe in 14-tägigem Abstand über ca. 40 Min.
2. Agalsidase beta (Fabrazyme®)
   - Aus CHO-Zellen rekombinant hergestellt
   - Dosierung: 1,0 mg/kg Körpergewicht
   - i.v.-Gabe in 14-tägigem Abstand über ca. 3 Stunden

   Anm.: Bei einigen Patienten, bei denen durch eine Mutation die α-Galaktosidase A (AGLA) nicht in die Lysosomen aufgenommen werden kann, ermöglicht Migalastat (Galafold®) die Aufnahme von AGLA in die Lysosomen

Prg: - Unbehandelt: Letaler Verlauf meist durch Apoplex, Nieren- oder Herzversagen
- Unter Enzymersatztherapie: Langzeitergebnisse liegen noch nicht vor. Mit einer langfristigen Besserung der Prognose ist aber zu rechnen.

Weitere Beispiele von lysosomalen Speicherkrankheiten, für die EET zur Verfügung steht:

Krankheit	Protein-Defekt	Klinik	EET
M. Pompe (Glykogenspeicher-krankheit Typ 2)	Saure α-Glukosidase	Proximale Muskelschwäche und -atrophie, Ateminsuffizienz, Kardiomyopathie	Alglucosidase α
MPS I (M. Hurler, M. Schele)	α-Iduronidase	M. Hurler: Knochenveränderungen, typische Facies (Hurler), neurologische Symptome, Hepatosplenomegalie M. Schele: Gelenksteifigkeit/-schmerzen, Aortenklappenstenose, korneale Trübung	Laronidase
MPS II (M. Hunter)	Iduronat-2-Sulfatase	Typische Facies, Hepatosplenomegalie, Kleinwuchs	Idursulfase
MPS VI (M. Maroteaux-Lamy)	N-Acetylgalaktosamin-4-Sulfatase	Knochen-/Gelenksveränderungen, Kleinwuchs, pulmonale und kardiale Beteiligung	Galsulfase

M I L Z

Normalgewicht beim Erwachsenen: 100 - 350 g; rel. häufig sind Nebenmilzen (10 %, meist im L. gastrolienale).
Normaler Längsdurchmesser: Bis 14 cm, Milzbreite bis 5 cm, Milzdicke bis 8 cm

Splenomegalie [R16.1] = vergrößerte Milz (Synonym "Milztumor"), Gewicht > 350 g

Nachweis einer vergrößerten Milz:
- Palpation und Perkussion
- Sonografie: Gutartige Zufallsbefunde sind Zysten, Milzinfarkte, Hämangiome, Verkalkungen (nach Infektionen, Abszessen, Blutungen). Die häufigsten malignen Veränderungen sind Lymphominfiltrate; Milzmetastasen sieht man fast nie (Rarität).
- CT, MRT
- Isotopenmethode (z.B. mit ^{51}Cr-markierten Erythrozyten)

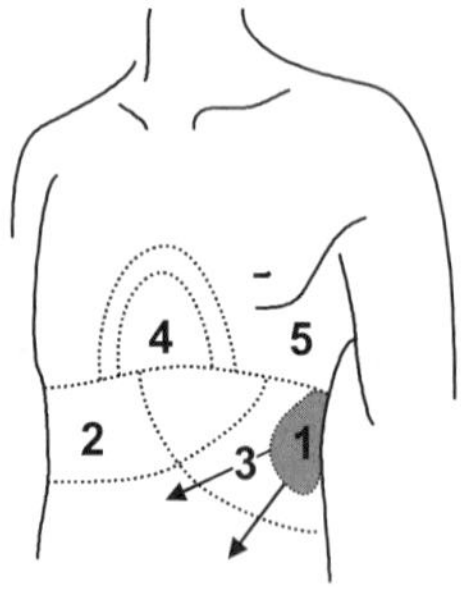

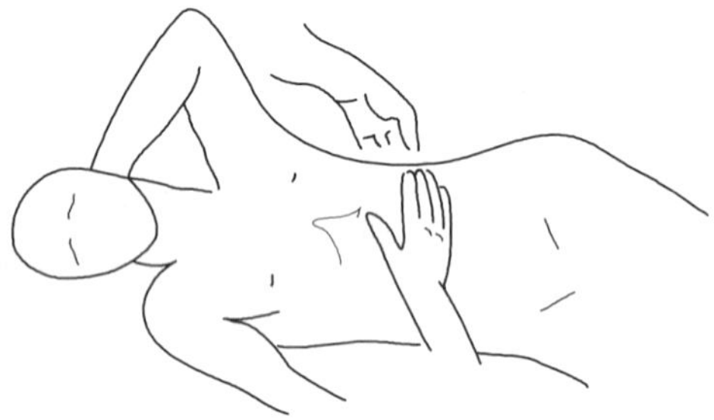

1) Milzdämpfung
2) Leberdämpfung
3) Traube-Raum
4) Herzdämpfung
5) Lungenschall → Tympanie des Bauchraumes

Rechte Halbseitenlage zur Milzpalpation (bei der Inspiration stößt die Milz gegen die Hand).
Um einen großen Milztumor nicht zu übersehen, stets mit der Palpation im Unterbauch beginnen!

DD: Tumor im linken Oberbauch:
1) Splenomegalie (Sonografie)
2) Nierenvergrößerung (Sonografie)
3) Kolontumor (Röntgen, Endoskopie)
4) Pankreastumor oder -schwanzzyste (Sonografie, CT, ERCP)
5) Vergrößerter linker Leberlappen (Sonografie)

DD: Splenomegalie und/oder Lymphknotenvergrößerung - Diagnostischer Wegweiser:

1. Pfortaderhochdruck	Inspektion, Quick-Wert, Nachweis von Ösophagusvarizen
2. Hämolytische Anämien	Indirektes Bilirubin i.S. ↑ + Retikulozyten ↑, HBDH ↑
3. Myeloproliferative Erkrankungen	Blutbild, Leukozyten, Erythrozyten, Thrombozyten, alkalische Leukozytenphosphatase
4. Speicherkrankheiten	Anamnese (angeborene Erkrankung), Probeexzision

↑

SPLENOMEGALIE →

LYMPHKNOTEN-VERGRÖßERUNG →

↓

1. Infektionskrankheiten: z.B. EBV-, HIV-Infektion, Röteln, Toxoplasmose, bakterielle Endokarditis	Fieber, Blutkultur, Erreger-/Ak-Nachweis
2. Juvenile rheumatoide Arthritis, Felty-Syndrom	Auto-Ak-Nachweis
3. Leukämien	Blutbild, Knochenmarkuntersuchung
4. Maligne Lymphome	Probeexzision (PE)

1. Lokalinfektionen	Suche nach der Eintrittspforte
2. Metastasen	Probeexzision, Suche des Primärtumors

HYPERSPLENIESYNDROM [D73.1]

Syn: Hypersplenismus

Def: Mangel aller Blutzellen (Panzytopenie) oder einzelner Klassen (Granulozytopenie und/oder Thrombozytopenie) + hyperplastisches Knochenmark bei Splenomegalie verschiedener Genese.

Ät.: Erkrankungen, die mit Milzvergrößerung einhergehen (siehe oben).

Pg.: "Pooling" der Blutzellen in einer vergrößerten Milz mit vermehrter Sequestration von Blutzellen

Anm.: Während beim Hypersplenismus die Panzytopenie durch verstärkte Sequestration in der Milz bedingt ist, handelt es sich beim "aplastischen Syndrom" um eine Nachschubstörung bei aplastischem Knochenmark.

Di.:
- Trias: 1. Splenomegalie, 2. Zytopenie, 3. Knochenmarkhyperplasie
- Ausschluss anderer Ursachen einer Zytopenie
- Isotopenuntersuchung: "Ery-Vita": Bestimmung der Überlebenszeit und Sequestration der Erythrozyten:

Nach Gabe von ^{51}Cr-markierten Erythrozyten Aktivitätsmessung über Leber und Milz. Typisch für den Hypersplenismus ist eine erhöhte Clearance der Erythrozyten aus der Blutbahn und eine erhöhte Aufnahmekapazität (= vergrößerter Sequestrationsraum) der Erythrozyten in der Milz. Außerdem lässt sich klären, ob die Erythrozyten vorwiegend in der Milz oder in der Leber abgebaut werden oder ob ein Patient Nebenmilzen hat.

Th.:
1. des Grundleidens, das zur Milzvergrößerung geführt hat
2. Eine Splenektomie ist nur ausnahmsweise indiziert bei klinisch bedeutsamer Mono-, Bi- oder Panzytopenie, sofern die Milz nach der Isotopenuntersuchung tatsächlich Hauptabbauort der Blutzellen ist und sofern die Milz keine wesentliche Funktion einer evtl. extramedullären Blutbildung übernommen hat.

ASPLENIE [D73.0] (Z.n. Splenektomie); [Q89.0] (kongenital)

Internet-Infos: *www.asplenie-net.org*

Def: Funktionelle oder anatomische Asplenie (Fehlen der Milz)

Anm.: Die Milz ist das einzige Organ, das partikuläre Bestandteile (alternde Blutzellen, Kapselbakterien, etc.) aus dem Blut eliminieren kann.

Ät.: Häufigste Ursache (> 95 %) anatomische Asplenie nach Splenektomie. Bei notfallmäßiger Splenektomie Reimplantation von Milzgewebe erwägen, um Aspleniefolgen zu vermeiden!
Bei Sichelzellanämie, Autoimmunerkrankungen (SLE) und nach Radiatio der Milz kann funktionelle Asplenie auftreten. Extrem selten kongenitale Asplenie (evtl. mit Fehlbildung der großen thorakalen Gefäße)

Folgen der Asplenie:
1. Postoperativ passagere Thrombozytose, oft > 1 Mio/µl mit Thrombosegefährdung
2. Postoperative Lymphozytose (B-Lymphozyten)
3. Auftreten von intraerythrozytär gelegenen Howell-Jolly-Körperchen. Ihr Fehlen nach Splenektomie spricht für Nebenmilz(en).
4. Verminderte Bildung von IgG und IgM
5. Verminderte Funktion des MPS (Monozyten-Makrophagen-Systems)
6. Fehlende Filterfunktion für Bakterien, insbesondere kapseltragende Bakterien (Pneumokokken, Haemophilus influenzae B) mit lebenslang erhöhter Sepsisgefährdung.

Postsplenektomiesepsis (PSS) = OPSI-Syndrom (overwhelming postsplenectomy infection) - Prävalenz: Ca. 2 %. Akute (meist) Pneumokokkensepsis mit DIC und hoher Letalität (> 30 %).

Infektprophylaxe:
1. Präoperative Impfungen gegen Pneumokokken, Haemophilus influenzae Typ b (Hib) und Meningokokken. Auffrischimpfungen nach 5 Jahren. Jährliche Influenza-Impfung
2. Notfallausweis für asplenische Patienten
3. Antibiotikaprophylaxe bei Operationen/Zahnbehandlungen (z.B. Amoxicillin): Unsichere Datenlage
4. Frühzeitiger Einsatz von Antibiotika im Fall von Fieber und Schüttelfrost. Patienten Antibiotika verordnen für notfallmäßige Selbstbehandlung, falls kein Arzt erreichbar ist.
5. Vorsicht bei Tierkontakten, Meidung von Zecken- und Malariagebieten

MILZRUPTUR
[D73.5] (nichttraumatisch); [S36.00] (traumatisch)

Def: Einzeitige Milzruptur: Gleichzeitige Verletzung von Milzkapsel + Milzparenchym mit sofortiger Blutung in die Bauchhöhle.
Zweizeitige Milzruptur: Erst Parenchymverletzung, später nach einer Latenz von Stunden bis Wochen Kapselriss mit Blutung in die Bauchhöhle.

Ät.: Am häufigsten stumpfes Bauchtrauma. Bei Splenomegalie verschiedener Genese kann auch ein Bagatelltrauma eine Milzruptur verursachen; selten spontane Milzruptur (z.B. bei Mononukleose)

Di.:
- Traumaanamnese und evtl. Prellmarken am linken Oberbauch, evtl. Rippenfrakturen links (20 %)
- Entwicklung eines hämorrhagischen (hypovolämischen) Schocks: Puls ↑ / RR ↓ / Hb und Hkt ↓ (bei zweizeitiger Milzruptur erst nach einer Latenzzeit).
- Evtl. Druckschmerzen linker Oberbauch oder Flankenschmerz links, seltener Schulterschmerz links (Kehr-Zeichen)
- Sono/CT (Methoden der Wahl)

Th.:
- Volumen-/Blutsubstitution
- Versuch eines milzerhaltenden Eingriffes (bes. bei Kindern), ansonsten Milzteilresektion oder Splenektomie (Folgen + Empfehlungen: Siehe unter Asplenie).

HÄMORRHAGISCHE DIATHESEN
[D69.9]

Def: Pathologische Blutungsneigungen
Die Blutungen sind entweder
- zu lang
- zu stark
- ohne adäquaten Anlass

Ät.:
1. Thrombozytär (ca. 70 %): Thrombozytopenien, Thrombozytopathien
2. Plasmatisch (ca. 20 %): Koagulopathien
3. Vaskulär (ca. 10 %): Vaskuläre hämorrhagische Diathesen

Ep.: 90 % aller Patienten mit Blutungsneigung haben eine erworbene Form. Thrombozytopathien, bes. durch Thrombozytenaggregationshemmer sind die häufigste Ursache hämorrhagischer Diathesen. Unter den angeborenen Blutungsneigungen steht an 1. Stelle die von Willebrand-Erkrankung.

Klinik der hämorrhagischen Diathesen:

Je nach Ätiologie zeigen die hämorrhagischen Diathesen verschiedene Blutungstypen:
- Plasmatische Gerinnungsstörung: Hämarthros (Gelenkblutung), Hämatome (lokalisierte Ansammlung von meist geronnenem Blut in einem Gewebe oder Organ), Muskelblutungen
- Thrombozytär und von Willebrand-Erkrankung: Petechien = punktförmige Blutungen (nicht wegdrückbar, typisch für Thrombopenie); Purpura = fleckförmig, Epistaxis, Menorrhagie, Ekchymosen = kleinflächige Hautblutungen
- Vaskulär bedingt: Petechien, Purpura
- Kombinierte Hämostasestörungen: z.B.
  - Verbrauchskoagulopathie (DIC)
  - Einige Formen der von-Willebrand-Erkrankung (bei Typ 2 möglich und stets bei Typ 3)
  Blutungstyp: Petechiale + großflächige Blutungen inklusive in Organe oder Gelenke

Merke: Die Erstmanifestation leichter Formen hämorrhagischer Diathesen kann die unerwartete Blutung beim invasiven Eingriff einschl. einer Zahnextraktion sein!

Di.:
- Anamnese (Blutungsanamnese von Patienten und Familie; Medikamente, Vorerkrankungen)
- Klinik (gründliche klinische Untersuchung, Blutungstyp)
- Labor:
  - Thrombozytenzahl (→ Thrombozytopenie ?)
  - Globalteste der plasmatischen Gerinnung: Thromboplastinzeit (TPZ, Quick-Test), aPTT, Fibrinogen, Faktor XIII
  - von Willebrand-Diagnostik (***Beachte:*** Willebrand-Faktor ist Akutphaseprotein, bei Blutgruppe „0" niedrigere Werte im Vergleich zu anderen Blutgruppen): von Willebrand-Faktorantigen (vWF:Ag), von Willebrand-Faktoraktivität (vWF:GP1bR) oder Kollagenbindungsaktivität (vWF:CB), Faktor VIII-Aktivität, Blutgruppe
  - PFA-100®-Test (Screeningstest der primären Hämostase mit hoher Sensitivität für Einnahme von ASS und NSAR sowie für von Willebrand-Erkrankung; nicht geeignet für Kinder und zur Diagnostik leichter Thrombozytopathien)

- Thrombozytenfunktionsteste (erst Aggregometrie und bei pathologischem Befund thrombozytäre FACS-Analyse).
- Die früher durchgeführte Blutungszeit wird nicht mehr empfohlen.

• Eine verlängerte TPZ (INR ↑, Quick-Wert ↓) findet sich bei Störungen der Faktoren II, V, VII, X (z.B. Vitamin K-Mangel, Cumarin-Therapie, Leberzirrhose, Merkhilfe: Olympia „1972“).
Verlängerung der aPTT findet sich bei Mangel an Faktoren VIII, IX, XI, XII

• Beide Teste pathologisch: Fibrinogenstörungen, Antikoagulanzien
Bei Auffälligkeiten der Globaltests immer erst präanalytische Störfaktoren ausschließen (Transportzeit ins Labor, über- oder unterfülltes Röhrchen) bzw. vor Einleitung aufwändiger Einzelanalysen Globaltest wiederholen)

• Bei Bedarf gezielte Gerinnungsfaktorenanalyse und Spezialuntersuchungen

Th.: Wichtigste Substitutionen bei Hämostasedefekten:

	Thrombozyten	**Prothrombinkomplex (F. II, VII, IX, X)**	**Fibrinogen (F. I)**	**F. VIII**	**F. IX**
Biologische Halbwertzeit in Tagen ohne evtl. Antikörper	ca. 4 Tage	II = 24 - 48 h VII = 5 h IX = 12 - 20 h X = 24 h	4 - 5 Tage	8 - 12 h	12 - 20 h
Substitution	Thrombozytenkonzentrat	P P S B = F. II + VII + IX + X	Fibrinogen-Konzentrat	F. VIII - Konzentrat	F. IX - Konzentrat

PATHOPHYSIOLOGIE DER BLUTSTILLUNG (HÄMOSTASE)

a) Primäre Blutstillung:
Vasokonstriktion + Bildung des ("weißen") Abscheidungs- oder Plättchenthrombus: Verletzung der Gefäßwand mit Kollagenfreilegung führt zur Freisetzung von ADP, welches eine Plättchenadhäsion bewirkt; hierbei ist der von-Willebrand-Faktor notwendig. Aus den Phospholipiden der Thrombozytenmembran wird Arachidonsäure abgespalten und über Endoperoxide bilden sich die beiden Gegenspieler:
- Thromboxan A2 (aus Thrombozyten): Führt zu Thrombozytenaggregation + Vasokonstriktion
- Prostazyklin (aus Endothelzellen) führt zu einer Hemmung überschießender Plättchenaggregation + Vasodilatation

Anm.: Acetylsalicylsäure verhindert die Bildung von Thromboxan A_2 (über eine Hemmung der hierbei mitwirkenden Cyclooxygenase).

b) Sekundäre Blutstillung:
Aktivierung der plasmatischen Gerinnungskaskade durch Gewebsthromboplastin („tissue factor“, extrinsische Aktivierung). Alternativ wird die sekundäre Hämostase durch Kontaktaktivierung von Faktor XII eingeleitet (intrinsische Aktivierung). Ziel ist die Stabilisierung des primären Thrombozytenthrombus durch Fibrin (durch Einschluss von Erythrozyten "roter" Thrombus).
Durch Einwirken von F. XIII (= fibrinstabilisierender Faktor) resultiert ein irreversibler Thrombus.
Akzeptiert ist das sogenannte zellbasierte Modell der Hämostase, welches davon ausgeht, dass in vivo primäre und sekundäre Hämostase parallel ablaufen und auch an der Thrombozytenoberfläche Gerinnungsfaktoren aktiviert werden.

Die Blutgerinnung verläuft in drei Stufen:

1. Bildung des Prothrombinaktivators
2. Thrombinbildung
3. Fibrinbildung

Auch die Auflösung von Fibrin = Fibrinolyse verläuft in drei Stufen:

1. Bildung von Plasminogenaktivatoren
2. Plasminbildung
3. Fibrinauflösung

Innerhalb der intakten Gefäßbahn wird ständig Fibrin in kleinsten Mengen gebildet und durch das fibrinolytische System gleichzeitig wieder aufgelöst. Beide Systeme stehen normalerweise im Gleichgewicht. Das Ausmaß der Gerinnung und Fibrinolyse wird seinerseits durch Aktivatoren und Inhibitoren innerhalb beider Systeme bestimmt.

Aktivatoren ↘ Inhibitoren ↙ Aktivatoren ↘ Inhibitoren ↙

Gerinnung ---------------------------------- Fibrinolyse

Ein intaktes Hämostasesystem (Blutgefäße, Thrombozyten, Gerinnungsfaktoren) schützt den Organismus vor Blutungen und Thrombosen.

AKTIVATOREN DES GERINNUNGSSYSTEMS

⟵ Intrinsic System ⟶	⟵ Extrinsic System ⟶	
XII -- XI -- IX -- VIII →	⟶ X ⟵ ↓ V ↓	← VII ← III (tissue factor)
Prüfung durch partielle Thromboplastinzeit (aPTT), erfasst F. II, V, VIII bis XII und Fibrinogen Normalwerte sind testabhängig. XIII = Fibrinstabilisierender Faktor ⟶	Prothrombinaktivator | Prothrombin (II) | Thrombin | Fibrinogen (I) | Lösliches Fibrin ↓ Stabiles Fibrin	Prüfung durch Thromboplastinzeit (= TPZ), erfasst F. II, V, VII, X und Fibrinogen Normalwerte sind testabhängig (Quick-Wert) bzw. INR (nur für Monitoring von Vitamin K-Antagonisten geeignet)

Die aktivierten Faktoren werden durch Hinzufügen des Buchstabens a gekennzeichnet.

Extrinsic System: (exogenes S.) Schnell ablaufende Gerinnung, die bei Gewebsverletzungen durch Gewebsthromboplastin (= „tissue factor" = F. III) aktiviert wird.

Intrinsic System: (endogenes S.) Langsam ablaufende Gerinnungskaskade, die bei Endothelläsion mit der Kontaktaktivierung der Faktoren XII und XI beginnt. Das intrinsische System verstärkt die Gerinnungskaskade. Am Ende der Gerinnungskaskade steht die Aktivierung von Prothrombin zu Thrombin. Thrombin bewirkt die Umsetzung von Fibrinogen zu Fibrin unter Abspaltung der Fibrinopeptide A und B.

Die Thromboplastinzeit wird in Quick-Prozent ausgedrückt. Beim mit Vitamin K-Antagonisten antikoagulierten Patienten ist der Quick-Wert aufgrund fehlender Standardisierung von Labor zu Labor nicht vergleichbar und wird deswegen mit der standardisierten INR (international normalized ratio) ausgedrückt:

$$INR = \left[\frac{\text{Thromboplastinzeit des Patienten}}{\text{Thromboplastinzeit einer Kontrolle}}\right]^{ISI}$$

ISI = international sensitivity index des verwendeten Thromboplastinreagenz.

Die Bestimmung der aPTT ist nicht standardisiert. Daher muss man sich nach dem Referenzbereich des jeweiligen Labors erkundigen.

INHIBITOREN DES GERINNUNGSSYSTEMS

A. Physiologische Inhibitoren der Gerinnung:

- **Antithrombin** (Syn.: AT III): AT ist der wichtigste Inhibitor der Gerinnung. AT komplexiert mit mehreren Gerinnungsfaktoren, insbesondere Thrombin und Faktor Xa und verhindert durch Bildung eines Thrombin-Antithrombin-Komplexes (TAT) eine überschießende Thrombinaktivierung.

Bei Antithrombin-Mangel besteht ein erhöhtes Thromboserisiko (Thrombophilie). Bei Thrombosegefährdung durch angeborenen AT-Mangel kann AT substituiert werden. Beim erworbenen AT-Mangel erfolgt die Substitution je nach klinischer Gesamtsituation.

Urs: eines AT-Mangels:

1) Angeboren; 2 Typen: AT-Mangel oder abnormes AT-Molekül; Vo.: 0,5 ‰ der Bevölkerung; autosomal-dominanter Erbgang.
2) Erworben:
   - Verminderte Synthese (Leberzirrhose, Asparaginase)
   - Erhöhter Verbrauch (Verbrauchskoagulopathie, Sepsis, Heparintherapie)
   - Erhöhter Verlust (nephrotisches Syndrom, exsudative Enteropathie)

▶ **Protein C und S** sind Vitamin K-abhängige Inhibitoren des Gerinnungssystems.
Wi.: Protein C wird durch Thrombin zu aktiviertem Protein C (APC) umgewandelt. APC inaktiviert die Faktoren Va und VIIIa. Außerdem fördert APC die Freisetzung von Gewebe-Plasminogen-Aktivator (t-PA). Die Wirkungen von Protein C werden durch Komplexbildung mit Protein S verstärkt.
Ein Mangel an Protein C und/oder Protein S führt zu erhöhtem Thromboserisiko (→ Thrombophilie).

Urs. eines Protein C- oder S-Mangels:

1. Angeboren homozygot 1 : 600.000, heterozygot 1 : 250
2. Erworben: z.B. Therapie mit Vitamin K-Antagonisten (Cumarine); Leberzirrhose, autoimmunologisch (z.B. SLE), bei schweren Infektionen u.a.

Anm: Bezüglich weiterer Ursachen einer erhöhten Thromboseneigung: Siehe „Thrombophilie".

▶ Tissue factor pathway inhibitor (TFPI)

B. Pharmakologische Inhibitoren der Gerinnung: Siehe Kapitel Thromboembolieprophylaxe

AKTIVATOREN DES FIBRINOLYTISCHEN SYSTEMS (FIBRINOLYTIKA)

- rtPA = recombinant tissue-type plasminogen activator = rekombinanter Gewebe-Plasminogen-Aktivator = Alteplase: Aktiviert vorwiegend an Fibrin gebundenes Plasminogen und führt daher zu einer vorwiegend lokalen Fibrinolyse.
- Gentechnologisch veränderte tPA-Präparate mit längerer Halbwertzeit:
  - rPA = Reteplase
  - TNK-tPA = Tenecteplase
- Urokinase: urinary-type plasminogen activator = im Urin in hoher Konzentration vorhanden

	rtPA Alteplase	**Tenec-teplase**	**rPA Reteplase**	**Urokinase**
T50	6 min	20 min	15 min	20 min

Anm.: Streptokinase nicht aufgeführt, da kaum noch eingesetzt.

INHIBITOREN DES FIBRINOLYTISCHEN SYSTEMS (ANTIFIBRINOLYTIKA)

▶ Physiologische Substanzen: Alpha2-Antiplasmin und Plasminogen-Aktivator-Inhibitor (PAI)

▶ Therapeutische Substanzen: Tranexamsäure (AMCHA), p-Aminomethylbenzoesäure (PAMBA)

Ind: Primäre Hyperfibrinolysen (z.B. bei bösartigen Tumorerkrankungen), Antidot bei Blutungen unter Therapie mit Fibrinolytika, supportiv bei elektiven invasiven Eingriffen und Blutungen bei angeborenen hämorrhagischen Gerinnungsstörungen (Hämophilie, von Willebrand-Erkrankung, Thrombozytopathien)

KI: Niereninsuffizienz, Schwangerschaft, Thromboseneigung, disseminierte intravasale Gerinnung (DIC)

EINTEILUNG DER KOAGULOPATHIEN [D68.9]

A) Defektkoagulopathien

- Angeboren: von-Willebrand-Erkrankung (am häufigsten) und Hämophilie (seltener) machen 95 % aller angeborenen Koagulopathien aus.
  Sehr selten sind Mangelzustände anderer Gerinnungsfaktoren. Ein Faktor XII-Mangel verursacht keine hämorrhagische oder thrombophile Diathese.
- Erworben: Die Mehrzahl aller Faktoren des Gerinnungs- und Fibrinolysesystems werden in der Leber gebildet, wobei die Synthese folgender Faktoren Vitamin K-abhängig ist:
  - Faktor II, VII, IX und X (sog. Prothrombinkomplex)
  - Protein C und Protein S

  Vitamin K ist ein mit der Nahrung zugeführtes (K_1) oder von der Darmflora gebildetes (K_2) fettlösliches Vitamin.

Ursachen für eine Verminderung der Vitamin K-abhängigen Gerinnungsfaktoren:

1. Synthesestörung der Leber: Leberschaden
2. Vitamin K-Mangel:[E56.1]
   - Malabsorptionssyndrom
   - Vollgestillte Neugeborene und Säuglinge ohne Vitamin K-Prophylaxe
   - Gestörte Darmflora durch Antibiotika
   - Verschlussikterus mit gestörter Fettresorption infolge Gallemangel
3. Therapie oder Intoxikation mit Vitamin K-Antagonisten (Cumarine, z.B. Phenprocoumon)
   Bei Vitamin K-Mangel bildet die Leber funktionsuntüchtige Vorstufen der Gerinnungsfaktoren, bei denen die γ-Karboxylierung der Glutamylseitenketten fehlt.

B) Immunkoagulopathien

- Alloantikörperbildung gegen F. VIII oder IX als Folge einer Substitution dieser Faktoren bei Patienten mit Hämophilie (Hemmkörperhämophilie)
- Autoantikörper gegen Gerinnungsfaktoren bei immunologischen Erkrankungen (z.B. SLE) oder idiopathisch als erworbene Hemmkörperhämophilie

C) Verbrauchskoagulopathien

D) Hyperfibrinolyse

- Lokale Hyperfibrinolyse: bei Operationen an Plasminogenaktivator-reichen Organen, wie Uterus, Lunge, Prostata
- Systemische Hyperfibrinolyse:
  · Durch genetischen α_2-Antiplasminmangel
  · Als Folge einer fibrinolytischen Therapie: Urokinase
  · Reaktive Hyperfibrinolyse bei disseminierter intravasaler Gerinnung (DIC)

HÄMOPHILIE (BLUTERKRANKHEIT) [D66]

Hämophilie A [D66]: 85 % d.F.
Hämophilie B [D67]: 15 % d.F.

Ep.: Prävalenz der Hämophilie A 1 : 10.000 Männer, der Hämophilie B 1 : 30.000

Ät.: ▶ Hämophilie A (schwerste Form): Mutationsvarianten in Xq28
Pathophysiologisch können 2 Typen unterschieden werden:
1. Hämophilie A^-: Fehlen von F. VIII (95 % d.F.)
2. Hämophilie A^+: Inaktivität von F. VIII (5 % d.F.)

▶ Hämophilie B: Mutation in Xq27.1-q27.2
Fehlen oder Inaktivität von F. IX = Christmas-Faktor

PPh: Faktor VIII wird in der Leber und im retikuloendothelialen System gebildet. Im Blut ist Faktor VIII an sein Trägerprotein, den von Willebrand-Faktor gebunden und dadurch vor proteolytischem Abbau geschützt. Der aktivierte Faktor VIIIa beschleunigt die Aktivierung von Faktor X zu Faktor Xa.

Genetik der Hämophilie A: Das Faktor VIII Gen ist auf dem X-Chromosom kodiert. Keine einheitliche Mutationsvariante: > 2.000 unterschiedliche Mutationen, meist Punktmutationen. Bei Patienten mit schwerer Hämophilie A findet sich in 40 % eine Intron 22-Inversion.
60 % d.F. werden X-chromosomal-rezessiv vererbt (positive Familienanamnese), 40 % d.F. sind sporadische Erkrankungen infolge Spontanmutationen am X-Chromosom.

Da die Bildung des F. VIII von Genen im X-Chromosom gesteuert wird, müsste die Frau theoretisch die doppelte Aktivität an F. VIII haben (XX), man findet aber wie beim gesunden Mann nur ca. 100 %, da ein X-Chromosom (nach der Lyon-Hypothese) während der Embryonalentwicklung inaktiviert wird.

- Alle Töchter eines Bluters sind Konduktorinnen (denn sie erhalten vom Vater das kranke X-Chromosom).
- Alle Söhne eines Bluters mit einer genetisch gesunden Frau sind gesund (denn sie erhalten das gesunde X-Chromosom der Mutter).
- Eine Konduktorin gibt ihr krankes X-Chromosom mit 50 % Wahrscheinlichkeit an die Kinder weiter.

Konduktorinnen für eine schwere und mittelschwere Hämophilie weisen bei verminderter F. VIII-Aktivität oft eine leichte Blutungsneigung auf (z.B. verstärkte Blutungen während der Menstruation und perioperativ)

Anm.: Beim Auftreten einer manifesten Hämophilie beim weiblichen Geschlecht bestehen folgende sehr seltene Differenzialdiagnosen:
1. Homozygote oder compound heterozygote Anlageträgerin für Hämophilie A oder B (echte Bluterin): Mädchen aus der Verbindung einer Konduktorin mit einem Hämophiliekranken
2. Patientin mit einem chromosomal männlichen Geschlecht und weiblichen Phänotyp
3. Frau mit Hemmkörpern gegen Gerinnungsfaktoren, z.B. nach Schwangerschaft
4. von Willebrand-Erkrankung Typ 2 N (herabgesetzte Bindungsfähigkeit des Willebrand-Faktors für Faktor VIII)

KL.:
- Nabelschnurblutungen, Hirnblutung und ausgeprägte Kephalhämatome beim Neugeborenen
- Deutliche Hämatomneigung mit zunehmender Mobilität Ende des 1. Lebensjahres
- Muskelblutungen (auch bei i.m.-Injektionen)
- Gelenkblutungen mit Arthropathie (besonders Knie-, Ellenbogen- und Sprunggelenke)

Das Ausmaß der Faktorenverminderung von Faktor VIII bestimmt die klinische Symptomatik. Bei leichten Hämophilien evtl. nur Nachblutungen nach invasiven Eingriffen (z.B. Zahnextraktion und Operation)

Schweregrade der Hämophilie A und B anhand der Faktor-Restaktivität:

Bezeichnung	F VIII Aktivität in %	Klinik
Normal	> 60	
Subhämophilie	16 - 50	Meist symptomfrei
Leichte Hämophilie	6 - 15	Hämatome nach deutlichem Trauma Nachbluten bei invasiven Eingriffen
Mittelschwere Hämophilie	1 - 5	Hämatome bereits nach leichtem Trauma
Schwere Hämophilie	< 1	Spontane Blutungen und Blutungen bei Bagatelltraumata

DD:
- von-Willebrand-Erkrankung
- Blutungen durch hereditären Mangel anderer Gerinnungsfaktoren

Di.:
1. Positive Familienanamnese (2/3 d.F.)
2. Blutungstyp (siehe oben)
3. Lab: Leitbefund ist die verlängerte aPTT bei normalem Quick-Wert. Ausschluss einer Willebrand-Erkrankung
   Zur Differenzierung zwischen Hämophilie A und B: Bestimmung der F. VIII- und IX-Aktivität

Th.: Behandlung in Hämophilie-Zentren! Ausstellung eines Patientenausweises
- Prophylaxe von Blutungen, bes. der Gelenke mit der Spätfolge einer hämophilen Arthropathie. Vermeidung von Sportarten mit hohem Unfallrisiko und Tätigkeiten mit erhöhter Verletzungsgefahr.
- Vermeiden der Gabe von ASS/NSAR oder anderen Thrombozytenaggregationshemmern
- Keine i.m.-Injektionen
- Sorgfältige lokale Blutstillung (sorgfältige Nähte, Kompression, Fibrinkleber, Antifibrinolytika lokal oder systemisch)
- Substitution von Gerinnungsfaktoren: (siehe Leitlinien, z.B. der Gesellschaft für Thrombose- und Hämostaseforschung - GTH oder der World Federation of Hemophilia - WFH)
  Zur Verfügung stehen rekombinante und hochgereinigte/virusinaktivierte sowie Faktorenpräparate: (Präparate siehe Rote Liste und Deutsche Hämophiliegesellschaft *www.dhg.de*)
  1. Substitution bei Bedarf bei leichter Hämophilie
  2. Dauerbehandlung (prophylaktische Therapie) bei schwerer und mittelschwerer Hämophilie

Dos:
- Bei lebensbedrohlichen Blutungen (Körperhöhle, intrakraniell, intrathorakal, gastrointestinal) sowie Frakturen, großen Operationen ist bei der Substitutionstherapie ein Faktorenspiegel von > 50 % erforderlich: Gabe von 50 - 80 E/kg KG Faktor VIII bzw. IX-Konzentrat. Das Ziel ist die Blutstillung und die Normalisierung der Faktoraktivität. Dosierungsanpassung im Verlauf entsprechend der Faktorenkonzentration.
- Bei Gelenk- und Muskelblutungen ist bei der Substitutionstherapie ein Faktorenspiegel von ≥ 30 % erforderlich.
- Perioperativ sollte - je nach Ausmaß der Operation - eine prophylaktische Anhebung des Faktorenspiegels erfolgen (Erstellung eines Substitutionsplans im Hämophiliezentrum).
- Bei Dauerbehandlung ist die Dosierung mit dem verantwortlichen Therapeuten abzustimmen.

Merkregel für die Dosierung eines Konzentrats von Gerinnungsfaktoren:
1 IE Faktorenkonzentrat/kg KG entspricht dem Faktorengehalt von 1 ml Plasmapool und erhöht den Faktorenspiegel um 1 - 2 %.
Faustformel: Dosis (IE) = KG (kg) x angestrebter F. VIII bzw. IX-Anstieg (IE/ml)

Der Substitutionserfolg ist durch Einzelfaktorenanalyse vor und nach Faktorapplikation zu kontrollieren. Entsprechend der Halbwertszeit der Gerinnungsfaktoren hat die Faktor VIII-Substitution alle 8 - 12 und von Faktor IX aller 12 - 16 Stunden zu erfolgen.

- Desmopressin = DDAVP: Nur bei leichter und Sub-Hämophilie A genügt bei erhöhtem Blutungsrisiko oft die Gabe des Vasopressin (ADH-) Analogons DDAVP; dies bewirkt die Freisetzung der im Endothel gespeicherten Faktoren VIII und vWF, deren Aktivität sich innerhalb von 1 - 2 h auf etwa das 2fache des Ausgangswertes erhöht. DDAVP kann aber nur wenige Tage im 12 Stundenintervall gegeben werden, weil es nach 3 - 5 Applikationen zur Erschöpfung der gespeicherten Faktoren kommt (Tachyphylaxie).
  NW: Wasserintoxikation mit Elektrolytstörungen (nicht bei Kindern < 3 Jahren einsetzen!), Krampfanfälle; weitere KI laut Fachinformation beachten
  Dos: Anwendung i.v. (Minirin parenteral®) oder als Nasenspray für die Heimbehandlung (Octostim®).

Therapieprobleme: Hemmkörperhämophilie [D68.38]

Def: Induktion von Allo-Ak vom Typ IgG gegen den substitutierten allogenen F. VIII (selten F. IX)

Vo.: Bei Hämophilie A bis 15 %, meist bei schwerer Hämophilie. Das Risiko ist beim Mutationstyp mit großen Deletionen mehrerer Domänen am höchsten.

DD: Sehr selten (1 : 1 Mio. Personen/J.) ist eine erworbene Hemmkörperhämophilie mit Auto-Ak-Bildung gegen F. VIII bei Autoimmunerkrankungen, nach Schwangerschaft, bei Malignomen, Gammopathie oder idiopathisch ohne vorbestehende Hämophilie. Dabei kann es zu lebensbedrohlichen Blutungen kommen.

Di.:
- Klinik (verzögerte oder ausbleibende Blutstillung trotz Substitution von F. VIII)
- Positiver Plasmatauschversuch (keine Normalisierung der aPTT nach 1:1-Mischung mit Normalplasma als Hinweis auf einen Inhibitor)
- Bestimmung des Inhibitor-Titers in Bethesda-Einheiten. Eine Bethesda-Einheit ist definiert als diejenige Aktivität des Inhibitors, die zu einer 50 %igen Inaktivierung von F. VIII führt.

Th.: Nur in Hämophilie-Zentren:
Da der Hemmkörper die Wirkung des substituierten Faktor VIII neutralisiert, müssen bei akuten Blutungen Faktorenkonzentrate gegeben werden, die eine Thrombinbildung ohne Faktor VIII ermöglichen z.B.:
- Rekombinanter Faktor VIIa (NovoSeven®)
- FEIBA® (Factor Eight inhibitor Bypassing Activity)
- Rekombinanter Faktor VIII vom Schwein F. VIII (Susoctocog alfa = Obizur®)

Bei hochtitrigen Alloantikörpern soll eine kausale Therapie des Hemmkörpers durch die Erzeugung einer Immuntoleranz mittels hochdosierter Faktorgabe (Immuntoleranztherapie, bei Hemmkörperhämophilie B in Kombination mit einer immunmodulierenden Therapie) erfolgen. Bei Autoantikörpern ist zur Eradikation des Antikörpers eine immunsuppressive Therapie (z.B. Prednisolon, Cyclophosphamid, Rituximab) indiziert.

Infektionsrisiko:
Früher wurden viele Hämophiliepatienten durch F. VIII-Präparate und Bluttransfusionen infiziert mit HBV, HCV und HIV. Das Risiko einer Übertragung pathogener Viren (z.B. HIV, HSV, EBV, CMV, HBV, HCV) soll bei hochgereinigten und virusinaktivierten Faktorenkonzentraten nicht bestehen und ist bei Verwendung rekombinanter Faktorenpräparate ausgeschlossen. Alle Patienten gegen Hepatitis B impfen.

Genetische Beratung: Alle Patienten mit hereditärer hämorrhagischer Diathese werden genetisch beraten + Familienuntersuchung.

VON-WILLEBRAND-JÜRGENS-SYNDROM (vWS) [D68.09]

Internetinfos: *www.netzwerk-vws.de*

Ep.: Prävalenz asymptomatischer Fälle 1 %, symptomatischer Fälle 0,1 ‰ und damit häufigste angeborene Hämostasestörung. Die Patienten neigen weniger zu spontanen Blutungen als bei Hämophilie.

Ät.: 1. Angeboren [D68.00]:
- vWS Typ 1 (80 %) quantitativer Defekt: vWF und F. VIII-Aktivität auf 25 - 50 % vermindert; Vererbung: AD
- vWS Typ 2 qualitative Defekte:
  - 2A (12 %): Große und mittlere Multimere fehlen; Vererbung: AD
  - 2B (5 %): Große Multimere fehlen; Vererbung: AD oder AR
    Im Gegensatz zum Typ 2A zeigt beim Typ 2B der defekte vWF eine erhöhte Affinität zum Plättchenglykoproteinrezeptor Ib (GPIb), was zur Thrombozytopenie führen kann.
  - 2M (1 %): Kein Fehlen der großen Multimere, aber verminderte Interaktion mit Thrombozyten, Vererbung AD
  - 2N (1 %): verminderte Bindungsaffinität zum Faktor VIII
- vWS Typ 3 (1 %): Schweres vWS: Praktisch vollständiges Fehlen des vWF, F. VIII ist stark vermindert; Vererbung AR

Anm.: AD = autosomal dominant; AR = autosomal rezessiv

2. Erworben [D68.01]: Im Rahmen anderer Grundkrankheiten, z.B. monoklonale Gammopathie, maligne Lymphome, myeloproliferative Erkrankungen, autoimmunologische Erkrankungen, Valproinsäure-Therapie, Herzfehler (z.B. Aortenstenose) mit turbulenter Strömung (Heyde-Syndrom)

Pg.: Der von Willebrand-Faktor hat mit seinen Funktionen eine Schlüsselstellung im Hämostasesystem:
- Bei der primären Hämostase vermittelt der vWF die Adhäsion aktivierter Thrombozyten an das Subendothel.
- Sekundäre Hämostase: Der vWF bildet mit dem Faktor VIII einen Komplex und verzögert so dessen Abbau im Plasma. In Abwesenheit des vWF ist die Halbwertzeit des Faktor VIII im Plasma drastisch verkürzt.

Das von Willebrand-Faktor-Antigen wird in den Endothelzellen der Gefäße und in den Megakaryozyten des Knochenmarks synthetisiert und nach einer Aktivierung des Gerinnungssystems aus Endothelzellen und Thrombozyten freigesetzt. Im Plasma liegt das Molekül als multimere Struktur (sog. „vWF-Multimere") vor. Diese langkettigen Proteine werden in den zytoplasmatischen sog. „Weibel-Palade-Bodies" gespeichert. Nach Freisetzung ins Plasma werden die Multimere durch spezielle Proteasen in unterschiedlich große vWF-Multimere gespalten. Diese verschieden großen Multimere können elektrophoretisch aufgetrennt und visualisiert werden („Multimeranalyse").

Kl.: Die Mehrzahl der Patienten hat keine oder nur diskrete Blutungssymptome
Typischer Blutungstyp der primären Hämostasestörungen: Schleimhaut-/Nasen-, gastrointestinale und perioperative Blutungen, verstärkte Menstruationsblutung, bei einigen Formen, wie z.B. beim Typ 3 zusätzlich hämophiler Blutungstyp

Di.: Klinik und ggf. positive Familienanamnese
Nutzung eines Fragebogens zur Gerinnungsanamnese (*www.netzwerk-von-willebrand.de*): Da viele Betroffene von ihrer Erkrankung nichts wissen, resultieren bei Operationen unerwartet immer wieder gefährliche Blutungen. Um dies zu vermeiden, sollten vorher Fragebogen genutzt werden, um die Risikopatienten zu erkennen!

Laborleitbefunde: abhängig vom Typ der Willebrand-Erkrankung: Pathologische Befunde für von Willebrand-Faktor-Antigen (vWF:Ag), von Willebrand Faktor Collagenbindung (vWF:CB) und von Willebrand Faktor-Aktivität (vWF:GPIbR), F. VIII-Aktivität, von Willebrand-Faktor Multimeranalyse, Ristocetin-induzierte Plättchenaggregation (RIPA)

Beachte: Der von Willebrand Faktor ist ein Akutphaseprotein - möglichst keine Bestimmung bei Infekt. Bei Blutgruppe 0 werden niedrigere Werte beobachtet. Fakultativ verlängerte aPTT.
Die genaue Diagnostik der von-Willebrand-Erkrankung ist komplex und sollte in einem hämostaseologischen Zentrum erfolgen.

Gendiagnostik/Mutationsanalyse nicht regelhaft, sondern nur bei speziellen Fragestellungen bzw. phänotypisch unklaren Befunden.

Merke: Die Diagnose eines von Willebrand Syndroms erfordert immer die Bestimmung des von Willebrand-Subtyps, da dies Konsequenzen für die Behandlung hat!

Th.: Sorgfältige lokale Blutstillung; ASS u.a. Thrombozytenaggregationshemmer sind verboten! Bei leichten Blutungen genügt die Gabe von Desmopressin = DDAVP (z.B. Minirin parenteral® als Kurzinfusion; Octostim® als Nasenspray), welches die Freisetzung des vWF aus den Weibel-Palade-Bodies stimuliert. Durch Gabe von DDAVP erfolgt ein Anstieg von Faktor VIII und vWF auf das 2fache,

30 - 60 Min. nach der Medikamentengabe. Für die Wiederholung der DDAVP-Gabe wird ein Zeitintervall von mindestens 12 Stunden empfohlen. Nachlassende Wirkung (Tachyphylaxie) nach 3 - 5 Applikationen. Desmopressin ist kontraindiziert bei Typ 2B und Typ 3.
Bei größeren Blutungen und zur Prophylaxe vor größeren Eingriffen Substitution mit virusinaktiviertem F. VIII/vWF-Konzentrat oder vWF-Konzentrat (vor Op. Beratung in Zentren).

DISSEMINIERTE INTRAVASALE GERINNUNG (COAGULATION) = DIC UND VERBRAUCHSKOAGULOPATHIE [D65.1]

Def: Ausgelöst durch verschiedene Grundkrankheiten kann es zu einer intravasalen Aktivierung des Gerinnungssystems kommen mit Bildung disseminierter Mikrothromben in der Endstrombahn (DIC). Durch den hierbei stattfindenden Verbrauch von Gerinnungsfaktoren und Thrombozyten kann es zu einer hämorrhagischen Diathese kommen (Verbrauchskoagulopathie).
In der Regel kommt es zu einer sekundären Hyperfibrinolyse (mit zusätzlicher Inaktivierung von Fibrinogen und anderen Gerinnungsfaktoren).

PPh:

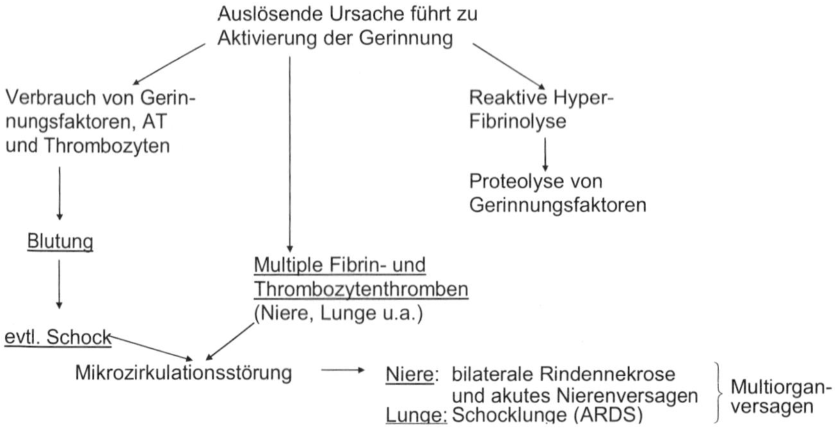

Ät.: 1. Einschwemmung von Prothrombinaktivatoren in die Blutbahn:
- Geburtshilfliche Komplikationen (Fruchtwasserembolie, vorzeitige Plazentalösung, verhaltener Abort, septischer Abort, NaCl-induzierter Abort u.a.)
- Operationen an thrombokinasereichen Organen (bes. Lunge, Pankreas, Prostata)

  Merke: 4-P-Regel der aktivatorreichen Organe: Pulmo, Pankreas, Prostata, Plazenta
- Manifeste Hämolysen (Fehltransfusionen, hämolytische Krisen)
- Schlangengifte
- Zerfallende Tumoren, akute Promyelozytenleukämie

2. Indirekte Aktivierung der Gerinnung über Mediatoren (z.B. Bakterientoxine):
Tierexperimentell führt die i.v.-Injektion von Endotoxin gramnegativer Bakterien innerhalb 24 h zu einer Verbrauchskoagulopathie (generalisiertes Sanarelli-Shwartzman-Phänomen). Pathogenetisch ähnliche Krankheitsbilder sind:
- Sepsis (bevorzugt durch gramnegative Bakterien); Sonderfall:
- Waterhouse-Friderichsen-Syndrom [A39.1+E35.1*] = fulminante Meningokokkensepsis mit DIC/Verbrauchskoagulopathie mit Haut-/Schleimhautpurpura und Blutungen, Schock, Nackensteifigkeit - unbehandelt rasch letal endend!
- Purpura fulminans:
  Akut nach Infekten auftretende Mikrothrombosierung von Hautgefäßen: Symmetrische großflächige Hautblutungen mit zentraler Nekrose und DIC.

3. Kontaktaktivierung des endogenen Gerinnungssystems:
- Durch körperfremde Oberflächen (extrakorporaler Kreislauf)
- Durch Störung der Mikrozirkulation im Schock (beim Schock kommt noch hinzu, dass die "clearance function" des RES für gerinnungsaktive Substanzen vermindert ist).

  Beachte: Jeder schwere Schock kann zu einer DIC, jede akute DIC kann zum Schock führen!

- Kasabach-Merritt-Syndrom: Verbrauchskoagulopathie mit Thrombozytopenie bei ausgedehnten Blutgefäßfehlbildungen (z.B. kaposiformes Hämangioendotheliom)

Verlauf der DIC:

A) Akute DIC
B) Chronische DIC (z.B. bei Malignomen)

Anm: Die bei Tumoren zu beobachtende chronische DIC kann sowohl zu Thrombosen (Stadium der Hyperkoagulabilität) wie auch zu Blutungen führen (dekompensierter Faktorenverbrauch).

KL.: 1. Anamnese/Klinik der zur DIC prädisponierenden Erkrankung
2. Hämorrhagische Diathese mit oder ohne Blutungssymptomen

Ko.: Multiorganversagen mit ARDS, akutem Nierenversagen, zerebraler Dysfunktion (Verwirrtheit bis Koma), Schock, hämorrhagische Hautnekrosen, Leberversagen u.a.

DD: Differentialdiagnostisch abzugrenzen von der DIC ist die primäre Hyperfibrinolyse (z.B. bei Leberinsuffizienz oder Prostatakarzinom). Im Gegensatz zur DIC fehlen Fibrinmonomere und es findet sich eine normale Thrombozytenzahl.

Di.: 1. Bei entsprechenden Grundkrankheiten, die mit DIC einhergehen können, dran denken und kontrollierende gerinnungsanalytische Untersuchungen durchführen.
2. Meist lässt sich die DIC nicht mit einer einzelnen Untersuchung diagnostizieren, sondern durch die Veränderungen mehrerer Gerinnungsparameter im Verlauf.
3. Typische Laborveränderungen bei akuter manifester DIC:
- Thrombozytopenie (empfindlichster Parameter!)
- Fibrinogen und AT ↓

Beachte: Fibrinogen ist normalerweise in der Schwangerschaft, bei Infektionen und Tumoren erhöht (→ hohe BSG), sodass bereits Normalwerte pathologisch sein können!

- Nachweis von Fibrinmonomeren als Marker mit der höchsten Sensitivität. Unter dem Einfluss von Thrombin wird Fibrinogen durch Abspaltung der Fibrinopeptide A (FPA) in Fibrinmonomere überführt.
- Nachweis von Fibrin-Fibrinogen-Spaltprodukten: D-Dimer, bei sekundärer Hyperfibrinolyse
- Quick-Wert ↓, aPTT ↑

3. DIC-Score ≥ 5

Parameter	Punkte	Parameter	Punkte
Thrombozytenzahl (µl/l)		Fibrinogen (mg/dl)	
< 50.000	2	< 100	1
< 100.000	1	> 100	0
> 100.000	0		
Quick-Wert (%)		D-Dimer (µg/ml)	
< 50	2	> 5	2
< 70	1	> 2	1
> 70	0	< 2	0

Th.: Leitlinie der ISTH (International Society of Thrombosis and Hemostasis) 2013:

A) Kausale Behandlung der auslösenden Grundkrankheit (am wichtigsten!)
B) Symptomatische Behandlung: Da es an Studien mangelt, fehlt es an Evidenz.
- Gabe von Thrombozyten nur bei Blutungen und Thrombozyten < 50.000/µl
- Bei Quickabfall und Blutungszeichen Gabe von FFP (auch Einzelfaktoren sind möglich, allerdings FFP vorteilhafter, da es unterschiedliche Faktoren beinhaltet, auch Fibrinogen)
Anm.: Heparingabe wird kontrovers diskutiert, da massive Blutungen unter Heparin beschrieben sind. Empfehlung: In der Anfangsphase möglich, aber fehlende Evidenz. Im Vollbild der DIC ist Heparin kontraindiziert, da Blutungsgefahr.

C) Behandlung von Komplikationen:
z.B. bei akutem Nierenversagen: Dialyse, Therapie eines ARDS (siehe dort)

Prg: Abhängig von
1. auslösender Grundkrankheit, Begleiterkrankungen, frühzeitiger Therapie
2. Überwinden von Komplikationen (hämorrhagischer Schock, Nierenversagen)

Pro: Bei allen Erkrankungen, die das Risiko einer DIC beinhalten (siehe oben), wird eine prophylaktische Heparingabe empfohlen, aber auch hier fehlt die Evidenz!

THROMBOZYTOPENIEN [D69.61]

PPh: Normale Lebensdauer der zirkulierenden Thrombozyten: 9 - 10 Tage, biologische Halbwertzeit bei Abwesenheit von Antikörpern: ca. 4 Tage. Die Thrombozytopoese kann bei Gesunden im Bedarfsfall bis zum 5fachen der Norm gesteigert werden. 2/3 der Thrombozyten zirkulieren im Blut, 1/3 wird reversibel in der Milz gespeichert und kann bei Bedarf dem Kreislauf zur Verfügung gestellt werden.

Ät.: I. **Thrombozytopenien durch Bildungsstörung im Knochenmark:**

1. Verminderte Thrombozytopoese = Aplastische Störung
   Knochenmark: Megakaryozytenzahl vermindert
   Urs: a) Kongenital: z.B. Fanconi-Anämie; selten hereditäre Thrombozytopenien
   b) Erworben:
   - Knochenmarkschädigung
     - Medikamente (z.B. Zytostatika und Immunsuppressiva)[D69.58]
     - Chemikalien (z.B. Benzol)
     - Strahlen
     - Infektionen (z.B. HIV, HCV, EBV)
     - Autoantikörper gegen Megakaryozyten (bei manchen Fällen von Immunthrombozytopenie)
   - Knochenmarkinfiltration bzw. -störung: Leukämien, MDS, primäre Myelofibrose, Karzinome, maligne Lymphome
2. Reifungsstörung der Megakaryozyten
   Knochenmark: Megakaryozyten normal oder erhöht, ineffektive Thrombo-, Erythro- und Granulopoese mit Megaloblasten, Riesenstäben u.a.
   Urs: Mangel an Vitamin B_{12} oder Folsäure (Einzelheiten siehe Kap. Megaloblastäre Anämien) oder MD (Einzelheiten siehe Kap. MDS)

II. **Thrombozytopenien durch gesteigerten peripheren Umsatz:**

Knochenmark: Megakaryozytenzahl vermehrt
Eine Thrombozytopenie wird hierbei manifest, wenn der erhöhte periphere Plättchenverbrauch durch eine gesteigerte Thrombozytenbildung nicht mehr kompensiert werden kann. Die Thrombozytenhalbwertzeit kann dabei auf wenige Stunden vermindert sein und die Plättchenumsatzrate bis zum 5fachen der Norm ansteigen.

II. A) **Immunthrombozytopenien (ITP):** [D69.58]

1. Keine Grundkrankheit bekannt	Primäre (idiopathische) ITP (M. Werlhof, siehe dort)
2. Grundkrankheit bekannt	Sekundäre ITP, z.B. bei: - Lymphomen - Autoimmunkrankheiten, z.B. SLE
3. Durch Medikamente ausgelöst	- Durch Autoantikörper (nach Fludarabin, selten bei Procainamid und nach Trimethoprim/Sulfamethoxazol) - Durch medikamentenassoziierte Antikörper: Haptentyp, Immunkomplextyp - HIT II durch Heparin (siehe dort)
4. Durch Alloantikörper	Siehe unten

Zu 4. Durch Alloantikörper gegen Thrombozyten:

- Posttransfusionsthrombozytopenie [D69.58] = Posttransfusionspurpura (PTP):
  Vo.: Rel. selten, meist sind Frauen > 50 J. betroffen. In 85 % d.F. Folge einer vorausgegangen Sensibilisierung (Transfusionen, Schwangerschaft) gegen das Plättchen-Antigen 1 = Human Platelet Antigen 1 (HPA 1). In 15 % d.F. sind andere Antigene betroffen wie HPA-1b, -3a und -3b (sie liegen alle auf dem Glykoprotein IIb/IIIa). Das Besondere an der PTP ist, dass auch die eigenen Thrombozyten, die das relevante Antigen nicht tragen, in Mitleidenschaft gezogen werden. Auch transfundierte Fremdthrombozyten werden unabhängig vom HPA-Typ zerstört, es treten häufig febrile nicht-hämolytische Transfusionsreaktionen auf.
- Passive Alloimmunthrombozytopenie: Selten nach Transfusion von HPA-Ak-haltigem Plasma. Im Gegensatz zur PTP kommt es unmittelbar nach der Transfusion zur Ausbildung einer Thrombozytopenie, die sich im Laufe einer Woche zurückbildet. Donoren sind i.d.R. Frauen mit Schwangerschaften in der Anamnese. Die Ak-Spezifitäten sind identisch mit denen bei NAIT.
- Neonatale Alloimmunthrombozytopenie (NAIT):
  Urs: 0,2 % aller Neugeborenen; feto-maternale Inkompatibilität thrombozytärer Antigene In der kaukasischen Bevölkerung werden ca. 85 % der NAIT-Fälle durch HPA 1a-Ak hervorgerufen (die Mutter ist HPA-1b homozygot), an zweiter Stelle folgen AK gegen HPA-5b, die anderen Antigene sind selten betroffen.

Intrakranielle Blutungen treten in 20 - 30 % aller Fälle auf, dabei zur Hälfte bereits intrauterin.
Di.: Nachweis thrombozytärer IgG-Ak im Serum der Mutter (Einzelheiten siehe Pädiatriebücher)

II. B) Thrombozytopenien anderer Genese:

- Gestationsthrombozytopenie: Mit bis zu 8 % aller Schwangeren die häufigste Ursache einer Thrombozytenverminderung in der Schwangerschaft.
  Urs: Hämodilution und erhöhter Thrombozytenumsatz. In 90 % d.F. Thrombozyten > 100.000/µl.
  Asymptomatisch, keine Therapie erforderlich. Verschwindet ca. 2 Monate post partum.
- HELLP-Syndrom, DIC
- Hypersplenismus (Pooling der Blutzellen in einer vergrößerten Milz)
- Künstliche Herzklappen (mechanische Schädigung)
- Extrakorporale Zirkulation (Oberflächenkontakt)
- Thrombotische Mikroangiopathie (TMA): Siehe dort

III. Kombinierte Bildungs- und Abbaustörungen:
z.B. bei alkoholtoxischer Leberzirrhose mit gesteigerter lienaler Plättchensequestration + verminderter Plättchenbildung im Knochenmark

KL.: Reine thrombozytopenisch (oder vaskulär) bedingte Hämostasestörungen zeigen einen petechialen Blutungstyp.

Lab: Thrombozytenzahl < 150.000/µl.

Merke: In der Regel besteht keine Blutungsgefahr, solange die Zahl funktionstüchtiger Thrombozyten ≥ 30.000/µl liegt und die plasmatische Gerinnung und Gefäßfunktion intakt sind.

DD: Pseudothrombozytopenien:

1. Aggregat- bzw. Agglutinatbildung
   a) Bedingt durch die Technik der Blutentnahme
   b) Durch EDTA-abhängige Agglutinine
   c) Durch Kälteagglutinine
2. Satelliten- (Rosetten-)Bildung zwischen Leukozyten und Thrombozyten
3. Vorhandensein von Riesenplättchen
   a) Auf hereditärer Basis
   b) Erworben bei Immunthrombozytopenien, Kortisonbehandlung, myeloproliferativen oder myelodysplastischen Syndromen

Merke: Sind die Thrombozytenzahlen bei der routinemäßigen Bestimmung in EDTA-Blut extrem niedrig, ohne dass Symptome einer hämorrhagischen Diathese vorliegen, kann eine EDTA-induzierte Pseudothrombozytopenie vorliegen. Diagnose: Normale Thrombozytenzahl bei Messung im Zitratblut oder im Magnesium-antikoagulierten Blut (ThromboExact®-Monovette, Sarstedt). Im Blutausstrich: Nachweis von Thrombozytenagglutinaten

Diagnostisches Vorgehen bei Thrombozytopenien:

1. Anamnese:
   - Akuter oder chronisch rezidivierender Verlauf?
   - Familienanamnese
   - Vorausgegangene Infekte?
   - Medikamentenanamnese
2. Suche nach kausalen Erkrankungen:
   - Für Bildungsstörungen: Karzinome, Leukämien, aplastische Anämie, MDS, Myelofibrose, Lymphome u.a.
   - Für Reifungsstörungen: Vitamin B_{12}- oder Folsäuremangel, MDS
   - Für gesteigerten Thrombozytenumsatz: Verbrauchskoagulopathie (DIC), Medikamentenanamnese, SLE, HIV-Infektion, maligne Lymphome u.a.
3. Blutbild: Blutbild mit Retikulozytenzahl und mikroskopischer Leukozytendifferenzierung sowie Thrombozytenbeurteilung, falls verfügbar immature Plättchenfraktion (IPF) und mittleres Plättchenvolumen (MPV)
4. Suche nach Auto- bzw. Allo-Ak gegen Thrombozyten bei Verdacht auf Immunthrombozytopenie
   Beachte: Insbesondere bei der neudiagnostizierten ITP werden häufig keine thrombozytären Allo-Ak gefunden, was diese Diagnose aber nicht ausschließt.
5. Knochenmarkuntersuchung:
   - Megakaryozytenzahl vermindert: Bildungsstörung
   - Megakaryozytenzahl vermehrt:
     - Umsatzstörung (vermehrter Abbau) oder
     - Reifungsstörung (z.B. bei Vitamin B_{12}- oder Folsäuremangel)

Th.: a) Kausal:
- Weglassen verdächtiger Medikamente bei medikamentös induzierter Thrombozytopenie
- Therapie einer HIT II (siehe dort)
- Therapie einer ITP (siehe dort)

b) Symptomatisch:
- Keine Thrombozytenaggregationshemmer!
- Thrombozytensubstitution: 2 Arten von Thrombozytenkonzentraten:
  - Mehrspenderkonzentrat: Gepooltes Thrombozytenkonzentrat: Hergestellt aus frischen Vollblutkonserven mehrerer Spender mit gleicher Blutgruppe und Rhesusfaktor.
  - Einzelspenderkonzentrat: Hergestellt durch Thrombozytapherese (mittels Zellseparator) von einem Spender.

  Vorteil: Niedrigeres Infektionsrisiko, Beschränkung auf HLA-Antigene nur eines Spenders, Möglichkeit der Auswahl eines HLA-kompatiblen Spenders bei Alloimmunisierung des Empfängers nach mehreren Transfusionen.

  Ind: - Therapeutische Substitution: Unabhängig von der Höhe der Thrombozyten bei thrombozytopenisch bedingten Blutungen. Bei Majorblutungen (= klinisch bedrohliche Blutungen) sowie vor nicht aufschiebbaren chirurgischen Eingriffen wird eine Thrombozytenzahl > 50.000/µl angestrebt, bei Minorblutungen > 20.000/µl.

  Beachte: Gabe von Thrombozytenkonzentrat bei ITP nur bei bedrohlicher Blutung und dann in Kombination mit Steroid bzw. IgG

  - Prophylaktische Substitution: Bei intermittierender Bildungsstörung (z.B. durch Zytostatikatherapie). Eine Substitution wird empfohlen bei Absinken der Thrombozyten < 10.000/µl. Bei chronischen Bildungsstörungen (z.B. MDS) und gesteigertem Umsatz (z.B. ITP) wird im Regelfall auf prophylaktische Substitution verzichtet.

  KI: HIT II

  NW: - Infektionsrisiko (Hepatitisviren, HIV, Herpesviren u.a.)
  - Alloimmunisierung durch Kontaminierung mit Leukozyten
  - Immunisierung gegen Rhesusantigen D (→ evtl. Anti-D-Prophylaxe)
  - Bei Patienten nach allogener Stammzelltransplantation Risiko der Graft-versus-host-Krankheit durch übertragene Spenderlymphozyten (→ vorherige Bestrahlung aller Blutprodukte mit 15 - 30 Gy).
  - Allergische Transfusionsreaktionen: Von Urtikaria bis Anaphylaxie
  - Posttransfusionspurpura
    Th.: Hochdosiert Immunglobuline i.v. (Blockierung der Fc-Rezeptoren der Thrombozyten)

  Ursachen für einen ausbleibenden Thrombozytenanstieg nach Thrombozytensubstitution:
  a) Klinische Faktoren:
  Splenomegalie, Fieber, Infektionen, Sepsis, akute Blutungen, Verbrauchskoagulopathie, Knochenmarkschädigung, z.B. nach Stammzelltransplantation
  b) Immunologische Faktoren:
  Ungefähr ein Drittel aller Patienten ist refraktär aufgrund immunologischer Faktoren:
  · An erster Stelle sind hier Allo-Ak gegen HLA-Merkmale der Klasse I zu nennen, seltener Allo-Ak gegen plättchenspezifische Antigene (HPA-Merkmale)
  · Sehr selten AB0-Inkompatibilität
- Thrombozytopoese-stimulierende Arzneimittel (TSA):
  Stimulation der Thrombozytenbildung über Aktivierung des Thrombopoetin-Rezeptors. Erhöht die Thrombozytenzahl bei ca. 80 % der Patienten. Wirkung hält nur so lange an, wie das Mittel gegeben wird.
  Präparate: Romiplostim (Nplate®) s.c.; Eltrombopag (Revolade®) oral (NW: s. Hersteller)
  Ind: Zweitlinientherapie der ITP (siehe dort)

THROMBOTISCHE MIKROANGIOPATHIE (TMA) [M31.1]

Def: Heterogene Gruppe von Krankheitsbildern mit Verschluss der Mikrozirkulation durch Thrombozytenaggregate, verbunden mit Thrombozytopenie, Coombs-negativer hämolytischer Anämie und Nachweis von Fragmentozyten im Blutbild. Primäre TMAs sind das hämolytisch-urämische Syndrom (HUS; Synonym: Gasser-Syndrom) [D59.3] und die thrombotisch thrombozytopenische Purpura (TTP; Synonym: Moschcowitz-Syndrom) [M31.1] mit folgenden Kennzeichen:
- HUS: Milde Thrombozytopenie und Serum-Kreatinin > 200 µmol/l (> 2,2 mg/dl)
- TTP: Schwere Thrombozytopenie und Serum-Kreatinin < 120 µmol/l (< 1,3 mg/dl)

Sekundäre TMAs treten können z.B. bei disseminierten Tumorleiden, nach allogener Stammzelltransplantation oder als Nebenwirkung verschiedener Medikamente auftreten.

Ep.: Inzidenz: Mit 0,5 Fällen/100.000/J., die meisten Fälle sind erworben; familiäre Erkrankungen sind selten.

PPh: Der von-Willebrand-Faktor (vWF) wird als ultralanges Multimer im Endothel gebildet, das durch die vWF-cleaving Protease (ADAMTS13) gespalten wird. Bei der TTP kommt es durch einen angeborenen Defekt oder eine erworbene Verminderung von ADAMTS13 zur Anhäufung ultralanger vWF-Multimere. Dies führt zu Ausbildung von Thrombozyten- und VWF-reichen Mikrothromben in der Endstrombahn mit Minderperfusion der betroffenen Organe (bes. Nieren und Gehirn). Patienten mit ADAMTS13-Defizienz können jedoch auch asymptomatisch sein.

Ät.: 1. Idiopathische TTP:
- Angeborene (familiäre) Form: Angeborener Mangel an vWF-cleaving (spaltender) Protease = Metalloprotease = ADAMTS13
  Proteaseaktivität bei Erkrankung nicht nachweisbar
- Erworbene (sporadische) Form: Antikörperbildung gegen ADAMTS13
  Proteaseaktivität während akuter TTP nicht nachweisbar bzw. < 10 %.

2. HUS:
- Typisches HUS = Shiga-Toxin-assoziiertes HUS = Diarrhö-assoziiertes HUS (D-HUS):
  Bei Kindern in bis zu 10 % nach EHEC-Infekt mit E. coli O157:H7; bei der Epidemie 2011 in Deutschland: E. coli O104:H4
  Di.: Anamnese/Klinik (evtl. blutige Diarrhö), Erregernachweis + Nachweis von Shigatoxin oder des Shigatoxin-Gens
- Atypisches HUS (A-HUS): 5 % aller HUS-Fälle: Entwickelt sich ohne vorherige Diarrhö. Gesteigerte Aktivierung des Komplementsystems durch verschiedene Mutationen. Rezidivierender Verlauf
  - Angeborene (familiäre) Form
  - Erworbene (sporadische) Form } siehe TTP

  Bei ca. 10 % der Patienten mit atypischem HUS finden sich CFH-Ak (gegen Complementfaktor H). In ca. 10 % finden sich Mutationen des MCP-Gens (Membran Cofaktor Protein), selten andere Mutationen.

3. Sekundäre thrombotische Mikroangiopathien:
- Nach Stammzelltransplantation (ohne ADAMTS-13 Verminderung)
- Bei disseminierten Tumorleiden (ohne ADAMTS -13 Verminderung)
- Medikamentös induziert z.B. durch Östrogene, Sulfonamide, Mitomycin, CSA, Pentostatin, Gemcitabin, Tacrolimus, Chinin, Thienopyridine (teilweise mit Autoantikörper induzierter ADAMTS-13 Verminderung)

Pat.: Verdickte Arteriolen, Kapillaren, Endothelschwellung und -ablösung, subendotheliale Proteine; thrombotische Verlegung von Gefäßlumina, intravasale Hämolyse mit fragmentierten Erys

KL.: Oft Fieber und schwere Allgemeinsymptomatik
ZNS-Symptomatik (Verwirrtheit, evtl. Krampfanfälle u.a.); Niereninsuffizienz

Di.:
- Akute Thrombozytopenie (sehr häufig ein rascher Abfall der Thrombozyten < 30.000/µl)
- Mikroangiopathische hämolytische Anämie (Hb-Abfall, > 2 % Fragmentozyten)
- Coombs-negative Hämolyse (LDH mind. 2 - 3 fach erhöht, Haptoglobin nicht nachweisbar)
- Extrinsische und intrinsische Gerinnungsteste sind unauffällig (INR, aPTT)
- Bestimmung der Plasmaaktivität von ADAMTS13 (↓), der Anti-ADAMTS13-Antikörper sowie der Faktoren H + I

Th.: A) Kausal: z.B. Absetzen auslösender Medikamente
B) Symptomatisch/Therapie von Komplikationen (z.B. Nierenversagen)

Patienten mit TMA sollten bei Diagnosestellung möglichst frühzeitig mit einem Plasmaaustausch (Plasmapherese) behandelt werden. Frischplasma ist nicht so effektiv wie Plasmaaustausch und ist nur indiziert, wenn es zu einer Verzögerung des Plasmaaustauschs kommt.
Bei fehlender Enzymaktivität und/oder Nachweis von Antikörpern gegen ADAMTS13 ist bei entsprechender Klinik die Diagnose einer TTP gesichert und die tägliche Plasmapherese wird fortgesetzt (Entfernung ultralanger vWF-Multimere und Antikörper, Zufuhr von ADAMTS13). Keine Thrombozytentransfusion mit Ausnahme einer lebensbedrohlichen Blutung! Zusätzlich zur Plasmapherese werden bei der TTP hochdosiert Kortikosteroide i.v. oder oral in absteigender Dosierung verabreicht.
Bei akuten Formen mit schwerer kardialer und neurologischer Beteiligung oder therapierefraktärem Verlauf evtl. zusätzlicher Einsatz von Rituximab.
Bei fehlenden Antikörpern gegen ADAMTS13 und normaler ADAMTS13-Aktivität, einer typischen Klinik mit fortschreitender renaler Symptomatik und unkontrollierter Komplementaktivierung (siehe oben) wird die Diagnose eines A-HUS gestellt, die Plasmapheresebehandlung beendet und un-

verzüglich Eculizumab verabreicht. Dieser monoklonale Ak bindet an das Komplementprotein C5 und blockiert die Spaltung in die Fragmente C5a/b sowie damit die Bildung des terminalen Komplexes C5b-9.
Die frühzeitige Verabreichung von Eculizumab führt zu einem Anstieg der Thrombozyten und zu einer anhaltenden Besserung der Nierenfunktion. Eine Plasmapheresetherapie ist bei Therapie des A-HUS mit Eculizumab nicht mehr erforderlich.

Merke: Wichtig ist die frühzeitige Differentialdiagnose zwischen TTP und A-HUS, da bei Vorliegen eines A-HUS die Plasmapheresetherapie umgehend auf eine medikamentöse Behandlung mit Eculizumab umgestellt werden muss.

Anm: Bei EHEC-Infektion keine Motilitätshemmer anwenden. Für eine Ablehnung von Antibiotika gibt es keine sichere Evidenz. Eculizumab erhöht das Risiko für schwere Meningokokkeninfektionen. Bei fehlendem Impfschutz empfiehlt sich eine Antibiotikaprophylaxe.

Prg: Die Letalität des HUS nach EHEC-Infektion liegt bei 2 %. Bis zu 70 % der Pat. mit atypischem HUS entwickeln eine terminale Niereninsuffizienz. Die Letalität des atypischen HUS ist hoch und lässt sich durch frühzeitige Therapie mit Eculizumab entscheidend senken. Nach Nierentransplantation ist das Rezidivrisiko bei atypischem HUS hoch (bis 50 %).

IMMUNTHROMBOZYTOPENIE (ITP) [D69.3]

Syn: M. Werlhof

Def:
1. Isolierte Thrombozytopenie ohne erkennbare Ursache (Ausschlussdiagnose)
2. Plättchenüberlebenszeit verkürzt, oft auf Stunden (^{51}Cr- oder ^{111}In-markierte Thrombozyten).
3. Autoimmunpathogenese: Nachweis von freien und plättchenassoziierten IgG-Antikörpern (PA IgG) nur in 50 % d.F. Diese Autoantikörper richten sich gegen Adhäsionsmoleküle der Thrombozytenmembran (Gp IIb / IIIa u.a.).
4. Die zumeist nicht vergrößerte Milz ist Hauptbildungsort der Autoantikörper und Hauptabbauort der Thrombozyten (RHS).
5. Neudiagnostizierte ITP: Innerhalb von 3 Monaten nach Diagnosestellung
   Akute ITP: Bis 3 Monate nach Diagnosestellung
   Persistierende ITP: Zeitraum zwischen 3 bis 12 Monaten
   Chronische ITP: Mehr als 12 Monate anhaltend

Anm.: Eine Helicobacter pylori-Gastritis scheint bei einem Teil der Patienten pathogenetisch eine Rolle zu spielen. Eradikation!

Ep.: Inzidenz: Ca. 2/100.000/J. bei Erwachsenen; Erwachsene w : m = 3 : 1, Kinder w : m = 1 : 1

KL.: Zu Blutungserscheinungen (z.B. Petechien, Epistaxis, Menorrhagien) kommt es bei funktionstüchtigen Thrombozyten meist erst bei Werten < 30.000/µl. Lymphknotenschwellungen oder Splenomegalie gehören nicht zu den Symptomen einer ITP, sondern sprechen gegen diese Diagnose!

DD:
- EDTA-induzierte Pseudothrombozytopenie u.a.
- Andere Ursachen der Thrombozytopenie (siehe dort)
- Evans-Syndrom = Autoimmunhämolytische Anämie + Immunthrombozytopenie

Di.:
1. Ausschluss einer Thrombozytopenie anderer Ursache (Ausschlussdiagnose!)
2. Anamnese: Inbesondere bei Kinder häufig respiratorische und gastrointestinale Infekte vorausgehend; selten auch nach Impfungen
3. Häufig vergrößerte Thrombozyten im Blutausstrich, im Knochenmark zumeist gesteigerte Megakaryozytopoese (aber auch vermindert durch AK gegen Vorläuferzellen)
4. - Nachweis von Auto-Ak (IgG) gegen Thrombozyten (nur 50 %)
   - Nachweis GP-spezifischer AK gegen die einzelnen Glykoproteine (GP), z.B. GP IIb/IIIa = Fibrinogenrezeptor CD41, GP Ib/IX = vWF-Rezeptor CD42b
   - GP-spezifische AK sind nicht ITP-spezifisch, sondern kommen auch bei sekundären Immunthrombozytopenien vor (z.B. bei SLE oder malignen Lymphomen).

Th.:
- Bei positivem HP-Befund probatorische HP-Eradikation (siehe Kap. HP-Gastritis); führt bei 1/3 der Patienten zu einem Anstieg der Thrombozyten.
- Abwarten, solange Thrombozyten > 30.000/µl und keine Blutungen bestehen.
- **Erstlinientherapie:**
  Kortikosteroide
  Ind.: Erstlinientherapie der ITP mit Thrombozyten < 30.000/µl u./o. Blutungen.
  Dos.: z.B. Prednison; Initial 2 mg/kg KG (oder Dexamethason 40 mg/d über 4 Tage); nach Eintritt einer Remission ausschleichende Dosierung über 2 - 3 Monate.

Merke: Eine langfristige Immunsuppression bei chronischer ITP sollte wegen des Infektionsrisikos unbedingt vermieden werden.

- **Zweilinientherapie - Ind:**
  1. Wenn die Thrombozytopenie auf Steroide nicht anspricht, d.h. nur kurzzeitiger oder gar kein Anstieg über 30.000/µl.
  2. Wenn die Steroiddosis, die die Thrombozyten über 30.000/µ/l hält, über der Cushing-Schwelle liegt.
  3. Bei mehr als einem Rezidiv nach zunächst erfolgreicher Primärtherapie

  Optionen der Zweitlinientherapie
  - Thrombozytopoese-stimulierende Arzneimittel (TSA) (TRA = Thrombopoetin-Rezeptor-Agonisten): Stimulation der Thrombozytenbildung über Aktivierung des Thrombopoetin-Rezeptors. Erhöht die Thrombozytenzahl bei ca. 80 % der Patienten. Wirkung hält nur so lange an, wie das Mittel gegeben wird.
    Präparate: Romiplostim (Nplate®) s.c.; Eltrombopag (Revolade®) oral (NW: s. Hersteller)
    Ind: Zweitlinientherapie der ITP bzw. zur Vermeidung einer Splenektomie
  - Immunsuppressiva: Reservemittel bei Unwirksamkeit von Kortikosteroiden.
    CD-20-Antikörper (Rituximab) führt bei 30 - 50 % d.F. zur Besserung (off-label use).
  - Splenektomie: Ind: Zweitlinientherapie der ITP, die mindestens 12 Monate unter Behandlung ist; fehlendes Ansprechen auf Kortikosteroide nach 4 - 6 Wochen und Blutungen
    In 50 % d.F. Besserung des Krankheitsbildes.
    Präoperativ müssen die Thrombozytenzahlen angehoben werden durch Kortikosteroide und intravenöse Hochdosis-Immunglobulingabe.
    Ko. nach Splenektomie: Siehe Kap. Milz

- **Therapie bei Blutungen:**
  - Immunglobuline: Mittel der Wahl bei Patienten, die nicht ausreichend auf Steroide ansprechen bzw. mit erhöhtem Blutungsrisiko präoperativ und präpartal
    Wi.: Vorübergehende RHS-Blockade mit kurzfristiger Erhöhung der Thrombozytenzahl
    Dos: 0,8 - 1,0 g/kg KG als Infusion über 6 h an 2 Tagen (d.h. 2 Dosen)
  - Glukokortikosteroide hochdosiert i.v.
  - Antifibrinolytika: Das Antifibrinolytikum Tranexamsäure (Cyklokapron®) kann bei leichten Blutungen eine ausreichende Blutstillung bewirken.
    Dos: 20 - 25 mg/kg alle 8 h p.o., 0,5 - 1 g alle 8 - 12 h langsam i.v.
  - Plättchentransfusionen nur bei schweren Blutungen wegen 2 Problemen:
    · Die Auto-Ak verkürzen auch die Überlebenszeit übertragener Plättchen.
    · Wiederholte Transfusionen führen zur Bildung von Iso-Ak gegen Thrombozyten.

Prg: Unter optimaler Therapie ist die Prognose der chronischen ITP insbesondere bei Patienten < 60 Jahren günstig.
Die akute ITP hat besonders im Kindesalter einen selbstlimitierenden Krankheitsverlauf und bedarf oft keiner Therapie. In ca. 80 % tritt nach einigen Wochen oder Monaten eine Spontanremission ein. Daher erfolgt eine medikamentöse Therapie in Abhängigkeit von der Blutungssymptomatik und nicht von der Thrombozytenzahl (siehe auch AWMF-Leitlinie zur ITP im Kindesalter).

Anm.: Neugeborene von Müttern mit chronischer ITP haben kein wesentlich erhöhtes Risiko hinsichtlich Morbidität und Mortalität; es kann jedoch infolge diaplazentarer Übertragung der IgG-Ak zu temporärer Thrombozytopenie des Kindes kommen.

FUNKTIONSSTÖRUNGEN DER THROMBOZYTEN (THROMBOZYTOPATHIEN) [D69.1]

A) **Angeborene Thrombozytopathien** (seltene, autosomal vererbte Erkrankungen; auch in Kombination mit Thrombozytopenie auftretend)

Diagnose	Beispiele	Plättchendefekt
Aggregationsstörung	z.B. Thrombasthenie Glanzmann-Naegeli, ADP-Rezeptordefekt	Fibrinogenrezeptor-Defekt mit fehlender Bindung zu Fibrinogen bzw. Defekt des ADP-Rezeptors
Adhäsionsdefekt	z.B. Bernard-Soulier-Syndrom	vWF-Rezeptordefekt mit Riesenplättchen
Sekretionsdefekt (storage-pool Erkrankung)	α-Granula: z.B. grey-platelet syndrome; δ-Granula: z.B. Hermansky-Pudlak-Syndrom mit okulokutanem Albinismus, Wiskott-Aldrich-Syndrom, Chediak-Higashi-Syndrom	Mangelnde oder fehlende Freisetzung verschiedener Speichergranula
Störung der Signaltransduktion	z.B. Aspirin-like Defekt (Cyclooxygenasedefekt, Thromboxan-Rezeptordefekt)	Defekt des thrombozytären Arachidonsäurestoffwechsels

B) Erworbene Thrombozytopathien:

- Medikamente (85 %): Thrombozytenaggregationshemmer: Acetylsalicylsäure (ASS), Thienopyridine (Clopidogrel, Prasugrel), GP-IIb/IIIa-Antagonisten; gel. auch NSAR u.a.
- Durch Überzug der Plättchenoberfläche mit monoklonalem IgA oder IgM (Multiples Myelom, M. Waldenström).
- Funktionell gestörte Thrombozyten durch Urämiegifte
- Funktionell minderwertige Thrombozyten bei essenzieller Thrombozythämie und Polycythaemia vera

KL.: Meist leichte Blutungsneigung, typisch für die primären Hämostaestörungen: Epistaxis, Schleimhautblutungen, verstärkte Menstruationsblutung, Blutung bei invasiven Eingriffen

Di.: Thrombozytenfunktionsteste (z.B. Aggregometrie und Durchflusszytometrie) zählen zur Spezialdiagnostik. Die Testergebnisse müssen im Zusammenhang mit Anamnese und Klinik bewertet werden.

Th.: erworbener Thrombozytopathien:

a) Kausal: Therapie einer kausalen Erkrankung, Weglassen von Thrombozytenaggregationshemmern! Nach Weglassen von ASS besteht die Blutungsneigung noch 4 - 5 Tage (= T_{50} der Thrombozyten). In Notsituationen können ASS-bedingte Thrombozytopathien mit Desmopressin (Minirin® parenteral) behandelt werden, wodurch sich die Blutungszeit normalisieren kann.

b) Symptomatisch: Sorgfältige Blutstillung, bei Bedarf (z.B. bei Blutungen, vor Op.) Thrombozytenkonzentrat bzw. rekombinanter aktivierter Faktor VII (Novoseven®) bei schweren Thrombozytopathien (Bernard Soulier-Syndrom und Thrombasthenie Glanzmann)Therapie der seltenen angeborenen Thrombozytenfunktionsstörungen: Beratung in pädiatrisch-hämatologischen Zentren

VASKULÄRE HÄMORRHAGISCHE DIATHESEN

Bei vaskulär bedingten hämorrhagischen Diathesen (die relativ selten zu ernsten Blutungen führen), sind die Thrombozyten und Plasmafaktoren der Gerinnung normal. Die verminderte Kapillarresistenz zeigt sich im positiven Kapillarresistenztest = Rumpel-Leede-Test: Nach 5 Min. venöser Stauung mit der Blutdruckmanschette (20 mmHg unter systolischem Blutdruck) treten im positiven Fall punktförmige Blutungen am Unterarm auf. Der Kapillarresistenztest (Rumpel-Leede-Test) fällt pathologisch aus bei Angiopathien, Thrombozytopenien und Thrombozytopathien.

Hautblutungen: Typisch sind Petechien und hämorrhagische Maculae an distalen Unterschenkelstreckseiten + Gesäß

A) Hereditäre Vaskulopathien:

- Hereditäre hämorrhagische Teleangiektasie = HHT (Morbus Rendu-Osler-Weber): [I78.0]
  Autosomal-dominant erblich, variable Penetranz, Häufigkeit 1 : 2.000 bis 1 : 40.000
  Mutationen von Endoglin (HHT1) oder Aktivin-Rezeptor-ähnlicher Kinase 1 = ALK1 (HHT2).
  KL.: Punktförmige Teleangiektasien am Übergang der Arteriolen und Venolen, bes. an Lippen, Zunge, Nasenschleimhaut. Rezidivierende Nasen- und Magen-/Darmblutungen, evtl. arterio-venöse Malformationen in Lunge (evtl. Hämoptoe), Gehirn oder Leber (mit evtl. hohem Shuntvolumen). Im Gegensatz zu Petechien verschwindet die rote Farbe der Teleangiektasien unter dem Druck eines durchsichtigen Spatels.
- Ehlers-Danlos-Syndrom [Q79.6]:
  Autosomal dominant vererbte Kollagenstörung mit übermäßiger Dehnbarkeit der Haut.
- Purpura simplex hereditaria [D69.2]:
  Teils erbliche, bevorzugt Frauen betreffende, relativ harmlose Purpura; prämenstruell können schmerzhafte Suffusionen auftreten ("Teufelsflecke")

B) Erworbene Vaskulopathien: z.B.

- Vaskuläre Purpura [D69.0]bei Langzeitbehandlung mit Kortikosteroiden und Cushing-Syndrom
- Vitamin C-Mangel [E54]: Bei Säuglingen Möller-Barlow-Erkrankung, bei Erwachsenen Skorbut(Vitamin C-Mangel → Kollagensynthesestörung → erhöhte Kapillarfragilität)
- Paroxysmales Hand- und Fingerhämatom [I87.8]: Spontan auftretende, schmerzhafte subkutane Fingerhämatome infolge Ruptur kleiner Venen, meist junge Frauen; Ursache unbekannt, Spontanheilung.
- Purpura senilis [D69.2]: Auf atrophischer Altershaut auftretende kleinflächige Hautblutungen (Ekchymosen) im Gesicht, an Handrücken, Unterarmen und Beinen; als Residuen können braun pigmentierte Hautareale verbleiben.
- IgA-Vaskulitis (Purpura Schoenlein-Henoch): [D69.0] Siehe Kap. Vaskulitiden

II. KARDIOLOGIE

Internet-Infos: Deutsche Gesellschaft für Kardiologie: *www.dgkardio.de; www.escardio.org*

Gang einer kardiologischen Untersuchung

I. Anamnese

II. Ärztliche Untersuchung

1. Inspektion

DD Zyanose [R23.0]:
Def: Bläuliche Verfärbung von Haut oder Schleimhäuten

I. Echte Zyanose

A) Hämoglobinzyanose

Eine Hämoglobinzyanose tritt auf, wenn die Konzentration an desoxygeniertem Hb in den Hautkapillaren $\geq$ 5 g/dl beträgt. Bei Erythrozytose tritt eine Zyanose früher in Erscheinung als bei Anämie; bei schwerer Anämie mit Hb-Werten um 5 g/dl kann eine Zyanose nicht mehr in Erscheinung treten.

Chronische Hypoxie führt zu Erythrozytose und evtl. hypertrophischer Osteoarthropathie (Pierre-Marie-Bamberger-Syndrom) mit Trommelschlegelfingern und -zehen sowie Uhrglasnägeln. (Anm.: Selten kann das Marie-Bamberger-Syndrom auch paraneoplastisch bei Tumoren auftreten.)

Merke: Das Vorhandensein oder Fehlen einer Zyanose erlaubt keinen zuverlässigen Rückschluss auf die O_2-Versorgung der Gewebe: Bei CO-Vergiftung mit Bildung von funktionslosem CO-Hb (Carboxyhämoglobin) ist die Haut rosig gefärbt (normale O_2-Sättigung in der Pulsoxymetrie) und die Patienten sterben an O_2-Mangel. Auch bei ausgeprägter Anämie fehlt eine Zyanose trotz O_2-Mangel der Gewebe. Umgekehrt kann bei ausgeprägter Erythrozytose eine Zyanose auftreten bei noch ausreichendem pO_2 arteriell.

1. Zentrale Zyanose:
   Verminderte O_2-Sättigung des arteriellen Blutes (Pulsoxymetrie)
   Kennzeichen:
   - Haut + Zunge/Mundschleimhaut zyanotisch (bei peripherer Zyanose sind Zunge/Mundschleimhaut nicht zyanotisch)
   - Lewis-Test: Nach Massage des Ohrläppchens (bis zum Auftreten des Kapillarpulses) bleibt das Ohrläppchen bei zentraler Zyanose zyanotisch gefärbt (bei peripherer Zyanose verschwindet die Blaufärbung).
   - Pulmonal bedingte Zyanose: Ungenügende Oxygenierung des Blutes in der Lunge bei Lungenerkrankungen.
     Kennzeichen: Nach Einatmung von reinem O_2 über einige Min. vermindert sich eine pulmonale Zyanose (nicht dagegen eine kardiale Zyanose bei Rechts-Links-Shunt).
   - Kardiale Zyanose: Beimischung von venösem zum arterialisierten Blut bei Rechts-Links-Shunt-Vitien.
2. Periphere Zyanose:
   Ursache ist eine vermehrte O_2-Ausschöpfung des Blutes in der Kapillarperipherie durch verminderten Blutfluss und Vasokonstriktion (Schock, Herzinsuffizienz, Kälteexposition, lokale Zyanose bei venöser oder arterieller Durchblutungsstörung)
   Kennzeichen: Zyanose der Akren (nicht von Zunge/Mundschleimhaut)
3. Kombination von zentraler und peripherer Zyanose
   z.B. bei chronischen Lungenerkrankungen + dekompensiertem Cor pulmonale

B) Hämiglobinzyanose (= Methämoglobinzyanose) [D74.9] mit schiefergrauer Hautfarbe

Das Met-Hb enthält Eisen in III-wertiger Form (Hämiglobin) und kann daher O_2 nicht übertragen. Der physiologische Met-Hb-Gehalt des Blutes liegt < 1,5 % des Gesamthämoglobins. Eine Hämiglobinzyanose wird klinisch sichtbar bei einer Methämoglobinämie > 10 % des Gesamt-Hb. Klinische Symptome treten meist erst bei Met-Hb-Werten > 35 % des Gesamt-Hb auf.

Urs:
- Selten angeboren: Hb-M; Mangel an Met-Hb-Reduktase; Glukose-6-Phosphat-Dehydrogenase-Mangel.
  Neugeborene sind infolge verminderter Aktivität der Met-Hb-Reduktase kaum in der Lage, entstehendes Methämoglobin zu normalem Hämoglobin zu reduzieren. Trinkwasser mit erhöhtem Nitratgehalt kann bei Säuglingen bereits eine Met-Hb-Vergiftung verursachen.
- Meist erworben:
  - Medikamente, z.B. Intoxikation mit Sulfonamiden, Phenacetin (in D nicht mehr im Handel)
  - Gewerbliche Gifte (Nitro- und Aminoverbindungen, Nitrosegase)

Di.: • Medikamentenanamnese (dran denken!)
- Dunkelbraune Blutfarbe, die durch Luftbeimischung (Schütteln) nicht verschwindet. (Schnelltest: 1 Tropfen Blut auf einen Tupfer geben und Farbe mit einem anderen Tropfen Blut (das Met-Hb-frei ist) nach 1 Minute vergleichen: Braunfärbung bei Met-Hb-Gehalt > 20 %.)
- Heinz-Innenkörper in den Erythrozyten
- Spektroskopische Met-Hb-Bestimmung

Antidot: Methylenblau und Ascorbinsäure i.v.

C) Sulfhämoglobinämie
Sehr selten; irreversible Oxidation des Hb durch Intoxikation mit Sulfonamiden oder Phenacetin; das Blut ist grünlich gefärbt; Nachweis spektroskopisch.

II. Pseudozyanose
Durch Pigmentanomalien oder Ablagerung körperfremder Stoffe, z.B. Silber (Argyrose).

2. **Palpation der präkordialen Thoraxregion und der Pulse**
Fünf Pulsqualitäten:
- Frequenz: frequens - rarus
- Regelmäßigkeit: regularis - irregularis: respiratorische Arrhythmie
  Extrasystolie
  absolute Arrhythmie
- Härte: durus (hoher systolischer Druck)
  mollis (niedriger systolischer Druck)
- Druckamplitude: magnus (altus) - parvus
- Celerität (Geschwindigkeit eines Pulsablaufes): celer - tardus

Bei hoher Pulsfrequenz und normalem Blutdruck ist der Puls normalerweise celer + altus, bei Volumenmangel nur celer, aber nicht altus. Bei Aorteninsuffizienz ist der Puls bei normaler Herzfrequenz celer + altus (durch die große Blutdruckamplitude).

3. **Herzperkussion:**
Bestimmung der Lungen-Leber-Grenze; diese kann in etwa auf die linke Seite übertragen werden.
- Bestimmung der relativen Herzdämpfung (A) durch Perkussion von außen nach innen.
- Bestimmung der absoluten Herzdämpfung (B) durch Perkussion von innen (Sternalgebiet) nach außen.

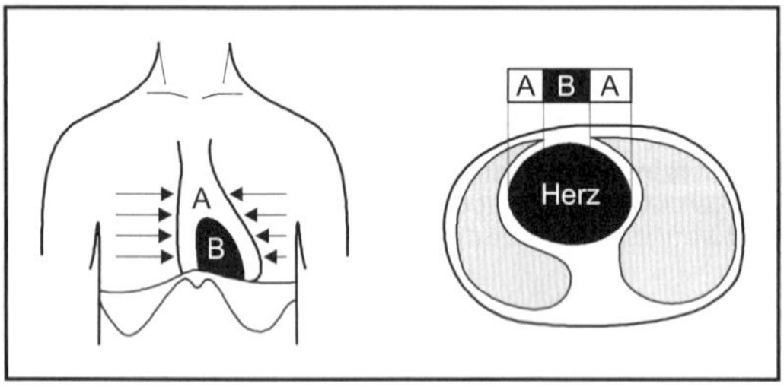

Starke Adipositas und Emphysem können die Perkussion unmöglich werden lassen.
Grundsätzlich ist die Herzperkussion ungenau.

4. **Herzauskultation mit dem Stethoskop:**
Hohe Frequenzen werden mit der Membran besser gehört, tiefe Frequenzen mit der Glocke ohne Membran.
Nachteil des Ohres gegenüber der Phonokardiografie:
- Das Ohr nimmt tiefe Frequenzen schlecht wahr (bes. nachteilig bei den niederfrequenten Mitralisgeräuschen).
- Das Ohr ermöglicht keine Zeitbestimmung (z.B. keine sichere Feststellung eines Mitralöffnungstones).

Vorteil des Ohres:
- Zuwendung auf das Wesentliche ("Fehlermelodie")
- Gleichzeitige Registrierung aller Frequenzen

Außer bei Pulmonalisfehlern hört man alle Fehler am besten bei maximaler Exspiration des Patienten.

Einteilung der Herztöne (HT):
A) Klappenschlusstöne:
Der 1. Herzton entspricht dem Schluss der Mitral- und Trikuspidalklappe und der Ventrikelanspannung (Anspannungston) und erscheint 0,02 - 0,04 Sek. nach Beginn des QRS-Komplexes.

Der 2. Herzton, der kürzer und heller ist als der 1. HT, entsteht durch den Schluss der Aorten- und Pulmonalklappe (arterielle Klappen). Der 2. HT liegt zeitlich am Ende der T-Welle; man hört ihn am besten im 2. ICR parasternal rechts (Aortenklappe) und links (Pulmonalklappe).
Bei Drucksteigerung im Lungenkreislauf ist er über der Pulmonalis lauter, bei Drucksteigerung im großen Kreislauf über der Aorta.

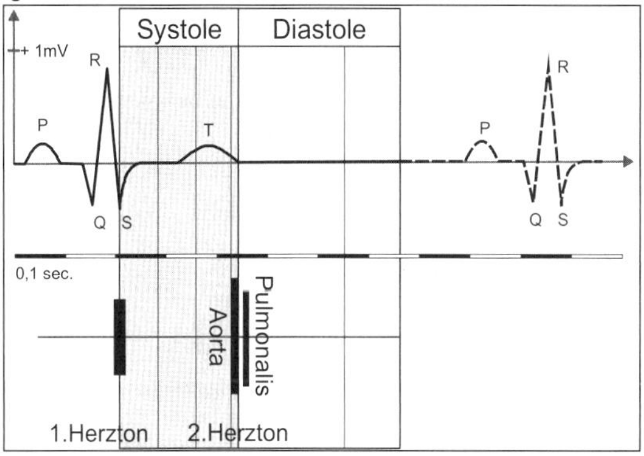

- Physiologische Spaltung des 2. HT entsteht durch ungleichzeitigen Schluss von Aorten- und Pulmonalklappe, wobei normalerweise der Aortenton vor dem Pulmonaliston liegt. Bei tiefer Inspiration ist eine Spaltung bis 0,08 Sek. physiologisch und meist nur dann auch hörbar (durch negativen Druck im Thorax während des Inspiriums vorübergehende stärkere diastolische Füllung des rechten Ventrikels).
- Verstärkte (pathologische) Spaltung des 2. HT findet sich bei Rechtsschenkelblock.
- Atemunabhängige (fixierte) Spaltung des 2. HT bei
  - Vorhofseptumdefekt
  - Pulmonalstenose
- Paradoxe (umgekehrte) Spaltung des 2. HT (erst Pulmonal-, dann Aortensegment) bei
  - Schwerer Aorten- und Aortenisthmusstenose
  - Linksschenkelblock, Herzschrittmacher mit rechtsventrikulärer Stimulation

  Di.: Simultane Karotispulskurvenschreibung + Phonokardiogramm: Das Aortensegment des 2. Tones liegt immer 0,04 Sek. vor der Inzisur der Pulskurve.

B) Klappenöffnungstöne: Werden hervorgerufen durch den plötzlichen Stopp der Öffnungsbewegung verklebter AV-Klappen:
- Mitralöffnungston bei Mitralstenose (0,04 - 0,12 Sek. nach Aortenklappenschlusston)
- Trikuspidalöffnungston bei der sehr seltenen Trikuspidalstenose
- Prothesenöffnungston bei Mitralklappenprothese

C) Dehnungstöne ("ejection clicks") entstehen durch plötzlichen Stopp der Öffnungsbewegung verklebter Semilunarklappen.

D) Diastolische ventrikuläre Füllungstöne sind bei Kindern und Jugendlichen physiologisch.
- 3. Herzton = different tieffrequenter leiser Ton über der Mitralisregion ~ 0,15 Sek. nach dem 2. HT als Ausdruck eines "diastolic overloading" bei Mitralinsuffizienz, Herzinsuffizienz und Hyperthyreose.
- 4. Herzton = tieffrequenter leiser Vorhofton vor dem 1. HT, rel. selten bei erhöhtem Ventrikeldruck

E) Systolischer Klick: z.B. bei Mitralklappenprolaps

Einteilung der Herzgeräusche:
Geräusche entstehen durch Wirbelbildung: a) nach vorwärts (Stenose)
b) nach rückwärts (Insuffizienz)

Charakterisierung:
- Lautstärke der Herzgeräusche:
  - 1/6: Nur mit Mühe auskultierbar
  - 2/6: Leise, aber sofort hörbar
  - 3/6: Laut, kein Schwirren
  - 4/6: Geräusch mit Schwirren
  - 5/6: Hörbar, wenn nur der Stethoskoprand die Haut berührt.
  - 6/6: Hörbar auf Distanz ohne Stethoskop
- Punctum maximum, Fortleitung
- Frequenz
- Lage zu den Herztönen (Palpation des Karotispulses)

- Geräuschart:

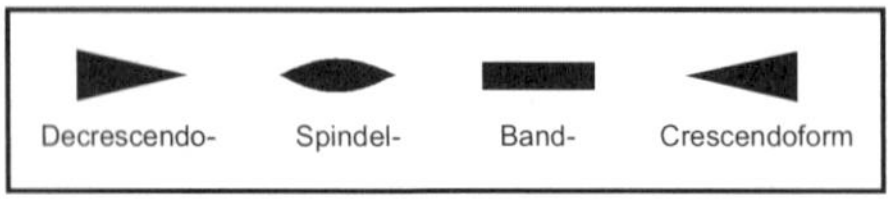

A) Systolische Geräusche

1. Insuffizienz der AV-Klappen (decrescendo oder bandförmig, unmittelbar nach dem 1. Ton):
   a) Meist organisch bedingte Mitralinsuffizienz
   b) Seltener Trikuspidalinsuffizienz (relative Trikuspidalinsuffizienz durch Überdehnung des Klappenringes bei rechtsventrikulärer Dilatation).
2. Stenose der Semilunarklappen oder der ventrikulären Ausflussbahn:
   (spindelförmig, vom 1. HT abgesetzt)
   a) Aortenstenose (mit Fortleitung des Geräusches in die Karotiden)
   b) Pulmonalstenose
   c) Hypertrophische obstruktive Cardiomyopathie (HOCM)
3. Aortenisthmusstenose (Auskultation zwischen den Schulterblättern)
4. Septumdefekte (spindel- oder bandförmig)
5. Akzidentelle und funktionelle systolische Herzgeräusche (HG)
   Def.: Anorganische Geräusche am klinisch gesunden Herzen ohne Krankheitswert
   a) Akzidentelles HG: Ohne strukturelle oder hämodynamische Veränderungen, v.a. bei Kindern und Jugendlichen (Prävalenz > 50 %).
   b) Funktionelles HG: Infolge Hyperzirkulation, erhöhtem Herzzeitvolumen oder veränderter Blutviskosität (z.B. bei hyperkinetischem Herzsyndrom, Hyperthyreose, Fieber, Anämie, Bradykardie, Schwangerschaft).
   Di.: Niederfrequentes, spindelförmiges Systolikum
   Merke: Diastolische Geräusche sind immer organisch.
   - Vorwiegend proto- bis mesosystolisch, enden immer vor dem 2. HT (nie holosystolisch)
   - Leise: Meistens $\leq$ 2/6, d.h. kein Schwirren
   - p.m. meist über Pulmonalis, seltener über dem linksventrikulären Ausflusstrakt oder über dem Apex
   - Fehlende Fortleitung („sie vergehen, wo sie entstehen")
   - Typischerweise Abnahme der Lautstärke im Sitzen/Stehen bzw. bei Inspiration und Zunahme bei Belastung.
   - Änderung des Geräusches: • bei Lagewechsel
     • bei Belastung
     • zu verschiedenen Zeiten der Atemexkursion
   - Unauffällige Echokardiografie

B) Diastolische Geräusche

1. Stenose der AV-Klappen (fast immer Mitralstenose)
2. Funktionelles AV-Klappengeräusch bei erhöhtem Blutfluss (z.B. bei AV-Klappeninsuffizienz)
3. Insuffizienz der Semilunarklappen
   a) Aortenklappeninsuffizienz (durch organische Klappenfehler)
   b) Relative Pulmonalisinsuffizienz (durch Überdehnung des Klappenringes bei pulmonaler Hypertonie)

C) Kontinuierliche systolisch-diastolische ("Maschinen")Geräusche:

bei Shuntverbindung zwischen Hoch- und Niederdrucksystem:
1. Offener Ductus Botalli
2. Aortopulmonales Fenster, rupturiertes Sinus-Valsalva-Aneurysma
3. Arteriovenöse Fisteln (Lungenangiom, posttraumatisch)
4. Koronarfisteln

III. Nichtinvasive apparative Untersuchungen

1. Blutdruckmessung, Langzeitblutdruckmessung
2. Elektrokardiografie
   a) Ruhe-Ekg
   b) Belastungs-Ekg (Ergometrie), Hauptindikationen:
   · Koronare Herzkrankheit
   · Herzrhythmusstörungen (Verhalten unter Belastung)
   · Kontrolle des Blutdruckverhaltens
   · Beurteilung der Leistungsfähigkeit

c) Langzeit-Ekg: Kontinuierliche Ekg-Speicherung über 24 h bis zu 1 Woche
Hauptindikationen: Erfassung von (intermittierenden) Herzrhythmusstörungen

d) Event-Recorder (Ereignisrekorder):
- Externer Event-Recorder mit intermittierender oder kontinuierlicher Registrierung des Ekgs. Bei spürbaren Rhythmusstörungen kann der Patient die Aufzeichnung zusätzlich aktivieren.
- Implantierbarer Event-Recorder mit kontinuierlicher Ereigniserfassung über längere Zeit

In Verbindung mit einem Handy ist eine telemedizinische Übertragung von „events" = Rhythmusstörungen an ein Servicezentrum möglich. Von dort Weiterleitung an Kardiologen.

3. Bildgebende Diagnostik:
- Echokardiografie
  - ▶ Eindimensionales "time motion"-Verfahren
  - ▶ Zweidimensionale Sektorechokardiografie } Anatomie + Funktion des Herzens
  - ▶ Farbkodierte Duplexsonografie:
    - Morphologische Beurteilung von Herz und Klappen
    - Abschätzung von Druckgradienten bei Stenosen (CW-Doppler)
    - Beurteilung von Refluxströmen bei Klappeninsuffizienzen
    - Beurteilung von Shuntströmen bei Scheidewanddefekten
  - ▶ Transösophageale Echokardiografie (TEE): Optimale Darstellung des Herzens (z.B. zur Erfassung von Thromben oder zur Beurteilung von Vitien)
  - ▶ 3-D-Echokardiografie
- Röntgendiagnostik

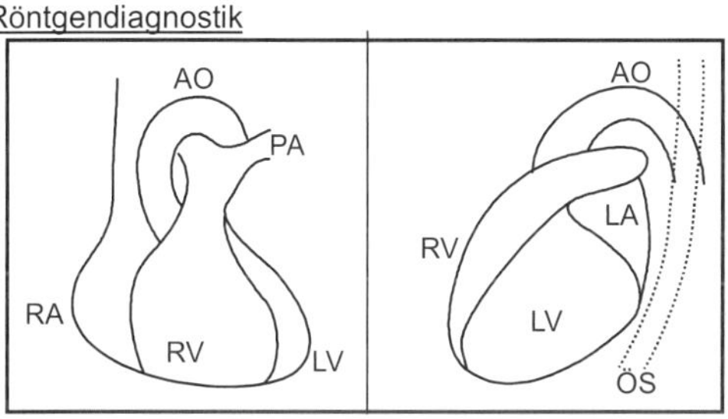

▶ Herzfernaufnahme (2 m) in 2 Ebenen: Posterior - anterior + linksanliegend seitlich, zur Abgrenzung des Ösophagus vom linken Vorhof Kombination der Seitenaufnahme mit Ösophagusbreischluck.

  - ▶ Cardio-CT und DSCT } Beurteilung Klappenstenosen und -insuffizienzen
  - ▶ Cardio-MRT } Koronargefäßen (CT), Myokardperfusion (MRT)
- Nuklearmedizinische Untersuchungsverfahren:
  - ▶ Myokardperfusionsszintigrafie mit ^{201}Thallium oder ^{99m}Technetium-markierten Perfusionsmarkern (SPECT)
    · Aktivitätsanreicherung in funktionsfähigem Myokard
    · Reversible Aktivitätsminderung in ischämischen Myokardbezirken (z.B. im Rahmen ergometrischer Belastung)
    · Irreversibler Aktivitätsverlust in nekrotischen und narbigen Myokardbezirken
  - ▶ Herzbinnenraumszintigrafie (Radionuklidventrikulografie) mit ^{99m}Technetium-Albumin: Diagnostische Aussage ähnlich der Echokardiografie.
  - ▶ Positronenemissionstomografie (PET)
    Beurteilung des Myokardstoffwechsels durch geeignete Tracersubstanzen → Differenzierung von normalem, ischämischem und Narbengewebe.

IV. Invasive Untersuchungsmethoden

Das geringe Risiko invasiver Diagnostik sollte stets abgewogen werden gegen den Informationsgewinn und die therapeutischen Konsequenzen.

▶ Rechtsherzkatheter: Durch die hohe Aussagekraft der Farbduplexsonografie wird der Rechtsherzkatheter nur noch bei speziellen Fragestellungen eingesetzt. Druckmessung im rechten Vorhof/Ventrikel + Lungenkreislauf + indirekte Messung des Drucks im linken Vorhof (pulmonary capillary wedge pressure = PCWP), wobei die Katheterspitze in einen kleinen Ast der A. pulmonalis eingeschwemmt wird und diesen verschließt.
Druckwerte: Dabei korreliert der pulmonale Kapillarverschlussdruck (PCP) meist zum linksventrikulären enddiastolischen Druck (LVEDP). 2 Ausnahmen: Mitralstenose (PCP > LVEDP) und akute Aorteninsuffizienz (PCP < LVEDP). Der zentralvenöse Druck (ZVD) korreliert zum rechtsventrikulären enddiastolischen Druck (RVEDP).

Normalwerte in Ruhe:
LVEDP: 5 - 12 mmHg - PCWP: < 15 mmHg
RVEDP: 2 - 7 mmHg - ZVD: 4 - 10 cm H_2O (= 3 - 8 mmHg)
HerzMin.volumen (HMV) - bezogen auf die Körperoberfläche = Herzindex (HI) oder cardiac index (CI) - untere Normgrenze in Ruhe > 2,5 l/min/m^2

- Linksherzkatheter mit Sondierung des Herzens und herznaher Gefäße, intra- und extrakardialer Druckmessung, Erfassung von Herzzeitvolumen und Ejektionsfraktion, Shuntvolumina, Klappenöffnungsflächen u.a. Parametern, Angiokardio- und Koronarangiografie. Hauptindikation ist die Klärung der Frage, ob invasiv-therapeutische oder operative Eingriffe erforderlich sind (z.B. bei koronarer Herzkrankheit oder Vitien)
- Elektrophysiologische Untersuchungen mit intrakardialem Mapping und programmierter Stimulation bei Herzrhythmusstörungen.
- Myokardbiopsie zur Abklärung von Kardiomyopathien
- Intrakoronare Angioskopie, Doppler- und Ultraschalluntersuchung für spezielle Fragestellungen bei koronarer Herzkrankheit

ERKRANKUNGEN DES ENDOKARDS

Def: Chronische oder akute Entzündung der Herzinnenhaut (Endokard); meist als Endokarditis (E.) der Herzklappen (E. valvularis), und zwar am Schließungsrand einer Klappe (und häufig als Ursache eines Herzklappenfehlers), aber auch im Bereich der Vorhof- und Kammerwände (E. parietalis), Sehnenfäden und Papillarmuskeln.

Ät.:
1. Infektiöse E.: Bakterielle E. und E. mycotica
2. Abakterielle E.: Auf Antigen-Antikörper-Reaktionen und Immunkomplexe zurückzuführende Formen; z.B. E. rheumatica, E. Libman-Sacks bei systemischem Lupus erythematodes, E. parietalis fibroplastica (Löffler-E.); Endokardfibrose des rechten Herzens bei Karzinoid-Syndrom (Hedinger-Syndrom)
3. Mischform (z.B. bakterielle E. auf dem Boden einer abakteriellen E.)
4. Endokard-myokardiale Fibrosen: Selten, in den Tropen vorkommend; führen ähnlich wie die konstriktive Perikarditis zu einer Behinderung der Ventrikelfüllung. Oft AV-Klappen betroffen (Trikuspidal- und Mitralinsuffizienz).
5. Pharmaka-induzierte Herzklappenveränderungen: Pergolid und Cabergolin (Parkinsonmittel mit dopaminagonistischer Wirkung) können fibrotische Herzklappenschäden machen mit evtl. Klappeninsuffizienz. Auch Ecstasy (MDMA) kann Herzklappenveränderungen verursachen.

INFEKTIÖSE (BAKTERIELLE) ENDOKARDITIS (IE) [I33.0]

Internet-Infos: *www.endocarditis.org; www.dgk.org; www.p-e-g.de*

Def: Durch einen infektiösen Streuherd im Bereich des Endokards bzw. der Herzklappen verursachte septische Erkrankung mit den Leitsymptomen: Fieber, Herzgeräusch, Bakteriämie, Splenomegalie, Embolien. Unbehandelt i.d.R. schlechte Prognose.

Ep.: Inzidenz ca. 3/100.000/Jahr in Westeuropa; m : w = 2 : 1

Pat: Mit Nekrosen (E. ulcerosa) und thrombotischen Auflagerungen (E. polyposa) einhergehende bakterielle (selten mykotische) Entzündung der Herzklappen. Am häufigsten befallen sind Mitralklappe und/oder Aortenklappe. Bei Einschwemmung sehr virulenter Erreger ins venöse System (venöse Verweilkatheter, "Fixer") kann es auch zum Befall der Klappen des rechten Herzens kommen. Meist kommt es zu Klappeninsuffizienz, sodass später oft ein Klappenersatz notwendig wird.

Ät.:
1. Staphylokokken: ca. 45 - 65 %
2. Streptokokken: ca. 30 %
3. Enterokokken, gramnegative Bakterien: < 10 %
4. Seltene Erreger: z.B. Coxiella burnetii, Chlamydien, Mykoplasmen, Legionellen und Erreger der HACEK-Gruppe (Aggregatibacter aphrophilus [früher Haemophilus aphrophilus und H. paraphrophilus, daher das „H“ in HACEK], Aggregatibacter actinomycetemcomitans, Cardiobacterium hominis, Eikenella corrodens, Kingella kingae)
5. Pilze: ca. 1%
6. Bei 10 - 30 % der Pat. gelingt es nicht, den Erreger zu isolieren (Blutkultur negativ).

Während die Häufigkeit der Streptokokkenendokarditis rückläufig ist, nehmen Endokarditiden durch Staphylokokken und seltenere Erreger (einschl. Pilze) zu, insbesondere durch Verwendung prothetischer Materialien (Venenkatheter, Schrittmacher, Herzklappen, Endoprothesen: PVIE = prosthetic valve IE = Klappenprothesen-IE) sowie durch Ausweitung intensivmedizinischer Maßnahmen. Drogengebraucher sind eine weitere Risikogruppe.

Bei der Nativklappenendokarditis sowie der späten Endokarditis nach Klappensprengung sind vor allem methicillinsensible Staphylococcus-aureus-Stämme, verschiedene Streptokokken-Spezies und Enterococcus faecalis zu erwarten.

Bei der frühen Endokarditis nach Klappenersatz finden sich oft methicillinresistente Staphylococcus-aureus-Stämme, koagulase-negative Staphylokokken und gram-negative Erreger.

Anm.: 60 % aller Patienten mit Streptococcus bovis-/gallolyticus-Endokarditis haben Kolontumore (Polypen, Karzinome) → im freien Intervall koloskopieren!

Pg.: Vorschädigung des Herzens (Endothelschaden), Virulenz der Erreger und Abwehrlage bestimmen das Krankheitsbild: Fast immer befällt die infektiöse Endokarditis einen bereits defekten Klappenapparat, sei es auf kongenitaler oder erworbener Basis. Mitralklappenprolaps mit Insuffizienz und arteriosklerotische Veränderungen der Aortenklappe (bei älteren Menschen) spielen eine zunehmende Rolle.

Merke: Ein vorbestehender Defekt des Herzens prädisponiert immer zu einer Endokarditis.

Wie kommt es zu einer Absiedlung der Bakterien auf die Herzklappen?

Transitorische Bakteriämien sind ein häufiges Geschehen (bei Infektionskrankheiten, nach kleinen Eingriffen wie Tonsillektomie, ja sogar während des Zahnreinigens). Die meist nur für Min. im Blut zirkulierenden Bakterien werden durch die normale Bakterizidie des Serums rasch unschädlich gemacht. Im Bereich von Läsionen des Endokards (Endothelalteration) kommt es zu thrombotischen Auflagerungen (Plättchen-Fibrin-Thromben) (nichtbakterielle thrombotische E.), die einen idealen Absiedlungsort für Erreger darstellen (Übergang in infektiöse E.).

Neben allgemeinentzündlichen Symptomen (Zytokine!) wird die klinische Manifestation ausgelöst durch:
1. Lokale Destruktion der Klappen und Myokardschädigung
2. Embolisation von Vegetationen in die Peripherie (Gewebeinfarkt, septische Absiedlungen)
3. Immunkomplexablagerungen und Gewebedestruktion (Glomerulonephritis, Osler-Knötchen)

KL.:
1. Fieber (90 %) und Tachykardie, evtl. Schüttelfrost
2. Allgemein-Symptome: Schwäche, Appetitlosigkeit, Gewichtsverlust, Schweißneigung, Arthralgien
3. Kardiale Symptome:
   - Herzgeräusche: Meist besteht schon ein rheumatischer Klappenfehler mit entsprechendem Herzgeräusch, welches seinen Charakter ändern kann (täglich auskultieren).
   - Zunehmende Zeichen einer Herzinsuffizienz
   - Evtl. Klappenperforation oder -abriss (akute Herzinsuffizienz mit Lungenstauung oder -ödem!)
   - Myokardabszess, Gefahr der Perforation.
   - Ekg: Unspezifisch, Blockbilder: AV-Block, Linksschenkelblock (bei Myokardabszess), T-Negativierungen (Begleitmyokarditis), Infarkt-Ekg (Koronarembolie, Perimyokarditis)
   - Echo (transösophageal!): Nachweis von Klappenvegetationen und Klappendefekten, myokardialer Abszess, Perikarderguss
4. Kutane Symptome:
   - Petechien (30 %), Splinter-Blutungen unter den Nägeln
   - Osler-Knötchen: Linsengroße schmerzhafte rötliche Knötchen, bes. an Fingern und Zehen (= immunkomplexbedingte Vaskulitis)
   - Trommelschlegelfinger, Uhrglasnägel (selten und unspezifisch)
   - Janeway-Läsionen: Hämorrhagische Läsionen im Bereich von Handfläche/Fußsohlen (nicht schmerzhaft)
5. Bakterielle Mikroembolien: Embolische Herdenzephalitis, evtl. mit passageren Hemiparesen, evtl. Mikroembolien an der Retina
6. Nierenbeteiligung mit Hämaturie, Proteinurie:
   - Fast regelmäßig glomeruläre Herdnephritis (Löhlein)
   - Niereninfarkte im Rahmen embolischer Ereignisse
   - Selten akute diffuse Glomerulonephritis (Immunkomplexablagerungen), Proteinurie
7. Splenomegalie (***Cave:*** septische Milzruptur)
8. Augen: Roth's spots = Roth-Flecke: Retinablutungen

Lab: ▸ Unspezifische Entzündungszeichen:
BSG und CRP ↑ (eine normale BSG spricht gegen Endokarditis!)
Anämie (80 %), evtl. Leukozytose, Thrombozytopenie
▸ Immunologische Begleitbefunde:
Bei subakutem Verlauf finden sich regelmäßig antiendotheliale oder antisarkolemmale Antikörper und andere Immunphänomene.
▸ Kultureller Erregernachweis im Blut: Für Diagnose und Therapie entscheidender Befund
Regeln zur Blutabnahme:
- Blutkulturdiagnostik grundsätzlich vor Beginn der antimikrobiellen Therapie
- 3 - 5 separat entnommene Blutkulturen; bei akut septischem Verlauf möglichst innerhalb 1 - 2 h; bei antimikrobieller Vorbehandlung evtl. auch eine größere Anzahl
- Entnahme unabhängig vom Verlauf der Körpertemperatur (kontinuierliche Bakteriämie)
- Entnahme durch Kubitalvene, nicht aus Venenverweilkathetern
- Adäquate Desinfektion von Haut und Verschlussstopfen des Kulturmediums (alkoholisches Desinfektionsmittel, Einwirkungszeit beachten, keine Nachpalpation)
- Abnahme von 10 ml Blut je aerober und anaerober Blutkulturflasche (je 1 ml weniger verlängert die Bebrütung um einen Tag!)
- Aufbewahrung bei Raumtemperatur oder besser Vorerwärmung der zu beimpfenden Kulturmedien auf Körpertemperatur
- Vor Beimpfung des Kulturmediums: Wechsel der Injektionskanüle; keine Belüftung der aeroben Flaschen (Belüftung nur, sofern vom Hersteller vorgeschrieben, unter sterilen Bedingungen im Labor)
- Hinweis zur Verdachtsdiagnose „Infektiöse Endokarditis" an das Untersuchungslabor
- Transport der Blutkulturflaschen ins Untersuchungslabor innerhalb von 2 h

Verlauf: 1. Akute Endokarditis (Häufigkeit zunehmend)
Hochvirulente Erreger: Staphylokokken und/oder verminderte Resistenz der Patienten
Rasch fortschreitender Verlauf mit Fieber, Schüttelfrost, Tachykardie, Arthralgien, Bewusstseinstrübung, kardialer und renaler Insuffizienz. Multiorganversagen.
Ohne sofortige Therapie infauste Prognose.

2. Subakute Endokarditis = Endocarditis lenta (Häufigkeit abnehmend)
Typischer Erreger: Streptococcus viridans
Schleichender Krankheitsbeginn!
Langsamer, weniger eindrucksvoller Verlauf
Leitsymptom: Unklares Fieber mit oder ohne Schüttelfrost, zunehmende Herzinsuffizienz.

DD: Oligosymptomatische Fälle können leicht verkannt werden, besonders wenn "Routine-Blutkulturen" negativ ausfallen. Die bakterielle Endokarditis ist eine wichtige Ursache bei der Differenzialdiagnose "unklarer Fieberzustände". Die Kombination Herzgeräusch + Fieber muss stets an die Möglichkeit einer bakteriellen Endokarditis denken lassen!

Di.: ▸ Anamnese (diagnostische oder therapeutische Eingriffe bei Patienten mit Vitien, i.v.-Drogengebrauch u.a.)
▸ Klinik (Fieber, Herzgeräusch, BSG ↑, Anämie, transösophageale Echokardiografie (TEE): Klappenvegetationen ab 2 - 3 mm nachweisbar; evtl. Klappenschäden)
▸ Wiederholte Blutkulturen (mindestens 3 Paare aerob + anaerob) vor Therapiebeginn (Goldstandard)

Merke: Da der Erregernachweis oft schwierig ist, ist man auch bei klinischer Verdachtsdiagnose ohne positive Blutkultur zur Therapie verpflichtet, denn davon hängt das Leben des Patienten ab!

(Vereinfachte) Duke-Kriterien zur Diagnose der infektiösen Endokarditis (IE): ESC 2015
Eine infektiöse Endokarditis ist definitiv bei Vorliegen von 2 Hauptkriterien *oder* 1 Hauptkriterium und 3 Nebenkriterien *oder* 5 Nebenkriterien;

Hauptkriterien (Majorkriterien):
1. Blutkulturen positiv für IE mit typischen Mikroorganismen für infektiöse Endokarditis aus zwei separaten Blutkulturen
2. Bildgebende Diagnostik positiv für IE:
   - Echokardiografie (TEE): Vegetationen, Abszess, neue teilweise Dehiszenz einer Klappenprothese oder neue Klappeninsuffizienz
   - Herz-CT: Paravalvuläre Läsionen
   - Evtl. 18F-FDG-PET/CT: Nachweis pathologischer Aktivitäten am Rande von Klappenprothesen

Nebenkriterien (Minorkriterien):
1. Prädisponierende Herzerkrankung oder i.v.-Drogengebrauch
2. Fieber >38,0°C

3. Vaskuläre Befunde: Arterielle Embolien, septische pulmonale Infarkte, mykotische Aneurysmen, intrakranielle Hämorrhagie, konjunktivale Hämorrhagien, Janeway-Läsionen
4. Immunologische Befunde: Glomerulonephritis, Osler Knötchen, Roth's Spots, Rheumafaktoren
5. Mikrobiologie: Positive Blutkulturen, die nicht die Hauptkriterien treffen, oder serologischer Hinweis auf aktive Infektion mit einem Erreger, der konsistent mit einer infektiösen Endokarditis ist.

(Einzelheiten: *Siehe ESC-Leitlinie im Internet*)

Th.: Interdisziplinäre Abstimmung zwischen Kardiologen, Herzchirurgen und Mikrobiologen
Kalkulierte Initialtherapie mit Breitband-Antibiotika nach Abnahme wiederholter Blutproben für aerobe und anaerobe Kultur (in handelsfertigen Kulturmedien). Therapie auch bei rein klinischer Diagnose ohne positives Ergebnis einer Blutkultur! Evtl. Therapiekorrektur nach Vorliegen des Antibiogramms.(Internet-Infos: *www.p-e-g.de*)

Kalkulierte Initialtherapie bei unbekanntem Erreger (ESC-Leitlinie 2015)

Bedingung	Antibiotikum für Erwachsene / Dosis
Nativklappen*) und Klappenprothesen (> 12 Mon. postop.)	Ampicillin 12 g/d i.v. in 4 - 6 ED (= Einzeldosis) + (Flu)Cloxacillin oder Oxacillin 12 g/d i.v. in 4 - 6 ED + Gentamicin 3 mg/kg KG/d i.v. oder i.m. in 1 ED
Klappenprothese (< 12 Mon. postop.)	Vancomycin 30 mg/kg KG/d i.v. in 2 ED + Gentamycin 3 mg/kg KG/d i.v. oder i.m. in 1 ED + Rifampicin 900 - 1.200 mg/d i.v oder oral in 2 oder 3 ED

Grundsätzlich empfiehlt sich die Mitbetreuung durch einen Infektiologen/klinischen Mikrobiologen. Alle Dosen gelten für Erwachsene mit normaler Leber- und Nierenfunktion.

*) Für Patienten, die β-Laktame nicht vertragen, wird folgende Therapie empfohlen:
Vancomycin + Gentamicin + Ciprofloxacin

Frühzeitiges Konsil mit Kardiochirurgen, damit ein evtl. notwendiger Klappenersatz zur Infektsanierung nicht verzögert wird. Bei Vegetationen > 10 mm steigt das Embolierisiko erheblich (bis 60 %), deshalb schnelle operative Sanierung notwendig. Dringliche Op.-Indikationen sind: Persistierende Infektion, AV-Blockierungen, paravalvulärer Abszess, Herzinsuffizienz, hämodynamisch relevantes Klappenvitium, Embolien, Vegetationen > 10 mm
Erfolgskontrolle: Klinik, Labor (BSG, CRP, Blutkulturen), TEE (Klappenzustand, Vegetationen)

Prg: Unbehandelt infaust, unter Antibiotikatherapie hängt die Prognose ab von:
- Vorschädigung des Herzens
- Abwehrlage, Lebensalter
- Virulenz und Empfindlichkeit der Erreger gegen Antibiotika
- Zeitpunkt des Behandlungsbeginns

Bei optimaler Behandlung überleben > 75 % der Patienten, wobei die Prognose ungünstig ist bei Patienten mit Herzklappenprothesen, Linksherz-Endokarditis, Infektion mit gramnegativen Erregern und Pilzen, zyanotische kongenitale Herzerkrankung, akutem Krankheitsverlauf und zusätzlicher Herzinsuffizienz. Kardiale Dekompensation ist die häufigste Todesursache (infolge Klappendestruktion u./o. Myokardschädigung).

Pro: Endokarditisausweis ausstellen!

Empfehlungen zur Prophylaxe der bakteriellen Endokarditis

(Paul-Ehrlich-Gesellschaft und ESC-Guideline 2015)

Ind: **Patienten mit der höchsten Wahrscheinlichkeit eines schweren oder letalen Verlaufs einer infektiösen Endokarditis:**

1. Patienten mit Klappenersatz (mechanische und biologische Prothesen, TAVI) sowie Patienten mit rekonstruierten Klappen unter Verwendung von alloprothetischem Material in den ersten 6 Monaten nach OP
2. Patienten mit überstandener Endokarditis
3. Patienten mit angeborenen Herzfehlern haben ein höheres Risiko für IE als bei erworbenen Herzfehlern:
   - Zyanotische Herzfehler, die nicht oder palliativ mit systemisch-pulmonalem Shunt operiert sind.
   - Operierte Herzfehler mit Implantation von Conduits (künstliche gefäßartige Verbindungen) mit oder ohne Klappe oder bei residuellen Shunts oder Klappeninsuffizienz
4. Alle operativ oder interventionell unter Verwendung von prothetischem Material behandelten Herzfehler in den ersten 6 Monaten nach Operation oder lebenslang, wenn ein residualer Shunt oder eine Klappeninsuffizienz persistiert.

Situationen zur Endokarditisprophylaxe:

Patienten ohne manifeste Infektionen

1. Zahnbehandlungen, z.B.
   - Zahnextraktion
   - Parodontale Eingriffe
   - Zahnsteinentfernung
   - Kürettage, Sondierung usw.
   - Implantationsverfahren und Replantation von luxierten Zähnen
   - Prophylaktische Säuberung der Zähne/Implantate, wenn Blutungen nicht ausgeschlossen werden können.

   Anm: Trotz nicht gesicherter Effektivität werden prophylaktische Mundhygienemaßnahmen empfohlen (günstiges Nebenwirkungsprofil).
2. **Eine Endokarditisprophylaxe im Rahmen von Eingriffen am Gastrointestinal-, Respirations- oder Urogenitaltrakt (auch bei Biopsieentnahme) wird nur noch bei bestehenden Infekten empfohlen.**

   Anm: Hintergrund für die Einschränkung der Indikation für eine medikamentöse Endokarditisprophylaxe bei den neuen Empfehlungen ist vor allem, dass keine prospektiven, randomisierten und placebokontrollierte Studien vorliegen, die den Nutzen der bisherigen Endokarditisprophylaxe belegen. Diese Änderungen der neuen Empfehlungen/Leitlinien sind national und international NICHT auf allgemeine Zustimmung gestoßen. Es wird allerdings dem behandelnden Arzt freigestellt, nach Abwägung der Vor- und Nachteile und in Absprache mit dem Patienten das früher bestehende Prophylaxeschema fortzuführen.

Patienten mit manifesten Infektionen

Sollte bei Patienten mit Risikokonditionen (siehe oben) ein Eingriff durchgeführt werden, ist darauf zu achten, dass die antibiotische Therapie mögliche Endokarditiserreger erfasst.

1. Eingriffe am Respirationstrakt:
   Wirksamkeit gegen Streptokokken und S. aureus (z.B. Aminopenicillin + Betalaktamaseinhibitor, Cefazolin oder Clindamycin, bei MRSA Vancomycin)
2. Eingriffe am Gastrointestinal- oder Urogenitaltrakt
   Wirksamkeit gegen Enterokokken (z. B. Ampicillin, Piperacillin oder Vancomycin)
3. Eingriffe an Haut, Hautanhangsgebilden oder muskuloskelettalem Gewebe
   Wirksamkeit gegen Staphylokokken und β-hämolysierende Streptokokken (staphylokokkenwirksames Penicillin oder Cephalosporin, bei Allergie Clindamycin, bei MRSA Vancomycin)

Herzchirurgische Eingriffe

Bei Herzklappenprothesenoperation oder Eingriffen mit Implantation von Fremdmaterial (auch Schrittmacherkabel) Prophylaxe unmittelbar vor Operation indiziert, Beendigung spätestens nach 48 h, bei längerer OP-Dauer ggf. Wiederholung der Gabe.

Empfohlene Prophylaxe vor zahnärztlichen Eingriffen

Antibiotikaprophylaxe generell 30 - 60 Min. vor Prozedur (Einzeldosis)

Erwachsene:

Orale Einnahme:	Amoxicillin 2 g p.o.
Orale Einnahme nicht möglich:	Ampicillin 2 g i.v.
Penicillin- oder Ampicillin-Allergie	
- orale Einnahme:	Clindamycin 600 mg p.o.
- orale Einnahme nicht möglich:	Clindamycin 600 mg i.v.

Bei Kindern: 50 mg/kg KG Amoxicillin p.o. oder 50 mg/kg KG Ampicillin bzw. 20 mg/kg KG Clindamycin p.o./i.v.

Besonderheiten:

Penicillin G oder V weiterhin Alternative zu Amoxicillin/Ampicillin
Alternativ zu Ampicillin: Cefazolin, Ceftriaxon 1g i. v. (Erwachsene; Kinder 50 mg/kg KG)
Alternativ zu Clindamycin: Cefalexin 2 g i.v. (Erwachsene; Kinder 50 mg/kg KG) oder Clarithromycin 500 mg p. o. (Erwachsene; Kinder 15 mg/kg KG p.o.)
Keine Cephalosporingabe nach Anaphylaxie/Angioödem oder Urtikaria auf Penicillin/Ampicillin!

Nichtinfektiöse (abakterielle) Endokarditis [I38]

E. rheumatica (verrucosa):
Die häufigste Form der E., bei der meist 1 - 3 Wochen nach einer Infektion mit β-hämolysierenden A-Streptokokken warzenähnliche Auflagerungen (Fibrin, Thrombozyten) v.a. an den Schließungsrändern der Mitral- und Aortenklappe auftreten; die E. rheumatica ist Teilerscheinung einer Pankarditis des rheumatischen Fiebers.

E. Libman-Sacks bei systemischem Lupus erythematodes:
Abakterielle E. mit größeren Fibrinthromben auf der Mitral-, aber auch an der Aorten- und Pulmonalklappe und mit starker Neigung zu örtlicher entzündlicher Infiltration; häufig begleitet von Perikarditis und Pleuritis. Eine Manifestation des systemischen Lupus erythematodes (= SLE).

Löffler-Syndrom (Endomyocarditis eosinophilica): Akute und subakute Verlaufsform. Vorwiegend betroffen ist das Endokard der rechten Herzkammer; es kommt zu Verdickung und zellulärer Infiltration (überwiegend eosinophile Granulozyten) des Wandendokards mit Beteiligung des Myokards. Kommt bei verschiedenen Krankheiten vor, wobei aber eine Vermehrung der eosinophilen Granulozyten gemeinsames Merkmal ist; z.B. als allergisch hyperergische E. (z.B. bei Asthma bronchiale, Periarteriitis nodosa), als paraneoplastische E. (z.B. bei Hodgkin- und Non-Hodgkin-Lymphomen), Lungenkarzinom; ferner bei eosinophiler Leukämie oder idiopathischer Hypereosinophilie.

Th.: Therapie der Grunderkrankung. Glukokortikosteroide bei SLE oder bei Hypereosinophilie. Tyrosinkinasehemmer Imatinib (Glivec®) bei Hypereosinophilie und Myokardbeteiligung.

RHEUMATISCHES FIEBER (RF) [I00]

Def: Spezifische Entzündungsreaktion auf Toxine von Streptokokken der Gruppe A; Manifestation an Gelenken (Polyarthritis), Herz (Endo-, Myo-, Perikarditis), seltener in (Sub-)Kutis (Erythema marginatum, Rheumaknötchen) und ZNS (Chorea minor). Beginnt ca. 2 Wochen nach einer akuten Tonsillopharyngitis durch β-hämolysierende Streptokokken der Gruppe A (GABS) mit Allgemeinreaktionen und hohem Fieber.

Ep.: Erkrankung heute in den Industrieländern selten (durch Penicillintherapie der oropharyngealen Streptokokkeninfektionen), unverändert häufig in den armen Entwicklungsländern. Erkrankungsgipfel: Zwischen 5 - 15 Jahren

Ät.: Angina tonsillaris und Pharyngitis durch A-Streptokokken verursachen das RF. Das RF ist nicht direkt infektionsbedingt, sondern Folge einer infektinduzierten Autoimmunreaktion (streptokokkenallergische Zweiterkrankung).

Einteilung der Streptokokken:

- Nach dem Hämolyseverhalten auf Blutagar (Schottmüller):
  α-hämolysierende Streptokokken: Inkomplette Hämolyse mit Vergrünung der Kolonien durch Reduktion von Hämoglobin zu biliverdinähnlichen Verbindungen.
  β-hämolysierende Streptokokken: Hämolysehof um Kolonien
  γ-hämolysierende Streptokokken: Keine Hämolyse
- Lancefield-Typisierung:
  β-hämolysierende Streptokokken werden aufgrund unterschiedlicher Antigene des C-Polysaccharids in die Serogruppen A - T eingeteilt (Schema nach Rebecca Lancefield). Streptokokken der Serogruppe A = A-Streptokokken = Streptococcus pyogenes kommen aufgrund unterschiedlicher Antigene des M-Proteins in > 80 Typen vor, mittels der Gene des M-Proteines (emm-Gene) lassen sich > 150 verschiedene emm-Typen unterscheiden.

Erkrankungen durch Streptokokken der Gruppe A (Streptococcus pyogenes):

- Tonsillitis/Pharyngitis (Ko.: Sinusitis, Otitis media, Pneumonie, Peritonsillarabszess)
- Scharlach
- Haut- und Weichteilinfektionen: Erysipel, Impetigo contagiosa, nekrotisierende Fasziitis
- S. pyogenes-Sepsis, toxisches Schock-Syndrom (TSS) durch Superantigene (siehe dort)
- Streptokokkenallergische Nacherkrankungen:
  1. Rheumatisches Fieber (nur nach Streptokokken-Pharyngitis/Tonsillitis)
  2. Akute Poststreptokokken-Glomerulonephritis (nach Streptokokkeninfektionen des Pharynx, der Tonsillen und der Haut)

Anm: Eine asymptomatische Besiedlung des Rachens mit S. pyogenes findet sich in bis zu 20 % der Bevölkerung (bes. in den Wintermonaten).

Pg.: Streptococcus pyogenes bindet an Typ IV-Kollagen der Basalmembran und kann so eine Autoimmunreaktion induzieren. Das typenspezifische M-Protein der β-hämolysierenden A-Streptokokken zeigt eine Kreuzreaktivität mit den sarkolemmalen Antigenen Tropomyosin und Myosin. Diese molekulare Mimikry erklärt folgende Befunde bei Patienten mit rheumatischem Fieber:

1. Nachweis kreuzreagierender antisarkolemmaler Antikörper im Serum
2. Nachweis von Antikörpern, die am Myo- und Endokard gebunden sind.
3. Immunkomplexbedingte Kapillarschädigung (Immunkomplexreaktion Typ III) mit Nachweis von Immunkomplexen im Myokard (im Bereich der Aschoff-Knötchen = rheumatische Granulome mit fibrinoiden Nekrosen) und auf den entzündlich veränderten Herzklappen (Endocarditis verrucosa).
4. Bei Patienten mit Chorea minor beobachtet man kreuzreagierende Antikörper gegen Antigene des Nucleus caudatus und subthalamicus.

KL.: Nach einem Intervall von 10 - 20 Tagen tritt das RF als Zweiterkrankung auf im Anschluss an eine Infektion des oberen Respirationstraktes (Pharyngitis, Tonsillitis) durch β-hämolysierende Streptokokken der Gruppe A.

- Allgemeinerscheinungen: Fieber ("rheumatische" Gelenkbeschwerden ohne gleichzeitiges Fieber sind anamnestisch nicht zu verwerten), Kopfschmerzen, Schwitzen
- Akute "wandernde" Polyarthritis (bis 70 %): Bevorzugt die großen Gelenke und springt von Gelenk zu Gelenk. Die betroffenen Gelenke sind oft überwärmt, geschwollen und stark schmerzhaft.
- Herzbeteiligung (60 %): Das rheumatische Fieber befällt das ganze Herz: Endo-, Myo-, Perikarditis, also Pankarditis. Die Prognose wird aber vom Verlauf der rheumatischen Endokarditis [I09.1] bestimmt (Klappenfehler), während die Myokarditis rel. selten Symptome macht.
  Hi.: Histiozyten mit eulenartigen Nukleoli (Anitschkow-Zellen) + Aschoff-Knötchen (= Ansammlung von Rundzellen + Riesenzellen um fibrinoide Nekrose).
  Kardiale Symptome können fehlen oder uncharakteristisch in Erscheinung treten:
  - Leises systolisches und/oder diastolisches Geräusch
  - Evtl. Perikarditis mit Perikardreiben und Präkordialschmerz
  - Evtl. Myokarditis mit Extrasystolen, bei schwerer Myokarditis kardiale Insuffizienzzeichen
  - Ekg: Evtl. Extrasystolen, verlängertes PQ-Intervall, ST-T-Veränderungen (siehe auch Ekg-Zeichen bei Perikarditis)
  - Echo: Nachweis evtl. Klappenveränderungen, eines Perikardergusses, einer myogenen Dilatation des Herzens
- Chorea minor (Sydenham)[I02.9](20 %): Eine rheumatische Spätmanifestation, die gel. nach längerer Latenz (bis Monate!) zum Streptokokkeninfekt auftreten kann und dann stets an die drohende Pankarditis denken lassen muss. Typisch sind unkontrollierte Bewegungen der Hände mit Ungeschicklichkeit der Kinder: Sie verschütten Suppe, zerbrechen Geschirr u.a. Die Erkrankung kann rezidivieren, heilt aber unter Therapie aus.
- Hauterscheinungen:
  - Rheumatische subkutane Knötchen (30 %)
  - Erythema anulare rheumaticum (marginatum): Stammbetone, rosarote, z.T. anuläre polyzyklische Erytheme (10 %)
  - Erythema nodosum (Einzelheiten: Siehe M. Boeck)
- Labor:
  - Unspezifische Entzündungszeichen: BSG/CRP ↑, evtl. Infektanämie

    Merke: Eine normale BSG schließt ein rheumatisches Fieber und eine Endokarditis weitgehend aus.

  - Nachweis eines Streptokokkeninfektes der Gruppe A:
    1. Positiver Rachenabstrich (Goldstandard ist die Kultur; der Streptokokken-Antigen-Schnelltest hat eine Spezifität von > 90 % und eine Sensitivität von ca. 85 %.)
    2. Ak-Nachweis:
       - Antistreptolysin O (ASO oder ASL): Wegen der Durchseuchung der Bevölkerung mit Streptokokken gelten erst Titer über 300 IE und/oder Titerbewegungen als Ausdruck eines akuten Infektes. Im Gegensatz zur unkomplizierten Streptokokkenangina fällt bei rheumatischem Fieber der Titer nach Abklingen der Angina tonsillaris nicht ab.
       - Anti-Desoxyribonuklease B (anti-DNAse B oder ADB)

Merke: Der ASL-Titer steigt vorzugsweise an bei oropharyngealen Streptokokkeninfektionen des Respirationstraktes und hat daher für die Diagnose des rheumatischen Fiebers Bedeutung. - Der ADB-Titer steigt vorzugsweise an bei Streptokokkeninfektionen der Haut; da diese eine akute Glomerulonephritis induzieren können, hat hier der ADB-Titer eine besondere Bedeutung.

Verlauf des rheumatischen Fiebers:

Streptokokkeninfekt	Latenz	Rheumatisches Fieber - Exsudative Phase ↓ - Proliferative Phase	Klappenfehler Narbe ↑
	1 - 3 Wo.	6 - 12 Wochen	1 - 3 Jahre

Klappenbefall: Mitralklappe (80 %) und Aortenklappe (20 %), gel. auch beide Klappen

DD: Siehe Kapitel "Rheumatoide Arthritis"

Di.: Jones Kriterien der American Heart Association (1992):

Hauptkriterien	**Nebenkriterien**
1. Karditis	1. Fieber
2. Wandernde Polyarthritis	2. Arthralgie
3. Chorea minor	3. BSG u./o. CRP ↑
4. Subkutane Knötchen	4. Verlängerte PQ- oder PR-Zeit
5. Erythema anulare rheumaticum	

Die Diagnose rheumatisches Fieber ist wahrscheinlich, wenn folgende Befunde vorhanden sind:
1. Nachweis eines vorangegangenen Streptokokkeninfektes (positive Rachenkultur oder positiver Antigen-Schnelltest und/oder Nachweis von Streptokokken-Ak)
2. Zwei Hauptkriterien oder 1 Haupt- und 2 Nebenkriterien

Th.: 1. Therapie des Streptokokkeninfektes:

Merke: Bei allen A-Streptokokkeninfektionen ist Penicillin das Mittel der Wahl, denn alle A-Streptokokken sind durchweg penicillinempfindlich! - Gegen alle anderen Antibiotika kommen Resistenzen vor.

Dos: Penicillin V: Kinder 100.000 IE/kg KG täglich, Erwachsene 3 - 4 Mio IE täglich; Dauer: 10 Tage

NW: Allergische Reaktionen: Eine Sensibilisierung kann durch frühere Penicillintherapie, aber auch durch penicillinhaltige Nahrungsmittel erfolgen, ferner beobachtet man paraallergische Reaktionen bei Dermatomykosen.

Bei Penicillinallergie: Wechsel auf Makrolide (Resistenzen bis 15 %)

Bei Sepsis, TSS, Fasciitis necroticans: Penicillin + Clindamycin

2. Antiinflammatorische Behandlung:
- Acetylsalicylsäure: 2 g/d beim Erwachsenen
  NW + KI: Siehe Antiphlogistika
- Kortikosteroide:
  Ind: Rheumatische Karditis
  Dos: Initial 80 mg Prednisolon/d; stufenweise Dosisreduktion
  NW + KI: Siehe Kortikosteroide

Therapiedauer einer antiinflammatorischen Behandlung: Ca. 4 - 6 Wochen

3. Tonsillektomie im freien Intervall unter Penicillinschutz, evtl. Sanierung der Zähne ("Fokalsanierung")
4. Rezidivprophylaxe mit Penicillin über mindestens 5 Jahre, maximal bis zum 21. Lebensjahr, danach nur noch gezielte Penicillinprophylaxe bei diagnostischen oder operativen Eingriffen (inklusive Zahnheilkunde). Bei Penicillinallergie Makrolid.
   Dos. bei Dauerprophylaxe: z.B. Benzathin-Penicillin 1,2 Mio IE i.m. alle 4 Wochen oder Penicillin V 1 Mio. IE/d oral

Prg: Sie wird durch den Verlauf der Endokarditis bestimmt: "Das rheumatische Fieber beleckt die Gelenke und beißt das Herz". Mit jedem Rezidiv wird die Wahrscheinlichkeit eines späteren Klappenfehlers größer. Daher kommt alles auf eine frühzeitig einsetzende Penicillintherapie an, die den Krankheitsprozess noch im Stadium der Exsudation erfassen muss. Narbige Klappenschrumpfungen sind nicht mehr reversibel!

ERWORBENE HERZKLAPPENFEHLER (ERWORBENE VITIEN) [I38]

Internet-Infos: *www.acc.org/clinical/guidelines/valvular*

Prinzipiell kann sich eine Herzklappenerkrankung als Stenose und/oder Insuffizienz manifestieren. Findet sich an einer Klappe sowohl eine Stenose, als auch eine Insuffizienz, so handelt es sich um ein kombiniertes Klappenvitium. Es können bei ein und demselben Patienten eine, mehrere oder alle Herzklappen befallen sein.

Klappenstenose:
Def: Behinderung der Beweglichkeit von Segeln bzw. Taschen, mit der Folge der Reduktion der Klappenöffnungsfläche. Hierdurch kommt es zu einer Behinderung des vorwärts gerichteten Blutflusses.

Urs: Degenerative Prozesse oder narbige Adhäsionen und Schrumpfungen nach vorausgegangenen Entzündungen, z.B. nach rheumatischem Fieber. Häufiger in den Industrienationen ist mittlerweile die Klappenstenose durch Kalzifikationen bei älteren Menschen.

Über die stenosierte Klappe lässt sich echokardiografisch oder invasiv ein Gradient bestimmen. Für die Aorten- und Pulmonalstenose gilt, dass der Druckgradient abhängig ist von der Pumpfunktion des Ventrikels und der Klappen-Öffnungsfläche.
In Abhängigkeit von der Klappenöffnungsfläche und dem Gradienten über die Klappe wird der Schweregrad von Stenosen als gering-, mittel- oder hochgradig eingestuft.

Klappeninsuffizienz:
Def: Schlussunfähigkeit, die sowohl im akuten, als auch im chronischen Verlauf einer Erkrankung entstehen kann.
Urs: Entzündliche oder degenerative Prozesse, im Rahmen einer koronaren Herzerkrankung, einer primären oder sekundären Kardiomyopathie sowie bei angeborenen Anomalien.
- Im Farbduplex kann man den Reflux direkt darstellen und quantifizieren. Lävokardiographisch kann man ebenfalls entsprechend des Ausmaßes des Kontrastmittelrefluxes 3 Schweregrade unterscheiden.

In der Mehrzahl der Fälle sind die Klappen des linken Ventrikels betroffen, bedingt durch stärkere mechanische Beanspruchung der Klappen des linken Herzens (absoluter Druck und Druckgradient links > rechts).
Erworbene Klappenfehler des rechten Herzens sind relativ selten, z.B. Folge einer bakteriellen Endokarditis bei (i.v.-)Drogenabhängigen oder durch die Trikuspidalklappe passierende Schrittmacher/ICD-Sonden. In der Mehrzahl d.F. sind die Klappenfehler des rechten Herzens funktionelle (sekundäre) Klappeninsuffizienzen:
- Funktionelle Pulmonalisinsuffizienz durch Überdehnung des Klappenansatzringes bei schwerer pulmonaler Hypertonie unterschiedlicher Genese; Auskultation: Graham Steel-Geräusch: Hochfrequentes Decrescendogeräusch im Anschluss an das Pulmonalsegment des 2. Herztones, p.m. über der Pulmonalklappe.
- Funktionelle Trikuspidalinsuffizienz durch Überdehnung des Klappenansatzringes bei rechtsventrikulärer Dilatation (i.R. einer Rechtsherzinsuffizienz unterschiedlicher Genese). Auskultation: "Blasendes" holosystolisches Geräusch, p.m. 4. ICR rechts parasternal.

Entscheidend für die Leistungsfähigkeit des Herzens ist die Art der kardialen Belastung, welche aus dem Klappenfehler resultiert:
- Volumenbelastung bei Klappeninsuffizienz mit Pendelblutvolumen: Günstigere Prognose
- Druckbelastung bei Klappenstenose: Ungünstigere Prognose

Voraussetzung vor Treffen von Therapieentscheidungen ist die Kenntnis folgender Fakten:
- Akute oder chronische Entwicklung des Vitiums?
- Ätiologie?
- Symptomatik des Patienten?
- Klinische und technische Untersuchungsbefunde?
- Schweregrad der Klappenveränderung?
- Schweregrad der Ventrikelfunktionsstörung und -erweiterung?
- Entstehung von Rhythmusstörungen (z.B. Vorhofflimmern) bzw. einer pulmonalen Hypertonie
- Wie ist der spontane Verlauf der Erkrankung (ohne operative Therapie)?
- Dem zu erwartende Nutzen einer Therapie muss einerseits der Spontanverlauf, andererseits das Risiko der jeweiligen Behandlung gegenübergestellt werden.

A) Internistische Therapie:
- Behandlung einer Herzinsuffizienz (siehe dort)
- Endokarditisprophylaxe (Indikationsliste: Siehe Kap. "Infektiöse Endokarditis")
- Thromboembolieprophylaxe mit Antikoagulanzien bei allen mechanischen Klappenprothesen

B) Operative Therapie: Siehe Kap. „Der klappenoperierte Patient"

Merke: Vor jeder geplanten Herzklappen-Op. im Heart Team individuell diskutieren, ob eine KHK mittels Koronarangiografie ausgeschlossen werden muss (Symptomatik/Alter/Risikofaktoren), damit eine evtl. KHK mitbehandelt werden kann.

Klappenersatztherapie

Indikation zum Klappenersatz:
- Wenn das Beschwerdebild eine konservative Behandlung nicht mehr zulässt oder Gefahr besteht, dass sich durch ein längeres Herausschieben des Operationszeitpunktes ein irreversibler Myokardschaden, bzw. Schaden anderer Organe (z.B. durch Embolisation von Vegetationen auf Herzklappen im Rahmen einer Endokarditis) oder eine pulmonale Hypertonie einstellen (Details siehe einzelne Klappenvitien).

Anforderungen an künstliche Herzklappen:
Lebenslange Haltbarkeit, optimales Strömungsprofil, gute Gewebeverträglichkeit, keine Hämolyse, keine Thrombogenität, einfache Implantationstechnik, möglichst geringe Schallphänomene

Operativer Klappenersatz:
1. Mechanische Klappenprothesen:
- Vorteile: Lange Haltbarkeit.
- Nachteile: Hohes Thromboembolierisiko (0,5 - 2,5 %/Jahr, je nach Klappenlokalisation) → Antikoagulation erforderlich; transvalvulärer Gradient, Hämolyse
- Ind: 1. Längere Lebenserwartung (wenn Reoperation bei jüngeren Patienten wahrscheinlich)
  2. Niereninsuffizienz
  3. Wenn Antikoagulation aus anderen Gründen erforderlich ist.
- Kugelventile: Die ersten verfügbaren Klappen arbeiteten nach diesem Prinzip (z.B. Starr-Edwards) → relativ groß, viel Raum zur Implantation erforderlich.
- Scheibenventile: „Hubscheibenprinzip" → geringerer Raumbedarf, jedoch Behinderung des zentralen Blutstromes. Bessere Hämodynamik bei „Kippscheibenprinzip" (z.B. Björk-Shiley)
- Doppelflügelklappen: Derzeit bevorzugt (z.B. St. Jude) → bei geringer Größe günstige hämodynamische Eigenschaften und relativ niedrige Thrombogenität.

2. Biologische Klappenprothesen:
Aus tierischem Gewebe (Xenograft: Rinder-Perikard oder Herzklappen vom Schwein) oder Leichenmaterial (Allograft: Fascia lata, Dura mater), das auf ein Metall- oder Plastik-Gerüst aufgezogen wird. Zur Gewebesterilisation und Elimination von Immunreaktionen vorbehandelt.
- Vorteile: Niedrige Thrombogenität: Keine Antikoagulation
- Nachteile: Begrenzte Haltbarkeit (ca. 15 J.): Progrediente Verkalkung → Einschränkung der Klappenbeweglichkeit und Öffnungsfläche, Einrisse der Klappenstrukturen. Patienten mit eingeschränkter Nierenfunktion, Kalziumstoffwechselstörungen, Patienten nach Endokarditis, große Prothesen, Prothesen in Mitralposition sind besonders betroffen.
- Ind: 1. Höheres Lebensalter (> 75 J.), Lebenserwartung < 10 J.
  2. Kontraindikation für Antikoagulanzien
  3. Reoperation wegen Thromboembolie-Komplikationen einer mechanischen Klappe

3. Allograft/Homograft-Klappenprothesen:
Menschliche Leichenklappen. Verwendet werden frische, antibiotika-behandelte, kryokonservierte oder chemisch konservierte Grafts. Verfügbarkeit eingeschränkt.
- Vorteile: Niedrige Thrombogenität
- Nachteile: Schwierigerer zu implantieren, Degenerationserscheinungen
- Ind: z.B. Frauen mit Kinderwunsch, nach abgelaufener Endokarditis, jüngere Patienten

4. Ross-Operation:
Ersatz der Aortenklappe durch die eigene Pulmonalklappe (Autograft), während die Pulmonalklappe durch pulmonalen oder aortalen Allograft ersetzt wird.

Komplikationen nach Klappenersatz: (50 % aller Patienten/10 J.)
- Frühkomplikationen: Blutungen, Infektionen, Prothesenendokarditis, Rhythmusstörungen, Herzinsuffizienz, perioperatives Nieren-, Lungen-, Leber- oder Multiorganversagen
- Spätkomplikationen: Thromboembolien, Blutungen unter Antikoagulanzien, Prothesenendokarditis
  Herzinsuffizienz im Spätverlauf → 3 Ursachen:
  - Klappendysfunktion
  - Begleitende Hypertonie und/oder koronare Herzkrankheit
  - Präoperative Herzmuskelschädigung infolge zu später Indikation zum Klappenersatz!

Merke: Der präoperative Funktionszustand des linken Ventrikels bestimmt wesentlich die Langzeitprognose, insbesondere bei Klappeninsuffizienzen!

- Prothesenkomplikationen: Disproportion von Klappe zur Körpergröße (sogenannter „patient/prosthesis mismatch"), Einrisse in der Ummantelung von Klappenkäfigen, Ausriss von Prothesenflügeln oder Defekte in alten Kugelprothesen.

Spezifische Probleme:

- Kunst-Klappenthrombosen:

Vo.: Unter Antikoagulation selten, häufiger bei Mitralklappen- als bei Aortenklappenprothesen, am häufigsten bei Trikuspidalklappenprothesen. Inzidenz vom Klappentyp beeinflusst (selten bei St. Jude Medical).

KL.: Verschlechterung des klinischen Zustandsbildes, akute Herzinsuffizienz, Embolien (Gehirn!) oder Rhythmusstörungen

Merke: Bei jedem Kunstklappenträger mit hämodynamischer Instabilität muss eine Klappenthrombose ausgeschlossen werden!

Th.: Reoperation, eventuell Lysetherapie

- Thromboembolien:

Vo.: Vorzugsweise bei mechanischen Klappenprothesen, häufiger nach Mitral-, als nach Aortenklappenersatz, selten bei Homograftklappen. Inzidenz ca. 2 - 3 % pro Patientenjahr.

KL.: Ischämie in Abhängigkeit vom betroffenen Gefäßgebiet (Gehirn-, Extremitäten- und Intestinalgefäße).

Th.: Siehe Kap. Embolien

Pro: Antikoagulation mit einem Vitamin K Antagonisten obligatorisch bei allen mechanischen Klappen. Orale Antikoagulation für 3 Monate nach Implantation einer Bioprothese in Mitralposition, Acetylsalicylsäure für 3 Monate bei Bioprothese in Aortenposition, Dauerantikoagulation bei chronischem Vorhofflimmern, nach Thromboembolien, bei großem linken Vorhof oder bei deutlich eingeschränktem HZV. Der INR-Wert richtet sich nach Klappentyp und -position (siehe Kapitel Thromboembolieprophylaxe).

Merke: Direkte Antikoagulanzien (Dabigatran/Rivaroxaban/Apixaban/Edoxaban) sind zur Antikoagulantion bei Kunstklappenträgern kontraindiziert!

- Prothesenendokarditis:

Vo.: Bei mechanischen und Bioprothesen, weniger bei Homograftklappen.
  - Frühendokarditis: Innerhalb des ersten postoperativen Jahres; Erreger meist Staphylokokken und gramnegative Erreger, seltener Pilze. Die Prognose ist sehr ernst.
  - Spätendokarditis: Nach dem ersten postoperativen Jahr; Erreger identisch mit denen, die eine Endokarditis bei Nativklappen auslösen (Streptococcus viridans, Staphylococcus aureus, Staphaphylococcus epidermidis, Enterokokken u.a.).

Di.: Fieber, neu aufgetretene Klappengeräusche u./o. geänderte Öffnungs-/Schlusstöne, transösophageale Echokardiografie, positive Blutkultur (vor Beginn einer Antibiotikatherapie Blutkulturen sicherstellen!).

Th.: Siehe Kap. „Bakterielle Endokarditis"

Pro: Lebenslange antibiotische Endokarditisprophylaxe bei allen Risikopatienten (siehe Kap. „Bakterielle Endokarditis").

- Paravalvuläre Lecks:

Vo.: Besonders an Prothesen, die in stark kalzifizierte Klappenringe eingenäht werden, aber auch durch Endokarditiden hervorgerufen.

Di.: Refluxgeräusche an der betroffenen Klappe, Hämolyse, Echokardiografie

- Mechanisch bedingte Hämolyse:

Vorkommen bes. bei älteren Klappenmodellen. Bei gut funktionierenden intakten Klappenprothesen ist die mechanische Hämolyse unbedeutend und äußert sich nur durch geringe LDH-Erhöhung. Bei Klappenfunktionsstörungen nimmt die Hämolyse zu.

Di.:
  - LDH und HBDH ↑
  - Haptoglobin ↓
  - Evtl. Hämopexin ↓ (nur bei starker Hämolyse, wenn Haptoglobin nicht mehr messbar)
  - Retikulozyten ↑
  - Indirektes Bilirubin ↑
  - Fragmentozytose

Hb normal = kompensierte Hämolyse
Hb vermindert = Dekompensierte Hämolyse = Hämolytische Anämie

Echokardiografischer Ausschluss einer Prothesenfehlfunktion
Behandlung ist abhängig von der zugrunde liegenden Ursache; bei starker Hämolyse evtl. operative Revision erforderlich.

Die postoperative Frühmortalität kann man abschätzen z.B. mit dem Euroscore-Rechner (siehe *Internet*).

Regelmäßige Nachsorgeuntersuchungen:
- Anamnese: Neues Auftreten von Fieber, Müdigkeit, Abgeschlagenheit, Leistungsknick, (nächtliche) Dyspnoe, Schwitzen, Stenokardien, Ödeme, Palpitationen, Schwindel, Synkopen?
- Klinische Untersuchung: Achten auf pleuroperikardiales Reiben (frühpostoperativ beim Postperikardiotomiesyndrom), Tachykardien (z.B. bei Fieber, Anämie, Endokarditis, Volumenmangel, Herzinsuffizienz), Vorhofflimmern, Lungenstauung, Halsvenenstauung, Hepatomegalie, Aszites, periphere Ödeme, Pleura- oder Perikardergüsse (frühpostoperativ beim Postperikardiotomiesyndrom; spätpostoperativ bei Herzinsuffizienz).
- Auskultation: Bioprothesen und Homografts haben normalerweise keine spezifischen Geräuschphänomene, mechanische Prothesen meist Öffnungs- und Schließungs-Klicks. Prothesenschließungs-Klick lauter als Öffnungs-Klick. Leiserwerden von Prothesentönen kann Hinweis auf Kunstklappenthrombose sein! Neuauftreten systolischer oder diastolischer Geräusche kann auf eine Fehlfunktion hinweisen.
- Echokardiografie: Bewegungsmuster der Klappenteile, Flussprofile, Gradienten und Öffnungsflächen, Ventrikelfunktion und -größe, Nachweis valvulärer oder paravalvulärer Lecks; Vegetationen bei bakterieller Endokarditis
- Röntgen, CT, MRT: Klappentyp, Insuffizienz- oder Stenosenachweis, Ventrikelfunktion und -morphologie, Lungenperfusion
- Ekg: Belastung der Vorhöfe und Ventrikel, Erregungsrückbildungsstörungen sowie Blockbilder oder Rhythmusstörungen.
- Labor: Entzündungsparameter (Leukozytenzahl, BSG, CRP), Blutkulturen bei Verdacht auf bakterielle Endokarditis, Nachweis einer Anämie (Blutbild, Eisen, Ferritin), einer Hämolyse (LDH, ⟨-HBDH, Haptoglobin, Bilirubin, Fragmentozyten); Gerinnungskontrollen bei Antikoagulanzientherapie (INR)
- „Home Monitoring" nach alloprothetischem Herzklappenersatz:
  - INR-Selbstbestimmung (CoaguCheck) → dadurch Senkung der Häufigkeit schwerer Blutungskomplikationen
  - Selbstkontrolle der Klappenfunktion durch vollautomatische Frequenzanalyse des Klappengeräusches → Früherkennung von Klappenfunktionsstörungen

Kathetergestützter Aortenklappenersatz (TAVI = *transcatheter aortic valve implantation*)
- Biologische Herzklappenprothesen, die mittels Katheter über verschiedene Zugänge (meist transfemoral, aber auch transapikal, transaortal) implantiert werden
- Die Klappen werden entweder auf einen Ballonkatheter (ballon-expandierbar) oder in das Lumen eines Katheters (selbst-expandierbar) gefaltet und sind nach Entfaltung im Bereich der Aortenklappe sofort funktionsfähig. Die native Klappe wird dabei in die Aortenwand gedrückt.
- Indikation: Vor allem bei erhöhtem Operationsrisiko oder inoperablen Patienten eingesetzt, mittlerweile vergleichbare Ergebnisse mit Chirurgie auch bei Patienten mit intermediärem Risiko. Für transfemoralen Zugang sogar Überlebensvorteil im Vergleich zur Chirurgie bei diesen Patienten.
- Komplikationen: Höhergradiger AV-Block (10-15%), paravalvuläre Leckage (7%), Schlaganfall (2%), akutes Nierenversagen (3%), selten: schwere Komplikationen wie Annulusruptur, Ventrikelruptur; Konversion zur konventionell offenen Operation in <1%.
- Potinterventionelle antithrombotische Therapie: Gegenstand laufender Studien. Meist vorübergehend duale Plättchenhemmung (ASS+Clopidogrel) für 3 Monate, dann Monotherapie. Orale Antikoagulation nur bei vorbestehender Indikation (z.B. Vorhoffimmern).

MITRALKLAPPENSTENOSE (MS) [I05.0]

Ät.: In den Industrienationen mittlerweile zumeist degenerativ kalzifizierend. Darüber hinaus - abgesehen von seltenen angeborenen Formen - ist eine MS Folge eines rheumatischen Fiebers. Dies lässt sich allerdings anamnestisch nicht immer zurückverfolgen.

PPh: Die gesunde Mitralklappe hat bei Erwachsenen einen Öffnungsfläche von 4 - 5 cm^2. Bei der MS kommt es zu einer schleichenden Stenosierung der Mitralklappe (Jahre bis Jahrzehnte). Hämodynamik und Klinik sind abhängig von:
- Schweregrad der Obstruktion
- Herzrhythmus und -frequenz
- Ausmaß der sekundären Lungenstrombahnveränderungen
- Einengung der Mitralklappe → Behinderung der diastolischen linksventrikulären Füllung
  Der Gradient zwischen linkem Vorhof (LA) und enddiastolischem Druck im linken Ventrikel (LV) ist abhängig vom Schweregrad der Stenose sowie vom aktuellen Herzminutenvolumen. Zu-

nächst verhindert eine Vergrößerung des LA eine Erhöhung des Pulmonalisdruckes und der Patient ist weitgehend asymptomatisch.

- Zunehmende Obstruktion des Mitralostiums → verminderte Füllung des LV. Durch Anstieg des LA-Druckes wird der LV zunächst noch ausreichend gefüllt und das Herzzeitvolumen aufrechterhalten. Bei Abnahme des Herzzeitvolumens kommt es zu Müdigkeit und Einschränkung der Leistungsbreite. Der erhöhte LA-Druck wird passiv auf die Lungenvenen fortgeleitet (reaktive bzw. passive pulmonalvenöse Hypertonie) → pulmonale Umstellungsreaktionen (Steigerung des Lymphflusses, Senkung der Permeabilität der alveolären Kapillarmembranen). Reaktive Konstriktion der pulmonalarteriellen Gefäße → verminderter Blutstrom zum Lungenkapillarsystem und Senkung des hydrostatischen Druckes. Durch diese gegenregulatorischen Vorgänge wird ein Lungenödem verhindert.
- Wird die Kapazität der Gegenregulation überschritten, entwickeln sich Symptome der Lungenstauung: Dyspnoe, Orthopnoe, (nächtlicher) Husten.
  Bei einem linksatrialen oder mittleren Pulmonalkapillardruck > 25 - 30 mmHg in Ruhe besteht das Risiko eines Lungenödems, insbes. bei körperlichen Belastungen, Fieber, Anämie, Tachykardie, Schwangerschaft.
- Über die Phase der passiven pulmonalvenösen Hypertonie entwickelt sich (infolge reaktiver pulmonalarterieller Vasokonstriktion, vaskulärer und interstitieller Fibrose sowie Umbau der Lungenarteriolen) sekundär eine aktive pulmonalarterielle Hypertonie. Dabei kann der Pulmonalisdruck auf/über systemische Druckwerte ansteigen.
  Folgen: Pulmonalarterielle Hypertonie → Rechtsherzhypertrophie → Dilatation des rechten Ventrikels → Rechtsherzinsuffizienz.

Schweregrade:

Schweregrad	Mittlerer Druckgradient (mmHg) *)	Mitralöffnungsfläche = MÖF (cm^2)	sysPA (mmHg)**)
Leicht	< 5	> 1,5	< 30
Mittelschwer	5 - 10	1,0 - 1,5	30 - 50
Schwer	> 10	< 1,0	> 50

*) Bei normaler Herzfrequenz und mittlerem Herzzeitvolumen (HZV)
**) sysPA= echokardiographisch bestimmter systolischer pulmonalarterieller Druck

KL.: Symptomatik abhängig vom Schweregrad der Erkrankung:

1. Folgen der Drucksteigerung im linken Vorhof:
   - Evtl. Vorhofflimmern mit absoluter Arrhythmie (Leistungsminderung des Herzens um ca. 20 %)
   - Thrombenbildung im linken Vorhof (40 %) mit Gefahr arterieller Embolien (20 % d.F.) in Gehirn, Extremitäten, Nieren u.a.
2. Folgen der Lungenstauung/pulmonalen Hypertonie:
   - (Belastungs-)Dyspnoe
   - Nächtlicher Husten ("Asthma cardiale")
   - Evtl. Hämoptoe mit "Herzfehlerzellen" im Sputum (= hämosiderinhaltige Lungenmakrophagen)
3. Folgen bei Rechtsherzinsuffizienz:
   - Erhöhter Venendruck mit sichtbarer Venenstauung am Hals und unter der Zunge
   - Stauungsleber, Stauungsniere (evtl. Proteinurie), Ödeme der abhängigen Körperpartien
4. Folgen des verminderten Herzzeitvolumens:
   - Leistungsminderung
   - Periphere Zyanose mit rötlich-zyanotischen Wangen (Facies mitralis)

Ko.:
- Arterielle Embolien (siehe oben)
- Bakterielle Endokarditis
- Lungenödem

Ausk.: (optimal in Linksseitenlage; p.m. über der Herzspitze) 4 Schallphänomene:
- Paukender 1. Herzton
- Mitralöffnungston (MÖT)
- Diastolisches Decrescendogeräusch (im Anschluss an den MÖT), das übergeht in ein
  - Präsystolisches Crescendogeräusch

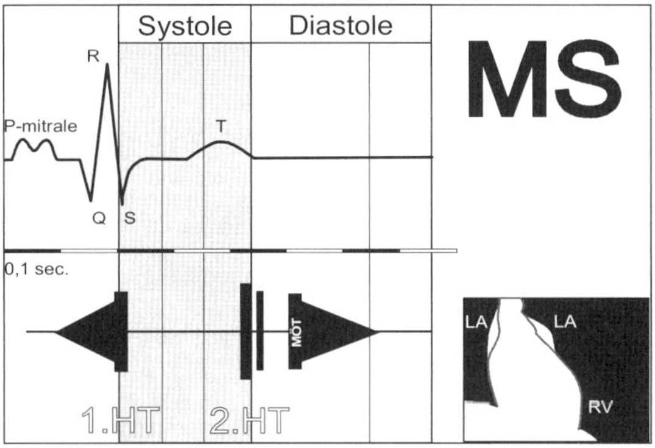

- Paukender 1. Herzton und MÖT entstehen durch lautes Umschlagen der Mitralsegel, wenn der Kammerdruck den Druck im linken Vorhof über- bzw. unterschreitet.
  Bei erstarrten Mitralsegeln können beide Töne verschwinden.
  Das präsystolische Crescendo findet sich nur bei Sinusrhythmus!
- Kombiniertes Mitralvitium: Zusätzlich Geräusch der MI.
- Schwere MS mit pulmonaler Hypertonie: Unmittelbar nach dem verstärkten Pulmonalsegment des 2. HT diastolisches Graham-Steell-Geräusch einer relativen Pulmonalklappeninsuffizienz.

Ekg: - Belastung des linken Vorhofs: P-sinistroatriale (doppelgipfliges P in Abl. II> 0,11 s), evtl. Vorhofflimmern mit absoluter Arrhythmie
- Bei pulmonaler Hypertonie Zeichen der Rechtshypertrophie; Entwicklung des Lagetyps zum Steil- bis Rechtstyp, Sokolow-Lyon-Index für Rechtsherzhypertrophie: $R_{V1} + S_{V5/6} \geq 1{,}05$ mV.

Rö.: 1. Vergrößerung des linken Vorhofs:
- Im p.a.-Bild evtl. Doppelkontur am rechten Herzrand, verstrichene Herztaille durch prominentes linkes Herzohr, Aufspreizung der Trachealbifurkation
- Im (links anliegendem) Seitenbild bogenförmige Impression der Speiseröhre (nach Kontrastbreischluck) als Ausdruck einer Einengung des Herzhinterraumes in Vorhofhöhe.

2. Mitralkonfiguration des Herzens ("stehende Eiform") durch:
- Vergrößerung des linken Vorhofs (siehe oben)
- Erweiterung der A. pulmonalis bei pulmonaler Hypertonie
- Rechtsventrikuläre Hypertrophie

3. Evtl. Zeichen der Lungenstauung:
- Verbreiterte Lungenvenen im Hilusbereich
- Bei interstitiellem Lungenödem Kerley B-Linien in den Unterfeldern
- Bei alveolärem Lungenödem Milchglaszeichnung u.a.

4. Evtl. Zeichen der rechtsventrikulären Hypertrophie mit Einengung des retrosternalen Herzvorderraumes im Seitenbild.
   Anm.: Bei rechtsventrikulärer Hypertrophie kann der rechte Ventrikel (im p.a.-Bild) den linken Herzrand bilden; daher sollte man bei der Beurteilung eines Thoraxröntgenbildes den linken Herzrand nicht mit der Begrenzung des linken Ventrikels gleichsetzen.
5. Evtl. Klappenverkalkung

Echo: Transthorakal, optimal transösophageal (TEE):
Beurteilung der Klappenanatomie/-pathologie; Quantifizierung des Stenosegrades (mittlerer Gradient, Planimetrie der Öffnungsfläche, Berechnung der Öffnungsfläche aus dem Dopplerprofil); Messung des vergrößerten linken Vorhofs (> 40 mm); verkleinerter linker Ventrikel; Funktionsbeurteilung beider Ventrikel; Beteiligung anderer Klappen; Abschätzung der Druckverhältnisse im kleinen Kreislauf und im rechten Ventrikel; Nachweis von Vorhofthromben (TEE). Evtl. Refluxnachweis bei gleichzeitiger Klappeninsuffizienz (Farbduplex).

MRT: Druckgradient über der Klappenstenose, Planimetrie der MÖF

Invasive Diagnostik (Links- und Rechtsherzkatheter):

Ind: Beurteilung der Klappenfunktion, des Stenosegrades und der Ventrikelfunktion. Erfassung der Druckverhältnisse im großen und kleinen Kreislauf. Ausschluss einer therapiebedürftigen Koronarstenose

Manometrie:
Messung der PC-Druckkurve und des Pulmonalarteriendruckes, des Gradienten über die Klappe und Berechnung der Klappenöffnungsfläche.
Bei der MS steigt der Mitteldruck im LA deutlich an (> 20 mmHg). Es besteht ein Gradient über die Mitralklappe (gemessen zwischen a-Welle in der LA- oder PC-Druckkurve und dem enddiastolischen LV-Druck), der vom HZV mitbestimmt wird.

Aktive pulmonale Hypertonie:
- Der diastolische PAP liegt über dem mittleren PCP (bei Herzgesunden Werte ungefähr gleich).
- Berechnung des Lungenarteriolenwiderstandes (normal 45 - 100 dyn × s × cm^{-5}), der bei der MS bis auf > 1500 dyn × s × cm^{-5} ansteigen kann.

Lävokardiogramm:
LV nicht vergrößert und gut kontrahierend, evtl. segmentale Störung der LV-Funktion

Natürlicher Verlauf:
Symptome einer MS treten meist erst 10 - 20 J. nach einem rheumatischen Fieber auf. Spontanverlauf: 10-Jahresüberlebensrate für NYHA-Klassen I und II etwa 85 %, für NYHA-Klasse III ca. 40 %. Für NYHA IV beträgt die 5-Jahresüberlebensrate nur 15 %.
Todesursachen: Lungenödem und Rechtsherzinsuffizienz (65 %), arterielle Embolien (20 %), Lungenembolien (10 %), bakterielle Endokarditis

Regelmäßige Kontrolluntersuchungen: Klinische Untersuchung, Echokardiografie, Röntgen, Ergometrie. Kontrollintervalle abhängig vom Schweregrad.

Th.: A) Konservativ:
- Die konservativen Therapiemöglichkeiten bei Herzinsuffizienz sind begrenzt auf den Einsatz von Diuretika (Thiazid, Spironolacton, ggf. Schleifendiuretikum). ACE-Hemmer und ATII-Blocker sind kontraindiziert. Digitalis ist nur bei Vorhofflimmern indiziert.
- Patienten mit hämodynamisch wirksamer MS benötigen für eine ausreichende Ventrikelfüllung eine lange Diastole → so lange wie möglich normofrequenten Sinusrhythmus erhalten. Bei Vorhofflimmern Frequenz reduzieren → Digitalisglykoside in Kombination mit Beta-Rezeptorenblocker oder Verapamil.
- Thromboembolieprophylaxe mit Antikoagulanzien bei Vorhofflimmern oder instabilem Sinusrhythmus, ab mittelschwerer MS auch bei Sinusrhythmus
- Dauerprophylaxe eines rheumatischen Fiebers: bis etwa 25 Jahre, bei infektgefährdeten Patienten (z.B. Lehrer) länger

B) Katheterverfahren: Mitralklappenvalvuloplastie (MVP) = perkutane Mitralklappen-Kommissurotomie (PMC) mithilfe eines Ballonkatheters
Die PMC zeigt bei geeigneten Patienten ähnliche Resultate wie die operative Mitralklappenkommissurotomie (10-J.-Überlebensrate 80 - 90 %) und ist bei geeigneter Anatomie die Therapie der Wahl.
Vorteil: Großer operativer Eingriff wird vermieden oder herausgeschoben. Die MÖF wird normalerweise durch den Eingriff verdoppelt und der Gradient etwa halbiert.
Entscheidung über MVP nach klinischen Daten und Echo-Score. Beste Resultate bei jungen Patienten mit niedrigen Score-Werten, Sinusrhythmus, minimalen Verkalkungen und ohne begleitende Mitralklappeninsuffizienz.
Ko.: Zunahme einer Mitralklappeninsuffizienz, Vorhofseptumdefekt durch transatriale Punktion, Perforationen des Vorhofs oder Ventrikels, Thromboembolien oder AV-Blockierungen.
KI: Höhergradige Mitralklappeninsuffizienz, Vorhofthromben, Thromboembolien in der Vorgeschichte, verdicktes Vorhofseptum

C) Chirurgische Therapie: Meist Mitralklappenersatz

A) Indikationen für PMC bei mindestens mittelschwerer Mitralstenose (Mitralöffnungsfläche < 1,5 cm^2)
1. Symptomatischer Patient:
Geeignete Klappenmorphologie, keine linksatrialen Thromben, höchstens leichte Mitralinsuffizienz, keine zusätzliche Operationsindikation (weiterer schwerer Klappenfehler, revaskularisierungsbedürftige KHK)
2. Asymptomatischer Patient:
Zu erwägen bei hohem Risiko der Dekompensation (systolischer Pulmonaldruck > 50 mmHg) oder hohem Thrombembolierisiko (vorheriges embolisches Ereignis, spontaner Echokontrast, neues Vorhofflimmern), geeigneter Klappenmorphologie, Ausschluss linksatrialer Thromben, höchstens leichter Mitralinsuffizienz und keiner zusätzlichen kardialen Operationsindikation (weiterer schwerer Herzklappenfehler, revaskularisierungsbedürftige KHK)

B) Indikationen zum Mitralklappenersatz, wenn eine PMC aus o.g. Gründen nicht infrage kommt.
1. Erheblich symptomatischer Patient (NYHA III-IV) und Mitralöffnungsfläche < 1,5 cm^2
2. Gering oder nicht symptomatischer (NYHA I - II) Patient und Mitralöffnungsfläche < 1 cm^2

Anm.: Diese Indikationen haben einen Evidenzgrad IB.
(*Einzelheiten siehe Internet ESC/EACTS-Guidelines und www.dgthg.de*)

MITRALKLAPPENINSUFFIZIENZ (MI) [I34.0]

Def: Akut oder chronisch auftretende Schlussunfähigkeit der Mitralklappe zwischen dem linken Vorhof und linken Ventrikel durch Veränderungen im Bereich des Klappenanulus, der beiden Segel, der Chordae tendineae oder der Papillarmuskeln.

Ep.: Inzidenz 2 %/J. (zweithäufigstes Klappenvitium bei Erwachsenen)

Ät.: Primäre (degenerative) Mitralklappeninsuffizienz:
- Im Rahmen degenerativer, myxomatöser Veränderungen der Klappensegel (Mitralklappenprolaps, Ehlers-Danlos-Syndrom, Marfan-Syndrom)
- Elongation oder Ruptur von Chordae tendineae: Bei Mitralklappenprolaps, akutem Myokardinfarkt (akute ischämische MI), nach Thoraxtrauma oder idiopathisch
- Mitralklappenringverkalkung bei älteren Patienten
- Nach perkutaner Mitralklappen-Kommissurotomie (PMC)
- Seltener bei rheumatischer und/oder bakterieller Endokarditis

Mitralklappenprolaps (MKP): Systolische Vorwölbung von Mitralsegelanteilen in den linken Vorhof (> 2mm), ggf. mit zusätzlicher Verdickung der Segel (≥ 5 mm = klassischer MKP, M. Barlow). Häufigste Klappenanomalie in der westlichen Welt. Auftreten bei etwa 2 - 3 % der erwachsenen Bevölkerung; familiäre Häufungen; w > m. Meist asymptomatisch. In manchen Fällen jedoch Entwicklung einer progredienten Mitralklappeninsuffizienz. In der klinischen Untersuchung: ein oder mehrere hochfrequente systolische Klicks am linken unteren Sternalrand oder über der Herzspitze infolge Anspannen elongierter Sehnenfäden, die sich in Abhängigkeit vom linksventrikulären Füllvolumen in die frühe oder späte Systole verlagern (dynamische Auskultation, z.B. Pressen → frühe Systole, Hockstellung → späte Systole). Die Assoziation zu neuroendokrinen Störungen, supraventrikulären und ventrikulären Herzrhythmusstörungen, arteriellen Embolien und plötzlichem Herztod auch unabhängig von einer Mitralklappeninsuffizienz („Mitralklappenprolaps-Syndrom") wird kontrovers diskutiert. In Abwesenheit einer Mitralklappeninsuffizienz kardiologische Kontrollen in 5-Jahres-Intervallen empfohlen.

Sekundäre (funktionelle) Mitralklappeninsuffizienz:
- Dilatation des Mitralklappenannulus bei Linksherzinsuffizienz unterschiedlicher Genese
- Dysfunktionen eines Papillarmuskels bei Myokardischämie (KHK): Chronische ischämische MI

Verlaufsformen:
- Akute MI bei bakterieller Endokarditis oder nach Myokardinfarkt
- Chronische MI

PPh: Mitralklappensegel schließen in der frühen Systole, wenn der Druck im linken Ventrikel (LV) den Druck im linken Vorhof (LA) erreicht. Papillarmuskeln und Chordae tendineae bewirken, dass Segel geschlossen und unter Spannung gehalten werden, wenn sich der Ventrikel während der Systole verkleinert.
Schlussunfähigkeit der Mitralklappe → Entleerung des LV in zwei Richtungen: Ein Teil des HZV in die Systemzirkulation, der andere Teil als Regurgitationsvolumen in den LA. Da Lungenvenen keine Klappen enthalten und weit offen stehen, gelangt das in den LA regurgitierte Blut bis in die Lungengefäße → Lungenstauung und reaktive pulmonale Hypertonie → Rechtsherzbelastung → Rechtsherzinsuffizienz. Um das Herzzeitvolumen aufrechtzuerhalten, muss das Schlagvolumen gesteigert werden. Volumenbelastung → Hypertrophie und Dilatation des LV.

Klinische Zeichen der MI resultieren aus dem kleinen Minutenvolumen im großen Kreislauf und dem Blutrückstau in die Lungenzirkulation.

KL.:
- Eine chronische MI, die langsam entsteht, kann der Organismus durch Adaptationsmechanismen längere Zeit tolerieren. Infolge der günstigeren Volumenbelastung kann die Lebenserwartung bei leichter Mitralinsuffizienz fast normal sein. Symptome können auch bei erheblicher Mitralinsuffizienz längere Zeit fehlen oder gering sein. Erst bei Versagen des linken Ventrikels entwickeln sich rasch stärkere Beschwerden wie Dyspnoe, Herzklopfen, nächtliche Hustenanfälle u.a. Die Klinik ist dann ähnlich wie bei Mitralstenose (siehe dort).
- Bei akuter MI (z.B. infolge Papillarmuskelnekrose bei Infarkt) fehlt die Zeit zur kardialen Anpassung → rasche linksventrikuläre Dekompensation mit Lungenödem und evtl. kardiogenem Schock!

Ko.: Kardiale Dekompensation mit Lungenödem; Vorhofflimmern kann Dekompensation auslösen! Thromboembolien bei Vorhofflimmern, bakterielle Endokarditis

Inspektion und Palpation:

Selten periphere Zyanose. Puls normal oder absolute Arrhythmie bei Vorhofflimmern. Systolischer Venenpuls bei Trikuspidalinsuffizienz. Spitzenstoß bei exzentrischer Linkshypertrophie, verbreitert und nach unten/außen verlagert. Hebende Pulsationen über dem rechten Ventrikel.

Auskultation (günstig in Linksseitenlage):

Sofort nach dem 1. HT, der leise ist, hochfrequentes, bandförmiges (Holo) Systolikum, p.m. über der Herzspitze, Fortleitung in die Axilla. Bei höhergradiger MI kurzes Intervall-Diastolikum zur Zeit der raschen Ventrikelfüllung, evtl. 3. HT.

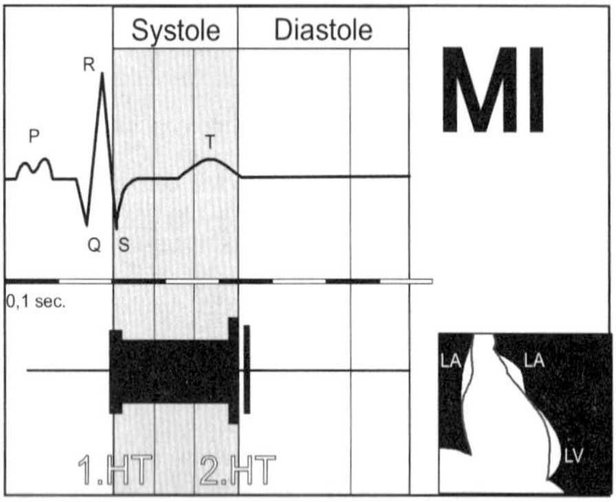

Ekg: P-sinistroatriale = P-mitrale (P > 0,11 sec., doppelgipflig und betonter zweiter Anteil), erst später P-dextroatriale (P pulmonale); evtl. Vorhofflimmern. Linkstyp, bei pulmonaler Hypertonie Rechtstyp. Bei schwerer Mitralinsuffizienz: Linkshypertrophie (Volumenbelastung), später auch Rechtsherzbelastung (bei pulmonaler Hypertonie). Links-, evtl. auch rechtspräkordiale Erregungsrückbildungsstörungen.

Echo: Bestimmung des Insuffizienzgrades (3 Schweregrade) anhand des Farbdopplersignals (Vena contracta, effektive Regurgitationsöffnungsfläche, Berechnung von Regurgitationsvolumen und -fraktion), Messung der Vorhofgröße, Größen- und Funktionsbeurteilung beider Ventrikel, Beteiligung anderer Klappen sowie Abschätzung der Druckverhältnisse im kleinen Kreislauf und im rechten Ventrikel. Nachweis von Thromben im linken Vorhof (TEE). Hinweise auf Ursache: Mitralklappenprolaps, Sehnenfadenabriss, Verkalkungen, Vegetationen bei bakterieller Endokarditis.

MRT: Kostspielig und zeitaufwändig und deshalb kein Routineverfahren: Berechnung des Refluxes (Insuffizienzgrad), Anatomie + Funktion des Herzens

Rö.:
- Vergrößerung des linken Vorhofs und (im Gegensatz zur Mitralstenose) auch des linken Ventrikels. Im p.a.-Bild: Mitralkonfiguriertes vergrößertes Herz mit verstrichener Herztaille. Seitliches Bild: Einengung des Retrokardialraumes in Vorhof- und Ventrikelhöhe (nach Ösophagusbreischluck).
- Bei Lungenstauung verbreiterte Lungenvenen im Hilusbereich
- Bei interstitiellem Lungenödem Kerley B-Linien in den Unterfeldern
- Bei alveolärem Lungenödem Milchglaszeichnung u.a.

Invasive Diagnostik (Linksherzkatheter):

Ind: Semiquantitative Abschätzung des Insuffizienzgrades in der Lävokardiographie, Erfassung der Druckverhältnisse im großen und kleinen Kreislauf, Abschätzung der Ventrikelfunktion und Ausschluss einer therapiebedürftigen KHK.

Manometrie: LA- und PC-Drücke

Natürlicher Verlauf:

Überlebensrate abhängig von der Ursache der MI. Bei asymptomatischer primärer MI 5-Jahresüberlebensrate bei 80 %, 10-Jahresüberlebensrate bei 60 %. Die Ejektionsfraktion bleibt längere Zeit normal. Verminderung der Kontraktilität gilt als Hinweis auf fortgeschrittenes Krankheitsstadium mit der Gefahr, dass auch eine Operation die Ventrikelfunktion nicht mehr normalisieren kann.

Bei sekundärer (funktioneller) Mitralinsuffizienz liegt die Mortalität in Abhängigkeit der Ventrikelfunktionsstörung zwischen 70 - 30 %.

Verlaufskontrolle:

Klinische Untersuchung, Ekg, Echokardiografie, Röntgen-Thorax. Kontrollintervalle richten sich nach dem Schweregrad (z.B. alle 6 - 12 Monate), um die Indikation zur Operation rechtzeitig stellen zu können, bevor eine irreversible Ventrikeldysfunktion eintritt.

Th.: A) Konservativ:
- Eine medikamentöse Therapie der Herzinsuffizienz sollte bei symptomatischen Patienten die operative Therapie nicht verzögern. Prognostischer Nutzen der medikamentösen Therapie nicht gesichert.

- Körperliche Schonung
- Thromboembolieprophylaxe mit Antikoagulanzien bei Vorhofflimmern (siehe dort)

B) **Chirurgische Therapiemöglichkeiten bei MI:**
(Leitlinien der Deutschen Gesellschaft für Thorax-, Herz- und Gefäßchirurgie: *www.dgthg.de*, und ESC-Guidelines 2012)
- Sofern möglich Mitralklappenrekonstruktion mit/ohne Ring oder Teilring; minimal-invasiv-endoskopisch oder konventionell-operativ
- Mitralklappenersatz mit mechanischer Prothese oder mit biologischer Prothese

Soweit möglich, ist der Rekonstruktion der Vorzug vor dem Klappenersatz zu geben.

Ind: 1. Akute Mitralinsuffizienz: Rasche operative Therapie!
2. Chronische Mitralinsuffizienz: Während die Ergebnisse der chirurgischen Rekonstruktion bei primärer Mitralklappeninsuffizienz sehr gut sind und die Operation unter der Voraussetzung einer guten Rekonstruierbarkeit auch bei asymptomatischen Patienten mit pulmonaler Hypertonie, neu aufgetretenem Vorhofflimmern und einer nicht hyperkontraktilen Ventrikelfunktion empfohlen wird, wird die Operationsindikation zur sekundären MI insgesamt kontrovers diskutiert und nur begleitend bei geplanter aortokoronarer Bypassoperation oder als symptomatische Therapie unter Voraussetzung einer noch nicht hochgradig reduzierten LV-Funktion empfohlen. Neue Studienergebnisse zeigen, dass bei der sekundären MI der Klappenersatz möglicherweise gleichwertig mit der Rekonstruktion ist.

Indikation zur Mitralklappenchirurgie bei primärer Mitralklappeninsuffizienz		**EG**
Symptomatische Patienten	LVEF ≥ 30 %	I
	LVEF < 30 %, wenn rekonstruktionsfähig	IIa
Asymptomatische Patienten	LVEF ≤ 60 % und/oder LVESD ≥ 45 mm	I
	Paroxysmales oder neu aufgetretenes persistierendes Vorhofflimmern Systolischer pulmonalarterieller Druck in Ruhe > 50 mmHg	IIa
	LA Volumen > 60 ml/m² oder systolischer pulmonalarterieller Druck bei Belastung > 60 mmHg bei guter Rekonstruierbarkeit der Klappe	IIb
Indikation zur Mitralklappenchirurgie bei sekundärer Mitralklappeninsuffizienz		
Unabhängig von Symptomen	Schwere MI, gleichzeitiger aortokoronarer Bypass, EF > 30 %	I
	Moderate MI, gleichzeitiger aortokoronarer Bypass, EF > 30 %	IIa
Symptomatische Patienten, trotz optimaler Herzinsuffizienztherapie	Schwere MI, EF < 30 %, Option zur gleichzeitigen Revaskularisation	IIa
	Schwere MI, EF< 30 %, niedrige Komorbidität, keine Option zur Revaskularisation	IIb

LVEF = Linksventrikuläre Ejektionsfraktion
LVESD = Linksventrikulärer enddiastolischer Durchmesser
EG = Empfehlungsgrad

KI (relative): z.B. LVEF < 20 %, Operationsrisiko > als erwarteter Nutzen
- Krankenhausletalität: Mitralklappenrekonstruktion ca. 2 %; Mitralklappenersatz ca. 6 %
- Orale Antikoagulation bei mechanischen Herzklappenprothesen lebenslang; bei biologischen Prothesen mindestens 3 Monate
- Endokarditisprophylaxe nach Op. (Siehe Indikationsliste im Kap. Infektiöse Endokarditis)

C) Perkutane interventionelle Kathetertherapie: Mitralsegel-Clipping (Mitra-Clip-Verfahren)
Ind: Patienten mit KI oder erhöhtem Risiko für eine Operation (höheres Alter, eingeschränkte LV-Funktion, Komorbiditäten). Die Ergebnisse sind rel. gut (EVEREST II-Studie). Im Gegensatz zur Operation auch bei höchstgradiger Einschränkung der LV-Funktion mit niedrigem Risiko durchführbar.

AORTENKLAPPENSTENOSE (AS) [I35.0]

Ep.: In Europa und Nordamerika heute der häufigste Klappenfehler (43 % aller Herzklappenfehler), im Alter > 65 J. Prävalenz ≥ 3 %.

Ät.:
- Kalzifizierende AS ist im Alter > 70 J. mit ca. 50 % die häufigste Ätiologie. Aktiver Prozess mit Ähnlichkeiten zu Atherosklerose. Bikuspide Klappen entwickeln AS früher (operationsbedürftig meist zwischen 50. - 70. Lj.), trikuspide Klappen später (70. bis 90. Lj.).
- Bei jüngeren Erwachsenen kann eine angeborene (kongenitale) AS vorliegen, häufiger aber auch hier ist die bikuspide Aortenklappe,
  Sonderformen: Selten subvalvuläre sowie supravalvuläre Aortenstenose (angeboren)
- Rheumatische AS: Dank konsequenter antibiotischer Behandlung der zugrunde liegenden Streptokokkeninfektion in Ländern mit modernem Gesundheitssystem sehr selten geworden. Taschenklappen sind verdickt, die Kommissuren verklebt und später dann auch kalzifiziert. Kombiniert mit mehr oder weniger Insuffizienz und in der Regel zusätzlicher postrheumatischer Mitralklappenveränderung.

PPh: Die Öffnungsfläche der Aortenklappe (bei Erwachsenen normal 2,6 - 3,5 cm^2) muss stark abnehmen (unter 1.5 cm^2), bevor es zu einer hämodynamischen Auswirkung kommt (hochgradige AS < 1.0 cm^2): Selbst eine schwere AS kann noch mit Symptomfreiheit verbunden sein.
- Druckbelastung des linken Ventrikels → konzentrische Hypertrophie (nicht immer vorhanden!)
  → hierdurch ist der LV zunächst in der Lage, den Gradienten an der Klappe zu überwinden und das HZV aufrechtzuerhalten. Bei meist lange erhaltener systolischer Ventrikelfunktion kommt es primär aber zu einer diastolischen Dysfunktion und dadurch schließlich Lungenstauung → zunehmende Leistungsminderung und Luftnot.
- Linkshypertrophie → erhöhter myokardialer Sauerstoffbedarf, erhöhte Wandspannung mit Beeinträchtigung von subendokardialem Blutfluss → Angina pectoris (auch ohne Koronarstenosen).
- Synkopen und Schwindel bzw. „Kopfleere" bei Belastung durch zerebrale Minderperfusion. Ursache dürfte v.a. eine Fehlantwort linksventrikulärer Barorezeptoren sein, die periphere Vasodilatation bewirkt. Andere Ursachen: Rhythmusstörungen, reduziertes HMV.
- Plötzlicher Herztod (bei körperlicher Belastung) fast nur bei symptomatischen Patienten

KL.: Das Spektrum der Klinik bzw. der Verlauf reicht von der häufigen Aortenklappen-Sklerose (> 65. Lj. ca. 30 % Prävalenz), einer ausgeprägten Aortenklappen-Verkalkung ohne hämodynamische Einschränkung bis zur hämodynamisch wirksamen Aortenstenose.
Symptomatisch werden Patienten in der Regel erst bei einer AÖF < 1,0 cm^2, einem mittleren systolischen Gradienten > 40 mmHg.

Merke: Bei Patienten mit eingeschränkter LV Funktion ist der Druckgradient nicht Kriterium zur Bestimmung der Hochgradigkeit einer Klappenstenose.

Inspektion und Palpation:
Pulsus tardus et parvus ist selten beim älteren Patienten. Spitzenstoß bei konzentrischer Linkshypertrophie hebend, verbreitert und nicht verlagert. Schwirren über Aorta und Karotiden.

Ausk.:

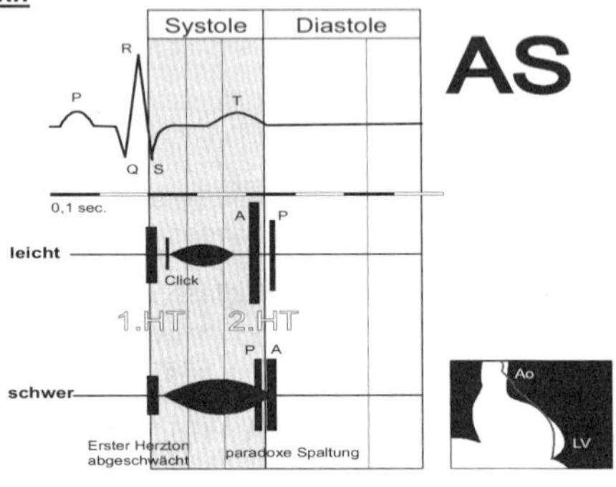

Leitbefund: Spindelförmiges raues Systolikum:
- Punctum maximum: 2. ICR rechts parasternal
- Vom 1. HT abgesetzt
- Fortleitung des Geräusches in die Karotiden
- Je stärker die Stenose, umso weiter verlagert sich das Geräuschmaximum in die Spätsystole
- Frühsystolier Ejektion-Klick, der bei unbeweglicher Klappe fehlt
- Bei hochgradiger Stenose Abschwächung des Aortenanteils des 2. HT
- 2. HT atemvariabel gespalten, bei hochgradiger Stenose evtl. paradoxe Spaltung des 2. HT
- Bei begleitender Aorteninsuffizienz: Diastolikum

Ekg: Veränderungen finden sich bei höhergradiger Stenose: Linkstyp, Linkshypertrophiezeichen (Sokolow-Lyon-Index für Linkshypertrophie: $S_{V1} + R_{V5 \text{ oder } 6} > 3{,}5$ mV); als Ausdruck der Druckhypertrophie T-Negativierung linkspräkordial (V_{4-6}).
Hypertrophiezeichen können aber selbst bei schwerer AS auch fehlen!

Ko.: Rhythmusstörungen und plötzlicher Herztod (20 %), Linksherzversagen

Rö.: Im kompensierten Stadium normal großes Herz (erst bei Dekompensation → Linksverbreiterung), poststenotische Dilatation der Aorta ascendens bei valvulärer AS, evtl. Klappenkalk, Lungenstauung bei Dekompensation

Echo / Doppler (transthorakal / transösophageal):
- Entdeckung und Quantifizierung der Stenose mittels maximal instantanem und mittleren Druckgradienten (CW Doppler) über die Klappe sowie Berechnung der Klappenöffnungsfläche, Messung der Vorhof- und Kammergrößen, Funktionsbeurteilung beider Ventrikel, Beteiligung anderer Klappen sowie Abschätzung der Druckverhältnisse im kleinen Kreislauf
- Fibrotisch verdickte oder verkalkte Aortenklappentaschen. Nachweis einer Taschenanomalie (uni-, bi-, trikuspide Anlage).
- Verminderte Klappenseparation mit relativ starr wirkenden Taschen bei kalzifizierender AS, bzw. kuppelförmiger "Domstellung" der Taschen während der Systole bei wenig verkalkter Klappe (kongenital oder postrheumatisch).
- Konzentrische linksventrikuläre Hypertrophie
- Nachweis einer gleichzeitigen Aorteninsuffizienz (Reflux im Farbdoppler)
- Evtl. Dilatation der Aorta ascendens, v.a. bei biskuspider Klappe (unabhängig vom Stenosegrad bedingt durch intrinsische Wandveränderungen)

MRT/ICT: Berechnung von Druckgradient über der Klappenstenose, Klappenöffnungsfläche, Beurteilung von Anatomie + Funktion des Herzens

Invasive Diagnostik (Linksherzkatheter):

Ind: zur Quantifizierung der Stenose nur, wenn nichtinvasive Diagnostik nicht mit ausreichender Qualität möglich oder wenn Befunddiskrepanz gegeben (selten). Präoperative Koronarangiografie bei Männern über 40 J. und Frauen in der Menopause oder bei vaskulären Risikofaktoren.

Manometrie:
Messung des systolischen (peak-to-peak) und mittleren Gradienten über die Klappe (gemessen zwischen LV und Aorta) und Berechnung der Klappenöffnungsfläche
- Peak-to-peak-Gradient = Druckdifferenz zwischen maximalem systolischen LV-Druck und maximalem systolischen Aortendruck (dopplersonografisch nicht messbar, da Gipfel nicht zur selben Zeit besteht und damit die Druckdifferenz zu keinem Augenblick tatsächlich messbar ist).
- Maximaler instantaner Gradient = momentane maximale Druckdifferenz zwischen systolischem LV-Druck und systolischem Aortendruck, gemessen bei simultaner Registrierung (wird im Herzkatheter nicht gemessen, würde aber der dopplersonografischen Spitzengeschwindigkeit über der Klappe entsprechen).
- Mittlerer Gradient = Flächenintegral zwischen der LV-Druckkurve und der Aorten-Druckkurve bei simultaner Registrierung (entspricht dem Mittel der instantanen Dopplergradienten über der gesamten Systole)

Gradient abhängig von Stenosegrad, Blutfluss über die Klappe und somit dem HZV (bei eingeschränkter Ventrikelfunktion → niedriger Gradient, trotz relevanter Stenose!) Wichtig ist die Aortenklappenöffnungsfläche (AÖF), die mithilfe der Gorlin-Formel berechnet werden kann.

Klassifikation (Graduierung) des Schweregrades der AS:

	KÖF (cm^2)	KÖF/BSA (cm^2/m^2)	Mittlere Δp (mmHg)	V_{max} (m/s)
Leichte Aortenstenose	> 1, 5	> 0,85	< 20	< 3,0
Mittelgradige Aortenstenose	1,0 - 1,5	0,6 - 0,85	20 - 40	3,0 - 4,0
Schwere Aortenstenose	< 1,0	< 0,6	> 40	> 4,0

KÖF = Klappenöffnungsfläche; KÖF/BSA = Klappenöffnungsfläche/Körperoberfläche
Vmax = maximale transvalvuläre Flussgeschwindigkeit

Anm.: Klassifizierung in der Literatur nicht einheitlich.

Differentialdiagnostische Schwierigkeiten bereitet die sog. „Low-Gradient-Aortenklappenstenose“ mit niedrigem transvalvulären Gradienten (< 30 mmHg), verminderter EF (< 40 %) und berechneter KÖF < 1 cm^2. Die verminderte EF kann Folge einer schweren AS oder einer linksventrikulären Pumpschwäche sein. Zur Differenzierung der Ursache hilft die Dobutamin-Stressechokardiografie. Weitere Form: „paradoxe Low-Gradient-Aortenklappenstenose“ mit erhaltener EF, aber vermindertem Schlagvolumen (≤ 35ml/m^2) vermutlich aufgrund gestörter diastolischer Füllung und kleiner Ventrikel-Volumina.

Natürlicher Verlauf:

Patienten mit Aortenklappenstenose können trotz höhergradiger Stenose über viele Jahre asymptomatisch bleiben (ca. 50 %).

Memo: Patienten mit höhergradiger Stenose sind manchmal nur deshalb „asymptomatisch", weil sie sich (unbewusst) körperlich schonen, um keine Beschwerden zu entwickeln!

Asymptomatische Patienten: Gute Prognose
Symptomatische Patienten: Prognose sehr schlecht mit 2-Jahresüberlebensrate < 50 %

In älteren Studien durchschnittliche Lebenserwartung bei Herzinsuffizienz 1 - 2 Jahre, nach Synkopen 2 - 3 Jahre, bei Angina pectoris 4 - 5 Jahre.

Kontrolluntersuchungen:

Anamnese (Angina pectoris, Schwindel, Synkopen, Zeichen der Herzinsuffizienz?)
Echokardiografie
Leichte, asymptomatische Stenose: Intervalle von 3 Jahren
Höhergradige, asymptomatische Stenosen: 6 - 12monatige Intervalle

Th.: Operationsindikation bei Aortenstenose (in Klammern Empfehlungsklasse und Evidenzgrad nach den ESC Leitlinien von 2012)

1. Symptomatische Patienten mit schwerer Aortenstenose: Unverzügliche Stenosebeseitigung (IB)
2. Asymptomatische Patienten mit schwerer Aortenstenose und
   - Reduzierte systolische Linksventrikelfunktion (EF < 50 %) (IC)
   - Entwicklung von Beschwerden beim Belastungstest (IC)
   - Instantaner Gradient > 5,5 m/s
   - Mittel- bis höhergradig verkalkte Aortenklappe und rasche hämodynamische Progression (Zunahme der Aortenklappen-Vmax > 0,3 m/s/Jahr) (IIaC)
   - Pathologischer Belastungstest: Blutdruckabfall unter den Ausgangswert (IIaC)
   - Schwere linksventrikuläre Hypertrophie ohne bestehende Hypertonie (IIbC)

   Bei asymptomatischen Patienten ohne die genannten Zusatzkriterien kann man vorsichtig abwarten. Beim ersten Auftreten von Symptomen unverzügliche Stenosebeseitigung.
   (Indikation und Evidenzgrad entsprechend den ESC Guidelines 2012)

A) Chirurgischer Klappenersatz (Internetinfos: *www.dgthg.de*)
Bei jungen Patienten mit niedrigem und mittlerem Risiko. Op.-Letalität ca. 3 %; bei gleichzeitiger CABG ca. 6 %

B) Katheterintervention:
- Transkatheter-Aortenklappenimplantation (TAVI) mit biologischer Klappe
  Ind: Patienten mit erhöhtem Operationsrisiko. Aufgrund aktuell vorliegender Daten zunehmend auch bei Patienten mit mittlerem Risiko.
- Die Ballonvalvuloplastie kommt nur bei Kindern und kritisch Kranken mit unverkalkten Klappen als evtl. Überbrückungsmaßnahme zum Einsatz.

C) Medikamentös:
- Patienten mit AS, die Beschwerden entwickeln, müssen einem Klappenersatz zugeführt werden.

  Merke: Eine medikamentöse Therapie der Herzinsuffizienz infolge AS ist nicht effektiv möglich. Die Ausflussstenose muss beseitigt werden!
- Nach neuen Richtlinien ist die AS keine Indikation mehr für Endokarditisprophylaxe.

Pro: Prophylaxe der Arteriosklerose (siehe Kap. KHK)

AORTENKLAPPENINSUFFIZIENZ (AI) [I35.1]

Def: Akut oder chronisch auftretende Schlussunfähigkeit der Semilunarklappe zwischen Aorta und linkem Ventrikel infolge Deformierung der Semilunarklappe, Dilatation der Aortenwurzel, Prolaps einer Aortenklappentasche oder Zerstörung der Klappe.

Ät.: Akute AI: Häufig bei Aortenklappenbefall im Rahmen einer bakteriellen Endokarditis, seltener nach Trauma oder bei Aortendissektion Typ A.
Chronische AI: Häufig kongenital (bikuspid angelegte Aortenklappe), Dilatationen der Aortenwurzel und des Klappenringes: Atherosklerotisch bedingte Dilatation (jenseits des 60. Lj.): Marfan-, Ehlers-Danlos-Syndrom, Lues, Prolaps einer Aortenklappentasche, Taschenrisse; selten postrheumatisch

PPh: AI → diastolischer Rückfluss von Blut über die schlussunfähige Aortenklappe in den linken Ventrikel (LV) → großes Schlagvolumen, das um das Pendelblutvolumen vermehrt ist → Volu-

menbelastung des LV, der bei chronischer AI dilatiert, und es kann sich eine exzentrische Linkshypertrophie entwickeln. Durch erhöhte Dehnbarkeit des Ventrikels steigt der enddiastolische Druck anfangs nur gering. Initial kann das HZV erhalten bleiben → Patienten weitgehend asymptomatisch. Eine leicht- bis mittelgradige chronische AI kann z.T. über Jahrzehnte toleriert werden.
Wenn das Herz eine gewisse Größe erreicht hat, kann das Schlagvolumen jedoch nicht mehr aufrechterhalten werden → Ventrikelcompliance nimmt ab → enddiastolischer Ventrikeldruck sowie endsystolisches Ventrikelvolumen steigen.

Memo: Besteht eine höhergradige AI längere Zeit, drohen irreversible Myokardschäden, die selbst nach erfolgreichem Klappenersatz persistieren und zu progredienter Herzinsuffizienz führen können. Diese können auch schon in einem Krankheitsstadium eintreten, in dem noch keine gravierenden Beschwerden bestehen. Die Erkennung des richtigen (ausreichend frühen) Operationszeitpunktes ist daher entscheidend und richtet sich neben der Entwicklung von Beschwerden nach dem Erreichen von Grenzwerten für Ventrikelgröße und -funktion (s.u.)

KL.: - Chronische AI:
Die Diagnose einer AI wird klinisch gestellt und die Befunde der körperlichen Untersuchung erlauben teilweise eine semiquantitative Schweregradeinschätzung.
Anfangs erhaltene Leistungsfähigkeit, jedoch Palpitationen. Im weiteren Verlauf Abnahme der Leistungsbreite und Linksherzinsuffizienz.
Synkopen, Rhythmusstörungen, Angina pectoris oder ein plötzlicher Herztod sind im Vergleich zur Aortenstenose seltener.
- Akute AI:
Führt rasch zu Linksherzdekompensation und Lungenödem, weil die Zeit zur kardialen Anpassung fehlt.

Inspektion und Palpation:

▶ Leitsymptom: Große Blutdruckamplitude mit Pulsus celer et altus ("Wasserhammer"-Puls):
- RR systolisch ↑ (großes Schlagvolumen)
- RR diastolisch ↓ (Windkesseleffekt durch Blutreflux)

Die große Blutdruckamplitude ist relativ spezifisch aber nicht sensitiv (bei erhöhtem peripheren Gefäßwiderstand, vor allem bei älteren Patienten, kann die große Blutdruckamplitude trotz schwerer AI fehlen).

▶ Pulsatorische Phänomene als Folge der großen Blutdruckamplitude, z.B.
- Pulssynchrones Dröhnen im Kopf
- Sichtbare Pulsationen der Karotiden (Corrigan)
- Sichtbarer Kapillarpuls (Quincke) nach leichtem Druck auf einen Fingernagel
- Pulssynchrones Kopfnicken (de Musset → sprich: "müsä")
- Pulssynchrone Pulsationen der Uvula (Müller-Zeichen)
- Systolischer Druck der A. poplitea > 60 mmHg über A. brachialis (Hill-Phänomen)

▶ Blasse Haut

▶ Spitzenstoß bei exzentrischer Linkshypertrophie hyperdynam, verbreitert und nach unten und außen verlagert.

Auskultation:

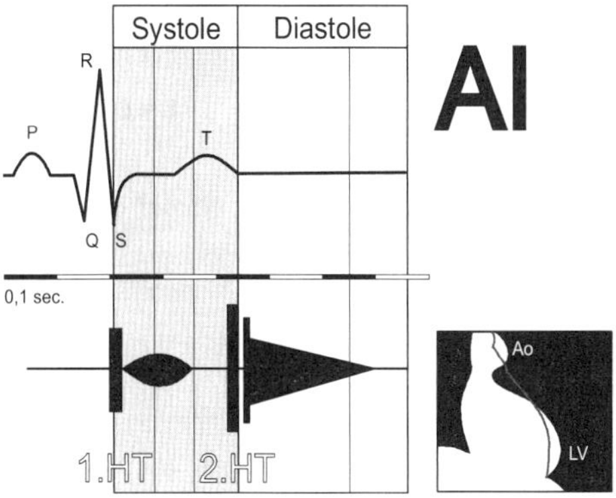

1. Diastolisches Decrescendogeräusch unmittelbar nach dem 2. Herzton.
Das Geräusch ist "hauchend oder gießend" von hoher Frequenz; man hört es am besten über der Aorta oder dem Erb-Punkt (3. ICR links-parasternal) sowie bei vornüber gebeugtem Patienten.
2. Zwei weitere Geräuschphänomene sind funktioneller Art:
   - Regelmäßig hört man ein spindelförmigesSystolikum infolge relativer Aortenstenose (Volumengeräusch): Ursache ist ein Missverhältnis zwischen normal großer Klappenöffnung, aber abnorm großem Schlagvolumen.
   - Austin-Flint-Geräusch: Gel. auftretendes rumpelndes spätdiastolisches Geräusch infolge Behinderung der Öffnung des vorderen Mitralsegels durch den diastolischen Blutreflux.

▶ Über den Femoralarterien: Pistolenschussphänomen, Traubescher Doppelton, Duroziezsches Doppelgeräusch

Ekg: Linkshypertrophiezeichen (Sokolow-Lyon-Index: S_{V1} + $R_{V5 \text{ oder } 6}$ > 3,5 mV). Typisch für Volumenhypertrophie sind betonte Q-Zacken; im Gegensatz zur Aortenstenose (= Druckhypertrophie) kommt es aber erst spät zu T-Negativierungen.

Rö.:

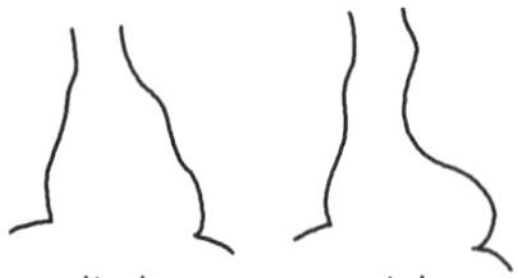

mitrale aortale Herzkonfiguration

Aortale Konfiguration: Großer nach links ausladender linker Ventrikel, Dilatation und Elongation der Aorta ascendens, prominenter Aortenknopf (im ausgeprägten Zustand sog. "Schuhform" des Herzens). Pulsationen der Aorta und des linken Ventrikels (Durchleuchtung).

Echo (transthorakal / transösophageal):
Erster Hinweis ist meist der rasch mit Farbdoppler erkennbare Rückfluss durch die Klappe (AI-Jet); 2D-Echo erlaubt Bestimmung der Ätiologie (bikuspide Klappe, Endokarditis, sekundäre AI bei Aortenaneurysma etc.) Semiquantifizierung über proximale Jetbreite („Vena contracta“, diastolischer Druckgradientverlauf zwischen Aorta und Ventrikel dargestellt durch CW-Dopplerspektrum, retrograder Fluss in der Aorta, Volumenbelastung des Ventrikels), Funktions- und Größenbeurteilung des linken Ventrikels ist von entscheidender Bedeutung für Management (s.u.), Beteiligung anderer Klappen sowie Abschätzung der Druckverhältnisse im kleinen Kreislauf.

MRT: Linksventrikelvolumina und Auswurffraktion, Aortengröße, Quantifizierung des Refluxes

Invasive Diagnostik (Linksherzkatheter):
Ind: Abschätzung des Insuffizienzgrades, wenn nichtinvasiv nicht ausreichend möglich, Erfassung der Druckverhältnisse im großen und kleinen Kreislauf, Abschätzung der Ventrikelfunktion, Ausschluss einer therapiebedürftigen KHK und Größenbestimmung der Aorta ascendens.

Manometrie:
- Diastolischer Aortendruck ↓, hohe Blutdruckamplitude (bei chronischer AI)
- LVEDP: Bei akuter AI erhöht; bei chronischer AI ist LVEDP anfangs normal, später erhöht.

Lävokardiogramm und Aortogramm:
- Ausmaß des Kontrastmittelrefluxes (KM) in den LV
- Linksventrikelgröße und -funktion
- Relative Mitralinsuffizienz

Bestimmung der Regurgitationsfraktion (RF): Siehe Kapitel Mitralinsuffizienz

Natürlicher Verlauf:
Pat. mit AI können lange Zeit asymptomatisch bleiben. Die 10-Jahresüberlebensrate nach Diagnosestellung einer leicht- bis mittelgradigen AI beträgt 90 %, einer höhergradiger AI 50 %. Symptomatische Patienten haben eine ungünstigere Prognose.
Mittlere Überlebensdauer bei Angina pectoris ca. 5 Jahre, bei Herzinsuffizienz ca. 2 Jahre.

Verlaufskontrolle (mit Echokardiografie und Ergometrie):
- Asymptomatische Patienten mit erhaltener systolischer Ventrikelfunktion und endsystolischem Durchmesser des linken Ventrikels (LVESD) < 50 mm und wiederholter Messung von stabilen Werten: Intervalle von 12 Monaten
- Bei höhergradigen Veränderungen bzw. signifikanter Befunddynamik: 3- bis 6-monatige Intervalle

Th.: A) Konservative Behandlung:
- Asymptomatische Patienten mit hämodynamisch signifikanter AI: Körperlich aktiv bleiben, jedoch schwere Anstrengungen bzw. Wettkampfsport vermeiden.
- Symptomatische Patienten: Operation
- Therapie einer Linksherzinsuffizienz bei Patienten, die keine OP-Kandidaten sind: Siehe dort
- Endokarditisprophylaxe nach neuen Leitlinien nicht mehr empfohlen

B) Chirurgische Therapie (in Klammern Evidenzgrad):
In der Regel Klappenersatz, selten Klappenrekonstruktion (z.B. wenn Aortenektasie/Aneurysma Ursache der AI)

Operationsindikation bei schwerer Aorteninsuffizienz:
(Indikation und Evidenzgrad nach ESC Guidelines 2012)

Ind:	1. Symptomatische Patienten	Belastungsdyspnoe ab NYHA II oder Angina pectoris (IB)
	2. Asymptomatische Patienten	EF < 50 % (IB)
	3. Asymptomatische Patienten	EF > 50 % aber enddiastolischer LV-Durchmesser > 70 mm oder endsystolischer Durchmesser > 50 mm (> 25 mm/m2 KOF) (IIaC)

Operationsindikation unabhängig vom Schweregrad bei Aortendilatation:
- Bei Marfan-Patienten mit Aorta ascendens ≥ 45 mm (IC)
- Bikuspider Aortenklappe und Aorta ascendens ≥ 50 mm (IIaC)
- Sonstigen Patienten und Aorta ascendens ≥ 55 mm (IIaC)

Operationsletalität ca. 3 % bei Klappenersatz, bei gleichzeitiger CABG ca. 6 %.

ERWACHSENE MIT ANGEBORENEN HERZFEHLERN (EMAH)

Internet-Infos: *www.escardio.org/guidelines-surveys/esc-guidelines/Pages/grown-up-congenital-heart-disease.aspx*

Ep.: Ca. 1 % der Lebendgeborenen leiden an einer Fehlbildung des Herzens oder der großen Gefäße. Unbehandelt starben bis etwa 1940 bis zu 25 % im Säuglingsalter und weitere 60 % innerhalb der ersten beiden Lebensjahre. Maximal 15 % gelangten unbehandelt ins Erwachsenenalter.
Die primär hohe Letalität angeborener Herzfehler ließ sich in den letzten Jahrzehnten aufgrund medizinischer Fortschritte auf < 15 % senken. Aktuell rechnet man in Deutschland (je nach geschätzter Prävalenz) mit mehr als 200.000 - 300.000 Patienten, die mit einem angeborenen Herzfehler das Erwachsenenalter erreicht haben. Diese Zahl steigt kontinuierlich an.

Ät.: Angeborene Herzfehler entstehen meist in einer frühen Phase der Organbildung zwischen der 5. und 8. Schwangerschaftswoche. Es wird eine multifaktorielle Ursache (z.B. Umwelteinflüsse, Infektionen, Genetik) angenommen.
Zu den bekannten Ursachen gehören Infektionen (z.B. Röteln oder andere virale Infekte), Strahlenexposition, Drogen, Alkohol und zahlreiche Medikamente (*www.embryotox.de*).
Chromosomale Störungen des Kindes wie Trisomie 21 (= Down-Syndrom) oder das Turner-, Noonan- oder Marfan-Syndrom sind häufig mit angeborenen Herzfehlern assoziiert.

Einleitung: Fast alle Patienten mit angeborenen Herzfehlern bedürfen während ihres gesamten Lebens wegen sog. Rest- und Folgezustände spezieller kardiologischer Betreuung.
Restzustand: Postoperativ bestehende anatomische oder hämodynamische Normabweichungen, die als Teil der angeborenen Fehlbildung vorbestanden oder die sich als Folge des Herzfehlers entwickelt haben sowie Abnormitäten, die nicht korrigiert werden konnten oder bei denen eine Korrektur (wegen eines überhöhten Risikos) nicht gerechtfertigt war.
Folgezustand: Anatomische oder hämodynamische Nachwirkungen der Operation, die zum Zeitpunkt des Eingriffes nicht vermeidbar waren.
Die Nachsorge bei Erwachsenen mit angeborenen Herzfehlern (EMAH) sollte, insbes. bei komplexeren Herzfehlern, durch Kardiologen oder Kinderkardiologen erfolgen, die auf dem Gebiet speziell ausgebildet wurden (Zusatzqualifikation EMAH).

In der Chirurgie angeborener Vitien unterscheidet man zwischen palliativen und korrigierenden Eingriffen.
"Korrektur" im engeren Sinne beinhaltet, dass durch die Operation eine normale Funktion hergestellt und aufrechterhalten wird, dass sich die Lebenserwartung normalisiert und, dass zu einem späteren Zeitpunkt keine weiteren medizinischen oder chirurgischen Maßnahmen erforderlich werden (fast nur bei ASD oder PDA erzielbar). Heute spricht man eher von „Reparatur“ („repair“), da nahezu regelhaft Residuen zu finden sind.
Palliativoperation: Anlage aortopulmonaler Shunts, Implantation von Conduits, Eingriffe bei Pulmonalatresie mit Ventrikelseptumdefekt und aortopulmonalen Kollateralen, aber auch die Herz-, Herz-Lungen- oder Lungentransplantation.

Einteilung der angeborenen Herzfehler

AZYANOTISCHE VITIEN		ZYANOTISCHE VITIEN
Obstruktion an Klappen/ Gefäßen	**Primärer Links-Rechts-Shunt**	**Rechts-Links-Shunt**
• Pulmonalstenose • Aortenklappenstenose • Aortenisthmusstenose	• Vorhofseptumdefekt • Partielle Lungenvenenfehlmündung • Ventrikelseptumdefekt • Atrioventrikulärer Septumdefekt • Aortopulmonales Fenster • Persistierender Ductus Arteriosus Botalli	• Fallot´ Tetralogie • Pulmonalatresie • Double outlet ventricle • Trikuspidalatresie • Komplette Transposition • Truncus arteriosus • Univentrikuläres Herz • Totale Lungenvenenfehlmündung u.a.

DIE PULMONALSTENOSE (PS) IM ERWACHSENENALTER [Q22.1] - OBSTRUKTIONEN DES RECHTSVENTRIKULÄREN AUSFLUSSTRAKTES [I37.0]

Def: Formen: Subvalvulär, valvulär, supravalvulär, peripher
- Valvuläre Stenose: Die Klappe selbst ist akommissural, unikommissural, bikuspid, trikuspid oder dysplastisch (myxomatös verdickt und eingeschränkt beweglich).
- Subvalvuläre Stenose: Im Bereich des Infundibulums oder subinfundibulär. Subinfundibuläre Stenosen („double-chambered-right-ventricle") durch hypertrophierte Muskelbündel im RV, häufig mit VSD assoziiert.
- Supravalvuläre Stenosen: Im PA-Stamm, an der Pulmonalisbifurkation oder den PA-Seitenästen
- Periphere Stenosen: Einzelne oder multiple Stenosen, auch uni- oder bilateral, in den peripheren Lungenarterien

Ep.:
- Valvulär: Ca. 10 % aller angeborenen Herzfehler
- Subvalvulär/supravalvulär: Ca. 3 % aller angeborenen Herzfehler

PPh: Stenose des rechtsventrikulären Ausflusstraktes → prästenotisch (im rechten Ventrikel) Druckanstieg; poststenotisch (A. pulmonalis) Druckabfall. Druckbelastung des rechten Ventrikels → konzentrische Hypertrophie → Rechtherzdekompensation (im Langzeitverlauf). Turbulenter Blutfluss hinter der Stenose → Erweiterung der A. pulmonalis (poststenotische Dilatation).

Schweregradeinteilung (gemäß echokardiografischem Druckgradienten zwischen rechtem Ventrikel und Pulmonalarterie):

Definition	Peak velocity	Peak-Gradient
Leichtgradig	< 3,0 m/sec	Δ p < 36 mmHg
Mittelgradig	3,0 - 4,0 m/sec	Δ p 36 - 64 mmHg
Hochgradig	> 4,0 m/sec	Δ p > 64 mmHg

Da die Gradientenbestimmung unzuverlässig sein kann, immer auch den RV-Druck (über eine Trikuspidalinsuffizienz gemessen) mitbestimmen!

Natürlicher Verlauf (Spontanverlauf ohne operative Therapie):
- Fast alle erreichen das Erwachsenenalter (Ausnahme: Kinder mit kritischer valvulärer PS).
- Mittleres Todesalter: 26 Jahre (in älteren Studien)
- Spontanverlauf abhängig von
  - Schweregrad der Stenose initial (leichte Stenosen zeigen meist wenig Progression!)
  - Progress im Verlauf
  - Adaptationsfähigkeit des rechten Ventrikels
- Mit zunehmendem Alter Progress des Schweregrades einer zuvor höhergradigen valvulären Stenose durch Fibrosierungsvorgänge möglich, aber im Erwachsenenalter selten. Subvalvuläre/infundibuläre Stenosen neigen zur Progression.
- Ab 4. Lebensdekade Klappenkalzifizierungen
- Mit Gradientenanstieg Zunahme der rechtsventrikulären Hypertrophie und Entwicklung einer infundibulären Stenose möglich
- Bei schweren Stenosen: Konsekutive Rechtsherzinsuffizienz
- Todesursachen im Spontanverlauf: Rechtsherzinsuffizienz, belastungsinduzierter plötzlicher Herztod
- Rechts-Links-Shunt, wenn ein persistierendes Foramen ovale bei volumenüberlastetem rechtem Vorhof gedehnt wird.
- Infektiöse Endokarditis eher selten

KL.: Leitsymptome:
- Bild des fixierten kleinen HerzMin.volumens
- Direkte Beziehung zwischen Beschwerden (körperliche Ermüdbarkeit, Belastungs-Dyspnoe, Herzinsuffizienz, Stenokardien, Schwindel, Synkopen) und Schweregrad der Stenose

Inspektion/Palpation:
- Primär azyanotischer Patient
- Periphere Zyanose bei niedrigem Min.volumen
- Zentrale Zyanose bei Rechts-Links-Shunt auf Vorhofebene
- Hebende Pulsationen über dem linken unteren Sternalrand
- Systolisches Schwirren links parasternal
- Evtl. Zeichen der Rechtsherzinsuffizienz

Auskultation:

Stenose	Valvulär	Subvalvulär	Supravalvulär	Peripher
Frühsystolischer pulmonaler Ejektion-Click	• Bei leichter bis mittelgradiger valvulärer Stenose • Nicht bei dysplastischer Klappe	Fehlt	Fehlt	Fehlt
2. Herzton	• Weit gespalten, mit leisem Pulmonalklappenanteil			
Geräusch	• Systolisches Austreibungsgeräusch • Punctum maximum: 2./3. ICR links parasternal mit Fortleitung zum Rücken	• Systolisches Austreibungsgeräusch • Punctum maximum: Tiefer	• Systolisches Austreibungsgeräusch • Punctum maximum: Höher	• Systolisches Gefäßgeräusche in der Lungenperipherie • z.T. kontinuierliches Geräusch

Ekg: Bei leichter Stenose kann das Ekg normal sein.
Bei höhergradiger Stenose:
- P-dextroatriale und/oder rechtsventrikuläre Hypertrophiezeichen, insbes. bei Peak-Gradient > 60 mmHg
- (In-)kompletter Rechtsschenkelblock

Echo:
- 2-D-Echo: Beurteilung von Pulmonalklappenanatomie und -funktion, Weite des Pulmonalklappenringes und der A. pulmonalis, Größe und Funktion des rechten Herzens.
- Doppler: Gradientenquantifizierung; Abschätzung des rechtsventrikulären und pulmonalarteriellen Druckes; Graduierung einer begleitenden Pulmonalklappeninsuffizienz

MRT: Druckgradient, Planimetrie der Pulmonalklappe, Stenoselokalisierung, PA-Ektasie, gute Quantifizierung der RV-Funktion und -volumina, Lungenperfusion

Herzkatheter → Indikationen:
- Bei schlechter Schallgängigkeit
- Wenn gleichzeitig Katheterintervention vorgesehen
- Bei assoziierten Anomalien
- Bei begleitender koronarer Herzerkrankung

Th.: Behandlungsindikationen:
- Symptomatische Patienten (Belastungsdyspnoe, Angina pectoris, Präsynkope oder Synkope)
- Maximaler invasiver Gradient über 50 mmHg
- Mehr als halbsystemischer Druck im rechten Ventrikel (***Cave:*** Niedriger RV-Druck bei Herzinsuffizienz!)
- Relevante Arrhythmien (meist Vorhofflattern)
- Assoziierter ASD oder VSD, insbes. mit Re-Li-Shunt
- Evtl. auch bei Wunsch, Leistungssport zu betreiben oder vor geplanter Schwangerschaft

1. Ballonvalvuloplastie / Stentimplantation:
   - Inzwischen Therapieverfahren der Wahl bei valvulären, supravalvulären und peripheren Stenosen
   - Langzeitergebnisse hervorragend
   - Restenoserate < 5 %
   - Weniger gute Erfolge bei dysplastischen oder verkalkten Klappen
   - Bei zentralen oder peripheren Pulmonalarterienstenosen Kombination mit Stentimplantation möglich
2. Operation:
   Insbes. bei infundibulärer/subvalvulärer Stenose, bei hypoplastischem Klappenring, bei dysplastischen Klappen, bei Op-bedürftigen Begleitanomalien
   Behandlungsindikationen:
   - Rechtsobstruktionen mit einem Doppler Peak-Gradient > 64 mmHg (peak velocity > 4 m/s): Unabhängig von Symptomen, falls die RV-Funktion normal ist und kein Klappenersatz erforderlich ist.

- Asymptomatische Patienten nach ineffektiver Ballonvalvuloplastie: Operative Korrektur bei einem systolischen RV-Druck > 80 mmHg (V_{max} über die Trikuspidalis > 4,3 m/s).
- Peak-Gradienten < 64 mmHg: Falls Patienten symptomatisch oder bei eingeschränkter RV-Funktion, bei relevanten Arrhythmien oder bei Rechts-Links-Shunt über ASD oder VSD.
- Periphere Pulmonalstenosen - unabhängig von Symptomen - mit > 50 % Lumeneinengung und einem systolischen RV-Druck > 50 mmHg und/oder relevanten Veränderungen der Lungenperfusion

Rest- und Folgezustände:
- Bei frühzeitiger Valvuloplastie oder Operation meist sehr gute funktionelle Ergebnisse
- Postoperative Lebenserwartung nahezu normal
- Allmähliche Rückbildung der Rechtshypertrophie
- Rest-Stenose (3 - 5 %, sowohl nach Valvuloplastie als auch nach Operation)
- Pulmonalklappeninsuffizienz, besonders nach rechtsventrikulärer Ausflussbahnerweiterung
- Endokarditisrisiko insgesamt gering, persistiert jedoch auch postoperativ
- Re-Operationen: Ca. 3 % nach 20 - 30 Jahren

DIE AORTENISTHMUSSTENOSE (COARCTATIO AORTAE [CoA]) IM ADOLESZENTEN- UND ERWACHSENENALTER [Q25.1]

Def:
- Organische Stenose an der physiologischen Enge zwischen Abgang der A. subclavia sinistra und der aortalen Mündung des Ductus Botalli. Grundsätzlich ist zu unterscheiden zwischen diskreter bzw. umschriebener Aortenisthmusstenose und tubulärer Hypoplasie des distalen Aortenbogens.
- Pathogenetisch liegt der CoA Duktusgewebe zugrunde, das die Aortenwand zangenartig umgibt und durch postnatale Schrumpfung eine Stenose verursacht. Somit liegt jede CoA „juxta-ductal". Die Bezeichnung „prä-" oder „post-duktal" ist veraltet!
- Selten sind ektope Formen in der aszendierenden oder deszendierenden Aorta.
- CoA ist Teil einer generalisierten Arteriopathie und nicht nur eine zirkumskripte Einengung der Aorta!

Assoziierte Anomalien:
- Bikuspide Aortenklappe (bis zu 85 %), Ventrikelseptumdefekt, Mitralklappenanomalie
- Intrakranielle Aneurysmata im Bereich des Circulus Willisii
- Turner-, Williams-Beuren-Syndrom, Neurofibromatose
- Sog. „zystische Medianekrose Gsell-Erdheim" im Bereich der Aorta ascendens und descendens

Ep.:
- Ca. 8 % aller angeborenen Herzfehler
- Geschlechtsverhältnis: m : w = 2 : 1

PPh:
- Perfusion der unteren Körperhälfte über Kollateralgefäße, deren Ausprägung vom Stenosegrad abhängt.
  Kollateralen: Gefäßäste aus A. subclavia, A. thoracica interna, Truncus thyreocervicalis, A. subscapularis oder A. spinalis anterior → Blut zu den Aa. intercostales → unterhalb der Isthmusstenose in die Aorta → Blutversorgung der unterhalb der Stenose gelegenen Körperteile
- Stenose → brachiocephale Hypertonie und abdomino-femorale Hypotonie

Spontanverlauf:
- Von den Patienten, die die ersten 2 Jahre überleben, starben früher 25 % bis zum 20. Lebensjahr, 50 % bis zum 32. Lebensjahr, 75 % bis zum 46. Lebensjahr.
- Einzelne Patienten erreichen spontan die 9. oder 10. Lebensdekade.
- Patienten, die unbehandelt das Erwachsenenalter erreichen, haben meist eine milde Aortenisthmusstenose und können beschwerdefrei sein.
- Probleme im Spontanverlauf: Linksherzversagen, intrakranielle Blutungen nach Gefäßruptur präformierter zerebraler Aneurysmen, bakterielle Endokarditiden, Aortenrupturen, frühzeitig auftretende koronare Herzerkrankung, Probleme durch assoziierte Fehlbildungen des Herzens.

KL.: 3 klinische Leitsymptome:
- Hoher Blutdruck an der oberen Körperhälfte mit großer Blutdruckamplitude, warme Hände
- Symptome des Hypertonus: Kopfschmerzen, Nasenbluten, Schwindel, Tinnitus
- Niedriger Blutdruck an der unteren Körperhälfte (kalte Füße, Gradient zwischen oberen und unteren Extremitäten > 20 mmHg)
- Femoralarterien- und Fußpulse abgeschwächt; evtl. Claudicatio intermittens
- Evtl. tastbarer Kollateralkreislauf: Interkostal, am Rücken oder an der seitlichen Thoraxwand
- Herzspitzenstoß: Hebend und verbreitert, aber nicht verlagert (konzentrische Linkshypertrophie)

Ausk:
- Zweiter Herzton regelrecht gespalten, mit lautem A_2
- Aortaler Auswurfton (Klick) bei bikuspider Aortenklappe, Aortenektasie oder Hypertonie

- Gefäßgeräusch im Rücken, interskapulär
- Intervallsystolisches Spindelgeräusch im Aortenareal (bei bikuspider Aortenklappe oder infolge der Hypertonie)
- Diastolisches Decrescendogeräusch im Anschluss an den Aortenklappenschluss (bei Aorteninsuffizienz infolge bikuspider Aortenklappe)
- Kontinuierliche Geräusche im Bereich der Kollateralgefäße

Ekg: Linksatriale und linksventrikuläre Belastung (Sokolow-Lyon-Index, Lewis-Index)

Rö.:
- Normale Herzgröße
- Erweiterungen der Aorta ascendens
- Knickbildungen oder Doppelkonturen im Bereich der Aorta descendens (3er-Zeichen, Epsilonzeichen beim Bariumbreischluck)
- Verbreiterung der Arteria subclavia sinistra
- Rippenusuren am Unterrand der 3. - 4. (- 8.) Rippe (meist erst nach dem 5. Lebensjahr)

Echo:
- Die Aortenisthmusregion ist bei Kindern relativ gut, bei Erwachsenen nur bedingt durch suprasternale Anlotung zu erkennen.
- Morphe, Ausmaß und Lokalisation der Stenose
- Linksventrikuläre Diameter (Hypertrophie), Ventrikelfunktion
- Assoziierte kardiale Anomalien (bikuspidale Aortenklappe!, Ektasie der Aorta ascendens)
- Doppler-Untersuchung: Turbulentes Flussmuster peripher von der Stenose mit erhöhter Flussgeschwindigkeit und diastolischem „run-off" (Gradientenschätzung über die erweiterte Bernoulli-Gleichung; ***Cave:*** Doppler-Gradient unzuverlässig!); bei höhergradiger Stenose Fluss auch in der Diastole über die Stenose sowie diastolischer Vorwärtsfluss in der Aorta abdominalis.

MRT/CT: Darstellung der Aorta im MRT und CT, Fluss- und Gradientenbestimmung im MRT; Beurteilung des Kollateralkreislaufes

Herzkatheter:
- Darstellung der Anatomie im Bereich der Aorta und der supraaortalen Gefäße
- Bestimmung des Druckgradienten über die Isthmusregion.
  Eine CoA gilt als signifikant bei invasiven Peak-to-Peak-Gradienten > 20 mmHg, falls keine größeren Kollateralen vorliegen. Ein direkter Vergleich des Kathetergradienten mit Doppler-echokardiografisch gemessenen maximalen und mittleren Flussgeschwindigkeiten ist problematisch. Bei ausgeprägter Kollateralisation haben auch höhergradige Stenosen keinen nennenswerten Gradienten.
- Nachweis assoziierter kardialer Anomalien
- Beurteilung der linksventrikulären Funktion
- Beurteilung des Koronarstatus (gehäuft KHK!)
- Gleichzeitige Ballonangioplastie und/oder Stentimplantation

DD: Arterielle Hypertonie anderer Genese

Merke: Eine juvenile Hypertonie ist bis zum Beweis des Gegenteils keine "essenzielle" Hypertonie! (D.h. alle sekundären Hypertonieformen müssen ausgeschlossen werden!)

Th.: Behandlungsindikationen:
- Unabhängig von klinischer Symptomatik: Alle Patienten mit nichtinvasivem Gradienten > 20 mmHg zwischen oberer und unterer Extremität und arterieller Hypertonie (> 140/90 mmHg bei Erwachsenen), pathologischem Belastungsblutdruck oder signifikanter Linkshypertrophie
- Unabhängig vom Druckgradienten: Patienten mit arterieller Hypertonie und einem Stenosediameter, der < 50 % der Aortenweite auf Zwerchfellhöhe (in MRT, CT oder Aortografie) liegt.
- Assoziierte signifikante Aortenklappenstenose oder -insuffizienz
- Aneurysma der Aorta ascendens mit einem Diameter > 50 mm (27,5 mm/m^2 BSA) oder raschem Größenwachstum
- Aneurysmen im ehemaligen Isthmusbereich
- Symptomatische oder große Aneurysmen des Circulus Willisii
- Behandlung sollte nur in Zentren mit Erfahrung in der Behandlung angeborener Herzfehler erfolgen.

Operation bei Erwachsenen:
- Möglichst früh nach Diagnosestellung
- Bei Eingriffen nach Vorschulalter persistiert häufig eine arterielle Hypertonie.
- Bei Eingriffen nach dem 30. oder 40. Lebensjahr steigt die Operationsletalität wegen degenerativer Aortenwandveränderungen.
- In dieser Altersgruppe sind koexistente bikuspide Aortenklappen, Mitralklappenanomalien, eine koronare Herzerkrankung sowie Organschäden durch die arterielle Hypertonie zu beachten.

Operationsverfahren:

- Resektion und End-zu-End-Anastomose
- Resektion und Überbrückung durch Protheseninterponat
- Direkte Isthmusplastik nach Vossschulte
- Indirekte Isthmusplastik nach Vossschulte (Patchplastik)
- Anlage eines Prothesenbypasses
- Subklaviaplastik nach Waldhausen.

Ballonangioplastie ± Stentimplantation → Indikationen:

- Bei nativer Aortenisthmusstenose ist bei geeigneter Anatomie die Angioplastie ± Stentimplantation Therapie der Wahl, insbes. wenn die Operation mit einem hohen Risiko behaftet oder aus anderen Gründen kontraindiziert ist.
- Re- oder Reststenosen nach vorausgegangener Operation

Rest- und Folgezustände nach Operation einer CoA:

- Langzeitverlauf: Letalität infolge Hypertonie und kardiovaskulärer Komplikationen höher als in der Normalbevölkerung
- Langzeitüberleben nach operativer Korrektur: Ca. 90 % nach 10 Jahren, ca. 85 % nach 20 Jahren und ca. 70 % nach 30 Jahren. Das mittlere Todesalter von Spättodesfällen lag in älteren Untersuchungen bei 38 Jahren.
- Persistierender oder erneut auftretender arterieller Hypertonus in Ruhe und/oder unter Belastung (!)
- Aneurysmen der Aorta ascendens und/oder descendens (bis 30 % nach Implantation eines Kunststoffpatches)
- Re-/Reststenosen im Isthmusbereich
- Koronare Herzerkrankung
- Aortensklerose und -stenose / Aorteninsuffizienz (bei bikuspider Aortenklappe)
- Mitralklappenfehlfunktion (Mitralprolaps)
- Infektiöse Endokarditis
- Ruptur von Aorten- oder zerebralen Aneurysmen

ANGEBORENE HERZFEHLER MIT LINKS- → RECHTS-SHUNT

DER VORHOFSEPTUMDEFEKT (ASD) IM ERWACHSENENALTER [Q21.1]

Ep.:
- Bei Erwachsenen ca. 25 % der angeborenen Vitien; m : w ~ 1 : 2
- ASD II ca. 80 %, ASD I ca. 15 %; Rest: seltene Defekte

Hauptformen und Lokalisation:

- Ostium-secundum-Defekt (ASD II): Im Bereich der Fossa ovalis
- Ostium-primum-Defekt (ASD I; partieller AV-Septumdefekt): Unmittelbar kranial der Atrioventrikularklappenebene. Atrioventrikuläre Septumanteile fehlen und es besteht eine abnorme AV-Klappen-Anatomie.
- Sinus-venosus-Defekt: Außerhalb der Fossa ovalis, jeweils an der Einmündung der oberen oder unteren Hohlvene in den Vorhof (beim superioren Typ kranial, beim inferioren Typ kaudal)
- Seltene Defekte: Atrium commune, Sinus coronarius-Defekt
- Persistierendes Foramen ovale (PFO) ist eine Normvariante, kein Septumdefekt im engeren Sinne! In Abhängigkeit von den Untersuchungsbedingungen (Echo, Katheter, Autopsie) finden sich in der Literatur unterschiedliche Angaben zur Prävalenz: bis ca. 30 %.

PPh: Lungen- und Systemkreislauf stehen über eine interatriale Öffnung miteinander in Verbindung. Beim unkomplizierten ASD ist die Dehnbarkeit des rechten Ventrikels größer als die des linken Ventrikels → vorzugsweise Links-Rechts-Shunt mit konsekutiver Überdurchblutung des Lungenkreislaufes. Die Shuntmenge ist abhängig von Defektgröße (relevante Shunts bei Erwachsenen meist > 10 mm Durchmesser), Compliance beider Ventrikel und den Widerstandsverhältnissen beider Kreisläufe. Jede Reduktion der LV-Compliance oder ein Anstieg des LA-Druckes (Hypertonus, KHK, Kardiomyopathie, Aorten- oder Mitralklappenerkrankungen) bedingen eine Zunahme des LR-Shunts.
Konsequenz: Großes Min.volumen im kleinen Kreislauf, kleines Min.volumen im großen Kreislauf!
Shuntfluss: Oxygeniertes Lungenvenenblut → linker Vorhof → rechter Vorhof → Trikuspidalklappe → rechter Ventrikel → Pulmonalklappe → Lungenkreislauf.
Belastung: Volumenbelastung von rechtem Vorhof, Trikuspidalklappe, rechtem Ventrikel, Pulmonalklappe und Lungenkreislauf. Durch das erhöhte rechtsseitige Blutvolumen relative Stenose der Trikuspidal- und Pulmonalklappe.

Eine mäßige Erhöhung des Lungendurchflusses führt nicht zwingend zu einer wesentlichen Erhöhung des Pulmonalarteriendruckes.
Sekundäre Widerstandserhöhungen im Lungenkreislauf meist erst im späten Spontanverlauf (nach der 4. Lebensdekade) → Druckbelastung des rechten Herzens mit Abnahme des Links-Rechts-Shunt und Auftreten eines Rechts-Links-Shunts (Shuntumkehr) = Eisenmenger-Reaktion (siehe Sonderkapitel)
Sonderform: „ASD-Eisenmenger-Syndrom". Selten! Hier entsteht schon in früherem Lebensalter eine pulmonalvaskuläre Erkrankung. Diskutiert wird, ob es sich um die Koinzidenz eines ASD und einer idiopathischen pulmonalarteriellen Hypertonie handelt.

Spontanverlauf:
- Spontanverschluss: Beim kleinen ASD (< 5 mm) in 80 % in den ersten 4 Lebensjahren
- Spontane Lebenserwartung: Bei kleinem Links-Rechts-Shunt können Patienten mehr als 5 Jahrzehnte asymptomatisch bleiben. Symptome vielfach erst nach dem 40. Lebensjahr. Im 6. Lebensjahrzehnt sind nahezu alle Patienten symptomatisch.
- Vorhofarrhythmien, bes. Vorhofflattern und -flimmern
- Erhöhter Lungenarteriolenwiderstand: Selten bei isoliertem Vorhofseptumdefekt, dann vorzugsweise erst im höheren Lebensalter.
- Todesursachen: Hirnembolien bei Vorhofflimmern oder Thrombenpassage über den ASD = paradoxe Embolie, Lungenembolien; Rechtsherzversagen im Spätverlauf; Hirnabszesse und Endokarditiden (bei assoziierten Mitralklappenveränderungen)
- Endokarditisgefahr: Bei isoliertem ASD gering

KL.:
- Befunde variabel und vom Schweregrad des Vitiums abhängig
- Beschwerden und Symptome: Leistungseinschränkung, rasche Ermüdbarkeit, Belastungsdyspnoe, Palpitationen, rezidivierende pulmonale Infekte, Brustschmerzen, zerebrale Insulte, Rechtsherzinsuffizienz
- Inspektion/Palpation: Graziler Körperbau, blasse Hautfarbe
- Hebende Pulsationen im 3. Interkostalraum links (rechtsventrikulärer Ausflusstrakt)

Auskultation:
- Fixierte (= atemunabhängige) Spaltung des 2. HT im 2. ICR links (verspäteter Schluss der Pulmonalklappe durch erhöhtes rechtsventrikuläres Schlagvolumen sowie durch Rechtsschenkelblock).
- Systolisches Intervallgeräusch im 2. ICR links (relative Pulmonalklappenstenose durch vermehrten Blutdurchfluss)
- Frühdiastolisches Intervallgeräusch im 4. ICR links (relative Trikuspidalklappenstenose)
- Bei pulmonaler Hypertonie: Im 2. ICR. links frühsystolischer pulmonaler Ejection-Klick, systolisches Intervallgeräusch, paukender 2. Herzton, frühdiastolisches Decrescendo-Geräusch (relative Pulmonalklappeninsuffizienz = Graham-Steell-Geräusch)

Ekg:
- Rechtslagetyp, Steiltyp, überdrehter Linkstyp bei assoziiertem Mitralklappenprolaps oder (typischerweise!) beim ASD I.
- AV-Block 1°
- P-dextroatriale
- Inkompletter oder kompletter Rechtsschenkelblock
- Rechtshypertrophie (Sokolow-Lyon-Index)
- Ektoper Vorhofrhythmus, Vorhofarrhythmien

Rö.:
- Vergrößerter rechter Vorhof und rechter Ventrikel
- Prominenter Truncus pulmonalis
- Vermehrte zentrale und periphere Lungengefäßzeichnung
- Schmale Aorta

Merke: Typisches Röntgenzeichen aller angeborenen Herzfehler mit Links → Rechts-Shunt ist eine verstärkte Lungenperfusion mit prominentem Pulmonalisbogen und verstärkter Lungengefäßzeichnung.

Echo:
- Konturdefekt im Vorhofseptum (gute Darstellung mittels transösophagealem Echo!)
- Erweiterung des rechten Vorhofs, des rechten Ventrikels und des Truncus pulmonalis
- Paradoxe Bewegung des interventrikulären Septums (Volumenbelastung des RV)

- Erfassung der Shuntrichtung sowie Schätzung des rechtsventrikulären und pulmonalarteriellen Druckes mit Doppler-Verfahren
- Kontrastmittel-Echo: Shunt-Nachweis

MRT: ASD, Ventrikelgröße und Shuntvolumina quantifizierbar

Herzkatheter → Indikationen:

Wenn nichtinvasive Verfahren unzureichend sind sowie bei Verdacht auf pulmonale Hypertonie, assoziierte Anomalien oder koronare Herzerkrankung

Defektnachweis durch direkte Sondierung; Bestimmung der Defektgröße (balloon-sizing); Berechnung von Shuntgröße und Lungengefäßwiderstand

Th.: Patienten aller Altersgruppen profitieren vom ASD-Verschluss hinsichtlich ihrer Morbidität (Belastungskapazität, Atemnot, Rechtsherzinsuffizienz)

Ind:
- Alle symptomatischen Kinder und jungen Erwachsenen
- Zeichen der Rechtsherzvergrößerung im Echokardiogramm
- Lungenzeitvolumen/Körperzeitvolumen (Q_P/Q_S) $\geq$ 1,5 - 2,0 : 1
- Prophylaxe eines zerebralen Insultes (paradoxe Embolie)
- Evtl. Frauen vor Schwangerschaft

Ziel: Prophylaxe irreversibler kardialer Schäden einer chronischen Volumenbelastung

KI:
- Wenn der pulmonale Widerstand oder PAP 2/3 des Systemwiderstands bzw. Systemdrucks übersteigt und ein Q_P/Q_S-Verhältnis <1,5 vorliegt oder eine Vasoreagibilität nicht mehr besteht.
- Pulmonale Hypertonie mit einem Lungenarteriolenwiderstand (RP) > 10 WE x m^2 bzw. RP > 7 WE x m^2 nach Gabe eines Vasodilatators
- Bei linksventrikulärer systolischer und/oder diastolischer Funktionsstörung, wenn sich bei Testokklusion im Katheterlabor über eine linksatriale Drucksteigerung eine Lungenstauung entwickelt.

1. **Interventioneller Katheterverschluss:**
   - Seit Jahren sind Verschlusssysteme für einen interventionellen ASD-Verschluss verfügbar (u.a. Amplatzer-Septal-Occluder®).
   - Bei entsprechender Indikationsstellung hohe primäre Verschlussrate und wenig schwerwiegende Komplikationen.

   Nach interventionellem Verschluss Thrombozytenaggregationshemmer und Endokarditisprophylaxe für 6 Monate.
2. **Chirurgische Therapie** (falls interventionelle Therapie nicht möglich ist):
   - Zeitpunkt: - Beim unkomplizierten ASD II im 3. - 5. Lebensjahr, vor der Einschulung
     - Bei älteren Patienten elektiv nach Diagnosestellung
   - Technik: Direktnaht oder Patchverschluss
   - Bei Eisenmenger-Reaktion: Lungentransplantation + operativer ASD-Verschluss oder Herz-Lungentransplantation
   - Operationsletalität: Beim unkomplizierten ASD II in den ersten beiden Dekaden < 1 %

Rest- und Folgezustände nach operativem ASD-Verschluss:
- Operierte Sekundumdefekte haben eine der Normalbevölkerung vergleichbare Prognose, wenn Verschluss vor dem 24. Lebensjahr oder bei präoperativem systolischem Pulmonalisdruck < 40 mmHg.
- Frühpostoperativ: Postkardiotomie-Syndrom (häufig!)
- Die Dilatation des rechten Herzens und ein abnormales Bewegungsmuster des Kammerseptums persistieren bei vielen, die erst im Erwachsenenalter operiert werden.
- Gestörte Compliance und verminderte Pumpfunktion der rechten Kammer
- Störungen der linksventrikulären Funktion
- Rhythmusstörungen (bes. Vorhofflimmern oder -flattern, supraventrikuläre Reentry-Tachykardien → Ablationsverfahren!)
- Hirnembolien
- Erhöhung des Pulmonalarteriendruckes kann bestehen bleiben, fortschreiten oder neu auftreten
- Re-/Rest-Shunt auf Vorhofebene
- Obstruktion der oberen Hohlvene nach Verschluss eines Sinus venosus-Defektes

DER VENTRIKELSEPTUMDEFEKT (VSD) IM ERWACHSENENALTER [Q21.0]

Ep.: VSD ist in isolierter Form der häufigste angeborene Herzfehler (ca. 35 %); m : w = 1 : 1

Anatomie des Ventrikelseptums:
1. Einlass-Septum (inlet-Septum), das die beiden AV-Klappen voneinander trennt.
2. Trabekel-Septum, von Insertion der Chordae bis zum Apex und nach kranial bis zur Crista supraventricularis
3. Auslass-Septum (outlet-Septum), von der Crista supraventricularis bis zur Pulmonalklappe
4. Membranöses Septum

VSD-Klassifizierungsmöglichkeiten:
(Es existieren diverse Einteilungsformen, die leider das Verständnis erschweren!)
1. Gemäß Defektlokalisation:
   - Typ 1: Outlet suprakristal, konal, subarteriell, subpulmonal, infundibulär, doubly committed, juxta-arteriell
   - Typ 2: Perimembranös, paramembranös, konoventrikulär
   - Typ 3: Inlet, AV-Kanal-Typ
   - Typ 4: Muskulär, trabekulär
2. Gemäß hämodynamischer Wirkung
   - Restriktiver VSD: RV-Druck liegt unterhalb des LV-Druckes
   - Nicht-restriktiver VSD: Druckangleich auf Ventrikelebene

PPh: Die Shuntmenge hängt von der Defektgröße und den Widerstandsverhältnissen der beiden Kreisläufe ab. Kleine bis mittelgroße VSD wirken drucktrennend, während es bei großen Defekten zum Druckangleich kommt. In diesen Fällen ist für den Shuntfluss das Verhältnis von Lungen- zu Systemwiderstand ausschlaggebend.
Durch den VSD sind Lungengefäße, linker Vorhof und linker Ventrikel volumenbelastet. Der rechte Ventrikel ist bei kleinen oder mittelgroßen VSD primär weder volumenbelastet noch vergrößert.
QP/QS = Verhältnis von pulmonalem (QP) zu systemischem Fluß (QS):
- Kleiner VSD = M. Roger (sprich: roscheh) (QP/QS < 1,5 : 1):
  - Durchmesser < 25 % des Aortenanulusdiameters - keine wesentliche Vergrößerung der Herzhöhlen
  - Zunächst normaler Druck in rechtem Ventrikel und Pulmonalarterie (PAP). Anstieg bis auf 1/4 - 1/3 des Systemdrucks (SP) möglich.
  - Links-Rechts-Shunt während des gesamten Herzzyklus
- Mittelgroßer VSD (QP/QS = 1,5 - 2 : 1):
  - Durchmesser 25 - 75 % des Aortenanulusdiameters.
  - Deutlichere Lungenüberperfusion
  - Linker Vorhof und linker Ventrikel deutlich vergrößert, während der rechte Ventrikel seine Größe annähernd beibehält.
  - Der Druck im rechten Ventrikel steigt auf 1/3 - 1/2 des Systemdrucks (PAP/SP ≤ 0,5).
- Großer VSD (QP/QS = > 2 : 1):
  Durchmesser > 75 % des Aortenanulusdiameters. Der Defekt wirkt nicht mehr restriktiv und Shuntblut wird mit Systemdruck in den rechten Ventrikel und in die Pulmonalarterie geleitet (PAP/SP > 0,5) → Rechtsherzbelastung

Bei größerem VSD im Laufe von Jahren → obstruktive Lungengefäßerkrankung (Eisenmenger-Reaktion) mit weitgehend irreversiblem Umbau der Lungengefäße und Anstieg des Lungengefäßwiderstandes auf Niveau des Systemwiderstandes → Shuntumkehr (Rechts-Links-Shunt) → sekundäre Zyanose (siehe Kapitel „Der erwachsene Patient mit Eisenmenger-Syndrom“).

Spontanverlauf:
- Spontanverschluss, insbes. bei muskulärem oder perimembranösem VSD, nicht beim outlet-VSD. Verschlussrate bis etwa zum 7. Lebensjahr hoch
- Aorteninsuffizienz durch Prolaps der rechten oder akoronaren Klappentasche tritt häufig beim outlet VSD (suprakristal), aber auch beim perimembranösen VSD auf. Progression häufig. Assoziation mit Sinus Valsalva-Aneurysma möglich (→ Rupturgefahr)
- Endokarditis: 6 x höher als in Normalbevölkerung
- Die Shuntgröße kann im Verlauf der Jahre zunehmen und bei entsprechenden Belastungs-zeichen zur OP-Indikation werden.
- Im Verlauf Entwicklung eines “double chambered right ventricle”, einer diskreten Subaortenstenose und (selten) einer Subpulmonalstenose möglich
- Arrhythmien und Blockbilder können auftreten.

KL.: Klinische Befunde von Defektgröße, Defektlokalisation, Shuntvolumen und pulmonalen Widerstandsverhältnissen abhängig.
- Kleiner VSD: Kinder und Jugendliche sind häufig asymptomatisch
- Mittelgroßer/großer VSD: Wachstums- und Entwicklungsverzögerung, eingeschränkte Belastbarkeit, Belastungsdyspnoe, rezidivierende bronchopulmonale Infekte, Palpitationen (supraventrikuläre oder ventrikuläre Arrhythmien), Herzinsuffizienz
- Eisenmenger-VSD: Zyanose, Leistungseinschränkung, Belastungs- bis Ruhedyspnoe, Hämoptoe, Rechtsherzinsuffizienz, Rhythmusstörungen, Synkopen, Hirnabszesse

Inspektion:
- Azyanotischer Patient, normaler Jugularvenenpuls; Herzbuckel
- Eisenmenger-VSD: Zyanose mit Uhrglasnägeln/Trommelschlegelfingern

Palpation:

- Niedriger Blutdruck mit kleiner Amplitude; systolisches Schwirren am linken unteren Sternumrand; hyperaktiver, verbreiterter, nach unten und außen verlagerter Herzspitzenstoß (exzentrische Linkshypertrophie)
- Eisenmenger-VSD: Fehlender oder abgeschwächter linksventrikulärer Impuls; tastbarer Pulmonalklappenschluss, hebende Pulsationen über rechtem Ventrikel und dessen Ausflusstrakt

Auskultation:

- Kleiner VSD: Regelrecht gespaltener 2. HT im 2. Interkostalraum links; hochfrequentes, frühsystolisches Pressstrahlgeräusch im 3./4. ICR links parasternal
- Mittelgroßer / großer VSD: 2. HT häufig vom Geräusch überdeckt; regelrechte, atemvariable Spaltung. Lauter Pulmonalklappenanteil bei pulmonaler Hypertonie. 3. HT. Systolisches Strömungsgeräusch im 3./4. ICR links parasternal (Lautstärke: Ohne Korrelation zur Defektgröße). Frühdiastolikum über der Herzspitze (relative Mitralstenose).
- Eisenmenger-VSD: Singulärer, paukender 2. Herzton im 2. ICR links. Pulmonaler Auswurfton. Rechtsatrialer 4. Herzton. Kein typisches VSD-Geräusch mehr. Kurzes mesosystolisches Intervallgeräusch im 2./3. ICR links parasternal. Decrescendoförmiges diastolisches Intervallgeräusch (Pulmonalklappeninsuffizienz = Graham-Steell-Geräusch).

Ekg:
- Kleiner VSD: Normal
- Mittelgroßer - großer VSD: Steil- bis Linkstyp, p-sinistroatriale, Linkshypertrophie oder biventrikuläre Hypertrophie
- Eisenmenger-VSD: Steil- bis Rechtstyp, Rechtshypertrophie

Rö:
- Kleiner VSD: Normalbefund
- Mittelgroßer - großer VSD: Vergrößerter Transversaldurchmesser. Erweiterung des linken Vorhofs und Ventrikels. Prominenter Truncus pulmonalis. Vermehrte zentrale und periphere Lungengefäßzeichnung. Schmale Aorta.
- Eisenmenger-VSD: Herzgröße meist normal. Betonter rechter Ventrikel. Weiter Pulmonalisstamm und weite zentrale Lungengefäße. Periphere Lungengefäßzeichnung vermindert (Kalibersprung zur Peripherie).

Echo:
- Nachweis von Lokalisation, Größe und Anzahl der VSDs
- Erweiterung des linken Vorhofs, des linken Ventrikels und des Truncus pulmonalis
- Dopplerverfahren: Schätzung des rechtsventrikulären und pulmonalarteriellen Druckes, des interventrikulären Druckgradienten, der Shuntrichtung. Schätzung von QP/QS (Lungenzeitvolumen/Körperzeitvolumen).

MRT: VSD-Lokalisation, Ventrikelvolumina, Ventrikelfunktion, QP/QS und Shunt quantifizierbar.

Herzkatheter:

Bestimmung der intraventrikulären Druckverhältnisse, des PAP, der Shuntgröße, des Lungengefäßwiderstandes; der Lungengefäßmorphologie (***Cave:*** Bei Eisenmenger-Reaktion Pulmonalisangiografie vermeiden wegen Komplikationsgefahr!); Nachweis assoziierter kardialer Anomalien; Beurteilung des Koronarstatus (bes. bei Männern > 40 J.)

Th.:

1. Chirurgische Therapie - Indikationen zur Operation:
   - VSD mit shuntbedingten Symptomen und ohne höhergradige pulmonalvaskuläre Erkrankung
   - Asymptomatische Patienten mit linksventikulärer Volumenbelastung
   - Patienten nach einer infektiösen Endokarditis
   - VSD mit assoziiertem Aortenklappenprolaps und progredienter Aortenklappeninsuffizienz
   - VSD mit pulmonal-arterieller Hypertonie (= PAH), falls noch ein Links-Rechts-Shunt vorherrscht und der PAP bzw. PVR < 2/3 des Systemdrucks bzw. Systemwiderstands
   - Kein Verschluss bei VSD mit schwerer, irreversibler PAH und bei belastungsbedingter Zyanose
   - Kein Verschluss bei kleinem VSD ohne Volumenbelastung, ohne PAH und ohne infektiöse Endokarditis

   Technik:
   - Verschluss transtrikuspidal vom rechten Vorhof aus zur Vermeidung einer Ventrikulotomie; seltener (je nach Defektlokalisation) vom rechten oder linken Ventrikel oder durch die Pulmonalarterie
   - Direktnaht oder Patchverschluss
   - Eisenmenger-Reaktion: Herz-Lungentransplantation oder Lungentransplantation mit gleichzeitigem Verschluss des VSD
2. Interventionelle Therapie

   Perimembranöse oder muskuläre VSDs werden immer häufiger katheterinterventionell verschlossen.

   Letalitätsrate: Abhängig von Lebensalter, Pulmonalarteriendruck, Lungengefäßwiderstand, Anzahl der Defekte, assoziierten Anomalien. Beim unkomplizierten VSD < 2 %, bei Re-Operationen höher.

Residualbefunde nach operativem VSD-Verschluss:

- Rhythmusstörungen (Rechtsschenkelblock, bifaszikulärer Block, progrediente Überleitungsstörungen bis zum totalen AV-Block, ventrikuläre Arrhythmien)
- Plötzlicher Herztod
- Fortschreitende obstruktive Lungengefäßerkrankung
- Störungen der rechts- und linksventrikulären Funktion
- Re-/Rest-Shunts
- Persistierendes Endokarditisrisiko

DER ATRIOVENTRIKULÄRE SEPTUMDEFEKT (AVSD) IM ERWACHSENENALTER

Def. Partieller (inkompletter) AVSD: Tiefsitzender Vorhofseptumdefekt vom Primumtyp (ASD I) sowie Spaltbildung in der Mitralklappe. Beide AV-Klappen sind voneinander getrennt. Ein gemeinsames anteriores sowie ein posteriores Segel (bridging leaflet) der beiden AV-Klappen sind bindegewebig miteinander verbunden.

AVSD vom Intermediärtyp: ASD I sowie ein Inlet-Ventrikelseptumdefekt. Für beide AV-Klappen separate Klappenringe.

Kompletter AVSD: Tiefsitzender ASD I, Inlet-Ventrikelseptumdefekt sowie Spaltbildung im anterioren Mitral- und septalen Trikuspidalklappensegel.
Alle vier Herzhöhlen stehen miteinander in Verbindung. Mitral- und Trikuspidalklappe liegen auf gleicher Höhe und bilden aus vier bis sieben Segelanteilen eine gemeinsame AV-Klappenöffnung. Die anatomische Einteilung des kompletten AVSD erfolgt nach Rastelli (siehe Spezialliteratur).

Unbalacierter AVSD: „Links- oder Rechts-Dominanz", wenn die gemeinsame Klappe überwiegend einem Ventrikel zugeordnet ist, ansonsten ausgewogener (balancierter) Typ.

Ep.: Ca. 3 % aller angeborenen Herzfehler; 35 % der Patienten haben eine Trisomie 21.

PPh: Partieller (inkompletter) AVSD: Links-Rechts-Shunt → Volumenbelastung des rechten Vorhofes, des rechten Ventrikels und der Lungengefäße. Spalt im Mitralklappensegel → Mitralklappeninsuffizienz (hämodynamisch meist nur geringgradig)

Kompletter AVSD: Durch ASD + VSD Volumenbelastung des rechten Herzens und des Lungenkreislaufes. Volumenbelastung des linken Herzens infolge VSD und Mitralklappeninsuffizienz.

Shuntgröße abhängig von Defektgröße und Widerstandsverhältnissen der beiden Kreisläufe.

Spontanverlauf: Unbehandelt sterben die meisten Patienten mit kompletten AVSD bis zum 3. Lebensjahr

KL.: Hämodynamik und klinische Befunde werden vorwiegend vom Vorhandensein und Relevanz/Größe des ASD, des VSD sowie dem Insuffizienzgrad der linksseitigen AV-Klappe bestimmt. Rezidivierende bronchopulmonale Infekte; Herzinsuffizienz; Wachstums- und Entwicklungsverzögerung; eingeschränkte Belastbarkeit

Inspektion:
- Primär azyanotischer Patient; mit zunehmendem Lungengefäßwiderstand → Zyanose
- Voussure (Herzbuckel)
- Eisenmenger-AVSD: Zyanose mit Trommelschlegelfingern und -zehen, Uhrglasnägel

Palpation:
Niedriger Blutdruck, kleine Blutdruckamplitude; systolisches Schwirren am linken unteren Sternumrand; hebende Pulsationen über rechtem Ventrikel und rechtsventrikulärem Ausflusstrakt; tastbarer Pulmonalklappenschluss; Herzspitzenstoß: Hyperaktiv, verbreitert, nach unten und außen verlagert.

Auskultation:
- Herztöne: Fixiert gespaltener 2. Herzton mit betontem Pulmonalklappenanteil bei pulmonaler Hypertonie
- Herzgeräusche:
  - Systolisches Sofortgeräusch im 2./3. Interkostalraum links parasternal (ASD mit relativer Pulmonalstenose)
  - Systolisches Geräusch im 4./5. Interkostalraum links parasternal (VSD oder Trikuspidalklappeninsuffizienz)
  - Systolisches Sofortgeräusch über der Herzspitze (Mitralklappeninsuffizienz)
  - Kurzes, frühdiastolisches Geräusch am linken unteren Sternumrand oder über der Herzspitze (Mitral- oder Trikuspidalklappenströmungsgeräusch)

Ekg: Überdrehter Linkstyp, AV-Block 1°, Rechtsschenkelblock, rechts-, links- oder biventrikuläre Hypertrophie

Rö.: Vergrößerter Transversaldurchmesser. Erweiterung aller vier Herzhöhlen. Prominenter Truncus pulmonalis. Vermehrte zentrale und periphere Lungengefäßzeichnung.

Echo:
- Lokalisation und Größe des ASD und VSD
- AV-Klappen-Anatomie und -funktion: Mitralklappeninsuffizienz
- Nachweis der „Gänsehals-Deformität“ (goose neck deformity) des verschmälerten und verlängerten linksventrikulären Ausflusstraktes
- Größe der Vorhöfe, der Ventrikel, des Truncus pulmonalis und der Aorta. Funktion der Ventrikel
- Dopplerverfahren: Shuntrichtung, Schätzung des rechtsventrikulären und pulmonalarteriellen Druckes sowie des interventrikulären Druckgradienten. Abschätzung von Q_P/Q_S

MRT: Shunt-Quantifizierung, Anatomie + Ventrikelfunktion

Herzkatheterdiagnostik und Angiokardiografie:
Bestimmung der intraventrikulären Druckverhältnisse, der Shuntgröße, des Lungengefäßwiderstandes, der Lungengefäßmorphologie; Nachweis assoziierter kardialer Anomalien oder einer stenosierenden KHK

Operationsindikationen:
Bei Kindern z.T. schon in den ersten sechs Lebensmonaten als Elektiveingriff, um einer pulmonalvaskulären Erkrankung vorzubeugen.

Kompletter AVSD:
- Kein operativer Verschluss bei Eisenmenger-Reaktion
- Ansonsten: Siehe VSD-Kapitel

Partieller AVSD:
- Operativer Verschluss bei signifikanter Volumenbelastung des rechten Herzens
- Ansonsten s. ASD-Kapitel

AV-Klappeninsuffizienz:
- Symptomatische Patienten mit mittel- bis hochgradiger linksseitiger AV-Klappeninsuffizienz sollten chirurgisch korrigiert werden, wenn möglich klappenerhaltend.
- Chirurgische Korrektur bei asymptomatischen Patienten mit mittel- bis hochgradiger linksseitiger AV-Klappeninsuffizienz und Volumenbelastung des linken Ventrikels und einer AV-Klappeninsuffizienz, die voraussichtlich klappenerhaltend korrigierbar ist.
- Asymptomatische Patienten mit LVESD > 45 mm und/oder eingeschränkter LV-Funktion (LVEF < 60 %) sollten operativ korrigiert werden.

Subaortenstenose:
Peak-to-peak-Kathetergradient oder mittlerer Echogradient > 50 mmHg plus linksventrikuläre Hypertrophie
Wichtige Indikationen zur Behandlung oder auch zur Re-Operation im postoperativen Verlauf sind persistierende oder neu aufgetretene, hämodynamisch und/oder klinisch relevante Septumdefekte, Insuffizienzen oder Stenosen der linksseitigen AV-Klappe, subaortale Obstruktionen, Vorhofarrhythmien oder Verschlechterung der Ventrikelfunktion.

Th.: Palliativoperation: Pulmonalarterienbanding (wenn Begleitanomalien eine primäre Korrekturoperation nicht zulassen)

Korrektur beim balancierten AVSD:
Korrektur mit Single-Patch-Technik oder Double-Patch-Technik: Erst Patchverschluss des VSD, dann Rekonstruktion der AV-Klappe (evtl. auch Klappenersatz), dann Patchverschluss des ASD (Perikard)

Korrektur beim unbalancierten AVSD:
Kreislauftrennung im Sinne einer partiellen cavopulmonalen Anastomose (PCPC) mit nachfolgender totaler cavopulmonaler Anastomose (TCPC)

Bei Eisenmenger-Reaktion:
Herz-Lungen-Transplantation

Operationsletalität: Frühpostoperative Letalität heute in erfahrenen Zentren bei Primärkorrektur im Kindesalter < 5 %. Sowohl in sehr jungen als auch in höherem Alter sind Komplikations- und Letalitätsrate erhöht.

Residualbefund nach operativem VSD-Verschluss:
- Schlussunfähigkeit der rekonstruierten Mitralklappe, seltener der Trikuspidalklappe
- Mitralklappenstenose
- Fortschreiten der pulmonalvaskulären Erkrankung (Eisenmenger-Reaktion)
- Kompletter AV-Block (bes. nach Mitralklappenersatz)
- Supraventrikuläre Arrhythmien (z. B. AV-Dissoziationen, Vorhofflattern, AV-Knotentachykardien)
- Restdefekte auf Vorhof- oder Ventrikelebene

- Zweiteingriffe mit höherer Letalität behaftet
- Persistierendes Endokarditisrisiko
- Entwicklung einer Subaortenstenose
- Kinder von Müttern mit AVSD haben häufig angeborene Herzfehler.

DER PERSISTIERENDE DUCTUS ARTERIOSUS (BOTALLI) (PDA) IM ERWACHSENENALTER [Q25.0]

Def: Ductus arteriosus Botalli: Gefäßverbindung zwischen Aorta und Pulmonalarterien-Konfluens oder linker Pulmonalarterie.
Persistierender Ductus arteriosus Botalli (PDA), wenn nach der Geburt die Verbindung zwischen Pulmonalarterie und Aorta länger als 3 Monate unverschlossen bleibt.

Ep.:
- Bis zu 10 % aller angeborenen Herzfehler
- Ca. 2 % aller angeborenen Herzfehler im Erwachsenenalter
- Geschlechtsverhältnis: m : w ~ 1 : 2 bis 1 : 3

PPh: Shuntmenge bei kleinem PDA abhängig von Duktusdurchmesser, -länge und -verlauf, bei großem PDA von Widerstandsverhältnissen der beiden Kreisläufe. Links-Rechts-Shunt auf Duktusebene →Volumenbelastung der Lungengefäße, des linken Vorhofs, des linken Ventrikels sowie des Anfangsteils der Aorta (bis in Duktushöhe).

- Kleiner PDA (Lungenzeitvolumen/Körperzeitvolumen = Q_P/Q_S < 1,5 : 1): Keine wesentliche Vergrößerung des linken Herzens. Das Verhältnis von Pulmonalarteriendruck zu Systemdruck (PAP/SP) normal. Links-Rechts-Shunt während des gesamten Herzzyklus.
- Mittelgroßer PDA (Q_P/Q_S = 1,5 - 2 : 1): Volumenbelastung von linkem Vorhof, linkem Ventrikel und Pulmonalgefäßen. Drucktrennung zwischen den beiden Kreisläufen (PAP/SP $\leq$ 0,5); Lungengefäßwiderstand nicht wesentlich erhöht.
- Großer PDA (Q_P/Q_S > 2 : 1): Nahezu keine Drucktrennung mehr → pulmonalvaskuläre Erkrankung (= Eisenmenger-Reaktion) mit weitgehend irreversiblem Anstieg des Lungengefäßwiderstandes auf Systemwiderstand und Shuntumkehr (rechts → links). Der rechte Ventrikel wird zunehmend druckbelastet (siehe Sonderkapitel „Der erwachsene Patient mit Eisenmenger-Syndrom").

Spontanverlauf:
- Spontanverschluss möglich
- Besonders bei kleinem PDA besteht die Gefahr einer Endarteriitis (Duktitis, Aortitis), evtl. mit septischen Embolien und Lungenabszessen. Das Risiko steigt mit zunehmendem Alter.
- Bei mittelgroßem PDA Beschwerden meist erst ab der 3. Dekade
- Herzinsuffizienz bei sehr großem PDA schon im Säuglingsalter. In vielen Fällen kann der linke Ventrikel die Volumenbelastung aber über Jahrzehnte kompensieren.
- Eisenmenger-Reaktion bei großem PDA meist nach dem 3. Lebensjahr, bei mittelgroßem Shunt z.T. erst im zweiten bis vierten Lebensjahrzehnt.
- Komplikationen: Bei älteren Patienten: Duktusverkalkungen und Aneurysmata
- Todesursachen bei nicht behandeltem PDA: Komplikationen der Endarteriitis, Herzinsuffizienz, pulmonalvaskuläre Erkrankung (= Eisenmenger-Reaktion), Todesfälle oft erst im dritten bis vierten Lebensjahrzehnt.

Di.: Kontinuierliches systolisch-diastolisches Geräusch, Echo/Farbdoppler, MRT

Th.: **Interventioneller Katheterverschluss**
Verfahren der Wahl: z.B. mittels diverser Occluder-Systeme (z.B. Amplatzer) oder Coils

Chirurgische Therapie:

Ind: PDA, die wegen ihrer Größe oder aus technischen Gründen nicht interventionell zu verschließen sind.

ANGEBORENE HERZFEHLER MIT RECHTS- → LINKS-SHUNT

Leitsymptom: Zentrale Zyanose

EBSTEIN-ANOMALIE [Q22.5]

Def: Ein oder mehrere Segel der Trikuspidalklappe (TK) fehlgebildet. Die Verlagerung des septalen und muralen TK-Segels spitzenwärts bestimmt wesentlich den Schweregrad. Die Apikalverlagerung der TK-Segel unterteilt das rechte Herz in rechten Vorhof, atrialisierten rechten Ventrikel sowie einen Restventrikel. Häufig gleichzeitig TK-Insuffizienz, Funktionsstörung des linken Ventrikels, Mitralklappenanomalien, eine interatriale Verbindung (offenes Foramen ovale oder Vorhofseptumdefekt), akzessorische Leitungsbahnen (WPW-Syndrom).

Ep.: Seltener Herzfehler (< 1 % der angeborenen Herzfehler)

PPh: Volumenbelastung des rechten Vorhofes bzw. des atrialisierten Ventrikels infolge der systolischen Blutregurgitation aus dem rechten Restventrikel über die insuffiziente Trikuspidalklappe in den atrialisierten Ventrikel bzw. in den rechten Vorhof. Bei kleiner rechter Kammer nur kleines Schlagvolumen → geringer pulmonaler Blutfluss. Über interatriale Verbindungen Links-Rechts-, häufiger aber Rechts-Links-Shunt.

KL.: Leitsymptome: Von leichten Symptomen bis zum Vollbild eines hochgradig zyanotischen Herzfehlers. Häufige Beschwerden: Dyspnoe, Müdigkeit, Belastungseinschränkung, Herzschmerzen und Palpitationen.
Inspektion/Palpation: Zyanose bei Rechts-Links-Shunt und/oder low cardiac output. Halsvenenpulsationen häufig unauffällig (trotz rechtsatrialer Vergrößerung und TI!), nur gelegentlich rechtsventrikuläre Einflussstauung. Praecordium oft normal ("stiller Thorax"). Hepatomegalie.
Auskultation: S_I weit gespalten, mit lauter 2. Komponente (Trikuspidalklappenschluss). S_{II} weit gespalten bei verspätetem PK-Schluss, oftmals leise. Serielle Klicks. Häufig S_{III} und S_{IV} (triple or quadruple rhythm). Systolisches Sofortgeräusch der TI am linken unteren Sternalrand. Kurzes mesodiastolisches Geräusch.

Ekg: Rechtsatriale Hypertrophie. Verlängertes PR-Intervall. Rechtsschenkelblock, manchmal darin 2. QRS-Komplex. Tiefes Q in II, III, aVF, V_1-V_4. WPW-Konfiguration möglich. Gehäuft supraventrikuläre Arrhythmien. Gelegentlich Niedervoltage.

Rö.: Herz-Transversaldurchmesser variabel (normal bis extreme Kardiomegalie -> Bocksbeutel-Form). Die Vergrößerung des rechten Vorhofes ist für die typische Silhouette der Ebstein-Anomalie verantwortlich. Rechtsventrikuläre Ausflusstrakt und linker Ventrikel nach links verlagert. Die V. cava sup. ist trotz der Vergrößerung des rechten Vorhofes meist nicht erweitert. Lungengefäße normal oder zierlich. Aorta schmalkalibrig.

Echo (TTE und TEE): Beantwortet alle relevanten Fragen. Anatomie und Funktion der Trikuspidalklappe, Distalverlagerung des septalen bzw. posterolateralen (muralen) Segels (bei Erwachsenen mindestens 2,0 cm bzw. 0,8 cm/m² Körperoberfläche), Größe des anterioren Segels, Ausmaß der Anheftung („tethering") des septalen oder posterioren Trikuspidalklappensegels an Septum bzw. Ventrikelwand, Größe und Funktion vom rechten Vorhof, atrialisierten Ventrikel, rechtsseitigen Restventrikel, linken Ventrikel, rechtsventrikuläre Ausflusstraktobstruktion, Begleitanomalien (z.B. ASD/PFO).

MRT: Evtl. ergänzend zum Echo; Volumetrie; Shuntbestimmung.

Herzkatheter: Katheteruntersuchung meist verzichtbar. Bedeutung zum Ausschluss einer begleitenden KHK.

Th.: **A) Konservativ**
Behandlung symptomorientiert. Rhythmusstörungen werden medikamentös oder durch Katheterablationsverfahren behandelt. Bei Thrombemboliegefahr und bei Rechts-links-Shunt kann eine Antikoagulation erforderlich werden.

B) Operativ
Therapieoptionen: Operative Korrektur durch Trikuspidalklappenrekonstruktion mit Bildung einer „Monocusp valve" oder Klappenersatz. Im Rahmen des Primäreingriffes ggf. ASD-Verschluss, Resektion redundanter Vorhofanteile, evtl. Plikatur des atrialisierten rechten Ventrikels oder Trikuspidalklappenanuloplastie.
Zunehmend Verbreitung findet die Cone Reconstruction (nach Da Silva) mit Lösen des posterioren Segels, Plikatur des wirklichen Trikuspidalklappen-Anulus im Bereich der atrialisierten Kammer, Rotation des posterioren Segels bis zum anterioren Segels

Indikation für Operation: Symptomatische Patienten mit abnehmender Leistungsbreite und NYHA-Klasse > II, progrediente Herzgrößenzunahme und abnehmende Funktion des rechten Ventrikels, mehr als mäßiggradige symptomatische Trikuspidalklappeninsuffizienz, höhergradige oder progrediente Zyanose (arterielle Ruhe-Sättigung < 90 %), paradoxe Embolien, relevante rechtsventrikuläre Ausflusstraktobstruktion.
Typische postoperative Residualbefunde: Persistierende oder neu auftretende Trikuspidalklappeninsuffizienz, die üblichen Komplikationen nach Klappenersatz, Versagen des rechten oder linken Ventrikels, Rest-Shunts auf Vorhofebene, supraventrikuläre und ventrikuläre Arrhythmien, höhergradige Blockbilder.

DIE FALLOTSCHE TETRALOGIE IM ERWACHSENENALTER [Q21.3]

Syn: TOF (Tetralogy of Fallot)

Def: Die Fallot´sche Tetralogie ist durch eine Verlagerung des Infundibulumseptums nach rechts, anterocephal gekennzeichnet. Hieraus resultieren:
- Obstruktion des rechtsventrikulären Ausflusstraktes (RVOTO)
- Großer, subaortaler, „malalignment“ Ventrikelseptumdefekt (VSD)
- Über dem VSD reitende Aorta (> 50 %)
- (Konsekutive) Rechtshypertrophie

Ep.:
- Häufigster zyanotischer angeborener Herzfehler: 10 % aller angeborenen Herzfehler; 65 % aller angeborenen zyanotischen Herzfehler
- Geschlechtsverhältnis: m : w = 1,4 : 1
- Etwa 15 % der Patienten weisen eine Mikrodeletion am Chromosom 22q11 auf.

PPh: Im Vordergrund steht der große Ventrikelseptumdefekt (VSD) in Verbindung mit einer Stenose des rechtsventrikulären Ausflusstraktes (RVOTO).
- VSD: Subaortaler malalignment-VSD mit Ausdehnung in den rechtsventrikulären Ausflusstrakt. Größe so, dass Druckausgleich zwischen rechtem Ventrikel, linkem Ventrikel und Aorta entsteht.
- RVOTO: Im Infundibulum (50 %), auf Klappenebene (10 %), an beiden Orten (30 %). Pulmonalklappe und Pulmonalarterienstamm oft hypoplastisch; häufig periphere Pulmonalarterienstenosen. Bei 10 % Pulmonalatresie.

  Wegen der RVOTO fließt das venöse Blut nicht durch die Lunge, sondern gelangt über den großen VSD direkt in den Systemkreislauf → zentrale Zyanose.

  Schwere des Krankheitsbildes abhängig vom Grad der RVOTO:
  - Leichtgradige RVOTO: Azyanotische Form (pink Fallot)
  - Höhergradige RVOTO: Zyanotische Form
- Rechtshypertrophie: Folge der Rechtsherzbelastung.

Spontanverlauf:
- Prognose abhängig vom Ausmaß der Lungendurchblutung
- Kinder mit azyanotischer Form infolge geringer RVOTO: Bei großem Links-Rechts-Shunt Herzinsuffizienz möglich. Zyanose häufig erst im 2. Lebensjahr.
- Kinder mit zyanotischer Form: Werden die ersten Jahre spontan überlebt → zunehmende Zyanose und Belastungsdyspnoe
- Mittlere Lebenserwartung 12 Jahre; 95 % sterben vor dem 40. Lebensjahr.

KL.:
- Atemnot, schon im 1. Lebensjahr, bes. bei Belastung.
- Hockstellung: Häufig bei Kindern → Anstieg des Systemwiderstandes → Erhöhung der Lungenperfusion und Anstieg der Sauerstoffsättigung
- Hypoxische Anfälle: Engstellung des hypertrophierten Infundibulums → Blockade des Blutflusses zum Lungenkreislauf. Vorkommen bei Säuglingen und Kleinkindern, kaum bei Erwachsenen.
- Leistungseinschränkung
- Entwicklungsverzögerung meist nur gering
- Meist keine Herzinsuffizienz. Rechtsherzinsuffizienz eher im Spontanverlauf älterer Patienten.

Inspektion / Palpation:
- Zentrale Zyanose mit Trommelschlegelfingern/-zehen und Uhrglasnägeln (selten vor dem 2. Lebensjahr)
- Systolisches Schwirren über dem RVOT

Auskultation:
- Singulärer lauter 2. Herzton durch Aortenklappenschluss; Pulmonalklappenschluss leise
- Aortaler Ejection-Klick (bes. nach dem 20. Lj.)

- Systolisches Austreibungsgeräusch über dem RVOT. Lautstärke und Dauer des Geräusches vom Lungendurchfluss abhängig: Je stärker die RVOT-Obstruktion, desto leiser das Geräusch!
- Diastolisches Refluxgeräusch über der Herzbasis bei Erwachsenen häufig infolge Aortenklappeninsuffizienz, seltener bei verkalkter Pulmonalklappe mit PI

Ekg: Rechtslagetyp; rechtsatriale und -ventrikuläre Hypertrophie

Rö.:
- Herzgröße meist normal
- Herzspitze bei hypertrophiertem RV angehoben („Holzschuhherz“)
- Herztaille infolge Hypoplasie der A. pulmonalis eingezogen
- Minderperfusion der Lunge

Echo:
- VSD: Groß, subaortal, Malalignment-Typ (parasternale lange Achse)
- RVOT: Infundibuläre und/oder valvuläre Pulmonalstenose, Pulmonalklappenhypoplasie, Pulmonalisstamm und -aufzweigung schmal (parasternale kurze Achse)
- Große, überreitende Aorta (parasternale lange Achse)
- Rechtsherzhypertrophie
- Nachweis assoziierter Anomalien
- Doppler: Bestimmung des RVOT-Gradienten und der Shuntrichtung

MRT: Anatomie + Funktion des Herzens, Shuntbestimmung (siehe unten)

Herzkatheter:
- Darstellung der Anatomie des Herzens und der Pulmonalarterien
- Quantifizierung der Druck- und Flussverhältnisse, insbes. des intrakardialen Shuntes und der RVOTO
- Bei älteren Erwachsenen oder entsprechender Risikokonstellation Beurteilung des Koronarstatus
- Nachweis assoziierter Anomalien

Diagnostische Zielsetzung
- Unoperierter Patient: Nachweis und Lokalisation des VSD und der rechtsventrikulären Ausflusstraktobstruktion; Abschätzung der hämodynamischen Auswirkungen, insbesondere auf Lungenkreislauf und Ventrikelfunktion; Bestimmung des rechtsventrikulären Druckes; Begleitfehlbildungen.
- Nach Palliativ-Eingriff: Anatomie der Pulmonalarterien, pulmonalarterieller Druck; Funktion des linken (Volumenbelastung durch VSD) und rechten Ventrikels (Druckbelastung durch Pulmonalstenose). Nachweis bzw. Ausschluss von Begleitfehlbildungen.
- Nach chirurgischer Korrektur: Quantifizierung der Pulmonalinsuffizienz, Volumen und Funktion des rechten Ventrikels; Nachweis peripherer Pulmonalarterienstenosen; Restshunts (ASD, VSD); residuelle rechtsventrikuläre Ausflusstraktobstruktion; Diameter der Aortenwurzel; Aorteninsuffizienz.

Th.: Operative Behandlung:
- Meist Primärkorrektur im Alter von 6 - 18 Monaten
- In den meisten Fällen ist bei erwachsenen Patienten schon eine Korrekturoperation vorausgegangen, um die Zyanose zu verringern und die Belastbarkeit des Patienten zu verbessern.
- Die Zahl der Erwachsenen, bei denen lediglich eine Palliativ-Operation durchgeführt wurde, ist heute gering.

1. Palliativ-Operationen (Waterston- oder Pott-Shunt) werden heute kaum noch durchgeführt.
   Ziel: Verbesserung der Lungenperfusion, falls eine primäre Korrektur nicht möglich ist (z.B. bei hypoplastischen Pulmonalarterien, hypoplastischem Klappenring, Koronaranomalien, multiplen VSDs).
   - Original Blalock-Taussig-Shunt: End-zu-Seit-Anastomose zwischen A. subclavia und Pulmonalarterie
   - Modifizierter Blalock-Taussig-Shunt: Seit-zu-Seit-Interponat eines wenige Millimeter dicken Schlauches aus PTFE (Polytetrafluorethylen = Teflon®) zwischen A. subclavia und der Pulmonalarterie
   - Zentraler-aorto-pulmonaler Shunt: Seit-zu-Seit-Interponat eines PTFE Schlauches zwischen Aorta ascendens und Pulmonalarterienstamm
   - Waterston-Shunt oder Waterston-Cooley-Shunt: Direktanastomose zwischen Aorta ascendens und rechter Pulmonalarterie
   - Pott-Shunt: Direktanastomose zwischen Aorta descendens und linker Pulmonalarterie
2. Korrektur-Operation:
   - Beseitigung der rechtsventrikulären Ausflusstraktobstruktion: Pulmonalklappenvalvulotomie; Resektion infundibulärer Muskulatur; häufig Patch-Erweiterung durch Perikard- oder PTFE-Flicken
   - Transatrialer oder transventrikulärer VSD-Patchverschluss

- Operationsletalität: $\leq$ 1 %; im Erwachsenenalter bis 9 %
- Langzeitprognose: Überlebensrate nach 30 Jahren ca. 90 %, nach 40 Jahren ca. 75 %

<u>Rest- und Folgezustände nach operativer Behandlung:</u>

1. <u>Nach Palliativ-Operation:</u>

   <u>Probleme nach Blalock-Taussig-Shunt:</u>
   - "Herauswachsen" aus dem Shunt
   - Shuntverschluss
   - Stenosen/Obstruktion der ipsilateralen Pulmonalarterie
   - Subclavian steal (Original-BT-Shunt)
   - Serombildung (modifizierter BT-Shunt)
   - Endokarditisrisiko
   - Herzinsuffizienz selten

   <u>Residuen nach Waterston-Cooley- oder Pott-Shunt:</u>
   - Großes Shuntvolumen → Herzinsuffizienz oder obstruktive Lungengefäßerkrankung
   - Aneurysma der rechten Pulmonalarterie (Waterston-Cooley-Shunt)
   - Kinking oder Stenosierung der rechten (Waterston-Cooley-Shunt) bzw. linken Pulmonalarterie (Pott-Shunt)
   - Pulmonalvaskuläre Erkrankung bei zu großem Shuntfluss
   - Schwierige Rückführung der Shunts zum Zeitpunkt der Korrektur-Operation
   - Endokarditisrisiko

2. <u>Nach Korrektur-Operation:</u>
   - Störungen der Ventrikelfunktion: Nicht nur der RECHTE, auch der LINKE Ventrikel kann Störungen zeigen. Zunehmende Bedeutung der Ventrikel-Ventrikel-Interaktion, auch als prognostischer Faktor!
   - <u>Pulmonalklappeninsuffizienz:</u>
     - Bei fast allen postoperativen Fallot-Patienten, bes. nach transanulärem Patch. Die PI wird teilweise über Jahre gut toleriert. Folge:
       · Enddiastolische Vergrößerung des rechten Ventrikels, konsekutives Rechtsherzversagen
       · Verminderte Belastbarkeit
       · Rhythmusstörungen
     - <u>Th.:</u> Indikation und optimaler Zeitpunkt zum Pulmonalklappenersatz sind umstritten. Wichtige Parameter für Indikationsstellung: RV-Größe und -Funktion, objektivierte Belastungsfähigkeit, Rhythmusstörung und Symptome. Heute wird ein Pulmonalklappenersatz früher angestrebt als noch vor wenigen Jahren: bevor die RV-Funktionsstörung irreversibel ist.

     Implantation eines Homograft oder einer Kunstklappe.
     In geeigneten Fällen: Katheter-interventionelle Implantation einer Klappe:

   - <u>Interventioneller Pulmonalklappenersatz (PPVI):</u> Seit 2000 durchgeführt, um die Zahl der Re-Operationen bei komplexen Herzfehlern zu reduzieren. Verfügbar sind z.B. die Melody- oder Sapien-Klappe. Der Eingriff kann in erfahrenen Zentren mit niedrigem Risiko durchgeführt werden. Initialer Einsatz der PPVI nur bei RVPA-Conduits, mittlerweile auch am nativen rechtsventrikulären Ausflusstrakt. Langzeitergebnisse stehen aus.
   - <u>Obstruktionen des rechtsventrikulären Ausflusstraktes (RVOTO):</u>
     An allen Orten zwischen rechtem Ventrikel und peripheren Pulmonalarterien möglich.
     <u>Th.:</u> Bei hohen Druckwerten im rechten Ventrikel (systolischer rechtsventrikulärer Druck > 2/3 des systolischen Systemdrucks) → operative Revision.
   - <u>Periphere Pulmonalarterienstenosen:</u>
     Angioplastie und/oder Stentimplantation
   - <u>Aneurysmata im RVOT:</u>
     - Bedeutung: Evtl. Substrat für ventrikuläre Arrhythmie
     - Ruptur sehr selten.
     - <u>Th.:</u> Verlaufskontrolle. Bei Größenzunahme → Op.
   - <u>Re-/Rest-Ventrikelseptumdefekt:</u>
     - Bedeutung: Volumenbelastung des linken Ventrikels.
     - <u>Th.:</u> Re-Op bei LR-Shunt $\geq$ 1,5 : 1 oder bei OP wegen anderer Indikation
   - Störung der linksventrikulären Funktion
   - <u>Aortenklappeninsuffizienz:</u>
     - Bedeutung: Volumenbelastung des linken Ventrikels.
     - <u>Th.:</u> Ggf. Klappenersatz
   - <u>Aneurysma der Aorta ascendens:</u> <u>Auftreten bei etwa 15 % der Pat. infolge einer Aortenwanderkrankung</u> (sog. "zystische Medianekrose") und des vitientypisch erhöhten Flusses über die Aortenklappe vor der Korrektur. Die Aorta ascendens ist bei TOF (und bes. bei Pulmonalatresie, der Extremform einer Fallotschen Tetralogie), immer erweitert!

- Bedeutung: Unklar; das Rupturrisiko erscheint relativ gering.
- Th.: Ascendensersatz bei überproportional großer Aorta oder bei Progression der Aortenweite. (Die Grenzwerte für die Indikation zum Ascendensersatz bei Aortenaneurysmata anderer Genese sind nicht direkt übertragbar!)

• Ventrikuläre Arrhythmien (50 %) mit Gefahr des plötzlichen Herztodes (bis 1 - 6 %)
  - Verantwortlich für 30 - 50 % der Todesfälle
  - Problem: Identifizierung von Risikopatienten
  - Potentielle Risiko-Marker: QRS-Dauer > 180 msec; inhomogene De- und Repolarisation, heart-rate-turbulence
  - Eine gestörte linksventrikuläre (!) Funktion ist ein Risikofaktor für maligne Arrhythmien
  - Th.: Evtl. Radiofrequenz-Ablation, bei erhöhtem Risiko für plötzlichen Herztod ICD erwägen.
• Supraventrikuläre Arrhythmien (atriale Arrhythmien, Sinusknotendysfunktion; Vorhofflimmern/-flattern)
• Postoperativer AV-Block III°
• Endokarditis-Risiko relativ gering nach Korrektur
• Schwangerschaft: Wenn keine wesentlichen Residualbefunde vorliegen, wird eine Schwangerschaft meist gut toleriert. - Wiederholungsrisiko für angeborenen Herzfehler: Ca. 3 %

Diagnostik nach operativer Behandlung

Ekg: Rechtslagetyp; rechtsatriale und -ventrikuläre Hypertrophie. QRS-Breite korreliert mit der Volumenbelastung des rechten Ventrikels. QRS-Breite > 180 msec gilt, insbesondere, wenn sie progredient ist, als Risikomarker für VT und plötzlichen Herztod.

LZ-Ekg: Zum Nachweis maligner Arrhythmien und/oder bei klinischen Symptomen, die Arrhythmien wahrscheinlich machen.

Ergospirometrie: Zur Objektivierung der Leistungsfähigkeit (wichtig für Verlaufsbeobachtungen)

Echo:
• Quantifizierung der Ventrikelfunktion (rechts und links), Rechtsherzhypertrophie
• Nachweis und grobquantitative Abschätzung einer Pulmonal- und Trikuspidalinsuffizienz
• RVOT: Infundibuläre und/oder valvuläre Re-/Reststenose, Stenosen im Bereich von Pulmonalisstamm und -aufzweigung
• Re-/Rest-VSD
• Große, überreitende Aorta (parasternale lange Achse), Aortenklappeninsuffizienz
• Nachweis assoziierter Anomalien

MRT: Darstellung der postoperativen Anatomie und Quantifizierung der recht- und linksventrikulären Funktion. Fibrosenachweis im Bereich der Ventrikel (late enhancement) → Risikostratifizierung. Besonders wichtig ist die Quantifizierung der Ventrikelvolumina sowie der Regurgitationsfraktion bei PI. Aortendiameter.

Evtl. Herzkatheter: z.B. bei Verdacht auf KHK

Indikationen zur Re-Intervention oder Re-Operation nach Fallot-Korrektur

- Pulmonalklappenersatz bei symptomatischen Patienten mit schwerer PI und/oder Pulmonalstenose mit Peak-Gradienten > 60 - 80 mmHg oder einer V_{max} über die Trikuspidalklappe > 3,5 m/s
- RV-Druck > 2/3 Systemdruck
- Pulmonalklappeninsuffizienz die im Cardio-MRT zu einer enddiastolischen RV-Vergrößerung geführt hat (MRI-RVED-Volumen-Index > 150 ml/m^2), insbesondere verbunden mit reduzierter bzw. im Verlauf abnehmender RV-Funktion
- Pulmonalklappenersatz bei asymptomatischen Patienten mit schwerer PI und/oder Pulmonalstenose, bei
  • Objektivierter Leistungsabnahme
  • Progredienter RV-Dilatation
  • Progredienter Abnahme der systolischen RV-Funktion
  • Progredienter Trikuspidalinsuffizienz
  • RVOTO mit einem systolischen RV-Druck > 80 mmHg (TR velocity > 4 m/s)
  • Anhaltende atriale/ventrikuläre Arrhythmien
- Aortenklappenersatz bei höhergradiger AI mit Symptomen oder Hinweisen auf eine LV-Funktionsstörung bzw. abnehmender LV-Funktion
- VSD-Verschluss bei signifikanter LV-Volumenbelastung

Indikation für EPU (elektrophysiolgische Untersuchung) **und ICD-Implantation:**
EPU bei symptomatischen Patienten mit Verdacht oder Dokumentation relevanter atrialer oder ventrikulärer Arrhythmien
ICD-Indikation zur Sekundärprophylaxe eines plötzlichen Herztodes. ICD zur Primärprophylaxe wird kontrovers diskutiert.

DIE KOMPLETTE TRANSPOSITION DER GROSSEN ARTERIEN (TGA) IM ERWACHSENENALTER [Q20.3]

Def: Bei der Transposition der großen Arterien (TGA) entspringt die Aorta aus dem morphologisch rechten Ventrikel, die Pulmonalarterie aus dem morphologisch linken Ventrikel (ventrikulo-arterielle Diskordanz). Die Aorta aszendiert ventral und/oder rechts neben der A. pulmonalis. Beide großen Gefäße verlaufen parallel, ohne sich zu überkreuzen ("D-TGA").

Ep.: Ca. 5 % aller angeborenen Herzfehler; m : w = 2 : 1

PPh:
- Lungen- und Systemkreislauf nicht nacheinander, sondern parallel geschaltet.
- Untersättigtes Blut aus dem Systemkreislauf → rechter Vorhof → rechter Ventrikel → Aorta (sauerstoffarmes Blut)
- Sauerstoffreiches Blut aus der Lunge → linker Vorhof → morphologisch linker Ventrikel → Pulmonalarterie → Lunge
- Überleben nur möglich bei Durchmischung beider Kreisläufe über eine Kurzschlussverbindung auf Vorhof-, Kammer- oder Gefäßebene. Am häufigsten besteht ein kleiner Defekt auf Vorhofebene.

Assoziierte Anomalien: Häufig Vorhofseptumdefekt (ASD), Ventrikelseptumdefekt (VSD), linksventrikuläre Ausflusstraktobstruktion (LVOTO).
- Großer ASD: Gute Durchmischung beider Kreisläufe und relativ hohe arterielle Sauerstoffsättigung
- Großer VSD: Gute Oxygenierung, sodass eine Zyanose fehlen kann. Bei überhöhter Lungendurchblutung Gefahr einer Herzinsuffizienz. Bei nicht-restriktivem VSD hoher Druck im Lungenkreislauf → frühzeitige obstruktive Lungengefäßerkrankung (Eisenmenger-Reaktion)
- VSD plus linksventrikuläre Ausflussbahnobstruktion (LVOTO) → zunächst Durchmischung beider Kreisläufe auf Kammerebene. Da die Menge des vollständig gesättigten Blutes, das aus der Lungenstrombahn rezirkuliert, bei relevanter LVOTO inadäquat ist, steigt die systemarterielle Sauerstoffsättigung nicht wesentlich. LVOTO wirkt jedoch als Schutzfaktor gegen eine pulmonale Hypertonie.

Spontanverlauf bei TGA:
Abhängig von Art und Schweregrad der begleitenden Herzfehlbildungen.
- Fasst man alle Formen der kompletten TGA zusammen, liegt die Gesamtletalität im Spontanverlauf bei 95 % innerhalb der ersten 2 Jahre.
- 3 Gruppen von Patienten mit TGA erreichen das Erwachsenenalter:
  - Echter Spontanverlauf, ohne spezielle Behandlung
    Meist Patienten mit großem VSD und mäßiger Subpulmonalstenose oder ein mäßig überhöhtem Lungengefäßwiderstand. Sie erreichen in seltenen Fällen sogar das 5. Lebensjahrzehnt.
  - Nach Palliativmaßnahmen wie Atrioseptostomie, Pulmonalisbändelung, Shuntanlage oder anderen palliativchirurgischen Eingriffen.
  - Nach operativ-korrigierender Therapie wie Vorhofumkehroperation, arterieller Switch-Operation oder Rastelli-Operation.

KL.: Leitbefunde: Zyanose, Dyspnoe, Herzinsuffizienz

Auskultation: Unterschiedlich in Abhängigkeit von assoziierten Anomalien

Ekg: Rechtstyp, p-dextroatriale, Rechtshypertrophie, oft (in)kompletter Rechtsschenkelblock

Rö.:
- Beidseitige Herzverbreiterung (liegende Ei-Form)
- Vermehrte Lungengefäßfüllung (nicht bei LVOTO)

Echo:
- Aorta (verzweigt sich nicht) aus dem ventral gelegenen rechten Ventrikel; Pulmonalarterie (verzweigt sich) aus dem dorsal gelegenen linken Ventrikel
- Die großen Gefäße verlaufen parallel und überkreuzen sich nicht
- Nachweis assoziierter Anomalien

MRT: Shuntgröße, Anatomie von Herz + Gefäßen, Herzfunktion

Herzkatheter:
- Darstellung der anatomischen Veränderungen und Nachweis assoziierter Anomalien
- Bei ASD, VSD, PDA: Berechnung der Shuntgröße, Kalkulation des Lungengefäßwiderstandes, Beurteilung der Lungengefäßmorphologie
- Bei PS: Bestimmung des trans-/subvalvulären Gradienten
- Beurteilung des Koronarstatus (in Hinblick auf eine arterielle Switch-Operation)
- Durchführung der Atrioseptostomie beim jungen Säugling (Palliativmaßnahme)

Th.:
- Atrioseptostomie nach Rashkind und Miller:
  Ballonkatheter durch Vorhofseptumdefekt in den linken Vorhof → Inflation → Ballon ruckartig in den rechten Vorhof zurückziehen → Lücke mit Durchmesser von 1,0 bis 1,5 cm → oxygeniertes Blut wird dem Systemkreislauf zugeführt.

Der in den ersten Lebenstagen vorgenommene Eingriff führt zu einem besseren Austausch von arteriellem und venösem Blut auf Vorhofebene und damit zu einem Anstieg der arteriellen Sauerstoff-Sättigung auf > 70 %.

- Vorhofumkehroperation nach Mustard oder nach Senning (als physiologische, aber nicht als anatomische Korrektur):
  Mustard-Technik: Eröffnung des rechten Vorhofes → Exzision des Vorhofseptums bis auf eine schmale Leiste → Fixierung eines Umkehrflickens (Baffle) aus Perikard, Dacron oder Gore-Tex. Zusätzlich häufig Patch-Erweiterung des Lungenvenenvorhofes.

  Ergebnis: Systemvenöses Blut → neu geschaffener systemvenöser Vorhof → Mitralklappe → morphologisch linker Ventrikel → Pulmonalarterie. Pulmonalvenöses Blut dorsal und lateral des systemvenösen Tunnels → Trikuspidalklappe → morphologisch rechter Ventrikel → Aorta

  Bei begleitendem VSD: Defektverschluss

  Bei LVOTO: Bei valvulärer Stenose → Kommissurotomie; bei subvalvulärer fibromuskulärer Stenose → Resektion oder Implantation eines extrakardialen klappentragenden Konduits zwischen linkem Ventrikel und Pulmonalarterie

  Senning-Technik: Ähnlich wie Mustard-OP, aber unter Verwendung von autologem Material (Gewebe des Septums und der Seitenwände der Vorhöfe)
- Arterielle Switch-Operation:
  Diese anatomische Korrektur wird in den ersten Lebenswochen durchgeführt, da der linke Ventrikel nach erfolgtem Switch in der Lage sein muss, den Druck im Körperkreislauf aufrechtzuerhalten.
  Technik: Die ventral liegende Aorta wird peripher der Koronararterienostien und die dorsal liegende Pulmonalarterie auf gleicher Höhe durchtrennt. Implantation der Koronararterien mit einem kleinen Stück umgebenden Aortengewebes in den Stumpf der durchtrennten Pulmonalarterie. Anschließend Verlagerung der aszendierenden Aorta hinter die Pulmonalarterie und Verbindung mit dem Stumpf der koronarostientragenden Pulmonalarterie. Rekonstruktion des ehemaligen Aortenstumpfes und Verbindung mit der Pulmonalarterie ventral der „Neoaorta".
- Rastelli-Operation:
  Pulmonalarterie vom linken Ventrikel abgetrennt. VSD-Patchverschluss, sodass ein intraventrikulärer Tunnel entsteht, der den linken Ventrikel mit der Aorta verbindet. Der rechte Ventrikel wird über Homograft oder klappentragenden Conduit mit der Pulmonalarterie verbunden.

Postoperative Rest- und Folgezustände:

- **Vorhofumkehr-Operation:**
  Hierfür liegen bislang die meisten Langzeitergebnisse vor: Gesamtüberlebensrate 25 Jahre nach Op.: Alle Formen der TGA 65 %, simple-TGA 80 %, komplexe TGA 45 %.
  - Hauptprobleme im Langzeit-Verlauf: Die progrediente Insuffizienz des morphologisch rechten Systemventrikels, Herzrhythmusstörungen und plötzlicher Herztod (supraventrikuläre Rhythmusstörungen) bestimmen vorrangig Morbidität und Letalität im Langzeitverlauf!
  - Dysfunktion der als Systemventrikel arbeitenden morphologisch rechten Herzkammer
  - Trikuspidalklappeninsuffizienzen
  - Systemvenöse Obstruktionen am Übergang der Vena cava superior oder inferior zum systemvenösen Vorhof
  - Pulmonalvenöse Obstruktionen am Übergang der Lungenvenen zum pulmonalvenösen Vorhof
  - Baffle-Lecks
  - Subpulmonalstenosen (kann protektiv sein für die Funktion des Systemventrikels!)
  - Inadäquate chronotrope Antwort auf Belastung
  - Plötzlicher Herztod (wahrscheinlich rhythmogen bedingt)

  Therapieoptionen nach VH-Umkehroperation (in Absprache mit erfahrenem Zentrum):
  - Ventrikel-Dysfunktion/Herzinsuffizienz: Kontrovers gehandhabt. Übliche Herzinsuffizienztherapie mit Diuretika, Digitalis, ACE-Hemmern/ATB/β-Blockern wird kontrovers diskutiert (u.a. wegen fixierter Vorlast, Baffle-Obstruktion!). Herztransplantation bei schwerer Herzinsuffizienz mit deutlich eingeschränkter Lebensqualität.
  - Trikuspidalinsuffizienz: Die Ursache der Trikuspidalinsuffizienz ist entscheidend: Ausdruck eines Versagens des Systemventrikels oder morphologische Veränderung der Trikuspidalklappe. Ein dosiertes Pulmonalis-Banding kann Geometrie und Funktion beider Ventrikel günstig beeinflussen. Ggf. Trikuspidalklappenersatz. Bei schwerer Trikuspidalinsuffizienz infolge Versagen des rechten Ventrikels Herztransplantation erwägen.
  - Signifikante Stenose im Systemvenenfach: Meistens Ballondilatation und Stenting möglich, sonst Operation
  - Signifikante Stenose im Lungenvenenfach: Meist Re-Operation erforderlich.

- LVOTO: Wenn symptomatisch (d.h. nicht selten erst bei suprasystemischem Druck im subpulmonalen Ventrikel) oder bei abnehmender Funktion des subpulmonalen Ventrikels: Operative Korrektur mittels LV-PA-Conduit
- Baffle-Lecks: Verschluss interventionell oder operativ bei substantiellem Shuntvolumen oder bei signifikanter arterieller Sauerstoffuntersättigung
- Re-/Rest-VSD: Verschluss bei substantiellem Shuntvolumen
- Symptomatischen Bradykardien, Sinusknotendysfunktion, chronotrope Insuffizienz: Schrittmacherimplantation (transvenös oder epikardial)
- Symptomatische Tachyarrhythmien: Ablationstechniken bei intraatrialen Re-Entry-Tachykardien/ Vorhofflattern. Medikamentös vorzugsweise mit β-Blocker oder Amiodaron.

• **Arterielle Switch-Operation:**

Hauptprobleme im Langzeit-Verlauf:
- Störungen der LV-Funktion
- Stenosen der reimplantierten Koronarien (Ischämie, Infarkte)
- Supravalvuläre Pulmonalarterienstenosen
- Supravalvuläre Aortenstenosen
- Ektasie der Aorta asendens
- Pulmonalklappeninsuffizienz; Aortenklappeninsuffizienz
- Herzrhythmusstörungen

Therapieoptionen nach arterieller Switch-Operation (in Absprache mit erfahrenem Zentrum):
- Dysfunktion der Ventrikel/Herzinsuffizienz: Nach Ausschluss struktureller Ursachen medikamentöse Herzinsuffizienztherapie
- Stenose der reimplantierten Koronarien: Bypass-Operation; bei geeigneter Morphologie perkutane Koronarintervention
- RVOTO: Operative Korrektur bei symptomatischen Patienten mit Peak-Gradienten > 60 mmHg (TR-velocity > 3,5 m/s); evtl. bei asymptomatischen Patienten mit Peak-Gradienten > 80 mmHg (TR-velocity > 4,3 m/s); unabhängig von Symptomen - bei Auftreten einer RV-Dysfunktion.
- Aortenektasie (> 55 mm): Rekonstruktive Aorten-Chirurgie
- Aortenklappeninsuffizienz, höhergradige: Aortenklappenersatz
- Periphere PS: Stenting oder OP bei > 50 % Lumeneinengung und einem systolischen RV-Druck > 50 mmHg oder abnormem Lungenperfusionsszintigramm.

• **Rastelli-Operation:**

Hauptprobleme im Langzeit-Verlauf:
- Herzinsuffizienz
- Conduit-Degeneration
- Subaortenstenose; Aorteninsuffizienz
- AV-Klappendysfunktion
- Re-/Rest-VSD
- Herzrhythmusstörungen: Insbes. ventrikuläre Tachyarrhythmien
- Plötzlicher Herztod

Therapieoptionen nach Rastelli-Operation (in Absprache mit erfahrenem Zentrum):
- Herzinsuffizienz: Nach Ausschluss struktureller Ursachen etablierte Herzinsuffizienztherapie
- Bei Stenose im „Tunnel“ vom linken Ventrikel zur Aorta: Revision des ventrikulo-arteriellen Tunnels bei einem mittleren Gradienten > 50 mmHg.
- Conduit-Stenose/-insuffizienz → Re-Operation:
  - Bei symptomatischen Patienten mit systolischem RV-Druck > 60 mmHg oder einer V_{max} über die Trikuspidalklappe > 3.5 m/s und/oder mindestens mittelgradiger Pulmonalinsuffizienz
  - Bei asymptomatischen Patienten mit systolischem RV-Druck > 70 mmHg oder einer V_{max} über die Trikuspidalklappe > 4,0 m/s und/oder mindestens mittelgradiger Pulmonalinsuffizienz und objektivierter Leistungsabnahme oder progredienter RV-Dilatation oder progredienter Abnahme der systolischen RV-Funktion oder progredienter Trikuspidalinsuffizienz oder anhaltende atriale/ventrikuläre Arrhythmien
- Neue Option in ausgewählten Zentren: Perkutaner Ersatz der Pulmonalklappe (PPVI)
- Re-/Rest-VSD: Verschluss bei substantiellem Shuntvolumen
- Symptomatische supraventrikuläre oder ventrikuläre Arrhythmien: Behandlung nach den internationalen Richtlinien

Prg: Gesamtüberlebensrate nach 25 J.: Alle Formen der TGA 65 %, simple-TGA 80 %, komplexe TGA 45 %

Kongenital korrigierte Transposition der großen Arterien [Q20.5]

Def: Bei normalem Vorhofsitus sind die beiden Ventrikel invertiert: Der rechte Vorhof ist mit einem morphologisch linken Ventrikel, der linke Vorhof mit einem morphologisch rechten Ventrikel verbunden (atrio-ventrikuläre Diskordanz). Zusätzlich Transpositionsstellung der großen Gefäße (ventrikulo-arterielle Diskordanz), d.h. aus dem rechtsseitig gelegenen, morphologisch linken Ventrikel entspringt die A. pulmonalis, aus dem links gelegenen, morphologisch rechten Ventrikel, die Aorta. Zusätzlich sind AV-Klappen, Koronararterien und Reizleitungssystem invertiert.
Koronarversorgung des Systemventrikel über die "rechte" Koronararterie, die aus dem linken Sinus Valsalvae entspringt. Der morphologisch linke, subpulmonale Ventrikel wird über die "linke" Koronararterie versorgt, die aus dem rechten Sinus Valsalvae entspringt.
Zusätzlich zu einem hypoplastischen, posterioren AV-Knoten besteht im rechten Vorhof ein akzessorischer superior/anteriorer AV-Knoten, der mit dem His-Bündel in Verbindung steht. Das His-Bündel ist abnorm lang, zieht vorne um den Pulmonalklappenring. Der rechte Tawara-Schenkel deszendiert auf der linken, der linke Tawara-Schenkel auf der rechten Seite des Ventrikelseptums. Bei zusätzlichem VSD deszendiert das His-Bündel antero-superior vom Defekt.

Ep.: Seltener Herzfehler

PPh: Blutfluss: Systemvenöses Blut vom rechten Vorhof → morphologische Mitralklappe → morphologisch linker, subpulmonaler Ventrikel → Lungenkreislauf. Pulmonalvenöses Blut → linker Vorhof → morphologische Trikuspidalklappe → morphologisch rechter, systemarterieller Ventrikel → Systemkreislauf Funktionell somit Korrektur der Kreislaufverhältnisse, wobei der Begriff "korrigiert" die pathologisch-anatomischen Gegebenheiten unberücksichtigt lässt.
Natürlicher Verlauf: Wesentlich durch Begleitanomalien, höhergradige AV-Blockierungen, WPW-Syndrom oder infektiöse Endokarditis bestimmt. Viele Patienten kommen symptomlos ins Erwachsenenalter.

KL.: Beschwerden und klinische Befunde variieren in Abhängigkeit von Art und Ausmaß der Begleitanomalien!
Untersuchungsbefunde: Entsprechen weitgehend denjenigen, welche die jeweilige Begleitanomalie bei Patienten ohne Ventrikelinversion zeigen:
- Insuffizienz der linksseitigen, systemischen AV-Klappen („Trikuspidalklappen"-Insuffizienz): Klinisches Bild einer „Mitralklappen"-Insuffizienz. Manifestation häufig erst zwischen dem 3. und 6. Lebensjahrzehnt.
- Isolierte Pulmonalstenose (PS) bzw. Obstruktion des subpulmonalen Ausflusstraktes: Klinisches Bild einer Pulmonalklappenstenose
- Isolierter Ventrikelseptumdefekt: Klinisches Bild eines isolierten Ventrikelseptumdefektes
- Ventrikelseptumdefekt plus Pulmonalstenose: Klinisches Bild einer Fallot´schen Tetralogie

Ekg: Initiale Depolarisation im Ventrikelseptum infolge der Inversion des Reizleitungssystems von rechts nach links: Tiefe Q-Zacken in II, III, aVF und den rechtspräkordialen Ableitungen (V_{4r}, V_1, V_2) und fehlende Q-Zacken lateral (V_5, V_6). Linkshypertrophie bei „TI", VSD. Rechtshypertrophie bei VSD, VSD + PS. Biventrikuläre Hypertrophie bei VSD mit PH. AV-Blockierungen. AV-Blockierungen 3° werden mit zunehmendem Alter häufig, auch das WPW-Syndrom.

Rö.: Herzkontur, Herzgröße und Lungengefäßfüllung hängen von Art und Schweregrad begleitender Herzfehler ab! Lungenvenenstauung und vergrößerter linker Vorhof bei linksseitiger AV-Klappeninsuffizienz („TI") oder Insuffizienz des Systemventrikels. Vermehrte Lungengefäßfüllung bei VSD, verminderte Lungengefäßfüllung bei PS. Verlagerung der Herzspitze bei Dextroversio cordis. AP-Projektion mit „geradem linkem Herzrand" durch die links randbildende Aorta ascendens. Die normalerweise am rechten Herzrand gelegene Konvexität der Aorta ascendens fehlt. Das zentrale Pulmonalsegment wird nicht randbildend, da der Pulmonalarterienstamm zentral liegt. Bei VSD vermehrte Lungenperfusion. Vergrößerung, Anhebung und Verlagerung der rechten Pulmonalis.

	Morphologisch linker Ventrikel	**Morphologisch rechter Ventrikel**
Trabekel	Fein	Grob, Moderatorband
Form	Ellipsoid	Dreieckig
AV-Klappen	Basisnah gelegen 2 Segel (Fischmaul)	Apexnah gelegen 3 Segel Reflux
Papillarmuskel	Zwei	Multiple
Chordae	Zur freien Wand des LV	Zum IVS
Relation AV/Semilunarklappe	Fibröse Kontinuität mMK/PV	Keine Kontinuität mTK/AoV

	Morphologisch linker Ventrikel	Morphologisch rechter Ventrikel
Große Gefäße	Paralleler Verlauf der großen Arterien; PA rechts-posterior entspringend und im Verlauf mit Aufzweigung	Ao links-anterior entspringend und im Verlauf ohne Aufzweigung
Sonstiges		
(Sub-)Pulmonalstenose	Subvalvuläre fibromuskuläre Pulmonal-/Pulmonalklappenstenose, Ausflusstraktobstruktion durch Ventrikelseptumaneurysma	
VSD	Malalignment-Typ, selten muskuläre oder infundibuläre VSDs	

Anm: IVS = interventrikuläres Septum
mMK/PV = morphologische Mitral-/Pulmonalklappe
mTK/AoV = morphologische Trikuspidal-/Aortenklappe

MRT: Ergänzend zum Echo für überlagerungsfreie Darstellung der kardiovaskulären Strukturen und Funktion. Quantifizierung des Volumens und der systolischen Funktion der Ventrikel und Darstellung der großen Gefäße.

Herzkatheter: Aussagen über Druck- und Flussverhältnisse sowie die zugrunde liegende Anatomie. Bei VSD Berechnung der Shuntgröße, Kalkulation des Lungengefäßwiderstandes und Beurteilung der Lungengefäßmorphologie und bei PS Bestimmung der trans- bzw. subvalvulären Gradienten. Beurteilung des abnormen Koronarstatus.

Th.: Indikation zur Behandlung individuell in Abhängigkeit von der Beschwerdesymptomatik und Hämodynamik und unter Berücksichtigung der Spontanprognose.
Bei symptomatischen Patienten symptomorientierte medikamentöse Behandlung nach den üblichen Prinzipien.

Chirurgische Therapieoptionen: Prinzipiell ist das operative Vorgehen vergleichbar mit der Technik bei gleichartigen Defekten ohne Ventrikelinversion. Morphologische Besonderheiten, abnorme Koronarversorgung, Lage des Reizleitungssystems sowie Lage der anterioren Papillarmuskeln der rechtsseitigen AV-Klappe machen technische Modifikationen erforderlich.
Bei hämodynamisch relevantem VSD: VSD-Patchverschluss. Zur Vermeidung eines Blockes müssen die Fixierungsnähte für den Patch wegen der Lage des Reizleitungssystems auf der linken Septumseite liegen.
Valvuläre Pulmonalstenosen: Kommissurotomie. Bedeutsame Subpulmonalstenosen erfordern meist die Insertion eines Conduits zwischen morphologisch linkem Ventrikel und der Pulmonalarterie.
„Trikuspidalklappen"-Insuffizienz: Klappenersatz muss erfolgen. Eine Rekonstruktion der Trikuspidalklappe ist nur in Ausnahmefällen möglich.
„Double-switch-Operation": Kombination einer Vorhofumkehr-Operation mit einer arteriellen Switch-Operation. Im Erwachsenenalter kaum angewendet.
Herztransplantation bei Versagen des Systemventrikels.

Typische postoperative Residualbefunde nach operativer Behandlung: Tachykarde supraventrikuläre und ventrikuläre Rhythmusstörungen, Herzblock, Re-Rest-Shunts auf Ventrikelebene, persistierende oder neu auftretende Insuffizienz der Trikuspidal- und/oder Mitralklappe, sämtliche bekannten Komplikationen nach Klappenersatz, Stenosierungen und Degeneration von Conduits sowie Schrittmacherfehlfunktionen. Versagen des morphologisch rechten Systemventrikels.

Der erwachsene Patient mit Eisenmenger-Syndrom [I27.8]

Def: "Pulmonary hypertension at the systemic level due to a high pulmonary vascular resistance, with reversed or bidirectional shunting through a large ventricular septal defect." (Paul Wood)
Jeder große Defekt, bei dem eine freie Verbindung zwischen dem System- und dem Lungen-Kreislauf besteht, kann zu einer fixierten Erhöhung des Lungengefäßwiderstandes führen. Somit entsteht aus einem primären Links-Rechts-Shunt über das Stadium des balancierten Shunts ein Rechts-Links-Shunt.
Als Eisenmenger-Reaktion bezeichnet man den pathologischen Vorgang, der zum Krankheitsbild des Eisenmenger-Syndroms führt.
Entsprechend der WHO-Definition und den Weltkonferenzen über pulmonale Hypertonie (zuletzt Nizza 2013) wird die pulmonalarterielle Hypertonie (PAH) bei angeborenen Herzfehlern (AHF) der Gruppe 1, pulmonalarteriellen Hypertonie, zugeordnet. Zudem erscheint sie in Gruppe 2: „Pulmonale

Hypertonie bei Linksherzerkrankung" sowie in Gruppe 5: „Pulmonale Hypertonie aufgrund eines unklaren oder multifaktoriellen Mechanismus".
Pat. mit Eisenmenger-Syndrom haben eine komplexe Multi-Organ-Beteiligung!

Ep.: Prävalenz: Schätzungsweise 10 % der Erwachsenen mit angeborenen Herzfehlern haben eine pulmonal-arterielle Hypertonie

Ät.: Kardiale Defekte, die häufig eine Eisenmenger-Syndrom verursachen: Ventrikelseptumdefekt, atrioventrikulärer Septumdefekt, Ductus arteriosus persistens, komplexe Form der kompletten Transposition der großen Gefäße, Truncus arteriosus, chirurgisch angelegte aorto-pulmonale Shunts, große Vorhofseptumdefekte
Je nach Lokalisation des Shunts prä-trikuspidal, d.h. proximal der Trikuspidalklappe (z.B. ASD, common atrium) oder post-trikuspidal, d.h. distal der Trikuspidalklappe (z.B. VSD, singulärer Ventrikel, aorto-pulmonale Kommunikationen, große, chirurgisch angelegte Shunts).

PPh: Der Pathomechanismus ist nicht vollständig bekannt. Endotheliale Dysfunktion oder Plättchenaktivierung spielen wohl eine wichtige kausale Rolle.

Pat: Lungenbiopsie mit Histologie: Klassifizierung nach morphologischen Veränderungen (n. Heath und Edwards - siehe Spezialliteratur):
Grad 1: Media-Hypertrophie - Grad 2: Zusätzlich Intima-Proliferation - Grad 3: Zusätzlich erste Gefäßverschlüsse - Grad 4: Zusätzlich angiomatöse Veränderungen und Dilatationen - Grad 5: Gefäßwandatrophie - Grad 6: Zusätzlich nekrotisierende Arteriitis

Folgen der Lungengefäßobstruktion: Pulmonalarterien-Dilatation, konzentrische rechtsventrikuläre Hypertrophie, Dilatation des Pulmonal-/Trikuspidalklappenringes, Fibrose der rechtsseitigen Klappen, Kalzifizierung der Pulmonalarterien

KL.: Zyanose und reaktive Erythrozytose; Belastungsdyspnoe, Müdigkeit, Synkopen (infolge niedrigem HZV); Herzinsuffizienz; Arrhythmien; Hämoptyse (infolge Lungeninfarkte, Ruptur von Lungengefäßen); Kopfschmerz, Schwindel, Sehstörungen; zerebrovaskuläre Ereignisse (Hyperviskosität, Hirnabszess, paradoxe Embolien).

Th.: **A) Konservativ:**

- Allgemeine Empfehlungen: Symptomlimitierte leichte Belastung (Leistungsbeschränkung). Vermeiden von Discobesuchen, Alkohol, heißen Bädern, Sauna! Vorsicht bei: Dehydratation, Fieber, Blutverlusten, Vasodilatation!
  Wichtig ist, bei allen Eisenmenger-Patienten eine (relative) Anämie und einen Eisenmangel auszuschließen (dabei stets den ***gesamten*** Eisenstatus kontrollieren!) und ggf. zu substituieren.
  Cave: Überproportionaler Anstieg von Hb und HKT bei Eisensubstitution!
- Medikamentöse Behandlung der pulmonalen Hypertonie: Siehe Kap. pulmonale Hypertonie
  - Vorsicht bei Medikamenten, die zur Senkung des Widerstands im großen Kreislauf (Rs) führen (z.B. ACE-Hemmer, AT-Blocker), die das Blutungsrisiko erhöhen (Aggregationshemmer, Antikoagulanzien) oder zu Thromboembolien führen können (Östrogene, Diuretika).
  - Indikation zur oralen Antikoagulation bei Eisenmenger-Syndrom: Thrombembolien, atriale Arrhythmien, mechanischer Klappenersatz
  - Aderlasstherapie:
    Ind: NUR die symptomatische Hyperviskosität (Kopfschmerz, Müdigkeit, Schwindel, Sehstörungen, Eintrübung)
    Keine (!) Ind.: Asymptomatische Pat. mit erhöhtem Hkt (selbst bei sehr hohen Werten!); hoher, aber stabiler Hkt, der nicht progredient ist.
    Technik: Max. 500 ml + isovolämische Volumensubstitution - möglichst nicht > 4 x/J. - Gefahren: Schock bei zu starkem und/oder zu schnellem Volumenentzug. Häufiger Aderlass → Eisenmangel → Eisensubstitution → ***Cave:*** Überschießender Anstieg von Hb und Hkt
  - Evtl. Sauerstoffgabe bei Erwachsenen, die subjektiv profitieren (Datenlage unzureichend)
  - Therapie und Überwachung nur in Anbindung an ein entsprechend erfahrenes Zentrum!

B) Operativ:
Transplantation:
Optionen: Einzel-Lungen-TX oder bilaterale Lungen-TX plus intrakardiale Korrektur; kombinierte Herz-Lungen-TX
Ind: Beim Vorliegen ungünstiger prognostischer Faktoren (rezidivierende Synkopen (?), refraktäre Rechtsherzinsuffizienz, schlechte Belastungstoleranz, hochgradige Hypoxämie)
Überlebensraten: Lungen-TX/Herz-Lungen TX: 1 Jahr ca. 80 %, 5 Jahre 70 %, 10 Jahre 50 %

C) Spezielle Probleme:

- Hämostatische Probleme: Funktionsgestörte Thrombozyten, Mangel an Prothrombin, Faktor V, VII, IX, verlängerte Prothrombinzeit (PTT), abnorme Fibrinolyse, erworbene Thrombozytopenie, Störung des von-Willebrand-Faktors.

Blutungen meist mild und selbstlimitierend; symptomatische Behandlung oft ausreichend; Substitution von Blut, Gerinnungsfaktoren; Thrombozyten nur selten erforderlich; evtl. auch Desmopressin günstig. Thrombozytenaggregationshemmer und Antikoagulanzien möglichst vermeiden!
Ausnahme: Mechanischer Klappenersatz, Vorhofflimmern, Thrombembolien!
Cave: Koagulationsparameter im Gerinnungsstatus sind nur verwendbar, wenn bei überhöhtem HKT eine entsprechende Anpassung der Zitratmenge im Probenröhrchen erfolgt (→ Rücksprache mit dem Labor!).

- Zerebrovaskuläre Ereignisse: Erhöhte Blutviskosität mit Gefahr zerebrovaskulärer Thrombosen mit ischämischem Insult. Begleitende Risikofaktoren: Hypertonus, Vorhofflimmern, Phlebotomie
  Bei symptomatischer Hyperviskosität → Phlebotomie
  Bei paradoxer Embolie: Antikoagulanzien
- Endokarditisprophylaxe: In allen Fällen erforderlich!
- Arthralgien (5 %) → Urs:
  - Hypertrophische Osteoarthropathie Pierre-Marie-Bamberger infolge Hypoxämie
  - Hyperurikämie

  Th.: Colchicin, orale Kortikosteroide. ***Cave:*** Nichtsteroidale Antiphlogistika (Gefahr des Nierenversagens!)
- Neigung zu Gallensteinbildung
- Nierenfunktionsstörungen
- Skoliose
- Schwangerschaft:
  - Mütterliche Letalität hoch. Todesfälle treten gehäuft auf während der Entbindung sowie in den ersten Wochen post (!) partum (Thromboembolien, Hypovolämie, Präeklampsie). Häufig Indikation zum Schwangerschaftsabbruch
  - Risiko für das Kind: Spontane Aborte bei ca. 30 %; Frühgeburten bei 50 %; perinatale Mortalität bis > 20 %; intrauterine Wachstumsretardierung bei 30 %.

Prg: Überlebensraten (in älteren Studien) nach Diagnosestellung: 10 Jahre 80 %; 25 Jahre 40 %, d.h. deutlich besser als bei idiopathischen Formen der PAH. Diese Tendenz wird durch aktuelle Registerdaten (z.B. Compera-Register) bestätigt, aus denen auch eindeutig positive Effekte einer spezifischen pulmovaskulären Therapie zu entnehmen sind.

Ungünstige Prognosefaktoren: Fortgeschrittene Lungengefäßerkrankung, hochgradig eingeschränkte rechtsventrikuläre Funktion, niedriges Herz-Zeit-Volumen, rezidivierende Synkopen, hochgradige Hypoxämie (SaO_2 < 85 %).

Todesursachen: Ventrikuläre Arrhythmien; Herzversagen, Thromboembolien , Hämoptysen bzw. intrapulmonale Blutungen, Hirnabszess, Schwangerschaft, nichtkardiale chirurgische Eingriffe.

Kontrollen:
Verlaufskontrollen nur in Kooperation mit Ärzten, die über Erfahrung auf diesem Gebiet verfügen. Bei Komplikationen Vorstellung in spezialisiertem Zentrum.

Fontan-Operation

Def: Die Fontan-Operation ist ein Meilenstein in der chirurgischen Behandlung von Patienten mit univentrikulärem Herzen (1968 erste "Fontan-Operation"), die sich nicht für eine biventrikuläre Korrektur eignen. Hierbei wird das zentralvenöse Blut direkt, d.h. ohne Zwischenschaltung eines Pumpventrikels, in den Lungenkreislauf geleitet.

Grundkonzept: Ein erhöhter Venendruck reicht als treibende Kraft aus, um eine ausreichende Lungenperfusion und Füllung des Systemventrikels zu erzielen. Ein rechter Ventrikel ist als „Pumpe" nicht zwingend erforderlich. Eine einzelne Kammer arbeitet als Druck-Saug-Pumpe für den Systemkreislauf.
Benefit: Abnahme oder Fehlen einer Zyanose, Volumenentlastung des Systemventrikels.
Mittlerweile wird die Fontan-Operation in modifizierter Form bei einer Vielzahl von Herzfehlern angewendet, bei denen eine Kreislauftrennung (biventricular repair) nicht möglich ist. Operationsrisiko (Op.-Letalität < 5 % bei selektierten und geeigneten Patienten) und Morbidität sind gesunken, während Überlebensraten und Lebensqualität der operierten Patienten gestiegen sind. Dennoch handelt es sich immer noch um eine Palliativ-Operation.
Gegenwärtig hat die sog. totale cavopulmonale Anastomose (TCPC = total cavo-pulmonary connection) die älteren Modifikationen (Fontan-Kreutzer, Fontan-Björk usw.) ersetzt. Hierbei handelt es sich um eine intra- oder extrakardiale Verbindung zwischen der unteren Hohlvene und der Pulmonalarterie sowie die Verbindung der oberen Hohlvene mit der Pulmonalarterie (bidirektionale Glenn-Anastomose).

OP-Ergebnisse:

Die Überlebensraten liegen unter idealen Umständen nach 10 Jahren bei ca. 90 %. Ca. 80 % der Operierten sind postoperativ in ihrer Leistungsfähigkeit verbessert und fühlen sich unter Alltagsbedingungen wohl. Häufige Todesursachen sind chronische Herzinsuffizienz und plötzliche Todesfälle. Bei neu auftretenden Problemen immer nach Störungen der Hämodynamik fahnden!

Rest- und Folgezustände nach Fontan-Operation:

Hauptprobleme:

- „Late-Fontan-Failure" mit progredienter Verschlechterung der Ventrikelfunktion, progredienter AV-Klappeninsuffizienz, Anstieg des Lungengefäßwiderstandes, Vorhofvergrößerung (insbes. rechts), PV-Obstruktion und den Folgen eines chronisch erhöhten Venendruckes (Leberstauung). Generelle Empfehlungen können nicht gegeben werden. Therapie nur in Absprache mit einem erfahrenen Zentrum.
- Günstige Auswirkung durch medikamentöse Therapie der pulmonalen Hypertonie (Substanzen: Siehe Kapitel pulmonale Hypertonie)
- Stenosierungen im Anastomosenbereich, Stenosen im Bereich der Pulmonalarterien oder Behinderung des Lungenvenenabstromes. Auch geringe Stenosegradienten haben große hämodynamische Relevanz! Häufig interventionelle Behandlung möglich.

Weitere Probleme:

- Thrombenbildung im rechten Vorhof und der Pulmonalis. Paradoxe arterielle Embolien (zerebral, koronar, peripher) bei persistierendem Rechts-Links-Shunt möglich.
  Di.: Transösophageales Echo
  Th.: Dauer-Antikoagulation wird zumindest bei Erwachsenen (trotz fehlender Evidenz) in vielen Zentren empfohlen. Eine definitive Indikation wird gesehen bei Vorhofthromben, Vorhofarrhythmien oder thrombembolischen Ereignissen.
- Ausbildung pulmonaler AV-Malformationen, Bildung von intrapulmonalen Fisteln und Kollateralen
- Zyanose nach Fontan-Operation:
  Urs: Pulmonalarterienstenosen, erhöhter Lungengefäßwiderstand oder intrapulmonale Fisteln
  Th.: In Abhängigkeit von der Ursache (z.B. interventioneller Verschluss von intrapulmonalen Fisteln)
- Enterales Eiweißverlustsyndrom (PLE = protein losing enteropathy):
  PLE ist eine lebensbedrohliche Komplikation im postoperativen Verlauf, gekennzeichnet durch Pleuraergüsse, Aszites, generalisierte Ödeme und niedriges Serum-Eiweiß.
  Urs: Erhöhter ZVD und unbekannte Faktoren
  Vo.: Etwa 10 % aller Pat. nach Fontan-Operation, beginnend im Mittel 4 Jahre postoperativ.
  Th.:
  A) Konservativ: Verschiedenste Regime: Salzrestriktion, eiweißreiche Diät, Diuretika, ACE-Hemmer (teilweise schlecht toleriert!), Steroide, Albuminsubstitution, chronische Gabe von subkutanem Heparin. Interventionelle Anlage einer interatrialen Verbindung (baffle-Fenestrierung)
  B) Operativ: Konversion eines atriopulmonalen Fontan zur extrakardialen TCPC, Herztransplantation (auch hier eine hohe Rezidivrate)
  Prg: Ungünstige Langzeitprognose; unabhängig von der gewählten Therapie: 5-Jahresüberlebensrate nach Diagnosestellung ca. 45 %
- Rhythmusstörungen:
  Supraventrikuläre Arrhythmien - insbes. Vorhofflattern, atriale Reentry-Tachykardien. Vorkommen bei etwa 20 % aller Pat. 10 Jahre nach Fontan-Operation. Der Erhalt eines Sinusrhythmus hat große Bedeutung für die Hämodynamik. Rhythmusstörungen werden hämodynamisch schlecht toleriert!
  Th.: In Kooperation mit erfahrenen Zentren. Optionen sind: Pharmakotherapie mit Betablockern oder Amiodaron. Wenn möglich: Katheterablation.
  Zunehmend häufig wird hier die Indikation zur Umwandlungsoperation zum extrakardialem Fontan mit Maze-Operation gestellt.
  Bradykarde Arrhythmien: Schrittmacherversorgung, häufig epikardial
- Schwangerschaft nach Fontan-Operation: Möglich, aber risikobehaftet für Mutter und Fetus. Hohe Abortrate; Betreuung zusammen mit einem Spezialzentrum!

Marfan-Syndrom [Q87.4]

Internet-Infos: *www.marfan.de; www.marfan.org*

Def:
- Eine der häufigsten Bindegewebserkrankungen. Die klinische Variabilität der Erkrankung ist sehr groß.
- Kardiovaskuläre Probleme bestimmen Krankheitsverlauf, Prognose und Lebenserwartung.
- Das klassische MFS wird durch eine Mutationen im Fibrillin-1-Gen (FBN1) auf Chromosom 15q21.1 hervorgerufen.
- Das MFS wird autosomal dominant vererbt. Etwa 25% der Patienten haben jedoch eine Neumutation bei unauffälliger Familienanamnese.
- Es gibt mittlerweile Zweifel daran, dass ein Marfan Typ II mit Mutationen im TGFBR2-Gen existiert. Hierbei handelt es sich wahrscheinlich um ein Loeys-Dietz-Syndrom. Bei dieser Marfan-ähnlichen, genetisch bedingten Erkrankung finden sich Mutationen in den Genen TGFB-Rezeptor-1 und TGFB-Rezeptor-2 (Loeys-Dietz-Syndrom Typ I - IV).

Vo.: Prävalenz: Ca. 1 : 3.000 - 1 : 10.000. Eine Geschlechtsdominanz besteht nicht.

KL.: Die Diagnose basiert auf der "Ghenter-Nosologie", die 2010 revidiert wurde. Die Diagnose eines MFS kann bei folgender Konstellation gestellt werden:

I. Patient ohne Familienanamnese für Marfan-Syndrom und folgenden Merkmalen
- Aortenwurzelektasie (Z ≥ 2) oder -Dissektion und Linsenluxation
- Aortenwurzelektasie (Z ≥ 2) oder -Dissektion und FBN1-Mutation
- Aortenwurzelektasie (Z ≥ 2) oder -Dissektion und systemische Beteiligung (≥ 7 Punkte [s.u.])
- Linsenluxation und FBN1-Mutation mit Aortenwurzelektasie oder -Dissektion

Anm.: Der Z-Score gibt an, um wie viele Standardabweichungen ein Wert (hier der Aortendurchmesser) vom Mittelwert abweicht. Der Mittelwert ist abhängig von Geschlecht, Alter und Körperoberfläche (Z-Score-Rechner: *www.marfan.org*).

II. Patient mit positiver Familienanamnese für Marfan-Syndrom und folgenden Merkmalen
- Linsenluxation
- Systemische Beteiligung (≥ 7 Punkte, s. Liste)
- Aortenwurzelektasie (Z ≥ 2 über 20 Jahre, Z ≥ 3 unter 20 Jahre)

Merkmal und Punktbewertung (System-Beteiligung bei ≥ 7 Punkten):

• Positives Handgelenk- und Daumenzeichen	3
• Positives Handgelenk- oder Daumenzeichen	1
• Kielbrust	2
• Trichterbrust oder Thoraxasymmetrie	1
• Knickfuß	2
• Senkfuß	1
• Pneumothorax	2
• Duraektasie (radiologisch nachgewiesen)	2
• Protrusio acetabuli (radiologisch nachgewiesen)	2
• Reduzierte Oberlänge zu Unterlänge und Armspanne zu Körpergröße > 1,05 (ohne schwere Skoliose)	1
• Skoliose oder thorakolumbale Kyphose	1
• Reduzierte Ellbogenextension (≤ 170°)	1
• Mindestens 3 faziale Symptome: - Dolichozephalie (Langschädel) - Enophthalmus - Lateral abfallende / antimongoloide Lidachsen - Molarhypoplasie - Retrognathie	1
• Striae der Haut	1
• Myopie > 3 dpt	1
• Mitralklappenprolaps	1

Die klinische Symptomatik ist variabel. Viele Symptome sind im Kindesalter noch nicht vorhanden und entwickeln sich zum Teil erst im Verlauf des Lebens.

Ausgewählte kardiovaskuläre Aspekte:
- Das kardiovaskuläre System ist bei 90 % der Patienten mit MFS beteiligt: Ektasie der Aortenwurzel, Aortendissektion oder Ruptur, Ektasie der Pulmonalarterie, Aorten- und AV-Klappen-Regurgitation.
- Prinzipiell kann die gesamte Aorta betroffen sein. Besonders in der aszendierenden Aorta entwickelt sich häufig eine progrediente Mediadegeneration mit dem konsekutiven Risiko eines Aortenaneurysmas und einer Aortendissektion oder -ruptur (Prävalenz ca. 75 %).

- Das Risiko einer Aortendissektion steigt mit zunehmender Lumenweite, kann aber auch bei normal weiter Aorta auftreten. Zur genaueren Größenzuordnung existieren spezielle alters- und körperoberflächenadjustierte Nomogramme und Internet-Rechner.
- Dissektionen treten typischerweise nach der 2. Lebensdekade auf, selten in der Kindheit oder Adoleszenz.
- Akute Aortendissektionen verlaufen beim MFS nicht selten atypisch und ohne den typischen "Vernichtungsschmerz".
- Mit zunehmendem Alter entwickelt sich eine Aortenklappeninsuffizienz bei bis zu 40 % der Patienten.
- Mitral- und Trikuspidalklappe sind oft „floppy“ und zeigen häufig einen Prolaps mit progredienter Regurgitation.
- Eine systolische oder diastolische Herzinsuffizienz korreliert möglicherweise u.a. mit dem Ausmaß von Bindegewebsveränderungen im Myokard und Klappenveränderungen.
- Über unerwartete Todesfälle bei MFS wird besonders im Zusammenhang mit Aortenrupturen oder ventrikulären Arrhythmien berichtet.

<u>Di.:</u> Entsprechend den Marfan-Diagnosekriterien

<u>Th.:</u>
- Aufklärung des Patienten über seine Erkrankung und Beratung hinsichtlich der körperlichen Belastung. Lebenslange Kontrollen.
- <u>Medikation:</u> Möglicherweise können <u>Betablocker</u>, evtl. auch AT1-Blocker (Losartan) das Auftreten oder die Progression einer Aortenektasie vermindern, das Ruptur- oder Dissektionsrisiko senken und die Überlebensrate steigern. Zur Prophylaxe werden sie gegenwärtig priorisiert.
- Alle (!) Patienten mit MFS und Klappeninsuffizienzen sollten eine <u>Endokarditisprophylaxe</u> bei gegebener Indikation erhalten. (Anm.: Die amerikanische Marfan-Liga hat sich den Revisionen der Endokarditis-Leitlinien <u>nicht</u> angeschlossen.)
- <u>Kardiovaskuläre Chirurgie:</u>
  - Die Indikation zur Aortenchirurgie orientiert sich u.a. am Aortendiameter, der Dilatationstendenz der Aorta und einer Familienanamnese mit Aortendissektion.
  - Ein prophylaktischer Ersatz der Aorta ascendens wird bei einem Diameter ab 45 mm empfohlen, bei Risikofaktoren (Familienanamnese mit Aortendissektion, Zunahme des Aortendiameters > 5 mm/J.) bereits früher (Diameter > 40 mm ∅).
  - Ein Ersatz der Aorta descendens wird bei einem Diameter > 55 mm empfohlen oder wenn Beschwerden, Schmerzen oder Ischämiezeichen auftreten, der Aortendiameter um mehr als 0,5 bis 1,0 cm/J. zunimmt oder der Aortendiameter mehr als doppelt so weit, wie die normale Aorta wird.
  - Bei kleinwüchsigen Patienten Ascendensersatz bei einem Diameter von 2.75 cm/m^2 KOF erwägen.
- Marfan-Patienten gehören nicht nur in kardiologische, sondern auch regelmäßige ophthalmologische, orthopädische und organspezifische Nachsorge.
- Eine Schwangerschaft stellt, besonders bei weiter Aortenwurzel, ein erhöhtes Risiko dar und bedarf einer speziellen präkonzeptionellen genetischen Beratung.
- Angehörige (1. Grades) sollten auf das Vorliegen eines MFS geprüft werden.

<u>Prg:</u>
- Aortenektasie, Aortendissektion und chronische Aortenklappeninsuffizienz sind hauptverantwortlich für die Mortalität und Morbidität bei Erwachsenen → regelmäßige Kontrolluntersuchungen!
- Rechtzeitig durchgeführte chirurgische Eingriffe an Aortenwurzel, Aorten- und Mitralklappe, die prophylaktische Pharmakotherapie sowie sorgfältige Patientennachsorge haben die Lebenserwartung auf > 70 Jahre ansteigen lassen.

<u>Klinisch relevante Besonderheiten bei EMAH (Erwachsene mit angeborenen Herzfehlern):</u>

- <u>Hauptprobleme</u> sind Herzinsuffizienz, Herzrhythmusstörungen, pulmonale Hypertonie, Endokarditiden und Komorbiditäten, die sich oft anders als bei erworbenen Herzerkrankungen manifestieren.
- Bei allen Entscheidungen zur medikamentösen, interventionellen oder chirurgischen Behandlung ist zu bedenken, dass Konzepte aus dem Bereich der erworbenen Herzerkrankungen nicht zwangsläufig auf EMAH übertragbar sind.
- Bei Wahl und Dosierung von Medikamenten beachten, dass Erwachsene keine großen Kinder sind und Kinder keine kleinen Erwachsenen sind!
- Nicht alle Eingriffe, die bei Kindern oder Jugendlichen (noch) durchführbar sind, sind bei (älteren) Erwachsenen gleichsam anwendbar.
- <u>Herzinsuffizienz:</u> Die zugrunde liegenden pathophysiologischen Veränderungen sind multifaktoriell und vom jeweiligen Herzfehler abhängig. Viele EMAH bemerken eine Leistungseinschränkung oder typische Symptome einer Herzinsuffizienz nicht oder gestehen sich diese nicht ein. In der normalen Erwachsenkardiologie genutzte Referenzwerten zur Herzfunktion weichen von denen der EMAH ab. Für die Therapie fehlen große Daten aus kontrollierten Studien. Lassen sich für Veränderungen der Hämodynamik Ursachen ermitteln, so sollten diese kausal angegangen werden (z.B. erneute Intervention oder Operation). Eine medikamentöse Therapie muss vitienspezifische Besonderheiten berücksichtigen, insbes. bei morphologisch rechtem Systemventrikel, bei Fontan-Zirkulation, bei zyanotischen Herzfehlern. Dies gilt

auch für alternative Therapieformen, insbes. Resynchronisationstherapie, Einsatz von „Assist“-Systemen, Organ-Transplantation.

- Herzrhythmusstörungen: Diese stellen eine der häufigsten Todesursachen im Langzeitverlauf von EMAH dar. Häufig handelt es sich um supraventrikuläre Arrhythmien, die aber die Hämodynamik stark beeinträchtigen können. Die Risikostratifizierung für einen plötzlichen Herztod ist bei EMAH schwierig. Die Behandlung der Arrhythmien erfolgt wenn immer möglich kausal: pharmakologisch, mittels Ablationsverfahren oder durch Schrittmacher- oder Defibrillator-Implantation. Spezifische Empfehlungen wurden als Leitlinie publiziert.
- Thromboembolierisko: Dieses kann höher sein als bei Patienten mit erworbenen Herzerkrankungen. Die gängigen Score-Systeme (z.B. CHA2DS2-VASc-Score und HAS-BLED-Score) liefern nur eine grobe Orientierung und sind nicht für EMAH validiert.
- Infektiöse Endokarditis (IE): Die Inzidenz der IE ist insgesamt höher als in der Allgemeinbevölkerung. Gerade bei EMAH werden die nach 2007 revidierten Leitlinienempfehlungen kontrovers gesehen und erfahrene Kliniker sehen durchaus ein breiteres Indikationsspektrum.
- Pulmonale und pulmonal-arterielle Hypertonie (P(A)H): Sie stellt bei EMAH eine wesentliche Komplikation dar. Selbst simple, postoperativ oder postinterventionell bis vor kurzem als harmlos eingestufte Herzfehler (ASD, VSD, PDA, u.a.) entwickeln in nicht geringer Zahl im Langzeitverlauf eine P(A)H. Beratung in Zentren!
- Kardiale und nichtkardiale Komorbiditäten: Diese beeinflussen mit zunehmendem Lebensalter Manifestation, Prognose und Management bei EMAH entscheidend und bedürfen einer erfahrenen Beratung in Zentren mit regelmäßiger Vor- und Nachsorge.
- Für die Versorgung von EMAH existieren derzeit in Deutschland 16 „überregionale EMAH-Zentren“, 1 „EMAH-Schwerpunktkliniken“, 7 „EMAH-Schwerpunktpraxen“ und über 300 Kardiologen oder Kinderkardiologen mit der Zusatzqualifikation „EMAH“ (Stand: 01/2017).

HERZINSUFFIZIENZ (HI) [I50.9]

Internet-Infos: *www.knhi.de*

Def: Herzinsuffizienz wird über Symptome und Zeichen (siehe unten) definiert, die durch Abnormalitäten der Struktur und/oder Funktion des Herzens verursacht werden, die zu verminderter kardialer Auswurfleistung und/oder erhöhten Füllungsdrücken in Ruhe oder unter Belastung führen. Herzinsuffizienz ist ein klinisches Syndrom unterschiedlicher Ätiologie und es sollte immer eine Grunderkrankung festgestellt werden, um möglichst spezifisch (kausal) zu therapieren.

Ep.: Prävalenz altersabhängig (im Mittel 2 %): 5. Dekade 1 %, 6. Dekade 4 %, 8. Dekade 25 % (m : w = 1,1 : 1). Herzinsuffizienz ist die häufigste Krankheitsursache für Hospitalisierungen bei Erwachsenen und die 3. häufigste Todesursache in Deutschland. Die Prognose variiert abhängig von Risikofaktoren sehr stark, im Durchschnitt liegt die 1- und 5-Jahressterblichkeit nach Diagnosestellung bei 20 % und 50 %.

Terminologie:

1. Nach der Auswurffraktion = Ejektionsfraktion (EF):

$$EF = \frac{\text{Schlagvolumen (SV)}}{\text{enddiastolisches Ventrikelvolumen (EDV)}} \times 100$$

Normale EF ≥ 50 %

- HF-REF (heart failure with reduced ejection fraction < 40 %): Folge einer Kontraktionsstörung des Myokards (systolische Herzinsuffizienz).
- HF-PEF (heart failure with preserved ejection fraction ≥ 50 %): Folge einer diastolischen Funktionsstörung des Ventrikels bei erhaltener systolischer Pumpfunktion und normaler Ventrikelgröße (diastolische Herzinsuffizienz).
- HF-mrEF (heart failure with midrange ejection fraction 40 - 50 %): Zwischen- oder Übergangsstadium.

Die Einteilung nach EF ist therapeutisch relevant, weil die meisten Studien Patienten über EF-Grenzwerte eingeschlossen haben. Die Kategorien sind nicht grundsätzlich separate Krankheiten, so kann eine HF-PEF/HF-mrEF im fortgeschrittenen Stadium in eine HF-REF übergehen, zeigen aber unterschiedliche Gewichtung ätiologischer Risikofaktoren. Die klassische pathogenetische Sequenz: Hypertonie → koronare Herzkrankheit → Herzinfarkt → Herzinsuffizienz gilt für die HF-REF, wohingegen für die HF-PEF Alter, weibliches Geschlecht, Hypertonie und Diabetes eine wichtige Rolle spielen. In industrialisierten Ländern sinkt die Inzidenz der HF-REF durch die bessere Infarktbehandlung, während die HF-PEF jetzt schon häufiger ist als die HF-REF und weiter steigende Inzidenzen zeigt.

2. Nach dem Herzzeitvolumen (HZV):
   - Low-output-failure: Definitionsgemäß Herzinsuffizienz
   - High-output-failure: Mangelhafte Blut-(O_2)- Versorgung trotz erhöhten Herzzeitvolumens, nach ESC-Definition keine Herzinsuffizienz, z.B. bei Anämie, Hyperthyreose, AV-Fistel

3. Nach der bevorzugt betroffenen Kammer: • Links-, • Rechts- und • Globalherzinsuffizienz
   Eine isolierte Rechtsherzinsuffizienz ist eher selten (Cor pulmonale, Rechtsherzinfarkt, arrhythmogene Kardiomyopathie, pulmonal-arterielle Hypertonie, Lungenembolie u.a.). Häufiger kommt es im Verlauf einer Linksherzinsuffizienz zu Symptomen einer Rechtsherzinsuffizienz (durch Rückstau des Blutes in das rechte Herz).

4. Nach dem zeitlichen Verlauf:
   - Akute Herzinsuffizienz:
     Charakterisiert durch rasche Entwicklung oder Verschlechterung, potenziell lebensbedrohlich, mit häufiger Notwendigkeit der stationären Aufnahme. Meist als Verschlechterung einer chronischen Herzinsuffizienz (akut auf chronische Dekompensation), seltener als Erstmanifestation einer Herzinsuffizienz (de novo).
   - Chronische Herzinsuffizienz: Abgesehen von wenigen Ausnahmen (Myokarditis, einige Kardiomyopathien wie peripartale, Tako-Tsubo u.a.) sind die meisten Grunderkrankungen mit einem irreversiblen Schaden der Herzfunktion verbunden, so dass die Erkrankung chronisch und progredient verläuft. Akute Dekompensationen kennzeichnen dabei einen sprunghaften Krankheitsprogress mit deutlicher Verschlechterung der Langzeitprognose (medianes Überleben nach 1. stationärer Dekompensation 2,5 Jahre, nach 2. Dekompensation 1,5 Jahre).

PPh: Die Herzfunktion kann in 3 Bereichen beeinträchtigt werden, wobei in der Tabelle nur der Hauptdefekt der jeweiligen Grunderkrankung/Ätiologie aufgeführt ist. Häufig gibt es parallel mehrere Störungen oder die führende Störung verändert sich während des Krankheitsverlaufes (z.B. bei Hypertonie: Druckbelastung → Hypertrophie mit diastolischer Störung → Kontraktionsstörung).

Pathophysiologie	Ätiologie
I. SYSTOLISCHE VENTRIKELFUNKTIONSSTÖRUNG	
1. Durch Kontraktionsschwäche	Koronare Herzkrankheit (ca. 50 %) Kardiomyopathien (15 %) Myokarditis
2. Durch erhöhte Ventrikelwandspannung:	
a) Bei Volumenbelastung = Erhöhung des Preloads	a) Insuffizienzvitien
b) Bei Druckbelastung = Erhöhung des Afterloads	b) Arterielle Hypertonie (5%) Pulmonale Hypertonie Stenosevitien
II. DIASTOLISCHE VENTRIKELFUNKTIONSSTÖRUNG	
1. durch Herzhypertrophie	Arterielle Hypertonie
2. durch Behinderung der Ventrikelfüllung	Konstriktive Perikarditis Restriktive Kardiomyopathie Herzbeuteltamponade
III. HERZRHYTHMUSSTÖRUNGEN	Bradykardien/Tachykardien unterschiedlicher Ätiologie

Determinanten der systolischen Pumpleistung:
Die Kontraktilität (Inotropie: Kraft und Geschwindigkeit der Muskelfaserverkürzung, messbar als maximale Druckanstiegsgeschwindigkeit (dp/dt) in der isovolumetrischen Anspannungsphase) ist die primäre Determinante der Auswurfleistung des Herzens und bei der HF-REF durch Schaden am Myokard reduziert. Am gesunden Herzen kann die Kontraktilität durch 3 Mechanismen reguliert werden:

Kraft-Spannungs-Beziehung = Frank-Starling-Mechanismus | Kraft-Frequenz-Beziehung = Bowditch-Effekt | Sympatho-adrenerge Aktivierung = Stimulation der Adenylatcyclase

→ **Zunahme der Kontraktionskraft**

1. Vorlast (preload): Frank-Starling-Mechanismus (Kraft-Spannungs-Beziehung):
   Mit zunehmender Vorlast (preload = enddiastolisches Ventrikelvolumen [EDV]) erhöhen sich Ventrikelspannung und diastolische Vordehnung des Herzmuskels, wodurch das Schlagvolumen zunimmt (innerhalb physiologischer Grenzen). Ursache des Frank-Starling-Mechanismus ist eine Empfindlichkeitserhöhung der kontraktilen Proteine für Kalzium. Mit zunehmender HF-REF lässt die Wirksamkeit des Frank-Starling-Mechanismus nach! Die Nachlast (afterload), repräsentiert durch den Blutdruck bzw. den Gefäßwiderstand gegen den das Herz arbeiten muss, beeinflusst das Schlagvolumen des Ventrikels, und damit das residuelle endsystolische Volumen. Damit beeinflusst die Nachlast sekundär auch das enddiastolische Volumen und damit den Frank-Starling-Mechanismus.
2. Herzfrequenz: Bowditch-Effekt (Kraft-Frequenz-Beziehung)
   Am gesunden Herzen kommt es mit zunehmender Herzfrequenz auch zu einem Anstieg der Kontraktionskraft. Bei HF-REF ist dieser Effekt aber nicht wirksam; bei hoher Herzfrequenz beobachtet man sogar eine Kontraktionsabnahme des insuffizienten Herzens.
3. Sympatho-adrenerge Aktivierung:
   Adrenalin/Noradrenalin bewirken durch Stimulation des Betarezeptoren-Adenylatcyclase-Systems eine Kontraktionszunahme. Bei HF-REF lässt dieser Effekt aber nach infolge Down-Regulation (= Abnahme der Dichte) der Betarezeptoren.

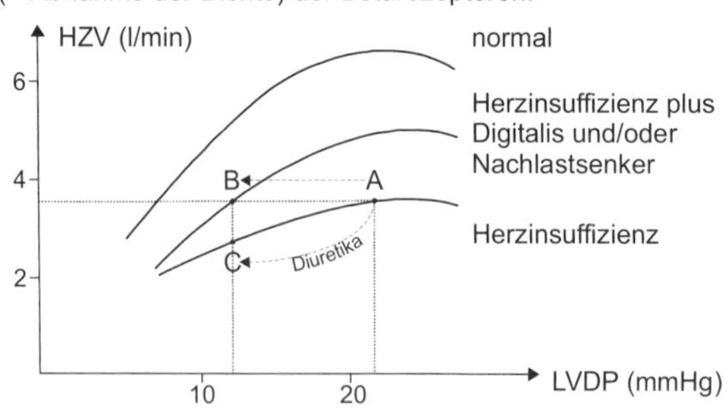

Bei HF-REF flacht sich das Arbeitsdiagramm (Frank-Starling-Kurve) des Herzens ab, das bedeutet:
- Das maximal erreichbare Herzzeitvolumen sinkt ab, anfangs nur unter Belastung (Belastungsinsuffizienz), später auch schon in Ruhe (Ruheinsuffizienz).
- Im Vergleich zum Gesunden kann der insuffiziente Herzmuskel ein bestimmtes Schlagvolumen nur noch bei erhöhtem linksventrikulären enddiastolischen Druck = LVEDP fördern (siehe A in der Abbildung) (normaler LVEDP in Ruhe: 5 - 12 mmHg).
- Durch positiv inotrope Substanzen (z.B. Herzglykoside) und Nachlastsenker (z.B. ACE-Hemmer) wird das Arbeitsdiagramm des insuffizienten Herzens angehoben, so dass das gleiche Schlagvolumen wieder bei erniedrigtem enddiastolischen Druck (B) gefördert werden kann.
- Preloadsenker (z.B. Diuretika) senken zwar den enddiastolischen Druck (C), verändern aber nicht das Arbeitsdiagramm.

Diastolische Füllung des Herzens:
Eine diastolische Funktionsstörung liegt vor, wenn der Ventrikel nicht auf eine suffiziente Vorlast (EDV) mit einem akzeptabel niedrigen Druck gefüllt werden kann. Der Füllungsprozess ist komplex und abhängig von
- der frühdiastolischen Relaxation (aktive Dissoziation der Myofilamente, messbar als Zeitkonstante des LVEDP-Abfalls während der isovolumetrischen Relaxation)
- der passiven Steifheit des Ventrikels (beeinflusst durch Sarkomer-Interaktionen mit der extrazellulären Matrix, der Zusammensetzung der extrazellulären Matrix, dem Perikard und der Ventrikelkonfiguration)
- der synchronen Vorhofkontraktion.

Störungen einzelner dieser Determinanten führen dazu, dass bei HF-PEF eine Füllung auf normales EDV bereits in Ruhe nur mit erhöhten Füllungsdrücken möglich ist. Unter körperlicher Belastung mit Anstieg der Herzfrequenz wird die Diastolendauer verkürzt, was zu einem weiteren Rückstau in den Vorhof mit Druckerhöhung und Abnahme des EDV führt, so dass das Schlagvolumen unter Belastung eher abfällt als ansteigt und damit den erhöhten Versorgungsbedarf des Organismus nicht decken kann.

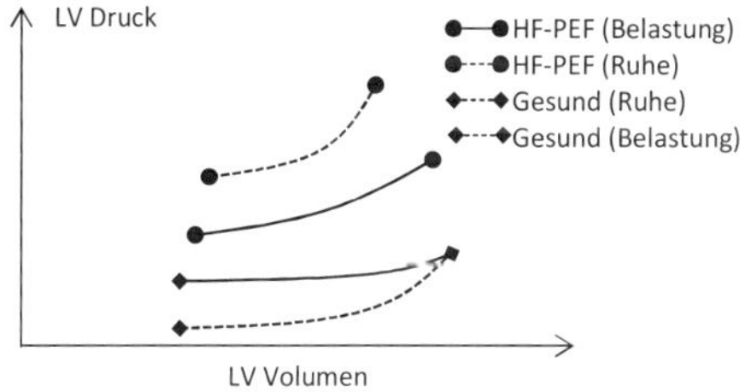

Pg.: der kardialen Ödeme

Forward failure:
HerzMin.volumen ↓
↙ ↘
Verminderung des Glomerulumfiltrats | Verminderung des zirkulierenden Blutvolumens
↓
RAAS- und ADH-Aktivierung
↘ ↙
Na^+- und Wasserretention
↓
Ödeme
↑
Backward failure mit gesteigertem hydrostatischem Druck

Kompensationsmechanismen bei HF-REF:
Die eingeschränkte Kontraktilität bei HF-REF mit Abnahme der Auswurfleistung und resultierender Minderversorgung der Organe führt zu einer Aktivierung verschiedener neurohumoraler Hormonsysteme, mit dem Ziel, Kompensationsmechanismen zur Aufrechterhaltung der Organversorgung zu vermitteln:

Neuroendokrine Aktivierung:

1. Sympathikusaktivierung + Katecholaminausschüttung führen anfangs zu Steigerung der Herzfrequenz und Kontraktionskraft. Mit zunehmender Herzinsuffizienz steigt der Plasma-Noradrenalinspiegel und korreliert mit einer Prognoseverschlechterung. Gleichzeitig vermindert sich die Zahl der kardialen Betarezeptoren (Downregulation). Die Katecholamine wirken dadurch am Herzen immer weniger inotrop, erhöhen aber über eine Steigerung des Arteriolentonus den peripheren Widerstand und damit das Afterload!
   Durch Steigerung des Venentonus mit vermehrtem Blutangebot an das Herz erhöhen sich Preload und Kontraktionskraft. Die Wirksamkeit dieses Frank-Starling-Mechanismus vermindert sich mit zunehmender Herzinsuffizienz
2. Aktivierung des Renin-Angiotensin-Aldosteron-Systems (RAAS):
   Angiotensin II → Vasokonstriktion → Nachlast ↑
   Aldosteron → Na^+ und Wasserretention → Vorlast ↑
3. Vasopressin (ADH)-Aktivierung → Wasserretention → Vorlast ↑

Merke: Die anfangs hilfreichen neuroendokrinen Kompensationsmechanismen verschlechtern im weiteren Verlauf der Herzinsuffizienz die hämodynamische Situation und führen so zu einem Circulus vitiosus, der therapeutisch unterbrochen werden muss!

Sympathikusaktivierung → Downregulation der β-Rezeptoren; Sympathikusaktivierung → Zunahme der Nachlast
RAAS-Aktivierung → Zunahme der Nachlast
Vasopressin-Aktivierung → Salz-/Wasserretention
Downregulation der β-Rezeptoren / Zunahme der Nachlast / Salz-/Wasserretention → **Verstärkung der Herzinsuffizienz!**

4. Freisetzung der natriuretischen Peptide: Typ A = ANP (= atrial natriuretic peptide), Typ B = BNP (brain natriuretic peptide). Auslösender Reiz ist eine Dehnung der Vorhöfe (ANP) oder Kammern (BNP). ANP/BNP wirken vasodilatatorisch und natriuretisch-diuretisch sowie hemmend auf sympathisches und Renin-Angiotensin-Aldosteron-System und vermitteln damit günstige Effekte für das insuffiziente Herz, so dass BNP auch als Ansatz für die Therapie genutzt wird (siehe unten). Mit zunehmender Herzinsuffizienz steigt der BNP-Spiegel, was für die Diagnose der Herzinsuffizienz genutzt werden kann (siehe unten). Trotz hoch-gemessener BNP-Spiegel haben diese nur geringe biologische Wirksamkeit, da unter anderem inaktive BNP-Fragmente sezerniert werden.
   1. - 3. führen zusammen mit weiteren Hormonsystemen (z.B. Endothelin) akut zu einer hämodynamischen Verbesserung der Organperfusion über Steigerung des Perfusionsdruckes und -volumens. Im weiteren Verlauf sind diese hämodynamischen Veränderungen über die Nachlaststeigerung und Volumenüberladung jedoch ungünstig für das insuffiziente Herz und tragen zur Progression der Erkrankung bei. Zusätzlich vermitteln die Hormonsysteme molekular und makroskopisch am Herzen Umbauprozesse, zusammengefasst unter dem Begriff Remodeling, die ebenfalls zu einer weiteren Verschlechterung der Herzleistung führen und letztlich verantwortlich sind für den chronisch progredienten Verlauf der Herzinsuffizienz. Zu diesen Veränderungen zählen u.a. Apoptose und Hypertrophie von Kardiomyozyten und molekulare Veränderungen der extrazellularen Matrix und der kardiomyozytären Kalziumregulation. Der Ansatz der Herzinsuffizienztherapie besteht in der Inhibition dieser Hormonsysteme, um den Krankheitsverlauf günstig zu modifizieren.
   Die Konfiguration der Hypertrophie bei chronischer Herzinsuffizienz wird durch die Art der Belastung bestimmt:
   - Volumenbelastung (z.B. Klappeninsuffizienz) führt zu exzentrischer Hypertrophie (= Hypertrophie mit Dilatation)
   - Druckbelastung (z.B. Klappenstenosen, Hypertonie) führt zu konzentrischer Hypertrophie (= Hypertrophie ohne Dilatation)

KL.: A) Linksherzinsuffizienz [I50.19]

1. Zeichen des Rückwärtsversagens: Lungenstauung:
   - Dyspnoe (anfangs Belastungs-, später Ruhedyspnoe), Tachypnoe
   - Orthopnoe (Einsatz der Atemhilfsmuskulatur durch Aufsitzen hilft dem Patienten)
   - Bendopnoe (beim Vorbeugen durch die rasche Volumenverschiebung)
   - Asthma cardiale: Nächtlicher Husten + anfallsweise Orthopnoe
   - Lungenödem mit Orthopnoe, Rasseln über der Brust, schaumigem Auswurf
   - Zyanose (pulmonale Funktionsstörung + vermehrte O_2-Ausschöpfung in der Peripherie)
2. Zeichen des Vorwärtsversagens (low output):
   - Leistungsminderung, Schwächegefühl („Fatigue") durch muskuläre Minderversorgung
   - Zerebrale Minderversorgung mit z.B. Verwirrtheit, bes. bei älteren Patienten

B) Rechtsherzinsuffizienz [I50.01] mit Rückstauung in den großen Kreislauf:
- Sichtbare Venenstauung (Halsvenen, Venen am Zungengrund)
- Gewichtszunahme und Ödeme der abhängigen Körperpartien: Fußrücken, prätibial - bei liegenden Patienten präsakral; anfangs nur abends, später permanent; in schweren Fällen Anasarka = Ödeme auch des Körperstammes.
- Stauungsleber: Vergrößerte, evtl. schmerzhafte Leber (bes. bei akuter kardialer Dekompensation), evtl. Ikterus, Bei chronischer Rechtsherzinsuffizienz evtl. Entwicklung einer kardialen "Zirrhose" (= indurierte, atrophische Stauungsleber), Aszites (Stauungstranssudat)
- Stauungsgastritis: Appetitlosigkeit, Meteorismus, selten Malabsorption und kardiale Kachexie
- Stauungsnieren mit Proteinurie

C) Gemeinsame Symptome bei Links- und Rechtsherzinsuffizienz:
- Nykturie (durch nächtliche Rückresorption von Ödemen)
- Sympathikotone Überaktivität: Tachykardie, evtl. Rhythmusstörungen, feuchtkalte Haut
- Evtl. 3. Herzton (Galopprhythmus), evtl. Pulsus alternans (durch unterschiedlich große Herzschlagvolumina)
- Pleuraergüsse (Stauungstranssudate) sind häufiger rechts als links, weil der negative intrapleurale Druck rechts negativer ist als links
- Kardial Kachexie (in sehr fortgeschrittenen Stadien): Ungewollter Gewichtsverlust ≥ 6% in 6 - 12 Monaten

Stadieneinteilung der Herzinsuffizienz (HI) nach subjektiven Beschwerden
(NYHA-Stadien der New York Heart Association) und ABCD-Gruppierung der American Heart Association [AHA/ACC]:

NYHA-Stadium	Befunde/subjektive Beschwerden bei HI	AHA/ACC-Stadien
	Keine Beschwerden, keine strukturellen Schäden, aber Risikofaktoren für Herzinsuffizienz (z.B. Hypertonie, KHK, toxische Medikamente)	A
I	Beschwerdefreiheit (unter Therapie), normale körperliche Belastbarkeit	B
II	Beschwerden bei stärkerer körperlicher Belastung (ca. 2 Etagen Treppen steigen, ≈ > 1 - 1,5 W/kg)	C
III	Beschwerden schon bei leichter körperlicher Belastung (ca. bis 1 Etage Treppen steigen, ≈ 1 W/kg)	C
IV	Beschwerden in Ruhe oder bei geringen Tätigkeiten (Sprechen, Zähne putzen)	D

Die Einteilung nach NYHA-Stadien wurde für den Patienteneinschluss in Studien verwendet und ist somit Therapie-relevant.

Ko.: - Rhythmusstörungen:
Rhythmusstörungen können Ursache, aber auch Komplikation einer Herzinsuffizienz sein. Das Risiko eines plötzlichen Herztodes korreliert eng mit dem Schweregrad der Herzinsuffizienz: Patienten mit Herzinsuffizienz im NYHA-Stadium III - IV versterben zu 80 % an tachykarden Rhythmusstörungen! Vorhofflimmern tritt in bis zu 20 - 30 % der Patienten mit Herzinsuffizienz auf.
- Schlafapnoe-Syndrom: Bei bis zu 50 %, vorwiegend zentrales Schlafapnoe-Syndrom (***Cave:*** Therapie mit adaptiver Servoventilation obsolet wegen Übersterblichkeit SERVE-HF-Studie!)
- Anämie: Bei bis zu 10 %, multifaktoriell: Eisenmangel, renal, Verdünnung, chronische Erkrankung u.a. - Therapie mit Darbepoetin bringt keinen positiven Effekt, aber erhöhte Embolierate (RED-HF-Studie)
- Eisenmangel: Bei bis zu 40 % (absoluter und funktioneller Mangel, multifaktoriell: Ernährung, Resorption, Medikamenteninteraktionen, gastrointestinale Verluste u.a.), siehe Therapie!
- Nierenfunktionsstörung (kardiorenales Syndrom)
- Venöse Thrombosen (Strömungsverlangsamung, Immobilisation) → Gefahr von Lungenembolien
- Kardiale Thrombenbildung mit der Gefahr von arteriellen Embolien (insbes. Hirnembolien)
- Depression: Bei bis zu 15 % (reaktiv)

Di.: ***Merke:*** Alleine anhand klinischer Symptome/Zeichen kann Herzinsuffizienz nicht sicher diagnostiziert werden, es muss ein objektiver Nachweis von ursächlichen Funktions-/Strukturstörungen erfolgen:

- HF-REF: EF < 40 % - HF-mrEF: EF 40 - 50 % - HF-PEF: ≥ 50%. Erhöhte natriuretische Peptide
- Mindestens ein Kriterium einer strukturellen Herzerkrankung (LA-Dilatation > 34ml/m^2, LV-Hypertrophie) oder einer diastolischen Dysfunktion (Echo siehe unten, ggf. invasiv LVEDP ≥ 16 mmHg, PCWP ≥ 15 mmHg).

Diagnostische Instrumente:
1. Ruhe-EKG: Basisdiagnostik der Herzinsuffizienzabklärung
   - Hilft Rhythmusstörungen als Ursache der Herzinsuffizienz zur erkennen (Bradykardie, Tachykardie);
   - Hoher negativ prädiktiver Wert für Herzinsuffizienz, wenn komplett unauffällig!
   - Therapie-relevante Befunde: Herzfrequenz als Therapieziel, Antikoagulation bei Vorhofflimmern, ggf. CRT-Indikation bei Blockbild

   Merke: Bei Fehlen jeglicher Risikofaktoren (KHK, Hypertonie, toxische Medikamente/Bestrahlung, kein Diuretikagebrauch, keine Orthopnoe/nächtliche Dyspnoe) und klinischer Zeichen (Rasselgeräusche, Knöchelödeme, Halsvenenstauung, verlagerter/verbreiteter Herzspitzenschlag) und normalem EKG ist eine HI sehr unwahrscheinlich!
2. Natriuretische Peptide: Brain Natriuretic Peptide (BNP) und der N-terminale Abschnitt des proBNP (NT-pro-BNP) werden aus Kardiomyozyten ins Blut sezerniert, wenn der Ventrikel erhöhte Wandspannung hat und korrelieren mit der Schwere der ventrikulären Funktionsstörung: Hoher negativer prädiktiver Wert (Ausschluss einer Herzinsuffizienz).

   Beachte: Einfluss von Alter und Nierenfunktion. Erniedrigte Werte bei adipösen Patienten. Grenzwerte hängen von der aktuellen Krankheitsschwere bei Präsentation ab.

   - Akuter Beginn, schwer krank (Notaufnahme):
     BNP < 100 pg/ml oder NT-proBNP < 300 pg/ml: HI wenig wahrscheinlich
   - Nicht akuter Beginn, milde:
     BNP < 35 pg/ml oder NT-proBNP < 125 pg/ml: HI wenig wahrscheinlich

   Leicht erhöhte natriuretische Peptide können die Diagnose HI nicht sichern (positiv prädiktiver Wert gering), Werte unterhalb der Grenzwerte schliessen eine HI aber sicher aus: Keine Echokardiographie mehr nötig.
3. Echokardiographie: Basisdiagnostik der Herzinsuffizienzabklärung
   - Nachweis einer systolischen Dysfunktion: Planimetrisch ermittelte Ejektionsfraktion (EF)
   - Nachweis einer diastolischen Dysfunktion → 4 Stadien: 1. abnormale Relaxation, 2. Pseudonormalisierung, 3. reversible Restriktion, 4. irreversible Restriktion, über Messung des transmitralen Flusses mittels PW-Doppler (E- und A-Welle) sowie Messung der Gewebegeschwindigkeit im Mitralanulus mittels Gewebedoppler (E'- und A'-Welle). Daraus lässt sich der Quotient E/E' als Surrogat des linksventrikulären Füllungsdruck berechnen: > 13 Hinweis auf erhöhten Füllungsdruck, E' < 9 cm/s Hinweis auf diastolische Dysfunktion.
   - Nachweis einer Herzvergrößerung, einer Myokardhypertrophie (♂ ≥ 115 g/m^2, ♀ ≥ 95 g/m^2)
   - Beurteilung des HerzMin.volumens und der Blutströmung (Farbduplex)
   - Erfassung kausaler Faktoren für eine Herzinsuffizienz, z.B. Vitien, Störungen der Ventrikelwandbewegung nach Infarkt, Perikarderguss
4. Röntgen Thorax p.a.: Sinnvoll nur für pneumologische Differenzialdiagnosen; Zeichen der Herzinsuffizienz wie Pleuraerguss, pulmonalvenöse Stauung und Lungenödem lassen sich in der thorakalen Sonographie ebenfalls (strahlenfrei!) nachweisen. Röntgenbefunde bei HI:
   - Bei Linksherzinsuffizienz Zeichen der Lungenstauung:
     - Kerley B-Linien: Waagerechte bis 1 cm lange Streifen in den Unterlappen = verdickte Interlobärsepten bei interstitiellem Ödem
     - Dichte gestaute Hilusgefäße, verbreiterte und gestaute Lungenvenen (im Hilusbereich)
     - Milchglaszeichnung bei alveolärem Lungenödem
     - Evtl. Pleuraerguss
   - Bei Rechtsherzinsuffizienz:
     - Verbreiterung der V. azygos (früheste Veränderung)
     - Verbreiterung der V. cava superior und des rechten Vorhofs
   - Nachweis einer evtl. Vergrößerung des Herzens:
     Eine konzentrische Hypertrophie der Ventrikel infolge Druckbelastung kann anfangs im Röntgenbild nicht erkannt werden. Dagegen kann man eine exzentrische Hypertrophie bei Volumenbelastung frühzeitig sehen.
     a) Global vergrößertes Herz mit Herz-Thorax-Quotient (HTQ) > 0,5: Quotient aus maximalem Herzdurchmesser (im p.a.-Bild) und Thoraxweite in gleicher Höhe wird > 0,5.
     b) Vergrößerung einzelner Ventrikel:
        - Linker Ventrikel:
          Bei einer Vergrößerung des linken Ventrikels wird die Herzspitze weiter nach links verlagert und taucht mit einem stumpfen Winkel (> 90°) schräg in das linke Zwerchfell ein. Im Seitenbild Einengung des zwerchfellnahen Herzhinterraumes.
        - Rechter Ventrikel:
          Eine Vergrößerung des rechten Ventrikels verlagert das Herz durch Rotation ebenfalls nach links. Dabei kommt es aber zu einer Anhebung der Herzspitze, wodurch der Winkel zwischen linkem Herzrand und Zwerchfell spitz wird (< 90°)
          Im Seitenbild Einengung des retrosternalen Herzvorderraumes.

5. Kardio-MRT: Aufgrund Aufwand und Verfügbarkeit keine Bedeutung in der Basisdiagnostik; essenziell zur Diagnostik einzelner Grunderkrankungen wie Myokarditis, bestimmte Kardiomyopathien und Vitalität-/Ischämie Diagnostik.
6. Invasive Diagnostik: Keine Bedeutung für Basisdiagnostik; Koronarangiographie nur bei klinischem V.a. KHK als Ursache der HI; Rechtsherzkatheteruntersuchung voraussetzend für Evaluation mechanischer Unterstützungssysteme und HTX

DD: z.B. - Dyspnoe nichtkardialer Genese (→ DD Dyspnoe → BNP bestimmen!)
- Zyanose nichtkardialer Genese (→ DD Zyanose)
- Ödeme nichtkardialer Genese (→ DD Ödeme)
- Nykturie nichtkardialer Genese (z.B. Blasen-/Prostataerkrankungen)
- Halsvenenstauung nichtkardialer Genese (z.B. tumorös bedingte obere Einflussstauung)
- Pleuraergüsse nichtkardialer Genese (→ DD Pleuraerguss)
- Aszites nichtkardialer Genese (→ DD Aszites)
- Lungenödem nichtkardialer Genese (→ Kapitel Lungenödem)
- Kreislaufschock nichtkardialer Genese (→ Kapitel Schock)

Th.: der chronischen Herzinsuffizienz nach Leitlinien (z.B. *www.escardio.org*)

A) Kausal: z.B.
- Therapie einer arteriellen Hypertonie
- Revaskularisation bei koronarer Herzkrankheit und Reduktion ihrer Risikofaktoren
- Therapie ausgewählter Myokarditisentitäten oder Kardiomyopathien (HOCM)
- Therapie ursächlicher Herzrhythmusstörung
- Therapie eines Vitiums, einer konstriktiven Perikarditis u.a.

B) Allgemeinmaßnahmen:
- Reduktion kardiovaskulärer Risikofaktoren (siehe Kapitel KHK!)
- Stabile HI: Kontrolliertes sporttherapeutisches Ausdauertraining
- Vermeidung von extremem Übergewicht (***Cave:*** Adipositas-Paradox bei Herzinsuffizienz: Adipöse Herzinsuffizienzpatienten haben eine bessere Prognose)
- Es gibt keine belastbaren Daten, die den Nutzen einer Kochsalzrestriktion unterstützen.
- Bei refraktärer Überwässerung: Begrenzung der Flüssigkeitszufuhr
- Tägliche Gewichtskontrolle zur Früherkennung einer Überwässerung (> 2 kg in 3 Tagen)
- Vermeidung einer Hypokaliämie (die maligne Rhythmusstörungen begünstigt)
- Weglassen von Medikamenten, die eine Herzinsuffizienz verschlechtern können: z.B. NSAR, Glukokortikosteroide, Glitazone, Kalziumantagonisten mit negativ inotroper Wirkung (Verapamil, Diltiazem), α-Blocker, Interferon, einige Zytostatika (Anthrazykline, Carboplatin, Trastuzumab), trizyklische Antidepressiva, Lithium, Clozapin, Klasse I-Antiarrhythmika, Beta-Sympathomimetika (auch β_2-Agonisten in höherer Dosierung)
- Pneumokokkenimpfung, saisonale Grippeimpfung
- Strukturiertes, multidisziplinäres Versorgungsprogramm zur Therapieoptimierung der Herzinsuffizienz, zur Patientenschulung und -kontrolle für Hochrisikopatienten

C) Medikamentöse Therapie der chronischen Herzinsuffizienz HF-REF.
Bislang ist nur für HF-REF ein Krankheits-modifizierender Medikamenteneffekt mit Mortalitätssenkung nachgewiesen. Dies gilt für: ACE-Hemmer (alternativ: AT1-Rezeptorblocker), β-Blocker, Mineralkortikoidrezeptorantagonisten und Angiotensin-Rezeptor-Neprilysin-Inhibitoren.

NYHA-Stadium	I	II	III	IV
Diuretika[1]	(x)	x	x	x
ACE-Hemmer[2]	x	x	x	x
Betablocker[3]	x	x	x	x
Mineralkortikoidrezeptoren-Antagonisten		x	x	x
Ivabradin[4]		x	x	(x)

[1] Bei Flüssigkeitsretention Einsatz von Diuretika auch schon ab St. I
[2] Alternative: Angiotensin-Rezeptor-Neprilysin-Inhibitor; bei Unverträglichkeit von ACE-Hemmern Wechsel auf AT_1-Blocker
[3] Bei Hypertonie sowie nach Herzinfarkt Gabe von Betablockern unabhängig von Herzinsuffizienz
[4] In Kombination mit der Standardtherapie einschl. Betablocker oder bei KI gegen Betablocker und Sinusrhythmus ≥ 70/min

- ACE-Hemmer ab NYHA-Stadium I (EF ≤ 40 %)
- AT_1-Rezeptorblocker (ARB, Sartane) bei KI gegen ACE-Hemmer oder NW (z.B. Husten) (Losartan, Candesartan, Valsartan)
- Betablocker (Metoprolol, Bisoprolol, Carvedilol, Nebivolol) ab NYHA-Stadium I (EF ≤ 40 %), wobei im St. I der Nutzen nur für Postinfarktpatienten gezeigt wurde.

- Mineralkortikoid-Rezeptorantagonisten (MRA [früher Aldosteronantagonist], Spironolacton/Eplerenon) ab NYHA-Stadium II (EF ≤ 35 %) (EMPHASIS-HF-Studie); Kontrolle des Serumkaliums und der Nierenfunktion wegen additiver NW mit ACE-Hemmer/ARB!
- Angiotensin-Rezeptor-Neprilysin-Inhibitoren (ARNI): Sacubitril-Valsartan ab NYHA-Stadium II (EF ≤ 35 %), wenn volle Zieldosis von ACE-Hemmer/AT_1-Blocker vertragen wird und hohes Risiko (natriuretische Peptide deutlich erhöht). Dürfen nicht mit ACE-Hemmer kombiniert werden (Angioödem!).
- Ivabradin (I_f-Kanalblocker) ab NYHA Stadium II (EF ≤ 35%) wenn Sinusrhythmus ≥ 70/Min. unter maximal tolerabler Basistherapie inklusive β-Blocker; senkt die Hospitalisierungsrate (SHIFT-Studie).
- Diuretika (Thiazid-, Schleifendiuretika) bei Flüssigkeitsretention bei jeder Form der Herzinsuffizienz; kein prognostischer Nutzen
- Herzglykoside (Digitalis) bei Tachyarrhythmie bei Vorhofflimmern, wenn unter β-Blocker keine ausreichende Frequenzkontrolle erreicht wird. Ob Digitalis zusätzlich zu der o.g. extensiven Basistherapie noch einen Nutzen hat, ist unklar und wird aktuell in der DIGIT-HF Studie untersucht. Zwischenzeitliche Hinweise auf eine Übersterblichkeit unter Digitalis haben sich nicht bestätigt.
- Intravenöses Eisen (z.B. Carboxymaltose-Eisen) ab NYHA-Stadium II bei absolutem oder funktionellem Eisenmangel bessert Belastbarkeit und Lebensqualität.

Merke: Entscheidend für den maximalen Nutzen der medikamentösen Herzinsuffizienztherapie ist, dass die einzelnen Medikamente konsequent bis zur empfohlenen Zieldosis oder dem Auftreten von Nebenwirkungen auftitriert werden!

D) Nicht-chirurgische Device-Therapie der chronischen Herzinsuffizienz HF-REF

1. Kardiale Resynchronisationstherapie (CRT): Durch Synchronisation der atrioventrikulären, inter- und intraventrikulären Kontraktionsabläufe mittels vorhofgesteuerter biventrikulärer Elektrostimulation kommt es bei komplettem Schenkelblock zu einem reversen Remodeling mit Abnahme der Ventrikelvolumen, Anstieg der Pumpleistung bis zu 15 %, Verbesserung einer funktionellen Mitralklappeninsuffizienz und Senkung der Letalität! Der Nutzen korreliert mit der Breite des QRS-Komplexes.
   Ind.: EF ≤ 35 % und NYHA ≥ II trotz optimaler medikamentöser Therapie und verbreitertem QRS-Komplex: ≥ 130 ms bei Linksschenkelblock und ≥ 150 ms bei Nicht-Linksschenkelblock-Konfiguration; wenn Lebenserwartung > 1 Jahr
2. Implantierbarer Kardioverter-Defibrillator (ICD)
   - Sekundärprophylaxe bei Zustand nach Reanimation wegen Kammerflattern/-flimmern
   - Primärprophylaxe:
     Ind: Nach der SCD-HeFt-Studie: EF ≤ 35 % und NYHA II - III trotz optimaler medikamentöser Therapie über mehr als 3 Monate und einer Lebenserwartung > 1 Jahr. Reduktion der Gesamtletalität um 23 %/46 Monaten.

E) Mechanische Unterstützungssysteme und Herztransplantation (siehe weiter unten)

Therapie der akuten Herzinsuffizienz:

1. Akutevaluation und Therapie:

1.a) kardiopulmonale Instabilität: Kreislaufunterstützung (Katecholamine, ggf. ECMO) und/oder Beatmung

1.b) Spezifische Therapie: CHAMP-Schema
- Akutes **C**oronarsyndrom/Herzinfarkt: Rekanalisationstherapie (Fibrinolyse, Akut-PTCA)
- **H**ypertensiver Notfall: Blutdrucksenkung
- **A**rrhythmien: Bradykard (evtl. Atropin, Schrittmachertherapie), tachykard (evtl. Antiarrhythmika, Elektrokardioversion)
- **M**echanische Ereignisse (Ventrikelruptur oder Papillarmuskelabriss bei Infarkt, Aortendissektion, Thoraxtrauma, akute Klappeninsuffizienzen bei Endokarditis): Kardiochirurgie
- **P**ulmonalembolie: Antikoagulation, ggf. Lyse

2. Symptomatische Therapie der akuten Herzinsuffizienz:

Merke: Das Syndrom akute HI ist sehr heterogen und erfordert eine fundierte klinische Erhebung als Basis für die Differenzialtherapie, z.B. basierend auf Stauung (trocken-feucht: Pulmonale RGs, Ödeme, Halsvenenstauung) und Hypoperfusion (warm-kalt: Kalt-schweissige Extremitäten, Verwirrtheit, Oligurie, ggf. Laktatanstieg).

Cave: Hypotonie ist nur ein schwacher Surrogatparameter für Hypoperfusion!

- Sitzende Lagerung, O_2-Gabe (Ziel: Pulsoxy-O_2-Sättigung ≥ 90 %)
- Feucht + warm: Diuretika (z.B. Furosemid i.v. 40 mg) und Vasodilatatoren (z.B. Nitroglyzerin)
- Feucht + kalt: Bei Hypotonie Inotropikum (z.B. Dobutamin), ggf. plus Vasopressor (Noradrenalin, MAP Ziel > 65 mmHg), bei RRsys > 90 mmHg vorsichtig Vasodilatatoren, Diuretika
- Trocken + warm: Optimierung der oralen Dauertherapie
- Trocken + kalt: Vorsichtige Volumengabe, ggf. Inotropika

- Steuerung über RR und klinische Zeichen der Organminderversorgung sowie ggf. Laktat oder zentralvenöse Sättigung, in schweren Fällen erweitertes Monitoring von HZV/Cardiac index und Gefässwiderständen über Pulskonturanalyse/transpulmonale Thermodilution, ggf. Pulmonaliskatheter in Einzelfällen
- Evtl. apparative Unterstützung (Hämofiltration, Ultrafiltration, mechanische Unterstützungssysteme, Beatmung)

MEDIKAMENTE BEI HERZINSUFFIZIENZ

1. ACE-HEMMER

Ind: Mittel der Wahl ab NYHA-Stadium I, EF ≤ 40 %

ACE-Hemmer modifizieren den Krankheitsverlauf der HF-REF und verbessern damit die Prognose (z.B. CONSENSUS-, SOLVD-Studie) Die Gesamtmortalität sinkt um ca. 16 %. Bei Postinfarktpatienten bremsen sie die ungünstigen Umbau- und Anpassungsvorgänge des Herzens ("Remodeling") und verhindern dadurch bei einem Teil der Patienten die Progression der Linksherzinsuffizienz (z.B. SOLVD-P, SAVE-Studie mit ACE-Hemmern).

Es kann zu einem Blutdruckabfall kommen → mit niedriger Dosis beginnen und langsam Dosis steigern (ca. alle 2 Wochen verdoppeln) bis zur maximal verträglichen oder Zieldosis. Die ATLAS-Studie mit Lisinopril zeigte, dass höhere Dosen die Kombination aus Tod und Hospitalisierung signifikant stärker senken als niedrigere Dosen. Die Besserung der Herzinsuffizienz ist erst nach 1 - 2 Monaten ganz zu beurteilen, der prognostische Nutzen zeigt sich statistisch bereits nach 3 Monaten.

Beachte: Asymptomatische Hypotonie, Anstieg des Kreatinins um bis zu 50 % bzw. auf bis zu 3 mg/dl (der jeweils kleinere Anstieg gilt!) und des Kaliums bis 5,5 mmol/l unter ACE-Hemmer Therapie ist akzeptabel.

ACE-Hemmer-Dosierung in Letalitätsstudien bei chronischer Herzinsuffizienz

Substanz	Erstdosis (mg/Tag)	Zieldosis (mg/Tag)	Studie
Captopril	2 x 6,25	3 x 50	SAVE
Enalapril	1 x 2,5	2 x 10 - 20	SOLVD, CONSENSUS
Lisinopril	1 x 2,5	1 x 20 - 35	ATLAS
Ramipril	1 x 1,25	1 x 10	AIREX
Trandolapril	1 x 1	1 x 4	TRACE

(Weitere ACE-Hemmer und Einzelheiten bezüglich Wi., NW und KI: Siehe Kap. Hypertonie)

2. ANGIOTENSIN II-REZEPTORANTAGONISTEN = AT II-BLOCKER = SARTANE = AT1-ANTAGONISTEN

Ind: Therapiealternative bei KI oder Unverträglichkeit von ACE-Hemmern

Zurzeit sind Losartan, Candesartan und Valsartan zugelassen zur Therapie der Herzinsuffizienz. Sie reduzieren die Mortalität bei Herzinsuffizienz in ähnlicher Größenordnung wie ACE-Hemmer. Keine Kombination ACE-Hemmer und AT_1-Antagonisten wegen überadditiver Nebenwirkungen!.

AT_1-Antagonist	Initiale Dosis (mg/d)	Zieldosis (mg/d)	Studie
Candesartan	1 x 4	1 x 32	CHARM
Losartan	1 x 12,5	1 x 100 - 150	ELITE II
Valsartan	2 x 40	2 x 160	Val-HeFT

(Einzelheiten zu den Präparaten: Siehe Kap. Hypertonie)

3. ANGIOTENSIN-REZEPTOR-NEPRILYSIN-INHIBITOREN = ARNI

Ind: Ab NYHA St. II und EF≤ 35 %

Bisher nur ein Vertreter: Entresto®. In der PARADIGM Studie im Vergleich zu Enalapril signifikante Senkung von Mortalität um 16 % und Hospitalisierung bei besserer Gesamtverträglichkeit. Indiziert als Therapie-Eskalation als Ersatz für ACE-Hemmer oder AT1-Antagonisten.

Wi.: Hybridmolekül bestehend aus Valsartan und dem Neprilysin-Inhibitor Sacubitril. Durch die Hemmung der Protease Neprilysin wird der Abbau von verschiedenen vasoaktiven Peptidhormonen wie u.a. natriuretischen Peptiden ANP und BNP, Bradykinin aber auch Angiotensin II gehemmt.

Durch die gesteigerte Aktivität von ANP und BNP kommt es zu Vasodilatation, Natriurese und Diurese. Für die Effektivität des Neprilysin-Inhibitors ist eine Kombination mit einem AT_1-Antagonist (hier Valsartan) essenziell, da sonst die gleichzeitige Steigerung von Angiotensin II die Effekte nulliert. Kombination mit ACE-Hemmer obsolet, da hohe Rate an Angioödemen durch duale Hemmung des Bradykininabbaus.

Cave: BNP kann nicht mehr zur Therapiesteuerung genutzt werden, weil Spiegel unter ARNI ansteigen. Dies gilt nicht für NT-proBNP.

NW: Spektrum ähnlich wie bei ACE-Hemmern/AT_1-Antagonisten, aber stärker Blutdruck senkend, häufiger Angioödeme, weniger Hyperkaliämie, seltener Verschlechterung der Nierenfunktion

Dos: Entresto® einschleichend niedrig dosieren: 2 x 50 mg/d; Blutdruckabhängig Steigerung auf maximal 2 x 200 mg/d

4. BETAREZEPTORENBLOCKER

Ind: Zusammen mit ACE-Hemmer ab NYHA St. I und EF ≤ 40 %. Bei Patienten mit Hypertonie oder Zustand nach Herzinfarkt werden Betablocker stadienunabhängig eingesetzt.

Zählen wie ACE-Hemmer zu den krankheitsmodifizierenden Medikamenten. In der CIBIS-3-Studie kein sign. Outcome-Unterschied, ob HI-Therapie die ersten 6 Monate mit ACE-Hemmer oder β-Blocker begonnen wird. Für Carvedilol, Metoprolol, Bisoprolol Senkung der Mortalität um ca. 34 % gezeigt (COPERNICUS-Studie, MERIT-HF-Studie). Für Nebivolol nur Senkung der Kombination aus Mortalität und kardiovaskulärer Hospitalisierung bei Patienten über 70 Jahre nachgewiesen (SENIORS-Studie). Der Nutzen der β-Blocker korreliert am besten mit der Herzfrequenzsenkung (Ziel 60 -70/min).

NW + KI: Siehe Kap. Betablocker

Beachte: 1. COPD ist keine, Asthma nur eine relative Kontraindikation für β-Blocker. 2. Während einer Herzinsuffizienz-Dekompensation muss der β-Blocker nicht immer ganz abgesetzt werden, oft reicht eine temporäre Dosisreduktion aus.

Dos: Die Therapie mit Betablockern sollte erst bei stabilen, rekompensierten Patienten begonnen werden, da es wegen des akut negativ inotropen Effektes zu Dekompensationen kommen kann! Mit niedriger Dosis beginnen und ca. alle 2 Wochen steigern.

β-Rezeptorenblocker	Startdosis (mg/Tag)	Zieldosis (mg/Tag)
Bisoprolol	1 x 1,25	1 x 10
Carvedilol	1 x 3,125	2 x 25 - 50
Metoprolol(-succinat)	1 x 10	1 x 200
Nebivolol	1 x 1,25	1 x 10

5. IVABRADIN

Ind: Ab NYHA-St. II, EF ≤ 35 % und Sinusrhythmus ≥ 70/Min. unter maximal verträglicher Dosis der Basistherapie einschl. Betablocker oder KI von Betablockern

Wi.: Als I_f-Kanalblocker wird die Herzfrequenz über den Sinusknoten reduziert. Reduziert in der SHIFT-Studie die Hospitalisierungsrate, verbessert Symptomatik und führt zu reversem Remodeling.

KI: Herzfrequenz < 60/min; instabile oder akute Herzinsuffizienz; akutes Koronarsyndrom/Herzinfarkt; keine gleichzeitige Therapie mit Verapamil oder Diltiazem, Schwangerschaft, Stillzeit u.a.

WW: Mit CYP3A4-Inhibitoren (= KI) u.a.

NW: Phosphene = lichtbedingte visuelle Symptome, Bradykardie; erhöhtes Risiko für Vorhofflimmern

Dos: Procoralan® einschleichend niedrig dosieren: 2 x 5 mg/d; später frequenzabhängig Dosisanpassung auf max. 2 x 7,5mg/d

6. NITRATE

Wi.: Venös > arteriell wirksame Vasodilatatoren (Vorlastsenkung > Nachlastsenkung)

Nitroglyzerin ist bei akuter Linksherzinsuffizienz mit Lungenstauung und erhöhtem Blutdruck Mittel der Wahl (+ Furosemid).
(Einzelheiten hinsichtlich Präparate, NW + KI: Siehe Kap. KHK)

7. DIURETIKA

Wirkprinzip: Thiazide und Schleifendiuretika bewirken eine Steigerung der renalen NaCl- und Wasserausscheidung („Saluretika").

Wirkung bei Herzinsuffizienz:
- Vorzugsweise Verminderung der Vorlast mit Rückbildung von Lungenstauung und Ödemen
- Zusätzlich Verminderung des peripheren Widerstandes und damit der Nachlast

1. Thiazide und Analoga:
   Wi.: Blockierung des Na^+Cl^--Cotransportes am frühdistalen Tubulus, wodurch bis zu 15 % des glomerulär filtrierten Natriums ausgeschieden werden; auch Kalium geht dabei verloren. Die Einzelsubstanzen unterscheiden sich hauptsächlich in ihrer Wirkungsdauer, die beim Hydrochlorothiazid bei 12 - 24 h und beim Chlortalidon bei 48 h oder mehr liegt. Thiazide wirken auch noch bei einem Glomerulumfiltrat < 30 ml/min, wenn auch weniger gut.

Freiname (Beispiele)	Handelspräparat (z.B.)	Mittlere orale Tagesdosis in mg
a) Mittellangwirkende Saluretika (< 24 h)		
- Hydrochlorothiazid (HCT)	Generika	12,5 - 25
- Indapamid	Generika	1,5 - 2,5
- Xipamid	Generika	10 - 40
b) Langwirkende Saluretika (48 h oder mehr)		
- Chlortalidon	Hygroton®	25 - 50 (intermittierend jeden 2. Tag)

2. Stark wirksame "Schleifendiuretika":
   Wi.: Blockierung des Na^+/K^+2Cl^--Carriers im aufsteigenden Teil der Henleschen Schleife, wodurch bis 40 % des filtrierten Natriums ausgeschieden werden.
   Im Verlauf einer Behandlung mit Schleifendiuretika kann sich durch kompensatorische Resorptionssteigerung im distalen Tubulus die Wirkung abschwächen. Man spricht dann von Diuretikaresistenz. Andere Ursachen einer Diuretikaresistenz sind Hyponatriämie oder Behandlung mit NSAR.
   Merke: Bei Diuretikaresistenz unter Schleifendiuretika nicht ständig höher dosieren, sondern Schleifendiuretikum mit Thiazid kombinieren. Dadurch bewirkt man eine sequenzielle Nephronblockade, wodurch die Diurese wieder zunimmt. Allerdings muss auf Kalium- und Magnesiumverlust geachtet werden und bei Bedarf substituiert werden!
   Furosemid ist auch bei einem Glomerulumfiltrat < 5 ml/min diuretisch wirksam. Nach i.v.-Gabe setzt die Diurese nach 10 - 20 Min. ein. Alle Schleifendiuretika haben eine rel. kurze Wirkungsdauer (< 6 h).

Freiname (Beispiele)	Handelspräparat (z.B.)	mittlere orale Tagesdosis in mg
Furosemid	Generika	20 - 80
Piretanid	Generika	3 - 6
Torasemid	Generika	5 - 10

   Furosemid, mit dem die längsten Erfahrungen vorliegen, hat die größte therapeutische Breite. Es führt auch zu einer direkten Venodilatation (Vorlastsenkung), wodurch eine Lungenstauung noch vor Eintritt der diuretischen Wirkung entlastet wird (Einzeldosis 20 - 40 mg i.v.).

3. Kaliumsparende Diuretika:
   Wi.: Hemmung der Na^+-Absorption und K^+-Sekretion im Sammelrohr
   Aufgrund einer nur mäßigen diuretischen Wirkung spielen sie als Monotherapeutika keine Rolle. Kaliumsparende Diuretika werden in Kombination mit Thiaziden eingesetzt und sind bei Niereninsuffizienz kontraindiziert. Wenn bei Herzinsuffizienz (NYHA II - IV) Aldosteronantagonisten mit ACE-Hemmern oder AT_1-Blockern kombiniert werden müssen, sollte die Kreatinin-Clearance nur moderat vermindert sein und die Kalium-Werte müssen kontrolliert werden.
   ▶ Aldosteronantagonisten = Mineralkortikoid-Rezeptorantagonisten (MRA):
   Spironolacton, Eplerenon
   Ind: 1. Primärer Hyperaldosteronismus (Conn-Syndrom) und sekundärer Hyperaldosteronismus (z.B. bei dekompensierter Leberzirrhose)
   2. Herzinsuffizienz ab NYHA St. II und EF ≤ 35 %. MRA zählen bei HF-REF neben ACE-Hemmern und β-Blockern zu den prognoseverbessernden Medikamenten. Spironolacton hat auch bei HF-PEF positive Effekte auf Füllungsdrücke und Hospitalisierungsrate, wenngleich die primären Studienendpunkte nicht erreicht wurden (Aldo-DHF- und TOPCAT-Studie).
   Spironolacton kann bei Patienten mit Herzinsuffizienz St. III - IV die Mortalität um ca. 30 % senken (RALES-Studie). Dabei reicht oft eine Tagesdosis von 12,5 - 25 mg. Wegen Gefahr der Hyperkaliämie regelmäßige Kontrollen von Serumkalium und Kreatinin.

Ähnlich wirkt der selektivere MRA Eplerenon (Inspra®) (EPHESUS-Studie) mit einer Mortalitätssenkung von 24 % bei NYHA II Patienten. Hormonelle NW (wie Gynäkomastie) sind seltener als unter Spironolacton, Hyperkaliämien sind aber häufiger. Hoher Preis! Dos: 25 - 50 mg/d

- (Aldosteronunabhängige) kaliumsparende Diuretika:
  Amilorid, Triamteren, die als Monotherapeutika zu schwach wirken, werden in Kombination mit Thiaziden eingesetzt: z.B. Hydrochlorothiazid + Amilorid (oder Triamteren). Bei Gabe von Medikamenten, die zu Hyperkaliämie führen können (ACE-Hemmer, Aldosteronantagonisten) sind kaliumsparende Diuretika kontraindiziert!
  Dos.: z.B. HCT 12,5 - 25 mg/d + 25 - 50 mg Triamteren/d
  oder HCT 12,5 - 25 mg/d + 1,25 - 2,5 mg Amilorid/d

Diuretika bei Herzinsuffizienz:
Bei akuter Linksherzinsuffizienz mit (drohendem) Lungenödem ist die rasche i.v.-Gabe eines Schleifendiuretikums (z.B. 40 mg Furosemid) indiziert. Bei chronischer Herzinsuffizienz mit Lungenstauung und/oder Ödemen werden Diuretika oral in der niedrigst möglichen Dosis gegeben, mit der eine Euvolämie erreicht werden kann, und mit den krankheitsmodifizierenden Medikamenten kombiniert.
Für die Dauertherapie sind oft die potenteren Schleifendiuretika nötig. Die Dosis sollte dynamisch an den Volumenstatus angepasst werden, was nach Schulung auch durch die Patienten selbst mit täglicher Gewichtskontrolle erfolgen kann. Eine dauerhafte Kombination aus Schleifen- und Thiaziddiuretika sollte wegen der additiven NW wenn möglich vermieden werden.

Beachte: In der Ausschwemmphase von Ödemen langsame Gewichtsabnahme anstreben (maximal 1 kg pro die), täglich wiegen, regelmäßige Kontrolle von Elektrolyten + Retentionswerten und begleitende Thromboemboliephrophylaxe (Low-dose-heparin), da das Thromboembolierisiko groß ist!
Bei Gabe nichtsteroidaler Antirheumatika (NSAR) ist die Wirkung der Diuretika vermindert!

Empfehlungen bei therapierefraktären kardial bedingten Ödemen:
- Diagnose überprüfen (Ödeme anderer Genese ?)
- Diuretika-Einnahmetreue überprüfen (Compliance)
- Begleitmedikation überprüfen (z.B. nichtsteroidale Antiphlogistika ?)
- Dosis der distal-tubulären Diuretika anpassen oder Schleifendiuretika verordnen
- Dosis der Schleifendiuretika erhöhen und intravenöse Gabe versuchen
- Diuretika kombinieren ("sequenzielle Nephronblockade")

NEBENWIRKUNGEN	KONTRAINDIKATIONEN
▶ **Thiazide:** 1. Serumelektrolytstörungen: Natrium, Kalium (20 %), Magnesium ↓, evtl. Kalzium ↑, 2. Hypovolämie (evtl. mit Harnstoff-, Kreatininanstieg), Blutdrucksenkung, erhöhte Thromboseneigung, bes. in der Phase der Ödemausschwemmung 3. Stoffwechselstörungen: Glukose, Harnsäure, LDL-Cholesterin und Triglyzeride ↑ 4. Aktivierung des Renin-Angiotensin-Aldosteron-Systems (infolge Hypovolämie) → verstärkte Wirkung von ACE-Hemmern! 5. Andere NW: Gastrointestinale Beschwerden, selten allergische Reaktion und Blutbildveränderungen (Anämie, Leukozytopenie, Thrombozytopenie), Pankreatitis u.a.	1. Schwere Nieren-/Leberfunktionsstörung 2. Schwere Elektrolytstörungen: - Hypokaliämie - Hyponatriämie - Hyperkalzämie 3. Digitalisintoxikationen Erhöhtes Risiko besteht auch bei Herzrhythmusstörungen! 4. Sulfonamidallergie 5. Schwangerschaft und Stillzeit Anm.: Wegen der Stoffwechselstörungen werden Thiazide bei Patienten mit Diabetes mellitus und/oder Fettstoffwechselstörungen ungünstig beurteilt.
▶ **Schleifendiuretika:** - Wie Thiazide, jedoch Hypokalzämie - Reversibler Hörverlust (Furosemid) Anm.: Hörverlust tritt bes. bei rascher i.v.-Gabe in höheren Dosen auf.	Wie Thiazide (außer Hyperkalzämie)
▶ **Mineralkortikoid-Rezeptorantagonisten:** 1. Hyperkaliämie und Hyponatriämie 2. Gynäkomastie (10 %), Impotenz Amenorrhö, Zwischenblutungen, Brustspannungen Stimmveränderungen, Hirsutismus	1. Niereninsuffizienz GFR < 20ml/min 2. Hyperkaliämie K^+ > 6 mmol/l 3. Hyponatriämie 4. Schwangerschaft und Stillzeit 5. Triple-Kombination mit ACE-Hemmern und AT_1-Blockern ist obsolet

NEBENWIRKUNGEN	KONTRAINDIKATIONEN
3. Gastrointestinale NW/Blutungen 4. Hautveränderungen 5. Passagere Verwirrtheit Anm.: Nichtsteroidale Antiphlogistika schwächen die Wirkung ab und verstärken die Tendenz zur Hyperkaliämie.	Vorsicht mit Antikaliuretika bei älteren Patienten mit evtl. eingeschränkter Nierenfunktion (Hyperkaliämiegefahr!)
▶ **Amilorid und Triamteren:** 1. Hyperkaliämie und Hyponatriämie 2. Allergische Reaktionen 3. Blutbildveränderungen (megaloblastäre Anämie durch Triamteren) 4. Gastrointestinale Störungen	Wie Mineralkortikoid-Rezeptorantagonisten

Merke: Bei Diuretikatherapie regelmäßige Laborkontrollen: Natrium, Kalium, Kalzium, Kreatinin, Harnsäure, Cholesterin, Glukose!

Anm.: DD Hyponatriämie bei Herzinsuffizienz:

Hyponatriämie bei Herzinsuffizienz	Verdünnungshyponatriämie	Verlusthyponatriämie
Serum-Natrium < 135 mmol/l	Sy.: Ödeme Hämatokrit ↓ Th.: H_2O-Restriktion, „Wasserdiurese" (z.B. Furosemid)	Sy.: Keine Ödeme, Hämatokrit ↑ Th.: Absetzen der Saluretika, NaCl (3 - 4 g/d)

8. HERZGLYKOSIDE

Wi.: Ein Einfluss auf die Mortalität konnte für Digitalisglykoside nicht nachgewiesen werden. Ob ein symptomatischer Nutzen (wie Senkung der Hospitalisierungsrate in der DIG-Studie) zusätzlich zur heutigen sehr effektiven Basistherapie besteht, ist unklar und wird aktuell in der DIGIT-HF Studie untersucht.

Herzglykoside bewirken über eine Hemmung der Na^+/K^+-ATPase einen Anstieg der intrazellulären Na^+-Konzentration. Der dadurch verminderte transmembranäre Na^+-Gradient führt zu einer Hemmung des Na^+/Ca^{2+}-Exchangers und damit konsekutiv zu einer Anreicherung von Ca^{2+} im Zellinneren. Es resultiert eine effektivere elektromechanische Kopplung = positiv inotroper Effekt. Im therapeutischen Wirkungsbereich wird die Ionenpumpe (Membran-Na^+-K^+-ATPase) nur partiell gehemmt (Besetzung von 10 - 30 % der ATPase-Moleküle durch Herzglykoside), sodass der intrazelluläre K^+-/Na^+-Quotient konstant bleibt.

Im toxischen Bereich wird die Ionenpumpe so stark gehemmt (> 30 % der ATPase-Moleküle durch Herzglykoside besetzt), dass die intrazelluläre Na^+-Konzentration steigt und die K^+-Konzentration fällt. Dadurch sinkt das Membranpotential und die Neigung zu Spontanaktivitäten steigt.

Herzglykoside haben eine geringe therapeutische Breite (= Verhältnis toxischer Bereich zu therapeutischer Bereich) von 1,5 - 2,0.

Die Höhe der toxischen Grenze hängt auch vom Elektrolythaushalt ab (Cave: Hyperkalzämie, Hypokaliämie)

Merke: 1. ***Einem digitalisierten Patienten niemals Kalzium i.v. geben!*** (Gefahr von Tachyarrhythmien bis zum Kammerflimmern!).
2. Durch Anhebung des Serumspiegels von Kalium und Magnesium auf hochnormale Werte kann man die Digitalisverträglichkeit verbessern.

Vier Grundwirkungen der Herzglykoside:

1. Positiv inotrop = Erhöhung der Kontraktilität des Herzens
2. Positiv bathmotrop = Erhöhung der Erregbarkeit des Herzens
3. Negativ chronotrop = Verlangsamung der Herzfrequenz (Vaguswirkung)
4. Negativ dromotrop = Verlangsamung der Leitungsgeschwindigkeit

Anm.: Herzglykoside senken die Ruhefrequenz. Die Frequenz unter Belastung wird jedoch unzureichend reduziert. Dies wird optimal durch Betablocker erreicht.

Die Ausscheidung von Digitoxin ist deutlich weniger abhängig von der Nierenfunktion als die von Digoxin und die Digitoxindosis muss daher bei Niereninsuffizienz nicht angepasst werden.

NW: Symptome einer Digitalisintoxikation können auch bei „therapeutischem" Plasmaspiegel des Digitalisglykosids auftreten, wenn durch bestimmte Erkrankungen/Zustände eine herabgesetzte Glykosidtoleranz besteht (siehe weiter unten).

Ind: 1. Tachyarrhythmie infolge Vorhofflimmerns bei symptomatischer Herzinsuffizienz, wenn ein β-Blocker zur Frequenzkontrolle nicht ausreicht
2. Bei HF-REF und schwerer Symptomatik (ab NYHA III) unter ausgeschöpfter Basistherapie (1. - 5., 7.) kann Digitalis versucht werden.

Dos:

Glykosid	Enterale Resorption	Tägliche orale Erhaltungsdosis	Therapeutischer Bereich	Halbwertszeit
Digoxin	70 %	0,25 mg	0,5-0,8 ng/ml	40 h
Digitoxin	90 - 100 %	0,07 mg	10-20 ng/ml	6 - 8 d

KI:
- Bradykarde Rhythmusstörungen, Sick-Sinus-Syndrom, Karotis-Sinus-Syndrom, SA-/AV-Block > 1°
- Kammertachykardie
- WPW-Syndrom
- Hyperkalzämie
- Hypokaliämie

DIGITALIS-NW UND -INTOXIKATION [T46.0]

Urs: einer Digitalisintoxikation:
1. Vorliegen von Kontraindikationen für Digitalis oder Zustände herabgesetzter Glykosidtoleranz (am häufigsten Einschränkung der Nierenfunktion sowie Pharmakainteraktionen)
2. Dosierungsfehler
3. Suizidale oder kriminelle Absicht

KL.: 1. Gastrointestinale Störungen, wie Brechreiz (Vaguswirkung), Durchfälle
2. Zentralnervöse und visuelle Störungen (Farbensehen, z. B. Gelbstich)
3. Rhythmusstörungen: Sinusbradykardie, paroxysmale Vorhoftachykardie, oft mit 2 : 1 AV-Block, AV-Knotentachykardie, Extrasystolie, Bigeminus, AV-Blockierungen (bes. Typ Wenckebach)

Ekg-Veränderungen können bereits im therapeutischen Dosisbereich auftreten: Muldenförmige ST-Senkung $V_{5/6}$, T-Abflachung/Negativierung, Verkürzung der QT-Dauer (frequenzkorrigiert), PQ-Verlängerung

Di.: Anamnese + Klinik + Serumglykosidbestimmung

Th.: 1. Digitaliszufuhr stoppen
2. Digitaliselimination fördern:
   - Entgiftungsmaßnahmen: Magenspülung, Darmentleerung. Bei Digitoxinintoxikation zusätzliche Gabe von Austauscherharzen (Colestyramin oder Colestipol). Bei schwerer Digitoxin-Vergiftung zusätzlich Hämoperfusion (wirkt nicht bei Digoxin).
   - Antidotbehandlung: Digitalisantitoxin (Fab-Antikörperfragmente), z.B. DigiFab®
3. Serumkaliumspiegel auf hochnormale Werte anheben.
   Bei AV-Block oder Niereninsuffizienz ist Kaliumzufuhr kontraindiziert (Verstärkung des AV-Blocks). Keine Kaliumgabe bei schwerer Digitalisvergiftung (Gefahr der Hyperkaliämie!)
4. Symptomatische Behandlung
   Bei bradykarden Rhythmusstörungen Atropin, temporärer Schrittmacher

9. INTRAVENÖSES EISEN

Ind: HF-REF ab NYHA-St. II und absolutem oder funktionellem Eisenmangel unabhängig vom Vorliegen einer Anämie! ***Cave:*** Ferritingrenzwerte bei HI anders als bei sonst Gesunden: Ferritin < 100ng/ml, oder Ferritin 100 - 300 ng/ml und Transferrinsättigung < 20 %

Wi.: Bislang nicht geklärt, möglicherweise über eisenabhängige Enzyme in Mitochondrien v.a. in Skelettmuskeln

KI: Leberfunktionsstörung, Überempfindlichkeit, bakt. Infektion, Eisenüberladung, KG < 35 kg, Hb ≥ 15 g/dl

Dos: Aufsättigungsschema nach CONFIRM-HF-Studie nach Körpergewicht und Hb:

	KG < 70 kg		KG ≥ 70 kg		
	Hb < 10 g/dl	Hb 10 - 14 g/dl	Hb < 10 g/dl	Hb 10 - 14 g/dl	Hb 14 - 15 g/dl
1 x Infusion	1000 mg	1000 mg	1000 mg	1000 mg	500 mg
Evtl. 2. Infusion nach 6 Wochen	500 mg	-	1000 mg	500 mg	-

Danach alle 3 Monate Reevaluation des Eisenstatus und bei Bedarf weitere Eisengabe.

THERAPIEMASSNAHMEN, DIE DIE WARTEZEIT BIS ZUR TRANSPLANTATION ÜBERBRÜCKEN KÖNNEN

Künstliche Herzen:

- Kunstherz als vollständiger Herzersatz (Total Artificial Heart = TAH)
  Antrieb durch Druckluftkompressor; Entfernung der kranken Ventrikel
- Herzunterstützungssysteme (Ventricular assist device = VAD)
  Antrieb durch elektrische Pumpen. Das kranke Herz bleibt im Körper. Beim Linksherzunterstützungssystem (LVAD) wird durch Bypass zwischen Spitze des linken Ventrikels und der Aorta die Pumpe eingefügt.
  Ind: 1. Überbrückung bis zur Transplantation („bridge to transplant“)
  2. Temporäre Unterstützung des Herzens (z.B. bei schwerer Myokarditis) bis zur Erholung des Herzens („bridge to recovery“)
  3. Dauertherapie, wenn eine Herztransplantation nicht möglich ist. Bei Dauertherapie beträgt die 5-Jahresüberlebensrate ca. 50 % („destination therapy“)
  Ko.: Infektionen, Blutungen, hämolytische Anämie, Thromboembolien mit Hirnembolien (→ Cumarine), technische Probleme

HERZTRANSPLANTATION (HTX)

Häu: Ca. 300 HTX/a (Deutschland); ca. 2.200 HTX/a (USA)

Ind: Grundlage sind die Transplantationsgesetze der einzelnen Länder der EG.
Terminale Herzinsuffizienz, die konservativ nicht mehr zu beeinflussen ist: Herzinsuffizienz im NYHA-Stadium IV mit einer Ejektionsfraktion < 20 %. Bei der Beurteilung der Dringlichkeit einer HTX ist die Ergospirometrie hilfreich: Patienten mit einer maximalen O_2-Aufnahme < 10 ml/kg/Min haben eine 1-Jahresletalität von 77 %.
Die meisten Transplantationspatienten leiden an Kardiomyopathien, KHK oder Herzklappenkrankheiten.

Verfahren: Verpflanzung des Herzens eines Patienten mit irreversiblem Ausfall der Hirnfunktion + immunsuppressive Dreifachtherapie (Ciclosporin A, Mycophenolat-Mofetil, Kortikosteroide). Längerfristig kommen auch andere Immunsuppressiva zum Einsatz (z.B. Imurek, Tacrolimus). Unter Berücksichtigung von Kompatibilitätskriterien (siehe unten) und Priorität wird der geeignetste Spender ermittelt.
- Orthotope Herztransplantation: Standardmethode, Austausch von Patienten- gegen Spenderherz
- Heterotope Herztransplantation: Ausnahmeverfahren; Parallelschaltung von Patienten- und Spenderherz

Voraussetzungen und KI: Siehe Kapitel Organspende

Ko.: A) Operative Komplikationen
B) Nichtoperative Komplikationen:
1. Abstoßungsreaktionen:
a) Akute Abstoßung
Nichtinvasive Diagnostik:
- Ekg:
  - 12-Kanal-Oberflächen-Ekg: Verminderung der QRS-Amplitude (Voltage) ≥ 25 %, Änderung der QRS-Achse, Tachykardie, Arrhythmien, Auftreten von Blockbildern
  - Hochverstärktes Ekg: Typische Änderung des Frequenzspektrums der QRS-Komplexe
  - Intramyokardiales Ekg (= IMEKG): Mit regelmäßiger telemetrischer Kontrolle per Telefonmodem. Eine Verminderung der Voltage des QRS-Komplexes und ein Anstieg der Herzfrequenz sind Hinweise auf eine Abstoßungsreaktion.

- Echokardiografie: Schnelle Dickenzunahme der linksventrikulären Hinterwand und des Septums, verminderte systolische und diastolische Beweglichkeit der Hinterwand (diastolische Relaxationszeit ↓) und des Septums, evtl. AV-Klappeninsuffizienz mit Reflux im Farbdoppler, Verminderung der fractional shortening u.a.
- MRT
- Immunszintigrafie mit markierten Antimyosin-Antikörpern
- Labor:
  - Zytoimmunologisches Screening: Auftreten aktivierter Lymphozyten und Lymphoblasten im Blut bei Abstoßungsreaktion
  - Gene expression profiling (GEP)-Test
  - Anstieg von CK-MB und Troponin I/T

Invasive Diagnostik:

Myokardbiopsie mit Histologie: Grading von 0 bis 4

- Leichte Abstoßungsreaktion: Lymphozytäre Zellinfiltration ohne Nekrose der Herzmuskelzellen
- Mittelschwere Abstoßungsreaktion: Zusätzlich beginnende Nekrosen der Herzmuskelzellen
- Schwere Abstoßungsreaktion: Sehr starke lymphozytäre Zellinfiltration, ausgeprägte Nekrosen der Herzmuskelzellen, Ödembildung

Th.: Glukokortikosteroid-Pulstherapie, bei unzureichender Wirkung Antithymozytenglobulin oder monoklonale Ak gegen T-Lymphozyten

b) Chronische Abstoßung (50 %/10 J.)
Manifestation besonders an den Koronargefäßen als Transplantat-Vaskulopathie (TVP). Diese betrifft primär die koronare Endstrecke (während die Koronararteriosklerose hauptsächlich die epikardialen Hauptäste befällt). Infolge operativer Denervation fehlt der Angina pectoris-Schmerz! Diagnostik: Koronarangiografie, intravaskulärer Ultraschall! Statin-Therapie!

2. NW durch die immunsuppressive Therapie:
   a) Infektionen: Sepsis, Pneumonien - häufigster Erreger: Zytomegalievirus (Th.: Ganciclovir + CMV-Immunglobuline); ferner HSV, VZV und Pilze (Aspergillus, Candida)
   b) Medikamenten-NW: z.B. arterielle Hypertonie durch Ciclosporin A, Osteoporose durch Kortikosteroide
   c) Auftreten von späteren Malignomen (ca. 6 %): Hauttumore (Plattenepithelkarzinome, Basaliome), Karzinome der Cervix uteri, Posttransplantationslymphoproliferative Erkrankungen = PTLD (siehe dort) u.a.

Prg: Die Prognose einer unbehandelten manifesten Herzinsuffizienz ist ungünstig: 1-Jahresletalität in Abhängigkeit vom NYHA-Stadium: I: < 10 %; II ca. 15 %, III: ca. 25 %, IV: ca. 50 %. Unter leitliniengerechter konservativer Behandlung lässt sich die Prognose um ca. 50 % verbessern!
10-Jahresüberlebensrate nach Herztransplantation bis 70 % bei einer Absterberate von ca. 3 %/J.
Bei chronischer Herzinsuffizienz sterben ca. 50 % der Patienten an plötzlichem Herztod durch Kammerflimmern.

KARDIOMYOPATHIEN

Def: WHO/ISFC - 1995, Revisionsvorschläge 2006 - 2011 in Diskussion zwischen amerikanischen und europäischen Arbeitsgruppen, im Wesentlichen den Stellenwert genetischer Untersuchungen betreffend.

Es wird hier der Definition von 1995/2008 bzw. der europäischen Linie gefolgt. Als Kardiomyopathien (CM) werden danach Erkrankungen des Herzmuskels bezeichnet, die mit einer kardialen Funktionsstörung einhergehen, eingeteilt nach morphologischer/klinischer Präsentation. Misch- und Übergangsformen kommen vor (wie z. B. Phänotyp einer HCM, DCM oder RCM innerhalb einer Familie mit der gleichen Mutation, Entwicklung eines DCM-Phänotyps aus einer HCM, zunehmende Dilatation/Dysfunktion des LV bei ARCM etc.). Erkrankungen, die ohne strukturelle kardiale Veränderungen z.B. Arrhythmien hervorrufen können (z.B. Ionenkanal-Erkrankungen wie das Long-QT-Syndrom, „Channelopathies", siehe dort) werden nicht den Kardiomyopathien zugerechnet.

5 Hauptformen:

Bezeichnung	Abkürzung	Führendes Charakteristikum
1. Dilatative Kardiomyopathie	DCM	Systolische Pumpstörung des dilatierten Ventrikels
2. Hypertrophische Kardiomyopathie mit und ohne Obstruktion	HCM	Diastolische Dehnbarkeitsstörung des verdickten Herzmuskels
3. Restriktive Kardiomyopathie	RCM	Diastolische Dehnbarkeitsstörung auch bei normaler Myokarddicke
4. Arrhythmogene rechtsventrikuläre Kardiomyopathie	AR(V)CM	Überwiegend rechtsventrikulärer kombinierter Pumpfehler mit ventrikulären Tachykardien
5. Nichtklassifizierbare Kardiomyopathie	NKCM	Sammlung verschiedener Störungen, z. B. "isolierte ventrikuläre Non-Compaction-CM"

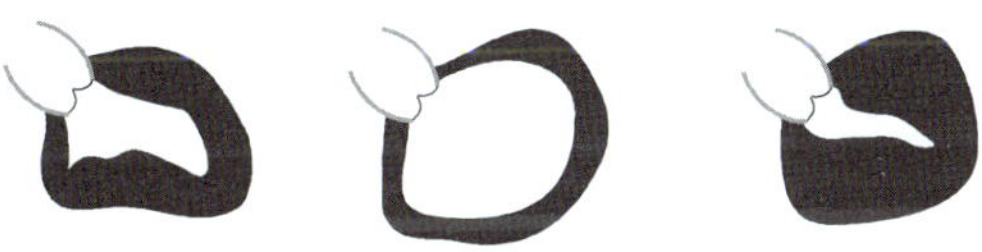

Normal DCM HCM

WHO-Klassifikation spezifischer (sekundärer) Kardiomyopathien nach der Ätiologie:

1. Inflammatorische CM [I42.0]:
   Auf dem Boden einer Auto-Immunreaktion (ohne Erregerpersistenz) oder einer "chronischen Myokarditis" mit Erreger-/Viruspersistenz beruhende CM
   Immunhistologische Diagnosekriterien: ≥ 14 Lymphozyten oder Makrophagen/mm³ Myokardgewebe; evtl. Nachweis von Virus-DNA/RNA; evtl. Nachweis von Autoimmunphänomenen
   Ät.: - Mikrobielle Infektion: Viren (z.B. Coxsackie B, u.a. Enteroviren, Adenoviren, Parvovirus B19, Herpesviren, EBV, CMV, HCV, HIV), Bakterien (z.B. Borrelia burgdorferi), Protozoen (z.B. Trypanosoma cruzi = Chagas-Krankheit, siehe dort)
   - Autoimmunreaktiv (evtl. durch eine Virusinfektion induziert): In einem Teil der Fälle kann sich die virusinduzierte Immunantwort über eine molekulare Mimikry gegen körpereigene Herzmuskelproteine richten.
   Weitere Einzelheiten: Siehe Kap. Myokarditis
2. Ischämische CM bei KHK / Herzinfarkt(en), Funktionseinschränkung infolge Narbe/Ischämie
3. Hypertensive CM bei langjährigem Bluthochdruck
4. Valvuläre CM bei Vitien infolge chronischer Druck- und/oder Volumenbelastung
5. Metabolische CM
   - Erkrankungen des endokrinen Systems, z.B. Diabetes mellitus (Diabetische CM), Hyper- oder Hypothyreose, Phäochromozytom, Akromegalie
   - Speichererkrankungen, z.B. Glykogenspeicherkrankheit, Hämochromatose, M. Fabry
   - Mangelerkrankungen, z.B. Selen-, Thiamin- = Vitamin B_1- (→ Beriberi-Krankheit), Carnitin-/Proteinmangel (Kwashiorkor)
   - Kardiomyopathien bei Systemerkrankungen (Rheumatoide Arthritis, Kollagenosen, Vaskulitiden u.a.)
   - Kardiomyopathien bei neuromuskulären Erkrankungen

6. Toxische CM werden in erster Linie durch Alkohol und kardiotoxische Medikamente verursacht, z.B. Phenothiazine, trizyklische Antidepressiva, Clozapin, Lithiumcarbonat, Zytostatika (Anthrazykline: Daunorubicin, Doxorubicin, Idarubicin, Epirubicin, Mitoxantron; seltener auch Cylcophosphamid, Trastuzumab = Herceptin® u.a.), Cocain-Konsum u.a. Auch eine antineoplastische Strahlentherapie im Thoraxbereich kann nach langer Latenz in einem DCM-Phänotyp resultieren. Die alkoholtoxische CM ist relativ häufig. Treten Rhythmusstörungen nach Alkoholexzess auf (z.B. Vorhofflimmern) spricht man auch von „Holiday-Heart-Syndrom".
7. Peripartale = postpartale CM (PPCM) manifestieren sich als plötzlich einsetzende und rasch progrediente Herzinsuffizienz in der peripartalen Phase 1 Monat vor bis 6 Monate nach der Geburt. Häufigkeit in Europa und USA bis 1 : 1.400 Geburten
   Pg.: Auslösung durch Spaltprodukte des Prolaktins. Präexistente Herzerkrankungen müssen ausgeschlossen werden. Symptomatische Therapie der Herzinsuffizienz + Therapieversuch mit Bromocriptin. Bei erneuter Schwangerschaft droht Rezidiv → von weiteren Schwangerschaften abraten!
8. Tachykardie-CM:
   Syn: Tachymyopathie, Tachykardiomyopathie: Auf dem Boden einer tachykarden Rhythmusstörung kann sich eine progrediente Einschränkung der linksventrikulären Funktion/Herzinsuffizienz entwickeln, insbes. bei vorgeschädigtem Herzen.

Die 5 Hauptformen der Kardiomyopathien

1. DILATATIVE KARDIOMYOPATHIEN (DCM) [I42.0]

Def: Die dilatativen Kardiomyopathien (DCM) sind hämodynamisch definiert als systolische Pumpfehler mit Kardiomegalie und eingeschränkter Ejektionsfraktion; zusätzlich bestehen Störungen der diastolischen Funktion (verzögerte, inkomplette Relaxation des Myokards sowie vermehrte Steifigkeit). Bei einem Teil der Fälle (ca. 50 %) ist die Ursache unbekannt bzw. lässt sich auch bei umfangreicher Diagnostik nicht ermitteln (primäre oder idiopathische DCM).
Die übrigen Fälle sind Folge/Endzustand unterschiedlicher Erkrankungen oder Noxen (sekundäre oder spezifische DCM).

Ep.: Häufigste idiopathische CM, Inzidenz 6/100.000/J.; Prävalenz ca. 40/100.000; m : w = 2 : 1

Ät.: Die DCM wird multifaktoriell verursacht durch autosomale, X-chromosomale sowie auch mitochondriale Genmutationen und/oder Umweltfaktoren (z.B. virale, autoimmune, toxische Schäden). Der Anteil genetisch bedingter familiärer Formen beträgt ca. 30 %.

1. Genetische Faktoren:
   - X-chromosomal-rezessiv erbliche DCM durch Mutationen des Dystrophin-Gens (Duchenne-progressive Muskeldystrophie)
   - Autosomal dominant erbliche DCM mit Erregungsleitungsstörung und Sick-Sinus-Syndrom (15 verschiedene Genorte sind bekannt, 6 Gendefekte sind identifiziert)
   - Primär oder sekundär dilatierender Verlauf bei Mutationen, die auch bei HCM gefunden werden (z. B. beta-Myosin-Schwerkette).
   - Autosomal-rezessiv erbliche DCM durch Mutation der Gene der Fettsäureoxidation
   - DCM durch Mutationen der mitochondrialen DNA
   - Spätes Stadium der sog. "non-compaction-CM" als Fehlbildung des LV-Myokards mit Persistenz des embryonalen Maschenwerks oder dilatative Spätform der HCM (siehe unten)
2. Umweltfaktoren: s.o.

KL.:
- Progressive Linksherzinsuffizienz mit Belastungsdyspnoe, später Globalherzinsuffizienz
- Rhythmusstörungen (bes. ventrikulärer Art)

Ko.: Arterielle und pulmonale Embolien (infolge kardialer Thrombenbildung), ventrikuläre Tachykardien, Nieren- u.a. Organinsuffizienzen, kardiale Kachexie, schlafbezogene Atemstörungen („Cheyne-Stokes-Atmung"), plötzlicher Herztod

Lab: Evtl. Nachweis von Auto-Ak gegen den Beta1-Adrenorezeptor (ca. 75 % d.F.). Bestimmung des BNP- bzw. nt-proBNP-Spiegels ("brain natriuretic peptide") als Herzinsuffizienzparameter sinnvoll.

Rö.: Kardiomegalie, später Lungenstauung

Echo: Dilatation primär des linken, später beider Ventrikel (bei relativer Mitralinsuffizienz auch des linken Vorhofs), verminderte Bewegungsamplitude (Hypokinesie) der Ventrikelwand bei Einschränkung der systolischen Einwärtsbewegung (bei ischämischer DCM regionäre Wandbewegungsstörungen).
In fortgeschrittenen Fällen Nachweis von spontanem Echokontrast oder manifesten Thromben im Ventrikel u./o. Vorhof (letzteres per TEE)

MRT: Anatomie + Funktion von Herz + Klappen, evtl. intravitaler Fibrosenachweis (Gadolinium-verstärktes MRT: Sog. „late enhancement“, im Gegensatz zur subendokardial betonten, ischämisch bedingten Narbenbildung oft in Wandmitte oder subepikardial lokalisiert!)

DD: Ausschluss einer spezifischen (sekundären) CM (siehe oben)

Invasive Diagnostik: Ausschluss einer ischämischen CM zwingend, evtl. Myokardbiopsie + Histologie (oft bei sehr kurzer Anamnese und Infekt („Grippe“) im Vorfeld: Immunhistologie / Virusdiagnostik / Auto-Ak-Nachweis)
Hämodynamische Parameter: PA- und PC-Druck, LVEDP

Di.: Klinik - Echokardiografie - Myokardbiopsie - Ausschluss bekannter Ursachen

Th.:
1. Allgemeinmaßnahmen:
   Weglassen kardiotoxischer Noxen (Alkohol u.a. Drogen, kardiotoxische Medikamente)
   Körperliche Schonung bzw. angepasste Belastung. Es hat sich gezeigt, dass dosiertes Training positive Effekte hat. Globale „Ruhigstellung“ wird nicht mehr empfohlen.
2. Versuch einer kausalen Therapie möglichst im Rahmen kontrollierter Studien:
   - Bei nachgewiesener Virusgenese Versuch einer Viruselimination mit Interferon (siehe auch Kap. Myokarditis)
   - Bei Autoimmungenese mit nachgewiesenen Auto-Ak gegen den beta1-adrenergen Rezeptor im Herzmuskel: Entfernung der Auto-Ak durch Immunadsorption oder Neutralisierung der Auto-Ak durch Aptamere (= Bindungsmoleküle, die spezifisch die Auto-Ak neutralisieren); evtl. auch Versuch einer immunsuppressiven Therapie
   - Bei peripartaler DCM Therapieversuch mit Bromocriptin (in Studien)
3. Leitliniengerechte Therapie der Herzinsuffizienz (siehe dort)
4. Thromboembolieprophylaxe mit Antikoagulanzien bei Vorhofflimmern oder Gefahr oder Nachweis von intrakavitären Thromben
5. ICD-Implantation bei erhöhter Gefährdung durch Kammerflimmern, diese scheint bei einer EF < 35 % zuzunehmen (siehe MADIT II- und SCDHeFt-Studie)
6. Bei terminaler Herzinsuffizienz Versuch einer Entlastung des Herzens durch temporären mechanischen Herzersatz (left ventricular assist device = LVAD).
7. Ultima Ratio: Herztransplantation

Prg: Abhängig vom Grad der Herzinsuffizienz (NYHA-Klasse: ≥ III = schlecht), der Auswurfrate (Ejektionsfraktion < 20 % = schlecht), der diastolischen Füllungscharakteristik (restriktiv = schlecht) des linken Ventrikels und dem Nachweis einer Myokardfibrose (MRT)
10-Jahresüberlebensrate ca. 10 - 20 % bei einer Sterberate bis zu 10 %/J.

2. HYPERTROPHISCHE KARDIOMYOPATHIE (HCM) [I42.2]

Def: Idiopathische oder das Ausmaß einer evtl. gleichzeitig vorhandenen Nachlasterhöhung übersteigende Hypertrophie des linken, gel. auch des rechten Ventrikels, bes. im Septumbereich (asymmetrische Septumhypertrophie) mit oder ohne Obstruktion der linksventrikulären Ausflussbahn:
- Hypertrophische nichtobstruktive Kardiomyopathie (HNCM) [I42.2]: 1/3 d.F.
- Hypertrophische obstruktive Kardiomyopathie (HOCM [I42.1]): 2/3 d.F.
  Syn: Idiopathische hypertrophische Subaortenstenose (IHSS)

Ep.: Inzidenz: 19/100.000/J; Prävalenz: ca. 200/100.000. Die HCM (meist in der nichtobstruktiven, auskultatorisch stummen Form) ist eine der häufigsten Ursachen für einen plötzlichen Herztod bei jungen Sportlern!
Während in früheren Jahren die HNCM als die weitaus häufigere Form galt, hat die routinemäßige Anwendung von Provokationstests gezeigt, dass nur etwa 1/3 der Pat. mit HCM tatsächlich „nichtobstruktiv“ ist. Neben den bekannten 20 - 30 % mit manifester, bereits in Ruhe nachweisbarer Obstruktion entwickeln weitere 30 - 40 % der Betroffenen eine Obstruktion unter Belastung. Provokationstests sind somit als obligat anzusehen für die Unterscheidung der Subtypen (HNCM vs. HOCM)!

Ät.: Die HCM ist die häufigste hereditäre Herzerkrankung, die in ca. 90 % familiär auftritt und autosomal-dominant mit inkompletter Penetranz vererbt wird. > 1.400 Mutationen in > 27 Genloci sind inzwischen bekannt, die überwiegend Proteine des Sarkomers bzw. Proteine des „Energie-handlings“ kodieren („disease of the sarcomere“). Etwa 2/3 der analysierten Krankheitsfälle verteilen sich auf die 3 häufigsten Gene für MYH7, MYBPC3 und TNNT2 (siehe unten). Eine schlüssige Genotyp-Phänotyp-Korrelation steht bisher aus.

Genprodukt (Aufzählung nicht vollständig)	Symbol	Chromosom	ca. %-Fälle
beta-Myosin-Schwerkette	MYH7	14q12	bis 35 %
Myosin-bindendes Protein C	MYBPC3	11p11.2	bis 30 %
Troponin T	TNNT2	1q32	bis 15 %
alpha-Tropomyosin	TPM1	15q22.1	< 5 %
Troponin I	TNNI3	19q13.4	< 5 %
Myosin-Leichtkette (essenzielle Kette)	MYL3	3p21	< 1 %
" " (regulatorische Kette)	MYL2	12q24.3	< 1 %
Actin	ACTC	15q14	< 0,5 %
Titin	TTN	2q24.3	< 0,5 %
alpha-Myosin-Schwerkette	MYH6	14q12	< 0,5 %

Pg.: 1. Endsystolische Einengung der linksventrikulären Ausflussbahn (durch asymmetrische Septumhypertrophie und nach anterior verlagerte Mitralklappe) mit intraventrikulärem Druckgradienten und Mitralinsuffizienz bei HOCM.
2. Diastolische Funktionsstörung mit verminderter diastolischer Dehnbarkeit des Ventrikels (diastolic stiffness). Hierbei spielen intrazelluläre Kalziumvermehrung sowie interstitielle Fibrose eine Rolle.

Die systolische (dynamische) Obstruktion der linksventrikulären Ausflussbahn wird verstärkt durch:
- Zunahme der Kontraktilität (pharmakologisch durch positiv inotrope Substanzen wie Digitalis oder Sympathomimetika)
- Verminderung von Preload und Afterload (pharmakologisch z.B. durch Nitrate, ACE-Hemmer, Dehydratation, Valsalva-Manöver)

KL.: Die Patienten sind oft über eine lange Zeit des Krankheitsprozesses beschwerdefrei (V.a. bei der auskultatorisch stummen HNCM ist die Diagnose oft ein Zufallsbefund).
Fakultative Symptome sind: Dyspnoe, Angina pectoris-Anfälle, höhergradige ventrikuläre Arrhythmien bis hin zu ventrikulären Tachykardien mit Schwindel, Synkopen und plötzlichen Todesfällen.

Ausk: Bei HOCM spätsystolisches spindelförmiges Geräusch (p.m. linker Sternalrand), verstärkt durch körperliche Belastung oder Valsalva-Manöver, oft 4. Herzton (infolge Vorhofüberlastung).

Ekg: Linkshypertrophiezeichen, Pseudoinfarktbilder mit tiefen Q-Zacken und negativem T linkspräkordial (infolge Septumhypertrophie), evtl. linksanteriorer Hemiblock (25 %), ventrikuläre Arrhythmien, evtl. QT-Zeitverlängerung (40 %).

Echokardiografie: Asymmetrische Septumhypertrophie oder Hypertrophie des gesamten Myokards des linken Ventrikels mit Einengung des linksventrikulären Ausflusstraktes (LVOT); Verhältnis zwischen Septumdicke und linksventrikulärer Hinterwanddicke enddiastolisch > 1,3 : 1. Dicke des Septums > 13 mm. Bei der HOCM wölbt sich systolisch das vordere Mitralsegel gegen das Septum vor (SAM = systolic anterior motion), systolisch verstärkte Einengung der linksventrikulären Ausflussbahn mit mesosystolischem vorzeitigen Aortenklappenschluss. Spätsystolisches "säbelscheidenartiges" Flussprofil (Doppler) bei Einengung des LVOT. Bestimmung des spätsystolischen Druckgradienten (zusätzlich verstärkt nach einer Extrasystole). Bei in Ruhe nicht-obstruktiven Patienten ist ein Provokationstest (Valsalva-Manöver, Kniebeugen, Stress-Echo) obligat.

MRT: Druckgradient, Anatomie + Funktion des Herzens, Fibrosenachweis (Gadolinium-Kontrast, sog. „late enhancement"), korrelierend zur maximalen Ausprägung der Wandverdickung

Evtl. Invasive Diagnostik (Linksherzkatheter), falls die Echobefunde nicht ausreichen, zur Diagnosefindung (Gradienten-Messung). Bei HOCM: Septalast-Anatomie für evtl. Ablation geeignet? Koexistente KHK? LVEDP als Marker der diastolischen Funktionsstörung.

Myokardbiopsie: Hypertrophie und Strukturverlust ("disarray") der Myozyten und Myofibrillen, interstitielle Fibrose, Vermehrung der Mitochondrien + Verbreiterung der Z-Streifen, Intimaverdickung intramuraler Koronararterien. In der Regel verzichtbar bei HOCM, bei HNCM großzügiger indiziert, da 2 - 5 % der Pat. eine infiltrative CM/Speichererkrankung aufweisen (siehe unten).

DD: 1. Sekundäre Hypertrophie des linken Ventrikels infolge Druckbelastung (z.B. arterielle Hypertonie, Aortenstenose)
2. Membranöse bzw. fibromuskuläre subvalvuläre Aortenstenose (häufig mit begleitender Aortenklappen-Insuffizienz)
3. Speichererkrankungen (z. B. kardialer M. Fabry, Amyloidose, Glykogenosen - siehe dort). Suspekte Befundkonstellation hierfür: Wandhypertrophie im Echo + Niedervoltage im Ekg!
4. Im Rahmen von neuromuskulären. Erkrankungen (z.B. Friedreich-Ataxie) und komplexen kongenitalen Syndromen (z.B. Noonan-Syndrom: Minderwuchs, faciale Dysmorphie, Pulmonalstenose, HCM)

Di.: (Familien-)Anamnese, Klinik, Ekg, Echokardiografie, invasive Diagnostik - Familiendiagnostik

Th.:
- Konservativ:
  - Meiden schwerer körperlicher Belastungen (Gefahr plötzlicher Todesfälle!)
  - Kontraindiziert bei HOCM sind positiv inotrope Substanzen (Digitalis, Sympathomimetika), starke Nachlastsenker und Nitrate, die zu einer Verstärkung der systolischen Stenose führen.
  - Gabe von Kalziumantagonisten vom Non-Dihydropyridin-Typ (Verapamil) oder Betablocker (aber nicht beides → Gefahr des AV-Blocks!)
  - Beim Auftreten von Vorhofflimmern: Antikoagulanzientherapie
- ICD:
  Der ICD ist die einzige Therapiemaßnahme bei HCM mit nachgewiesener lebensverlängernder Wirkung. Risikofaktoren, die für eine primär prophylaktische Indikation sprechen (Risikokalkulator siehe Leitlinien der ESC):
  - Maximale LV-Wanddicke > 30 mm,
  - VTs (ventrikuläre Tachykardien) im Langzeit-Ekg,
  - Rezidivierende Synkopen,
  - Unzureichender Blutdruckanstieg bei Ergometrie (Abfall oder Anstieg < 20 mmHg)
  - Plötzliche Herztodesfälle in der Familie

  Ob das Vorliegen bereits eines dieser Faktoren einen ICD rechtfertigt, wird kontrovers diskutiert. Es mehren sich zudem Beobachtungen, dass der Nachweis ausgedehnter Fibrosebezirke im Gadolinium-verstärkten MRT einen prognostisch negativen Effekt hat.
- Interventionelle Therapie:
  - Perkutane transluminale septale Myokard-Ablation (PTSMA) = Transkoronare Ablation der Septumhypertrophie (TASH): Okklusion eines Septalastes der LCA und Auslösung einer lokalisierten septalen Myokardnekrose durch möglichst treffgenaue Alkoholinjektion; Ind: Druckgradient > 50 mmHg; NW: Trifaszikulärer Block in ca. < 10 (- 25) % mit der Notwendigkeit einer Schrittmachertherapie; Erfolgsrate > 90 %; Letalität < 2 %. Inzwischen dokumentierte Langzeitwirkung analog der Myektomie (siehe unten)
  - Transaortale subvalvuläre Myektomie (TSM): Ind: Versagen der medizinischen Therapie oder nach ineffektiver DDD-Schrittmacherversorgung bzw. Ablation: Erfolgsrate > 90 %; Letalität < 2 %. Gut dokumentierte Langzeitwirkung mit wahrscheinlicher Prognoseverbesserung.
  - Herztransplantation bei Patienten mit dilatativem Verlauf (NYHA-Stadium III und IV)

Prg: Jährliche Sterberate bei unselektierten erwachsenen Patienten durchschnittlich ca. 1 %, in Kollektiven mit Risikomarkern (siehe oben) bis 5 %, bei Kindern/Jugendlichen bis 6 %. Die meisten Todesfälle sind Folge ventrikulärer Arrhythmien. Die Gefahr plötzlicher Todesfälle korreliert nicht zur Schwere der Symptomatik. Gefährdet sind bes. junge, männliche Patienten mit plötzlichem Herztod in der Familienanamnese sowie Troponin T-Mutationen, im Übrigen sollten die o.g. Risikomarker regelmäßig überprüft werden.

3. RESTRIKTIVE KARDIOMYOPATHIE (RCM) [I42.5]

Def + KL.: Sehr seltene Erkrankung unbekannter Ursache mit Verminderung der diastolischen Dehnbarkeit meistens des linken Ventrikels, auch der RV kann betroffen sein. Familiäre Häufungen kommen vor. In frühen Stadien oft "unerklärliche" Herzinsuffizienz-Symptomatik mit großen Vorhöfen und (weitgehend) erhaltener systolischer Ventrikelfunktion (Abgrenzung zur DCM) und normalen oder nur gering verdickten Wänden (Abgrenzung zur HCM). Endokard im fortgeschrittenen Stadium verdickt und mit Thromben belegt (→ Embolien), zunehmende diastolische Ventrikelfunktionsstörung und Entwicklung einer therapieresistenten Rechtsherzinsuffizienz mit Einflussstauung vor dem rechten Herzen.

1. Myokardiale RCM-Formen
   - Nichtinfiltrative RCM:
     - Idiopathische RCM
     - Familiäre RCM
     - RCM bei Sklerodermie
   - Infiltrative RCM: z.B. Amyloidose, Sarkoidose
   - RCM bei Speichererkrankungen: z.B. Hämochromatose, M. Fabry
2. Endomyokardiale RCM-Formen: z.B.
   - Endomyokardfibrose (Afrika)
   - Hypereosinophilie (Löffler-Endokarditis)
   - Karzinoid: Endokardfibrose bes. des rechten Herzens (Hedinger-Syndrom)

DD:
- Konstriktive Perikarditis (CP): Bei beiden Erkrankungen ist das Herz im Röntgenbild oft normal groß. Wichtig ist beim Echo die Analyse des transmitralen Einstromprofils (E/A-Welle, Dezelerationszeit) in Kombination mit der Gewebedoppler-Analyse zur Beurteilung der diastolischen Funktion: RCM: Frühdiastolische Geschwindigkeit am Mitralring E' mittels Gewebe-Dopplerechokardiografie bestimmt): < 8 cm/s

CP: Frühdiastolische Geschwindigkeit am Mitralring E' > 8 cm/s
Für eine RCM sprechen ein Perikarderguss, apikale Thrombusmassen und eine vermehrte Echogenität („granular sparkling").
Für eine CP sprechen perikardiale Verkalkungen und eine abnorme Septumbewegung („septal notch, septal bouncing").
Bei CP finden sich oft Verkalkungen und Perikardverdickungen (MRT, CT), außerdem zeigt sich ein typischer diastolischer Druckangleich in allen Herzhöhlen sowie eine auffällige Atemvarianz der Druckwerte; beide Zeichen fehlen bei RCM.
- Speicherkrankheiten (Amyloidose, Hämochromatose)

Di.: Echo mit Doppler (vergrößerte Vorhöfe bei normal großen Ventrikeln und nahezu normaler systolischer Kontraktion) - Röntgen/CT/MRT - Invasive Diagnostik mit simultaner RV/LV-Druckmessung mit Endomyokardbiopsie

Th.:
- Therapie einer evtl. Grunderkrankung
- Therapie der Herzinsuffizienz frühzeitig mit Diuretika (kein Digitalis) Herzfrequenzkontrolle mit dem Ziel einer möglichst langen Diastolendauer
- Thromboembolieprophylaxe
- Bei terminaler Herzinsuffizienz: Herztransplantation

Prg: Ohne Herztransplantation schlecht

4. ARRHYTHMOGENE RECHTSVENTRIKULÄRE KARDIOMYOPATHIE [I42.80]

Syn: Arrhythmogene rechtsventrikuläre Dysplasie-Kardiomyopathie (ARVD, ARVCM oder ARVC); arrhythmogenic right ventricular dysplasia

Def: Primär durch ventrikuläre Arrhythmien auffällige Kardiomyopathie mit fibrolipomatöser Degeneration des rechtsventrikulären Myokards und konsekutiver Dysfunktion/Dilatation

Ep.: 10 - 20 % aller plötzlichen Herztodesfälle junger Männer (auch Sportler) sind Folge einer ARVCM. Neben der HCM (siehe oben) gilt die ARVCM ebenfalls als häufige Ursache der plötzlichen Todesfälle bei Sportlern, wobei die Erkrankung rel. selten ist (1: 1.000-2.000); m : w = 2 : 1

Ät.: Unbekannt; in 40 % positive Familienanamnese, dabei sowohl autosomal rezessive wie auch autosomal dominante Erbgänge; diverse Genmutationen in verschiedenen Strukturen der interzellulären Kommunikation („disease of the desmosome") wurden nachgewiesen, z.B. von Plakophilin-2, Desmoplakin, Desmoglein, Desmocollin, Plakoglobin (Naxos disease), Ryanodin-2-Rezeptor; ARVC5

KL.: Manifestation meist um das 30. Lebensjahr. Synkopen, Kammertachykardien mit LSB-Morphologie im EKG oder plötzlicher Herztod, oft ausgelöst durch körperliche Anstrengung (Sportler!); seltener Herzinsuffizienz

Ekg: In 10 % d.F. Nachweis einer Epsilonwelle am Ende des verbreiterten QRS-Komplexes (V_{1-3}); diese entspricht im Signalmittlungs-Ekg einem Spätpotential. Quotient der QRS-Breiten in $V_{1-3}/V_{4-6} \geq 1{,}2$, evtl. T-Negativierung, evtl. Rechtsschenkelblock

Echo: Gezielte Suche nach lokalen oder globalen Bewegungsstörungen des RV, RV-Dilatation (Ø der rechtsventrikulären Ausflussbahn (RVOT) > 30 mm). Ein Normalbefund schließt die Erkrankung nicht aus! In späten Stadien kann auch der LV mitbetroffen sein, phänotypisch imponiert dann eine biventrikuläre DCM.

MRT: Fetteinlagerungen rechtsventrikulär und Informationen wie beim Echo; Nachweis von Aneurysmen des RV

Evtl. rechtsventrikuläre Angiografie: Gezielte Suche nach lokalen Bewegungsstörungen und Hypokinesie des RV im sog. „triangle of dysplasia": Subtrikuspidal, apikal, im RVOT; in späteren Stadien globale RV-Dilatation

Evtl. Myokardbiopsie: Vermehrung intramyokardialer Fettzellen = Fibrolipomatose → 2 histologische Varianten:
- Fibrolipomatose 1 mit überwiegender intramyokardialer Lipomatose
- Fibrolipomatose 2 mit überwiegender intramyokardialer Fibrose. Der Typ 2 kann auch den linken Ventrikel beteiligen.

DD:
- M. Uhl [Q24.8]: Aplasie des rechtsventrikulären Myokards mit ungünstiger Prognose (Variante der ARVD ?)
- Brugada-Syndrom, Long-QT-Syndrom und andere "primäre elektrische Herzerkrankungen" mit malignen Arrhythmien (siehe dort)
- Myokarditis

Di.: Anamnese / Klinik (Synkopen, VT bei jungen Patienten, plötzliche Herztodesfälle in der Familie), Ekg + bildgebende Diagnostik, Genanalyse

Th.: Nur symptomatisch: Körperliche Schonung (kein Sport), Arrhythmiebehandlung und -prophylaxe: Betablocker, Implantation eines ICD; bei Rechtsherzversagen evtl. Herztransplantation.

Prg: Ohne Therapie beträgt die 10-Jahres-Letalität 30 %.

5. NICHTKLASSIFIZIERBARE KARDIOMYOPATHIEN

Isolierte (ventrikuläre) Non-Compaction-Kardiomyopathie (NCCM)

Def: Angeborene Erkrankung des linksventrikulären Myokards, die sporadisch oder familiär auftritt und mit anderen kardialen Anomalitäten assoziiert sein kann. Verschiedene Genmutationen sind bekannt, z.B. im Tafazzin-Gen (Xq28). Typisch ist eine prominente Trabekularisierung der apikalen Hälfte des linken Ventrikels mit tiefen intertrabekulären Recessus, interpretiert als Persistenz des embryonalen Maschenwerks ins Erwachsenenalter.

Ep.: Bei Kindern 9 % aller primären Kardiomyopathien

KL.: Herzinsuffizienz, ventrikuläre Arrhythmien und Risiko thromboembolischer Ereignisse

DD: Im fortgeschrittenen Stadium imponiert die Erkrankung phänotypisch wie eine DCM, in der frühen Phase ist auch eine Verwechslung mit der HCM möglich, wenn das apikale Maschenwerk mit kompaktem Myokard verwechselt wird.

Di.:
- Echokriterien (nach Jenni und Stöllberger):
  - Nachweis von mindestens vier prominenten Trabekeln und Rezessus
  - Nachweis von Blutfluss zwischen Ventrikelkavum und den Rezessus
  - Typische zweilagige Struktur des betroffenen linksventrikulären Myokards
  - Systolisches Verhältnis von nichtkompakter subendokardialer Schicht zu kompakter subepikardialer Schicht > 2
- MRT: Alternative bei unzureichender Echodiagnostik

Th.: der Herzinsuffizienz, Thromboembolieprophylaxe mit Antikoagulanzien; evtl. ICD, evtl. Herztransplantation

STRESS-KARDIOMYOPATHIE [I42.88]

Syn: Tako-Tsubo-CM, transient left ventricular apical ballooning, "broken-heart" syndrome

Def: Akute, durch emotionalen oder physischen Stress hervorgerufene reversible linksventrikuläre Dysfunktion mit vorwiegend apikaler, lokalisierter Bewegungsstörung („apical ballooning") bei unauffälligen Koronararterien

Ep.: Rel. selten. Ca. 2 % aller akuten Koronarsyndrome, 90 % aller Patienten sind weiblich, das mittlere Alter liegt > 60 J.

Ät.: Unbekannt; diskutiert werden u.a. Koronarspasmen und katecholaminassoziierte mikrovaskuläre Dysfunktion. Meist vorausgehende psychische Belastungssituation.

KL.: Wie ACS: Brustschmerzen, evtl. Dyspnoe, gel. Synkope, evtl. dritter Herzton

Ekg: Infarktähnliche ST-Hebungen oder T-Wellen-Veränderungen

Echo (MRT): Apikale Akinesie („Ballooning"), kompensatorisch basale Normo- bis Hyperkinesie, gelegentlich konsekutiv Ausbildung eines SAM-Phänomens (siehe HOCM) bzw. einer subaortalen Obstruktion, reduzierte Gesamt-EF

Koronarangiografie: Unauffällige Koronararterien, „Ballooning" in der Lävokardiografie, EF ↓

Lab: Meist leichter Anstieg von Troponin und CK(-MB)

DD: Akutes Koronarsyndrom infolge KHK/kritischer Koronarstenose; Phäochromozytom, HOCM u.a.

Di.: Anamnese, Ekg, Echo (MRT), Labor, unauffällige Koronarangiografie

Th.: Betablocker, symptomatische Therapie der Herzinsuffizienz; ***Cave*** Katecholamine!

Prg: Gut - wenn die akute Krankheitsphase (~ 1 Woche) überstanden wird, Normalisierung der EF. Mortalität < 3 %. Rezidivrisiko ca. 10 %.

MYOKARDITIS [I51.4]

Def: (WHO/ISFC) Entzündliche Herzmuskelerkrankung, die über histologische, immunologische und immunhistochemische Kriterien definiert ist.

Ep.: Bei kardiotropen Viren rechnet man in 1 % d.F. mit kardialer Mitbeteiligung (bei Coxsackie B-Virusinfektion bis 4 %). Rel. hohe Dunkelziffer, da die Mehrzahl der Fälle leicht oder asymptomatisch verläuft. Bei Autopsien plötzlicher Todesfälle junger Erwachsener findet sich in ca. 10 % d.F. eine Myokarditis.

Ät.: 1. Infektiöse Myokarditis
- Viren (50 % d.F.): Parvovirus B 19, Coxsackie B1 - B5, Coxsackie A, humanes Herpesvirus 6 (HHV6), EBV, Influenza-, Adeno-, Echo-Viren, HIV, HCV u.a. In Einzelfällen können zahlreiche andere Viren eine Myokarditis auslösen.
- Bakterien:
  - Bei septischen Erkrankungen, insbes. bakterieller Endokarditis (Staphylokokken, Enterokokken u.a.)
  - Betahämolysierende Streptokokken der Gruppe A (Angina tonsillaris, Scharlach, Erysipel)
  - Borrelia burgdorferi (Lyme-Erkrankung)
  - Diphtherie
  - Seltenere Ursachen: Typhus, Tuberkulose, Lues u.a.
- Pilze bei Abwehrschwäche
- Protozoen: Toxoplasmose, Chagas-Krankheit (Trypanosoma cruzi/Südamerika)
- Parasiten: Trichinen, Echinokokken u.a.

2. Nichtinfektiöse Myokarditis:
- Rheumatoide Arthritis, Kollagenosen, Vaskulitiden
- Myokarditis nach Bestrahlung des Mediastinums
- Hypersensitivitätsmyokarditis (eosinophile Myokarditis): Medikamentös induziert
- Idiopathische interstitielle Fiedler-Myokarditis = Riesenzellmyokarditis

Pg.: Virusmyokarditiden können infolge Kreuzantigenität von viralen und myokardialen Strukturen zu Immunphänomenen führen:
- Bei akuter Myokarditis finden sich in ca. 75 % d.F. passagere Antikörper, die nach klinischer Besserung meist wieder verschwinden und diagnostisch ohne Bedeutung sind:
  - Antimyolemmale Antikörper (AMLA) vom Typ IgM
  - Antisarkolemmale Antikörper (ASA) vom Typ IgM
  - IgM-Antikörper und Komplementfaktor C_3 in der Myokardbiopsie
- Bei chronischem Verlauf kann es zur Ausbildung von Auto-Ak gegen beta1-adrenerge Rezeptoren im Herzen kommen.

Hi.: Histologische und immunhistologische Klassifikation der Myokarditis und inflammatorischen dilatativen Kardiomyopathie (DCMi nach ESC 2013):

Diagnose	Konventionelle Histologie (Dallas-Kriterien 1987)	Histologische und immunhistologische Kriterien (ISFC-Klassifikation 1998)
1. Aktive/akute Myokarditis	Infiltrat, Myozytolyse Ödem	1. bis 3. identisch: Infiltrat, charakterisiert mit monoklonalen Antikörpern, Immunglobulin- und Komplementfixation. Inobligat: De-novo-Expression von HLA-Antigen der Klasse I + II und Adhäsionsmolekülen*)
2. Fortbestehende Myokarditis	Wie 1., aber in Folgebiopsie bei Verlaufsbeobachtung	
3. Abheilende Myokarditis	Rückläufiges Infiltrat, fakultative Myozytolyse, reparative Fibrose	
4. Borderline Myokarditis	Eingestreute, seltene Lymphozyten ohne Myozytolyse	Grenzbefund zur Myokarditis bei 1-13 Lymphozyten/mm^2
5. Chronische Myokarditis, dilatative Kardiomyopathie mit Inflammation	Nicht definiert	≥14 Lymphozyten (inklusive bis zu 4 Makrophagen)/mm^2 mit CD3 positiven T-Lymphozyten > 7 /mm^2 fakultativer immunhistologischer Nachweis von viraler RNA oder DNA

*) Durch die Verwendung monoklonaler Ak können die Leukozytensubpopulationen exakt differenziert werden. Eine vermehrte Expression von HLA-Antigen der Klasse I und II auf Myozyten und Gefäßendothel sowie der Nachweis endothelialer CAMs (Cellular Adhesion Molecules) sprechen für Entzündung auch bei Fehlen einer zellulären Infiltration.

Histologische Sonderformen der Myokarditis (M.):
- Rheumatische M.: Aschoff-Knötchen, Anitschkow-Zellen (= histiozytäre Zellen), Aschoff-Riesenzellen
- Idiopathische Fiedler M. (= Riesenzell-M.): Lympho-/plasmazelluläre Infiltrate + Riesenzellen
- Eosinophile M.: 1. Durch Medikamente induziert; 2. Bei hypereosinophilem Syndrom
- Granulomatös-nekrotisierende M.

KL.: Der klinische Verlauf der Myokarditis ist sehr variabel und reicht von asymptomatischem oder mildem Verlauf (Mehrzahl der Fälle) bis zu fulminantem Verlauf mit tödlichem Ausgang (selten). Chronische Verläufe mit Übergang in dilatative Kardiomyopathie sind möglich.
Die Beschwerden stehen bei der infektiösen Myokarditis mit einem Infekt in Zusammenhang (Anamnese!):
- Akuter Brustschmerz (perikarditisch oder pseudoischämisch)
- Neu (< 3 Monate) oder subakut/chronisch (> 3 Monate) Dyspnoe/Fatigue, ggf. mit Herzinsuffizienzzeichen
- Palpitationen oder andere Arrhythmiesymptome oder Synkope oder überlebter Herztod
- Unerklärter kardiogener Schock

Ausk: Uncharakteristisch, evtl. flüchtige systolische Geräusche, bei Herzinsuffizienz evtl. 3. Herzton; bei Perimyokarditis evtl. Perikardreiben

Lab:
- CK/CK-MB, Troponin T/I ↑
- Evtl. Entzündungszeichen (BSG, Blutbild)
- Bakteriologische/virologische Diagnostik (Stuhluntersuchung auf Enteroviren)
- Nachweis von Auto-Ak und virologische Serologie sind wenig spezifisch und spielen keine Rolle.
- BNP: Steigt an bei beginnender Herzinsuffizienz, kann aber auch infolge der Entzündung des Herzmuskels ansteigen (das gilt auch für die inflammatorische Kardiomyopathie).

(Langzeit-) Ekg: Ekg-Veränderungen sind rel. häufig und meist passager:
- Sinustachykardie
- Arrhythmien, bes. Extrasystolen
- Bei Diphtherie und Lyme-Karditis oft Erregungsleitungsstörungen (z.B. AV-Block)
- Bild des Innenschichtschadens: ST-Senkung (DD: Digitaliswirkung, Koronarinsuffizienz), T-Abflachung, T-Negativierung (DD: Rückbildungsstadium nach Infarkt oder Perikarditis)
- Bei gleichzeitiger Perikarditis ("Myoperikarditis") evtl. monophasische Anhebung der ST-Strecke im Sinne des Außenschichtschadens (DD: Herzinfarkt - bei Myokarditis kein R-Verlust und keine Q-Zacken)
- Evtl. Niedervoltage → DD: Myokardschädigung oder Perikarderguss (Echokardiografie!)

Bildgebende Verfahren:
Echo: Oft normale Befunde; evtl. regionale Kinetikstörungen, evtl. Perikarderguss bei Myo-/Perikarditis; bei Ausbildung einer Herzinsuffizienz evtl. verminderte Auswurffraktion und Herzdilatation
Rö. Thorax: Bei Herzinsuffizienz Herzvergrößerung, evtl. Zeichen der Lungenstauung

MRT: Standard zur nichtinvasiven Gewebecharakterisierung: „Lake-Louise-Kriterien" (2 von 3 müssen erfüllt sein): Myokardiales Ödem auf T2-gewichteten Sequenzen - Early-Gadolinium-Enhancement-Ratio > 4 (oder absoluter Anstieg um > 45 %) - Late-Enhancement mindestens eine fokale Läsion

Evtl. invasive Diagnostik: Koronarangiographie für DD KHK; Endomyokardbiopsie bei akuter (Entstehung < 2 Wochen), schwerer Verlaufsform (kardiogener Schock) zur Identifikation seltener Ätiologien mit Therapiekonsequenz (Riesenzellmyokarditis → 3fach Immunsuppression, eosinophile Myokarditis, Sarkoidose → Kortison); bei Verdacht ggf. Therapiebeginn schon vor pathologischem Ergebnis!

DD der entzündlichen Herzmuskelerkrankungen:

Histologie	**Myokarditis / entzündliche dilatative Kardiomyopathie (DCM)**			
Immunhistologie	Keine Entzündung	Keine Entzündung	Aktive Entzündung	Aktiver immunologischer Prozess im Myokard
Molekularbiologie	Kein Hinweis auf Viruspersistenz	Viruspersistenz im Myokard	Viruspersistenz im Myokard	Kein Virusnachweis
Diagnose	Postmyokarditische Herzmuskelerkrankung	Virale Herzmuskelerkrankung	Viruspositive Myokarditis	Autoimmunreaktive Myokarditis / DCM

Di.: Bei symptomatischen Patienten mindestens 1, bei asymptomatischen Patienten mindestens 2 aus: EKG-Auffälligkeit - Troponin - Bildgebung - Gewebecharakterisierung im MRT

Th.: A) Kausal: z.B. Penicillinbehandlung einer rheumatischen Karditis, Therapie einer Diphtherie, einer Lyme-Karditis, einer Chagas-Krankheit (siehe dort)
- Antivirale Therapie: bislang kein nachgewiesener Nutzen auf Prognose, im Rahmen von Studien bei progredienter Virusmyokarditis mit Nachweis von Virus-DNA/RNA in der Myokardbiopsie
- Immunsuppressive Therapie als Einzelfallentscheidung, auch hier kein nachgewiesener Nutzen auf Prognose → Ind: Virusnegative (PCR aus Myokardbiopsie!) chronisch-lymphozytäre M.; Riesenzell-M.; eosinophile M.; autoimmune M. mit Auto-Ak-Nachweis. Verschiedene Protokolle → Beratung in Zentren

B) Symptomatisch:
- Körperliche Schonung: Solange Zeichen der Herzinsuffizienz bestehen (arbeitsunfähig).
- Thromboembolieprophylaxe mit Antikoagulanzien bei Entwicklung einer dilatativen Kardiomyopathie
- Behandlung von Komplikationen (Herzinsuffizienz, Herzrhythmusstörungen → siehe dort)
- Bei terminaler Herzinsuffizienz Versuch einer Entlastung des Herzens durch temporären mechanischen Herzersatz (ECMO) und Prüfung der Indikation zur

C) Herztransplantation

Prg:
1. Ausheilung der Mehrzahl der Fälle einer Virusmyokarditis } > 80 %
2. Persistenz harmloser Rhythmusstörungen (z.B. Extrasystolie) } > 80 %
3. Rel. selten Tod an akuten Komplikationen (Rhythmus-/Überleitungsstörungen, Herzversagen). Hohe Komplikationsraten finden sich u.a. bei Coxsackie B-Infektion (bes. bei Säuglingen), Diphtherie und Chagaskrankheit
4. Chronischer Verlauf (ca. 15 %) mit Entwicklung einer dilatativen Kardiomyopathie mit Herzinsuffizienz. Die granulomatös-nekrotisierende M. endet meist letal.

ANHANG:

CHAGAS-KRANKHEIT [B57.2]

Ep.: Häufigste Ursache einer inflammatorischen dilatativen Kardiomyopathie (DCM) in Südamerika.

Err: Trypanosoma cruzi; Übertragung durch Kot von Raubwanzen

Ink: 1 - 4 Wochen

KL.: Akut: Nur ein Teil der Infizierten zeigt akute Symptome.
- Lokale (schmerzlose) Schwellung/Ulkus an der Eintrittsstelle, oft periorbital (Chagom)
- Akut-entzündliches Krankheitsbild mit Fieber, Abgeschlagenheit, Lymphknoten-/Leber-/Milzvergrößerung, gel. Myokarditis

Chronisch: Nach einer Latenzphase bis zu 20 Jahren
- Kardiale Manifestation als DCM, Herzrhythmusstörungen, evtl. plötzlicher Herztod
- Gastrointestinale Manifestation mit Ösophagus- oder Kolondilatation; neurologische Störungen

Di.: Klinik (Trias: Kardiomegalie, Megaösophagus und -kolon), Herkunftsland, Erregernachweis (Blutausstrich, dicker Tropfen, Blutkultur, PCR), Ak-Nachweis

Th.: Im Akutstadium: Nifurtimox, Benznidazol (toxisch !)
Im chronischen Stadium: Symptomatische Therapie der Herzinsuffizienz

PERIKARDITIS UND PERIMYOKARDITIS [I31.9]

Die klinische Trennung zwischen Myokarditis (mit Sinustachykardie, Rhythmusstörungen, Herzvergrößerung u.a.) und Perikarditis (mit retrosternalen Schmerzen, Perikardreiben u.a.) ist nicht immer möglich und sinnvoll; der gleichzeitige Befall subepikardialer Myokardschichten (verantwortlich für die Ekg-Stadien!) im Rahmen einer Perikarditis hat in diesen Fällen zur Bezeichnung Perimyokarditis geführt.

AKUTE PERIKARDITIS [I30.9]

Infos: ESC-Leitlinie 2015

Ät.: 1. Infektiöse Perikarditis:
- Am häufigsten Viren: Erregerspektrum wie bei Myokarditis: Coxsackie A und B, CMV, Parvovirus B19, Adeno-, Echo-Viren, HIV u.a.
  Die Mehrzahl "idiopathischer" Perikarditisfälle sind durch Viren verursacht!
- Seltener Bakterien: Mykobakterien (Tbc), Perikarditis bei septischen Erkrankungen u.a.

2. Immunologisch bedingte Perikarditis:
- Systemischer Lupus erythematodes
- Rheumatisches Fieber! (im Rahmen der rheumatischen Pankarditis, pathologisch-anatomisch 100 % Perikardbeteiligung, klinisch aber nur 10 %).
- Allergische Perikarditis (Serumkrankheit, Arzneimittel)
- Postmyokardinfarktsyndrom (= Dressler-Syndrom)[I24.1], Labor: anti-SMA
  Postkardiotomiesyndrom [I97.0]: 1 - 6 Wochen nach Herzinfarkt bzw. herzchirurgischen Eingriffen kann es zu einer fiebrigen Perikarditis/Pleuritis kommen (BSG-Erhöhung, Leukozytose, temporärer Nachweis zirkulierender Antikörper gegen Herzmuskel).

3. Perikarditis epistenocardica über größeren epikardnahen Infarkten [I30.8.] tritt innerhalb der 1. Woche nach Infarkt auf.
4. Perikarditis bei Urämie
5. Posttraumatische Perikarditis
6. Tumorperikarditis (infiltratives Wachstum oder Metastasierung): Bronchial-, Mamma-, Ösophaguskarzinom; Leukämien, maligne Lymphome u.a.
7. Perikarditis nach Strahlentherapie (sehr selten)
8. Arzneimittel-induzierte Perikarditiden (z.B. durch Penicillin) sind sehr selten (Hypersensitivitätsreaktion evtl. mit Eosinophilie)

KL.: a) Trockene Perikarditis (fibrinöse Perikarditis): Findet sich zu Beginn oder am Ende einer akuten Perikarditis; am häufigsten bei Urämie, ferner beim Herzinfarkt (keine Antikoagulanzien → Hämoperikardgefahr)
Sy.: Stechender Schmerz hinter dem Sternum (DD: Myokardinfarkt), verstärkt im Liegen, bei tiefer Inspiration und beim Husten
Ausk.: Systolisches oder systolisch-diastolisches "schabendes", ohrnahes Reibegeräusch, am deutlichsten hörbar über dem Lingulabereich in Sternalnähe sowie nach Exspiration.

Unterscheide drei Arten von Reibegeräuschen:
- Pleurales Reiben: Fehlt, wenn der Patient den Atem anhält
- Pleuroperikardiales Reiben (bei Kombination von Perikarditis mit linksseitiger Pleuritis): Neben dem perikardialen Reiben zusätzliches Geräuschphänomen beim Atmen.
- Perikardiales Reiben: Keine Geräuschänderung bei Atempause

b) Feuchte (exsudative) Perikarditis
Am häufigsten bei Tbc, Virusinfekten, rheumatischem Fieber, Urämie
Beim Übergang von trockener zu feuchter Perikarditis werden die Herztöne leiser, oft verschwinden auch die Schmerzen und das Reibegeräusch.

Ko.: **HERZBEUTELTAMPONADE (Perikardtamponade)** [I31.9]
Durch große Exsudatmengen kann es durch Behinderung der diastolischen Ventrikelfüllung zu einer Einflussstauung mit der Gefahr eines kardiogenen Schocks kommen (durch kritische Exsudatmenge bei rascher Ergussbildung: 300 - 400 ml).
PPh: ▸ Rückstau des Blutes vor dem rechten Herzen:
KL.:
- Erhöhter Venendruck mit prall gefüllten Venen (Zungengrund-/Jugularvenen)
  DD zum Volumenmangelschock: Kollabierte Venen.
- Kussmaul-Zeichen: Paradoxer inspiratorischer Druckanstieg in der Jugularvene
- Leberkapselspannung mit Oberbauchschmerzen
- Evtl. kleiner Aszites (Sonografie!)

- ▸ Low cardiac output-Syndrom
  - Körperliche Schwäche, Belastungsdyspnoe
  - Blutdruckabfall, der sich inspiratorisch verstärkt
  - Pulsus paradoxus: Inspiratorische Abnahme der Blutdruckamplitude > 10 mmHg
    Anm.: Ein Pulsus paradoxus findet sich auch bei Panzerherz, Spannungspneumothorax und bei schwerem Asthmaanfall.
  - Tachykardie
- ▸ Leise Herztöne (Auskultation)

Lab: Bei infektiöser Genese fakultativ CRP, BSG ↑, Virusserologie, Kultur auf Bakterien und Mykobakterien

Ekg: Das Ekg ist nicht durch die Perikarditis per se verändert, sondern dadurch, dass die angrenzende Myokardschicht in die Entzündung mit einbegriffen ist: Daher Typ des Außenschichtschadens in allen Ableitungen: Im Gegensatz zum Infarkt (der nur regional zugeordnete Ableitungen betrifft) verläuft die ST-Streckenhebung konkavbogig aus dem aufsteigenden Schenkel der S-Zacke. In der 2. Woche Ausbildung eines terminal negativen T (aber niemals R-Verlust wie beim Herzinfarkt). Bei starkem Perikarderguss findet sich oft im Ekg eine Niedervoltage, gel. auch ein elektrischer Alternans (dieser erklärt sich echokardiografisch durch eine von Schlag zu Schlag wechselnde anatomische Position des Herzens).

Echo: Schneller und empfindlicher Ergussnachweis (ab 50 ml): Echofreier Raum hinter dem Herzen, bei großem Erguss auch vor dem Herzen. Kleiner Erguss < 100 ml, mittelgroßer Erguss 100 - 400 ml, großer Erguss > 400 ml („swinging heart"). Bei Perikardtamponade Kompression des rechten Ventrikels und Kollaps des rechten Vorhofs.
Um die Entwicklung eines Perikardergusses genau beurteilen zu können, engmaschige Kontrollen von RR (abfallend), ZVD (ansteigend) + Echokardiografie.

MRT/CT: Neben dem Echo Diagnostik der Wahl! Anatomische und funktionelle Information mit Nachweis von Ergussflüssigkeit und Myokardbeteiligung

Rö.: Vergrößerung des Herzschattens (ohne Zeichen einer pulmonalen Stauung); in typischen Fällen schlaffe Dreieckform oder "Bocksbeutelform" (breit ausladende Mittelpartien wie bei einer Flasche Frankenwein). Die DD zur myogenen Herzdilatation wird durch Echokardiografie geklärt.

DD: 1. Myogene Herzdilatation (keine Niedervoltage im Ekg, sonografisch kein Ergussnachweis, oft Zeichen der Lungenstauung)
2. Herzinfarkt:
Bei Perimyokarditis fehlen Q-Zacken bzw. R-Verlust. Beim Infarkt finden sich reziproke ST-Senkungen in anderen Ableitungen (nicht jedoch bei Perikarditis). Die CK kann auch bei Perimyokarditis leicht ansteigen.

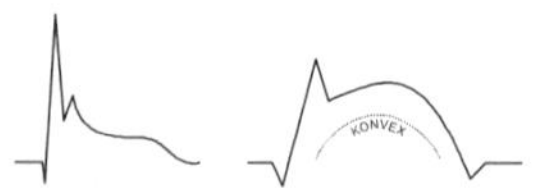

Perikarditis Infarkt

Di.: Eine akute Perikarditis wird diagnostiziert, wenn 2 der folgenden 4 Kriterien erfüllt sind:
Brustschmerzen - Reibegeräusch - ST-Hebung - Perikarderguss (ESC-Guideline 2015)

Th.: a) des Grundleidens: z.B.
- Bei bakterieller Genese: Antibiotika
- Bei Verdacht auf tuberkulöse Genese Versuch des Erregernachweises im Perikardpunktat. Da ein negatives Ergebnis die tuberkulöse Genese nicht ausschließt, soll man auch bei klinischem Verdacht eine antituberkulotische Therapie beginnen (siehe Kapitel Lungentuberkulose).
- Bei rheumatischem Fieber Penicillin + ASS oder evtl. Kortikosteroide
- Bei allergischer Perikarditis, Postmyokardinfarkt- und Postkardiotomiesyndrom: Nichtsteroidale Antiphlogistika, evtl. Kortikosteroide
- Bei urämischer Perikarditis: Dialyse u.a.

b) Symptomatische Behandlung:
- Erstlinientherapie: Hoch dosiert ASS oder NSAR (z.B. Ibuprofen - 600 mg alle 8 h) + Protonenpumpenhemmer (als Magenschutz) + Colchizin 0,5 mg/d (senkt die Rezidivrate)
- Indikation für Kortikosteroide:
  1. Versagen der Erstlinientherapie und Ausschluss einer infektiösen Ursache
  2. Autoimmunerkrankungen

Bei drohender Herzbeuteltamponade Entlastungspunktion (Intensivstation): Vom Proc. xiphoideus ausgehend, Nadel retrosternal vorsichtig in Richtung Perikarderguss unter Aspiration und Ultraschallkontrolle vorschieben. Einführen eines Drainagekatheters. In 5 % ist mit schweren Komplikationen zu rechnen (z.B. Blutungen, Fehlpunktionen u.a.).
Bei rezidivierendem Erguss evtl. Perikarddrainage mittels Katheter. Bei chronisch-rezidivierendem Erguss (z.B. bei Urämie) Perikardfensterung zur Pleura oder zum Peritoneum.

Prg: Rezidive bis 30 %; selten Übergang in chronische konstriktive Perikarditis (ca. 1 %)

CHRONISCH KONSTRIKTIVE PERIKARDITIS [I31.1]

Def: Narbige Folgezustände der akuten Perikarditis.
Die Einengung des Herzens durch den narbig geschrumpften, z.T. mit Kalkspangen durchsetzten Herzbeutel führt zur Behinderung der diastolischen Ventrikelfüllung mit den Zeichen der Einflussstauung und bei längerem Bestehen zu einer Herzmuskelatrophie.

Nomenklatur:
- Accretio: Adhäsionen des Perikards an Nachbarorgane
- Concretio: Verklebung beider Perikardblätter
- Constrictio: "Panzerherz" mit schwielig schrumpfendem Perikardbeutel, oft mit Kalkeinlagerungen

Ät.: Wie bei akuter Perikarditis, wobei die tuberkulöse Genese am häufigsten sein soll

KL.: 1. Symptome durch den Rückstau des Blutes vor dem rechten Herzen:
- Erhöhter Venendruck (mehr als 12 cm H_2O)
- Kussmaul-Zeichen: Paradoxer Druckanstieg des Jugularvenenpulses bei tiefer Inspiration
- Lebervergrößerung, evtl. mit Aszites (Fehldiagnose: Leberzirrhose)
- Ödeme, Stauungsproteinurie, Hyponatriämie (Fehldiagnose: nephrotisches Syndrom), evtl. kongestiver Hypersplenismus

2. Low cardiac output-Syndrom mit körperlicher Schwäche, Belastungsdyspnoe
evtl. Pulsus paradoxus: Inspiratorisch Abnahme der Blutdruckamplitude > 10 mmHg

Auskultation: Evtl. leise Herztöne, evtl. 3. Herzton (Fehldiagnose: Mitralvitium)

Ekg: T-Negativierung, Low voltage, evtl. Vorhofflimmern

Echokardiografie: Verstärkte Echos an verkalkten Perikardschwielen, verminderte Bewegungsamplitude der Hinterwand des linken Ventrikels mit plötzlichem Stopp der Ventrikelfüllung in der mittleren Diastole (Dip-Plateau-Phänomen bei invasivem Druckmonitoring)

Röntgen, MRT, CT: Meist normal großes Herz, oft Verkalkungen

Merke: Das Missverhältnis zwischen klinischen Zeichen der Rechtsherzinsuffizienz und normal großem Herz muss an eine konstriktive Perikarditis denken lassen, bes. auch jede therapierefraktäre Herzinsuffizienz!

DD: Restriktive Kardiomyopathie (RCM): Siehe dort

Di.: Klinik + Echokardiografie + CT oder MRT

Th.: Operative Entschwielung (Dekortikation) des Herzens, Perikardektomie
Indikation nicht zu spät stellen, weil es sonst infolge Myokardatrophie postoperativ zu akuter Herzdilatation kommen kann

KORONARE HERZERKRANKUNG (KHK) [I25.9]

Internet-Infos: *www.athero.org; www.khk.versorgungsleitlinien.de; www.escardio.org*

Syn: Ischämische Herzkrankheit = IHK, „ischemic heart disease" = IHD, „coronary artery disease" = CAD, „coronary heart disease" = CHD

Def: KHK ist die Manifestation der Arteriosklerose (= Atherosklerose) in den Herzkranzarterien. Bedingt durch flusslimitierende Koronarstenosen kommt es zur Koronarinsuffizienz = Missverhältnis zwischen Sauerstoffbedarf und -angebot im Herzmuskel. Die dadurch hervorgerufene Myokardischämie hat verschiedene Manifestationsformen:

- Asymptomatische KHK (stumme Ischämie)
- Symptomatische KHK:
  1. Stabile Angina pectoris: Thoraxschmerzen infolge reversibler Myokardischämie
  2. Akutes Koronarsyndrom (ACS) umfasst 3 Entitäten:
     - Instabile Angina pectoris (AP) ohne Anstieg von Troponin
     - NSTEMI = non ST-segment-elevation myocardial infarction = Nicht-ST-Streckenhebungsinfarkt mit Anstieg von Troponin
     - STEMI = ST-segment-elevation myocardial infarction = ST-Streckenhebungsinfarkt mit Anstieg von Troponin und persistierender ST-Hebung (> 20 Min.)
  3. Ischämische Herzmuskelschädigung
  4. Herzrhythmusstörungen (ventrikuläre Extrasystolen bis Kammerflimmern)
  5. Plötzlicher Herztod

Ep.: Die KHK ist in den Industrieländern die häufigste Todesursache. In Deutschland sind 14 % der Todesfälle durch KHK verursacht.
Die Lebenszeitprävalenz für die KHK in Deutschland beträgt 9,3% für die 40 - 79jährigen und ist damit eine der wichtigsten Volkskrankheiten.

Erstmanifestation der KHK:
- Angina pectoris: 40 %
- ACS: 50 %
- Plötzlicher Herztod: 10 %

Ät.: Kardiovaskuläre Risikofaktoren für vorzeitige Arteriosklerose
(In Anlehnung an die Leitlinien der International Atherosclerosis Society; *www.athero.org*):

Risikofaktoren:

1. Hauptrisikofaktoren (major risk factors):
   1.1 LDL-Cholesterin-Erhöhung (≥ 160 mg/dl [≥ 4,1 mmol/l]), HDL-Cholesterin-Erniedrigung (≤ 40 mg/dl [≤ 1,0 mmol/l] für Männer, ≤ 50 mg/dl [≤ 1,3 mmol/l] für Frauen)
   1.2 Arterielle Hypertonie (≥ 140/90 mmHg)
   1.3 Diabetes mellitus: HbA_{1c} ≥ 6,5% (≥ 48 mmol/mol Hb)
   1.4 Nikotinabusus
   1.5 KHK/Herzinfarkte bei erstgradigen Familienangehörigen vor dem 55 Lj. (m) bzw. 65 Lj. (w)
   1.6 Lebensalter (m ≥ 45 J. ; w ≥ 55 J.) und männliches Geschlecht

   Anm.: > 80 % der Patienten, die an einer KHK sterben, sind älter als 65 Jahre.
2. Andere Risikofaktoren:
   2.1 Atherogene Diät (protektiv ist die mediterrane Diät)
   2.2 Adipositas, mit Betonung der abdominellen Fettspeicherung (Hinweis: Taillenumfang bei Männern > 94 cm, bei Frauen > 80 cm)
   2.3 Körperliche Inaktivität
   2.4 Lipidstoffwechselstörungen: Andere als unter 1.1, z.B. Hypertriglyzeridämie (≥ 150 mg/dl), Lp(a)-Erhöhung (Normwert < 30 mg/dl)
   2.5 Glukosetoleranzstörung: Nüchternblutzucker ≥ 100 mg/dl (≥ 5,6 mmol/l)
   2.6 Entzündungszustände bei KHK-Patienten (vermutlich auch Parodontitis) → hsCRP als möglicher Indikator
   2.7 Hyperfibrinogenämie (> 3,5 g/l)
   2.8 Genetik: Ca. 20 identifizierte Genregionen, die mit einem erhöhten Herzinfarktrisiko assoziiert sind (z.B. 9p21.3). Die wenigsten Gene weisen einen Zusammenhang mit den klassischen Risikofaktoren auf. Die Risikoallele sind häufig, führen aber nur zu einer mäßigen Erhöhung des Herzinfarktrisikos (10 - 30 % pro Allel).
   2.9 Obstruktive Schlafapnoe, Z.n. thorakaler Bestrahlung, Z.n. HTX

Das 10-Jahres-Risiko kann mit Risikokalkulatoren (Algorithmen, Scores) errechnet werden:
- PROCAM-Risikokalkulator auf der Basis der Prospektiven Cardiovaskulären Münster-Studie (tödliche und nicht-tödliche kardiovaskuläre Ereignisse, *www.chd-taskforce.com*); Einzelheiten: Siehe unten

- ESC-Risikokalkulator-Score für tödliche kardiovaskuläre Ereignisse (*www.escardio.org*)
- Framingham-Risikokalkulator für USA (*www.nhlbi.nih.gov*)
- CARRISMA-Risikokalkulator (*www.carrisma-pocket-ll.de*). Das CARRISMA-System berücksichtigt die prognostische Bedeutung des BMI, die Anzahl der gerauchten Zigaretten und die körperliche Aktivität (kcal/Woche: 0 - 3.000).

In der Hochrisikogruppe überschreitet das Risiko für kardiovaskuläre Ereignisse in 10 J. 20 % (PROCAM) oder das kardiovaskuläre Letalitätsrisiko 5 % (ESC).

Bei Infarktpersonen unter 30 Jahren fahnde man nach:
- Familiäre Lipidstoffwechselstörungen
- Antiphospholipid-Syndrom und andere Ursachen einer Thrombophilie
- Hypothyreose (mit Hypercholesterinämie)
- Vaskulitiden (z.B. Panarteriitis nodosa, Kawasaki-Syndrom, Takayasu-Arteriitis)
- Koronarerkrankungen bei -anomalien und nach Operationen angeborener Herzfehler
- Drogenanamnese (z.B. Kokain, Marihuana)
- Hyperviskositätssyndrom (z.B. multiples Myelom, Polycythaemia vera, essenzielle Thrombozythämie)

Koronare Versorgungstypen:

Am häufigsten ist der ausgeglichene (normale) Versorgungstyp (60 - 80 %), hierbei versorgt die linke Koronararterie (LCA) die Vorderwand des linken Ventrikels und den größeren Teil des Kammerseptums. Die rechte Koronararterie (RCA) versorgt den rechten Ventrikel und die diaphragmale Hinterwand.

Davon abweichend findet man in je 10 - 20 % einen Rechtsversorgungstyp (Dominanz der RCA)oder einen Linksversorgungstyp (Dominanz der LCA).

Der Hauptstamm der LCA verzweigt sich in den Ramus interventricularis anterior (RIVA) = left anterior descending artery (LAD) und den Ramus circumflexus (RCX). In Abhängigkeit von der Zahl der stenosierten Gefäße (LAD, RCX, RCA) wird in 1-, 2- oder 3-Gefäßerkrankung differenziert.

PPh: Entsprechend der Verminderung des Durchmessers (in %) unterscheidet man verschiedene Schweregrade der Koronarstenosen:

Grad I: 25 - 49 %
Grad II: 50 - 74 % (signifikante Stenose)
Grad III: 75 - 99 % (kritische Stenose)

Die Perfusion der Koronararterien ist abhängig vom Perfusionsdruck während der Diastole, der Dauer der Diastole und dem Koronarwiderstand.

Der Koronarwiderstand setzt sich zusammen aus 3 Komponenten:
1. Proximale Komponente (abhängig von der Lumenweite der epikardialen Koronararterie)
2. Distale Komponente (Widerstand der intramyokardialen Arteriolen)
3. Extravasale Komponente (systolische Gefäßkompression infolge intramyokardialer Drucksteigerung)

Der O_2-Bedarf ist in den Innenschichten des Myokards infolge der größeren Druckbelastung höher als in den Außenschichten. Daher manifestiert sich eine Myokardischämie zuerst im subendothelialen Myokard.

Regionale Perfusionsstörungen des Myokards sind erst zu erwarten, wenn eine Koronarstenose > 50 % des Gefäßquerschnitts einengt, wobei das Ausmaß von Kollateralgefäßen eine Rolle spielt. Sind > 75 % des Gefäßquerschnitts eingeengt (kritische Stenose), so ist bei Fehlen von kompensatorisch wirkenden Kollateralen die Koronarreserve erschöpft und es resultiert eine belastungsabhängige Angina pectoris.

Koronarreserve: Differenz zwischen Koronardurchblutung (O_2-Angebot) in Ruhe und maximal möglicher Koronardurchblutung. Distal einer signifikanten Koronarstenose nimmt die Koronarreserve kontinuierlich ab.

Pg.: der KHK und der Koronarinsuffizienz:

I. Erhöhter Koronarwiderstand
1. Vasale Hauptfaktoren:
   - Makroangiopathie (> 90 %): Stenosierende Arteriosklerose der großen epikardialen Koronararterien (KHK im engeren Sinne). Zum Infarkt kommt es meist durch das Aufbrechen eines arteriosklerotischen Atheroms (Plaque-Ruptur) und die Bildung eines gefäßverschließenden Thrombus.
   - Mikroangiopathie (small vessel disease) der intramuralen kleinen Koronargefäße (< 10 %): Angina pectoris ohne Stenosen der großen epikardialen Koronararterien.
     Ät.: Arterielle Hypertonie (hypertensive Mikroangiopathie), Diabetes mellitus, Vaskulitiden, Transplantatvaskulopathie
   - Koronarspasmen können isoliert (z. B. bei Kokain) oder zusätzlich bei vorhandener Makroangiopathie auftreten.

- Koronaranomalien: z.B. primäre Fehlbildungen mit Ursprung einer Koronararterie aus der Pulmonalarterie (Bland-White-Garland-Syndrom) oder der LCA aus dem rechten Sinus valsalvae und Verlauf zwischen Aorta und Arteria pulmonalis
- Arteriovenöse Koronarfistel
- Angeborene Myokardbrücken (Muskelbrücken) können in seltenen Fällen auch eine belastungsabhängige Angina pectoris verursachen (→ Graduierung der Stenose mittels quantitativer Koronarangiografie, intrakoronarem Ultraschall oder Doppler).

2. Myokardiale Zusatzfaktoren:
   - Herzhypertrophie
   - Erhöhter enddiastolischer Ventrikeldruck
   - Hypertonie und Tachykardie/Tachyarrhythmie bei Vorhofflimmern: Überschreiten Hypertonie und Tachykardie eine kritische Grenze (Anstieg der Herzarbeit), kommt es zur Manifestation eines Angina pectoris-Anfalles.

II. Extrakoronare Zusatzfaktoren:
1. Kardial: z.B. Aortenklappenfehler, hypertrophe Kardiomyopathie, Rhythmusstörungen
2. Extrakardial:
   - Erhöhter O_2-Bedarf (z.B. Fieber, Hyperthyreose, körperliche Arbeit)
   - Erniedrigtes O_2-Angebot (Anämie, Lungenerkrankung, Schlafapnoe-Syndrom, Aufenthalt in großen Höhen, CO-Vergiftung)
   - Erhöhte Blutviskosität (Erythropoetin-Doping, multiples Myelom, Polycythaemia vera, Hyperfibrinogenämie)

KL.: Leitsymptom der Koronarinsuffizienz ist die Angina pectoris (Stenokardie): Vorwiegend retrosternal lokalisierte Schmerzen, die durch körperliche und psychische Belastungen ausgelöst werden und i.d.R. durch Ruhe innerhalb von 5 - 15 Min. bzw. nach Nitro-Einnahme innerhalb von 1 - 2 Min. abklingen.

Die Schmerzen können ausstrahlen zum Hals, Unterkiefer/Zähne, Schultergegend, linken (rechten) Arm bis in die ulnaren Fingerspitzen.

Kalte Außentemperatur und Nahrungsaufnahme (postprandiale AP) können die Schmerzen auslösen und verstärken. Manche Patienten klagen nur über retrosternales Druck- oder Engegefühl bzw. Brennen im Brustkorb.

Anm.: Im Angina pectoris-Anfall nimmt der Perfusionsdruck im poststenotischen Bereich der Koronararterie ab, während der enddiastolische Ventrikeldruck steigt; dadurch kommt es anfangs zu einer Durchblutungsstörung in der Innenschicht des Myokards und bei transmuraler Hypoperfusion zu einer Verschlechterung der ventrikulären Pumpfunktion.

Beachte: Der akute Brustschmerz als Leitsymptom kann bei Patienten mit Diabetes, Niereninsuffizienz, bei Frauen, alten Patienten über 75 J. und Herzoperierten/Herztransplantierten fehlen! Hier wird eventuell nur über unspezifische Symptome wie Übelkeit, Schwindel und Atemnot oder eine Ausstrahlung ins Epigastrium geklagt!

Verlaufsformen und Kriterien der Angina pectoris (AP):

- Typische Angina pectoris
  Alle Kriterien müssen erfüllt sein:
  1. Retrosternale Beschwerden charakteristischer Ausprägung
  2. Ausgelöst durch körperliche oder psychische Belastung
  3. Rückgang der Beschwerden durch körperliche Ruhe und/oder nach Einnahme eines kurz wirksamen Nitrats
- Atypische Angina pectoris
  Zwei der Kriterien sind erfüllt.
- Nichtkardialer Schmerz
  Nur eines oder keins der oben genannten Kriterien wird erfüllt.

1. Stabile AP:
   Reproduzierbar durch körperliche und psychische Belastung auslösbare AP, die in Ruhe und nach Gabe von Nitraten verschwindet.

   CCS-Klassifikation der AP (Canadian Cardiovascular Society):
   I: Keine AP bei normaler körperlicher Belastung, AP bei schwerer körperlicher Anstrengung
   II: Geringe Beeinträchtigung der normalen körperlichen Aktivität durch AP
   III: Erhebliche Beeinträchtigung der normalen körperlichen Aktivität durch AP
   IV: AP bei geringster körperlicher Belastung oder Ruheschmerzen
2. Instabile AP [I20.0]:
   - Primär instabile AP: Jede Erstangina
   - Sekundär instabile AP: Zunehmende Schwere, Dauer, Häufigkeit der Schmerzanfälle (Crescendo-Angina), Ruhe-Angina, Postinfarkt-Angina, zunehmender Bedarf an antianginösen Medikamenten

Die instabile AP gehört zum akuten Koronarsyndrom (ACS → siehe dort). Durch Troponin-Bestimmung und Ekg-Analyse weitere Differenzierung. Der Übergang zum Infarkt wird meist eingeleitet durch einen Riss im atheromatösen Plaque mit nachfolgender Koronarthrombose. Bei kritischer Koronarstenose eines größeren Gefäßes Gefahr der akuten Linksherzinsuffizienz und ihrer Komplikationen.

3. Sonderformen:
   - Prinzmetal-Angina [I20.1] = Variant Angina: AP mit reversibler ST-Anhebung (!) ohne Anstieg von Troponin I oder T. Die Patienten zeigen koronarangiografisch oft Koronarstenosen, in deren Bereich es zu passageren Koronarspasmen kommen kann. Es besteht erhöhtes Risiko für akutes koronares Syndrom!
   - "Walking through-Angina": AP zu Beginn einer Belastung, die bei weiterer Belastung verschwindet (Freisetzung vasodilatierender Metabolite)
   - "Angina nocturna": Nachts aus dem Schlaf heraus auftretende AP und/oder Dyspnoe

DD: **Brustschmerzen:**

A) Kardiale Brustschmerzen:
- Angina pectoris und akutes Koronarsyndrom
- Postmyokardinfarkt-Syndrom (= Dressler-Syndrom, siehe unten)
- Hämodynamisch wirksame Tachykardien
- Hypertone Krise
- Aortenvitien (Auskultation/Echokardiografie)
- Mitralklappenprolaps (Echokardiografie)
- Hypertrophische Kardiomyopathie (Ekg, Echokardiografie), Verstärkung der Angina durch Nitroglyzerin bei HOCM (siehe dort)
- Perimyokarditis (Auskultation, Ekg, Echokardiografie)
- Stress-Tako-Tsubo-Kardiomyopathie (siehe dort)
- Koronaranomalien

B) Nichtkardiale Brustschmerzen:
- Pleurale/pulmonale Ursachen
  - Lungenembolie; chronisches Cor pulmonale
  - Pleuritis (atemabhängige Schmerzen, Auskultation)
  - Lungenkarzinom, Pancoast-Tumor
  - Pleurodynie (Coxsackie B-Virusinfektion, Bornholm-Krankheit)
  - (Spannungs-)Pneumothorax
- Erkrankungen des Mediastinums und der Aorta:
  - Mediastinitis, Mediastinaltumor
  - Aortendissektion und/oder intramurale Hämatome der Aorta (CT, MRT, TEE)
- Ösophaguserkrankungen:
  - Refluxkrankheit (retrosternales Brennen, Sodbrennen → Endoskopie der Speiseröhre)
  - Motilitätsstörungen: Diffuser Ösophagusspasmus, Nussknackerösophagus, Achalasie
  - Mallory-Weiss-Syndrom
  - Boerhaave-Syndrom = spontane Ösophagusruptur durch Erbrechen (thorakaler Vernichtungsschmerz, Rö. Thorax + Ösophagus mit wasserlöslichen Kontrastmitteln)
- Erkrankungen der Rippen, Wirbelsäule, Nerven:
  - Vertebragene Thoraxschmerzen: HWS-/BWS-Osteochondrose, M. Bechterew
  - Tietze-Syndrom [M94.0] (schmerzhafte Schwellung an der Knorpel-Knochengrenze der oberen Rippen)
  - Thoraxtrauma, Rippenfraktur
  - Herpes zoster
- Abdominalerkrankungen mit thorakaler Schmerzausstrahlung:
  - Akute Pankreatitis (Amylase, Lipase)
  - Gallenkolik (Sonografie), Cholecystitis
  - Roemheld-Syndrom (ein voller oder geblähter Magen kann Angina pectoris auslösen oder KHK-unabhängige Thoraxschmerzen verursachen)
- Schmerzhafte Krisen bei Sichelzellanämie
- Funktionelle Thoraxschmerzen (Da Costa-Syndrom [F45.37])
  Anamnese + Ausschluss anderer Ursachen!

Merke: 5 dramatische Ursachen des Thoraxschmerzes („big five"): ACS, Lungenembolie, Aortendissektion, Spannungspneumothorax und Boerhaave-Syndrom

Di.: **1. Ermittlung des kardiovaskulären Risikos** für eine KHK („Vortestwahrscheinlichkeit"):
z.B. mittels PROCAM- oder ESC-Score

2. **Anamnese:** Das Vorhandensein typischer Angina pectoris-Anfälle macht die Diagnose einer KHK wahrscheinlich. Das Fehlen von typischen Angina pectoris-Anfällen schließt jedoch eine KHK nicht aus. Bei Diabetikern gehen > 50 % aller ischämischen Attacken ohne Schmerzen, bei Frauen vielfach mit untypischem Beschwerdebild einher.

Klinische Vortestwahrscheinlichkeit für das Vorliegen einer stenosierenden KHK bei stabiler Angina pectoris (*www.escardio.org*):

Alter	Typische AP		Atypische AP		Nichtanginöser Brustschmerz	
	Mann %	Frau %	Mann %	Frau%	Mann %	Frau %
30 - 39	59	28	29	10	18	5
40 - 49	69	37	38	14	25	8
50 - 59	77	47	49	20	34	12
60 - 69	84	58	59	28	44	17
70 - 79	89	68	69	37	54	24
>80	93	76	78	47	65	32

Bei Vortestwahrscheinlichkeiten unter 15 % ist nach ESC-Leitlinie keine weiterführende Diagnostik notwendig, bei 15 - 85 % erfolgt Belastungs-Ekg mit Bildgebung (siehe 4.3). Bei Werten über 85 % kann das Vorliegen einer KHK als gesichert gelten (→ Herzkatheter). Dabei verliert das Belastungs-Ekg zugunsten der Bildgebung an Bedeutung.

3.1. **Ruhe-Ekg**

Solange kein Infarkt abgelaufen ist, ist das Ruhe-Ekg auch bei schwerer KHK in 50 % d.F. unauffällig. Typische Infarkt-Veränderungen bei STEMI. Vergleich mit Vor-Ekg!

3.2. **Transthorakale Echokardiographie (TTE)**

Ausschluss anderer Angina pectoris-Ursachen (z.B. Aortenstenose, HCM)
Nachweis regionaler Wandbewegungsstörungen bzw. Aneurysma
Bestimmung der systolischen und diastolischen Funktion

4. **Ischämie-Diagnostik**

4.1. **Belastungs-Ekg (Ergometrie)**

Durch dynamische Belastung wird unter kontrollierten Bedingungen eine Steigerung des HerzMin.volumens (SV x HF) und des O_2-Bedarfs induziert. Bei signifikanter KHK wird durch verminderte O_2-Versorgung eine Ischämie ausgelöst, die sich in Form einer ST-Veränderung manifestiert.

Typisch für Myokardischämie sind folgende ST-Veränderungen:

- Horizontale oder deszendierende reversible ST-Senkung von mindestens 0,1 mV in den Extremitätenableitungen oder mindestens 0,2 mV in den Brustwandableitungen
- Weniger spezifisch für eine Ischämiereaktion ist eine träge aszendierende ST-Strecke, die 80 msek nach dem J-Punkt (junction-Punkt = Übergangspunkt zwischen S-Zacke und ST-Strecke) noch 0,1 mV unter der Nulllinie verläuft (rasch aszendierende ST-Verläufe sind tachykardiebedingte harmlose Befunde).
- ST-Hebung > 0,1 mV in Ableitungen ohne Q

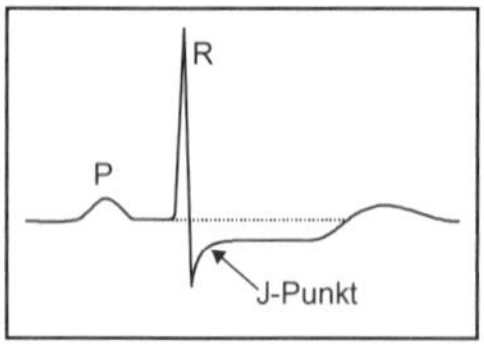

Beachte: Diverse Medikamente (Digitalis, Chinidin, Antidepressiva) bewirken eine ST-Senkung und sollten, soweit klinisch vertretbar, vor dem Belastungs-Ekg abgesetzt werden (1 Woche Pause bei Digoxin, 3 Wochen Pause bei Digitoxin). Die Sensitivität des Belastungs-Ekgs (= prozentualer Anteil von KHK-Patienten mit positivem Testergebnis) ist umso größer, je höher die ergometrische Belastung und die damit erreichte Herzfrequenz und je ausgeprägter und zahlreicher die Koronarstenosen sind. Maximale HF = 220 - Lebensalter; submaximale HF = 200 - Lebensalter. Bei bradykardisierender Medikation (z.B. Betablocker) Zielfrequenz um 10 - 15 % absenken. Ein unauffälliges Belastungs-Ekg hat daher keinen großen diagnostischen Wert, wenn nicht wenigstens die submaximale Herzfrequenz erreicht wurde.

Das Risiko einer ergometrischen Belastung liegt in der Größenordnung von 1 - 2 schweren Zwischenfällen auf 10.000 Teste (Risiko für Kammerflimmern ca. 1 : 15.000, Todesfall 1 : 42.000). Daher muss Reanimationsbereitschaft gewährleistet sein (Defibrillator!).

Ind: 1. Nachweis einer Myokardischämie als Folge einer KHK
2. Erfassung belastungsabhängiger Rhythmusstörungen
3. Analyse des Blutdruck- und Herzfrequenzverhaltens unter Belastung
4. Beurteilung der Leistungsfähigkeit

Absolute Kontraindikationen:
- Hochgradige Hauptstammstenose der linken Koronararterie
- Instabile Angina pectoris und frischer Herzinfarkt
- Akute Endo-/Myo-/Perikarditis
- Schwere Herzinsuffizienz (NYHA III und IV)
- Klinisch manifeste Herzfehler (insbes. schwere Aortenklappenstenose und HOCM)
- Bedeutendes Aneurysma des Herzens oder der Aorta
- Akute Aortendissektion
- Schwere pulmonale Hypertonie
- Schwere unkontrollierte Herzrhythmusstörungen
- Schwere Allgemeinerkrankungen, fieberhafte Infekte, Phlebothrombose, Lungenembolie u.a.

Relative Kontraindikationen:
- Nicht hochgradige Hauptstammstenose der linken Koronararterie
- Arterielle Hypertonie (syst. > 200 mmHg, diast. > 110 mmHg)
- Bekannte Elektrolytstörungen
- Tachy- oder Bradyarrhythmie
- Höhergradige AV-Blockierungen
- QT-Verlängerungen! (Erhöhte Gefahr von Kammerflimmern)

Absolute Abbruchkriterien:
- Subjektive Symptome: Angina pectoris (→ Nitroglyzeringabe), Luftnot, Schwindel, muskuläre Erschöpfung
- ST-Senkung ≥ 0,3 mV
- ST-Hebung ≥ 0,1 mV
- Anhaltende ventrikuläre Tachykardien (> 30 Sek.)
- Blutdruckabfall > 10 mmHg mit Zeichen einer myokardialen Ischämie (Angina pectoris, ST-Senkung) oder fehlender systolischer Blutdruckanstieg (Hinweis auf linksventrikuläre Insuffizienz)
- Fehlender Frequenzanstieg (möglicher Hinweis auf "sick sinus")

Relative Abbruchkriterien:
- Hypertensive Fehlregulation (syst. > 230 mmHg, diastolisch ≥ 115 mmHg)
- Polymorphe Extrasystolen, Couplets, Salven
- Supraventrikuläre Tachykardien
- Bradyarrhythmien
- Leitungsstörungen (höhergradiger AV-Block, Schenkelblock)

4.2. Langzeit-Ekg:
Erfassung ischämiebedingter ST-Senkungen (und Rhythmusstörungen) unter den Bedingungen der täglichen Belastung (Arbeit - Freizeit - Nachtruhe); wichtig auch zur Diagnostik nächtlicher Angina pectoris-Anfälle (Angina nocturna) und stummer Ischämien.

4.3. Belastungstests zum Ischämienachweis in Kombination mit bildgebenden Verfahren:
Vorteile: Höhere Sensitivität, Quantifizierung + Lokalisierung ischämischer Areale; bei eingeschränkter Aussagekraft der Ergometrie (siehe oben); bei negativem Ausfall beträgt das kardiovaskuläre Risiko für Herzinfarkt oder Herztod < 1 %/J.
Kontraindikationen entsprechend der Ergometrie und den Nebenwirkungen der eingesetzten Pharmaka.

- **Belastungsechokardiografie (Stressechokardiografie):**
  a) Belastung mittels Ergometrie
  b) Belastung mittels Pharmaka: z.B.
    - Infusion eines Vasodilatators (Adenosin - off label use), der über Steal-Phänomen Ischämie in Stenosegebieten auslöst (Antidot: Theophyllin).
    - Infusion eines kurz wirksamen Sympathomimetikums (Dobutamin), das den myokardialen O_2-Verbrauch erhöht (Antidot: Betablocker).

  Nachweis systolischer Wandbewegungsstörungen (WBS) als Folge einer belastungsinduzierten Myokardischämie. Bei WBS bereits unter Ruhebedingungen (z.B. nach Infarkt) ist die Beurteilbarkeit der Stress-Echokardiografie eingeschränkt.
  Hohes Risiko für kardiale Ereignisse: WBS im Stressecho ≥ 3 Segmenten im 17-Segment-Modell des Herzens
- **Stress-MRT mit Dobutamin:** Wenn bei KHK im Stress-MRT keine Durchblutungsstörung im Myokard nachweisbar ist: Günstige Prognose für die nächsten 3 J., auch bei alleiniger konservativer Therapie.
- **Nuklearmedizinische Diagnostik in Kombination mit Belastungstests:**
  - Myokardperfusionsszintigrafie (MPS) und Single-Photonen-Emissionscomputertomografie (SPECT) mit ^{99m}Technetium-markierten Perfusionsmarker Sestamibi oder Tetrofosmin.

- Irreversibler Aktivitätsverlust in narbigen Myokardbezirken
- Reversible Aktivitätsminderung in ischämischen Myokardarealen unter Ergometerbelastung.
- Prognostische Bedeutung der MPS/SPECT wie bei Stress-MRT
- Hohes Risiko für kardiale Ereignisse bei Ischämie in 10 % des gesamten LV-Myokards (entsprechend ≥ 2 der 17 Segmente des Herzens)

• Positronen-Emissionstomografie (PET):
PET ist eine nicht-invasive Methode zur Beurteilung der myokardialen Perfusion und Vitalität. Sie erfordert die Verwendung Positronen-emittierender Isotope. Im dysfunktionellen Myokard belegt die Aufnahme von ^{18}Fluor-Desoxyglukose (^{18}FDG) in Myozyten metabolische Aktivität und damit Vitalität. Durch N-13-Ammoniak, O-15-Wasser oder Rubidium-82 kann zwischen normalem, hibernating-, stunned- und nekrotischem Myokard differenziert werden. Das hibernating-Myokard (Myokard im „Winterschlaf") ist definiert durch die verstärkte Aufnahme von FDG in Regionen mit vermindertem Blutfluss (PET mismatch). Eine regionale Dysfunktion bei normalem Blutfluss kennzeichnet ein stunned-Myokard. Eine gleichförmige Reduktion von Blutfluss und Metabolismus kennzeichnet eine Nekrose.

Merke: Ein unauffälliger Belastungstest zum Ischämienachweis hat eine hohe prognostische Bedeutung: Das Risiko für Infarkt/kardiovaskulären Tod ist in den folgenden 2 - 3 Jahren kaum erhöht.

5. Bildgebende Diagnostik zur Beurteilung der Koronararterien:

5.1 Mehrschicht-Spiral-CT (MSCT), Dual-Source-CT (DSCT):

Geeignet zum Ausschluss einer KHK für Patienten mit niedriger bis mittlerer Vortestwahrscheinlichkeit. Die gute Sensitivität sowie ein negativer Vorhersagewert von nahezu 100 % machen das Kardio-CT zu einer aussagestarken Diagnostik. Auch Koronaranomalien, koronare Bypässe sowie Stents ab einer Größe von 3 mm können beurteilt werden. Darüber hinaus bietet das Verfahren im Gegensatz zum herkömmlichen invasiven Herzkatheter die Möglichkeit, die Gefäßwand und damit nicht-verkalkte („weiche"), gemischte und verkalkte Plaques darzustellen. Die Strahlenbelastung des Kardio-CT mit der aktuellen Gerätegeneration (≥ 384 Detektionszeilen) liegt mit 1 mSv deutlich unter der invasiver Herzkatheter (5 - 12 mSv). Limitationen: Calcium-Score von > 400 sowie ausgeprägte Herzrhythmusstörungen.

5.2 MR-Angiografie:

Spielt bei der Darstellung der Koronarmorphologie aufgrund ihrer wesentlich schlechteren räumlichen Auflösung gegenwärtig keine Rolle.
Das Stress-MRT ist jedoch geeignet, Myokard-Durchblutungsstörungen nachzuweisen (ähnlich wie die Myokardperfusionsszintigrafie).

5.3 Koronarangiografie (Goldstandard) einschließlich Lävokardiografie - Indikation :

Hoher Evidenzgrad bei Patienten:
- Mit AP der CCS-Klasse III und IV oder mit akutem Koronarsyndrom
- Mit Hochrisikomerkmalen (siehe Risikostratifizierung mittels Scores) und positivem Ischämienachweis trotz einer antianginösen Therapie (CCS II), auch bei fehlenden Beschwerden
- Mit Hochrisikomerkmalen und AP, unabhängig von der Schwere der AP
- Mit Hochrisikomerkmalen und typischen Beschwerden trotz einer antianginösen Therapie
- Nach einem überlebten Kreislaufstillstand oder einem Herzinfarkt mit malignen ventrikulären Herzrhythmusstörungen
- Mit einer ungeklärten Herzinsuffizienz
- Mit Hochrisikomerkmalen, bei denen die nichtinvasive Diagnostik keinen zuverlässigen Ausschluss ergeben hat.

Mittlerer Evidenzgrad bei Patienten:
- Mit Hochrisikomerkmalen, bei denen eine nichtinvasive Testung aufgrund von Behinderung oder Erkrankungen nicht möglich ist.
- Bei denen berufsbedingt ein sicherer Ausschluss einer koronaren Herzkrankheit bei entsprechendem Verdacht unabdingbar ist (z.B. Piloten, Feuerwehr).

Keine Indikation:
- Bei fehlender Bereitschaft des Patienten zu einer revaskularisierenden Therapie
- Bei fehlender therapeutischer Konsequenz
- Bei Patienten mit einer hohen Komorbidität, bei denen das Risiko der Koronarangiografie größer ist als der Nutzen durch die Sicherung der Diagnose

Zugang:
• Punktion der A. femoralis (Judkins-Technik)
• Punktion der A. brachialis oder A. radialis (modifizierte Sones-Technik)

Aussagen:
- Definitiver Nachweis + Lokalisation von Stenosen der Koronararterien, Funktionsdiagnostik des linken Ventrikels
- Hohes Risiko für Ereignisse bei Hauptstammstenose und koronare 3-Gefäßerkrankung

Ko.: Herzinfarkt, Kammerflimmern, zerebrale Embolie, Hämatome, Aneurysma spurium und AV-Fisteln an der Punktionsstelle; Gefäßspasmus (A. radialis), akutes Nierenversagen bei vorbestehender Niereninsuffizienz (bes. erhöhtes Risiko bei gleichzeitigem Diabetes mellitus) → Prävention durch vorherige ausreichende Hydrierung
Letalitätsrate: < 0,1 % (bei notfallmäßiger Indikation höher als bei elektiver Indikation)

Evtl. ergänzende Diagnostik im Rahmen einer Koronarangiografie:
- Koronarangioskopie
- Intravaskulärer Ultraschall (IVUS) } Beurteilung von Gefäßmorphologie, Plaques
- Intrakoronare Dopplerflussmessung mit Bestimmung der fraktionellen Flussreserve = FFR: Hämodynamisch wirksame Koronarstenose: FFR < 0,75 (Spezifität 100 %)
- Optische Kohärenz-Tomografie (OCT): Hohe Auflösung intramuraler und luminarer Gefäßstrukturen

Nachweisbarkeitsgrenze Sensitivität und Spezifität zur Erkennung einer KHK (Mittelwerte):

Methode	Stenosegrad	Sensitivität (%)	Spezifität (%)
1. Nichtinvasiv:			
- Ergometrie	75	45 - 50	85 - 90
- Stress-SPECT/MPS:	70	73 - 92	63 - 87
- Stress-(Ergometrie)-Echo	70	80 - 85	80 - 88
- Stress-(Dobutamin)-Echo	70	79 - 83	82 - 86
- Stress-(Dobutamin)-MRT	70	79 - 88	81 - 91
- Vasodilatator-MRT	70	67 - 94	61 - 85
- Vasodilatator-PET	60	81 - 97	74 - 91
- Kardio-CT	50	95 - 99	64 - 83
2. Invasiv:			
- Angiografie	40		
- IVUS	20		

Risikostratifizierung mittels Scores

1. PROCAM (letale und nicht letale Ereignisse):
- Hohes Risiko:
  Multiple Risikofaktoren: 10-Jahresrisiko > 20 %
- Mittleres Risiko:
  2 Risikofaktoren: 10-Jahresrisiko 10 - 20 %
- Niedriges bis moderates Risiko:
  1 Risikofaktor: 10-Jahresrisiko von < 10 %

2. ESC-Score (letale Ereignisse):
- Sehr hohes Risiko (≥ 10 %)
  - Dokumentierte kardiovaskuläre Erkrankung (Z.n. Myokardinfarkt, ACS, CABG, zerebraler Insult), PAVK
  - Diabetes mellitus mit ≥1 Risikofaktor und/oder Endorganschädigung
  - Schwere chronische Nierenerkrankung (eGFR: < 30 ml/min/1,73 m^2)
- Hohes Risiko (5 - 10 %)
  - Diabetes mellitus ohne zusätzlichem Risikofaktor und ohne Endorganschädigung
  - Moderate chronische Nierenerkrankung (eGFR: 30 - 59 ml/min/1,73 m^2)
- Moderates Risiko (1 - 5 %)
- Niedriges Risiko (≤ 1 %)

Th.: **I. Kausal (inkl. Folgeschäden und Rezidive):**
- Ausschalten von Risikofaktoren einer Arteriosklerose:
  - Primärprävention (vor Auftreten einer Gefäßerkrankung)
  - Sekundärprävention (Vermeidung einer Progression der Gefäßerkrankung)
  - Tertiärprävention (Vermeidung von Folgeschäden und Rezidiven nach Manifestation)

  Behandlung der Risikofaktoren:
  - Lebensstiländerung: Beendigung des Rauchens: Raucherentwöhnungskurse anbieten - Nikotinabstinenz vermindert das kardiovaskuläre 10-Jahresrisiko um bis zu 50 %!
  - Gewichtsnormalisierung
  - Ernährung: Fettarme, ballaststoffreiche Kost, angereichert mit mehrfach ungesättigten Omega-3-Fettsäuren (z.B. Kaltwasserfische). Eine „mediterrane" Kost (mit regelmäßigem Verzehr von Obst, Salat, Gemüse, Olivenöl, Fisch, mäßiger Weinkonsum) vermindert das kardiovaskuläre 10-Jahresrisiko um 50 % (Lyon-Studie).

- Kontrolliertes körperliches Training: 3 bis 7 x/Woche für 15 bis 60 Min. bei 40 - 60 % der maximalen Leistungsfähigkeit. In der Primärprävention vermindert sich das kardiovaskuläre 10-Jahresrisiko um bis zu 50 %. Leichte körperliche Belastungen erhöht die Lebenserwartung um 3 Jahre.
- Erlernen von Stressbewältigung und Entspannungstraining
- Zielwert für den Blutdruck: Generell < 140/90 mmHg (Selbstmessung < 135/85 mmHg)
- Zielwerte für LDL-Cholesterin:
  Bei vorhandener KHK (Sekundärprävention): < 70 mg/dl (1,8 mmol/l) oder Senkung des Ausgangswertes um 50 % bei Nichterreichen des Zielwertes
  Zielwerte bei der Primärprävention: Siehe Kap. Hypercholesterinämie
- Bei niedrigem HDL-Cholesterin Triglyzeride und LDL-Cholesterin optimal einstellen.
- Nüchtern-Triglyzeride ≤ 150 mg/dl (1,7 mmol/l)
- Optimale Einstellung eines Diabetes mellitus: HbA_{1c} ≤ 7,0 % (53 mmol/mol)

• Bei Mikroangiopathie optimale Einstellung einer arteriellen Hypertonie, eines Diabetes mellitus, Ausschluss einer Vaskulitis u.a.

II: Symptomatisch:
Die stabile Angina pectoris wird ambulant behandelt, das akute Koronarsyndrom ist eine absolute Indikation zur Klinikeinweisung mit Arztbegleitung (NAW), da erhöhtes Infarktrisiko mit evtl. rhythmologischen und/oder hämodynamischen Komplikationen besteht.

■ **Therapie der stabilen Angina pectoris:**

A) Medikamentös:

• Basistherapie (zur Verhinderung eines Myokardinfarktes und Senkung der Letalität):
- Acetylsalicylsäure (ASS) 100 mg/d
  (NW + KI: Siehe Kapitel Thrombosetherapie)
  Alternative bei ASS-Unverträglichkeit; z.B. Clopidogrel (75 mg/d)
- Betablocker (siehe unten)
- Statine für alle Patienten
- ACE-Hemmer: Bei Herzinsuffizienz, Diabetes mellitus, arterieller Hypertonie

• Antianginöse Therapie

1. Betarezeptorenblocker
   Wi.: Senkung des myokardialen O_2-Bedarfes durch Verminderung von Herzfrequenz, Kontraktilität und Blutdruck unter Belastung. Einziges Antianginosum mit prognostischem Nutzen (Senkung der Letalität) beim akuten Herzinfarkt, in den ersten 12 Monaten nach Infarkt und bei eingeschränkter linksventrikulärer Funktion
   NW: Dosisabhängiger negativ inotroper Effekt, Bradykardie, AV-Block
   KI: Asthma bronchiale, AV-Block II°
   (Weitere Einzelheiten und Präparate: Siehe Kap. Antiarrhythmika)
2. Nitrate
   Wi.: - Vasodilatation mit vorzugsweiser Vorlastsenkung → Abnahme des venösen Rückflusses → Abnahme von HZV, Herzarbeit, O_2-Verbrauch des Herzens.
   - Kein Einfluss auf Prognose/Letalität (rein symptomatische Wirkung)
   Um einer Toleranzentwicklung entgegenzuwirken - wie sie bei regelmäßiger Zufuhr langwirksamer Nitrate beobachtet wird - empfiehlt sich ein nitratfreies Intervall von 8 - 12 h.
   NW: Kopfschmerzen, Blutdruckabfall, reflektorische Tachykardie
   KI: Hypotonie, Schock, hypertrophische obstruktive Kardiomyopathie (HOCM) und Aortenstenose; gleichzeitige Verordnung von PDE-5-Hemmern (z.B. Sildenafil, Vardenafil, Tadalafil) → erhöhtes Risiko für Herzinfarkt!

   ▶ Kurzwirksame Nitrate: Therapie des akute Angina-pectoris-Anfalls
   • Glyceroltrinitrat (Nitroglyzerin):
     Dos: 1 - 2 (- 3) Hub sublingual (1 Sprühstoß = 0,4 mg), Wirkungseintritt innerhalb weniger Min., Abbau nach 20 - 30 min; bei instabiler Angina pectoris intravenös (Intensivstation) 1 - 5 mg/h unter RR-Kontrolle!

   ▶ Langwirksame Nitrate: Zur Anfallsprophylaxe:
   • Isosorbiddinitrat (ISDN):
     Dos: 1 x täglich 1 Retardpräparat mit 20 - 120 mg oral
   • Isosorbid-5-Mononitrat (ISMN):
     Unterliegt keinem first-pass-Effekt in der Leber, hat eine relativ lange biologische Halbwertzeit von 4 - 5 h.
     Dos: Zur Prophylaxe 1 x täglich 1 Retardpräparat mit 40 - 60 mg oral

- Pentaerithrityltetranitrat (PETN = Pentalong®):
  Dos: Zur Prophylaxe 2 x 50 mg/d oral

3. Molsidomin: Wi., NW + KI ähnlich wie langwirksame Nitrate , jedoch geringe Toleranzentwicklung
   Dos: 2 - 3 x 2 mg/d oral oder 8 mg/d als Retardpräparat
4. Kalziumantagonisten (KA):
   Die im Handel befindlichen L-Kanal-Antagonisten blockieren die L- (long lasting) Kalziumkanäle → Senkung des peripheren Gefäßwiderstandes (Nachlast)
   - Benzothiazepin-(Diltiazem-)Typ
   - Phenylalkylamin-(Verapamil-)Typ } Non-Dihydropyridin-Typ

   Beide Gruppen zählen zu den Klasse IV-Antiarrhythmika und sollten nicht mit Betablockern kombiniert werden (Gefahr von höhergradigem AV-Block und/oder Bradykardie)
   - Dihydropyridin- (Nifedipin-)Typ: Präparate siehe Kap. Hypertonie

   Ind: Langwirksame KA gelten als Reservemittel, falls Betablocker allein nicht ausreichend wirken oder kontraindiziert sind. Dihydropyridin-KA sind im Zeitraum von 4 Wochen nach Herzinfarkt und bei akutem Koronarsyndrom kontraindiziert.

Wirkung	Nitrate	Kalziumantagonisten	Betablocker
Sauerstoffverbrauch	↓	↓	↓
	Vorlastsenkung > Nachlastsenkung	Vorwiegend Nachlastsenkung (peripherer Widerstand ↓)	Verminderung von Nachlast und Herzfrequenz

5. Ivabradin (Procoralan®):
   Wi.: If-Ionenkanalblocker des Sinusknotens. Die antiischämische Wirkung beruht wie bei Betablockern auf der Absenkung der Herzfrequenz. Kein Einfluss auf intraatriale, atrioventrikuläre und intraventrikuläre Überleitungszeiten.
   Ind: Therapie der stabilen AP mit Sinusrhythmus bei KI oder Unverträglichkeit von Betablockern oder bei unzureichender Herzfrequenzeinstellung unter Betablockertherapie
   NW: Lichtbedingte visuelle Symptome (Phosphene), Bradykardien, erhöhtes Risiko für Vorhofflimmern u.a.
   KI: Herzfrequenz < 70/min; fehlender Sinusrhythmus, SA-Block, AV-Block III°, akutes Koronarsyndrom u.a.
   WW: Keine gleichzeitige Therapie mit Verapamil, Diltiazem, CYP3A4-Inhibitoren
   Dos: 2 x 5 mg/d, unter Frequenzkontrolle (!) Steigerung auf maximal 2 x 7,5 mg/d nach 3 Wochen
6. Ranolazin (Ranexa®), selektiver Hemmer des späten Na^+-Einstroms und der Kalziumüberladung
   Ind: Zusatzmedikament bei unzureichender Wirkung der anderen antianginösen Medikamente; Günstige Effekte bei Diabetikern mit höheren HbA_{1c}-Werten
   NW: QT-Verlängerung
   Dos: 2 x 375 mg (initial), 2 x 500 mg (nach 2 Wochen)
7. Grippeschutzimpfung

B) Revaskularisation

Prognostische Indikation: Bei dokumentierter Ischämie und optimaler medikamentöser Therapie (OMT): Linker Hauptstamm > 50 %, proximaler LAD > 50 % und 2- oder 3-Gefäßerkrankung mit eingeschränkter linksventrikulärer Funktion
Bei Diabetikern mit Mehrgefäßerkrankung zeigt die Bypass-Operation bessere Langzeitdaten als die Stenttherapie.
Symptomatische Indikation: Jede Stenose > 50 % mit limitierender Angina unter OMT

Ziele: - Myokardiale Perfusionsverbesserung
- Besserung der Angina pectoris-Symptomatik
- Senkung des (Re-)Infarktrisikos
- Verbesserung von Belastbarkeit und Prognose bei KHK

Revaskularisationsart: Perkutane coronare Intervention (PCI) versus Coronary Artery Bypass Graft (CABG): Entscheidungsfindung im Herzteam entsprechend der Koronarmorphologie, z. B. Syntax Score, ein angiografischer Score, der alle Stenosen der KHK erfasst (→ *siehe www.syntaxscore.com*).
Als Therapie der Wahl gilt die PCI bei Ein- und Zwei-Gefäßerkrankungen ohne proximale LAD-Stenose. PCI und CABG gelten als gleichwertige Therapien bei Ein- und Zwei-Gefäßerkrankung mit proximaler LAD-Stenose und Hauptstammstenose mit niedrigem Syntax-Score (≤ 22). Bei komplexer Dreigefäßerkrankung und/oder Hauptstammerkrankung (Syntax-Score: 23 - 32) und bei Patienten mit Diabetes mellitus und Mehrgefäßerkrankung ist CABG Therapie der Wahl.

▶ **Perkutane transluminare coronare Angioplastie = PTCA oder perkutane coronare Intervention = PCI:**

1. Standardmethode: Ballonkatheterdilatation, meist mit nachfolgender Stentimplantation
2. Stentimplantation → 3 Ziele:
   - Beseitigung von (drohenden) Akutverschlüssen nach PTCA
   - Verbesserung der Gefäßdurchgängigkeit nach unzureichendem PTCA-Ergebnis
   - Verminderung der Restenoserate im Vergleich zur PTCA

   Stenttypen:
   - Unbeschichtete Metallstents (bare metal stents = BMS)
   - Drug eluting stents (DES):
     Diese sind zur Vermeidung einer überschießenden Intimahyperplasie mit Gefahr der Restenosierung mit antiproliferativen Substanzen beschichtet sind, z.B. Sirolimus, Everolimus, Biolimus A9 (Immunsuppressiva), Paclitaxel (Chemotherapeutikum). Aufgrund der verzögerten Endothelialisierung bedarf es einer längeren dualen Plättchenhemmung.
   - Resorbierbare koronare Gefäßgerüste (Scaffold): Polymere Milchsäure, degradable Magnesiumlegierungen werden nach einer Stützphase von Monaten umgebaut und erlauben eine Wiederherstellung der Gefäßfunktion und -beweglichkeit. Eine Medikamentenbeschichtung erfolgt mit Everolimus.

   Prophylaxe von Restenosen durch duale Antiplättchentherapie (DAPT): ASS 100 mg/d **plus** Clopidogrel. Ticagrelor und Prasugrel bei Hochrisikosituation oder vorangegangener Stentthrombose
   Dauer der dualen Plättchenhemmung: Nach elektiver Implantation unbeschichteter Koronarstents sollte der ADP-Rezeptorblocker für 1 Monat und nach medikamentenfreisetzenden Stents für mindestens 6 - 12 Monate verabreicht werden (DGK 2015). ASS wird lebenslang gegeben.
3. Andere Kathetermethoden haben nur bei speziellen Indikationen begrenzte Bedeutung:
   - Rotationsangioplastie (Rotablation): Stark verkalkte Stenosen, Abgangsstenosen
   - Direktionale coronare Atherektomie (DCA) bei ostialen Stenosen
   - Ultraschallangioplastie/Ultraschallthrombolyse
   - Cutting balloon: Behandlung komplexer Stenosen
   - Laser-PTCA (z.B. bei verkalkten Stenosen)

Erfolgsquote der PTCA: Unmittelbare Erfolgsquote bis 95 % (verbleibender Stenosegrad < 50 %). Schwere kardiale und zerebrale Komplikationen (MACCE: Tod, Myokardinfarkt, apoplektischer Insult): Bei stabiler Angina pectoris < 0,5 %, bei instabiler Angina pectoris bis 1 %

Komplikationen:
- Dissektion der Koronararterie mit akutem Koronarverschluss (7 % bei PTCA) und evtl. Infarkt (2 %) → 3 Therapiemöglichkeiten:
  1. Einbringen eines Stents = Methode der 1. Wahl (Erfolgsrate 85 %)
  2. Notfallmäßige Bypassoperation
  3. Konservative intensivmedizinische Infarkttherapie.
- Subakute Stentthrombose (innerhalb des ersten Monats nach Stenttherapie - je nach Risikosituation 0,5 - 5 %)
  Cave: NSAR nicht in Kombination mit ASS/Thienopyridine!
- Restenosierungen: Nach Ballondilatation bis 40 %, nach Stentimplantation < 30 %, nach DES < 10 %, wobei sich 95 % der Restenosen innerhalb von 6 Monaten bilden. Die meisten Patienten mit Restenose können ohne erhöhtes Risiko einer erneuten Stentimplantation zugeführt werden.
- Intravasale Embolisierung (Einsatz von Protektionssystemen in Bypässen)

▶ **Operative Koronarrevaskularisation = Aortokoronare Bypass-Op. = ACB-Op. (CABG = coronary artery bypass graft)**

Voraussetzung:
- Nachweis vitalen Myokards im Revaskularisationsbereich
- Anastomosierbare periphere Koronararterie

Ind: siehe oben

KI (relativ):
- Generalisierte (proximal + distal lokalisierte) Koronarsklerose
- Erheblich eingeschränkte Pumpfunktion des Herzens (Auswurffraktion des linken Ventrikels < 20 - 30 %)
- Bedeutsame Komorbiditäten mit zu großem Op.-Risiko

Operationsverfahren

- Klassisch:
  Sternotomiezugang, Stilllegen des Herzens unter Verwendung einer Herz-Lungen-Maschine
  - Überbrückung der Koronarstenose mittels der rechten oder linken A. thoracica (mammaria) interna (RIMA- bzw. LIMA- (ITA-)Bypass)
  - A. radialis-Bypass; seltener A. gastroepiploica-Bypass
  - Aortokoronarer Venenbypass (ACVB)
- Minimal invasiv:
  - MIDCAB (minimally invasive direct coronary artery bypass): Revaskularisation des Ramus interventricularis anterior (RIVA) mit linksseitigem Arteria-mammaria-interna-Bypass (LIMA-Bypass) am schlagenden Herzen nach linker anterolateraler Minithorakotomie
  - TECAB (totally endoscopic coronary artery bypass)
  - OPCAB („off-pump coronary artery bypass"): Operative Revaskularisation einer Mehrgefäßerkrankung am schlagenden Herzen (ohne Herz-Lungen-Maschine) über eine partielle oder komplette Sternotomie
  - Hybrid-Verfahren (Kombination von MIDCAB und PCI, z.B. bei fehlendem Bypassmaterial)

Ergebnisse:
- Kliniketalität bei stabiler Angina pectoris, normaler linksventrikulärer Funktion und elektiver Operation: Ca. 1 - 3 % (bei instabiler Angina pectoris u./o. Herzinsuffizienz 3 - 6 %). Perioperativ treten bei ca. 5 % der Patienten (meist kleine) Herzinfarkte auf.
- 80 % der Patienten sind postoperativ beschwerdefrei
- Innerhalb der ersten 5 Jahre ist die Sterberate bei Dreigefäßerkrankung und linker Hauptstammstenose 30 % niedriger als bei konservativer Behandlung. Auch der Vergleich von CABG und PCI zeigt bei Patienten mit 3-GE und/oder Hauptstammstenose in den ersten 3 Jahren etwas bessere Ergebnisse bei der Kardiochirurgie (SYNTAX-Studie).
  Jährliche Sterberate 1 - 2 % → 10-Jahresüberlebensrate ca. 80 % (bei Patienten mit eingeschränkter linksventrikulärer Funktion sind die Ergebnisse ungünstiger).
- Offenheitsrate:
  Venenbypass: 32 - 71 % nach 10 Jahren
  IMA-Bypass: 90 - 95 % nach 10 Jahren! Nach IMA-Bypass sterben innerhalb von 15 Jahren 27 % weniger Patienten als nach Venenbypass!
  A. radialis-Bypass: 63 - 83 % nach 10 Jahren

Nachbehandlung nach Bypass-Op.:
Als Dauertherapie werden Thrombozytenaggregationshemmer eingesetzt (ASS 100 mg/d). Bei Unverträglichkeit von ASS Wechsel auf Thienopyridine

C) Herztransplantation:
Ind: KHK mit terminaler Herzinsuffizienz

Prg: Folgende Faktoren bestimmen den Verlauf der KHK:
1. Lokalisation der Stenosen und Zahl der betroffenen Koronararterien:
   Jährliche Letalitätsraten (ohne Revaskularisation):

1-Gefäßerkrankung:	3 - 4 %
2-Gefäßerkrankung:	6 - 8 %
3-Gefäßerkrankung:	10 - 13 %
Hauptstammstenose der LCA:	> 30 %

2. Ausmaß der Myokardischämie: Mit dem Nachweis einer Ischämie, der Häufigkeit und Schwere der Angina pectoris-Anfälle steigt das Infarktrisiko.
3. Funktionszustand des linken Ventrikels: Mit zunehmender Linksherzinsuffizienz und Auftreten höhergradiger ventrikulärer Rhythmusstörungen verschlechtert sich die Prognose (siehe Herzinsuffizienz). Eine Ruhe-EF < 35 % geht mit einer jährlichen Mortalitätsrate von > 3 % einher.
4. Progression der koronaren Herzkrankheit, abhängig vom Ausmaß der Gefäßrisikofaktoren: siehe Risikostratifizierung (siehe oben)!

Anm.: Nach den Ergebnissen der COURAGE-Studie verbessert PCI-Therapie bei stabiler KHK, die optimal medikamentös behandelt wird, nicht signifikant die Prognose (Beobachtungszeitraum 4,6 J.).

AKUTES KORONARSYNDROM (ACS) [I24.9]

Internet-Infos: *www.dgk.org/leitlinien*

Def: 1. Nicht-ST-Streckenhebungsinfarkt (NSTEMI): Anstieg von Troponin, aber keine persistierende ST-Hebung (evtl. ST/T-Alterationen)
2. ST-Streckenhebungsinfarkt (STEMI): Anstieg von Troponin plus persistierende ST-Hebung (> 20 Min.)
3. Instabile Angina pectoris ohne Troponin-Anstieg

Das führende Symptom ist der Brustschmerz unter Berücksichtigung von Schmerzcharakter, Alter, Begleiterkrankungen und kardiovaskulären Risikofaktoren. Die Klassifikation der Patienten basiert auf den aktuellen Ekg-Veränderungen (ST-Verlauf) und den Troponinwerten.

Bei Einsatz eines hochsensitiven (hs)Troponins ist bei niedrigem Ausgangswert und fehlendem Anstieg zum Zeitpunkt der Kontrolle (3 Std. nach der Aufnahme) ein Herzinfarkt auszuschließen. Ein Herzinfarkt ist hochwahrscheinlich, wenn zum Zeitpunkt der Erstbestimmung zumindest moderat erhöhte Werte vorliegen, die bei der Zweitbestimmung deutlich ansteigen oder abfallen. Bei Verwendung eines hs-Troponin I-Assay führt die Kontrolle nach 1 Std. zu einem vergleichbaren negativen prädiktiven Wert, wenn der Beginn der Brustschmerzen mehr als 2 Std. zurücklag.

<table>
<tr><th colspan="4">Akutes Koronarsyndrom</th></tr>
<tr><td colspan="2">↓</td><td colspan="2">☏ 112 NAW
Notarztbegleitung
Defi-Bereitschaft
12-Kanal-Ekg im NAW: Bei STEMI Krankenhaus mit PCI-Möglichkeit avisieren</td></tr>
<tr><td colspan="4">Erstbehandlung und Krankenhauseinweisung
↓
12-Kanal-Ekg innerhalb von 10 Min.
hs-Troponin
Anamnese und Untersuchung</td></tr>
<tr><td colspan="2">Keine ST-Hebung (NSTEMI)</td><td colspan="2">ST-Hebung (STEMI)
Primäre PCI:</td></tr>
<tr><td>Sehr hohe Risikokriterien</td><td>Hohe Risikokriterien</td><td>Intermediäre Risikokriterien</td><td>Geringe Risikokriterien</td></tr>
<tr><td>• Hämodynamische Instabilität oder Kardiogener Schock
• Therapierefraktäre AP, lebensbedrohliche Herzrhythmusstörungen
• Akute Herzinsuffizienz
• Mechanische Komplikationen des Herzinfarktes
• Dynamische ST-T-Wellenveränderungen
• Intermittierende ST-Hebung</td><td>• Fallende oder steigende Troponinwerte
• Dynamische ST-T-Wellenveränderungen, intermittierende ST-Hebung
• GRACE score > 140</td><td>• Diabetes mellitus
• Niereninsuffizienz (eGFR: < 60ml/min/1,73m²)
• LV-EF < 40 %
• Frühe Post-Infarkt Angina
• Frühere PCI oder CABG
• GRACE score > 109 und < 140</td><td></td></tr>
<tr><td>Sofortige invasive Diagnostik
< 2 h</td><td>Frühe invasive Diagnostik
< 24 h</td><td>Zeitnahe invasive Diagnostik
< 72 h</td><td>Nichtinvasive Diagnostik</td></tr>
</table>

*) GRACE-Risk-Score: Mithilfe von mehreren Risikoparametern wie Alter, Herzfrequenz, ST-Veränderungen u.a. kann man bei ACS einen Punktwert ermitteln. Liegt das Ergebnis unter 108 Punkten, ist das Risiko der Patienten, im Krankenhaus zu sterben < 1 %. Ein mittleres Risiko (1 - 3 %) haben Patienten mit 109 bis 140 Punkten. > 140 Punkte sind mit einer Sterberate im Krankenhaus von > 3 % assoziiert.
(GRACE-Risk Score Calculator → siehe *Internet: www.outcomes-umassmed.org/grace/*)

Th.: ▪ **Erstbehandlung:**

- Sauerstoffgabe über Nasensonde (4 - 8 l/min) bei Sauerstoffsättigung < 95 % (Pulsoxymetrie-Kontrolle), Oberkörper erhöht lagern bei Atemnot und akuter Herzinsuffizienz
- Nitroglycerin 1 - 3 Hub (1 Hub = 0,4 g) sublingual, in der Klinik über Perfusor (1 - 5 mg/h i.v.). KI: RR < 90 mmHg, Einnahme von PDE-5-Inhibitoren u.a.
- Bei starken Schmerzen Morphin 3 - 5 mg i.v., wiederholen bis zur Schmerzfreiheit 2 mg alle 5 - 10 Min.
- Bei Übelkeit / Erbrechen Antiemetika (z.B. Metoclopramid)
- Bei vagaler Reaktion Atropin 0,5 mg i.v.
- Thrombozytenaggregationshemmer: Alle Patienten mit ACS erhalten ASS, bei STEMI und NSTEMI duale Plättchenhemmung und Heparin (siehe Kap. Herzinfarkt)

▪ **Weitere Behandlung in Abhängigkeit von Diagnosesicherung und Risikovalidierung**

- STEMI: Siehe Kap. Herzinfarkt
  Eine Revaskularisierungstherapie sollte unverzüglich erfolgen.
- NSTEMI. Siehe Kap. Herzinfarkt
  Die Dringlichkeit für eine Herzkatheteruntersuchung ergibt sich aus dem individuellen Risiko des Patienten (siehe Abbildung).
- Instabile AP ohne Anstieg von Troponin (bei Aufnahme und 3 - 6 Stunden später): Stabilisierung des Patienten und Durchführung eines Ischämietestes (Belastungs-Ekg, Myokardszintigrafie oder Stressechokardiografie) - bei positivem Resultat: Indikation zur Herzkatheteruntersuchung mit der Möglichkeit zur Revaskularisationstherapie

MYOKARDINFARKT (MI) [I21.9]

Syn: Herzinfarkt

Def: Ischämische Myokardnekrose, meist infolge KHK mit hochgradiger Stenose oder Verschluss einer Koronararterie. Es kommt zum Anstieg von Troponin und mindestens einem der folgenden Kriterien: Ischämische Beschwerden, neue signifikante ST-Veränderungen oder neuer Linksschenkelblock. Entwicklung neuer Q-Zacken im EKG, Bildgebung mit Verlust vitalem Myokards oder Nachweis einer neuen regionalen Wandbewegungsstörung, Nachweis eines intrakoronaren Thrombus durch Angiographie oder Autopsie.

Nach den initialen Ekg-Veränderungen unterscheidet man MI mit und ohne ST-Streckenhebung:
- NSTEMI = non ST-segment elevation myocardial infarction = Nicht-ST-Streckenhebungsinfarkt mit Anstieg von Troponin, aber ohne persistierende ST-Hebung
- STEMI = ST-segment elevation myocardial infarction = ST-Streckenhebungsinfarkt mit Anstieg von Troponin und persistierender ST-Hebung (> 20 Min.)

Universelle Definition des Myokardinfarktes (MI): (*www.escardio.org*)

MI Typ 1: Spontaner Myokardinfarkt aufgrund einer Ischämie, die auf ein primär koronares Ereignis wie Plaqueruptur, Einreißungen oder Dissektion mit Ausbildung eines intraluminalen Thrombus in einer oder mehreren Koronararterien mit konsekutiv vermindertem Blutfluss zurückzuführen ist.

MI Typ 2: Ischämiebedingter Myokardinfarkt mit Ausbildung einer Myokardnekrose, z.B. bei Koronarspasmen, Koronarembolien, Arrhythmien, Anämie, Hypertonie oder Hypotonie

Ep.: Inzidenz (Infarkte/100.000/J) zeigt große geographische Unterschiede und beträgt aktuell in Schweden, Belgien, Tschechien und Japan < 100. In den Mittelmeerländern 100 - 200 und in Deutschland um 300 (siehe auch Kapitel KHK).

Ät.: Arteriosklerose mit Risikofaktoren (siehe Kap. KHK); selten Koronarembolie

Pg.: Arteriosklerose → stabiler → instabiler = vulnerabler Plaque → Plaque-Ruptur → thrombotischer Verschluss → Herzinfarkt

Auslösende Faktoren:
- Plötzliche Kraftanstrengung, Stress-Situationen mit stärkeren Blutdruckschwankungen
- Bei instabiler Angina pectoris besteht ein akutes Infarktrisiko (20 %)!
- In den Morgenstunden (6 - 12 Uhr) ereignen sich 40 % aller Infarkte. Zirkadiane Rhythmik der Infarkthäufung durch Zunahme der Gerinnungsaktivität in dieser Zeit.

KL.: Eine typische Infarktsymptomatik zeigte sich in der MONICA-Studie nur in ca. 40 % der Infarktpatienten:

- ▸ Intensive, anhaltende Angina pectoris-Schmerzen vorwiegend retrosternal lokalisierte Schmerzen, die ausstrahlen können zum Hals, Unterkiefer, Schulterregion, linken (rechten) Arm und die durch Ruhe oder Nitroglyzerin kaum beeinflussbar sind. Schmerzausstrahlung: Siehe Klinik der Angina pectoris. Evtl. nur retrosternales Druckgefühl.

  Aber: Bis zu 20 % der Herzinfarkte gehen ohne Schmerzen einher ("stumme" Infarkte), insbesondere bei Diabetes mellitus (infolge autonomer diabetischer Neuropathie) und bei älteren Patienten. 40 % aller Infarktpatienten haben keine Angina pectoris-Anamnese (Infarkt = Erstmanifestation der KHK!).

  Diagnostische Schwierigkeiten ergeben sich bei atypischer Schmerzsymptomatik, bes. bei Diabetikern, Frauen und älteren Patienten: Evtl. keine thorakalen Schmerzen, sondern nur Oberbauchschmerzen, insbes. bei Hinterwandinfarkten (Fehldiagnose: Oberbaucherkrankungen).
- ▸ Schwächegefühl, Angst und vegetative Begleitsymptomatik (Schwitzen, Übelkeit, Erbrechen u.a.), evtl. subfebrile Temperaturen
- ▸ Herzrhythmusstörungen (95 % d.F.): Ventrikuläre Rhythmusstörungen (ventrikuläre Tachykardien, Kammerflimmern), AV-Blockierungen
- ▸ Oft Blutdruckabfall, evtl. mit zerebralen Funktionsstörungen
- ▸ Symptome einer Linksherzinsuffizienz (1/3 der Patienten): Luftnot u.a. - siehe Kapitel Herzinsuffizienz
- ▸ Rechtsventrikulärer Infarkt: Fehlende Lungenstauung, aber Halsvenenstauung; oft Bradykardie

Ausk.: Bei kardialen Komplikationen kann es zu auffälligen Geräuschbefunden kommen, z.B.
- Perikardreiben bei Pericarditis epistenocardica
- Systolikum bei nekrotisch bedingter Ventrikelseptumperforation, bei Mitralinsuffizienz infolge Papillarmuskeldysfunktion oder Dilatation des Herzens mit relativer AV-Klappeninsuffizienz → täglich auskultieren!
- Feuchte Rasselgeräusche bei Lungenstauung/Lungenödem (Killip s.o.)

Lab:
- ■ Troponin I und T (hsTn = hochsensitives Troponin) sind herzmuskelspezifisch und die entscheidenden Biomarker zum Nachweis eines Herzinfarktes. hsTn hat eine hohe Sensitivität von 80 % nach 3 h und 100 % im Zeitfenster von 10 h - 5 Tagen nach Herzinfarkt. Maximum nach ca. 12 h, Normalisierung nach 1 - 2 Wochen. Troponin T 4 Tage nach Herzinfarkt korreliert mit der Infarktgröße.

  Andere Ursachen einer Troponinerhöhung: Lungenembolie (DD !), Myokarditis, kardiale Dekompensation, Herz-Op., PTCA, hypertensive Krise, Stress-Kardiomyopathie, Aortenstenose, Aortendissektion, Tachy- oder Bradyarrhythmien, chronische oder akute Niereninsuffizienz, Apoplex, Sepsis, starke körperliche Belastung (z.B. Marathonlauf) u.a.
- ■ Creatinkinase (Gesamt-CK):
  CK und CKMB spielen heute bei der Infarktdiagnose keine Rolle.
  Bei Muskelerkrankungen ist die CK wichtig.

  Ursachen für eine Erhöhung der Gesamt-CK sind zahlreich, z.B.
  - Herzinfarkt und Myokarditis
  - I.m.-Injektionen, Operationen, Traumen, körperliche Anstrengung, epileptische Anfälle, arterielle Embolien/Verschlüsse, Reanimation, Entbindung
  - Muskelerkrankungen (Muskeldystrophie, Polymyositis, Rhabdomyolyse, Muskelverletzung)
  - Intoxikationen, Alkoholismus und Delirium tremens
  - Nekrotisierende Pankreatitis, akute Leberzellnekrose, Malignome
  - Endokrine Myopathien: Hypo- oder Hyperthyreose, Hypoparathyreoidismus, M. Addison
  - Trichinose, Coxsackie B-Virusinfektion
  - Medikamente: CSE-Hemmer u.a. lipidsenkende Medikamente, trizyklische Antidepressiva u.a. Psychopharmaka; Vincristin, Ciclosporin u.a.
  - Alkoholabusus, Heroinkonsum

  Anm.: Makro-CK - 2 Varianten:
  - Makro-CK-1 = Immunkomplex aus CK-BB und IgG: Vorkommen bei 1 % der älteren Menschen (insbes. Frauen); kein Krankheitswert
  - Makro-CK-2 = Assoziation mehrerer CK-MiMi-Moleküle; Vorkommen z.B. bei malignen Tumoren, nekrotisierenden Lebererkrankungen
- ■ Unspezifische begleitende Parameter: Leukozyten, BZ, BSG ↑, CRP ↑

EKG

Der Ekg-Befund kann innerhalb der ersten 24 h negativ sein, daher schließen erst zwei Ekg-Registrierungen im Abstand von 24 h einen Infarkt aus, sofern Troponin I/T und CK-MB normal bleiben. Falls vorhanden ältere Ekgs zum Vergleich heranziehen.

Aussagemöglichkeiten des Ekg:
1. Infarktausmaß und -lokalisation
2. Alter des Infarktes

Bei einem transmuralen Infarkt kommt es durch Ausfall der zur Infarktregion gehörenden Potenziale zu einer Auslenkung der Vektorschleife entgegengesetzt zur Infarktregion.

Ekg-Zeichen, die durch einen Abgriff direkt über dem Infarktareal entstehen, werden als direkte Infarktzeichen bezeichnet, spiegelverkehrte Veränderungen in der gegenüber liegenden Ableitung als indirekte Infarktzeichen.

▶ **ST-Streckenhebungsinfarkt (STEMI) mit direkten Infarktzeichen im Ekg → 3 Stadien:**

- St. 1: Frischer Infarkt (akutes Stadium):
  Die früheste Ekg-Veränderung in Form einer kurzfristigen T-Überhöhung (sog. "Erstickungs-T" = „T-en-dôme“) entgeht gewöhnlich dem Nachweis. An der Grenze zwischen gesundem und geschädigtem Myokard kommt es zur Ausbildung eines Verletzungspotentials mit ST-Überhöhung über 20 Min. (monophasische Deformierung des Kammerkomplexes). Die ST-Strecke geht unmittelbar vom absteigenden R ab und verschmilzt mit der T-Zacke zu einer Plateau- oder Kuppelform.

  Ekg-Kriterien:
  - Typische ST-Streckenhebung (am J-Punkt): V_2 und $V_3 \geq 0{,}25$ mV bei Männern < 40 J., ≥ 0,2 mV bei Männern > 40 J., ≥ 0,15 mV bei Frauen, in den übrigen Ableitungen ≥ 0,1 mV, jeweils in zwei zusammenhängenden Ableitungen
  - Atypische Ekg-Veränderungen: LSB, isolierte ST-Hebung aVR, ventrikulär stimulierte Rhythmen

- St. 2: Zwischenstadium:
  Abnahme der ST-Überhöhung, R-Reduktion bzw. R-Verlust , Ausbildung eines QS-Komplexes oder einer breiten, tiefen Q-Zacke = pathologisches Q oder Pardee-Q (Breite ≥ 0,04 sek; Tiefe > ¼ R) sowie Ausbildung einer terminal negativen T-Zacke = gleichschenklige, spitznegative T-Inversion
  DD ST-Elevation: 1) Herzwandaneurysma, 2) Perikarditis, 3) Prinzmetal-Angina
  DD tiefes Q: 1) hypertrophische Kardiomyopathie, 2) Lungenembolie (S_I/Q_{III}-Typ), 3) WPW-Syndrom (sternal-positiver Typ)
  DD terminal negatives T: 1. Transmuraler Infarkt, St. 2 oder 3; 2. Nicht-ST-Hebungsinfarkt (NSTEMI); 3. Perikarditis (Folgestadium); 4. Myokarditis; 5. HOCM

- St. 3: Alter Infarkt (chronisches Stadium):
  Fortbestehen des terminal negativen T oder T-Normalisierung. Während sich eine kleine R-Zacke wieder aufbauen kann, bleibt das tiefe Q meist lebenslang bestehen.

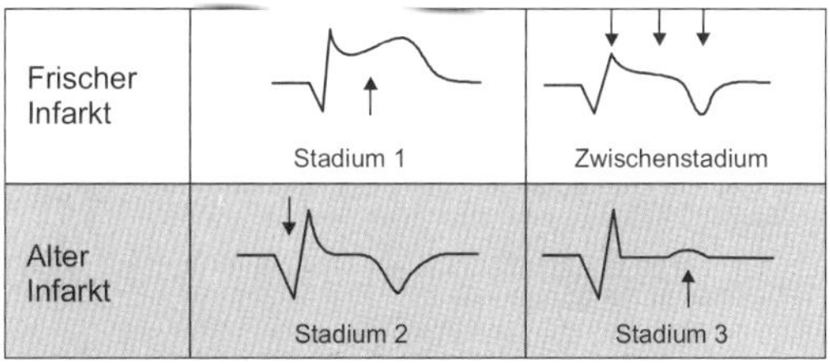

Direkte Infarktzeichen

Beachte: Bei Linksschenkelblock (vorbestehend oder als Infarktkomplikation) können die Infarktzeichen überdeckt sein, sodass hierbei das Ekg keine sichere Infarktdiagnose erlaubt.

▶ **Nicht-ST-Streckenhebungsinfarkt (NSTEMI):**
Bei diesen Patienten werden persistierende oder dynamische ST-Streckensenkungen, T-Wellen-Abnormalitäten oder unauffällige bzw. unspezifische Ekg-Befunde gefunden.

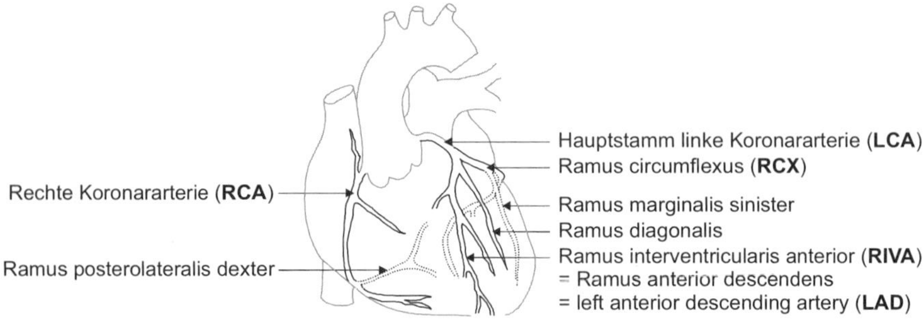

Infarkte betreffen in den meisten Fällen die Muskulatur der linken Kammer. Die Lokalisation entspricht dem Versorgungsgebiet der verschlossenen Koronararterien (siehe Abbildung). Je nach Infarktlokalisation treten die typischen Ekg-Veränderungen in bestimmten Ableitungen in Erscheinung.
Die Variabilität der koronaren Arterien sowie die Unkenntnis darüber, welcher koronare Versorgungstyp vorliegt, machen es fast unmöglich, aus den infarkttypischen EKG-Ableitungen exakt den Verschluss des Koronargefäßes zu ermitteln. Dies ist nur angiografisch möglich. Als Anhalt zur Infarktlokalisation kann jedoch folgende Zuordnung gelten:

Koronararterie	**Infarktlokalisation**	**Direkte Infarktzeichen**	**Indirekte Zeichen**
RIVA proximal	Großer Vorderwandinfarkt	V_1-V_6, aVL, I	(II), III, aVF
RIVA nach Abgang der Diagonaläste	Anteroseptaler Infarkt	V_1-V_4, aVL, I	(II), III, aVF
Diagonalast	Lateralinfarkt	aVL, I, V_5-V_7	
Posterolateralast	Posterolateralinfarkt	II, III, aVF, $V_{5\text{-}6}$	I, aVL, $V_{1\text{-}3}$
RCX	Striktposteriorer Hinterwandinfarkt	V_7-V_9, aVF, III	$V_{1\text{-}2}$
RCA	Inferiorer Hinterwandinfarkt Rechtsventrikulärer Infarkt	II, III, aVF V_{3r}-V_{6r}, V_1	$V_{1\text{-}3}$

Isolierte rechtsventrikuläre Infarkte sind selten. Im Rahmen inferiorer Hinterwandinfarkte kann es zu einer Infarktausdehnung auf den rechten Ventrikel kommen → Ekg bei Verdacht auch rechtsthorakal schreiben (V_{3r} - V_{6r}).

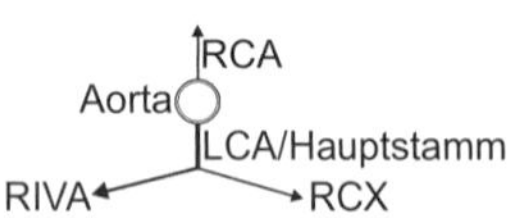

Bildgebende Verfahren

1. (Farbdoppler-)Echokardiografie:
   - Morphologische Herzdiagnostik (Herzvergrößerung, Klappenstatus, Nachweis von Thromben (am empfindlichsten mittels TEE) und Komplikationen: Perikarderguss, Papillarmuskeldysfunktion oder -abriss mit akuter Mitralinsuffizienz, Ventrikelseptumruptur)
   - Funktionsdiagnostik: Beurteilung der Ventrikelwandbewegung, der Pumpleistung, der Vorhof- und Ventrikelfüllung, der Klappenfunktion.
     - Regionale Wandbewegungsstörungen (rWbSt):
       - Hypokinesie (verminderte Wandbewegung)
       - Akinesie (fehlende Wandbewegung)
       - Dyskinesie (systolische Auswärtsbewegung)
       - Aneurysma (Ausbuchtung der verdünnten Herzwand)
     - Verminderte/fehlende Dickenzunahme der Infarktzone

   Merke: Beim frischen HI treten rWbSt zeitlich sehr früh auf (noch vor Enzym- und Ekg-Veränderungen). Fehlende rWbSt sprechen mit 95 %igem Vorhersagewert gegen einen Herzinfarkt. Das Infarktalter ist aus dem Echo nicht bestimmbar.
2. Linksherzkatheteruntersuchung (Goldstandard):
   - Koronarangiografie: Identifikation von Stenosen oder Verschlüssen der Koronararterien als Voraussetzung für PTCA/Bypass-Operation
   - Lävokardiogramm: Identifikation hypo-/a-/dyskinetischer Ventrikelwandareale (Infarktgröße)
   - Druckmessung (Aortendruck, LV-Druck) und Bestimmung von Herzzeitvolumen und Ejektionsfraktion
3. MRT: Morphologische Veränderungen, Vitalitätsdiagnostik, Perfusionsanalyse

Komplikationen nach Herzinfarkt:

- ▶ Frühkomplikationen (< 48 h): **Gefährlichster Zeitraum: Die ersten 48 Stunden!**
  40 % der Patienten überleben nicht den ersten Postinfarkttag!
  1. Herzrhythmusstörungen (95 - 100 %) z.B.
     - Ventrikuläre Extrasystolie (95 - 100 %): Häufige polymorphe VES, R-auf-T-Phänomen und Couplets gelten als Warnarrhythmien mit erhöhtem Risiko für Kammerflimmern. Kammerflimmern tritt aber auch ohne Warnarrhythmien auf!
     - Ventrikuläre Tachykardien und Kammerflimmern:
       Kammerflimmern tritt am häufigsten innerhalb der ersten 4 h nach Infarkt auf, in 80 % aller Fälle in den ersten 24 h. 80 % der Pat., die beim Infarkt plötzlich versterben, erliegen einem Kammerflimmern.
     - Vorhofflimmern mit absoluter Tachyarrhythmie (prognostisch ungünstig)
     - Bradykarde Herzrhythmusstörungen: Sinusbradykardie, AV-Blockierung (bes. beim inferioren Infarkt)
  2. Herzinsuffizienz

  2.1 **Linksherzinsuffizienz** [I50.19] **und kardiogener Schock** [R57.0]:

  Urs:
  - Myokardialer Funktionsausfall: Wenn der Infarkt 20 % des linken Ventrikels betrifft, sind regelmäßig Zeichen der Linksherzinsuffizienz nachweisbar; sind mehr als 40 % des linken Ventrikels infarziert, resultiert meist ein kardiogener Schock mit einer Letalität von über 90 %.
  - Herzrhythmusstörungen
  - Therapie mit negativ inotropen Substanzen, z.B. Antiarrhythmika, Betablocker
  - Volumenmangel (ZVD!)
  - Seltene Ursachen eines kardiogenen Schocks bei Myokardnekrose:
    - Ventrikelseptumperforation mit akutem Links-Rechts-Shunt und Lungenüberflutung (neu aufgetretenes Systolikum, Farbdoppler)
    - Papillarmuskelabriss mit akuter Mitralinsuffizienz (neu aufgetretenes Systolikum)
    - Ventrikelwandruptur mit Herzbeuteltamponade (häufig gedeckte Perforation)
    - Perikarderguss (Antikoagulanzien relativ kontraindiziert!)

  Diagnose der Linksherzinsuffizienz:
  - Klinik: Feuchte Rasselgeräusche über den basalen Lungenabschnitten, 3. Herzton, Dyspnoe
  - Rö. Thorax: Zeichen der Lungenstauung
  - (Farbdoppler-)Echokardiografie: Nachweis von hypo-/akinetischen Infarktarealen, Ventrikelseptumperforation, Papillarmuskeldysfunktion oder -abriss, Perikarderguss, Abschätzung der Ejektionsfraktion u.a.

  Definition des kardiogenen Schocks:
  - Arterielle Hypotonie mit RR systolisch < 90 mmHg
  - Herzindex < 2,2 $l/min/m^2$ (normal: > 2,5 $l/min/m^2$)
  - PCW-Druck > 15 mmHg (normal: 8 - 12 mmHg)

  Merke: Kammerflimmern ist die häufigste, Pumpversagen ist die zweithäufigste Todesursache nach Infarkt!

  2.2 Rechtsherzinsuffizienz bei rechtsventrikulärem Infarkt
  KL: Hypotonie, erhöhter zentralvenöser Druck, keine Lungenstauung

- ▶ Spätkomplikationen (> 48 h):
  - Herzwandaneurysma [I25.3]: Bis 20 % aller Infarktpatienten
    Di.: Echo: Systolische + diastolische Auswölbung der verdünnten linksventrikulären Wand mit systolischer paradoxer Wandbewegung nach außen; meist im Bereich der Vorderwandspitze, seltener der basalen Hinterwand; Thrombenbildung in ca. 50 %.
    Ekg: Evtl. persistierende ST-Überhöhung
    Komplikationen eines Aneurysmas: Embolie, Linksherzinsuffizienz, Rhythmusstörungen, Ruptur mit Herzbeuteltamponade
  - Arterielle Embolien; Risiko für eine Thromboembolie bei Nachweis eines muralen LV-Thrombus 5 %
  - Frühperikarditis bei Herzinfarkt (Pericarditis epistenocardica) einige Tage nach Infarkt
  - Postmyokardinfarktsyndrom = "Dressler-Syndrom" [I24.1]: 1 - 6 Wochen nach Infarkt in ca. 3 % auftretende Spätperikarditis/Pleuritis - Th.: NSAR, evtl. Kortikosteroide
  - Arrhythmien
  - Herzinsuffizienz
  - Persistierende oder rezidivierende Angina pectoris und Infarktrezidiv

DD:
- Instabile Angina pectoris ohne Troponin-Anstieg
- Besonders bei Hinterwandinfarkt kann sich der Infarktschmerz infradiaphragmal projizieren → DD des akuten Abdomens (Gallenkolik, akute Leberschwellung, Ulkusperforation, akute Pankreatitis u.a.)

- Lungenembolie mit Pleuraschmerz (D-Dimer-Erhöhung) (evtl. ebenfalls infradiaphragmale Projektion), Kollaps und infarktähnlichen Ekg-Bildern.
  Di.: Typische Enzymkonstellation beim Herzinfarkt.
- Aneurysma dissecans bzw. Aortendissektion: Starke, evtl. wandernde Thoraxschmerzen; bei proximaler Typ Stanford A-Dissektion möglicherweise abgeschwächte oder fehlende Pulse und Blutdruckdifferenz zwischen beiden Armen, bei Aortenklappeninsuffizienz diastolisches Geräusch.
  Di.: MRT oder CT-Thorax, Rö. Thorax (doppelte Aortenkontur), transösophageale Farbduplexechokardiografie! (Einzelheiten: Siehe Kap. Hypertonie)
- Stress-Kardiomyopathie (siehe dort)
- Weitere DD: Siehe Kap. KHK!

Di.: 1. Anamnese / Klinik
2. Ekg + Troponin + Echo

Th.: 1. Allgemeinmaßnahmen
2. Reperfusionstherapie
3. Prophylaxe einer koronaren Rethrombose
4. Therapie von Komplikationen
5. Rehabilitation
6. Langzeitstrategie zur Prävention eines Reinfarktes und zur Prognoseverbesserung

Zu 1. Allgemeinmaßnahmen

1.1 In der Prähospitalphase:

- **Notarzt rufen (Deutschland Tel. 112)**
- Bereits im Notarztwagen unter Berücksichtigung der Klinik (Schmerzbeginn) und des 12-Kanal-Ekg (STEMI ?) die Zuweisung in Zentren mit PCI-Möglichkeit planen.
- Bei Linksherzinsuffizienz Lagerung mit erhöhtem Oberkörper (30°)
- Venenzugang, keine i.m.-Injektionen, Ekg-Überwachung + Defibrillationsbereitschaft
- O_2-Zufuhr per Nasensonde (4 - 8 ℓ O_2/Min, Pulsoxymetrie-Kontrolle) bei Sauerstoffsättigung < 95 %, Kurzatmigkeit und akute Herzinsuffizienz
- Gabe von Nitraten: z.B. Nitroglycerin (1 Kapsel = 0,8 mg) sublingual oder 2 Sprühstöße (= 0,8 mg) unter Blutdruckkontrolle, evtl. Nitroinfusion per Dosierpumpe
  KI: RR < 90 mmHg, Einnahme von PDE-5-Inhibitoren u.a.

  Merke: Keine Nitrogabe, falls der Patient PDE-5-Hemmer (z.B. Sildenafil) in den letzten 24 h eingenommen hat!

- Sedierung und Analgesie nach Bedarf - bei starken Schmerzen Morphin: 4 - 8 mg langsam i.v., danach 2 mg alle 5 - 15 Min. bis zur Schmerzfreiheit. NW: Atemdepression, Hypotonie, Übelkeit
- Antithrombin- und antithrombozytäre Therapie:
  - Heparin: Initialdosis: UFH (70 IE/kg KG, max. 5.000 IE i.v.) oder NMH (z.B. Enoxaparin: 1 mg/kg s.c.) - in der Klinik möglichst mit dem gleichen Präparat weiter behandeln
    Duale Antiplättchentherapie (DAPT): Siehe unter 1.2

  Merke: Die sofortige Gabe von ASS (schon bei Verdacht auf Herzinfarkt) zeigte in der ISIS-2-Studie eine Letalitätssenkung von über 20 %!
  Cave i.m.-Injektionen wegen unspezifischer CK-Erhöhung und Fibrinolyse/Antikoagulanzientherapie. Keine Gabe von NSAR bei Therapie mit Thrombozytenaggregationshemmern.

1.2 In der Hospitalphase:

- **Intensivstation** in den ersten Tagen mit Kreislaufüberwachung (rhythmologisches und hämodynamisches Monitoring) und Reanimationsbereitschaft
- Bettruhe, bei Zeichen der Linksherzinsuffizienz mit erhöhtem Oberkörper
- Psychische Abschirmung, medikamentöse Sedierung, z.B. Diazepam, initial 5 mg langsam i.v.
- O_2-Gabe per Nasensonde (4 - 8 ℓ/min) bei Sauerstoffsättigung < 95 % (Pulsoxymetrie-Kontrolle)
- Behandlung der Infarktschmerzen:
  - Kurzwirksame Nitrate entlasten das Herz und haben auch auf Infarktschmerzen einen günstigen Einfluss.
    NW: Kopfschmerzen, Blutdruckabfall, reflektorische Tachykardie
    KI: Systolischer Blutdruck < 90 mmHg, Einnahme von Sildanefil oder Vardenafil (< 24 h) oder Tadalafil 48 h
    Dos: Glyceroltrinitrat (Nitroglycerin): 1 - 3 Hub (1 Hub = 0,4 mg) sublingual, anschließend 1 - 5 mg/h i.v. unter RR-Monitoring
  - Bei starken Schmerzen Morphin: 4 - 8 mg langsam i.v., danach 2 mg alle 5 - 15 Min.
    NW: Atemdepression, Hypotonie, Übelkeit

- Duale Antiplättchentherapie (DAPT): (ID = Initialdosis (loading dose); ED = Erhaltungsdosis)
  - Ticagrelor: ID 180 mg, ED 2 x 90 mg/d (KI für Ticagrelor: Vorherige intrakraniale Blutung oder bestehende Blutungen) oder
  - Prasugrel: ID 60 mg; ED 10 mg (KI für Prasugrel: Vorherige intrakraniale Blutung, vorheriger ischämischer Schlaganfall oder transitorische ischämische Attacke oder bestehende Blutungen; Prasugrel wird generell nicht für Patienten ≥ 75 J. oder mit einem Körpergewicht < 60 kg empfohlen) oder
  - Clopidogrel: ID 300 - 600 mg, ED 75 mg/d
- Betablocker: Bei Fehlen von Kontraindikationen (akute Herzinsuffizienz, Alter > 70 J., systolischer Blutdruck < 120 mmHg, Herzfrequenz < 60/min), unabhängig von begleitender Fibrinolyse oder PCI. Bei KI innerhalb der ersten 24 h Reevaluation einer möglichen späteren Betablockertherapie.
- ACE-Hemmer: Beginn innerhalb von 24 h bei Vorderwandinfarkt, Lungenstauung, LVEF < 40 %, Diabetes mellitus bei Fehlen von KI. Bei ACE-Hemmer-Unverträglichkeit: AT_1-Blocker
- CSE-Hemmer: Bei allen Patienten frühe Gabe einer hohen Dosis unabhängig vom LDL-Cholesterinwert unter Berücksichtigung von KI + NW
  Zielwert: LDL-Cholesterin < 70 mg/dl (1,8 mmol/l)

Zu 2. Reperfusionstherapie: Diese sollte so schnell wie möglich erfolgen ("time is muscle")!

2.1 Primäre PCI: Therapie der Wahl: Innerhalb von 90 min nach Erstkontakt

2.2 Konservative Therapie mit Aktivatoren der Fibrinolyse (Fibrinolytika, Thrombolytika):

Erfolgskriterium: Durchgängigkeits-(Reperfusions-)Rate innerhalb 90 Min. nach Lysebeginn.

Voraussetzungen:
- Keine Kontraindikationen (siehe Kap. Tiefe Venenthrombose)
- Frischer Infarkt mit ST-Hebung (STEMI) bis zu 2 h nach Schmerzbeginn ohne Möglichkeit einer Akut-PTCA (evtl. Benefit auch bis zu 12 h)
- Vor geplanter PTCA keine Fibrinolysetherapie

Substanzen (Einzelheiten: Siehe Kap. TVT):
- Streptokinase (Streptase®) wirkt indirekt fibrinolytisch (alle übrigen Fibrinolytika wirken direkt); wegen Antigenität Vorinjektion mit Kortikosteroiden.
- Alteplase (Actilyse®)
- Reteplase (Rapilysin®)
- Tenecteplase (Metalyse®)

	Dosierung	Heparin- Begleittherapie aPTT-Kontrolle nach 3, 6, 12, 24 h
Streptokinase (SK)	1,5 Mio U i.v. über 30 - 60 Min.	Keine Initialgabe Heparin 24 bis 48 h
Alteplase (rtPA)	15 mg i.v.-Bolus 0,75 mg/kg über 30 Min., dann 0,5 mg/kg über 60 Min. i.v. Gesamtdosis ≤ 100 mg	i.v.-Bolus: 60 U/kg, max. 4.000 U i.v.-Infusion: 12 U/kg/h über 48 h max. 1000 U/h Ziel aPTT: 50 - 70 Sek.
Reteplase (rPA)	10 U und 10 U i.v.-Bolus im Abstand von 30 Min.	i.v.-Bolus: 60 U/kg, max. 5.000 U i.v. Infusion: 12 U/kg/h über 48 h max. 1000 U/h Ziel aPTT: 50 - 70 Sek.
Tenecteplase (TNK-tPA)	i.v.-Bolus 30 mg bei KG von < 60 kg 35 mg bei KG von 60 bis < 70 kg 40 mg bei KG von 70 bis < 80 kg 45 mg bei KG von 80 bis < 90 kg 50 mg bei KG von > 90 kg	i.v.-Bolus: 60 U/kg, max. 5.000 U i.v.-Infusion: 12 U/kg/h über 48 h max. 1000 U/h Ziel aPTT: 50 - 70 Sek.

Antithrombotische Begleittherapie (Alternativen):
- Fondaparinux: 2,5 mg i.v. als Bolus, gefolgt von 2,5 mg s.c./d bis zur Entlassung (maximal 8 Tage)
  KI: Kreatinin > 3,0 mg/dl
- Enoxaparin: Bei Patienten unter 75 J. i.v.-Bolus von 30 mg, gefolgt von s.c. Dosis von 1 mg/kg alle 12 h bis Tag 8 oder Entlassung.
  Bei Patienten über 75 J.: Verzicht auf eine Bolus-Gabe. 0,75 mg/kg s.c. alle 12 h; Gesamthöchstdosis der ersten 2 Dosen: 75 mg.
  Bei Kreatinin-Clearance < 30 ml/min s.c. Dosis im Abstand von 24 h

Indirekte Kriterien einer erfolgreichen Reperfusion nach Lyse:
- Verschwinden der Infarktschmerzen
- Rückbildung der ST-Streckenanhebung im Ekg um 50 - 75 %

Anm.: Evtl. kann es zum Auftreten von Reperfusionsarrhythmien kommen.
Direkter Nachweis einer Rekanalisation durch Koronarangiografie.

Erfolgsrate: Eine Rekanalisation wird in 70 - 80 % d.F. beobachtet (Durchgängigkeitsrate nach 90 Min.). Innerhalb von 35 Tagen nach Infarkteintritt kann durch frühzeitige Lyse die Letalität um ca. 50 % gesenkt werden.

Merke: Da es auch nach erfolgreicher i.v.-Lyse in 20 - 25 % zu Reokklusionen kommt, sollten alle Patienten nach Abschluss der Akutbehandlung eine Koronarangiografie erhalten zur Entscheidung über evtl. weitere Reperfusionsmaßnahmen (PTCA, Bypass-Operation).

Zu 3. Prophylaxe einer koronaren Rethrombose

- Durch eine **duale Antiplättchentherapie** (siehe oben) lässt sich die Mortalität innerhalb des ersten Jahres nach Infarkt um ca. 15 % senken; das Reinfarktrisiko sinkt um ca. 30 %.
  ASS wird lebenslang genommen.
  Ticagrelor oder Prasugrel über 12 Monate werden bei Infarktpatienten nach PCI bevorzugt (bessere Studiendaten).
- Indikation für eine temporäre Antikoagulanzientherapie mit Cumarinen: Echokardiografischer Nachweis linksventrikulärer Thromben
  Bis zu 50 % der größeren Vorderwandinfarkte mit Apexbeteiligung führen zu wandständigen linksventrikulären Thromben (dagegen nur ca. 5 % der Hinterwandinfarkte). Um das Risiko für Hirnembolien zu vermindern, wird daher eine temporäre Antikoagulanzientherapie für mindestens 3 Monate empfohlen (INR-Zielbereich: 2,0 - 3,0).

Zu 4. Therapie von Komplikationen

Rhythmusstörungen und Linksherzinsuffizienz sind die häufigsten Komplikationen nach Herzinfarkt.

4.1 Rhythmusstörungen

Durch frühzeitige Gabe von Betablockern kann das Risiko von Kammerflimmern vermindert und die Gesamtletalität gesenkt werden.

Beachte: Vor jeder antiarrhythmischen Behandlung möglichst Kontrolle des Serumkaliumspiegels und ggf. Anhebung auf hochnormale Werte (ca. 5,0 mmol/l)!

▶ Ventrikuläre Tachyarrhythmien:
  - Anhaltende Kammertachykardien und Kammerflimmern: Unter Reanimationsbereitschaft Defibrillation, bei Erfolglosigkeit Reanimation und Amiodaron 150 mg i.v.
  - Polymorphe ventrikuläre Tachykardie: Betablocker (Linksherzinsuffizienz ausgeschlossen) oder Amiodaron 150 mg i.v. bei normaler QT-Zeit. Bei verlängerter QT-Zeit Elektrolytkontrolle inklusive Magnesium. Notfall-Angiographie einplanen.
  - Rezidivprophylaxe tachykarder ventrikulärer Rhythmusstörungen: Kontrolle und evtl. Korrektur des Elektrolythaushaltes; Gabe von Betablockern, evtl. Amiodaron (unter Beachtung von NW + KI)

▶ Tachykardes Vorhofflimmern:
  - Frequenzkontrolle
  - Gabe von Betablockern oder Verapamil (aber nicht beides) i.v. unter Monitorüberwachung bei Fehlen von Kontraindikationen
  - Bei hämodynamischer Beeinträchtigung Elektrokardioversion

  (Weitere Einzelheiten siehe Kapitel Vorhofflimmern)

- Sinusbradykardie, AV Block-II° (Mobitz 2) oder AV-Block III°:
  - Atropin 0,5 - 1,0 mg i.v. (keine Betablocker!)
  - Implantation eines passageren Schrittmachers bei Bradykardie mit hämodynamischer Instabilität und/oder Synkope

  Anm.: AV-Leitungsstörungen bei Hinterwandinfarkt (Ischämie des AV-Knotens) haben eine bessere Prognose als bei Vorderwandinfarkt mit Septumbeteiligung.

4.2 Akute Linksherzinsuffizienz und kardiogener Schock:

Ziele: Symptomverbesserung, Oxygenierung normalisieren, Organperfusion und Hämodynamik sichern, kardiale und renale Schäden begrenzen.

▶ Kausale Therapie:
  - Frühzeitige Myokardrevaskularisation und Beseitigung korrigierbarer Ursachen (Rhythmusstörungen, Absetzen negativ inotroper Pharmaka u.a.)
  - Klappenersatz bei akuter Mitralinsuffizienz

Merke: Bei Patienten im kardiogenen Schock kann die Prognose nur durch eine rasche Reperfusionstherapie entscheidend gebessert werden (Notfall-PTCA oder Notfall-Bypass-Operation).

Hämodynamisch relevante Ventrikelseptumperforation: Frühzeitige Operation

- Symptomatische Therapie:
  - Sitzende Lagerung + O_2-Gabe per Nasensonde
  - Optimale Steuerung der Vorlast unter Kontrolle von RR, ZVD, linksventrikulärem Füllungsdruck und Herzzeitvolumen
  - Stadium NYHA II (Killip Grad 2):
    - Intravenöse Diuretika-Gabe; frühzeitiger Beginn = besseres Überleben: z.B. Furosemid: Initial 20 - 40 mg i.v., Wiederholung nach 1 - 4 h oder Dauerinfusion
    - ACE-Hemmer bei fehlender Hypotonie, Hypovolämie und Niereninsuffizienz
    - Aldosteronantagonisten bei fehlender Niereninsuffizienz und/oder Hyperkaliämie
  - Stadium NYHA III und IV (Killip Grad 3 und 4):
    - Bei unzureichender Oxygenierung (Blutgasanalyse) bei Bedarf nichtinvasive Beatmung mit positivem endexspiratorischen Druck (PEEP), evtl. Intubation
    - Vasoaktive Substanzen:
      - Dobutamin: Stimuliert β1-Rezeptoren und wirkt dadurch positiv inotrop, wirkt kaum vasokonstriktorisch und hat auch nur eine geringe positiv chronotrope Wirkung.
        Dos: 2 - 20 µg/kg/min i.v.
        NW: Tachykardie, proarrhythmische Wirkungen, Zunahme des myokardialen O_2-Verbrauches u.a.
      - Noradrenalin: Positiv inotrop und vasopressorisch; im kardialen Schock nur dann indiziert, wenn sich der Blutdruck allein durch Dobutamin und Ausgleich eines evtl. Volumenmangels nicht stabilisieren lässt.
        Dos: 0,1 - 1,0 µg/kg/min i.v.
      - Andere Substanzen haben bisher keinen prognostischen Benefit gezeigt.
    - Bei Volumenmangel: Kontrollierte Volumengabe; das HerzMin.volumen lässt sich meist bis zu einem kritischen Wert des linksventrikulären Füllungsdruckes (bzw. Pulmonalkapillardruck) von 18 mmHg steigern, danach sinkt das HerzMin.volumen wieder ab und es droht ein Lungenödem. Bei Rechtsherzinfarkt oftmals hohe Vorlast erforderlich.
    - Bei weiter bestehender Lungenstauung (nach Ausschluss einer schweren Aortenstenose oder HOCM):
      - I.v.-Gabe von Vasodilatatoren (Nitroglycerin), bes. bei erhöhtem Blutdruck
      - Hämofiltration/Ultrafiltration
    - Mechanische Kreislaufunterstützungssysteme:
      - Intraaortale Ballon-Gegenpulsation (IABP): Nutzen nicht gesichert (IABP-Shock II-Studie), als Überbrückung mechanischer Komplikationen (VSD) bis zur OP
        KI: Bedeutsame Aorteninsuffizienz; Aortaaneurysma
      - Perkutanes kardiales Assistsystem (Impella-Pumpen: Förderleistung 2,5 – 4,0 ℓ/min)
      - Veno-arterielle ECMO (siehe dort)
      - Links- oder biventrikuläre Unterstützungssysteme (Assist devices)

Therapiesynopsis für PCI bei STEMI (ESC-Leitlinien 2012):

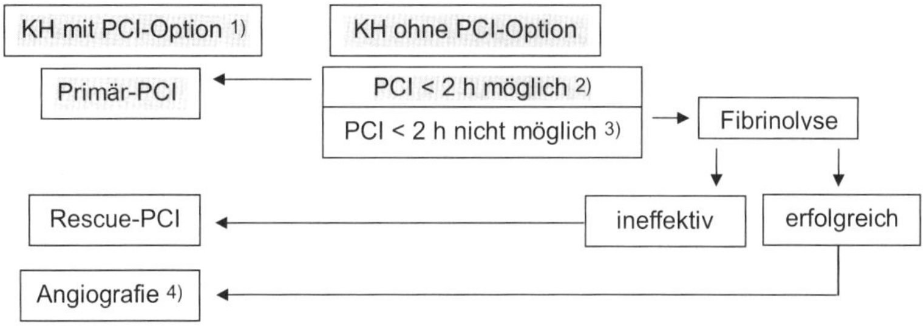

1) 24 Stunden-Bereitschaft, Durchführung ≤ 60 Min. nach Erstkontakt
2) Zeit vom Erstkontakt des Patienten bis zur Ballondilatation sollte < 90 Min. betragen.
3) Wenn PCI nicht möglich: Fibrinolyse ≤ 30 Min. nach Erstkontakt
4) Nicht früher als 3 h nach Fibrinolysebeginn

Memo: 20 % aller erfolgreich lysierten Infarktpatienten erleiden ohne weitergehende invasive Diagnostik/Therapie einen Reinfarkt innerhalb von 4 - 8 Wochen nach Infarkt!

Zu 5. Rehabilitation nach Herzinfarkt in 3 Phasen:

5.1. Akutkrankenhaus
- Intensivstation mit Dauerüberwachung, (Verlegung zur Koronarangiografie)
- Frühmobilisation

Bei unkompliziertem Verlauf Krankenhausaufenthalt ca. 7 Tage

5.2. Anschlussheilbehandlung (AHB): Rehabilitationsklinik oder ambulantes Therapiezentrum: Beseitigung/Therapie von kardiovaskulären Risikofaktoren (insbes. Rauchen, Hypertonie, Diabetes u.a.), Bewegungstherapie, Abbau von Ängsten, Gesundheits-Coaching, Vorbereitung zur Wiedereingliederung in den Beruf, Belastungserprobung

5.3. Stufenweise Wiedereingliederung ins Alltags- und Berufsleben, Teilnahme an ambulanter Herzgruppe

Prg: 40 % der Patienten versterben schon am 1. Postinfarkttag, davon über die Hälfte in den ersten Stunden nach Symptombeginn (häufigste Todesursache Kammerflimmern). Ohne Revaskularisationstherapie versterben ca. 15 % im Krankenhaus (= Klinikletalität). Durch systemische Thrombolyse sinkt die Klinikletalität auf knapp 10 %, durch Primär-PCI auf ca. 5 %. In den ersten 4 Wochen versterben damit ca. 50 % aller Infarktpatienten = Ergebnisse des MONICA-Projektes (monitoring trends and determinants in cardiovascular disease). Die Überlebenschance hängt vom Zeitintervall bis zur Verfügbarkeit einer effektiven Therapie ab.

Mit zunehmender Linksherzinsuffizienz steigt die Letalität beim akuten Herzinfarkt
→ Killip-Klassifikation der Herzinsuffizienz:

I	Keine Linksherzinsuffizienz:	Letalität < 5 %
II	Mäßige Linksherzinsuffizienz mit basalen RG:	Letalität bis 20 %
III	Schwere Linksherzinsuffizienz/Lungenödem:	Letalität bis 40 %
IV	Kardiogener Schock:	Letalität bis 90 %

Innerhalb von 2 Jahren nach Krankenhausentlassung versterben weitere 5 - 10 % aller Infarktpatienten an plötzlichem Herztod.

Die Langzeitprognose des Koronarkranken ist abhängig von:

1. Grad der linksventrikulären Funktionseinschränkung: Größe des akinetischen/dyskinetischen Myokardareales. Eine Ejektionsfraktion < 35 % gilt als prognostisch ungünstig.
   Primärprävention des plötzlichen Herztodes durch ICD bei fortgeschrittener Herzinsuffizienz mit EF ≤ 35 % und NYHA > II - Zeitpunkt: ab 40 Tage nach Infarkt,
2. Ischämiezeichen (Angina pectoris oder Ischämiezeichen im Belastungs-Ekg bzw. in der Myokardperfusionsszintigrafie),
3. Höhergradigen ventrikulären Rhythmusstörungen, neu aufgetretener LSB
4. Zahl der betroffenen Gefäße: Die jährliche Mortalitätsrate nimmt von der Ein- bis zur Dreigefäßerkrankung zu und ist am ungünstigsten bei unbehandelter Stammstenose,
5. Fortbestehen von Risikofaktoren = Progression der koronaren Herzkrankheit
   Obwohl die Beendigung des Rauchens die 10-Jahressterblichkeit um ca. 50 % reduzieren kann, sind bei Erstinfarkt 30 % aller Patienten Raucher, beim Zweitinfarkt immer noch 20 %.
6. Prognoseverbesserung durch Allgemeinmaßnahmen:
   6.1. Nikotinkarenz
   6.2. Mediterrane Ernährung: Tierfett-, kochsalzarme, ballaststoffreiche Ernährung inklusive Obst und Gemüse, Seefisch; Gewichtsnormalisierung bei Übergewicht
   6.3. Körperliche Aktivität: Aerobe Belastung ≥ 3 x/Woche über 30 - 45 min (ambulante Koronarsportgruppe)
   6.4. Optimale Blutdruckeinstellung bei Hypertonie (siehe dort)
   6.5. Optimale Einstellung eines Diabetes mellitus: $HbA_{1c} \leq 7{,}0$ %
   6.6. Jährliche Grippeimpfung bei allen, bes. älteren Patienten (ESC-Leitlinien 2013)
7. Prognoseverbesserung durch Medikamente und Therapiemaßnahmen
   7.1. Betablocker ohne intrinsische Aktivität (ISA): Abnahme rhythmogener Todesfälle, Reinfarkt und Herzinsuffizienz
   7.2. Thrombozytenaggregationshemmer: Acetylsalicylsäure (ASS) 100 mg/d und ein P2Y12-Antagonist (Ticagrelor oder Prasugrel oder Clopidogrel) 12 Monate nach akutem MI = duale Anti-Plättchen-Therapie (DAPT), anschl. ASS 100 mg/d lebenslang
   7.3. Medikamentöse Cholesterinsenkung (Statine): Alle Patienten!
   Die große Bedeutung einer aggressiven Cholesterinsenkung bei Postinfarkt-Patienten zeigten mehrere Studien (z.B. 4S-, CARE-, LIPID-, LCAS-Studie). Dabei konnten die Infarkthäufigkeit und Gesamtmortalität um ca. 30 % abgesenkt werden.
   Wird der Zielwert nicht erreicht (LDL-Cholesterin < 70 mg/dl) zusätzlich Ezetimibe oder PCSK9-Inhibitoren.

7.4. ACE-Hemmer:
Nach einem Herzinfarkt kommt es zu strukturellen Umbau- und Anpassungsvorgängen des Herzens ("remodeling"), die im ungünstigen Fall zu einer Expansion der Infarktnarbe, zu Hypertrophie und Dilatation des linken Ventrikels mit Verschlechterung der Prognose führen. ACE-Hemmer können diesen negativen Prozess aufhalten und senken bei Patienten unabhängig von der LV-Funktion die Gesamtmortalität (SAVE-, AIRE-, TRACE-Studien u.a.) Bei Unverträglichkeit (z.B. Husten) oder KI von ACE-Hemmern kommen AT_1-Blocker (Sartane) in Betracht.

7.5. Aldosteron-Rezeptor-Antagonist (Spironolacton, Eplerenon): Bei Persistieren der Herzinsuffizienz (NYHA II - IV) und einer LV-EF < 35 % trotz Behandlung mit ACE-Hemmern (bzw. AT_1-Blocker) und Betablocker

7.6. Orale Antikoagulation zusätzlich zu DAPT:
Ind: Vorhofflimmern, mechanische Herzklappe, LV-Thrombus

7.7. Kardiale Resynchronisationstherapie bei einer LV-EF ≤ 35 % und einer QRS-Dauer > 120 ms und fortbestehender Herzinsuffizenz (NYHA > II) trotz optimaler medikamentöser Therapie. Evtl. Kombination mit ICD.

7.8. ICD bei symptomatischer Herzinsuffizienz (NYHA II - III), reduzierter LV-Auswurffraktion (LV-EF ≤ 35%) nach optimaler medikamentöser Therapie über 40 Tage

Primäre Herztumoren

(Die Ausführungen zu diesem Kapitel verdanke ich Dr. Stephan Wüsten aus Düsseldorf)

Ep.: Häufigkeit kardialer Tumoren in Autopsieserien ca. 0,02 %; w : m = 3 : 1; Altersgipfel 40. bis 60. Lj.

Ät.: - Familiär: In ca. 5% sog. „Myxom-Syndrom“: Herzmyxom, pigmentierte Naevi, subkutane Myxome
- Unbekannt

Hi.: 80 % sind benigne: Meist Myxome (70 %): In 75 % im linken Vorhof; in 90 % sporadisch, in 10 % familiär (Carney-Syndrom = kardiale + kutane Myxome + endokrine Störungen, Hyperpigmentierung, Mutation PRKAR1A); seltener Fibrome, Lipome; Rhabdomyome (bes. bei Kindern)
20 % sind maligne: Sarkome, Metastasen

KL.: Palpitationen, evtl. Herzrasen, rasch progrediente Dyspnoe, evtl. lageabhängige Thoraxschmerzen
Weitere mögliche Symptome: Schwindel, Synkopen, Übelkeit, Fieber, Gewichtsverlust

Ausk: Uncharakteristisches Herzgeräusch

Lab.: - In fast allen Fällen BSG-Erhöhung
- Seltener Leukozytose, Hb-Abfall, Thrombozytenzahlveränderungen

Ko.: Häufige Erstsymptome:
- Herzrhythmusstörungen (> 50%), bes. AV Blockierungen
- Thrombembolische Ereignisse (25%): Hirnembolien, arterielle Embolien, Lungenembolie
- Akutes Lungenödem infolge Linksherzversagen
- Plötzlicher Herztod
- Metastasierung bei malignen Herztumoren

DD: - Vitien
- Thoraxschmerzen anderer Genese
- Schlaganfall anderer Genese
- Intrakardiale Thromben (im linken Vorhof durch Mitralvitien, Vorhofflimmern; im linken Ventrikel meist durch Infarkt); endokarditische Klappenvegetationen
- Sekundäre Herztumoren (Metastasen, maligne Lymphome) sind wesentlich häufiger als Myxome

Di.: Transösophageale Echokardiografie, CT, MRT, FDG/PET-CT zum Nachweis maligner Tumoren (Sensitivität > 90 %), evtl. Herzkatheter

Th.: - Körperliche Schonung, Antikoagulation
- Aufgrund der hohen Komplikationsrate und der sehr guten Prognose bei den meist gutartigen Herztumoren sollte eine möglichst rasche Operation nach Diagnosestellung erfolgen: Exstirpation in toto, ggf. Patchimplantation am Septum
- Maligne Herztumoren: Meist nur palliative Therapie möglich

Prg: Bei benignen Herztumoren gut: Rezidivrate 0 - 3 %, höher beim familiären Myxom
Bei malignen Herztumoren schlecht: Mittlere Überlebenszeit 9 Monate

Funktionelle Herzbeschwerden [F45.30]

Syn: Herzneurose, Herzphobie, Herzangstsyndrom, Da Costa-Syndrom

Def: Chronisch-rezidivierende thorakale Beschwerden ohne Nachweis einer somatischen Herzerkrankung. Die Patienten fühlen sich herzkrank, es liegt aber kein objektivierbarer organischer Befund vor, der die Herzbeschwerden erklärt.

Ep.: Häufig, ca. 15 % der Patienten, die den Arzt wegen vermeintlicher Herzbeschwerden aufsuchen, die Mehrzahl der Patienten sind < 40 J.

Ät.: Psychogen/psychosomatisch: Erhöhte Angstbereitschaft und gestörte Angstverarbeitung, übervorsichtige Persönlichkeit, vegetative Labilität.

KL.:
- Belastungsunabhängige thorakale Schmerzen, die gelegentlich auch in die Arme ausstrahlen können.
- Evtl. Symptome eines Hyperventilationssyndroms
- „Herzanfälle" mit Tachykardie, Panikgefühl, Angstattacken, Furcht, zu sterben, Globusgefühl, Ohnmachtsgefühl, Schwitzen, Zittern
- Dauernde Beschäftigung mit der Möglichkeit einer kardialen Erkrankung; Schonungstendenz, übermäßiges Kontrollbedürfnis mit Angst, dass etwas übersehen wird. Enge Arzt-Patienten-Beziehung, pedantisches Beachten ärztlicher Vorschriften.

DD: Organische Erkrankungen (Herzrhythmusstörungen, KHK, Herzinfarkt, rezidivierende Lungenembolien, Hyperthyreose, HWS-/BWS-Syndrom u.a.); siehe auch DD der Angina pectoris

Di.:
- Anamnese (jüngere Patienten mit ähnlichen Beschwerden seit Jahren und wiederholten kardiologischen Untersuchungen ohne Krankheitsbefund)
- Ausschluss einer organischen Erkrankung (körperliche Untersuchung, Blutdruck, Ekg, Ergometrie, Röntgen-Thorax, Laborscreening mit TSH basal), evtl. zusätzliche kardiologische Untersuchung mit Echokardiografie und eventuell Langzeit-Ekg u.a.

Th.:
- Aufklärung des Patienten über die Harmlosigkeit der Beschwerden (kleine Psychotherapie i.R. des ärztlichen Gespräches).
- Entspannungstechniken, körperliches Training
- Bei Tachykardie oder Extrasystolie evtl. Betablocker
- Psychosomatische Therapie
- Bei stark ausgeprägter Symptomatik evtl. temporär Tranquilizer (keine Dauertherapie! ***Cave*** Abhängigkeit!)

Prg: Quoad vitam gut; in > 50 % der Fälle Chronifizierung mit häufigen Arztkonsultationen, unnötige Einnahme verschiedener Medikamente, unnötige Hospitalisierungen

PHYSIOLOGISCHE HERZHYPERTROPHIE (SPORTHERZ)

Internet-Infos: *www.sportkardiologie-info.de*

Def: Physiologische Adaptation des Herzens mit harmonischer, exzentrischer Hypertrophie aller Herzhöhlen durch regelmäßiges, meist leistungssportliches Ausdauertraining mit entsprechender Intensität und hohem Umfang (mind. 5 - 10 h/Woche; z.B. pro Woche mind. 70 km Laufen oder 200 - 300 km Radfahren).
Keine konzentrische Hypertrophie, auch nicht bei Kraftsportlern (DD: Anabolikakonsum, hypertensive Herzkrankheit, HCM).

Ep.: Nicht jeder Leistungssportler entwickelt ein Sportherz, i.d.R. Ausdauersportler und geringer ausgeprägt bei Sportarten mit hohem Ausdaueranteil (z.B. Fußball, Tennis).

Lab: BNP und NT-proBNP normal, bei jungen herzgesunden Sportlern eher im unteren Normbereich. Troponine negativ. Nach intensiven, erschöpfenden (Ausdauer-)Belastungen gering erhöhte Werte bei herzgesunden Sportlern möglich, Normalisierung von Troponin innerhalb 24 - 72 h.

Ekg: Unterscheidung zwischen gewöhnlichen, trainingsbedingten Ekg-Veränderungen (Sinusbradykardie/-arrhythmie, ektoper Vorhofrhythmus, einfache AV-Dissoziation, AV-Block I°, AV-Block II° Wenckebach, isoliert erhöhte QRS-Amplituden, inkompletter RSB, frühe Repolarisation) und abklärungsbedürftigen, nichttrainingsbedingten (evtl. pathologischen) Ekg-Veränderungen (bei ca. 5 % der Sportler). Bei afrikanischen/afrokaribischen Sportlern häufiger Erregungsrückbildungsstörungen mit T-Negativierung

Echo: Normale bis niedrig-normale systolische Funktion mit regelrechter Zunahme unter physiologischer Belastung (Stressecho), (hoch-)normale diastolische Funktion. Linksventrikulärer enddiastolischer Durchmesser: bei 15 % der Sportler > 60 mm, Grenzwerte ♂ bzw. ♀: 63 bzw. 60 mm, Extremwerte bei großen Körperdimensionen bis 67 bzw. 63 mm, max. 32 - 33 mm/m^2 KOF. Linksventrikuläre Wanddicken max. 13 - 15 (♂) bzw. 12 mm (♀), relative Wanddicke ≤ 42 - 43 %. Normale PA-Drücke.

MRT: Normale bis niedrig-normale links- bzw. rechtsventrikuläre Funktion (EF in Ruhe jeweils bis 45 % normal, in seltenen Fällen auch niedriger), regelrechte Zunahme unter Belastung. MRT bei Sportlern insbesondere indiziert bei V.a. Kardiomyopathie und Myokarditis.

DD: DCM, HCM, ARVC, Non-Compaction-Kardiomyopathie u. a.

Prg: Komplette oder inkomplette Rückbildung des Sportherzens nach Reduktion des Ausdauertrainings. In epidemiologischen Studien höheres Lebensalter ehemaliger (Hochleistungs-) Ausdauersportler. Vorhofflimmern bei Ausdauersportlern mit hohen Trainingsumfängen im mittleren und höheren Lebensalter häufiger.

HERZRHYTHMUSSTÖRUNGEN (HRS) [I49.9]

Herzrhythmusstörungen kommen bei organisch Gesunden vor oder können Folge einer kardialen oder extrakardialen Krankheit bzw. Störung sein. Das Ekg liefert zusammen mit der Historie der HRS und der Erfassung von kardialen und extrakardialen Erkrankungen die Grundlage für die Erkennung der Ursache. Diese wiederum ist die Voraussetzung für symptomatische und kausale Behandlung sowie Einschätzung der individuellen Prognose.

Ät.: 1. Myokardiale Ursachen:
- Koronare Herzkrankheit und Herzinfarkt
- Myokarditis und Kardiomyopathien

2. Hämodynamische Ursachen:
- Volumenbelastung des Herzens: Vitien mit Klappeninsuffizienz oder Shunt
- Druckbelastung des Herzens, arterielle oder pulmonale Hypertonie, Klappenstenose, Ausflusstraktstenose, HOCM

3. Extrakardiale Ursachen, z.B.
- Psychovegetative Faktoren
- Roemheld-Syndrom (siehe dort)
- Elektrolytstörungen (Kalium, Kalzium, bes. Hypokaliämie)
- Hyperthyreose
- Hypoxie
- Medikamente (z.B. Herzglykoside, Antiarrhythmika, trizyklische Antidepressiva)
- Alkohol, Coffein, Drogen, Toxine
- Hyperreaktiver Karotissinus

KL.: 1. Subjektive Beschwerden:
Leichte und/oder gelegentliche HRS werden von vielen Patienten überhaupt nicht wahrgenommen, andere Patienten klagen über:
- Herzstolpern (Palpitationen), Aussetzen des Herzens (z.B. bei Extrasystolie)
- Herzrasen bei Tachykardie/Tachyarrhythmie

2. Objektive Symptome durch Verminderung des Herzzeitvolumens:
Während gesunde Menschen Schwankungen der Herzfrequenz zwischen 40/min und 160/min (und mehr) problemlos tolerieren, kann es bei Patienten mit vorbestehender Herzinsuffizienz oder Stenosen der Herzkranz- und Hirnarterien bereits bei Frequenzen > 130/min zu klinischen Beschwerden kommen:
- Zerebral: Benommenheit, Schwindel, Synkopen, Verwirrtheitszustände, epileptiforme Krämpfe, passagere Seh- oder Sprachstörungen, Hirninfarkt
- Kardial: Angina pectoris, Verschlechterung vorbestehender Herzinsuffizienz, Herzinfarkt
- Generalisiert: Kardiogener Schock, plötzlicher Herztod (> 60 % aller kardialen Todesfälle)

3. Arterielle Embolien bei Ablösung kardialer Thromben, insbes. bei Vorhofflimmern: Ca. 20 % aller Schlaganfälle sind verursacht durch Vorhofflimmern!

Di.:
- Anamnese und klinische Untersuchung (Puls- und Herzfrequenz mindestens 1 Minute lang auszählen → Vergleich von simultan palpierter Puls- und im Ekg aufgezeichneter Herzfrequenz zur Bestimmung eines Pulsdefizites)
- Ruhe-Ekg (25 mm/sek) mit langem Streifen (10 mm/sek)
- Langzeit-Ekg (Erfassung intermittierender HRS, Quantifizierung von HRS)
- Eventrekorder: Erfassung sporadischer HRS; Zuordnung subjektiver Beschwerden des Patienten (Herzrasen, Herzstolpern, Schwindel u.a.) zu eventuellen Rhythmusstörungen. Telemedizinische Weiterleitung möglich.
- Ergometrie (Erfassung belastungsabhängiger HRS, Prüfung des Frequenzverhaltens unter Belastung: Ungenügender Frequenzanstieg bei krankem Sinusknoten)
- Pharmakologische Tests (z.B. Ajmalin-Test bei Verdacht auf Brugada-Syndrom)
- Invasive Diagnostik (Elektrophysiologie):
Programmierte Stimulation (mit verschiedenen Basiszykluslängen und vorzeitiger Einzelstimulation = simulierte Extrasystole)
a) Atriale Stimulation:
  - Erfassung einer akzessorischen Leitungsbahn (WPW-Syndrom, Mahaim-Faser)
  - Refraktärzeitbestimmung von Vorhof, AV-Knoten und ggf. akzessorischen Bündeln
  - Diagnostik supraventrikulärer Tachykardien

b) Ventrikuläre Stimulation:
  - Erfassung einer verborgenen akzessorischen Leitungsbahn
  - Refraktärzeitbestimmung von Ventrikel, AV-Knoten und ggf. akzessorischen Bündeln
  - Induktion von ventrikulären Reentrytachykardien

- Überprüfung/Induzierbarkeit hämodynamisch intolerabler Kammertachykardien/Kammerflimmern (Risikostratifikation für selektive Patientengruppen zur Bestimmung der Wahrscheinlichkeit, einen plötzlichen Herztod zu erleiden)
- Passive intrakardiale Ableitung: His-Bündel-Ekg: Bestimmung der A-H-Zeit (AV-Knoten) und der H-V-Zeit (distales spezifisches Reizleitungssystem)

Th.: Antiarrhythmische Therapie:
1. Kausale Behandlung
2. Symptomatische Behandlung:
   a) Allgemeinmaßnahmen (Beruhigung, ggf. Sedierung, evtl. Vagusreiz, evtl. Bettruhe und O_2-Gabe u.a.)
   b) Antiarrhythmische Behandlung:
      - Antiarrhythmika - Elektrotherapie - Katheterablation
      - Antiarrhythmische Kardiochirurgie (heute nur noch selten als "stand-alone-Eingriff")

Einige Regeln:
- Arrhythmieverdächtige Beschwerden durch Langzeit-Ekg objektivieren.
- Herzrhythmusstörungen haben bei Herzgesunden in der Regel eine günstige Prognose, die Behandlungsindikation richtet sich wesentlich nach der Symptomatik. Sie können insbesondere bei längerer Dauer (Stunden, Tage) belastend/unangenehm sein und bei Vorliegen von Begleiterkrankungen bereits frühzeitig zu ausgeprägter Symptomatik führen.
- Keine "Ekg-Kosmetik" betreiben!

  Behandlungsindikationen:
  1. Ausgeprägte Symptomatik, beeinträchtigte Hämodynamik (Tachykardien und Bradykardien mit absinkendem HZV)
  2. Gefahr/Vorliegen einer tachykardieinduzierten Kardiomyopathie
  3. Erhöhtes Risiko eines plötzlichen Herztodes bei
     - Zustand nach Reanimation bei Kammerflimmern; schnelle ventrikuläre Tachykardien
     - Ventrikuläre Herzrhythmusstörungen bei Patienten mit schweren myokardialen Grunderkrankungen und Einschränkung der linksventrikulären Pumpfunktion
- Wichtigste Maßnahme bei Herzrhythmusstörungen ist die Analyse des zugrundeliegenden Mechanismus und ggf. die Auswahl einer adäquaten antiarrhythmischen Therapie. Bei Vorliegen einer ursächlichen kardialen Erkrankung z.B. einer KHK, einer Myokarditis, einer Herzinsuffizienz, steht deren kausale Behandlung ebenfalls im Vordergrund.
- Sind Herzrhythmusstörungen Folge einer extrakardialen Störung, so muss diese primär beseitigt werden (z.B. Elektrolytstörungen, Hyperthyreose, Digitalisintoxikation).
- Nebenwirkungen der Antiarrhythmika gegen Nutzen abwägen! Antiarrhythmika der Klasse IC (z.B. Flecainid) verschlechtern die Prognose von Patienten mit Zustand nach Herzinfarkt, insbesondere bei eingeschränkter LV-Funktion, dadurch dass die Antiarrhythmika selber Herzrhythmusstörungen verursachen = proarrhythmische Effekte. Auch andere Antiarrhythmika der Klasse I können proarrhythmische Effekte entfalten, insbesondere bei Patienten mit strukturellen Herzerkrankungen. Proarrhythmische NW können auch bei Klasse III-Antiarrhythmika auftreten bei fortgeschrittener Herzinsuffizienz (NYHA III, IV). Deshalb bieten auch diese Medikamente (Amiodaron, Sotalol) keinen prognostischen Vorteil. Es wurde bei fortgeschrittener Herzinsuffizienz sogar eine Prognoseverschlechterung beobachtet.
  Wegen der Erhöhung der Mortalität bei Postinfarktpatienten besteht aus prognostischer Sicht grundsätzlich keine Indikation für eine Langzeittherapie mit Antiarrhythmika mit Ausnahme der Betablocker. Bei erhöhtem Risiko eines plötzlichen Herztodes infolge Kammerflimmerns ist ein ICD angezeigt.
- Nebenwirkungen der Antiarrhythmika beachten! Ältere Patienten sind bes. empfindlich gegenüber Nebenwirkungen (Kumulation bei Leber- oder Niereninsuffizienz, Interaktionen bei Polypharmazie). Bei manifester Herzinsuffizienz negativ inotrope Wirkung der Antiarrhythmika berücksichtigen! Sick-sinus-Syndrom und AV-Block > I° sind ohne prophylaktischen Schrittmachereinsatz oft Kontraindikationen für Antiarrhythmika. Antiarrhythmika müssen abgesetzt oder ausgetauscht werden, wenn unter der Behandlung eine Zunahme von Rhythmusstörungen erkennbar ist oder wenn die QT-Dauer (> 120 %) oder die QRS-Dauer (> 125 %) zunehmen.
- Neueinstellung mit Antiarrhythmika möglichst nur stationär unter Monitorüberwachung: Kalium, Magnesium und QT_c-Zeit (= frequenzkorrigierte QT-Zeit) müssen normal sein!
  Hypokaliämie/-magnesiämie sowie verlängerte QT_c-Zeit sind Kontraindikationen (hohes Risiko für Pro-arrhythmien bis zum Kammerflimmern!).
- Grundsätzlich nur ein Antiarrhythmikum einsetzen; bei Kombination von 2 Antiarrhythmika kann es zu gefährlichen Summationseffekten kommen!
- I.v.-Anwendung von Antiarrhythmika sehr langsam (5 - 10 Min.) unter Ekg-Kontrolle.

Antiarrhythmika

Klassifikation der Antiarrhythmika nach Vaughan Williams:

Klasse mit Beispielen	Wirkungsmechanismus	Indikation
I. Natriumkanalblocker Ajmalin Propafenon, Flecainid	Hemmung des raschen Na^+-Einstroms → Membranstabilisierung	Akute ventrikuläre Arrythmien; Substanzen der Gruppe IC auch bei Vorhofflimmern
II. Betarezeptorenblocker	Sympathikolyse	Tachykardien, Zustand nach Herzinfarkt
III. Kaliumkanalblocker Amiodaron, Sotalol	Hemmung des Kaliumausstroms Repolarisationshemmung	Ventrikuläre Arrhythmien, Vorhofflimmern
IV. Kalziumantagonisten Verapamil, Diltiazem	Hemmung des langsamen Ca^{++}-Einstromes	Supraventrikuläre Tachyarrhythmien

Nicht klassifizierte Antiarrhythmika: Adenosin, Magnesium, Dronedaron, Vernakalant

Klasse I-Antiarrhythmika: Natriumkanalblocker
Ic-Antiarrhythmika (z.B. Flecainid) können die Prognose von Patienten nach Herzinfarkt durch proarrhythmische Effekte verschlechtern. Auch die übrigen Klasse I-Antiarrhythmika können proarrhythmische Effekte zeigen, insbesondere bei Patienten mit Herzinsuffizienz. Aus prognostischer Sicht besteht keine Therapieindikation. Klasse I-Antiarrhythmika sind kontraindiziert bei manifester Herzinsuffizienz sowie nach Herzinfarkt.

Klasse IA-Antiarrhythmika: z.B.

- **Ajmalin und Prajmaliumbitartrat**
  Geringe Resorptionsquote (daher nur parenterale Anwendung)
  HWZ: Relativ kurz bis zu 60 Min., Ausscheidung: Vorwiegend hepatisch
  Ind: Akuttherapie von Tachykardien mit schmalem und breitem QRS-Komplex (supraventrikuläre und ventrikuläre Tachykardien).
  KI: AV-Block II° und III°, manifeste Herzinsuffizienz, deutliche QRS-Verbreiterung
  NW: ***Cave:*** Proarrhythmie möglich, bes. bei Zunahme der QRS-Breite und Verlängerung der QT-Zeit
  Dos: Ajmalin (Gilurytmal®) z.B. 25 - 50 mg über 5 Min. i.v. (Ekg-Kontrolle)

Klasse IB-Antiarrhythmika vom Lidocaintyp: In Deutschland nicht mehr im Handel

Klasse IC-Antiarrhythmika, z.B.

- **Propafenon**
  Bioverfügbarkeit oral ca. 20 %; HWZ ca. 4 h. In hohen Dosen auch Betarezeptoren-blockierende Wirkung. Ausscheidung: Vorwiegend hepatisch → Kumulationsgefahr bei Leberinsuffizienz
  Ind: Regularisierung von Vorhofflimmern bei Patienten ohne organische Herzerkrankung, supraventrikuläre Tachykardien, fokale atriale Tachykardien
  KI: Herzinsuffizienz, Zustand nach Herzinfarkt, insbes. mit eingeschränkter Herzleistung, Sinusknotensyndrom, AV-Block > I°, bifaszikulärer Block, schwere obstruktive Ventilationsstörung, Schwangerschaft u.a.
  NW: Kardial: Wie bei allen Klasse I-Antiarrhythmika proarrhythmische NW.
  Bei Verbreiterung des QRS-Komplexes Therapieabbruch.
  Gastrointestinal: Übelkeit, Erbrechen, selten intrahepatische Cholestase
  Zentralnervös: Kopfschmerzen, Schwindel, Sehstörungen, Geschmacksstörungen, Parästhesien, Beeinträchtigung des Reaktionsvermögens
  Selten allergische Hauterscheinungen, Potenzstörungen, Verstärkung obstruktiver Ventilationsstörungen durch betablockierende Eigenschaft
  WW: Wirkungsverstärkung durch Lokalanästhetika.
  Dos: 2 - 3 x 150 mg oral, einschleichend

- **Flecainid**
  Ind: wie Propafenon, jedoch ohne β-Blockerwirkung
  Zahlreiche NW, Wechselwirkungen und KI sind zu beachten
  KI: Myokardinfarkt, Eingeschränkte LV-Funktion (Ejektionsfraktion < 35%). Ausnahmen sind möglich, z.B. bei Patienten mit implantiertem Defibrillator (ICD).

Klasse II-Antiarrhythmika: Betarezeptorenblocker

Wi.: Betablocker verdrängen die endogenen Katecholamine an ihren Rezeptoren und vermindern dadurch die sympathikoadrenerge Stimulation des Herzens:

- Negativ bathmotrop = Verminderung der Erregbarkeit des Herzens
- Negativ chronotrop = Verlangsamung der Herzfrequenz
- Negativ dromotrop = Verlangsamung der Leitungsgeschwindigkeit
- Negativ inotrop = initiale Verminderung der Kontraktilität des Herzens (aber: Verbesserung einer Herzinsuffizienz bei Dauertherapie mit Betablockern!)
- Prognoseverbesserung bei KHK, Herzinsuffizienz, weniger auch bei arterieller Hypertonie
- Blutdrucksenkung
- Antiischämische Wirkung bei KHK (Senkung der Herzfrequenz, der β-adrenerg bedingten Kontraktilität und somit des O_2-Verbrauches)

Kardioselektive Betablocker zeigen eine relative Bevorzugung kardialer $Beta_1$-Rezeptoren. Einige Betablocker zeigen eine intrinsische sympathomimetische Aktivität (ISA) = sympathomimetische Eigenwirkung.

3 Betablocker wirken vasodilatatorisch: Carvedilol durch α_1-Rezeptorblockade, Celiprolol durch partielle β_2-Rezeptorstimulation, Nebivolol durch Stimulation der NO-Synthese im Gefäßendothel.

Die Wirkdauer von Propranolol beträgt nur ca. 10 h, von den meisten übrigen Präparaten 12 - 24 h, von Bisoprolol ca. 24 h.

Lipophile Betablocker (z.B. Metoprolol) werden hauptsächlich über die Leber ausgeschieden. Hydrophile Betablocker (z.B. Atenolol) werden renal ausgeschieden. Bisoprolol wird dual über die Leber und Nieren eliminiert. Bei der Therapie kardiovaskulärer Erkrankungen werden $Beta_1$-selektive Betablocker ohne ISA empfohlen.

Ind:
1. Supraventrikuläre Extrasystolie und Tachykardie, Sinustachykardie bei Hyperthyreose, hyperkinetisches Herzsyndrom.
2. Bei Patienten mit akutem Herzinfarkt, Postinfarktpatienten und KHK können Betablocker ohne ISA das Risiko eines plötzlichen Herztodes vermindern und die Prognose verbessern.
3. Arterielle Hypertonie (Kommentar: Siehe Kap. Arterielle Hypertonie)
4. Angina pectoris
5. Therapie einer Herzinsuffizienz in Kombination mit ACE-Hemmern u.a. Mitteln (für Metoprolol, Bisoprolol, Carvedilol und Nebivolol wurde in Studien Prognoseverbesserung nachgewiesen → siehe Kap. Herzinsuffizienz)
6. Migräneprophylaxe (siehe dort)

KI: Dekompensierte Herzinsuffizienz (vorsichtiger kontrollierter Einsatz von Betablockern erst nach Rekompensation), starke Hypotonie, starke Bradykardie, kranker Sinusknoten, AV-Block > I° (bei fehlendem Schrittmacherschutz), Asthma bronchiale; COPD ist keine KI (→ vorsichtiger Einsatz von β_1-selektiven Betablockern unter Kontrolle, z.B. Peak-Flow Meter)

NW: Häufig (bis 20 %): Besonders zu Beginn der Behandlung Müdigkeit, Hypotonie, Leistungsminderung; gelegentlich (< 10 %): Kältegefühl an den Extremitäten, Schwindelgefühl, Kopfschmerzen, gastrointestinale Beschwerden, gelegentlich verminderte Potenz; selten (< 1 %): Bradykardie, Verschlechterung einer Herzinsuffizienz bei zu hohen Dosen am Anfang; Schlafstörungen, Depressionen, Alpträume; Bronchospastik bei vorbestehendem Asthma bronchiale; verminderter Tränenfluss; allergische Hautreaktionen; Verstärkung einer Hypoglykämie bei Diabetes mellitus sowie Maskierung der Hypoglykämiesymptome (durch Abschwächung der adrenergen Gegenregulation), Verschlechterung einer fortgeschrittenen PAVK, in Einzelfällen Aktivierung einer Psoriasis u.a.

WW: Vorsicht bei Kombination mit anderen Antiarrhythmika: Verstärkte Hemmung der Sinusknotenfunktion und der Erregungsleitung. Betablocker und Kalziumantagonisten vom Verapamiltyp daher nicht kombinieren (Gefahr des AV-Blocks)! Betablocker nicht abrupt absetzen wegen Rebound-Effekt auf den Sympathikus. Perioperativ Dosis vermindert weiter führen.

Vorsichtige Dosierung und Beachtung von KI, besonders bei älteren Menschen und im Beginn einer Therapie der Herzinsuffizienz!

Bis zu 10 % der Menschen (die den Genpolymorphismus CYP_2D_6 haben) metabolisieren Metoprolol und Carvedilol verzögert, was zu erhöhten Plasmakonzentrationen führen kann.

Substanz	Handelsname z.B.	Mittlere orale Tagesdosis (mg)
1. Generation: Nichtkardioselektive Betablocker		
1.1. ohne ISA:		
Propranolol	Generika	2 - 3 x 40 - 80
1.2. mit ISA:		
Penbutolol	Betapressin®	1 x 20 - 80
Pindolol	Visken®	1 - 3 x 5
2. Generation: Beta1-selektive Betablocker		
2.1. ohne ISA:		
Atenolol	Generika	1 x 50 - 100
Betaxolol	Kerlone®	1 x 10 - 20
Bisoprolol	Generika	1 x 5 - 10
Metoprolol	Generika	2 x 50 - 100
2.2. mit ISA:		
Celiprolol	Generika	1 - 2 x 200
3. Generation: Betablocker mit vasodilatatierender Wirkung		
3.1. ohne ISA:		
Nebivolol (höchste β1-Selektivität)	Generika	1 x 5
Carvedilol (α- u. β-Blockade)	Generika	1 x 12,5 - 25
3.2. mit ISA:		
Celiprolol (β1-selektiv)	Generika	1 - 2 x 200

Beachte Interaktionen mehrerer Betablocker mit Cytochrom-P450-Isoenzymen (außer Bisoprolol).

Klasse III-Antiarrhythmika: Kaliumkanalblocker

▸ **Amiodaron**

Amiodaron als jodiertes Benzofuranderivat ist ausgeprägt lipophil.
Resorptionsquote: Ca. 50 %; $T_{1/2}$ (Eliminations-HWZ) = 25 bis >100 Tage! → Kumulationsgefahr! Klasse I - IV-Wirkmechanismen, Metabolisierung zu 90 % über die Leber, zu 10 % Ausscheidung über die Nieren. Keine negativ inotrope Wirkung bei oraler Gabe, jedoch akut bei schneller i.v. Gabe.
Ind: Stark symptomatisches Vorhofflimmern mit dem Ziel der dauerhaften Rhythmisierung. Wenn diese bei permanentem Vorhofflimmern auch mittels externer elektrischer Kardioversion nicht erreicht werden kann, darf Amiodaron nicht lediglich zur Frequenzbremsung eingesetzt werden (zu hohe Nebenwirkungsquote → Indikation für Betablocker).
Akute, dringend behandlungsbedürftige supraventrikuläre und ventrikuläre Tachykardien bei Patienten mit Herzinsuffizienz.
Bei Patienten, die durch Kammerflimmern (plötzlicher Herztod) gefährdet sind, konnte eine Senkung der Gesamtmortalität durch Amiodaron-Therapie nicht gesichert werden, in einer Studie erhöhte sich sogar die Mortalität.
KI: Jodallergie, Schilddrüsenerkrankungen, Leber-, Lungenerkrankungen u.a.
NW: Korneaeinlagerungen mit evtl. Visusverschlechterung, Fotosensibilisierung, Hepatitis, Pneumonie, Lungenfibrose, periphere Neuropathie, proarrhythmische Wirkungen (z.B. Torsade de pointes-Tachykardien), Jodallergie, Schilddrüsenfunktionsstörungen (Hyperthyreosen und Hypothyreosen). Wegen Jodgehalt ist Amiodaron bei Schilddrüsenautonomie oder Hyperthyreose kontraindiziert (Auslösung/Verstärkung einer Hyperthyreose). Weitere KI beachten! Ca. 25 % der Patienten brechen die Therapie wegen NW ab. Vor Einsatz von Amiodaron Schilddrüsenfunktion prüfen!
Dos.: Siehe Herstellerangaben (Generika)

▸ **Sotalol**

Wird zurückhaltend beurteilt. - Es muss mit proarrhythmischen NW in ca. 5 % gerechnet werden (z.B. Torsade de pointes-Kammerflattern); auf QT-Verlängerung achten (= KI!).

Klasse IV-Antiarrhythmika:

Kalziumantagonisten vom Non-Dihydropyridin-Typ: Verapamil, Diltiazem, Gallopamil

Ind: Bei chronischem Vorhofflimmern zur Verlangsamung der AV-Überleitung; Anfallstherapie der AV-Knoten-Reentrytachykardie

NW: Kardial: Leitungsverzögerung, Bradykardie, Blutdrucksenkung, negative Inotropie
Gastrointestinal: Obstipation, Übelkeit
Zentralnervös: Schwindel, Kopfschmerzen
Ferner: Allergische Exantheme, Anstieg der Leberenzyme, Flush, Knöchelödeme

WW: Keine Kombination mit Betablockern → Gefahr höhergradiger Leitungsblockierung!
Verapamil und Gallopamil können die Plasmaspiegel einiger Medikamente erhöhen: z.B. Digoxin, Ciclosporin A, Theophyllin, Carbamazepin → Dosis dieser Medikamente reduzieren und evtl. Bestimmung der Plasmaspiegel.
Bioverfügbarkeit von Verapamil < 20 % (infolge First-pass-Effekt in der Leber)

KI: Präexzitationssyndrom, manifeste Herzinsuffizienz (NYHA III und IV), kranker Sinusknoten, AV-Block > I°, starke Hypotonie u.a.

Dos:

Substanz	Handelsname	Mittlere orale Tagesdosis (mg)
Verapamil	Generika	3 x 80 - 120
Gallopamil	Generika	3 x 25 - 50
Diltiazem	Generika	3 x 60 - 90

Parenterale Gabe von Verapamil: 5 mg langsam (über 5 Min.) i.v. möglichst unter Ekg-Kontrolle, Dosis evtl. nach 30 Min. wiederholen.

Andere Antiarrhythmika

- **Dronedaron:** HWZ = 24 h (Multaq®)
  Ind: Rezidivprophylaxe von Vorhofflimmern. Im Vergleich zu Amiodaron jedoch keine Jod-NW.
  NW: Gastrointestinale Beschwerden, Leberschäden (GPT-Kontrolle), Hautreaktionen, Bradykardie, QT-Verlängerung, evtl. Kreatininanstieg, Verschlechterung einer Herzinsuffizienz, Verdacht auf erhöhtes kardiovaskuläres Risiko (PALLAS-Studie) u.a.
  WW: Mit Medikamenten, die das Cytochrom-P-450-3A4 hemmen (= KI für Dronedaron)
  KI: Herzinsuffizienz, Leberschäden, verlängerte QT-Zeit, permanentes Vorhofflimmern u.a.
  Dos: 2 x 400 mg/d

- **Adenosin (z.B. Adrekar®)**
  Ind: Tachykardie mit schmalem QRS-Komplex
  Wi.: Kurzfristige Blockierung der AV-Knotenleitung
  NW: Flush, Dyspnoe, Druckgefühl in der Brust, Bronchospasmus, Blutdruckabfall
  KI: Präexzitationssyndrom mit Vorhofflimmern (unregelmäßige Tachykardie mit unterschiedlich stark verbreitertem QRS-Komplex), hier Gefahr der Beschleunigung der antegraden Überleitung des Vorhofflimmerns über die akzessorische Leitungsbahn mit Induktion von Kammerflimmern!
  Asthma bronchiale, AV-Block > 1°, Sick-Sinus-Syndrom, QT-Verlängerung, Vorbehandlung mit Verapamil u.a.
  Dos: Wegen sehr rascher Halbwertzeit (10 Sekunden) 3 - 6 mg rasch im Bolus i.v.; bei Erfolglosigkeit doppelte Dosis (6 - 12 mg) nach 3 Min. wiederholen. (Antidot: Theophyllin)

  Merke: Adenosin nur unter laufender Ekg-Aufzeichnung verabreichen (späte Analyse der Terminierung führt oft zur Diagnose), Behandlung eines möglichen Asthmaanfalles muss vorbereitet sein.

- **Vernakalant (Brinavess®)**
  Ind: Rhythmuskontrolle von kürzlich aufgetretenem Vorhofflimmern (Erfolgsquote ca. 50 %)
  Wi.: Ionen-Kanal-Blocker
  NW: Geschmacksstörungen (Dysgeusie), Niesen, Parästhesien, Schwindel, Kopfschmerzen, Bradykardie u.a.
  KI: Herzinsuffizienz NYHA III und IV, QT-Verlängerung, Sick-Sinus-Syndrom, Schwangerschaft u.a.
  Dos: Parenterale Anwendung (→ siehe Herstellerangaben)

- **Digitalis**
  Ind: Reduktion der Kammerfrequenz: Bei Vorhofflimmern, Vorhofflattern oder Vorhoftachykardien (meist nur in Verbindung mit β-Blockern wirksam) durch Bremsung der AV-Knotenüberleitung

  Beachte: Eine Herzrhythmusstörung kann infolge Digitalisüberdosierung oder -unverträglichkeit ausgelöst werden!

  (Einzelheiten: Siehe Kapitel Herzinsuffizienz)

- **Atropin** [Parasympatholytikum (Vagolytikum)]
  Ind: Temporäre Behandlung einer bedrohlichen Bradykardie
  NW: Mundtrockenheit, Akkomodationsstörungen, Erhöhung des intraokulären Drucks, Obstipation, Blasenentleerungsstörung (z.B. bei BPH), Verwirrung
  KI: Engwinkelglaukom, Blasenentleerungsstörungen (z.B. bei BPH) u.a.
  Dos: 0,5 mg Atropin i.v., evtl. nach 10 Min. wiederholen

ELEKTROTHERAPIE DER HERZRHYTHMUSSTÖRUNGEN

I. Schrittmachertherapie

A) Antibradykarde Schrittmacher (NASPE/BPEG-Codierung):

1. Buchstabe: Stimulationsort: A = Atrium, V = Ventrikel, D = dual = A + V
2. Buchstabe: Wahrnehmungsort (Detektionsort): Wie unter 1.
3. Buchstabe: Betriebsart (Reaktionsart): I = Inhibition, T = Triggerung, D = doppelt = I + T
4. Buchstabe: Frequenzadaptation: R = rate modulation
5. Buchstabe: Multifokale Stimulation: Wie unter 1.

- Betriebsart:
  Bedarfsschrittmacher (Demandschrittmacher) treten in Aktion, wenn eine eingestellte Minimalfrequenz unterschritten wird; zur Anwendung kommen 2 Typen:
  I = Inhibition: Impulsabgabe wird bei Spontanerregung des Herzens inhibiert
  T = Triggerung: Impulsabgabe fällt bei Spontanerregung des Herzens in die Refraktärphase der R-Zacke
  D = dual = getriggert + inhibiert (häufigste Betriebsart)
- Programmierbarkeit:
  Wichtig ist u.a. die Variationsmöglichkeit der Stimulationsfrequenz und der Impulsenergie (Amplitude und Dauer des Reizimpulses). Nach Bestimmung der Reizschwelle (die innerhalb der ersten 3 Monate nach Sondenlegung ansteigen kann) wird eine energiesparende Einstellung gewählt. Bei Detektionsstörungen kann die Verstärkerempfindlichkeit angehoben werden.

  Hysterese = Programmierte Verzögerung bis zum 1. Einsetzen des SM-Impulses, um eine Interferenz mit der Eigenaktion zu vermeiden (z.B. 60 zu 70-Hysterese bedeutet, dass ein auf 70/min eingestellter SM einspringt, wenn der Sinusrhythmus < 60/min fällt und dass der Sinusrhythmus bei Wiederanstieg auf > 70/min den SM-Impuls löscht).

a) Einkammerschrittmacher:

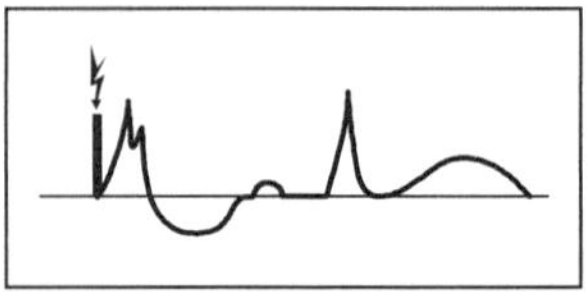

1. Ventrikel-Demandschrittmacher (VVI):
   Ind: Bradyarrhythmie bei Vorhofflimmern.
   Nachteil: Unphysiologische Stimulationsart: Die Kammerstimulation führt bei erhaltenem Sinusrhythmus zu einer intermittierenden Vorhofpfropfung bei geschlossener AV-Klappe durch fehlende Synchronisation zwischen Vorhof und Kammer (AV-Sequenz) oder durch retrograde Vorhoferregung durch den Kammerstimulus → unangenehme Palpitationen unter Umständen mit reflektorischem Blutdruckabfall = sog. Schrittmachersyndrom bei 20 % aller VVI-Schrittmacherpatienten. Ein hoher Anteil Ventrikelstimulationen verstärkt eine vorbestehende Herzinsuffizienz/verschlechtert das HZV.

   Anm.: Ein VVI kann bei ausgewählten Fällen auch ohne Elektroden als sog. Kardiokapsel implantiert werden.
2. Vorhof-Demandschrittmacher (AAI):
   Ind: Sinusknotenkrankheiten/SA-Blockierungen

   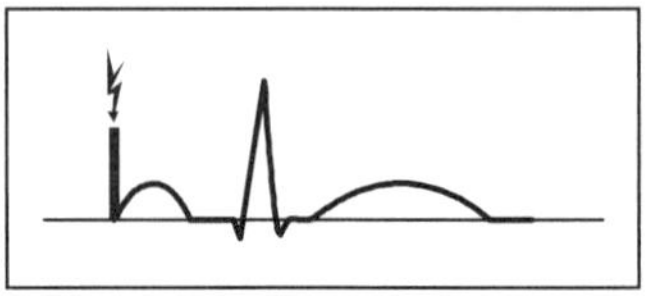

   AAI-Stimulation kommt zum Einsatz bei isolierten intermittierenden Sinusknotenfunktionsstörungen (Sinusbradykardie, Sinusknotenstillstand) bei intakter AV-Überleitung. Die Patienten sollten kein intermittierendes Vorhofflimmern mit einer Bradyarrhythmie haben. Bei AAI-Stimulation wird der Vorhof bei Unterschreiten der Interventionsfrequenz stimuliert. Vorhofeigenaktionen inhibieren den Schrittmacher.
   Vorteil: Erhaltene Vorhof-/Kammerkontraktionsfolge → physiologische Kammerkontraktion ohne Verschlechterung des HZV im Vergleich zum VVI-System.

b) Zweikammerschrittmacher:

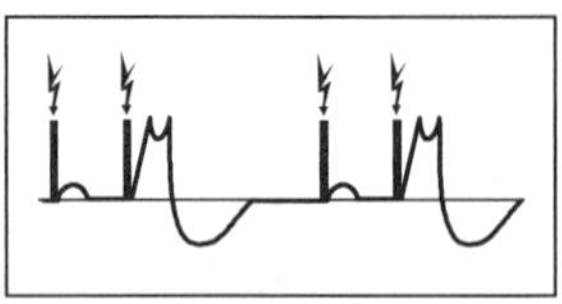

1. AV-sequenzieller Schrittmacher (DDD):
   Ind: AV-Blockierungen mit oder ohne gleichzeitige Sinusknotenkrankheit
   Bei Patienten mit AV-Blockierung kommt der Zweikammerschrittmacher zum Einsatz, der bei Unterschreiten einer eingestellten Minimalfrequenz bedarfsweise Vorhof und Kammer in physiologischer Folge stimuliert. Der DDD-Schrittmacher substituiert also bedarfsweise die AV-Leitung und die Reizbildung im Sinusknoten. Die Vorhof-Kammer-Synchronisation verhindert eine plötzliche Bradykardie, verschlechtert jedoch bei häufiger Kammerstimulation die Auswurfleistung des Herzens.

2. AV-sequentieller-Schrittmacher mit nur einer Elektrode (VDD):
   Ind: Nur AV-Knotenkrankheit, Erkennung von Vorhofrhythmusstörungen
   Bei Patienten mit seltener AV-Blockierung kommt gelegentlich der VDD-Schrittmacher zum Einsatz, der bei Unterschreiten einer programmierten Minimalfrequenz der Hauptkammer bedarfsweise die Kammer in physiologischer Folge (AV synchron) stimuliert. Der VDD-Schrittmacher substituiert also bedarfsweise die AV-Leitung. Eine Vorkammerstimulation ist nicht möglich. Vorteil dieses Schrittmachersystems ist, dass nur eine Elektrode in das Herz implantiert werden muss und eine Erkennung von Vorhofrhythmusstörungen möglich ist. Die Erkennung des Vorhofsignals wird durch „Wahrnehmungsringe“ im Vorhof realisiert.
   Nachteil dieses Systems: Keine Vorhofstimulation möglich.

c) **Dreikammerschrittmacher (DDD-0V) = CRT (cardiac resynchronisation therapy):**
Ind: Bei Patienten mit Herzschwäche und Linksschenkelblock haben CRT-Schrittmacher bzw. CRT-ICDs (bei schwer eingeschränkter Pumpfunktion oder lebensbedrohlichen Arrhythmien) eine zunehmende Bedeutung.
In der Regel wird eine transvenöse atriale und zwei ventrikuläre Elektroden implantiert. Die erste ventrikuläre Elektrode wird rechtsventrikulär apikal oder septal, die andere in der Regel durch das koronarvenöse Gefäßsystem auf der epikardialen Seite des linken Ventrikels lateral platziert. In Ausnahmefällen, z.B. bei komplexem angeborenen Herzfehler oder nicht erfolgreicher transvenöser Implantation wird diese direkt epikardial im Rahmen einer Herz-Op. auf das Herz aufgebracht (aufgenäht oder geschraubt).
Effekt dieser CRT-Systeme: Synchrone (zeitgleiche) und somit physiologischere Stimulation der beiden Hauptkammern → Besserung der Pumpfunktion und der Herzschwäche, Verbessung der Prognose einer Herzschwäche.

Zusatzfunktionen bei Schrittmachern (und ICDs)

Frequenzadaptation:
1. Frequenzadaptive Einkammersysteme (VVI-R) → Ind: z.B. Bradyarrhythmie bei Vorhofflimmern
2. Frequenzadaptive Zweikammersysteme (DDD-R) → Ind: Binodale Erkrankung der Reizbildung und Erregungsleitung (AV-Blockierung)
3. Frequenzadaptive Dreikammersysteme (DDD-RV) → Ind: Binodale Erkrankung der Reizbildung und Erregungsleitung (Linksschenkelblock oder AV-Block)

Frequenzadaptive Schrittmacher können belastungsabhängig die Stimulationsfrequenz erhöhen. Über einen Sensor wird ein Biosignal detektiert, das anzeigt, ob und mit welcher Intensität der Patient körperlich aktiv ist. Der Sensor steuert belastungsproportional die Stimulationsfrequenz des Schrittmachers.

Zurzeit sind 3 Sensoren im Einsatz:
- „Aktivitätssensor“: Der Aktivitätssensor nutzt die bei körperlicher Aktivität auftretenden Beschleunigungskräfte, die auf einen Piezo-Kristall übertragen werden. Hauptnachteil ist die unzureichende Korrelation des Sensorsignals mit dem tatsächlichen metabolischen Bedarf.
- „AtemMin.volumen-Sensor“: Im Unterschied zum Aktivitätssensor gilt der AtemMin.volumensensor als ein physiologisches Sensorprinzip, weil er mit dem AtemMin.volumen eine Steuergröße benutzt, die zumindest bis zur anaeroben Schwelle linear mit dem metabolischen Bedarf korreliert. Nachteil des AtemMin.volumensensors ist das verzögerte Ansprechverhalten bei Beginn der Belastung, was jedoch durch Kombination mit einem Aktivitätssensor korrigiert werden kann.
- „Closed Loop Stimulation-Sensor“ (CLS): Im Herzen wird über die Herzbewegung bei Stimulation die sogenannte Impedanz (= Widerstand) gemessen und die ermittelten Werte mit Ruhe-Ausgangswerten verglichen. Indirekt wird die Kontraktionskraft abgeschätzt und dadurch die Herzfrequenz angepasst: Stärkere Kontraktion → mehr Herzfrequenz. Nachteil dieses Sensors ist, dass er nur bei aktiver Stimulation in der Hauptkammer arbeiten kann. Vorteil ist, dass dieser Sensor auch bei mentalen Belastungen reagiert.

Körperlich aktive Schrittmacherpatienten mit chronotroper Inkompetenz (= unzureichender Frequenzanstieg unter körperlicher Belastung) sollten nach Möglichkeit einen frequenzadaptiven Schrittmacher erhalten.

Für die klinische Bewertung der chronotropen Inkompetenz gilt folgende Faustregel: Eine relevante Einschränkung der körperlichen Leistungsfähigkeit ist dann zu erwarten, wenn die Herzfrequenz an der anaeroben Schwelle (die ungefähr der halbmaximalen Ergometerleistung entspricht) bei weniger als 90 bis 95 Schlägen/min liegt.

d) **Weitere SM-Funktionen, die für geeignete Patienten optional zur Verfügung stehen:**
1. Frequenzglättung (rate-smoothing, z.B. bei Sinuspausen unter Belastung)
2. Mode-Switching (automatischer Wechsel der Stimulationsart, z.B. von DDD(R) auf DDI(R)) oder automatische Begrenzung der Maximalfrequenz bei atrialer Tachyarrhythmie

3. Vermeidung unnötiger Ventrikelstimulationen: AV-Search Algorithms, AAI-Safe, ADI u.a. Prinzip: Bei implantierten DDD-Pacer überprüft der Schrittmacher anhand der AV-Zeit, in wieweit eine Ventrikelstimulation notwendig ist (z.B. bei intermittierenden AV-Blockierungen, binodalen Erkrankungen)
4. MRT-Sicherheit: Bei den neueren Geräten (Schrittmacher und ICD) ist es durch Umprogrammierung möglich, das Gerät vor magnetischen Störungen durch ein MRT zu schützen
5. Tele-Monitoring mit Weiterleitung der SM- oder ICD-Daten an den Kardiologen

Ind:
- ▶ Symptomatische Bradykardie: Schwindel und/ oder Synkopen infolge intermittierender oder permanenter bradykarder Rhythmusstörungen (Sinusknotensyndrom, Bradyarrhythmia absoluta, AV-Blockierungen).
- ▶ Ohnmachtsanfälle oder Schwindel bei intermittierenden SA- oder AV-Blockierungen (= Morgagni-Adams-Stokes-Anfälle), Karotissinussyndrom oder Asystolien > 3 sek (bei Sinusarrest) bzw. > 3 sek tagsüber bzw. > 4 sek nachts (bei Vorhofflimmern)
- ▶ Höhergradige SA- oder AV-Blockierungen: AV-Block II°/Typ 2 (Mobitz), SA- oder AV-Block III°, trifaszikulärer Block
- ▶ Bradykardiebedingte Herzinsuffizienz und Leistungsminderung
- ▶ Kritische Bradykardie unter einer notwendigen Behandlung mit Medikamenten, die eine Bradykardie verstärken (z.B. Betablocker, Digitalis, Antiarrhythmika)
- ▶ Herzschwäche mit Linksschenkelblock oder AV-Blockierungen (siehe Kapitel Herzinsuffizienz)

B) Antitachykarde Systeme (ICD, sICD, Defi-Weste)

Bei Risiko für plötzlichen Herztod oder ventrikuläre Tachykardien und Kammerflimmern:

1. Implantierbarer Cardioverter-Defibrillator (ICD): Bei Detektion von Kammertachykardien wird in der Regel eine vorprogrammierte Kaskade von Überstimulationen (= antitachykardes Pacing = ATP) abgegeben, die versuchen, die Kammertachykardie zu unterbrechen. Bei fehlendem Erfolg schließen sich automatisch interne Defibrillationen bis zur Terminierung der Tachykardie an. Bei Kammerflattern/-flimmern wird primär defibrilliert. Aktuelle ICDs geben dazu einen biphasischen Schock mit bis zu 45 Joule ab. Alle heute verfügbaren ICDs erfüllen auch die typischen Schrittmacherfunktionen (VVI-ICD, VDD-ICD, DDD-ICD, CRT-ICD)
2. Subkutaner ICD (sICD): Im Unterschied zum ICD wird hier keine transvenöse Elektrode implantiert, sondern nur eine Schockelektrode in die Nähe des Brustbeines. Dieser ICD kann nur Defibrillationen abgeben. Nachteil: Gefahr von Fehlwahrnehmungen, keine Schrittmacherfunktion, keine Überstimulationen möglich. Vorteil: Keine transvenöse Elektrode
3. Tragbarer (wearable) Cardioverter-Defibrillator (WCD) = Defi-Weste:
   Ind: Überbrückung eines begrenzten Zeitraumes mit hohem Risiko für plötzlichen Herztod, wenn ICD temporär nicht zum Einsatz kommt (z.B. Katheterinfektionen) oder bei Postinfarktpatienten in den 3 ersten Monaten nach Infarkt, wenn die ICD-Indikation noch nicht klar ist.

Ind:
- ▸ Sekundärprävention:
  Stattgehabter plötzlicher Herztod/ Wiederbelebung (meist bei Kammerflimmern) nicht vermeidbarer Ursache (wie Elektrolytentgleisungen, toxische Effekte durch Medikamente u.a.)
  Hämodynamisch nicht tolerierte Kammertachykardien (meist bei KHK oder Herzschwäche u.a.)
- ▸ Primärprävention: Identifiziertes erhöhtes Risiko für plötzlichen Herztod: z.B. Herzinsuffizienz NYHA > II mit EF ≤ 35 %.; ungeklärte Synkope bei EF ≤ 40 %
  Positive Familienanamnese bei Symptomträgern einer genetisch fixierten Repolarisationsstörung mit Todesfällen in der Familie (Brugada-Syndrom, Long- oder Short-QT-Syndrom), Kardiomyopathien mit hohem Risiko für vital bedrohliche Rhythmusstörungen (arrhythmogene rechtsventrikuläre Kardiomyopathie, hypertrophe Kardiomyopathien u.a.)

Ko.:
- Hämatom, (Taschen-)Infektion, Thrombose, Pneumothorax, Ventrikelperforation mit Herzbeuteltamponade u.a.
- Pektoralis-/Zwerchfellzucken
- Sondendysfunktion (Dislokation, Isolationsdefekt, Sondenbruch u.a.)
- Oversensing (Wahrnehmung von Störimpulsen, z.B. Muskelpotentialen)
- Undersensing mit Detektionsstörungen (Nichtwahrnehmen von elektrischen Impulsen)
- Erhöhung der Stimulationsreizschwelle
- Fehlinterpretation von Vorhofarrhythmien oder supraventrikulären Tachykardien
- Technische Komplikationen (Schrittmacher-/Batteriedefekt)
- Phantomprogrammierung durch externe Störfrequenzen, z.B. elektrochirurgische Geräte

Nachsorge: Regelmäßige Kontrollen der Schrittmacherfunktion bei ermächtigten Internisten/Kardiologen: Erste Kontrolle innerhalb der ersten 3 Monate (Bestimmung der chronischen Reizschwelle und evtl. Nachprogrammierung), danach Kontrollen nach 6 - 12 Monaten (in Abhängigkeit vom SM-Typ und Einzelfall). SM-Ausweis

Grundaufgaben jeder Kontrolle sind die Prüfung der Reizbeantwortung und Wahrnehmungsfunktion sowie die Beurteilung des Batteriezustandes. Es muss geprüft werden, ob die programmierte Schrittmacherfunktionsweise den aktuellen Erfordernissen des Patienten noch angepasst ist. Ergänzende Untersuchungen: Reizschwellenmessungen, telemetrische Abfrage von gespeicherten Aufzeichnungen u.a.

II. Externe Elektrokardioversion und Defibrillation

Ind: - Absolut: Supraventrikuläre und ventrikuläre Tachykardien mit drohendem kardiogenen Schock, Kammerflattern, Kammerflimmern
- Relativ: Versagen einer medikamentösen Regularisierung eines Vorhofflattern, Vorhofflimmerns

KI: Nicht lebensbedrohliche Tachykardien bei Digitalisintoxikationen

Prinzip: Durch einen massiven Gleichstromstoß, den man über den Brustkorb auf das Herz abgibt, werden vorübergehend alle kardialen Zellen, die zur Reizbildung und Reizleitung fähig sind, gleichzeitig depolarisiert und dadurch in Folge synchron in ihre Refraktärphase überführt. Dieser "elektrischen Stille" im Myokard folgt die erste spontane Depolarisation in den Zellen, welche die geringste Ruhemembranstabilität aufweisen, typischerweise Zellen der Sinusknotenregion. Es können jedoch auch potenziell arrhythmieinduzierende ektope Foci (autonome automatische Zentren) das Rhythmusgeschehen weiterhin dominieren.
Die Stromabgabe erfolgt bei Tachykardien synchronisiert, d.h. herzphasengesteuert, damit diese nicht in die vulnerable Phase von T (aufsteigender T-Schenkel) einfällt: Triggerung der Stromabgabe durch den QRS-Komplex: Stromabgabe 0,02 sek nach der R-Zacke. Bei Kammerflimmern erfolgt die Defibrillation nicht R-Zacken getriggert.

Energiewahl bei monophasisch arbeitenden Geräten:
- Kammerflattern/-flimmern, polymorphe Kammertachykardie: 1. Stromstoß mit 360 J. Bei Erfolglosigkeit weitere Stromstöße mit 360 J.
- Monomorphe Kammertachykardie, Vorhofflimmern/-flattern: 200 J

Energiewahl bei biphasisch arbeitenden Geräten: 1. Stromstoß mit 150 - 360 J (geräteabhängig), bei Unsicherheit 200 J. Bei Erfolglosigkeit weitere Stromstöße mit höherer Energie.

Ist der Patient bei Bewusstsein, wird vorher eine intravenöse Kurznarkose eingeleitet (z.B. mit Propofol). Es ist darauf zu achten, dass Helfer während der Defibrillation nicht mit dem Patienten oder dem Bett in Berührung kommen! Bei Kardioversion eines länger als 48 h dauernden Vorhofflimmerns mit Gefahr von Thrombenbildung in den Vorhöfen muss der Patient mit Antikoagulanzien mindestens 4 Wochen vorbehandelt werden oder ein sicherer Thrombenausschluss durch TEE erfolgen. Nach erfolgreicher Regularisierung von Vorhofflimmern mindestens 4 Wochen Antikoagulanzientherapie.

Automatisierte externe Defibrillatoren (AED) eignen sich zur Frühdefibrillation durch Laienhelfer. Nur durch den flächendeckenden Einsatz dieser Geräte wird man die Überlebensrate bei Kammerflimmern außerhalb der Klinik erhöhen können.

III. Katheterablation (HFS-Ablation, Cryo-Ablation)

Katheter-Ablation mittels Hochfrequenz-Strom (HFS) oder Cryo-Energie von arrhythmogenen Substraten mit speziellen Elektrodenkathetern nach vorheriger Lokalisation durch intrakardiales Mapping.

▶ **AV-Knotenablation:**
Ind: Wird heute nur noch selten eingesetzt als Ultima ratio bei therapierefraktärem Vorhoftachykardien/Vorhofflimmern mit hämodynamisch bedrohlicher Tachyarrhythmie. Nach der AV-Knoten-Ablation benötigen die Patienten eine permanente Schrittmacherversorgung (VVI mit Frequenzadaptation).

▶ **AV-Knoten-Modulation:**
Ind: AV-Knoten-Reentrytachykardien
Die "slow-fast-Form" der AV-Knoten-Reentrytachykardie basiert auf dualen Leitungseigenschaften des AV-Knotens, typischerweise mit einer langsameren AV-nodalen Leitungsregion für die antegrade Leitung und einer schnelleren Region für die retrograde Leitung.
Prozedur: Selektive Modulation/Ablation der langsamen Leitungsbahn
Erfolgsrate: > 95 %
Komplikationsrisiko: Selten totaler AV-Block (< 0,5-1 %)

- **Ablation akzessorischer Leitungsbahnen:**
  Ind: Atrioventrikuläre-Reentrytachykardien bei WPW-Syndrom (bidirektional leitende akzessorische Leitungsbahn), verborgenen akzessorischen Leitungsbahnen, Permanente Junktionale Reentrytachykardie (PJRT), Mahaim-Fasern
  Prozedur: Selektive Ablation
  Erfolgsrate: > 95 %.
- **Ablation bei atrialen Tachykardien fokalen Ursprungs (Fokale atriale Tachykardie = FAT)**
  Ind: Häufige bis permanente FAT (unifokal oder definierbare Anzahl), symptomatisch oder bei eingeschränkter LV-Funktion (evtl. tachykardieinduzierte Kardiomyopathie)
  Prozedur: Fokusablation
  Erfolgsrate: > 90 % (sinkt mit Anzahl der Foci)
- **Ablation bei atrialer Reentrytachykardie (ART):** Kreisende Erregung um elektrische Barrieren (z.B. Venenmündungen, Klappenringe, Myokardnarben)
  Ind: Häufige oder permanente ART, symptomatisch oder bei Einschränkung der LV-Funktion
  Erfolgsrate: > 80 % (deutlich höher bei 3-D-elektroanatomischer Rekonstruktion)
- **Ablation bei Vorhofflattern vom gewöhnlichen Typ (atrial flutter):** Kreisende Erregung um die Trikuspidalklappe durch den sog. cavo-trikuspidalen Isthmus
  Ind: Rezidivierende Ereignisse (Gefahr der schnellen AV-Überleitung mit konsekutiver akuter Herzinsuffizienz)
  Prozedur: Lineare HFS-Ablation zur elektrischen Dissektion des cavo-trikuspidalen Isthmus
  Erfolgsrate: > 95 %
- **Ablation bei Vorhofflimmern = atrial fibrillation (AFib):** Triggerung durch fokale automatische Zentren, typischerweise in den Pulmonalvenenostien
  Ind: Patienten mit paroxysmalem oder persistierendem Vorhofflimmern
  Prozedur: Paroxysmales AFib - Pulmonalvenenisolation (PVI): Elektrische Isolation der Pulmonalvenenmündungen vom übrigen linken Vorhof mittels linearer HFS- oder Cryoablation alternativ mittels Cryo-Ballon; persistierendes AFib - evtl. zusätzlich lineare Ablation im linken Vorhof
  Erfolgsrate: ca. 80 %
  Komplikationsrisiko: Pulmonalvenenstenose, Läsion mit möglicher Perforation umliegender Organe (Ösophagus, Bronchien)
- **Ablation bei ventrikulärer Reentrytachykardie:** Kreisende Erregung um Myokardnarben
  Ind: Rezidivierende Ereignisse monomorpher VT mit Ziel der Senkung der Arrhythmielast, unabhängig von Indikation zur ICD-Versorgung.
  Prozedur: Meist lineares Ablationskonzept
  Erfolgsrate: ca. 60 %
- **Ablation bei idiopathischer linksventrikulärer Tachykardie (ILVT):** Kreisende Erregung unter Einbeziehung der linksventrikulären, meist posterioren Purkinje-Fasern
  Ind: Rezidivierende symptomatische Ereignisse
  Erfolgsrate: > 80 %
- **Ablation bei fokaler ventrikulärer Tachykardie:** Fokale automatische Zentren, meist im rechtsventrikulären Ausflusstrakt (RVOT), selten auch linksventrikulärer (LVOT) und epikardialer Ursprung
  Prozedur: Punktuelle Ablation (bei linksventrikulärer epikardialer Fokuslokalisation teilweise auch transaortal)
  Erfolgsrate: > 75 %

Chirurgische Therapie

Durch die Entwicklung der Katheterablation ist die Rhythmuschirurgie für definierbare und kathetertechnisch erreichbare Substratformen weitgehend verdrängt worden.

Verfahren:
- Pulmonalvenenisolation bei fokal getriggertem paroxysmalen Vorhofflimmern
- Pulmonalvenenisolation mit zusätzlichen linearen Läsionen (modifizierte Maze-Operation) bei persistierendem AFib oder zusätzlichen atrialen Makroreentrytachykardien
- Operative Exzision eines ventrikulären Tachykardieherdes bei therapierefraktären monomorphen Kammertachykardien, deren Ursprungsort sich durch intraoperatives oder Katheter-Mapping lokalisieren lässt.

EINTEILUNG DER HERZRHYTHMUSSTÖRUNGEN [I49.9]

I. **Reizbildungsstörungen (RBS)**
  1. Nomotope RBS (vom Sinusknoten ausgehend)
    - Sinusarrhythmie
    - Sinusbradykardie (< 60/min)
    - Sinustachykardie (> 100/min)
  2. Heterotope RBS (entstehen außerhalb des Sinusknotens)
    Lokalisation:
    - Supraventrikulär (Vorhof, AV-Knoten)
    - Ventrikulär (Kammer)
    ▸ Passive Heterotopie:
    Ersatzweises Einspringen eines sekundären oder tertiären Erregungsbildungszentrums bei Ausfall oder Verlangsamung der Sinusknotenaktivität und bei Leitungsblockierungen
      • Ersatzsystolen
      • Ersatzrhythmen: Sekundäre Automatie (Vorhof, AV-Knoten), tertiäre Automatie (Kammer)
      • Wandernder Schrittmacher
    ▸ Aktive Heterotopie:
      • Extrasystolen
      • Extrarhythmen (heterotoper Rhythmus ist schneller als der Sinusrhythmus): z.B. akzelerierter junktionaler Rhythmus, akzelerierter idioventrikulärer Rhythmus

II. **Reizleitungsstörungen**
  1. Sinuatrialer Block (SA-Block)
  2. Atrioventrikulärer Block (AV-Block)
    - AV-nodaler (intranodaler) Block (A-H-Verzögerung/Block; Messung: A-H-Zeit-Verlängerung)
    - Infra-His-Block (H-V-Verzögerung/Block; Messung: H-V-Zeit-Verlängerung)
  3. Intraventrikuläre Erregungsausbreitungsverzögerung/Schenkelblock

III. **Sonderformen**
  1. Sick-sinus-Syndrom
  2. Hypersensitiver Karotissinus

IV. **Tachykardien**
  1. Mechanismen allgemein:
    - Getriggerte Aktivität
    - Gesteigerte Automatie
    - Kreisende Erregung (Reentry)
  2. Tachykardieformen:
    - AV-Knoten-Reentrytachykardie
    - Atrioventrikuläre Reentrytachykardie
      • WPW-Syndrom
      • Mahaim-Tachykardie
      • Verborgene akzessorische Leitungsbahn
      • Permanente junktionale Reentrytachykardie
    - Fokale atriale Tachykardie (FAT)
    - Junktional ektope Tachykardie (JET)
    - Vorhofflattern / Vorhofflimmern
    - Atriale Reentrytachykardie (ART)
    - Kammertachykardie
    - Kammerflattern / Kammerflimmern

V. **Plötzlicher Herztod (Herz-Kreislaufstillstand)**

I. REIZBILDUNGSSTÖRUNGEN

Nomotope Reizbildungsstörungen

Sinusarrhythmie [I49.8]

• Respiratorische Sinusarrhythmie:
Physiologische Zunahme der Herzfrequenz während der Inspiration (Bainbridge-Reflex durch erhöhten venösen Rückfluss) und Abnahme während der Exspiration (vagusbedingt); am ausgeprägtesten bei Kindern und Jugendlichen.

• Nichtrespiratorische Sinusarrhythmie: Seltener, Ausdruck einer Sinusknotenschädigung

Sinusbradykardie [R00.1] (Herzfrequenz < 60/min)
- Physiologisch: Junge und alte Menschen, Sportler, erhöhter Vagotonus
- Pathologisch:
  - Extrakardiale Genese: z.B. Hypothyreose, Hypothermie, Erbrechen, intrakranielle Drucksteigerung, Typhus und hyperreaktiver Karotissinus
  - Kardiale Genese: Kranker Sinusknoten (Sick-Sinus-Syndrom)
- Pharmakologisch: Therapie mit Betablockern, Antiarrhythmika, Digitalis u.a.
  Die kritische Grenze der Bradykardie hängt vom Leistungsvermögen des Herzens ab: Sportler haben vereinzelt nächtliche Bradykardien bis < 40/min ohne Beschwerden, während Herzkranke und ältere Menschen dann bereits Symptome zerebraler Mangeldurchblutung zeigen können (Schwindel, Synkopen). Die pathologische Sinusbradykardie zeigt unter Belastung keine adäquate Frequenzzunahme.

Sinustachykardie [R00.0] (Herzfrequenz > 100/min)
- Physiologisch: Säuglinge, Kleinkinder, körperliche und seelische Belastung, emotionale Reaktionen, Schmerzen, erhöhter Sympathikotonus
- Pathologisch:
  - Extrakardiale Genese: z.B. Fieber (pro 1°C Frequenzanstieg um ca. 10 Schläge/min), Hyperthyreose, Anämie, Hypoxie, Hypotonie, Blutung, Volumenmangel, Schock
  - Kardiale Genese: z.B. Herzinsuffizienz, Herzinfarkt, Lungenembolie, hyperkinetisches Herzsyndrom = inadäquate Sinustachykardie (inappropriate sinus tachycardia) ohne fassbare organische oder medikamentöse Ursache: Vegetative Regulationsstörung in Form vermehrter adrenerger Stimulation der Betarezeptoren mit leichter Ruhetachykardie, überschießender (inadäquater) Sinustachykardie bei Belastung und systolischer Hypertonie
- Pharmakologisch: Genussmittel (Alkohol, Nikotin, Koffein), Adrenalinderivate, Atropin u.a.
  Die kritische Grenze der Tachykardie hängt vom Leistungsvermögen des Herzens und dem Lebensalter ab (maximale Herzfrequenz bei der Ergometrie = 220 - Lebensalter). Mit zunehmender Tachykardie wird die Diastole so kurz, dass das HMV absinkt (hierbei kann das Ekg eine tachykardiebedingte ST-Senkung zeigen als Zeichen einer gestörten Erregungsrückbildung).

Th.:
- Behandlung der auslösenden Ursache! (am wichtigsten)
- Symptomatische Therapie:
  - Bei vagal vermittelter Sinusbradykardie: Passagere Gabe von Parasympatholytika (z.B. Atropin - siehe Antiarrhythmika); bei krankem Sinusknoten und hyperreaktivem Karotissinus evtl. Schrittmachertherapie.
  - Bei Sinustachykardie: Nur bei hyperkinetischem Herzsyndrom und bei Hyperthyreose (in Ergänzung zur thyreostatischen Behandlung) evtl. Betarezeptorenblocker (siehe Antiarrhythmika).

Heterotope Reizbildungsstörungen

- **Passive Heterotopie**
  Ersatzweises Einspringen langsamer (als Sinusknoten) heterotoper Erregungszentren, wenn Impulsfrequenz des Sinusknotens (durch Sinusbradykardie oder Sinusarrest) eine kritische Grenze unterschreitet oder die Weiterleitung gestört ist (SA-, AV-Block). Wird nur ein ausfallender Sinusimpuls ersetzt, spricht man von Ersatzsystole, fallen Sinusimpulse längere Zeit aus, bilden heterotope Erregungszentren Ersatzrhythmen [I49.8]:
  - Sekundäre Schrittmacherzentren im unteren Bereich der Vorhöfe und des AV-Knotens: Junktionaler (Knoten-) Rhythmus mit einer Ersatzfrequenz von ca. 30 - 50/min
    Anm.: Der AV-Knoten selbst besitzt keine Schrittmacherzellen, sondern nur der angrenzende Vorhofbereich einschl. Koronarsinus.
    Am häufigsten sind Ersatzrhythmen aus sekundären Schrittmacherzentren, da deren Frequenz höher ist als die der tertiären Zentren.
  - Tertiäre Schrittmacherzentren der Kammern mit einer kritischen Bradykardie von 20 - 30/min setzen dann ein, wenn der Knotenrhythmus versagt oder die AV-Leitung blockiert ist.
    Wandernder Schrittmacher [I49.8]:
    Vorübergehender Wechsel zwischen Sinusrhythmus und einem oder mehreren ektopen sekundären Reizbildungsorten (entspr. atrialer oder junktionaler Ersatzrhythmus).
    Ekg: Wechselnde Veränderung der P-Wellen-Morphologie, PQ-Zeit und Frequenz
    Urs: Passageres Absinken der Sinusknotenfrequenz unter die Eigenfrequenz sekundärer Schrittmacherzentren.
    Vo.: Gesunde (Vagotonus), gel. bei Digitalistherapie und Herzerkrankungen.
    Th.: Keine

- **Aktive Heterotopien**
  Sie liegen vor, wenn eine ektope Erregungsbildung zur vorzeitigen Herzerregung führt, entweder in Form einzelner heterotoper Erregungen (Extrasystolen) oder in Form eines heterotopen Rhythmus, dessen Frequenz schneller ist als die des Sinusrhythmus (akzelerierter AV-Knoten-Rhythmus und akzelerierter idioventrikulärer Rhythmus).

Akzelerierter junktionaler (AV-Knoten-) Rhythmus [I49.8] und akzelerierter idioventrikulärer Rhythmus [I44.3]

Normalerweise treten die sekundären (AV-Knoten-Bereich) und tertiären Schrittmacherzentren (Kammer) nur passiv mit ihrer niedrigeren Eigenfrequenz in Aktion, wenn der Sinusrhythmus versagt oder eine Leitungsblockierung vorliegt.
In vereinzelten Fällen können sie jedoch als aktive Heterotopiezentren mit pathologisch gesteigerten Frequenzen > 100/min die Schrittmacherfunktion zeitweise übernehmen.

Vo.: Organische Herzerkrankungen (z.B. frischer Infarkt), Digitalisintoxikation, selten auch bei herzgesunden Kindern/Jugendlichen

DD:
- Bei akzeleriertem idioventrikulären Rhythmus: Ventrikuläre Tachykardie (Frequenz > 100/min)
- Intraventrikuläre Blockierungen (oft permanent → Vor-Ekg; idioventrikulärer Rhythmus ist passager)

Th.: des Grundleidens, Digitalismedikation überprüfen!

EXTRASYSTOLEN (ES) [I49.4]

Vo.: Sehr häufig, auch bei gesunden Menschen. Die Mehrzahl aller Menschen hat irgendwann im Leben Extrasystolen, 30 % bemerken die Extrasystolen als "Herzstolpern oder Aussetzer" und nur ein Teil der Betroffenen fühlt sich dadurch krank. Nach dem Ursprungsort der Extrasystolen unterscheidet man supraventrikuläre (SVES) und ventrikuläre Extrasystolen (VES).

Ät.:
1. Physiologisch: Einfache VES kommen oft auch bei Gesunden vor, auslösende Faktoren: Vegetative Labilität, emotionale Erregung, erhöhter Vagotonus (mit bradykardiebedingten VES), Übermüdung, Genussmittel (Alkohol, Koffein, Nikotin)
2. Organische Herzerkrankungen, z.B. koronare Herzkrankheit, Kardiomyopathien, Myokarditis
3. Extrakardiale Ursachen: Kaliummangel (z.B. durch Diuretikatherapie), Medikamente (Digitalis, Sympathomimetika, Antiarrhythmika, trizyklische Antidepressiva), Hyperthyreose

Supraventrikuläre Extrasystolen (SVES) [I49.4]

1. Vorhofextrasystolen [I49.1]: P-Welle und PQ-Zeit meist verändert, Kammerkomplex (QRS) normal
2. Junktionale (AV-Knoten)-Extrasystolen [I49.2]: Negative P-Wellen (II, III, aVF) vor, im oder nach dem QRS-Komplex. Die daher abgeleitete Terminologie in obere, mittlere und untere AV-Knoten-ES ist zwar noch gebräuchlich, aber nicht zutreffend, weil ihr die morphologische Grundlage fehlt! Besser spricht man von AV-Knoten-ES mit oder ohne verzögerter retrograder Vorhoferregung.

Ät.:
1. Oft bei Gesunden; auslösende Faktoren: Emotionale Erregung, Übermüdung, Genussmittel (Alkohol, Koffein, Nikotin)
2. Gel. bei Herzerkrankungen, Hypokaliämie

Ekg: SVES zeigen meist einen normal breiten, nicht deformierten QRS-Komplex → Ausnahme: Bei frühzeitigem Einfall einer SVES kann es zu aberrierender ventrikulärer Leitung kommen mit Deformierung des Kammerkomplexes wie bei einer ventrikulären Extrasystole; die SVES kann man in diesen Fällen an der vorangehenden P-Welle erkennen.
Fällt eine SVES noch frühzeitiger ein, kann das Leitsystem noch refraktär sein; bei antegrader Leitungsstörung einer Vorhofextrasystole fehlt dann der QRS-Komplex, bei retrograder Leitungsstörung einer AV-Knoten-ES die P-Welle; man spricht von blockierten SVES [I49.9]. In der Regel depolarisiert die SVES die Sinuserregung mit Versetzung des Grundrhythmus, wodurch der Abstand zwischen prä- und postextrasystolischer Herzaktion kleiner als ein doppeltes Normalintervall ist (nicht-kompensierte Pause).
Wenn bei einer AV-Knoten-Extrasystole Vorhof- und Kammerkontraktion gleichzeitig gegen die geschlossene AV-Klappe erfolgen, zeigt sich im Venenpuls eine Pfropfungswelle (wird vom Patienten meist als sehr unangenehm empfunden).

Di.: Ruhe-Ekg, Langzeit-Ekg, Ergometrie, Echokardiografie
Aus der interventionellen Elektrophysiologie sind heute die häufigsten Prädilektionsstellen für die zugrunde liegende gesteigerte Automatie auf Vorhofebene bekannt: Crista terminalis, Mündungsbereich der oberen und unteren Hohlvene, Koronarvenensinus-Ostium und die Mündungen der Pulmonalvenen. Letztere Erkenntnis ist auch für interventionelle wie chirurgische Behandlung von fokal getriggertem paroxysmalem Vorhofflimmern von Bedeutung.

Th.:
- SVES bei Gesunden bedürfen keiner Behandlung
- Bei Vorhandensein einer Herzerkrankung wird diese behandelt.
- Überprüfen des Kaliumhaushaltes und einer evtl. Digitalistherapie
- Wenn SVES paroxysmale supraventrikuläre Tachykardien oder intermittierendes Vorhofflimmern auslösen (Langzeit-Ekg) ist eine Behandlung erforderlich, z.B. mit Verapamil oder Betablockern.

Ventrikuläre Extrasystolen (VES) [I49.3]

Ursprungsort unterhalb der Bifurkation des His-Bündels. Der Sinusknoten wird häufig nicht retrograd erregt, dann bleibt der Sinusrhythmus ungestört (RR-Intervall zwischen prä- und postextrasystolischer Herzaktion entspricht dem doppelten RR-Intervall von 2 Normalaktionen); es resultiert die kompensierende postextrasystolische Pause (welche der Patient als „Herzstolpern" oder „Aussetzer" empfindet), weil der fällige Sinusimpuls auf ein refraktäres Kammermyokard trifft. Nur bei Sinusbradykardie kann die Kammer schon wieder erregbar sein, sodass dann keine Normalaktion ausfällt (interpolierte oder interponierte ES).

Einteilung:
1. Rechtsventrikuläre ES: Bild des kompletten Linksschenkelblockes (QRS > 0,11 sek)
2. Linksventrikuläre ES: Bild des kompletten Rechtsschenkelblockes (QRS > 0,11 sek)
3. Bündelstamm-ES: Zeigen keine QRS-Verbreiterung wie die übrigen VES, erfüllen aber sonst die Kennzeichen der VES: Sie stören den Sinusrhythmus nicht, es folgt eine kompensatorische Pause.

- Monomorphe (monotope) ES: Gleichartig deformierte Kammerkomplexe, z.T. bei Gesunden, z.T. organischer Genese
- Polymorphe ES: Unterschiedlich deformierte Kammerkomplexe infolge unterschiedlichen Reizursprungs: Stets organischer Genese (Herzmuskelschaden).

  Polymorphe VES sind meist auch polytop (verschiedenen Ursprungs), manchmal können aber frühzeitig einfallende ES gleichen Ursprungs ein polymorphes Bild zeigen infolge unterschiedlicher Erregungsausbreitung (auch supraventrikuläre ES können infolge einer solchen "aberrierenden Konduktion" einen verbreiterten Kammerkomplex wie VES zeigen, man erkennt sie dann an der vorangehenden P-Welle). Gehäufte ES stehen evtl. in regelmäßiger Beziehung zum Normalrhythmus: Folgt jeder Normalaktion eine bzw. zwei ES, so spricht man von Bigeminus bzw. Trigeminus (oft bei Digitalisintoxikation). - Treten regelmäßig ES nach 2 (oder 3) Normalschlägen auf, so hat man eine 2 : 1- (3 : 1-) Extrasystolie. Folgen 3 oder mehr VES hintereinander, ohne dass ein Normalschlag dazwischen liegt, spricht man von Salven.

N	N	N	N	Normalaktion (N)
NE		N	N	VES (E) mit kompensierender postextrasystolischer Pause
N E	N	N	N	Interponierte (= interpolierte) ES
NE		NE		Bigeminus
NEE		NEE		Trigeminus (Couplets = 2 aufeinander folgende Extrasystolen)
N	NE	N	NE	2 : 1 - Extrasystolie
NEEE		N	N	Salve (3 aufeinander folgende Extrasystolen)

Anm.: Die Definition des Trigeminus ist verschieden: Deutschland: NEE - NEE; USA: NNE - NNE.

Bei frühzeitig einfallenden Extrasystolen ist das Schlagvolumen der Extrasystole aufgrund der kurzen Diastole vermindert. So kann ein Bigeminus zu einem Pulsdefizit führen und beim Tasten des Pulses als Bradykardie in Erscheinung treten. Das Schlagvolumen der postextrasystolischen Herzaktion ist aufgrund der längeren Diastole erhöht.

Bei organischen Herzerkrankungen (insbes. Herzinfarkt) und linksventrikulärer Insuffizienz kann das Auftreten komplexer VES Vorbote gefährlicher ventrikulärer Tachyarrhythmien bis zum Kammerflimmern sein. Solche Warnarrhythmien sind:
- Gehäufte polytope (polymorphe) VES
- Bigeminus
- Couplets und Salven
- R-auf-T-Phänomen: Bei sehr frühzeitigem Einfall einer VES besteht die Gefahr, dass die VES in die vulnerable Phase von T (aufsteigender Schenkel von T) fällt ("R-auf-T-Phänomen") und damit ein Kammerflimmern auslöst. Um solch eine Gefahr zu erkennen, errechnet man den sog. Vorzeitigkeitsindex (VI):

$$VI = \frac{Q_N \text{ bis } Q_{ES}}{Q_N \text{ bis } T_{Ende}} = \frac{II}{I}$$

VI < 1,0 = R auf T-Phänomen

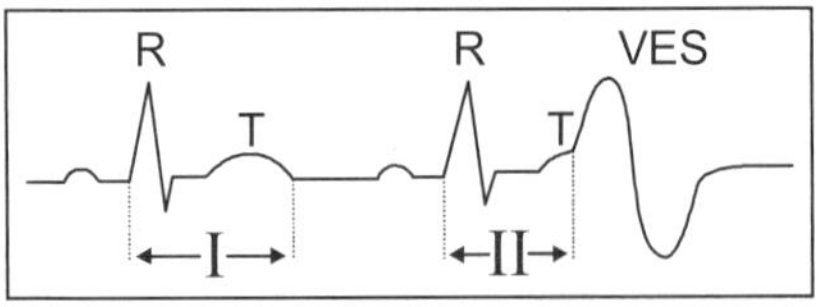

Klassifikation der VES nach Lown im 24 h-Langzeit-Ekg

	Grad	
Einfache VES	0	Keine VES
	I	Monomorphe VES (< 30/h)
	II	Monomorphe VES (> 30/h)
Komplexe VES	IIIa	Polymorphe VES
	IIIb	Ventrikulärer Bigeminus
	IVa	Couplets (2 VES hintereinander)
	IVb	Salven (≥ 3 VES hintereinander)
	V	Früh einfallende R/T-VES (R-auf-T-Phänomen)

Die Lown-Klassifikation hat keinen großen prognostischen Wert. Wichtiger ist die Unterscheidung zwischen Fehlen und Präsenz nicht anhaltender ventrikulärer Tachykardien (nsVT). Diese sind definiert als eine Folge ventrikulärer Extrasystolen (VES) mit einer Frequenz von mehr als 120/min und einer Mindestanzahl von 6 konsekutiven VES.

Di.: Ruhe-Ekg, Langzeit-Ekg, Ergometrie, Echokardiografie

Th.:
- VES bei Gesunden, insbesondere solche, die unter Belastung verschwinden („overdrive Suppression") bedürfen keiner Behandlung; Ausnahmen: Zunehmende Einschränkung der kardialen Funktion (selten tachykardieinduzierte Kardiomyopathie) oder bei subjektiven Beschwerden.
- VES bei organischen Herzerkrankungen:
  1. Kausale Therapie: Am wichtigsten und entscheidend für die Prognose, z.B. Revaskularisierungsmaßnahmen bei KHK!
  2. Symptomatische Therapie:
     - Überprüfung des Kalium- und Magnesiumhaushaltes und einer Digitalistherapie: Behandlung einer Digitalisintoxikation (siehe dort), Digitalisdosis evtl. reduzieren (je geschädigter ein Herz ist, umso weniger verträgt es Digitalis!), Kalium und Magnesium auf hochnormale Serumwerte einstellen.
     - Antiarrhythmische Therapie:
       Indikation bei erhöhtem Risiko eines plötzlichen Herztodes infolge Kammerflimmern: Komplexe VES bei Patienten mit schweren myokardialen Grunderkrankungen und Einschränkung der linksventrikulären Pumpfunktion.
       Klasse I-Antiarrhythmika sind bei Patienten mit strukturellen Herzerkrankungen (insbes. KHK und Herzinsuffizienz) kontraindiziert, da sie zu Prognoseverschlechterung führen. Auch Sotalol und Amiodaron haben keinen Prognosevorteil; bei fortgeschrittener Herzinsuffizienz (NYHA III) sogar eine Prognoseverschlechterung. Daher sollte bei erhöhtem Risiko für Kammerflimmern bzw. plötzlichen Herztod der ICD zum Einsatz kommen.
       Betablocker ohne intrinsische Aktivität vermindern das Risiko, dass VES Kammerflimmern auslösen und sind daher Antiarrhythmika der Wahl bei Patienten mit Zustand nach Herzinfarkt sowie bei Patienten mit eingeschränkter Pumpleistung.

Prg: VES bei Gesunden: Harmlos, gute Prognose (unabhängig von der Lown-Klassifizierung)
VES bei Herzkranken:
Bei frischem Infarkt bedeutet das gehäufte Auftreten von VES ein Alarmsignal mit erhöhter Gefahr für Kammerflimmern; allerdings kann es auch ohne vorausgegangene Warnarrhythmien zu Kammerflimmern kommen.
Risikofaktoren für einen plötzlichen Herztod (sudden cardiac death): Siehe dort

II. REIZLEITUNGSSTÖRUNGEN

Sinuatrialer (SA-) Block [I45.5]

3 Schweregrade:
- SA-Block 1. Grades: Verzögerte Leitung der Erregung vom Sinusknoten zur Vorhofmuskulatur. Im Ekg nicht erkennbar.
- SA-Block 2. Grades: Intermittierende Leitungsunterbrechung:
  Typ 1 (Wenckebach-Periodik):
  Ekg: Bei gleich bleibender PQ-Zeit werden die PP-Intervalle kürzer, bis eine längere Pause eintritt, welche aber kürzer ist als das Doppelte des vorangehenden PP-Intervalles (DD: Sinusarrhythmie).

Typ 2 (Mobitz):
Ekg: Es treten Herzpausen auf, deren Dauer dem doppelten oder mehrfachen des normalen PP-Intervalles entsprechen.

- SA-Block 3. Grades: Totale Leitungsunterbrechung mit fehlender Impulsübertragung zum Vorhofmyokard.
  Wenn dabei die Latenz bis zum Einsetzen eines AV- oder Kammerersatzrhythmus zu lang ist, treten wie beim totalen AV-Block Morgagni-Adams-Stokes-Anfälle auf. Im üblichen Ekg kann man den SA-Block 3. Grades vom Sinus-arrest (= Sinusknotenstillstand) nicht unterscheiden.

Ät.: Sick-Sinus-Syndrom, Überdosierung mit Digitalis oder Antiarrhythmika, Myokarditis, koronare Herzkrankheit und Herzinfarkt

KL.: Bei höhergradiger Blockierung mit längeren asystolischen Pausen oder starker Bradykardie Symptome von Schwindel bis Bewusstlosigkeit/Synkope (Morgagni-Adams-Stokes-Anfall).

Di.: (Langzeit-)Ekg

Th.: Bei toxischer Wirkung von Digitalis oder Antiarrhythmika Absetzen dieser Medikamente. Notfallmäßig Versuch mit Atropin. Bei Schwindel/Synkopen (Morgagni-Adams-Stokes-Anfall) Schrittmachertherapie.

Atrioventrikulärer (AV-) Block [I44.3]

3 Schweregrade:

- AV-Block 1. Grades: Verzögerte Erregungsleitung
  Keine Symptome, nur im Ekg erkennbar: PQ-Zeit > 0,20 sek. Im His-Bündel-Ekg (HBE) ist die AH-Zeit verlängert. Bei stark verlängerter PQ-Zeit kann die P-Welle in die Repolarisationsphase des vorausgegangenen Schlages fallen.
- AV-Block 2. Grades: Intermittierende Leitungsunterbrechung:
  - Typ 1 Wenckebach-Periodik (Syn.: Mobitz I):
    Lokalisation der Blockierung meist (ca. 70 %) oberhalb des His-Bündels
    Ekg: Bei gleich bleibender PP-Zeit werden die PQ-Intervalle länger bis eine Überleitung (Herzaktion) ausfällt; die entstehende Pause ist kürzer als ein doppeltes PP-Intervall.
    Im His-Bündel-Ekg (HBE) zeigt sich eine Supra-His-Leitungsverzögerung bzw. -blockierung mit zunehmender Verlängerung der AH-Zeit, bis ein His-Potential ausfällt; dieser Ablauf kann sich periodisch wiederholen.
  - Typ 2 Mobitz (Syn.: Mobitz II):
    Lokalisation der Blockierung innerhalb oder unterhalb des His-Bündels.
    Ekg: Plötzlicher Ausfall eines QRS-Komplexes nach einer vorangegangenen P-Welle bei normaler oder konstant verlängerter PQ-Zeit. Die Pause entspricht einem doppelten PP-Intervall.
    · Vereinzelte AV-Blockierungen oder
    · Regelmäßige AV-Blockierungen:
    Werden von 2 Sinusknotenerregungen 1 übergeleitet, spricht man von einem 2 : 1-Block, werden von 3 Erregungen nur 1 übergeleitet, liegt ein 3 : 1-Block vor.
    Ursächlich liegen stets organische Herzerkrankungen vor. Es besteht die Gefahr der Progredienz zum AV-Block III. Grades mit Morgagni-Adams-Stokes-Anfällen, daher eine Schrittmacher-Indikation.
    Im HBE zeigt sich eine Infra-His-Leitungsverzögerung bzw. -blockierung mit Verlängerung des HV-Intervalls bzw. periodischem Ausfall einzelner Ventrikelpotentiale (bei normalem AH-Intervall).

    DD: Der AV-Block 2. Grades/Typ 2 mit 2 : 1-Überleitung kann aus dem Oberflächen-Ekg nicht sicher abgegrenzt werden vom AV-Block 2. Grades/Typ 1 mit Ausfall jeder 2. Überleitung → Atropin-Test (0,5 - 1,0 mg Atropin i.v.) oder Belastungs-Ekg: Bei AV-Block 2°/Typ 1 bessert sich die AV-Überleitung mit Verlängerung der Wenckebach-Periodik (oder Übergang in AV-Block 1.°). Bei AV-Block 2°/Typ 2 Verschlechterung der AV-Überleitung: Aus einem 2 : 1-Block wird ein 3 : 1- oder 4 : 1-Block.
- AV-Block 3. Grades: Totale Leitungsunterbrechung mit kompletter Dissoziation von Vorhof- und Kammeraktion: Normalfrequente P-Zacken ohne Beziehung zu den langsamen QRS-Komplexen.
  Die Schrittmacherfunktion übernehmen entweder sekundäre Reizbildungszentren im Bereich des AV-Knotens oder des His-Bündels (mit schmalen Kammerkomplexen und einer Frequenz > 40/min) oder tertiäre Reizbildungszentren im Kammermyokard (mit schenkelblockartig deformierten Kammerkomplexen und Frequenz < 40/min). Die Latenzzeit bis zum Anspringen des Ersatzzentrums bezeichnet man als präautomatische Pause.

Ät.:
- Erhöhter Vagotonus, z.B. Sportler: AV-Block 1° (verschwindet unter Belastung)
- Koronare Herzkrankheit und Herzinfarkt, Kardiomyopathien, angeborene Herzfehler (z.B. L-Transposition der großen Arterien), Myokarditis (einschl. Borreliose)
- Als Komplikation bei/nach kardiochirurgischem Eingriff

- Posttraumatisch
- Medikamentös-toxisch (Digitalis, Antiarrhythmika), Hyperkaliämie
- Idiopathische Degeneration des Reizleitungssystems (M. Lenègre) und idiopathische Sklerose/Kalzinose des bindegewebigen Herzgerüstes (M. Lev), neuro-muskuläre Erkrankungen (z.B. Kearns-Sayre-Syndrom, Emery-Dreifuss-Muskeldystrophie).

Anm.: AV-Leitungsstörungen bei Hinterwandinfarkt (passagere Ischämie des AV-Knotens) haben eine günstigere Prognose als bei Vorderwandinfarkt mit Septumbeteiligung (Tawara-Schenkel blockiert).

KL.: Es drohen 2 Gefahren beim totalen AV-Block:

1. Länger dauernde Asystolie zwischen Beginn des totalen Blockes und Einsetzen eines Kammerersatzrhythmus (= präautomatische Pause) führt zur hypodynamen Form des Morgagni-Adams-Stokes-(MAS-)Anfalles [I45.9]:

Asystoliedauer:		
	3 - 5 sek:	Blässe, Schwindel
	10 - 15 sek:	Bewusstseinsverlust
	20 - 30 sek:	Krampfanfall (Fehldiagnose: Epilepsie)
	30 - 60 sek:	Atemstillstand
	> 3 Min.:	Irreversible Hirnschäden bzw. Exitus letalis

Im Anfall sind die Pupillen weit, die Reflexe abgeschwächt oder nicht auslösbar. Jeder Anfall kann tödlich enden!

2. Bei starker Bradykardie (< 40/min) entwickelt sich eine Herzinsuffizienz.

DD: 1. Tachykarde Herzrhythmusstörungen einschl. Kammerflattern/-flimmern
2. Andere Ursachen einer Synkope (siehe dort)

Di.:
- Anamnese + Klinik (Schwindel, Synkopen?)
- (Langzeit-) Ekg
- His-Bündel-Ekg (HBE):

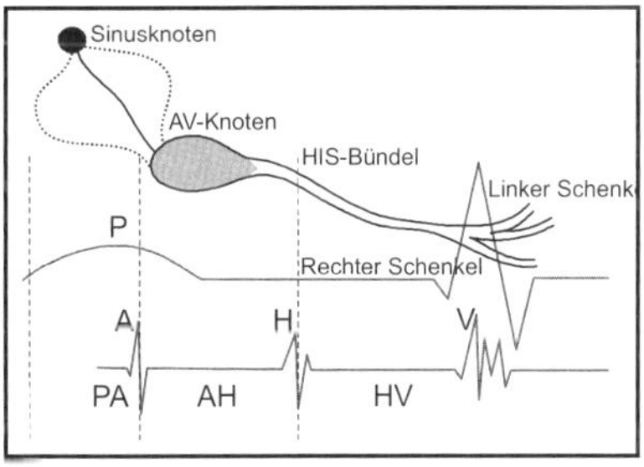

A = Vorhoferregung
H = His-Bündel-Erregung
V = Ventrikelerregung

Normalzeiten:
PA = 25 - 50 msek
AH = 60 - 125 msek
HV = 35 - 55 msek

Konventionelles Ekg

His-Bündel-Ekg

Durch das His-Bündel-Ekg kann man die in der PQ-Zeit des konventionellen Ekg erfasste globale Überleitung unterteilen in eine solche vor und nach dem His-Bündel. Danach unterscheidet man:

- ▸ Supra-His-Block (intranodaler Block):
  → Verlängertes AH-Intervall bzw. Ausfall des H-Potentials
- ▸ Intra- und Infra-His-Block (= infranodaler Block):
  → Verlängertes HV-Intervall bzw. Ausfall des V-Potentials

Die proximal lokalisierten junktionalen Blockierungen haben eine bessere Prognose als die distal lokalisierten subjunktionalen Blockierungen: Supra-His-Blöcke sind oft reversibel, führen seltener zu Morgagni-Adams-Stokes-Anfällen und zeigen oft einen Ersatzrhythmus aus dem His-Bündel mit noch tolerablen Frequenzen um 40/min. Bei einem Infra-His-Block springt der sehr langsame Kammerersatzrhythmus (mit einer Frequenz zwischen 20 - 30/min) oft erst nach längerer präautomatischer Pause ein → hohes Risiko von Morgagni-Adams-Stokes-Anfällen!

Th.: a) Kausale Behandlung: z.B. Absetzen von Digitalis bzw. Antiarrhythmika bei medikamentöstoxischer Ursache, Behandlung einer Myokarditis, eines Herzinfarktes.

b) Symptomatische Behandlung:
- AV-Block 1. und 2. Grades (Wenckebach): Außer kausalen Maßnahmen (z.B. Digitalistherapie überprüfen bzw. absetzen) meist keine symptomatische Therapie erforderlich. Bei starker Bradykardie evtl. Atropin.
- AV-Block 2. Grades (Mobitz): Da es sich meist um einen Infra-His-Block mit Gefahr des totalen Blocks handelt, müssen leitungsverzögernde Medikamente (Digitalis, Antiarrhythmika) abgesetzt werden und es besteht Schrittmacherindikation. Atropin sollte nicht gegeben werden, da es zu einer Verschlechterung führt mit Gefahr des totalen AV-Blocks.

Schrittmachertherapie ist indiziert bei Beschwerden in der Anamnese (Schwindel, Synkopen) oder drohendem totalen AV-Block.
- AV-Block 3. Grades: Bei Morgagni-Adams-Stokes-Anfall Reanimation wie bei Kreislaufstillstand (→ s.u.) und Schrittmachertherapie

Intraventrikuläre Blockierungen [I45.4]

Synonyme: Schenkelblockierungen, faszikuläre Blockierungen, Schenkelblöcke

Lok: Unterhalb des His-Bündels (Infra-His-Blockierungen)
Unter Berücksichtigung der trifaszikulären Struktur des ventrikulären Reizleitungssystems unterscheidet man:
1. unifaszikuläre - 2. bifaszikuläre - 3. trifaszikuläre Blockierungen
Wie bei den übrigen Reizleitungsstörungen wird zwischen 3 Schweregraden differenziert:
I.: inkompletter - II.: intermittierender - III.: permanenter Block
Mit Ausnahme des trifaszikulären Blockes, der im Oberflächen-Ekg dem Bild des totalen AV-Blockes gleicht, resultiert aus Schenkelblöcken keine klinisch fassbare Rhythmusstörung (Diagnose nur durch Ekg).

1. Kompletter Rechtsschenkelblock (RSB) (Blockierung im rechten Tawara-Schenkel): QRS-Zeit ≥ 0,12 sek, verspäteter Beginn der endgültigen Negativitätsbewegung, Diskordanz des Kammerendteils (ST/T) zum Kammerkomplex (QRS), S-Zacke in I, R in V_1, M-förmig aufgesplitterter Kammerkomplex
Inkompletter Rechtsschenkelblock: QRS-Zeit 0,10 - 0,11 sek., rSr' oder RSr' in V_{1-2}, S-Zacke in I
2. Linksanteriorer Hemiblock (LAHB): Häufigste Form der intraventrikulären Blockierungen; Ekg: Überdrehter Linkstyp = $R_I/S_{II}/S_{III}$-Typ; R/S-Umschlag nach V_6 verschoben, tiefes S in $V_{5/6}$.
3. Linksposteriorer Hemiblock (LPHB): Ekg: Rechtstyp oder überdrehter Rechtstyp bei normaler QRS-Zeit. Diagnose kann nur gestellt werden, sofern der Rechtstyp nicht durch Rechtsherzbelastung erklärbar ist.
4. Kompletter Linksschenkelblock (LSB): Dieser kann entstehen durch einen unifaszikulären Block (linker Tawara-Schenkel vor der Aufzweigung blockiert) oder durch einen bifaszikulären Block (2 + 3).
Ekg: QRS-Zeit ≥ 0,12 sek, verspäteter Beginn der endgültigen Negativitätsbewegung, breite und tiefe S-Zacke in $V_{1,2}$, aufgesplitterter Kammerkomplex ("abgebrochener Zuckerhut") in $V_{5/6}$, Diskordanz (= gegensinniger Verlauf) des Kammerendteils (ST/T) zum Kammerkomplex (QRS), dadurch ist eine Ischämiediagnostik durch das Ekg nicht verwertbar. Der plumpen, aufgesplitterten R-Zacke in I/aVL geht kein Q voraus.
5. Inkompletter Linksschenkelblock: QRS-Zeit 0,10 - 0,11 sek

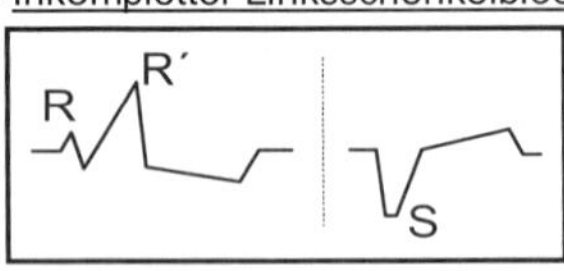

Ableitung V_1
Rechtsschenkel- / Linksschenkelblock
(M-Form) (Zuckerhut-Form)

Durch Kombination unifaszikulärer Blockbilder entstehen bifaszikuläre Blöcke, diese können Vorboten eines trifaszikulären Schenkelblockes sein (mit Gefahr des Morgagni-Adams-Stokes-Anfalles wie beim totalen AV-Block).

Ät.: Koronare Herzkrankheit und Herzinfarkt, Myokarditis und Kardiomyopathien, Linkshypertrophie (häufigste Ursache eines LSB), Rechtsherzbelastung (z.B. durch kongenitale Vitien oder Lungenembolie → inkompletter oder kompletter Rechtsschenkelblock), idiopathische fibrotische Degeneration des Erregungsleitungssystems (M. Lenègre und M. Lev)

Di.: 1. Ruhe-Ekg, Langzeit-Ekg, Ergometrie, Echokardiographie
2. Kausale Diagnostik

Th.: - des Grundleidens
- Bei bifaszikulärem Block (z.B. Rechtsschenkelblock + linksanteriorer Hemiblock) und Schwindel oder Synkopen bei Ausschluss extrakardialer Ursachen sollte die Schrittmacherindikation überprüft werden (Indikation Klasse IIa), unabhängig davon, ob zusätzlich ein AV-Block I° vorliegt.
- Schrittmacherimplantation (Klasse I-Indikation) bei alternierenden Schenkelblöcken und trifaszikulärem Block

III. SONDERFORMEN

Sick-Sinus-Syndrom (SSS) [I49.5] (Syndrom des kranken Sinusknotens)

Hierunter fallen folgende Rhythmusstörungen:
1. Persistierende Sinusbradykardie mit Beschwerden
2. Intermittierender Sinusarrest oder SA-Block
3. Tachykardie-Bradykardie-Syndrom: Paroxysmale supraventrikuläre Tachykardie oder Vorhofflattern/ Vorhofflimmern. Nach Beendigung der Tachykardie folgt eine verlängerte asystolische Pause, bevor der evtl. bradykarde Sinusrhythmus wieder einsetzt, wodurch es zu zerebraler Ischämie mit Schwindel und Synkopen kommen kann.
   Anm.: Gel. kann auch ein Karotis-Sinus-Syndrom auf einen kranken Sinusknoten hinweisen (siehe unten).

Ät.: 1. Koronare Herzkrankheit
2. Kardiomyopathien und Myokarditis (evtl. mit Autoantikörpern gegen den Sinusknoten)
3. Idiopathische Degeneration des Leitungssystems (M. Lenègre und M. Lev)
4. Angeboren: Mutationen von Natrium- (SCN5A) und funny-(HCN4)-Ionenkanälen

KL.: Bei tachykarden Phasen Herzklopfen, Dyspnoe, Angina pectoris.
Bei bradykarden Phasen Schwindel und Synkopen (Morgagni-Adams-Stokes-Anfälle), Herzinsuffizienz

Di.: 1. Langzeit-Ekg: Erfassung und Quantifizierung der bradykarden Rhythmusstörungen
2. Belastungs-Ekg: Unfähigkeit unter Ergometerbelastung mindestens 70 % des max. altersabhängigen Frequenzanstieges zu bringen (chronotrope Inkompetenz)
3. Atropintest: Nach Injektion von 1 mg Atropin i.v. fehlt ein adäquater Frequenzanstieg: Herzfrequenz bleibt < 80/min
   KI: Glaukom, benigne Prostatahyperplasie (BPH)
4. Sinusknotenerholungszeit verlängert (> 1.500 msek) = Zeit bis zum Wiedereinsetzen des Sinusrhythmus nach vorausgegangener schneller Vorhofstimulation (mittels Schrittmacher).

Th.: - Bei symptomatischer Bradykardie (Schwindel, Herzinsuffizienz oder Synkopen): Schrittmachertherapie
- Bei Tachykardie-Bradykardie mit klinischen Beschwerden: Schrittmacher + antiarrhythmische Behandlung

Karotis-Sinus-Syndrom [G90.00]

Def: Überempfindlichkeit der Barorezeptoren im Bereich der Karotisgabel mit klinischen Beschwerden nach Karotisreizung → 3 Typen:
- Kardioinhibitorischer Typ (90 % d.F.): Vagusreizung führt zu Asystolie oder Bradykardie
- Vasodepressorischer Typ (10 % d.F.): RR-Abfall > 50 mmHg ohne wesentliche Bradykardie
- Mischform

Ep.: Bei älteren Menschen häufig (bis 25 %), 90 % der Patienten sind beschwerdefrei.

Ät.: Meist arteriosklerotisch (bei älteren Männern)

KL.: Schwindel, Synkopen bei spontanen Kopfdrehbewegungen, einengenden Kragen oder nach Massage der Karotisgabel

Di.: Anamnese + Karotisdruckversuch: Asystolie > 3 Sekunden und/oder Blutdruckabfall > 50 mmHg nach einseitiger Karotissinusmassage (***Cave*** bei Patienten mit Stenose der A. carotis!)
Da der Karotisdruckversuch bei 25 % der Patienten > 65 J. positiv ausfällt, sollte er nur zusammen mit Anamnese/Klinik bewertet werden.

Th.: Nur bei Beschwerden in der Anamnese (Schwindel, Synkopen), die bei spontanen Bewegungen im Kopf-/Halsbereich auftreten, ist eine Schrittmachertherapie indiziert.

IV. TACHYKARDIEN

AV-KNOTEN-REENTRYTACHYKARDIE (AVNRT) [I47.1]

Def: AV-Knoten-Reentrytachykardie und atrioventrikuläre Reentrytachykardie wurden früher unter dem Oberbegriff „Paroxysmale supraventrikuläre Tachykardien“ (PSVT) zusammengefasst.

Ep.: Häufigste Form der PSVT, meist jüngere Patienten ab 10. - 12. Lebensjahr, w > m

Ät.: Normvariante im Bereich des AV-Knotens: Dual angelegte atrionodale Leitungsregionen mit unterschiedlichen Leitungskapazitäten sowohl der ante- als auch teilweise der retrograden AV-Knotenleitung, typischerweise in Form einer relativ langsamen und einer schnelleren AV-Knoten-Leitung („slow and fast pathway“).

Pg.: Die AV-Knoten-Reentrytachykardie wird typischerweise durch eine atriale Extrasystolie getriggert. Durch Unterschiede im Leitungsverhalten und dem Refraktärverhalten ermöglichen diese funktionell differenten AV-nodalen Leitungsregionen eine Min. bis Stunden anhaltende kreisende Erregung (AV-nodale-Reentry-Tachykardie). In 90 % handelt es sich um eine Tachykardie vom „slow-fast“ Typ, die antegrad die langsame, retrograd die schnelle Bahn benutzt. Seltener tritt die atypische Form mit Benutzung einer schnellen Bahn in ante- und einer langsamen Bahn in retrograder Richtung (fast-slow-type) oder einer langsamen Bahn in ante- und retrograder Richtung (slow-slow-type) auf.

Ekg: Bei Sinusrhythmus normales Ekg. Während Tachykardie normal konfigurierter und schmaler QRS-Komplex, typischerweise ohne sichtbare P-Welle. Seltener kann die P-Welle je nach Leitungsgeschwindigkeit auch kurz vor oder nach dem QRS-Komplex erscheinen. Tachykardiefrequenz zwischen 150 bis 220/min Im Fall einer aberrierenden Überleitung zeigt sich ein schenkelblockartig verbreiterter QRS-Komplex, dann DD zu Kammertachykardie schwierig (siehe unten).

KL.: Plötzlich auftretender Anfall von Herzrasen. Dauer: Min. bis Stunden, meist ebenso schlagartige, teilweise schleichende Rückkehr zum normalen Sinusrhythmus. Bei Herzgesunden außer schnellem Herzschlag oft keine Symptome. Bei Patienten mit Herzinsuffizienz und/oder koronarer Herzkrankheit evtl. kritische Reduktion des Herzzeitvolumens mit Hypotonie, Angina pectoris, evtl. Schwindel, Synkopen; selten kardiogener Schock. Während und nach der Tachykardie kann eine Harnflut einsetzen (Wirkung über das atriale natriuretische Peptid - ANP). Bei simultaner Kontraktion von Vorhof und Kammern kann man an den Halsvenen sog. Pfropfungen beobachten ("Froschzeichen").

DD:
- Atrioventrikuläre Reentrytachykardie (bei verborgener akzessorischer Leitungsbahn)
- Atriale- oder Sinustachykardie mit konstanter 1:1-AV-Überleitung und rel. langem PQ-Intervall, sodass die P-Welle von dem vorherigen QRS-Komplex überdeckt wird.
- Bei breitem QRS-Komplex: Kammertachykardie, antidrome atrioventrikuläre Reentrytachykardie.

Merke: Jede Tachykardie mit breitem QRS-Komplex wird bis zum Beweis des Gegenteils wie eine Kammertachykardie behandelt („treat the worst case“).

Di.: Klinik: Schlagartig einsetzende regelmäßige Tachykardie (Sinustachykardie nicht schlagartig) + Ekg (regelmäßige Tachykardie mit schmalen QRS-Komplexen), anamnestisch erfolgreiche Anwendung vagaler Manöver (siehe unten)
Oft junge, herzgesunde Menschen

Th.: A) Symptomatische Behandlung - immer mit laufender EKG-Aufzeichnung!:

▶ Bei kreislaufstabilen Patienten (Mehrzahl):

1. Vagusreizung: Valsalva-Pressversuch (nach tiefer Einatmung möglichst lange pressen), schnell ein großes Glas kaltes, kohlensäurehaltiges Wasser trinken, Gesicht in kaltes Wasser eintauchen, Eiskrawatte u.a.
2. Medikamentös:
   - Adenosin: Mittel der 1. Wahl
     Wi.: Kurzfristige Blockierung der AV-Leitung im AV-Knoten (max. 8 Sekunden dauernd). Mittel der Wahl bei allen regelmäßigen Tachykardien mit schmalem Kammerkomplex.
     NW: Evtl. kurzfristige Asystolie, Blutdruckabfall, Flush, Dyspnoe, Druckgefühl in der Brust, Bronchospasmus
     KI: Atriale Tachykardie / Vorhofflimmern bei WPW-Syndrom (stark verbreiterter QRS-Komplex, oft mit irregulärer Abfolge - wegen potentiell beschleunigter Überleitung mit drohendem Kammerflimmern), Asthma bronchiale, AV-Block > I°, Sick-sinus-Syndrom, QT-Verlängerung, Vorhofflimmern oder -flattern
     Dos: Rasche i.v. Applikation von 6mg; bei Erfolglosigkeit 12 mg nach 3 Min. wiederholen. (Wegen der kurzen Halbwertzeit von Adenosin (ca. 20 Sek.) ist Theophyllin als Antidot i.d.R. entbehrlich.)

- Verapamil:
  Ind: Therapiealternative zu Adenosin
  NW: Negativ inotrope Wirkung, Blutdruckabfall, Asystolie u.a.
  KI: Atriale Tachykardie / Vorhofflimmern bei WPW-Syndrom (stark verbreiterter QRS-Komplex, oft mit irregulärer Abfolge -wegen potentiell beschleunigter Überleitung mit drohendem Kammerflimmern), Kammertachykardie, Hypotonie, manifeste Herzinsuffizienz (wegen negativ inotroper Wirkung), Sick-Sinus-Syndrom mit Bradykardieepisoden in der Anamnese, Vorbehandlung mit Betablockern
  Dos: 5 mg langsam über 10 Min. i.v. (evtl. Wiederholung nach 15 - 30 Min.)
- Ajmalin (Gilurytmal®): Mittel der Wahl bei Tachykardie mit breitem QRS-Komplex

  Merke: Ajmalin ist auch Mittel der Wahl, falls eine exakte Differenzierung zwischen supraventrikulärer und ventrikulärer Tachykardie nicht möglich ist, da es in beiden Fällen wirksam ist (Tachykardie mit breitem Kammerkomplex).

▶ Elektrotherapie - immer mit laufender Ekg-Aufzeichnung!:
1. Overdrive-Pacing zur Terminierung einer kreisenden Erregung
2. Elektrokardioversion
   Ind: - Versagen der medikamentösen Therapie
   - Kreislaufinstabile Patienten mit drohendem kardiogenen Schock und bei bewusstseinsklaren Patienten mit Hypotonie → i.v.-Kurznarkose (z.B. Propofol)
   Erste Energiedosis: 100 J, bei Erfolglosigkeit Wiederholung mit höheren Energiedosen
   KI: Digitalisintoxikation, Rezidiv einer PSVT nach vorangegangener Kardioversion

B) Intervallbehandlung:
Bei rezidivierender AV-Knoten-Reentrytachykardie HFS-/Cryo-Katheterablation:
„Slow-pathway-Ablation".
Erfolgsrate > 95 % - Rezidivrate 5 - 10 % - AV-Block III° < 0,5 %

ATRIOVENTRIKULÄRE REENTRYTACHYKARDIE (AVRT) [I47.1]

Syn: AV-Reentrytachykardie

Ep.: Zweithäufigste Form der paroxysmalen supraventrikulären Tachykardie (PSVT). Die Mehrzahl der Patienten ist herzgesund.

Def: Zugrunde liegendes Substrat ist immer eine akzessorische atrioventrikuläre Leitungsstruktur, die mit unterschiedlichen Leitungseigenschaften Vorhof- und Kammermuskulatur im Bereich des Atrioventrikularapparates verbindet. Rezidivierende Reentry-Tachykardien können unter Einbeziehung des spezifischen Reizleitungssystems, des Kammer- und Vorhofmyokards und der akzessorischen Leitungsbahnen entstehen. Erfolgt während der Tachykardie die antegrade (Vorhof-Kammer-)Leitung über das spezifische Reizleitungssystem und die retrograde (Kammer Vorhof) über die akzessorische Bahn, resultiert typischerweise ein normal konfigurierter schmaler QRS-Komplex = orthodrome AVRT.
Bei umgekehrt kreisender Erregung, also in antegrader Richtung über die akzessorische Bahn resultiert ein maximal breiter QRS-Komplex = antidrome AVRT.

4 Varianten:

- **WPW-Syndrom (Wolff-Parkinson-White) [I45.6]:** (am häufigsten)
  Ursache ist eine (selten auch mehrere) akzessorische Leitungsbahn(en) (AL) = Leitungsbahn zwischen Vorhof und Kammer. Während Sinusrhythmus wird die atriale Aktivierung sowohl über den AV-Knoten als auch im Nebenschluss über die akzessorische Leitungsbahn in Richtung Kammer geleitet. Aufgrund der geringeren Leitungsverzögerung über die AL im Vergleich zum AV-Knoten kommt es zu einer relativ verfrühten Kammeraktivierung im Bereich der ventrikulären Insertion der AL (Präexzitationssyndrom). Diese findet ihren Niederschlag als vorzeitiger Beginn des QRS-Komplex (Δ-Welle). Die Polarität und Konfiguration der Δ-Welle hängt von der ventrikulären Insertionsstelle ab:
  - Rechtsseitige AL: Negative Δ-Welle in V_1 und positiv in I, aVL
  - Linksseitige AL: Positive Δ-Welle in V_1 und negativ in I, aVL

  Das Ausmaß der Δ-Welle richtet sich nach dem rel. Anteil vorzeitig erregter Kammermuskulatur (Lage der AL, Leitungsgeschwindigkeit des AV-Knotens).
  Typischerweise weist die AL auch retrograde Leitungseigenschaften auf, welche dann die orthodrome atrioventrikuläre Reentrytachykardie vermitteln (schmaler QRS-Komplex!).

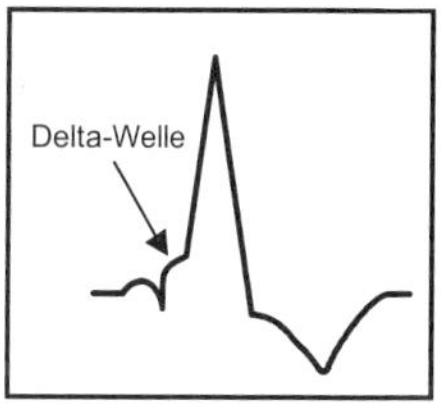

Leitet die akzessorische Leitungsbahn ausschließlich retrograd (Ventrikel → Vorhof), so findet sich ein normales Oberflächen-Ekg ohne Δ-Welle und man spricht von verborgener akzessorischer Leitungsbahn: Siehe unten

Ekg: PQ-Zeit meist < 0,12 sek + Δ-Welle (Verbreiterung des QRS-Komplexes durch Präexzitation mit trägem R-Anstieg)
Die Präexzitation kann permanent oder intermittierend auftreten.

KL.: Die AVR-Tachykardien können bereits im (Klein-)Kindesalter auftreten oder erst im Erwachsenenalter.
3 Gruppen von Patienten:
1. Asymptomatische Präexzitation: ohne Auftreten paroxysmaler Tachykardien (PSVT)
2. Gelegentliches Auftreten einer PSVT
   - Orthodrome Form der AVRT (am häufigsten): Kreisende Erregung antegrad über den AV-Knoten, retrograd über die akzessorische Bahn. QRS-Komplexe schmal ohne Δ-Welle während der Tachykardie. Die PSVT beginnt und endet abrupt (Frequenz 150 - 220/min).
   - Antidrome Form der AVRT (seltener): Antegrad über akzessorische Bahn, retrograd über den AV-Knoten: breite QRS-Komplexe
3. Patienten mit potenziell lebensbedrohlichen Tachyarrhythmien. Diese Gruppe hat eine kurze Refraktärzeit der akzessorischen Bahn. Vorhofflimmern kann bei diesen Fällen zu Kammertachykardie bis Kammerflimmern führen (plötzlicher Herztod).

Di.:
- Anamnese, Klinik, Ekg, Langzeit-Ekg, Event-Recorder
- Intrakardiales Ekg mit Lokalisation der akzessorischen Bahn:
  Wichtig ist es, Patienten mit kurzer Refraktärzeit der akzessorischen Bahn zu identifizieren (kürzestes R-R-Intervall bei Vorhofflimmern < 250 ms), denn diese sind potentiell durch plötzlichen Herztod bedroht.
  Patienten, die im (Langzeit-) Ekg oder unter Ergometerbelastung einen abrupten (!) Verlust der Δ-Welle zeigen, haben eine lange Refraktärzeit der akzessorischen Bahn und sind in der Regel nicht gefährdet.

Th.:
- Versuch einer Vagusreizung (siehe AVNRT)
- Bei AVRT im Rahmen eines Präexzitationssyndroms hat sich Ajmalin bewährt: 50 mg Gilurytmal® langsam i.v. unter Ekg-Kontrolle.
  Mittel der Reserve: Propafenon

  Merke: Bei Präexzitationssyndrom mit Vorhofflimmern sind Verapamil, Digitalis und Adenosin kontraindiziert, weil sie zu einer Verkürzung der Refraktärzeit des akzessorischen Bündels führen → Gefahr des Kammerflimmerns!
- Bei drohendem kardiogenen Schock infolge Tachykardie: Elektrokardioversion.
- Bei rezidivierenden AVRT: Selektive HFS-/Cryo-Katheterablation der akzessorischen Leitungsbahn. Erfolgsrate: > 95 %.

• **Mahaim-Faser (selten)**
Als arrhythmogenes Substrat liegt eine dem spezifischen Reizleitungssystem ähnliche Struktur zugrunde, welche aus embryonal versprengtem Gewebe des AV-Knotens, His-Bündels und Purkinjesystems besteht und mit Ursprung ausschließlich entlang des Trikuspidalklappenanulus und mit meist langstreckigem (isoliertem) Verlauf ins RV-Myokard oder RV-Faszikelsystem gefunden wird. Typischerweise nur antegrade, langsame und verzögernde Leitungseigenschaften - resultierende Tachykardie ist antidrom. Je nach Ursprungs- und Insertionsort werden atrio-faszikuläre, atrioventrikuläre, nodo-faszikuläre und nodo-ventrikuläre Fasern unterschieden.
Ekg bei Sinusrhythmus: Typischerweise normale PQ-Zeit, selten kleine Δ-Welle

• **Verborgene akzessorische Leitungsbahn** (AL)
In etwa 50 % d.F. leiten akzessorischen Leitungsbahnen die elektrische Erregung nur von der Hauptkammer zum Vorhof zurück (ausschließlich retrograd leitende AL).
KL. Paroxysmale orthodrome atrioventrikuläre Reentrytachykardien (Frequenz: 180 - 200/Min), typischerweise schmaler QRS-Komplex und regelmäßig, Verbreiterung nur bei frequenzbedingter Aberanz (Schenkelblock). P-Welle meist nicht sicher erkennbar (schnelle retrograde Leitung). Bei fehlender antegrader Leitung über die akzessorische Leitungsbahn - kein erhöhtes Risiko für Kammerflimmern oder plötzlichen Herztod.

• **Permanente junktionale Reentrytachykardie (PJRT) - Selten**
Akzessorische Leitungsbahn mit ausschließlich retrograden, langsamen und verzögernden Leitungseigenschaften. Tachykardiefrequenz ist niedriger als bei der normalen verborgenen Leitungsbahn, wird häufig vom Patienten auch wegen deren Permanenz nicht wahrgenommen. Kann zu tachykardieinduzierter Kardiomyopathie führen.

Ekg: Schmaler QRS-Komplex mit langem R-P-Intervall (typisch R-P > P-R), P-Wellen-Polarität in II, III, aVF meist negativ, da diese Leitungsbahnen oft inferoseptal am Trikuspidal- oder Mitralklappenanulus liegen.

Anm.: Das Lown-Ganong-Levine-Syndrom (LGL-Syndrom: PQ-Zeit < 0,12 sek ohne Δ-Welle) ist eine Ekg-Variante ohne Nachweis eines pathologischen Substrates und ohne Krankheitswert.

FOKALE ATRIALE TACHYKARDIE (FAT) [I47.1]

- Unifokale atriale Tachykardie
  Vo.: Oft bei Gesunden, auch nach Herzoperationen
  Ekg: Bei unifokaler Vorhoftachykardie regelmäßige Tachykardie auf Vorhofebene mit veränderter, monomorpher P-Wellen-Konfiguration. Abhängig von der Frequenz der Vorhoftachykardie und der antegraden Leitungskapazität des AV-Knotens ist eine stabile 1 : 1- oder eine stabile 1:2-x (Mobitz-Typ-) oder wechselnde (Wenckebach-Typ-) AV-Überleitung möglich. Die QRS-Komplexe sind typischerweise schmal, können aber bei höherer Frequenz oder bei kardialer Fehlbelastung auch schenkelblockartig deformiert sein.
  Beginn und Ende der fokalen atrialen Tachykardie sind oft schleichend (warming-up/cooling-down).
- Multifokale atriale Tachykardie
  Vo.: Kardiale Fehlbelastung (nach Herz-Op., angeborene Herzfehler), Cor pulmonale, schwere Herzinsuffizienz, Theophyllin-Intoxikation u.a.
  Ekg: Mindestens 3 unterschiedliche P-Konfigurationen, häufig mit wechselnden PP- und PQ-Intervallen

Th.: 1. Kausal: z.B. Therapie einer Digitalisintoxikation (siehe dort)
2. Symptomatisch (z.B. β-Blocker)

Merke: Eine Vorhoftachykardie mit AV-Block spricht bis zum Beweis des Gegenteils für eine Digitalisintoxikation → Glykosidspiegel bestimmen, Digitalisgabe kontraindiziert!

3. Bei dauerhafter Abhängigkeit von medikamentöser Therapie oder bei Gefahr einer tachykardieinduzierten Kardiomyopathie ist die Katheter-Ablation Therapie der Wahl (Erfolgsquote > 80 %).

Beachte: Auch bei geringer oder fehlender klinischer Symptomatik kann eine häufig auftretende fokale atriale Tachykardie unabhängig von deren Frequenz und unabhängig vom Vorhandensein eines strukturellen Herzfehlers bereits bei jungen Patienten zu einer tachykardieinduzierten Kardiomyopathie führen. Diese ist in der Regel nach definitiver Behandlung der Herzrhythmusstörung reversibel.

JUNKTIONALE EKTOPE TACHYKARDIE (JET) [I47.1]

Ät.: Oft organische Herzerkrankungen oder unmittelbar nach Herz-Op. (häufig Kleinkinder)

Pg.: Verstärkte Automatie mit Fokuslokalisation im Bereich des AV-Knotens

Ekg: Normale QRS-Konfiguration entweder mit dissoziierten P-Wellen (normale Konfiguration wie bei Sinusrhythmus, wenn die Tachykardie retrograd keinen Anschluss aus dem AV-Knoten in den Vorhof findet) oder mit meist nicht sicher erkennbaren P-Wellen im zeitlichen Verlauf des QRS-Komplexes (bei schnellem retrograden Anschluss an den Vorhof).
Die Tachykardiefrequenz ist oft sehr hoch mit Frequenzen bis zu 250/min

Th.: 1. Kausal (sofern möglich, z.B. Therapie(-optimierung) der Herzinsuffizienz)
2. Symptomatisch:
- Klasse I C Antiarrhythmika, Amiodaron
- Kühlung der Körperkerntemperatur (nur passager in der postoperativen Phase bei anästhesiertem Patienten möglich).
- Katheter-Ablation (Ultima Ratio) mit dem Risiko der akzidentellen Blockierung des AV-Knotens (→ drohende Schrittmacher-Abhängigkeit)

VORHOFFLATTERN [I48.9]

Ät.: Häufigste Ursache sind organische Herzerkrankungen, gel. bei (meist) älteren Herzgesunden

Pg.: Makro-Reentry mit Erregungsausbreitung im rechten Vorhof entlang der Zirkumferenz der Trikuspidalklappe. Für die Aufrechterhaltung des Makro-Reentry verantwortliche anatomische Strukturen sind der cavo-trikuspidale Isthmus und die Crista terminalis.

Ekg: Flatterwellen („Sägezahnmuster"), zwischen den einzelnen Flatterwellen ist typischerweise keine isolelektrische Linie erkennbar; Einteilung:

- Isthmus-abhängiges Vorhofflattern:
  - Typisches Vorhofflattern (common type): „Sägezahn"-Flatterwellen in Abl. II, III, aVF negativ bei einer atrialen Frequenz von 220 - 270/min Makro-Reentry läuft gegen den Uhrzeigersinn um den Trikuspidalklappenanulus (mit Blick von ventrikulär auf den Anulus)
  - Umgekehrt-typisches Vorhofflattern (reverse common type): Wie typisches Vorhofflattern, nur spiegelbildlich, positive „Sägezahn"-Flatterwellen. Makro-Reentry läuft im Uhrzeigersinn.
- Nicht-Isthmusabhängiges atypisches Vorhofflattern (uncommon type):
  Atriale Frequenz 220 - 270/min mit gleichförmigen P-Wellen jeglicher Morphe und Polarität und evtl. unregelmäßiger Überleitung

Meist wird durch einen schützenden AV-Block II° (oft 2 : 1 oder 3 : 1) die Kammerfrequenz entsprechend dem Blockierungsverhältnis reduziert. Es besteht jedoch die Gefahr der 1 : 1-Überleitung mit bedrohlicher Kammertachykardie (entweder durch Verlangsamung atrialer Frequenz oder Erhöhung AV-Knoten-Kapazität) . Bei der häufigen 2 : 1-Blockierung zeigen die Ventrikel meist eine Frequenz um 140/min (DD: Paroxysmale supraventrikuläre Tachykardie: 160 - 200/min). Bei konstanter AV-Überleitung regelmäßige Tachykardie, bei inkonstanter AV-Überleitung unregelmäßige Tachykardie; Kammerkomplexe schmal (Ausnahme bei Leitungsaberranz → hier sind einzelne Kammerkomplexe verbreitert).

Transösophageale Echokardiografie (TEE): Zum Ausschluss von linksatrialen Thromben

Th.: 1. Symptomatisch:
- Thromboembolieprophylaxe mit Heparin
- Atriale Überstimulation („overdrive stimulation") ist i.d.R erfolgreich.
- Elektrokardioversion: Initial mit 200 J (Ws)
  Falls Elektrotherapie nicht verfügbar ist, kann ein Therapieversuch z.B. mit Amiodaron erfolgen (Dos./NW/KI: Siehe Kap. Vorhofflimmern).

2. Kurativ:
Katheter-Ablation: Elektrische Dissektion des cavo-trikuspidalen Isthmus mittels HFS-/Cryo-Ablation - bei rezidivierenden Ereignissen Therapie der Wahl (Erfolg: > 95 %).

ATRIALE REENTRY-TACHYKARDIE (ART) [I47.1]

Ät.: Oft organische Herzerkrankungen, insbesondere nach kardiochirurgischen Eingriffen im Langzeitverlauf

Pg.: Makro-Reentry mit kreisender intraatrialer Erregungsausbreitung im rechten oder linken Vorhof entlang chirurgisch oder degenerativ erworbener Myokardnarben, häufig unter Einbeziehung natürlich vorhandener Barrieren elektrischer Erregungsausbreitung (z.B. AV-Klappen-Anuli, Mündungen von Venen).

Ekg: Monomorphe P-Wellen, zwischen den einzelnen Flatterwellen ist typischerweise eine isoelektrische Linie erkennbar; atrioventrikuläres Überleitungsverhältnis wie bei Vorhofflattern

Th.: Grundsätzlich wie bei Vorhofflattern, die Katheter-Ablation erfordert ein individualisiertes lineares Ablationskonzept, heute i.d.R. abgeleitet aus 3-D-Rekonstruktion der individuellen elektroanatomischen Gegebenheiten (Erfolgsquote: ca. 80 %).

VORHOFFLIMMERN (VHF) [I48.9]

Internet-Infos: *www.kompetenznetz-vorhofflimmern.de*

Englisch: Atrial fibrillation (AFib; AF)

Ep.: Häufigste Herzrhythmusstörung des Menschen (außer Extrasystolie)
Inzidenz altersabhängig: 5. Dezennium bis 1 %, 6. Dez. ca. 5 %, 7. Dez. und älter bis 15 %
Anm.: Bei Ausdauersportlern im mittleren/höheren Lebensalter ist AFib doppelt so häufig wie bei Nichtsportlern.
Frauen haben ein höheres Schlaganfallrisiko als Männer mit AF.

Ät.: 1. Primär oder idiopathisch bei Herzgesunden ("lone atrial fibrillation" - ca. 15 % d.F.), gel. familiäre Disposition

2. Sekundär:
   a) Kardial: Mitralvitien (häufigste Ursache bei jüngeren Patienten), koronare Herzkrankheit/Herzinfarkt, Herzinsuffizienz (bei NYHA I in ca. 5 %, bei NYHA IV in > 50 %), Kardiomyopathien, Myo-/Perikarditis, Herzoperationen, Sick-Sinus-Syndrom, Präexzitationssyndrom
   b) Extrakardial: Arterielle Hypertonie, Lungenembolie, Hyperthyreose, Herztrauma, alkoholtoxisch ("holiday heart syndrome"), medikamentös-toxisch (z.B. Betasympathomimetika, Theophyllin)

Pg.: Repetitive spontane Entladung von Zellen in oder am Mündungsbereich der Pulmonalvenen im linken Atrium (Trigger). Im Atrium kommt es in Folge zu multiplen ungeordneten Mikro-Erregungsfronten, die über die Vorhöfe kreisen. Durch die hohe Vorhofflimmerfrequenz von 350 -600/min findet keine hämodynamisch wirksame Vorhofkontraktion mehr statt. Der Wegfall der Vorhofpumpfunktion vermindert das Herzzeitvolumen bei Gesunden um ca. 15 %, bei Patienten mit Linksherzinsuffizienz bis zu 40 %! Dank der Filterfunktion des AV-Knotens wird nur ein Teil der Vorhoferregungen auf die Kammern übergeleitet. Durch die unregelmäßige Folge der Kammeraktionen mit unterschiedlicher diastolischer Füllungsdauer kommt es zu stark wechselnden Schlagvolumina mit Schwankungen des systolischen Blutdrucks und Pulsdefizit. Mit zunehmender Tachyarrhythmie sinkt das Herzzeitvolumen.

Ekg: Fehlende P-Wellen, unregelmäßige RR-Intervalle, Flimmerwellen (flimmerförmige Bewegung der isoelektrischen Linie, am deutlichsten in Abl. V_1). Die Kammerkomplexe sind meist schmal. Einzeln oder (seltener) salvenförmig auftretende verbreiterte Kammerkomplexe können die Folge aberrierender ventrikulärer Leitung (Schenkelblock) sein, typischerweise im Gefolge eines langen und danach kurzen Schlagintervalls (Ashman-Phänomen). - DD: Ventrikuläre Extrasystolie/Salven. Bei mittlerer Herzfrequenz über 110/min (LZ-Ekg) spricht man von Tachyarrhythmia absoluta, bei Frequenz < 60 /min von Bradyarrhythmia absoluta.

Verlauf:
- Erste (evtl. einmalige) Episode
- Paroxysmal: Spontane Terminierung < 7 Tage, meist nach < 48 h (Selbstlimitierung)
- Persistierend: Konvertiert nicht spontan, wohl aber durch therapeutische Intervention
- Permanent: Nicht konvertierbares Dauervorhofflimmern (kein Kardioversionserfolg)

Paroxysmales Vorhofflimmern, kann in eine persistierende Form übergehen, gebräuchliche Unterscheidung von 2 Typen:
- Vagotoner Typ: Vor Auftreten des AFib zeigt sich ein Absinken der Herzfrequenz; tritt meist nachts oder in Ruhe auf.
- Sympathikotoner Typ: Vor Auftreten des AFib zeigt sich eine Zunahme der Herzfrequenz; tritt oft morgens oder am Tag nach Stress oder körperlicher Belastung auf.

KL.: Symptome treten besonders bei paroxysmaler Form in Erscheinung: Herzklopfen, evtl. Schwindelgefühl, Synkopen und Dyspnoe bei Tachyarrhythmie mit sinkendem HMV, Angstgefühl, Polyurie (ANP-Wirkung), unregelmäßiger Puls mit Pulsdefizit (= Differenz zwischen auskultatorisch bestimmter Herzfrequenz und Radialispuls bei Tachyarrhythmie). Vorhofflimmerrezidive werden von den Patienten teilweise nicht bemerkt!

Ko.:
1. Akute Linksherzinsuffizienz bei Tachyarrhythmie oder Bradyarrhythmie (kritisches Absinken des Herzzeitvolumens)
2. Entwicklung einer Tachykardiomyopathie: Linksherzvergrößerung und -schwäche durch langdauernde Tachyarrhythmie
3. Bildung von Vorhofthromben mit der Gefahr arterieller Embolien im großen Kreislauf (Hirnembolien!). 20 % aller Schlaganfälle werden durch AFib ausgelöst!
   Geringeres Embolierisiko bei idiopathischem paroxysmalen Vorhofflimmern Herzgesunder, sofern das Vorhofflimmern < 48 h dauert.
   Höheres Embolierisiko bei persistierendem/permanentem Vorhofflimmern, insbes. beim Vorhandensein von zusätzlichen Risikofaktoren

Thromboembolie-Risikofaktoren sind:
- Alter > 75 Jahre
- Früherer Hirninfarkt oder TIA
- Systemische Thrombembolie in der Anamnese
- Herzinsuffizienz
- Herzklappenersatz
- Mitralstenose
- Arterieller Hypertonus, Diabetes mellitus
- Im TEE: Vergrößerter Vorhof, Vorhofthromben, spontaner Echokontrast (SEC), Vorhofohr-Flussgeschwindigkeit < 20 cm/s

CHA2DS2-VASc-Score-Risikoklassifikation für Hirnembolien unter Berücksichtigung von 7 Risikofaktoren (Euro Heart Survey on AF):
- Herzinsuffizienz (linksventrikuläre Dysfunktion) = Congestive heart failure (C)
- Hypertonie = Hypertension (H)
- Alter = Age (A) ≥ 75 J. (A2 bedeutet 2 Punkte)
- Diabetes mellitus (D)
- TIA oder Schlaganfall = Stroke (S) (S2 bedeutet 2 Punkte)
- Vascular disease (V): Z.n. Myokardinfarkt, KHK, pAVK, venöse Thrombose
- Alter 65 - 74 J. (A)
- Weibliches Geschlecht = sex category (Sc)

Jeder Risikofaktor ergibt 1 Punkt; Alter ≥ 75 J., Anamnese mit TIA/Stroke ergeben 2 Punkte:

CHA2DS2-VASc-Score	Nach der Literatur zu erwartende jährliche Thromboembolie (%)
0	0
1	1,3
2	2,2
3	3,2
4	4,0
5	6,7
6	9,8

Das Risiko intrakranieller Blutungen unter Marcumartherapie (INR 2,0 - 3,0) beträgt ca. 0,3 %/J. Der Nutzen (Schlaganfallverhinderung) ist deutlich größer als das intrakranielle Blutungsrisiko! Das gilt auch für NOAK.
Das Risiko für schwere Blutungen kann mit dem HAS-BLED-Score kalkuliert werden (→ *Internet*).

Di.: Anamnese, Klinik (unregelmäßiger schneller Puls mit Pulsdefizit) + Ekg, Langzeit-Ekg, externe oder implantierbare Ekg-Recorder = Event-Rekorder (Erfassung kurzer AFib-Episoden, die auch Ursache unerklärlicher Schlaganfälle sein können)

Th.: (ESC 2012):
- Kausal (sofern möglich)
- Symptomatisch: 2 Therapiestrategien, die prognostisch gleichwertig sind:

1. Frequenzkontrolle:

1.1. Tachyarrhythmia absoluta (TAA): Medikamentöse Regulierung der Kammerfrequenz < 110/min mittlere HF im Tagesprofil (LZ-Ekg)
- Betarezeptorenblocker: Ind.: Bes. Tachyarrhythmie durch Hyperthyreose sowie Tachyarrhythmie bei Herzinsuffizienz. Betarezeptorenblocker und Verapamil nicht kombinieren (Gefahr des AV-Blockes).
  NW, KI, Dosis: Siehe Abschnitt „Betablocker"
- Non-Dihydropyridin-Kalziumantagonisten: z.B. Verapamil, (Diltiazem)
  Bei Patienten ohne Herzinsuffizienz wirksame Substanz zur Normalisierung der Kammerfrequenz bei Tachyarrhythmie
  NW, KI, Dosis: Siehe Kap. Antiarrhythmika
- Digitalis (Digitoxin, Digoxin): Ind: Herzinsuffizienz + AFib trotz suffizienter β-Blockertherapie
  Digitalis senkt die Kammerfrequenz in Ruhe, nicht jedoch bei körperlicher Belastung.
  NW, KI, Dos: Siehe dort!

  Beachte: In mehreren Studien fand sich bei den mit Digoxin behandelten Patienten mit AFib eine erhöhte Gesamtmortalität. Digitalis daher zurückhaltend einsetzen, niedrig dosieren, Blutspiegelkontrollen machen und WW mit anderen Medikamenten beachten!

- Wenn in seltenen Fällen eine ausreichende Reduktion der tachyarrhythmischen Kammerfrequenz medikamentös nicht erreichbar ist, besteht die Möglichkeit einer AV-Knotenablation + VVI-Schrittmacherimplantation. ***Cave:*** Verschlechterung der Herzinsuffizienz durch VVI-Stimulation möglich!

1.2. Bradyarrhythmia absoluta ist durch eine AV-Leitungsstörung verursacht. Bei symptomatischer Bradykardie Indikation zur Schrittmachimplantation: VVI(R)-Schrittmachertyp mit frequenzadaptiver Stimulation wegen der oft vorhandenen chronotropen Inkompetenz bei Belastung.

2. Rhythmuskontrolle (RK) = Re-Rhythmisierung = Überführen in einen Sinusrhythmus:
RK ist nach Studienlage (siehe AFFIRM-, RACE-Studie) der Frequenzkontrolle nicht überlegen
Da AFib-Rezidive häufig asymptomatisch sind (nicht bemerkt werden), wird auch bei RK eine Antikoagulation (nach CHA2DS2-VASc-Score) empfohlen.
Nachteil: Hohe Rezidivrate, Proarrhythmien durch die verwendeten Antiarrhythmika; andere NW durch die Antiarrhythmika, häufigere Notwendigkeit einer Schrittmachertherapie

Voraussetzungen für einen Regularisierungsversuch:
- Vorhofflimmern besteht nicht länger als ca. 12 Monate (Orientierungswert)
- Kardiale Grunderkrankung kompensiert
- Linker Vorhof < 50 mm ∅

- Therapierbare Ursachen beseitigt (z.B. Hyperthyreose)
- Bei Vorliegen eines Sick-Sinus-Syndroms evtl. Schrittmacher legen!
- Mitralfehler nur im Stadium I oder II.
- Patienten mit kardialen Grunderkrankungen, insbes. Herzinsuffizienz, sollten stationär unter Monitorkontrolle regularisiert werden (Gefahr von proarrhythmischen NW bei medikamentöser Regularisierung!). Serum-Kalium und QT-Zeit müssen normal sein.
- Begleitende Gabe von Kalium-Magnesiumpräparaten kann möglicherweise proarrhythmische NW von Antiarrhythmika vermindern.
  Die Erfolgsaussichten eines Regularisierungsversuches verschlechtern sich:
  - Wenn der Durchmesser des linken Vorhofs > 4,5 cm beträgt
  - Bei reduzierter Pumpleistung des Herzens
  - Bei längerer Dauer des Vorhofflimmerns
- Wenn das Vorhofflimmern länger als 48 h besteht, erfolgt eine Thromboembolieprophylaxe mit Antikoagulanzien mindestens 3 Wochen vor der Regularisierung oder sicherer Ausschluss von Thromben im linken Vorhof (TEE). Fortsetzen der Antikoagulanzientherapie nach erfolgter Re-Rhythmisierung für mindestens 4 Wochen, da die atriale Kontraktion nach Kardioversion oft erst Tage bis Wochen nach der elektrischen Konversion einsetzt (atrial stunning); dadurch vorerst noch erhöhtes Thromboembolierisiko. Dauerantikoagulation bei Vorliegen von Risikofaktoren (siehe oben).

  Anm.: Falls durch TEE Thromben im Herzen sicher ausgeschlossen werden konnten, kann auf die 3-wöchige Antikoagulation vor Kardioversion verzichtet werden. In jedem Fall erfolgt Antikoagulation nach Kardioversion.

  2 Alternativen zur Regularisierung (Kardioversion):

  A) Medikamentöse Kardioversion:
  - Patienten *ohne* kardiale Grunderkrankung und kurze Dauer AFib < 12 h: Gabe eines Klasse I-Antiarrhythmikums (z.B. Flecainid oder Propafenon) oder Vernakalant (NW + KI beachten).
  - Patienten *mit* kardialer Grunderkrankung und Herzinsuffizienz (> NYHA I): Gabe von Amiodaron, welches die wirksamste Substanz zur Regularisierung ist (aber auch NW-reich). Rhythmisierungsversuch dieser Patienten unter stationärer Kontrolle (wegen des Risikos plötzlicher Todesfälle).
  - Patienten mit paroxysmalem Vorhofflimmern können evtl. mit einer Einzeldosis eines der genannten Antiarrhythmika regularisiert werden. Bei Herzgesunden kann dies ambulant erfolgen (evtl. auch durch den geschulten Patienten: „pill in the pocket“-Konzept).

  B) Ekg-getriggerte Elektrokardioversion bei AFib (Elektrodenposition anterior-posterior) mit einer initialen externen Energiedosis von 200 J in intravenöser Kurznarkose (z.B. mit Propofol).
  Absolute Ind.: Drohender kardiogener Schock
  Relative Ind.: Versagen einer medikamentösen Regularisierung
  Serumkaliumspiegel muss normal sein! Eine vorbestehende Digitalistherapie ist keine Kontraindikation, sofern Digitalisspiegel nicht toxisch erhöht ist.

Thrombembolieprophylaxe mit Antikoagulanzien bei nicht-valvulärem Vorhofflimmern unter Berücksichtigung des CHA2DS2-VASc-Scores (ESC 2016, vereinfachtes Schema)

Score	Risiko	Embolieprophylaxe
0	Niedrig	Bei Alter < 65 J. keine Embolieprophylaxe
Frauen > 1 Männer ≥ 1	Erhöht	Vitamin K-Antagonisten = VKA (Phenprocoumon, Warfarin): INR 2,0 - 3,0 oder neue orale Antikoagulanzien*)

*) Neue orale Antikoagulanzien (NOAK): Dabigatran, Rivaroxaban, Apixaban, Edoxaban (Einzelheiten siehe Kap. Thromboembolieprophylaxe)

Bei valvulärem Vorhofflimmern orale Antikoagulanzien vom Cumarintyp (kein NOAK!)
Bei Vorhofflimmern plus KHK: Wenn orale Antikoagulanzien gegeben werden, kein zusätzliches ASS geben!
Bei KI oder Ablehnung von Antikoagulanzien besteht die Möglichkeit, das linke Vorhofohr (left atrial appendage = LAA) als Emboliequelle zu verschliessen (Katheter-Verfahren).
Anm.: Thrombozytenfunktionshemmer bieten keinen ausreichenden Schutz!

Rezidivprophylaxe:
Die Rezidivrate nach elektrischer Kardioversion von Vorhofflimmern beträgt 30 % nach einer Woche und bis zu 75 % nach 1 Jahr. Daher werden zur Rezidivprophylaxe Antiarrhythmika eingesetzt, deren Auswahl oben dargestellt ist. Amiodaron ist am wirkungsvollsten, aber der Einsatz durch NW und KI begrenzt. Die Rezidivrate unter Antiarrhythmika beträgt ca. 50 % über 1 Jahr. Auch ACE-Hemmer und AT1-Blocker (zur Therapie einer Hypertonie und/oder einer Herzinsuffizienz) sowie Gewichtsreduktion bei Adipositas können das Rezidivrisiko senken.

Kurative Verfahren:
- Katheterablationsverfahren: Die Pulmonalvenenisolation mit Hochfrequenzstrom oder Cryo-Technologie hat in geübten Händen eine Erfolgsrate von ca. 80 %. Häufig mehrere Interventionen erforderlich. NW werden in bis zu 3 % berichtet, z.B. Thromboembolien, Perikarderguss/-tamponade, Pulmonalvenenstenose, ösophagoatriale Fistel
  Ind: Unter AFib deutlich symptomatische Patienten. Fehlende Herzerkrankung, normale Vorhofgröße und junges Alter erhöhen die Erfolgsaussichten. Bei "lone atrial fibrillation" auch vor Antiarrhythmika-Therapie einsetzbar - sonst erst nach fehlgeschlagenem Therapieversuch.
- Maze-Operation (engl. maze = Irrgarten): Durchführung multipler Inzisionen im Vorhofendokard mit nachfolgenden Vernarbungen zur Blockierung der Mikro-Reentrys.

Prg: Abhängig von der kardialen bzw. extrakardialen Grundkrankheit, dem damit verbundenen Embolierisiko und einer guten Thromboembolieprophylaxe. Es besteht kein Prognoseunterschied zwischen Patienten, die eine Sinusrhythmus-erhaltende Therapie bekommen und Patienten, die eine medikamentöse Frequenzkontrolle erfahren bei Fortbestehen des Vorhofflimmerns (AFFIRM-Studie). Ausnahme: Patienten mit Herzinsuffizienz und Vorhofflimmern haben eine doppelt so hohe Sterblichkeit als solche mit erhaltenem Sinusrhythmus.
Antikoagulanzien reduzieren das Schlaganfallsrisiko durch Hirnembolien bei Primärprävention um ca. 60 %, bei der Sekundärprävention um fast 70 %. ASS reduziert das Schlaganfallrisiko nur um ca. 20 % (nicht signifikant) bei gleichzeitig erhöhtem Risiko für Blutungskomplikationen (Gehirn, Darm).

Ventrikuläre Tachykardie (VT) = Kammertachykardie [I47.2]

Ät.:
- Meist schwere organische Herzerkrankungen, insbes. koronare Herzkrankheit und Herzinfarkt
- Primäre elektrische Erkrankungen des Herzens (jüngere Patienten!): LQTS, SQTS, Brugada-Syndrom, CPVT (siehe Kap. Kammerflattern/-flimmern)
- Arrhythmogene rechtsventrikuläre Dysplasie (ARVD)
- Idiopathisch: Ventrikuläre Tachykardie bei jungen, sonst gesunden Patienten
  - Idiopathische linksventrikuläre Tachykardie (ILVT)
  - Idiopathische rechtsventrikuläre Tachykardie (IRVT) als Ausflusstrakttachykardie (RVOT- oder seltener LVOT-Tachykardie)
- Selten: Überdosierung/Intoxikation mit Digitalis oder Antiarrhythmika

Pg.: Mechanismen: • Gesteigerte Automatie
• Reentry
Im Falle gesteigerter Automatie findet sich der Fokus häufig im RV- oder LV-Ausflusstrakt.
Bei einem Reentry nach Herzinfarkt kreist die Erregung in Myokardnarben bzw. in der Übergangszone zwischen Infarktnarbe und vitalem Myokard, auch unter Einbeziehung anatomisch gegebener elektrischer Barrieren, häufig auch durch grenzwertig vitale Myokardkanäle innerhalb von vernarbten Myokardarealen (Reentry-Mechanismus).

KL.: Je nach Schwere und Dauer der VT sowie Funktionszustand des Herzens variieren die Symptome von Herzrasen, Dyspnoe, Angina pectoris bis zu Lungenödem und kardiogenem Schock.

Ekg:
- Regelmäßige Tachykardie (100 - 200/min) mit schenkelblockartig deformierten, breiten Kammerkomplexen (QRS ≥ 0,12 sek):
  - Monomorphe VT mit uniformen Kammerkomplexen
  - Polymorphe VT mit wechselnden Kammerkomplexen
  - Salve: 3 - 5 hintereinander folgende Kammerkomplexe
  - Nichtanhaltende VT: > 5 hintereinander folgende Kammerkomplexe, Dauer bis 29 Sek.
  - Anhaltende VT: Dauer ≥ 30 Sek. oder Notwendigkeit zur vorzeitigen Beendigung.
- AV-Dissoziation = Unabhängige Aktion von Vorhöfen und Kammern: P-Zacken schlagen in langsamer Frequenz unabhängig von den QRS-Komplexen.
- Sonderform: Torsade-de-Pointes (TdP)-Tachykardie bei long-QT-Syndrom = LQTS : Polymorphe Kammertachykardie vom Spitzenumkehrtyp, wobei die Kammerkomplexe mit wechselnder Ausschlagrichtung um die Null-Linie „tanzen“ (spindel- oder schraubenförmig).

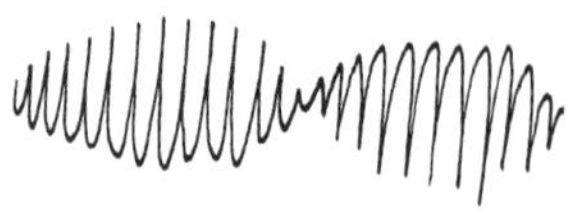

Langzeit-Ekg, Event-Recorder

DD: Bei Tachykardien mit breiten schenkelblockartig konfigurierten QRS-Komplexen:
1. SVT mit vorbestehendem Schenkelblock
2. SVT mit frequenzabhängigem Schenkelblock (aberrierender Leitung, funktionell)

3. SVT bei Präexzitationssyndrom (selten)
   - Antidrome WPW-Tachykardie
   - Vorhofflimmern mit schneller Überleitung

Beweisend für die VT ist eine AV-Dissoziation, d.h. Vorhöfe und Kammern schlagen nicht synchronisiert. Dies ist nur in 50 % der Fälle vorhanden und im Oberflächen-Ekg nicht immer sicher zu erkennen. Bei inkompletter AV-Dissoziation kann eine Sinuserregung auf die Kammer übergeleitet werden und einen „Capture-beat“ mit normaler QRS-Morphologie oder ein Mischbild zwischen normalem QRS und Schenkelblockbild („Fusionssystole“) auslösen.

Bei hämodynamisch stabilen Patienten sollte für den Nachweis von Capture-beats oder Fusionsschlägen ein langer Ekg-Streifen (10 mm/sec Papiergeschwindigkeit) sowie für die Anwendung des unten dargestellten Algorithmus (Modifikation nach Brugada/Wellens) ein 12-Kanal-Ekg dokumentiert werden. Hiermit ist eine korrekte Diagnose oft möglich!

Kriterien V1/V6 zur DD VT versus SVT mit Block

LSB-Morphologie		**RSB-Morphologie**		
VT	**SVT**	**VT**	**SVT**	
Kerbung in S	Steiler Abfall des S	„rabbit-ear“		**V1**
Q-Zacke	kein Q	R/S<1	R/S>1	**V6**

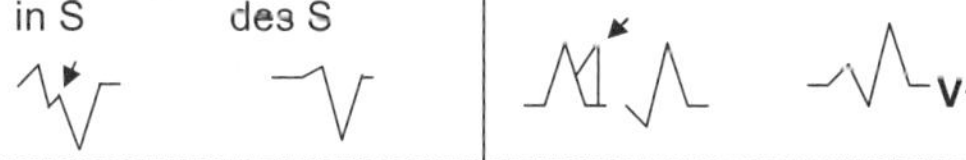

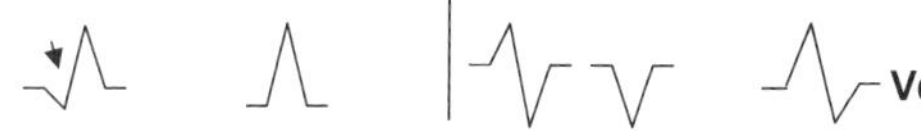

Flussdiagramm zur DD der Tachykardie mit breiten QRS-Komplexen:

Fehlen eines RS-Komplexes in V1-V6?	*Nein* →	RS-Dauer ≥ 120 ms in einer BWA?	*Nein* →	AV-Dissoziation ?	*Nein* →	Fusionsschläge, Capture-beats?	*Nein* →	Kriterien V1, V6 positiv? (siehe oben)	*Nein* →	**SVT mit Block**
Ja ↓		*Ja* ↓		*Ja* ↓		*Ja* ↓		*Ja* ↓		
V E N T R I K U L Ä R E T A C H Y K A R D I E										

Merke: Patienten mit Infarkt in der Vorgeschichte haben fast immer VT! Bei Tachykardie mit breitem QRS-Komplex stets nach "capture beats" und Fusionssystolen suchen (langer Ekg-Streifen), denn diese sprechen für ventrikuläre Tachykardie! Bis zum Beweis des Gegenteils wird jede Tachykardie mit breitem QRS-Komplex wie eine Kammertachykardie behandelt („treat the worst case“).

Th.: VT oder Tachykardie mit breitem QRS-Komplex ist eine lebensbedrohliche Rhythmusstörung, unverzügliches Handeln ist geboten (drohendes Kammerflimmern, drohender kardiogener Schock)! Pat. nach stattgehabten Herzinfarkt fragen!

1. Akuttherapie:
   - O_2-Gabe per Nasensonde bzw. Maske
   - Antiarrhythmika:
     - Ajmalin: Mittel der 1. Wahl bei Patienten ohne Herzinsuffizienz. Es wirkt sowohl bei ventrikulärer als auch bei supraventrikulärer Tachykardie. Erfolgsrate > 60 %
       Dos: Erwachsene erhalten 50 mg langsam i.v. über 5 Min. (unter Ekg-Kontrolle)
     - Amiodaron: Mittel der 1. Wahl bei Patienten mit Herzinsuffizienz
       Dos: 300 mg langsam i.v. über 5 Min. oder Kurzinfusion (NW + KI: Siehe Antiarrhythmika)
   - Elektrokardioversion in Kurznarkose; initiale Energiedosis: 200 J (hoch beginnen, da sonst viele Abgaben notwendig), ggf. mit max. Energie wiederholen.
     Ind: Drohender kardiogener Schock, drohendes Lungenödem, Versagen der medikamentösen Therapie. Zur Sicherung des Kardioversionserfolges empfiehlt sich anschließend die Gabe von Amiodaron.
   - Bei Torsade-de-Pointes-Tachykardie oder polymorpher Kammertachykardie mit verlängerter QT-Zeit: Magnesiumsulfat-Infusion Mittel der Wahl. Dos: 2 g langsam i.v. über 5 Min.; evtl. atriales Overdrive-pacing (80 - 100/min)
2. Behandlung der Grundkrankheit: Nach Beendigung der VT am wichtigsten, z.B. Revaskularisationsmaßnahmen bei Infarkt oder instabiler KHK
3. Rezidivprophylaxe: Bei Postinfarktpatienten und bei Patienten mit eingeschränkter Herzleistung können Betablocker (ohne intrinsische Aktivität) die Inzidenz eines plötzlichen Herztodes um ca. 40 % vermindern. Eine prophylaktische Langzeitbehandlung mit Klasse IC-Antiarrhythmika (CAST-Studie) zeigte bei Postinfarktpatienten eine Prognoseverschlechterung. Auch Amiodaron und Sotalol können die Mortalität von Risikogruppen nicht senken. Durch Kammerflimmern ge-

fährdete Patienten können nur durch einen implantierbaren Kardioverter-Defibrillator (ICD) geschützt werden. Wenn ICD-versorgte Patienten häufige VT haben, kann durch Katheterablation versucht werden, die Interventionsrate des ICD zu vermindern, evtl. auch durch adjuvante Gabe von Amiodaron und Betablockern.
Bei idiopathischer VT Herzgesunder erfolgt Rezidivprophylaxe mit Betablockern oder Katheterablation. Die Prognose ist gut.

Prg: Abhängig von der kardialen Grundkrankheit und der Rezidivprophylaxe.

KAMMERFLATTERN / KAMMERFLIMMERN [I49.0]

Def: - Kammerflattern: Ekg: Hochamplitudige Haarnadelkurven mit einer Frequenz von 250 - 320/min Fließender Übergang von der Kammertachykardie zum Kammerflattern und -flimmern.
- Kammerflimmern: Pulslose Herzrhythmusstörung mit Kreislaufstillstand durch unkoordinierte ineffektive Erregung des Ventrikelmyokards und fehlendes Herzzeitvolumen.
Ekg: Arrhythmische hochfrequente Flimmerwellen (anfangs grob, später fein) mit einer Frequenz > 320/min

Pg.: Mikroreentry-Mechanismus

Ät.: Erniedrigung der Flimmerschwelle durch:
1. Herzerkrankungen: Myokardischämie (koronare Herzerkrankung, Herzinfarkt), Kardiomyopathien, Myokarditis, schwere Herzinsuffizienz
2. Elektrolytstörung (Hypokaliämie, Hypomagnesiämie)
3. Elektrounfall, Herztraumata
4. Selten bei Schlaganfall und Enzephalitis
5. Kongenitale sympathische Dysinnervation des Myokards (autosomal-dominant erblich)
6. **Primäre elektrische Erkrankungen des Herzens:**
Def: Ionenkanalerkrankungen des Herzens mit erhöhtem Risiko für Synkopen und plötzlichen Herztod (für ca. 5 - 10 % der plötzlichen Herztodesfälle verantwortlich). Oft familiäre Häufung und Nachweis spezifischer Ionenkanalmutationen.

6.1 Long QT-Syndrom (langes QT-Syndrom) = LQTS [I45.8]:

Vo.: Prävalenz 1:5.000 - 1:15.000

Ät.: Mutation von Ionenkanälen mit Repolarisationsstörung des Myokards insbesondere durch verminderten K^+-Auswärtsstrom bzw. anhaltenden Na^+-Einwärtsstrom und resultierender Prädisposition für ventrikuläre Arrhythmien (Torsade de Pointes) und plötzlichen Herztod. Erbgang meist autosomal-dominant, seltener autosomal rezessiv. Auch spontanes Auftreten möglich.
LQTS1 (Gen KCNQ1), LQTS2 (Gen KCNH2) und LQTS3 (Gen SCN5A) machen mehr als 85% aller LQTS aus !

- Romano-Ward-Syndrom: LQTS1-6, Erbgang autosomal dominant
- Jervell- und Lange-Nielsen-Syndrom: LQTS1 oder 5 + hochgradige angeborene Innenohrschwerhörigkeit durch Ionenkanalstörung in den Marginalzellen der Stria vascularis in der Cochlea. 3 - 5 % aller Patienten mit LQTS. Erbgang autosomal rezessiv.
- Andersen-Tawil-Syndrom: LQTS7, Ekg mit polymorphen VES („Blickdiagnose"), häufig zierlicher Körperbau, Skelett-Anomalien, Erstdiagnose oft durch Neurologen bei sporadischer Muskelschwäche (Kalium-Kanäle)

KL.: Bereits im Kindesalter Synkopen durch polymorphe VT vom Typ Torsade de pointes (Tdp). Ein Tdp-Anfall wird meist durch plötzliche körperliche oder psychische Belastung ausgelöst, seltener bes. bei LQTS3 in Ruhe/Schlaf und dauert gewöhnlich 20 - 60 Sekunden. Bei Übergang in Kammerflimmern → Kreislaufstillstand, plötzlicher Herztod.

Ekg: Pathologisch verlängerte QT-Zeit (erste Abschätzung: QT > 50 % des RR-Abstandes), frequenzkorrigierte QT-Zeit (QTc) nach Bazett-Formel: $QTc\ (ms) = QT\ (ms)/\sqrt{RR\ (sec)}$(Internet: *Bazett-Calculator*). Bei Frequenzen > 90/min sollte zur Berechnung der QTc die Fridericia-Formel ($QTc = QT/RR^{0,33}$) angewendet werden. Erhöhtes Risiko für TdP oder Kammerflattern/Kammerflimmern bei QTc > 500 ms.

Beachte: QT-Zeit schwankt im Tagesverlauf → ggf. Ekg mehrmals wiederholen.

Di.: Anamnese, Ekg, Herzecho, Langzeit-Ekg mit QT-Zeitvermessung über 24 h, Belastungs-Ekg (→ QT-Verlängerung), Diagnosestellung nach Schwartz-Score (Version 2011 → Internet), Gentest: Zunächst Untersuchung auf LQTS1 - 3 (85 % aller LQTS)

DD: Erworbene QT-Zeit-Verlängerung durch

1. Elektrolytstörung (Hypokaliämie, Hypokalzämie, Hypomagnesiämie)
2. Medikamente, die die transmembranösen Kaliumströme hemmen (Antiarrhythmika Klasse IA (seltener IC) und III, Psychopharmaka, Azol-Antimykotika, Antibiotika u.a.; siehe Internet: *www.qtdrugs.org*).

   Merke: Bei Verordnung von Medikamenten, die die QT-Zeit verlängern können, Ekg + Serum-Kalium kontrollieren!
3. Fortgeschrittene Herzerkrankungen: Myokardinfarkt
4. Hypothyreose u.a.

Th.: Mittel der Wahl bei Tdp ist Magnesiumsulfat 2 g i.v. (z.B. Cormagnesin®), anschließend 2 - 20 mg/min (bei zu schneller Injektion Gefahr des AV-Blockes!), evtl. Versuch mit „Overdrive Pacing", bei Kreislaufstillstand Reanimation

1. Betablocker (weniger effektiv bei LQTS3), evtl. ICD-Implantation (wenn Betablocker ineffektiv bei der Vermeidung von TdP / Synkopen oder QTc > 500 ms)
2. Bei LQTS1 und 2 kein Wettkampfsport, Vermeidung von „Triggermechanismen", insbes. kein Schwimmen, kein Tauchen
3. Keine Medikamente, die die QT-Zeit verlängern oder die zu Hypokaliämie führen.

Prg: Plötzlicher Herztod unbehandelt > 50 % d.F. Risikoprädiktoren sind Synkopen und QTc > 500 ms.

6.2 Short QT-Syndrom (kurzes QT-Syndrom) = SQTS [I45.8]

Vo.: Inzidenz unklar, jedoch deutlich seltener als LQTS

Ät.: Kaliumkanalmutationen mit beschleunigter Repolarisation, autosomal dominanter Erbgang, SQTS1 (Gen KCNH2), SQTS2 (Gen KCNQ1), SQTS3 (Gen KCNJ2)

KL.: Primär elektrische Erkrankung des Herzens mit Risiko für Vorhofflimmern, Synkopen und plötzlichen Herztod, auch plötzlicher Kindstod. Familienanamnese! Bei jungen Patienten mit Vorhofflimmern, Synkopen muss eine QT-Zeitverkürzung ausgeschlossen werden.

Ekg: Verkürzung der QTc Zeit < 320 ms, oft hohe T-Wellen, keine ST-Strecke, deutlich eingeschränkte Frequenzadaption der QT-Zeit unter Belastung, sehr kurze Refraktärzeiten

Di.: Ekg, Ausschluss anderer Ursachen einer QT-Zeit Verkürzung (Hyperkaliämie, Hyperkalzämie, Digitalisüberdosierung), Familienanamnese, elektrophysiologische Untersuchung

Th.: ICD-Implantation (***Beachte:*** Spezielle Programmierung bei T-Wellen-Oversensing!)

6.3 Brugada-Syndrom [I45.8]

Vo.: Prävalenz 1 : 2.000 - 1 : 5.000, m : w = 4 : 1; Erst-Manifestation meist um das 40. Lj.

Ät.: In ca. 25 % d.F. Mutationen des SCN5a-Gens des Natriumkanals. Familiäre Häufung, autosomal dominanter Erbgang

KL.: - Polymorphe schnelle VT bzw. Kammerflimmern (Schwindel, Synkopen)
- Plötzlicher (evtl. nächtlicher) Herztod

Ekg: Blickdiagnose!!

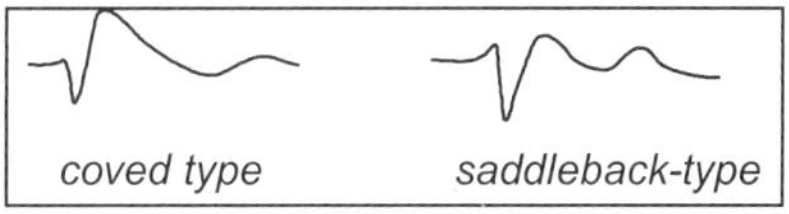

Ableitungen V_{1-3}

- Atypische „dachförmige" Hebung der ST-Strecke ≥ 0,2 mV in mehr als einer präkordialen Ableitung V_{1-2} mit Übergang in negative T-Welle (sog. „coved-type") (linkes Ekg-Beispiel)
- Ekg-Veränderungen können im Verlauf sehr variabel sein vom sog. saddleback-type (rechtes Ekg-Beispiel) bis zum völlig unauffälligen Ekg → mehrere Ekg-Ableitungen schreiben und vergleichen!
- Diagnose nur bei Nachweis eines coved-type-Ekg (spontan sichtbar oder durch Ajmalin-Test demaskiert)
- Bei unklaren Synkopen, positiver Familienanamnese, Nachweis eines saddleback-type-Ekg oder unauffälligem Ekg Durchführung eines Ajmalin-Testes (1 mg Ajmalin/kg KG i.v. fraktioniert unter kontinuierlicher Ekg-Ableitung) zur Demaskierung eines coved-type-Ekg. MEMO: fieberhafte Temperaturen können ebenfalls „coved-type" EKG demaskieren; erhöhtes Akut-Risiko unter Fieber, daher großzügige antipyretische Therapie und Monitoring bei Fieber!

DD: Andere Ursachen einer rechtspräkordialen ST-Hebung (Myokardischämie, Herzinfarkt, akute Myokarditis, Schenkelblockbilder, arrhythmogene rechtsventrikuläre Kardiomyopathie u.a.)

Di.: Anamnese, Ekg, Ajmalin-Test, evtl. programmierte RV-Stimulation; unabhängige Risikostratifikatoren: Synkopen und (spontanes) „coved-type“ EKG
Ausschluss anderer Herzerkrankungen (KHK, Kardiomyopathien) und anderer Synkopen-Ursachen

Th.: ICD-Implantation (Programmierung nur als „Schock-Box“ ohne VT-Zone zur Vermeidung inadäquater ICD-Auslösungen!)

6.4 Katecholaminerge polymorphe Kammertachykardie (CPVT) [I45.8]

Polymorphe Kammertachykardie unter körperlicher oder emotionaler Belastung bei Kindern und jungen Erwachsenen. Synkopen und plötzlicher Herztod. Mutationen des Ryanodin-Rezeptorgenes 2-Gens (RyR2) und des Calsequestrin 2-Gens (CASQ2) mit Störung der elektromechanischen Kopplung am sarkoplasmatischen Retikulum.

Di.: Anamnese (Synkopen/ „Krampfanfälle“ insbesondere bei Sport und Spiel, Langzeit-Ekg bei Sport

Th.: β-Blocker, ggf. zusätzlich Flecainid, Ganglion-Stellatum-Blockade, ICD-Implantation

Th.: des Kammerflatterns/Kammerflimmerns: Wie bei Kreislaufstillstand (siehe dort)
Therapie der Grundkrankheit (z.B. KHK)

Pro: Abhängig von der Grunderkrankung und einer effektiven Prophylaxe (ICD)

V. HERZ-KREISLAUFSTILLSTAND und KARDIOPULMONALE REANIMATION

Def: 1. Tachysystolischer (hyperdynamer) Herzstillstand (80 %): Kammerflimmern oder -flattern (VF) und pulslose ventrikuläre Tachykardie (VT)
2. Asystolischer (hypodynamer) Herzstillstand (20 %): Non-VF/VT: Asystolie und pulslose elektromechanische Dissoziation (EMD = "weak action" = Hyposystolie) = pulslose elektrische Aktivität (PEA) = Herzaktionen im Ekg ohne Pumpleistung

Ep.: Plötzlicher Herztod ist die häufigste Todesursache in der westlichen Welt. In ca. 55 % ist plötzlicher Herztod die Erstmanifestation einer bisher nicht bekannten Herzerkrankung (d.h. nicht vorhersehbar).

Ät.: 1. Kardial (> 90 % aller Fälle): KHK/Herzinfarkt (70 %), Kardiomyopathien (10 %); hypertensive Herzkrankheit (5 %), Myokarditis, Vitien, primäre elektrische Erkrankungen des Herzens = Ionenkanalerkrankungen (jüngere Patienten!), Elektrounfall, Hypo- oder Hyperkaliämie, schwere Azidose, medikamentös-toxisch, Herzbeuteltamponade, Hypothermie
Wichtigster klinischer Risikofaktor ist der Schweregrad einer Herzinsuffizienz.
2. Zirkulatorisch: Kreislaufschock unterschiedlicher Genese, Lungenembolie
3. Respiratorisch (Hypoxie): Verlegung der Atemwege, Aspiration, zentrale Atemstörung, Intoxikation, neuromuskuläre Ursachen, O_2-Mangel der Atemluft (Ertrinken, Ersticken), Spannungspneumothorax
4. Terminalstadium verschiedener Erkrankungen

Reversible Ursachen:
HITS = Herzbeuteltamponade, Intoxikation, Thromboembolie, Spannungspneumothorax
4 H's = Hypoxie, Hypovolämie, Hypo-/Hyperkaliämie, Hypothermie

Pg.:
- Ventrikuläre Tachykardien (mit Degeneration in Kammerflimmern): 60 %
- Primäres Kammerflimmern: 10 %
- Bradykardien, einschließlich Asystolie: 20 %
- Torsade de pointes: 10 %

Di.:

• Bewusstlosigkeit: (nach 10 - 15 sek)	Keine Antwort bei Ansprechen Keine Reaktion auf Schulterschütteln
• Atemstillstand: (nach 30 - 60 sek)	Keine Atembewegung sichtbar Keine Atemgeräusche hörbar Keine Atmung fühlbar
• Kreislaufstillstand:	Keine Karotispulsation tastbar (ungenau)

- Weite reaktionslose Pupillen (nach 2 Min.): Störfaktoren beachten (z.B. weite Pupillen nach Gabe von Adrenalin oder Atropin).

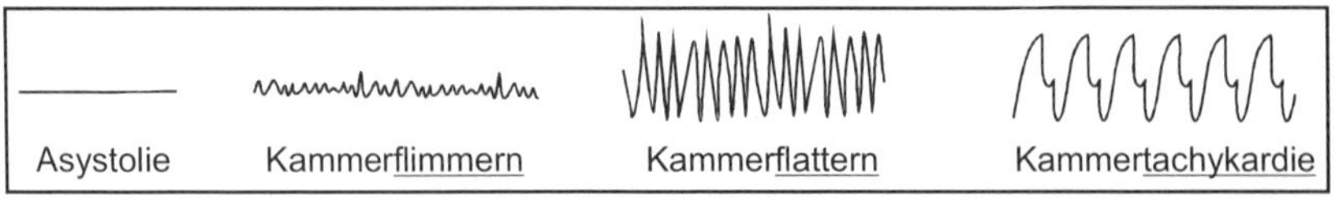

Th.: Cardiopulmonale Reanimation (CPR) = Herz-Lungen-Wiederbelebung (HLW) bei Erwachsenen: ERC-Guidelines für Erwachsene, 2010, AHA Consensus Statement 2013, European Resuscitation Council (ERC) 2015

Merke: Sofort Rettungsdienst/Notarzt informieren (Tel. 112 D; 144 A/CH)! Keine Zeit verlieren durch Auskultation, Puls tasten, Blutdruckmessung, Ekg-Registrierung u.a., sondern sofort die nachstehenden Maßnahmen, Blick auf die Uhr! (Ein Kreislaufstillstand von 3 Min. kann irreversible Hirnschäden nach sich ziehen.) Die Rettungsleitstellen sollen Laien am Notruftelefon in Herzdruckmassage instruieren.

A) Basismaßnahmen (Basic Life Support = BLS):

C - A - B (chest compressions - airway - breathing)

1. Diagnose des Kreislaufstillstandes und Alarmierung von Rettungsdienst/Notarzt. Präkordialer Faustschlag in den ersten Sekunden nach beobachtetem Kreislaufstillstand kann manchmal nützlich sein.
2. Zuerst Herzdruckmassage (HDM); HDM-Kompressionstiefe 5 - 6 cm, Frequenz: mindestens 100 - 120/min
3. Danach Herzdruckmassage: Beatmung = 30 : 2. Austausch der Helfer möglichst alle 2 Min.
4. AED einsetzen

Allgemein: Pausen vermeiden! "chest-compression-fraction" (= prozentualer Anteil der Zeit, in welcher chest-compression erfolgt) > 80 % halten!

Wichtig: Wenn aus psychologischen oder infektionspräventiven Gründen Mund-zu-Mund-Beatmung abgelehnt wird, ist Nur-Kompressions-HLW erlaubt! Schutzhandschuhe tragen!

B) Erweiterte Maßnahmen nach Ekg-Analyse (Advanced Life Support = ALS)

1. Kammerflattern, Kammerflimmern, pulslose Kammertachykardie
   - Tritt Kammerflimmern unter den Augen von medizinischem Personal auf, ist eine sofortige Defibrillation meist erfolgreich. In allen übrigen Fällen wird erst die CPR durchgeführt.
   - 1 Defibrillation (D): 360 J bei monophasischer D. / 120 - 200 J (geräteabhängig) bei biphasischer D. Direkt danach 2 Min. CPR und anschließend Kontrolle.
   - Bei Erfolglosigkeit den Zyklus immer wiederholen: CPR 2 Min. - 1 Defibrillation (höchste Energiestufe).
   - Legen eines Venenzuganges möglichst ohne Unterbrechung der HDM. Falls i.v.-Zugang nicht möglich, intraossären Zugang schaffen.
   - Nach 3 erfolglosen Defibrillationen Einsatz von Adrenalin (= Epinephrin): 1 mg + 9 ml NaCl 0,9 % alle 3 - 5 Min. i.v. (bei fehlendem Venenzugang intraossäre Injektion + Nachspülen mit 20 ml isotonischer/isoionischer Lösung)

     Ist Adrenalin erfolglos, wird Amiodaron empfohlen (300 mg i.v.). Bei Erfolglosigkeit der nächsten Defibrillation evtl. 150 mg Amiodaron nachinjizieren (nur 1 x).

     Anm.: Weder für Adrenalin noch für Amiodaron ist ein Überlebensvorteil gesichert.
   - Intubation und Beatmung: Die frühe endotracheale Intubation wird nur empfohlen, wenn die Unterbrechung der HDM nicht länger als 10 Sek. dauert! Als Alternative zur Intubation kann eine supraglottische Atemhilfe (Larynxmaske/-tubus) verwandt werden.

     Die Verwendung der Kapnografie (Messung von CO_2 in der Ausatemluft) wird empfohlen, um die Platzierung des Endotrachealtubus zu kontrollieren (kein CO_2-Nachweis = Fehlintubation) und die Qualität der Reanimation kontinuierlich zu überwachen. Unter HDM soll ein CO_2-Partialdruck von > 10 mmHg (> 1,4 kPa) erreicht werden.

     Die Reanimation wird mit hohem Sauerstoffanteil durchgeführt. Nach erfolgreicher Reanimation SpO_2 auf Normalwerte begrenzen (94 - 98 %).

     Nach Rückkehr der spontanen Zirkulation (= ROSC = return of spontaneous circulation) Hyperoxämie vermeiden.
2. Asystolie und elektromechanische Dissoziation:
   - CPR (2 Min.) - 1 mg Adrenalin alle 3 - 5 Min. i.v. (wie bei Kammerflimmern)
   - Bei Erfolglosigkeit Schrittmachertherapie (transthorakale Elektrostimulation)
   - Natriumbikarbonat (50 mmol) wird nur bei Kreislaufstillstand durch Hyperkaliämie oder Überdosierung von trizyklischen Antidepressiva gegeben.
   - Bei dringendem Verdacht auf Lungenembolie als Ursache des Kreislaufstillstandes und erfolgloser Reanimation Einsatz von Thrombolytika erwägen und CPR danach fortsetzen.
   - Bei Herzinfarkt/ACS als Ursache des Kreislaufstillstandes rasche PCI

Erfolgskontrolle in der Postreanimationsphase (ROSC = return of spontaneous circulation = Wiedereinsetzen der Spontanzirkulation): Engerwerden der Pupillen, tastbarer Karotispuls, verbesserte Hautfarbe, Spontanatmung, Pulsoxymetrie, Kapnometrie. Bei Erfolglosigkeit Reanimation mindestens 30 Min. fortsetzen (bei Hypothermieunfällen > 1 h).

- Hypothermiebehandlung: Widersprüchliche Studienlage bezüglich Benefit.
- Blutglukose kontrollieren und im Normbereich halten, Hypoglykämie vermeiden.

Komplikationen durch die Reanimationsmaßnahmen:
- Rippen-/Sternumfrakturen mit evtl. Verletzungen von Herz/Lunge (z.B. Pneumothorax)
- Leber-/Milzverletzung, Magenüberblähung, Aorten-/Herzruptur, Perikarderguss u.a.
  ⇒ Sofortige Untersuchung nach erfolgreicher Reanimation! (Klinik, Röntgen Thorax, Sonografie des Abdomens u.a.). Sehr wichtig ist auch eine Kontrolle und evtl. Korrektur des Elektrolythaushaltes!

Komplikationen durch den Kreislaufstillstand:
Zerebrale Schäden bis zum Hirntod, akutes Nierenversagen u.a.

Prg: Die Erfolgsrate der Defibrillation ist zeitabhängig: Defibrillation unmittelbar nach Beginn des Kammerflimmerns (z.B. Intensivstation) führt in 95 % zum Erfolg. Jede Minute, die sich die Defibrillation verzögert, verringert die Überlebenschance um ca. 10 %. Die langfristige Prognose nach Herz-Kreislaufstillstand wird durch die Grundkrankheit bestimmt, z.B. KHK.

Merke:
1. Der implantierbare Kardioverter/Defibrillator (ICD) ist die wirksamste Maßnahme zur Rezidivprophylaxe eines Kammerflimmerns und zur Prävention des plötzlichen Herztodes (CASH-Studie, AVID-Studie)!
2. Nur durch flächendeckenden Einsatz von automatisierten externen Defibrillatoren (AED), die durch trainierte Laienhelfer bedient werden können, lässt sich die Erfolgsquote der Reanimation durch Frühdefibrillation steigern! (MADIT-Studie u.a.)

Risikofaktoren für plötzlichen Herztod (sudden cardiac death = SCD):
- Schwere myokardiale Grundkrankheiten:
  - KHK/Herzinfarkt (70 %)
  - Kardiomyopathien (10 %)
  - Hypertensive Herzkrankheit, Myokarditis, Vitien
- Primäre elektrische Erkrankungen des Herzens (jüngere Patienten)
- Herzinsuffizienz mit linksventrikulärer Funktionseinschränkung (Ejektionsfraktion < 35 %) und/oder höhergradigen ventrikulären Rhythmusstörungen
- Zustand nach Reanimation wegen Kammerflimmern/-flattern
- Verschiedene Teste lassen ein erhöhtes Risiko erkennen:
  - Ventrikuläre Spätpotentiale im hochverstärkten Ekg[1)]
  - Verminderte Baroreflexsensitivität
  - Pathologisch verlängerte QTc-Zeit
  - Verminderte Herzfrequenzvariabilität
  - Pathologische Herzfrequenzturbulenz (Analyse der RR-Intervalle nach VES)
  - T-Wellen-Alternans (variierende T-Wellenamplitude)
  - Erhöhte QT-Intervalldispersion (die Differenz zwischen der maximalen und minimalen QT-Intervalldauer in verschiedenen Standard-Ekg-Ableitungen)
  - Erhöhte BNP-Werte bei Herzinsuffizienz

1) Ventrikuläre Spätpotentiale werden beobachtet bei pathologischer Leitungsverzögerung im Randbezirk von Herzinfarkten und können Hinweis sein für ein erhöhtes Risiko ventrikulärer Tachyarrhythmien infolge Reentry-Mechanismus. Das Fehlen ventrikulärer Spätpotentiale ist ein guter prognostischer Indikator (geringes Risiko ventrikulärer Tachyarrhythmien). Das Risiko für tachyarrhythmische Komplikationen bei Postinfarktpatienten mit Spätpotentialen liegt bei ca. 25 %.

Pro:
1. Behandlung der kausalen Krankheit / Beseitigung bzw. Therapie von Risikofaktoren
2. Prophylaxe eines SCD bei Risikopatienten durch ICD (siehe dort)
3. Medizinische Untersuchung von Sportlern und anderen Risikogruppen

Pararhythmien (Doppelrhythmen)

Def: Auftreten von 2 (oder mehreren) selbstständigen Schrittmachern, die entweder nebeneinander auftreten (Parasystolie) oder sich in ihrer Schrittmacherfunktion abwechseln (frequenzbedingte AV-Dissoziation).
DD: Beim AV-Block III. Grades schlagen Vorhof- und Kammerrhythmus völlig unabhängig voneinander.

1. Frequenzbedingte AV-Dissoziation: [I45.8]
   a) Ohne Rhythmusverknüpfung: Einfache AV-Dissoziation:
   Vorhöfe und Kammern schlagen vorübergehend unabhängig voneinander, wobei die Kammerfrequenz durch ein heterotopes Automatiezentrum im AV-Knoten oder in den Ventrikeln bestimmt wird.

Ekg: P-Wellen und QRS-Komplexe zeigen ähnliche Frequenz, aber keine Beziehung zueinander; die P-Wellen durchwandern den QRS-Komplex.
Urs: Flüchtige, oft harmlose Erscheinung bei vegetativer Dystonie, gel. bei Herzinfarkt oder toxischer Digitaliswirkung

b) Mit Rhythmusverknüpfung: Interferenzdissoziation:
Vorhöfe und Kammern schlagen wie bei der einfachen AV-Dissoziation unabhängig voneinander, obwohl die Frequenz des AV-Knotenrhythmus schneller als die des Sinusrhythmus ist (retrograder Schutzblock des Sinusknotens).
Urs: Vegetative Labilität, toxische Ursachen (Digitalis, Chinidin u.a.), Herzinfarkt u.a. Herzerkrankungen

2. Parasystolie [I49.8] (selten)
Die Kammerkontraktionen werden von 2 Schrittmacherzentren gesteuert, die unabhängig voneinander arbeiten. Neben dem Sinusrhythmus sieht man einen langsameren Kammerrhythmus (der infolge eines Schutzblockes nicht vom schnelleren Sinusrhythmus gelöscht wird).

ARTERIELLE HYPERTONIE [I10.90]

Internet-Infos: *www.hochdruckliga.de*

Def: Nach den Leitlinien der European Society of Hypertension (ESH) und der European Society of Cardiology (ESC) 2013. Eine Hypertonie liegt vor, wenn die systolischen Blutdruckwerte 140 mmHg und/oder die diastolischen Blutdruckwerte 90 mmHg übersteigen, da oberhalb dieser Werte eine therapieinduzierte Blutdruckreduktion für den Patienten von Vorteil ist.

Kategorie	Systolisch (mmHg)	Diastolisch (mmHg)
Optimal	< 120 und	< 80
Normal	120 - 129 und/oder	80 - 84
Hoch-normal	130 - 139 und/oder	85 - 89
Hypertonie Grad 1	140 - 159 und/oder	90 - 99
Hypertonie Grad 2	160 - 179 und/oder	100 -109
Hypertonie Grad 3	≥ 180 und/oder	> 110
Isolierte syst. Hypertonie	≥ 140 und	< 90

Die Höhe des systolischen Blutdrucks ist der beste Prädiktor für Schlaganfall und KHK, der Pulsdruck (= $RR_{syst.}$ - $RR_{diast.}$) ist der beste Prädiktor für Herzinsuffizienz und Gesamtsterblichkeit. Ein hoher Pulsdruck ist bei älteren Hochdruckpatienten mit erhöhtem Risiko für Demenzentwicklung assoziiert.

Ep.: In Europa liegt die Prävalenz der arteriellen Hypertonie > 30 %, am häufigsten ist sie in Nordjapan. In den Industrienationen steigen der systolische Blutdruck und die Prävalenz des Hypertonus mit dem Lebensalter, während der diastolische Blutdruck ab dem 60. Lebensjahr absinkt. Die Häufigkeit des arteriellen Hypertonus ist auch abhängig vom Körpergewicht, sozioökonomischen Status und Geschlecht (häufiger bei Männern, aber zunehmend bei Frauen nach der Menopause). Auch Vitamin D-Mangel ist gehäuft mit Hypertonie assoziiert.
Viele Hypertoniker wissen nichts von ihrer Erkrankung (Vorsorgeuntersuchung mit RR-Messung!). Von den bekannten Hypertonikern sind ca. 50 % unzureichend oder nicht therapiert!

PPh: Eine Hypertonie ist die Folge eines erhöhten Herzzeitvolumens („Volumenhochdruck"), eines erhöhten peripheren Widerstandes („Widerstandshochdruck") oder beider Faktoren.
In Ableitung vom Ohm-Gesetz gilt: Blutdruck = Herzzeitvolumen x Gefäßwiderstand

Erhöhung des Herzzeitvolumens und Erhöhung des peripheren Widerstandes, welche sowohl über eine funktionelle Vasokonstriktion mit gesteigerter Sympathikusaktivität als auch über strukturelle Gefäßwandveränderungen (Gefäßremodeling) vermittelt wird, begünstigen sich wechselseitig. In akzelerierten Phasen (hypertensive Krisen) kann es zu fibrinoiden Arteriolonekrosen kommen, die zu Verschluss und Ischämie des nachgeschalteten Gefäßgebietes führt.

Ät.: 1. **Primäre Hypertonie** (ca. 90 % aller Hypertoniker):
Die primäre, essenzielle oder idiopathische Hypertonie ist definiert als hoher Blutdruck, bei dem sekundäre Ursachen nicht vorhanden sind (Ausschlussdiagnose!). Ein primärer Hypertonus wird in der Regel erst jenseits des 30. Lebensjahres apparent und stellt eine multifaktorielle, polygene Erkrankung dar. Ernährungsfaktoren (Übergewicht, Insulinresistenz, erhöhter Alkoholkonsum, vermehrte Kochsalzaufnahme), Stressfaktoren, Rauchen, zunehmendes Alter, Immobilität, niedriger sozioökonomischer Status sowie erniedrigte Kalium- und Kalziumaufnahme sind begünstigende Faktoren.

2. **Sekundäre Hypertonieformen** (ca. 10 % aller Hypertoniepatienten):
- Schlafapnoe-Syndrom
- Renale Hypertonie:
  - Renoparenchymatöse Erkrankungen (z.B. Glomerulonephritis, diabetische Glomerulosklerose, autosomal dominante polyzystische Nephropathie etc.)
  - Renovaskuläre Hypertonie (Nierenarterienstenose)
- Endokrine Hypertonie:
  - Primärer Hyperaldosteronismus (Conn-Syndrom); sekundärer Hyperaldosteronismus
  - Phäochromozytom
  - M. Cushing und Cushing-Syndrom
  - AGS, Akromegalie
  - Hyperthyreose
- Andere sekundäre Hypertonieformen:
  - Aortenisthmusstenose, Aortensklerose
  - Neurogen (z.B. bei Enzephalitis)
  - Psychogen (z.B. bei Schmerzen)
  - SLE, Vaskulitiden

- Iatrogen (Ovulationshemmer, Steroide, Erythropoetin, NSAR, Ciclosporin, Bevacizumab, Sunitinib, Sorafenib u.a.)
- Lakritz
- Toxisch/Drogen

- Monogenetische Hypertonieformen sind sehr selten: Liddle-Syndrom, Syndrom des apparenten Mineralokortikoidexzesses (AME), Glukokortikoid-supprimierbarer Hyperaldosteronismus, Gordon-Syndrom, Mutationen im CYP11B1- und CYP17A1-Gen, Glukokortikoidresistenz; Bilginturan-Syndrom (autosomal-dominante Hypertonie mit Bradydaktylie bei wenigen türkischen Patienten) u.a.

Hypertensive Schwangerschaftserkrankungen (HES): [O13]

Vo.: Ca. 15. % aller Schwangerschaften

Risikofaktoren: Mütterliches Alter > 40 J., Mehrlingsschwangerschaft u.a.

Hypertonie während der Schwangerschaft ist assoziiert mit erhöhtem Risiko für Frühgeburten, untergewichtige und zu kleine Neugeborene. Auch ist das Risiko für perinatale Sterblichkeit von Mutter und Kind erhöht. Kinder von Müttern mit Gestationshypertonie zeigen im späteren Leben ein erhöhtes Risiko für Hypertonie und die Mütter ein erhöhtes kardiovaskuläres Risiko.

- Gestationshypertonie ohne Proteinurie:
  Vo.: Bis 10 % aller Schwangeren
  Nach der abgeschlossenen 20. SSW auftretende Blutdruckwerte ≥ 140/90 mmHg ohne Proteinurie bei vorheriger Normotension. 12 Wochen nach der Geburt sind die RR-Werte wieder normal. Die Gestationshypertonie kann in ca. 25 % in eine Präeklampsie übergehen.
- Gestationshypertonie mit Proteinurie > 300 mg/24 h = Präeklampsie
  Vo.: Bis 5 % aller Schwangerschaften nach der 20. SSW
- Eklampsie (bis 0,1 % aller Schwangeren): Im Rahmen der Präeklampsie auftretende tonisch-klonische Krampfanfälle, die keiner anderen Ursache zugeordnet werden können.
- HELLP-Syndrom:
  Vo.: Bis 0,5 %
  Trias aus Hämolyse, erhöhten Leberenzymen und Thrombozytopenie als schwere Komplikation bei Präeklampsie.
- Chronische Hypertonie, die bereits vor der Schwangerschaft besteht:
  Vo.: Bis 5 % aller Schwangeren
  Präkonzeptionell diagnostizierte Hypertonie, die postpartal persistiert und ein erhöhtes Risiko von ca. 25 % zeigt für eine
- Pfropfpräeklampsie: Chronische Hypertonie, bei der sich nach der 20. SSW eine Proteinurie entwickelt.

Sonderformen der Blutdruckerhöhung:

1. Isolierter Praxishochdruck („Weißkittelhochdruck“):
   Praxisblutdruckwerte andauernd ≥ 140/90 mmHg, aber normale Werte im ambulanten Blutdruckmonitoring (ABDM) oder bei häuslichen Messungen.
2. Isolierter ambulanter Hypertonus (maskierter Hypertonus):
   Praxisblutdruckwerte normal (< 140/90 mmHg), aber erhöhte Blutdruckwerte bei den häuslichen Messungen oder bei ABDM. Der Begriff ist reserviert für Patienten ohne antihypertensive Behandlung. Bei Patienten mit behandeltem Hochdruck wird die Anwesenheit eines residualen maskierten Hypertonus „maskierter unkontrollierter Hypertonus“ = MUCH genannt.
   Häufiger im jüngeren Alter bei männlichem Geschlecht, Rauchern, erhöhtem Alkoholkonsum, Stress, Diabetes mellitus und familiärer Hypertoniebelastung. Die Inzidenz kardiovaskulärer Ereignisse ist etwa 2 x höher als bei Normotension.

Beurteilung des kardiovaskulären (CV) Gesamtrisikos (RF = Risikofaktor)

Das 10-Jahres-Risiko für kardiovaskuläre Erkrankungen kann mit Hilfe von Kalkulatoren berechnet werden (siehe Kap. KHK und Kap. Lipidstoffwechselstörungen). Der PROCAM-Risikokalkulator bezieht sich auf tödliche + nichttödliche Ereignisse (Herzinfarkte, Schlaganfälle); der ESC-Risikokalkulator bezieht sich nur auf tödliche Ereignisse.

Patienten mit hohem CV-Risiko haben ein 10-Jahresrisiko von > 5 % (ESC-Score) bzw. 20 % (PROCAM-Score). Im Internet finden sich die Kalkulatoren und auch Risikotabellen.

Folgende Risikofaktoren bedeuten in jedem Fall ein hohes kardiovaskuläres Risiko: Diabetes mellitus, klinisch manifeste kardiovaskuläre Erkrankungen (siehe unten), chronische Niereninsuffizienz (ab St. 3).

Faktoren, die das kardiovaskuläre Risiko und die Prognose bestimmen:

Risikofaktoren für kardiovaskuläre Erkrankung	Endorganschaden	Diabetes mellitus	Klinisch manifeste kardiovaskuläre oder renale Erkrankung
• Arterielle Hypertonie • Lebensalter: Männer > 55 Jahre Frauen > 65 Jahre • Rauchen • Dyslipidämie: Gesamtcholesterin ↑ LDL-Cholesterin ↑ HDL-Cholesterin ↓ (siehe dort) • Abnorme Nüchternglukose • Familienanamnese für frühzeitige kardiovaskulären Erkrankungen - im Alter von < 55 Jahre (m) < 65 Jahre (w) • Bauchfettleibigkeit (Bauchumfang m ≥ 102 cm, w ≥ 88 cm) • BMI ≥ 30 kg/m²	• Linksventrikuläre Hypertrophie (Echo) • Sonografische Karotisveränderungen (Carotis-IMT ≥ 0,9 mm*) oder atherosklerotische Plaques) • Serum-Kreatinin ↑ bzw. Kreatinin-Clearance ↓ • GFR ↓ (MDRD-Formel) • Mikroalbuminurie (30-300 mg/24h) • Pulsdruck **) bei Älteren ≥ 60 mmHg • Pulswellengeschwindigkeit > 10 m/s • Knöchel-Arm-Index < 0,9	Eigenständiger Risikofaktor: Erhöht das Risiko allein um über 100 %!	• Zerebrovaskuläre Erkrankungen: - Ischämischer Schlaganfall - Zerebrale Blutung - Transiente ischämische Attacke • Herzerkrankungen: - KHK, Myokardinfarkt, ACS - Herzinsuffizienz - Hypertrophe Kardiomyopathie • Chronische Niereninsuffizienz mit eGFR < 30 ml/min Proteinurie (> 300 mg/24 h) • PAVK • Fortgeschrittene Retinopathie: Hämorrhagie oder Exsudate, Papillenödem

*) IMT = intima media thickness = Intima-Media-Dicke; **) Pulsdruck = $RR_{syst.}$ - $RR_{diast.}$

KL.: Beschwerden können längere Zeit fehlen, typisch ist der frühmorgendlich auftretende Kopfschmerz (bes. im Bereich des Hinterkopfes), der sich durch Höherstellen des Bettkopfendes oft bessert. Bei nächtlicher Hypertonie Schlafstörungen.
Schwindel, Ohrensausen, Nervosität, Präkordialschmerz, Herzklopfen, vasomotorische Labilität, Nasenbluten, Belastungsdyspnoe. Häufig wird eine arterielle Hypertonie erst durch Komplikationen klinisch auffällig.

Ko.:
▶ Hypertensive Krise und hypertensiver Notfall (siehe weiter unten)
▶ Gefäßsystem: Eine frühzeitige Arteriosklerose entwickeln die Mehrzahl aller Hypertoniker.
- Hypertoniebedingte Gefäßveränderungen am Augenhintergrund:
  4 Stadien der hypertensiven Retinopathie (Fundus hypertonicus) nach Keith & Wagner
  St. I: Funktionelle Gefäßveränderungen: Arterioläre Vasokonstriktion
  St. II: Zusätzlich strukturell veränderte Gefäße: Kupferdrahtarterien mit Kaliberunregelmäßigkeiten, Salus-Gunn-Kreuzungszeichen (an den arteriovenösen Kreuzungen)
  St. III: Zusätzlich Schäden der Netzhaut: Streifenhämorrhagien, weiche Exsudate ("cotton-wool"-Herde), makuläre Sternfigur (kalkspritzerartige Herde um die Makula herum)
  St. IV: Zusätzlich bilaterales Papillenödem
- Sonografischer Nachweis einer Verdickung der Wand der A. carotis (Intima-/Mediadicke ≥ 0,9 mm) oder Nachweis arteriosklerotischer Plaques

▶ Herz: Linksherzinsuffizienz und koronare Herzkrankheit sind Todesursache bei 2/3 aller Hypertoniker. Unter hypertensiver Herzkrankheit versteht man alle krankhaften Hypertoniefolgen am Herzen:
- Druckhypertrophie des linken Ventrikels: Anfangs konzentrische Hypertrophie, jenseits des kritischen Herzgewichtes von 500 g Übergang in exzentrische Hypertrophie mit Vermehrung der Herzmuskelfasern (Hyperplasie)
  Hypertensive Kardiomyopathie (I11.90]: Diastolische Dysfunktion (Frühsymptom) und später auch systolische Funktionsstörung des Hypertonieherzens und Ausbildung einer Insuffizienz des linken Ventrikels.
  Anm.: Wenn bei dekompensierter Linksherzinsuffizienz der Blutdruck fällt, spricht man von "geköpfter" Hypertonie.
  Echokardiografie: Goldstandard zum Nachweis einer Linksherzhypertrophie: Septumdicke enddiastolisch > 11 mm (Messpunkt in Höhe der geöffneten Mitralklappe).
  MRT hat die höchste Sensitivität und Spezifität
  Röntgen: Bei leichter Linkshypertrophie keine Röntgenveränderungen im p.a.-Bild, später Verlängerung des Herzens nach links unten und Aortenelongation. Bei dekompensierter Insuffizienz des linken Ventrikels Verbreiterung des Herzens nach links.

Ekg: Rel. niedrige Sensitivität bei der Erfassung einer Linksherzhypertrophie (Sokolow-Lyon-Index: S_{V1} + $R_{V5 \text{ oder } V6}$ > 3,5 mV), später Erregungsrückbildungsstörungen links präkordial

- Koronare Herzkrankheit (Makroangiopathie) mit ihren 5 Manifestationsformen: Angina pectoris, Herzinfarkt, Linksherzinsuffizienz, Herzrhythmusstörungen, plötzlicher Herztod
- Koronare Mikroangiopathie
- Endotheldysfunktion mit verminderter Bildung von vasodilatierendem NO (Stickstoffmonoxid) und vermehrter Bildung von vasokonstriktorisch wirkendem Angiotensin II und Endothelin

▶ Gehirn: Todesursache bei ca. 15 % der Hypertoniker
- Zerebrale Ischämie und Hirninfarkt meist auf dem Boden einer Arteriosklerose extra- und intrakranieller Gefäße.
- Hypertonische Massenblutung: Häufigkeitsrelation ischämischer Infarkt zu Massenblutung 85 : 15
- Akute Hochdruckenzephalopathie [I67.4]: Siehe oben

▶ Hypertensive Nephropathie [I12.90]- 3 Stadien:
- Mikroalbuminurie (30 - 300 mg/d oder 20 - 200 mg/l)
- Benigne hypertensive Nephrosklerose mit Albuminurie > 300 mg/d
- Arterio-arteriolosklerotische Schrumpfnieren mit Niereninsuffizienz

Über den Mechanismus einer verminderten Nierendurchblutung mit Aktivierung des Renin-Angiotensin-Aldosteron-(RAA-)Systems kann jede Hypertonie (sowohl die essenzielle wie auch die sekundäre renale Hypertonie) zu einer renalen Fixierung des Bluthochdrucks führen (sodass beispielsweise auch nach Beseitigung einer Nierenarterienstenose der Blutdruck erhöht bleibt).

▶ Bauchaortenaneurysma: 10 % der männlichen Hypertoniker > 65 J. (siehe dort)

▶ Aortendissektion: Ca. 80 % der Patienten sind Hypertoniker (siehe dort)

▶ Maligne Hypertonie:
- Diastolischer Blutdruck > 120 - 130 mmHg
- Aufgehobener Tag-Nacht-Rhythmus des Blutdrucks bei Langzeitmessung
- Vaskuläre Schäden, insbes. Augenhintergrundveränderungen St. III - IV
- Entwicklung einer Niereninsuffizienz

Maligne Hypertonien können sich auf dem Boden jeder Hochdruckform entwickeln.
Bei maligner Hypertonie kommt es zu einer sekundären malignen Nephrosklerose.

Hi.: Im Bereich der Vasa afferentia kommt es zu fibrinoiden Arteriolonekrosen. An den Interlobulärarterien findet sich eine proliferative Endarteriitis mit zwiebelschalenartiger Anordnung verdickter Intimazellen um das Gefäßlumen ("onion-skin"-Läsion) und Gefäßverschlüssen mit ischämischer Verödung der Glomeruli.

Therapieziel: Diastolischer Blutdruck 100 bis 110 mmHg innerhalb 24 h
Unbehandelt versterben 50 % der Betroffenen innerhalb eines Jahres!

Diagnostik der arteriellen Hypertonie:
1. Bestimmung des Schweregrades der Hypertonie
2. Differenzierung zwischen primärer und sekundärer Hypertonie
3. Erkennen von:
   - Weiteren kardiovaskulären Risikofaktoren
   - Klinischen Organschäden
   - Folge- und Begleiterkrankungen

Blutdruckmessung:
- Messung des Blutdrucks durch den Arzt („Gelegenheitsmessung“ oder „Praxismessung“)
- Selbstmessung unter häuslichen Bedingungen durch den Patienten
- Ambulante 24-Std. -Blutdruckmessung
- Blutdruckmessung unter definierter Belastung

Messmethoden:
1. Direkte (blutige) Methode mit Statham-Druckwandler: Intensivstation, Op., Herzkatheter
2. Indirekte, sphygmomanometrische Methode nach Riva-Rocci (RR)

Blutdruckmessgeräte:
- Mechanische Geräte mit Auskultation der Korotkoff-Geräusche
- Oszillometrisch messende Vollautomaten (werten meist Pulswellenform des arteriellen Blutflusses aus)
- Automatische Handgelenkmessgeräte

Blutdruckmessungen am Handgelenk sind ungenauer als Oberarm-Messgeräte. Blutdruckmessgeräte für den Finger sind ungeeignet.

Die mit dem Prüfsiegel der Deutschen Hochdruckliga e.V. ausgezeichneten Geräte finden sich unter: *www.hochdruckliga.de/messgeraete-mit-pruefsiegel.html*

Regeln zur Blutdruckmessung:

- Blutdruckmessung im Liegen oder Sitzen (möglichst 3 - 5 Min. vorher Ruhe): Den zur Messung benutzten Arm in Herzhöhe lagern bei leichter Beugung im Ellbogen (bei durchgestrecktem Arm sind die Messwerte um ca. 10 % höher).
- Blutdruckmanschette anlegen, Unterrand 2,5 cm über der Ellenbeuge
- Mikrofon an der Innenseite des Oberarms über der Schlagader platzieren
- Manschette bis 30 mmHg über den systolischen Blutdruck aufpumpen
- Manschettendruck langsam um 2 mmHg pro Sekunde ablassen
- Der systolische Druck wird beim ersten hörbaren Korotkoff-Geräusch abgelesen, der diastolische Druck beim Verschwinden des Geräusches. Bei sofort hörbaren Geräuschen wird die Luft ganz abgelassen und nach 1 - 2 Min. neu aufgepumpt auf höhere Druckwerte (nicht sofort nachpumpen!).
- Mindestens einmal an beiden Armen messen; Messung mindestens 1 x wiederholen
- Bei erhöhten Blutdruckwerten stets auch den Femoralispuls kontrollieren und bei abgeschwächten Pulsen den Blutdruck am Oberschenkel messen, wo die Werte höher sein müssen als am Arm (30 - 40 mmHg Unterschied). Hypotonie an den Beinen bei Hypertonie an den Armen findet sich bei Aortenisthmusstenose.
- Zur Erfassung einer orthostatischen Hypotonie, z.B. im Rahmen einer autonomen Neuropathie oder unter medikamentöser Therapie, erfolgt eine Messung des Blutdrucks nach dem Aufstehen aus liegender Position (sofort und nach zwei Min.).
- Wenn man mit der üblichen Blutdruckmanschette misst, stimmt der Messwert nur bei normalen Oberarmumfängen (ca. 24 - 32 cm). Bei wesentlich dickeren Oberarmen ist der Wert ca. 10 mmHg zu hoch und bei sehr dünnen Oberarmen ist der Wert zu niedrig, sofern man keine angepasste Manschette benutzt: Oberarmumfang 24 - 32 cm → Manschette 13 x 24 cm; Oberarmumfang 33 - 41 cm → Manschette 15 x 30 cm.
- Bei erhöhtem HZV bzw. Hyperzirkulation können die Korotkoff-Töne bis 0 mmHg hörbar sein (z.B. Schwangerschaft, Fieber, Anämie). In diesen Fällen liest man den diastolischen Wert ab beim Leiserwerden der Korotkoff-Geräusche.

Beachte: Bei Hypertonie Gefahr der Fehlmessung durch sog. auskultatorische Lücke: Verschwinden der Korotkoff-Töne unterhalb des systolischen Blutdruckwertes: Ursache von fälschlich zu niedrig gemessenen RR-Werten! Daher Blutdruckmanschette immer hoch genug aufblasen und Kontrolle des Auskultationsbefundes durch gleichzeitige Radialispalpation!

Falsch erhöhte Werte misst man bei der Mönckeberg-Mediasklerose = M. Mönckeberg:
Ablagerung von Hydroxylapatit-Kristallen in der Media von Arterien vom muskulären Typ; Folge: Verminderte Kompressibilität der Arterien, besonders der Beine → Knöchel-Arm-Index bei der Diagnostik einer PAVK nicht verwertbar.
1. Primär - 2. Sekundär bei Diabetes mellitus
Di.: Röntgen: Skelettartige feingranulierte Gefäßverschattung, spangenartige Verkalkungen im CT, echogene Stufen in der Duplexsonografie

Blutdruckdifferenzen zwischen beiden Armen > 20/15 mmHg (syst./diast.) liegen außerhalb des Referenzbereiches und müssen abgeklärt werden. Patienten haben ein erhöhtes kardiovaskuläres Risiko.

Vorkommen:
1. Aortenbogensyndrom durch Arteriosklerose, selten Vaskulitis (Takayasu-Arteriitis, siehe dort)
2. Stenose/Verschluss der A. subclavia (z.B. durch Halsrippe oder Schlüsselbeinexostose)
3. Aortenisthmusstenose mit Abgang der A. subclavia sinistra distal der Stenose
4. Aortendissektion
5. In der Mehrzahl d.F. findet sich jedoch keine Ursache.

Di.: Voraussetzung für die Diagnose und Beurteilung des Schweregrades der Hypertonie sind mindestens 3 Blutdruckmessungen an zwei verschiedenen Tagen. In den meisten Fällen muss auch die Selbstmessung durch den Patienten und in speziellen Fällen die ambulante Blutdrucklangzeitmessung (ABDM) für die Diagnostik verwendet werden.

Praxismessung ≥ 140 / 90 mmHg	Selbstmessung ≥ 135/85 mmHg	24 h-Messung (Mittelwert) Tagesprofil ≥ 135/85 mmHg

Vorteile bei häuslicher Blutdruckselbstmessung:
- Aufdeckung einer Praxishypertonie (bei normalen Werten zu Hause)
- Bessere Reproduzierbarkeit der Messwerte
- Bessere Therapieüberwachung und Therapietreue
- Erfassung von Therapieeffekten bei der Einstellung und der Langzeittherapie

Eine Blutdruckselbstmessung durch den Patienten sollte vermieden werden, wenn sie zu Angstgefühlen führt oder zu „Bedarfs"behandlung des Patienten führt, abweichend von ärztlichen Empfehlungen.

Vorteile bei 24-Stunden-Blutdruckmessung (ABDM = ambulante Blutdruckmessung):
- Aufdeckung einer Praxishypertonie („Weißkittel"-Effekt)
- Aufdeckung eines gestörten Tag-/Nachtrhythmus
- Screening auf sekundäre Hypertonie (Verdacht auf sekundäre Hypertonie bei Non-Dippern)
- Bessere Einschätzung des kardiovaskulären Risikos
- Optimierung der Therapieüberwachung (Vermeidung von Über- und Untertherapie)
- Aufdeckung einer Schwangerschafts-induzierten Hypertonie bei erhöhten Praxismessungen.

Normalwerte bei ABDM:
- Tagesmittelwert: ≤ 135/85 mmHg
- Nachtmittelwert: ≤ 120/70 mmHg
- 24-Stundenmittel: ≤ 130/80 mmHg
- Normale Nachtabsenkung („Normal Dipper")
  Nächtliche Blutdrucksenkung > 10 % und < 20 % des Tagesmittelwertes der ABDM
- Verminderte nächtliche Blutdruckabsenkung ("Non-Dipper"):
  Nächtliche Blutdruckabsenkung > 0 % und < 10 % des Tagesmittelwertes der ABDM
- Inversion des Tag/Nacht-Rhythmus ("Inverted Dipper" oder "Reversed Dipper"):
  Nächtliche Blutdruckabsenkung < 0 % des Tagesmittelwertes bzw. nächtlicher Blutdruckanstieg mit einer Inversion des Tag/Nacht-Rhythmus.
  Die wichtigsten Ursachen für fehlende Nachtabsenkung des Blutdruckes sind:
  - Linksventrikuläre Hypertrophie
  - Sekundäre Hypertonie
  - Obstruktives Schlaf-Apnoe-Syndrom
  - Diabetes mellitus (Nephropathie)
  - Schwangerschaftsinduzierte Hypertonie
  - Schlaflose Patienten können auch eine fehlende Nachtabsenkung zeigen.

Merke: Die kardiovaskuläre Morbidität und Mortalität korreliert am besten mit den nächtlichen Blutdruckwerten und mit dem mittleren Blutdruck im ambulanten Blutdruckmonitoring. Für die Einschätzung des kardiovaskulären Risikos ist die Praxis-Messung am wenigsten geeignet.

Basisprogramm zur Hypertoniediagnostik:

1. Anamnese:
   - Dauer und Maxima bekannt erhöhter Blutdruckwerte, bisherige Diagnostik
   - Hypertoniebeschwerden/-komplikationen: Kopfschmerzen, Ohrensausen, Herzklopfen, Belastungsdyspnoe u.a.
   - Medikamentenanamnese: Antihypertonika (NW ?), blutdrucksteigernde Medikamente (z.B. NSAR, Kortikosteroide, Ovulationshemmer, Erythropoetin)
   - Nikotinkonsum, Alkoholkonsum, Kaffeekonsum, Drogen
   - Frühere Erkrankungen, Begleiterkrankungen, Schlafapnoe-Syndrom
   - Familienanamnese: Hypertonie, Herzinfarkt, Schlaganfall, Nierenerkrankungen
2. Untersuchung und Diagnostik:
   - Blutdruck an beiden Armen (!), Pulsstatus (an Armen + Beinen → Aortenisthmusstenose ?), abdominelle Auskultation (evtl. paraumbilikales Geräusch bei Nierenarterienstenose), evtl. Fundoskopie
   - Blutdruck-Selbstmessung protokollieren lassen
   - ABDM (24 h-Messung)
   - Lab: Harnstatus mit Test auf Mikroalbuminurie, Kreatinin i.S., Serumelektrolyte (Kalium ?)
     Screening auf weitere Risikofaktoren für eine vorzeitige Arteriosklerose (Blutzucker, Cholesterin, HDL-/LDL-Cholesterin, Triglyzeride u.a., siehe Kap. KHK)
3. Diagnostik auf sekundäre Hypertonie:
   Ind: Junge Patienten, schwere Hypertonie, die mit einer 3er-Kombination nicht zu normalisieren ist, Non-Dipper/reversed Dipper, Endorganschäden u.a.
   - Bei Verdacht auf Nierenerkrankung Nierendiagnostik
   - Bei Verdacht auf Phäochromozytom: Katecholaminmetabolite (Metanephrine) im Plasma/Urin
   - Bei Verdacht auf Cushing-Syndrom Dexamethason-Kurztest (siehe dort)
   - Bei Hypokaliämie (die nicht therapiebedingt ist) Ausschluss eines Conn-Syndroms (siehe dort)
   - Bei Verdacht auf Nierenarterienstenose: Farbduplexsonografie
   - Bei Verdacht auf Schlafapnoe-Syndrom Polysomnografie
4. Diagnostik subklinischer Organschäden: z.B.
   - Herz → Ekg, Echo (linksventrikuläre Hypertrophie, diastolische Dysfunktion ?)
   - Extrakranielle Arterien → Doppler/Sono (Arteriosklerose? Stenosen?)
   - Bauchaorta, Beinarterien → Pulse, Sono, Knöchel-Arm-Index
   - Nieren → Ausscheidung von Albumin im Urin, Kreatinin(-Clearance)
5. Kardiovaskuläres 10-Jahresrisiko ermitteln (Siehe Kap. KHK)

Th.: Bei der Indikationsstellung zur Hochdruckbehandlung spielen 3 Aspekte eine Rolle:
- Blutdruckhöhe (systolisch, diastolisch, Blutdruckamplitude, nächtliches Blutdruckverhalten)
- Individuelles KHK-Risiko, z.B. nach PROCAM- oder ESC-Score ermittelt (siehe dort)
- Hypertensive Organschäden

Wichtigstes Ziel ist die Verminderung des kardiovaskulären Risikos. Entscheidend ist die dauerhafte Blutdrucknormalisierung, unabhängig davon, wie sie erreicht wird!

Zielblutdruckwerte (ESH, ESC 2013)	
Alter < 80 J.: < 140/90 mmHg	Alter > 80 J.: < 150/90 mmHg
Zielblutdruck bei chronischen Nierenerkrankungen (KDIGO 2012)	
- ohne Albuminurie ≤ 140/90 mmHg - mit Albuminurie ≤ 130/80 mmHg	

SPRINT-Studie: Durch Absenkung des Zielblutdruckwertes auf ≤ 120 mmHg systolisch lassen sich kardiovaskuläre Ereignisse, Todesfälle und Herzinsuffizienz am stärksten reduzieren. Allerdings zum Preis von mehr NW. Ob die SPRINT-Studie die Leitlinie ändert, bleibt abzuwarten.

A. Kausale Therapie einer sekundären Hypertonie (z.B. Beseitigung einer Aortenisthmus- oder Nierenarterienstenose, Behandlung einer endokrinen Hypertonie).

B. Symptomatische Therapie

▸ **Allgemeinmaßnahmen = Basistherapie jeder Hypertonie!**
- Gewichtsnormalisierung: BMI ca. 25 kg/m², Bauchumfang < 102 cm (m) und < 88 cm (w)
- Salzarme Diät (5 - 6 g NaCl/d): Keine kochsalzreichen Speisen, Speisen nicht zusätzlich salzen. Keine Salzstreuer benutzen. Bis zu 50 % aller Hypertoniker sind salzempfindlich und profitieren mit Blutdrucksenkung von einer salzarmen Diät. Salzarme Diät vermindert auch die Hypokaliämiegefahr durch Diuretika. Verwendung von Diätsalz auf der Basis von KCl: Kalium wirkt blutdrucksenkend.
- Mediterrane Kost (viel Obst, Gemüse, Salat; wenig tierisches Fett, fischreiche Ernährung, Nüsse, Verwendung von Olivenöl) vermindert das Herzinfarktrisiko um 50 % und senkt den Blutdruck! Ähnlich ist die sog. DASH-Diät (Dietary approach to stop hypertension → siehe Internet).
- Weglassen hypertoniebegünstigender Medikamente (NSAR, Kortikosteroide, Ovulationshemmer, Erythropoetin u.a.) - sofern möglich
- Regulierung der Lebensweise: Rauchen einstellen, Kaffeekonsum sparsam, Alkoholkonsum reduzieren (≤ 30 g Alkohol/d für Männer und ≤ 20 g/d für Frauen), Antistress-Training und Entspannungsübungen
- Dynamisches Ausdauertraining, z.B. Walken, Laufen, Schwimmen (3 - 4 x/Woche über 30 - 45 Min.) vermindert das Herzinfarktrisiko um 50 % und senkt den Blutdruck um 13/8 mmHg.
- Warme Bäder, milde Saunaanwendung (ohne anschließende Kaltwasser- oder Eisanwendung, die den Blutdruck erhöht).
- Beseitigung bzw. Behandlung anderer kardiovaskulärer Risikofaktoren (z.B. Hypercholesterinämie, Diabetes mellitus).

Merke: Allein durch Ausschöpfung der genannten Allgemeinmaßnahmen lassen sich 25 % der leichten Hypertonien (Schweregrad 1) normalisieren!

▸ **Medikamentöse Therapie:**

Folgende Therapiestrategien können primär eingesetzt werden in Abhängigkeit von der Situation des Patienten:
- Stufentherapie: Beginn mit Monotherapie und Zugabe eines weiteren Antihypertensivums bei unzureichender Effektivität
- Primäre Kombinationstherapie in niedriger Dosierung: z.B. Diuretikum + ein weiteres Antihypertonikum der 1. Wahl: Für eine primäre Kombinationstherapie sprechen ein erheblich über den Zielwerten liegender Blutdruck (> 20/10 mmHg) sowie Begleiterkrankungen, die ohnehin eine Kombinationstherapie erforderlich machen (z.B. KHK, Herzinsuffizienz).
  Eine fixe Kombination von 2 Antihypertonika erhöht die Therapietreue. Die Mehrzahl der Hypertoniker benötigen zum Erreichen der Zielblutdruckwerte eine Kombinationstherapie aus 2 oder mehr Antihypertensiva.

Merke: Die 5 Medikamente der 1. Wahl sind Thiazide, ACE-Hemmer, Angiotensin-Rezeptorblocker (ARB), langwirksame Kalziumantagonisten und Betablocker. Für die Medikamente der 1. Wahl ist ein prognostischer Vorteil (Senkung der kardiovaskulären Morbidität und Mortalität von Hypertonikern) bewiesen.
Hinsichtlich der Betablocker gibt es Leitlinien (z.B. England), die diese Mittel nicht mehr als Antihypertonika der ersten Wahl empfehlen, da Studien (LIFE, ASCOT) eine geringere Senkung zerebrovaskulärer Folgeerkrankungen zeigten. Diese Daten beziehen sich aber nur auf Atenolol. Bei Postinfarktpatienten oder Herzinsuffizienz sind Betablocker aus prognostischer Sicht unverzichtbar.

ACE-Hemmer und Angiotensin-Rezeptorblocker können das Fortschreiten einer diabetischen Nephropathie und nicht-diabetischer Nierenerkrankungen verzögern. Eine Kombination von beiden wird aber nicht empfohlen.

Auswahl des Antihypertonikums nach Begleiterkrankungen:

Begleiterkrankung (Beispiele)	**Günstige (+) /ungünstige (-) Antihypertonika**	**Erklärung**
Herzinsuffizienz	(+) ACE-Hemmer, ARB (+) Metoprolol, Bisoprolol, Carvedilol (+) Diuretika (–) Verapamil	Vor- und Nachlastsenkung, Prognoseverbesserung Vorlastsenkung Negativ inotrope Wirkung
Bradykardie	(–) Betablocker (–) Verapamil (–) Clonidin	Negativ chronotrope Wirkung
Koronare Herzkrankheit	(+) Kardioselektive Betablocker	Antianginöse Wirkung Prognoseverbesserung
Zustand nach Herzinfarkt	(+) Betablocker (+) ACE-Hemmer, ARB	Prognoseverbesserung
Lipidstoffwechsel	(-) Betablocker (-) Thiazide	} Trigylzeride + VLDL ↑
Metabol. Syndrom Diabetes mellitus	(+) ACE-Hemmer, ARB (-) Betablocker, Diuretika	Nephroprotektiv; stoffwechselneutral Erhöhtes Diabetesrisiko
Gicht	(–) Diuretika	Harnsäureanstieg
Asthma bronchiale	(–) Betablocker	Bronchospastische Nebenwirkung
Niereninsuffizienz	(–) Kaliumsparende Diuretika (+) Schleifendiuretika	Gefahr der Hyperkaliämie (KI!)

Die medikamentöse Therapie ist i.d.R. eine Dauertherapie über Jahre, meist über das gesamte weitere Leben des Patienten. Gute Kooperation zwischen Arzt und Patient sind Voraussetzung zum Erfolg. Man sollte die Patienten vor Beginn der Behandlung informieren, dass im Anfang Nebenwirkungen (Müdigkeit, Abgeschlagenheit, Antriebsarmut u.a.) - präparateunabhängig - auftreten können, diese aber nach Blutdrucknormalisierung i.d.R. wieder verschwinden. Zur Verlaufskontrolle eignen sich Blutdruckselbstkontrollen sowie ABDM.
Der Blutdruck soll nicht zu rasch/zu stark gesenkt werden (→ Sturzgefahr durch Orthostase), Antihypertonika nicht abrupt absetzen (Rebound-Gefahr mit Blutdruckanstieg).

Merke: Ziel ist es, den Blutdruck zu normalisieren mit dem nebenwirkungsärmsten Mittel. Die Auswahl richtet sich nach individueller Verträglichkeit, Begleiterkrankungen und evtl. Interaktionen mit anderen Medikamenten, die der Patient einnimmt. Aufgrund des zirkadianen Blutdruckverhaltens mit Höchstwerten am Morgen und Tiefstwerten im Schlaf sollten Antihypertensiva morgens nach dem Wachwerden genommen werden; evtl. weitere Dosen in Abhängigkeit vom RR-Tages- und Nachtprofil.

ABDM-Messungen lassen erkennen, ob eine abendliche Dosis eines Antihypertensivums erforderlich ist oder nicht (z.B. bei normalen Druckwerten in der Nacht). Nächtliche Hypotonien müssen vermieden werden, insbesondere bei älteren Patienten! (Gefahr der zerebralen Ischämie und des orthostatischen Kollapses beim Aufstehen mit evtl. Frakturfolgen!)

- **Empfohlene Zweifach-Kombinationen:**

Diuretikum [1)]

Plus

Betablocker [2)] | Kalziumantagonist [3)] | ACE-Hemmer oder ARB [4)]

Oder

Kalziumantagonist [3)]

Plus

Betablocker [2)] | ACE-Hemmer oder ARB [4)]

[1)] Als Diuretikum wird meist HCT (12,5 - 25 mg/d) eingesetzt, wobei eine Kombination mit Amilorid möglich ist (unter Kontrolle des Serum-Kaliums).
[2)] Betablocker nicht kombinieren mit Kalziumantagonisten vom Non-Dihydropyridin-Typ wie Diltiazem und Verapamil
[3)] Nur lang wirkende Kalziumantagonisten
[4)] ARB = Angiotensin-Rezeptorblocker = Angiotensin II-Antagonisten = AT1-Blocker = Sartane

Eine Kombination von ACE-Hemmern und ARB wird wegen ungünstiger Ergebnisse in der ONTARGET-Studie nicht empfohlen.
Die Kombination Betablocker + Diuretikum zeigt ein erhöhtes Diabetesrisiko.

- **Dreifach-Kombinationen:**
  Kommt es nach Austestung verschiedener Zweierkombinationen nicht zu einer Blutdrucknormalisierung, fügt man ein geeignetes 3. Antihypertonikum hinzu. Die beste Kombination scheint hierbei Diuretikum + Kalziumantagonist + ACE-Hemmer (oder ARB) zu sein.
- **Therapieresistenz (resistente Hypertonie):**
  Def.: Eine arterielle Hypertonie gilt als therapieresistent (therapierefraktär), wenn sie sich durch eine tatsächlich durchgeführte 3fach-Therapie nicht leitliniengerecht einstellen lässt.
  Hypertoniker mit echter Therapieresistenz haben ein um 50 % erhöhtes kardiovaskuläres Risiko.
  Vo.: Prävalenz bis ca. 20 % aller Hypertoniker

  Diagnosefehler:
  - Unerkannte sekundäre Hypertonie (Diagnostik einleiten)
  - Unerkannte Weißkittelhypertonie oder maskierter Hypertonus
  - Messfehler (falsche Manschettenbreite, Gerät defekt oder nicht geeignet)
  - Unerkannte Veränderung des Hypertonus (engmaschige Kontrolle, Reevaluation)
  - Selten maligne Hypertonie (siehe oben)

  Therapiefehler:
  - Mangelnde Compliance (lange Verschreibungsintervalle, NW, zu viele Tabletten)
  - Missachtung von Allgemeinmaßnahmen (siehe oben)
  - Medikamenteninteraktionen: Einnahme von Medikamenten, die eine Hypertonie begünstigen (Östrogene, Glukokortikosteroide, NSAR u.a.)
  - Substanzmissbrauch (Drogen, andere Medikamente)

  Maßnahmen bei echter Resistenz (nach Ausschluss therapierbarer Ursachen):
  Überprüfung der bisherigen Antihypertensivakombination und Modifikation des Therapieschemas; Vierfach-Kombination und Einsatz von Mineralokortikoidrezeptor-Antagonisten (Spironolacton, Eplerenon); Spironolacton hat sich dabei gut bewährt.
  Bei Bedarf wird als 4. Mittel ein Antihypertonikum der Reserve eingesetzt.
  Therapie in Erprobung:
  - Renale Sympathikusdenervierung (RSD): Verödung sympathischer Nervenfasern in der Adventitia der Nierenarterien mittels intravasaler Radiofrequenzablation. Ein Wirksamkeitsnachweis konnte in der Simplicity-HTN-3-Studie nicht sicher belegt werden.
  - Barorezeptorstimulation des Karotissinusknotens ist eine experimentelle Therapie zur Blutdrucksenkung mit rel. hoher Komplikationsrate.

Antihypertonika der 1. Wahl (mit gesichertem prognostischen Nutzen):

- **Diuretika** werden als Antihypertonika niedrig dosiert (z.B. Chlortalidon oder HCT 12,5 - 25 mg/d). Durch Dosissteigerung wird keine weitere Blutdrucksenkung erzielt. Diuretika werden oft als Kombinationspartner mit anderen Antihypertonika eingesetzt. Diuretika wirken ungünstig bei Diabetes mellitus. (Einzelheiten: Siehe Kap. Herzinsuffizienz)

  Beachte: Vorsicht bei der Kombination von HCT und Schleifendiuretikum. Hierbei kommt es durch eine sequenzielle Nephronblockade zu einer starken Natriurese!
- **Betablocker:** Die ESC-Leitlinien zählen Betablocker weiterhin zu den 5 Antihypertonika der ersten Wahl (die englischen und US-Leitlinien tun das nicht mehr). Bei Postinfarktpatienten oder Herzinsuffizienz sind Betablocker aus prognostischer Sicht unverzichtbar.
  Bevorzugt für die antihypertensive Therapie werden $Beta_1$-selektive Betablocker ohne sympathomimetische Eigenwirkung (Einzelheiten: Siehe Kap. Antiarrhythmika).
- **Antagonisten des Renin-Angiotensin-Aldosteron-Systems (RAAS):**

Angiotensinogen →	Angiotensin I →	Angiotensin II →	AT_1-Rezeptor
↑	↑	↓	
Renin	ACE	Aldosteron	⊤
⊤	⊤	⊤	
Reninhemmer*)	ACE-Hemmer	Aldosteron-antagonisten	AT_1-Blocker

*) Mittel der Reserve

Eine Kombination von ACE-Hemmern und ARB sollte unterbleiben (ungünstige Studienergebnisse).

- **ACE-Hemmer (Prilate):**
  Wi.: Blockierung des Angiotensin-Converting-Enzyme, das Angiotensin I in das vasokonstringierende Angiotensin II umwandelt → Folgen:
  - Senkung des peripheren Gefäßwiderstandes durch verminderte Angiotensin-II-Produktion
  - Verminderung der durch Angiotensin II induzierten Stimulation des sympathikoadrenergen Systems bzw. der Katecholaminfreisetzung

- Drosselung der Aldosteron- und ADH-Sekretion und damit Verminderung der Natrium- und Wasserretention mit nachfolgender Volumenabnahme
- Hemmung des Abbaus des Vasodilatators Bradykinin (→ synergistische Wirkung)
- Hemmung der aldosteroninduzierten Myokardfibrose, Hemmung des Gefäßremodellings (über Bradykinin)
- Prognoseverbesserung bei Patienten mit Herzinsuffizienz
- Senkung der kardiovaskulären Mortalität bei kardiovaskulären Risikopatienten
- Verzögerung des Fortschreitens einer diabetischen Nephropathie

Die kardioprotektive Wirkung wird durch gewebsständige Wirkungen der ACE-Hemmer u.a. im Herz und in den Blutgefäßen erklärt (Gewebe-Renin-Angiotensin-System). Die Mehrzahl der ACE-Hemmer sind Prodrugs, die erst in der Leber zu biologisch aktiven "Prilaten" hydrolysiert werden. Captopril und Lisinopril sind aktive Wirksubstanzen. ACE-Hemmer verursachen keine negativen Veränderungen des Lipid- und Glukosestoffwechsels.

WW: Hyperkaliämie bei Kombination von ACE-Hemmern mit kaliumsparenden Diuretika, Kaliumpräparaten, Ciclosporin oder Cotrimoxazol. Evtl. Wirkungsverminderung der ACE-Hemmer durch NSAR. Bei gleichzeitiger Lithiumtherapie kann der Serumlithiumspiegel steigen. Bei gleichzeitiger Gabe von Allopurinol ist das Leukopenierisiko erhöht. Bei Diabetikern und gleichzeitiger Therapie mit Insulin oder oralen Antidiabetika wurden Hypoglykämien beobachtet (→ evtl. Dosis reduzieren).

NW: Reizhusten ist rel. häufig (5 -10 %), wird durch Bradykinin vermittelt und verursacht Therapieabbrüche; Kopfschmerzen, Schwindel, gastrointestinale Störungen; Hyperkaliämie (nicht mit kaliumretinierenden Diuretika kombinieren). Andere NW sind selten: Störungen des Geschmacksinns, Proteinurie, Nieren-/Leberfunktionsstörungen, Cholestase, Exantheme, Leukopenien, Agranulozytose, Angioödem (Th.: Icatibant - siehe dort), Vaskulitis, allergische Lungenveränderungen, Myalgien, erhöhtes Hypoglykämierisiko bei Diabetikern u.a.
Bei Patienten mit stimuliertem Renin-Angiotensin-System (z.B. Herzinsuffizienz, Nierenarterienstenose, Diuretikabehandlung) kann es zu Beginn der Therapie zu bedrohlichem Blutdruckabfall kommen → daher mit kleinster Dosis beginnen! Bei Niereninsuffizienz müssen die Dosen reduziert werden. Urin-, Kreatinin- und Blutbildkontrollen sind angezeigt.
Ind: Arterielle Hypertonie, Zustand nach Herzinfarkt, Herzinsuffizienz
KI: Schwangerschaft (Risiko der ACE-Hemmer-Fetopathie), Stillzeit, beidseitige Nierenarterienstenose oder Nierenarterienstenose bei Einzelniere, Transplantatniere, gleichzeitige Therapie mit kaliumsparenden Diuretika, Hyperkaliämie, gleichzeitige immunsuppressive Therapie, Unverträglichkeitsreaktionen (Husten, Angioödem), Leberinsuffizienz, schwere Niereninsuffizienz (Kreatininclearance < 30 ml/min), Aorten- und Mitralstenose, obstruktive hypertrophische Kardiomyopathie, Hyposensibilisierungsbehandlung u.a.

Freiname	Handelsnamen z.B.	Wirkungsdauer bei einmaliger Gabe (h)	mittlere Tagesdosis (mg)
Captopril	**Generika**	bis 12	12,5 - 50
Cilazapril	Dynorm®	bis 18	2,5 - 5
Enalapril	**Generika**	bis 18	5 - 20
Benazepril	**Generika**	bis 24	5 - 20
Fosinopril	**Generika**	bis 24	5 - 20
Lisinopril	**Generika**	bis 24	5 - 20
Moexipril	Fempress®	bis 24	3,75 - 15,0
Perindopril	**Generika**	bis 24	4 - 8
Quinapril	**Generika**	bis 24	5 - 20
Spirapril	Quadropril®	bis 24	3 - 6
Trandolapril	Udrik®, Tarka®	bis 24	1 - 2
Ramipril	**Generika**	bis 48	2,5 - 5

- **Angiotensin II-Antagonisten = Angiotensin-Rezeptorblocker (ARB) = AT1-(Rezeptor-)Antagonisten = AT1-Rezeptorblocker = AT1-Blocker = Sartane:**

Wi: AT1-Rezeptorblocker hemmen die Wirkung von Angiotensin II am AT1-Rezeptor → Blutdrucksenkung und Hemmung des Gefäßremodellings. Studien, die eine Verbesserung der klinischen Endpunkte belegen, liegen vor (z.B. ONTARGET-Studie für Telmisartan)

NW: Selten Kopfschmerzen, Müdigkeit, gastrointestinale NW, Diarrhö (Olmesartan-Enteropathie); Hyperkaliämie (WW siehe ACE-Hemmer), Kreatininerhöhung, Leberfunktionsstörungen. Husten und Angioödem werden im Gegensatz zu ACE-Hemmern nur sehr selten beobachtet (wegen fehlender Wirkung auf den Bradykininabbau); Einzelfälle von Stomatitis, Geschmacksverlust, Parästhesien u.a.

KI: Schwangerschaft (Risiko der Sartan-Fetopathie), Stillzeit, beidseitige Nierenarterienstenose, primärer Hyperaldosteronismus, Aorten- und Mitralklappenstenose, Hyperkaliämie, Leberinsuffizienz, Cholestase u.a.

Ind: 1. Arterielle Hypertonie
2. Herzinsuffizienz (Losartan, Valsartan, Candesartan) bei Unverträglichkeit oder KI von ACE-Hemmern
3. Nach Herzinfarkt bei Unverträglichkeit/KI von ACE-Hemmern

Freiname	Handelsname z.B.	Mittlere Tagesdosis (mg)
Azilsartan	Edarbi®	40 - 80
Candesartan	**Generika**	4 - 32
Eprosartan	**Generika**	600
Irbesartan	**Generika**	75 - 300
Losartan	**Generika**	50 - 100
Olmesartan	Votum®; Olmetec®	10 - 40
Telmisartan	Micardis®, Kinzalmono®	40 - 80
Valsartan	**Generika**	80 - 320

Bei der Therapie der Herzinsuffizienz oder nach Herzinfarkt wird mit der kleinsten Dosis begonnen und in Abhängigkeit von der Verträglichkeit langsam höher dosiert; das gilt auch für ACE-Hemmer und Betablocker.

- **Kalziumantagonisten (KA):**

Wi.: Die im Handel befindlichen L-Kanal-Antagonisten blockieren die L-(long lasting)Kalziumkanäle an den Gefäßen → arterielle Vasodilatation (Nachlastsenkung)

1. KA vom Non-Dihydropyridin-Typ (Verapamil, Diltiazem, Gallopamil)
   Sie wirken an Gefäßen und Herz! Am Herzen wirken sie negativ ino-, chrono-, dromo- und bathmotrop. Sie zählen zu den Klasse IV-Antiarrhythmika (siehe dort) und dürfen nicht mit Betablockern kombiniert werden (Gefahr von AV-Block u./o. Bradykardie)
2. KA vom Dihydropyridin-(DHP-) = Nifedipin-Typ:
   Dihydropyridine sind gefäßselektiv; die Senkung des peripheren Widerstands kann zu einer Reflextachykardie führen und pektanginöse Beschwerden provozieren! Sie dürfen mit Betablockern kombiniert werden, wodurch die Reflextachykardie vermieden werden kann.

Freiname	Handelsname, z. B.	Mittlere Tagesdosis (mg)
Amlodipin	**Generika**	1 x 5
Felodipin	**Generika**	1 x 5
Isradipin	Vascal®	1 x 5
Lercanidipin	**Generika**	1 x 10
Manidipin	Manyper®	1 x 10
Nifedipin	**Generika**	2 x 20
Nilvadipin	Nivadil®, Escor®	1 x 8
Nisoldipin	Baymycard®	1 x 10
Nitrendipin	**Generika**	1 x 20

Beachte: Kurzwirksame KA zeigen in einigen Studien ungünstige prognostische Wirkung und sind daher zur Therapie der KHK und Hypertonie nicht indiziert; bei instabiler Angina pectoris und akutem Herzinfarkt sind sie sogar kontraindiziert. Indikationen für kurzwirksame KA sind supraventrikuläre Tachykardie (Verapamil) und Prinzmetalangina (Koronarspasmus). - Für die antihypertensive Therapie sollten nur lang wirksame Kalziumantagonisten eingesetzt werden.

NW: Flush, Kopfschmerzen, Schwindel, Müdigkeit, allergische Reaktionen, Parästhesien, Knöchelödeme, selten Blutbildveränderungen u.a.

KI: Herzinsuffizienz (NYHA III und IV), instabile Angina pectoris und akuter Herzinfarkt, Schwangerschaft, Stillzeit u.a.

Zusätzliche KI für KA vom Non-Dihydropyridin-Typ: Kranker Sinusknoten, AV-Block > I°, Bradykardie; gleichzeitige Therapie mit Betablockern, Vorhofflimmern bei WPW-Syndrom u.a.

WW: Erhöhung des Digoxin-Plasmaspiegels → evtl. Dosisreduktion von Digoxin und Konzentrationsbestimmung im Plasma.
Eine Kombination von Betablockern und Verapamil/Diltiazem ist rel. kontraindiziert wegen Summation der negativ chronotropen und dromotropen Wirkung (Gefahr des AV-Blockes, insbesondere bei vorgeschädigtem Reizleitungssystem und der Bradykardie).

Antihypertonika der Reserve (ohne gesicherten prognostischen Nutzen):

1. Alpha1-(Rezeptoren)Blocker: Doxazosin, Bunazosin, Prazosin, Terazosin, Urapidil
   Nachdem Doxazosin in der ALLHAT-Studie hinsichtlich der Entwicklung einer Herzinsuffizienz ungünstiger abgeschnitten hat als das Diuretikum Chlortalidon, sollten Alpha1-Blocker nicht zur Monotherapie der Hypertonie verwendet werden.

2. Zentral wirkende Sympathikolytika (Antisympathotonika):

- Alpha2-(Rezeptor-)Agonisten: Clonidin

  Wi.: Stimulation der Alpha2-Adrenorezeptoren (und evtl. Imidazol-Rezeptoren des Hirnstamms) → Zentral postsynaptisch: Sympathikussenkung; peripher präsynaptisch: Verminderte Noradrenalin-Freisetzung über gesteigertes, negatives Feedback. RR ↓, HF ↓, HZV ↓

  NW: Sedierung, Mundtrockenheit, Orthostasereaktion, Obstipation, Bradykardie, Schlafstörungen, evtl. Albträume, Potenzstörungen, depressive Verstimmung.

  Merke: Plötzliches Absetzen kann Blutdruckkrisen auslösen! Zu hohe Dosierungen können über periphere Alpha1-Rezeptoren den Blutdruck steigern!

  Ind: Clonidin bei hypertensiver Krise/Notfall

  KI: Sick-Sinus-Syndrom, Bradykardie, AV-Block > I°, Depressionen, Leber- oder Niereninsuffizienz, Schwangerschaft u.a.

  Dos: 0,15 - 0,9 mg/d

- Moxonidin: Soll eine erhöhte Affinität zu Imidazolinrezeptoren der Medulla oblongata besitzen. Da es keinen Einfluss auf das RAAS hat, kann bei stationärer Hypertonieabklärung eine passagere Moxonidin-Einstellung sinnvoll sein.

- Methyldopa

  Wi.: α-Methyldopa wird metabolisiert zu α-Methylnoradrenalin; dieser "falsche Neurotransmitter" stimuliert im ZNS zentrale α2-Rezeptoren und dadurch die Empfindlichkeit des Barorezeptorenreflexes → reflektorische Sympathikolyse.

  NW: Allergien, Coombs-positive autoimmunhämolytische Anämie, medikamentös induzierter Lupus, Sedierung, Mundtrockenheit, Natrium- und Wasserretention, Orthostasereaktion, Leberschäden, Potenzstörungen, Gynäkomastie, psychische Störungen u.a.

  Unter Einnahme von Methyldopa kommt es zu falsch positiven Werten der Katecholamine im Urin!

  Ind: Nur noch Schwangerschaftshypertonie

  KI: Lebererkrankungen, Niereninsuffizienz, Depressionen

  Dos: 2 - 3 x täglich 250 mg oral; Methyldopa nicht abrupt absetzen (Gefahr der Blutdruckkrise); Dosisreduktion bei Niereninsuffizienz, Kontrolle von Blutbild, Coombs-Test, evtl. Anti-Histon -Ak

3. Arterioläre Vasodilatatoren:

  Wi.:Arterioläre Vasodilatation durch direkte Wirkung an der glatten Gefäßmuskulatur.

  Ind:Therapierefraktäre Hypertonien, Dihydralazin auch bei Schwangerschaftshypertonie

- Dihydralazin (Nepresol®)

  NW: Reflektorische Tachykardie mit evtl. Auslösung einer Angina pectoris → mit Betablockern kombinieren; Orthostase, Kopfschmerzen, gastrointestinale NW; die Häufigkeit eines medikamentös induzierten Lupus ist dosisabhängig (keine Tagesdosen > 100 mg!). Langsamazetylierer sind besonders gefährdet. Gesteigerte Na^+- und H_2O Retention: Kombination mit Diuretikum.

  KI: z.B. koronare Herzkrankheit

- Minoxidil (Lonolox®): Stärkster peripherer Vasodilatator

  NW: Reflektorische Tachykardie, Natrium- und Wasserretention → daher immer Kombination mit Diuretikum und Betablocker, häufig Hypertrichose (störende NW bei Frauen) u.a.

  KI: z.B. koronare Herzkrankheit, Herzinsuffizienz, rel. kontraindiziert bei Frauen wegen Hypertrichose

4. Reninhemmer (Renininhibitoren): Aliskiren (Rasilez®)

  Wi.: Durch Hemmung des Enzyms Renin wird die Umwandlung von Angiotensinogen in Angiotensin I gehemmt. Die Spiegel von Angiotensin II und Aldosteron sinken. Wirkdauer bis 24 h. Prognostischer Nutzen nicht bewiesen.

  NW: Oft Diarrhö, gel. Hautausschlag, selten Angioödem, periphere Ödeme, Kaliumanstieg u.a.

  KI: Gleichzeitige Therapie mit ACE-Hemmern oder ARB zeigte ungünstige Resultate (ALTITUDE-Studie bei Typ 2-Diabetikern)

  Dos: Mittlere Tagesdosis 150 - 300 mg

Regeln für die antihypertensive Therapie älterer Patienten:

- Auch bei Patienten > 80 J. ist eine Hypertonietherapie indiziert und führt zu einer Reduktion der Gesamtmortalität sowie der Komplikationen durch Herzinsuffizienz und Schlaganfall.
- Vorsichtige langsame Blutdrucksenkung. Zielwert 140 - 150/90 mmHg
- Verzicht auf Normalisierung des Blutdrucks, wenn anhaltende Störungen des Allgemeinbefindens oder Nebenwirkungen der medikamentösen Therapie, insbesondere Orthostase mit Sturzrisiko, auftreten. Bei > 80jährigen Hypertonikern mit reduziertem Allgemeinzustand führt eine straffe Blutdruckeinstellung zur Verschlechterung der Prognose mit erhöhter Mortalität!
- Wahl des Antihypertensivums unter Berücksichtigung von Begleiterkrankungen.
- Behandlungsbeginn mit niedrigen Dosen und einfachem Therapieschema (Compliance!)
- Auch eine isolierte systolische Hypertonie sollte medikamentös behandelt werden (bevorzugt mit Diuretika und Kalziumantagonisten).

- Regelmäßige Blutdruckkontrollen, auch im Stehen. Ein orthostatischer Blutdruckabfall mit Symptomen ist zu vermeiden (Gefahr von orthostatischem Kollaps, Sturz und Fraktur).
- Regelmäßige Kontrolluntersuchungen mit Frage nach subjektiven Nebenwirkungen und Kontrolle wichtiger Laborparameter (z.B. Kalium, Kreatinin, Blutzucker u.a.)
- Nutzung von Blutdruck-Selbstmessungen (mit Protokollen) und ABDM

Therapie der Schwangerschaftshypertonie:

- Zusammenarbeit zwischen Gynäkologen und Internisten/Nephrologen
- Bei leichter Gestationshypertonie ambulante Therapie, Schonung, Alkohol- und Nikotinkarenz
- Bei Präeklampsie stationäre Therapie
- Tägliche Selbstmessung des Blutdrucks morgens + abends (oft auch nächtliche Hypertonie!) + Kontrollen von Körpergewicht, Urinbefund, Nierenfunktion, Leberenzymen, Thrombozyten
- Die Indikation für eine medikamentöse Therapie asymptomatischer Schwangerer wird bei RR-Werten ≥ 160/105 mmHg gesehen.
- Zielblutdruck: < 150/100 mmHg
- Geeignete orale Antihypertensiva in der Schwangerschaft:
  - Mittel der 1. Wahl: Methyldopa
  - Mittel der 2. Wahl: $Beta_1$-selektive Betablocker (Metoprolol), Kalziumantagonisten (retardiertes Nifedipin).
    Anm.: HCT zeigte in Studien keine Nachteile, ist also nicht kontraindiziert (wie früher gesagt wurde).
  - ACE-Hemmer und AT_1-Blocker sind kontraindiziert!
  - In der Stillzeit sind Dihydralazin und Methyldopa am geeignetsten.
- Notfalltherapie der Eklampsie mit generalisierten Krämpfen:
  - Magnesiumsulfat: 2 - 5 g langsam i.v. oder Diazepam: 5 - 10 mg langsam i.v.
  - Dihydralazin: 6,25 mg oder Urapidil 12,5 mg i.v.

Merke: Die einzige mögliche kausale Therapie der Präeklampsie ist die frühestmögliche Beendigung der Schwangerschaft; bei HELLP-Syndrom sofortige Schwangerschaftsabbruch! Die konservative stationäre Therapie bis zur Entbindung besteht in parenteraler antihypertensiver + antikonvulsiver Therapie (siehe oben).

Kochsalzrestriktion ist bei Schwangerschaftshypertonie nicht indiziert, da hierdurch (wie auch durch Diuretika) das Plasmavolumen abnimmt und die Uterusdurchblutung ungünstig beeinflusst wird. - Die prophylaktische Behandlung der schwangerschaftsinduzierten Hypertonie mit ASS in niedriger Dosis + Ketanserin (ein Serotonin-2-Rezeptorblocker, in den Niederlanden im Handel) scheint das Risiko einer Präeklampsie und des perinatalen Fruchttodes zu vermindern.

Prg: Durch dauerhafte Absenkung des Blutdrucks auf Normalniveau lassen sich kardiovaskuläre Komplikationen vermindern: Linksherzinsuffizienz (- 50 %), Schlaganfälle (- 40 %), Herzinfarkte (- 25 %), Todesfälle an Herzinfarkt + Schlaganfall (- 20 %).

Hypertensive Krise und hypertensiver Notfall [I10.91]

Def: Hypertensive Krise: Kritischer Blutdruckanstieg (> 180/120 mmHg) ohne Symptome eines akuten Organschadens. - Memo: Unterschiedliche Grenzwerte in der Literatur!

Hypertensiver Notfall: Kritischer Blutdruckanstieg mit vitaler Gefährdung durch Organschäden: Hochdruckenzephalopathie, intrakranielle Blutungen, retinale Blutungen, Papillenödem, akute Linksherzinsuffizienz, Lungenödem, instabile Angina pectoris, Herzinfarkt, Aortendissektion.
Blutdruckmessung an beiden Armen, engmaschige Kontrolle!

Th.:

- Bei hypertensiver Krise reicht es, den Blutdruck nach 30 Min. Ruhe zu kontrollieren und innerhalb von 24 h durch orale Gabe von Antihypertensiva zu senken. Der Blutdruck darf nicht massiv und abrupt gesenkt werden, insbes. bei Patienten mit kardialen oder zerebrovaskulären Erkrankungen. Bei akutem Schlaganfall ist der Blutdruck in 50 % d.F. reaktiv erhöht und normalisiert sich bei 2/3 der Patienten innerhalb von 24 - 48 h. Eine Indikation zur vorsichtigen Blutdrucksenkung besteht nur bei wiederholten Blutdruckwerten > 200/110 mmHg oder bei hypertensivem Notfall mit vitaler Bedrohung durch hypertensive Enzephalopathie, Angina pectoris oder Lungenödem. Stets schonende RR-Senkung, nicht mehr als ca. 20 % gegenüber dem Ausgangswert!
- Bei einem hypertensiven Notfall muss die Therapie sofort beginnen, Einleitung durch den Notarzt und unverzügliche Klinikeinweisung mit Notarztbegleitung!
  Senkung des Blutdrucks um maximal 30 % innerhalb der ersten Stunde!
  Ausnahmen: Akute Linksherzinsuffizienz (dann innerhalb 15 Min. < 140/90 mmHg) oder Aortendissektion (< 120 mmHg systolisch anstreben); intrazerebrale Blutung (< 140 mmHg systolisch innerhalb 1 h). Bei ischämischem Insult Blutdruck nicht < 160 mmHg senken.
  Oberstes Gebot: Primum nihil nocere! (Dem Patienten keinen Schaden zufügen!)

1. Ambulante Erstbehandlung (Therapiealternativen mit Wirkungseintritt nach ca. 10 Min.):
   - Nitroglyzerin (Glyceroltrinitrat): z.B. Nitrolingual® als Spray
     Mittel der 1. Wahl bei Angina pectoris, Linksherzinsuffizienz, Lungenödem
     Dos: 2 - 3 Hübe je 0,4 mg
   - Kurz wirkende Kalziumantagonisten (z.B. Nifedipin oder Nitrendipin in schnell resorbierbarer Form) sind bei akutem Koronarsyndrom und Herzinfarkt kontraindiziert.
     Dos: 5 mg oral (Kapsel zerbeißen oder hinunter schlucken)
   - Urapidil: Dos: 25 mg langsam i.v.
   - Clonidin: Dos: 0,075 mg langsam i.v. oder s.c.
   - Zusätzlich: - Bei Zeichen der Überwässerung Gabe von Furosemid (20 - 40 mg i.v.).
     - Bei Linksherzinsuffizienz sitzende Lagerung des Patienten u.a.

   Eine Wiederholung der Medikation ist bei allen genannten Medikamenten möglich.
2. Stationäre Therapie auf Intensivstation:
   - Fortsetzung der ambulant begonnenen Therapie per infusionem (Nitroglyzerin, Urapidil, Clonidin oder Dihydralazin) unter engmaschiger Blutdruckkontrolle; dabei wird die Infusionsgeschwindigkeit auf hochnormale bis leicht erhöhte Blutdruckwerte titriert. Dos: z.B. Nitroglyzerin 1 - 5 mg/h und mehr.
   - Zusätzliche Gabe von 20 - 40 mg Furosemid i.v., sofern keine KI vorliegen (z.B. Dehydratation)
   - Bei hypertensiver Krise infolge terminaler Niereninsuffizienz: Höhere Furosemiddosen, Hämodialyse

RENOVASKULÄRE HYPERTONIE [I15.00]

Def: Eine renovaskuläre Hypertonie wird verursacht durch signifikante einseitige oder doppelseitige Nierenarterienstenose (NAST). Hämodynamisch relevant ist ein Stenosegrad ab 65 - 70 %.
Von ischämischer Nephropathie spricht man bei eingeschränkter Nierenfunktion infolge einer NAST.

Vo.: 1 % aller Hypertonien; bei Patienten mit Hypertonie > 65 J. beträgt die Prävalenz ca. 7 %.

Ät.:
1. Arteriosklerotische Nierenarterienstenose (ANAST) (75 %): m > w; höheres Alter
2. Renale fibromuskuläre Stenose (25 %): w > m; jüngeres Alter; in 60 % bilateral
3. Selten andere Ursachen: z.B. Aneurysma der A. renalis; Arteriitis (z.B. Panarteriitis nodosa, Takayasu-Arteriitis)

Pg.: Eine Nierenarterienstenose mit einer Lumeneinengung von 60 % und mehr führt zum Goldblatt-Effekt (= Aktivierung des Renin-Angiotensin-Aldosteron-Systems) mit renovaskulärer Hypertonie. Die ANAST entwickelt sich meist sekundär auf dem Boden einer primären Hypertonie und evtl. weiteren arteriosklerotischen Risikofaktoren.

KL.: Als klinische Kriterien, die auf eine Nierenarterienstenose hindeuten, gelten:
1. Schwer einzustellende Hypertonie trotz Einsatz von ≥ 3 verschiedener Antihypertensivaklassen; fehlende nächtliche Blutdrucksenkung
2. Hypertonie bei gesicherter Atherosklerose (KHK, AVK oder zerebrovaskuläre Erkrankung)
3. Hypertonie mit epigastrischem Strömungsgeräusch, paraumbilikal oder an den Flanken
4. Plötzlich auftretendes Lungenödem im Rahmen einer hypertensiven Krise („flash pulmonary edema") oder wiederholte Phasen von akuter Herzinsuffizienz
5. Plötzlicher Beginn einer Hypertonie insbesondere vor dem 25. oder nach dem 50. Lebensjahr
6. Verschlechterung der Nierenfunktion (Kreatininanstieg > 30 - 50 %) nach Beginn einer Therapie mit einem ACE-Hemmer oder einem Angiotensin II-Rezeptorblocker
7. Hypertonie und Nierenschrumpfung oder Größendifferenz der Nieren > 1,5 cm

Di.:
1. Screeningverfahren, die nur bei Vorhandensein der o.g. klinischen Kriterien zur Anwendung kommen sollten:
   - Farbdopplersonografie (bestes Screeningverfahren, jedoch abhängig von der Erfahrung des Untersuchers). Stenosehinweise sind V_{max} A. renalis ≥ 2 m/s, intrarenaler Widerstandsindex (RI) < 0,5, Seitendifferenz des RI > 5.
   - Spiral-CT (Strahlenbelastung und potenziell nephrotoxische Röntgenkontrastmittel: Relative KI bei GFR < 30 ml/min)
   - MR-Angiografie (bei GFR < 30 ml/min ist die Gabe von Gadolinium als Kontrastmittel kontraindiziert → Gefahr der nephrogenen systemischen Fibrose).
2. Diagnosesicherung:
   Intraarterielle digitale Subtraktionsangiografie (i.a.-DSA) ist Goldstandard: Ermöglicht die Abschätzung einer hämodynamisch relevanten Stenose bei systolischem transstenotischen Druckgradienten > 10 - 15 %, evtl. ergänzend intravaskuläre Sonografie. Die DSA sollte nur

bei gleichzeitiger Möglichkeit zur Ballonkatheterdilatation erfolgen und wenn der Patient mit evtl. PTA einverstanden ist!

Th.:
- Perkutane transluminale Angioplastie (PTA) der stenosierten Nierenarterie mit oder ohne Stent
  Ind: 1. Fibromuskuläre Stenose: PTA ohne Stent - Erfolgsrate bis 50 %
  2. Bei ANAST > 70 % ist die PTA-Stent-Therapie meist nicht indiziert. Indikation bei therapierefraktärer Hypertonie oder bei rasch progredienter Niereninsuffizienz oder nach hypertoniebedingtem Lungenödem. Bei einem intrarenalen Widerstandsindex = RI ≥ 0,8 profitieren die Patienten oft nicht mehr von einer Beseitigung der Stenose.
  Ko.: Intimadissektion, Cholesterinembolien, Restenosierung (> 30 % d.F. bei arteriosklerotischer Stenose), Nierenfunktionsverschlechterung durch Kontrastmittelanwendung
- Bei den übrigen Fällen mit hohem Alter, hoher Komorbidität, RI-Wert > 0,8 konservative Therapie mit mehreren Antihypertensiva unter Verwendung von ACE-Hemmern oder ARB

Ergebnisse nach Angioplastie bzw. Operation: Blutdrucknormalisierung in ca. 75 % d.F. bei fibromuskulärer Stenose, jedoch nur in ca. 20 % bei arteriosklerotischer Stenose (oft fixierte nephrogene Hypertonie). In der CORAL-Studie zeigte sich keine prognostische Verbesserung durch Stenttherapie. Die Prognose der ischämischen Nephropathie ist ungünstig: 5-Jahres-Mortalität ca. 50 %.

PHÄOCHROMOZYTOM [D35.0] (benigne); [C74.1] (maligne)

Vo.: Ca. 0,1 % aller Hypertonien; Inzidenz: < 1/100.000/Jahr. Medianes Alter bei den sporadischen Formen 40 - 50 J., bei den hereditären Formen < 40 J.

Def: Phäochromozytome sind katecholaminproduzierende neuroendokrine Tumoren des chromaffinen Gewebes des Nebennierenmarks oder der extraadrenalen Paraganglien. 2/3 der Phäochromozytome sezernieren Adrenalin + Noradrenalin. Extraadrenal gelegene Tumoren oberhalb des Zwerchfells bilden nur Noradrenalin, maligne Phäochromozytome bilden auch Dopamin.
90 % der adrenalen Tumore sind gutartig; 10 % sind maligne (bei extraadrenalen Tumoren ca. 30 %).
90 % sind einseitig, 10 % sind doppelseitig.
80 % der Phäochromozytome sind im Nebennierenmark lokalisiert, der Rest extraadrenal im Bereich des abdominellen oder thorakalen Grenzstranges (Paragangliom). Bei Kindern sind 1/3 der Tumoren extraadrenal.
Phäochromozytome sind in bis zu 25 % d.F. hereditär:
1. Multiple endokrine Neoplasie (MEN), Typ 2 (Mutation des RET-Protoonkogens)
2. von-Hippel-Lindau-Syndrom Typ 2 (Mutation im VHL-Gen)
3. Neurofibromatose Typ 1 (M. Recklinghausen; Mutation des Neurofibromatose Typ 1-Gens)
4. Familiäres Paragangliom (Mutation der Gene für die mitochondrialen Enzyme SDHB, SDHC, SDHD)
5. Weitere Genmutationen: SDHA, SDHAF2, TMEM127, MAX

KL.:
- Paroxysmale Hypertonie mit Blutdruckkrisen (50 % bei Erwachsenen)
- Persistierende Hypertonie (50 % bei Erwachsenen - bei Kindern jedoch 90 %)

Bes. während einer Blutdruckkrise, die manchmal durch Palpation des Abdomens ausgelöst werden kann, klagt der Patient oft (75 %) über Kopfschmerzen, Schwitzen, Herzklopfen, Tremor, innere Unruhe, evtl. Abdominal- oder Flankenschmerzen. Evtl. paradoxer Blutdruckanstieg nach Gabe von Betablockern.

Weitere Befunde:
- Blasse Haut!
- Hyperglykämie und Glukosurie (1/3 d.F.)
- Leukozytose
- Gewichtsverlust (Hypermetabolismus)

Beachte: Gewichtszunahme und Gesichtsröte sprechen gegen ein Phäochromozytom. Bei den nicht paroxysmalen Fällen mit Dauerhypertonie ist die Diagnose schwieriger.

DD:
- Blutdruckkrisen anderer Genese, insbes. bei fortgeschrittener Niereninsuffizienz
- Bei Hyperglykämie Diabetes mellitus
- Hyperthyreose
- Kokain- oder Amphetaminmissbrauch

Di.:
- ▸ Verdächtige Klinik: Hypertonie (-krisen) mit Herzklopfen, Kopfschmerzen, Schweißausbruch, Gesichtsblässe, 24 h-Blutdruckmessung (fehlende Nachtabsenkung)
- ▸ Nachweis einer autonomen Katecholaminüberproduktion:

Eine biochemische Diagnostik sollte bei folgenden Patienten vorgenommen werden:
- Patienten mit neu aufgetretener therapieresistenter Hypertonie
- Patienten mit paradoxer Blutdruckreaktion während Anästhesie oder operativer Eingriffe
- Patienten mit einer hereditären Prädisposition bezüglich eines Phäochromozytoms
- Asymptomatische Patienten mit einem Inzidentalom der Nebennieren
- Patienten mit plötzlichen Panikattacken

Aufgrund der niedrigen Prävalenz des Phäochromozytoms wird ein biochemisches Screening bei asymptomatischen Patienten mit Hypertonie i.d.R. nicht durchgeführt.

Beachte: 2 Wochen vor Labordiagnostik interferierende Medikamente möglichst absetzen (z.B. Sympathomimetika, Alpha-Blocker, Antidepressiva, Clonidin). Diuretika, Kalziumantagonisten, ACE-Hemmer und Sartane brauchen nicht unbedingt abgesetzt zu werden.

Leitlinie der Endocrine Society 2013:
1. Bestimmung der freien Plasma-Metanephrine unter strengen Abnahmebedingungen (Legen einer Venüle, mind. 30 Min. Ruhelagerung des Patienten vor Blutabnahme). Ein Phäochromozytom wird wahrscheinlich bei einzelnen Werten > 3fachem der Norm oder gleichzeitig erhöhtem Metanephrin und Normetanephrin.
2. Alternativ können auch die fraktionierten Metanephrine im angesäuerten 24 h-Urin bestimmt werden.
3. Bei Verdacht auf Phäochromozytom/Paragangliom zusätzliche Bestimmung von 3-Methoxytyramin, Dopamin und Homovanillinsäure im Plasma
4. Bestätigungstest:
   Ind: Bei klinischem Verdacht auf Phäochromozytom und nur mäßig erhöhten Katecholaminmetaboliten
   Clonidin-Hemmtest (Voraussetzung: systolische Blutdruckwerte > 120 mmHg): Nach Gabe von Clonidin sinkt durch zentrale Hemmung des sympathischen Nervensystems bei gesunden Probanden die Plasmakonzentration der Katecholaminmetaboliten, nicht dagegen bei autonomer Katecholaminsekretion infolge eines Phäochromozytoms.
5. Lokalisationsdiagnostik:
   - (Endo-)Sonografie
   - CT oder MRT des Abdomens (Sensitivität ca. 95 % und Spezifität ca. 75 %)
   - Szintigrafie oder SPECT (Single Photonen-Emissions-CT) mit ^{123}Jod-MIBG (Metajodbenzylguanidin) zum Ausschluss oder Nachweis extraadrenaler Phäochromozytome. Bei negativem MIBG-Befund kann bei fortbestehendem Tumorverdacht auch eine Somatostatin-Rezeptor-Szintigrafie durchgeführt werden.
   - Ein ^{18}F-DOPA-PET kann zum Einsatz kommen, falls die genannten Verfahren negativ ausfallen, der Tumorverdacht aber weiter besteht, bes. bei ektopen Tumoren.
6. Genetische Beratung und Diagnostik auf MEN 2-Syndrom bei nachgewiesenem Phäochromozytom (siehe dort). Bei negativem Befund entfällt die Suche nach weiteren Tumoren anderer Organe sowie das Familienscreening.

Th.: Laparoskopische Tumorentfernung (falls das nicht geht: operativ).
Beim unilateralen Phäochromozytom unilaterale Adrenalektomie. Bei MEN-2-Syndrom und bilateralen Tumoren bilaterale subtotale (organerhaltende) Adrenalektomie (zur Vermeidung einer lebenslangen Substitution von Glukokortikoiden).

Folgende Punkte sind zu beachten:
- "No touch"-Technik (um Ausschüttung von Katecholaminen zu verhindern)
- Präoperative Alphablockade (Phenoxybenzamin); bei Tachyarrhythmie in Kombination mit Betablockern (aber nur nach suffizienter Alphablockade)
- Präoperative Volumenauffüllung (zur Prophylaxe eines postoperativen Blutdrucksturzes)
- Postoperativ auf Hypoglykämie achten!
- Nachuntersuchungen in den ersten 5 Jahren

Ansonsten konservative Therapie:
- Therapie einer hypertonen Krise: Siehe dort
- Bei Inoperabilität: Therapie mit Alphablockern (Phenoxybenzamin, Prazosin) oder α-Methyl-p-Tyrosin = MPT (Demser®, in Deutschland nicht zugelassen), das die Tyrosinhydroxylase und somit die Synthese von Katecholaminen hemmt.
- Bei metastasierendem Phäochromozytom: Bei ^{123}J-MIBG-positiven Metastasen: ^{131}J-MIBG-Therapie (Ansprechrate ca. 25 %); ansonsten bestehen folgende Therapieoptionen: Chemoembolisation von Lebermetastasen, palliative Chemotherapie

Prg: > 50 % der Patienten mit benignem Phäochromozytom werden nach der Operation normotensiv, bei den übrigen Fällen liegt zusätzlich eine essenzielle Hypertonie vor. Im Langzeitverlauf zeigen ca. 15 % der Patienten ein Rezidiv; deshalb sind Kontrolluntersuchungen indiziert.

Conn-Syndrom als Ursache einer Hypertonie: Siehe Kap. Endokrinologie / Stichwortverzeichnis

CHRONISCHE ARTERIELLE HYPOTONIE [I95.9] UND ORTHOSTATISCHE HYPOTONIE [I95.1]

Def:
- Arterielle Hypotonie: RR < 100 mmHg systolisch.
  Eine regulative Hypotonie findet sich bei gut trainierten Menschen: Der Kreislauf befindet sich bei ihnen in Ruhe in einer parasympathikotonen Schonstellung.
- Orthostatische Hypotonie (OH):
  Gestörte Blutdruckregulation: Abfall des systolischen Blutdrucks um mindestens 20 mmHg oder des diastolischen Blutdrucks um mindestens 10 mmHg im Stehen innerhalb von 3 Min. nach dem Aufstehen im Vergleich zu den Ruhewerten nach 4 Min. Liegen. Ursache ist ein Versacken des venösen Blutes in den Beinen und im Splanchnikusgebiet. Dabei kann es zu Symptomen zerebraler Minderperfusion kommen: Schwindel, Benommenheit, Sehstörungen, Kopfschmerzen, evtl. Synkope. Bei intaktem autonomen Nervensystem kommt es reaktiv zu Sympathikusaktivierung mit Tachykardie, Blässe, kalten Extremitäten, Schweißausbruch, evtl. Übelkeit. Bei Erkrankungen mit Störung des autonomen Nervensystems fehlen diese reaktiven Symptome. Die Ruheblutdruckwerte können dabei hypo-, normo- oder sogar hyperton sein, sodass der Ruheblutdruck für die Diagnose nicht entscheidend ist! Bis zu 50 % der Patienten haben im Liegen hypertone Werte.

Anm.: Die Autoregulation der Hirndurchblutung, die über Tonusveränderungen der kleinen Hirngefäße die Hirndurchblutung im Bereich von 70 - 180 mmHg konstant erhält (Bayliss-Effekt), funktioniert nicht mehr vollständig bei arteriosklerotisch erstarrten Hirngefäßen; hier kann es schon bei plötzlichem Abfall des systolischen Druckes < 120 mmHg zu neurologischen Ausfallerscheinungen mit Sturzgefahr kommen.

Ep.: Orthostatische Hypotonien werden bei älteren Menschen > 65 J. in 25 % beobachtet.

Einteilung und Ätiologie:

A) Arterielle Hypotonie
1. Primäre (essenzielle) Hypotonien (häufigste Form):
   Bevorzugt junge Frauen von leptosomalem Habitus, familiäre Häufung wird beobachtet. Harmloser Befund, keine Krankheit.
2. Sekundäre Hypotonien:
   - Medikamentös induziert: z.B. Psychopharmaka, Antiarrhythmika, Antihypertonika, Diuretika, Koronarmittel, Vasodilatanzien
   - Endokrin bedingt: Hypothyreose, Nebennierenrindeninsuffizienz, HVL-Insuffizienz, Hypoaldosteronismus
   - Kardiovaskulär bedingt: z.B. Aortenstenose, Herzinsuffizienz, Rhythmusstörungen, pulmonale Hypertonie, konstriktive Perikarditis
   - Immobilisation, lange Bettlägerigkeit, nach Infektionskrankheiten
   - Hypovolämie und Hyponatriämie unterschiedlicher Genese

B) Orthostatische Hypotonie
1. Im Rahmen einer Hypotonie, insbesondere sekundäre H.
2. Varikosis und postthrombotisches Syndrom
3. Störungen des autonomen Nervensystems mit asympathikotoner OH (fehlende reaktive Sympathikusaktivierung): z.B.
   - Diabetische autonome Neuropathie (häufig!)
   - Polyneuropathien verschiedener Genese, M. Parkinson
   - Isolierte autonome Insuffizienz (Bradbury-Egglestone-Syndrom) } selten
   - Multisystematrophie (Shy-Drager-Syndrom u.a.) } selten
   - Baroreflexversagen } selten
   - Dopamin-β-Hydroxylase-Mangel, u.a. } selten

Nach dem Verhalten von Puls und Blutdruck im Schellong-Stehversuch 3 Reaktionstypen:
- Sympathikotone OH = häufigster Typ (2/3 aller Fälle)
  Abnahme des systolischen Blutdrucks > 20 mmHg bei unterschiedlichem Verhalten des diastolischen Blutdrucks, Anstieg der Pulsfrequenz um mehr als 16/min
- Asympathikotone OH:
  Absinken des systolischen (> 20 mmHg) und diastolischen Blutdruckes (> 10 mmHg), Pulsfrequenz gleich bleibend oder abfallend
- Orthostase-Intoleranz (Syn. Posturales orthostatisches Tachykardiesyndrom = POTS):
  Pulsanstieg > 30/Min oder HF-Anstieg > 130/Min ohne Hypotonie

Schellong-Test:
10 Min. Liegen (L) + 10 Min. Stehen (S), Messen von Blutdruck + Puls im Abstand von 1 Minute (oder als Schnelltest nach 1, 3 und 5 Min.)
Normale Reaktion:
Blutdruckabfall systolisch < 20 mmHg/diastolisch < 10 mmHg. Da das Kreislaufverhalten eine Tagesrhythmik zeigt, sollte der Schellong-Test zu verschiedenen Tageszeiten wiederholt werden.

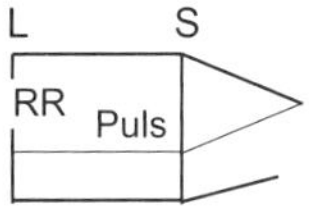

Sympathikotone Form der OH

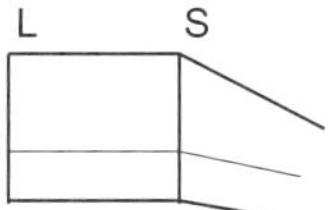

Asympathikotone Form der OH

KL.: 1. Art. Hypotonie: Eine arterielle Hypotonie hat meist keinen Krankheitswert. Ausnahme: Es treten Symptome der zerebralen Minderdurchblutung und Leistungsminderung auf:
- Nachlassen der Leistungsfähigkeit, rasche Ermüdbarkeit, lange morgendliche "Anlaufzeit", Störung der Konzentrationsfähigkeit
- Depressive Verstimmung, innere Unruhe, Schlafstörung
- Kalte Hände und Füße (DD: Vegetative Dystonie)

2. Orthostatische Hypotonie und Orthostase-Intoleranz:
Schwindelgefühl, Schwarzwerden oder Flimmern vor den Augen beim Aufstehen aus dem Bett oder beim Bücken, evtl. orthostatischer Kollaps (Synkope): Plötzlicher Blutdruckabfall infolge akuter Verminderung des venösen Rückstromes zum Herzen mit Bewusstseinstrübung oder kurzfristigem Bewusstseinsverlust. Ko.: Frakturen!
- Kopfschmerzen, Ohrensausen
- Kardiale Sensationen: Herzklopfen, Schmerzen in der Herzgegend, Beklemmungsgefühl

Di. der Hypotonie: Anamnese, Klinik, Schellong-Test, 24 h-Blutdruckmessung, kausale Diagnostik

Th.: a) Kausal: Bei den symptomatischen Hypotonien: z.B. Weglassen von Medikamenten, die eine Hypotonie oder Orthostasereaktion verursachen (z.B. Diuretika, Psychopharmaka u.a.)
b) Symptomatisch: Niedriger Blutdruck per se ist keine Behandlungsindikation. Bei Beschwerden infolge Hypotonie (hypotoner Symptomenkomplex) genügen meist Allgemeinmaßnahmen.

1. Allgemeinmaßnahmen:
- Vermehrte Kochsalzzufuhr (z.B. Salzbutterbrot zum Frühstück) + vermehrte Flüssigkeitszufuhr (2 - 3 ℓ/d); häufigere, kleine Mahlzeiten - KI: Herzinsuffizienz
- Kreislauftraining (Sport)
- Massagen, Hydrotherapie (Kneipp)
- Schlafen mit um 20 Grad angehobenem Oberkörper vermindert eine evtl. Hypertonie im Liegen, die nächtliche Diurese und Orthostasereaktion am Morgen
- Langsames Aufstehen nach Bettruhe
- Kompressionsstrumpf(hosen)
- Bei Neigung zu OH Überkreuzen der Beine im Stehen oder evtl. Hockstellung

2. Medikamente (ohne Evidenz für Nutzen)
- Sympathomimetika (Alpha-Adrenorezeptoragonisten):
z.B. Midodrin (Gutron®), Etilefrin
NW: Palpitationen, Herzrhythmusstörungen, innere Unruhe, Zittrigkeit, Piloerektion, Angina pectoris bei KHK, Miktionsstörung bei Prostatahypertrophie
KI: KHK, Herzrhythmusstörungen, Prostatahypertrophie, Engwinkelglaukom, Hyperthyreose, Schwangerschaft und Stillzeit (Ausnahme: Etilefrin KI nur im 1. Trimenon der Schwangerschaft)
Ind.: Hypo- und asympathikotone OH
Dos: z.B. Etilefrin 5 - 10 mg 1 - 3 x/d
- Mineralokortikosteroide: Fludrocortison (Astonin® H)
Wi.: Natriumretention mit Vermehrung des zirkulierenden Blutvolumens
NW: Hypokaliämie, Natrium-/Wasserretention, evtl. mit Ödemen und Gewichtszunahme, Hypertonie, Depressionen, Akne
KI: Herzinsuffizienz u.a.
Ind: Asympathikotone OH (in Kombination mit Sympathomimetika)
Dos: 0,1 mg/d (initial evtl. mehr)

SYNKOPE [R55]

Def: Plötzlich einsetzender, kurz andauernder, spontan reversibler Bewusstseins- und Tonusverlust infolge zerebraler Minderperfusion mit oder ohne Hinstürzen. In 20 % kommt es dabei zu Verletzungen.

Ep.: Ca. 40 % aller Menschen erleiden in ihrem Leben mindestens eine Synkope.

Einteilung (ESC und DGK):

1. Reflexvermittelte Synkopen:
   - Neurokardiogene Synkope (NCS): = Vasovagale Synkope (VVS): Häufigste Form der Synkope bei gesunden Personen.
     Prodromi einer NCS: Schwindel, Schwarzwerden vor den Augen, Herzklopfen, Schwitzen, Blässe, Übelkeit u.a.
     Pg.: Angst, Schmerz und Stress lösen eine Reflexkaskade aus mit Verminderung der Sympathikus- und Zunahme der Parasympathikusaktivität → Blutdruckabfall und Bradykardie → NCS (Emotionssynkope).
     Di.: Kipptischversuch.: Der auf einem Kipptisch fixierte Patient wird nach 15 Min. Liegen um 60 - 80° passiv aufgerichtet und bis zu 45 Min. so positioniert. Tritt eine Synkope ein, ist der Test positiv und beweist die vasovagale Synkope.
   - Karotis-Sinus-Syndrom mit Synkopen
   - Hustensynkope } pressorische Synkopen
   - Miktionssynkope
   - Lachsynkope
2. Orthostatische Synkope: Auslösende Faktoren sind plötzliches Aufstehen aus liegender Position oder längeres Stehen
   Pg.: Versagen des vasokonstriktorischen Reflexes im Bereich der Kapazitätsgefäße (Venen) der Beine.
3. Kardiovaskuläre Synkope:
   - Arrhythmogene Synkope durch Bradyarrhythmien, Morgagni-Adams-Stokes-Anfall, Tachyarrhythmien
   - Synkopen durch Herz-/Lungenerkrankungen: z.B. Synkopen bei Aortenstenose, HOCM, Lungenembolie

DD: Andere Ursachen eines Bewusstseinsverlustes:
Hypoxie, Hyperventilation/Hypokapnie, epileptische Anfälle, TIA (bei vertebrobasilärer Ischämie), dissoziativ-psychogene Anfälle (ungewöhnliche Verrenkungen in der Attacke, Augenschluss, psychische Auffälligkeiten u.a.)
Nichtepileptische Sturzanfälle (drop attacks) ohne Bewusstseinsverlust
Anamnese und Gesamtablauf des Anfalls sind dabei wichtig und zu erfragen!

Di.:
- (Fremd-)anamnese (am wichtigsten!): Genaue Umstände der Bewusstlosigkeit erfragen!
- Medikamentenanamnese
- Klinik / Labor / Blutdruck / 12-Kanal-Ekg/Loop-Rekorder

Anamnese / Befund	Diagnose
Schmerz oder andere emotionale Stresssituationen, langes Stehen mit prämonitorischen Symptomen wie „weiche Knie“ oder „flaues Gefühl im Bauch“	Vasovagale Synkope (NCS = neurocardiogenic syncope)
Synkope unmittelbar nach dem Aufstehen. Abfall des systolischen Blutdrucks im Stehen > 20 mmHg bzw. auf < 90 mmHg	Orthostatische Synkope
Pathologisches EKG: • Sinusbradykardie < 40/min • Sinusknotenstillstand > 3 Sekunden • AV-Block Grad II/III (Typ Mobitz) • Wechselnder Links- und Rechtsschenkelblock	Arrhythmogene Synkope (Morgagni-Adams-Stokes-Anfall)

Weitere Diagnostik:

Test	Vermutete Diagnose
Kipptisch-Untersuchung	NCS (vasovagale Synkope)
Schellong-Test	Orthostatische Synkope
Echokardiografie Ergometrie Langzeit-EKG Event-Rekorder	Arrhythmogene Synkope (Morgagni-Adams-Stokes-Anfall)

- Ergänzende Diagnostik: Ausschluss eines Karotis-Sinus-Syndroms (siehe dort); evtl. neurologisches Konsil, evtl. elektrophysiologische Untersuchung (EPU) bei V.a. arrhythmogene Synkope

Th.: • der orthostatischen Synkope:
Flachlagerung mit angehobenen Beinen; weitere Einzelheiten: Siehe Kap. „Orthostatische Hypotonie"

• Optionen zur Prophylaxe einer NCS:
- Erlernen Prodromi zu erkennen und durch rechtzeitiges Setzen/Hinlegen eine NCS zu vermeiden. Isometrische Übungen: Kreuzen der Beine, Anspannen der Gesäßmuskulatur (physikalische Gegendruckmanöver). Jendrassik-Handgriff (Finger ineinander haken und mit beiden Armen kräftig nach außen ziehen). Salz- und Flüssigkeitszufuhr; Absetzen von Medikamenten mit blutdrucksenkender NW. Meiden von Dehydratation, Stress, Alkoholkonsum, heiße Räume u.a. Auslösern
- Verordnung von Kompressionsstrümpfen/-hosen
- Kipptisch-Training in spezialisierten Kliniken oder Stehtraining

• Arrhythmogene Synkopen: Therapie der kardialen Grundkrankheit, Indikation zur Herzschrittmacher-/ICD-Therapie prüfen.

Prg: Reflexvermittelte Synkopen und orthostatische Synkopen haben eine gute Prognose (sofern kein Unfall passiert).
Arrhythmogene Synkopen bei strukturellen Herzerkrankungen haben ein erhöhtes Sterberisiko durch plötzlichen Herztod in Abhängigkeit von der kausalen Erkrankung.

ANHANG:

SCHWINDEL (VERTIGO) [R42]

Vo.: Nach Kopfschmerzen zweithäufigste Ursache für ärztliche Konsultationen, Prävalenz im Alter zunehmend (bis zu 40 % der über 80-jährigen - Lebenszeitprävalenz mittelschweren und schweren Schwindels bis zu 30 %)

Def: Unangenehm empfundene verzerrte Wahrnehmung (Scheinwahrnehmung) des umgebenden Raumes oder von Bewegungen, häufig mit vegetativen Symptomen (insb. Übelkeit und Brechreiz) vergesellschaftet. Schwindel entsteht durch gestörtes Zusammenspiel von visueller, vestibulärer und somatosensorischer Wahrnehmung.

Schwindelformen (allgemein): Bewegungsschwindel (Dreh-, Schwank-, Liftschwindel) und unsystematischer Schwindel (Benommenheitsgefühl ohne Bewegungskomponente); Attacken- oder Dauerschwindel

Formen vestibulären Schwindels:

1. Benigner paroxysmaler Lagerungsschwindel
Ep.: Im höheren Alter zunehmend: Bis zu 10 % bei 80-jährigen; w : m = 2 : 1
PPh: Kanalolithiasis/Kupulolithiasis der Bogengänge
KL.: Drehschwindelattacken (< 30 Sek. andauernd) mit oder ohne Übelkeit und Oszillopsien (Scheinbewegungen der Umwelt), ausgelöst durch Kopfwendung (insb. morgens)
Di.: Körperliche Untersuchung mit Lagerungsmanövern nach Dix-Hallpike und Supine-Roll-Test (Auslösung des Nystagmus bei Störung im posteriorem Bogengang nach einigen Sekunden, für 15 - 30 Sekunden anhaltend, crescendo-decrescendoartiger Verlauf, rasches Abklingen von Nystagmus und Schwindel in Ruhe; bei gestörtem horizontalen Bogengang kaum ermüdbarer Nystagmus, Auftreten ohne Latenz, linear-horizontaler Nystagmus)
Prg: Klingt häufig spontan innerhalb von Wochen ab, persistiert unbehandelt in 30 % d.F.
Th.: Lagerungsmanöver nach Epley und Semont (sog. Befreiungsmanöver) für posterioren Bogengang, „Barbecue"-Rotation für horizontalen Bogengang

2. Neuritis vestibularis
Syn: Neuropathia vestibularis, Neuronitis vestibularis
Ep.: Inzidenz 3,5/100.000/J., Krankheitsgipfel 30. - 60. Lj.
PPh: Akuter einseitiger teilweiser oder vollständiger Vestibularisausfall unklarer Genese
KL.: Akut einsetzend Tage bis Wochen anhaltend, starker Dauerdrehschwindel mit Verstärkung bei Kopfwendung, Oszillopsien, ipsiversive Fallneigung, Übelkeit und Erbrechen, keine Hörstörung, horizontaler Spontannystagmus zur gesunden Seite (verstärkt beim Blick zum Nystagmus); pathologischer Halmagyi-Curthoys-Kopfimpulstest (rasche Kopfdrehung und Fixation eines stationären Punktes) und ggf. pathologische kalorische Prüfung; im Verlauf ggf. benigner paroxysmaler Lagerungsschwindel ipsilateral oder phobischer Schwankschwindel

Th.: Antivertiginosa (z.B. Dimenhydrinat) nur innerhalb der ersten 48 h, sonst Verzögerung der zentralen Kompensation; Methylprednisolon initial 100 mg/d, Reduktion alle 4 Tage um 20 mg; physikalische Therapie und Physiotherapie

3. Bilaterale Vestibulopathie
   Ät.: • Idiopathisch (50 %): Bei einem erheblichen Teil der idiopathischen bilateralen V. findet sich eine klinische Trias mit zerebellärer Funktionsstörung, Downbeatnystagmus (schnelle Phase schlägt nach unten) und Polyneuropathie.
   • Sekundär: Ototoxische Aminoglykoside, M. Ménière, Meningitis u.a. Ursachen
   KL.: Bewegungsabhängiger Schwankschwindel und Gangunsicherheit; Oszillopsien mit Unscharfsehen bei Kopfbewegungen oder beim Gehen; Störung des Raumgedächtnisses
   Di.: Nach rascher horizontaler Kopfdrehung Refixationssakkaden; Sturzgefahr bei Romberg-Versuch und Tandemstand; evozierte Potenziale, beidseits pathologischer Halmagyi-Kopfimpulstest
   Th.: Vermeidung ototoxischer Medikamente; physikalische Therapie, evtl. Therapieversuch mit Kortikosteroiden
4. Vestibularisparoxysmie
   PPh: Hirnstammnahe Kompression des VIII. Hirnnerven
   KL.: Kurze Dreh-/Schwankschwindelattacken, akutes spontanes Auftreten
   Di.: Nachweis eines Gefäß-Nerven Kontaktes des N. vestibulocochlearis (cMRT)
   Pro: Prophylaktische Behandlung mit Carbamazepin oder Oxcarbazepin
5. M. Ménière
   Ep.: Lebenszeitprävalenz 0,5%, Häufigkeitsgipfel: 40. - 60. Lj., m > w
   PPh: Endolymphhydrops des Labyrinths
   KL.: Drehschwindelattacken mit Übelkeit/Erbrechen, einseitige Hörminderung (Tieftonbereich), Tinnitus, Ohrdruck, im Verlauf bis 50 % beidseits
   Di.: Audiometrie, AEP
   Th.: Evidenzlage zur Therapie unsicher, ggf. Hochdosistherapie mit Betahistin (bis zu 3 x 48mg)
6. Zentral vestibuläre Störungen (zerebrovaskulär, Hirnstammläsionen, zerebelläre Läsionen, Multiple Sklerose, Morbus Parkinson etc.)

Formen nicht-vestibulären Schwindels:

1. Internistische Ursachen, z.B.:
   - Nichtkardial: Orthostatischer Schwindel (häufig bei ca. 20 % der > 65jährigen), Hyperventilation, Panikattacken, Anämie, Hypoglykämie, postinfektiös, Hypoxie, medikamentös (blutdrucksenkende Mittel, Sedativa, Antidepressiva, Antiepileptika u.a.)
   - Kardial: Synkopen (siehe dort), Herzrhythmusstörungen (Tachy-/Bradykardien), strukturelle Herzerkrankungen mit vermindertem HerzMin.volumen (z.B. Myokardinfarkt, Klappenvitien, Kardiomyopathien)
2. Somatoformer Schwindel/phobischer Schwankschwindel (siehe auch Post-fall-Syndrom):
   KL.: Fluktuierender Dauerschwank- und Benommenheitsschwindel, seltener Drehschwindel; oft diffuse Symptomatik (Benommenheit, Leere im Kopf, Angst); subjektive Gang- und Standunsicherheit; häufig im Verlauf Kombination mit anderen somatoformen Störungen
   Th.: Psychotherapie, anfangs ggf. SSRI (ggf. kurzfristig Anxiolytika, z.B. Lorazepam), Gangschulung
3. Okulärer Schwindel (Störungen der Okulomotorik, Visusstörungen)
4. Zervikogener Schwindel:
   Ausschlussdiagnose, Besserung durch physikalische Maßnahmen und Krankengymnastik
   Memo: Bei älteren Patienten ist die Kombination mehrerer Ursachen für den Schwindel häufig (sensorische Defizite, z.B. Polyneuropathie - neurodegenerative Ursachen, z.B. Parkinson-Syndrom - Medikamente, Alkohol u.a.).

SCHOCK [R57.9]

Def.: Klinischer Ausdruck eines Kreislaufversagens, welches zu einer inadäquaten zellulären Sauerstoff-Nutzbarmachung führt. Akute Minderperfusion vitaler Organsysteme, die zu einem globalen Missverhältnis zwischen Sauerstoffangebot und Sauerstoffbedarf auf zellulärer Ebene führt mit Hypoxie der Gewebe und metabolischen Störungen.

Pg.: Dem Blutdruckabfall im Schock folgt kompensatorisch eine Ausschüttung von Katecholaminen mit Herzfrequenzanstieg und Engerstellung von Arteriolen und venösen Kapazitätsgefäßen. Daher kann initial der arterielle Blutdruck noch normal sein. Aufgrund der unterschiedlichen Verteilung von α- und β-Rezeptoren erfolgt eine Umverteilung der zirkulierenden Restblutmenge (Zentralisation) um die Durchblutung lebenswichtiger Organe, wie Herz, Gehirn, Lunge und Leber zu gewährleisten. Bei Minderperfusion von Organen mit Gewebshypoxie kommt es zellulär zu einem Umschalten von aerober auf anaerobe Energiegewinnung mit Ausbildung einer Hyperlaktatämie und metabolischen Azidose. Entwicklung von Organdysfunktionen (siehe Abschnitt septischer Schock).

Ät.: 1. Hypovolämie („Hypovolämischer Schock") [R57.1]
- Interner Flüssigkeitsverlust
- Externer Flüssigkeitsverlust

2. Kardiale Faktoren („Kardiogener Schock") [R57.0]
- Akuter Myokardinfarkt
- Endstadium Kardiomyopathie
- Fortgeschrittene Herzklappenerkrankung
- Myokarditis
- Kardiale Arrhythmien

3. Obstruktive Faktoren
- Lungenembolie
- Herzbeuteltamponade
- Spannungspneumothorax

4. Distributive Faktoren („Distributiver Schock")
- Schwere Sepsis („Septischer Schock")
- Anaphylaxie durch Freisetzung von Entzündungsmediatoren („Anaphylaktischer Schock") [T78.2]
- Neurogener Schock

Ad 1. - 3.: Niedriges Herz-Zeit-Volumen (Niedrige Fluss-Zustände), daher inadäquater Sauerstofftransport
Ad 4.: Typisch hohes Herz-Zeit-Volumen, Hauptdefizit in der Peripherie, verminderter systemischer Widerstand und veränderte Sauerstoffausschöpfung
Oft Kombination dieser Mechanismen

Schockspirale: Der Circulus vitiosus kann unterschiedliche Ursachen haben. Einmal begonnen, schreitet das Geschehen ohne adäquate therapeutische Intervention mit zunehmender Dynamik kontinuierlich fort!

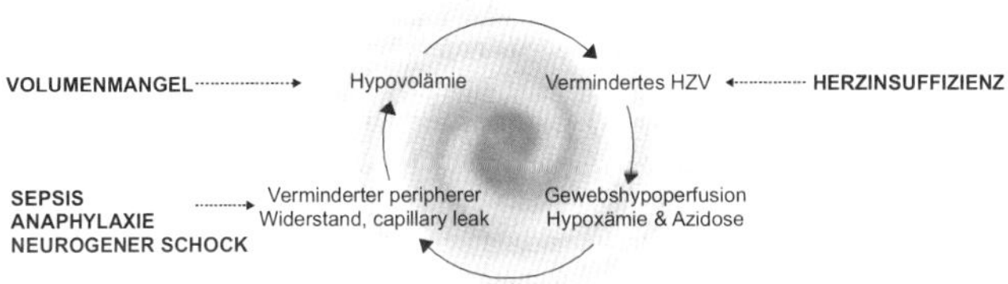

KL.: Klinische, hämodynamische, bildgebende und biochemische Zeichen
Schockindex = Puls / RRsyst. (> 1 Schock)
ad 1. - 3.: Feucht-kühle, blasse Haut, Durst , Oligurie
ad 2.: Feuchte Rasselgeräusche über den basalen Lungenabschnitten, Dyspnoe
ad 4.: Anaphylaxie: Vier Schweregrade der anaphylaktischen Reaktion:
- 0: Lokal begrenzte kutane Reaktion ohne klinische Bedeutung
- I: Allgemeinsymptome (Schwindel, Kopfschmerz, Angst u.a.) + Hautreaktionen (Flush, Juckreiz, Urtikaria u.a.)
- II: Zusätzlich: Blutdruckabfall + Tachykardie sowie gastrointestinale Symptome (Übelkeit, Erbrechen u.a.), leichte Dyspnoe
- III: Zusätzlich: Bronchospasmus (Asthmaanfall) und Schock, selten auch Larynxödem mit inspiratorischem Stridor
- IV: Atem-, Kreislaufstillstand

Ko.: Mehrorgandysfunktion (reversibel) bzw. Mehrorganversagen (irreversibel)

DD: Bei hypovolämischem Schock ZVD erniedrigt, bei kardialer Ursache meist erhöht! Beim Volumenmangel kollabierte Venen, bei kardialen Faktoren und Obstruktion gestaute Venen, gut zu beurteilen am Zungengrund und am Hals.

Di.: Basiert auf klinischen, hämodynamischen und biochemischen Zeichen
3 Komponenten:
1. Arterielle Hypotension assoziiert mit Tachykardie: RR_{syst} < 90 mmHg + MAP < 70 mmHg
2. Gewebshypoperfusion
   - Kutan (kalte und klamme Haut, Vasokonstriktion und Zyanose, Niedrig-Flusszustände)
   - Renal (Urinmenge < 0,5 ml/kg KG/h)
   - Neurologisch (veränderter Bewußtseinslage, Desorientiertheit, und Verwirrtheit)
3. Hyperlaktatämie (> 1,5 mmol/l): Abnormalen zellulären Sauerstoffmetabolismus anzeigend

- Anamnese: Nach Trauma mit Blutverlust hypovolämischer Schock wahrscheinlich
- Körperliche Untersuchung: Hautfarbe und Temperatur, Jugularvenenfüllung, periphere Ödeme
- Klinische Untersuchungen: Echo (bei jedem Patienten im Schock): Perikarderguss; Größe und Pumpfunktion linker und rechter Ventrikel; atemabhängige Füllung der Vena cava; Kalkulation des aortalen Velocity-time Integrals als Maß für Schlagvolumen

Th.: **Therapieziele Hämodynamik:**
- Arterieller Druck
  - MAP von 65 - 70 mmHg, ggf. höher in Abhängigkeit vom Erreichen einer Wiederherstellung der Gewebeperfusion, beurteilbar durch Urinproduktion, Hautdurchblutung, kognitive Funktion
  - Herz-Zeit-Volumen und Sauerstoffangebot
- HZV: Nach Korrektur einer Hypoxie und einer schweren Anämie ist das HZV die Hauptdeterminante des Sauerstoffangebots
  Messung der gemischt-venösen Sauerstoffsättigung (SvO_2)
- SvO_2: Erniedrigt bei Patienten mit Niedrig-Fluss-Zuständen (hypovolämischer und kardiogener Schock) oder Anämie
  SvO_2: Normal oder erhöht bei Patienten mit distributivem Schock (anaphylaktischer und septischer Schock)
- Blutlaktatkonzentrationen
  Bei Niedrig-Fluss-Zuständen liegt der primäre Mechanismus für die Hyperlaktatämie in der Gewebshypoxie mit Entwicklung eines anaeroben Metabolismus. Serielle Laktatbestimmungen sind sinnvoll. Bei effektiver Therapie sollten die Laktatkonzentrationen innerhalb von Stunden abfallen. Ein Abfall von über 20 % innerhalb von 2 Stunden war mit einer reduzierten Krankenhausletalität verbunden.

Vier Therapiephasen:
1. Rettungsphase
   Ziel: Minimalen Blutdruck und HZV erzielen, vereinbar mit akutem Überleben.
   Minimales Monitoring: Arterielle Druckmessung und ZVK
   Lebensrettende Prozeduren: Traumachirurgie, Perikarddrainage, Revaskularisation bei akutem Myokardinfarkt, Antibiose bei Sepsis. Behandlung der zugrundeliegenden Ursache
2. Optimierungsphase
   Zelluläre Sauerstoffverfügbarkeit erhöhen. Adäquate Wiederherstellung des Kreislaufs.
   Messung der SvO_2 (gemischtvenöse O_2-Sättigung) und der Laktatkonzentrationen zur Therapiesteuerung, evtl. HZV Monitoring
3. Stabilisierungsphase
   Organdysfunktionen vermeiden. Komplikationen minimieren. Organunterstützende Maßnahmen
4. Deeskalationsphase
   Entwöhnung von vasoaktiven Substanzen. Spontane Polyurie bewirken, Flüssigkeitselimination durch Diuretika oder Ultrafiltration, um negative Flüssigkeitsbilanz zu erzielen.
   Wiederherstellung der Kreislauffunktion schon während der Ursachenabklärung! Das initiale Management ist problemorientiert!

Schnelle Korrektur der Ursache:
- Kontrolle einer Blutung
- Perkutane Koronarintervention bei Koronarsyndrom
- Thrombolyse oder Embolektomie bei massiver Lungenembolie
- Antibiose und Fokussanierung bei septischem Schock
- Arterielle Kanüle zum Monitoring des arteriellen Blutdrucks und zur Blutabnahme
- Zentraler Venenkatheter zur Infusion von Flüssigkeit und von vasoaktiven Substanzen sowie zur Steuerung der Volumentherapie

VIP-Regel:
- Ventilation (Sauerstoffgabe)
- Infusion (Wiederherstellung des Flüssigkeitsstatus)
- Pumpen (Gabe vasoaktiver Substanzen)

- Unterstützung der Atmung:
  Sofortige Sauerstoffgabe, um Sauerstoffangebot zu erhöhen und pulmonale Hypertension zu vermeiden. Endotracheale Intubation und maschinelle Beatmung bei schwerer Atemnot, Hypoxämie, oder persistierender bzw. sich verschlechternder Azidose (pH < 7,30). Zusätzlicher günstiger Effekt durch Verringerung des Sauerstoffbedarfs der Atemmuskulatur und der linksventrikulären Nachlast durch intrathorakale Druckerhöhung.
- Wiederherstellung des Flüssigkeitsstatus: Flüssigkeitsgabe, um den mikrovaskulären Blutfluss und das Herz-Zeit-Volumen zu verbessern. Ziel: Herz-Zeit-Volumen soll Vorlast-unabhängig sein, d. h. auf dem Plateauteil der Frank-Starling Kurve.
  Flüssigkeits-Belastungs-Test durchführen, um die aktuelle Reaktion des Patienten auf Volumengabe zu bestimmen, z. B. passives Anheben der Beine.
  1. Art der Flüssigkeit: Erste Wahl Kristalloide
  2. Infusionsgeschwindigkeit: Initial 300 - 500 ml in 20 - 30 Min.
  3. Ziel der Flüssigkeitsgabe festlegen: Anstieg des arteriellen Druckes, Senkung der Herzfrequenz, Steigerung der Urinmenge
  4. Sicherheitsgrenzen bestimmen, um Lungenödem zu vermeiden, z.B. ZVD einige mmHg oberhalb des Ausgangswertes
- Vasoaktive Substanzen:
  Bei schwerer Hypotension und Persistenz trotz adäquater Flüssigkeitssubstitution
  Akzeptierte Praxis: Vorrübergehende Gabe vasoaktiver Substanzen während laufender Flüssigkeitsrekonstitution. Adrenerge Agonisten: Schnelles Ansprechen, hohe Potenz, kurze Halbwertszeit, leichte Dosisadjustierung.
  - Noradrenalin: 1. Wahl, da α-adrenerge Eigenschaften, jedoch geringe β-adrenerge Effekte hilfreich, um HZV aufrechtzuerhalten (üblicherweise 0,1 - 2,0 µg/kg KG/min).
  - Dobutamin: 1.Wahl, um HZV zu steigern, v.a. β-adrenerg, nicht mehr als 20 µg/kg KG/min

  Cave: Dopamin nicht empfohlen. Adrenalin zeigte erhöhte Arrhythmierate u.a. nachteilige Effekte.
- Massivtransfusion:
  Def.: Verlust bzw. Austausch des zirkulierenden Blutvolumens innerhalb von 24 h, Verlust bzw. Austausch von 50 % des zirkulierenden Blutvolumens innerhalb von 3 h, anhaltender Blutverlust mit 150 ml/min, Transfusion von ≥ 10 Erythrozytenkonzentraten (EK) in 24 h, Substitutionsbedarf > 2 EK in 15 Min.

  Kritische Werte für die Gerinnung werden erreicht bei Verlust von 150 % des Blutvolumens für Fibrinogen, sowie von 200 % des Blutvolumens für Gerinnungsfaktoren und Thrombozyten.
  Stufenschema bei Massivtransfusion: 2.000 - 3.000 ml Vollelektrolytlösung + 5 EK, anschließend 5 EK + 5 Fresh Frozen Plasma (FFP), gefolgt von jeweils 5 EK + 5 FFP + 1 Thrombozytenkonzentrat (TK). Falls die Blutgruppe noch nicht bekannt ist, kann im Notfall verabreicht werden: Initial 4 - 6 EK „0 rh neg" + 4 - 6 FFP der Blutgruppe AB (enthält weder anti-A noch anti-B) + 3 - 4 g Fibrinogen. Mindestens 1-stündliche Bestimmung von Blutgasanalyse, ionisiertem Calcium, Hb, Thrombozytenzahl, INR, PTT und Fibrinogen. Bei initial vorhandener Koagulopathie wird die Gabe von 3 - 4 g Fibrinogen, 15 ml/kg KG FFP sowie 2 Einheiten Thrombozyten empfohlen.
  - Bei Polytraumatisierten mit Massivtransfusion wird eine permissive Hypotension erwogen, d.h. bei Patienten ohne ZNS Trauma ein MAP ≥ 65 mmHg (systol. RR 80 - 100 mmHg), sowie bei Patienten mit Schädelhirntrauma ein MAP ≥ 90 mmHg. Bei isotonen Vollelektrolytlösungen soll mindestens das 2 - 3fache des Verlustes infundiert werden.
    Anm.: Die Gabe kolloidalen Volumenersatzes kann erwogen werden, der prognostische Nutzen ist aber nicht belegt.
  - Ein gepooltes TK aus 4 Vollblutspenden enthält ca. 2 - 4 x 10^{11} Thrombozyten. Die Therapieziele liegen bei einem Hb von 8 - 10 g/dL, sowie bei > 50 x 10^9/L für Thrombozyten.
  - Als Antifibrinolytikum kann Tranexamsäure 1 g als Bolus, gefolgt von 1 g/8 Stunden als Infusion verabreicht werden.
  - Das in den FFP zur Konservierung enthaltene Natriumzitrat führt zu einer Komplexbildung mit Calcium. In der Praxis werden 2 Ampullen Calciumgluconat 10 % zur Kompensation des Citrats für jeweils 4 FFP appliziert.
- Risiko von Blutprodukten: Kontamination von Blutprodukten mit Bakterien, Parasiten und Viren und deren Übertragung wird mit ca. 1 : 3 Mio. angegeben und ist damit sehr niedrig. Das Risiko einer bakteriellen Kontamination ist bei Thrombozytenkonzentraten höher als bei Erythrozytenkonzentraten oder FFP, da Thrombozytenkonzentrate bei Raumtemperatur gelagert werden (22°C ± 2°C), wodurch bakterielles Wachstum begünstigt wird. Das Risiko für die Übertragung von Hepatitis B beträgt ca. 1 : 100.000 bis 1 : 1 Mio., von Hepatitis C weniger als 1 : 10 Mio., sowie von HIV ca. 1 : 10 Mio.

Transfusion related acute lung injury (= TRALI) mit Permeabilitätslungenödem durch Leukozyten-Ak im Spender-FFP ist als Komplikation sehr selten geworden, seit Frauen (Ak-Bildung im Rahmen der Schwangerschaft bzw. peripartal) als Spender für FFP nicht mehr genommen werden.

- **Anaphylaxie - Therapie:**
  - Lagerung flach, Beine evtl. angehoben, O_2-Gabe
  - Weitere Antigenzufuhr stoppen, i.v.-Nadel nach Kontrastmittelapplikation liegen lassen! Großlumiger venöser Zugang.
  - Epinephrin (Adrenalin): Dos. Suprarenin®: 1 ml = 1 mg Epinephrin → 1 ml der Lösung mit 9 ml NaCl 0,9 % auf das 10fache verdünnen → 1 ml der 10fach verdünnten Lösung = 0,1 mg Adrenalin.
    Bei nicht reanimationspflichtigen Patienten sofort 0,3 - 0,5 mg i.m. Bei drohender Kreislaufdekompensation 0,1 mg i.v. (i.v.-Gabe kann nach einigen Min. wiederholt werden).
  - Rasche Volumensubstitution in ausreichender Menge (bei kardial suffizienten Erwachsenen 2.000 - 3.000 ml in 30 Min.)
  - Prednisolon: 500 - 1.000 mg i.v. (Wirkung erst nach 10 - 30 Min.!)
  - Histaminantagonisten:
    - H_1-Antagonisten: z.B. Clemastin (Tavegil®) 2 mg i.v.
    - H_2-Antagonisten: z.B. Ranitidin 50 mg i.v.

  Ergänzende Maßnahmen:
  - Bei Bronchospasmus: Rasch wirksame Beta2-Sympathomimetika als Spray u.a. (siehe Kapitel Asthma)
  - Bei Anschwellen der oberen Atemwege ggf. Intubation, bei Atemwegsverlegung durch Larynxödem Koniotomie als Ultima Ratio
  - Bei Kreislaufstillstand (Grad IV der anaphylaktischen Reaktion): Kardiopulmonale Reanimation
  - Patienten mindestens 24 h stationär überwachen, da bis zu 20 % aller anaphylaktischen Reaktionen zweiphasig verlaufen mit einem Intervall von 1 - 24 h (selten länger).

  Pro: Beratung, Schulung, Notfallausweis und Notfallset; spezifische Immuntherapie bei Bienen- oder Wespenallergie; Meidung von ACE-Hemmern und Betablockern (die den Verlauf der allergischen Reaktion verschlimmern können) u.a.

  Anm.: Septischer Schock: Siehe nächstes Kapitel. Die übrigen Schockursachen sind in den entsprechenden Organkapiteln dargestellt.

Prg: Hohe Morbidität und Mortalität, daher frühzeitiges Erkennen und aggressives Management essentiell für Prognose von Schockzuständen.

SEPSIS [A41.9]

Internet-Links: *http://www.esicm.org/research/surviving-sepsis-campaign; www.survivingsepsis.org; www.sepsis-gesellschaft.de* → S-2k-Leitlinien zur Prävention, Diagnose, Therapie und Nachsorge der Sepsis von 2010

Def: ACCP/SCCP Konsensus Konferenz Kriterien von 1992**:**
Sepsis = SIRS + Infektion
SIRS = systemic inflammatory response syndrome = generalisierte Entzündungsreaktion
Infektion: Klinisch hinreichender Verdacht (z.B. Darmperforation, Pleuraempyem, eitriger Liquor) ohne oder mit mikrobiologischer Sicherung
Klinische Manifestation SIRS: ≥ 2 Symptome:
- Temperatur > 38 °C oder < 36 °C
- Herzfrequenz > 90/Min
- Atemfrequenz > 20/Min oder $PaCO_2$ < 32 mmHg
- Leukozyten > 12.000/mm³ oder < 4.000/mm³; > 10 % unreife Granulozyten (Stäbe)

Schwere Sepsis = Sepsis + Organdysfunktion(en)
Septischer Schock:
- Persistierende arterielle Hypotension trotz adäquater Flüssigkeitssubstitution
- Vasopressoren, um Hypotension zu vermeiden - keine andere Ursache für Hypotension

Sepsis-3-Definition 2016:
Der Begriff SIRS wird in der Sepsis-3-Definition nicht mehr verwendet, da 1/8 Patienten mit Infektion + neuer Organdysfunktion nicht ≥ 2 SIRS-Kriterien aufweisen. Vor allem soll eine Sepsis von einer unkomplizierten Infektion unterschieden werden. Sepsis wird definiert als lebensbe-

drohliche Organdysfunktion, welche durch eine dysregulierte Immunantwort der Patienten auf eine Infektion verursacht wird. Mit den neuen Definitionen sollen Patienten mit Verdacht auf eine Infektion schnell als Risikopatienten für eine Sepsis und Organdysfunktionen mit signifikant erhöhter Letalität (Letalität > 10 %) erkannt und behandelt werden. Als septischer Schock wird die Sepsis-Subgruppe definiert, in der zugrundeliegende zirkulatorische, zelluläre und metabolische Anormalitäten mit signifikant größerem Letalitätsrisko (> 40 %) assoziiert sind als bei einer Sepsis alleine (> 10 %).

- Identifikation von Patienten in der Ambulanz, Notaufnahme und auf Normalstation mit Verdacht auf eine Infektion und Sepsisrisiko: Risiko für eine Sepsis und Letalität 3 - 14 x erhöht, wenn ≥ 2 Parameter des quick-SOFA (qSOFA) erfüllt: 1. Atemfrequenz ≥ 22/Min, 2. Verwirrtheit und/oder 3. systolischer Blutdruck ≤ 100 mmHg.
- **Sepsis** = V.a. Infektion + lebensbedrohliche Organdysfunktion = akute Veränderung ≥ 2 Punkte im Gesamt SOFA-Score (Sequential Organ Failure Assessment), Letalität > 10 %
- **Septischer Schock** = Sepsis + Serum-Laktat > 2 mmol/l + Vasopressor-abängige Hypotension trotz adäquater Flüssigkeitssubstitution (um MAP ≥ 65 mmHg zu halten), Letalität > 40 %.

Ep.:
- Prävalenz der Sepsis 76 - 110/100.000 erwachsene Einwohner in Deutschland
- Prävalenz schwere Sepsis/septischer Schock auf Intensivstationen: 18 %
- Inzidenzrate schwere Sepsis/septischer Schock: 11,6/1.000 Intensivstationstage

Ät.: Hauptursachen einer Sepsis sind Infektionen: Pulmonal, intraabdominal, urogenital, Haut- und Weichteile, ca. 10 % Fremdmaterial. Blutkulturen in 20 - 30 % positiv, 1/3 Kulturen vom potentiellen Infektionsort negativ, weltweit in ca. 55 % gramnegative/grampositive Erreger, in ca. 20 % Pilze isoliert.

Häufigste Erreger:
- Gramnegativ: Escherichia coli, Klebsiellae, Pseudomonas aeruginosa
- Grampositiv: Staphylococcus aureus, Streptococcus pneumoniae

S. aureus-Nachweis in Blutkulturen bedeutet fast immer S. aureus-Blutstrominfektion (SABSI) und praktisch nie Kontamination, in 10 - 15 % Methicillin-resistente Stämme (MRSA), Inzidenz: ca. 15 - 35/100.000/a. Häufigste Eintrittspforten: Infizierte intravaskuläre Katheter (ZVK, Port, PVK), Respirationstrakt, im Urin bei SABSI im Sinne einer sekundären Ausscheidung über die Nieren in ca. 15 %. Endokarditis in > 5 % (nosokomiale SABSI) ggf. mit septisch-embolischen Komplikationen (z.B. Osler-Knötchen), Knochen- und Gelenkinfektionen, Spondylodiscitis, Meningitis, Abszesse in parenchymatösen Organen.

Pg.: Patienten mit einer Sepsis sind sehr heterogen bezüglich der Quelle der Infektion und den auslösenden Mikroorganismen (Menge und Virulenz), Alter, genetischem Hintergrund, Komorbiditäten, chronischer Medikation und Lebensführung (PIRO-Konzept: Prädisposition, Infektion, Patienten-Antwort auf Infektion (Response), Organdysfunktionen). Daraus resultiert eine hohe Variabilität bezüglich Immunantwort, Überlebensrate und Nutzen potentieller Therapien.

Pathophysiologie der Organschädigungen: „Four Hit Model":
- „first hit" = akute Verletzung/akuter Infekt (z.B. Pneumonie)
- „second hit" = Multiorgandysfunktionssyndrom (z.B. Ischämie-Reperfusion, toxische Sauerstoffmetabolite, Verlust kapillärer Endothel-Barrierefunktion)
- „third hit" = global increased permeability syndrome (GIPS)
- „fourth hit" = negative kumulative Flüssigkeitsbilanz und resultierende Hypovolämie (oft iatrogen).

Entscheidender Wendepunkt 3. Tag nach Schockbeginn. Auf distributiven Schock (arterielle Vasodilatation und transkapillärer Albuminverlust) folgende hämodynamische Stabilisierung mit „Verschließen" des kapillären Lecks, Wiederherstellung der Diurese und Mobilisation von extravaskulärer Flüssigkeit.

KL.: Diagnostische Kriterien für Sepsis und septischen Schock: Siehe Sepsis-3-Definition

SOFA-Score-Punkte	**1**	**2**	**3**	**4**
Lunge PaO_2/FiO_2, mmHg (Horovitz-Quotient)	< 400	< 300	< 200 mit maschineller Beatmung	< 100
Gerinnung Thrombozyten x $10^3/mm^3$	< 150	< 100	< 50	< 20
Leber Bilirubin, mg/dl µmol/l	1,2 - 1,9 20 - 32	2,0 - 5,9 / > 4 33 - 101 / > 70	6,0 - 11,9 102 - 204	> 12,0 > 204
Herz/Kreislauf Hypotension	MAP < 70 mmHg	Dopamin < 5 oder Dobutamin (jede Dosierung)*)	Dopamin 5,1 - 15 oder Adrenalin ≤ 0,1 oder Noradrenalin ≤ 0,1*)	Dopamin > 15 oder Adrenalin > 0,1 oder Noradrenalin ≤ 0,1*)

SOFA-Score-Punkte	1	2	3	4
ZNS Glasgow Coma Scale	13 - 14	10 - 12	6 - 9	< 6
Niere Kreatinin, mg/dl µmol/l oder Diurese	1,2 - 1,9 110 - 170	2,0 - 3,4 171 - 299	3,5 - 4,9 300 - 400 oder < 500 ml/d	> 5,0 > 440 oder < 200 ml/d

*) Adrenerge Substanzen für mindestens 1 h (Dosierung in µg/kg x Min)

Ko.: Mehrorgandysfunktion (reversibel) bzw. Mehrorganversagen (irreversibel)
Fulminante Verlaufsformen der Sepsis:
- Meningokokkensepsis (petechiale Hautblutungen und Verbrauchskoagulopathie, evtl. mit bilateraler Nebennierennekrose „Waterhouse-Friderichsen-Syndrom")
- Sepsis nach Splenektomie (siehe OPSI-Syndrom)
- Landouzy-Sepsis: Septische Verlaufsform der Tuberkulose bei Immunsuppression
- Toxic shock syndrome (TSS)
  - Staphylokokken-assoziiertes TSS durch TSS-Toxin 1 bei vaginalen Infektionen, z.B. „Tamponassoziiertes Schocksyndrom" (Bildung von Exotoxin C, Enterotoxin F); gynäkologisches Konsil
  - Streptokokken-assoziiertes TSS durch Enterotoxine von Bakterien der Gruppe A-Streptokokken (GAS) bei nekrotisierender Fasziitis oder Myositis; chirurgisches Konsil

DD: Bei hypovolämischem Schock ZVD ↓, bei Herzversagen meist ↑! Volumenmangel: Kollabierte Venen; kardiogener Schock: Gestaute Venen. Gut zu beurteilen: Venen Zungengrund und Hals

Di.: Siehe Definition und Klinik. Echokardiographie mittels TEE bei allen SABSI-Patienten. DUKE-Kriterien der Endokarditis beachten (s. dort). Alleiniges TTE nur bei unkomplizierten SABSI-Fällen nach strenger Def. sowie bei KI zur TEE. Falsch-negative TTE-Befunde in bis zu 20 %!

Th.: Die SSC 2016-Empfehlungen stellen die Basis für das Management der Patienten nach den Sepsis-3-Definition, wobei sie auf personalisierte Versorgung adaptiert werden. 5 Sektionen: Hämodynamik, Infektion, supportive Therapie, Stoffwechsel und Atmung. Nicht mehr enthalten sind 2016 die spezifischen Zielparameter ZVD und zentralvenöse Sättigung $ScvO_2$ zur hämodynamischen Verbesserung. Initial Gabe von 30 ml/kg Kristalloide, danach titrierte personalisierte Flüssigkeitszufuhr, Monitoring des Ansprechens der Patienten, z.B. über Vorlasttests oder Fußhebetest (passive leg raising test) oder endexpiratorischer Verschlusstest (15 Sekunden endexpiratorischer Verschlussdruck erhöht die Vorlast), sowie funktionelle hämodynamische Messungen, wie Schlagvolumen-Variabilität (SVV) oder Pulsdruck-Variabilität (PPV). Ein konservatives, auf den distributiven Schock folgendes Flüssigkeitsmanagement (conservative late fluid management, CLFM) mit negativer Bilanz an zwei aufeinander folgenden Tagen innerhalb der ersten Woche ist ein unabhängiger Prädiktor für das Überleben. Bei Patienten, die nicht spontan ausschwemmen: Aktiver Flüssigkeitsentzug (late goal directed fluid removal) mit Diuretika (Furosemid) bzw. Nierenersatzverfahren.

SSC 2016 Empfehlungen:
Nach evidenzbasierter Medizin im GRADE-System 3 Empfehlungsgrade:
1. Starke Empfehlung (S): Soll es machen
2. Schwache Empfehlung (W = weak): Sollte es wahrscheinlich machen
3. Falls keine Graduierung erfolgen konnte, wird ein „Best Practice Statement (BPS)" angegeben.

Die Qualität der Beweislage (Evidenz) wird vierstufig eingeschätzt: A hoch - D niedrig.

A. Initiale Wiederherstellung und Infektionsbelange
- Sepsis und septischer Schock sind medizinische Notfälle: Sofortige Therapie
- ≥ 30 ml/kg KG i.v. Kristalloide < 3 h (S), ggfs. mehr
- Dynamische den statischen Variablen vorziehen für Ansprechen auf Flüssigkeitszufuhr (W)
- Initaler Ziel-MAP = 65 mmHg im septischen Schock bei Vasopressorengabe (S)
- Laktatwerte normalisieren bei erhöhten Laktatwerten als Marker der Gewebehypoperfusion (W)

B. Routine-Screening potentiell infektiöser Schwerkranker im Krankenhaus (BPS)

C. Diagnose Infektion: Geeignete mikrobiologische Kulturen von klinisch indizierten Orten (einschließlich Blut) vor Antimikrobiotikagabe, ≥ 2 Blutkultursets (aerob + anaerob); danach ohne signifikante Verzögerung Antimikrobiotika

D. Antimikrobielle Therapie (entspricht Tarragona-Strategie: look at your patient, listen to your hospital, hit hard and early)
- Initial kalkulierte Breitspektrum-antimikrobielle Therapie i.v. (< 1 h) möglicher Pathogene (Bakterien, Pilze, Viren) (S), täglich Deeskalationsmöglichkeit überprüfen
- Antimikrobielles Regime nach Keimidentifikation und klinischer Besserung deeskalieren (BPS)

- Dosierung optimieren nach pharmakokinetischen und pharmakodynamischen Prinzipien (BPS)
- Empirische Kombinationstherapie selten indiziert - auch bei Neutropenie - deeskalieren
- 7- 10 Tage antimikrobielle Therapie meist ausreichend
- Längere Dauer antimikrobieller Therapie bei langsamem klinischen Ansprechen, nicht drainierbarem Fokus, Staphylococcus aureus-Bakteriämie, einigen Pilzen und Viren, Immundefizienzen (W)
- Procalcitonin-Bestimmungen möglich, um Dauer der antimikrobiellen Therapie zu verkürzen (W)
- SABSI: Siehe Therapie Endokarditis

E. Identifikation und Kontrolle der Infektionsquelle
- Anatomische Zuordnung der Infektion so schnell wie möglich und Intervention zur Fokussanierung so schnell wie medizinisch und logistisch praktikabel (BPS) (< 6 h Letalität ↓)
- Entfernung infizierter Katheter und Fremdmaterial (BPS)

F. Flüssigkeitstherapie
- Volumenbelastung solange hämodynamische Verbesserung nachweisbar ist. (BPS)
- Kristalloide sind initial und anhaltend erste Wahl (S), balancierte Lösungen empfohlen (W)
- Ggf. Albumin bei hohem Bedarf an Kristalloiden (W), kein HÄS (S), ggf. Gelatine (W)

G. Vasoaktive Medikation
- Noradrenalin Vasopressor der 1. Wahl (S)
- Ggf. zusätzlich zu Noradrenalin Vasopressin (bis 0,03 U/min) (W), Adrenalin (W), Dobutamin (W); kein Dopamin (S)
- Allen Patienten mit Vasopressoren möglichst arteriellen Katheter legen.

H. Steroide
- Ohne Schock/auf Volumengabe und Vasopressoren reagierender Schock: Keine Steroide
- Ggf. nur bei persistierendem Schock trotz adäquater Volumengabe und Vasopressoren i.v. 200 mg Hydrocortison/d (W)
- Risiko von Hyperglykämie, Hypernatriämie. Abbau vermindert: Ggf. nur 30 - 60 mg/d nötig.

I. Blutprodukte: Substitution Erythrozyten nur bei Hb < 7 g/dl, wenn keine Herzischämie, schwere Hypoxämie, Blutung (S), kein Erythropoietin (S), FFP bei Blutung/invasiven Prozeduren (W), Thrombozyten bei < 10.000/ml ohne, > 50.000/ml mit Blutung

J. Immunglobuline: Nein (W)

K. Blutreinigung: Keine Stellungnahme

L. Antikoagulantien: Kein ATIII (S); Thrombomodulin und Heparin: Keine Stellungnahme

M. Maschinelle Beatmung der Sepsis-induzierten akuten Lungenschädigung (ARDS): Siehe dort

N. Sedierung, Analgesie: Kontinuierliche oder intermittierende Sedierung minimieren (BPS)

O. Glukose-Kontrolle: Blutzucker-Management, wenn 2 x > 180 mg/dl. Ziel: Blutzucker ≤ 180 mg/dl (S), BZ-Kontrolle alle 1 - 2 h, wenn stabil alle 4 h (W); ***Cave:*** Fehleinschätzung mit BZ-Schnelltestgeräten möglich.

P. Nierenersatzverfahren: Kontinuierlich oder intermittierend bei AKI; kontinuierliche bei hämodynamisch instabilen Patienten; keine lediglich bei Kreatininanstieg oder Oligurie (W)

Q. Bikarbonattherapie: Keine Azidosepufferung bei Hypoperfusion, solange pH ≥ 7,15 (W)

R. Prophylaxe tiefe Venenthrombose: LMWH > UFH (S), + mechanische Prophylaxe (W)

S. Stressulkus Prophylaxe: Nur mit Risikofaktoren (S), Protonen-Pumpen-Inhibitor / H_2-Blocker (W)

T. Ernährung: Keine parenterale Ernährung, wenn enteral möglich (S), alleine/in Kombination mit enteraler < 7 d, falls enteral nicht realisierbar (S); frühe volle enterale Ernährung, falls toleriert (W); Prokinetika (W); kein: Selen (S), Omega-3-Fettsäuren (S), Arginin (W)

U. Festlegen von Behandlungszielen: < 72 h (W), Prognose und Ziele diskutieren mit Pat. + Angehörigen (BPS), End-of-Life-Konzepte und Palliativmedizinprinzipien miteinbeziehen (S).

Prg: Ca. 40 % Sepsis-Überlebende beeinträchtigt (critical illness polyneuropathy [CIP]), CI myopathy [CIM], neurokognitive Einschränkungen, post traumatic stress disorder [PTSD], Depressionen.
Marmorierungsscore der Haut am Knie Mikrozirkulationsstörungen (Mottling-Score) korreliert mit Überleben: Score 0 = keine, 1 = Münzgröße; 2 = nicht oberhalb Kniescheibe, 3 = nicht oberhalb Mitte Oberschenkel, 4 = nicht oberhalb des Leistenbandes, 5 = oberhalb des Leistenbandes.
Intensivstations- und Gesamtkrankenhausletalität in Deutschland (INSEP-Studie 2016) mit schwerer Sepsis 16,7 % und 23,4 % bzw. im septischen Schock 37,3 % und 43,3 %

Cave: Hyperlaktatämie erhöht unabhängig vom Vasopressorbedarf das Letalitätsrisiko.

Schwere Sepsis und septischer Schock sind die dritthäufigste Todesursache im Krankenhaus!
Jeder Zeitverlust vor Beginn einer effektiven Therapie verschlechtert die Prognose!

III. PNEUMOLOGIE

Internet-Infos: *www.pneumologie.de; www.atemwegsliga.de*

Ep.: Ca. 10 % der Menschen in den Industrieländern sterben an einer Lungenkrankheit; die 3 häufigsten Ursachen sind:
1. Lungenkarzinom (ca. 40 %)
2. COPD (ca. 25 %)
3. Pneumonien (ca. 20 %)

Aufbau einer Lungendiagnostik

- Anamnese und klinische Untersuchung mit Perkussion und Auskultation
- Labor: Klinische Chemie, Serologie
- Lungenfunktionsprüfungen, Blutgasanalyse
- Bildgebende Verfahren:
  Transthorakaler Ultraschall (TTUS): Empfindliche Diagnose von Pleuraergüssen; Erkennung von Pneumothorax, Lungenödem und Pneumonie
  Endobronchialer Ultraschall (EBUS): Nachweis zentraler, extrabronchialer Tumoren und Lymphknoten
  Röntgenaufnahmen des Thorax in 2 Ebenen
  CT, Spiral-CT mit 3D-Bildern und virtueller Bronchoskopie, hochauflösendes CT (HRCT)
  MRT, PET-CT
  (Bronchografie - nur noch selten angewandt)
  Perfusions- und Ventilationsszintigrafie
  Pulmonalisangiografie
- Mikrobiologische Untersuchungen
- Allergiediagnostik: Gesamt IgE, spezifisches IgE (RAST), Hautteste, Provokationsteste
- Endoskopisch-bioptische Verfahren:
  Bronchoskopie mit bronchoalveolärer Lavage (BAL), Bakteriologie, Zytologie und Biopsie, EBUS-gesteuerte Lymphknotenbiopsie, elektromagnetische Navigationsbronchoskopie zur Biopsie peripherer Herde
  Pleurapunktion und -biopsie
  Videoassistierte Thorakoskopie (VATS)
  Transthorakale Lungenpunktion mit Biopsie
  Mediastinoskopie
  Thorakotomie
- Ergänzende Rechtsherzdiagnostik (Echokardiografie, Rechtsherzkatheter u.a.)

Die Lungenerkrankungen sind charakterisiert durch:

a) Allgemeinsymptome:
- Appetitlosigkeit/Gewichtsverlust
- Fieber
- Nachtschweiß
- BSG-Beschleunigung
- Leukozytose
- Dysproteinämie

b) Vier spezifische Lungensymptome:
- Husten ohne Auswurf = unproduktiver Husten, mit Auswurf = produktiver Husten
- Bluthusten (siehe Lungenblutung)
- Dyspnoe
- Brustschmerz

Chronischer Husten (Definition uneinheitlich: > 3 - 8 Wochen Dauer)

Urs.: Häufig: Upper airway cough syndrome (UACS) = Postnasal drip (PND) syndrome, Asthma bronchiale, Refluxkrankheit, COPD, ACE-Hemmer; nicht-asthmatische eosinophile Bronchitis (NAEB)
Ferner: Aspiration, Herzinsuffizienz, Lungenkarzinom, psychogener Husten u.a.

Lungen:

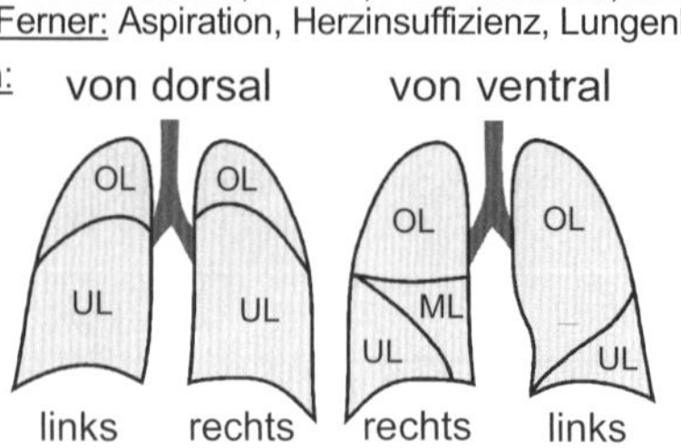

Rechts: 10 Lungensegmente:
3 Ober-/2 Mittel- und 5 Unterlappensegmente

Links: 9 Lungensegmente:
5 Oberlappensegmente (4 + 5 = Lingula)
4 Unterlappensegmente (Segment 7 fehlt oft)

Die Lokalisation eines physikalischen Befundes sollte den einzelnen Lungenlappen zugeordnet werden. Hierbei vermeide man die Begriffe "Ober-, Mittel- oder Unterfeld". Dies ist röntgenologische Sprache bei alleiniger Röntgenaufnahme im sagittalen Strahlengang, wobei sich die einzelnen Lungenlappen auf der Röntgenplatte überschneiden und man aus diesem Grunde keine sichere Lappenangabe machen kann.

STÖRUNGEN DER ATEMFUNKTION

Entsprechend den 3 Teilfunktionen der Lunge (Ventilation, Diffusion, Perfusion) unterscheidet man:

1. Ventilationsstörungen
2. Diffusionsstörungen
3. Perfusionsstörungen

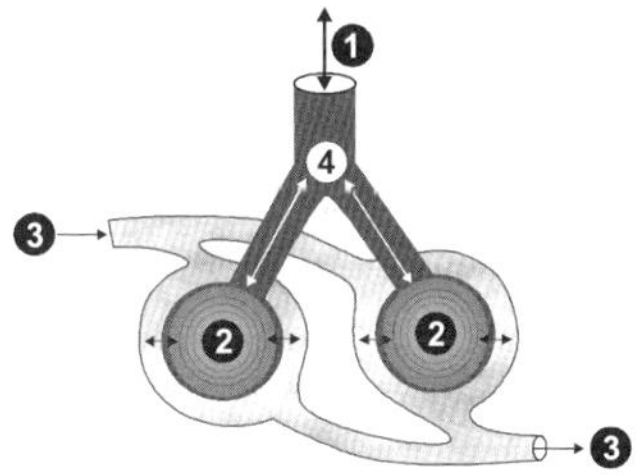

Diese Teilfunktionen müssen in sämtlichen Lungenabschnitten gleichmäßig ablaufen und aufeinander abgestimmt sein; ist dies nicht der Fall, kommt es zu Verteilungsstörungen (4).

Bei Störungen des Atemzentrums kommt es zu Atemregulationsstörungen.

Ventilationsstörungen

[R94.2]Störung der Fähigkeit, Luft in und aus den Atemwegen zu bewegen.
Ventilationsstörungen führen zu einer vermehrten Atemarbeit, was der Patient als erschwerte Atmung (Dyspnoe) empfindet. Ausgeprägte Dyspnoe unter Einsatz der Atemhilfsmuskulatur = Orthopnoe.

DD: Dyspnoe

Ep.: 7% der Pat. in Notaufnahmen, 25 % der Pat. im ambulanten Bereich, bis zu 60 % der Pat. in lungenärztlichen Praxen

- Pulmonale und thorakale Ursachen der Dyspnoe
  - COPD
  - Asthma bronchiale
  - Aspiration, Glottisödem, vocal cord dysfunction (VCD)
  - Lungenemphysem
  - Pneumonie
  - Pneumothorax, Rippenfrakturen, Pleuraerguss
  - Lungenembolie

  u.a. Lungenerkrankungen
- Kardiale Ursachen der Dyspnoe
  - Herzinsuffizienz
  - Akutes Koronarsyndrom
  - Vitien, Kardiomyopathien
  - Myo-/Perikarditis
  - Perikarderguss/-tamponade
- Extrathorakale Ursachen der Dyspnoe
  - Hypoxie und Anämie, Fieber
  - Metabolische Azidose
  - Erkrankungen von ZNS, Rückenmark, Nerven
  - Adipositas, großer Aszites
  - Emotionale Faktoren (Hyperventilationssyndrom)

  und weitere Ursachen

Einteilung nach dem zeitlichen Verlauf der Dyspnoe
- Akut: Lungenembolie, Pneumothorax, Aspiration, Asthmaanfall, Larynxödem, Lungenödem, VCD
- Subakut: z.B. Pneumonie
- Chronisch: COPD, Herzinsuffizienz, Emphysem u.a.

Diagnostische Hinweise bei akuter Dyspnoe

Stridor:	• Inspiratorisch: Trachealstenose, Glottisödem, Laryngospasmus • Exspiratorisch: Asthma bronchiale, COPD
Thoraxschmerz:	ACS, Lungenembolie, Pneumothorax
Fehlendes Atemgeräusch einseitig:	+ Dämpfung: Atelektase oder großer Pleuraerguss + hypersonorer Klopfschall: Pneumothorax

Basale Dämpfung: + fehlender Stimmfremitus: Pleuraerguss, Zwerchfellhochstand
Feuchte Rasselgeräusche: • Klingende RG + Fieber: Pneumonie
• Nicht klingende RG: Linksherzinsuffizienz, Lungenödem
Hyperventilation, Parästhesie, Tetanie: Hyperventilationssyndrom
Normaler Lungenbefund: Fluid lung ? (nur im Thorax-Röntgenbild erkennbar), Lungenembolie? u.a.

Alarmsignale für vitale Gefährdung bei Dyspnoe:
- Sauerstoffsättigung SpO_2 < 90 %
- Atemfrequenz > 20/Min.
- Rasche Entwicklung der Dyspnoe

EINTEILUNG DER VENTILATIONSSTÖRUNGEN:

1. **Obstruktive Ventilationsstörungen:**
   Def: Obstruktion = Verengung oder Verlegung der Atemwege
   Ep.: 90 % aller Lungenfunktionsstörungen. Jeder 3. Raucher > 40 Jahre hat eine obstruktive Ventilationsstörung
   A) Obstruktion der oberen (extrathorakalen) Atemwege von Mund/Nase bis Larynx
   Leitsymptom: bes. inspiratorische Atembehinderung; inspiratorischer Stridor = pfeifendes Geräusch bei der Inspiration
   Ät.: Zurückgefallene Zunge, Glottis-/Larynxödem, Epiglottitis, Pseudokrupp, Aspiration, Tumoren, obstruktives Schlafapnoesyndrom, Rekurrensparese, Vocal cord dysfunction (siehe dort)
   B) Obstruktion der unteren (intrathorakalen) Atemwege von Larynx bis zu den Bronchioli terminales:
   Leitsymptom: Exspiratorische Atembehinderung mit verlängertem Exspirium
   Pg.: • Endobronchiale Obstruktion: z.B. durch
   - Muskelspasmus, Schleimhautödem } Asthma bronchiale
   - Hyper- und Dyskrinie, Mukostase } COPD
   • Exobronchiale Obstruktion: z.B. durch exspiratorischen Bronchiolenkollaps infolge Wandinstabilität bei Emphysem
   Ät.: • Erkrankungen der Trachea: Tumoren, Narbenstrikturen und -stenosen, Aspiration, Struma u.a.
   • Chronisch-obstruktive Lungenerkrankungen (90 %)
   COPD, obstruktives Lungenemphysem
   • Asthma bronchiale
   • Andere Lungenerkrankungen, bei denen komplizierend eine obstruktive Ventilationsstörung auftreten kann, z.B. Bronchiektasen, Silikose

2. **Restriktive Ventilationsstörungen:**
   Verminderung der mobilisierbaren und nicht-mobilisierbaren Lungenvolumina durch verminderte Ausdehnungsfähigkeit des Lungen-Thorax-Zwerchfellsystems.
   Ät.:
   - Pulmonale Restriktion: z.B. Lungenresektion, Lungenfibrosen, Lungenstauung
   - Pleurale Restriktion: z.B. Pleuraschwarte, Pleuraerguss
   - Thorakale Restriktion: z.B. Kyphoskoliose, Zwerchfellhochstand, neuromuskuläre Störungen der Atemmuskulatur
   - Extrathorakale Restriktion: z.B. Adipositas

3. **Kombinierte restriktiv-obstruktive Ventilationsstörungen**

LUNGENFUNKTIONSDIAGNOSTIK

Lungenfunktionsprüfungen umfassen Ventilations-, Diffusions- und Perfusionsmessungen, ergänzt durch die Blutgasanalyse. Während Ventilationsmessungen mit preiswerten Geräten zur Routinediagnostik gehören, werden Diffusions- und Perfusionsmessungen nur in spezialisierten Lungenfunktionsabteilungen durchgeführt.

Die Lungenfunktionsdiagnostik soll in der Praxis insbesondere die folgenden 6 Fragen beantworten:
1. Besteht eine klinisch relevante Ventilationsstörung der Lungen?
2. Wenn ja, handelt es sich um eine obstruktive oder restriktive Ventilationsstörung?
3. Ist eine Obstruktion reversibel?
4. Wie verhalten sich die Lungenfunktionswerte unter einer Therapie?
5. Wie ist die pulmonale Leistungsbreite (z.B. hinsichtlich der Frage der Belastbarkeit oder Operabilität)?
6. Gibt es andere pulmonale Ursachen für Luftnot, z.B. im Gasaustausch

Die Lungenfunktionsprüfung erlaubt keine Diagnose einer speziellen Lungenerkrankung, sie trägt beispielsweise nichts bei zur Klärung der Differenzialdiagnose: Pneumonie - Tuberkulose - Lungenkarzinom.

Messmethoden und Lungenfunktionsparameter

I. Spirometrie:

Klassische Methode zur Beurteilung der Ventilation ist die Spirometrie, die heute im offenen System mit Atemrohr (Pneumotachograph) und elektronischer Integration der Strömungsgeschwindigkeit durchgeführt wird.

Bestimmung von:
a) Statischen Größen (z.B. Vitalkapazität) und
b) Dynamischen Größen (z.B. Einsekundenkapazität)

Messung der dynamischen Lungenvolumina im Normalzustand (rechts) und bei Atemwegsobstruktion (links):

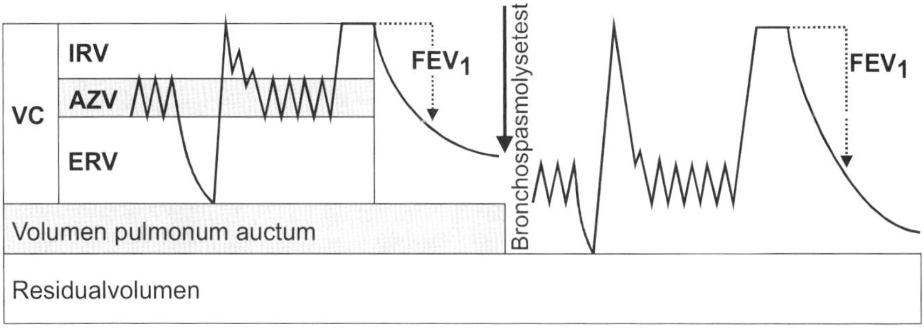

AZV	=	Atemzugvolumen	IRV	=	Inspiratorisches Reservevolumen
FEV_1	=	Atemstoßwert, Tiffeneau-Wert	ERV	=	Exspiratorisches Reservevolumen
VC	=	Vitalkapazität	RV	=	Residualvolumen
VC	=	AZV + ERV + IRV	TLC	=	Totale Lungenkapazität = VC + RV

IC = Inspirationskapazität = AZV + IRV
Volumen pulmonum auctum = Erhöhtes RV bei reversibler Obstruktion
Das RV kann spirometrisch nicht bestimmt werden (aber z.B. durch Bodyplethysmografie).

- **Vitalkapazität (VC):**
Maximal mobilisierbares Lungenvolumen, gemessen bei langsamer Inspiration nach vorausgegangener maximaler langsamer Ausatmung. Die forcierte Vitalkapazität (FVC), gemessen bei schneller Exspiration ist stets kleiner als die langsam ausgeführte inspiratorische VC. Die Sollwerte sind abhängig von Go schlecht, Körpergröße und Alter (z.B. Sollwerte der European Respiratory Society [ERS]). Die Sollwerte sind auf Körperbedingungen bezogen (BTPS-Bedingungen = body temperature, pressure, saturated).

  Interpretation einer verminderten VC:
  Restriktive Ventilationsstörungen gehen mit Verminderung der VC einher. Aber auch stärkere obstruktive Störungen können infolge Zunahme des Residualvolumens eine Verkleinerung der VC bewirken. Deskriptiv spricht man deshalb von Verkleinerung der ventilatorischen Volumenreserve. Zur exakten Interpretation sind weitere Untersuchungen erforderlich.

- **Atemstoßtest nach Tiffeneau (Einsekundenkapazität, FEV_1):**
Nach langsamer tiefstmöglicher Einatmung, die in der ersten Sekunde mit maximaler Anstrengung schnellstmöglichst ausgeatmete Luftmenge = forciertes exspiratorisches Volumen in der 1. Sekunde (FEV_1). Beurteilt werden der gemessene Absolutwert sowie die auf die Ist-VC (= Messwert) bezogene relative Sekundenkapazität (FEV_1%VC) = Tiffeneau-Index. Dieser ist wichtig zur Unterscheidung von Obstruktion und Restriktion. - Auch die Sollwerte der FEV_1 sind altersabhängig (siehe Leitlinie Spirometrie).

  Interpretation eines verminderten FEV_1:
  Deskriptiv spricht man von einer Einschränkung der ventilatorischen Flussreserve.
  Urs.: • Endobronchiale und exobronchiale Obstruktion
  • Herabsetzung der Lungenretraktionskraft, Schwäche der Atemmuskulatur
  • Auch bei ausgeprägter Restriktion ist die FEV_1 vermindert, nicht aber der Tiffeneau-Index (FEV_1%VC)!

  Nachteil des FEV_1-Wertes:
  Die Werte sind von der Mitarbeit des Patienten abhängig, was bei Begutachtung eine Rolle spielen kann. ("Viel blasen: Wenig Geld; wenig blasen: Viel Geld".)
  Normbereich des relativen FEV1: ≥ 75 % (bei älteren Menschen ≥ 70 %) der IST-VC

Unter "check valve"-Phänomen versteht man einen exspiratorischen Bronchiolenkollaps bei instabilen Atemwegen (z.B. bei Emphysem). Man erkennt das check-valve-Phänomen beim Tiffeneau-Test an einem frühexspiratorischen Knick mit anschließendem flacheren Kurvenverlauf in der Spirogrammkurve bzw. im Fluss-Volumen-Diagramm.

Ein exspiratorischer Bronchiolenkollaps führt auch zum "air trapping" (= eingefangene Luft) - Phänomen = Bildung alveolärer Luftkissen im Anschluss an tiefe Inspirationen. Im Spirogramm erkennt man dies an einem treppenförmigen Ansteigen der Atemmittellage zur Inspiration hin.

Fluss-Volumen-Diagramm

Aus der exspiratorischen Fluss-Volumen-Kurve lassen sich folgende Kenngrößen ableiten, die bei Obstruktion vermindert sind:

- PEF: Peak expiratory flow = Exspiratorischer Spitzenfluss in l/sec oder l/min Referenzwerte abhängig von Geschlecht, Alter, Körpergröße (→ Tabellen).
  Peak-Flow-Meter haben sich bei der zirkadianen Patientenselbstmessung bewährt.
- $MEF_{25,50,75}$: Maximaler exspiratorischer Flow bei 25, 50 und 75 % der FVC. MEF_{25} und MEF_{50} sollen unabhängig von der Ausatmungskraft sein. Eine isolierte Verminderung der MEF_{25} spricht für einen Elastizitätsverlust der kleinen Atemwege (small airways), ein typischer Befund bei Rauchern.

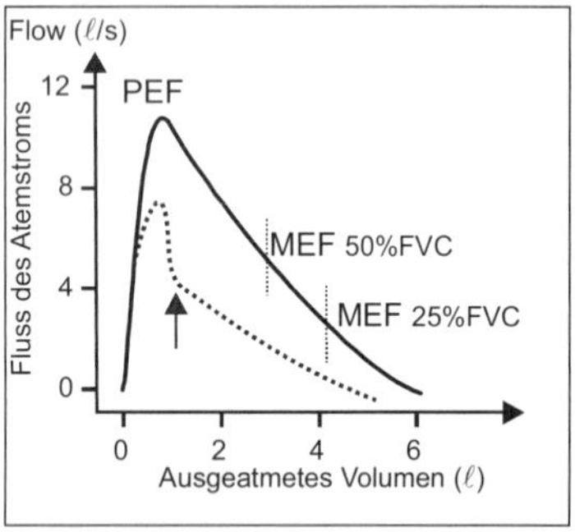

Die Abbildung zeigt ein normales Fluss-Volumen-Diagramm und ein solches bei Obstruktion mit frühexspiratorischem Knick bei instabilen Atemwegen (↑). Mit dem Schweregrad der Obstruktion nimmt die Konkavität des exspiratorischen Schenkels bei der Fluss-Volumen-Kurve zu.

II. Messung des Atem(wegs)widerstandes (Resistance = R)

Zum Nachweis oder Ausschluss einer endobronchialen Obstruktion

Die Resistance erfasst vorwiegend eine Obstruktion in den größeren Atemwegen. Obstruktionen der kleineren Atemwege können durch andere Untersuchungsverfahren erfasst werden (z.B. dynamische Compliance, siehe unten).

Methoden:
a) Offene Praxisgeräte: Oszillationsmethode und Unterbrechermethode
b) Kabinenmethode: Bodyplethysmografie

Die Resistance ist ein Maß für denjenigen intrabronchialen Druck (in kPa), der aufgewendet werden muss, um im Mund (bei zugeklemmter Nase) eine Atemströmung von 1 ℓ Luft pro Sekunde zu bewirken. Obere Normgrenze der totalen Resistance (R_t): 0,35 kPa/l/s

Graduierung der Obstruktion mittels Resistance-Werten (in kPa/l/s):
• 0,35 - 0,6 leichte • 0,6 - 1,2 mittlere • > 1,2 schwere Obstruktion

Die mit den drei genannten Methoden gemessenen Atemwiderstände sind nicht ganz vergleichbar, korrelieren aber im Bereich leicht- bis mittelgradiger Obstruktion. Bei hochgradiger Obstruktion liefert nur die Bodyplethysmografie exakte Werte.

Die Resistance zeigt einen zirkadianen Rhythmus: Höchstwerte der Resistance am frühen Nachmittag und in den frühen Morgenstunden (5 Uhr) - Asthmatiker haben oft in den frühen Morgenstunden Asthmaanfälle → Objektivierung durch Peak-Flow-Patientenselbstmessung.

Interpretation einer verminderten FEV_1 durch Messung der Resistance:
a) FEV_1 erniedrigt und Resistance erhöht = endobronchiale Obstruktion (z.B. Asthma bronchiale)
b) FEV_1 trotz guter Mitarbeit des Patienten erniedrigt, aber Resistance normal:
   - Periphere Obstruktion (da FEV_1 die gesamten Atemwege, die Resistance aber nur die zentralen erfasst)
   - Verminderte Retraktionskraft von Lunge/Thorax (Emphysem) und/oder Schwäche der exspiratorischen Atemmuskulatur
   - Wandinstabilität der Luftwege, die bei forcierter Exspiration kollabieren = funktionelle exobronchiale Obstruktion bei Emphysem.
   - Restriktive Ventilationsstörung (relative Sekundenkapazität = FEV_1%VC = Tiffeneau-Index ist dabei normal)

- **Bronchospasmolysetest:**
  Reversible Obstruktionen (Bronchospasmus) müssen von irreversiblen Atemwegsobstruktionen (z.B. bei Emphysem) abgegrenzt werden durch Bestimmung von FEV_1 und Atemwiderstand (AW) vor und ca. 10 Min. nach Inhalation von Bronchospasmolytika ($Beta_2$-Sympathikomimetika, z.B. 400 µg Salbutamol). Ein positiver Bronchospasmolysetest bei reversibler Obstruktion liegt vor, wenn sich die FEV_1 um min-

destens 15 % und mindestens 200 ml verbessert. Der Reversibilitätstest kann auch mit inhalativen Glukokortikoiden durchgeführt werden, die man 4 Wochen lang anwendet. FEV_1 und AW vor und nachher bestimmen.

- **Atemwiderstands-Volumen-Diagramm:**

  Bei gleichzeitiger Registrierung von Atemwiderstand (AW) und Atemvolumen (V) kann man die Atemwiderstandsänderungen verfolgen in Abhängigkeit vom Atemzyklus. Der Gesunde zeigt bei normaler Atmung nur geringe Änderungen des AW während Ein- und Ausatmung, erkennbar an einer fast horizontal verlaufenden Kurve. Jugendliche können ca. 90 % ihrer VC mit normalem AW ausatmen, 70jährige nur noch 65 %. Mit zunehmender Obstruktion wird der Anteil der VC immer kleiner, der ohne erhöhten AW bzw. Atemarbeit genutzt werden kann! Aus der Atemwiderstands-Volumenkurve lässt sich direkt ablesen, welchen Teil der VC der Patient noch für die Ventilation einsetzen kann, ohne dass der AW und damit die Atemarbeit kritisch ansteigen. Außerdem erkennt man, ob der Proband optimal mitarbeitet bei der Spirometrie (AW-Anstieg endexspiratorisch - AW-Abfall endinspiratorisch).

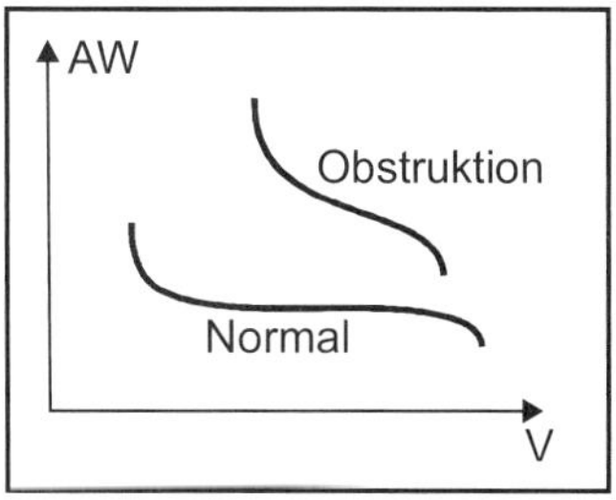

III. Messparameter der Ganzkörper-(body-)plethysmografie:

1. Resistance:
   Die Bodyplethysmografie ermöglicht die Aufzeichnung einer Druck-Strömungskurve.
   Da nach dem Ohmschen Gesetz gilt R = U/I, kann man "R", die Resistance, errechnen.
   Durch Aufzeichnung der Messwerte mittels eines x-y-Schreibers erhält man eine Schleife, die mit zunehmender Obstruktion flacher verläuft. Eine Differenz zwischen Ein- und Ausatmungsdruck-Schleife geht nicht mehr durch den Nullpunkt - weist auf gefesselte Luft hin.

Bodyplethysmografische Atemschleifen:

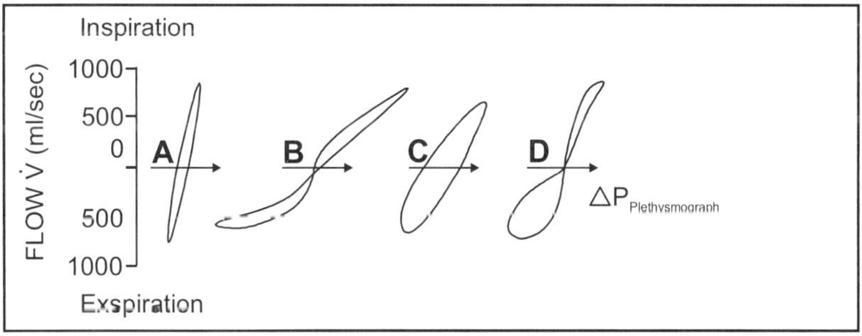

ΔPpl = Plethysmografendruck
a = Normales Druckströmungsdiagramm
b = Atemschleife bei homogener Obstruktion
c = Inhomogene Atemwegsobstruktion mit Null-Punktdurchgang bei unterschiedlichen Drucken
d = Keulenförmiger Verlauf der Resistanceschleife bei starker Obstruktion und Verlust elastischer Rückstellkräfte, exspiratorischer Atemwegskollaps

2. Intrathorakales Gasvolumen = IGV (Syn: thorakales Gasvolumen = TGV):
   Intrathorakales Volumen am Ende einer normalen Ausatmung.
   Erhöhte Werte finden sich oft bei obstruktiver Ventilationsstörung und stets bei Emphysem.

IV. Messung der Dehnbarkeit des Lungen-Thorax-Systems durch Bestimmung der statischen Compliance (C):

Sie dient als Maß für die Steifigkeit der Gewebe. Gemessen wird die Volumenänderung der Lunge pro Einheit der transpulmonalen Druckdifferenz (Messung als Ösophagusdruck zu Beginn und am Ende einer Inspiration): Mit anderen Worten: Welches Volumen kann ich mit einem bestimmten Druck bewegen? Je niedriger der Wert (die Compliance), desto steifer ist die Lunge.

$C = \Delta V / \Delta p$; Normbereich 50 - 70 ml/mbar

Beachte: Die Messung der statischen Compliance bedeutet: Messung der Druck- und Volumenänderung erfolgt bei Atemstillstand bzw. äußerst langsamer Atmung, weil im Falle erhöhter Strömungswiderstände - und die sollen ja mit der statischen Compliance nicht gemessen werden - die Lunge mehr Zeit braucht, um sich zu füllen.

Anm.: Bestimmt man die Compliance nicht bei Atemstillstand, sondern unter "dynamischen" Bedingungen (Patient atmet nach einer durch Metronom vorgegebenen Frequenz), so erhält man die dynamische Compliance, durch die erhöhte Atemwegswiderstände in den kleinen Bronchien erfasst werden. Eine Verringerung der dynamischen Compliance mit Zunahme der Atemfrequenz gilt als empfindlicher Parameter für eine periphere Atemwegsobstruktion.
Gleichzeitig mit der dynamischen Compliance kann auch die Atemarbeit (Druck x Volumen) gemessen werden.

Zusammenfassung

	Restriktion	Obstruktion	Obstruktives Emphysem
Vitalkapazität (VC)	↓	(↓)	↓
FEV_1%VC	normal	↓	↓
TLC, TGV, RV	↓	(↑)	↑
Resistance	normal	↑	↑
Statische Compliance	↓	normal	normal

TLC = totale Lungenkapazität RV = Residualvolumen
TGV = thorakales Gasvolumen FEF_1%VC = Tiffeneau-Index

Obstruktive Ventilationsstörungen führen mit der Zeit zu einer Lungenüberblähung (obstruktives Emphysem) und relativ früh zu Hypoxämie und dann auch Hyperkapnie (= CO_2-Retention). Restriktive Störungen hingegen führen erst relativ spät zu Blutgasalterationen. Somit ergibt sich, dass obstruktive Störungen der Ventilation schwerwiegendere Folgen haben und frühzeitiger Beschwerden machen als restriktive Störungen!

Provokationsteste:
- Unspezifischer Met(h)acholintest zur Diagnose eines hyperreagiblen Bronchialsystems
- Spezifische Inhalationsteste zur Identifikation von Allergenen (siehe Kap. Asthma bronchiale)

Ergospirometrie = Spiroergometrie (CPX = cardiopulmonary exercise testing):
Syn: Spiroergometrie
Methode zur quantitativen Bestimmung der körperlichen Leistungsfähigkeit. Bei steigender körperlicher Belastung erfolgt die Messung der maximalen Sauerstoffaufnahme (max. $\dot{V}O_2$) und der Sauerstoffaufnahme an der anaeroben Schwelle (VO_2AT) nicht invasiv durch Atemanalyse. Max. $\dot{V}O_2$ steht nach Fick´schem Prinzip in linearem Verhältnis zum maximalen Herzzeitvolumen und gilt als Goldstandard der körperlichen Leistungsfähigkeit. An der anaeroben Schwelle, dem Bereich beginnender anaerober Energiegewinnung und Laktatproduktion steigt die CO_2-Abgabe stärker an als die O_2-Aufnahme: Die maximale $\dot{V}O_2$ ist motivationsabhängig. Die $\dot{V}O_2AT$ ist motivationsunabhängig und deshalb bei gutachterlichen Fragen interessant. Die Spiroergometrie erfasst eine kardiale Limitation (maximale Herzfrequenz vorzeitig erreicht; VO_2/HF reduziert), eine ventilatorische Limitation (Atemmechanik) und eine pulmonale Limitation (alveoloararterielle O_2-Differenz $AaDO_2$). Die Methode erlaubt eine Differenzierung zwischen kardial und pulmonal bedingter Dyspnoe.

DIFFUSIONSSTÖRUNGEN

Ät.:
- Lungenfibrosen mit Veränderungen der alveolokapillären Membran = Alveolarepithel (Pneumozyten 1 + 2), Basalmembran, Interstitium, Kapillarendothel
- Rarefizierung der Alveolen (Emphysem)
- Lungenstauung bei Linksherzinsuffizienz, Lungenödem
- Pneumonie
- Rezidivierende Lungenembolien
- Eine Verminderung der Diffusionskapazität findet sich auch bei ausgeprägter Anämie.

Da die Löslichkeit von CO_2 20 x größer als die von O_2 ist, führen Diffusionsstörungen zunächst nur zu einer Hypoxämie ohne Anstieg des pCO_2. Im Gegenteil: In den frühen Stadien kommt es durch kompensatorische Hyperventilation meist zu einer Hypokapnie.

Diffusionskapazität = Transferfaktor der Lunge (DL) = Gasmenge, die pro Zeiteinheit und alveolokapillärer Druckdifferenz ins Kapillarblut diffundiert (Einheit: ml/min · kPa).
Transferkoeffizient = Diffusionskapazität bezogen auf das ventilierte Alveolarlungenvolumen (DL/VA)
Aus methodischen Gründen bestimmt man nicht die Diffusionskapazität für O_2, sondern für CO (DLCO). Raucher haben aufgrund des erhöhten COHb -Gehaltes ihres Blutes erniedrigte DLCO-Werte.

Beachte: Diffusionskapazität ↓ und Transferkoeffizient ↓ = Diffusionsstörung (z.B. Lungenfibrose)
Diffusionskapazität ↓ und Transferkoeffizient normal = Verminderung der Diffusionsfläche ohne Diffusionsstörung (z.B. Z.n. Pneumektomie)

Normalwerte (DLCO)	≥ 75 % des Sollwertes
Leichte Einschränkung	74 - 60 % "
Mittelgradige Einschränkung	59 - 50 % "
Schwere Einschränkung	< 50 "

Ein empfindlicher Parameter für Diffusionsstörungen ist auch der Abfall des arteriellen pO_2 unter Ergometerbelastung.

PERFUSIONSSTÖRUNGEN

Pg.: 1. Störungen der arteriellen Blutzufuhr:
z.B. Lungenembolien
2. Beeinträchtigung des Kapillarbettes:
a) Schwund der Kapillaren bei destruktiven Lungenerkrankungen
b) Regionärer alveolokapillärer Reflex (Euler-Liljestrand) und regionale alveoläre Hypoventilation:
Regionale alveoläre Hypoventilation führt zu Konstriktion der kleinen Lungenarterien im unterbelüfteten Lungenbereich → Blutumleitung in belüftete Bereiche + pulmonale Hypertonie
3. Störungen des venösen Abflusses:
z.B. bei Linksherzinsuffizienz oder Mitralstenose

Spezialdiagnostik: Angio-MRT, Angio-CT, Perfusionsszintigrafie der Lunge (mit ^{99m}Tc-markiertem Albumin), Digitale Subtraktionsangiografie (DSA), Pulmonalisangiografie

VERTEILUNGSSTÖRUNGEN

a) Der Ventilation (unterschiedlich belüftete Lungenbezirke)
- Bes. bei obstruktiven Ventilationsstörungen -

b) Der Relation: Ventilation/Perfusion
(Normalerweise werden die Alveolen in Ruhe von 4 l Luft/min ventiliert und von 5 l Blut/min perfundiert: V/P = 4 : 5 oder 0,8).
- Durch Shunteffekt: Durchblutete, aber nicht genügend belüftete Alveolen (V/P < 0,8)
- Durch Totraumeffekt: Belüftete, aber mangeldurchblutete Alveolen (V/P > 0,8)

Durch O_2-Beatmung kann man einen funktionellen Shunt bei Verteilungsstörungen abgrenzen von einem anatomischen Shunt (z.B. bei Vitien mit Rechts-Links-Shunt): Nur bei funktionellem Shunt wird durch O_2-Beatmung die arterielle O_2-Sättigung wesentlich verbessert.

BLUTGASANALYSE (BGA)

Wesentliche Aufgaben der Lunge sind:
1. Oxygenierung des Blutes durch Aufnahme von O_2
2. Abgabe von CO_2 und damit Regulierung des Säuren-Basen-Haushaltes

Messparameter, die den Erfolg (Wirkungsgrad) der Atmung beurteilen, sind:

- Arterieller pO_2 und arterielle O_2-Sättigung:

  Da aufgrund der S-förmigen O_2-Sättigungskurve im Bereich hoher Sättigungsgrade kleine Veränderungen der O_2-Sättigung mit großen pO_2-Veränderungen einhergehen, ist in diesem Bereich die pO_2-Bestimmung genauer. Dagegen ist im Bereich deutlich erniedrigter pO_2-Werte die O_2-Sättigung der empfindlichere Parameter.

  Methode: Kapillarblutentnahme aus dem hyperämisierten Ohrläppchen, Platinelektrode; Messung der O_2-Sättigung durch Fingerpulsoxymeter (SpO_2)
  Die pO_2-Werte nehmen physiologischerweise mit zunehmendem Alter ab:
  Normbereich des arteriellen pO_2: 70 - 100 mmHg (je nach Alter)
  der arteriellenO_2-Sättigung (%): • ≥ 95 normal • 90 - 94 mäßige
  • 85 - 89 mittelgradige • < 85 hochgradige Hypoxämie

- Arterieller pCO_2:
  Normbereich altersunabhängig:
  m: 35 - 46 mmHg
  w: 32 - 43 mmHg
- pH-Wert: Normbereich: 7,35 - 7,45
  (Standardbikarbonat und weitere Einzelheiten siehe Kap. Säure-Basen-Haushalt)
  Will man bei respiratorischer Insuffizienz zwischen manifester und latenter Störung unterscheiden, erfolgt die Blutgasanalyse unter Ruhebedingungen sowie unter Ergometriebedingungen.
- Sauerstoffgehalt:
  Für die Sauerstoffversorgung der Organe ist nicht nur der arterielle pO_2 und die arterielle Sauerstoffsättigung verantwortlich, sondern von noch größerer Bedeutung ist der Sauerstoffgehalt, also das Produkt aus Sauerstoffsättigung und Hämoglobingehalt des Blutes. O_2-Gehalt des arteriellen Blutes: CaO_2 (ml/dl) = SaO_2 [%]/100 x Hb [g/dl] x 1,34 + paO_2 [mmHg] x 0,0031. Normal bei Männern: 20,4, bei Frauen 18,4 ml O_2/dl. Der O_2-Gehalt berücksichtigt damit die Bedeutung der Sauerstoffträger für die Sauerstoffversorgung der Zellen. (Abb.: O_2-Bindungskurve)

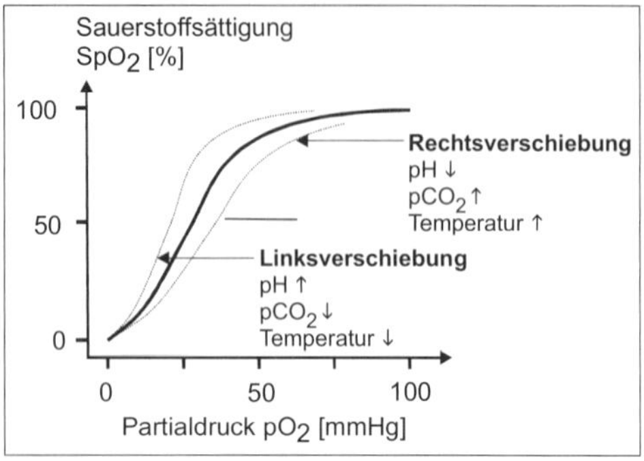

Kapnometrie

Def: Nichtinvasive Methode zur kontinuierlichen Überwachung des CO_2-Anteils in der Ausatemluft (mittels Infrarotspektrometrie); dient der Überwachung von Beatmungspatienten in der Anästhesie und Intensivmedizin, der Erkennung von Fehlintubation (aus dem Magen kommt kein CO_2) u.a.
Der Normbereich des endexspiratorischen CO_2-Partialdruckes liegt bei 33 - 43 mmHg bzw. bei einem CO_2-Anteil in der Ausatemluft von 4,3 - 5,7 Vol%.

Transkutane Messung des CO_2-Partialdrucks

Erlaubt gute Erfassung der Veränderung des CO_2-Partialdruckes über längere Zeitperioden (z.B. Nachtschlaf). Der transkutane CO_2-Druck ist jedoch höher (ca. 5 mmHg) als der kapilläre. Aus technischen Gründen sind die Absolutwerte nur eingeschränkt verwertbar, die Veränderungen sind jedoch sehr verlässlich. ***Cave:*** Hautanomalien, schlechte Mikrozirkulation.

CO-Messung in der Ausatemluft

Referenzwerte: Nichtraucher: $\leq$ 5 ppm
Raucher: CO-Werte steigen proportional an (bis 50 ppm) entsprechend dem Zigarettenkonsum.

RESPIRATORISCHE INSUFFIZIENZ [J96.99]

Def: Das respiratorische System besteht aus:
1. Lunge mit Bronchien und Alveolen zum Gasaustausch
2. Atempumpe, bestehend aus Brustkorb, Atemmuskulatur + Atemzentrum im Gehirn mit Nervenverbindung via Rückenmark zur Atemmuskulatur

Gasaustauschstörungen: Atempumpstörungen:

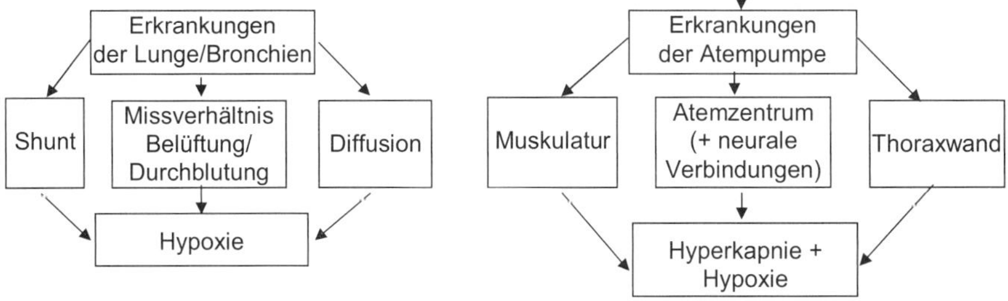

Hypoxämische respiratorische Insuffizienz (Typ I)
(Lungenparenchymversagen, pulmonale Insuffizienz)

Hyperkapnische respiratorische Insuffizienz (Typ II)
(Atempumpversagen, ventilatorische Insuffizienz)

Ät.: A) Lungenerkrankungen unterschiedlicher Genese
B) Erkrankungen der Atempumpe:
1. Atemregulationsstörungen: z.B. Apoplexie, Intoxikationen, Schädel-Hirn-Trauma
2. Störungen des Rückenmarks: z.B. Poliomyelitis, traumatische Schäden
3. Neuromuskuläre Störungen: z.B. Myasthenia gravis, amyotrophe Lateralsklerose (ALS), Tetanus, Botulismus, Intoxikationen (Cholinesterasehemmer, Curare u.a.)
4. Erkrankungen von Thoraxwand oder Pleura: z.B. Rippenserienfrakturen, Spannungspneumothorax, großer Pleuraerguss
5. Obstruktion der oberen Luftwege: z.B. Glottisödem, Laryngospasmus, Fremdkörperaspiration

C) Kardiale Ursachen: Lungenödem

Pg.: Entsprechend den beiden Kompartimenten des respiratorischen Systems (Lunge und Atempumpe) unterscheidet man pathophysiologisch 2 verschiedene Formen der respiratorischen Insuffizienz:
1. Gasaustauschstörungen mit primärem Sauerstoffmangel (hypoxische Insuffizienz) aufgrund von Lungenerkrankungen
2. Vermindertes AtemMin.volumen (Hypoventilation) durch Erkrankungen der Atempumpe. Hierbei kommt es primär zu erhöhtem arteriellen Kohlensäurepartialdruck (Hyperkapnie) und sekundär zu Hypoxämie (hyperkapnische Insuffizienz)

Lungenerkrankungen führen zuerst zur hypoxischen Insuffizienz. Solange die Ventilation ausreichend gesteigert werden kann, bleibt die CO_2-Spannung normal oder fällt durch Hyperventilation ab.

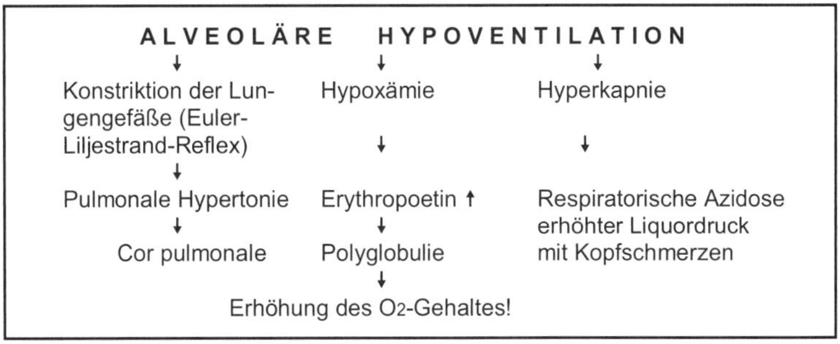

KL.: 1. Akute respiratorische Insuffizienz (z.B. Obstruktion der oberen Atemwege):
Schwerste Dyspnoe, Zyanose, Todesangst, Bewusstseinsstörung

2. Chronische respiratorische Insuffizienz:
- Typ I: Bei Lungenerkrankungen (hypoxämische respiratorische Insuffizienz = Lungenparenchymversagen):
Dyspnoe, Zyanose, motorische Unruhe, Verwirrtheit, Bewusstseinsstörungen, Tachykardie, evtl. Rhythmusstörungen. Bei länger bestehender Hypoxämie zusätzlich: Polyglobulie, Uhrglasnägel, Trommelschlegelfinger
- Typ II: Bei Atempumpstörungen mit Hypoventilation (hyperkapnische respiratorische Insuffizienz = Atempumpversagen):
Atemnot, Schlafstörungen, morgendliche Kopfschmerzen, Einschlafneigung am Tage, mangelnde Leistungsfähigkeit mit Konzentrationsstörungen

Di.: **Arterielle Blutgasanalyse (BGA) und nächtliches Monitoring der Blutgase:**
Bei noch kompensierter Atempumpstörung wird durch eine Steigerung der Atmung der pCO_2 im Normbereich gehalten, eine Hyperkapnie tritt erst bei dekompensierter Störung auf. Oft sind die Werte tagsüber im Wachzustand noch normal, nachts im Schlaf jedoch schon deutlich erhöht. Zur nächtlichen kontinuierlichen Messung eignen sich die Kapnografie (Monitoring des CO_2-Gehaltes der Ausatmungsluft) oder die transkutane pCO_2-Registrierung, eingeschränkt auch die Pulsoxymetrie, da die Hyperkapnie immer von einer Hypoxämie begleitet wird.

- Hypoxämisches Versagen (Typ I): pO_2 ↓ (früher respiratorische Partialinsuffizienz)
- Hyperkapnisches Versagen (Typ II): Erst pCO_2 ↑, sekundär pO_2 ↓ (früher respiratorische Globalinsuffizienz)
- Latent: Blutgasveränderung nur unter körperlicher Belastung oder im Schlaf. Morgendliche Erhöhungen des HCO_3^- können ein Hinweis auf Hyperkapnie und Azidose im Schlaf sein.
- Manifest: Blutgasveränderung bereits in Ruhe

BGA unter O_2-Gabe:
Eine Zyanose (Hypoxämie) infolge pulmonaler Erkrankungen bessert sich unter O_2-Gabe, eine Zyanose (Hypoxämie) infolge Rechts-Links-Shunt-Vitien bessert sich unter O_2-Gabe nicht wesentlich.

BGA vor und nach dosierter Ergometriebelastung:
Bei respiratorischer Partialinsuffizienz infolge Ventilations-Perfusions-Verteilungsstörung zeigt sich unter Belastung ein Anstieg des arteriellen pO_2, bei Diffusionsstörungen ein Abfall.

Th.: 1. Kausale Therapie: Behandlung der Grundkrankheit

2. Symptomatische Therapie der chronischen respiratorischen Insuffizienz:
- Langzeitsauerstofftherapie (LOT) bei hypoxämischer respiratorischer Insuffizienz
- Nichtinvasive Beatmungstherapie bei hyperkapnischer respiratorischer Insuffizienz
- Kombination von beiden bei hypoxischer und hyperkapnischer respiratorischer Insuffizienz

Die Indikation zur Beatmung stellt sich aufgrund subjektiver Beschwerden und klinischem Bild, objektiver Messparameter und des Verlaufs der Erkrankung.

A) Beatmungstherapie bei Atempumpenstörungen (ventilatorische Insuffizienz):
- Intermittierende nichtinvasive Beatmung (Ventilation) = NIV = ISB (intermittierende Selbstbeatmung): Die Beatmung mit dem Respiratorgerät erfolgt über eine Nasenmaske oder eine Mund-Nasenmaske. NIV kann mit Druck- oder Volumengabe erfolgen. Die Beatmung mit Druckvorgabe wird am häufigsten mittels „pressure controlled ventilation“ (PCV) oder „pressure support ventilation“ (PSV) durchgeführt. PSV wird allein vom Patienten getriggert. Meist wird NIV als Positivdruckbeatmung angewendet (noninvasive positive pressure ventilation = NPPV).
Ind: NIV ist sowohl als Kurzzeitmaßnahme bei akuter Verschlechterung einer vorbestehenden Lungenerkrankung als auch für die langfristige, intermittierende Selbstbeatmung zu Hause geeignet. Beatmungsindikationen sind z.B. das hypoxämische respiratorische Versagen bei kardial bedingtem Lungenödem und das hyperkapnische ventilatorische Versagen bei COPD, neuromuskulären Erkrankungen oder schweren Kyphoskoliosen. NIV erspart den geeigneten Patienten die Risiken und evtl. Komplikationen einer endotrachealen Intubation (nosokomiale Pneumonie, Entwöhnungs-/Weaning-Probleme).
- Invasive Beatmung (Ventilation) = IV = Beatmung mit Intubation
Ind: Schwere respiratorische Dekompensation mit muskulärer Erschöpfung, Hyperkapnie, Somnolenz, NIV-Versagen

B) Kontrollierte O_2-Langzeittherapie (LOT oder LTOT = long term oxygen therapy: O_2-Therapie > 16 h/d)
Ind: Chronische Hypoxie durch Lungenerkrankungen (PaO_2 < 55 mmHg - bei Cor pulmonale oder Polyglobulie liegt der Grenzwert bei 60 mmHg) ohne Tendenz zur Hyperkapnie
Patienten, die in Ruhe nach diesen Richtlinien keinen Sauerstoff benötigen, aber unter Belastung (unterwegs, bei körperlicher Anstrengung) Sauerstoff brauchen, können mit entsprechenden Geräten nur für die Zeit der körperlichen Belastung ausgestattet werden, falls hierdurch die Leistungsfähigkeit gesteigert werden kann.

Der Patient wird in Ruhe, unter Belastung sowie nachts ohne und mit Sauerstoff getestet. Die Literzahl pro Minute wird verordnet, die zu einem Anstieg des Sauerstoffdruckes in Ruhe bzw. unter Belastung auf mindestens 60 mmHg führt. Im fortgeschrittenen Krankheitsstadium genügt auch ein Anstieg des pO_2 um mindestens 10 mmHg. Die Zufuhr von O_2 darf nicht zu einem bedeutsamen CO_2-Anstieg führen (mit Gefahr einer Apnoe). Alle Angaben werden in einen „Sauerstoffpass" vermerkt. Als O_2-Quellen dienen O_2-Konzentratoren (COX = concentrate oxygen) für den stationären/Heimbetrieb. Flüssigsauerstoffsysteme (LOX = liquid oxygen) sind für den mobilen Einsatz geeignet (Internet-Infos: *www.sauerstoffliga.de*).
Gasförmiger O_2 in Druckflaschen = GOX wird nur gel. bei Bedarf verwendet (z.B. für Notfälle).
Atemzuggesteuerte Demandgeräte vermindern den O_2-Verbrauch der Geräte.
Die O_2-Langzeittherapie verbessert die Lebensqualität, die Belastbarkeit und kann die Überlebenszeit hypoxämischer Patienten verlängern!

Merke: Atemdepressive Mittel (z.B. Morphin, Diazepam, Barbiturate) sind bei respiratorischer Insuffizienz kontraindiziert! Bei Patienten mit terminalen pulmonalen Erkrankungen kann die Gabe von Morphin aus palliativen Gründen sinnvoll sein, wenn sie unter therapieresistenter Dyspnoe leiden. Engmaschige Kontrolle und Bereitschaft zur nicht-invasiven Beatmung ist notwendig.

Hinweise zur Behandlung mit O_2:
- Hypoxische respiratorische Insuffizienz (pO_2 ↓)
  Zyanotischer Patient mit Hypoxämie, pCO_2 nicht erhöht: O_2-Gabe ohne Gefahr
- Hyperkapnische respiratorische Globalinsuffizienz (pO_2 ↓, pCO_2 ↑)
  Unter O_2-Gabe kann es zur Verstärkung der Hyperkapnie kommen. Dies erfordert eine gute Beobachtung des Patienten und bei Bedarf die Einleitung einer NIV.

3. **Lungentransplantation (LTX):**
Vo.: Deutschland: 300 - 400 LTX/J., häufigste Diagnosen: COPD; Lungenfibrose, Mukoviszidose
Verfahren:
- Bilaterale Lungentransplantation (BLTX): Ca. 80 % d.F. z.B. bei Lungenemphysem, Mukoviszidose
- Einseitige (single lung) Lungentransplantation (SLTX): z.B. bei Lungenfibrose
- Herz-Lungen-Transplantation (HLTX): Bei irreversibler Schädigung von Herz + Lungen, z.B. bei schwerer pulmonaler Hypertonie
  Organvergabe nach Dringlichkeit und Erfolgsaussicht. Der Lung Allocation Score (LAS) von 0 - 100 Punkte bewertet nicht die Wartezeit.

Ind: Terminale Lungenerkrankungen, Fehlen oder Insuffizienz einer medikamentösen Therapie, Lebenserwartung < 2 J., Rehabilitationspotenzial, Ernährungszustand zwischen 80 und 120 % des Idealgewichtes, befriedigende psychosoziale Situation und Umfeld, um die Nachbetreuung durchzuführen.

KI: Siehe Kap. Herztransplantation

Immunsuppressive Nachbehandlung mit Kortikoiden, Ciclosporin A, Azathioprin

Ko.:
1. Primäres Graftversagen (primary graft dysfunction = PGD)
2. Infektionen: Wichtigste virale Infektion: CMV
3. Akute Transplantatabstoßung
4. Chronisches Transplantatversagen (CTV; chronic lung allograft dysfunction = CLAD) in Form des Bronchiolitis obliterans Syndroms (BOS), das prognosebestimmend ist (50 %/5 J.). Frühsymptom ist ein Absinken des FEV_1; Th.: Optimierung der immunsuppressiven Therapie/Azithromycin-Therapie

Andere Komplikationen: Heilungsstörung der bronchialen Anastomose (Nahtdehiszenz, narbige Strikturen), NW durch die Immunsuppressiva, posttransplantationslymphoproliferative Erkrankungen (PTLD; siehe dort) und Malignome als Spätkomplikation.

Ergebnisse: 1-Jahresüberlebensrate: ca. 75 %, 10-Jahresüberlebensrate: ca. 40 %

Heroinintoxikation [T40.1]

Di.: Junger bewusstloser Patient mit Atemstörung und Miosis, Injektionsspuren an Armen oder anderen Körperteilen, Spritzenreste, Fremd-/Umgebungsanamnese

DD: Alkylphosphatvergiftung [T60.0]: Miosis, Hypersalivation, Lungenödem (→ Soforttherapie mit Atropin in hoher Dosis; Atemhilfe nur mit Atembeutel/Respirator, aber keine Mund-zu-Mund-/ Nase-Beatmung → Vergiftungsgefahr des Helfers! Weitere Therapie auf Intensivstation)

Th.: **Helfer sollte sich vor HBV / HCV / HIV schützen!**
Evtl. Atemhilfe + Morphinantagonist Naloxon: Initial 1 Amp. = 0,4 mg (in 10 ml NaCl 0,9 %) i.v. (NW: Übelkeit, Erbrechen, Auslösen eines Opiatentzugssyndroms). Bei rechtzeitiger Injektion setzt die

Atmung rasch wieder ein. Der Anstieg der O_2-Sättigung lässt sich am Pulsoxymeter ablesen! Da Naloxon nur 30 - 45 Min. wirkt, muss Patient weiter überwacht werden und die Naloxongabe muss bei erneuter Atemdepression wiederholt werden (Hospitalisierung); Vermittlung einer Drogenberatungsstelle, Entgiftung + Entwöhnungsbehandlung.

ADULT (ACUTE) RESPIRATORY DISTRESS SYNDROME (ARDS) = AKUTES LUNGENVERSAGEN [J80.09]

Def: Akute respiratorische Insuffizienz bei vorher lungengesunden Patienten durch pulmonale Schädigungen unterschiedlicher Genese.
- Akuter Beginn (innerhalb 1 Woche)
- Bilaterale diffuse Infiltrate im Röntgen-/CT-Thorax
- Ausschluss eines kardialen Lungenödems (Echo) oder einer Überwässerung PCWP < 18 mmHg/Echo

3 Schweregrade (American-European-Consensus Conference on ARDS 2012, Berlin):
- Schweres ARDS bei $PaO_2/FiO_2 \leq 100$ mmHg und PEEP ≥ 5 cm H_2O
- Moderates ARDS bei $PaO_2/FiO_2 = 101 - 200$ mmHg und PEEP ≥ 5 cm H_2O
- Mildes ARDS bei $PaO_2/FiO_2 = 201 - 300$ mmHg und PEEP ≥ 5 cm H_2O

Erklärungen:
PCWP = Lungenkapillarverschlussdruck
PaO_2 = Arterieller Sauerstoffpartialdruck
FiO_2 = Fraktion des inhalierten Sauerstoffs
PaO_2/FiO_2 = Oxygenierungsindex oder Horowitz-Index → Berechnungsbeispiel:
Gesunder: $PaO_2 = 100$ mmHg, $FiO_2 = 0{,}2$ (Raumluft 20 % O_2): $PaO_2/FiO_2 = 100 / 0{,}2 = 500$
PEEP = Positiver endexspiratorischer Druck

Ep.: Inzidenz: Unterschiedliche Angaben (5 - 50/100.000/J)

Ät.: 1. Direkte pulmonale Schädigung durch z.B.
- Pneumonien (häufigste Ursache): Zusätzliche Lungenschädigung, die über das Ausmaß der eigentlichen Pneumonie hinausgeht.
- Lungentransplantation
- Aspiration von Mageninhalt
- Aspiration von Süßwasser/Salzwasser (Beinaheertrinken)
- Inhalation toxischer Gase (z.B. NO_2, Rauchgase)
- Inhalation von hyperbarem Sauerstoff
- Intoxikation mit Paraquat, Narkotika, Drogen

2. Indirekte pulmonale Schädigung durch z.B.
- Sepsis
- Polytrauma und Fettembolie, Verbrennung
- Massentransfusion (TRALI = transfusions-related acute lung insufficiency)
- Schock, Verbrauchskoagulopathie
- Akute Pankreatitis

Pg.: 3 Stadien:
I. Exsudative Phase mit gesteigerter Kapillarpermeabilität und interstitiellem Lungenödem (Niederdruck-Lungenödem)
II. Untergang von Pneumozyten vom Typ II → dadurch verminderte Bildung des Surfactant factors (= oberflächenaktiver Stoff) → Flüssigkeitsübertritt in die Alveolen (alveoläres Lungenödem), Bildung hyaliner Membranen, Mikroatelektasen, Ausbildung intrapulmonaler Shunts → Hypoxie
III. Proliferative Phase mit Ausbildung einer Lungenfibrose und Endothelproliferation der Alveolarkapillaren → Perfusions- und Diffusionsverschlechterung; irreversibles Stadium.

KL.: 3 Stadien:
I. Hypoxämie + Hyperventilation mit respiratorischer Alkalose
II. Zunehmende Atemnot, beginnende Röntgenveränderungen der Lunge (beidseitige fleckige, streifige Verdichtungen)
III. Respiratorische Globalinsuffizienz (Hypoxämie + Hyperkapnie), respiratorische Azidose, zunehmende Röntgenveränderungen der Lunge (beidseitige Verschattungen)

Rö./CT-Thorax: Verlaufskontrollen! Beidseitige diffuse Infiltrate, bes. der abhängigen Partien (DD: Pneumonie: Oft einseitig)

Echo: Ausschluss einer Linksherzinsuffizienz (als evtl. Ursache eines kardialen Lungenödems)

Lufu: Compliance und Diffusionskapazität (Transferfaktor) sind frühzeitig vermindert, Blutgasanalyse: Anfangs nur Hypoxämie, später auch Hyperkapnie.

BAL: Erhöhte Granulozytenzahl

DD:
- Linksherzinsuffizienz mit Lungenödem (erhöhter pulmonaler Kapillarverschlussdruck (= PC) - beim ARDS normaler Druck < 18 mmHg).
- Pneumonie (meist einseitige Lungenverschattung)
- Fluid lung bei Niereninsuffizienz (Kreatinin ↑)
- Lungenembolien (Phlebothrombose, Rechtsherzbelastung, Lungenperfusionsszintigrafie)

Di.: 3 Diagnosekriterien:
1. Vorhandensein eines Auslösefaktors
2. Therapierefraktäre arterielle Hypoxämie
3. Röntgen: Diffuse beidseitige Lungenverschattungen ohne Hinweis auf kardiales Lungenödem (Echo, normaler PC < 18 mmHg)

Th.:
1. Kausal: Beseitigung der auslösenden Ursache (siehe oben) (z.B. Pneumonie, Sepsis, Pankreatitis)
2. Symptomatisch: (Siehe auch Kapitel „Respiratorische Insuffizienz")
   - Lagerung mit erhöhtem Oberkörper (45°) und lungenprotektive Beatmung mit niedrigem Spitzendruck (< 30 mbar), ausreichend hohem PEEP (9 -12 mbar) und niedrigen Tidalvolumina (5 - 8 ml/kg KG). Intermittierende Bauchlagerung zur Prophylaxe dorsaler Atelektasenbildung (PROSEVA-Studie).
     Eine leichte Hyperkapnie wird akzeptiert (permissive Hyperkapnie), solange der pO_2 > 60 mmHg bzw. SaO_2 > 92 % ist. Sobald die Spontanatmung es erlaubt, assistierte Spontanatmungsverfahren.
     Ind: Hypoxie trotz O_2-Zufuhr über Nasensonde
     Ko.: Bei längerer Anwendung droht eine weitere Lungenschädigung durch erhöhten Beatmungsdruck (Barotrauma) und toxische O_2-Konzentration der Beatmungsluft → O_2-Anteil in der Inspirationsluft (FiO_2) möglichst niedrig halten und bei Bedarf ECMO einsetzen.
   - Frühzeitige Spontanatmung unter BIPAP (siehe Kap. SAS)
   - Behandlung von Komplikationen: Infektionen, ANV u.a.
   - Extrakorporale Membranoxygenierung (ECMO):
     Eine ECMO ermöglicht die Oxygenierung des Blutes und CO_2-Elimination über eine künstliche Membran außerhalb des Körpers. Die ECMO wird als temporärer Lungenersatz (< 4 Wochen) eingesetzt. (Nutzen belegt durch die CESAR-Studie.)
     Vorteile sind ein niedriger Hämolysegrad gegenüber anderen Verfahren (z.B. Herz-Lungen-Maschine), eine mögliche hämodynamische Unterstützung und rasche Verfügbarkeit (in Zentren).
     Verfahren:
     - Venovenöse ECMO (VV-ECMO): Pumpengetriebenes Verfahren
     - Venoarterielle ECMO (VA-ECMO): Pumpengetriebenes Verfahren: Der Herz-Lungen-Kreislauf wird umgangen. Das Herz wird entlastet, zugleich sinken auch PAP und ZVD.
     - Pumpless extracorporal lung assist (PECLA) = iLA (interventional lung assist): Das Blut fließt passiv entlang eines arteriovenösen Druckgradienten. Voraussetzung ist ein stabiles und ausreichendes Herzzeitvolumen (HZV).

     Ind: Akutes Lungenversagen (ARDS), Pneumonie, Sepsis, Schock, unterstützend vor bzw. nach Lungentransplantation, nach Reanimation, nach Herz-Op.
     Ko.: Blutung, Infektion, Thromboembolie, Hämolyse, Luftembolie, Nierenfunktionsstörungen
   - Ultima Ratio: Lungentransplantation

Prg: Abhängig vom Überwinden der Grundkrankheit und einer frühzeitigen Therapie des ARDS. Alkoholanamnese und vorbestehende extrapulmonale Erkrankungen verschlechtern die Prognose.
Letalität: Mildes ARDS: ca. 25 %; moderates ARDS : ca. 30 %; schweres ARDS: 45 %
Kommen Sepsis und Multiorganversagen hinzu, verdoppelt sich die Letalität.

SCHLAFBEZOGENE ATMUNGSSTÖRUNGEN [G47.39]

Internet-Infos: *www.dgsm.de*

Syn: Schlafapnoe-Syndrom (SAS)

Def: Schlafbezogene Atmungsstörungen (SBAS):
1. SBAS mit Obstruktion der oberen Atemwege:
   1.1. Obstruktives Schnarchen, schweres Schnarchen (heavy snorer)
   1.2. Obstruktives Schlafapnoesyndrom (OSAS)
   Sonderform: Overlap-Syndrom (OSAS + COPD)
   1.3. Upper airway resistance syndrome (UARS)
   Def: Verengung der oberen Atemwege im Tiefschlaf ohne Apnoen mit massiver Erhöhung des Atemwegswiderstandes beim Einatmen und Zerstörung der Schlafarchitektur durch Weckreaktionen. Dadurch Tagesschläfrigkeit mit Gefahr des Sekundenschlafes.
2. SBAS ohne Obstruktion der oberen Atemwege (zentrales SAS), Hypoventilationssyndrom)

Apnoe = Atempause während des Schlafens mit einer Dauer $\geq$ 10 Sek.

Hypopnoe: Verringerung des Atemflusses um $\geq$ 30 % (> 10 Sek.) mit O_2-Entsättigung $\geq$ 3 % oder Arousal

Apnoe-Hypopnoe-Index (AHI) = Anzahl der Apnoen und Hypopnoen pro Stunde Schlafzeit. - Apnoephasen während des Einschlafens, die auch bei Gesunden beobachtet werden, zählt man nicht mit.
Bewertung des AHI: < 5/h normal, 5 - 14/h leichtes, 15 - 29/h mittelgradiges, $\geq$ 30/h schweres SAS

Da Apnoen/Hypopnoen mit einem Abfall der O_2-Sättigung $\geq$ 3 % einhergehen, bestimmt man mittels Pulsoximetrie den O_2-Entsättigungsindex = O_2-Desaturierungsindex = ODI (= Anzahl der O_2-Abfälle pro Stunde Schlafzeit). Dieser korreliert zum AHI.

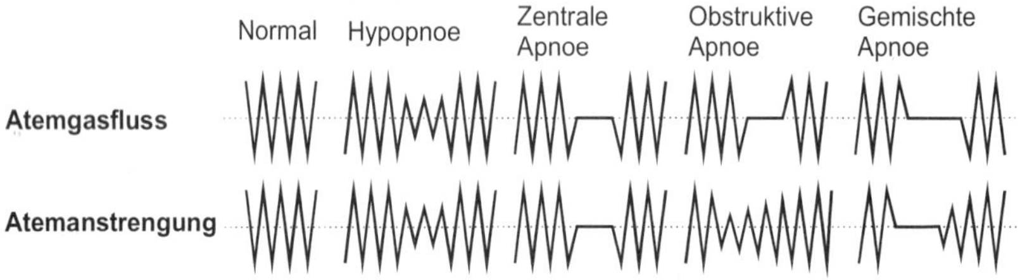

Ep.: Primäres Schnarchen: Ca. 25 % der Erwachsenen und ca. 50 % der Menschen > 65 J.
OSAS: 4 % der Männer und 2 % der Frauen > 40 J.; gehäuft bei Adipositas (80 % der SAS-Patienten sind adipös); zunehmende Häufigkeit nach dem 40. Lebensjahr (hohe Dunkelziffer)

PPh: der Schlafstadien:
Anhand von Elektroenzephalogramm (EEG), Elektrookulogramm (EOG) und Elektromyogramm am M. submentalis (EMG) wird der Schlaf in die Schlafstadien Non-REM N1 - N3 sowie den REM-Schlaf ("rapid eye movement": schnelle Augenbewegungen) eingeteilt.
Die 3 Non-REM-Schlafstadien zeichnen sich durch Frequenzabnahme der EEG-Wellen und Zunahme der Amplitude (δ-Wellen) aus. Tiefschlaf (Non-REM 3) dient der physischen Erholung des Körpers und nimmt mit zunehmendem Alter an der Gesamtschlafzeit ab, während der Leichtschlafanteil (Non-REM 1 und 2) zunimmt.
Im REM-Schlaf ähnelt der Verlauf der EEG-Kurven denen beim wachen Menschen (hohe Frequenzen mit niedriger Amplitude). Gleichzeitig werden im EOG schnelle Augenbewegungen gefunden und der Muskeltonus sinkt auf ein Minimum. Der REM-Schlaf soll der psychischen Erholung dienen. Besonders lebhaftes Träumen findet überwiegend im REM-Schlaf statt.
Im Laufe einer Nacht zeigt sich beim Gesunden eine charakteristische Abfolge der Schlafstadien. Es werden 4 - 6 Schlafzyklen von etwa 70 - 90 min Dauer durchlaufen, die aus einer initialen Leichtschlaf-, dann Tiefschlaf- und zuletzt REM-Schlafphase bestehen. Zu Beginn der Nacht sind die Tiefschlafphasen überproportional lang, während gegen Morgen der REM-Schlafanteil zunimmt. Bei normalem Schlaf verbringt man je etwa 20 - 25 % der Schlafzeit im Tiefschlaf und im REM-Schlaf und ca. 50 % im Leichtschlaf.

Ät.: 1. SAS mit Obstruktion der oberen Atemwege = obstruktives Schlafapnoesyndrom = OSAS (> 90 %):
Kollaps der Schlundmuskulatur (Oro-/Nasopharynx) durch nachlassenden Tonus der Pharynxmuskulatur im Schlaf, häufig im REM-Schlaf. Aktivität der Atemmuskulatur und damit Atembewegungen bleiben jedoch erhalten.

Begünstigende Faktoren sind Erkrankungen im Bereich des Oro-/Nasopharynx, z.B. Tonsillenhyperplasie, Makroglossie, Retrognathie

2. SAS ohne Obstruktion der oberen Atemwege (< 10 %):
   - Zentrale Schlafapnoe (ZSA): Infolge verminderter Stimulierbarkeit der Chemorezeptoren kommt es zu intermittierender Innervationsstörung der Atemmuskulatur. Thorakale und abdominale Atembewegungen bleiben vollständig aus (bei reduzierter LV-EF, Insult, Therapie mit Opiaten). Ca. 50 % der Patienten mit Herzinsuffizienz ab dem NYHA-Stadium II haben ein überwiegend zentrales SAS, evtl. mit periodischer Atmung (spindelförmiger Wechsel zwischen Hypopnoe, Apnoe und reaktiver Hyperventilation). Diese kann z.B. bei Herzinsuffizienz auftreten = Cheyne-Stokes-Atmung.
     Komplexe Schlafapnoe: Zentrale Schlafapnoe/Cheyne-Stokes-Apnoe unter CPAP-Therapie
   - Biot-Atmung und ataxic breathing: Chaotisches Bild von Atemzügen unterschiedlicher Tiefe und unterschiedlicher Frequenz unter Opiattherapie oder bei Schädigungen des Atemzentrums
   - Sekundäre alveoläre Hypoventilation bei chronischen Lungenerkrankungen, neuromuskulären und skelettalen Erkrankungen, Adipositas-assoziierte Hypoventilation

Pg.: der obstruktiven Schlafapnoe: Anatomische Prädisposition (z.B. Unterkieferrückverlagerung) + nervale Schädigung (durch Vibrationstrauma vom Schnarchen) + funktionelle und strukturelle Veränderung der oberen Atemwegsmuskulatur (bes. M. genioglossus) → Kollaps der oberen Atemwege → Hypnoe → verstärkte Atemarbeit → Aufweckreaktion (Arousal). Kollaps der oberen Atemwege → pO_2 ↓/pCO_2 ↑, Bradykardie/Tachykardie → Ausschüttung von Stresshormonen → RR-Steigerung
Bei der Weckreaktion kommt es zur Tonisierung der erschlafften Muskulatur → Wiedereröffnung der Atemwege → Schnarchgeräusch → Hyperventilation und Tachykardie

KL.: ▶ des OSAS:
- 2 Leitsymptome:
  - Lautes und unregelmäßiges Schnarchen mit Atemstillständen (Fremdanamnese) - Ausnahme: Beim zentralen SAS fehlt Schnarchen
  - Gesteigerte Tagesschläfrigkeit mit Einschlafneigung (Sekundenschlaf) bei monotonen Tätigkeiten (z.B. Autofahren)

  Memo: Es gibt auch Patienten mit ausgeprägtem AHI und nur wenigen Beschwerden.
- Weitere Symptome:
  - Intellektuelle Leistungsminderung (Konzentrations- und Gedächtnisstörungen)
  - Depressive Verstimmung
  - Morgendliche Kopfschmerzen, morgendliche Mundtrockenheit
  - Potenzstörungen (erektile Dysfunktion)

▶ des zentralen SAS:
Meist geringe Tagesschläfrigkeit, oft Symptome der kardialen oder neurologischen Grundkrankheit im Vordergrund (Herzinsuffizienz, Insult)

Ko.:
- Nächtliche hypoxieinduzierte, teils bradykarde Herzrhythmusstörungen bis zum AV-Block 3°. Typisch ist eine apnoeassoziierte Sinusarrhythmie; während der Apnoe: Herzfrequenz ↓, mit Beginn der Weckreaktion: Herzfrequenz ↑
- Gehäuftes Auftreten/Verschlechterung einer vorbestehenden arteriellen Hypertonie (oft ohne nächtliche Blutdrucksenkung bei der 24 h-Blutdruckmessung). Bis 50 % der SAS-Patienten haben eine arterielle Hypertonie.

  Merke: Eine arterielle Hypertonie nur dann als essenziell bezeichnen, wenn ein SAS ausgeschlossen wurde! SAS ist eine der häufigsten Ursachen einer sekundären Hypertonie!
- Verschlechterung einer vorbestehenden Herzinsuffizienz
- Respiratorische Insuffizienz, pulmonale Hypertonie, Cor pulmonale, Polyglobulie
- Erhöhtes Risiko für Herzinfarkt und Schlaganfall, erhöhte Mortalität
- Bis zu 7-fach erhöhtes Unfallrisiko durch Sekundenschlaf (25 % aller tödlichen Autounfälle!)

DD: DD der Tagesschläfrigkeit/Einschlafneigung:
- SBAS mit Obstruktion der oberen Atemwege: Sehr häufig
  - Obstruktives Schnarchen (50 % der Männer > 50 J.).
  - Schwerer Schnarcher (heavy snorer) UARS = Upper-airway-resistance syndrome
  - Obstruktives Schlafapnoe-Syndrom
  - Obesitas-assoziierte Hypoventilation
- Tagesschläfrigkeit ohne Obstruktion der oberen Atemwege:
  - Periodische Beinbewegungen/Restless legs-Syndrom
  - Insomnien mit Schlafdefiziten
  - Psychiatrische oder internistische Erkrankungen (Anämie, Hypothyreose u.a.)
- Narkolepsie [G47.4], primäre Hypersomnie: 4 Hauptsymptome:
  - Imperative Schlafattacken (plötzliches unkontrolliertes/zwanghaftes Einschlafen am Tag für kurze Zeit)

- Kataplexien (plötzlicher kurzzeitiger Tonusverlust der Muskulatur, evtl. mit Hinstürzen ohne Bewusstlosigkeit, oft ausgelöst durch emotionelle Anlässe)
- Halluzinationen beim Einschlafen oder Erwachen
- Schlaflähmungen beim Übergang vom Schlaf- zum Wachzustand

Vo.: Idiopathisch (Assoziation mit HLA DR15); Hirnerkrankungen mit Zerstörung orexinhaltiger Neurone; NW nach Impfung gegen Schweinegrippe; Diagnose im Schlaflabor mit multiplem Schlaflatenz-Test: Narkoleptiker schlafen schon nach < 8 Min. ein (verkürzte Einschlaflatenz) und fallen sofort in den REM-Schlaf (Sleep-onset-REM = SOREM).

Di.: 1. (Fremd-)Anamnese und Verwendung standardisierter Fragebögen (Schnarchen? Nächtliche Atemstillstände, Tagesschläfrigkeit, Sekundenschlaf u.a.) → z.B. Berlin-Fragebogen (→ *Internet*)
2. Klinik, HNO-ärztlicher Befund
3. Schlafuntersuchung mit Registrierung verschiedener Parameter: Atemfluss, Schnarchen, Pulsfrequenz, Pulsoximetrie, Thoraxbewegungen, EEG und AHI u.a.
a) Mit ambulant anwendbarer Polygrafie (ohne EEG, EMG, EOG)
b) Im Schlaflabor mit umfangreicher Polysomnografie

Th.: A) Konservativ:
1. Behandlung präexistenter Risikofaktoren:
- Adipositas: Gewichtsabnahme von 20 % kann AHI um bis zu 50 % reduzieren!
- HNO-Konsil: Identifikation und Beseitigung evtl. Atemhindernisse, z.B. Nasenseptumdeviation, Polypen, Tonsillenhypertrophie
- Schlafhygiene: Meidung schwerer Mahlzeiten und anstrengender Tätigkeiten vor dem Schlafen, regelmäßiger Schlafrhythmus, ausreichende Schlafphasen, Seitenlage im Schlaf (keine Rückenlage, evtl. Nutzung einer Rückenlageverhinderungsweste)
- Verzicht auf Alkohol, Nikotin und apnoeverstärkende Medikamente (z.B. Sedativa, Schlafmittel, Betablocker sind nur bei bradykarden Herzrhythmusstörungen im Schlaf kontraindiziert)

2. nCPAP-Atmung (= nasal continuous positive airway pressure) = Positivdruck-Atmung: Mittel der Wahl bei symptomatischen OSAS-Patienten: Kontinuierliche, nächtliche Überdruckatmung mittels Nasen- oder Vollgesichtsmaske. Bei einem individuell zu ermittelnden positiven Druck von 5 - 13 mbar in In- und Exspiration kann eine pneumatische Schienung des hypotonen Pharynx erreicht werden.
Ca. 80 % der Patienten, die eine Überdruckatmung benötigen, können mit CPAP gut eingestellt werden. Für Problempatienten stehen folgende Varianten zur Verfügung:
- BIPAP ("bilevel positive airway pressure") appliziert während der Inspiration einen höheren und während der Exspiration einen niedrigeren Druck. Dadurch kann bei Hypoventilation das Therapiegerät die Atemtätigkeit unterstützen. So ist die Druckbelastung vermindert. Bei Hypoventilationssyndrom kann das Gerät mit einer festen Grundfrequenz (ST- oder T-Modus) arbeiten und so den Patienten bei fehlendem Atemantrieb beatmen.
- Automatische nCPAP- oder BIPAP-Geräte passen den Behandlungsdruck selbsttätig den jeweiligen Erfordernissen an (Indikation z.B. bei lageabhängigem OSAS).
- Adaptive Servoventilation (ASV): Für Patienten mit periodischer Atmung/Cheyne-Stokes-Atmung Dabei wird den Patienten in Phasen der Hypoventilation eine stärkere Druckunterstützung, in Hyperventilationsphasen eine geringe Druckunterstützung angeboten. Der Inspirationsdruck wird antizyklisch zum Atemantrieb variiert, der Exspirationsdruck wird entsprechend der Obstruktion der oberen Atemwege angepasst.
Bei einer linksventrikulären Ejektionsfraktion < 45 % und überwiegend zentraler Schlafapnoe (ZSA) ist die ASV-Therapie kontraindiziert.

NW der Beatmungstherapie: Maskenpassprobleme (Druckstellen, Undichtigkeit), Rhinitis (bis 25 %), Austrocknung der Nasen- und Rachenschleimhaut (→ Einsatz eines Luftbefeuchters), überschießende Gegenregulation am Morgen mit Ausbildung eines wässrigen Fließschnupfens, Reizung der Konjunktiven → Abhilfe durch Gerät mit Warmbefeuchtung.

Ko. der Beatmungseinstellung: Hypoventilation bei nicht ausreichender Druckeinstellung, insbes. in REM-Phasen. Zentrale Atemregulationsstörung bei hohen Drücken.
Therapieakzeptanz bei exakter Indikationsstellung und sorgfältiger Anleitung in ca. 80 % d.F.
Regelmäßige Therapiekontrollen (mittels ambulanter Geräte, Polysomnografie im Schlaflabor bei Bedarf)

3. Mandibular Advancement Devices (MAD): Progenierende (den Unterkiefer vorverlagernde) Unterkiefer-Protrusionsschienen (UPS) aus Kunststoff, die ein Zurücksinken des Unterkiefers verhindern.
Ind: Leichtes OSAS (AHI < 30/h) als Alternative zu CPAP, insbes. bei BMI < 30 kg/m^2 und rückenlageassoziiertem OSAS. In anderen Fällen nur bei CPAP-Versagen. Therapieerfolg polysomnografisch überprüfen.

4. Upper Airway Muscle Stimulation (UAMS): Einseitige Stimulation des N. hypoglossus (Zungen-Schrittmacher): Reserveoption bei Versagen von CPAP oder MAD (in Zentren)

5. Behandlungsverfahren im Versuchsstadium: Orokavitäres Unterdrucksystem, Zwerchfellstimulation

B) Chirurgische Therapie:
Tonsillektomie bei obstruierenden Gaumenmandeln indiziert. Aufgrund der hohen Erfolgsrate der nCPAP-Therapie von > 90 % stellt sich die Frage nach anderen chirurgischen Maßnahmen nur selten, wenn die nCPAP-Therapie nicht vertragen wird:
- Maxillomandibuläre Osteotomie (Ober- u. Unterkiefer) effektiv wie CPAP, aber aufwendiger
- Bei nasaler Obstruktion (z.B. durch Septumdeviation): Rhinochirurgische Korrektur
- Uvuloplastik oder andere Weichgaumeneingriffe zur Verminderung des Schnarchens beeinflussen das SAS meist nicht, nur im Einzelfall zu erwägen.

Prg: Apnoe-Hypopnoe-Index > 5/h: Erhöhtes Risiko für Hypertonie und kardiovaskuläre Erkrankungen
Apnoe-Hypopnoe-Index > 30/h: 8-Jahresmortalitätsrate unbehandelt bis 40 % (Unfälle, Herzinfarkt, Schlaganfall)
Bei konsequenter nCPAP-Therapie kann der arterielle Blutdruck am Tage sinken. Das Unfallrisiko nimmt ab und das insgesamt erhöhte Mortalitätsrisiko der unbehandelten Patienten mit SAS wird durch nCPAP auf die Altersnorm gesenkt.

HYPERVENTILATIONSSYNDROM

[R06.04] und [F45.33 bei psychogener Ursache]

Vo.: 5 - 10 % der Erwachsenen; vorzugsweise im 2. und 3. Lebensjahrzehnt; w > m; meist psychogene Ursachen

Ät.:
1. Psychogen: Angst, Aufregung, Stress, Panik, Aggression, Depression u.a.
2. Somatogen: Lungenerkrankungen, Hypoxie, metabolische Azidose, Kalzium-, Magnesiummangel, hohes Fieber, hepatisches Koma, Salicylatintoxikation, Schädelhirntrauma, Enzephalitis u.a.

KL.:
1. Akuter Hyperventilationsanfall:
Hyperventilation mit respiratorischer Alkalose und Symptomen einer normokalzämischen Tetanie (Parästhesien, Pfötchenstellung u.a.)
2. Chronische Hyperventilation:
   - Neuromuskuläre Symptome: Parästhesien (Ameisenlaufen, Kribbeln), Hypästhesien an den Akren, evtl. auch perioral; Zittern
   - Zerebrale Symptome: Müdigkeit, Konzentrationsstörungen, Vergesslichkeit, Benommenheit, Kopfschmerzen, Schwindel (kein Dreh- oder Schwankschwindel), Sehstörungen
   - Vegetative Symptome: Schwitzen, kalte Hände/Füße, häufiger Harndrang
   - Funktionelle Herzbeschwerden (siehe dort)
   - Respiratorische Symptome: Seufzen, Gähnen, Hüsteln, unregelmäßige Atmung, Luftnot, Gefühl „nicht durchatmen zu können“
   - Psychische Symptome: Nervosität, Aufregung, Angst, Weinen, Depression, Schlafstörungen
   - Gastrointestinale Symptome: Luftschlucken (Aerophagie) mit Meteorismus, Flatulenz

DD:
- Ausschluss somatogener Ursachen einer Hyperventilation
- Hypokalzämische Tetanie
- KHK, Asthma bronchiale

Di.:
1. Anamnese + Klinik!
2. Provokation von Beschwerden durch Hyperventilation über 3 Min.
3. Blutgasanalyse: Respiratorische Alkalose → pCO_2 und Bikarbonat ↓, pH n / ↑. Bei der chronischen Hyperventilation metabolisch kompensierte Alkalose, bei der akuten Hyperventilation nicht-kompensierte Alkalose.

Th.: der psychogenen Hyperventilation:
1. Aufklärung + Beruhigung des Patienten
2. Bei Hyperventilationstetanie evtl. kurzfristig Tütenatmung (CO_2-Anreicherung der Atemluft)
3. Atemschulung (Zwerchfellatmung üben), Entspannungstraining, autogenes Training, Yoga, evtl. psychosomatische Therapie

LUNGENBLUTUNG [R04.8]

Leitsymptom: Hämoptyse: Massives Aushusten von hellrotem (schaumigen) Blut (10 %) oder nur leichte Blutbeimischung im Auswurf (90 %)

Ät.: 1. - Lungen-Tbc (in den ärmeren Regionen der Erde häufigste Ursache)
- Lungenkarzinom

2. - Bronchiektasen
- Bronchitis, Pneumonie, Lungenabszess
- Lungeninfarkt
- Thorax-/Bronchustraumen; nach Lungenbiopsie

3. Andere Ursachen: Hämorrhagische Diathese, Blutungen unter Antikoagulanzien, M. Osler, Goodpasture-Syndrom, Wegener-Granulomatose, Lungenegel (Tropenanamnese)

4. Idiopathisch (bis 50 %)

Merke: Bei männlichen Rauchern > 45 J. ist das Lungenkarzinom die wichtigste Ursache.

DD: Blutung aus Nasen-Rachenraum, Ösophagus, Magen

Di.:
- Anamnese + Klinik
- Ausschluss einer Blutung aus Nase, Oropharynx, oberem Verdauungstrakt
- Labor (Blutbild, Quickwert, PTT, Thrombozyten, Blutgruppe, Blutgase)
- Röntgen des Thorax in 2 Ebenen, CT/-Angiografie; Bronchoskopie

Th.:
- Allgemeinmaßnahmen:
  - Monitoring der Vitalparameter
  - Schrägsitzende Lagerung mit blutendem Lungenflügel nach unten
  - O_2-Zufuhr (wichtigste Erstmaßnahme)
  - Vorsichtige Sedierung (Hustenreflexe nicht unterdrücken!)
  - Volumensubstitution, Blut bereithalten, Patient nüchtern lassen
  - Therapie einer evtl. hämorrhagischen Diathese; Überprüfung einer evtl. Behandlung mit Antikoagulantien und Thrombozytenaggregationshemmern und Einleitung von Gegenmaßnahmen.
- Blutung aus zentralen Atemwegen: Bronchoskopische Entfernung von Blut und Blutstillung: Lokale Gabe von Adrenalin, Laserkoagulation; Verschließen des betroffenen Lappens durch Bronchusblocker, was Verlegung der übrigen Atemwege durch Blut verhindern soll.
- Blutung aus der Lungenperipherie: Interventionelle Radiologie und Versuch einer Bronchialarterienembolisation; evtl. endotracheale Intubation und Schutz der kontralateralen Lunge vor Aspiration durch doppellumigen Tubus
- Konsil mit Thoraxchirurgie

Prg: 90 % der Hämoptysen verlaufen leicht und selbstlimitierend, 10 % verlaufen schwer mit hoher Letalität

BRONCHIEKTASEN [J47]

Internet-Infos: *www.bronchiektasen-register.de*

Def: Sackförmige oder zylindrische irreversible Ausweitungen der mittleren und distalen Bronchien als Folge einer Zerstörung der Muskulatur und des elastischen Bindegewebes; ein- oder beidseitig, diffus oder lokalisiert, überwiegend basal in den Unterlappen

Vo.: Inzidenz (Datenmangel): Ca. 10/100.000 Einwohner/Jahr; Prävalenz: 67/100.000/J.

Ät.: 1. Bronchiektasen bei zystischer Fibrose (CF)/Mukoviszidose → siehe dort

2. Non-CF-Bronchiektasen:
- Angeboren: Primär ciliäre Dyskinesie (PCD), Immundefektsyndrome
- Erworben: COPD (20 %), Asthma bronchiale, $Alpha_1$-Antitrypsinmangel, Bronchusstenosen (Fremdkörper, Tumor), Lungentuberkulose, allergische bronchopulmonale Aspergillose (zentrale Bronchiektasen) u.a.

KL.: Mukostase und rezidivierende bakterielle Infekte führen zu produktivem Husten: Sputum oft dreischichtig (Schaum, Schleim, Eiter), süßlich-fade riechend
"Maulvolle" Expektoration, bes. morgens und nach Lagewechsel

Ko.:
- Rezidivierende bronchopulmonale Infekte: Erreger: H. influenzae, Pneumokokken, Staph. aureus u.a.; Pseudomonas verschlechtert die Prognose.
- Lungenabszess
- Allergisch bronchopulmonale Aspergillose
- Obstruktive Ventilationsstörung

- Lungenblutung (bes. bei Ausbildung von Links-Rechts-Shunts zwischen bronchialen und pulmonalen Gefäßen)
- Bakteriell-metastatische Herde (z.B. Hirnabszess)
- Amyloidose
- Respiratorische Insuffizienz (selten mit Uhrglasnägeln, Trommelschlegelfinger), Cor pulmonale
- Wachstumsretardierung bei Kindern

Symptome einer Exazerbation:
- Zunahme des Sputums mit Husten
- Vermehrte Dyspnoe
- Fieber über 38°C
- Verstärktes Giemen
- Verschlechterung der Belastbarkeit
- Müdigkeit
- Verschlechterung der Lungenfunktion
- Radiologische Infektzeichen

Di.:
- Anamnese + Klinik; Auskultation: Feuchte RGs
- Röntgen Thorax in 2 Ebenen
- HR-CT stellt Bronchiektasen gut dar (Methode der Wahl)
- Sputumdiagnostik mit Antibiogramm
- Evtl. Bronchoskopie
- Ausschluss eines Immundefektsyndroms (siehe dort), einer Mukoviszidose (Schweißtest → siehe dort), einer Ziliendyskinesie (Spezialdiagnostik)

Th.:
1. Kausal
2. Symptomatisch (Evidenzlage unzureichend):
   - Chirurgisch: Mittel der Wahl bei einseitiger Lokalisation der Bronchiektasen (Segmentresektion oder Lobektomie)
   - Konservativ:
     - Sekretdrainage ("Bronchialtoilette"): Morgendliche Expektoration in Knie-Ellenbogenlage (Quincke-Lagerung), Lagerungs-/Vibrationsmassage, Nutzung von Vibrations-Hilfsmitteln (VRP1-Flutter, RC-Cornet u.a.), ausreichende Flüssigkeitszufuhr (zur Verflüssigung des Bronchialsekretes), Inhalationstherapie mit 3 - 7%iger Kochsalzlösung, Atemgymnastik
     - Bei Atemwegsobstruktion bronchospasmolytische Therapie (siehe COPD)
     - Gezielte Antibiotikatherapie nach Antibiogramm. Wenn kein mikrobiologisches Ergebnis vorliegt, ist eine breite antibiotische Initialtherapie zu wählen (z.B. Azithromycin u.a. Makrolide). Dabei sollten Pseudomonaden miterfasst werden.
     - Aktive Immunisierung gegen Influenza, Pneumokokken, Pertussis, Haemophilus influenza Typ b
     - Körperliches Trainingsprogramm für Lungenkranke („Lungensport") und Meidung inhalativer Noxen (Rauchen einstellen!)
     - Therapie einer respiratorischen Insuffizienz (siehe dort)
     - Ultima Ratio: Lungentransplantation

Prg: Wird bestimmt von der kausalen Erkrankung und einer optimalen Therapie (Sekretdrainage, Infektprophylaxe und -therapie)

ATELEKTASEN [J98.1]

Def: Luftleeres Lungengewebe ohne entzündliche Veränderungen

Ät.:
1. Primäre Atelektasen bei Früh-/Neugeborenen
2. Sekundäre Atelektasen bei bereits belüfteten Lungen
   a) Obstruktionsatelektasen (= Resorptionsatelektasen) = Folge eines Bronchialverschlusses durch Lungenkarzinom, Fremdkörper, Schleimpfropf
   b) Kompressionsatelektasen: = Folge einer Kompression des Lungengewebes von außen, meist in Form basaler Plattenatelektasen: Pleuraerguss, verminderte/aufgehobene Zwerchfellatmung, Zwerchfellhochstand, postoperativ nach abdominellen Operationen, aber auch nach Lungenembolie (DD!); Mittellappensyndrom: Atelektase des Mittellappens durch Tbc, vergrößerte Lymphknoten (DD: Lungen-Ca).
   c) Entspannungsatelektase bei Pneumothorax

Verlauf: akut - chronisch

Ko.: Infektion, Abszess, respiratorische Insuffizienz

DD: Pneumonie (Anamnese, Klinik, Röntgen)

Di.: 1. Anamnese + physikalische Untersuchung:
Abgeschwächter Stimmfremitus, Klopfschalldämpfung, abgeschwächtes Atemgeräusch mit Bronchophonie
2. Röntgen des Thorax in 2 Ebenen (Zeichen der Volumenminderung):
   - Direkte Atelektasezeichen: Lokale Transparenzminderung mit bikonkaver Begrenzung oder basale Streifen-/Plattenatelektase; Verlagerung des Interlobärseptums
   - Indirekte Atelektasezeichen: Zwerchfellhochstand, Hilus-/Mediastinalverlagerung, fehlendes Bronchopneumogramm
3. CT
4. Bronchoskopie mit evtl. Biopsien

Th.: 1. Kausale Therapie: z.B. Fremdkörperentfernung, Absaugen eines Schleimpfropfes, Beseitigung einer Tumorstenose u.a.
2. Evtl. antibiotische Behandlung bei Pneumonie/Abszess
3. Bei chronischer Atelektase evtl. Segment- oder Lappenresektion

Pro: postoperativer Kompressionsatelektasen: Postoperative Mobilisierung, Atemgymnastik und -therapie

AKUTE BRONCHITIS [J20.9]

Ät.: 1. Viren (90 %): Bei Kindern am häufigsten RS-, Adeno-, Coxsackie-, ECHO-Viren. Bei Erwachsenen am häufigsten Rhinoviren, Coronaviren, Influenza- und Parainfluenzaviren, SARS-Coronavirus
2. Mykoplasmen und Chlamydien
3. Andere Bakterien spielen meist nur eine Rolle bei Patienten mit vorbestehenden Lungenerkrankungen (z.B. COPD), bei Krankenhauspatienten (nosokomiale Infektionen) sowie bei sekundärer bakterieller Infektion: Pneumokokken, Haemophilus influenzae, Moraxella catarrhalis, Staphylococcus aureus.
Bei nosokomialen Infektionen, z.B. bei Beatmungs-assoziierter Bronchitis, finden sich am häufigsten 5 Keime: S. aureus (ca. 25 %), P. aeruginosa (ca. 20 %), Klebsiellen, Enterobacter und E. coli.
4. Im Rahmen einer anderen Erkrankung (Keuchhusten, Masern, Brucellose, Typhus)
5. Pilze (z.B. Soorbronchitis)
6. Reizstoffe (Gase, Staub)

Inf: Aerosol- und Schmierinfektion

Ink: Bei Viren ca. 2 - 6 Tage (Rhinoviren 1 - 4 Tage)

KL.: Akute respiratorische Erkrankungen (ARE) = Erkältungskrankheiten = „common cold" [J00]
ARE verlaufen bei jungen Menschen meist mild. Bei älteren Menschen und vorbestehenden chronischen Erkrankungen (Herz, Lunge, Immunsystem) ist der Verlauf schwerer mit evtl. Komplikationen (z.B. Bronchopneumonie).
1. Symptome der akuten Bronchitis:
   - Hustenreiz, retrosternale Schmerzen beim Husten
   - Zäher, spärlicher Auswurf (eitriger Auswurf bei bakterieller Superinfektion)
   - Fieber, Kopfschmerzen, evtl. Muskel-/Gliederschmerzen

   Ausk.: Evtl. trockene RGs bei obstruktiver Bronchitis (Giemen, Brummen), bei peribronchitischen Infiltrationen evtl. feinblasige klingende RGs
   Lab.: Bei unkomplizierter Virus-Bronchitis Leukozyten n/↓, CRP meist normal!
2. Evtl. andere Symptome einer ARE: Schnupfen, Niesen, Halsbrennen, Schluckbeschwerden
3. Myalgien und Arthralgien sind typisch für Virusinfektionen.

Ko.: der viralen Bronchitis
- Bronchopneumonie
- Sekundäre bakterielle Infektion (siehe oben; CRP ↑, Leukozytose)
- Verschlechterung einer vorbestehenden Herzinsuffizienz oder einer respiratorischen Insuffizienz

Hyperreagibles Bronchialsystem mit hartnäckigem Hustenreiz und evtl. spastischer Bronchitis

DD:
- Akute Exazerbation einer COPD
- Bronchiolitis (bei Säuglingen) (Bronchiolen < 1 mm ø) mit der Gefahr eines Verschlusses der Bronchiolen = Bronchiolitis obliterans:
  Vo.: Bes. RS-Virusinfektionen bei Säuglingen
  KL.: Hohes Fieber, Tachypnoe, Dyspnoe u.a.
  Anm.: Toxische Bronchiolitis auch nach Reizgasinhalation (z.B. Phosgen)
- Pertussis

Di.: Anamnese / Klinik / Erregernachweis (Kultur, PCR, Antigennachweis), Ak-Nachweis

Th.: ▸ der viralen Bronchitis:
- Expektoranzien: Reichlich Flüssigkeit bei zähem Schleim
  Weder für Sekretolytika noch für Mukolytika gibt es einen ausreichend belegten Effekt.
- Evtl. Antitussiva: Nur bei quälendem Husten, der die Nachtruhe stört, z.B. Codein
  NW/KI: Atemdepression, Obstipation, Suchtpotential

  Merke: Antitussiva nur bei quälendem trockenen (nichtproduktiven) Husten einsetzen, weil der Hustenreflex für eine Expektoration wichtig ist! Ausreichend viel trinken/ausgeglichener Flüssigkeitshaushalt ist das Wichtigste zur Förderung der Sekretolyse.

- Brustumschläge, Schwitzkuren
- Bei anhaltendem trockenen Reizhusten infolge hyperreagiblem Bronchialsystem bzw. spastischer Bronchitis temporäre Anwendung inhalativer Glukokortikosteroide und bronchospasmolytische Therapie (siehe Kap. Asthma bronchiale).
- Bei lebensbedrohlicher viraler Infektion und Abwehrschwäche evtl. Gabe von Immunglobulinen i.v.

▸ der bakteriellen Bronchitis:
- Patienten mit unkomplizierten akuten oberen Atemwegsinfektionen inklusive Bronchitis sollen nicht mit Antibiotika behandelt werden.
- Der Nachweis erhöhter Entzündungswerte wie C-reaktives Protein (CRP) oder Procalcitonin allein sollte keine Indikation für eine Antibiotikatherapie darstellen.
- Indikationen für Antibiotika: Vorbestehende Lungenerkrankungen, Krankenhauspatienten, Verdacht auf bakterielle Superinfektion (gelb oder grünlich verfärbter Auswurf), Gefahr einer Bronchopneumonie (insbes. bei alten Patienten oder Abwehrschwäche)
- Antibiotikaalternativen: Makrolide (z.B. Clarithromycin), Cephalosporine, Aminopenicillin + Betalaktamase-Inhibitor (z.B. Amoxicillin + Clavulansäure oder Ampicillin + Sulbactam); Reservemittel: Neue Fluorochinolone (siehe Kap. Pneumonie)

▸ der Bronchiolitis:
Abschwellende Nasentropfen, O_2-Zufuhr bei Hypoxie, evtl. bronchospasmolytische Therapie; bei schwerer Symptomatik stationäre Therapie

▸ Nach Reizgasinhalation:
Auch bei geringen Reizerscheinungen muss der Patient 24 h stationär beobachtet werden, da nach symptomfreiem Intervall ein Lungenödem eintreten kann.
Prophylaktische Gabe von inhalativen Kortikosteroiden ist im Wert umstritten; z.B. Beclometason, initial alle 10 Min. mehre Hübe, evtl. zusätzlich Kortikosteroide i.v.

Therapie + Klinik von Pilzinfektionen: Siehe Kap. Systemische Mykosen

CHRONISCH OBSTRUKTIVE LUNGENKRANKHEIT (COPD) [J44.00] UND CHRONISCHE BRONCHITIS [J42]

Internet-Infos: *www.goldcopd.com; www.atemwegsliga.de; www.pneumologie.de; www.versorgungsleitlinien.de/themen/copd*

Def:
- COPD = chronic obstructive pulmonary disease: Verhinderbare Erkrankung mit extrapulmonalen Auswirkungen, die den Schweregrad maßgeblich mit beeinflussen können. Die pulmonale Komponente ist charakterisiert durch eine Atemflussbehinderung, die nicht vollständig reversibel ist. Die Atemflussbehinderung verläuft meist progredient und ist assoziiert mit einer pathologischen Entzündungsreaktion der Lunge auf schädliche Gase oder Partikel.
- Chronische Bronchitis: WHO: Eine chronische Bronchitis ist dann anzunehmen, wenn bei einem Patienten in 2 aufeinanderfolgenden Jahren während mindestens 3 aufeinander folgenden Monaten pro Jahr H u s t e n + A u s w u r f (= produktiver Husten) bestanden.

Ep.: Prävalenz der COPD in Deutschland: Ca. 13 % (Bevölkerung > 40 J., BOLD-Study), sehr hohe Dunkelziffer. m > w (der Frauenanteil steigt).
COPD belegt weltweit den 3. Platz der Todesursachenstatistik (nach KHK und Schlaganfall). COPD ist die häufigste chronische Erkrankung der Atmungsorgane und häufigste Ursache des Cor pulmonale und der respiratorischen Insuffizienz!

Ät.: Multifaktoriell:
- Exogene Faktoren:
  1. Rauchen (Zigarette, Pfeife, Zigarre, Passivrauchen) ist mit fast 90 % die häufigste Ursache für die Entstehung einer COPD . Aufgrund einer polygenetischen Prädisposition entwickeln nur etwa 20 % der Raucher eine COPD.

2. Luftverschmutzung (z.B. SO_2, Staub): Industrie und Straßenverkehr, Bergbau:
Nach einer kumulativen Feinstaubdosis von 100 Kohlegruben-Feinstaubjahren [(mg/m^3) x Jahre] verdoppelt sich das Risiko, an COPD zu erkranken (Berufskrankheit Nr. 4111 der Bergleute im Steinkohlenbergbau: Bergmannsbronchitis. In Deutschland werden Erkrankungen entschädigt, wenn sie nach dem 31.12.1992 aufgetreten sind).
In Drittweltländern ist neben dem Rauchen das innerhäusliche Heizen und Kochen mit offenem Feuer eine häufige Ursache.
3. Rezidivierende bronchopulmonale Infekte führen oft zu akuten Exazerbationen der COPD (AECOPD) und beschleunigen die Progression der COPD.
4. Alle Faktoren, die die Lungenentwicklung in Schwangerschaft und Kindheit hemmen (niedriges Geburtsgewicht, rezidivierende Infekte u.a.), erhöhten das Risiko für eine spätere COPD.

- Endogene Faktoren: Antikörpermangelsyndrome (z.B. IgA-Mangel), α_1-Proteaseninhibitormangel (= α_1-Antitrypsinmangel), primäre ziliäre Dyskinesie u.a.

Merke: COPD-Patienten < 50 J. auf α_1-Antitrypsinmangel untersuchen!

Pg.: Die COPD ist eine multifaktorielle Erkrankung. Von zentraler Bedeutung ist eine chronische Entzündung im Bereich der kleinen Atemwege, die durch inhalative Noxen ausgelöst wird. Umbauprozesse der Atemwege und Mukushypersekretion führen zu einer strukturellen und funktionellen Obstruktion. Die Störung des physiologischen Gleichgewichts zwischen Proteasen und Proteaseinhibitoren mit Destruktion des Lungenparenchyms und Entwicklung eines Emphysems spielt eine wichtige Rolle in der Pathogenese. Im Verlauf der Erkrankung kommt es zudem über eine systemische Inflammation zur Entwicklung und Progression systemischer Auswirkungen mit hoher klinischer Relevanz (z.B. verminderte Belastbarkeit bei Myopathie).
Die Obstruktion beruht auf verschiedenen Mechanismen: Remodeling (Fibrosierung durch aktivierte Fibroblasten), Parenchymverlust und bronchiale Instabilität (verstärkte Proteaseaktivität), mukoziliäre Dysfunktion (Hypersekretion, ziliäre Dysfunktion), unspezifische bronchiale Hyperreaktivität.
Typisch ist eine im Verlauf zunehmende Fixierung der Obstruktion (durch Bronchospasmolyse kaum beeinflussbar) mit Bronchialkollaps bei forcierter Exspiration. Dies führt zu Überblähung mit zunehmender Einschränkung der körperlichen Leistungsfähigkeit sowie zu ventilatorischer Verteilungsstörung mit Entwicklung einer pulmonalen Hypertonie und eines Cor pulmonale.

KL.:
- Der COPD geht meist eine mehrjährige chronische (nichtobstruktive) Bronchitis voraus (= "simple chronic bronchitis") = einfache chronische Bronchitis mit Husten + Auswurf (reversibel).
Meist morgendliches Abhusten von Sputum, das bei bakterieller Infektion eitrig aussieht (bei großen Sputummengen an Bronchiektasen denken).
- **Kardinalsymptome der COPD:**
1. Husten und Auswurf
2. Belastungsdyspnoe (mit zunehmender Einschränkung der körperlichen Leistungsfähigkeit)

Merke: Raucher > 40 J. gezielt nach AHA-Symptomen fragen: Atemnot, Husten, Auswurf. Wenn ein Patient alle 3 Fragen mit „Ja" beantwortet, ergibt sich eine COPD-Wahrscheinlichkeit von 50 %.

- COPD-Assessment-Test (CAT) zur Erfassung und Verlaufsbeurteilung der Symptomatik der Patienten (Download unter *www.catestonline.org*).
Er enthält 8 Fragen nach Husten, Auswurf, Engegefühl in der Brust, Luftnot bei körperlicher Belastung, Einschränkung in der häuslichen Aktivität, Angst das Haus zu verlassen, Schlaf und Energie. Die Antwortskala umfasst 6 Möglichkeiten und informiert den Arzt rasch über Beschwerden und Befinden der Patienten.
- Modified Medical Research Council Scale (mMRC) zur Erfassung der Dyspnoe:
0 Atemnot nur bei außergewöhnlicher Belastung
1 Atemnot beim Treppensteigen, Bergaufgehen
2 Atemnot beim Gehen in der Ebene
3 Pat. muss wegen Atemnot nach 100 m anhalten.
4 Atemnot beim An- und Ausziehen, Pat. zu kurzatmig, um das Haus zu verlassen.

Ko.:
1. Rezidivierende akute Exazerbationen (AECOPD): Über normales Maß der Tagesschwankung hinausgehende (und > 24 h anhaltende) Verschlechterung, die der Intensivierung der Therapie bedarf.
2. Komorbiditäten: Kardiovaskuläre Erkrankungen, metabolisches Syndrom, Osteoporose, Depression, Muskelschwäche, Bronchialkarzinom
3. Spätkomplikationen: Respiratorische Insuffizienz und Cor pulmonale (mit weiterer Leistungseinschränkung), Bronchiektasen

Leitsymptome der AECOPD:

- Zunehmende Atemnot (die kaum auf initiale Notfalltherapie anspricht)
- Vermehrt Husten
- Zunahme von Sputummenge
- und/oder gelb-grüne Verfärbung des Auswurfs
- Brustenge (DD: KHK)

Zeichen der schweren AECOPD:

- Tachypnoe
- Zentrale Zyanose
- Einsatz der Atemhilfsmuskulatur
- Periphere Ödeme
- Bewusstseinstrübung bis Koma

Die Symptomatik ist bei kaltem und feuchtem Wetter (Herbst und Winter) oft etwas verschlechtert. Ist eine zusätzliche Therapie notwendig, spricht man von einer Exazerbation. Diese ist meist infektgetriggert. Es gibt Patienten, die zu Exazerbationen neigen und andere, die trotz schwerer COPD selten eine Exazerbation bekommen. Jede akute Exazerbation der COPD (= AECOPD) bedeutet für den Patienten eine potenzielle Lebensgefahr, weil die eingeschränkte Lungenfunktion (mit zunehmender Hypoxämie und Erschöpfung der muskulären Atempumpe) innerhalb kurzer Zeit versagen kann!

Chronische nichtobstruktive Bronchitis
↓ Rauchen
Chronisch-obstruktive Bronchitis ← Rezidivierende Infekte
(= COPD) ↓ Endogene Faktoren
+/- Obstruktives Lungenemphysem
↓
zunehmende Atemflussbehinderung (Obstruktion)
↙ ↘
Pulmonale Hypertonie + Cor pulmonale | Respiratorische Insuffizienz

Di.: Anamnese (Rauchen/Passivrauchen) + Klinik (Husten/Auswurf, Belastungsdyspnoe) + LuFu

Ausk.: Häufig abgeschwächtes Atemgeräusch (silent lung) bei Überblähung. Exspiratorisches Giemen (Spastik) und ggf. feuchte Rasselgeräusche (Verschleimung, Infiltrationen bei Pneumonie).

COPD-Schweregrade (Global Initiative for Chronic Obstructive Lung Disease (GOLD) 2017):
Zur Definition einer Obstruktion wird international vereinfachend die fixe Ratio $FEV_1/FVC < 0{,}7$ (bzw. 70 %) genutzt, obwohl der Wert alters- und geschlechtsabhängig ist und mit zunehmendem Alter (> 40 J.) das Kriterium gehäuft falsch positiv ist.
Bei der Beurteilung der Symptomatik muss auch die Komorbidität erfasst werden, die maßgeblich die Symptomatik beeinflussen bzw. überlagern und die Prognose verschlechtern kann.

Im ABCD Schema der GOLD-Klassifikation werden 2 Parameter berücksichtigt:

- Symptomatik (CAT-Score oder mMRC)
- Exazerbationen und Krankenhausaufnahmen pro Jahr

Dadurch entsteht eine Klassifikation der COPD mit 4 Patientengruppen (A bis D):

Patienten-gruppe	Charakteristik	Exazerbationen/ Jahr*)	mMRC	CAT
A	Niedriges Risiko wenig symptomatisch	≤ 1	0 - 1	< 10
B	Niedriges Risiko stärker symptomatisch	≤ 1	≥ 2	≥ 10
C	Hohes Risiko wenig symptomatisch	≥ 2	0 - 1	< 10
D	Hohes Risiko stärker symptomatisch	≥ 2	≥ 2	≥ 10

*) Eine oder mehrere Exazerbationen mit Hospitalisation sind als hohes Risiko zu werten (C oder D)

(Aus „Pocket Guide to COPD“ mit freundlicher Genehmigung der Global Initiative for Chronic Obstructive Lung Disease (GOLD); *www.goldcopd.org*)

Schweregrad der Atemflussbehinderung	GOLD-Klasse	FEV1 % v. Soll nach Bronchodilatation
Leicht	GOLD 1	≥ 80
Mittel	GOLD 2	50 - 79
Schwer	GOLD 3	30 - 49
Sehr schwer	GOLD 4	< 30

Lufu:
- Keine oder nur geringe Reversibilität im Bronchospasmolysetest, d.h. Anstieg der FEV1 (nach Inhalation von z.B. Salbutamol 4 x 0,1 mg) um < 200 ml bzw. um < 15 %.
- Verminderung der MEF_{25-75} als mögliches Zeichen einer beginnenden Obstruktion der peripheren, kleinen Atemwege (small airway disease): Frühzeitiger Befund bei Rauchern
- CO-Bestimmung in der Ausatemluft bei Rauchern: Nichtraucher haben Werte < 5 ppm Raucher haben in Abhängigkeit vom Zigarettenkonsum Werte bis > 50 ppm.
- HbCO-Bestimmung bei der Blutgasanalyse (bei Rauchern ↑)
- Diffusionstestung: Ein verminderter Transferfaktor (DLCO) und Transferkoeffizient (DLCO/VA ↓) spricht für einen Emphysemanteil und korreliert häufig mit dem Ausmaß des Emphysems.
- Arterielle/kapilläre Blutgasanalyse:
  Hypoxische Insuffizienz pO_2 ↓
  Hyperkapnische Insuffizienz pO_2 ↓ und pCO_2 ↑
- Mit der Pulsoxymetrie hat man eine schnelle, nichtinvasive Einschätzung über die Sauerstoffsättigung und ein Instrument zur unmittelbaren Therapiekontrolle in der Akutsituation.

Sputumkultur + Antibiogramm:
Ind: Schwere AECOPD, Therapieversager
Materialentnahme vor Antibiotikatherapie: Tiefer Morgenauswurf nach gründlicher Mundspülung mit Wasser, günstiger ist eine endobronchiale Sekretgewinnung (blinde Absaugung oder im Rahmen einer Bronchoskopie). Schnelle Aufarbeitung oder Versand im Kühlgefäß.
Erreger der AECOPD:
- Bakterien: Haemophilus influenzae (40 %), Streptococcus pneumoniae = Pneumokokken (15 %); Moraxella catarrhalis (15 %); seltener Mykoplasmen, Staphylococcus aureus, Klebsiella pneumoniae u.a. Bei fortgeschrittenen, schweren Fällen Wandel im Erregerspektrum (Enterobakterien, Proteus, Klebsiellen, Pseudomonas u.a.).
- Viren: (z.B. Rhinovirus, Influenzaviren, RS-Viren, Coronaviren, Adenoviren)

Beachte: Nur ca. 80 % der Exazerbationen sind infektbedingt. Viren spielen oft eine Rolle als Schrittmacher für bakterielle Superinfektionen.

Lab: Ausschluss eines Antikörpermangelsyndroms (Immunglobuline quantitativ), eines α_1-Antitrypsinmangels; Entzündungsparameter bei AECOPD (CRP, Blutbild); ggf. D-Dimere bei Exazerbationen und fehlendem Hinweis auf Infekt (Thromboembolie ?)

Rö.: Thorax (p.a. + seitlich) bei unkomplizierter Bronchitis unauffällig, kleinere Fleck- oder Streifenschatten sind Ausdruck entzündlicher Infiltrationen oder von Minderbelüftungen (Dystelektasen); evtl. Emphysemzeichen/Bullae; Ausschluss einer Pneumonie, einer pulmonalvenösen Stauung, eines Pneumothorax, eines Tumors.

Evtl. Bronchoskopie mit Bakteriologie, Zytologie und Histologie (Biopsie)

DD: 1. Asthma bronchiale: Anamnese: Anfallsartige Luftnot +/- Husten (ggf. bei Exposition mit Allergenen). Der Bronchitiker hustet sich aus seinem Anfall heraus, der Asthmatiker hustet sich hinein! Zwar kann eine Reversibilität der Obstruktion auch bei der COPD vorkommen, die Schwankungen der Obstruktion innerhalb eines Tages, zwischen den Tagen und auf Gabe von Medikamenten sind beim Asthma jedoch meist deutlich stärker ausgeprägt (hohe Variabilität). Asthma zeigt symptomfreie Intervalle, der COPD-Verlauf ist kontinuierlich mit Verschlechterungsphasen bei akuten Exazerbationen.

Merkmal	COPD	Asthma
Alter bei Erstdiagnose	Meist > 40 J.	Meist Kindheit, Jugend
Anamnese	Meist Raucher	Atopie
Beginn	Schleichend	Oft rasch
Husten	Produktiv	Nicht-produktiv
Atemnot	Bei Belastung	Anfallsartig auftretend
Allergie	Selten	Häufig
Reversibilität der Obstruktion	Nicht voll reversibel	Voll reversibel
Verlauf	Progredient	Variabel, episodisch
Therapiebasis	Bronchodilatation	Entzündungshemmung

2. Asthma-COPD-Overlap-Syndrom (ACOS):
   Asthma-Patienten, die durch Zigarettenrauchen zusätzlich eine COPD bekommen. Also 2 eigenständige Erkrankungen, die sich in der Symptomatik überlagern.
3. Andere Lungenerkrankungen:
   - Tuberkulose (kultureller Erregernachweis)
   - Bronchiektasen (dreischichtiges Sputum, CT)
   - Sinubronchiales Syndrom = Post-Nasal-Drip-Syndrom = Chronische Sinusitis mit Schleimfluss in den Rachen als Ursache eines rezidivierenden Hustens → HNO-Arzt (Sonografie, Endoskopie, CT/MRT)
   - Fremdkörperaspiration → Bronchoskopie
4. Bronchialkarzinom

   Merke: Die chronische Bronchitis ist eine Ausschlussdiagnose!, d.h. es muss sichergestellt werden, dass sich hinter der Symptomatik von Husten und Auswurf nicht eine ganz andere Erkrankung verbirgt! Dies gilt insbes. für das Lungenkarzinom, bei dem die chronische Bronchitis eine der häufigsten Fehldiagnosen ist! Daher keine Diagnose ohne vorheriges Röntgen der Lunge; bei unklarer Diagnose ggf. CT und Bronchoskopie!
5. Lungenembolien (insb. bei Exazerbationen ohne Atemwegsinfekt)
6. Linksherzinsuffizienz mit „Asthma cardiale"
7. Gastroösophageale Refluxerkrankung (bei unklarem persistierenden Husten)

Th.: **A) Nichtmedikamentöse Therapie**

Konsequente und langfristige! Basistherapie der stabilen COPD:
- Noxen ausschalten: Rauchen aufgeben = wichtigste Maßnahme → siehe Kapitel Rauchen! Inhalative Belastung am Arbeitsplatz prüfen und ggf. ausschalten.
- Aktive Immunisierung gegen Pneumokokken (PPSV23 bzw. PCV13) und Influenzavirus (jährlich und auch des Partners)
- Patientenschulung/rehabilitative Maßnahmen
- Atemgymnastik, Training der Atemmuskulatur + körperliches Training, der kardiopulmonalen Leistung angepasster „Lungensport" (*www.lungensport.org*)
- Osteoporoseprophylaxe (Calcium + Vitamin D_3)
- Sanierung vorhandener Infektquellen (chronische Sinusitis)
- Suche und konsequente Behandlung von Komorbiditäten, da sie Mortalität und Hospitalisation beeinflussen

B) Medikamentöse Therapie der stabilen COPD

Kann Häufigkeit und Schweregrad von Exazerbation reduzieren, Lungenfunktion, Lebensqualität und Leistungsfähigkeit verbessern (GOLD-Empfehlungen 2017).
Aufgrund der Vielfalt der Inhalationsgeräte ist es wichtig, nicht nur die geeignete Substanz, sondern auch den für den Patienten passenden Inhalator auszuwählen und die korrekte Anwendung zu vermitteln und zu kontrollieren.(*www.youtube.com/atemwegsliga*)

Therapie-Algorithmus für die 4 Patientengruppen	
Gruppe A	Bronchodilatator (kurz- oder langwirksam)
Gruppe B	Langwirksamer Bronchodilatator: LAMA oder LABA Bei unzureichender Symptomkonrolle: LAMA + LABA
Gruppe C	LAMA Bei weiteren Exazerbationen LAMA + LABA oder LABA + ICS
Gruppe D	LAMA + LABA Bei weiteren Exazerbationen LAMA + LABA + ICS Bei weiteren Exazerbationen evtl. zusätzlich Roflumilast

Abk: ICS inhalative Glucocorticosteroide
LAMA long-acting Anticholinergikum
LABA long-acting $Beta_2$-Agonist

Memo: Die Therapieempfehlungen werden vom Ausmaß der Symptomatik und der Exazerbations-Anamnese bestimmt.

B1. Bronchodilatatoren: Zentrale Rolle in der Basis- und Bedarfstherapie

B1.1 Beta-2-Sympathikomimetika: Inhalativ: **Kurzwirksam** (SABA = short-acting $beta_2$-agonist) oder **langwirksam** (LABA = long-acting $beta_2$-agonist) mit schnellem oder langsamem Wirkeintritt, z.B.
- Salbutamol, Fenoterol (schnell- und kurzwirksam)
- Formoterol*, Indacaterol, Olodaterol, Vilanterol (schnell- und langwirksam - 24 h, *12 h)
- Salmeterol (langsam- und langwirksam - 12 h)

B1.2 Parasympatholytika (Anticholinergika) mit Hemmung muskarinerger Rezeptoren)
- SAMA (short acting muscarinic antagonist) = kurz wirksam:
Ipratropiumbromid: 3 - 4 x/d
- LAMA (long acting muscarinic antagonist): Lang wirksam:
- Tiotropiumbromid: 1 x/d
- Glycopyrroniumbromid: 1 x/d
- Aclidiniumbromid: 2 x/d
- Umeclidiniumbromid: 1 x/d

Anm.: Parasympatholytika wirken beim Asthma bronchiale schwächer als Beta-2-Sympathomimetika. Dagegen wirken sie bei COPD sehr gut.

NW: Mundtrockenheit, selten Harnverhaltung, Verschlechterung des Augeninnendrucks bei Glaukom u.a.

B1.3 Kombinationspräparate LABA + LAMA (duale Bronchodilatation) zeigen in der FLAME-Studie bessere Reduktion von Exazerbationen als durch ICS + LABA.
Indacaterol/Glycopyrronium, Vilanterol/Umeclidinium; Formoterol/Aclidinium; Olodaterol/Tiotropium

B1.4 Kombinationspräparate aus ICS + LABA
Fluticason/Salmeterol, Fluticason/Vilanterol, Budesonid/Formoterol, Beclometason/Formoterol
Merke: ICS bei COPD nur in Kombination mit LABA einsetzen. Indikation nur in der Patientengruppe C und D (also bei häufigen Exazerbationen). Nach der Auswahl einer Substanz/Kombination den Patienten zum jeweiligen Inhalationssystem schulen!

Kombinationen der Bronchodilatatoren haben gegenüber den Einzelsubstanzen einen günstigen additiven bronchodilatatorischen Effekt (verstärken sich also gegenseitig).

B2. Roflumilast (Daxas®)
Wi: Selektiver PDE-4-Hemmer mit antiinflammatorischer Wirkung
Ind: Schwere COPD (GOLD - Gruppe D) mit ausgeprägter bronchitischer Komponente und gehäuften Exazerbationen → Senkung der Exazerbationsfrequenz und sekundäre Besserung der Lungenfunkton
NW: Gastrointestinale Beschwerden sind rel. häufig, Schlafstörungen, selten neurologische/psychische Beschwerden u.a.
Dos: 500 µg/d (= 1 Tabl.)

Theophyllin (oral) hat bei geringer Wirksamkeit, kleiner therapeutischer Breite und relevanten medikamentösen Interaktionen nur noch eine Bedeutung als Mittel der Reserve.
(Einzelheiten zu den Präparaten siehe Kap. Asthma bronchiale)

Therapie von Komplikationen
AECOPD:

- Indikationen für stationäre Therapie:
Starke Dyspnoe/Tachypnoe, rasche Verschlechterung, höheres Alter, Komorbidität, vorbekannte FEV_1 < 30 % vom Soll, keine Besserung bei ambulanter Therapie u.a.
- Empfehlungen zur ungezielten Antibiotikatherapie (AB) bei akuter (infektbedingter) Exazerbation der COPD (AECOPD) (Paul-Ehrlich Gesellschaft für Chemotherapie, S3-Leitlinie, 2009):
Leichte AECOPD (ambulant): AB nur bei purulentem Sputum, keine AB bei Procalcitonin < 0,1 ng/ml. Aminopenicillin; Alternative: Doxycyclin, Makrolide.
Mittlere/schwere AECOPD (stationär): Aminopenicillin mit Betalaktamase-Inhibitor, oder parenterales Cephalosporin Gr. II oder III, Alternative: pneumokokkenwirksame Fluorchinolone.
- Empfehlungen zur ungezielten Initialtherapie bei Risikofaktoren für das Vorliegen einer Infektion durch P. aeruginosa oder für Patienten auf Intensivstation:
  - Acylureidopenicillin + Betalaktamaseinhibitor (Piperacillin/Tazobactam)
  - Pseudomonaswirksames Carbapenem (Imipenem, Meropenem)
  - Pseudomonaswirksames Cephalosporin (Ceftazidim*), Cefepim)
  - Pseudomonaswirksames Fluorchinolon (Ciprofloxacin*), Levofloxacin)

  *) In Kombination mit einer pneumokokkenwirksamen Substanz
- Vorübergehende Intensivierung der inhalativen bronchodilatatorischen Therapie, zusätzlich systemische Glukokortikoide i.v. oder oral (40 mg Prednisolon/d über 5 Tage).
- Bei zähem Schleim ausreichend trinken, Aerosolbehandlung (siehe Therapie des Asthma bronchiale). Antitussiva sind bei produktivem Husten kontraindiziert. Ein Nutzen von Sekretolytika ist nicht belegt. In den GOLD-Empfehlungen wird dennoch Carbocistein erwähnt.
- Apparative Inhalationstherapie mit 0,9 %iger NaCl-Lösung; evtl. Zugabe von Beta-2-Sympathomimetika (z.B. Salbutamol als Fertiginhalat).

- Klopfmassage zur Förderung der Expektoration, evtl. Oszillationsgeräte zur Lockerung von zähem Schleim (z.B. RC-Cornet® oder Vibrationspfeife, wie z.B. GeloMuc®), dadurch leichteres Abhusten möglich.
- Bei Patienten mit schwerer AECOPD und stationärer Behandlungstherapie:
  - Sauerstoffbehandlung: Der pO_2 soll ≥ 60 mmHg betragen und wird über Blutgasanalysen eingestellt. Ein leichter Anstieg des pCO_2 ohne Bewusstseinstrübung ist in der Regel nicht gefährlich. Regelmäßige BGA-Kontrollen!
  - Beatmung: Die Indikation zur Beatmung besteht unter Beachtung des klinischen Bildes bei schwerer Exazerbationen mit respiratorischer Globalinsuffizienz (pO_2 < 60 mmHg + pCO_2 > 45 mmHg) und einem pH < 7,35. Unter Beachtung der Kontraindikationen sollte im pH-Bereich von 7,30 - 7,35 meist eine nichtinvasive Beatmung (NIV) eingeleitet werden. Dies sollte frühzeitig geschehen. Der Erfolg der Maßnahme ist engmaschig zu kontrollieren. NIV kann bei dieser Indikation die Intubationsfrequenz, die Krankenhausaufenthaltsdauer und die Letalität reduzieren. Bei Therapieversagen und/oder einem pH von < 7,30 ist meist eine Intubation und invasive Beatmung notwendig. Eine suffiziente Behandlung darf nicht verzögert werden!

    Vorteil von NIV im Vergleich zur invasiven Beatmung mit Intubation:
    - Verkürzte Entwöhnungszeit
    - Reduzierter Aufenthalt auf der Intensivstation
    - Reduktion der Häufigkeit nosokomialer Pneumonien
    - Verbesserte Prognose während eines Beobachtungszeitraumes von 60 Tagen
  - Invasive Beatmung bei respiratorischem Versagen trotz konservativer Therapie
    Ko.: Ventilatorassoziierte Pneumonie, Barotrauma, Entwöhnungsprobleme (Letalität ca. 25 %)
  - Behandlung von Spätkomplikationen (siehe Kap. Emphysem und Kap. Cor pulmonale)
- Kontrollierte O_2-Langzeittherapie (LOT) bei chronischer Hypoxie (siehe Kap. Respiratorische Insuffizienz und Kap. Cor pulmonale)
- In ausgewählten Fällen evtl. Lungenvolumenreduktion (siehe Kap. Emphysem)
- Ultima Ratio: Lungentransplantation

Prg: Wichtig ist eine frühzeitige Diagnose und leitliniengerechte Therapie! Die Patienten verlieren in den Stadien GOLD 1 und 2 am stärksten Lungenfunktion und Belastbarkeit. 30 % aller COPD-Patienten befinden sich aber bei Diagnose bereits in den GOLD-Stadien 3 oder 4! Dann ist die Prognose und Lebenserwartung erheblich reduziert. Durch Rauchverzicht und O_2-Langzeittherapie (bei respiratorischer Insuffizienz) ist Lebensverlängerung nachgewiesen. Krankenhausletalität der schweren AECOPD ca. 10 %, bei intensivpflichtigen Patienten ca. 25 %.

Risikofaktoren für einen ungünstigen Verlauf:
- Häufige Exazerbationen
- Höheres Alter
- Hyperkapnie
- Vorbestehende Dauertherapie mit oralen Steroiden
- Vorliegen anderer schwerwiegender Begleiterkrankungen wie Herzinsuffizienz oder Diabetes mellitus

BODE-Index: Unter Berücksichtigung von 4 Parametern lässt sich die Prognose mit einem Punktwertsystem von 0 (niedriges Mortalitätsrisiko) bis 10 (hohes Mortalitätsrisiko) abschätzen:

Parameter	**Punkte**			
	0	1	2	3
BMI (kg/m²)	> 21	< 21		
Obstruction, FEV_1 (% vom Soll)	> 65	50 - 64	36 - 49	< 35
Dyspnea, MMRC [modified Medical Research Council scale] (Punkte)	0-1	2	3	4
Exercise, 6 Min.-Gehtest (m)	> 350	250 - 349	150 - 249	< 149

Pro: Verzicht auf Rauchen, Raucherentwöhnungsprogramme; Staubbekämpfung (z.B. im Bergbau)

LUNGENEMPHYSEM [J43.9]

Internet-Infos: *www.emphysem-info.de; www.alpha-1-center.de; www.alpha-1-info.com*

Def: Irreversible Erweiterung der Lufträume distal der Bronchioli terminales infolge Destruktion ihrer Wand bei fehlender Fibrose.

Ep.: Bei 10 % aller Obduktionen aus Kliniken lässt sich ein Lungenemphysem nachweisen. In ca. 2 - 5 % stellt es eine wesentliche Todesursache dar.

Ät.: 1. COPD
2. Alpha-1-Antitrypsin-(AAT-)Mangel

Pat: des generalisierten Lungenemphysems:
1. Zentroazinäres (= zentrilobuläres) Lungenemphysem (am häufigsten): Meist COPD-Patienten
   Lok.: Bevorzugt Oberlappen
2. Panazinäres (= panlobuläres) Emphysem (seltener)
   Patienten mit α1-Antitrypsinmangel
   Lok.: Bevorzugt Unterlappen

Andere Emphysemtypen sind meist lokalisierte Lungenemphyseme und spielen eine untergeordnete Rolle (→ Pathologie-Bücher)

Pg.: Beim AAT-Mangel: Proteasen-/Antiproteasen-Konzept:
Auch physiologischerweise kommt es in der Lunge zur Freisetzung von Proteasen (bes. Elastase) aus neutrophilen Granulozyten. Diese Proteasen werden durch Proteaseninhibitoren (Pi) neutralisiert. Alpha1-Antitrypsin (AAT) ist der Pi mit der höchsten Plasmakonzentration. Bei einem Ungleichgewicht zwischen Proteasen und Antiproteasen mit einem Überwiegen der Proteasen kommt es zu einer enzymatischen Zerstörung des Lungengerüstes und damit zum Emphysem.

Vermehrung durch bronchopulmonale Infekte →	Proteasen	Δ	Proteasen-inhibitoren	← Angeborener AAT-Mangel ← Inaktivierung durch Zigarettenrauchen

- Ursachen einer verstärkten Proteasenaktivität (aus Granulozyten):
  Bronchopulmonale Infekte, Pneumonien, COPD, Asthma bronchiale
- Ursache eines AAT-Mangels:
  Das AAT-Gen liegt auf Chromosom 14. Gesunde Menschen haben den Phänotyp PiMM (2 normale M-Allele). Mutationen im genetischen Code für AAT bewirken eine verminderte oder fehlende Synthese und Freisetzung aus der Leber.
  1. Angeborener AAT-Mangel: [E88.0] mit autosomal-kodominantem Erbgang, hetero- und homozygoten Merkmalsträger
     a) Homozygote schwere Form: Phänotyp PiZZ (oder Pi00, sehr selten, dann ohne AAT-Bildung). Starke Erniedrigung von AAT im Plasma < 0,30 g/l
        > 25 % entwickeln (ab Kindesalter) eine Hepatitis und später Leberzirrhose (AAT-Akkumulation in den Leberzellen) mit dem erhöhten Risiko der Entwicklung eines hepatozellulären Karzinoms. Fast alle entwickeln ein (ab dem Erwachsenenalter manifestes) Emphysem. Häufigkeit des schweren AAT-Mangels: 1 - 2 % aller Patienten mit Lungenemphysem bzw. 0,1 - 0,2 ‰ in der Bevölkerung. Von dieser zu erwartenden Zahl sind in Deutschland nur ca. 35 % bekannt (identifiziert).

        Anm.: Einen schweren AAT-Mangel erkennt man eventuell in der Serumelektrophorese am Fehlen der α_1-Globulinfraktion (dies ist aber keine sichere Diagnostik)! Da AAT ein Akut-Phaseprotein ist, kann der AAT-Spiegel bei Infekten pseudonormal sein (Kontrolle durch gleichzeitige CRP-Bestimmung).
     b) Heterozygote leichte Form: Häufigkeit ca. 7 % in der Bevölkerung.
        Phänotyp PiMZ, PiMS (geringes Risiko) oder PiSZ (mittleres Risiko).
        AAT-Spiegel < 0,70 g/l. Als Schwellenwert für ein Erkrankungsrisiko gilt eine Serumkonzentration von < 0,80 g/l.
        Entscheidend für den Beginn des Lungenemphysems sind auslösende pulmonale Noxen (Infekte, Rauchen, Staub). Fehlen solche Noxen, können die betroffenen Merkmalsträger ein normales Lebensalter erreichen. Bei Einwirkung dieser Noxen sterben die Betroffenen 1 - 2 Jahrzehnte früher an den Folgen eines vorzeitigen Lungenemphysems.

AAT-Mangel	Phänotyp	AAT (g/l)
Gesunde	PiMM	0,9 - 1,8
Mittelschwer	PiMZ/PiSS/PiSZ	< 0,7
Schwer	PiZZ/PiZ0/Pi00	< 0,3

2. Inaktivierung des AAT durch Oxydanzien des Zigarettenrauchens (häufigste Ursache)
Während man beim angeborenen AAT-Mangel ein panlobuläres Emphysem beobachtet, entwickelt sich beim Raucher mit normalem AAT-Serumspiegel ein zentrilobuläres Emphysem. Ein Raucher mit gleichzeitig homozygotem schweren AAT-Mangel erleidet frühzeitig (zwischen 30 und 40 J.) schwere emphysematöse Veränderungen mit schwerer Einschränkung der Lungenfunktion und körperlichen Leistungsfähigkeit (jährlicher FEV1-Abfall ca. 100 ml, normal ca. 20 ml).

KL.: Bei COPD-Patienten liegen Emphysem und Obstruktion zu unterschiedlichen Anteilen und Schweregraden vor. Die unterschiedliche Gewichtung der Komponenten beschrieb man früher mit dem Bild des Pink Puffers (dyspnoisch-hagerer Typ ohne Zyanose) und des Blue Bloaters (bronchitisch adipöser Typ mit Zyanose).
Da es sich jedoch in der Mehrzahl der Fälle um Mischbilder handelt, hat diese Terminologie historische Bedeutung.
Hauptsymptome sind Husten, Auswurf und Dyspnoe.

Ko.:
- Respiratorische Insuffizienz:
  Die genannten Lungenfunktionsstörungen führen zu einer verminderten Gasaustauschfläche (rarefizierte Lungen- und Gefäßstruktur). Ab einer kritischen Grenze kommt es zur hypoxischen Insuffizienz (Hypoxämie) und bei zusätzlicher alveolärer Hypoventilation (Atemmuskelermüdung, Adipositas u.a.) schließlich zu einer hyperkapnischen Insuffizienz (Hypoxämie + Hyperkapnie).
- Evtl. leichte pulmonale Hypertonie und Cor pulmonale
- Pneumothorax bei bullösem Emphysem
- Eine Lebererkrankung (siehe dort) wird nur bei einer kleinen Zahl von Patienten mit homozygotem AAT-Mangel (PiZZ) beobachtet (Leberhistologie/Immunhistochemie: AAT-Ablagerung in den Hepatozyten).

Insp.:
- Fassförmiger Thorax
- Horizontal verlaufende Rippen
- Geblähte Schlüsselbeingruben
- Verminderte Differenz zwischen in- und exspiratorischem Brustumfang
- Exspiratorische Atembehinderung, Presslippenatmung
- Verstärkter Einsatz der Atemhilfsmuskulatur
- Paradoxe Bewegung der unteren Thoraxapertur
- "Sahlischer Venenkranz": Kleine Hautvenen im Bereich des Rippenbogens, die auch bei Gesunden vorkommen
- Evtl. Zyanose, Trommelschlegelfinger/Uhrglasnägel, periphere Ödeme

Perk.: Tiefstehende, wenig verschiebliche Atemgrenzen
- Hypersonorer Klopfschall (Schachtelton)
- Verkleinerte oder aufgehobene absolute Herzdämpfung
- Infolge Zwerchfelltiefstand ist auch der Leberrand weiter unterhalb des Rippenbogens tastbar (Fehldiagnose: Lebervergrößerung)

Ausk.:
- Leises abgeschwächtes Atemgeräusch, leise Herztöne
- Evtl. verlängertes Exspirium mit exspiratorischem Giemen

Rö.:
- Lungen vermehrt strahlentransparent mit Rarefizierung der peripheren Gefäßzeichnung
- Zwerchfell tiefstehend/abgeflacht
- Weite ICR und horizontaler Rippenverlauf
- Evtl. größere Emphysem-Bullae

Bei AAT-Mangel betrifft das Emphysem insb. die basalen Lungenbereiche

Röntgen bei Cor pulmonale:	
	• Prominenter Pulmonalisbogen • Erweiterung der hilusnahen Lungenarterien • Kaliberverengung in der Peripherie • Rechtsherzvergrößerung mit Ausfüllung des Retrosternalraumes im Seitenbild

Hochauflösende CT (HRCT): Sensitivste Methode zum Nachweis eines Lungenemphysems!

Lufu: 1. Obstruktive Ventilationsstörung:

Exobronchiale Obstruktion:
- Exspiratorische Abnahme der Lungenspannung (Elastizitätsverlust) mit exspiratorischer Einengung der Bronchien → exspiratorische Zunahme des Atemwiderstandes und Verminderung des exspiratorischen Reservevolumens. Bei Ruheatmung können die Strömungswiderstände noch normal sein, steigen aber bei körperlicher Anstrengung (erhöhte Atemfrequenz und forcierte Exspiration) mit Vertiefung der Atmung an, sodass (bei zunehmender Überblähung) dann schnell Dyspnoe auftritt.

- Evtl. exspiratorischer Kollaps der Bronchien infolge Wandinstabilität bei fortgeschrittenem Emphysem.

Endobronchiale Obstruktion:
Schwellung der Bronchialschleimhaut - Schleimsekretion - Bronchospasmus im Rahmen der begleitenden chronisch obstruktiven Bronchitis.
Die obstruktive Ventilationsstörung fördert die Emphysementwicklung durch Überblähung und weitere Destruktion der Alveolen. Durch den Elastizitätsverlust kommt es zu einer zunehmenden exspiratorischen Instabilität der distalen Atemwege mit exspiratorischem Kollaps der Bronchiolen. Diese verschließen sich, ehe die Alveolen entlüftet sind (air trapping-Phänomen = eingefangene Luft).

- Abnahme der (absoluten und relativen) Einsekundenkapazität (FEV_1 bzw. FEV_1%)
  Die Einsekundenkapazität ist in der Praxis der einfachste Parameter zur Verlaufsbeobachtung eines Emphysems.
  Als Ausdruck des physiologischen Alterungsprozesses der Lunge vermindert sich die Einsekundenkapazität (etwa ab dem 30 Lj.) jährlich um folgende Durchschnittswerte:
  - Nichtraucher: 20 ml - Schwerer AAT-Mangel: 100 - 120 ml
  - Raucher: 40 - 60 ml - COPD: 60 - 80 ml
- Deformierung der exspiratorischen Fluss-Volumen-Kurve mit vermindertem Spitzenfluss (PEF) und raschem Abfall des Flusses zu Beginn der Exspiration als Zeichen der Obstruktion bzw. bronchialen Instabilität ("Emphysemknick")
- Erhöhung des Atemwiderstandes (Resistance) und sog. Keulenform der Atemschleife als Hinweis auf Instabilität der peripheren Atemwege.
- Im Bronchospasmolysetest Unterscheidung zwischen irreversiblen und reversiblen Anteilen der obstruktiven Ventilationsstörung.

2. Überblähung - Zunahme von thorakalem Gasvolumen (TGV), Residualvolumen (RV) und totaler Lungenkapazität (TLC).

Überblähung	TLC in % vom Soll	RV/TLC in % vom Soll	RV in % vom Soll
leicht	< 130	< 140	< 140
mittel	130-150	140 - 170	140 - 170
schwer	> 150	> 170	> 170

Normwert für RV in %TLC altersabhängig:
Jugendliche 20 - 25, mittleres Alter 30, höheres Alter bis 35 %

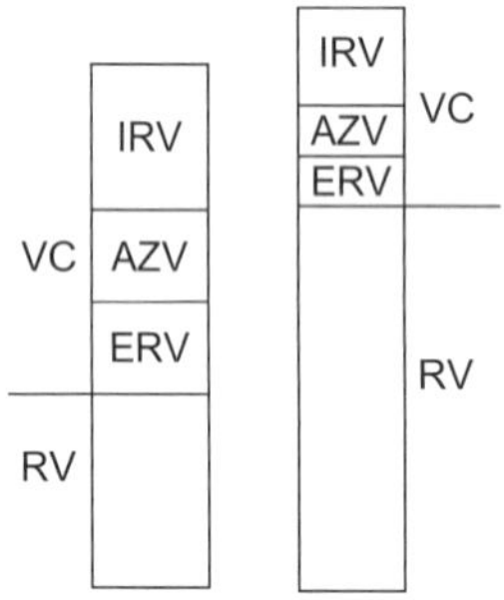

Normal Lungenemphysem mit Überblähung

AZV = Atemzugvolumen
ERV = Exspiratorisches Reservevolumen
IRV = Inspiratorisches Reservevolumen
RV = Residualvolumen
TLC = Totale Lungenkapazität = VC + RV
VC = Vitalkapazität

3. Die Diffusionskapazität (= Transferfaktor) ist bei Lungenemphysem vermindert (bei Asthma bronchiale und chronischer Bronchitis ohne komplizierendes Emphysem i.d.R. normal). Transferfaktor und -koeffizient (DLCO/VA) korrelieren gut mit dem Ausmaß der Destruktion (Verminderung der Gasaustauschfläche).

4. Arterielle Blutgasanalyse (mmHg):

Stadium	pO_2	pCO_2	pH
I Hyperventilation	n	↓	↑ resp. Alkalose
II Hypoxische respiratorische Insuffizienz	↓	n	n
III Hyperkapnische respiratorische Insuffizienz	< 60	> 45	↓ resp. Azidose

Der Normwert des Sauerstoffpartialdrucks (pO_2) ist altersabhängig und liegt zwischen 70 - 100 mmHg. Die Pulsoxymetrie erfasst mit der O_2-Sättigung eine Hypoxämie erst in fortgeschrittenem Stadium.

Di.: 1. Anamnese (chronische Bronchitis? Asthma bronchiale? Raucher?)
2. Klinik / Lungenfunktion / Röntgenbild des Thorax, HRCT
3. Ausschluss eines angeborenen α_1-PI-Mangels bei folgenden Patienten:
- Alle Patienten mit Lungenemphysem
- Alle COPD-Patienten (bes. < 50 J.)
- Asthma-Patienten mit inkompletter Reversibilität im Bronchospasmolysetest
- Patienten mit Bronchiektasen und unklaren Lungenerkrankungen

Merke: Klinik und Rö. Thorax ermöglichen keine Frühdiagnose; diese ist nur durch HRCT, CO-Diffusionstest und Bodyplethysmografie möglich. Alle Patienten mit chronisch obstruktiver Atemwegserkrankung sollten einmal im Leben auf α_1-AT-Mangel getestet werden.

DD: 1. Reversible Überblähung im Rahmen akuter Atemwegsobstruktion (volumen pulmonum auctum bei Asthmaanfall)
2. Fibrosebedingte Alveolarerweiterungen (Honigwabenlunge bei Fibrose).

Th.: 1. Verhinderung einer Progression der Emphysementwicklung:
- Meidung exogener Noxen (Zigarettenrauchen!), staubfreier Arbeitsplatz
- Konsequente Behandlung bronchopulmonaler Infekte (siehe Kap. COPD)
- Impfung gegen Influenzavirus und Pneumokokken
- Bei schwerem AAT-Mangel Substitutionsbehandlung mit AAT-Konzentraten (Prolastin®, Respreeza®) und Raucherabstinenz
  Ind: AAT < 0,8 g/l und FEV_1 im Bereich von 30 - 60 %
  In Erprobung: Inhalative AAT-Applikation
  Zukunftsaussicht: Somatische Gentherapie bei schwerem AAT-Mangel

2. Bronchospasmolytische Behandlung einer COPD nach den GOLD-Empfehlungen (siehe Kapitel COPD).
3. Atemgymnastik/Atemtherapie: Vermeidung von Pressatmung mit Gefahr des Bronchialkollapses: Der Emphysematiker muss lernen, durch Atmen mit gespitzten Lippen ("Lippenbremse") einen exspiratorischen Kollaps der Atemwege zu vermeiden. Ohne diesen "vorgeschalteten" Atemwiderstand, der den Innendruck der Bronchien so hoch hält, dass ein Kollaps der Luftwege vermieden wird, gerät der Emphysematiker bei unkontrolliertem Drauflosatmen rasch in dyspnoische Krisen.
4. Behandlung eines Cor pulmonale (siehe dort)
5. Behandlung der Hypoxie: Die Langzeit-O_2-Therapie (LOT) ist die wichtigste Maßnahme. Die O_2-Gabe wird unter BGA-Kontrolle titriert. Da die arterielle Hypoxie beim COPD-Patienten mit hyperkapnischer respiratorischer Insuffizienz der wichtigste Atemantrieb ist, ist eine unkontrollierte O_2-Gabe kontraindiziert!
6. Beatmungstherapie
- Nichtinvasive intermittierende Beatmung (Ventilation) = NIV = ISB (intermittierende Selbstbeatmung) mit positivem endexspiratorischen Druck = NIPPV (nasal intermittent positive pressure ventilation). Kontrollierte meist nächtliche Beatmung durch einen druckgesteuerten Respirator mit Nasenmaske oder Nase-Mund-Maske. Ind: Erschöpfung der Atemmuskulatur mit hyperkapnischer Insuffizienz → Reduktion der Mortalität in der Akutsituation
  Einleitung in der Klinik, regelmäßige Kontrollen
- Invasive Beatmung mit Intubation
  Ind: Schwere respiratorische Dekompensation mit muskulärer Erschöpfung, Hyperkapnie, Somnolenz bzw. KI für eine NIV oder ein Versagen eines NIV-Versuches.
- Kontrollierte O_2-Langzeittherapie (LOT) → Ind: Chronische Hypoxie ($paO_2 \leq 55$ mmHg) ohne Tendenz zur Hyperkapnie (Einzelheiten siehe Kap. Respiratorische Insuffizienz und Kap. Cor pulmonale)
  Die O_2-Langzeittherapie kann die Überlebenszeit hypoxämischer Patienten verlängern!

  Merke: Atemdepressive Mittel (z.B. Morphin, Diazepam) sind bei respiratorischer Insuffizienz kontraindiziert! (Ausnahme: Palliative Therapie einer Dyspnoe, wenn andere Maßnahmen versagt haben.)

7. Operative Lungenvolumenreduktion: Reduktion des emphysematösen Lungengewebes um ca. 20 % führt bei ausgewählten Patienten mit Oberlappen-betontem Emphysem zur Verbesserung der Lungenfunktion (Evidenzgrad B). Bullektomie: Entfernung einzelner großer Emphysemblasen.
8. Endoskopische Lungenvolumenreduktion
   Es stehen mehrere endoskopische Verfahren zur Verfügung (z.B. Ventile, Coils). Wichtigste Komplikation ist ein Pneumothorax. Nur wenige sorgfältig ausgewählte Patienten profitieren von diesen Methoden. Die Entscheidung muss immer im Einzelfall durch ein in der Volumenreduktion

erfahrenes Zentrum getroffen werden. Ein hoher Evidenzgrad für oder wider diese Verfahren liegt derzeit noch nicht vor.

9. Lungentransplantation (siehe Kap. Respiratorische Insuffizienz)
   Im Gegensatz zur Lungentransplantation ist die Lebertransplantation eine kausale Therapie bei schwerem AAT-Mangel (→ Normalisierung des AAT-Spiegels nach Lebertransplantation).

Prg: Wesentlich abhängig von einer frühzeitig einsetzenden optimalen Therapie. Ohne Einstellung des Rauchens ist eine Progression der Erkrankung nicht zu beeinflussen: Mittlere Lebenserwartung bei Rauchern 48 Jahre, bei Nichtrauchern 67 Jahre! Bei einem FEV_1-Wert < 1 ℓ ist die Lebenserwartung erheblich reduziert und es besteht i.d.R. volle Minderung der Erwerbsfähigkeit (MdE). Häufigste Todesursachen sind respiratorische Insuffizienz und Cor pulmonale.

ASTHMA BRONCHIALE [J45.9]

Internet-Infos: *www.atemwegsliga.de; www.ginasthma.com; www.asthma.versorgungsleitlinie.de*

Def: Global Initiative for Asthma (GINA, Revision 2016): Asthma ist eine heterogene Erkrankung, normalerweise charakterisiert durch eine chronische Atemwegsentzündung. Es ist definiert durch die Anamnese von Atemwegssymptomen wie Giemen, Dyspnoe, thorakalem Engegefühl und Husten, die im Verlauf unterschiedlich ausgeprägt sind. Die Symptome werden von variabler exspiratorischer Atemflusslimitation begleitet. Dies wird unter anderem durch Reversibilitätstests mit Bronchodilatatoren dokumentiert. Asthma ist üblicherweise mit einer bronchialen Hyperreagibilität und Atemwegsentzündung assoziiert, auch wenn diese Phänomene fehlen können und alleine nicht ausreichend für die Diagnose sind. Demographische, klinische und/oder pathophysiologische Charakteristika bestimmen verschiedene Asthma-Phänotypen.

Deutsche Atemwegsliga: Asthma bronchiale ist eine chronische entzündliche Erkrankung der Atemwege, charakterisiert durch bronchiale Hyperreaktivität und variable Atemwegsobstruktion, die (teil)reversibel ist.

Ep.: Prävalenz ca. 5 % der Erwachsenen und bis zu 10 % der Kinder; m : w = 2 : 1. Höchste Prävalenz in Schottland und Neuseeland; niedrigere Prävalenz in Osteuropa und Asien. Das allergische Asthma beginnt überwiegend im Kindesalter, das nichtallergische Asthma tritt erst im mittleren Alter auf (> 40 J.).

Häufigkeitsverteilung der einzelnen Asthmaformen:
Je 30 % der erwachsenen Asthmatiker leiden an reinem extrinsic bzw. intrinsic asthma, die übrigen an Mischformen aus beiden.

Ät./Phänotypen:

A) Allergisches Asthma (extrinsic asthma) [J45.0]
   1. durch allergisierende Stoffe in der Umwelt: Pollen, Hausstaubmilben, Insektenallergene, Tierhaare, Schimmelpilze (A. fumigatus) u.a.
   2. durch allergisierende Stoffe in der Arbeitswelt (z.B. Mehlstaub beim Bäckerasthma): Berufsasthma (5 %, Berufskrankheit Nr. 4301; bei Isozyanaten BK-Nr. 1315)

B) Nichtallergisches Asthma (intrinsic asthma) [J45.1]
   1. Asthma durch respiratorische Infekte
   2. Analgetika-Asthma (Analgetika-Asthma-Syndrom = AAS): ASS- und NSAR-induziertes Asthma: Pseudoallergische Reaktion (PAR) durch ASS und NSAR
      Sulfit-Asthma: Pseudoallergische Reaktion durch Sulfite in der Nahrung
   3. Asthma durch chemisch-irritativ oder toxisch wirkende Stoffe (sofern berufsbedingt: BK-Nr. 4302)
   4. Asthma-/Hustenbeschwerden infolge gastroösophagealen Refluxes (siehe GERD)

C) Mischformen aus A und B [J45.8]

D) Late-onset-Asthma: Erstmanifestation bei Erwachsenen, überwiegend Frauen. Meist nicht allergisch, oft hoher Bedarf an inhalativen Steroiden oder wenig beeinflussbar durch Steroide

E) Asthma mit fixierter Atemwegsobstruktion: Bei langfristigem Asthmaverlauf besteht eine fixierte Flusslimitation, am ehesten durch Umbauprozesse der Bronchien.

F) Asthma mit Adipositas: Manche adipöse Patienten mit Asthma haben besonders ausgeprägte Atemwegssymptome und wenig eosinophile Entzündung.

Genetische Faktoren:
Atopische Krankheiten (Asthma bronchiale, allergische Rhinitis und Neurodermitis) haben eine Prävalenz von > 30 % und sind gekennzeichnet durch eine polygen vererbte Anlage zur überschießenden IgE-Bildung (Typ I-Reaktion). Nur ein Teil der Anlageträger erkrankt.

Leiden beide Elternteile an allergischem Asthma, so haben deren Kinder ein Erkrankungsrisiko für allergisches Asthma von 60 - 80 % (bei einem kranken Elternteil halbiert sich diese Zahl). Fast 1/4 der Patienten mit Pollenrhinitis entwickelt nach > 10 Jahren ein Pollenasthma ("Etagenwechsel"). 50 % der Bevölkerung der Insel Tristan da Cunha leiden an Asthma infolge familiärer Vererbung.

Pg.: Genetische Anlage + exogene Auslöser (Allergene, Infekte), führen zu Entzündungen der Bronchien. Im Gefolge kommt es zu bronchialer Hyperreaktivität und evtl. Asthma bronchiale. Somit ergeben sich 3 Charakteristika der Erkrankung:

1. **Bronchiale Entzündung:** Zentrale Bedeutung bei der Pathogenese des Asthma hat eine Entzündungsreaktion der Bronchialschleimhaut, ausgelöst durch Allergene oder Infekte. Dabei spielen Mastzellen, T-Lymphozyten, eosinophile Granulozyten und Entzündungsmediatoren eine Rolle.
2. **Bronchiale Hyperreaktivität:** Bei allen Asthmatikern findet sich im Beginn und weiteren Verlauf der Erkrankung eine unspezifische bronchiale Hyperreaktivität = hyperreaktives Bronchialsystem. Bei 15 % der erwachsenen Bevölkerung lässt sich im Methacholin-Provokationstest eine Überempfindlichkeit der Atemwege nachweisen. Aber nur 5 % leiden an manifestem Asthma bronchiale.
3. **Endobronchiale Obstruktion** mit Limitierung des Atemflusses, verursacht durch:
   - Bronchospasmus
   - Schleimhautödem und entzündliche Schleimhautinfiltration
   - Hypersekretion eines zähen Schleims (Dyskrinie)
   - Umbauvorgänge der Atemwegswände (Remodeling)

- Pathogenese des allergischen Asthmas:
  Die entscheidende Rolle spielt hier die IgE-vermittelte Soforttyp-Reaktion (Typ I). IgE löst in Wechselwirkung mit spezifischen Allergenen die Degranulation von Mastzellen aus mit Freisetzung von Mediatorstoffen wie Histamin, ECF-A (eosinophil chemotactic factor of anaphylaxis), Leukotriene und Bradykinin. Diese Mediatorstoffe bewirken eine **endobronchiale Obstruktion** (siehe oben).
  Neben der IgE-vermittelten asthmatischen Sofortreaktion nach Allergeninhalation kann es auch zu IgG-vermittelten Spätreaktionen nach 6 - 12 Stunden kommen. Manche Patienten zeigen beide Reaktionsformen (dual reactions).
  Im Beginn eines rein allergischen Asthmas steht meist ein einzelnes Allergen, im Laufe der Jahre kommt es jedoch oft zu einer Ausweitung im Spektrum der anfallsauslösenden Allergene, wodurch eine Prophylaxe durch Allergenausschaltung immer schwieriger wird.

- Pseudoallergische Reaktion (PAR) bei ASS-/NSAR-Intoleranz (Salicylatintoleranz):
  Patienten mit ASS-/NSAR-induziertem Asthma zeigen eine erhöhte Aktivität der Leukotrien-C4-Synthase in eosinophilen Granulozyten und Mastzellen, was die Wirksamkeit von Leukotrienantagonisten erklären könnte.
  Die PAR aktiviert die gleichen Mediatorsysteme wie allergische Reaktionen, unterscheidet sich aber von allergischen Reaktionen in folgenden Punkten:
  - PAR sind nicht spezifisch für das auslösende Agens.
  - Sie treten bereits bei der ersten Gabe auf (keine Sensibilisierung, nicht IgE-vermittelt).
  - Sie sind nicht erworben, sondern genetisch determiniert.

  Eine Intoleranz gegenüber ASS und NSAR findet sich bei ca. 10 % der erwachsenen Patienten mit nichtallergischem Asthma. Bei Kindern sowie bei allergischem Asthma ist eine ASS-/NSAR-Intoleranz selten. Oft besteht auch eine Kreuzintoleranz gegenüber Sulfiten (E 220 - 227; Sulfite in alkoholischen Getränken), Salicylate in Zitrusfrüchten, Nüssen, Weintrauben u.a.
  Das Analgetika-Asthma-Syndrom kann assoziiert sein mit vasomotorischer Rhinitis, Sinusitis und nasaler Polyposis (Samter-Syndrom).

Auslösende Ursachen eines akuten Asthmaanfalles:
- Antigenexposition, inhalative Reizstoffe
- Respiratorische Virusinfekte
- Asthmaauslösende Medikamente (ASS, Betablocker, Parasympathomimetika)
- Körperliche Anstrengung („Anstrengungsasthma“)
- Kalte Luft
- Inadäquate Therapie

KL.: Asthmatische Beschwerden können auf bestimmte Jahreszeiten beschränkt sein (saisonales Asthma bei saisonaler Allergenexposition, z.B. gegen Pollen), ohne Zuordnung zu bestimmten Jahreszeiten oder ganzjährig auftreten (perenniales Asthma).
- ▸ Leitsymptom ist die anfallsweise auftretende Atemnot unter dem Bild des exspiratorischen Stridors (DD: Inspiratorischer Stridor bei Obstruktion der oberen Luftwege!).
- ▸ Chronischer Husten als Asthmaäquivalent (cough-variant asthma)
- ▸ Patient im Anfall aufrecht sitzend dyspnoisch mit Inanspruchnahme der Atemhilfsmuskulatur: verlängertes Exspirium.

- Bei Erschöpfung des Patienten evtl. respiratorischer Alternans = Wechsel zwischen thorakaler und abdomineller Atmung.
- Tachykardie; evtl. Pulsus paradoxus durch inspiratorischen Blutdruckabfall > 10 mmHg.
- Ausk.: Trockene Rasselgeräusche: Giemen bzw. pfeifendes Atemgeräusch, Brummen
  Bei hochgradiger Spastik mit Lungenüberblähung (Volumen pulmonum auctum) oder ausgeprägtem Emphysem kann man evtl. kaum etwas hören ("silent chest").
- Perk.: Hypersonorer Klopfschall, Zwerchfelltiefstand
- Lab.:
  - Evtl. Eosinophilie und ECP (= eosinophilic cationic protein) im Blut und Sputum ↑ (Sonderform: Eosinophiles Asthma mit ≥ 300 Eosinophilie/µl Blut))
  - Bei allergischem Asthma evtl. Gesamt- und spezifisches IgE ↑
  - Bei nichtallergischem Infektasthma evtl. Leukozytose und BSG/CRP ↑
- Sputum: Spärlich, zäh, glasig (bei Infektasthma evtl. grünlich-gelblich verfärbt)
- Ekg: Sinustachykardie, evtl. Zeichen der Rechtsherzbelastung: P pulmonale, Rechtsdrehung der Herzachse beim Vergleich mit einem Vor-Ekg, evtl. Rechtsschenkelblock, evtl. S_I/Q_{III}-Typ oder $S_I/S_{II}/S_{III}$-Typ
- Rö. Thorax: Überblähte (vermehrt strahlentransparente) Lunge mit tiefstehendem Zwerchfell und schmaler Herzsilhouette
- Lufu:
  - FEV_1, FEV_1/FVC, PEF = peak expiratory flow rate und MEF_{50} vermindert
  - Peak flow-(PEF-)Messung (in l/Min) wichtig für die Patientenselbstmessung. Zirkadiane PEF-Variabilität mit Schwankungen > 20 % sind typisch für behandlungsbedürftiges Asthma bronchiale. Zunahme der Atemwegsobstruktion in den frühen Morgenstunden.
  - Bronchospasmolysetest (= Reversibilitätstest) mit:
    - Inhalativen Bronchodilatatoren (z.B. 400 µg Salbutamol)
    - Inhalativen Glukokortikoiden über 4 Wochen

    Ein Anstieg der FEV_1 > 200 ml bzw. um > 12 % gegenüber dem Ausgangswert ist typisch für behandlungsbedürftiges Asthma bronchiale.
  - Bei ausgeprägter Obstruktion Verminderung der Vitalkapazität bei erhöhtem Residualvolumen infolge intrathorakal gefesselter Luft ("trapped air") und Verschiebung der respiratorischen Mittellage zur Inspiration hin.
  - Erhöhter Atemwiderstand (R_{aw}); ab einer Resistance von 0,45 kPa/l/s verspürt der Patient sein Asthma als Luftnot. Abfall des R_{aw} ≥ 1 kPa/l/s im Reversibilitätstest.
  - Bei Anstrengungsasthma Abfall von FEV_1 (≥ 15 %) und Anstieg von R_{aw} unter Ergometerbelastung

  Merke: Da das Asthma bronchiale eine episodische Krankheit ist, kann die Lungenfunktion im anfallsfreien Intervall normal sein. In diesem Fall kann das hyperreagible Bronchialsystem durch den positiven Provokationstest nachgewiesen werden (siehe unten).
- Messung von Stickstoffmonoxid in der Ausatemluft (FeNO-Messung):
  Die eosinophile allergische Entzündung korreliert gut mit den Werten der eNO-Messung. Werte > 35 ppb sind hinweisend auf eine eosinophile Atemwegsentzündung. Die Messwerte können durch verschiedene Störfaktoren beeinflusst werden (erhöhte eNO-Werte durch akute Atemwegsinfekte, Ozon, nitrithaltige Nahrungsmittel, allergischen Heuschnupfen - erniedrigte Werte durch Rauchen, verengte Bronchien u.a.)

Ko.:
1. Status asthmaticus = β_2-Adrenergika-resistenter Asthmaanfall mit vitaler Bedrohung
2. Obstruktives Lungenemphysem
3. Pulmonale Hypertonie mit Cor pulmonale
4. Respiratorische Insuffizienz

Schweregrade des akuten Asthma-Anfalls beim Erwachsenen:
1. Leichter und mittelschwerer Anfall mit Indikation zur umgehenden Arztkonsultation und Therapieintensivierung:
   - PEF > 50 % Soll- oder Bestwert
   - Sprechen normal
   - Atemfrequenz < 25/min
   - Herzfrequenz < 110/min
2. Schwerer Anfall mit Indikation zur umgehenden Krankenhauseinweisung mit Notarztbegleitung:
   - PEF < 50 % Soll- oder Bestwert
   - Sprech-Dyspnoe
   - Atemfrequenz ≥ 25/min
   - Herzfrequenz ≥ 110/min

3. Lebensbedrohlicher Asthmaanfall mit Indikation zur intensivmedizinischen Überwachung und Behandlung:
   - PEF < 33 % des Soll- bzw. Bestwertes oder PEF < 100 l/min
   - Patient spricht nur noch einzelne Worte
   - SaO_2 < 92 % (PaO_2 < 8 kPa bzw. < 60 mmHg)
   - $PaCO_2$ normal oder erhöht (> 6 kPa bzw. > 45 mmHg)
   - Atemfrequenz > 35/min
   - Herzfrequenz > 140/min
   - Kein Atemgeräusch („stille Lunge")
   - Frustrane Atemarbeit / flache Atmung
   - Zyanose
   - Bradykardie oder arterielle Hypotension, Rhythmusstörungen
   - Erschöpfung, Konfusion, Somnolenz oder Koma

Arterielle Blutgasanalyse (mmHg) im Asthmaanfall: 3 Stadien

Stadium	pO_2	pCO_2	pH
I Hyperventilation	n	↓	↑ respiratorische Alkalose
II Hypoxische respiratorische Insuffizienz	↓	n	n
III Hyperkapnische respiratorische Insuffizienz	< 60	> 45	↓ respiratorische Azidose (+ metabolische Azidose)

DD: A) zu anderen Erkrankungen:

- COPD: Keine oder nur teilweise Reversibilität der Obstruktion (LuFu)
- Asthma cardiale = Atemnot bei Patienten mit Linksherzinsuffizienz und Lungenstauung (drohendes Lungenödem): Feuchte RG, Rö.-Thorax: Pulmonale Stauung
- ACOS (Asthma-COPD-Overlap-Syndrom): Asthma-Patienten, die durch Rauchen zusätzlich eine COPD bekommen.
- Upper airway cough syndrome (UACS) = Post-Nasal-Drip-Syndrom kann chronischen Husten verursachen.
- Atemnot bei Lungenembolie!

  Beachte: Bei beiden Erkrankungen kann eine Reflexbronchokonstriktion hinzutreten, sodass auch eine antiasthmatische Therapie zu teilweiser Beschwerdebesserung führen kann; dies darf aber nicht zur Fehldiagnose Asthma bronchiale führen!

- Vocal cord dysfunction (VCD)

  Def: Funktionelle, perakut auftretende, oft lebensbedrohlich erlebte Atemnotanfälle wegen intermittierend paradoxem Stimmbandschluss. Ggf. in Kombination mit vorbestehendem Asthma bronchiale („Asthmatherapie nicht mehr wirksam bzw. Asthma wird unbehandelbar").

  Vo.: 5 - 10 % aller vermeintlicher Asthmatiker, überwiegend Frauen.

  Auslöser: Vor allem laryngo-pharyngealer Reflux (LPR) (Cave: Im Larynx schon pH 5 - 6 irritierend → LPR sine GERD!), olfaktorische Reize (z.B. Parfüm), starker Husten, Post nasal drip (PND), seltener psychosomatische Ursachen

  KL.: Extreme, halsbezogene inspiratorische Atemnot von einem Atemzug zum anderen mit Stridor, meist sehr kurze Dauer (30 - 120 Sek.), fehlende Wirkung von Asthmatherapie. Häufige Notfallbehandlungen („Wenn Notarzt kommt, alles wieder normalisiert.").

  Oft sekundäre Angst-/Paniksymptome wegen Todesängsten im Rahmen der Attacken

  Di: Subtile Atemnotanamnese führt zur Diagnose! Lungenfunktion im Intervall völlig normal, ggf. inspiratorische Flusslimitation. Laryngoskopie (Goldstandard): Paradoxe, meist inspiratorische Stimmbandadduktion, Atemnot meist nur durch Provokation (z.B. inhalative/taktile Irritation, körperliche Anstrengung) auslösbar.

  Th.: Aufklärung → Angstabbau („kann nicht daran sterben"), spezielle Atemtechniken („throat relaxed breathing", Zwerchfellatmung). Reduktion Asthmamedikation (bis ggf. wirkliches Asthma erkennbar wird)

  Prg: Nach Aufklärung/Schulung fast immer günstige Prognose
- Inspiratorischer Stridor bei Obstruktion der extrathorakalen Luftwege:
  z.B. Fremdkörperaspiration, Glottisödem
- Spannungspneumothorax (Seitendifferenz bei der Auskultation!)
- Hyperventilationssyndrom
- Asthma bronchiale bei Karzinoid-Syndrom, bei Churg-Strauss-Syndrom
- Nichtasthmatische eosinophile Bronchitis (NAEB): Chronischer Husten mit Sputumeosinophilie ohne bronchiale Hyperreagibilität, Genese unklar, spricht gut auf inhalative Kortikosteroide an.
- Exogen-allergische Alveolitis (durch Inhalation verschiedener Antigene → Berufsanamnese)
- Allergische bronchopulmonale Aspergillose

B) DD extrinsic (allergisches) - intrinsic (nichtallergisches) Asthma:

	Extrinsic Asthma	Intrinsic Asthma
Atopiker in der Familie	Sehr häufig	
Allergische Rhinitis u./o. Konjunktivitis	Sehr häufig	
Überempfindlichkeit gegenüber Analgetika	–	10 %
Spezifisches IgE i.S. erhöht	Ja	–
Positiver Haut- u./o. Provokationstest	Ja	–
Krankheitsbeginn	Vorwiegend Kindesalter	Vorwiegend Erwachsenenalter

Di.: A) Diagnose einer variablen exspiratorischen Atemflusslimitation (GINA Revision 2015):

1. Peak Flow-Protokoll über 2 Wochen mit mittleren täglichen Schwankungen > 10 %
2. Variabilität der FEV_1 mit mindestens einmaliger Reduktion der FEV_1/FVC unter 0,75 - 0,8.
3. Positiver Bronchospasmolysetest: Anstieg der FEV_1 > 12 % und > 200 ml.
4. Anstieg der Lungenfunktion nach 4 Wochen antiinflammatorischer Therapie (FEV_1 > 12 % und > 200 ml)
5. Methacholin (MCH)-Provokationstest:
   Zeigt ein Patient mit Verdacht auf Asthma normale Werte für FEV_1 und Resistance, empfiehlt sich die Durchführung eines Provokationstestes zum Nachweis einer variablen Atemwegsobstruktion und einer bronchialen Hyperreagibilität:
   Nach Inhalation von bronchospastisch wirkenden Testsubstanzen (z.B. Methacholin) kommt es im positiven Fall zu Verdopplung der Resistance und Abfall der FEV_1 um mindestens 20 %.
   PC 20 = Provokationskonzentration (PD 20 = Provokationsdosis), die einen mindestens 20 %igen Abfall der FEV_1 bewirkt. Für Methacholin gilt eine PC 20 $\leq$ 8 mg/ml (bzw. eine PD < 0,30 mg MCH) als beweisend für ein hyperreagibles Bronchialsystem.
6. Positiver Belastungstest, Abfall der FEV_1 > 10 % und > 200 ml unter körperlicher Belastung.
7. Variation der Lungenfunktion zwischen den Arztbesuchen, FEV_1 > 12 % und > 200 ml (unabhängig von Infektionen).

B) Diagnose eines manifesten Asthma bronchiale: Anamnese + Klinik + Lungenfunktion mit Bronchospasmolysetest (= Reversibilitätstest)

C) Allergiediagnostik:

1. Allergieanamnese (Berufs-/Freizeitanamnese)
2. Karenzversuch (z.B. Beschwerdefreiheit im Urlaub) und Reexpositionstest (z.B. erneute Beschwerden am Arbeitsplatz)
3. Hautteste:
   Pricktest, Intrakutantest zum Nachweis einer IgE-vermittelten Soforttyp-Reaktion (Typ I)
   • Suchteste (Screening) auf häufige ubiquitäre Allergene:
     - Bei Verdacht auf Pollenallergie Identifikation der Leitpollen:
       · Bei Frühjahrspollinose Baumpollen von Hasel, Erle, Esche, Birke
       · Bei Frühsommerpollinose Gräser- und Getreidepollen
       · Bei Spätsommerpollinose Pollen von Beifuß und Sellerie (Sellerie-Beifuß-Gewürzsyndrom [J45.0])
     - Hausstaubmilben, Schimmelpilze, Tierhaare und -epithelien
     - Berufliche Allergene: Häufige Allergene sind Mehl- und Backprodukte, Staub von Nahrungs- oder Futtermitteln, Pflanzenallergene, Holz- und Korkstaub, Latexallergene, Antigene von Tieren, Friseurmittel, Kosmetika. Asthma durch Isocyanate = Berufskrankheit Nr. 1315
   • Bestätigungsteste mit verdächtigten Allergenen
   Hautteste werden nur im beschwerdefreien Intervall durchgeführt. Orale Kortikosteroide, Antihistaminika und Mastzellstabilisatoren müssen je nach Wirkungsdauer 1 - 4 Wochen vorher abgesetzt werden. Die Testbewertung (Quaddeldurchmesser) erfolgt nach 15 - 20 Min.. Als Negativkontrolle (0) dient Lösungsmittel, als Positivkontrolle (+++) Histamin. Wegen evtl. seltener anaphylaktischer Reaktionsmöglichkeit Notfallmedikamente bereithalten!

   Beachte: Ein positiver Hauttest beweist noch nicht die pathogenetische Bedeutung des Allergens, beweisend ist nur der positive Provokationstest mit dem verdächtigen Allergen (siehe unten).
4. Immunologische Diagnostik:
   • Bestimmung von Gesamt-IgE: Gesamt-IgE-Werte sind erhöht bei Polysensibilisierungen, bei Monosensibilisierungen sind die Werte oft normal. Da auch 1/3 der Pat. mit nichtallergischem Asthma erhöhte Werte zeigt, hat das Gesamt-IgE keine große diagnostische Bedeutung.

- Bestimmung spezifischer IgE-Antikörper: Beweis dafür, dass ein verdächtiges Allergen zu einer IgE-Antikörperbildung geführt hat (Methode: z.B. RAST = Radio-Allergo-Sorbent-Test oder EAST = Enzym-Allergo-Sorbent-Test)
- Evtl. Histaminfreisetzungstest aus basophilen Granulozyten (kein Routinetest): In vitro werden verdächtige Allergene einer Leukozytensuspension zugegeben und die Histaminfreisetzung gemessen.

5. Inhalativer Allergenprovokationstest:
   Testung des verdächtigen Allergens bei unklaren Fällen an den Schleimhäuten des Zielorgans, ob ein abgeschwächtes allergisches Krankheitsbild ausgelöst werden kann bzw. ob eine Obstruktion messbar ist (= positives, beweisendes Ergebnis).
   Der Test ist nicht ungefährlich (Notfallmedikamente und Reanimationsbereitschaft!) und es muss mit Spätreaktionen nach 6 - 8 h gerechnet werden (solange ärztliche Kontrolle). 2 Tage vorher Medikamente absetzen, die Einfluss auf das Bronchialsystem haben.
6. Diagnose eines Berufsasthmas:
   - Zunahme der Bronchialobstruktion unter Exposition (Peak-Flow-Protokoll während Freizeit und Arbeit)
   - Identifikation des verdächtigen Allergens durch Arbeitsanamnese (Kontaktaufnahme mit Betriebsarzt), Hauttestung und Bestimmung spezifischer IgE-Ak
   - Provokationstest positiv
7. Schweregrad: Wird retrospektiv anhand des Medikamentenbedarfes bestimmt (GINA 2015).
   Mildes Asthma: Gut mit Stufe I oder II (siehe unten) kontrolliert,
   Moderates Asthma: Gut kontrolliert mit Stufe III
   Schweres Asthma benötigt Stufe IV oder V oder bleibt unkontrolliert.

Th.: Therapieziele (GINA 2015) sind die Symptomkontrolle und die Kontrolle von Risikofaktoren für spätere ungünstige Verläufe (Exazerbationen, fixierte Obstruktion, Medikamentennebenwirkungen). Die Symptomkontrolle richtet sich nach der Frequenz der Asthmasymptome am Tage und in der Nacht, dem Bedarf an Reliever-Medikamenten (Bronchodilatatoren) und körperlicher Aktivität. Risiko für zukünftige Exazerbationen: ≥ 1 schwere Exazerbation im Vorjahr, Zigarettenrauchexposition, FEV_1 < 60 %, Übergewicht, schwere psychologische oder sozioökonomische Probleme, Nahrungsmittelallergie, Exposition zu relevanten Allergenen, Sputumeosinophilie. Die Lungenfunktion ist ein wertvoller Risikoindikator und sollte alle 3 - 6 Monate wiederholt werden.

Die Asthmatherapie beinhaltet
A. Medikamente und Strategien zur Symptomkontrolle und Risikoreduktion
B. Selbstmanagement: Patientenschulung: Inhalationstechnik, Adhärenz, schriftlicher Asthmaaktionsplan, Peak-Flow-Messung, regelmäßige ärztliche Kontrolle
C. Behandlung von Begleitkrankheiten und speziellen Situationen

Die medikamentöse Therapie folgt dem Stufenschema nach Step-up/Step-down-Konzept. Die Therapie sollte reduziert werden (step-down), wenn Asthmasymptome und Lungenfunktion über 3 Monate stabil sind. Ausnahme: Enge Überwachung bei Patienten mit Risiko für Exazerbationen.

Relevante Komorbidität: Gastroösophageale Refluxkrankheit, Angst und Depression, Rhinosinusitis und Polyposis nasi

▶ **Kausal:**
Nur teilweise in begrenztem Maße möglich
- Beseitigung von Feuchtigkeit und Schimmelpilzen reduziert Asthmasymptome bei Erwachsenen.
- Allergisches Asthma: Versuch einer Allergenkarenz oder Hyposensibilisierung (siehe unten)
- Nichtallergisches Asthma: Vermeidung und konsequente Therapie respiratorischer Infekte; Sanierung oft vorhandener Sinusitiden; Behandlung eines gastroösophagealen Refluxes
- Bei Analgetika-Intoleranz keine Anwendung von ASS und NSAR
  Adaptive Desaktivierung in spezialisierten Zentren zur Behandlung einer oft gleichzeitig bestehenden Polyposis nasi (orale Applikation von ASS repetitiv in aufsteigender Dosierung mit einer Enddosis von meist 500 mg ASS/d)

▶ **Symptomatische medikamentöse Therapie (GINA 2015):**
- Antiinflammatorische Dauermedikation zur Langzeitkontrolle **(„Controller")**
- Bronchodilatatoren = Bedarfsmedikation **(„Reliever")**

Die inhalative Therapie wird, wenn immer möglich, bevorzugt.

Therapie des Asthma bronchiale in 5 Stufen

Basis: Patientenschulung und Kontrolle auslösender Faktoren

	Stufe I	Stufe II	Stufe III	Stufe IV	Stufe V
Bevorzugte Medikamente zur Asthma Kontrolle (Controller)		Niedrig dosiertes ICS	Niedrig dosiertes ICS und LABA	Mittel- bis hoch dosiertes ICS + LABA	Zusätzlich Anti-IgE oder Anti-ILS, falls im Einzelfall indiziert
Alternative Controller-Therapie	Niedrig dosiertes ICS erwägen	LTRA	Mittel- bis hochdosiertes ICS, niedrig dosiertes ICS + LTRA	Zusätzlich Tiotropium Hochdosiertes ICS + LTRA oder + Theophyllin	niedrig dosiertes OCS
Reliever (symptomorientierte Öffnertherapie)	SABA		SABA oder niedrig dosiertes ICS/Formoterol		

ICS = Inhalatives Corticosteroid; OCS = orales Corticosteroid; LTRA = Leukotrienrezeptorantagonist; SABA = Short acting Beta2 agonist; LABA = long acting Beta2 agonist

Anm.: SABA und ICS können auch Schwangere anwenden.

Therapieziel: Asthmakontrolle
Kontrolliert: Verminderung bis zur minimal nötigen Stufe.
Teilkontrolliert: Höherstufung erwägen.
Nicht kontrolliert: Höherstufen bis Kontrolle erreicht.

Definition der Asthmakontrolle (GINA 2015):

Kriterium	Kontrolliert (alle Kriterien erfüllt)	Asthma teilweise kontrolliert (1 - 2 Kriterien in einer Woche erfüllt)	Nicht kontrolliert
Symptome tagsüber	Keine (≤ 2 x/Woche)	> 2 x/Woche	3 oder mehr Kriterien des „teilweise kontrollierten“ Asthmas in einer Woche erfüllt
Nächtliche Symptome/ nächtliches Erwachen	Keine	Ja	
Bedarf an Reliever/ Notfallbehandlung	Keine (≤ 2 x/Woche)	> 2 x/Woche	
Einschränkung von Aktivitäten	Keine	Ja	

Jeder Patient sollte einen schriftlichen Therapieplan und eine Asthmaschulung erhalten!

Ziel der Behandlung ist nicht eine Maximierung der Monotherapie, sondern eine Optimierung durch die Kombinationstherapie! Das Stufenschema kann nur eine therapeutische Orientierungshilfe sein. Bei akuter Verschlechterung muss man im Stufenschema rasch treppauf gehen; nach Befundbesserung sollte eine Therapiereduktion jedoch langsam und vorsichtig erfolgen!
Zur Optimierung der Therapie gehört die Patientenschulung mit Patientenselbstmessung durch ein Peak-Flow-Messgerät.
Als Zielgröße ermittelt der Patient seinen persönlichen Bestwert = höchster Peak-Flow-Wert bei Beschwerdefreiheit. Alle Messwerte werden auf den persönlichen Bestwert bezogen → Ampelschema:

Grün: Peak-Flow-Wert 80 - 100 % des persönlichen Bestwertes: Beschwerdefreiheit
Gelb: Peak-Flow-Wert 50 - 80 % des persönlichen Bestwertes: Zunehmende Beschwerden → dringender Handlungsbedarf entsprechend dem Stufenschema, Einsatz von kurzwirksamen Betamimetika
Rot: Peak-Flow-Wert < 50 %: Notfallmedikamente anwenden und sofort Arztkonsultation (lebensgefährliche Situation)

4 Fragen bei „steroidresistentem“ Asthma:
1. Nimmt der Patient die Medikamente (Compliance)?
2. Bestehen unerkannte Triggermechanismen (Allergene, Betablocker, ASS-Intoleranz u.a.)?
3. Stimmt die Diagnose Asthma bronchiale?
4. Liegt ein Steroid-Nonresponder vor?

A. **Glukokortikosteroide (CS): Wirken am stärksten antiinflammatorisch!** Evidenzgrad A

Wi.: • Antiphlogistisch, antiallergisch, immunsuppressiv

• Betapermissiver Effekt an den Bronchien: Im Status asthmaticus wirken Bronchodilatatoren vorübergehend vermindert infolge schlechter Ansprechbarkeit der Betarezeptoren. CS stellen die Empfindlichkeit der Betarezeptoren wieder her.

- Topische Anwendung als inhalative Glucocorticosteroide (ICS) als Dosieraerosol oder inspirationsgetriggertes System: Evidenzgrad A

ICS sind sehr gut verträglich und wirken am stärksten entzündungshemmend. Daher sind sie die entscheidende Säule der antiasthmatischen Therapie.

ICS zeigen ihre Wirkung erst nach 1 Woche und sind daher keine Medikamente zur Behandlung akuter Asthmaanfälle. Im akuten Asthmaanfall werden CS stets parenteral angewandt (in Kombination mit Bronchodilatatoren).

Bei der Mehrzahl der Patienten, die temporär orale CS benötigen, gelingt der Ersatz durch ICS.

Äquivalenzdosen der ICS in µg (1 mg = 1000 µg) für Erwachsene (Tagesdosen):

Medikament	Niedrige Dosis	Mittlere Dosis	Hohe Dosis
Beclometason (CFC)	200 - 500	> 500 - 1.000	> 1.000
Beclometason (HFA)	100 - 200	> 200 - 400	> 400
Budesonid (DPI)	200 - 400	> 400 - 800	> 800*)
Ciclesonid (HFA, Alvesco®)	80 - 160	> 160 - 320	> 320
Fluticason (DPI)	100	100 - 200	> 200
Fluticason (HFA, Flutide®)	100	100 - 200	> 200
Mometason (Asmanex®)	110 - 220	> 220 - 440	> 440
Triamcinolon	400 - 1.000	1.000 - 2.000	> 2.000

*) In Deutschland gilt eine Budesonid-Äquivalentdosis ab 1.600 µg als Hochdosis.

CFC: Chlorofluorocarbon-Spray (zum Vergleich aufgeführt)

HFA: Hydrofluoroalkan-Spray DPI: Trockenpulverinhalat

Beclometason, Mometason und Ciclesonid sind Prodrugs, die zur vollen Wirkung enzymatisch aktiviert werden.

NW: Candidabefall der Mundhöhle, selten Heiserkeit. Systemische NW sind bei Tagesdosen < 1 mg unwahrscheinlich. Bei längerfristigen Dosen > 1 mg/d bei Erwachsenen muss mit systemischen NW gerechnet werden: Suppression der Nebennierenrinde, Osteoporose, Kataraktbildung; bei Kindern Wachstumsverzögerung schon bei Dosen > 0,5 mg/d.

Merke: Die Folgen eines unzureichend behandelten Asthmas sind wesentlich ernster als die Nebenwirkungen inhalativer Steroide (z.B. ist dann auch die Wachstumsverspätung stärker als unter ICS). Das gilt auch für Schwangere.

KI: Lungen-Tbc, Mykosen, bakterielle Atemwegsinfekte

Regeln zur inhalativen Anwendung:

- Bei gleicher Gesamtdosis ist die 2 x tägliche Gabe genauso wirksam wie die 4 x tägliche Inhalation.
- Die Verwendung von Inhalationshilfen (Spacern) verbessert die intrabronchiale Deposition von Medikamenten aus Dosieraerosolen.
- Nur maximal 30 % der Wirkstoffmenge des Dosieraerosols gelangen in die Atemwege, der Rest lagert sich im Oropharynx ab. Pilzbesiedlung des Oropharynx kann durch Applikation des Sprays vor den Mahlzeiten und durch anschließende Mundspülung meist vermieden werden.
- Die Therapie mit ICS ist keine intermittierende, sondern stets eine konsequente längerfristige Basistherapie.
- Bei vorhandener Spastik zeitlich gestaffelt zuerst $Beta_2$-Adrenergika anwenden und nach einsetzender Bronchospasmolyse ICS anwenden.
- Kombinationspräparate aus ICS + LABA können die Compliance verbessern.

- Systemische Anwendung: Evidenzgrad A

NW: Bei systemischer Therapie sind NW auch bereits unterhalb der Cushing-Schwelle von 7,5 mg Prednisolon (-äquivalent) täglich zu beachten (siehe Kap. Glukokortikosteroide)

Indikationen für eine befristete orale Steroidtherapie (OCS):

- Zunahme der Asthmabeschwerden trotz optimaler Dosierung von Bronchodilatatoren und inhalativen Steroiden.
- Steigende Anwendung von Bronchodilatatoren durch den Patienten.
- Abfall der Peak Flow-Werte < 50 % des individuellen Bestwertes
- Nächtliche Asthmaanfälle trotz optimaler Therapie
- Akuter, bedrohlicher Anfall (Status asthmaticus).

- Stufe V der Dauertherapie, hier nur dann, wenn individualisierte Therapie (z.B. anti-IgE) nicht möglich oder indiziert ist. OCS kommen also nur in Frage, wenn sich durch hochdosierte ICS + LABA das Asthma immer noch nicht kontrollieren lässt

Dos. der OCS: Initial je nach Schwere 25 - 50 mg/d Prednisolon. Nach klinischer Besserung langsame stufenweise Reduktion bei Therapiedauer > 14 Tage, bei ≤ 14 Tage sofortiges Absetzen sinnvoll.

Indikation für eine intravenöse CS-Therapie:
Beim Status asthmaticus sind CS i.v. unverzichtbar!
Dos: Initial ca. 100 mg Prednisolon i.v., bei nachlassender Obstruktion 50 mg alle 4 h. Bei klinischer Besserung weitere Dosisreduktion und Übergang auf orale Behandlung. Unter Berücksichtigung der Klinik des Patienten tägliche Dosisreduktion um 5 mg. In der Regel gibt man die Gesamttagesdosis morgens. Bei nächtlichen Asthmaanfällen gibt man 1/3 der Tagesdosis gegen 15 Uhr. Bei Bedarf kann man das CS auf 3 Tagesdosen aufteilen (z.B. 7, 15 und 23 Uhr). Bei Unterschreiten von 20 mg Prednisolon/d werden inhalative CS hinzugefügt, bei Unterschreiten von 10 mg Prednisolon/d versucht man den Wechsel von oralen auf inhalative CS.

B) Bronchodilatatoren:

Die Bronchialmuskulatur besitzt 4 Arten von Rezeptoren: Nur eine Stimulation der Beta2-Rezeptoren kann zu einer Bronchodilatation führen, während eine Stimulation der übrigen Rezeptoren (Alpharezeptoren - histaminerge Rezeptoren - cholinerge Rezeptoren) eine Bronchokonstriktion bewirkt. Bronchodilatation auch durch Blockade der cholinergen Muskarin- (M_1- und M_3-)Rezeptoren.
Der Kontraktionszustand der Bronchialmuskulatur hängt ab vom Verhältnis cAMP/cGMP (zyklisches Adenosinmonophosphat/zyklisches Guanosinmonophosphat). Je größer der Quotient, umso schlaffer die Bronchialmuskulatur. β_2-Sympathikomimetika (Stimulantien der Adenylatzyklase) vergrößern diesen Quotienten.

Methode der Wahl ist die inhalative Anwendung (respirable Teilchengröße 1 - 6 µm), da die Wirkung innerhalb einer Minute eintritt. Volumenansatzstücke (Spacer) sorgen bei Dosieraerosol-Geräten für eine optimale Substanzverteilung. Trockenpulver-Geräte mit einatmungsgesteuerten Ventilen erleichtern die Synchronisation von Dosisfreigabe und Einatmung.
Bei inhalativer Anwendung benötigt man nur 10 % der Dosis der Oralpräparate!

1. **Beta2-Sympathomimetika (Beta2-Adrenergika, Beta2-Agonisten):** Evidenzgrad A
   Wi.: Vorwiegend an den mit β_2-Rezeptoren ausgestatteten Bronchien; kardiale Wirkungen treten in den Hintergrund (der Herzmuskel besitzt vorwiegend β_1-Rezeptoren). Beta2-Sympathomimetika sind die am stärksten wirksamen Bronchodilatatoren!

   - **SABA** (short acting beta2-agonists) sind auch rasch wirksame Beta2-Sympathomimetika (rapid acting beta2-agonists = RABA):
     Wirkdauer 4 - 6 h
     Ind: Soforttherapie des Asthmaanfalles
     - Fenoterol (Berotec®)
     - Reproterol (Aarane®, Allergospasmin® = Kombinationspräparate mit Cromoglicinsäure, ein lokal wirksames schwaches Antiallergikum)
     - Salbutamol (Generika)
     - Terbutalin (Aerodur® Turbohaler®)
   - **LABA** (long acting beta2 agonists) = Lang wirksame Beta2-Sympathomimetika:
     Ind: Einsatz ab Stufe III des Stufenschemas; auch Prophylaxe nächtlicher Asthmaanfälle.
     Keine Monotherapeutika! Nur Anwendung in Kombination mit ICS ab Stufe III der Asthmatherapie!

     Salmeterol hat einen langsamen Wirkungseintritt und eignet sich daher nicht für die Soforttherapie. Formoterol hat einen schnelleren Wirkungseintritt und kann daher auch zur raschen Symptomkontrolle eingesetzt werden.

     - Formoterol
     - Salmeterol } Wirkdauer bis 12 h

   Kombinationspräparate ICS + LABA: Salmeterol + Fluticason (z.B. Viani®), Formoterol + Budesonid (z.B. Symbicort®); Formoterol + Beclometason (z.B. Foster®, Inuvair®), Formoterol + Fluticason (Flutiform®), Vilanterol + Fluticason (Relvar® Ellipta®)

   NW:
   - Kardial: Tachykardie und Herzklopfen, ventrikuläre Rhythmusstörungen, Blutdrucksteigerung, Auslösung einer Angina pectoris bei KHK.
   - Tremor, Unruhe, Schlafstörungen
   - Evtl. Hypokaliämie bei höheren Dosen

   In der SMART-Studie fanden sich unter lang wirksamen Betamimetika mehr Todesfälle als bei alleiniger Therapie mit inhalativen Steroiden. LABA sind erst ab Stufe III indiziert.

Bei leichtem Asthma (St. I, II) wird nur eine symptomorientierte Gabe kurz wirkender Beta2-Adrenergika empfohlen

KI: KHK, hypertrophische obstruktive Kardiomyopathie, Tachyarrhythmie, Hyperthyreose u.a.

Dos:
- Rasch wirksame Beta2-Adrenergika werden zur Initialtherapie des Asthmaanfalls auf allen Therapiestufen eingesetzt. Dabei werden 2 - 4 Hübe eines rasch wirksamen Beta2-Adrenergikums gegeben, bei Bedarf nach 10 - 15 Min. wiederholen. Tageshöchstdosen beachten.
- Lang wirksame Beta2-Adrenergika: 2 x 1 - 2 Hübe/d
  Lang wirkende Beta2-Adrenergika wirken auch gut bei nächtlichen Asthmabeschwerden.

Merke: Warnsymptome einer Verschlechterung sind: Absinken des Peak-Flow-Wertes > 20 % vom individuellen Bestwert, schlechtere Belastbarkeit, Auftreten nächtlicher Asthmabeschwerden, fehlende Besserung auf 2 Hübe eines kurz wirkenden Betamimetikums → Therapieplan überprüfen und höher stufen!

2. **Anticholinergika:** Tiotropiumbromid (Spiriva®) ein "long acting muscarinic antagonist (= LAMA)
   Ind: Falls ICS und LABA nicht ausreichen bei Patienten ≥ 12 J. mit Exazerbation in der Anamnese

3. **Theophyllin/-derivate (Methylxanthine):**
   Wi.: Bronchospasmolyse, Mastzellprotektion, zentrale Atemstimulation und Stimulation der Atemmuskulatur, positiv inotroper und chronotroper Effekt auf das Herz.

   Ind: Das deutsche Stufenschema verzichtet auf Theophyllin; in den GINA-Empfehlungen ist es noch enthalten. Nur Reserveoption, da unter Theophyllin das kardiovaskuläre Mortalitätsrisiko erhöht ist!

   WW: Die Theophyllin-Clearance bzw. die Plasmahalbwertszeiten zeigen starke individuelle Schwankungen. 90 % des verabreichten Theophyllins werden primär durch die Leber verstoffwechselt. Das arzneimittelabbauende Enzymsystem Cytochrom P 450 wird durch verschiedene Faktoren beeinflusst → verlängerte Eliminationshalbwertzeit bei Patienten > 60 J., fieberhaften Infekten, Leberschädigung, Rechtsherzinsuffizienz (Cor pulmonale!) sowie nach Einnahme bestimmter Medikamente (z.B. Cimetidin, Makrolid-Antibiotika, Chinolone, Allopurinol). In diesen Situationen ist eine Dosisreduktion angezeigt. Auch Koffein wirkt bronchodilatatorisch und verstärkt Wirkung und NW von Theophyllin.
   Konsequenz: Wegen sehr unterschiedlicher individueller Clearance, die außerdem durch Einnahme anderer Medikamente verändert werden kann, sollte die Therapie durch Plasmaspiegelbestimmungen kontrolliert werden, insbesondere bei den genannten Situationen (z.B. Drugmonitoring mittels Teststreifen)!

   NW:
   - Zentralnervös: Unruhe, Schlafstörungen, Kopfschmerzen, Muskeltremor, Hyperventilation
   - Gastrointestinal: Sodbrennen, Übelkeit, Erbrechen, Durchfall
   - Kardial: Tachykardie, Extrasystolie, tachykarde Rhythmusstörungen
   - Andere NW. Hypokaliämie, allergische Reaktionen bei i.v.-Applikation von Ethylendiaminhaltigen Präparaten

   KI: Frischer Herzinfarkt, Tachyarrhythmie, hypertrophische obstruktive Kardiomyopathie u.a.

   Theophylline haben eine geringe therapeutische Breite. Der therapeutische Bereich liegt zwischen 5 - 15 mg/l (Plasmaspiegel). Bei höheren Spiegeln nehmen Häufigkeit und Schwere von NW zu (tachykarde Herzrhythmusstörungen, evtl. Krampfanfälle, Todesfälle).

   Anw:
   - Oral werden in der Regel Retardtabletten gegeben.
     Dos: Dosierung einschleichend, Tagesdosis 400 - 800 mg in 2 Dosen unter Kontrolle des Plasmaspiegels
   - Intravenös (nur im Krankenhaus, nicht im ambulanten Notfalldienst): Dosis s.u.

C) Leukotrien-Rezeptor-Antagonisten (= LTRA) = Antileukotriene:

LTRA sind nach den ICS die zweitbesten Entzündungshemmer. Nicht alle Patienten profitieren von Leukotrienantagonisten. Die MONICA-Studie hat auch langfristig noch Verbesserung unter LTRA gezeigt.

Montelukast (Singulair®)

Ind: Nur prophylaktische Anwendung als begründete Alternative ab Stufe II; ferner beim Analgetikaasthma; nicht geeignet zur Therapie des akuten Asthmaanfalles.

KI: Schwangerschaft, Stillzeit, allergische Reaktion u.a.

Dos: 10 mg/d oral zur Nacht

Wi.: Blockierung von Entzündungsmediatoren

NW: Kopfschmerzen, Abdominalbeschwerden, sehr selten andere NW (→ Herstellerangaben)

D) **Monoklonale Antikörper:**

- Omalizumab (Xolair®)
  Ind: Therapierefraktäres allergisches Asthma bronchiale - hohe Therapiekosten
  Wi.: Monoklonaler IgE-Ak, der s.c. angewendet wird.
  NW: z.B. Überempfindlichkeitsreaktionen bis Anaphylaxie; Kopfschmerzen u.a.
  KI zu beachten (siehe Herstellerangaben)
  Dos: Alle 4 Wochen eine Dosis s.c. (Dosis errechnet sich aus dem prätherapeutischen IgE-Wert und dem KG.)
- Mepolizumab und Reslizumab
  Wi.: Monoklonaler Ak gegen Interleukin 5 (IL-5-Ak)
  Ind: Therapierefraktäres eosinophiles Asthma bronchiale (≥ 300 Eosinophile/µl Blut) - Einzelheiten: Siehe Herstellerangaben

E) **Bronchiale Thermoplastie** (kontrollierte endoskopische Wärmeapplikation auf die glatte Muskulatur der Bronchien): Ultima Ratio-Therapie in Zentren; Langzeitdaten fehlen.

F) **Weitere Therapiemaßnahmen:**

- Antibiotikagabe bei Atemwegsinfekten:
  Auswahl des Antibiotikums: Siehe Kap. COPD
  Durch eine erfolgreiche Infektbehandlung werden die Betarezeptoren der Bronchien wieder ansprechbar auf die Gabe von Bronchodilatatoren!
- Ein Nutzen von Sekretolytika ist nicht belegt.

  Merke:
  - Das beste Sekretolytikum ist die reichliche Flüssigkeitszufuhr unter Vermeidung einer Überwässerung.
  - Anfeuchten der Atemluft erleichtert das Abhusten, dazu genügt Wasser, evtl. mit einem Zusatz von Kochsalz.

- Antitussiva, z.B. Codein, sind nicht indiziert (außer bei nächtlichem Reizhusten mit Schlafstörung).
- Evtl. Unterstützung des Abhustens von Schleim durch eine Vibrationspfeife (z.B. VRP1-Desitin®)
- Atemschulung: Vermeiden von Pressatmen und Hyperventilation, Atmung mit gespitzten Lippen (= vorgeschalteter Atemwiderstand = "Lippenbremse") → Verhinderung eines exspiratorischen Kollapses der Bronchien; Erlernen eines produktiven Abhustens, Förderung der Expektoration durch Klopfmassage u.a.
- Therapie eines evtl. gastroösophagealen Refluxes; Rauchverbot
- Psychosomatische Therapie und geeignete Klimabehandlung können hilfreich sein.

Therapie des schweren Asthmaanfalls:

- Intensivstation: Überwachung von Herz-/Kreislauf und Lungenfunktion, Wasser- und Elektrolythaushalt
- Sitzende Lagerung!
- Sedierung: Beruhigende Einflussnahme auf den Patienten durch Arzt bzw. Pflegeperson. Tranquilizer (z.B. Diazepam) sollten wegen atemdepressiver Wirkung nicht gegeben werden. Bei beginnender CO_2-Retention sowie unter ambulanten Bedingungen sind sie absolut kontraindiziert.
- Sauerstoffgabe: Unter Berücksichtigung von Pulsoxymetrie/Blutgasanalyse bedarfsgerechte O_2-Zufuhr per Nasensonde (entsprechend dem Ausmaß der Hypoxie 2 - 4 l/min). Dabei auf Zeichen der Atemdepression achten und bei Bedarf assistierte/kontrollierte Beatmung einleiten.
- Glukokortikosteroide i.v. sind unverzichtbar!
  Dos: 50 - 100 mg Prednisolon (-äquivalent) alle 4 - 6 h i.v.
- Bronchospasmolytika unter Berücksichtigung der vorangegangenen Therapie:
  - Rasch wirksame Beta2-Sympathomimetika sind die wirksamsten Bronchodilatatoren. Initiale Dosierung: 3 Hübe alle 30 Min., danach Dosisintervall verlängern auf 2 - 4 h.

    Beachte: Bei vorausgegangener Überdosierung von Betaadrenergika durch den Patienten ist die weitere Anwendung von Betaadrenergika nicht ungefährlich (tachykarde Rhythmusstörungen, Hypokaliämie u.a.).
    Parenterale Therapie mit Betaadrenergika nur bei herzgesunden Patienten und bei Herzfrequenz < 130/min, Reproterol (z.B. Bronchospasmin®) 1 Amp. = 1 ml = 90 µg langsam i.v., weitere Zufuhr per infusionem (siehe Herstellerangaben).

  - Theophyllin: Im ambulanten Notfalldienst wird es von der Deutschen Atemwegsliga wegen potenzieller NW nicht empfohlen. In der Klinik wird Theophyllin als Reservemittel evtl. eingesetzt, wenn Beta2-Sympathikomimetika nicht vertragen werden.

Dos. (wenn Patient mit Theophyllin nicht vorbehandelt ist): Initial 3 - 5 mg/kg KG als Kurzinfusion i.v., Erhaltungsdosis 0,5 - 0,7 mg/kg KG/h. Bei vorausgegangener Theophyllintherapie erst Serumkonzentration bestimmen, dann Dosisanpassung (***Cave:*** Intoxikation).

- Evtl. Magnesiumsulfat (2.000 mg in 50 ml NaCl 0,9 % langsam per infusionem)

- Ausreichende parenterale Flüssigkeitszufuhr
- Bei Verdacht auf Infektasthma Gabe eines Antibiotikums (siehe Kap. COPD)
- Falls unter den genannten Therapiemaßnahmen keine Verbesserung eintreten sollte, ist vor Indikationsstellung zur invasiven Beatmung unbedingt ein Versuch mit nicht-invasiver Beatmung durchzuführen, da darunter die Komplikationsrate und auch die Mortalität deutlich niedriger sind als unter invasiver Beatmung. Muskuläre Erschöpfung des Zwerchfells mit paradoxer inspiratorischer Einziehung der Bauchwand sowie zunehmende Bewusstseinstrübungen sind Indikationen zur invasiven Beatmung.
- Prophylaxe eines Stressulkus mit H_2-Blockern oder PPI

***Cave* im Asthmaanfall:**
Antitussiva, Betablocker (auch als Augentropfen!), ASS/NSAR (PAR!), Sedativa (Atemdepression!), Parasympathomimetika (Pilokarpin, Carbachol u.a.), Subklaviakatheter (erhöhte Pneumothoraxgefahr!). Digitalis möglichst vermeiden und Blutspiegelkontrolle (Gefahr von Rhythmusstörungen durch Hypoxämie und Katecholamine). Im schweren akuten Asthmaanfall keine Pulverinhalatoren einsetzen.

Merke: Jeden Asthmaanfall ernst nehmen und im Notfalldienst in die Klinik bringen (mit Notarztbegleitung)! Patienten intensivmedizinisch überwachen! Keine voreiligen aggressiven Therapiemaßnahmen (Intubation und Beatmung) vor Ausschöpfung aller sonstigen Möglichkeiten.

Bei Nichtansprechen auf die Therapie müssen folgende mögliche Ursachen ausgeschlossen werden:
- Mangelhafte Therapietreue
- Falsche Inhalationstechnik
- Andere Erkrankungen: COPD? Zentrale Atemwegsstenose? Churg-Strauss-Syndrom? Vocal cord dysfunction? Angstzustände? Rezidivierende Lungenembolien? u.a.
- Anhaltende Exposition gegenüber Schadstoffen und Allergenen
- Gabe von ASS/NSAR bei ASS-/NSAR-Intoleranz
- Behandlung mit Betablockern u.a. Medikamenten, die ein Asthma verschlimmern/auslösen können.

Prophylaxe des Asthma bronchiale

1. Reizabschirmung des hyperreaktiven Bronchialsystems:
   - Allergenkarenz (bei saisonaler Pollenallergie Urlaubswahl nach Pollensaison)
   - Rauchen einstellen
   - Meiden von Kaltluft, Nebel, Staub, (beruflichen) inhalativen Schadstoffen
   - Infektprophylaxe
   - Aktive Immunisierung gegen Pneumokokken und Influenzavirus
   - Vermeiden übertriebener körperlicher Anstrengungen (Gefahr eines Anstrengungsasthmas)
   - Therapie eines evtl. gastroösophagealen Refluxes

   Karenzmaßnahmen bei Allergie gegen Hausstaubmilben:
   - Keine Haustiere, Zimmerpflanzen, Teppiche, Polstermöbel u.a. Staubfänger
   - Kunstfaserfüllung der Betten und Zwischenbezüge (Covers), die milbendicht sind, aber Wasserdampf durchlassen für Matratzen, Deckbetten und Kopfkissen
   - Nachts Schlafanzug tragen (Vermeidung von Epithelabschilferung ins Bett)
   - Relative Luftfeuchtigkeit und Raumtemperatur niedrig halten
   - Tägliches Staubsaugen mit Feinstaubfilter, häufiger Wechsel der Bettwäsche
   - Staubuntersuchung auf Milbenexkremente (Acarex®-Test) und evtl. Wohnungssanierung mit Akariziden (z.B. Acarosan®-Schaum und -Puder)
   - Urlaub im Hochgebirge oder Wüstenklima
2. Ca. 50 % aller kindlichen Asthmaerkrankungen sind vermeidbar durch Atopieprävention bei Säuglingen: Möglichst langes Stillen, Verzicht auf Haustiere und Passivrauchexposition (siehe auch Kap. Nahrungsmittelallergie)
3. Bei Pollenallergie Beachtung einer häufigen Kreuzallergie, z.B. zwischen Birkenpollen und rohem Kernobst (bes. Äpfel) und Karotten; zwischen Beifuß und Sellerie/Gewürzen (Sellerie-Beifuß-Gewürzsyndrom)
4. Keine Anwendung potenziell anfallsauslösender Medikamente, z.B.
   - Acetylsalicylsäure oder NSAR bei PAR
   - Betarezeptorenblocker
5. Bei lebensgefährlichen Allergien (z.B. Insektengift-Allergikern) Notfallset verschreiben + Schulung zur Erstbehandlung durch Patienten/Angehörige.

6. Spezifische Immuntherapie (SIT) = allergenspezifische Immuntherapie
Syn: Hyposensibilisierung
Ind.: Patienten < 55 J., Beschwerdedauer nicht > 5 J. Möglichst monovalente Allergie.
Prinzip: Hyposensibilisierung im asthmafreien Intervall. Durch subkutane Zufuhr (allergenspezifische subkutane Immuntherapie = SCIT) eines Inhalationsallergens in subklinisch kleinen Dosen, die im Verlaufe der Therapie gesteigert werden, soll eine Toleranz gegenüber dem betreffenden Allergen erreicht werden.
Dauer der Hyposensibilisierung: Mindestens 3 Jahre.
NW: In 5 - 15 % leichte Lokalsymptome an der Injektionsstelle, Bronchospasmus, selten anaphylaktische Reaktionen; Spätreaktionen nach 4 - 8 h sind möglich → Patient sollte mindestens ½ Stunde (besser 2 Stunden) in der Praxis des Arztes bleiben und auf mögliche Spätreaktionen (Bronchospasmus) und ihre Selbstbehandlung hingewiesen werden.
KI: Infektionen, asthmatische Beschwerden, konsumierende Erkrankungen, Therapie mit Betablockern (Verminderung der Wirksamkeit einer Adrenalintherapie bei anaphylaktischen Reaktionen); Erkrankungen, bei denen eine evtl. notwendige Schocktherapie mit Adrenalin den Patienten zusätzlich gefährdet (z.B. KHK), Immunerkrankungen, Gravidität u.a.
Erfolgsrate: Altersabhängig bis 70 % (jüngere Patienten günstiger als ältere, monovalente Allergie günstiger als polyvalente Allergie)
Anm.: Die Erfolgsraten der allergenspezifischen sublingualen Immuntherapie (SLIT) werden unterschiedlich beurteilt.

Prg: Asthma bei Kindern: Beschwerdefreiheit im späteren Lebensverlauf in > 50 % d.F.
Asthma bei Erwachsenen: Beschwerdefreiheit in ca. 20 %, Besserung in ca. 40 % d.F.
Eine konsequente, längerfristige Therapie mit inhalativen Glukokortikoiden kann die Prognose entscheidend verbessern! Deutschland zählt z.Zt. noch zu den Ländern mit der höchsten Mortalitätsrate bei Asthma bronchiale (nach England, Australien und Neuseeland).

PNEUMONIEN [J18.9]

Internet-Infos: *www.capnetz.de* (Kompetenznetz Ambulant Erworbene Pneumonie), S3-Leitlinie CAP 2016

Def: Akute oder chronische Entzündung der Lunge, die Alveolarraum und/oder Interstitium betrifft.

Ep.: Häufigste zum Tode führende Infektionskrankheit in den Industrieländern. Pneumonien stehen weltweit in der Todesursachenstatistik auf Platz 4. CAP in Deutschland ca. 500.000 Fälle/Jahr bei einer Hospitalisierungsrate bis 50 %.

Einteilungsprinzipien

A. Pathologisch-anatomisch: Geringer Aussagewert für Diagnostik und Therapie
  1. Nach der Lokalisation der Pneumonie:
    - Alveoläre Pneumonien (oft bakterielle Infektionen)
    - Interstitielle Pneumonien (oft Virusinfektionen)
  2. Nach der Ausdehnung der Pneumonie:
    - Lobäre (Lappen-) Pneumonien
    - Lobuläre (Herd-) Pneumonien

B. Ätiologische Einteilung:
  1. Infektionen: Viren, Bakterien, Pilze, Parasiten
  2. Physikalische Noxen (Strahlen, Fremdkörper in den Bronchien)
  3. Chemische Noxen (z.B. Reizgase, Aspiration von Magensaft oder Öl → Lipidpneumonie)
  4. Kreislaufstörungen (z.B. Infarktpneumonie, Stauungspneumonie [J18.2])

C. Klinische Einteilungen:
  1. Unter Berücksichtigung von Vorerkrankungen:
    - Primäre Pneumonien: Auftreten einer Pneumonie ohne kardiopulmonale Vorerkrankung
    - Sekundäre Pneumonien: Folge einer anderen pulmonalen oder kardialen Erkrankung, z.B.
      - Zirkulationsstörungen (Stauungspneumonie bei Linksherzinsuffizienz, Infarktpneumonie nach Lungenembolie, hypostatische Pneumonie bei bettlägerigen Patienten)
      - Bronchusveränderungen (Lungenkarzinom, Bronchusstenosen (z.B. durch Fremdkörper), Bronchiektasen)
      - Nach Aspiration (Aspirationspneumonie)
      - Bakterielle Superinfektion, z.B. bei Influenzainfektion
  2. Nach dem Verlauf: Akut oder chronisch (DD: Tbc, Pilzinfektionen)

D. Einteilung nach Entstehungsort der Pneumonie (siehe unter Ätiologie)
  Diese Einteilung bestimmt ganz wesentlich die Therapie!

Ät.: Pneumonien infektiöser Genese: Meist erfolgt die Infektion aerogen.
Die Häufigkeit der einzelnen Erreger hängt ab von:

1. Entstehungsort der Infektion:
   - ▶ Ambulant (zu Hause) erworbene Pneumonien (**community-acquired pneumonias = CAP**):

Häufigkeit bei CAP	**Erreger** (CAPNETZ-Daten Deutschland)
Sehr häufig (40 - 50 %)	Streptococcus pneumoniae
Gelegentlich (5 - 10 %)	Haemophilus influenzae Mycoplasma pneumoniae Enterobacteriaceae Respiratorische Viren: RS-Viren, Adenoviren, Influenzaviren
Selten (< 5 %)	Legionella spp. Staphylococcus aureus Chlamydophila pneumoniae
Ca. 20 - 25 %	Erreger ungeklärt

   - ▶ Nosokomial (in der Klinik) erworbene Pneumonien (**hospital-acquired pneumonias = HAP**):
     Definitionsgemäß tritt sie frühestens 48 - 72 h nach Hospitalisierung auf. Ausgangsherd nosokomialer Pneumonien ist meist die oropharyngeale Flora (Mikroaspiration). Ab dem 4./5. Tag der Hospitalisierung erfolgt oft eine Besiedlung des Oropharynx mit gramnegativen Darmbakterien. Pneumonie bis 3 Monate nach Krankenhausaufenthalt gilt als nosokomial (Leitlinie 2016).

     A) HAP ohne Risikofaktoren für Infektionen mit multiresistenten Erregern (MRE)
     B) HAP mit Risikofaktoren für Infektionen mit MRE:
        - Antimikrobielle Therapie
        - Hospitalisierung > 4 Tage
        - Invasive Beatmung > 4 Tage
        - Aufenthalt auf Intensivstation
        - Malnutrition
        - Strukturelle Lungenerkrankung
        - Bekannte Kolonisation durch multiresistente Erreger
        - Aufnahme aus Langzeitpflegebereichen, chronische Dialyse, Tracheostomaträger, offene Hautwunden

Problem: Multiresistente Bakterien:

- Methicillin-resistente Staphylococcus aureus (MRSA) sind meist multiresistent gegen alle Penicilline, Cephalosporine und Fluorchinolone. Vo.: Niederlande, Skandinavien < 2 %, Deutschland 20 %, USA 40 %; 3 Gruppen:
  a) Health care-/hospital-associated MRSA = HA-MRSA (Sonderform: hospital associated community onset MRSA, erst nach Klinikentlassung auftretend)
  b) Community acquired MRSA = CA-MRSA
  c) Livestock (Tiermast) associated MRSA = LA-MRSA
- Vancomycin-resistente Enterokokken (VRE)
- Extended Spectrum Beta-Lactamase Bildner (ESBL) bei Enterobacteriaceae, bes. E. coli und Klebsiellen
- Carbapenem-resistente Enterobakterien (CRE) = Carbapenemase-produzierende E. (CPE)
- Chinolon-resistente Enterobakterien
- Stenotrophomonas maltophilia (multiresistenter Umweltkeim bei immundefizienten Patienten)
- Multiresistente gramnegative Bakterien (MRGN): 3MRGN und 4MRGN = Resistenz gegen 3 bzw. 4 Antibiotika (1. Acylureidopenicillin, 2. Cephalosporinen der 3./4. Generation, 3. Carbapeneme, 4. Fluorchinolone)

Urs: Nichtsachgerechte zu häufige Antibiotikatherapie; mangelnde Hygiene in Krankenhäusern; Beimischung von Glykopeptidantibiotika zum Tierfutter u.a.

Merke: 4 Maßnahmen zur Reduktion von MRSA-Infektionen (*www.rki.de*):
1. Screening-Programm auf MRSA-Kolonisation (Nasen-/Rachenabstrich) und Sanierung von MRSA-Trägern (Mupirocin-Nasensalbe, Chlorhexidin-Waschungen u.a.)
   Memo: 15 - 40 % der Menschen sind gesunde Träger von S. aureus, bes. im Nasen-Rachenraum.
2. Strenge Isolation von MRSA-Infektionen oder -Kolonisationen
3. Restriktiver Einsatz von Antibiotika (strenge Indikationsstellung nach Leitlinien)
4. Strenge Anwendung von Hygieneregeln (insbes. Händedesinfektion)

MRSA-Subtypen	HA-MRSA	CA-MRSA	LA-MRSA
Klinische Manifestationen	Postoperative Wundinfektionen, Osteomyelitis, Pneumonie	Eitrige Hautinfektionen, Abszesse, Pneumonie, Fasziitis	Wundinfektionen, beatmungsassoziierte Pneumonie
Infektionshäufigkeit in Deutschland	< 5 % aller nosokomialen Infektionen	Inzidenz unbekannt	< 1 % der nosokomialen MRSA-Infektionen
Risikofaktoren	Krankenhausaufenthalte, Alten-/Pflegeheimbewohner, Katheter, chronische Wunden, Antibiotikatherapie	Reisen in Risikogebiete, Kontakt zu Personen mit CA-MRSA-Infektion	Direkter Kontakt zu landwirtschaftlichen Nutztieren (z.B. bei Landwirten, Veterinären, Schlachthofmitarbeitern)
Prävention	Screening bei oder vor Krankenhausaufnahme, Dekolonisationsmaßnahmen, Hygienemaßnahmen in Einrichtungen des Gesundheitswesens (RKI-Empfehlungen beachten!)	Waschen von Kleidung, Bettwäsche, Handtüchern möglichst > 60° C; ggf. Dekolonisationsmaßnahmen	Sorgfältige Stallhygiene, Dekolonisationsmaßnahmen

2. Immunstatus des Patienten:
   Bei Patienten mit schwerer Immunsuppression (z.B. Neutropenie < 1.000/µl, Therapie mit Immunsuppressiva, Zytostatika, systemische Steroide, TNF-α, Organ-/Stammzelltransplantation, Antikörpermangelsyndrome, angeborene Immundefekte, HIV oder AIDS nach Leitlinie 2016) erweitert sich das mögliche Erregerspektrum um eine Reihe opportunistischer Erreger (die bei normaler Abwehrlage keine wesentliche Rolle spielen):
   - Pneumocystis jiroveci
   - Pilze
   - Viren (z.B. Zytomegalie-, Herpes simplex-, Varizella-/Zostervirus)
   - Atypische Mykobakterien u.a. seltene Erreger
3. Reise-/Arbeitsanamnese: Bei Verdacht auf Legionellose

Pat:
- ▶ Lobärpneumonie [J18.1] (z.B. Pneumokokkenpneumonie) - 4 Stadien:
  1. Anschoppung (1. Tag): Dunkelrote, blutreiche Lunge; Auskultation: Crepitatio indux (einzelne Alveolen enthalten noch Luft)
  2. Rote Hepatisation (2./3. Tag): Fibrinreiches Exsudat führt zu leberartiger Konsistenz der grauroten Lunge
  3. Graugelbe Hepatisation (4. - 8. Tag): Leukozyteninfiltration
  4. Lösung (Lysis) (nach dem 8. Tag): enzymatische Verflüssigung des Fibrins, Leukozytenzerfall, Abhusten des eitrigen Auswurfes; Auskultation: Crepitatio redux (Alveolen wieder lufthaltig)

  Die vollständige Resorption des fibrinösen Exsudates dauert ca. 4 Wochen. Tritt in seltenen Fällen keine Auflösung des Fibrins ein, so wird es durch ein Granulationsgewebe resorbiert, wodurch es zu irreversibler Induration kommt: "chronische karnifizierende Pneumonie".
- ▶ Lobuläre (Herd-) Pneumonie [J18.0](z.B. durch Pneumo-, Strepto-, Staphylokokken):
  Häufigste Form ist die Bronchopneumonie = deszendierende Infektion von Bronchien und Lunge. Anfangs kommt es zu einzelnen alveolär-pneumonischen Herden, die später konfluieren können.
- ▶ Akute interstitielle Pneumonien (verursacht durch Viren, Mykoplasmen, Rickettsien, Chlamydien) - 3 Formen: Septale, peribronchioläre, fibrosierende Form

  Anm: Chronische interstitielle Pneumonie: Siehe Lungenfibrosen
- ▶ Miliarpneumonie: Viele kleine Infiltrate durch hämatogene Erregerausbreitung und Abwehrschwäche (Miliartuberkulose, Histoplasmose, Coccidioidomykose)

KL.: Die Unterscheidung zwischen typischer Lobärpneumonie und atypischer Bronchopneumonie ist historisch, beschreibt jedoch das Spektrum der Klinik. Für Diagnostik und Therapie hat diese Einteilung keine Bedeutung.

A) Klinik typischer bakterieller Lobärpneumonien (z.B. Pneumokokken):
- ▶ Plötzlicher Beginn mit Schüttelfrost und hohem Fieber (Kontinua über etwa 1 Woche mit schwerem Krankheitsgefühl)
- ▶ Husten, Atemnot mit "Nasenflügeln", oft begleitender Herpes labialis
- ▶ Evtl. Thoraxschmerzen beim Atmen durch Begleitpleuritis, bei diaphragmaler Beteiligung Fortleitung des Schmerzes in den rechten Oberbauch, bei Kindern sogar bis in den Unterbauch (DD: akutes Abdomen, Appendizitis)
- ▶ Rotbraunes Sputum ab 2. Tag mit reichlich Granulozyten

- ▶ Physikalische Untersuchung: Infiltrationszeichen (Bronchialatmen, positive Bronchophonie, klingende Rasselgeräusche, positiver Stimmfremitus)
- ▶ Röntgen: dichte, relativ scharf begrenzte, großflächige Verschattung (DD: tuberkulöse Pneumonie - Lungenkarzinom mit Atelektase)
- ▶ Labor: • Zuerst CRP ↑, später auch BSG ↑
  • Procalcitonin (↑) bei bakterieller Pneumonie
  • Blutbild: Leukozytose, Linksverschiebung, toxische Granulation, Eosino- und Lymphopenie. Bei septisch verlaufender Pneumonie evtl. Leukozytopenie!

Am 7. - 9. Krankheitstag kritische Entfieberung mit evtl. lebensbedrohlicher Herz-Kreislauf-Belastung!

Seit Beginn der Antibiotikaära findet sich dieser klassische Ablauf der Lobärpneumonie kaum noch. Aber: Trotz rascher Entfieberung unter Antibiotika werden die morphologischen Lungenveränderungen in ihrem zeitlichen Ablauf nicht abgekürzt. Daher auch bei subjektivem Wohlbefinden des Patienten nicht zu früh belasten, sonst kommt es zu Rezidiven oder anderen Komplikationen.

B) Klinik atypischer Pneumonien:

Pneumonien, deren klinisches Bild von dem der typischen Pneumokokkenpneumonie abweicht.
Überwiegende Erreger: Chlamydien, Mykoplasmen, Legionellen, Viren.
Alte Menschen haben oft eine atypische monosymptomatische Klinik!

- ▶ Die atypische Pneumonie beginnt meist langsam, evtl. verbunden mit Cephalgien, Myalgien, nur leichtem Fieber (ohne Schüttelfrost).
- ▶ Trockener Reizhusten mit spärlichem oder fehlendem Auswurf
- ▶ Missverhältnis zwischen geringem Auskultationsbefund und positivem Röntgenbefund!
- ▶ Normale (oder erniedrigte) Leukozytenzahl, evtl. relative Lymphozytose.

Merke: Leukozyten und CRP können nicht zwischen viraler und bakterieller Infektion unterscheiden.

Ko.:
- • Septische Streuung der Erreger bei bakterieller Pneumonie mit: Otitis media, Meningitis, Hirnabszess, Endokarditis, septischer Schock
- • Pleuritis
- • Parapneumonische Pleuraergüsse (PPE) in bis zu 50 % d.F. und in ca. 10 % komplizierte PPE und Empyeme (siehe Kap. Pleuraerguss)
- • Rezidivierende Pneumonie, "wandernde" Pneumonie (bei Abwehrschwäche), Lungenabszess (Anaerobierinfektion!)
- • Fehlende Lösung des pneumonischen Exsudates → chronische Pneumonie
- • Toxisches Herz-/Kreislaufversagen; Verschlechterung einer vorbestehenden Herzinsuffizienz
- • Respiratorische Insuffizienz (Pulsoxymetrie, Blutgasanalyse)
- • Thromboembolische Komplikationen (infolge Bettruhe)
- • Evtl. reaktive Beteiligung der Leber und/oder der Nieren (Leberenzymveränderung/pathologisches Harnsediment), akutes Nierenversagen bei Exsikkose

DD:
1. Das Spektrum pneumonieverursachender Erreger
2. Andere Ursachen einer pulmonalen Infiltration, z.B.
   - Lungentuberkulose (Erregernachweis)
   - Lungenmykose (Erreger-, Antigen-, Ak-Nachweis, Lungenbiopsie)
   - Lungenkarzinom und Fremdkörperaspiration (Bronchoskopie + Biopsie)
   - Infarktpneumonie nach Lungenembolie (Lungenperfusionsszintigrafie, Nachweis einer TVT)
   - Sarkoidose (bihiläre Lymphadenopathie, BAL, transbronchiale Biopsie)
   - Exogen-allergische Alveolitis (Berufsanamnese, Nachweis präzipitierender Ak gegen das verdächtige Allergen)
   - Akute idiopathische eosinophile Pneumonie (akut auftretend mit Fieber, diffuse Lungeninfiltrate im Röntgenbild, Eosinophilie > 25 % in der BAL, evtl. auch Blut-Eosinophilie, oft respiratorische Insuffizienz; Th.: Kortikosteroide!)
   - Chronische eosinophile Pneumonie (selten, unbekannte Ätiologie; Th.: Kortikosteroide über 6 Monate)
   - Allergische bronchopulmonale Aspergillose (wechselnde Infiltrate, zentrale Bronchiektasen, Eosinophilie, hohes Gesamt-IgE > 1.000 U/l, Nachweis von IgE- und IgG-Ak gegen Aspergillus fumigatus)
   - Bronchiolitis obliterans mit organisierender Pneumonie (BOOP)
     BAL: massenhaft Lymphozyten, Th.: Kortikosteroide!

Di.: Hauptkriterium + 2 Nebenkriterien

- **Hauptkriterium:**
  Neu aufgetretenes Infiltrat im Thorax-Röntgenbild in 2 Ebenen, evtl. CT: Empfindlichste Diagnostik (= Hauptkriterium zur Diagnose einer Pneumonie)
  - Lobärpneumonie: Großflächige Transparenzminderung im Bereich von Lungenlappen mit positivem Bronchopneumogramm ("air bronchogram") = Darstellung der luftgefüllten Bronchien
  - Bronchopneumonie: Segmentale Transparenzminderung ohne "air bronchogram"
  - Interstitielle Pneumonie: Fleckig-netzartige (retikuläre) Transparenzminderung
- **Nebenkriterien:**
  - Fieber (≥ 38,5°C) oder Hypothermie (< 36,5°C)
  - Purulenter Auswurf
  - Leukozytose (> 10.000/µl) oder Leukopenie (< 4.000/µl)
  - Physikalische Zeichen einer Infiltration (Pneumonie): Sensitivität + Spezifität rel. gering!
    - Bronchialatmen
    - Positive Bronchophonie ("66" flüstern lassen)
    - Feinblasige Rasselgeräusche (RG), die klingend sind, wenn die Infiltration bis zur Thoraxwand reicht
    - Positiver Stimmfremitus ("99" sprechen lassen)

    Anm.: Perkussion und Auskultation erfassen nur den Lungenmantel mit einer Tiefenausdehnung von etwa 5 cm. Eine sog. zentrale Pneumonie hört man nicht, aber man sieht sie im Röntgenbild!
  - Nachweis einer infektiösen Genese der Pneumonie:
    Erregerdiagnostik wird nur empfohlen, wenn Verarbeitung in 2 - 4 h im Labor möglich ist. Materialgewinnung möglichst vor Antibiotikatherapie (die sich aber deshalb nicht verzögern sollte);
    Ind: Hospitalisierte Patienten
    - Erregernachweis (Kultur, Nukleinsäure-/Antigennachweis) aus:
      - Eitrigem Sputum (Problem der Kontamination mit oropharyngealer Bakterienflora)
      - Bronchoskopische Materialgewinnung: Optimal ist die Gewinnung einer Bronchiallavage. Die blinde endotracheale Aspiration ist mit Kontaminationsproblemen behaftet.
      - Lungengewebe (Eine transbronchiale Lungenbiopsie ist seltener indiziert.)
      - Blut: Bei allen hospitalisierten Patienten Blutkultur durchführen.
      - Evtl. Pleuraflüssigkeit

      Ein Erregernachweis gelingt unter üblicher klinischer Diagnostik in 1/3 d.F., unter Ausschöpfung aller Möglichkeiten (inkl. Lungenbiopsie) in max. 2/3 d.F.
    - Serologische Diagnostik (Ak-Nachweis):
      Einschränkungen:
      - Bei immunsupprimierten Patienten versagt der Ak-Nachweis
      - Ak-Bildung benötigt mindestens 1 Woche Zeit
    - Urinantigentest auf Legionellen bei HAP bei epidemiologischen Hinweisen auf nosokomiale Akquisition.
    - Pilzdiagnostik bei HAP: Nur bei definiertem Immundefizit. Aspergillusdiagnostik auch ohne definiertes Immundefizit erwägen bei strukturellen Lungenerkrankungen, rheumatologischer Grunderkrankung, Leberzirrhose oder Hinweisen im CT auf invasive Aspergillose.

Weitere Diagnostik:
- Blutgasanalyse, Pulsoxymetrie
- Procalcitonin bei Verdacht auf pneumogene Sepsis im Rahmen der HAP
- Einteilung nach Funktionsgruppe und Schweregrad (CAP-Leitlinie 2016):
  - Funktionsgruppe charakterisiert die chronische Situation. Gruppe 1A: Bettlägerigkeit < 50 % des Tages; 1B: Bettlägerigkeit ≥ 50 % des Tages; Gruppe 2: Palliativsituation.
  - Schweregrad charakterisiert die aktuelle Ausprägung der Erkrankung:
    Leicht: CRB-65 0, SAO_2 ≥ 90 %, keine dekompensierte Komorbidität
    Mittelschwer: Weder Kriterien von leicht noch schwer erfüllt.
    Schwere Pneumonie: Akute respiratorische Insuffizienz und/oder schwere Sepsis/septischer Schock und/oder dekompensierte Komorbidität.
- CRB-65-Score: C = Konfusion (Bewusstseinstrübung), R = Atemfrequenz ≥30/Min, B = Blutdruck diastolisch ≤ 60 mmHg, systolisch < 90 mmHg, 65: Alter ≥ 65; jedes zutreffende Kriterium ergibt 1 Punkt. Hinweis auf Mortalität: 1 Punkt ≤ 2 %, 1 - 2 Punkt 6 - 13 %, > 2Punkt 23 - 34 %.

THERAPIE DER PNEUMONIEN

Ambulante Therapie bei Gruppe 1A und leichter Pneumonie möglich. In den übrigen Fällen sollte zumindest initial stationär behandelt werden; dies gilt auch bei unsicherer häuslicher Versorgung. Bei Gruppe 2 (Palliation) stellt Pneumonie das terminale Ereignis bei schwerer Komorbidität mit infauster Prognose dar. Stationäre Therapie indiziert, wenn pflegerische Versorgung zu Hause nicht sichergestellt werden kann. Therapieziel bei Gruppe 2: Symptomatische Therapie (Sauerstoff, Morphine, nicht-invasive Beatmung), Erhaltung der Patientenautonomie, evtl. Verzicht auf Antiinfektiva.

1. Allgemeinmaßnahmen:
   - Körperliche Schonung; bei Fieber evtl. Bettruhe und Thromboembolieprophylaxe (Heparin in niedriger Dosierung, Kompressionsstrümpfe). Nach klinischer Besserung möglichst frühe Mobilisierung
   - Atemgymnastik, Inhalationsbehandlung (NaCl-Lösung)
   - Behandlung einer evtl. Herzinsuffizienz
   - Bei Hypoxie Sauerstoff per Nasensonde; bei unzureichender Oxygenierung NIV mit positivem exspiratorischen Druck; bei Entwicklung eines akuten Lungenversagens (ARDS) Beatmung
   - Ausreichende nicht übermäßige Flüssigkeitszufuhr (unter Berücksichtigung erhöhter Verluste bei Fieber)
   - Antibiotic-Stewardship-Programme in Kliniken empfehlenswert

   Merke: Ausreichende Flüssigkeitszufuhr ist die Voraussetzung für Sekretolyse!

2. Antibiotika:
   - Diagnostische Maßnahmen dürfen Therapiebeginn nicht verzögern. Antibiose innerhalb 8 h, XXX innerhalb 1 h.
   - Ungezielte Sofortbehandlung nach Abnahme von Bronchialsekret zur bakteriologischen Untersuchung. Auch Blutkultur abnehmen, die bei bakteriellen Pneumonien in 30 - 50 % d.F. positiv ausfällt. Diagnostische Maßnahmen dürfen Therapiebeginn nicht wesentlich verzögern!
   - Gezielte Behandlung unter Berücksichtigung des Antibiogramms

Umgebung des Kranken (ambulant, nosokomial), klinischer Zustand, Vorerkrankungen und Vorbehandlung, Reiseanamnese sind für die Auswahl des Antibiotikums entscheidend:

- **Ambulant (zu Hause) erworbene Pneumonien (CAP):**
  Risiko-adaptierte Auswahl des Antibiotikums (in Anlehnung an die S3-Leitlinie zur CAP)
- Patienten ohne Risikofaktoren haben keine schweren Begleiterkrankungen. Sie sind nicht mit Antibiotika vorbehandelt in den letzten 3 Monaten. Sie sind in einem stabilen klinischen Zustand.
- Patienten mit Risikofaktoren/Begleiterkrankungen:
  - Antibiotikavortherapie (in den letzten 3 Monaten) und/oder
  - Bewohner von Pflegeheimen und/oder
  - Chronische Herzinsuffizienz, ZNS-Erkrankungen mit Schluckstörung; schwere COPD, Bronchiektasen

  Therapiedauer: In Abhängigkeit von Risiko und Klinik 5 - 7 Tage. Wenn nach 48 h kein Fieberrückgang und klinische Besserung (Atemfrequenz ↓, O_2-Sättigung ↑) eintreten, müssen Diagnose und Therapie erneut überprüft werden.

Nicht hospitalisierte Patienten	
Leichte CAP ohne Begleitkrankheit	**Leichte CAP mit Risikofaktoren**
Primärtherapie Aminopenicillin: Amoxicillin Alternativtherapie • Makrolide: - Clarithromycin - Azithromycin • Fluorchinolon Gr. 3/4: - Moxifloxacin - Levofloxacin • Doxycyclin ***Beachte:*** Pneumokokken sind in ca. 10 % resistent gegenüber Makroliden, dennoch können Makrolide eingesetzt werden.	Primärtherapie Aminopenicillin + BLI: • Amoxicillin/Clavulansäure Alternativen • Fluorchinolon Gr. 3/4: - Levofloxacin - Moxifloxacin • Bei V.a. Mykoplasmen, Chlamydien, Legionellen, kombiniert Betalaktam-Makrolid möglich

Hospitalisierte Patienten	
Mittelschwere CAP (i.v./orale Sequenztherapie)	**Schwere CAP (Beginn immer i.v.)**
Primärtherapie - Amoxicillin/Clavulansäure - Ampicillin/Sulbactam - Cefuroxim oder Ceftriaxon oder Cefotaxim } ± Makrolid für 3 Tage Alternativtherapien: Fluorchinolon Gr. 3/4: Moxifloxacin oder Levofloxacin	Primärtherapie: - Piperacillin + Tazobactam - Ceftriaxon - Cefotaxim } + Makrolid für 3 Tage Alternativtherapien: - Moxifloxacin - Levofloxacin

Anm:
- Risikofaktoren für das Auftreten von CAP durch P. aeruginosa: Als wesentliche Begleitkrankheiten gelten: Chronische Herzinsuffizienz, ZNS-Erkrankungen mit Schluckstörungen, schwere COPD, Bronchiektasen, PEG oder Gastrostoma.
- Therapiedauer 5 - 7 d. Kürzere Therapie möglich, mind. jedoch 2 d über klinische Stabilisierung hinaus
- Orale Cephalosporine werden nicht empfohlen (keine ausreichende Dosierung, Risikofaktoren für Ausbreitung von ESBL, häufiges Therapieversagen mit nachfolgender Hospitalisierung, Selektion von Clostridium difficile).

Ergänzungen zu einigen Antibiotika:

- Aminopenicilline
  Wi.: Im Vergleich zu Benzylpenicillin auch penicillinaselabil; doch zusätzlich gute Aktivität gegen Enterococcus faecalis (nicht E. faecium!), Listerien und die meisten Haemophilus influenzae-Stämme (z.Zt. bei uns ca. 5 % penicillinasebildende Stämme); Salmonellen können bei intrazellulärer Lagerung unter Umständen nicht erreicht werden.
  NW: Penicillinallergie; nicht-allergische Ampicillin/Amoxicillin-Exantheme bei manchen Virusinfektionen (z.B. bei einem nicht-indiziertem Einsatz bei Mononukleose = EBV-Infektion). Bei Kombination von Aminopenicillinen mit Betalaktamasehemmern sind Leberfunktionsstörungen möglich u.a.
  Ind: Unkomplizierte Harnwegsinfektionen; Meningitis (in Kombination mit Cephalosporin der 3. Generation); Listeriose; CAP und Organinfektionen durch ampicillinsensible Enterobacteriaceae.
  KI.: Bekannte Penicillinallergie u.a.
  Dos: Ampicillin, Amoxicillin: Mindestens 1 g alle 8 Std. p.o., i.m. oder i.v. Ampicillin zur oralen Einnahme wird zugunsten besser resorbierbarer Präparate (z.B. Amoxicillin) nicht empfohlen.
- Makrolid-Antibiotika:
  Präparate mit guter Bioverfügbarkeit: Clarithromycin, Azithromycin
  Wi: Wirksam gegen die meisten Stämme von Haemophilus, Mykoplasmen, Chlamydien, Legionellen. Pneumokokken sind in ca. 10 % resistent.
  NW: Gastrointestinale Störungen (10 %), allergische Reaktionen, Leberfunktionsstörungen, Cholestase; QT-Verlängerung mit evtl. ventrikulären Arrhythmien, sehr selten Torsade de pointes-Tachykardie, Störungen von Geschmack, Geruch, Gehör, Psychosen u.a.
  WW: Hemmung des Zytochrom P450-Systems CYP3A4 der Leber → Erhöhung der Serumspiegel von Theophyllin, Carbamazepin, Digoxin; Verstärkung der Wirkung von Cumarinen und Dihydroergotamin u.a.
  KI: Bekannte QT-Verlängerung, gleichzeitige Einnahme von Medikamenten, die zu QT-Verlängerung führen können. Keine gleichzeitige Einnahme von Terfenadin (Gefahr ventrikulärer Arrhythmien!); Stillzeit, bekannte Allergie u.a.
  Dos: Clarithromycin: 2 x 500 mg/d
  Azithromycin: 1 x 500 mg/d
- Fluorchinolone Gruppe 3/4:
  Wirksam gegen Pneumokokken, Haemophilus influenzae, Legionellen, Mykoplasmen, Chlamydien u.a., z.B.:
  - Moxifloxacin (Avalox®) - Dos: 400 mg/d. Wegen Fällen von tödlicher Hepatitis sollte Moxifloxacin nur eingesetzt werden, wenn andere Antibiotika ungeeignet sind oder versagt haben.
  - Levofloxacin (Tavanic®) - Dos: 1 - 2 x 500 mg/d

  WW: Hemmung von Cytochrom P450 1A2 durch Chinolone; bei Kombination von Chinolonen mit Makroliden evtl. gefährliche Verlängerung der QT-Zeit
  NW: Tendinitis und Ruptur der Achillessehne, insbes. bei älteren Patienten; selten neurotoxische NW (Depressionen, Suizidalität); hepatotoxische, phototoxische, selten bullöse Hautreaktionen, ventrikuläre Arrhythmien u.a.
  KI: Epilepsie, Kinder/Jugendliche < 18 J., Lebererkrankungen, Schwangerschaft, Stillzeit u.a.

Beachte: Da bereits 2 Chinolone der neueren Generation wegen schwerer kardialer Arrhythmien vom Markt genommen wurden, empfiehlt es sich, die Indikation zu dieser Antibiotikagruppe zurückhaltend zu stellen (Mittel der Reserve).

- Doxycyclin/Tetracycline: Gut wirksam bei Mykoplasmen, Chlamydien, Coxiella burnetii u.a. Resistenz gegenüber Pneumokokken eher selten.
  WW: z.B. Wirkungssteigerung von Cumarinen
  NW: Gastrointestinale Störungen, Photodermatose, Einlagerung von Tetracyclin in Knochen und Zähne, sehr selten allergische Reaktionen und Blutbildveränderungen (Leukozytopenie, Thrombozytopenie), intrakranielle Drucksteigerung u.a.
  KI: Tetracyclinallergie, Schwangerschaft, Stillzeit, Kinder bis zum 8. Lebensjahr, Leber-/ Niereninsuffizienz
  Dos: 2 x 100 mg/d am 1. Tag, danach genügen i.d.R. 100 mg/d

Kalkulierte antimikrobielle Therapie bei nosokomialer Pneumonie (HAP) (S3-Leitlinie 2013):

A) Patienten ohne erhöhtes Risiko für multiresistente Erreger - Dosierung pro Tag:		
Aminopenicillin/Betalaktamaseinhibitor:	Ampicillin/Sulbactam	3 x 3 g
	Amoxicillin/Clavulansäure	3 x 2,2 g
oder		
Cephalosporin Gr. 3a:	Ceftriaxon	1 x 2 g
	Cefotaxim	3 x 2 g
oder		
Carbapenem:	Ertapenem	1 x 1 g
oder		
Fluorchinolon:	Moxifloxacin	1 x 400 mg
	Levofloxacin	2 x 500 mg
B) Patienten mit erhöhtem Risiko für multiresistente Erreger - Dosierung pro Tag:		
Pseudomonawirksames Betalaktam:	Piperacillin/Tazobactam	3 - 4 x 4,5 g
oder Cephalosporin Gr. 3:	Cefepim	3 x 2 g
	Ceftazidim	3 x 2 g
oder Carbapenem:	Imipenem/Cilastatin	3 x 1 g
	Meropenem	3 x 1 g
	Doripenem	3 x 0,5 - 1 g
plus		
Fluorchinolon:	Ciprofloxacin	3 x 400 mg
	Levofloxacin	2 x 500 mg
oder		
Aminoglykosid (Gentamycin oder Tobramycin oder Amikacin)		

Bei Verdacht auf Methicillin-resistente Staphylococcus aureus (MRSA = MRE) kommen zum Einsatz: Vancomycin, Linezolid, Teicoplanin, Tigecyclin u.a.

Die Antibiotika-Auswahl berücksichtigt Risikofaktoren, das lokale Erregerspektrum und Resistenzprofil.

Bei HAP ohne erhöhtes Risiko für MRE wird eine Monotherapie für 8 Tage empfohlen. Bei HAP mit erhöhtem Risiko für MRE sowie bei septischem Schock soll eine initiale Kombinationstherapie erfolgen, die 2 - 3 Tage später nach klinischer Besserung zu einer Monotherapie deeskaliert werden kann. Bei Therapieversagen (bis 15 % d.F.) erneute bronchoskopische Diagnostik zur Klärung der Ätiologie und möglichst gezielte Therapie nach Erregerbefund und Antibiogramm.

► **Therapie der Pneumonien bei Immunsuppression:**
Vo.: Angeborene oder erworbene Immundefekte; Neutropenie unter Chemotherapie; Therapie mit Biologicals, Organtransplantationen, HIV-Infektion, Asplenie u.a.
Wegen des breiten potentiellen Erregerspektrums einschl. opportunistischer Erreger und Pilze sorgfältige Diagnostik (CT-Thorax, Bronchoskopie) und Konsil mit Infektiologen/Zentren (Pilzinfektionen, CMV, PCP: Siehe in den jeweiligen Kapiteln)

► **Beim Lungenabszess überwiegen bakterielle Mischinfektionen mit Nachweis von Anaerobiern.**
Die Bronchoskopie ist unerlässlich, um eine bronchiale Obstruktion auszuschließen und gegebenenfalls auch zu beseitigen. In gleicher Sitzung kann eine gründliche Bronchialtoilette durchgeführt werden. Eine Ableitung des Sekretes ist notwendig, wobei die Drainage spontan durch Abhusten, als interne bronchoskopische oder als transthorakale Drainage erfolgen kann.
Th.: Aminopenicillin plus Betalaktamasehemmer oder Clindamycin plus Cephalosporin (Cefuroxim, Ceftriaxon, Cefotaxim)

Prg: Folgende Faktoren beeinflussen die Prognose einer Pneumonie ungünstig:
- Alter: Die Sterblichkeit steigt mit dem Alter an, sie nimmt nach dem 30. Lebensjahr pro Lebensdekade um 2 - 3 % zu.

- Vorbestehende Herz-/Lungenkrankheiten, Diabetes mellitus, Alkoholabhängigkeit
- Reduzierter Immunstatus, AIDS
- Klinik (Krankheitsschweregrad) und Komplikationen
- Nosokomiale Pneumonie: Letalität > 20 %; häufigste tödlich verlaufende Krankenhausinfektion

Die Prognose hängt außerdem vom Erregertyp und einer rechtzeitigen erregergerechten Therapie ab.

Bei ambulant erworbenen Pneumonien lässt sich die Prognose mit dem sog. **CRB-65-Score** abschätzen (siehe oben): Bei Score 0 liegt das Sterberisiko < 1 %. Bei einem Punkt steigt es auf etwa 2 %, bei vier Punkten auf über 25 %.

Pro:
- Therapie der Dysphagie, Meiden von Protonenpumpeninhibitoren und Sedativa (während Therapieeinleitung)
- Aktive Immunisierung gegen Influenza und Pneumokokken (siehe dort)
- Erhöhte Lagerung (> 30 °C) vermindert das Risiko einer Beatmungspneumonie
- Grundkrankheiten, die besondere Erreger begünstigen: Chronische Herzinsuffizienz: Enterobakterien, ZNS-Erkrankungen mit Schluckstörungen: Staphylokokkus aureus, Anaerobier
- Schwere COPD (häufige Exazerbationen), Bronchiektasen: Pseudomonas aeroginosa
- Bettlägerigkeit, PEG: Staphylokokkus aureus, Enterobakterien, Pseudomonas aeroginosa.
- Nosokomiale Pneumonien: Strenge Beachtung der Hygieneregeln im Krankenhausbereich (RKI-Empfehlungen), entsprechende Schulung und Überwachung des Personals. Einhaltung strenger Kontrollmaßnahmen bei MRSA-Infektionen (*www.rki.de*).

BEATMUNGSASSOZIIERTE PNEUMONIE (BAP) [J18.9]

Syn: VAP = Ventilator-assoziierte Pneumonie

Def: Die BAP ist eine nosokomiale Pneumonie (HAP), die bei beatmeten Patienten auftritt.

Ep.: Ca. 20 % aller beatmeten Patienten erkranken an einer BAP. Sie ist nach HWI die zweithäufigste nosokomiale Infektion auf Intensivstationen.
Mit je 30 % d.F. sind Pseudomonas aeruginosa und MRSA die häufigsten Verursacher. Besonders gefährdet sind langzeit-endotracheal beatmete Patienten nach Verbrennung, Trauma

Pg.: Mikroaspiration, verminderte Abwehrmechanismen, Besiedlung (Kolonisation) des Oropharynx mit pathogenen Keimen, Hygienefehler, Übersedierung, unnötige invasive Beatmung u.a.

KL.: Beginn meist schleichend. Purulentes Trachealsekret und Fieber, oft Dyspnoe und ein pneumonieverdächtiger Auskultationsbefund

Di.:
- Klinik
- Lab: Leukozytose oder Leukopenie, CRP/BSG ↑
- Rö.-Thorax (neu aufgetretene oder persistierende Infiltrate)
- Mikrobiologie (bronchoalveoläre Lavage zur Keimgewinnung vor Beginn der Antibiotikatherapie)

DD: ARDS, Lungenödem u.a.

Th.: Antibiotische Therapie wie bei nosokomialer Pneumonie (HAP = hospital acquired pneumonia): Siehe dort!

Prg: Mortalität ca. 30 %. Dauer der Beatmung, Zeit bis zum Beginn der antibiotischen Therapie, Immunstatus und Begleiterkrankungen bestimmen die Prognose.

Pro:
- Strenge Hygienemaßnahmen und -kontrolle („Null-Toleranz-Programm"): Händehygiene, korrekte Desinfektion von Zubehör u.a.
- Nicht-invasive Beatmung besser als invasive Beatmung
- Möglichst kurze Intubations-/Beatmungszeit
- Oberkörper-/Kopfhochlagerung, falls keine Kontraindikation, Mundhygiene u.a.

SPEZIELLE PNEUMONIEERREGER

PNEUMOKOKKENINFEKTION [J13]

Ep.: Weltweit 2 Mio. Todesfälle/Jahr durch Pneumokokken-Erkrankungen; Pneumokokken verursachen lokale Infektionen (Otitis media, Sinusitis) und invasive Pneumokokken-Erkrankungen (= IPD): Meningitis, Pneumonie, Sepsis. Pneumokokken sind weltweit die häufigsten Erreger bei ambulant er-

worbenen Pneumonien, ferner die häufigsten Erreger einer bakteriellen Meningitis bei Kindern, Jugendlichen und Erwachsenen und einer Otitis media oder Sinusitis bei Kindern.
Risikofaktoren: Lebensalter (Kinder bis 2 J., alte Menschen), onkologische Patienten, Abwehrschwäche einschl. AIDS, Alkoholiker, chronische Herz- und Lungenerkrankungen (insbes. chronische Bronchitis), nephrotisches Syndrom, Patienten nach Splenektomie, Sichelzellanämie u.a. Diese Patienten sollten eine prophylaktische Impfung erhalten (bei geplanter Splenektomie vor dem Eingriff).

Err: Streptococcus pneumoniae, über 40 Serogruppen (gekennzeichnet durch eine Ziffer) mit insgesamt über 90 verschiedenen Kapsel-Polysaccharid-Typen (gekennzeichnet durch Ziffer + Buchstabe). Die Polysaccharidkapsel, ein Virulenzfaktor der Pneumokokken, hemmt die Phagozytose durch die Alveolar-Makrophagen.
Pneumokokken finden sich zu ca. 50 % in der Mundhöhle von Kleinkindern (bei Erwachsenen bis 10 %), wobei die Abwehrmechanismen des Respirationstraktes eine Erkrankung verhindern. Bei Stress oder starker Unterkühlung kommt es durch vorübergehende Minderung der unspezifischen Resistenz zu einem Ungleichgewicht zwischen Mikro- und Makroorganismus und so evtl. zur Pneumonie. Pneumokokkeninfektionen sind daher meist endogene Infektionen.

Inf: Tröpfcheninfektion; in 15 % hämatogene Streuung (→ evtl. Meningitis)

KL.:
- Pneumonie
- Meningitis
- Otitis media, Sinusitis
- Konjunktivitis und Ulcus serpens corneae
- OPSI (overwhelming postsplenectomy infection) bei Asplenie

Ko.: Invasive septische Verläufe mit septischer Arthritis, Osteomyelitis, Peritonitis, Empyem

Di.:
- Erregernachweis aus Blut, Sputum, Bronchialsekret
- Nachweis von Pneumokokkenantigenen aus Blut, Sputum, Urin

Th.: Aminopenicillin + Beta-Lactamase-Inhibitor (z.B. Amoxicillin + Clavulansäure). Die Raten Penicillin-resistenter Pneumokokken sind regional unterschiedlich (z.B. USA > 50 %, Spanien, Ungarn und Frankreich bis 50 %, Deutschland < 10 %). Resistenzen gegen Makrolide finden sich in ca. 10 %! Bei Verdacht auf Resistenzen Therapiekontrolle durch Antibiogramm anstreben.
Therapiealternativen bei Pneumokokkeninfektionen mit verminderter Penicillin-Empfindlichkeit: Cephalosporine der 3. Generation (z.B. Cefotaxim), Telithromycin.

Pro: Aktive Immunisierung - Ind:
1. Standardimpfung für Personen ≥ 60 J. (Schutzwirkung ca. 70 %)
2. Indikationsimpfung für Risikopatienten mit Immundefekten oder chronischen Krankheiten (siehe oben)

Impfstoffe:
- 23-valenter Polysaccharidimpfstoff PPSV23 (Pneumovax® 23): Ab dem Alter von 2 J.
- 13-valenter Konjugat-Impfstoff PCV13 (Prevenar13®)

Dos: 1 Impfdosis s.c. oder i.m., Auffrischungsimpfung nach 6 J. mit PPSV23 werden für Risikogruppen empfohlen, z.B. Immundefekte, nephrotisches Syndrom (→ siehe aktuelle STIKO-Empfehlung). Polysaccharidimpfstoffe sind bei Kindern < 2 Jahren unzureichend immunogen → Verwendung von Konjugatimpfstoff.
KI: Schwere Pneumokokkeninfektion oder Pneumokokkenimpfung in den letzten 5 Jahren

Memo: Durch Pneumokokken-Impfungen sinkt die Inzidenz von IPD durch die im Impfstoff enthaltenen Serotypen!

HAEMOPHILUS INFLUENZAE b (Hib)-INFEKTION [A49.2]

Ep.: Invasive Hib-Infektionen sind schwer verlaufende Infektionen in den ersten 5 Lebensjahren. Manifestation als Nasopharyngitis, Epiglottitis; Pneumonie bei Kleinkindern sowie bei Erwachsenen mit chronischen Lungenerkrankungen oder Abwehrschwäche; 30 % der Meningitiden im Kleinkindesalter. Deutschland: 2014 ca. 460 Fälle

Err: Haemophilus influenzae b sind gramnegative kokkoide Stäbchenbakterien, die den Nasopharynx besiedeln. Sechs Kapseltypen (Serotypen) sind bekannt (a - f), daneben gibt es auch Stämme ohne Kapsel (nicht typisierbar, NTHi). In Ländern ohne Vakzinierungsprogramm werden die meisten Infektionen (wie z.B. Meningitis, Pneumonie, Sepsis und Epiglottitis) durch H. influenzae Serotyp b (Hib) verursacht.

Übertragung: Tröpfcheninfektion

Ink: 2 - 5 Tage

Di.: - Erregernachweis (z.B. aus Bronchialsekret, Blut, Liquor): mikroskopisch, kulturell, Antigennachweise
- Ak-Nachweis

Th.: - Bei Erwachsenen: z.B. Chinolone
- Bei Kleinkindern: z.B. Cefotaxim

Pro: Aktive Immunisierung mit einem (Kombinations-)Impfstoff aus Haemophilus influenzae Typ b (Hib) bei allen Kindern ab dem 3. Lebensmonat (4 Impfungen: Im 3., 4. und 5. Lebensmonat sowie nach 1 Jahr)

MYKOPLASMEN-INFEKTION [A49.3]

Ep.: Erkrankungshäufung in der kalten Jahreszeit; größere Epidemien im Abstand von 3 - 6 Jahren. In Epidemiezeiten sind ca. 20 % der ambulant erworbenen Pneumonien verursacht durch Mycoplasma pneumoniae.

Err: Mycoplasma pneumoniae = kleinste frei vermehrbare Lebewesen ohne feste Zellwand (pleomorph)

Ink: 10 - 20 Tage

KL.: In 10 - 20 % klinisch inapparent, in 80 % Tracheobronchitis, in 5 - 10 % interstitielle Pneumonie mit der Klinik einer atypischen Pneumonie.

Ko.: Bakterielle Superinfektion, autoimmunhämolytische Anämie durch Kälteagglutinine

Di.:
- Erregernachweis: Nachweis von M. pneumoniae-Antigen oder -DNA aus Rachensekret, Sputum, Nasopharyngealsekret, Bronchiallavage
- Antikörpernachweis (versagt bei immunsupprimierten/-geschwächten Patienten)

Th.: Makrolide oder Doxycyclin über mindestens 2 Wochen

LEGIONELLOSE [A48.1] Namentliche Meldung bei Labornachweis

Internet-Infos: *http://ewgli.org, www.rki.de*

Def: Erstmals 1976 bei einem Treffen von Kriegsveteranen/Legionären in Philadelphia/USA diagnostizierte, fieberhafte respiratorische Erkrankung, die epidemisch oder sporadisch auftreten kann. 2001 größte Epidemie in Spanien mit > 800 Erkrankungen. Letzte Epidemie in Deutschland mit 165 Erkrankungen in Warstein (2013). Deutschland 2014 ca. 860 Fälle. Hohe Dunkelziffer!

Ep.: Wichtige umweltbedingte Infektionskrankheit (siehe Übertragung). Legionellen gehören zu den häufigsten Pneumonieerregern. Erkrankungen treten fast nur bei Erwachsenen auf. Risikopatienten sind ältere Menschen, Raucher, Alkoholiker, Diabetiker, Patienten mit chronischen Erkrankungen, Abwehrschwäche unter Immunsuppression oder Chemotherapie, intubierte Patienten. Bis 5 % aller Pneumonien sind Legionellosen.
- Sporadische Erkrankungen (reiseassoziiert oder in Pflegeeinrichtungen)
- Epidemische Erkrankungen (z.B. durch Whirlpools, Springbrunnen, u.a. Wasseranlagen)
- Ambulant erworbene Erkrankungen
- Nosokomiale Legionellen-Pneumonie: Jede L.-Pneumonie, die nach einer Inkubationszeit von 2 - 10 Tagen in der Klinik oder nach Klinikentlassung auftritt.

Err: Legionellen sind gramnegative, intrazellulär wachsende aerobe Bakterien. Es gibt 57 Legionella-Spezies mit 79 Serogruppen, davon weniger als die Hälfte Erreger von Legionellosen. Legionella pneumophila, bes. die Serogruppe 1 verursacht 90 % aller Erkrankungen. Genotypisierung zur Aufdeckung von Infektionswegen möglich. Legionellen kommen weltweit im Süßwasser vor und vermehren sich in Amöben und anderen Einzellern. Im Temperaturbereich von 20 - 55°C vermehren sich Legionellen, bes. bei Stagnation des Wassers. Bei Temperaturen < 20°C vermehren sich Legionellen nicht, bei Temperaturen ab 60°C sterben sie ab.

Inf: Durch Inhalation infizierter Aerosole aus Wasseranlagen: Kühltürme, Befeuchtungsanlagen (Klimaanlagen), Pflanzen-Berieselungsanlagen, Duschköpfe, Warmwasseranlagen, Whirlpools, Inhalationsgeräte, Dentaleinheiten u.a. Keine Ansteckungsgefahr von Mensch zu Mensch.

Ink: 1 - 3 Tage bei Pontiac-Fieber; 2 - 10 Tage bei Legionellenpneumonie

KL.: Verlaufsformen:
1. Nur 1 % gesunder exponierter Personen erkrankt, meist ist der Verlauf asymptomatisch.
2. Symptomatischer Verlauf überwiegend bei Abwehrschwäche, älteren Menschen, Nikotin- und Alkoholabusus
   - Pontiac-Fieber (ca. 90 % der Erkrankten)[A48.2]: Leichter Krankheitsverlauf ohne Pneumonie; grippeähnliche Symptome
   - Legionella-Pneumonie = Legionärskrankheit (ca. 10 % der Erkrankten) [A48.1]: Fieber, Schüttelfrost, Kopf- und Muskelschmerzen, trockener Husten mit Thoraxschmerzen, atypische Pneumonie, oft auch gastrointestinale Beschwerden mit evtl. Diarrhö, oft Hyponatriämie (Schwartz-Bartter-Syndrom), evtl. Verwirrtheit; Ko.: Akutes Nierenversagen

Di.:
- ▶ Dran denken (Pneumonien nach Reisen mit Hotelaufenthalt, Aufenthalt in der Nähe von Wasseranlagen, evtl. Erkrankung mehrerer Personen)
- ▶ Infektionsnachweis:
  - Nachweis von Legionella-Antigen aus Urin schon in den ersten Krankheitstagen (Sensitivität 90 %)
  - Erregernachweis (Kultur, Fluoreszenzmikroskopie) aus respiratorischem Material
  - Nachweis von Legionella-DNA (PCR) aus Sekreten des Respiratonstraktes, Lungengewebe oder Pleuraflüssigkeit
  - Serologischer Antikörpernachweis (4-facher Titeranstieg innerhalb 2 Wochen) → nur retrospektive Bedeutung. Bei bis zu 30 % aller Patienten bleibt die AK-Bildung aus!

Th.: Frühzeitig, schon bei Verdacht! Jede Pneumonie unbekannter Ursache antibiotisch so behandeln, dass auch Legionellen erfasst werden.
Makrolidantibiotika (z.B. Azithromycin) oder Fluorchinolone der Gruppe 3/4 (z.B. Levofloxacin). Ob in schweren Fällen eine zusätzliche Kombination mit Rifampicin Vorteile bringt, ist nicht sicher. Therapiedauer: 3 Wochen.

Prg: Letalität der Legionella-Pneumonie bei vorher gesunden Patienten ca. 5 %; bei nosokomialen Erkrankungen ca. 15 %; bei Patienten mit Immunschwäche oder vorbestehenden Herz-/Lungenerkrankungen > 50 %.
Das Pontiac-Fieber hat eine gute Prognose, Todesfälle sind nicht bekannt. Legionella-Infektionen hinterlassen keine Immunität.

Pro: Infektionswege aufklären, um weitere Erkrankungen zu verhindern (Gesundheitsamt einschalten). Regelmäßige Wartung von Warmwasseranlagen, Kontrollen auf Legionellen; längere Zeit ungebrauchte Duschen mit heißem Wasser (70°C) durchspülen, Aerosol nicht einatmen.
Desinfektion kontaminierter Wassersysteme:
- Thermisch durch Erhitzen des Wassers auf 70°C, Ausflussstellen mindestens 3 Min. durchspülen
- Chlorierung des Wassers (2 - 6 ppm)

Empfehlungen des Umweltbundesamtes beachten.

CHLAMYDOPHILA PNEUMONIAE-INFEKTION [J16.0]

Ep.: Bis 10 % aller ambulant erworbenen Pneumonien - 50 % aller Erwachsenen sind Ak-positiv

Err: Chlamydophila pneumoniae ist ein obligat intrazellulär lebender, den Bakterien verwandter Erreger. Weltweites Vorkommen, hoher Durchseuchungsgrad. Erregerreservoir ist der Mensch.
- 3 häufige humanpathogene Spezies der Chlamydien:
  C. trachomatis, C. pneumoniae, C. psittaci
  C. pneumoniae und C. psittaci können eine Pneumonie verursachen.
  Die Serotypen von C. trachomatis lösen 3 Erkrankungen aus:
  - Serotypen A - C verursachen das Trachom, eine in den Tropen verbreitete chronisch-rezidivierende Erkrankung der Bindehäute (Einschlusskörperchen-Konjunktivitis) und Hornhäute des Auges. Das Trachom ist die weltweit häufigste Augenerkrankung und nach dem Katarakt die zweithäufigste Ursache für Erblindung.
  - Serotypen D - K verursachen sexuell übertragbare urogenitale Infektionen → siehe Kap. Urethritis (und gelegentlich auch Infektionen der Augenbindehaut) sowie nach perinataler Übertragung Infektionen bei Neugeborenen.
  - Serotypen L_1, L_2 und L_3 verursachen das Lymphogranuloma venereum, eine sexuell übertragbare Infektion, die in den Tropen vorkommt, aber auch zunehmend in Europa (meist bei homosexuellen Männern).
- 2 seltene Chlamydien-Spezies:
  - C. abortus (pathogen für Schafe, selten Schwangerschaftskomplikationen bei Frauen, die Kontakt zu kranken Schafen haben)
  - Simkania negevensis (Erstbeschreibung bei Bewohnern der Negevwüste; kann respiratorische Infekte und Pneumonie verursachen.)

Ink: 1 - 4 Wochen

Inf: C. pneumoniae wird aerogen durch Tröpfcheninfektion von Mensch zu Mensch übertragen.

KL.: Die Mehrzahl der Infektionen durch C. pneumoniae verläuft rel. leicht mit Pharyngitis/Sinusitis/Bronchitis; schwere Verläufe mit Pneumonie bei älteren Menschen u./o. vorbestehenden Erkrankungen/Immunschwäche.

Di.: Erregernachweis (Kultur, PCR); serologisch (IgM-Ak ↑, IgG-Ak nach 4 - 8 Wochen ↑; bei Reinfektion IgA-Ak ↑).

Th.: Doxycyclin oder Makrolide über 3 Wochen geben wegen Rezidivneigung

ORNITHOSE [A70] Namentliche Meldung bei Labornachweis

Syn: Psittakose, Papageienkrankheit

Err: Chlamydophila psittaci (Reservoir sind Vögel)

Ep.: Deutschland: 2014 ca. 10 Fälle gemeldet

Inf: Aerogene Übertragung durch Kot- und Federstaub von Papageien, Wellensittichen u.a. Vogelarten (auch Enten und Tauben). Gefährdet sind bes. Personen, die (beruflich) häufig Kontakt mit Vögeln haben. Keine Mensch-zu-Mensch-Übertragung.

Ink: 1 - 4 Wochen

KL.: Grippeartig oder pneumonisch: schwerer Krankheitsverlauf, evtl. mit Schüttelfrost, hohem Fieber, Kontinua über 2 Wochen, Kopf-/Muskelschmerzen, Nasenbluten, trockener Husten, atypische Pneumonie; evtl. Exanthem, Splenomegalie

Ko.: Bakterielle Superinfektion; Endo-/Myo-/Perikarditis; selten enzephalitische Verlaufsform

Di.:
- Anamnese (Hausvögel, Geflügel), Klinik (Fieber, Husten)
- Erregernachweis (kulturell - nur in Laboratorien der Sicherheitsstufe 3), PCR
- Antikörpernachweis mittels C. psittaci-spezifischer MIF oder Immunoblot (Titeranstieg zwischen 2 Proben oder einmalig deutlich erhöhter Wert)

Th.: Doxycyclin oder Makrolide über 3 Wochen (bei zu kurzer Therapie Rückfallgefahr), Infektionsquelle sanieren! Untersuchung verdächtiger Vögel (Tierärzte)

Pro: Schutzmaßnahmen + Aufklärung im Vogelhandel sowie bei Vogelhaltern/-züchtern

Q-FIEBER [A78] Namentliche Meldung bei Labornachweis

Ep.: **Inf:** Weltweite Zoonose (Deutschland: 2014 ca. 260 gemeldete Fälle), deren Erreger auch durch Schafzecken auf Rinder, Schafe, Ziegen u.a. Haustiere übertragen wird. Die Infektion verläuft bei Tieren asymptomatisch. Der Mensch infiziert sich insbes. durch aerogene Staubinfektion über infizierte Stalltiere oder infiziertes Material (z.B. Heu, Wolle). Infektionsgefährdet sind bes. Landwirte, Schäfer, Tierfellverarbeiter, Schlachthofarbeiter, Tierärzte, Geburtshelfer (bei infizierten Schwangeren) und Laborpersonal. Hohe Kontagiosität.

Err: Coxiella burnetii vermehrt sich obligat intrazellulär und kann in 2 Formen existieren: Small cell variants (SCV) mit langer Überlebensfähigkeit in der Umwelt. Aus den SCV entstehen im Wirt large cell variants (LCV).

Ink: 2 - 3 Wochen

KL.: Ca. 50 % der Infektionen verlaufen asymptomatisch (30 - 70 % der beruflich Exponierten haben Antikörper gegen C. burnetii ohne Erkrankung in der Anamnese). Die symptomatischen Fälle verlaufen entweder grippeähnlich oder als schweres Krankheitsbild mit der Trias:
- Plötzliches Auftreten von hohem Fieber, evtl. mit Schüttelfrost, Fieber kann 1 - 3 Wochen anhalten.
- Kopfschmerzen (oft retrobulbär), evtl. Arthralgien/Myalgien, evtl. Exanthem
- Atypische Pneumonie (bei ca. 50 % der symptomatischen Patienten) mit trockenem Husten und Brustschmerzen

Ko.:
- Neurologische Symptome (z.B. Desorientierung, Verwirrtheit)
- Granulomatöse Hepatitis (30 %), die oft asymptomatisch verläuft.
- Seltener Meningoenzephalitis, Myokarditis/Perikarditis

- Selten (1 %) persistierende Infektion mit Endokarditis und chronischer granulomatöser Hepatitis (Monate bis Jahre nach Infektion!). Risikopatienten: Patienten mit Herzfehlern, Herzklappenprothesen
- Bei Infektion Schwangerer (bes. 1. Trimenon) evtl. intrauteriner Fruchttod, Abort oder Frühgeburt.
- Chronisches Müdigkeitssyndrom (CFS = „chronic fatigue syndrome")

Lab: - Meist keine Leukozytose, aber deutliche Linksverschiebung
- CRP + BSG ↑, evtl. Transaminasen ↑

DD: Andere Ursachen einer Pneumonie

Di.: Berufsanamnese - klinische Trias (siehe oben)
Ak-Nachweis: Akute Infektion: Ak-Titer gegen Phase II-Antigen > Phase I-Antigen
Chronische Infektion: Ak-Titer gegen Phase I-Antigen > Phase II-Antigen
4facher Titeranstieg und IgM-Ak sprechen für frische Infektion.
Nachweis von C. burnetii-DNA; Erregerisolierung

Th.: Doxycyclin 2 x 100 mg/d über 2 - 3 Wochen (Leberwerte kontrollieren).
Bei Endokarditis Doxycyclin + Chinolon oder Rifampicin + Ciprofloxacin über mehrere Jahre (NW + KI beachten); Beratung in Zentren.

Prg: In den meisten Fällen Ausheilung. Letalität 1 - 2 %.

Pro:
- Ausschaltung der Infektionsquellen
- Arbeitsschutzmaßnahmen (Schutzkleidung, Staubmaske) bei beruflicher Gefährdung
- Evtl. aktive Immunisierung (Q-Vax®, australischer Impfstoff)

Bei Risikopatienten (Vitien, Herzklappenprothesen) schützt Doxycyclin in Kombination mit Hydroxychloroquin vor Endokarditis.

ANTHRAX-PNEUMONIE

[A22.1+J17.0*] Verdacht, Erkrankung und Tod meldepflichtig!

Internet-Infos: *www.rki.de*

Ep.: Milzbrand ist eine weltweit verbreitete Zoonose; sehr seltene Erkrankung bei Menschen. Missbräuchlicher Einsatz als biologischer Terroristen-Kampfstoff (USA 2001)

Err: Bacillus anthracis, ein Sporenbildner, Sporen äußerst widerstandsfähig. Die Virulenz beruht auf der Fähigkeit zur Exotoxin- und Kapselbildung.

Ink: Meist 1 - 7 Tage (selten bis 60 Tage, Rezidive sind möglich)

Inf/: KL.:
- Lungenmilzbrand - nach Einatmung sporenhaltiger Stäube oder Aerosole. Keine Infektion von Mensch zu Mensch. Innerhalb weniger Tage schwere Bronchopneumonie mit hohem Fieber; Schüttelfrost, blutigem Husten, Hypoxie; unbehandelt nach 2 - 3 Tagen tödlich.
- Hautmilzbrand - nach direktem Kontakt der Haut mit erregerhaltigen Materialien; schmerzlose Papel → Ulkus mit schwarzem Schorf. Ko.: Milzbrandsepsis
- Darmmilzbrand: Sehr selten; nach Verzehr von ungegartem Fleisch infizierter Tiere → blutige Diarrhö und Peritonitis
- Selten Injektionsmilzbrand („injectional anthrax") bei i.v.-Drogenkonsum mit ausgedehnter Haut-/Weichteilinfektion

Di.: Schwierig, da keine spezifische Klinik. Bei Verdacht:
- Erregerisolierung (kulturell) aus Blut oder Gewebeproben; PCR
- Immunfluoreszenzmikroskopischer Kapselnachweis

Th. Sofortiger Therapiebeginn bei Verdacht, auch prophylaktische Therapie aller potenziell Exponierten mit Ciprofloxacin 2 x 500 mg/d oder Doxycyclin 2 x 100 mg/d. Bei systemischer Ausbreitung parenterale Antibiotikagabe. In klinischer Erprobung sind Antitoxin-Präparate.
Bei Haut- und Injektionsmilzbrand Antibiotika + bei Bedarf chirurgisches Wunddebridement

Pro: Impfung (USA, GB) mit Bio Thrax®; Schutzmaßnahmen für Pflegepersonal von Patienten

Adenovirus-Infektion [B34.0]

Namentliche Meldepflicht bei Labornachweis im Konjunktivalbereich; bei Gastroenteritis siehe infektiöse Durchfallerkrankungen

Ep.: Weltweites Vorkommen; gel. kleinere Epidemien

Err: Humanpathogene Adenoviren umfassen 52 Serotypen

Inf: Schmier-/Tröpfcheninfektion; iatrogen in der Augenheilkunde

KL.:
- Keratokonjunctivitis epidemica (Typen 8, 19, 37) - hochinfektiöse Erkrankung!
- Akute respiratorische Erkrankungen, Pharyngitis
- Pharyngokonjunktivalfieber } Typen 3, 7, 14
- Follikuläre Konjunktivitis } Typen 3, 7, 14
- Gastroenteritiden mit oder ohne mesenterialer Lymphadenopathie
- Pneumonien (Typen 1 - 4, 7, 14)

Di.: Virusisolierung, Nukleinsäurenachweis (PCR), Antigen-Nachweis, Antikörpernachweis (4facher Titeranstieg innerhalb 2 Wochen)

Th.: Symptomatisch; bei schweren Infektionen Versuch mit Cidofovir

Respiratorische Synzytial-Virus- (RSV-) Infektion

Err.: Das RSV ist ein RNA-Virus aus der Familie Paramyxoviren.

Ep.: Häufige Atemwegsinfektion bei Säuglingen und Kleinkindern; bis zum Ende des 2. Lj. haben die meisten Kinder eine Infektion durchgemacht; häufig in den Wintermonaten. Keine langfristige Immunität → Reinfektionen bei Erwachsenen möglich

Risikopatienten: Frühgeborene, chronisch kranke Kinder, Immundefekte, Immunsupprimierte

Inf: Tröpfcheninfektion von Mensch zu Mensch

Ink: 2 - 8 Tage

KL.: Breites Spektrum von asymptomatischer Infektion über Schnupfen, Pharyngitis, Tracheobronchitis mit keuchhustenähnlicher Symptomatik bis zur beatmungspflichtigen Pneumonie

Ko.: Akute Otitis media, Pneumonie, Bronchiolitis mit obstruktiver Ventilationsstörung, Apnoen bei Frühgeborenen

Di.: Erregernachweis (PCR, Antigennachweis, Viruskultur) aus Nasenrachenspülwasser, -aspirat, -abstrichen; Ak-Nachweis hat für die akute Erkrankung geringe Bedeutung

Th.: Bei schwerer Infektion Ribavirin-Inhalation (Virazole®); bei Bedarf O_2-Gabe, evtl. nicht-invasive Beatmung, Bronchodilatatoren; Antibiotika nur bei Verdacht auf bakterielle Superinfektion

Prg: Bis zu 2 % der RSV-Atemwegserkrankungen bei Kleinkindern enden letal.

Pro: Hygienemaßnahmen in Arztpraxen und Kliniken, Isolierung infizierter Kinder in den Kliniken (→ *www.rki.de*). Bei speziellen Risikopatienten evtl. passive Immunisierung mit Palivizumab (teuer).

CORONAVIRUS-INFEKTIONEN

Internet-Infos: *www.rki.de; www.who.int/CST/sars*

1. **Schweres akutes respiratorisches Syndrom (SARS)**

Namentliche Meldepflicht bei Verdacht, Erkrankung, Tod und bei Labornachweis!

Err: SARS-Coronavirus (SARS-CoV), natürliches Reservoir sind wahrscheinlich Flughunde.
Epidemie in China im Jahr 2003 (Ursprung: Guangdong-Provinz) mit > 8.000 Fällen und fast 10 % Toten.

2. **Middle East respiratory syndrome (MERS)**

Namentliche Meldepflicht bei Verdacht, Erkrankung, Tod und bei Labornachweis!

Err: MERS-Coronavirus (MERS-CoV); Zoonose, Übertragung durch Dromedare

Ep.: Seit Sommer 2012 Fälle hauptsächlich in Saudi-Arabien (WHO bis 2015: > 1.600 Fälle), zunehmend importierte Fälle, bes. in die Nachbarländer, aber auch in Südkorea, Deutschland u.a. Ländern. Mensch-zu-Mensch-Übertragung möglich.

Ink: 1 - 2 Wochen

KL.: Beginn wie grippaler Infekt, evtl. Diarrhö, schwere Pneumonie und Atemnotsyndrom, evtl. Nierenversagen

DD: Pneumonien anderer Genese

Di.: Reiseanamnese (arabische Halbinsel) + Klinik + Erregernachweis (PCR)

Th.: Symptomatisch / strenge Isolation + Hygienemaßnahmen

Prg: Hohe Letalität (ca. 40 %)

Pro: Impfstoff ist in klinischer Erprobung. In Infektionsgebieten Kontakt mit Dromedaren meiden; Reisewarnungen beachten!

PNEUMONIEN BEI PATIENTEN MIT HERABGESETZTEM IMMUNSTATUS

■ **PNEUMONIEN DURCH PRIMÄR NICHT PNEUMOTROPE VIREN:**

- Zytomegalievirus (CMV)
- Herpes simplex-Virus (HSV)
- Varizella-Zoster-Virus (VZV)

Einzelheiten siehe Kap. Infektionskrankheiten

Internet-Infos: *www.dgho-infektionen.de*

Pneumocystis-Pneumonie (PCP) [B59+J17.3*]

Vo.: PCP ist mit 50 % die häufigste Erstmanifestation und mit 85 % die häufigste opportunistische Infektion bei AIDS-Patienten. Onkologische Patienten mit Neutropenie sind eine weitere Risikogruppe.

Err: Pneumocystis jiroveci (früher: P. carinii), ein Schlauchpilz, persistiert bei der Mehrzahl der Menschen latent in der Lunge.
Bei gestörter zellulärer Immunität kann es zur opportunistischen Infektion kommen unter dem Bild der plasmazellulären interstitiellen Pneumonie.

Pat: Alveolitis mit Ausfüllung der Alveolen durch schaumige PC-Kolonien

KL.: Dyspnoe, Tachypnoe, trockener Husten, Fieber - Die Auskultation ist meist unauffällig und anfangs oft auch das Thoraxröntgenbild, später symmetrische retikulo-noduläre Verdichtungen des Interstitiums und evtl. milchglasartige Trübung unter Aussparung von Lungenspitze und -basis.
Labortypisch ist eine LDH-Erhöhung, bei AIDS-Patienten außerdem erniedrigte CD4-Zellen (meist < 200 /µl).

Lungenfunktion/Blutgasanalyse: Frühe Erniedrigung von Vitalkapazität, Diffusionskapazität und arteriellem pO_2

Verlauf:
- Langsame Verlaufsform über Wochen und Monate
- Perakute Verlaufsform mit hoher Letalität

Ko.: ARDS, Rezidivneigung (bei der Mehrzahl der AIDS-Patienten kommt es zu Rezidiven innerhalb von 6 Monaten), Koinfektion mit bakteriellen Erregern oder CMV

Di.: Anamnese - Klinik - Rö. Thorax in 2 Ebenen/CT; Erregernachweis aus Sputum
Bronchoalveoläre Lavage (BAL) mit PCR und Immunfluoreszenzfärbung, evtl. transbronchiale Lungenbiopsie

Th.: Mittel der 1. Wahl: Cotrimoxazol in hoher Dosierung über 21 Tage, bei schweren Fällen i.v.
Mittel der Reserve: Atovaquon-Suspension oder Pentamidin-Infusion
NW: Nephro-, Hepato-, Myelotoxizität; auf Hypoglykämie und Hypotonie achten!

Prg: Abhängig von Immunstatus, Begleiterkrankungen, früher Therapie

Pro: Primärprophylaxe bei AIDS-Patienten: Spätestens bei Absinken der T-Helferzahl ≤ 200/µl.
Sekundär- (= Rezidiv-)prophylaxe bei AIDS-Patienten nach überstandener PCP: Cotrimoxazol in niedriger Dosierung (480 mg/d; schützt vor Pneumocystis + Toxoplasmose).
Mittel der 2. Wahl: Pentamidin-Inhalationen (300 mg alle 4 Wochen)

ASPIRATION VON MAGENSAFT [T17.9] = MENDELSON-SYNDROM [J95.4]

Begünstigende Faktoren: Notfalloperationen, Bewusstlosigkeit, schwere Krankheitszustände mit Zwerchfellhochstand, Schluckstörungen, Ösophaguserkrankungen, Schwangerschaft und Geburt u.a.

KL.: Einsetzen der Symptomatik nach einer Latenzzeit von 2 - 12 h:
- Bronchospasmus
- Bronchiale Hypersekretion
- Evtl. Glottiskrampf mit inspiratorischem Stridor
- Dyspnoe, Zyanose
- Tachykardie, Blutdruckabfall
- Subfebrile Temperaturen

Ko.: Aspirationspneumonie (in 90 % durch Anaerobier; zusätzlich gramnegative Bakterien), Lungenabszess, Lungenödem, ARDS

Merke: Bei Aspirationspneumonie, Lungenabszess, Pleuraempyem, stinkendem Auswurf stets an Anaerobierinfektion denken und danach suchen!

Rö. Thorax: Anfangs evtl. unauffällig, später Infiltrationen und evtl. Atelektasen auf der betroffenen Seite.

Blutgasanalyse: Anfangs pO_2 ↓, pCO_2 ↓,
Später pO_2 ↓, pCO_2 ↑ und Azidose

Th.:
- Absaugung in Kopf-Tieflage, möglichst gezielt unter bronchoskopischer Sicht (keine Bronchialspülung)
- Broncholytika ($Beta_2$-Adrenergika, Theophyllin, evtl. Kortikosteroide)
- O_2 per Nasensonde
- Breitbandantibiotika gegen Anaerobier und gramnegative Bakterien: Clindamycin + Cephalosporine parenteral
- In schweren Fällen Intubation + Beatmung mit positivem endexspiratorischen Druck (PEEP)

Lipidpneumonie [J69.1]

Def: Seltene Pneumonieform, verursacht durch endogene Ursachen (z.B. Tumorzerfall, tumoröse Bronchialobstruktion) oder exogene Ursachen (Aspiration von Fetten, Ölen u.a.)

KL.: Leichte Fälle evtl. asymptomatisch, ansonsten Husten, Dyspnoe, subfebrile Temperaturen u.a.

Di: CT der Lunge (besser als Röntgen-Thoraxbild) + Bronchoskopie mit Zytologie/Histologie (lipidbeladene Makrophagen)

Th.: Kausal am wichtigsten; ansonsten symptomatisch

SYSTEMISCHE MYKOSEN [B49]

In Europa kommen folgende systemische Mykosen vor:
- Hefepilze (Candida, Cryptococcus, Geotrichum (Saprochaete), Trichosporon)
- Schimmelpilze (Aspergillus, Non-Aspergillus [Mucorales, Fusarium, Scedosporium])

Außerhalb Europas muss mit 3 weiteren systemischen Mykosen gerechnet werden (Reiseanamnese): Blastomykose - Histoplasmose - Kokzidioidomykose

Ep.:
- ▸ Fakultativ pathogene Pilze (Hefe- und Schimmelpilze) sowie Kryptokokkose verursachen sog. opportunistische Infektionen bei Patienten mit Immunschwäche (z.B. AIDS, Leukämie, Lymphom, Therapie mit Kortikosteroiden, Zytostatika, Immunsuppressiva u.a., aber auch Intensivpatienten).
- ▸ Obligat pathogene Pilze (Blastomykose, Histoplasmose, Kokzidioidomykose) können auch bei immunkompetenten Patienten zu Erkrankungen führen.

CANDIDIASIS (CANDIDOSIS) [B37.9]

Err: Candida albicans (80 %) und Non-Albicans (C. glabrata, C. tropicalis, C. parapsilosis, C. krusei, C. auris u. a.)

Ep.: Candida findet sich in geringer Konzentration bei der gesunden Bevölkerung in Stuhl (> 50 %), Oropharynx (30 %), Vagina (25 %), seltener auf der Haut (Kolonisation). Bei Abwehrschwäche (siehe oben) kann es zu einer klinisch relevanten Candidainfektion kommen.
1. Mukokutane Candidiasis
2. Invasive (systemische) Candidiasis

KL.: Candidiasis (Soor) der Mundschleimhaut (abwischbare weiße Beläge) oder der Speiseröhre (evtl. Dysphagie) ist oft die erste Manifestation von AIDS. Bei Patienten mit Risikofaktoren (Granulozytopenie, Antibiotikatherapie) kann es zu Candidämie und disseminierter Candidiasis kommen: Leber, Milz, Nieren, Augenhintergrund mit cotton-wool-Herden, Endokarditis, Osteomyelitis.

Di.:
- Mikroskopie
- Kultur
- β-D-Glukan-Nachweis aus Serum (zum Ausschluss, da hoher negativer prädiktiver Wert)
- Candida-Antigen- und Antikörpernachweis (unzuverlässig, Bedeutung insgesamt umstritten): z.B. Hämagglutinationstest, Immunfluoreszenztest, Enzym-Immunoassay, Präzipitationstest
- Molekularbiologisch PCR

Th.: Mukokutane Candidiasis: Fluconazol 50 - 100 mg/d.
Invasive Candidiasis: Echinocandine (siehe unten) bis Patient stabil, bei Fluconazol-sensiblem Erreger Wechsel auf Fluconazol 400 mg/d, ggf. im gleichen Schritt oralisieren.

ASPERGILLOSE [B44.9]

Err: Meist Aspergillus fumigatus (septierte Hyphen, spitzwinklig verzweigt, Ø 2 - 4 µm), Infektion durch Inhalation der Sporen. Hauptreservoir sind gelagerte pflanzliche Materialien (z.B. Heu, Korn, Kompost, „Biotonne"). Aspergillus ist ubiquitär, z.B. in Blumenerde (→ Risiko durch Blumentöpfe in Krankenzimmern ist nicht bewiesen).

Ep.: Invasiv 5 - 20 % der Leukämiepatienten, 15 % der Mukoviszidosepatienten (ABPA)

Manifestationen:
1. Allergische bronchopulmonale Aspergillose (ABPA)
   - Frühe Form: Fieber, Expektoration von Schleim(pfropfen), Bluteosinophilie, pulmonale eosinophile Infiltrate oder Atelektasen
   - Chronische Form: Asthma bronchiale, Bluteosinophilie, pulmonale Infiltrate und Ausbildung von Bronchiektasen

   Di.: Asthma bronchiale, pulmonale Infiltrate; IgE ↑, A. fumigatus-Ak-Titer (IgG oder IgE) ↑; positiver Hauttest, Eosinophilie
2. Aspergillom („Pilzball" in einer vorbestehenden Kaverne)
   Di.: Röntgen, Multislice-CT, Ak-Nachweis, Bronchoskopie (Aspergillen im Bronchialsekret)
3. Invasive pulmonale Aspergillose und Aspergillus-Pneumonie
   Vo.: Immundefiziente Patienten (z.B. Neutropenie, SZT oder Organtransplantation, AIDS, zunehmend bei Intensivpatienten beschrieben)
   Di.: Bronchoskopie (Aspergillen in BAL, Galaktomannan-Nachweis in Serum und BAL, Lungenbiopsie mit kultureller + histologischer Untersuchung)
4. Extrapulmonale Aspergillose:
   Otomykose, Sinusitis, Keratitis, ZNS, Endokarditis (Patienten mit Herzklappenersatz)
5. Allergisches Asthma auf A. fumigatus: Kann unabhängig von der ABPA auftreten und ist IgE-vermittelt. Klinik wie Asthma bronchiale.

DD: Eosinophile Pneumonie (Parasiten, Medikamentenallergie), Churg-Strauss-Syndrom, Nokardiose u.a.

Di.:
- Aspergillus-/Galaktomannan-Antigennachweis aus Blut, Bronchialsekret, Liquor
- Histologischer Erregernachweis aus Biopsie
- Antikörpernachweis (nur bei ABPA und Aspergillom)

Th.:
- Invasive Aspergillose: First-Line-Therapie: Isavuconazol
  Alternativen: Voriconazol, liposomales Amphotericin B, Echinocandine
  Cave: **3 % der A. fumigatus sind azolresistent; A. terreus ist Amphotericin B-resistent.**

- Akute Exazerbation einer ABPA: Systemische Kortikosteroidtherapie, Bronchodilatatoren wie bei Asthma bronchiale und Itraconazol-Dauertherapie zur Rezidivprophylaxe
- Aspergillom: Operative Entfernung

Pro: Bei stark gefährdeten Patienten (z.B. Leukämie) Prophylaxe mit Posaconazol

KRYPTOKOKKOSE [B45.9]

Err: Cryptococcus neoformans, ein Hefepilz in Erde und Vogelmist; seltener C. gattii (bes. in Vancouver Island → Reiseanamnese), auch an Baumrinden

Vo.: 4 % der AIDS-Patienten in Afrika (in Deutschland selten), AIDS-definierende Erkrankung, C. gattii bei Immungesunden

Inf: Inhalation der Pilzsporen (Erdstaub)

Ink: Bis zu mehreren Monaten

KL.: Lungenbefall: Pneumonie oder tumorartiger Lungenbefall (Kryptokokkome)
ZNS-Befall: Meningitis, Enzephalitis (ohne Therapie stets letal), evtl. Kryptokokkome des Gehirns

Di.: Erregernachweis (Kultur, Kapselantigen) aus Liquor, Blut, Bronchialsekret, Urin, Biopsie

Th.: Antimykotika (s.u.)

SONSTIGE SYSTEMISCHE MYKOSEN

MUCORMYKOSEN (ZYGOMYKOSEN) [B46.5]

Err: Schimmelpilze; humanpathogen v.a. Mucor, Rhizomucor, Rhizopus (R. oryzae), Lichtheimia (L. corymbifera)

Ep.: Ubiquitär, in Erde, faulendem Material, aerogene Verbreitung durch Staub

Inf: Inhalation, Ingestion, Hautkontakt, Wundkontamination

Inzidenz: Ca. 2 % bei Patienten mit Risikofaktoren mit steigender Inzidenz

Risikofaktoren: Immunsuppression (Leukämie, SZT oder Organtransplantation, AIDS), Diabetes mellitus (DM), Neutropenie, längere Steroidtherapie, i.v.-Drogenabusus, Malnutrition u.a.

KL.: Manifestationsformen:
- Rhino-orbito-zerebral: Häufigste Form bei DM, auch bei Neutropenie gehäuft; mögliche Symptome sind Sinusitis mit Gesichts- und Kopfschmerzen, Fieber, Rötung, Ulzeration, Schwellung; periorbitale Schwellung, Endophthalmitis, plötzlicher Visusverlust; bei Hirnnervenbeteiligung: Ptosis, Mydriasis, Sinus cavernosus-Thrombose, zerebrale Abszesse
- Pulmonal: Rasch progrediente Pneumonie mit Fieber, Dyspnoe, Husten, Lungengewebsnekrosen, Hämoptysen
- Kutan: Traumatische Inokulation; Rötung, Schmerzen, Nekrosen
- Gastrointestinal: Ingestion; Bauchschmerzen, Übelkeit, Erbrechen, Fieber, Hämatochezie, nekrotische Ulzeration mit Perforation und Peritonitis möglich
- ZNS: Meist sekundär durch hämatogene Ausbreitung oder per continuitatem (von rhino-orbital); Krampfanfälle, neurologische Ausfälle, Bewusstseinsverlust

Ko: Blutungen bei Angioinvasion mit hämorrhagischem Schock, Dissemination mit septischem Verlauf, rapide Progression

DD: Andere systemische Mykosen

Di.: Rascher Nachweis entscheidend für die Prognose
- Histologie und Mikroskopie (unseptierte Hyphen, teils rechtwinklig verzweigt, Ø 6 - 25 µm)
- Kultur (oft steril)
- PCR
- Multislice-CT der Lunge (Rundherde, inverses Halo-Zeichen, Pleuraerguss)
- CT-gezielte perkutane Lungenbiopsie, endoskopische oder thoraskopische Biopsie

Th.: ***Cave***: Primärresistenz gegenüber Voriconazol!
- Rasche Therapie mit Liposomalem Amphotericin B; Alternativ: Isavuconazol oder Posaconazol
- Radikale chirurgische Sanierung!
- Behandlung/Elimination von prädisponierenden Faktoren

Anm.: Möglicher Benefit von Deferasirox

Prg: Schlechte Prognose mit hoher Letalität, bei rhino-orbitaler Infektion bis 60 %, isoliert pulmonal bis 80 %, zerebral und disseminiert über 90 %

FUSARIOSE, SCEDOSPORIUM-INFEKTION

Err: Schimmelpilzinfektionen bei immunsupprimierten Patienten mit der Tendenz zur Angioinvasion mit hämorrhagischer Infarzierung, Ischämie und Gewebsnekrosen, typisch bei Fusarien: multiple kutane Nekrosen mit rotem Hof; ubiquitäres Vorkommen

KL.:
- Lokalisierte Manifestation: Haut, Auge, Gelenk, Osteomyelitis, Respirationstrakt, ZNS
- Generalisierte Manifestation: Fieber, Myalgie, Haut- und Lungenbeteiligung, Fungämie

Di.: Kultureller Nachweis aus Blutkultur oder Biopsie mit Resistenztestung

Th:
- Fusariose: Voriconazol, Alternative: liposomales Amphotericin B
  Kombinationstherapie bis zum Eintreffen des Resistogramms; Echinocandine unwirksam!
- Scedosporiose: Rascher Therapiebeginn mit Voriconazol, chirurgische Sanierung
- Therapie der Grundkrankheit/prädisponierender Faktoren

THERAPIE DER SYSTEMISCHEN MYKOSEN

A) Der Grunderkrankung (z.B. Granulozytopenie, Diabetes), Anhebung der Resistenzlage (z.B. G-CSF)

B) Antimykotische Therapie:
- Polyene: Porenbildung in der Pilzmembran durch Bindung an Ergosterol; keine Metabolite
  Amphotericin B: Liposomales Amphotericin B (AmBisome®), breites Wirkspektrum; nur i.v.
  Ind: Mittel der Wahl bei vielen lebensbedrohlichen Pilzinfektionen
  NW: Bei i.v.-Gabe infusionsabhängige Reaktionen wie Schüttelfrost, Blutdruckabfall (langsam infundieren, einschleichende Dosierung ist obsolet), Nephrotoxizität, Hypokaliämie u.a. (Dos.: Siehe Herstellerangaben)
- Flucytosin (Ancotil®)
  Wi: Antimetabolit, hemmt die DNA-Synthese
  Zur Kombinationstherapie mit liposomalem Amphotericin B bei Kryptokokkenmeningitis (first-line-Therapie), Endokarditis und Endophthalmitis (mit chirurgischer Sanierung!)
  Cave: Keine Monotherapie wegen rascher Resistenzentwicklung
- Triazol-Antimykotika: Hemmung der Ergosterolsynthese der Pilzmembran; CYP450-Metabolimus, z.B.
  - Fluconazol: Zur Therapie von unkomplizierten Candida-Infektionen; oral und i.v.
  - Itraconazol (Generika oral, Sempera® i.v.): v.a. bei Lokalinfektionen (Onychomykose, Vulvovaginitis), außereuropäischen Mykosen (z.B. Blastomykose, Histoplasmose) sowie als Alternative bei Candidiasis und nichtinvasiver Aspergillose, z.B. APBA (allergische bronchopulmonale Aspergillose)
    Cave: Bei variabler Bioverfügbarkeit Wirkspiegel monitoren; oral und i.v.
  - Isavuconazol (Cresemba®): First-line-Therapie der invasiven Aspergillose und der Mukormykose: Oral und i.v., enthält kein Cyclodextrin, daher bei Niereninsuffizienz geeignet.
  - Voriconazol (Vfend®): Therapiealternative der invasiven Aspergillose; oral und i.v.
  - Posaconazol (Noxafil®): Prophylaxe bei Hochrisikopatienten (Neutropenie bei Leukämie-Therapie, GvHD); Second-line-Therapie der invasiven Aspergillose und Mucormykose: Oral und i.v., ***Cave:*** Dosisanpassung bei Wechsel von Suspension und Tabletten!

  NW.: Gastrointestinale Beschwerden; neurologische Störungen durch Voriconazol (gute ZNS-Wirkspiegel), Herzinsuffizienz durch Itraconazol u.a.
  WW aller Azol-Antimykotika mit verschiedenen Medikamenten beachten (Interaktionen über Cytochrom P450)!
- Echinocandine: Synthesehemmung der Pilzzellwand
  - Caspofungin (Cancidas®), Micafungin (Mycamine®), Anidulafungin (Ecalta®) - alle mit gleichem Wirkspektrum, aber unterschiedlicher Pharmakokinetik; nur i.v.; für Candidämie, sonstigen Candidainfektionen bei instabilen Patienten und alternativ bei invasiver Aspergillose. Bei Caspofungin: Dosisreduktion bei Leberinsuffizienz
  - Anidulafungin: Keine Dosisanpassung bei eingeschränkter Nieren- oder Leberfunktion
  - Micafungin: Auch zur Candida-Prophylaxe bei SZT oder Neutropenie; Reservemittel

  Weitere Infos zu Dosierung WW/NW/KI: Siehe Herstellerangaben

INTERSTITIELLE LUNGENERKRANKUNGEN (ILD) [J84.9]

Syn: Diffuse Lungenparenchymerkrankungen (DPLD)

Def: Gruppe von pulmonalen Erkrankungen, die mit einer Schädigung des Lungeninterstitiums und je nach Form auch mit der Beteiligung des Alveolarepithels, der Atemwege sowie pulmonaler Blut- und Lymphgefäße einhergehen.

Ep.: Inzidenz: 10 - 25/100 000/J.

Ät.: A) Bekannte Ursachen (50 % d.F.)
1. Infektionen (z.B. Pneumocystis jirovecii, Viren)
2. Inhalative Noxen:
   - Anorganische Stäube: Pneumokoniosen (Silikose, Asbestose, Berylliose, usw.)
   - Organische Stäube: Exogen-allergische Alveolitis (EAA)
   - Rauchen (Smoking related ILD [SR-ILD])
   - Gase, Dämpfe, Aerosole verschiedener Gefahrstoffe, Haarspray
3. Nichtinhalative Noxen, z.B.:
   - Pharmaka (z.B. Bleomycin, Busulfan, Amiodaron → Internet: *www.pneumotox.com*)
   - Herbizide (z.B. Paraquat)
   - Ionisierende Strahlen (Strahlenpneumonitis)
4. Kreislaufbedingte Lungenschäden, z.B.:
   - Chronische Stauungslunge bei Linksherzinsuffizienz
   - Fluid lung (bei chronischer Niereninsuffizienz)
   - Akutes Lungenversagen (ARDS)
5. Systemerkrankungen, z.B.:
   - Sarkoidose (M. Boeck)
   - Rheumatische Erkrankungen: Rheumatoide Arthritis, Kollagenosen, Vaskulitiden
   - Speicherkrankheiten: Amyloidose, M. Gaucher usw.
6. Aspirationspneumonie
7. Darm und Lebererkrankungen
   - M. Crohn, Colitis ulcerosa
   - Primäre biliäre Zirrhose, chronisch aktive Hepatitis
8. Pulmonale Hämorrhagiesyndrome: Goodpasture-Syndrom, idiopathische Lungensiderose, usw.
9. Angeborene Erkrankungen: Tuberöse Sklerose, Neurofibromatose, Niemann-Pick Krankheit
10. Graft-versus-Host-Reaktion

B) Unbekannte Ursachen (50 % d.F.)

Idiopathische interstitielle Pneumonie (IIP)

Prävalenz: ca. 70 (w) bzw. 80 (m)/100.000

Klassifikation der IIP:

(ATS = American Thoracic Society und ERS = European Respiratory Society, 2013)
1. Hauptformen der idiopathischen interstitiellen Pneumonien (major IIPs)
   - Chronisch fibrosierende IIPs
     - Idiopathische pulmonale Fibrose (IPF, 55%)
     - Nicht-spezifische interstitielle Pneumonie (NSIP, 25%)
   - Tabakrauch-assoziierte IIPs (SR-ILD, 15%)

   } 95 %

     - Respiratory bronchiolitis interstitial lung disease (RB-ILD)
     - Desquamative interstitielle Pneumonie (DIP)
     - Pulmonale Langerhans-Zell-Histiozytose (PLCH)
   - Akute/subakute IIPs
     - Kryptogen organisierende Pneumonie (COP, 3%)
     - Akute interstitielle Pneumonie (AIP, 1%)
2. Seltene idiopathische interstitielle Pneumonien (rare IIPs)
   - Lymphozytäre interstitielle Pneumonie (LIP, <1%)
   - Pleuroparenchymale Fibroelastose (PPFE)
3. Unklassifizierbare idiopathische interstitielle Pneumonien (unclassificable IIPs)

nicht spezifische interstitielle Pneumonie

Klinik der relevantesten ILD					
Klinische Diagnose	IPF	NSIP	Sarkoidose	EAA	Silikose
Pathologisches Muster	UIP	NSIP	Nichtverkäsende Granulome	Nichtverkäsende Granulome	Silikoseknoten
Nikotin von Bedeutung	Ja	Nein	Nein	Nein	Ja
Mittleres Alter (Jahre)	60	50	20-40	57	50
Beginn	Schleichend	Schleichend bis akut	Akut oder schleichend	Akut oder schleichend	Schleichend
Durchschnittliche Letalität	70 %	> 10 %	Bei Fibrose 16%	Bei Fibrose 25%	?
Ansprechen auf Steroide	Nein	Gut	Sehr Gut	Gut	Nein
Kompl. Remission möglich	Nein	Ja	Ja	Ja	Nein
Bronchoalveoläre Lavage (BAL)					
Gesamtzellzahl	+	+	+	++	+
Neutrophile	++	++	n-+	n-+	n
Lymphozyten	n-+	++	++	+++	+
Eosinophile	n-+	+	n	n	n
Alveolarmakrophagen	+++	-	++	+	+++
CT-Thoraxbefunde					
Lokalisation	Peripher basal subpleural	Peripher basal subpleural	Apikal/Zentral	Apikal/Mitte	Apikal
Retikuläre Zeichnung	Ja	Ja	Ja	Ja	Kaum
Noduläre Zeichnung	Nein	Nein	Interlobär, interlobulär, peribronchial, subpleural, scharf begrenzt	Zentrilobulär unscharf begrenzt	Zentrilobulär subpleural, scharf begrenzt
Milchglastrübungen	Kaum	Ja	Ja	Zentrilobulär	Wenn akut
Konsolidierungen	Nein	Ja	Ja	Ja	Wenn akut
Traktionsbronchiektasen	Ja	Ja	Ja	Ja	Nein

Abkürzungen (siehe auch oben): n = normal; BAL = Bronchoalveoläre Lavage

KL.:
- Progrediente Belastungsdyspnoe, später Ruhedyspnoe, Tachypnoe
- Trockener Reizhusten
- Müdigkeit, Gewichtsverlust
- Bei COP evtl. Fieber (Fehldiagnose: Pneumonie!)
- Im fortgeschrittenen Stadium: Zyanose, Trommelschlegelfinger, Uhrglasnägel, Cor pulmonale
- Die Atmung ist bei den Lungenfibrosen oberflächlich rasch und zeigt das "Door-stop-Phänomen": bei tiefer Inspiration tritt plötzlich Atemstopp ein
- Auskultation: Spätinspiratorisches Knisterrasseln = „Sklerosiphonie" (keine klingenden Rasselgeräusche wie bei Infiltrationen). Bei fortgeschrittener Lungenfibrose evtl. Quietschen/Knarren oder "Korkenreiben"
- Die Lungengrenzen sind bei fortgeschrittener Lungenfibrose hochgestellt.
- Symptome der Begleiterkrankung z.B. Gelenkschmerzen (Kollagenose)

Ko.: Pulmonale Hypertonie, Cor pulmonale, respiratorische Insuffizienz, Lungen-Ca

DD: Ausschluss bekannter Ursachen (siehe Ätiologie)

Di.: Durch interdisziplinäre Evaluation durch Pneumologen, Radiologen und Pathologen
- Anamnese
  - Erkrankungshistorie und Medikamentenanamnese
  - Expositionsanamnese im Beruf und Hobby
  - Rauchanamnese: Neben den SR-ILD ist Rauchen auch für andere ILD ein Risikofaktor
  - Parasiten/Infektionsanamnese: Reiseanamnese, HIV-Risikoverhalten
  - Familienanamnese
- Labor: Differentialblutbild, CRP, ANA (Kollagenosen), RF, Anti-GBM-Ak, ANCA (Vaskulitiden), ACE (Sarkoidose), LDH, präzipitierende AK (EAA)
- Rö-Thorax: Vornehmlich retikuläre Verschattungen. Aber auch nodulär oder retikulonodulär möglich. ***Cave:*** 10 % ohne Auffälligkeiten im Rö-Thorax
- HRCT: Goldstandard. Ermöglicht eine frühere und genauere Diagnose der verschiedenen ILD als im Rö-Thorax. Bezüglich der radiologischen Muster der einzelnen ILD: Siehe Literatur
- Lufu: Restriktive Ventilationsstörung (TLC, VC erniedrigt), FEV_1/VC erhöht
- Diffusionsmessung (DLCO): Häufig erniedrigt, aber unspezifisch. Korreliert nicht mit Erkrankungsstadium

- Belastungstest: 6-Min.-Gehtest: Gehweite und Desoxygenierung sind gute Prognosefaktoren der ILD und korrelieren gut mit Erkrankungsstadium
- Bronchoalveoläre Lavage (BAL): Bei allen ILD mit Hämoptoe, akuter oder rascher Progression und bei V.a. Sarkoidose, EAA, pulmonale Langerhans-Zellhistiozytose, Infektionen und Tumor
- Lungenbiopsie: Transbronchiale Biopsie, EBUS-TBNA (endobronchiale Ultrasonografie mit transbronchialer Nadelaspiration[sbiopsie] bei mediastinaler Lymphadenopathie), VATS (videoassistierte Thorakoskopie) oder offene Lungenbiopsie. Wahl des Verfahren ist abhängig von vermuteter ILD

Th.:
- Bei bekannter Ursache kausale Therapie, z.B.
  - bei infektiöser Genese Antibiotika
  - bei inhalativen Noxen Staub- bzw. Allergenkarenz; Rauchstopp
  - Therapie der Grunderkrankung z.B. der Kollagenose, Sarkoidose
- Glukokortikoide: Bei EAA, Sarkoidose, eosinophiler Pneumonie, COP, CTD, akute Pneumokoniosen, akute Strahlenpneumonitis, Medikamenten-assoziierte ILD: 0,5 - 1 mg/kg KG pro Tag für 4 - 12 Wochen, wenn stabil 0,25 - 0,5 mg/kg KG für weitere 4 - 12 Wochen
- Cyclophosphamid, Azathioprin, Mycophenolat-Mofetil (± Prednison) für 8 - 12 Wochen
- Second line: Methotrexat und Ciclosporin A
- Nichtmedikamentös: Bei respiratorischer Partialinsuffizienz O_2-Langzeittherapie, pulmonale Rehabilitation, bei Ateminsuffizienz nichtinvasive Beatmung, Rauchstopp
- Ultima Ratio: Lungen- oder Herz-Lungen-Transplantation

Idiopathische pulmonale Fibrose (IPF) [J84.1]

Def: Form einer chronisch progredient verlaufenden, fibrosierenden interstitiellen Pneumonie unbekannter Ursache, die auf die Lunge begrenzt bleibt und mit dem histologischen und/oder radiologischen Muster einer gewöhnlichen interstitiellen Pneumonie (UIP) einhergeht.

Ep.: Primär bei älteren Erwachsenen > 50 Jahre, Inzidenz 10/100.000/J.

Risiko: Rauchen, gastroösophagealer Reflux, Umweltbelastung (z.B. Metallstäube), evtl. chron. Virusinfektionen

KL.: Belastungsdyspnoe, später Ruhedyspnoe, persistierender Husten, Trommelschlegelfinger, bibasales Knisterrasseln

Di.: Diagnosekriterien der IPF (American Thoracic Society and European Respiratory Society)
- Ausschluss anderer bekannter Ursachen einer ILD
- Bei Patienten ohne chirurgische Lungenbiopsie: Vorliegen eines UIP-Musters im HRCT
- Bei Patienten mit chirurgischer Lungenbiopsie: Passendes HRCT-Muster und Biopsiebefund mit vorwiegendem UIP-Muster

Ko.: Akute Exazerbation (Mortalität > 50 %)

Th.:
- Pirfenidon (Esbriet®): Bei leichter bis mittelschwerer IPF
  Dos: Einschleichend bis 2.400 mg/d; NW: Photosensibilität
- Nintedanib (Ovef®): In allen Stadien der IPF
  Dos: Keine Aufdosierung nötig:150 mg Kps. 2 x/d, NW: Diarrhö und Übelkeit.
  Alle Patienten mit IPF sollten Säureblocker oder H_2-Antagonisten erhalten. Sauerstofflangzeittherapie. Pulmonale Rehabilitation.
- Ultima Ratio: Lungentransplantation

Pg.: 5-Jahresüberleben: 20 - 40 %

Pulmonale Langerhans-Zell-Histiocytosis (PLCH) [C96.6]

Syn: früher pulmonale Histiocytosis X

Def: Seltene Erkrankung, die bei Kindern disseminiert verläuft, bei Erwachsenen (fast ausschließlich Raucher) meist pulmonale Manifestation; Entwicklung einer Lungenfibrose und Ausbildung von Lungenzysten. Ätiologie unbekannt.

Pat: Granulomatöse Entzündung des Lungeninterstitiums; die Granulome bestehen aus Histiozyten, eosinophilen Leukozyten, Lymphozyten, Plasmazellen und zentralen Langerhans-Zellen.

KL.: Belastungsdyspnoe, später Ruhedyspnoe

Rö./CT: Noduläre Verdichtungen + Zysten

Ko.: Spontanpneumothorax (Zystenruptur); respiratorische Insuffizienz, evtl. Osteolysen

Di.: Anamnese - Klinik - HR-CT - bronchoalveoläre Lavage [> 5 % CD1-positive Lymphozyten (= Histiozyten)] - Histologie

Th.: Rauchverbot, Glukokortikosteroide, evtl. Immunsuppressiva; bei Hypoxämie O_2-Therapie, evtl. Lungentransplantation(siehe auch *www.histio.org*)

PNEUMOKONIOSEN (STAUBINHALATIONSKRANKHEITEN) [J64]

Def: Pneumokoniosen sind Lungenerkrankungen, die durch Inhalation von anorganischem Staub hervorgerufen werden. Lungenerkrankungen durch Inhalation von organischen Stäuben zählen nicht zu den Pneumokoniosen im Sinne der ursprünglichen Definition.

Vo.: Häufigste zur Invalidität führende (meldepflichtige) Berufskrankheit der Lunge
1. Aktive Pneumokoniosen durch Quarzstaub (Silikose), Asbeststaub (Asbestose), Berylliumstaub/-rauch (Berylliose), Aluminiumstaub (Aluminose)
2. Inerte Pneumokoniosen (ohne wesentlichen Krankheitswert) z.B. durch Staubinhalation von Eisen

SILIKOSE

[J62.8] Meldepflichtige Berufskrankheit (BK) unter der BK-Nr. 4101 (Silikose), BK-Nr. 4102 (Siliko-Tbc) und BK-Nr. 4111 (COB und Emphysem von Steinkohlenbergleuten, wenn der Versicherungsfall nach dem 31.12.92 eintrat)

Syn: Quarzstaublungenerkrankung, Bergarbeiterpneumokoniose, coal worker's pneumoconiosis (CWP)

Vo.: Häufigste Pneumokoniose: Metallhütten und Walzwerke (Formsand), Steinbruchindustrie, Glas-/Porzellan-/Keramikindustrie, Sandstrahlarbeiten, Textilindustrie (Jeans-Produktion)
Häufiger als reine Quarzstaubsilikose sind Mischstaub-Pneumokoniosen bei Kohle- und Erzbergarbeitern: Bergarbeiterpneumokoniose (80 % d.F.).

Pat: Nur kristalliner Quarz sowie die SiO_2-Modifikationen Cristobalit und Tridymit mit einer alveolengängigen Korngröße < 5 µm (= Feinstaub) führen zur Silikose. Die SiO_2-Partikel werden von Alveolarmakrophagen aufgenommen, die dadurch untergehen und das SiO_2 wieder freisetzen; neue Makrophagen setzen den Fressprozess fort. Der Makrophagenzerfall übt eine fibroblastische Reizwirkung aus: im Lungeninterstitium entstehen durch Neubildung von kollagenem und retikulärem Bindegewebe Knötchen (bestehend aus staubbeladenen Histiozyten/Makrophagen, einem zellfreien Kern und einer kollagenen Faserhülle).
Typisch ist die Schrumpfungstendenz der Silikoseknötchen mit Ausbildung eines perifokalen Emphysems. Durch Konfluenz der Knötchen bilden sich größere Schwielen mit Deformierungen im Bereich der Lungen.

KL.: Die leichte Silikose ist i.d.R. symptomlos. Auffällig ist das Missverhältnis zwischen geringem auskultatorischen Befund gegenüber oft ausgedehnten röntgenologischen Veränderungen. Frühsymptom ist eine Belastungsdyspnoe, in fortgeschrittenen Fällen wird ein graues Sputum produziert.

Ko.:
1. Infektanfälligkeit der Lunge mit gehäuftem Auftreten bronchopulmonaler Infekte und in 10 % Lungentuberkulose (Siliko-Tbc): Rezidivneigung, langwierige Therapie!
2. Chronisch obstruktive Bronchitis (COB), Lungenemphysem, Cor pulmonale
   Die BK-Nr. 4111 ermöglicht es, eine COB und/oder Lungenemphysem bei Steinkohlenbergleuten Untertage und bei Erreichen einer kumulativen Feinstaubdosis von 100 Staubjahren zu entschädigen, auch wenn noch keine Silikose vorliegt (Feinstaubjahre = mg/m^3 x Arbeitsjahre).
3. Verdopplung des Lungenkrebsrisikos im Vergleich zur Bevölkerung ohne Silikose: Lungenkrebs bei Silikose (BK-Nr. 4112)
4. Erhöhtes Risiko für die Entwicklung einer progressiven systemischen Sklerose (PSS)

Merke: Die obstruktive Ventilationsstörung bestimmt das Ausmaß der Beschwerden, die Leistungsminderung und die Prognose!

Sonderform:
Caplan-Syndrom [M05.1]: Kombination von Silikose mit RA (Silikoarthritis)

Rö.: Klassifikation röntgenologischer Staublungenbefunde nach der International Labour Organization - ILO (zum Vergleich der Befunde dient ein Standard-Filmsatz der ILO; beziehbar über den Hauptverband der Berufsgenossenschaften).

Anfangs kommt es zu einer maschenförmigen Verstärkung der Lungenzeichnung, aus der kleine rundliche Fleckschatten entstehen. Diese Herde werden eingeteilt nach ihrem Durchmesser in P (bis 1,5 mm), Q (bis 3 mm) und R (bis 10 mm).
Die Ausdehnung oder Streuung der röntgenologischen Veränderungen wird klassifiziert nach 3 Hauptstufen, von denen jede in 3 Drittelstufen unterteilt ist, sodass insgesamt 9 Stufen existieren: 0/1, 1/0, 1/1; 1/2, 2/1, 2/2; 2/3, 3/2, 3/3. Der Streuungsgrad 1/0 gilt als Verdacht, 1/1 als sichere eben beginnende Silikose.

Größere Schwielenbildungen werden klassifiziert nach ihrer Ausdehnung:
A (0 - 5 cm), B (zwischen A und C), C (größer als rechtes Lungenoberfeld).
Bei Beteiligung der Hiluslymphknoten mit Verkalkungen der Randsinus kann es zum Bild des "Eierschalenhilus" kommen.

Lufu: Es besteht häufig keine parallele Beziehung zwischen Ausmaß der Röntgenveränderungen und Lungenfunktionseinschränkung. Obwohl die Silikose als Erkrankung aus der Gruppe der Lungenfibrosen eine restriktive Ventilationsstörung erwarten lässt, bestimmen komplizierend hinzutretende obstruktive Ventilationsstörungen das Ausmaß der Lungenfunktionsstörung. Diese treten meist erst auf im Stadium der verschwielenden Silikose. Paracelsus sprach bereits vom "Bergmannsasthma". In der gutachterlichen Praxis wird die Silikose erst als entschädigungspflichtige BK anerkannt bei Nachweis einer Einschränkung der Lungenfunktion und einem Streuungsgrad von mindestens 1/1 oder Vorliegen großer Schatten.

Di.: Berufsanamnese + Klinik + Röntgenbefund (wichtige Verlaufsuntersuchung); HRCT

Th.: Konsequente Behandlung von Infekten (Antibiotika) oder einer komplizierenden Obstruktion (Bronchodilatatoren, inhalative Steroide): siehe Therapie der chronisch-obstruktiven Bronchitis und des Asthma bronchiale.

Prg: Frühe Ausbildung einer Silikose bei massiver Quarzstaubexposition ist möglich, aber selten. Meist vergeht eine Latenz von 10 - 15 Jahren bis zur Ausbildung einer klinisch fassbaren Silikose. Auch nach Expositionsbeendigung kann die Erkrankung fortschreiten. Durch konsequente Behandlung obstruktiver Ventilationsstörungen kann die Prognose entscheidend gebessert werden.

Pro: Staubbekämpfung (Feuchtbohren, Staubabsaugung, Belüftung der Stollen), Masken mit Feinstaubfilter (Einzelheiten siehe Unfallverhütungsvorschriften), regelmäßige arbeitsmedizinische Vorsorgeuntersuchungen.

DURCH ASBEST VERURSACHTE PLEUROPULMONALE ERKRANKUNGEN

Meldepflichtige Berufskrankheit (BK) unter der BK-Nr. 4103 (Asbestose oder durch Asbestfasern verursachte Pleuraerkrankungen), BK-Nr. 4104 (durch Asbest verursachte Lungen- und Larynxkarzinome), BK-Nr. 4105 (durch Asbest verursachte Mesotheliome) und BK-Nr. 4114 (Lungenkrebs durch Asbest und PAK = polyzyklische aromatische Kohlenwasserstoffe)

Ep.: Asbestherstellende und -verarbeitende Industrie: Asbestzement-, Asbesttextil-, Asbestisolierindustrie u.a.
Bei der Zentralstelle asbestgefährdeter Arbeitnehmer in Deutschland sind ca. 500.000 Personen registriert; man rechnet mit einer Dunkelziffer in gleicher Höhe. Aufgrund der Latenz von 15 - 50 Jahren bis zum Auftreten eines Mesothelioms oder Lungenkarzinoms rechnet man mit einem Gipfel der Erkrankungen um das Jahr 2020. Asbestinduzierte Malignome sind in Deutschland die häufigsten Berufskrebse.

Pat: Asbest ist ein Sammelbegriff für faserförmig kristallisierte silikatische Mineralien. Ca. 95 % aller gewonnenen Asbeste sind Chrysotil (Weißasbest). Der Rest umfasst Krokydolith (Blauasbest), Amosit (Braunasbest), Anthophyllit und Tremolit. Als kritische Abmessungen für die karzinogene Wirkung eingeatmeter Asbestfasern gelten Abmessungen von: Länge > 5 µm und Durchmesser < 3 µm (L : D > 3 : 1).
Eingeatmete Asbestfasern, die länger sind als 15 µm (= ∅ eines Alveolarmakrophagen), können vom Organismus nicht mehr eliminiert werden, weder durch mukoziliare Klärung noch durch Phagozytose der Alveolarmakrophagen. Asbestfasern können sich im Lungengewebe in zahlreiche Längsfibrillen aufspalten. Alveolär deponierte Asbestfasern zeigen eine Pleurotropie, d.h. sie driften in Richtung Pleura und akkumulieren subpleural. Typisch für Asbestose ist der pathologische Nachweis von Asbestkörperchen oder Asbestfasern in der Lunge.

Zur Abschätzung des Tumorrisikos dient der Begriff Faserjahre, der die Faserkonzentration in der Atemluft und die Expositionsjahre berücksichtigt:
1 Faserjahr = 1 x 10^6 Fasern/m^3 x 1 Jahr. Während sich das Lungenkrebsrisiko bei ca. 25 Faserjahren verdoppelt, können Mesotheliome schon nach geringeren Asbestexpositionen auftreten ohne Nachweis einer Minimalasbestose.

Pg.: 1. Fibrogene Wirkung (Bindegewebsbildung):
- Asbestose [J61]: Asbestinduzierte Lungenfibrose mit fibrosierender Alveolitis, Vermehrung der Alveolarmakrophagen und Aktivierung von Fibroblasten
  4 Schweregrade:
  I. Minimalasbestose: Nur mikroskopisch zu diagnostizieren (fibrosierende Lungenveränderungen + Asbestkörperchen)
  II. Fibrose der Alveolargänge
  III. Konfluierende Fibrosierungen
  IV. Fortgeschrittene Lungenfibrose, zusätzlich wabige Hohlräume
- Pleuraplaques [J92.9]
- Diffuse Pleurafibrose [J94.1]

Makrophage mit Asbestfaser

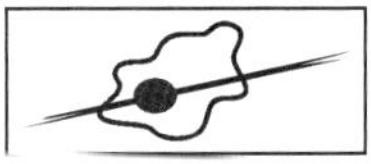

2. Karzinogene Wirkung:
- Lungenkarzinom und Mesotheliome [C45.9] (meist der Pleura, seltener des Peritoneums, sehr selten des Perikards)
- Larynxkarzinom: Neben den Hauptrisikofaktoren Rauchen und Alkohol gilt auch Asbestexposition als Risikofaktor für Larynxkarzinom.

Für die fibrogene Wirkung gibt es eine Dosis-Wirkungs-Beziehung, für die karzinogene Wirkung nicht.

Beachte: Bei der Kombination von Asbestexposition + Rauchen ist das Risiko, an einem Lungenkarzinom zu erkranken, größer als die Summe beider Risikofaktoren (überadditive oder multiplikative Wirkung)! Die Latenzzeit zwischen Beginn der Asbesteinwirkung und Auftreten von Tumoren beträgt 15 - 50 Jahre. Das Mesotheliom ist in der Allgemeinbevölkerung (ohne Asbesteinwirkung) so extrem selten, dass bis zum Beweis des Gegenteils jedes Mesotheliom als asbestinduziert angesehen werden muss ("Signaltumor"). Versicherungsrechtlich muss eine Exposition mit Asbest in der Arbeitsanamnese vorgelegen haben.

KL.: 1. Asbestose
Fortgeschrittene Fälle zeigen die Symptom-Trias: Dyspnoe, Knistern über der Lunge, Fibrose im Röntgenbild. Die röntgenologische Klassifikation erfolgt nach Vorschlägen der International Labour Organization (ILO). Die Lungenveränderungen finden sich bevorzugt in den Unterlappen in Form streifiger bis klecksiger kleiner Verdichtungen, die nach zunehmender Größe mit s, t und u bezeichnet werden.
Lungenfunktion: restriktive Ventilationsstörung
Ko.: Bronchial-Ca., Mesotheliom, Larynx-Ca.; respiratorische Insuffizienz und Cor pulmonale

2. Pleuraplaques, diffuse Pleurafibrose und Asbestpleuritis:
Pleuraplaques sind Zeichen der Asbestexposition, jedoch keine Präkanzerose. Typisch für Pleuraplaques, die verkalkt sein können, ist oft der beidseitige Befall, der Befall der lateralen und diaphragmalen Pleura sowie eine Größenzunahme über die folgenden Jahre. Plaques verursachen keine Beschwerden.
Empfindlichster Nachweis: HRCT (High-Resolution-CT)

Merke: Fast alle Lungenasbestosen weisen pleurale Veränderungen auf. Bei Lungenfibrosen ohne Pleuraveränderungen (im HRCT) muss an die Möglichkeit anderer Ursachen gedacht werden.

Asbestpleuritis [J92.0] ist die häufigste pleuropulmonale Asbestkomplikation in den ersten 20 Jahren nach Exposition und äußert sich durch rezidivierende kleine Pleuraergüsse, oft ohne weitere Symptome.

3. Lungenkarzinom:
Die Anerkennung eines Lungenkarzinoms als durch Asbest verursachte Berufskrankheit erfordert den Nachweis sog. Brückensymptome:
- In Verbindung mit Asbestose (auch Minimalasbestose) oder
- In Verbindung mit durch Asbeststaub verursachter Erkrankung der Pleura oder
- Bei Nachweis der Einwirkung einer kumulativen Asbestfaserstaubdosis am Arbeitsplatz von mindestens 25 Faserjahren (Einzelheiten: Siehe Kap. Lungenkarzinom)

4. Durch Asbest verursachtes malignes Mesotheliom (bis zu 50 % aller berufsbedingten Todesfälle!):
Am häufigsten der Pleura, seltener des Peritoneums, sehr selten des Perikards
- Pleuramesotheliom: Thoraxschmerzen, Luftnot, Husten, Pleuraerguss u.a.
- Peritonealmesotheliom: Unklare Abdominalbeschwerden, Aszites u.a.

5. Larynxkarzinom: Frühsymptom z.B. Heiserkeit

Di.:
- Berufsanamnese + Klinik
- Röntgen-Thorax, CT des Thorax
- Bronchoalveoläre Lavage (BAL) mit Nachweis von Asbestfasern und Alveolitis
- Ergusszytologie (mit DNA-Zytometrie u.a. Spezialuntersuchungen)
- Bronchoskopie/Thorakoskopie/Laparoskopie mit Biopsie/Histologie

Th.: der Komplikationen; z.B. Mesotheliom: Multimodale Therapie in Zentren; evtl. radikale Chirurgie mit kompletter Pleurektomie + Chemotherapie (z.B. Cisplatin + Pemetrexed); evtl. auch hypertherme intrathorakale Chemoperfusion (HITHOC) + konsolidierende Strahlentherapie
Palliative Therapie: Transarterielle Chemoperfusion (TACP) in Zentren

Prg: des Mesothelioms: Schlecht; kurative Therapie meist nicht möglich; mittlere Überlebenszeit ca. 1 Jahr (Bronchialkarzinom: siehe dort)

Pro: Primärprävention: Verbot asbesthaltiger Arbeitsstoffe (Deutschland seit 1993, EU-weit seit 2005)
Sekundärprävention: Bei unvermeidbarer Exposition: Staubbekämpfung, Arbeitsschutzanzug + Feinstaubfilter, außerdem arbeitsmedizinische Vorsorgeuntersuchungen.

EXOGEN-ALLERGISCHE ALVEOLITIS (EAA) [J67.9]

Meldepflichtige Berufserkrankung (BK) unter der Nr. 4201 (Exogen-allergische Alveolitis) und Nr. 1315 (Isocyanat-Alveolitis)

Syn: Hypersensitivity pneumonitis, Hypersensitivitätspneumonitis

Def: Durch Inhalation verschiedener organischer Antigene kommt es bei genetisch disponierten Personen zu einer Hypersensitivitätsreaktion der Lunge (Alveolen, Interstitium).

Ät.: Am häufigsten berufliche Exposition gegen bestimmte Antigene (→ meldepflichtige Berufskrankheiten). Von den > 300 beschriebenen Antigenen werden hier nur die häufigsten aufgeführt:

Krankheit	Antigen	Antigenquelle
1. Tierische Proteine		
Vogelhalter-/Vogelzüchterlunge (am häufigsten)	Verschiedene Vogelproteine (IgA, Mucine aus Exkrementen)	Wellensittiche, Kanarienvögel, Tauben, Hühner, Truthähne
Tierhändlerlunge	Verschiedene Tierproteine (u.a. Urinproteine)	Ratten, Wüstenrennmäuse
Laborantenlunge	Verschiedene Tierproteine (u.a. Urinproteine, „Tierfellstaub")	Verschiedene Labortiere
2. Mikroorganismen		
Farmerlunge (am zweithäufigsten)	Thermoactinomyces vulgaris Saccharopolyspora rectivirgula Absidia corymbifera Eurotium amstelodami	Schimmliges Heu Schimmlige Silage
Befeuchterlunge	Thermoactinomyces vulgaris Thermoactinomyces sacchari Thermoactinomyces candidus	Kontaminierte Luftbefeuchter (vor allem Ultraschallvernebler) Kontaminierte Wasserreservoirs Kontaminierte Zierbrunnen usw.
Käsewäscherlunge	Penicillium casei	Schimmlige Käserinde
Pilzzüchterlunge	Thermoactinomyces sacchari	Schimmlige Komposterde
Saunalunge	Aureobasidium pullulans	Kontaminierter Saunawasserkübel, bzw. Saunaaufgusswasser
„Hot-tub-lung"	Mycobacterium avium	Whirlpools
Metallbearbeitungslunge	Mycobacterium immunogenum	Metallkühlwasser
3. Chemische Stoffe		
Chemiearbeiterlunge	Isocyanate Anhydride	Polyurethanschaum-Herstellung Sprayfarben Zweikomponentenklebstoffe
Epoxidharzlunge	Phthalsäureanhydrid	erhitzte Epoxidharze
Pyrethrum-Pneumonitis	Pyrethrum (aus Chrysanthemenblüten extrahiertes Stoffgemisch)	Insektizide

Seltenere Formen der EAA: Maschinenarbeiterlunge; Dampfbügeleisenalveolitis, Fußpflegealveolitis, Blasinstrumenten-Spielerlunge, Bettfedernalveolitis u.a. (→ siehe Internet)

Anm.: Isocyanate können sowohl ein allergisches Asthma bronchiale (häufiger) als auch eine exogen-allergische Alveolitis (seltener) verursachen.

Pg.: Kombinierte Immunkomplex- (Typ III-) und zellgebundene (Typ IV-) Hypersensitivitätsreaktion mit Ausbildung präzipitierender Antikörper vom Typ IgG. Da nur < 15 % aller Exponierten eine EAA entwickeln, spielen prädisponierende genetische Faktoren eine Rolle. Bei anhaltender Antigenexposition kann sich eine Lungenfibrose ausbilden. - Raucher haben ein geringeres Risiko für die Entwicklung einer EAA.

KL.: Verlaufsformen:

1. Akute Verlaufsform: Akuter Krankheitsbeginn (4 - 8 h nach Antigenexposition) mit Husten, Dyspnoe, Fieber, evtl. Glieder-/Kopfschmerzen, evtl. Schüttelfrost; Abklingen der Beschwerden meist nach 24 h, sofern keine weitere Antigenexposition besteht.
2. Subakute und chronische Form: Schleichender Beginn mit zunehmendem Husten, Luftnot, evtl. Müdigkeit, Gewichtsverlust

Ko.: Lungenfibrose, Cor pulmonale

Ausk: Inspiratorische Rasselgeräusche über den Unterlappen

Röntgen Thorax und HRCT: Im akuten und subakuten Stadium evtl. unauffällig oder fleckige Infiltrate - im chronischen Stadium retikulo-noduläre Infiltrate.

Lufu: Restriktive Ventilationsstörung mit Verminderung der Vitalkapazität, Totalkapazität, Compliance und der Diffusionskapazität, (Belastungs-) Hypoxämie. In 40 % zusätzliche obstruktive Ventilationsstörung

Lab: Leukozytose, BSG ↑
Nachweis präzipitierender Antikörper (vom Typ IgG) gegen das verdächtige Antigen. Dabei ist zu beachten, dass präzipitierende Antikörper auch bei symptomlosen (gesunden) exponierten Personen gefunden werden können (z.B. 40 % aller Taubenzüchter!) und lediglich eine stattgefundene Exposition belegen.

Bronchoalveoläre Lavage (BAL): Sensitive Diagnostik der EAA. Im akuten Schub massenhaft neutrophile Granulozyten (Stunden bis wenige Tage anhaltend), im chronischen Stadium sind > 50 % aller Zellen Lymphozyten (CD8-Lymphozytose).
T-Helfer-/T-Suppressorlymphozyten (CD4/CD8) < 1,0 (normal etwa 2,0)
Eine normale BAL schließt eine EAA i.d.R. aus!

Inhalative Provokationstests: Sind i.d.R. nicht erforderlich und auch nicht ungefährlich.

Lungenbiopsie: Nur bei unklaren Fällen. Bei chronischer EAA Trias: Interstitielle lympho-plasmozytäre Infiltrate, nicht-verkäsende Epitheloidzellgranulome mit Riesenzellen und in Bronchiolen hineinragende Bindegewebspolypen (COPoid-Läsionen).

DD:
- Im akuten Stadium: Bronchopulmonale Infekte, "unklare" Pneumonien, Asthma bronchiale, Metallrauchfieber, toxisches Lungenödem, Organic dust toxic syndrome (ODTS) = Drescherfieber durch Dreschstaub in der Landwirtschaft (evtl. schwierig abzugrenzen von Farmerlunge!).
- Im chronischen Stadium: Lungenfibrosen anderer Genese

DD	Allergisches Asthma bronchiale	Allergische Alveolitis
– Atopiker in der Familie	Häufig	–
– Allergische Rhinitis u./o. Konjunktivitis in der Eigenanamnese	Häufig	–
– Lokalisation	Bronchiolen und kleinere Bronchien (Ödem und zäher Schleim)	Alveolen und Interstitium (zelluläre Infiltration, Granulome)
– Klinischer Beginn	Asthma anfallsartig, sofort nach Antigenkontakt	Dyspnoe, Husten, Fieber, 4 - 8 h nach Antigenkontakt (bei der akuten Form)
– Auskultation	trockene RG	evtl. feuchte RG
– Röntgenbild	Unauffällig, evtl. Überblähung	Retikulo-noduläre Verdichtungen
– Lungenfunktion	Obstruktive Ventilationsstörung	Restriktive Ventilationsstörung, Diffusionsstörung
– Antikörpernachweis	Spezifische Ak vom Typ IgE	Präzipitierende Ak vom Typ IgG

Di.: Berufsanamnese mit Exposition gegenüber einem bekannten Auslöser + Klinik (anfallsartige respiratorische Symptome 4 - 8 h nach Exposition) + Nachweis präzipitierender Antikörper + BAL

Th.: Bei Expositionsprophylaxe (Berufswechsel) klingen die Beschwerden meist ab.
Bei akuten Beschwerden Kortikosteroide geben. Der Nutzen einer längerfristigen Steroidtherapie (evtl. auch in inhalativer Form) ist in Studien bisher nicht untersucht worden, wird aber oft praktiziert.

Prg: Im akuten Stadium günstig, im chronischen Stadium hängt die Prognose davon ab, wie weit die Lungenfibrose fortgeschritten ist.

Pro: Maßnahmen zur Vermeidung von Schimmelbildung, sorgfältige Wartung von Befeuchteranlagen, evtl. Tragen von Atemschutzgeräten; außerdem arbeitsmedizinische Vorsorgeuntersuchungen.

LUNGENKARZINOM [C34.9]

Syn: Bronchialkarzinom

Ep.: 25 % aller männlichen, 12 % aller weiblichen Krebspatienten; Inzidenz in Europa: 52/100.000 Personen/J.; m : w = 3 : 1 (Ausnahme Adenokarzinom → m : w = 1 : 6) Häufigste Krebstodesursache bei Männern. Bei Frauen auf Platz 2 nach Brustkrebs.
Häufigkeitsgipfel 55. - 60. Lebensjahr, 5 % der Patienten sind < 40 J.

Ät.: 1. Karzinogene:

- Zigarettenrauchinhalation ist für 85 % der Lungenkarzinome verantwortlich. Dauer und Ausmaß des Zigarettenkonsums bestimmen das Lungenkrebsrisiko. Entscheidend für die Höhe des Krebsrisikos sind die Packungsjahre (= Zahl der täglich gerauchten Packungen x Raucherjahre) = „pack years" (py). 40 py → 10faches Krebsrisiko. Bis 30faches Risiko bei Raucherbeginn im Jugendalter. Kombination von Zigarettenrauchen mit Exposition gegenüber beruflichen Karzinogenen potenziert das Lungenkrebsrisiko (z.B. Rauchen potenziert das Krebsrisiko durch Asbest ganz erheblich). Passivrauchen erhöht das Risiko für Lungenkrebs um den Faktor 1,3 - 2,0.
- Berufliche Karzinogene sind für ca. 5 % der Lungenkarzinome verantwortlich, davon fallen > 90 % d.F. zu Lasten von Asbest.

BK Nr.	10 Lungenkrebserzeugende Arbeitsstoffgruppen
1103	Chrom VI-Verbindungen: Insb. Zink-, Kalzium- und Strontiumchromat (Chromatlungenkrebs)
1108	Arsenverbindungen: Arsentrioxid (= Arsenik), Arsenpentoxid, arsenige Säure, Arsensäure und ihre Salze (Arsenlungenkrebs)
1310	Haloether, insb. Bischlormethylether (BCME-Lungenkrebs)
1311	Dichlordiethylsulfid: Lost, Senfgas (Lost-Lungenkrebs)
2402	Ionisierend strahlende Stoffe: Radon, Radonfolgeprodukte, Uran (Schneeberger Lungenkrebs, Wismut-Bergbau)
4104	Asbestarten: Chrysotil, Krokydolith, Amosit, Anthophyllit, Aktinolith, Tremolit (Asbestlungenkrebs)
4109	Nickelmetall, Nickelsulfid und sulfidische Erze, Nickeloxid, Nickelkarbonat (Nickellungenkrebs)
4110	Kokereirohgase
4112	Lungenkrebs durch Quarzstaub (Siliziumdioxid)
4113	PAH-Lungenkrebs durch polyzyklische aromatische Kohlenwasserstoffe bei Nachweis der Einwirkung einer kumulativen Dosis von mindestens 100 Benz[a]pyren-Jahre [(µg/m^3) x Jahre]
4114	Lungenkrebs durch das Zusammenwirken von Asbestfaserstaub und PAH bei Nachweis der Einwirkung einer kumulativen Dosis, die einer Verursachungswahrscheinlichkeit von mindestens 50 % entspricht

- Umweltbedingte Kanzerogene: Radon in Wohnungen, Passivrauchen, Industrie- und Verkehrsabgase; Dieselabgase

2. Andere Risikofaktoren: Lungennarben ("Narbenkarzinom" und "Kavernenkarzinom"); unbekannte Faktoren (Adeno-Ca.)
3. Genetische Disposition: 2-3fach erhöhtes Risiko für Personen, bei denen ein Elternteil an Lungenkarzinom erkrankt ist. Bestimmte Genvarianten auf Chromosom 14 erhöhen bei Rauchern das Risiko, an Lungenkrebs zu erkranken.

Pg.: Mehrstufenkonzept bei Lungenkrebsentstehung:
1. Exposition gegenüber karzinogenen Stoffen } Latenzzeit ca. 30 Jahre
2. Genetische Schäden durch Karzinogene
3. Epitheldysplasie → Carcinoma in situ

Pat: Makroskopische Formen nach Lage und Ausbreitung:
1. Zentrales (hilusnahes) Lungenkarzinom (70 %), meist kleinzellige oder Plattenepithelkarzinome
2. Peripheres Lungenkarzinom (25 %) tritt oft als Rundherd röntgenologisch in Erscheinung. Sonderform: Pancoast-Tumor, der von der Pleurakuppel auf die Thoraxwand übergreift.
3. Diffus wachsendes Lungenkarzinom (3 %), z.B. Alveolarzellkarzinom (klinisch: "Krebspneumonie")

Hi.: Da bei jedem dritten Tumor verschiedene histologische Anteile in demselben Tumor kombiniert sein können, findet man unterschiedliche Prozentzahlen in der Literatur. Der Anteil kleinzelliger Lungenkarzinome nimmt immer mehr ab. Auch werden mehr periphere Karzinome beobachtet.

1. Kleinzelliges Lungenkarzinom = SCLC = "small cell lung cancer" (15 %):
Vorwiegend zentral lokalisiert, schlechteste Prognose, in 80 % bei Diagnosestellung bereits metastasiert. Tumorverdopplungszeit nur 10 - 50 Tage (= Problem der Frühdiagnostik!). Zellen sehen oft wie Haferkörner aus ("oat cell carcinoma") und können Hormone sezernieren (z.B. ACTH, Calcitonin u.a.) → paraneoplastische Endokrinopathien
2. Nicht-kleinzelliges Lungenkarzinom = NSCLC = "non-small cell lung cancer" (85 %)
   - Plattenepithelkarzinom (ca. 40 %), vorwiegend zentral lokalisiert; Tumorverdopplungszeit ca. 300 Tage
   - Adenokarzinom (ca. 35 %; Häufigkeit steigend), oft peripher lokalisiert - häufigste Krebsform bei Nichtrauchern; aber auch Raucher können gel. daran erkranken. w > m; Tumorverdopplungszeit ca. 180 Tage. 40 % aller Narbenkarzinome sind Adenokarzinome.
   Das Adenokarzinom ist gekennzeichnet durch Schleimbildung oder durch drüsiges/azinäres Wachstum, eine papilläre Differenzierung oder tapetenförmige Ausbreitung entlang der Alveolarsepten und Bronchiolen beim bronchioloalveolären Karzinom.
   - Großzelliges Lungenkarzinom (ca. 10 %)
   - Adenosquamöses Karzinom
   - Sarkomatoides Karzinom
   - Karzinoidtumor
   - Bronchialdrüsentumor

Grade der Differenzierung:
G_1 (gut), G_2 (mäßig), G_3 (schlecht differenziert), G_4 (undifferenziert)
Die Gradierung G_1 bis G_3 wird für Plattenepithelkarzinome, Adenokarzinome und adenosquamöse Karzinome angegeben. Kleinzellige Karzinome und großzellige Karzinome werden als G_4 (undifferenziert) eingestuft.

Immunphänotyp: Mit immunhistochemischen Zusatzuntersuchungen können die Typen klarer voneinander abgegrenzt werden und Unterscheidungen zwischen primären Bronchialkarzinomen und pulmonalen Metastasen anderer Organtumoren besser differenziert werden.

Molekularpathologie: Analyse von Strukturen in der Zelle und auf ihrer Oberfläche mit Mutationsanalyse, die zunehmend gezielte Behandlungen ermöglicht.

Metastasierung:
- Regionärer Lymphknotenbefall: Tritt frühzeitig in Erscheinung (siehe unten)
- Hämatogene Fernmetastasen sind beim kleinzelligen Karzinom häufig schon bei Diagnosestellung vorhanden.
  4 häufige Lokalisationen: Leber - Gehirn - Nebennieren - Skelett (insbes. Wirbelsäule)

TNM-Klassifikation (UICC 2010), Kurzfassung:

T_x	Primärtumor kann nicht beurteilt werden oder Nachweis von malignen Zellen im Sputum oder bei Bronchialspülungen, jedoch Tumor weder radiologisch noch bronchoskopisch sichtbar.
T_{is}	Carcinoma in situ
T_{1a}	$\leq$ 2 cm
T_{1b}	> 2 - 3 cm
T_2	Hauptbronchus $\geq$ 2 cm von der Carina, Invasion von viszeraler Pleura, partielle Atelektase
T_{2a}	> 3 - 5 cm
T_{2b}	> 5 - 7 cm
T_3	> 7 cm, Brustwand, Zwerchfell, Perikard, mediastinale Pleura, Hauptbronchus < 2 cm von der Carina, totale Atelektase, separate(r) Tumorherd(e) im selben Lappen
T_4	Mediastinum, Herz, große Gefäße, Carina, Trachea, Ösophagus, Wirbelkörper, separate(r) Tumorherd(e) in einem ipsilateralen anderen Lappen
N_0	Keine regionären Lymphknotenmetastasen
N_1	Ipsilaterale peribronchiale/hiläre Lymphknoten
N_2	Ipsilaterale mediastinale/subkarinale Lymphknoten
N_3	Kontralaterale mediastinale, hiläre, ipsi- oder kontralaterale Skalenus- oder supraklavikuläre Lymphknoten
M_0	Keine Fernmetastasen
M_{1a}	Separate(r) Tumorherd(e) in einem kontralateralen Lappen, Pleurametastasen, maligner Pleura- oder Perikarderguss
M_{1b}	Fernmetastasen

Stadiengruppierung (Lungenkarzinom)			
Okkultes Karzinom	TX	N0	M0
Stadium 0	Tis	N0	M0
Stadium IA	T1a, T1b	N0	M0
Stadium IB	T2a	N0	M0
Stadium IIA	T2b	N0	M0
	T1a, T1b, T2a	N1	M0
Stadium IIB	T2b	N1	M0
	T3	N0	M0
Stadium IIIA	T1a, b, T2a, b	N2	M0
	T3	N1, N2	M0
	T4	N0, N1	M0
Stadium IIIB	T4	N2	M0
	Jedes T	N3	M0
Stadium IV	Jedes T	Jedes N	M1

Da das kleinzellige Lungenkarzinom zum Zeitpunkt der Diagnose meist schon metastasiert ist, wird beim SCLC auch folgende Einteilung benutzt:

- Very limited disease (nach UICC T_{1-2} N_{0-1}): Ca. 5 %
- Limited disease (nach UICC T_{3-4} N_{0-1} und T_{1-4} N_{2-3}): Ca. 20 %
- Extensive disease (nach UICC M_1): Ca. 75 %

KL.: Im Frühstadium gibt es keine typischen Symptome. Die Erkrankung wird in der Mehrzahl der Fälle spät (zu spät) diagnostiziert. Husten, Dyspnoe und Thoraxschmerz sind unspezifische Symptome, Hämoptysen sind oft ein Spätsymptom.

Merke: Asthma und Bronchitis mit kurzer Anamnese, rezidivierende Pneumonien und sog. therapieresistente Erkältungskrankheiten sind im Alter > 40 J. immer auch karzinomverdächtig!

Rekurrensparese, Phrenikuslähmung, Pleuraexsudat (bes. wenn blutig), Einflussstauung sind beim Lungenkarzinom Spätsymptome und meist Zeichen der Inoperabilität, ebenso das

- Pancoast-Syndrom [C34.1]:
  Peripheres Lungenkarzinom der Lungenspitze, das Pleurakuppe und Thoraxwand arrodiert und dabei Halssympathikus und zervikale Nervenwurzeln schädigt:
  - Knochendestruktion der 1. Rippe und des 1. BWK
  - Plexusneuralgie (Armschmerzen), Interkostalneuralgie
  - Horner-Symptomenkomplex (Miosis, Ptosis, scheinbarer Enophthalmus)
  - Armschwellung (Lymph- und Venenstauung)
- Bronchioloalveoläres Adenokarzinom (selten)
  - Rö.: Vortäuschung einer chronischen Pneumonie
  - Reizhusten mit schleimig-wässrigem Auswurf
  - Meist inoperabel, weil diffus lokalisiert
- Paraneoplastische Syndrome (bes. beim kleinzelligen Karzinom, welches sich vermutlich von Zellen des APUD-Systems herleitet):
  - Paraneoplastische Endokrinopathien: z.B.
    · Cushing-Syndrom durch ektope ACTH-Produktion (häufigste paraneoplastische Erkrankung)
    · Syndrom der inadäquaten ADH-Sekretion (SIADH)
    · Tumorhyperkalzämie durch ektope Produktion parathormonverwandter Peptide (PTHrP)
    · Hypoglykämie (Produktion von Insulin-like-growth-factor II [IGF-II])
  - Paraneoplastische Neuropathien und Myopathien: z.B.
    · Lambert-Eaton-Syndrom mit myasthenieartiger Schwäche der proximalen Extremitätenmuskulatur (erschwertes Treppensteigen) und evtl. Doppelbilder/Ptosis; Labor: Ak gegen VGCC (voltage-gated calcium channel). Th.: der Grundkrankheit, evtl. Prednisolon, evtl. Immunglobuline i.v.
    · Paraneoplastische Kleinhirndegeneration (evtl. Nachweis von Anti-Yo-Ak)
    · Nachweis von Anti-Hu-Ak (15 %) mit oder ohne neurologische Störungen
    · Polymyositis und Dermatomyositis
  - Thrombozytose (1/3 d. Pat.) und Thromboseneigung!
  - Selten hypertrophe pulmonale Osteoarthropathie (Pierre-Marie-Bamberger-Syndrom) mit Trommelschlegelfingern, Uhrglasnägeln, Gelenkschmerzen in Knöcheln, Knien, Händen. Meist ist dieses Syndrom jedoch Folge einer chronischen Hypoxie.
- Erstmanifestation eines Lungenkarzinoms durch seine Metastasen bei vorerst unbekanntem Primärtumor: Cancer of unknown primary site = CUP-Syndrom (siehe dort)

Rö./CT: Es gibt keine Art von Transparenzminderung/Verschattung, hinter der sich nicht auch ein Lungenkarzinom verbergen kann.

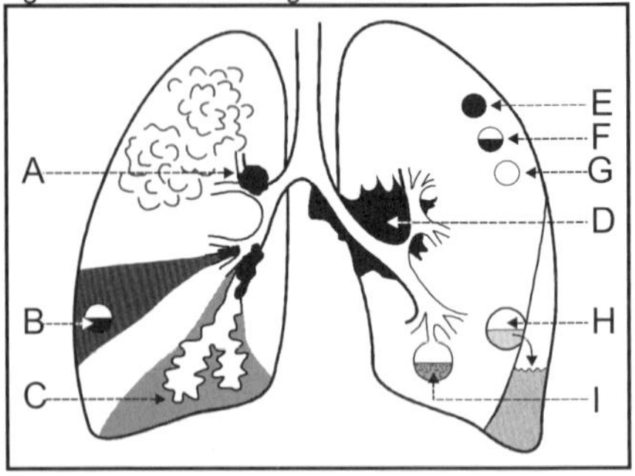

Erscheinungsbilder des Tumors:
A) Obstruktionsemphysem
B) Atelektase mit Abszedierung
C) Atelektase mit Bronchiektasen
D) Zentrales Lungenkarzinom, evtl. mit poststenotischer Pneumonie
E) Solitärer Rundherd
F) Rundherd mit Einschmelzung
G) Ringschatten
H) Nekrotischer Rundherd mit Einbruch in Pleurahöhle
I) Nekrotischer Rundherd mit Durchbruch in einen Bronchus und sekundärer Infektion

DD: eines isolierten Lungenrundherdes: [R91]
- Maligne: Lungenkarzinom(40 %)
  Isolierte Metastase (10 %)
- Benigne: Tuberkulom (25 %)
  Chondrom, Neurinom, Fibrom, andere seltene Ursachen

Bei einem Lungenrundherd sind folgende Faktoren besonders karzinomverdächtig:
- Raucheranamnese
- Alter > 40 J.
- Fehlende Verkalkung
- Spiculae, die vom Rundherd ins Lungenparenchym strahlen.
- Größenzunahme im Vergleich zu älteren Vergleichsaufnahmen

Merke: Ein Rundherd bei Patienten > 40 J. ist bis zum Beweis des Gegenteils ein Karzinom! (Möglichst alte Vergleichsbilder heranziehen.) Die Diagnose sollte ohne Zeitverlust geklärt werden (videogestützte Thorakoskopie, Thorakotomie).

Lab: Tumormarker haben beim Lungenkarzinom keine wesentliche Bedeutung (weder in der Diagnostik noch in der Nachsorge)

DD: Husten, Brustschmerzen anderer Genese

Merke: Im Alter > 40 J. bei Rauchern immer an Lungenkarzinom denken! Jeder Husten (neu aufgetretener Husten oder Veränderungen des Hustencharakters), der trotz Therapie länger als 3 - 4 Wochen andauert, muss definitiv abgeklärt werden!

Screening: Derzeit kein routinemäßiges Screening der Bevölkerung sinnvoll (weder Röntgen-Thorax, noch Low-dose-CT, noch Sputumzytologie). Screening mit Low-dose-CT führte bei der umschriebenen Gruppe der 55 - 74jährigen mit mindestens 30 Packyears Zigarettenrauchen zu einem Überlebensvorteil (National Lung Screening Trial 2011).

Di.:
1. Lokalisationsdiagnostik:
   - Röntgen-Thoraxaufnahme in 2 Ebenen
   - CT, HRCT, Spiral-CT mit 3D-Bildern und virtueller Bronchoskopie (kein Ersatz für Bronchoskopie)
   - PET-CT: Empfindlichste Methode zum Aufspüren eines evtl. bislang unbekannten Primärtumors (CUP = Carcinoma of unknown primary [C80.0]) und evtl. Metastasen
   - EBUS = endobronchialer Ultraschall
2. Bioptisch-histologische Diagnose durch:
   - Bronchoskopie, evtl. elektromagnetisch gesteuerte Navigationsbronchoskopie
     Die bronchoskopische Identifikation kanzeröser Gewebeveränderungen kann durch Autofluoreszenz-Bronchoskopie verbessert werden (LIFE = Lung Imaging Fluorescence Endoscopy).
   - Endosonografisch gesteuerte Feinnadelbiopsie mediastinaler Lymphknoten
   - Videoassistierte Thorakoskopie (VATS) und Mediastinoskopie
   - Diagnostische Probethorakotomie (bei suspekten Befunden)
3. Diagnostik zum Ausschluss von Fernmetastasen (z.B. Sonografie der Leber, MRT oder CT des Gehirns, Knochenszintigrafie, PET, Knochenmarkpunktion)
4. Präoperative Lungenfunktionsdiagnostik: Diese soll vor eingreifenden diagnostischen Schritten stehen, denn bei schlechter Lungenfunktion verbietet sich von vornherein eine Lungenteilresektion (funktionelle Inoperabilität)! Operabilität für Pneumektomie bei FEV_1 > 2,0 l (80 %

Soll) und Diffusionskapazität (DLCO) > 60 % Soll; für Lobektomie bei FEV_1 > 1,5 l und DLCO > 60 % Soll. Bei schlechten Werten Zusatzdiagnostik mit Blutgasen, Lungenfunktionsszintigrafie und Spiroergometrie. Berechnung der zu erwartenden postoperativen Lungenfunktion (Perfusionsszintigrafie und Lungenfunktion).
Spiroergometrie: Geringeres Risiko bei maximaler Sauerstoffaufnahme > 20 ml/kg/min
Bei 16 - 20 ml/kg/min mittleres Risiko; bei 10 - 15 ml/kg/min hohes Risiko, bei < 10 ml/kg/min Inoperabilität auch für Lobektomie.

5. Engmaschige Vorsorgeuntersuchungen von Risikogruppen (z.B. Asbestexponierte, ehemalige Arbeiter des Uranbergbaus): Sputumzytologie mit DNA-Zytometrie (sicherer Nachweis von Tumorzellen), Low dose Spiral-CT (0,2 - 1,0 mSv): Tumornachweis ab 2 mm ∅

Th.: S3-Leitlinie (2010):

1. **Kleinzelliges Lungenkarzinom = SCLC (15 %):** Primär Radio-/Chemotherapie
Da das kleinzellige Lungenkarzinom zum Zeitpunkt der Diagnose meist schon disseminiert ist, muss primär systemisch therapiert werden.
- Die Operation ist keine Standardbehandlungsmethode.
- Aufgrund nicht-randomisierter Studien kann im Stadium I (eventuell II) eine Operation erwogen werden. Neoadjuvante Chemo-/Radiotherapie kann den Tumor präoperativ verkleinern.

A) Limited disease (25 %):
• Resektion mit kurativer Zielsetzung + bimodale Therapie: Polychemotherapie und Radiatio (bis $T_2N_0M_0$)
• Polychemotherapie: PE-Schema (Cisplatin + Etoposid) 4 - 6 Zyklen alle 3 Wochen (hohe Remissionsraten, geringe Dauer)
• Radiatio: Mediastinum, 40 Gy, hyperfraktioniert, simultan im 1. Chemotherapiezyklus
• Prophylaktische Schädelbestrahlung nach Erreichen einer Remission → verbesserte Prognose

B) Extensive disease (75 %): Therapieansatz palliativ und unimodal
• Polychemotherapie: z.B. ACO- oder CEV- oder PE-Schema (ACO = Adriamycin/Cyclophosphamid/Vincristin, CEV = Carboplatin/Etoposid/Vincristin, PE = Cisplatin/Etoposid - Etoposid kann ersetzt werden durch Irinotecan, Topotecan oder Epirubicin)
• Radiatio bei Skelettmetastasen sowie oberer Einflussstauung
• Prophylaktische Schädelbestrahlung bei Ansprechen auf Chemotherapie

2. **Nicht-kleinzelliges Lungenkarzinom = NSCLC (85 %):** Primär Chirurgie
Stad. I/II/IIIA ($T_3N_1M_0$):
- Radikale Operation mit Lymphknotendissektion
- Bei funktioneller Inoperabilität parenchymsparende Operation oder definitive Radiatio
- Bei Brustwandinfiltration zusätzlich postoperative Radiatio lokal
- Adjuvante Chemotherapie in den Stadien II/IIIA1/IIIA2

Pancoast-Tumoren Stad. II - IIIB: Neoadjuvante Radio-/Chemotherapie mit anschließender Operation

Stad. IIIA mit inzidentellen N_2-Lymphknoten (IIIA1); Stad. III A2: Maligne Zellen erst im Op - Präparat nachgewiesen: Operation mit adjuvanter Chemotherapie und anschließender Radiatio des Mediastinums

Stad. IIIA3 (präoperativer Nachweis von N_2-Metastasen): Neoadjuvante Radiatio mit anschließender Operation oder definitive Radio-/Chemotherapie

Stad. IIIA4, IIIB (andere als $T_4N_{0/1}M_0$): Radio-/Chemotherapie

Stad. IIIB, IV: Kombinierte Chemotherapie über 4 - 6 Zyklen mit einer Cisplatin-basierten Kombination. Nicht-Plattenepithelkarzinom zusätzlich Bevacizumab möglich.

Personalisierte Tumortherapie: 4 EGFR-TKIs: Gefitinib, Erlotinib, Afatinib, Osimertinib (bei aktivierenden Mutationen der EGFR-TK); 3 ALK-Inhibitoren: Crizotinib, Ceritinib, Alectinib (bei ALK-Positivität) - Immuncheckpoint-Inhibitoren: z.B. Nivolumab (bindet an den PD-1-Rezeptor auf T-Zellen und stimuliert das Immunsystem.)

Palliative Therapie: Schmerztherapie nach dem WHO-Stufenschema, Bisphosphonate bei Knochenmetastasen, Chemotherapie (z.B. Gemcitabin), Radiotherapie (extern und evtl. endoluminal mit ^{192}Iridium), bronchoskopische Verfahren (Stent, Lasertherapie, evtl. als photodynamische Therapie), bildgestützte Thermoablation.
Bei SIADH Einsatz von Tolvaptan (selektiver Antagonist des Arginin-Vasopressinrezeptors-2).

Prg: Schlecht: 5-Jahresüberlebensrate bei neu diagnostizierten Lungenkarzinomen beträgt 15 %.
Fast 2/3 aller Fälle sind bereits bei der Aufnahme in die Klinik inoperabel!
Von dem restlichen Drittel erweist sich ein Teil intraoperativ als inoperabel.
Daher steht und fällt die Prognose des Lungenkarzinoms mit der Frühdiagnose.

Prognostische Faktoren:
1. Histologischer Typ
2. Tumorstadium (Ausbreitung)
3. Allgemeinzustand des Patienten, Alter und Geschlecht (Frauen zeigen höhere 5-Jahresüberlebensquoten)
4. Immunologisches Verhalten (niedrige Lymphozytenzahl und negative Hautteste vom verzögerten Typ → schlechte Prognose)

NSCLC: 5-Jahresüberlebensquoten:
St. IA (T_1,N_0,M_0): ≈ 50 % - St. IB (T_2,N_0,M_0): ≈ 40 % - St. II (T_1/T_2,N_1,M_0): ≈ bis 25 %

SCLC: Die Chemotherapie führt beim kleinzelligen Lungenkarzinom im Stadium limited disease zu hohen Remissionsraten, die jedoch häufig nur von begrenzter Dauer sind. In Kombination mit einer Strahlentherapie werden ca. 5 % definitive Heilungen beobachtet (ein solches Therapieregime ist allerdings rel. toxisch!).

Pro: Verzicht auf Rauchen, Raucherentwöhnungsprogramme anbieten! Nach Abstinenz sinkt das Krebsrisiko langsam und nähert sich nach 15 Jahren dem Risiko eines Nichtrauchers. Verzicht auf krebserzeugende Arbeitsstoffe, Arbeitsschutzmaßnahmen bei unvermeidbarem Umgang mit Karzinogenen! Langfristige Einnahme von ASS scheint bei Frauen das Lungenkrebsrisiko zu senken.

Merke: Ca. 30 % aller Krebserkrankungen und mehrere Millionen Todesfälle jährlich werden durch Rauchen verursacht! Was dies an Leiden und Kosten verursacht, kann man sich kaum vorstellen! Mit dem Rückgang des Zigarettenkonsums sinkt auch die Inzidenz des Lungenkrebses!

CUP-SYNDROM = cancer of unknown primary site syndrome [C80.0]

Def: Tumorerkrankungen, bei denen nach Abschluss der primären Diagnostik nur Metastasen, jedoch kein Primärtumor gefunden wird. Auch bei Obduktionen findet man den Primärtumor nur in ca. 70 % d.F. Häufigkeit der gefundenen Primärtumoren: Lungenkarzinom (bis 35 %), Pankreas-Ca. (bis 20 %), Tumor von Leber oder Gallenwege (bis 15 %), Nierenzellkarzinom (ca. 5 %), Darmkarzinom (ca. 5 %) u.a.

Vo.: Ca. 3 % aller Tumorkrankheiten

KL.:
- Kurze Anamnese mit unspezifischen Beschwerden, evtl. paraneoplastische Syndrome
- Fortgeschrittene Metastasierung bereits bei Diagnosestellung

Di.:
- Anamnese/Klinik
- Gynäkologische (bei Frauen) und urologische Untersuchung (bei Männern)
- CT: Hals, Thorax, Abdomen, Becken; evtl. PET
- Labor-Screening mit PSA (Männer > 40 J.), AFP, hCG,
- Histologie/Immunhistologie der Metastasen: Adeno-Ca (80 %), Plattenepithel-Ca. (15 %)
- Evtl. Zytologie (Aszites, Pleuraerguss)

Th.: Keine evidenzbasierte Therapie; Polychemotherapie; in Erprobung sind u.a. EGFR-Inhibitoren (Erlotinib) und VEGF-Ak (Bevacizumab).

Prg: Lebenserwartung meist < 12 Monaten

ANDERE EPITHELIALE LUNGENTUMOREN

1. Bronchialadenom [D38.1]:
   Altersgipfel: 3. - 4. Lebensjahrzehnt; oft zentral lokalisiert, wächst langsam in die Lichtung eines Bronchus mit den Folgen:
   - Bronchialverschluss, Atelektasen, rezidivierende Pneumonien
   - Bronchiektasenbildung, evtl. Lungenblutung
   Maligne Entartung möglich
2. Neuroendokrine Tumoren der Lunge - WHO-Klassifikation:
   - Low- bis intermediate-grade Karzinoidtumoren:
     - Typisches Karzinoid (TC)
     - Atypisches Karzinoid (AC)

- High-grad Tumoren:
  - Kleinzelliges Bronchialkarzinom (SCLC)
  - Großzelliges neuroendokrines Karzinom (LNEC)
  (Weitere Infos: Siehe Internet)

3. Adenoid-zystisches Karzinom (Zylindrom):
   Histologisches Bild ähnlich den adenoid-zystischen Karzinomen der Speicheldrüsen.
   Metastasierung mit perineuraler Ausbreitung → ungünstige Prognose

MESENCHYMALE LUNGENTUMOREN

1. Benigne: Am häufigsten Chondrome (= gutartige Hamartome)
   Ferner: Osteome, Lipome, Fibrome u.a.
2. Maligne: Sarkome (selten)

Metastatische (sekundäre) Lungentumoren

1. Lymphangiosis carcinomatosa [C79.88] durch lymphogene Metastasierung (bes. bei Magen- und Mammakarzinom)
2. Hämatogene Lungenmetastasen [C78.0](bei verschiedenen Malignomen)
   Einzelne Lungenmetastasen können operativ entfernt oder minimal-invasiv zerstört werden, z.B. durch Mikrowellenablation oder Lasertherapie.

STÖRUNGEN DES LUNGENKREISLAUFS

LUNGENÖDEM [J81]

Def: Massiver Austritt von Flüssigkeit aus den Lungenkapillaren in das Interstitium und den Alveolarraum.

Ät.: A) Kardiales Lungenödem (am häufigsten):
Linksherzinsuffizienz mit Druckanstieg im Lungenkreislauf: Herzinfarkt, Myokarditis, hypertone Krise, Herzrhythmusstörungen, dekompensierte Klappenvitien u.a.
Anm. zur Mitralstenose: Die leichte Mitralstenose neigt eher zum Lungenödem als die schwere Mitralstenose, weil sich bei letzterer eine Wandverdickung der Pulmonalgefäße (Pulmonalsklerose) ausgebildet hat, sodass Drücke bis 40 mmHg toleriert werden.

B) Nichtkardiales Lungenödem:
- Herabgesetzter onkotischer Druck: Fluid lung bei Oligo-/Anurie (Niereninsuffizienz), Albumin < 25 g/l (Intensivpatienten)
- Erniedrigter Alveolardruck:
  - Postexpansionsödem: Zu schnelle Abpunktion eines großen Pleuraergusses (nicht mehr als max. 1,5 l an einem Tag abpunktieren)
  - Höhenkrankheit: Oberhalb einer Höhe von ca. 1.500 - 2.000 m besteht das Risiko für eine Höhenkrankheit bei großer individueller und geographischer/klimatischer Schwankungsbreite. (Acute Mountain Sickness = AMS)
    Pg.: Erniedrigter Alveolardruck + O_2-Mangel mit pulmonaler Vasokonstriktion (Euler-Liljestrand-Reflex)
    Leitsymptome sind Kopfschmerzen + 1 Zusatzsymptom (Übelkeit, Müdigkeit, Schwäche, Schwindel, Schlafstörungen)
    Ab 4.000 m bekommen 7 % aller Bergsteiger ein Höhenlungenödem (high altitude pulmonary edema = HAPE), insbesondere bei mangelnder Höhenanpassung/zu schnellem Aufstieg.
    Die schwerste Form der Höhenkrankheit ist das Höhenhirnödem (High Altitude Cerebral Edema = HACE).
    Leitsymptome: Ataxie, Bewusstseinsstörungen, starke Kopfschmerzen, Erbrechen, Halluzinationen, Sehstörungen u.a.
- Permeabilitätssteigerung der Lungenkapillaren:
  - Allergisch (anaphylaktischer Schock)
  - Toxisch (Reizgase, Alkylphosphatester, Magensaftaspiration, Heroinintoxikation). Die Ursachen des toxischen Lungenödems sind z.T. die gleichen wie beim toxisch verursachten ARDS.
- Andere Ursachen: Lungenembolie, Schädelhirntraumen u.a.

PPh: Reabsorption < Filtration

Pg.: der respiratorischen Insuffizienz beim Lungenödem:
Lungencompliance und Vitalkapazität ↓
Atemwegswiderstand und Transferstrecke ↑

4 Stadien des Lungenödems:
1. Interstitielles Lungenödem: Ödem des Lungengewebes
2. Alveoläres Lungenödem: Exsudation und Transsudation von seröser Flüssigkeit in Alveolen und Bronchiolen
3. Schaumbildung mit Ausdehnung der ursprünglichen Flüssigkeitsmenge
4. Asphyxie

KL.:
- **Interstitielles Lungenödem:**
  Tachypnoe, verschärftes Atemgeräusch, evtl. Giemen,
  Dyspnoe, Orthopnoe, Husten (Asthma cardiale)

  Merke: Das interstitielle Lungenödem (z.B. "fluid lung" bei Niereninsuffizienz) ist nur röntgenologisch nachweisbar (symmetrische, schmetterlingsförmige Verschattung perihilär und in den Unterfeldern), während man auskultatorisch außer evtl. Giemen nichts hören kann. Erst das alveoläre Lungenödem imponiert durch feuchte Rasselgeräusche, die im ausgeprägten Fall auch ohne Stethoskop hörbar sind.
- **Alveoläres Lungenödem:**
  - Schwerste Dyspnoe, Angst, Zyanose/Blässe
  - Feuchte Rasselgeräusche, die man im ausgeprägten Fall auch ohne Stethoskop hört (Rasseln und "Kochen" über der Brust).
  - Schaumiges Sputum
- Blutdruck unterschiedlich: · Bei hypertoner Krise ↑
  · Bei Schocksymptomatik ↓
- Röntgen: Parahiläre schmetterlingsförmige Lungenverschattungen, bei Linksherzinsuffizienz Herzverbreiterung, Kerley B-Linien bei interstitiellem Lungenödem (horizontale Streifen beidseits laterobasal im Bereich der Recessus costodiaphragmatici); Milchglaszeichnung bei alveolärem Lungenödem

DD:
- Kardiales Lungenödem: Zeichen der Linksherzinsuffizienz (Klinik, Echo). Pulmonaler Kapillardruck > 18 mmHg.
- Nichtkardiales Lungenödem und ARDS: Fehlende Zeichen der Linksherzinsuffizienz (Klinik, Echo). Pulmonaler Kapillardruck < 18 mmHg.
- Pneumonie (Fieber, oft einseitiger Lungenbefund mit Infiltrationszeichen bei der Auskultation)
- Asthma bronchiale:

Kardiales Lungenödem	Asthma bronchiale
Kardiale Anamnese	Pulmonale Anamnese
Meist feuchte Haut	Trockene Haut
Feuchte RG basal	Trockene RG

Di.: Anamnese + Klinik + Röntgen Thorax/Echokardiografie

Th.: A) Sofortmaßnahmen:
1. Sitzende Lagerung mit tief hängenden Beinen (Senkung des hydrostatischen Druckes in den Lungengefäßen)
2. Sedierung: Morphin oder Diazepam: 5 mg langsam i.v., kontraindiziert bei Atemdepression und Hypotonie → Antidot für Morphin: Naloxon
3. O_2 per Nasensonde + Sekretabsaugung
4. Vorlastsenkung beim kardialen Lungenödem:
   · Nitroglyzerin: Sublingual als Spray oder per infusionem, Vorsicht bei Hypotonie (hier evtl. Nitroglyzerin niedrig dosiert in Kombination mit Dopamin)
   · Furosemid: Initial 20 - 40 mg i.v. (kontraindiziert bei Polyglobulie → hier Aderlasstherapie)
5. Inhalative Kortikosteroide bei allergisch/toxischem Lungenödem:
   Ob eine prophylaktische Anwendung von Kortikoidspray (initial alle 10 Min. 5 Hübe) das toxische Lungenödem nach Reizgasinhalation verhindern kann, ist umstritten. Ein Lungenödem kann nach einer Latenz bis > 12 h nach Reizgasinhalation plötzlich eintreten! → Patienten mind. 24 h stationär überwachen!
6. Evtl. unterstützende CPAP-Atmung (continuous positive airway pressure). Falls erforderlich Intubation und maschinelle Überdruckbeatmung mit positivem endexspiratorischen Druck (PEEP) und 100 % O_2

Bei schwerem toxischen Lungenödem, das konservativ nicht zu beherrschen ist, Einsatz der extrakorporalen Membranoxygenierung (ECMO)

B) Kausale Therapie: z.B.
1. Nachlastsenkung bei hypertoner Krise: z.B. Nitroglyzerin (Einzelheiten: Siehe Kap. Hypertone Krise)
2. Behandlung einer akuten Linksherzinsuffizienz: (siehe Kap. Herzinfarkt)
3. Behandlung einer Herzrhythmusstörung
4. Bei Niereninsuffizienz mit Überwässerung: Dialyse
5. Albuminmangel: Ausgleich eines Eiweißmangels über Ernährung, evtl. Albumin-Substitution
6. Bei den ersten Anzeichen einer Höhenkrankheit: O_2-Gabe + sofort Abstieg bzw. Abtransport auf niedrige Höhe (+ symptomatische Therapie: Kalziumantagonisten, z.B. Nifedipin, Überdrucksack, bei HACE zusätzlich Dexamethason u.a.; Internet-Infos: *www.bexmed.de*; *www.high-mountains.de*)

COR PULMONALE [I27.9]

Def: (American Thoracic Society) Hypertrophie u./o. Dilatation des rechten Ventrikels als Folge einer Struktur-, Funktions- oder Zirkulationsstörung der Lunge mit pulmonaler Hypertonie.

Durch eine primäre Widerstandserhöhung im kleinen Kreislauf kommt es zu einer Druckbelastung des rechten Herzens. (Linksherzvitien und Shuntvitien mit sekundärem postkapillären Druckanstieg im kleinen Kreislauf zählen nicht zum Cor pulmonale, obgleich auch sie im Endeffekt zu einer Rechtsherzbelastung führen.)

Der rechte Ventrikel ist muskelschwächer als der linke Ventrikel und besitzt auch nicht die Fähigkeit zur Hypertrophie in dem Maße wie der linke Ventrikel.

Unterscheide:
- Akutes Cor pulmonale [I26.0]: Meistens Lungenembolie (siehe dort); ferner akuter Asthma bronchiale-Anfall
- Chronisches Cor pulmonale [I27.9]: Ursachen siehe dort

PULMONALE HYPERTONIE (PH) [I27.28] UND COR PULMONALE CHRONICUM (CPC) [I27.9] PULMONAL-ARTERIELLE HYPERTONIE [I27.0]

Internet-Infos: Siehe *ESC-Guideline 2015*

Def:
- Pulmonale Hypertonie: Chronische Erhöhung des mittleren Pulmonalarteriendruckes (PAPm) in Ruhe > 25 mmHg
- Pulmonal-arterielle Hypertonie: PAPm ≥ 25 mmHg in Ruhe, pulmonal-arterieller Verschlussdruck (PAWP) ≤ 15 mmHg und pulmonal-vaskulärer Widerstand (PVR) > 240 dyn · s · cm^{-5}
  Andere Ursachen einer präkapillären pulmonalen Hypertonie müssen ausgeschlossen werden.
  Anm.: Da auch Gesunde unter körperlicher Belastung PAPm-Werte > 30 mmHg haben können, werden die Druckwerte unter Belastung nicht in die Definition der PH einbezogen.
- Cor pulmonale: s.o.
- Lungengefäßwiderstand (PVR = pulmonary vascular resistance) $= f \cdot \frac{(mPAP - PCWP)}{HZV}$
  PAPm = Pulmonalarterieller Mitteldruck (mPAP)
  PAWP = Pulmonal-arterieller Verschlussdruck (= PCWP) = Wedge Druck
  HZV = Herzzeitvolumen
  f = Faktor (abhängig von den gewählten Einheiten)

Normal: < 10 Pa · ml^{-1} · s oder < 100 dyn · s · cm^{-5} oder < 1,25 Wood-Einheiten = mmHg/(l/min)

Ep.: Inzidenz < 1/100.000/J. Häufigste Ursachen sind Linksherz- und Lungenerkrankungen.

Ät.: Klassifikation der pulmonalen Hypertonie nach Nizza-Konferenz (2013):

1. Pulmonal-arterielle Hypertonie (PAH) (3 %)
1.1 Idiopathische PAH (IPAH), Inzidenz 1/100.000/J., meist jüngere Frauen
1.2 Hereditäre PAH (HPAH; Genmutationen: BMPR-2, ALK-1, ENG, SMAD9, CAV1, KCNK3)
1.3 PAH assoziiert mit Medikamenten, Drogen, Toxinen

1.4 PAH assoziiert (APAH) mit
- Bindegewebserkrankungen
- HIV-Infektion
- Portaler Hypertension
- Angeborenen Herzfehlern
- Schistosomiasis

1.5 Pulmonale venookklusive Erkrankung und/oder pulmonale kapilläre Hämangiomatose
1.6 Persistierende pulmonale Hypertonie des Neugeborenen (PPHN)

2. **Pulmonale Hypertonie (PH) bei Linksherzerkrankungen** = Syn: Linksherz-PH (65 %)
   2.1 Systolische Dysfunktion
   2.2 Diastolische Dysfunktion
   2.3 Klappenerkrankungen
   2.4 Angeborene/erworbene Obstruktion des Linksherz-Ausflusstraktes und angeborene Kardiomyopathien
3. **Pulmonale Hypertonie (PH) bei Lungenerkrankungen und/oder Hypoxämie** (30 %)
   3.1 COPD
   3.2 Interstitielle Lungenkrankheit
   3.3 andere Lungenerkrankungen mit gemischtem restriktiv-obstruktiven Muster
   3.4 Schlafbezogene Atmungsstörungen (SAS)
   3.5 Alveoläre Hypoventilationssyndrome
   3.6 Chronische Exposition zu großer Höhe
   3.7 Entwicklungsstörungen
4. **Chronische thrombembolische pulmonale Hypertonie (CTEPH)** (2 %):
   Organisierte Thromben nach Lungenembolie(n); Vo.: Ca. 4 % der Lungenembolien; 3 Typen:
   4.1. Typ 1 (20 %): Thrombus im Hauptstamm; verdickte Intima mit netzartigen Veränderungen
   4.2. Typ 2 (70 %): Befall der Lappenarterien; verdickte Intima mit netzartigen Veränderungen ohne Thrombusnachweis im Hauptstamm
   4.3 Typ 3 und 4 (10 %): Weiter distal gelegene Veränderungen der Lungenarterien
5. **Pulmonale Hypertonie unklarer und/oder multifaktorieller Genese** (selten)
   5.1 Hämatologische Erkrankungen: Chronisch hämolytische Anämie, myeloproliferative Erkrankungen, Splenektomie.
   5.2 Systemerkrankungen: Sarkoidose, pulmonale Langerhans-Zell-Histiozytose, Lymphangioleiomyomatose
   5.3 Metabolische Erkrankungen: Glykogenspeicherkrankheiten, Morbus Gaucher, Schilddrüsenerkrankungen
   5.4 Andere Erkrankungen: Tumoröse Obstruktion, fibrosierende Mediastinitis, chronische Niereninsuffizienz mit Hämodialyse, segmentale PH

Pg.: Pathogenetische Trias in den Widerstandsgefäßen der Lunge:
- Vasokonstriktion
- Thrombosen
- Remodeling: Umbauvorgänge mit Intimafibrose, Endothelzellwucherung, Obliteration

Ein Ungleichgewicht von protektiven und aggressiven Faktoren fördert die pathogenetische Trias der pulmonalen Hypertonie:
- Protektiv: Prostacyclin, NO-System, ANP-System
- Aggressiv: Thromboxan (↑), Endothelin (↑)

Besonders das Ungleichgewicht von Prostacyclin (↓) und Thromboxan (↑) fördert die PH.

KL.: Im Anfang sehr diskret! Nur in 20 % d.F. ist die volle Symptomatik vorhanden.
- Progrediente Belastungsdyspnoe
- Dyspnoe beim Bücken (Bendopnoe)
- Rasche Ermüdung, abnehmende Leistungsfähigkeit
- Sinustachykardie, evtl. Rhythmusstörungen
- Schwindel (evtl. Synkope unter körperlicher Anstrengung oder Husten)
- Diskrete Zyanose
- Brustschmerzen - DD: Siehe Kap. Koronare Herzkrankheit
- Bei dekompensiertem CP: Zeichen der Rechtsherzinsuffizienz (Halsvenenstauung, Ödeme, Stauungsleber, Aszites)

Klinische Schweregrade: Siehe NYHA-Stadien (Kapitel Herzinsuffizienz)

Auskultation: Lauter 2. Herzton über der Pulmonalklappe, evtl. mit fixierter (atemunabhängiger) Spaltung.
Bei Dilatation des rechten Ventrikels evtl. diastolisches Graham-Steell-Geräusch über der Pulmonalklappe (relative Pulmonalklappeninsuffizienz) und evtl. systolisches Geräusch über der Trikuspidalklappe (relative Trikuspidalinsuffizienz).

Ekg: Ekg-Veränderungen sind kein Frühsymptom und fehlen bei 50 % aller Patienten mit manifester pulmonaler Hypertonie (Vergleich mit früheren Ekg-Befunden sehr wichtig!).

- Kriterien hoher Spezifität:
  - Rechtshypertrophiezeichen:
    V_1 : R > 0,7 mV, R/S > 1
    $V_{5,6}$: S ≥ 0,7 mV
    Sokolow-Index für Rechtshypertrophie: R_{V1} + $S_{V5 \text{ oder } 6}$ ≥ 1,05 mV
  - Rechtsventrikuläre Repolarisationsstörung:
    ST-Senkung, T-Negativierung in V_{1-3}
- Kriterien geringer Spezifität:
  - P-pulmonale = P-dextroatriale (P in Ableitung II ≥ 0,25 mV)
  - Drehung der elektrischen Herzachse vom Indifferenz- zum Steil- bis Rechtstyp, zusätzliche Sagittalstellung der Herzachse (S_I/Q_{III} oder $S_I/S_{II}/S_{III}$-Typ)
- Unspezifische Zeichen:
  Rechtsschenkelblock, Tachykardie, Rhythmusstörungen

Lab: BNP/NT-proBNP ↑

Merke: Sind Ekg und BNP/NT-proBNP normal, ist eine pulmonale Hypertonie unwahrscheinlich!

Bildgebende Verfahren:

- Doppler-Echokardiografie: Wichtigste Untersuchung! Bei Emphysem jedoch eingeschränkte Beurteilbarkeit der Echokardiografie
  - Rechtsventrikuläre Hypertrophie und Dilatation
  - Beschleunigter Pulmonalklappenregurgitationsjet
  - Verkürzte RV-Akzelerationszeit
  - Abschätzung des pulmonalarteriellen systolischen Druckes (PASP): Die Diagnose einer pulmonalen Hypertonie ist nach echokardiografischen Kriterien unwahrscheinlich, wenn die maximale Flussgeschwindigkeit der Trikuspidalklappen-Regurgitation ≤ 2,8m/sec beträgt, der systolische PAP ≤ 36 mmHg ist und keine anderen echokardiografischen Kriterien dafür sprechen. Die Diagnose ist wahrscheinlich, wenn die Geschwindigkeit > 3,4m/sec und der systolische PAP > 50 mmHg liegen.
- Rö. Thorax: im Anfang wenig ergiebig, später:
  - Prominenter Pulmonalisbogen
  - Erweiterte zentrale Lungenarterien (Pars descendens der rechten A. pulmonalis in Höhe des Zwischenbronchus > 18 mm)
  - Kalibersprung zu den engen peripheren Lungenarterien = "amputierter Hilus"
  - Peripher "helle Lunge" durch fehlende Gefäßzeichnung
  - Rechtsherzvergrößerung mit Ausfüllung des Retrosternalraumes im Seitenbild
- Perfusions-/Ventilationsszintigrafie: Segmenttypische Perfusionsausfälle bei normaler Ventilationsszintigrafie sprechen für Lungenembolien. Nachweis einer CTEPH
- HR-CT: Interstitielle Lungenerkrankungen, pulmonale venookklusive Erkrankung (PVOD)
- Angio-CT oder Pulmonalisangiografie: Ausschluss von Lungenembolien

Rechtsherzkatheter:

Ein Rechtsherzkatheter ist nötig, um die Diagnose zu bestätigen, den Schweregrad zu erfassen, wenn eine spezifische medikamentöse Therapie eingeleitet werden soll und zur Überprüfung der Wirkung der Therapie (Vasoreagibilitätstest) oder Bestätigung einer klinischen Verschlechterung.

Hämodynamische Definition der pulmonalen Hypertonie (Nizza 2013)

Definition	Charakteristika	Klinische Gruppen
Pulmonale Hypertonie (PH)	mPAP ≥ 25 mmHg	
Präkapilläre pulmonale Hypertonie	mPAP ≥ 25 mmHg PCWP ≤ 15 mmHg PVR > 240 dyn · s · cm^{-5} CI normal oder reduziert	1, 3, 4, 5: PAH, PH bei Lungenerkrankung, CTEPH und andere Ursachen
Postkapilläre pulmonale Hypertonie	mPAP ≥ 25 mmHg PCWP > 15 mmHg CI normal oder reduziert	Nizza-Gruppe 2: Linksherz-PH
Isolierte postkapilläre PH	PCWP >15 mmHg dPAP - PCWP < 7mmHg	
Kombinierte postkapilläre und präkapilläre PH	PCWP > 15 mmHg dPAP - PCWP ≥ 7 mmHg	

Alle Angaben sind Ruhewerte.

Unterscheide:
- Typische PAH: Jüngere Pat., keine relevanten kardiopulmonalen Begleiterkrankungen
- Atypische PAH: Ältere Pat., relevante kardiopulmonale Begleiterkrankungen

Th.: Möglichst in einem PH-Zentrum:

Allgemeine Maßnahmen: Schwangerschaftsverhütung (hohes Risiko durch Schwangerschaft und Geburt), Influenza- und Pneumokokken-Impfung, moderates Trainingsprogramm, Meidung körperlicher Überlastung. Bei operativen Eingriffen Epiduralanästhesie vor Vollnarkose vorziehen.

1. Kausal:
   - Konsequente Behandlung einer COPD und anderer Lungenerkrankungen, eines SAS, einer Herzerkrankung
   - Indikation für Antikoagulanzien: CTEPH und Begleiterkrankungen mit Indikation für Antikoagulanzien
   - Op.-Indikation (Pulmonale Endarteriektomie = PEA) der CTEPH:
     - NYHA III - IV
     - mPAP > 40 mmHg
     - Lungengefäßwiderstand (PVR) > 300 dyn · sec · cm^{-5} (bzw. > 30 Pa · ml^{-1} · s)

     Op.-Letalität ca. 5 % (und höher)
2. Symptomatisch:
   - Therapie der pulmonalen Hypertonie:
     - Langzeitsauerstofftherapie (LOT) (Heimtherapie) bei Cor pulmonale und COPD

       Ind: ▫ Chronische Hypoxie trotz optimaler Behandlung der Grunderkrankung:
       · PaO_2 in Ruhe bei 3 Messungen ≤ 55 mmHg
       · PaO_2 in Ruhe ≤ 60 mmHg und Cor pulmonale oder Polyglobulie
       ▫ Sichere Anhebung des PaO_2 > 60 mmHg unter O_2-Gabe
       ▫ Ausschluss eines bedrohlichen CO_2-Anstiegs unter O_2-Gabe
       ▫ O_2-Therapie mindestens 16 h/d (Patientenkooperation muss vorhanden sein)

       Indikationsstellung und Einleitung in der Klinik, fachärztliche ambulante Überwachung erforderlich.

       Resultat: Pulmonalisdrucksenkung und Verbesserung der Überlebenszeit
     - **Medikamentöse Drucksenkung:**

       Bei atypischer PAH beginnt man mit einer Monotherapie; bei typischer PAH wählt man bereits früh eine Kombinationstherapie.

       ▫ **Hoch dosierte Kalziumantagonisten** senken den mPAP nur bei ca. 5 % der Patienten (Evidenzgrad C). Indikation nur bei nachgewiesener Wirksamkeit (Rechtsherzkatheter mit Vasoreagibilitätstestung).

       Die im folgenden genannten Medikamente haben je nach Einzelsubstanz einen Evidenzgrad A und B für den Einsatz bei pulmonal-arterieller Hypertonie (= PAH = Gruppe 1 nach Nizza). Für eine Therapie der PAH bei Linksherz-/Lungenerkrankungen zeigen diese Medikamente keine Wirksamkeit.

       ▫ **Prostazyklin-Analoga** wirken vasodilatativ:
       - Parenteral anwendbare Präparate: Treprostinil s.c. (Remodulin®), Epoprostenol i.v. (Rotexmed®)

         NW: Schmerzhaftes Erythem an der Injektionsstelle u.a.
       - Inhalativ anwendbare Präparate: Iloprost (Ventavis®), Treprostinil (Tyvaso®): Preiswerter, gute Drucksenkung, NW-arm, aber nur ein Teil der Patienten spricht gut an.

       ▫ **Selexipag:** Oral anwendbarer Prostzyklin-IP-Rezeptor-Agonist

       ▫ **Endothelin-Rezeptorantagonisten (ET_1-Antagonisten = ERA)**: Blockieren das vasokonstriktiv wirkende Endothelin:
       Bosentan (Tracleer®), Ambrisentan (Volibris®), Macitentan (Opsumit®): Oral anwendbar, gute Drucksenkung

       ▫ **Phosphodiesterase- (PDE-) 5-Inhibitoren** verlängern die vasodilatative Wirkung von endogenem NO → dadurch Senkung des mPAP.
       Sildenafil und Tadalafil sind für diese Indikation zugelassen.
       Dos: 3 x 20 mg/d Sildenafil oder 40 mg/d Tadalafil
       NW + KI beachten

       ▫ **Riociguat** (Adempas®): Oraler Guanylatcyclase-Stimulator. Einziges Medikament, das außer für die PAH (Gruppe 1) auch für die CTEPH (Gruppe 4) zugelassen ist.
       Wi.: Stimuliert die Bildung von cGMP und wirkt so gefäßerweiternd.

       Bei Patienten mit PH Gruppe 3 (chronische Lungenkrankheiten) finden sich meist nur geringe Druckerhöhungen. Bei stark erhöhten Werten ist differentialdiagnostisch zu erwägen, ob eine andere Gruppe (z.B. Gruppe 1) vorliegt. Therapie einer Herzinsuffizienz: Kein Digitalis; Diuretika bei Zeichen der Überwässerung; Ausgleich einer evtl. Anämie/ eines Eisenmangels

3. Interventionelle und chirurgische Therapie:
   Ind: Konservativ nicht beherrschbare Verläufe
   - Ballonatrioseptostomie (therapeutischer Rechts-Links-Shunt auf Vorhofebene) führt zu Entlastung des rechten Ventrikels, hat aber eine Letalität von ca. 10 % (Überbrückungsmaßnahme bis zur Lungentransplantation)
   - Herz-Lungen-Transplantation (HLTx) bei Patienten < 50 - 55 J.
     Ergebnisse: 5-Jahres-Überlebensrate ca. 50 %

Prg: Abhängig von:
- Der Höhe des mittleren Pulmonalarteriendruckes = mPAP: Bei der vaskulären Form des CP einschl. IPAH finden sich die höchsten Druckwerte mit schlechtester Prognose:
- Vom Ausmaß der alveolären Hypoventilation (Hypoxämie) und der Schwere der bronchialen Obstruktion
- Vom Kompensationsvermögen des rechten Herzens: Rechtsherzdekompensation verschlechtert die Prognose. Der Tod kann schlagartig infolge Rhythmusstörungen eintreten!

3-Jahres-Überlebensrate bei pulmonal-arterieller Hypertonie mit Therapie 70 - 80 %

Alle Patienten werden 3 Risikogruppen zugeordnet (niedriges, mittleres, hohes Risiko), abhängig von Klinik, funktionellen und hämodynamischen Parametern.

TUBERKULOSE

[A15.0 - A19.9]

Namentliche Meldepflicht: Behandlungsbedürftige Tbc (Erkrankung, Tod) zusätzl. Therapieverweigerer + Therapieabbruch

Internet-Infos: *www.dzk-tuberkulose.de; www.rki.de/tuberkulose; www.stop-tb.de; www.explaintb.org; www.cdc.gov; www.ecdc.europa.eu; www.theunion.org; www.who.int/topics/tuberculosis/en/; www.stoptb.org; www.bcgatlas.org; www.nationaltbcenter.ucsf.edu/; www.ghdonline.org/*

Syn: Tbc, M. Koch, früher „Schwindsucht"

Ep.: Weltweit ist schätzungsweise 1/4 der Menschheit mit Tuberkulosebakterien (TB) infiziert, wovon ca. 5 - 10 % im Laufe ihres Lebens an aktiver Tbc erkranken. 95 % der Erkrankungen und Todesfälle betreffen die armen Länder! Hauptgrund hierfür ist neben der schlechten Gesundheitsversorgung insbesondere die HIV-Epidemie. In den sogenannten Entwicklungsländern ist die Tuberkulose mit geschätzten 10,4 Mio. neu Erkrankten und 1,8 Mio. Toten jährlich eine der häufigsten Infektionskrankheiten. Mortalität und Morbidität haben in den meisten Industrienationen in den letzten Jahren abgenommen.
Problematisch ist auch die Zunahme multiresistenter Tuberkulosen (MDR = multidrug-resistant tuberculosis), d.h. Resistenz gegen mindestens INH + RMP. Weltweit geschätzt sind 2015 ca. 480.000 Menschen an MDR-TB erkrankt. Hohe Resistenzraten finden sich insbesondere in Zentralasien und Osteuropa mit teilweise > 30 % bei nicht vorbehandelten Patienten und > 60 % bei vorbehandelten Fällen.
Mittlerweile wurden in 105 Ländern - vor allen in den Ländern mit MDR-Problematik - hochresistente Tuberkulosestämme beobachtet (XDR = extensively drug-resistant tuberculosis. Hier liegt neben einer Multiresistenz zusätzlich eine Unempfindlichkeit gegenüber bestimmten Zweitrangmedikamenten vor (zumindest gegenüber einem der Fluorchinolone sowie einem der parenteralen Zweitrangmedikamente Amikacin, Kanamycin oder Capreomycin).
Durchschnittliche Inzidenzen (Neuerkrankungen an aktiver Tbc pro 100.000 Einwohner jährlich): Westeuropa ca. 10 (Deutschland 2015: 7,3, nach langjährigem Rückgang wieder ansteigend!, Zentraleuropa ca. 30, Osteuropa 40 - > 150, Entwicklungs- und Schwellenländer (Afrika, Asien) 100 - > 300, regional noch weit höher geschätzt, Südafrika 830; m > w.
Risikogruppen/-faktoren: Kontakte mit TB, HIV-Infizierte (Tbc ist eine der häufigsten Todesursachen bei AIDS-Patienten) und andere Immunsupprimierte, Drogengebraucher, Alkoholkranke, Obdachlose und Unterernährte, Migranten aus Hochprävalenzländern, Gefängnisinsassen, ältere Menschen, Menschen mit Diabetes mellitus, Niereninsuffizienz, Malignomen, Raucher

Err: Tuberkulosebakterien (TB, Mycobacterium tuberculosis-Komplex) sind unbewegliche Stäbchenbakterien (Entdeckung durch Robert Koch 1882). Aufgrund ihrer intrazellulären Persistenz in mononukleären Phagozyten können TB den humoralen Abwehrmechanismen des Infizierten entgehen. Glykolipide und Wachse der Zellwand ("Wachspanzer") bedingen u.a. Säurefestigkeit, langsame Vermehrung und Widerstandsfähigkeit gegen Noxen. Komplexe Immunmechanismen führen zur Granulombildung, die den oft erfolgreichen Versuch des Organismus darstellt, den Infektionsherd zu begrenzen.

Zum M. tuberculosis-Komplex gehören derzeit folgende Spezies:
- M. tuberculosis (> 95 %; Reservoir ist der Mensch)
- M. bovis (ssp. bovis und ssp. caprae, vor allem Rinder und Rotwild als Reservoir), M. africanum (Mensch als Reservoir), M. microti, M. canettii, M. pinnipedii, M. mungi, M. orygis, M. suricattae (nicht menschenpathogen) sowie M. bovis BCG (letzteres ist nicht meldepflichtig)

Ink: Von der Erstinfektion bis zur Tuberkulin- bzw. Interferon-γ-Test-(IGRA-)Konversion (Testumschlag von negativ auf positiv) vergehen durchschnittlich ca. 8 Wochen. Zu Erkrankungen kommt es bei Immunkompetenten in ca. 5 - 10 % d.F., größtenteils innerhalb der ersten 2 Jahre nach Infektion.

Inf: In aller Regel über Aerosole Mensch zu Mensch. Atemwege praktisch wichtigste Eintrittspforte (nur selten Verdauungstrakt oder Kontakt mit infektiösem Material über verletzte Haut)
- Erstinfektion: Erste Ansteckung mit Mykobakterien
- Superinfektion: Ansteckung mit einem weiteren Mykobakterienstamm bei bestehender behandlungsbedürftiger Tbc - relativ selten.
- Exogene Reinfektion: Erneute Infektion eines bereits früher mit M. tuberculosis Infizierten.
- Endogene Reaktivierung: Resistenzmindernde Faktoren (siehe unten) können zu einer Reaktivierung lebender TB führen, die in verkalkten Narben "schlummern". Die Mehrzahl der Tuberkulosefälle bei uns entstehen durch endogene Reaktivierung!

Pat:
1. Exsudative Form der tuberkulösen Entzündung:
   Kennzeichen: Exsudation und Nekrose (Verkäsung; → in ausgeprägter Form als käsige Pneumonie)
   Sekundärveränderungen: Erweichung, Kavernenbildung (durch Anschluss an Ableitungsbronchus)
2. Produktive Form der tuberkulösen Entzündung:
   Kennzeichen: Tuberkel = tuberkulöses, knötchenförmiges Granulationsgewebe
   - Innen Epitheloidzellsaum mit Langhans-Riesenzellen (begrenzt die zentrale Nekrose)
   - Außen Lymphozytensaum.
   DD: Die histologisch ähnlich aufgebauten Granulome der Sarkoidose zeigen meistens keine zentrale Nekrose (Verkäsung).
3. Sekundärveränderungen: Vernarbung und Verkalkung
   Der erste Kontakt mit dem Mykobakterium erzeugt eine exsudative Antwort in Form des Primärkomplexes = Primärherd + Hiluslymphknotenherd. - Im weiteren Verlauf der Tbc über alle Stadien können alle 3 Gewebsreaktionen in unterschiedlichem Ausmaß auftreten.

Pg.: Eine Infektion mit TB führt zu einer Erkrankung, wenn Zahl und Virulenz der TB groß sind u./o. die Abwehrlage des Infizierten eingeschränkt ist.

- Natürliche Abwehrlage: Individuell verschieden, genetisch bestimmt
- Erworbene Abwehrlage: Spezifische Immunantwort der T-Lymphozyten (zelluläre Immunität)

T-Helferzellen produzieren Interleukine (z.B. Interferon-γ → diagnostische Bedeutung), welche die Makrophagen zur Abwehrreaktion aktivieren. Zytotoxische T-Lymphozyten lysieren infizierte Makrophagen, wodurch TB aus Makrophagen freigesetzt werden.

Abwehrmindernde Faktoren, die zu einem erhöhtem Tuberkuloserisiko führen:
- Malnutrition, Stress, hohes oder sehr junges Lebensalter, Rauchen
- Langzeittherapie mit Kortikosteroiden (> 15 mg/d Prednisolonäquivalent)
- Immunsuppressiva (z.B. anti-TNFα), Zytostatika
- Diabetes mellitus
- Alkoholkrankheit
- Drogengebrauch
- HIV-Infektion, AIDS (HIV/Tbc-Koinfektionsrate in Deutschland ca. 4,5%, daher HIV-Testung anbieten!) und andere Immundefekte
- Silikose ("Siliko-Tbc")
- Hodgkin-/Non-Hodgkin-Lymphome, Leukämien, andere Tumorerkrankungen

Merke: Bei intaktem Immunsystem erkranken ca. 5 - 10 % der Infizierten an Tbc; Kinder < 5 Jahre haben ein deutlich höheres Risiko (bis zu 40 %); bei unbehandelten AIDS-Patienten beträgt das Erkrankungsrisiko an Tbc jährlich (!) 10 %.

Stadieneinteilung der Tbc:
1. Latente tuberkulöse Infektion (LTBI):
   Erstinfektion mit erfolgreicher Eindämmung der Erreger ohne Entstehung einer Primärtuberkulose
2. Primärtuberkulose:
   Alle Krankheitserscheinungen in Folge einer ersten Organmanifestation

3. Postprimäre Tuberkulose:
Organtuberkulose nach durchgemachter Infektion oder Primärtuberkulose mit zeitlicher Latenz (bis zu Jahrzehnten). Ca. 80 % Lungen-Tbc, ca. 20 % extrapulmonale Tbc

Aktivität - Inaktivität der Tbc:

Um bei tuberkuloseverdächtigem Röntgenbefund die Aktivität beurteilen zu können, sind Röntgenverlaufskontrollen notwendig:
Aktivitätszeichen der Tbc sind:
- Kaverne mit Ableitungsbronchus
- Weiche Transparenzminderung (Herdgebiet), ggf. mit Begleitpleuritis
- Vergrößerung eines älteren Herdes
- Positiver Erregernachweis

Konsequenz: Jede aktive Tbc ist behandlungsbedürftig und meldepflichtig!

LATENTE TUBERKULÖSE INFEKTION (LTBI) [A16.9] UND PRIMÄRTUBERKULOSE [A16.7]

Der erste Kontakt mit M. tuberculosis führt nach einer Latenz von ca. 8 Wochen durch Sensibilisierung spezifischer T-Lymphozyten zu einem positiven IGRA bzw. zu einem Tuberkulin-Hauttest (THT). Ohne gleichzeitigen radiologischen und/oder klinischen Nachweis eines Organbefundes wird dieser Zustand als latente tuberkulöse Infektion (LTBI) bezeichnet. Lässt sich jedoch radiologisch ein Primärkomplex (intrapulmonaler spezifischer Herd [Ghon-Herd] mit lokaler Lymphknotenreaktion) oder eine andere pathologische Veränderung (z.B. Infiltrate) nachweisen, liegt eine manifeste Primärtuberkulose vor. Deren Klinik ist häufig asymptomatisch, fakultativ kann aber auch eine B-Symptomatik vorhanden sein (siehe unten). In Mitteleuropa findet sich der Primärkomplex selten extrapulmonal (z.B. Tonsillen, Intestinaltrakt).
Gelegentlich schmilzt der Parenchymherd ein; die so entstehende Primärkaverne kann bronchogen streuen.

In einem Teil der Fälle können bereits im Rahmen der Primärinfektion auf dem Blutwege kleine diskrete Organherde entstehen: "minimal lesions". Diese können später durch Reaktivierung zum Ausgangspunkt einer postprimären Organ-Tbc werden (auch extrapulmonal).
„Minimal lesions" können in allen Organen entstehen, jedoch meistens in der Lunge in den Spitzenfeldern ("Simon-Spitzenherde", oft nur im CT nachweisbar).

Fakultative Symptome der Primär-Tbc:
B-Symptomatik:
- Subfebrile Temperaturen, ätiologisch unklarer Husten, Nachtschweiß, Appetitverlust, Abgeschlagenheit
- Erythema nodosum (selten, Einzelheiten siehe M. Boeck)

Seltener Keratoconjunctivitis phlyctaenulosa

Komplikationen und andere Manifestationen der Primärtuberkulose:

1. **HILUSLYMPHKNOTEN-TBC**
2. **PLEURITIS TUBERCULOSA**
3. **MENINGITIS TUBERCULOSA**
4. **MILIAR-TBC**
5. **KÄSIGE PNEUMONIE mit und ohne Einschmelzung**
   Prognose ohne Therapie schlecht ("galoppierende Schwindsucht")
6. **SEPSIS LANDOUZY**
   Seltene Komplikation vorwiegend bei Immunschwäche, AIDS, meist tödlich innerhalb weniger Tage

1. HILUSLYMPHKNOTEN-TBC [A15.4, A16.3]

Im Rahmen der Primärtuberkulose können neben hilären auch die paratrachealen Hiluslymphknoten stark anschwellen: Hiluslymphknoten-Tbc mit "Schornsteinfigur" im Röntgenbild.

DD:
- Sarkoidose (Rö.: polyzyklisch begrenzte symmetrische Hilusvergrößerung)
- Lungenkarzinom, Metastasen
- M. Hodgkin, Non-Hodgkin-Lymphome

Ko.:
- Selten hämatogene oder bronchogene Streuung
- Atelektase durch Kompression eines Bronchus durch einen tuberkulösen Lymphknoten (klassischerweise beim Kind). Ist hierbei z.B. der Mittellappen betroffen, so kommt es zum Mittellappensyndrom [J98.1]: Typisches Röntgenbild (p.a.-Bild): Auslöschung am rechten Herzrand; seitliches Bild: Keilförmige Transparenzminderung ventral; DD: Lungenkarzinom!

2. PLEURITIS TUBERCULOSA [A15.6, A16.5]

Vo.: Die juxtaprimäre Pleuritis tritt simultan auf bzw. folgt in engem zeitlichen Zusammenhang einer Primärtuberkulose der Lunge. Die postprimäre tuberkulöse Pleuritis entsteht durch direkten Einbruch eines subpleuralen Herdes oder per continuitatem von einem pleuranahen Herd, seltener hämatogen (auch bilateral) oder auch als Begleitpleuritis.

KL.: Manchmal beginnt die Pleuritis "trocken" (Pleuritis sicca) mit Schmerzen beim Atmen und auskultatorisch wahrnehmbarem Pleurareiben während der Atmung. Häufig beginnt sie aber direkt als "nasse" Rippenfellentzündung (Pleuritis exsudativa) mit Pleuraerguss (Einzelheiten siehe dort).
Die Begleitpleuritis bei postprimärer Lungen-Tbc zeigt im Direktpräparat aufgrund ihrer Bakterienarmut meist keine Erreger im Exsudat. Der kulturelle Erregernachweis gelingt in 20 % d.F.
Das Pleurapunktat ist ein bernsteinfarbenes Exsudat mit hohem Lymphozytenanteil und niedrigem Glukosegehalt. Mittels Thorakoskopie gelingt die histologische Sicherung mit einer Trefferquote von über 90 % mit Nachweis von granulomatös-epitheloidzelligen Pleuraveränderungen. Auch die kulturelle Ausbeute ist mit einer Thorakoskopie am größten.

3. MILIAR-TBC [A19.0 - A19.9]

Hämatogene Generalisation am häufigsten in folgenden Organen: Lunge, Meningen, Leber/Milz, Darm, Nieren, Nebennieren, Chor(i)oidea der Augen

Daher folgende Verlaufsformen:
- Pulmonale Form (am häufigsten): Rö.: Feinkörnige miliare scharf abgegrenzte Transparenzminderungen („Schneegestöber"-Lunge)
- Meningeale Form = Meningitis tuberculosa (in Deutschland selten; insbesondere beim Kind jedoch wichtige DD!): Fieber, Kopfschmerzen, Nackensteifigkeit u.a. Meningitiszeichen, Miliartuberkel im Augenhintergrund, basale Meningitis, Liquorbefunde: Siehe Kap. „Bakterielle Meningitis"
- Typhoide Form: Typhusähnliche Symptomatik (sogar gel. Roseolen)
  Blutbild: Leukopenie!

  Anm.: Nach Instillation von M. bovis BCG in die Blase zur Behandlung des Blasenkarzinoms kann es ebenfalls zu einer hämatogenen Streuung kommen (BCG-itis; mildere Symptomatik); die Behandlung erfolgt antituberkulotisch (***Cave:*** Stets natürliche PZA-Resistenz!).

POSTPRIMÄRE TUBERKULOSE [A15.0 - A19.9]

Entstehungsmöglichkeiten:
1. Häufig durch endogene Reaktivierung alter Organherde mit noch lebenden TB oder bei LTBI
2. Seltener durch exogene Reinfektion (siehe oben)

Die postprimäre Tbc betrifft meist die Lunge, kann aber auch aufgrund alter „minimal lesions" in jedem anderen Organ manifest werden:
- Pulmonale Tbc: ca. 80 % d.F.
- Extrapulmonale Tbc: 20 % d.F. (bei Patienten mit Migrationshintergrund häufiger):
  1. Extrathorakale Lymphknoten
  2. Pleura
  3. Urogenitaltrakt
  4. Knochen/Gelenke
  5. Selten andere Organe (u.a. Verdauungstrakt, Haut, Hirnhaut, ZNS)

FRÜHINFILTRAT UND KAVERNÖSE LUNGEN-TBC [A15.0-3; A16.0-2]

Durch Reaktivierung eines alten Spitzenherdes entsteht das sog. Assmann-Frühinfiltrat, welches meistens infra- und retroklavikulär gelegen ist. Seine Klinik ist uncharakteristisch: Evtl. subfebrile Temperaturen, Appetitverlust, Nachtschweiß, Husten.
Unter spezifischer Therapie ist die Prognose solch eines Frühinfiltrates sehr gut. Heilt es aber nicht ab, so kann es einschmelzen: Frühkaverne (nicht zu verwechseln mit Primärkaverne im Rahmen der Primärtuberkulose). Bei Anschluss an einen Bronchus handelt es sich um eine „offene" Lungentuberkulose mit Erregernachweis im Sputum.

Zeigt ein Patient unter Röntgenkontrolle eine rapide Vergrößerung einer anfangs kleinen Kaverne, sollte man an die Möglichkeit einer Blähkaverne denken (Ventilverschluss im Drainagebronchus). Typisch für die Blähkaverne ist, dass trotz vergrößertem Kavum die Erregerzahl im Sputum abnimmt!

Die chronische Kaverne kann abheilen:
1. Unter Hinterlassung einer sternförmigen Narbe.
2. Unter dem Bild einer gefüllten Kaverne = abgekapselter verkäster Herd.
3. Als offene Kavernenheilung = zystische Kavernenheilung

DD eines Ringschattens im Röntgenbild:
1. Tuberkulöse Kaverne
2. Emphysemblase
3. Bronchiektasen
4. Lungenzysten
5. Zerfallender Tumor
6. Lungenabszess
7. Echinokokkuszyste
8. Summation normaler Streifenzeichnung

Kennzeichen einer tuberkulösen Kaverne im Röntgenbild:
1. Aufhellung
2. Ringschatten
3. Ableitungsbronchus (CT)

Komplikationen der kavernösen Lungen-Tbc:
- Infektionsgefahr für die Umgebung!
- Streuungsgefahr für den Patienten: Evtl. Bronchustuberkulose, käsige Pneumonie, Miliar-Tbc, Sepsis
- Lungenblutung (siehe dort)
- Spontanpneumothorax (siehe dort)
- Kavernenwandkarzinom
- Respiratorische Insuffizienz und Cor pulmonale
- Amyloidose
- Aspergillom

TUBERKULOM [A16.9]

Eine gute Abwehrlage kann zum Tuberkulom führen (fibrotisch organisierter Rundherd). Keine Symptome, keine Gefahr für den Patienten oder Umgebung (sofern keine Hinweise auf Aktivität vorliegen), aber schwierig im Lungenbereich zu diagnostizieren als tuberkulöser Rundherd, sofern keine Verkalkung vorliegt! Zerebrale Tuberkulome bei oder nach tuberkulöser Meningitis können Symptome infolge Raumforderung machen.

DD eines röntgenologischen Lungenrundherdes: Siehe Kap. Lungenkarzinom

KLINISCHE BESONDERHEITEN BEI HIV-POSITIVEN TUBERKULOSEPATIENTEN [B20]

- Häufig falsch-negativer Tuberkulin-Hauttest (THT); bei niedriger CD4-Zellzahl reduzierte IGRA-Sensitivität
- Bevorzugte Lokalisation: Lungenunterfelder und Mittellappen
- Häufig radiologisch relativ diskreter Befund
- Meist keine Kavernenbildung
- Häufig negative Sputummikroskopie
- Gehäuft Lymphknoten- und ZNS-Manifestationen
- Oft miliare Verlaufsform
- Sinken die T-Helferzellen < 100/µl, häufen sich disseminierte Verläufe bis zur Sepsis Landouzy.
- Im Zusammenhang mit dem Beginn einer antiretroviralen Therapie kann es, meist innerhalb der ersten Wochen einer Tbc-Behandlung, zu einem Immunrekonstitutionssyndrom (TB IRIS) kommen.
- DD: Erkrankungen durch Umweltmykobakterien, z.B. M. avium (Differenzierung mittels z.B. PCR und Kultur)

DD DER TUBERKULOSE

Beim bakteriologischen Erregernachweis (positive Kultur bzw. positive Mikroskopie mit positiver NAT, siehe unten) ist die Diagnose gesichert (aber: Möglichkeit einer Zweiterkrankung nicht außer Acht lassen). Gelingt kein Erregernachweis, so müssen neben einer geschlossenen Tuberkulose auch andere Lungenerkrankungen in Betracht gezogen werden. Stets auch an das Lungenkarzinom denken!! Umgekehrt ist das Lungenkarzinom die häufigste Fehldiagnose von autoptisch entdeckten Tuberkulosen!

DIAGNOSE DER TBC

Die Symptomatik der Tuberkulose ist uncharakteristisch! Fehldiagnosen sind häufig! Das wichtigste ist es, an die Tbc zu denken! In ca. 15 % d.F. treten keine Symptome auf (Zufallsbefunde, z.B. bei medizinischem Checkup).

1. **Anamnese:**
   - Tuberkulosefälle in der Familie oder näheren Umgebung?
   - Tuberkulose in der Eigenanamnese ("Rippenfellentzündung, Lungenspitzenkatarrh, Hiluserkrankung")?
   - Resistenzmindernde Faktoren/Erkrankungen (siehe oben)?
   - Herkunft aus einem Land mit hoher Tbc-Inzidenz bzw. enger Kontakt mit Tbc-Risikogruppen?
2. **Klinik:**
   - Evtl. Beschwerdefreiheit oder:
   - Allgemeine Symptome: Subfebrile Temperaturen, Gewichtsverlust, Nachtschweiß, Schwäche
   - Bronchopulmonale Symptome: Husten, Auswurf, Dyspnoe, Brustschmerz, Hämoptysen
   - Labor: Evtl. unspezifische Entzündungszeichen, z.B. BSG ↑
3. **Röntgen:** Röntgenaufnahmen (p.a. + seitlich). Kleine retroklavikuläre Infiltrate kann man auf der normalen Thoraxaufnahme oft gar nicht erkennen → Diagnose durch CT. Bei Verdacht auf frische Infektion Röntgenkontrollaufnahme frühestens nach 3 Monaten!
4. **Bakteriologische Untersuchung:**
   Material: Sputum (2 - 3 x an hintereinander folgenden Tagen, ggf. provoziert), Magennüchternsaft (2 - 3 x - v.a. bei Kindern oder bei Kontraindikation gegen Bronchoskopie - ***Cave*** jedoch besonders häufige mikroskopisch falsch positive Befunde durch andersartige säurefeste Stäbchen), bronchoskopisch oder durch bronchoalveoläre Lavage gewonnenes Bronchialsekret, Urin bzw. Stuhl (3 x bei Verdacht auf Urogenital- bzw. Abdominal-Tbc); Stuhl nur bei zellulärem Immundefekt, endoskopische Bioptate sind vorzuziehen; Liquor (bei V.a. Meningitis tuberculosa), Abstriche (Haut, Schleimhäute), Punktion (z.B. Lymphknoten), histologisches Material (von bronchoskopisch, thorakoskopisch, bioptisch (Lymphknoten) oder operativ gewonnenem Material); Menstrualblut bei V.a. Urogenital-Tbc oder Plazenta oder Lochien der Mutter histologisch und bakteriologisch untersuchen (siehe unten). ***Cave:***: Keine Formalinfixierung!
   - Mikroskopisch (Anreicherung, Ziehl-Neelsen- oder Fluoreszenzfärbung)
     Ein negativer Befund spricht nicht gegen eine aktive Tbc, da die Nachweisgrenze bei 10^4 Bakterien/ml liegt! Positiver Befund beweist bei unsterilen Materialien andererseits auch noch nicht eine Tbc, da Verwechslungen mit anderen säurefesten Stäbchen (Umweltmykobakterien) möglich sind.
   - Mehrfache Kultur mit Resistogramm: Positive Kultur beweist eine aktive Tbc, negative Kultur schließt sie aber nicht völlig aus.
     Methoden:
     - Das Ergebnis der Kultur auf Festmedium dauert i.d.R. 3 - 4 Wochen, evtl. bis zu 12 Wochen.
     - Das Ergebnis der Flüssigkultur (z.B. BACTEC-Verfahren) dauert nur 1 - 2 Wochen.
   - Nukleinsäureamplifikationstechniken (NAT): z.B. PCR dauert 1 - 2 Tage; muss durch Kontrolle aus einer 2. Probe bestätigt werden; kann auch bei früher durchgemachter Tbc noch bis zu einem Jahr und länger positiv sein.
   - PCR-basierte Schnellresistenzverfahren (z.B. automatisiertes Real-Time-PCR-Nachweisverfahren und Line probe assays) erlauben direkt aus dem mikroskopisch positiven Untersuchungsmaterial bzw. aus der Kultur eine schnelle Aussage zur Sensibilität gegenüber mindestens Rifampicin und - je nach Test - auch Isoniazid und ggf. andere ausgewählte Erstrang- sowie Zweitrangmedikamente und sind wichtige ergänzende Verfahren bei V.a. Vorliegen einer MDR-Tuberkulose.
   - Aufspüren von Infektionsketten mittels molekularbiologischer Methoden, sog. „DNA-finger-printing", z.B. mittels MIRU-VNTR-Typisierung (mycobacterial interspersed repetitive units - variable number of tandem repeats); neueste Entwicklung: whole genome sequencing/next generation sequencing, inklusive Nachweis von Resistenzgenen
5. **Interferon-γ-Test (= Interferon-γ-Release-Assay = IGRA): Nachweis von Interferon-γ-Produktion durch sensibilisierte T-Zellen** (in vitro-Stimulation durch M. tuberculosis-spezifische Antigene wie ESAT-6 und CFP10):
   In-vitro-Testverfahren zum Nachweis einer Infektion ohne Beeinflussung durch BCG-Impfung und die meisten Umweltmykobakterien. Sensitivität (> 80 %) höher als beim THT, Spezifität (> 90 %) deutlich besser. Der Test wird primär oder als ergänzendes Diagnoseverfahren zum THT (bei Kindern) zur Diagnose einer tuberkulösen Infektion eingesetzt, insbes. vor Einleitung einer präventiven Therapie, Unterscheidung zu Umweltmykobakteriosen etc. Für bestimmte Personengruppen (kleine Kinder, Immunsupprimierte) ist die Datenlage noch eingeschränkt. Erlaubt wie THT keine Unterscheidung in latente tuberkulöse Infektion und aktive Erkrankung sowie keine Unterscheidung zwischen alter und frischer Infektion, daher ist das Testergebnis bei Verdacht auf aktive Tbc immer im Gesamtkontext zu sehen.

In Deutschland stehen kommerziell der QuantiFERON-TB Gold-Plus-Test sowie der T-SPOT TB-Test zur Verfügung.

6. **Tuberkulin-Hauttest (THT)** Intrakutantest nach Mendel-Mantoux:
Durch T-Zellen vermittelte Reaktion vom verzögerten Typ. In Deutschland meist nur noch bei Kindern angewendet. Verwendet wird das von der WHO als Referenztuberkulin empfohlene und in Deutschland zugelassene Tuberkulin PPD RT_{23}. Intrakutane Injektion an der Unterarm-Beugeseite von 2 Tuberkulineinheiten PPD RT_{23} in 0,1 ml. Die Ablesung der Induration (nicht Rötung !) erfolgt in Transversalrichtung nach (48 -) 72 h. Die Interpretation orientiert sich am vorliegenden Risiko der getesteten Person. Nach engem Kontakt zu infektiöser Tuberkulose gilt eine Induration > 5 mm nach Empfehlungen des Deutschen Zentralkomitees zur Bekämpfung der Tuberkulose (DZK) als positiv. Das Testergebnis sollte inklusiv verwendetem Tuberkulin dokumentiert werden.
Falsch-positive Resultate können durch BCG-Impfung oder Kreuzreaktion nach Infektion durch Umweltmykobakterien verursacht sein. Daher wird i.d.R. eine Überprüfung positiver Testresultate durch einen spezifischeren IGRA empfohlen. Ein negativer Test schließt bei einer Sensitivität von ca. 70 % (bei Erwachsenen) eine Tuberkulose nicht aus. Ursachen für ein falsch-negatives Ergebnis sind hochakute Tuberkulosen (z.B. Miliar-Tbc, Meningitis tuberculosa); angeborene, iatrogene oder erworbene Immunschwäche (z.B. AIDS); Sarkoidose; M. Hodgkin und Non-Hodgkin-Lymphome; sehr junges oder hohes Lebensalter; Z.n. Virusinfekten (Masern, Röteln, Windpocken, Influenza), sowie ca. 6 Wochen nach Lebendimpfungen. Das DZK empfiehlt, bei begründetem Verdacht auf falsch-negative Reaktion einen IGRA.
Die Aussagekraft beider Testverfahren ist am besten bei hoher Infektionsprävalenz, daher sollten sie nur gezielt eingesetzt werden!

7. **Histologischer Nachweis tuberkulöser Granulome**

TUBERKULOSE-DIAGNOSTIK

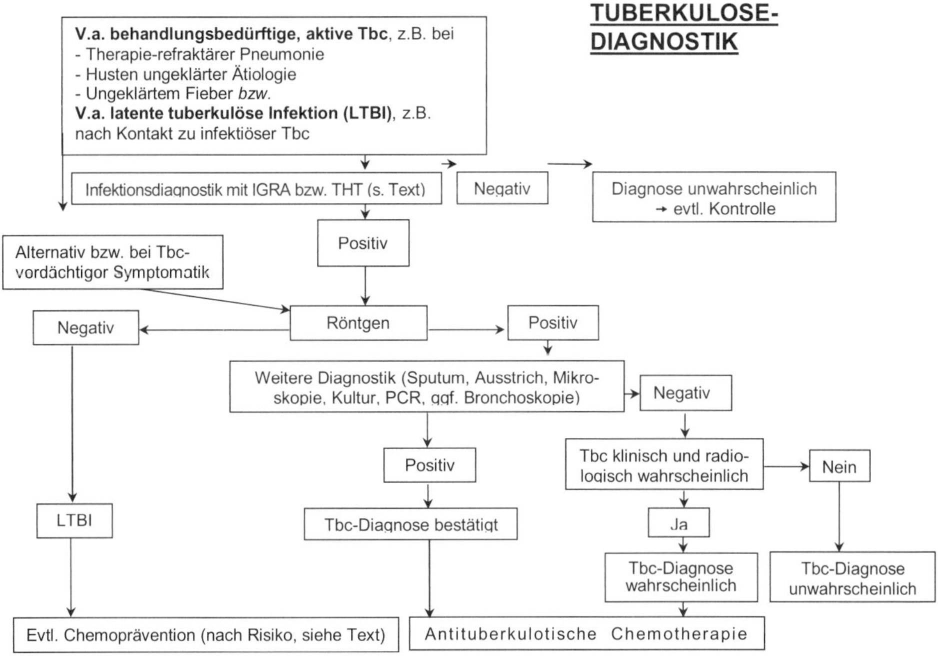

THERAPIE

Jede aktive Tuberkulose muss behandelt werden! "Offene" Tuberkulosen (= Ausscheiden von Tuberkulosebakterien) werden isoliert. Eine Krankenhausbehandlung ist bei schwerem bzw. kompliziertem Verlauf der Tuberkulose oder Problemen bei der Diagnostik und Behandlung indiziert, insbesondere wenn diese im häuslichen Umfeld nicht sichergestellt werden kann.

1. Allgemeinbehandlung:
- Behandlung (resistenzmindernder) Begleiterkrankungen
- Alkohol- und Tabakabstinenz
- Symptomatische Therapie:
  - Bei Reizhusten Antitussiva (um die Umgebung des Patienten vor einer Streuung zu schützen)
  - Behandlung einer evtl. obstruktiven Ventilationsstörung.
  - Entlastung eines evtl. Pleuraergusses u.a.

2. Antituberkulotika:

Erstrang- oder Standardmedikamente, wobei Streptomycin nicht mehr zu den Erstrangmedikamenten gezählt wird und in Deutschland kaum noch verfügbar ist (in Klammern Tagesdosen für Erwachsene bei normaler Nierenfunktion.
Cave: Für Kinder gelten andere Dosierungsschemata, welche Alter, Gewicht bzw. Körperoberfläche berücksichtigen!).

- Isoniazid (INH oder H) (5 mg/kg KG; Tagesdosis 200 - 300 mg)
  NW: Häufig Transaminasenerhöhung, selten Hepatitis, Polyneuropathie, Krampfauslösung bei Epilepsie u.a.
  Pro: Pyridoxin = Vitamin B_6 (40 - 80 mg täglich)
  KI: Leberschäden, Polyneuropathie, Epilepsie u.a.
- Rifampicin (RMP oder R) (10 mg/kg KG; Tagesdosis 450 - 600 mg)
  NW: Häufig Transaminasenerhöhung, Cholestase; selten Hepatitis, anaphylaktische Reaktion, Thrombozytopenie, Flu-Syndrom bei intermittierender Behandlung (hyperergisches grippeartiges Syndrom mit Fieber, Schüttelfrost, Gelenk-/Muskelschmerzen, evtl. Hautreaktionen, Asthmaanfällen, Immunthrombozytopenie, hämolytische Anämie u.a.).
  WW: Zahlreiche Wechselwirkungen, z.B. mit Proteinaseinhibitoren und NNRTI bei HIV-Infektion; stärkster Enzyminduktor, z.B. Wirkverlust hormoneller Kontrazeptiva, Antikonvulsiva u.a.
  KI: Lebererkrankung u.a.
- Pyrazinamid (PZA oder Z) (25 mg/kg KG, Tagesdosis 1.500 - 2.500 mg)
  NW: Häufig Transaminasenerhöhung, Hepatitis, Übelkeit, Flush, Myopathie, Arthralgie, Hyperurikämie u.a. → Kontrolle von Nierenfunktion, Transaminasen, Harnsäure
  KI: Lebererkrankungen, Niereninsuffizienz, Gicht
- Ethambutol (EMB oder E) (Tagesdosis 800 - 1.600 mg)
  NW: Selten retrobulbäre Neuritis: Augenärztliche Kontrollen (Farbensehen und Visus); bei eingeschränkter Nierenfunktion Dosisreduktion
  KI: Sehstörungen, Niereninsuffizienz

Um eine sekundäre Resistenzentwicklung zu verhindern, werden grundsätzlich mehrere Antituberkulotika miteinander kombiniert: Die Initialphase der Behandlung besteht, sofern kein Anhaltspunkt für Resistenzen besteht (***Cave:*** Herkunft, Vorbehandlung) aus einer 4er-Kombination. In der anschließenden Stabilisierungsphase werden Isoniazid und Rifampicin kombiniert. Die Standardtherapie muss mindestens 6 Monate dauern, bei komplizierten Tuberkulosen 9 - 12 Monate: z.B. immunsupprimierte Patienten (z.B. AIDS), Rezidivfälle oder Komplikationen, tuberkulöse Meningitis. Persistierende Keime in Teilungsruhe sind für Rezidive verantwortlich. Sie werden bei ausreichend langer Chemotherapie erfasst, wenn sie wieder Stoffwechselaktivität zeigen.

Standardtherapie der unkomplizierten Tuberkulose beim Erwachsenen: Therapiedauer 6 Monate

Isoniazid Rifampicin Pyrazinamid Ethambutol	} 2 Monate	Isoniazid Rifampicin	} weitere 4 Monate

Nach Therapieabschluss wird der Patient in Abhängigkeit des individuellen Risikos für ein Rezidiv bis zu 2 Jahre lang nachkontrolliert (im Einzelfall auch länger).

Bei fragwürdiger Compliance sollte die Medikamenteneinnahme überwacht erfolgen (DOT = directly observed treatment). Kombinationspräparate verbessern die Compliance.

Resistenzen: Bei Wildstämmen von M. tuberculosis existieren bei großen Erregermengen natürliche Mutanten, die gegen eines der Antituberkulotika resistent sind (= primäre Resistenz). Dies verursacht jedoch bei adäquater Kombinations-Chemotherapie keine Probleme. Durch inadäquate Therapie werden resistente Mutanten selektiert (= sekundäre Resistenz). Die WHO unterscheidet zwischen Resistenzen bei nicht vorbehandelten und Resistenzen bei vorbehandelten Patienten.

Einfach- oder Monoresistenz (single drug resistance = SDR): In Deutschland ca. 13 %
Sonderform der Mehrfachresistenz ist die Multiresistenz (multidrug resistance = MDR): Erreger sind mindestens gegen INH + RMP resistent. In Deutschland ca. 3 %, wobei die Resistenzraten bei Patienten aus Herkunftsländern mit Resistenzproblemen deutlich höher sind (insbes. bei Patienten aus den Staaten der ehemaligen Sowjetunion). Extensively drug-resistant tuberculosis-Stämme (XDR-Stämme, Definition s.o.) sind auch gegen definierte Zweitrangmedikamente resistent.

Reserve- oder Zweitrangmedikamente:
Sind weniger gut wirksam und/oder haben stärkere Nebenwirkungen.
Ind: Verdacht oder bestätigte Resistenz; Kontraindikationen oder Unverträglichkeit der Erstrangmedikamente
- Injizierbare Medikamente Amikacin, Kanamycin und Capreomycin
- Orale Fluorchinolone der neueren Generation wie Levo- und Moxifloxacin
- Orale bakteriostatische Substanzen wie Ethionamid/Protionamid, Cycloserin/Terizidon, Para-Aminosalicylsäure, Rifabutin und Rifapentin
- Medikamente unklarer Wirkung wie Clofazimin, Linezolid, Amoxicillin/Clavulansäure, Thiocetazon, Clarithromycin, Imipenem und hochdosiertes INH

Bei multiresistenten Tuberkulosen ist eine deutlich längere Gesamtbehandlungszeit notwendig (18 - 24 Monate). Zum Einsatz kommen auch neue Antituberkulotika wie Delamanid und Bedaquilin, die aber der Behandlung der MDR-/XDR-TB vorbehalten sind. Die Therapie multiresistenter Tuberkulosen sollte durch Experten gemäß aktueller Therapieempfehlungen erfolgen.

Merke:
- In jedem Fall bakteriologischen Erregernachweis (Resistenzbestimmung!) anstreben. Zumindest bei V.a. MDR-TB Einsatz auch von Schnellresistenzverfahren.
- Bei Nichtansprechen auf die Therapie Resistenzkontrollen durchführen. Niemals dem Regime nur ein Medikament hinzufügen (Gefahr der Monotherapie und Induktion weiterer Resistenzen!)
- Die Funktion der Organe regelmäßig kontrollieren, die durch unerwünschte Arzneimittelwirkungen gefährdet sind: Leberfunktion bei INH, RMP, PZA (additive Wirkung!); ophthalmologische Kontrollen bei EMB, Nierenfunktion und Audiogrammkontrollen bei Aminoglykosiden etc.
- Die Zuverlässigkeit der Medikamenteneinnahme kontrollieren!

Therapeutische Besonderheiten der Tbc bei HIV-positiven Tuberkulose-Patienten:
Wegen der vielfältigen Wechselwirkungen bei antiretroviraler Therapie und dem erhöhten Risiko eines Immunrekonstitutionssyndroms (TB IRIS, s.o.) sollte die Tuberkulosebehandlung von HIV-positiven Patienten nur durch erfahrene Spezialisten erfolgen. Unter antituberkulotischer Therapie kommt es häufiger als bei HIV-negativen Patienten zu UAW und WW mit anderen Medikamenten. Bei Malabsorption/Diarrhö können Serumspiegelbestimmungen der Antituberkulotika notwendig werden. Nach Kontakt mit einem infektiösen Tbc-Patienten sollten HIV-positive Kontaktpersonen chemoprophylaktisch bzw. chemopräventiv behandelt werden

3. **Mögliche Indikationen für eine ergänzende initiale Behandlung mit Kortikosteroiden:**
Tuberkulöse Meningitis, Perikarditis, Peritonitis und Nebenniereninsuffizienz

4. **Chirurgie:**
Bei erfolgloser antituberkulotischer Therapie (z.B. bei großen Kavernen, MDR) kommt ergänzend ggf. noch das chirurgische Resektionsverfahren zum Einsatz.

Prg: Bei rechtzeitiger resistenzgerechter antituberkulotischer Therapie ist die Tuberkulose heilbar. Die Prognose verschlechtert sich bei eingeschränkter Compliance, Vorliegen von Mehrfachresistenzen und schweren Begleiterkrankungen sowie im hohen Alter.

Prävention der Tbc

- Isolierung von Patienten mit offener Lungentuberkulose → Bei Festlegung der Dauer müssen individuelle Faktoren berücksichtigt werden (Bakterienlast im Sputum, Resistenz, Therapieansprechen, Patientenmitarbeit): Bei unkomplizierten Tuberkulosen bis 3 mikroskopische Sputumuntersuchungen negativ sind (nach Einleitung einer antituberkulotischen Therapie, i.d.R. nach 2 - 3 Wochen). Ausschließlich kulturell bestätigte Lungentuberkulosen sind weniger infektiös als bereits mikroskopisch positive (dort Erregerzahl im Sputum größer).
  Wichtig: Anweisungen für richtiges Verhalten für Patient (Hustenhygiene) und Personal bzw. Kontaktpersonen (ausreichend Abstand halten, persönliche Schutzmaßnahmen wie Atemschutz etc.)
- Hygiene-, Desinfektions-, Sterilisationsmaßnahmen
- Umgebungsuntersuchungen durch die Gesundheitsämter: Suche nach frisch Infizierten/Erkrankten und ggf. der Infektionsquelle. Verhinderung einer weiteren Ausbreitung der Erkrankung
- Chemoprävention
  Ind: Personen mit positivem Interferon-γ-Test und/oder positivem Tuberkulin-Hauttest bzw. nachgewiesener Testkonversion von negativ zu positiv, insbesondere:

▪ HIV-Infizierte oder Patienten mit Abwehrschwäche anderer Genese oder unter Immunsuppression (Organtransplantierte, Patienten vor anti-TNF-alpha-Therapie)
▪ Kinder (***Cave:*** INH-Dosierung 200 mg/m² KO; Nomogramm: Größe und Gewicht)
▪ Bei Personen mit anderweitigen Risikofaktoren für die Entwicklung einer aktiven Tbc (siehe oben)
Mit INH für 9 Monate: Dos: 5 mg/kg KG pro Tag bei Erwachsenen (maximale Tagesdosis 300 mg)
Voraussetzung: INH-Verträglichkeit, Fehlen von Kontraindikationen (Lebererkrankungen, Psychosen), angenommene INH-Empfindlichkeit des Erregers, Ausschluss einer Organ-Tbc

Chemopräventive Alternativregime sind INH + RMP (Dosierung analog der jeweiligen Monotherapie) über 3 - 4 Monate oder RMP (10mg/kg KG pro Tag bei Erwachsenen, maximale Tagesdosis 600mg) über 4 Monate. Vielversprechend ist auch ein Kurzzeitregime mit einmal wöchentlicher Gabe von INH und Rifapentin in höherer Einzeldosis und über 12 Wochen; Rifapentin ist aber noch nicht in Deutschland erhältlich. Unter bestimmten Bedingungen ist beim gesunden Menschen eine abwartende, beobachtende Haltung mit Röntgenüberwachung vertretbar. Eine individuelle Risikogewichtung wird auch bei Personen > 50 J. empfohlen, da mit steigendem Alter die Gefahr einer INH-induzierten Hepatitis größer wird.

- Chemoprophylaxe der Tbc:
Eine Chemoprophylaxe mit INH, d.h. die Behandlung (noch) IGRA- bzw. Tuberkulin-Test negativer Kontaktpersonen zur Verhinderung einer latenten Tuberkuloseinfektion (LTBI), ist nur in seltenen Fällen notwendig (z.B. Kinder < 5 J., HIV-Infizierte wegen deutlich erhöhtem Erkrankungsrisiko). Bleibt der IGRA bzw. THT nach drei Monaten negativ, so kann die Therapie beendet werden. Findet sich eine positive Reaktion, so wird, nach radiologischem Ausschluss einer behandlungsbedürftigen Tuberkulose, i.S. einer Chemoprävention (siehe oben) für weitere 6 Monate behandelt.

  Anm.: Eine aktive Impfung mit M. bovis BCG (Bacillus Calmette-Guérin), ein attenuierter Lebendimpfstoff wird von der STIKO (Ständige Impfkommission am RKI) seit 1998 in Deutschland nicht mehr empfohlen → Gründe: 1) nicht sicher wirksam, 2) UAW, 3) Geringe Tbc-Inzidenz in Deutschland.

- Internationale Bekämpfungsstrategien (Internet-Infos: *www.who.int/tb/strategy/en/*)

NICHTTUBERKULÖSE MYKOBAKTERIOSEN [A31.9]

Internet-Infos: *www.dzk-tuberkulose.de; www.bacterio.net/mycobacterium.html*

Syn: Umweltmykobakterien, ubiquitäre Mykobakterien, opportunistische Mykobakterien, Mycobacteria other than tuberculosis (MOTT), atypische Mykobakterien

Ep.: Nichttuberkulöse Mykobakterien (NTM) kommen vor allem in Böden und im Wasser weltweit in sehr unterschiedlicher Verbreitung vor und sind nur unter bestimmten Voraussetzungen menschenpathogen.

Err: Einteilung NTM nach Runyon (entsprechend dem Farbverhalten und der Wachstumsgeschwindigkeit in der Kultur):

1. Langsam wachsende NTM („slow growers"):
   - Photochromogene M.: z.B. Mycobacterium kansasii, M. marinum
   - Skotochromogene M.: z.B. M. scrofulaceum, M. szulgai, M. gordonae
   - Nichtchromogene M.: z.B. M. avium mit 28 Serovaren, die sehr ähnlich sind und deshalb in der Routineuntersuchung nicht unterschieden werden können und M. intracellulare, M. ulcerans, M. malmoense, M. xenopi.
2. Schnell wachsende M. ("rapid growers"): z.B. M. fortuitum/peregrinum, M. chelonae/abscessus.

Aufgrund der ständig wachsenden Anzahl neu entdeckter NTM (Stand 2017: Knapp 170 valide beschriebene Spezies) werden diese von der American Thoracic Society (ATS) nach dem klinischen Erscheinungsbild eingeteilt (Lungenerkrankungen, Lymphadenitis, Haut-/Weichgewebe-/ Knochenbefall, disseminierte Erkrankungen - siehe unten).

Infektionsquellen und Übertragungsmodus:
Infektion vor allem über Wasser (natürliche Gewässer, Trinkwasser) und Böden (z.B. Schmutz, Erde), aber auch über Biofilme (z.B. Rohre, Filter), Aerosole (z.B. Stäube) und Geräte (z.B. Bronchoskopie, Katheter). Mensch-zu-Mensch-Übertragungen sind nicht dokumentiert. Eine Schwächung des Immunsystems (insbesondere HIV, Knochenmarksempfänger, Rauchen, Alkoholkrankheit), vorbestehende Lungenerkrankungen (z.B. COPD, frühere mykobakterielle Erkrankungen, Pneumokoniosen, Bronchiektasen, Lungenkarzinom, Emphysem, thorakale Fehlbildungen und Deformitäten, zystische Fibrose) sowie eine genetisch bedingte erhöhte Empfänglichkeit (genetische Defekte in der IFN-γ/IL-2-Achse) gelten als Risikofaktoren für nichttuberkulöse Mykobakteriosen. Assoziation zwischen Bronchiektasen und herdförmigen pulmonalen NTM-Infektionen (MAC) bei insbesondere postmenopausalen Frauen mit bestimmten Habitus (z.B.

Skoliose, Trichterbrust, Mitralklappenprolaps, überdurchschnittliche Gelenkbeweglichkeit, „Lady Windermere").

KL.: In Abhängigkeit vom Immunstatus des infizierten Menschen und der Mykobakterienspezies sind ganz unterschiedliche Krankheitsbilder möglich:

1. Tuberkuloseähnliche Lungenerkrankungen, insbes. durch M. kansasii und M. avium/M. intracellulare, seltener durch M. xenopi mit variablem klinischen und radiologischen Erscheinungsbild (Kavernen, Infiltrate) und unterschiedlicher Tendenz zum Fortschreiten. M. chelonae/abscessus-Lungeninfektion bei mukoviszidosekranken Kindern < 15 Jahren (in 3 - 5%). Bei Mukoviszidose-kranken Erwachsenen finden sich fast ausschließlich M. avium Infektionen (ca. 5 %). Daher wird bei Mukoviszidose ein jährliches Screening auf NTM empfohlen.
   Seltene Sonderform ist die Hypersensitivitätspneumonie (durch M. avium; „hot tub"-Lunge, da gehäuft bei Nutzern heißer Innenraum-Bäder (z.B. Whirlpools) mit subakutem Krankheitsbeginn: Luftnot, Husten, Fieber bis hin zum Lungenversagen). Radiologisch diffuse Infiltrate mit Knoten in allen Lungenbereichen.
2. Zervikale Lymphadenopathie, häufig im Kindesalter durch M. avium/M. intracellulare, und M. scrofulaceum, M. malmoense, M. kansasii u.a.
   Meist einseitige schmerzlose Vergrößerung von Lymphknoten, die einschmelzen und fisteln können.
3. Weichteil-, Knochen- und Hautinfektionen, z.B.:
   - M. marinum: Granulome, bevorzugt an Händen, Ellbogen oder Knien bei Personen in der Fischindustrie, Schwimmern, Aquarienhaltern ("Schwimmbadgranulom [A31.1]")
   - M. ulcerans: "Buruli-Geschwür" (Australien, Afrika, Zentralamerika)
   - M. fortuitum und M. chelonae: Selten Erreger nosokomialer Wundinfektionen und Abszesse an Injektionsstellen
   - M. abscessus und M. fortuitum: z.B. Sternum-Osteomyelitis nach offener Herzchirurgie
4. Disseminierte Infektion, insbesondere bei AIDS-Patienten:
   Meist (> 90 %) M. avium/M. intracellulare
   Disseminierte Infektionen durch M. avium/M. intracellulare werden meist erst bei Absinken der T-Helferzellen < 50/µl beobachtet. Bei vielen AIDS-Patienten lassen sich im Frühstadium die Erreger im Atemtrakt nachweisen. Keimreservoir ist der Gastrointestinaltrakt. Die Unterscheidung zwischen Kolonisierung bzw. Infektion ohne Krankheitswert und behandlungsbedürftiger Erkrankung ist aufgrund anderer Infektionen im Rahmen der Grundkrankheit gelegentlich schwierig. Bei Erregernachweis aus Blut und Organbiopsien ist immer von einer Erkrankung auszugehen.
   Es kommt bei AIDS-Patienten im fortgeschrittenen Stadium der Immunsuppression häufig zu Disseminierung der Erreger in zahlreiche Organe, z.B. Leber, Milz, Dünndarm, Lunge, Lymphknoten, Knochenmark
   KL.: Fieber, Nachtschweiß, chronische Diarrhö mit Abdominalschmerzen und Gewichtsverlust. Röntgenveränderungen der Lunge sind geringer ausgeprägt als bei Tbc, vom Bild her dennoch ähnlich. Bei disseminierten Infektionen durch M. avium/M. intracellulare bei HIV-negativen Personen (z.B. hämatologische Patienten) steht unklares Fieber im Vordergrund. Disseminierte Erkrankungen durch M. kansasii, M. chelonae, M. abscessus und M. haemophilum präsentieren sich meist mit multiplen subkutanen Knoten oder Abszessen, welche sich spontan entleeren können.
   Lab: Unspezifische Veränderungen wie Infektanämie mit erhöhtem Ferritin i.S., AP ↑ (30 %)
   Sono/CT: Evtl. vergrößerte mesenteriale + retroperitoneale Lymphknoten, Hepatosplenomegalie

DD:
- Bei pulmonaler Manifestation: Tuberkulose, Pneumonien unterschiedlicher Genese, Sarkoidose u.a., insbesondere wenn eine Erkrankung durch NTM auf dem Boden prädisponierender Erkrankungen möglich erscheint.
- Bei Lymphadenopathie: Virusinfektionen, Lymphome, Tuberkulose u.a.
- Bei Hautinfektionen: Granulome und Hautinfektionen anderer Genese
- Bei AIDS: Zahlreiche andere nosokomiale Infektionen

Di.: Anamnese - Klinik - Nachweis von Erregern (in Abhängigkeit von der Klinik aus Sputum - mindestens 3 Proben untersuchen lassen - Urin, Blut, Stuhl, Biopsieproben, exzidierten Lymphknoten bei zervikaler Lymphadenopathie, evtl. Knochenmarkpunktion). M. avium-/M. intracelullare-Infektionen lassen sich auch durch Blutkultur nachweisen. Radiologische Diagnostik bei pulmonaler Erkrankung (Röntgen/CT des Thorax). Die Identifizierung der Spezies erfolgt in der Regel mit molekularbiologischen Methoden (DNA-Sequenzanalyse).

Für die Diagnose einer Erkrankung durch NTM werden von der American Thoracic Society (ATS 2007) folgende Kriterien gefordert, sie sind am treffsichersten bei Erkrankungen durch M. avium/M. intracellulare, M. kansasii und M. abscessus.

- Klinik:
  1. Passende pulmonale Symptome (Husten, ggf. Auswurf, Abgeschlagenheit, Fieber, Gewichtsverlust, ggf. Hämoptysen)
  2. Radiologische Befunde:
     - Röntgen-Thorax: Infiltrate mit nodulären oder kavernösen Strukturen und/oder
     - Im HR-CT: Multifokale Bronchiektasen mit multiplen kleinen nodulären Herden
  3. Ausschluss anderer Erkrankungen (z.B. Tuberkulose - meist positiver THT bei negativem IGRA, Malignom)

- Mikrobiologie: Grundsätzlich Flüssig- und Festkulturen anlegen
  Cave: Kontamination mit Leitungswasser!
  1. Positive Kulturen aus mindestens zwei unterschiedlichen Sputumproben oder
  2. Positive Kulturen aus mindestens einer Bronchiallavage oder
  3. Transbronchiale oder andere Lungenbiopsie (Nativpräparat, keine Fixierung!) mit passendem histopathologischen Befund (granulomatöse Entzündung oder Nachweis säurefester Stäbchen) und positiver Kultur auf NTM oder mindestens einer positiven Kultur aus Sputum bzw. Bronchiallavage

  Verdachtsfälle, bei denen die diagnostischen Kriterien nicht erfüllt sind: Verlaufskontrolle bis zur sicheren Bestätigung bzw. Ausschluss der Diagnose.

Th.: Die Diagnose einer Erkrankung durch NTM bedeutet nicht zwangsläufig eine Therapieeinleitung, die Entscheidung zur Therapie basiert auf einer individuellen Nutzen-/Risikoabwägung. In der Regel wird mit einer Drei- bis Vierfachtherapie kombiniert behandelt, die Therapiedauer beträgt bis zu 24 Monate, je nach Spezies mindestens 6 - 12 Monate über die kulturelle Konversion hinaus. Die Therapieempfehlungen der internationalen Fachgesellschaften sind in einigen Punkten nicht ganz einheitlich und oftmals komplex. Anders als bei der Tuberkulose ist die Verwertbarkeit der Resistenzprüfung in vitro für die Therapie nicht ausreichend validiert, eine Resistenztestung wird daher für die Therapieentscheidung nur bei bestimmten Spezies und nur für einen Teil der zur Verfügung stehenden Medikamente (z.B. Makrolide) empfohlen. Gute Gründe für eine individuelle Entscheidung zur Testung in einem versierten Labor sind Therapieversagen und primär schwer zu behandelnde Spezies (M. Valium u.a.). Grundsätzlich sollte eine Beratung durch Zentren erfolgen.

Zum Einsatz kommen:
- „Klassische" Antituberkulotika: Rifamycine (Rifampicin und - nur für Erwachsene zugelassen: Rifabutin), Ethambutol, Streptomycin, Isoniazid
- Makrolide (z.B. Clarithromycin, Azithromycin)
- Chinolone (Moxifloxacin, Levofloxacin, Ciprofloxacin)
- Protionamid, Amikacin
- Tetrazykline und Imipenem (bei schnell wachsenden Spezies)
- Sulfonamide, Trimethoprim/Sulfamethoxazol
- Tigecyclin (Glycylcyclin) wirksam z.B. bei M. fortuitum, M. abscessus, M. chelonae

Auch ein chirurgisches Vorgehen (i.d.R. kombiniert mit einer Chemotherapie) kann indiziert sein; um den lokalen mindernden Resistenzfaktor und damit zugleich die Mykobakteriose zu beseitigen. Bei zervikaler Lymphadenitis reicht in aller Regel die chirurgische Exzision als alleinige Therapie aus.
Grundsätzlich kann sich eine allgemeine Verbesserung des systemischen als auch lokalen Immunstatus positiv auf den Heilungsprozess auswirken.

Therapieprobleme:
- Sehr umfassende Multiresistenz einzelner Spezies
- Oft unsichere Übertragbarkeit der in vitro-Wirksamkeit (aber additive und synergistische Effekte in Kombination)
- Rasche Resistenzentwicklung bei Monotherapie
- Lokale Diffusionsbehinderungen in vorgeschädigtem Lungengewebe
- z.T. erhebliche NW der eingesetzten Substanzen
- Vorliegen schwerer Begleiterkrankungen
- Wechselwirkungen mit Begleitmedikation (z.B. HIV: Interaktion von Rifampicin mit PI)
- Häufig chronischer Erkrankungsverlauf
- Lange Therapiedauer (meist 1 - 2 Jahre)
- Hohe Rezidivraten

Pro: Bei AIDS-Patienten mit T-Helferzellen < 50/µl, insbesondere bei vorausgegangener opportunistischer Infektion evtl. prophylaktische Behandlung (z.B. Azithromycin + Rifabutin). Eine aktive Mykobakteriose (mediastinale Lymphknoten u.a. Lokalisation) sollte ausgeschlossen werden.

SARKOIDOSE [D86.9]

Internet-Infos: *www.stopsarcoidosis.org*

Syn: M. Besnier - Boeck - Schaumann (Boeck → sprich: "buhk")

Def: Entzündliche Multisystemerkrankung unklarer Ursache, die charakterisiert wird durch epitheloidzellige Granulombildung mit Riesenzellen ohne zentrale Nekrose und die meist die Lunge, aber auch jedes andere Organ betreffen kann.

Ep.: Prävalenz Westeuropa bis 40/100.000 Einwohner; Inzidenz Deutschland: 10 - 12/100.000/Jahr
Die höchsten Erkrankungsraten finden sich in der schwarzen Bevölkerung der USA sowie in Skandinavien. Zwei Häufigkeitsgipfel mit 20 - 40 J. und > 50 J.. w > m.

Ät.:
- Unbekannt
- Genetische Disposition (Erkrankungshäufigkeit bei Familienangehörigen eines Patienten; gehäuftes Vorkommen von HLA-DQB1) und HLA-DRB1). Genmutationen BTNL2 (Chromosom 6) und ANXA11 erhöhen das Risiko, an Sarkoidose zu erkranken. Mutationen des NOD2 (CARD 15)-Gens auf Chromosom 16p12-q21 prädisponieren für eine familiäre (Blau-Syndrom) oder spontane Form der frühen Sarkoidose (early onset sarcoidosis).

Pat: Typisch sind nicht-verkäsende epitheloidzellige Granulome mit Langhans-Riesenzellen und schmalem Lymphozytensaum; die mehrkernigen Riesenzellen enthalten z.T. laminare Kalzium-Protein-Körper (Schaumann-Körper) und sternförmige Einschlüsse (Asteroid-Körper). DD: „Sarcoid like lesions" bei HIV-Infektion, maligne Erkrankungen, Tuberkulose (verkäsende Granulome), atypische Mykobakteriose, Mykose, Bruchlose, Bartonellose, Aspiration etc.

PPh: Aktivierung von Makrophagen durch Pathogen-assoziierte molekulare Muster (PAMPs). T-Zellen werden durch antigenpräsentierende Zellen aktiviert, die über MHC-II Moleküle ein unbekanntes „Sarkoidose-Antigen" präsentieren. Ausschüttung der Zytokine IL-2, IFN-γ, IL-12, IL-18 sorgen für Th-1 Differenzierung und die Granulombildung. Makrophagen produzieren u.a. IL-8, ein potentes neutrophiles Chemotaxin, das neben TNF in bis zu 20 % d.F. für chronische Verläufe mit Fibrosierung sorgen kann.

KL.: A) Akute Sarkoidose (Löfgren-Syndrom [D86.8]): ca. 10 % d.F.
- Es erkranken bevorzugt junge Frauen.
- Typische Trias:
- (Sprunggelenks-)Arthritis
- Erythema nodosum, bihiläre Lymphadenopathie

Ferner: Fieber, Husten, BSG-Erhöhung

B) Chronische Sarkoidose: 90 % d.F.
- Anfangs meist symptomarm, Zufallsbefund im Thoraxröntgenbild bei 20 - 40 %
- Unspezifische Symptome: Fatigue (50 - 70 %), Fieber, Gewichtsverlust (20 %), Nachtschweiß (DD maligne Erkrankung, Tuberkulose)
- Später Reizhusten (50 %), Belastungsdyspnoe (50 %), Thoraxschmorz (30 %)
- In 95 % d.F. kommt es zu pulmonaler Manifestation.

C) Early onset sarcoidosis (EOS):
Vor dem 5. Lj. manifestiert sich EOS typischerweise als Kombination von Arthritis, Uveitis und Exanthem. Weitere Symptome umfassen Müdigkeit, Anorexie, Fieber und Hepatosplenomegalie. Die EOS kann isoliert oder familiär gehäuft auftreten (Blau-Syndrom).

Extrapulmonale Manifestationen (Auswahl):
1. Hautmanifestationen (ca. 15 %):
   - Kleinknotig disseminierte bis großknotige Form: Rotbräunliche Papeln unterschiedlicher Größe
   - Lupus pernio: Flächenhafte livide Infiltration der Nase und Wangen
   - Narbensarkoidose: Gelbbräunliche Plaques im Bereich bestehender Narben
   - Erythema nodosum [L52]: Subkutane rotbläuliche Knoten an den Streckseiten der Unterschenkel, sehr druckschmerzhaft, Ausdruck einer Überempfindlichkeitsreaktion
     Ät.: Infektionen (z.B. A-Streptokokken, Salmonellen, Shigellen, Yersinien, Mykobakterien), Medikamente (z.B. Kontrazeptiva), Sarkoidose (Löfgren-Syndrom), chronisch-entzündliche Darmerkrankungen; Schwangerschaft (1. Trimenon), selten Malignome, idiopathisch
2. Augen (15 - 20 %): Oft asymptomatisch → Erblindungsgefahr! Uveitis, Retinitis, Kalkablagerungen in Binde- und Hornhaut, Tränendrüsenbefall, Keratokonjunktivitis sicca
3. Leber (10 - 15 %) mit Transaminasenerhöhung
4. Parotitis (in Kombination mit Uveitis + Fazialisparese = Heerfordt-Syndrom)[D86.8]
5. Knochen (1 %): Ostitis multiplex cystoides (Jüngling-Syndrom)[D86.8] = zystische Umwandlung der Phalangen der Finger

6. ZNS und peripheres Nervensystem (ca. 10 %): Fazialislähmung, Diabetes insipidus, Hypophysenvorderlappeninsuffizienz, granulomatöse Meningitis; in jeweils 10 % sind Myelon bzw. peripheres Nervensystem betroffen; neuropsychiatrische Symptome, Krampfanfälle, „small-fibre neuropathy".
7. Kardiale Sarkoidose (autoptisch bis 25 %, klinisch bis 5 %). Fakultative Symptome: Rhythmusstörungen mit erhöhtem Risiko für plötzlichen Herztod, AV-Blockierungen, Linksherzinsuffizienz, Perikarderguss u.a.
8. Renale Sarkoidose (< 5 %): Am häufigsten in Form der granulomatösen interstitiellen Nephritis, gel. auch Glomerulopathien. Lab: Evtl. leichte Proteinurie, Mikrohämaturie
9. Andere Organe: Lymphknoten, Milz, Myokard, Skelettmuskulatur u.a.

Ko.: Bronchiektasen, respiratorische Insuffizienz, pulmonale Hypertonie (6 %), Herzrhythmusstörung, Nephrokalzinose

Lab:
- BSG (bei akuter Verlaufsform ↑), Differentialblutbild (Leukopenie (10 %), Eosinophilie (3 %), CRP, Nieren-, Leberwerte, Elektrolyte, Glucose, Urinstatus
- Gammaglobuline und IgG ↑ (> 50 %)
- Hyperkalzämie (ca. 15%), Hyperkalziurie (bis 50%) - Urs.: Erhöhte Produktion von 1,25-$(OH)_2$-Vitamin D_3 in Epitheloidzellen.
- Tuberkulin-Hauttest oder Interferon-γ-Test
- Aktivitätsparameter: ACE = Angiotensin converting enzyme ↑ (75 %), S-IL-2R ↑ = löslicher Interleukin-2-Rezeptor (60 %). Beide Bluttests sind nicht spezifisch für Sarkoidose!

Di.: 1. Nachweis pulmonaler oder extrapulmonaler Manifestationen
- Röntgen-Thorax zur Einteilung der pulmonalen Sarkoidose (Siltzbach & Scadding)
  - Typ 0: Normalbefund bei seltener isolierter extrapulmonaler Organsarkoidose oder typischer BAL-Befund ohne Röntgenbefund (5 - 10 %)
  - Typ I: Bihiläre Lymphadenopathie: Polyzyklisch begrenzte Hilusvergrößerung (reversibles Stadium, bis 65 %)
  - Typ II: Bihiläre Lymphadenopathie mit Lungenbefall (retikulo-noduläre Lungenzeichnung, 20 - 40 %)
  - Typ III: Lungenbefall ohne Lymphadenopathie (10 - 15 %)
  - Typ IV: Lungenfibrose mit irreversibler Lungenfunktionsminderung (5 %)
- CT und HRCT: Mediastinale/hiliäre Lymphadenopahtie, Mikronoduli (< 3 mm) vielfach auch im Ober- und Mittelfeld sowie perilymphatische Verteilung (peribronchovaskuläre Bündel, subpleural und Interlobulärsepten), Groundglas, Spätstadium: Fibrose mit Honeycombing, Traktionsbronchiektasen
- MRT: Bei Verdacht auf Beteiligung des Herzens oder des ZNS
- FDG-PET/CT: Zur Beurteilung der extrapulmonalen Manifestation und Krankheitsaktivität geeignet. Keine Routinediagnostik

2. Zytologie/Histologie
- Der pathologische Nachweis gelingt durch Bronchialschleimhautbiopsie (in ca. 50 %) und durch endobronchialen Ultraschall (EBUS) mit gezielter Lymphknoten- (TBNA)- und Lungenbiopsie (TBB) in bis zu 95 %; ferner in unterschiedlichen Prozentsätzen auch aus anderen Organbiopsien: Leber (60 - 70%), präskalenische Lymphknoten (60 - 70%) u.a.
- Bronchoalveoläre Lavage (BAL) mit Zytologie (oft diagnoseweisend, aber nicht beweisend): Lymphozytäre Alveolitis mit Verschiebung des CD4/CD8-Quotient ↑ (normaler Quotient ca. 2, bei aktiver Sarkoidose > 5): Sensitivität ca. 50 %. Die lymphozytäre Alveolitis korreliert gut mit den interstitiellen Lungenveränderungen.

3. Ausschluss einer infektiösen Genese (bakteriologische + mykologische + Tbc-Diagnostik)

Zusatzdiagnostik:
Ekg, Echo, Gd-MRT, FDG-PET/CT, evtl. Myokardbiopsie (Herzbeteiligung ?), augenärztliche Untersuchung (Augenbeteiligung ?); Lungenfunktion: Stad. II - IV restriktiv, z.T. obstruktiv, O_2-Diffusionskapazität früh reduziert. 6-Min.gehtest, Spiroergometrie. Bei Neurosarkoidose MRT und Liquordiagnostik: Lymphozytose, Proteinerhöhung (80 %), ACE ↑ (50 %), CD4/CD8-Ratio ↑

Aktivitätsbeurteilung: Verlaufsbeobachtung von Klinik + Labor, Lungenfunktion (wobei die Diffusionskapazität ein empfindlicher Parameter ist) und Bildgebung.

DD: • Pulmonale Sarkoidose:
Die Sarkoidose kann viele Krankheiten imitieren!
Typ I:
- Hiluslymphknoten-Tbc
- Berylliose
- Bronchuskarzinom
- Lymphome
- M. Castleman (benignes mediastinales Lymphom)

Typ II/III: - Silikose, Asbestose, Berylliose - Hypersensitivitätspneumonitis
- Miliar-Tbc - Lymphangiosis carcinomatosa
- Ornithose - Adenokarzinom mit lepidischem Wachstum

Typ IV: Lungenfibrosen anderer Ätiologie (siehe Kapitel ILD)

- Akute Sarkoidose: Arthritiden anderer Genese

Th.: • Standardtherapie: Orale Kortikosteroide sind im Wert umstritten, sind aber weiterhin Mittel der ersten Wahl. Patienten, die nach 3 Monaten nicht auf Steroide ansprechen, tun dies meist auch nicht bei weiterer Therapie.

Indikation für Kortikosteroide:
- Schwerer pulmonale Symptomatik (z.B. Dyspnoe, Hämoptoe, Thoraxschmerz)
- Verschlechterung der Lungenfunktion: Abfall der totalen Lungenkapazität > 10 %, FVC > 15 %, Diffusionskapazität > 20 %, Pulsoxymetrie SO_2 > 4 % in Ruhe
- Progression in der Bildgebung: Fortschritt der interstitiellen Veränderung, Kavität, Fibrosierung mit Honeycombing, Zeichen für pulmonalen Hochdruck
- Hyperkalzämie und -urie
- Beteiligung von Augen, Leber, ZNS, Myokard, Nieren, Haut
- Erhöhte Aktivität der Erkrankung und schwere Allgemeinsymptome, schwere Arthritis (Löfgren-Syndrom)

Dosis: 20 - 40 mg Prednisolon/d für 4 - 6 Wo., stufenweise Reduktion auf möglichst 7,5 mg/d. Auslassversuch nach 6 - 12 Mon. Rückfall bei ca. 1/3 aller Patienten.

Keine Indikation zur Therapie
Bei asymptomatischen Typ I, II und III und nur leichten Lungenfunktionseinschränkungen. Hier Kontrolle z.B. alle 3 - 6 Monate („Watchful Waiting")

- Kombination von Prednisolon mit Immunsuppressiva (z.B. MTX oder Azathioprin), evtl. auch Anti-TNFα-Therapie (z.B. Infliximab) unter Beachtung von NW/KI
  Ind: Unzureichende Wirkung der Kortikosteroide oder NW/Unverträglichkeit der Kortikosteroide
- Lokale Steroidtherapie: Zusätzlich zu systemischen Kortikosteroiden: Bei Uveitis und Hautläsionen
- Bei Tuberkulose in der Eigenanamnese oder tuberkulösen Narben/Verkalkungen im Thorax-Röntgenbild sollte gleichzeitig eine INH-Chemoprophylaxe erfolgen.
- Bei arthritischen Schmerzen (Löfgren-Syndrom): NSAR
- Lungentransplantation: Ultima Ratio im Endstadium

Prg: Die akute Sarkoidose zeigt Spontanheilung in > 95 % innerhalb von 2 J.
Die chronische Sarkoidose vom Typ I hat eine Spontanheilungsrate bis 80 % innerhalb von 1 - 3 J. Bei Typ II beträgt die Spontanheilungsquote ca. 50 % und bei Typ III ca. 20 %.
20 % der Patienten zeigen eine permanente Verminderung der Lungenfunktion.
Risikofaktoren für progressiven oder chronischen Verlauf:
Alter > 40 J., Hyperkalzämie, Lupus pernio, chronische Uveitis, Neurosarkoidose, kardiale Beteiligung, Symptomdauer > 6 Monate, pulmonale Sarkoidose Typ III
Letalität der Erkrankung: Ca. 5 %

PLEURALE ERKRANKUNGEN

Pneumothorax (J93.9]

Syn: Pneu

Def: Luftansammlung im Pleuraraum
- Geschlossener Pneu: ohne Verbindung zur Außenluft
- Offener Pneu: Mit Verbindung zur Außenluft:
  - Äußerer offener Pneu durch Öffnung in der Thoraxwand
  - Innerer offener Pneu durch Verbindung zum Bronchialsystem

Ep.: Inzidenz des Spontanpneus: Ca. 9/100.000/J. Rezidivrate der Spontanpneus ca. 30 % (ohne thorakoskopische Therapie)

Ät.: 1. Spontanpneu [J93.1]
  - Idiopathisch (am häufigsten): Bevorzugt jüngere asthenische Männer, z.B. durch Platzen einer subpleural gelegenen Emphysemblase; Rauchen gilt als Risikofaktor.
  - Sekundär: Bei Lungenvorerkrankungen

2. Traumatisch [S27.0]: Penetrierende Thoraxtraumen, Rippenfrakturen u.a.
3. Iatrogen: Nach Pleurapunktion, Subklaviakatheter, Überdruckbeatmung, Thoraxoperation u.a.

Pg.:
- Pneumothorax: Eröffnung des Pleuraraumes → Eindringen von Luft in den Pleuraraum → Aufhebung des physiologischen Unterdruckes im Pleuraraum → Lungenkollaps infolge Zugwirkung der elastischen Lungenkräfte
- Spannungspneu [J93.0]: Durch einen Ventilmechanismus gelangt bei jeder Inspiration Luft in den Pleuraraum, die bei der Exspiration nicht entweichen kann → Druckanstieg im Pleuraraum → Verlagerung des Mediastinums zur gesunden Seite mit Kompression der gesunden Lunge und Behinderung des venösen Rückstroms → ZVD ↑, HZV ↓

KL.:
- Stechende Schmerzen auf der betroffenen Thoraxseite
- Dyspnoe, evtl. Tachypnoe, Hustenreiz
- Asymmetrische Thoraxbewegung (Nachhinken)
- Bei posttraumatischem oder iatrogenem Pneu evtl. Hautemphysem an der Verletzungsstelle

Ko.:
- Spannungspneu (3 % - oft bei posttraumatischem Pneu): Zunehmende Dyspnoe, Zyanose, Tachykardie, Einflussstauung, respiratorische Insuffizienz, Schock
- Sero-/Hämatothorax, Empyem
- Pneumomediastinum = Mediastinalemphysem
- Infektion
- Pneurezidive bei idiopathischem Spontanpneu

DD: bei Spontanpneu: Pleuritis, Lungenembolie, Herzinfarkt, Perikarditis

Di.:
- Anamnese (evtl. früherer Pneu, Thoraxtrauma, ärztliche Eingriffe, s.o.)
- Perkussion/Auskultation: Hypersonorer Klopfschall/abgeschwächtes Atemgeräusch auf der betroffenen Seite (seitlich auskultieren und vergleichen!)
- Sono/Notfalldiagnostik: Patient in Rückenlage, Sonokopf über der MCL: Bei Pneu kein Lungengleiten, kein "Seashore-Zeichen" im M-Mode. Dafür sieht man horizontale "Sky-Linien".

  Cave: Einen Pneu hört man oft nicht, sondern man sieht ihn im Röntgenbild. Daher beim geringsten Verdacht immer Röntgen! - Auskultation erlaubt keinen Ausschluss!
- Röntgen Thorax in Exspiration + Inspiration (kleiner Pneu bei Exspiration deutlicher)
- CT: Gute Diagnostik

Merke: Nach Pleurapunktion, Legen eines Subklaviakatheters u.a. Eingriffen, bei denen ein Pneu entstehen kann, stets Thorax röntgen zum Ausschluss eines Pneus!

Th.:
- Pleurasaugdrainage: Pleurapunktion im 2. ICR medioklavikulär (oder im 4. ICR in der hinteren Axillarlinie) am Rippenoberrand (Interkostalgefäße verlaufen am Rippenunterrand): Nach initialem Ansaugen Dauersog mit ca. 10 cm H_2O (zu starker Sog kann sehr selten ein Reexpansionsödem verursachen). Die Drainage muss so gelegt werden, dass die Pleurakuppe drainiert wird.
- Thorakoskopische Versorgung: Gute Ergebnisse, bei Vorhandensein Methode der 1. Wahl
- Bei Spannungspneu notfallmäßige Entlastung durch Punktion im 2. ICR/MCL mit großlumiger Kanüle, die mit eingeschnittenem Gummifingerling versehen ist oder Notfallventile benutzen (Tiegel, Heimlich u.a.) → Luft kann entweichen, aber nicht angesaugt werden.

Anm.: Bei kleinen Mantelpneus (bis zu einem Querfinger) und asymptomatischen Patienten kann man unter klinischen und Röntgenkontrollen zuwarten (spontane Luftresorption).

Pro: eines Rezidivs: Kein Tauchsport; gegen Flugreisen unter Druckausgleichsbedingungen bestehen nur Bedenken bei größeren Emphysemblasen. Verzicht auf Rauchen.

Pleuratumoren

1. Primäre Tumoren (3 %)
   Pleuramesotheliom [C45.0]: 2 Formen
   a) Selten lokalisiertes Pleuramesotheliom
   b) Diffuses malignes Pleuramesotheliom durch Asbestexposition
   (Siehe Kap. "Durch Asbest verursachte pleuropulmonale Erkrankungen")
2. Sekundäre Tumoren (97 %)
   Pleurakarzinose und Lymphangiosis carcinomatosa der Pleura [C79.88]
   Am häufigsten durch Lungen- und Mammakarzinom; ferner durch Karzinome des Magen-Darm-Traktes, von Pankreas, Leber, Nieren, endokrinen Organen; durch Sarkome und Melanome.

PLEURITIS UND PLEURAERGUSS

Def:
- Pleuritis: Entzündung der Pleura, die ohne Erguss auftreten kann (Pleuritis sicca), oft aber von Ergussbildung gefolgt ist (Pleuritis exsudativa).
- Pleuraerguss: Ergussbildung zwischen den beiden Pleurablättern durch entzündliche Ursachen (Pleuritis) und andere Erkrankungen

Pleuritis [R09.1]

Syn: Rippen- oder Brustfellentzündung

Ät.:
- Begleitpleuritis bei Pneumonien
- Coxsackie B-Virusinfektion
- Tuberkulose
- Malignome (siehe Pleuratumoren)
- Systemerkrankungen (Urämie, Kollagenosen)
- Begleitpleuritis bei Oberbaucherkrankungen, Lungenembolie/-infarkt u.a.

KL.:
- Pleuritis sicca (trockene Rippenfellentzündung, oft Vorläufer der exsudativen Form): Starke atemabhängige Schmerzen, Reizhusten ohne Auswurf, Nachschleppen der erkrankten Seite
- Pleuritis exsudativa („feuchte“ Rippenfellentzündung): Typischerweise keine Schmerzen, je nach Größe des begleitenden Pleuraergusses Dyspnoe, evtl. Fieber

Di.:
1. Nachweis der Pleuritis sicca: Klinik + Auskultation: Atemsynchrones Pleurareiben („Lederknarren“)
2. Nachweis eines Pleuraergusses (siehe unten)
3. Ätiologische Klärung

Th.:
1. Therapie der Grundkrankheit
2. Symptomatische Therapie: des Pleuraergusses (siehe unten), bei Bedarf Schmerztherapie

Pleuraerguss [J90]

Ät.:
1. Malignes Exsudat - 5 häufige Ursachen:
   - Lungenkarzinom (40 %)
   - Metastasierendes Mammakarzinom (25 %)
   - Maligne Lymphome (10 %)
   - Ovarialkarzinom (5 %)
   - Gastrointestinale Malignome (5 %)
   - Seltener andere Malignome, z.B. Mesotheliom
2. Infektiöses Exsudat:
   - Tuberkulose
   - Bronchopulmonale Infekte, Pneumonien
   - Iatrogen nach Pleurapunktion/-drainage
3. Dekompensierte Herzinsuffizienz (Stauungstranssudat, oft rechts > links), Lungenembolie
4. Andere Ursachen:
   - Posttraumatisch
   - Bei subphrenischem Abszess, Pankreatitis u.a. abdominellen Erkrankungen

- Bei rheumatischen Erkrankungen: Rheumatoide Arthritis, systemischer Lupus erythematodes (SLE)
- Postmyokardinfarkt-Syndrom (= Dressler-Syndrom) und Postkardiotomie-Syndrom
- Transsudat durch niedrigen kolloidosmotischen Druck des Plasmas:
  · Dystrophie
  · Nephrotisches Syndrom, Urämie
  · Leberzirrhose (hepatischer Hydrothorax)
  · Exsudative Enteropathie
- Meigs-Syndrom: Ovarialfibrom mit Aszites und/oder Pleuraerguss (Trans- und Exsudat)

Merke: Die 3 häufigsten Ursachen eines Transsudates sind dekompensierte Linksherzinsuffizienz, Lungenembolie und Leberzirrhose. - Die 3 häufigsten Ursachen eines Exsudates sind Pneumonie, Malignome und Lungenembolie! (Lungenembolie kann Trans- und Exsudat machen.) Die häufigste Ursache des Pleuraergusses < 40 J. ist die Tbc.

KL.: Bei größeren Ergüssen Dyspnoe

Insp.: Nachschleppen der betroffenen Thoraxhälfte beim Atmen, evtl. Vorwölbung der Interkostalräume.

Stimmfremitus: Über größeren Ergüssen aufgehoben.

Perk.: Absolute Dämpfung, Begrenzung nach lateral ansteigend (Ellis-Damoiseau-Linie). Ergussmengen < 300 ml sind nicht nachweisbar!

Ausk.: Abgeschwächtes bis aufgehobenes Atemgeräusch, oberhalb des Ergusses oft "Kompressionsatmen" (= streifenförmige Zone mit Bronchialatmen)

Bildgebende Diagnostik: Siehe unten

Lab:

Parameter	Transsudat	Exsudat
Gesamteiweiß (GE)	< 30 g/l	> 30 g/l
GE-Pleura/GE-Serum	< 0,5	> 0,5
Spezifisches Gewicht	< 1.016	> 1.016
LDH	< 200 U/l	> 200 U/l
LDH-Pleura/LDH-Serum	< 0,6	> 0,6 (bei Malignom oft > 1)

Anm.: In Einzelfällen kann im Stauungstranssudat nach diuretischer Therapie der Eiweißgehalt etwas höher als 30 g/l sein. Eine etwas ungenaue Screeningmethode ist die Rivalta-Probe auf Exsudat: Einen Tropfen Essigsäure hinzufügen → bei erhöhtem Eiweißgehalt wolkiger Niederschlag. Am genauesten sind die GE- und LDH-Quotienten.
Erhöhung der α-Amylase und Lipase im Erguss findet sich bei Pankreatitis.
Hohe Triglyzeridwerte > 110 mg/dl mit Nachweis von Chylomikronen finden sich bei Chylothorax [I89.8], der einen milchig-trüben Aspekt aufweist (Verlegung des D. thoracicus posttraumatisch oder durch Malignome).

Merke: Ein blutiger Pleuraerguss ist solange tumorverdächtig, bis das Gegenteil bewiesen ist! (Zytologie, Röntgen, CT, Pleurabiopsie, Thorakoskopie)

Ko.: Pleuraempyem, Pleuraschwarten
Klassifikation parapneumonischer Pleuraergüsse (PPE) und Pleuraempyeme:

	Unkomplizierter PPE	Komplizierter PPE	Pleuraempyem (PE)
Pleuramorphologie	Dünn, permeabel	Fibrinexsudation, Septierungen	Verdickt, Granulationsgewebe, Septen und Kammern
Pleurapunktat	Klar	Trüb	Eitrig
pH*)	> 7,3	7,1 -7,2 (7,3)	< 7,1
LDH (U/l)*)	< 500	> 1.000	> 1.000
Glucose (mg/dl)*)	> 60	< 40	< 40
Zytologie	PMN +	PMN ++	PMN +++
Kultureller Bakteriennachweis	Steriles Punktat	Gelegentlich positiv	Häufig positiv

*) Bestimmung im Pleurasekret
PMN = Polymorphkernige Neutrophile

DD:

	Pleuraerguss	**Pleuraschwarte** [J94.1]
Interkostalräume	Vorgewölbt	Eingezogen, verschmälert
Stimmfremitus	Bei größeren Ergüssen aufgehoben	Nur abgeschwächt
Perkussion	Absolute Dämpfung	Leichte Dämpfung, keine Ellis-Damoiseau-Linie

Di.: 1. Anamnese, Klinik, allgemeines Labor

2. Bildgebende Verfahren:
   - Sonografie: Empfindlicher Nachweis eines Pleuraergusses ab ca. 20 ml; Erkennung einer Pleuraschwarte, eines Pleuratumors
   - Röntgen des Thorax in 2 Ebenen: Liegendaufnahme im lateralen Strahlengang zeigt Ergüsse ab ca. 100 ml, bei der p.a.-Aufnahme im Stehen ab ca. 200 ml
   - Spiral-CT

3. Pleurapunktion mit Untersuchung der Pleuraflüssigkeit
   Vier Röhrchen werden befüllt:
   - 1. Röhrchen (Mikrobiologie): Bakterienkultur, Gramfärbung und bei V.a. Tuberkulose (Tbc) Ziehl-Neelsen-Färbung und Mykobakterienkultur. Dieses Röhrchen muss steril sein.
   - 2. Röhrchen (klinische Chemie): Zellzahl, Glukose, Gesamteiweiß, pH-Wert, LDH
   - 3. Röhrchen: (Pathologie): Zytologischer Ausstrich, Nachweis von Tumorzellen Probe rasch verarbeiten, da die Zellen sonst degenerieren.
   - 4. Röhrchen: Für evtl. weitere Tests

4. Video-Thorakoskopie mit makroskopischer Beurteilung, gezielter Biopsie + Histologie, evtl. bakteriologischer Untersuchung.

Th.: A) Kausal, z.B. Therapie einer Linksherzinsuffizienz, einer Pneumonie, einer Tbc

B) Symptomatisch
   - Abpunktion bei einmaligem Erguss (Punktion am Rippenoberrand, 3-Wegehahn oder Rotanda-Spritze, sterile Handhabung, max. 1.500 ml auf einmal abpunktieren, sonst Gefahr eines Reexpansionsödems, anschließende Thorax-Röntgenaufnahme zum Ausschluss eines Pneus)
   - Drainagebehandlung bei rezidivierendem Erguss (getunnelter Pleurakatheter)
   - Antibiotikatherapie bei bakterieller Infektion (nach Antibiogramm)
   - Antituberkulotika bei tuberkulöser Pleuritis (siehe dort)
   - Pleurodese (Pleuraverklebung) bei malignem Erguss mit asbestfreiem Talkum-Puder (am wirksamsten) oder Tetracyclin
   - Therapie eines Pleuramesothelioms: Siehe dort

   Therapie eines PPE/Empyems:
   - (Möglichst gezielte) Antibiose
   - Großlumige Drainagetherapie + regelmäßige Spülung
   - Videoassistierte Thorakoskopie (VATS)

Prg: Abhängig von der kausalen Erkrankung

IV. GASTROENTEROLOGIE

Internet-Infos: *www.dgvs.de* - Deutsche Gesellschaft für Verdauungs- und Stoffwechselerkrankungen
www.gastroatlas.com

FOETOR EX ORE UND HALITOSIS [R19.6]

1. Foetor ex ore = übler Mundgeruch bei lokalen Ursachen im Mund-/Nasen-/Rachenraum (90 %)

Ep.: Bis ca. 35 % aller Erwachsenen

Ät.: Meist liegt die Ursache des Foetor ex ore in der Mundhöhle selbst:
- Dentale und/oder gingivale Erkrankungen
- Mangelnde Reinigung der Interdentalräume und Zahnfleischtaschen: Bildung riechender Abbauprodukte durch Anaerobier: Buttersäure, Amine (Putreszin, Cadaverin), flüchtige Schwefelverbindungen (volatile sulphur compounds (VSC) → typischer Geruch benutzter Zahnseide, evtl. VSC-Messung beim Zahnarzt)
- Nahrungsreste und bakterielle Plaques auf der Zunge
- Knoblauch, Zwiebel, Zigarettenkonsum
- Bakterielle Entzündungen, z.B.
  Angina Plaut Vincenti (oft einseitig, fauliger Geruch)
  Diphtherie (süßlicher Geruch nach faulenden Äpfeln)
  Rhinitis atrophicans (Ozaena)
- Zerfallende Tumoren, Mukositis nach Chemotherapien, Ulzerationen bei Agranulozytose
- Verminderter Speichelfluss (Xerostomie): Mundatmung, Schnarchen, morgendlicher Mundgeruch durch zu geringe Speichelproduktion während der Nachtruhe, Fasten, Speicheldrüsenerkrankungen (z.B. Sjögren-Syndrom), anticholinerge Medikamente (Atropin, Psychopharmaka); alte Menschen.

2. Halitosis = übler Geruch der Atemluft (10 %)

(Die Ausatemluft riecht auch bei geschlossenem Mund unangenehm, also bei Ausatmung über die Nase.) Ursache sind Erkrankungen des Respirations- oder Gastrointestinaltraktes und bestimmte Stoffwechselerkrankungen.

Ät.:
- Erkrankungen der Lunge (z.B. eitrige Bronchitis, Bronchiektasen, Pneumonie, Lungenabszess)
- Erkrankungen des Verdauungstraktes (z.B. Ösophagusdivertikel, Ösophaguskarzinom, Achalasie, HP-Infektion, Magenausgangsstenose, Ileus, Fremdkörper im oberen Verdauungstrakt)
- Stoffwechselentgleisungen:
  Urämie (Harngeruch, Foetor uraemicus)
  Coma diabeticum (Azetongeruch)
  Coma hepaticum (Geruch nach roher Leber, Foetor hepaticus)
- Resorption von Geruchsstoffen im Darm und Abatmung über die Lunge:
  · Bei bekannter Ursache (z.B. Knoblauch, Zwiebeln)
  · Intoxikationen mit Phosphor, Arsen, Malathion, Selen, Tellur und organische Phosphorsäureester (z.B. Parathion = E605) → Knoblauchgeruch
- Essenzielle Halitosis: Abatmung übel riechender Fettsäuren aus unbekannter Ursache

3. Halluzinatorische Geruchsmissempfindung = Mundgeruch, der nicht zu objektivieren ist (Syn: Parosmie oder Phantosmie):

Ät.: Psychiatrische und neurologische Erkrankungen, z.B. bei Tumoren des limbischen Systems mit „Fäkaliengeruch“

Di.: Interdisziplinär unter Mitwirkung von Zahnarzt, HNO-Arzt, Internist

Th.: a) Kausal, z.B. HP-Eradikation

b) Symptomatisch: Zahnärztliches Konsil: Regelmäßige Zahn(taschen-)reinigung und -sanierung (Gebrauch von Interdentalbürstchen + Zahnseide), evtl. Zungenreinigung; Anregung des Speichelflusses (z.B. Kaugummi, Äpfel), reichliches Kauen fester Speisen (z.B. Schwarzbrot), Trinken, Meiden geruchsintensiver Speisen.
Bei essenzieller Halitosis Versuch einer Umstellung auf fettarme Diät mit Gabe mittelkettiger Fettsäuren, Änderung der Darmflora durch Gabe von Laktulose, evtl. Antibiotika.

ÖSOPHAGUS

LEITSYMPTOME BEI ÖSOPHAGUSKRANKHEITEN

PPh: Der Schluckakt (Bolustransport) geschieht in 3 Phasen:
1. Orale Phase: Willkürlicher Transport im Oropharynx bis zum Auslösen des Schluckreflexes
2. Pharyngeale Phase: Unwillkürlicher Transport vom Pharynx in den Ösophagus
3. Ösophagusphase: Unwillkürlicher peristaltischer Transport durch den Ösophagus und den unteren Ösophagussphinkter (UÖS) in den Magen

1. **Schluckstörung** [R13.9]:
   Def: Dysphagie: Schmerzlose Schluckstörung mit Passagestörung
   Odynophagie: Schluckstörung mit Schmerzen
   Aphagie: Unvermögen zu schlucken bei komplettem Passagehindernis
   Wichtigste Komplikation einer Schluckstörung ist die Aspiration!

   Ursachen einer Dysphagie (systematische Aufzählung):
   A) Oropharyngeale (= oroösophageale) Dysphagie:
   Transport der Speise aus dem Rachen in die Speiseröhre gestört mit nasaler Regurgitation und rezidivierenden Aspirationen. Typisch sind Probleme beim Schlucken von Flüssigkeiten.
   - Erkrankungen im Oropharynx: Entzündungen, Abszess, Tumor
   - Zentralnervöse Störungen = neurogene Dysphagie (z.B. bei fortgeschrittener Demenz, nach Schlaganfall, bes. bei Hirnstammbeteiligung, Parkinson-Syndrom, multiple Sklerose, Schädel-Hirn-Traumata), neuromuskuläre Erkrankungen (z.B. Myasthenie, erbliche Erkrankungen)
   - Altersbedingte Motilitätsstörungen (Presbyphagie)

   B) Ösophageale Dysphagie: Typisch sind Probleme beim Schlucken fester Speisen (Abhilfe durch Nachtrinken).
   - Anatomische Veränderungen: Tumoren, Stenosen, Ösophagusdivertikel u.a.
   - Gastroösophageale Refluxkrankheit mit Komplikationen, z.B. Schatzki-Ring
   - Motilitätsstörungen: Achalasie, Sklerodermie, hypermotiler Ösophagus u.a.

   Ursachen einer Dysphagie (nach der Häufigkeit):
   - Häufige Ursachen im Alter > 45 J.: Ösophaguskarzinom mit progressiver Dysphagie, neurogene Dysphagien (siehe oben)
   - Häufige Ursachen bei jüngeren Patienten < 45 J.: Refluxösophagitis und Motilitätsstörungen, insbes. der hyperkontraktile Nussknacker-Ösophagus, eosinophile Ösophagitis (Allergieanamnese)
   - Weitere Ursachen: Divertikel, Fremdkörper, Verbrennungen, Verätzungen, Narbenstrikturen, ösophageale Webs = Membranen im oberen Drittel der Speiseröhre; Schatzki-Ring = verengter Oberrand einer Hiatushernie → evtl. Bolusobstruktion (= Steakhouse Syndrom); Achalasie, Sklerodermie, Malignom im Hypopharynx oder Mediastinum, retrosternale Struma, Zustand nach Schlaganfall, Parkinson-Syndrom, neuromuskuläre Erkrankungen, Aortenaneurysma, Dysphagia lusoria (abnorm kreuzende A. subclavia dextra), Tollwut, Tetanus, Plummer-Vinson-Syndrom bei Eisenmangel. Tabletten-induzierte Ösophagusulzera (Tetracycline, Kalium, Bisphosphonate)
   - Nach Ausschluss aller organischen Ursachen: Globusgefühl [F45.8]: = Würgendes Enge-/ Fremdkörpergefühl im Schlund-/Jugulumbereich; Schlucken bringt momentane Erleichterung. Urs: psychosomatisch, m < w, öfter in der 2. Lebenshälfte

2. **Übelkeit (Nausea) und Erbrechen (Emesis):**
   Via Brechzentrum oder Chemorezeptor-Triggerzone kann durch zentrale oder viszerale Reize Übelkeit (Nausea) und Erbrechen (Emesis) ausgelöst werden; Ursachen: siehe unten, meist nicht durch Ösophaguserkrankungen ausgelöst.
3. **Regurgitation** ist im Gegensatz zum Erbrechen eine passive, retrograde Bewegung von Ösophagus- oder Mageninhalt ohne Steuerung über Brechzentrum oder Chemorezeptor-Triggerzone (z.B. Refluxkrankheit, Stenosen div. Ursache, Achalasie, Zenker-Divertikel)
4. **Sodbrennen:** Refluxkrankheit
5. **Retrosternaler Schmerz:** Refluxösophagitis, Ösophagusspasmen, Boerhaave-Syndrom (DD: Koronare Herzkrankheit!)
6. **Husten:** Durch Refluxkrankheit (am häufigsten); Aspiration bei neuromuskulären Erkrankungen, Achalasie, ösophagotrachealer Fistel

Di.:
- Inspektion des Oropharynx
- Endoskopie (ÖGD) mit Ösophagusbiopsien und ggf. Endosonografie
- Röntgenbreischluck des Ösophagus mit wasserlöslichem Kontrastmittel - Ind: Weiterführende Diagnostik bei Dysphagie; evtl. Kinematografie bei speziellen Fragestellungen.
- FEES: „fiberendoscopic examination of swallowing" (= fiberendoskopische Evaluation des Schluckens)
- Ergänzende Spezialdiagnostik: Ösophagusmanometrie, 24 h-pH-Metrie, CT Thorax

ÜBELKEIT (NAUSEA) und ERBRECHEN (EMESIS) [R11]

Ät.:
- ▶ Gastrointestinale Erkrankungen:
  - Viszerale Schmerzen, z.B. Gallenkolik
  - Entzündliche Erkrankungen, z.B. akute Gastroenteritis, Pankreatitis, Ulkuskrankheit, Peritonitis
  - Passagestörungen, z.B. Subileus, Ileus, Stenosen (narbig, entzündlich, maligne), diabetische Gastroparese
  - Postoperatives Erbrechen (nausea and vomiting) = PONV, Syndrom der zuführenden Schlinge nach BII-Operation
  - Regurgitation von Speisen: Achalasie, Zenker-Divertikel
  - Erbrechen (blutig oder kaffeesatzartig) bei oberer Magen-Darm-Blutung
- ▶ Schwere Schmerzen verschiedener Ursache: z.B. Herzinfarkt, Nierenkolik, stielgedrehte Ovarialzyste, Hodentorsion, Glaukomanfall
- ▶ Migräne (einseitige Kopfschmerzen, Lichtscheu, Übelkeit, Anamnese), seltene Sonderform: cyclic vomiting syndrome (CVS)
- ▶ Erkrankungen des zentralen Nervensystems z.B. erhöhter Hirndruck, Meningitis, Enzephalitis, Schädel-Hirn-Traumen; oft Erbrechen ohne Vorsymptom
- ▶ Vestibuläre Ursachen: z.B. M. Menière, Neuronitis vestibularis, Reisekrankheit
- ▶ Intoxikationen und Medikamente: z.B. Alkoholexzess, Lebensmittelintoxikationen, Digitalisintoxikation, Zytostatika u.a. Medikamente
- ▶ Urämie, diabetische Ketoazidose
- ▶ Schwangerschaft (Emesis gravidarum: Bis 90 % aller Schwangeren, meist erste Schwangerschaftshälfte; Hyperemesis gravidarum: Erbrechen mit Exsikkose und Elektrolytentgleisung: Bis 2 % aller Schwangeren.)
- ▶ Exposition mit ionisierenden Strahlen (Ganzkörperbestrahlung > 0,5 Gy)
- ▶ Psychogene Essstörungen: z.B. Anorexia nervosa, Bulimie

Diagnostische Hinweise	Vorkommen
Anamnese:	
Morgendliches Erbrechen	Schwangerschaft, Alkoholismus
Erbrechen im Schwall ohne begleitende Nausea (Übelkeit)	Afferent-loop-Syndrom, Hirndruckerhöhung, neurogene Ursache
Postprandiales Erbrechen	Magenausgangsstenose, Ulkuskrankheit
Inspektion:	
Galliges Erbrechen	Stenose aboral der Papilla vateri Afferent-loop-Syndrom
Fäkulentes Erbrechen (Miserere)	Ileus
Kaffeesatz-Erbrechen Bluterbrechen	} Obere Magen-Darm-Blutung, d.h. proximal des Treitz-Bandes
Begleitsymptome:	
Diarrhö	Gastroenteritis
Meningismus, Kopfschmerzen	Meningitis, Hirndruckerhöhung
Koliken	Gallenkolik, Nierenkolik
Drehschwindel, Ohrensausen	Morbus Menière
Augenschmerzen, Sehstörungen	Glaukomanfall
Bewusstseinsstörung	Intoxikation
Amenorrhö	Schwangerschaft
Kreatinin ⇑	Urämie
Glukose ⇑	Diabetische Ketoazidose

Komplikationen: Aspiration, Elektrolytenentgleisung, metabolische Alkalose, Dehydratation

Selten:
- Mallory-Weiss-Syndrom (Schleimhauteinrisse im Ösophagus-Kardiabereich mit Blutung)
- Boerhaave-Syndrom (Ösophagusruptur mit retrosternalen Thoraxvernichtungsschmerzen)

	Varizenblutung aus Ösophagus [I85.0] oder Fundus [I86.4]	Mallory-Weiss-Syndrom [K22.6]	Boerhaave-Syndrom [K22.6] (sprich: „Buhrhawe“)
Def:	Blutung durch Varizeneinriss im Bereich von Ösophagus oder Fundus bei Pfortaderhochdruck	Longitudinaler Schleimhauteinriss (Mukosa + Submukosa) im Bereich des gastroösophagealen Übergangs	Komplette Ruptur aller Wandschichten in der unteren Ösophagushälfte
Auslösung	Portale Hypertension, mechanischer Einriss, Druckerhöhung bei Alkoholexzess	Alkoholismus, Refluxkrankheit, erhöhter gastraler und ösophagealer Druck durch Würgen und Erbrechen	Meist starkes Erbrechen
KL.:	Hämatemesis, Bluterbrechen, Zeichen der Leberzirrhose und portalen Hypertension	Epigastrischer Schmerz, Hämatemesis, anamnestisch oft initial erst Erbrechen ohne Blutbeimengung	Postemetischer, retrosternaler Vernichtungsschmerz mit Ausstrahlung in den Rücken, evtl. Dyspnoe, Schock, Blutung oft nicht im Vordergrund, Husten, evtl. Pneumothorax u./o. Pleuraerguss (links > rechts), Mediastinal- und Hautemphysem, evtl. Fieber
Di.:	Ösophagogastroduodenoskopie (ÖGD)		Röntgen von Thorax und Ösophagus (wasserlösliches Kontrastmittel)
Th.	1. Substitution von Volumen, FFP, Ery-Konzentraten 2. Endoskopische Blutstillung 3. Portale Blutdrucksenkung (Terlipressin, Somatostatin) 4. Notfalls Ballontamponade, Stent, TIPS (Siehe Kap. „Portale Hypertension“)	Konservativ: Endoskopische Blutstillung, notfalls Op. (selten notwendig) ***Cave:*** Keine Ballontamponade!	Operative Versorgung oder endoskopische Stenteinlage, Breitspektrumantibiose Mortalität bis 60 % (wenn > 24 h bis zur Op.) ***Cave:*** Keine Ballontamponade!

Di.: Abdomen-Sono, Röntgen Thorax + Abdomen, evtl. Thorax-CT bei V.a. Perforation (Pneumomediastinum?), Endoskopie, Ekg, Labor-Screening, evtl. Schädel-CT (zerebrale Läsionen?)

Th.: 1. Kausal
2. Symptomatisch: Antiemetika, Wasser- und Elektrolytsubstitution parenteral
Antiemetika:
- Antihistaminika: z.B. Dimenhydrinat (z.B. Vomex A®) als Suppositorien oder i.v.
- Dopaminantagonisten: z.B. Metoclopramid, Domperidon
- 5-HT3-Rezeptorantagonisten (= Setrone): Ondansetron, Granisetron u.a.

Ind: Durch Radiatio oder Chemotherapie induziertes Erbrechen und postoperative Übelkeit und Erbrechen (postoperative nausea and vomiting = PONV)

Prophylaxe von Kinetosen (Reisekrankheit): z.B. Scopolamin-Pflaster (NW + KI sind zu beachten, z.B. Glaukom, benigne Prostatahyperplasie)

ACHALASIE [K22.0]

Def: Muskuläre Engstellung des unteren Ösophagus durch Degeneration des Plexus myentericus (Auerbach): Durch Untergang inhibitorischer Neurone fehlt die schluckreflektorische Erschlaffung des unteren Ösophagussphinkters (UÖS).

Ep.: Selten, Inzidenz ca. 1 : 100.000 Einwohner/J. Meist mittleres Lebensalter (3. - 5. Dekade); sehr selten ist das autosomal-rezessive Triple-A-Syndrom (Achalasie, Alakrimie, adrenale Insuffizienz).

Ät.: Ursache unbekannt

Pg.: 1. Mangelnde Erschlaffung und erhöhter Ruhedruck des UÖS
2. Fehlen der propulsiven Peristaltik des Ösophagus mit prästenotischer Aufweitung

KL.:
- Dysphagie für feste und flüssige Speisen: Patienten müssen nach Essen oft trinken.
- Regurgitation von Speisen: Nach Nahrungsaufnahme, auch spontan im Liegen, Mundgeruch
- Völlegefühl retrosternal
- Evtl. krampfartige Schmerzen retrosternal bei der hypermotilen Achalasie (DD: KHK)

Ko.: Aspirationspneumonie, Gewichtsabnahme
Retentionsösophagitis mit erhöhtem Karzinomrisiko (etwa 30-fach zur Normalbevölkerung)

DD:
- Ösophaguskarzinom, Kardiakarzinom (kurze Anamnese!, Endoskopie!)
- Chagas-Krankheit mit Megaösophagus
- Motilitätsstörungen der Speiseröhre [K22.4]
  - Diffuser Ösophagusspasmus: Neuromuskuläre Funktionsstörung unbekannter Ätiologie
    KL.: Intermittierend auftretende krampfartige Schmerzen retrosternal (DD: KHK/Herzinfarkt)
    Rö.: Unkoordinierte Kontraktionen im distalen Ösophagus
    Manometrie: Simultane, verstärkte und langdauernde Ösophaguskontraktionen
  - Hyperkontraktiler Ösophagus (Nussknackerösophagus) [K22.4]: Manometrie: Qualitativ normale (= peristaltisch fortgeleitete) Ösophaguskontraktionen mit überhöhten Amplituden > 220 mmHg und Einzelamplituden > 200 mmHg. Verlängerte Kontraktionen > 5 Sek.
  - Hypertensiver unterer Ösophagussphinkter (UÖS)
    Der UÖS zeigt eine isolierte Tonuserhöhung von > 45 mmHg bei regelrechter Schluckrelaxation

  Th.: Versuch mit Nifedipin, Nitroglyzerin oder endoskopischer Botulinumtoxininjektion

Di.:
1. Anamnese / Klinik (Dysphagie seit Jahren → Karzinom: rel. kurze Anamnese)
2. Ösophagoskopie mit Biopsien (obligat!): Ausschluss eines Karzinoms
3. Röntgen-Breischluck des Ösophagus:
   Spitz zulaufende Stenose im terminalen Ösophagus; prästenotisch weitgestellter atonischer Megaösophagus (Sektglasform, bird's beak)

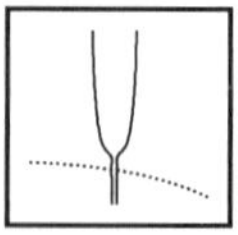

4. Manometrie und High-resolution-Manometrie (HRM):
   - Fehlende Erschlaffung des UÖS beim Schlucken mit erhöhtem Ruhedruck
   - Aperistaltik im distalen Ösophagus
   - Chicago-Klassifikation mit drei Subgruppen der Achalasie: Typ 1 = klassische amotile Achalasie, Typ 2 = panösophageale Kompression, Typ 3 = spasmodische Achalasie

Th.:
1. Pneumatische Ballondilatation. Langfristige Erfolgsquote ca. 60 %; ggf. Rezidivdilatationen
   Ko.: Perforation (1 - 5 %) → Röntgen-Breischluck nach Dilatation durchführen.
2. Operative oder laparoskopische extramuköse Myotomie des UÖS (Gottstein-Heller-Op.). Evtl. Kombination mit Semifundoplicatio zur Prophylaxe einer postoperativ bedingten Refluxerkrankung.
   Die perorale endoskopische Myotomie (POEM) erfolgt nur in manchen Zentren.
   Ind: Therapiealternative zur Ballondilatation oder nach mehreren Dilatationen und nur kurzzeitigem Erfolg - Letalität < 0,3 %. Erfolgsquote: bis 90 %.
3. Endoskopische Injektion von Botulinumtoxin in den UÖS: Wegen kurzer Wirkdauer nur bei Patienten mit hoher Komorbidität indiziert.

Anm.: 1. Eine Nifedipin-Therapie, die den Druck im UÖS senkt, hat schlechte Langzeitresultate.
2. Nach Dilatation oder Operation kann es zur Verschlussinsuffizienz des UÖS mit Refluxkrankheit (ca. 10 % d.F.) kommen.

Nachsorge: Regelmäßige Kontrollendoskopien alle 1 - 2 J. wegen des Ösophaguskarzinom-Risikos

GASTROÖSOPHAGEALE REFLUXKRANKHEIT [K21.9]

Syn: GERD (gastroesophageal reflux disease), Refluxkrankheit

Def:
- Gastroösophagealer Reflux: Rückfluss von Mageninhalt in die Speiseröhre über einen insuffizienten Sphinkterschluss
- Physiologischer Reflux: Gelegentlich bei Gesunden, z.B. nach fettreicher Mahlzeit und Weinkonsum
- Gastroösophageale Refluxkrankheit: Gesundheitsrisiko und/oder Störung der Lebensqualität durch Reflux
  - Endoskopisch negative Refluxkrankheit (NERD = non-erosive reflux disease): Gehäufte Refluxbeschwerden ohne Nachweis einer Refluxösophagitis
  - Endoskopisch positive Refluxkrankheit = Refluxösophagitis (ERD = erosive reflux disease) [K21.0]: Refluxkrankheit mit makroskopischer oder histologischer Schleimhautentzündung

Ep.: Ca. 20 % der Bevölkerung der westlichen Industrieländer sind von GERD betroffen.
60 % der GERD-Patienten haben keine endoskopisch erkennbaren Läsionen (NERD).
40 % der GERD-Patienten haben endoskopisch erkennbare Läsionen (ERD) = Refluxösophagitis
Bis 5 % der GERD-Patienten entwickeln einen Barrett-Ösophagus [K22.7], m : w = 2 : 1

Ät.: 1. Primär: Insuffizienz des UÖS unklarer Genese (am häufigsten)
2. Sekundär bei bekannten Ursachen: Abdominelle Adipositas, bei fortgeschrittener Schwangerschaft (50 % aller Schwangeren, bes. häufig im letzten Trimenon), Zustand nach operativer Behandlung einer Achalasie, Magenausgangsstenose, Sklerodermie u.a.

Pg.: 1. Insuffiziente Antirefluxbarriere durch den UÖS:
Der UÖS bildet eine konstante Druckbarriere zwischen Magen und Ösophagus. Der Ruhedruck im UÖS ist normalerweise 10 - 25 mmHg höher als der intragastrale Druck. Nur während des Schluckens kommt es zu einer kurzen reflektorischen Erschlaffung des UÖS.

Manometrie bei Refluxkrankheit:
- Inadäquate Erschlaffungen des UÖS außerhalb der Schluckakte (am häufigsten)
- Zu niedriger Druck im UÖS und fehlende Druckbarriere durch den UÖS
- Abnorme Kontraktionsabläufe im unteren Ösophagus → dadurch verzögerte Säureclearance mit verlängerter Kontaktzeit des sauren Refluates im Ösophagus.

Eine axiale Hiatushernie spielt offenbar nur eine geringe Rolle, denn die Refluxkrankheit ist bei Menschen mit Hiatushernie nicht signifikant häufiger als bei Menschen ohne Hiatushernie. Weitere Faktoren: Insuffizienz der Zwerchfellschenkel, Übergewicht mit hohem intraabdominellem Druck, späte abendliche größere Mahlzeiten, Alkohol, Kaffeegenuss u.a. (siehe unten)

2. Aggressives Refluat:
Die Schädigung der Ösophagusmukosa entsteht meist durch sauren Reflux (HCl), selten durch alkalischen Reflux (Galle) bei Zustand nach Gastrektomie.

3. Gestörte Selbstreinigung (Clearance) der Speiseröhre

4. Gestörte Magenentleerung

Merke: **Hauptursachen für GERD sind Insuffizienz des UÖS und aggressives Refluat!**

KL.:
- Sodbrennen (75 %) = brennende retrosternale Schmerzen ("heart-burn"), bes. im Liegen und nach Mahlzeiten
- Druckgefühl hinter dem Sternum und dem Proc. xiphoideus (DD: KHK/Herzinfarkt)
- Luftaufstoßen (60 %), Luftschlucken, Meteorismus, Flatulenz (geruchlos)
- Schluckbeschwerden (50 %)
- Regurgitation von Nahrungsresten (40 %)
- Epigastrische Schmerzen und Brennen (30 %)
- Salziger oder seifiger Geschmack im Mund nach Aufstoßen; evtl. Zahnschmelzschäden
- Übelkeit, Erbrechen
- Extraösophageale Manifestation der Refluxkrankheit:
  - Evtl. stenokardische Beschwerden (cardia-cardiale Reflexbahn) → DD: KHK (Verschwinden der Beschwerden unter Therapie mit Protonenpumpenhemmern!)
  - Evtl. Reizhusten (Refluxbronchitis) und Auslösen/Verstärken eines Asthma bronchiale, einer chronischen Bronchitis (Urs.: Mikroaspirationen und/oder refluxinduzierte Vagusreizung)
  - Evtl. Heiserkeit (posteriore Laryngitis) durch laryngo-pharyngealen Reflux = LPR, Globusgefühl
  - Evtl. nächtliche Schlafstörungen

Beachte: Die Beschwerden werden verstärkt durch Bücken, Pressen, Rückenlage, Anstrengung, Stress, bestimmte Nahrungsmittel und manche Arzneimittel (siehe unten).

Ko.:
- Ulzerationen, selten Blutung, selten Stenosierung des Ösophagus
- Nächtliche Aspiration von Mageninhalt
- Barrett-Ösophagus (sog. Barrett-Syndrom)

Umwandlung des Plattenepithels der terminalen Speiseröhre durch spezialisiertes Zylinderepithel (SCE) vom intestinalen Typ mit Becherzellen (= spezialisierte intestinale Metaplasie = SIM). Der Übergang (Z-Linie) der Epithelien weist sog. Schleimhautinseln oder -zungen auf, die nach proximal ziehen. Barrett-Ösophagus ist eine fakultative Präkanzerose mit Entwicklung intraepithelialer Neoplasien (IEN). Aus dem Barrett-Ösophagus kann sich ein Adenokarzinom (Barrett-Karzinom) entwickeln.
Krebsrisiko beim Long-Segment-Barrett (LSB) (Länge > 3 cm): ca. 0,22% pro Patientenjahr. Krebsrisiko beim Short-Segment-Barrett (SSB) (Länge < 3 cm): ca. 10 x kleiner (0,03 % pro Patientenjahr). Geringstes Krebsrisiko bei nur mikroskopisch nachgewiesenem Barrett.

Risikofaktoren einer Progression zum Karzinom: Männliches Geschlecht und genetische Faktoren (positive Familienanamnese für das Barrett-Ca.), Alter > 50 J., Adipositas, langjährige häufige Refluxsymptome, Rauchen, Länge des Barrett und intraepitheliale Neoplasie (IEN).

- Potenzielle Entwicklung von GERD bis Barrett-Karzinom:

  GERD → Gastrale Metaplasie → Intestinale Metaplasie → LG-IEN → HG-IEN → Adenokarzinom

  1. Low grade IEN = Geringgradige Dysplasie = LGIN
  2. High grade IEN = Hochgradige Dysplasie = HGIN
- Stenosierung des Ösophagus mit Schluckstörung

DD:
- Sekundäre Formen der Refluxkrankheit (siehe oben)
- Ösophagitis
- Ösophagusulzera durch Festkleben von Tabletten (z.B. Doxycyclin, Kalium, Eisen, NSAR, Bisphosphonate) → Pro: Tabletten stehend mit reichlich Flüssigkeit schlucken!
- Andere Ösophaguserkrankungen, z.B. Karzinom, Divertikel, Achalasie
- Oberbaucherkrankungen (Ulkuskrankheit, Magenkarzinom, Reizmagen u.a.)
- Koronare Herzkrankheit
- Funktionelle Ösophagusbeschwerden (irritabler Ösophagus) und Motilitätsstörungen

Anm.: Da beide Erkrankungen häufig sind, besteht auch die Möglichkeit einer Koinzidenz von Refluxkrankheit und KHK.

Di.:
- Anamnese/Klinik/probatorische Therapie mit Protonenpumpenhemmern (PPI) kann zur Diagnose Refluxbeschwerden führen.
- Refluxösophagitis und Barrett-Dysplasien können nur durch Endoskopie mit Biopsien und Histologie diagnostiziert werden. Bei histologischem Nachweis einer IEN muss eine Zweitbefundung durch einen Referenzpathologen erfolgen.
- Endoskopische Spezialmethoden: Magnifikationsendoskopie, Chromoendoskopie mit Essigsäure oder Methylenblau, virtuelle Chromoendoskopie (NBI / FICE), experimentell: Endomikroskopie („In-vivo-Histologie")

  Klassifikationssysteme der Refluxkrankheit:

  MUSE-Klassifikation und Savary-Miller-Klassifikation werden nicht mehr empfohlen.

  Los Angeles-Klassifikation: Einfach, international verbreitet, durch Leitlinie empfohlen

  Stadium A: Nicht-konfluierende Erosionen < 5 mm ∅
  Stadium B: Wie A, aber Erosionen ≥ 5 mm ∅
  Stadium C: Konfluierende Erosionen bis < 75 % der Zirkumferenz
  Stadium D: Konfluierende Erosionen ≥ 75 % der Zirkumferenz

  Merke: Eine Korrelation zwischen Beschwerden und Endoskopiebefund besteht oft nicht. Bei etwa 6 % aller Gastroskopien finden sich Zeichen der Refluxösophagitis, ohne dass Symptome bestehen.
- 24 h-pH-Metrie mittels dünner nasaler Ösophagussonde: 24 h-Registrierung der Refluxzeiten von saurem Mageninhalt (pH ≤ 4). PPI 1 Woche vorher absetzen! Gesunde Personen zeigen nach Mitternacht keinen Reflux und postprandial nur kurze (5 Min.) Refluxepisoden. Bei Refluxkrankheit nachts Refluxepisoden. Messergebnis pathologisch, wenn Reflux tagsüber > 8 % oder nachts > 3 % der Messzeit. Korrelation der Refluxepisoden mit Symptomen. Symptome und Messungen gehen in den DeMeester-Score ein (siehe *Internet*).
- Oropharyngeale pH-Metrie: Nachweis eines laryngopharyngealen Refluxes
- Katheterfreie, kapselbasierte pH-Metrie (Bravo®-System) mit Registrierung über mehrere Tage: Wird vom Patienten besser toleriert; verlängerte Analysezeit möglich.

Th.: A) Konservativ (siehe auch S2k-Leitlinie):

1. Allgemeinmaßnahmen haben bei leichter Refluxkrankheit einen positiven Effekt: Gewichtsnormalisierung, keine Mahlzeiten am späten Abend; nach dem Essen nicht sofort hinlegen; Meidung individuell unverträglicher Speisen und Getränke (z.B. süße Speisen, Weine), Nikotinkarenz, Reduktion des Alkoholkonsums. Bei nächtlichen Refluxbeschwerden Schlaf mit erhöhtem Oberkörper u.a.
2. Medikamente sind erforderlich bei Refluxösophagitis oder häufigen Beschwerden:

   Protonenpumpeninhibitoren (PPI): Bei ausreichender Dosierung totale Säuresuppression → höchste und schnellste Heilungsraten (ca. 90 %) - Mittel der Wahl bei Refluxösophagitis

   Merke: Die Refluxkrankheit ist eine Säurekrankheit bei Verschlussstörung des UÖS. Eine zu kurz durchgeführte und zu niedrig dosierte PPI-Therapie führt oft nicht zu ausreichendem Therapieerfolg und zu Unzufriedenheit der Patienten: Eine blockweise und ausreichend hoch dosierte Therapie ist zu empfehlen.

   Auf der anderen Seite erhalten Patienten oft ohne hinreichende Indikation eine Langzeit(!)-Therapie mit PPI. Die NW und WW mit anderen Substanzen sind vielfältig und werden oft unterschätzt.

Omeprazol, Pantoprazol, Lansoprazol (auch rezeptfrei erhältlich: OTC = over the counter) Rabeprazol, Esomeprazol, Dexlansoprazol

Wi.: Dosisabhängig bis zu 100 %ige Säuresuppression durch irreversible Hemmung der H^+/K^+-ATPase. Nach Absetzen wird die Sekretionshemmung erst wieder durch die natürliche Regeneration der Belegzellen aufgehoben.

NW: Relativ gering: Leicht erhöhtes Risiko für bakterielle Infektion der Atemwege und des Verdauungstraktes (einschl. Clostridium difficile), bakterielle Fehlbesiedlung des Dünndarmes, erhöhtes Hüft- und Wirbelkörperfrakturrisiko, Resorptionsstörung von Vitamin B12, Hypomagnesiämie, Interaktion mit anderen Medikamenten, beschleunigte Atrophieentwicklung bei unbehandelter HP-Gastritis.

WW: Wie bei Cimetidin Interferenz mit dem Leberenzym Cytochrom P_{450}, dadurch verzögerter Abbau einiger Medikamente (nur bei hoher Dosierung).

KI: Pantoprazol nicht mit Atazanavir kombinieren. Bei Schwangeren, Stillenden und Kindern gilt Omeprazol bei nicht ausreichender Wirksamkeit anderer Maßnahmen als sicher.

Dos: Äquipotente Standarddosen: Omeprazol, Rabeprazol, Esomeprazol: 20 mg/d
Lansoprazol, Dexlansoprazol: 30 mg/d
Pantoprazol: 40 mg/d

„Step-Down-Therapie" = initial hohe PPI-Dosis (→ rasche Abheilung von Läsionen), danach als Erhaltungsdosis halbe therapeutische Dosis. PPI wirken nur auf aktive Belegzellen, daher Einnahme des PPI 30 Min. vor einer größeren Mahlzeit, bei Einnahme vor dem Zubettgehen wird Wirkungspotenzial verschenkt. Rezidive nach Therapiebeendigung in > 50 %: Bei häufigen Rezidiven Langzeit-Rezidivprophylaxe mit PPI empfohlen.
Bei nur gelegentlichen Rezidiven: Bedarfstherapie: „On demand-Therapie"

Ursachen einer Therapieresistenz:
- Magenentleerungsstörung (→ Gastroskopie), führt zur gastralen Inaktivierung der PPI
- Zollinger-Ellison-Syndrom (→ basaler Gastrinspiegel ↑; ***Cave:*** Vorher PPI absetzen!)
- Einnahme von NSAR
- Nächtlicher Säuredurchbruch; high volume reflux (→ 24 h pH-Metrie)
- Andere Krankheitsursache (Diagnostik überprüfen)

3. Andere Stoffe sind nur bei leichten Refluxbeschwerden ohne Ösophagitis indiziert:

• H_2-Rezeptorantagonisten (H_2-Blocker):
Cimetidin, Ranitidin, Famotidin:
Schwächer wirksam als PPI (auch als OTC-Präparate erhältlich ohne Rezept)
Einzelheiten siehe Herstellerangaben
WW: Besonders bei Cimetidin Hemmung des enzymatischen Medikamentenabbaues in der Leber (Cytochrom P-450) → verstärkte/verlängerte Wirkung einiger Medikamente! H_2-Blocker können die Blutalkoholkonzentration erhöhen durch Hemmung der Alkoholdehydrogenase.

• Antazida:
Wi.: Schwache und kurzfristige Wirkung durch Neutralisation der Magensäure und Adsorption von Gallensäuren. Rezeptfreie OTC-Präparate zur Selbstmedikation. Nur bei leichten und gel. Refluxbeschwerden ohne Ösophagitis empfohlen. Aluminiumhaltige Antazida werden nicht empfohlen wegen Ablagerung von Aluminium in Knochen und Gehirn. - Weitere Einzelheiten: Siehe Herstellerangaben

B) Operative oder laparoskopische Fundoplicatio nach Nissen:
Eine Fundusmanschette wird um den unteren Ösophagus geschlungen: Druckerhöhung im unteren Ösophagussphinkter.
Ind: Stadium IV, Versagen der konservativen Therapie, Unverträglichkeit von säuresuppressiven Medikamenten, rezidivierende Aspirationen
Operationsletalität: In guten Zentren < 0,5 %, gutes Operationsergebnis in ca. 85 % d.F.

Postfundoplicatio-Syndrom [K91.1]: Beschwerden nach Fundoplicatio:
1. Rezidivbeschwerden einer Refluxösophagitis
2. „Gas bloat syndrome": Unverträglichkeit CO_2-haltiger Getränke mit Druckgefühl im mittleren/linken Oberbauch durch Luft im Magen oder Meteorismus, evtl. mit reflektorischen Herzbeschwerden (= Roemheld-Syndrom)
Urs: Falsche Operationsindikation, Operationstechnik, neu aufgetretene Erkrankung

Anm.: Elektrostimulation des UÖS (EndoStim) ist in klinischer Erprobung.
Es ist nicht belegt, dass eine PPI-Therapie oder eine Operation das Karzinomrisiko senkt.

C) Überwachungsstrategie beim Barrett-Ösophagus:
Hochauflösende Endoskopie mit Biopsie aller auffälligen Befunde und Quadrantenbiopsien alle 1 - 2 cm. Chromoendoskopie kann die Erkennbarkeit der Läsionen verbessern. IEN müssen von 2 voneinander unabhängigen Pathologen festgestellt werden.

Endoskopische Prag-Klassifikation beim Barrett-Syndrom: Max. Längenausdehnung ab Kardia in cm (M); max. zirkumferenzielle Ausdehnung in cm (C); z.B. C5M9

IEN-Grad	
Keine IEN	Kontrolle nach 1 Jahr - bei unauffälligem Befund weitere Kontrolle alle 3 - 4 Jahre
Geringgradige (low grade) IEN = LGIN	Nach Bestätigung durch Referenzpathologen endoskopische Resektion. Wenn endoskopisch nicht sichtbare IEN: Verlaufskontrolle nach 6 Monaten und dann jährlich
Hochgradige (high grade) IEN = HGIN	Bei HGIN endoskopische Mukosaresektion (EMR) und nachfolgende Radiofrequenzablation des nichtdysplastischen Barrett-Ösophagus. Bei Infiltration der Submukosa durch ein Barrett-Karzinom Op.-Resektion

Die Radiofrequenzablation des Barrettepithels zeigt in Langzeitstudien eine hohe Rezidivrate.

Endoskopische Therapie beim Barrett-Ösophagus:
Die EMR als endoskopisches Resektionsverfahren kann lokal die Barrett-Schleimhaut entfernen. und gilt als Verfahren der Wahl bei IEN. Komplikationen können Strikturen sein, vor allem bei zirkulärer Anwendung. Eine Radiofrequenzablation kann auch großflächige Barrett-Epithelien entfernen. Nur im Einzelfall ist unter dem nachwachsenden Plattenepithel wieder Barrett-Epithel zu finden. Methode der Wahl bei Barrett-Epithel mit Dysplasie. Hier ist die Entwicklung eines Barrett-Karzinoms relativ groß.

HIATUSHERNIEN [K44.9]

1. Normalbefund
2. Kardiofundale Fehlanlage
3. Axiale Gleithernie
4. Paraösophageale Hernie
5. Mischform (keine Skizze)

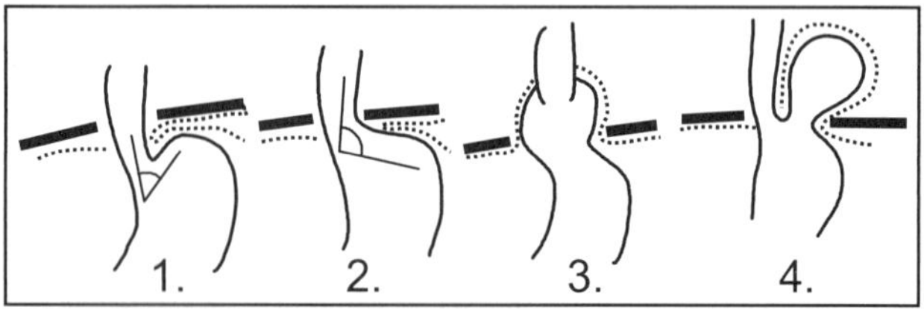

- **Kardiofundale Fehlanlage** (geöffneter ösophagogastraler Übergang):
  Vorstufe des Gleitbruchs, wobei die Speiseröhre infolge Lockerung des Kardia-Bandapparates unter stumpfem His-Winkel (= ösophagogastraler Winkel) in den Magen mündet.
- **Gleitbrüche (axiale Hernie):**
  Mit 90 % d.F. die häufigste Hiatushernie: Verlagerung der Kardia und des Magenfundus durch den Zwerchfellhiatus in den Thoraxraum unter Mitnahme des Peritoneums: Kardia oberhalb des Zwerchfells. Häufigkeit nimmt mit dem Alter und bei Adipositas zu: 50 % der Menschen > 50 J. haben eine Hiatusgleithernie.
- **Paraösophageale Hiatushernien:**
  Lage der Kardia und Funktion des unteren Ösophagussphinkters normal. Ein Teil des Magens schiebt sich mit peritonealem Bruchsack neben die Speiseröhre in den Thorax.
  Extreme Variante: sog. Thoraxmagen (Upside-down-stomach).

KL.: 1. Gleithernie: Refluxbeschwerden liegen in der Größenordnung der übrigen Bevölkerung.
Merke: 90% der Hiatushernien bleiben asymptomatisch und sind Zufallsbefunde bei einer Gastroskopie.
Der Oberrand einer axialen Hiatushernie kann als verengter Schatzki-Ring Ursache einer Bolusobstruktion durch ein Fleischstück werden (= Steakhouse-Syndrom)
2. Paraösophageale Hernie:
- Asymptomatisches Stadium
- Unkompliziertes Stadium: Aufstoßen, Druckgefühl in der Herzgegend, bes. nach dem Essen
- Komplikationsstadium: Passagestörung, Inkarzeration, Erosionen oder Ulcera am Schnürring (Cameron-Läsionen), chronische Blutungsanämie

Di.: Endoskopie, in Zweifelsfällen Röntgenbreischluck in Kopftieflage mit Bauchpresse

Th.:
- Axiale Hernie: Diese ist nicht therapiebedürftig, nur evtl. Refluxbeschwerden (PPI)
- Paraösophageale Hernie: Operation auch im asymptomatischen Stadium erwägen: Drohende Komplikationen. Verfahren: transabdominale Gastropexie (Reposition und Fixation des Magens an der vorderen Bauchwand)

DIVERTIKEL

Def: **Echte Divertikel:** Ausstülpungen aller Schichten der Darmwand
Pseudodivertikel: Mukosaausstülpungen durch Muskellücken

Lok: Ösophagus, im Duodenum oft im Bereich der Papille, Meckel-Divertikel im Ileum, häufig im Kolon, besonders im Sigma, seltener im Magen und Dünndarm. Divertikel treten oft multipel auf.

ÖSOPHAGUSDIVERTIKEL [Q39.6]

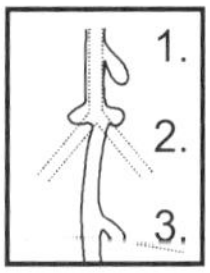

1. Zenker-Divertikel: Zervikales Pulsionsdivertikel [K22.5] - 70 %
   Vo.: Häufigste Form des Ösophagusdivertikels; bevorzugt ältere Männer
   Lok: Aussackung der dorsalen Wand des Hypopharynx mit Ausbildung eines großen Pseudodivertikels. Der Divertikelhals liegt innerhalb des Killian-Dreiecks dorsalseitig an der oberen Ösophagusenge; häufig zur linken Seite lokalisiert.
2. Bifurkationsdivertikel (= Epibronchiale Traktionsdivertikel) - 20 %:
   Echte Divertikel in Höhe der Trachealbifurkation (z.B. Vernarbung nach Tbc), oft symptomlos
3. Epiphrenale Pulsionsdivertikel [K22.5] - 10 %
   Pseudodivertikel dicht oberhalb des Zwerchfelldurchtritts, asymptomatisch, gel. kombiniert mit Hiatushernie oder Achalasie

KL.: Große Divertikel machen meist Beschwerden: Zenker-Divertikel: Druckschmerz und ein gurgelndes Geräusch beim Trinken von Flüssigkeit
Dysphagie, Regurgitation
Hustenreiz bei Nahrungsaufnahme, gel. Speisereste im Bett nach dem Erwachen, Mundgeruch

Ko.: Größere Zenker-Divertikel führen rel. häufig zu Aspiration(-spneumonie); seltene Komplikationen sind Entzündungen, Perforation (vorsichtige Endoskopie!) Fistelbildung, Blutung.

DD: Bes. Ösophaguskarzinom

Di.: Röntgen mit wasserlöslichen Kontrastmitteln (Aspirationsgefahr!) und vorsichtige Endoskopie

Th.:
- Zenker-Divertikel: Endoskopische Mukomyotomie des M. cricopharyngeus (Therapie der ersten Wahl) oder operative Divertikelresektion; Letalität gering, Erfolgsquote ca. 95 %
- Bifurkationsdivertikel sind meist symptomlose Zufallsbefunde (keine Therapie)
- Große epiphrenale Divertikel mit Beschwerden: Divertikelresektion

ÖSOPHAGITIS [K20]

Ät.:
- Infektiöse Ösophagitiden meist bei immunsupprimierten Patienten: Meist Candida albicans (Soorösophagitis [B37.81]), gel. auch Herpesviren (HSV und CMV) bei AIDS- und Tumorpatienten
  Prädisponierende Faktoren:
  - Resistenzminderung: Malignome, konsumierende Erkrankungen, AIDS, Therapie mit Zytostatika oder Immunsuppressiva sowie Kortikosteroiden: Häufig (geschluckte) inhalative Kortikosteroide bei Asthma und COPD), Breitbandantibiotika
  - Reaktivierungen von Herpesinfektionen, gel. Stress/Traumen (z.B. Magensonde)
- Chemisch: Verätzungen, Reflux von Magensaft, Alkoholismus!
- Medikamente: z.B. Tetrazyklin- oder Kaliumkapseln, Bisphosphonat-Tabletten (Ulcera)
- Physikalisch: Magensonden, Bestrahlungsfolgen
- Stenosen: z.B. bei Ösophaguskarzinom oder Achalasie: Sog. Retentionsösophagitis
- Eosinophile Ösophagitis (EoE - stark zunehmend)
  Def: - Chronisch-entzündliche, immunvermittelte ösophageale Erkrankung
  - Ösophageale Dysfunktion und
  - Eosinophile Schleimhautinfiltration (> 15 eosinophile Granulozyten/Gesichtsfeld)
  Ät.: z.T. unklar; in ca. 50 % d.F. allergische Genese, bes. Nahrungsmittelallergien (Kuhmilch, Weizen u.a.)
  KL.: Dysphagie, Bolusobstruktion, evtl. Sodbrennen, das nicht auf PPI anspricht.
  Lab: Evtl. Eosinophilie; IgE ↑
  Di.: Oft atopische Erkrankungen in der Anamnese/Klinik/Endoskopie mit Stufenbiopsien: Hi.: Infiltration der Schleimhaut mit Eosinophilen (> 15/Gesichtsfeld). Makroskopischer Aspekt:

Ringbildungen im Ösophagus („Trachealisierung“, „Baumringaspekt“, "Katzenösophagus"); fragile, leicht blutende Schleimhaut („Crêpe-Papier-Mukosa“)
Th.: Zuerst PPI-Therapieversuch zum Ausschluss einer PPI-responsiven EoE
Ggf. Allergenkarenz; topische Kortikosteroide über mind. 12 Wo. (z.B. Fluticason, Budesonid)

KL.:
- Schluckstörungen mit und ohne Schmerzen, retrosternales Brennen
- Candida-Ösophagitis: Evtl. symptomlos, oft auch Dysphagie/Odynophagie. Oft weißliche Beläge auch im Oropharynx und auf der Zunge

Merke: Der Mund ist nur die "Spitze des Eisberges" der Erkrankung, Gefahren drohen durch eine systemische Candidainfektion (Meningitis, Endokarditis, Sepsis).

- HSV- und CMV-Ösophagitis: Aphthen und Ulzera

Di.:
- Endoskopie
- Bei Verdacht auf Candida-Ösophagitis Blickdiagnose oder bioptischer/zytologischer Nachweis von Pilzhyphen (PAS-Färbung), evtl. Pilzkultur mit Resistenzbestimmung. Die Candidaserologie hat keine Bedeutung bei reiner Lokalinfektion sowie bei AIDS.

Th.:
- Kausal: Therapie der Grundkrankheit, Beseitigung auslösender Faktoren
- Symptomatisch:
  - Protonenpumpenhemmer bei Refluxösophagitis (siehe dort)
  - Die Candida-Ösophagitis soll systemisch behandelt werden (AWMF-Leitlinie):
    Fluconazol: Dos: initial 200 mg/d, danach 100 - 200 mg/d oral über mind. 5 Tage, bei Immunsupprimierten auch länger
    NW: Magen-Darm-Beschwerden, Hautausschlag, Transaminasenanstieg u.a.
    WW: Interferenz mit Zytochrom P450 in der Leber → verminderter Abbau einiger Medikamente; Serumkonzentrationen von Rifabutin, Zidovudin u.a. können ansteigen.
    KI: Schwere Lebererkrankungen, Gravidität, Stillzeit u.a.
    Therapie der systemischen Pilzinfektion (siehe dort)
  - Antivirale Substanzen:
    - HSV-Infektion: Aciclovir, Famciclovir
    - CMV-Infektion: Ganciclovir, Valganciclovir, Foscarnet u.a.

    } Siehe dort

ÖSOPHAGUSKARZINOM [C15.9]

Ep.: Inzidenz in Deutschland 3/100.000/J.; m : w = 5 : 1
Früher war das Plattenepithel-Ca. in Westeuropa häufiger als das Adeno-Ca. Heute hat sich das Verhältnis umgekehrt, da die Inzidenz des Adeno-Ca. (und auch des Barrett-Syndroms) stark angestiegen ist, während das Plattenepithel-Ca. seltener geworden ist:
- Adeno-Ca. etwa 60 %; Altersgipfel 55 J.
- Plattenepithel-Ca. etwa 40 %; Altersgipfel 65 J. - Hohe Inzidenz in Nordchina, Nordiran, Turkmenistan, Südafrika, Chile, Japan
- Seltener undifferenzierte Karzinome

Ät.:
Hi.:
- Adeno-Ca: 60 % d.F. entwickeln sich aus einem Barrett-Syndrom (> 10 % der HGIN entwickeln sich zum Adenokarzinom; 40 % der Adenokarzinome
  Entstehen ohne Anamnese einer Refluxkrankheit. → Risikofaktor: Übergewicht
- Plattenepithel-Ca. → Risikofaktoren: Konzentrierter Alkohol, Rauchen
- Achalasie, Narbenstenose nach Laugenverätzung, Plummer-Vinson-Syndrom bei chronischem Eisenmangel
- Zustand nach Bestrahlung der Speiseröhrenregion (z.B. wegen Mamma-Ca.)
- Papillomaviren (HPV 16)
- Tylosis mit Ösophaguskarzinom (Howel-Evans-Syndrom); Rarität

Lok: Vorwiegend im Bereich der 3 physiologischen Engen:
Ösophaguseingang (engste Stelle) - Aortenbogen/linker Hauptbronchus - Zwerchfellenge
- Adeno-Ca.: In ca. 95 % im unteren Ösophagus
- Plattenepithel-Ca.: Zervikaler Ösophagus 15 %, mittlerer Ösophagus 50 %, distaler Ösophagus 35 %

Metastasierung: Durch fehlenden Serosaüberzug der oberen Speiseröhre zeigt der Tumor eine frühzeitige Infiltration benachbarter Strukturen und eine submuköse Ausbreitung (***Cave:*** Falsch negative Biopsieergebnisse!) und frühe lymphogene Metastasierung. Hämatogene Metastasierung - Leber, Lunge, Knochen - erfolgt relativ spät und wird von den Patienten meist nicht erlebt.

KL.: Symptome leider uncharakteristisch und spät: Bei Schluckbeschwerden (Dysphagie) im Alter > 40 J. stets ein Karzinom ausschließen! Das Karzinom ist in diesem Alter die häufigste Ursache einer Speiseröhrenstenose.
Weitere Symptome: Gewichtsverlust, Schmerzen retrosternal und im Rücken

TNM-Klassifikation (UICC, 2010):
Tumoren des ösophagogastralen Übergangs werden nach UICC 2010 bis 5 cm distal der Kardia als Ösophaguskarzinom klassifiziert.

TIS	Carcinoma in situ
T1a	Lamina propria, Muscularis mucosae
T1b	Submukosa
T2	Muscularis propria
T3	Adventitia
T4a	Pleura, Perikard oder Zwerchfell
T4b	Aorta, Wirbelkörper oder Trachea
N0	Ohne regionäre Lymphknotenmetastasen (LK)
N1	1 - 2 LK
N2	3 - 6 LK
N3	≥ 7 LK
M0	Keine Fernmetastasen
M1	Mit Fernmetastasen

Di.:
- Ösophagoskopie/Chromoendoskopie + Histologie von mindestens 10 Biopsien
- Endosonografie (Beurteilung der Infiltrationstiefe und LK-Befall)
- CT von Thorax oder Oberbauch (anatomische Details, Nachweis von Fernmetastasen)
- PET, evtl. als PET-CT (empfindlichster Nachweis von Fernmetastasen)

Ergänzende Diagnostik: Laryngo-/Bronchoskopie, Sonografie des Oberbauches

Th.:
- Stadiengerechte Therapie mit Abstimmung in einer interdisziplinären Tumorkonferenz; frühzeitige (präoperative) Ernährungstherapie bei Mangelernährung verbessert die Prognose
- Operativ (in Zentren mit großen Patientenzahlen):
  - Frühe Adenokarzinome (St. T1a, max. 250 µm Tumordicke): Endoskopische Resektion (EMR, ESD) und nachfolgende RF-Ablation des nichtdysplastischen Barrett-Ösophagus (Zweistufentherapie). Hohe Heilungsrate, fehlende Operationsletalität.
  - Im St. T1b liegen in mindestens 20 % d.F. Lymphknotenmetastasen vor. Patienten werden ab St. T1b mit kurativer Zielsetzung radikal operiert. Dabei hat sich beim lokal fortgeschrittenen Ösophaguskarzinom ein multimodales Therapiekonzept bewährt:
    - Perioperative Chemotherapie (z.B. mit 5-FU + Cisplatin bei Adeno-Ca. analog zum Magen-Ca.)
      Ziel: Down-sizing/down-staging des Karzinoms; danach Operation
    - Eine neoadjuvante Radio-/Chemotherapie (mit nachfolgender Op.) zeigt bessere Überlebenszeiten und wird bei beiden histologischen Typen bei Patienten in gutem AZ durchgeführt.
    - R0-Resektion des Ösophagus + radikale Lymphknotenresektion; Passagewiederherstellung z.B. durch Schlauchmagenhochzug
      Operationsletalität in Zentren ca. 5 %
      5-Jahresüberlebensrate der radikal Operierten (R0-Resektion): Bis 35 %.
- Alternative für Patienten, bei denen eine Operation nicht möglich ist oder bei Karzinomen des oberen Ösophagusdrittels: Definitive Radio-Chemotherapie: 3-J.-Überleben ca. 30 %
- Palliative Therapie:
  - Palliative Chemotherapie (z.B. Cisplatin + 5-FU)
  - Therapie bei Stenosen:
    - Endoskopische Metallstenteinlage
    - Alternativen: Brachytherapie; endoskopische Argon-Plasmakoagulation
    - Bei Stenosen mit starkem Gewichtsverlust frühzeitig auch zusätzliche Ernährung über PEG-Sonde (= Perkutane endoskopische Gastrostomie). Verlängerte Überlebenszeit, da die Patienten sonst i.d.R. an Komplikationen ihrer Tumorkachexie versterben.

Prg: Weniger als 10 % werden in einem frühen Stadium diagnostiziert. Die überwiegende Zahl der Patienten hat bei Diagnosestellung bereits ein lokal fortgeschrittenes Stadium (mindestens T3 und lokale lymphogene Metastasierung). 5-Jahresüberlebensrate aller Patienten < 10 %.

Pro: Risikofaktoren ausschalten. Regelmäßige ösophagoskopische Kontrollen von Risikopatienten (z. B. Barrettepithel).

OBERBAUCHBESCHWERDEN [R10.1]

Ät.:
1. Erkrankungen der unteren Speiseröhre (Refluxkrankheit)
2. Erkrankungen an Magen, Duodenum (Gastritis, Ulkus, Karzinom)
3. Erkrankungen an Gallenwegen (Steine, Entzündung, selten Tumoren) oder Leber (Entzündung, Tumoren, zystische Lebererkrankungen)
4. Pankreaserkrankungen (Entzündung, Pseudozysten, Karzinom)
5. Kolonerkrankungen (Entzündung, Karzinom); Appendizitis
6. Thoraxerkrankungen (Herzhinterwandinfarkt, Lungenembolien, Aneurysma dissecans)
7. Funktionelle Magen-Darm-Störungen (funktionelle Dyspepsie, Reizdarmsyndrom) sind die häufigste Ursache (50 %) von Oberbauchbeschwerden. Organische Erkrankungen müssen immer ausgeschlossen werden (Ausschlussdiagnose).

MAGEN

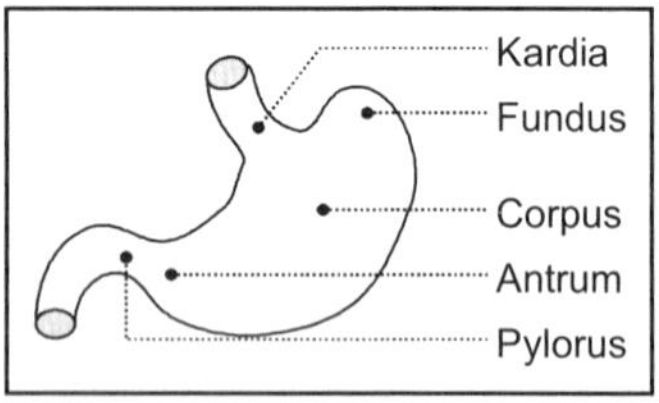

In Korpus und Fundus liegen drei magenspezifische Drüsenarten:
1. Schleimbildende Nebenzellen
2. Pepsinogenbildende Hauptzellen
3. Beleg- oder Parietalzellen, die Säure und Intrinsic Factor bilden

Sekretionsmechanismus des Magens:
1. Cephalische Phase: Sinneseindrücke, Chemorezeptoren der Mundschleimhaut → Vagusreizung → Magensaftsekretion
2. Gastrische Phase: Nahrungsaufnahme mit Antrumdehnung sowie Vagusreizung → Gastrinfreisetzung aus G-Zellen im Antrum → Magensaftsekretion
   Je höher osmolar und kalorienreicher die aufgenommene Nahrung ist, desto höher die Verweildauer im Magen. Feste Nahrungsanteile werden ab einer Partikelgröße von 1 - 2 mm durch den Pylorus weiter transportiert.
3. Intestinale Phase: Hemmung der Gastrinfreisetzung in der enteralen Verdauungsphase durch Hormone der Duodenal-/Jejunumschleimhaut (GIP = gastric inhibitory polypeptide, VIP = vasoactive intestinal polypeptide, Sekretin, Glukagon)

Merke: Stärkster Reiz zur Ausschüttung von Gastrin ist die Magendehnung. Deshalb führt eine Magenausgangsstenose zu Übersäuerung.

Der Magensaft besteht aus:
1. Salzsäure (HCl) (Belegzellen der Korpus-/Fundusschleimhaut)
   Männer bilden mehr Säure als Frauen, im Alter nimmt die Säureproduktion ab.
2. Alkalischer Schleim (Nebenzellen der Korpusschleimhaut + schleimbildende Antrumdrüsen)
3. Verschluckter Speichel und zurückfließender Duodenalsaft
4. Proteolytische Enzyme: Pepsinogen (Hauptzellen)
5. Intrinsic factor (Belegzellen)

GASTRITIS [K29.7]

Akute Gastritis [K29.1]

Ät.:
- Exogene Noxen: Alimentärer Exzess, Alkoholexzess [K29.2], Acetylsalicylsäure, nichtsteroidale Antiphlogistika, Kortikosteroide und Zytostatika, Lebensmittelvergiftung durch toxinbildende Staphylokokken, Salmonellen u.a. Bakterien
- Stress: Traumata, Verbrennungen, Schock, intrakranielle Erkrankungen, postoperativ, Leistungssport („Runner's stomach" mit evtl. hämorrhagischer Gastritis) u.a.

Hi.: Oberflächliche Leukozyteninfiltrate der Schleimhaut, oberflächliche Epitheldefekte bis zu größeren Erosionen → Sonderform: Erosive Gastritis

KL.: Appetitlosigkeit, Übelkeit, Erbrechen, Aufstoßen, Druckgefühl im Oberbauch, epigastrischer Druckschmerz, unangenehmer Geschmack im Mund

Ko.: Magenblutung bei erosiver Gastritis, Stress-Ulkus

DD: Andere Erkrankungen des Magens/Duodenums, Gallenblase, Pankreas u.a.

Di.: Klinik, Endoskopie, Histologie

Th.: Weglassen exogener Noxen, passagere Nahrungskarenz mit Verzicht auf feste Speisen; Säurehemmer: PPI; bei Brechreiz evtl. ein Antiemetikum, z.B. Dimenhydrinat (z.B. Vomex A®)

Prg: Spontane Abheilung

Chronische Gastritis [K29.5]

Def/Ät.: 2 Klassifikationssysteme der chronischen Gastritis:

I. ABC-Klassifikation der chronischen Gastritis (gebräuchlich):
Basis: Ätiologische + histologische Kriterien

- Typ A = **A**utoimmungastritis[K29.5]: Kardia- und Korpusgastritis
  Ät.: Unbekannt, ein Teil d.F. ist möglicherweise Folge einer HP-Infektion (siehe unten)
  Pg.: Autoimmunerkrankung mit antikanalikulären Parietalzell-Ak (PCA) und H^+/K^+-ATPase-Ak in ca. 90 % d.F. sowie intrinsic factor-Ak (IFA) in ca. 70 % d.F. Durch Schwund der Belegzellen entwickelt sich eine Achlorhydrie (Anazidität). Gelegentlich Mischformen mit HP-Besiedlung.
  Spätfolge: Vitamin B_{12}-Mangelanämie (perniziöse Anämie) durch Fehlen des Intrinsic Factor.
  Anm.: Einige der Patienten haben weitere Autoimmunkrankheiten: M. Addison, Diabetes mellitus Typ 1, Hashimoto-Thyreoiditis u.a.
- Typ B = **B**akterielle Gastritis:
  Durch Infektion der Magenschleimhaut mit Helicobacter pylori (HP) (oral-oral oder fäkal-oral). Durchseuchung der Bevölkerung nimmt mit dem Lebensalter zu (Faustregel: Lebensjahre etwa gleich der Prävalenz, hohe Durchseuchung in Süd-/Osteuropa).
  Hi.: • Grad der Gastritis: Schleimhautinfiltration mit Lymphozyten und Plasmazellen
  • Aktivität der Gastritis: Schleimhautinfiltration mit neutrophilen Granulozyten.
  Die Typ B-Gastritis zeigt eine aszendierende Ausbreitung, wodurch sich die Antrum-/ Korpusgrenze nach oben verschiebt und die Zahl der Belegzellen abnimmt → durch Atrophie der Drüsenkörper/Belegzellen kommt es zur Ausbildung einer Hypochlorhydrie (jedoch nie Achlorhydrie). Es kann auch zu intestinaler Metaplasie kommen.
  Selten: Helicobacter heilmannii-Gastritis (durch Hunde und Katzen übertragene Zoonose)
- Typ C-Gastritis = **C**hemische Gastritis:
  Durch NSAR (z.B. Diclofenac, Ibuprofen) oder Gallereflux induzierte chronische Antrumgastritis

Seltene Sonderformen: z.B.
- Crohn Gastritis: Gastrale Manifestation des M. Crohn: Diskontinuierliche Granulozyteninfiltrationen der Magenschleimhaut + Nachweis von Epitheloidzellgranulomen → Diagnostik auf M. Crohn
- Eosinophile Gastritis/eosinophile Gastroenteritis (allergische Genese, evtl. Erbrechen, Durchfälle u.a., evtl. IgE ↑ und Eosinophilie, histologischer Nachweis vermehrter eosinophiler Granulozyten in der Mukosabiopsie)
  Th.: Prednisolon ± Azathioprin
- Lymphozytäre Gastritis (siehe dort)

II. Sydney-Klassifikation der chronischen Gastritis: Ungebräuchlich und kompliziert.
Enthält ätiologische, histologische + endoskopische Kriterien (siehe *Internet*)

Ep.: Typ A: 5 % - Typ B: ca. 80 % (Häufigkeit in Deutschland rückläufig) - Typ C: ca. 15 % aller Patienten mit chronischer Gastritis
Im Alter > 50 J. haben 50 % der Menschen eine HP-Besiedlung des Magens (Infektionsrate 1 % pro Lebensjahr).

KL.: Oft keine Symptome. Evtl. Halitosis bei HP-Infektion. Bei Antrumgastritis mit HP-Besiedlung evtl. unspezifische Oberbauchbeschwerden ("Non-ulcer-Dyspepsie" → siehe dort)

Lab: Gel. kann eine mikrozytäre Anämie (Hb, MCV, Ferritin) auf chronische Blutung hinweisen. Gastrinbestimmung keine Routine: Erhöhte Werte bei Korpusgastritis und auch nach PPI-Gabe.

Ko.: 1. HP-Gastritis (Typ B):
- In ca. 5 % Entwicklung einer Typ A-Gastritis
- Ulcus duodeni (Risiko 5 %), Ulcus ventriculi (Risiko 1 %)
- Magenkarzinom (Risiko 1: 3.000)
- Gastrale B-Zell- oder MALT-Lymphome (Risiko 1 : 40.000)
- Idiopathische chronische Urtikaria (sehr selten)
- Evtl. Verschlechterung einer hepatischen Enzephalopathie bei Leberzirrhose
- Evtl. idiopathische thrombozytopenische Purpura (ITP), evtl. Guillain-Barré-Syndrom
- Ätiologisch unerklärliche Eisenmangelanämie

2. Autoimmune Gastritis (Typ A):
   - a) präatrophische b) atrophische A-Gastritis
   - Perniziöse Anämie = Vitamin B_{12}-Mangelanämie
   - Magenkarzinom
3. NSAR-induzierte Gastritis (Typ C): Ulcera, Magenblutung u.a.

Di.:
- Gastroskopie mit Biopsien aus Antrum und Korpus
- Diagnostik auf Helicobacter pylori (HP):
  HP-Diagnostik nur mit Testen, die eine aktuelle Infektion nachweisen: Invasiv mit Histologie oder Helicobacter-Urease-Test (HUT), nicht-invasiv mit ^{13}C-Atemtest. Kultur und PCR nur bei Frage nach Resistenzen (aufwändig, teuer)
- Ergänzende Diagnostik bei Typ A-Gastritis:
  Auto-Ak gegen Parietalzellen und intrinsic factor, Vitamin B_{12} i.S. erniedrigt

Merke: Eine chronische Gastritis kann nur endoskopisch/histologisch diagnostiziert werden! Dazu gehört auch eine Diagnostik auf HP. Die Befunde der Endoskopie (Erythem) und der Histologie (Gastritis) korrelieren oft nicht mit den Beschwerden des Patienten.

Th.:
- HP-Gastritis (Typ B): (S3-Leitlinie)
  Die Erstlinientherapie zur HP-Eradikation hängt von der Resistenzlage gegen Clarithromycin ab. Diese beträgt in Deutschland 11 %, ist aber bei Vorbehandlung mit Clarithromycin sowie bei Menschen aus Süd- und Osteuropa wesentlich höher. Bei rel. niedriger Clarithromycin-Resistenz (< 20 %) bestehen 2 Alternativen:
  1. Tripel-Therapie über 7 - 14 Tage: Protonenpumpenhemmer = PPI + 2 Antibiotika → HP-Eradikationsquote von 55 - 80 %.
  2. Bismut-Quadrupeltherapie (siehe unten)

1) Französische Tripel-Therapie	2) Italienische Tripel-Therapie
– PPI (2 x 1 Standarddosis/d)*	– PPI (2 x 1 Standarddosis/d)*
– Clarithromycin (2 x 500 mg/d)	– Clarithromycin (2 x 250 mg/d)
– Amoxicillin (2 x 1.000 mg/d)	– Metronidazol (2 x 400 mg/d)

PPI-Standarddosen: 20 mg Omeprazol, Esomeprazol, Rabeprazol oder
30 mg Lansoprazol oder
40 mg Pantoprazol

Bei Risikofaktoren für eine Clarithromycin-Resistenz > 20 % (Herkunft aus Süd-/Osteuropa oder frühere Makrolidbehandlung) wird eine bismutbasierte Quadrupeltherapie mit Bismut, Metronidazol und Tetracyclin (z.B. Pylera®) + PPI über 10 Tage mit einer Eradikationsquote von 80 % empfohlen (weitere Behandlungsmöglichkeiten: Siehe Leitlinie 2016).

Eradikationserfolg muss 4 Wochen nach Behandlung durch Gastroskopie oder Atemtest überprüft werden. Bei Therapieversagern Compliance überprüfen, Resistenzbestimmung und Zweitlinientherapie mit anderen Antibiotikakombinationen anwenden (siehe Leitlinie)
Reinfektionen sind selten (1 - 2 %/J.).

Indikationen einer HP-Eradikationstherapie (S2-Leitlinie):
- Absolute Indikationen (= „Soll"):
  - Ulkuskrankheit (Ulcus duodeni oder ventriculi)
  - Vor Langzeitbehandlung mit ASS/NSAR bei Ulkusanamnese
  - Obere gastrointestinale Blutung unter ASS/NSAR
  - Idiopathische thrombozytopenische Purpura
- Relative Indikationen (="Sollte"):
  - Magenkarzinomprophylaxe bei Risikopatienten, z.B. Magenkarzinom-Verwandte I.°, Pangastritis, nach EMR von Magenfrühkarzinom, PPI-Gabe > 1 J.
  - Lymphozytäre Gastritis, Morbus Ménétrier
- Mögliche Indikation (= „Kann/sollte angeboten werden"):
  - Funktionelle Dyspepsie („Reizmagen")
  - Asymptomatische Infektionen
  - Eisenmangelanämie (vollständig abgeklärt)
  - Diffuses großzelliges B-Zelllymphom ± MALT im Stad. I - II

- Autoimmune Gastritis (Typ A): Bei positivem HP-Befund kann eine Eradikation einen Teil der Typ A-Gastritiden zur Ausheilung bringen. Bei evtl. Vitamin B_{12}-Mangel wird Vitamin B_{12} i.m. substituiert. Jährliche Gastroskopien mit Biopsien wegen erhöhten Karzinomrisikos.
- NSAR-induzierte Gastritis (Typ C): Th.: NSAR möglichst absetzen, ggf. Gabe von PPI

Lymphozytäre Gastritis [K29.6]

Vo.: Seltene Erkrankung

Ät.: Unklar: Evtl. assoziiert mit Helicobacter pylori- (HP-)Infektion; evtl. auch Zöliakie bei Kindern

Pat: Oft im Magenkorpus; Endoskopie: Noduläre Erosionen entlang der Magenfalten; lymphozytäre Infiltration des Oberflächenepithels (überwiegend CD8 + Lymphozyten); Vermehrung intraepithelialer Lymphozyten = IEL (> 25/100 Epithelzellen)

Ko.:
- Ausbildung einer Riesenfaltengastritis (Ménétrier-Syndrom) mit Diarrhö, Anämie, exsudativer Enteropathie [K90.4]
- Maligne Entartung

Di.: Gastroskopie mit Biopsie + Histologie + HP-Diagnostik (siehe HP-Gastritis)

Th.: HP-Eradikation (siehe oben) kann bei Infektion zur Rückbildung der lymphozytären Gastritis führen. Jährliche endoskopisch-bioptische Kontrollen, evtl. Gastrektomie bei schweren Dysplasien

GASTRODUODENALE ULKUSKRANKHEIT [K27.9]

Def:
1. Erosion: Oberflächlicher Epitheldefekt der Mukosa (Muscularis mucosae intakt). Oft multipel, gel. diffuse Blutungen mit Anämie (hämorrhagische Erosionen).
2. Ulkus: Tieferer Defekt der Mukosa (durchdringt Muscularis mucosae und meist auch tiefere Wandschichten, oft mit weißlichem Fibrinbelag)

Ep.: Inzidenz des Ulcus duodeni: 150/100.000 Erkrankungen jährlich
Inzidenz des Ulcus ventriculi: 50/100.000 Erkrankungen jährlich } Häufigkeit abnehmend
m : w = 3 : 1 beim Ulcus duodeni und 1 : 1 beim Ulcus ventriculi

Ät.:
1. Chronische HP-Gastritis mit Verminderung der defensiven Faktoren (z.B. Schleimbildung), Verstärkung der aggressiven Faktoren (Säuresekretion)
   HP findet sich bei 99 % der Patienten mit Ulcus duodeni, bei 75 % der Patienten mit Ulcus ventriculi und bei bis zu. 50 % gesunder Erwachsener > 50 Jahre in Deutschland (Häufigkeit nimmt pro Lebensjahr um ca. 1 % zu).

   Merke: HP-Gastritis = Kausale Erkrankung; Ulkus = Komplikation der HP-Gastritis, wobei genetische Disposition und exogene Faktoren eine Rolle spielen.
2. Ursachen eines HP-negativen Ulkus:
   - Am häufigsten Einnahme nichtsteroidaler Antirheumatika (NSAR), die die protektiv wirksamen Prostaglandine hemmen (z.B. Indometacin, Diclofenac, Ibuprofen).
     Merke: Glukokortikosteroide allein verursachen meist keine Geschwüre, NSAR erhöhen das Ulkusrisiko um den Faktor 4; beide Substanzen in Kombination: Ulkusrisiko 15fach erhöht.
   - Weitere Medikamente: SSRI, Chemotherapeutika, Bisphosphonate
   - Rauchen (ulkusbegünstigender Begleitfaktor), Schleimhautischämie
   - Selten Zollinger-Ellison-Syndrom, Hyperparathyreoidismus, Virusinfektionen (CMV/HSV)
3. Akutes Stressulkus [K25.3] und -erosionen als einmaliges Ereignis:
   Stressfaktoren, meist unter intensivmedizinischer Behandlung (nach Polytrauma, Verbrennung, großen Operationen, Hirntrauma, Langzeitbeatmung u.a.)

Lok:
- Häufig kleinkurvaturseitig und im Antrum
  Atypisch lokalisierte Magenulzera (Korpus/Fundus, große Kurvatur) sind selten und stets karzinomverdächtig. Multipel auftretende Ulcera im Magen u./o. Duodenum meist nach NSAR, selten bei Zollinger-Ellison-Syndrom.
- Ulcus duodeni: Oft am Ausgang des Bulbus duodeni, gel. zwei gegenüber liegende Ulcera ("kissing ulcers"). Distal gelegene postbulbäre Ulcera sind sehr selten und verdächtig auf Zollinger-Ellison-Syndrom.

KL.: Diagnose nur durch Endoskopie. Typische Beschwerden:
- Ulcus duodeni: Spät-, Nacht-, Nüchternschmerzen im Epigastrium (50 %); Besserung durch Essen
- Ulcus ventriculi: Sofortschmerz nach dem Essen oder nahrungsunabhängige Schmerzen
- Ulcera durch NSAR: Oft keine Schmerzen, jedoch gelegentlich (starke) Blutungen

Ko.: - Akut und oft ohne Vorboten: 1/3 der Ulkuspatienten zeigen erst Symptome bei Komplikationen:
1. Blutung (20 % aller Ulkuspatienten) gehäuft bei Stressulzera und Ulcera durch NSAR! → Hämatemesis, Melaena (siehe Obere Magen-Darm-Blutung)
2. Perforation (5 % aller Ulkuspatienten): Akute epigastrische Schmerzen mit Abwehrspannung (akutes Abdomen), freie abdominelle Luft (Röntgen Abdomen leer). Sofortige Operation, hohe Letalität bei Peritonitis [K65.9]!
3. Penetration, z.B. ins Pankreas → Rückenschmerzen, evtl. Pankreatitis

- Spätkomplikationen:
1. Narbige Magenausgangsstenose → Erbrechen, Gewichtsabnahme, "Sanduhrmagen"
2. Pylorusinsuffizienz mit Reflux von Galle, Duodenalsaft
3. Karzinomatöse Entartung eines chronischen Ulcus ventriculi in 3 % d.F.

DD:
- Refluxkrankheit (Sodbrennen, Endoskopie)
- Magenkarzinom (Endoskopie!)
- Cholelithiasis (Sonografie und Endosonografie)
- Pankreatitis (Lipase)
- Pankreaskarzinom (Endo-/Sonografie, CT, MRCP, ERCP)
- Erkrankungen des Kolons (Koloskopie)
- **Funktionelle Dyspepsie = Reizmagen-Syndrom = Non-ulcer-Dyspepsie [K30]:**
Bis 50 % aller Patienten mit Oberbauchbeschwerden haben funktionelle Beschwerden: Druck-/Völlegefühl im Oberbauch, krampfartige Schmerzen, Übelkeit, Aufstoßen, Sodbrennen u.a. Funktionelle Dyspepsie ist eine Ausschlussdiagnose! Bei Refluxbeschwerden sind Säurehemmer hilfreich, bei Hypomotilitätsbeschwerden Prokinetika (MCP), bei Krämpfen Spasmolytika; bei HP-Gastritis evtl. HP-Eradikation. Eine Gastroskopie sollte nach einem Therapieversuch spätestens nach 4 - 6 Wochen erfolgen (Ausschluss von Ulcus und Karzinom).

Di.: 1. Gastroduodenoskopie mit Biopsien aus Antrum + Korpus: Histologie + HP-Diagnostik

Merke: Jedes Magenulkus sollte biopsiert und endoskopisch kontrolliert werden - vor und nach Therapie bis zur Abheilung -um ein Magenkarzinom nicht zu übersehen!

2. Kausale Diagnostik:
• Diagnostik auf Helicobacter pylori (HP): (siehe Kap. Gastritis)
  - Endoskopisch-bioptisch (Urease-Schnelltest, Histologie, evtl. Kultur/PCR bei Resistenz)
  - ^{13}C-Atemtest
  - HP-Antigennachweis im Stuhl
• Bei HP-negativen Ulzera ohne NSAR-Anamnese:
  - Ausschluss Zollinger-Ellison-Syndrom: Gastrin basal und nach Sekretin i.v. stark erhöht
  - Ausschluss primärer Hyperparathyreoidismus: Calcium und Parathormon i.S. ↑, Phosphat i.S. ↓

Th.: **A) KONSERVATIVE THERAPIE**
▶ Kausale Therapie der HP-positiven Ulkuskrankheit:
Helicobacter pylori (HP)-Eradikationstherapie: (→ siehe Kap. Gastritis und S3-Leitlinie)
Erfolg > 90 % mit Ausheilung der Ulkuskrankheit!
▶ Symptomatische Therapie HP-negativer Ulcera:
• Noxen weglassen: NSAR, insbes. in Kombination mit Glukokortikosteroiden; Rauchen, Stress, Kaffee- und Alkoholkonsum einschränken u.a.
• Protonenpumpeninhibitoren (PPI) = Protonenpumpenhemmer: Mittel der 1. Wahl, z.B. Omeprazol, Lansoprazol, Pantoprazol (siehe Kapitel Refluxkrankheit)

Bei Motilitätsstörungen (Stasemagen) werden PPI im Magen inaktiviert → zusätzlich Prokinetika (MCP, Domperidon) geben.

Pro: Ulkusrezidivprophylaxe:
a) HP-positives Ulkus:
Ohne HP-Eradikation: 70 - 80 % Ulkusrezidiv. Die HP-Eradikation führt zur Ausheilung.
b) HP-negatives Ulkus ohne NSAR:
Ausschluss von Zollinger-Ellison-Syndrom und Hyperparathyreoidismus
Rauchen aufgeben; PPI
c) Stressulkus-Prophylaxe bei intensivmedizinischen Patienten: Evtl. PPI (umstritten wegen evtl. erhöhtem Pneumonierisiko)
d) HP-negatives Ulkus bei Einnahme von NSAR:
Falls möglich NSAR absetzen oder (falls dies nicht möglich ist) nicht mit Kortikosteroiden kombinieren! Zusätzlich Rezidivprophylaxe mit PPI

B) Chirurgie

Ind: für eine Operation:
1. Komplikationen: Endoskopisch unstillbare Blutung / Perforation / Magenausgangsstenose
2. Karzinom

Notfalloperation:
- Blutung: Ulkusumstechung und extraluminäre Gefäßligatur (A. gastroduodenalis) + anschließende HP-Eradikation (bei HP-positivem Ulkus)
- Perforation: Ulkusexzision + Übernähung und Pyloroplastik

Dadurch, dass die Ulkuskrankheit durch HP-Eradikation heilbar geworden ist, sind früher praktizierte Op.-Verfahren obsolet geworden:
- Zweidrittel-Magenresektion mit Gastroduodenostomie (= Billroth I) oder der funktionell ungünstigen Gastrojejunostomie (= Billroth II)
- Selektive proximale Vagotomie (SPV)

Ko.: nach Operation:
- **Postgastrektomie-Syndrom:** [K91.1]
  = Postalimentäre Beschwerden nach Magen(teil)resektion
  - Postalimentäres Frühsyndrom (Früh-Dumping): 20 Min. nach dem Essen intestinale Symptome (Borborygmi = hörbare Darmgeräusche, Bauchschmerzen, evtl. Diarrhö, Brechreiz) und kardiovaskuläre Symptome (Herzklopfen, Schwitzen, Schwäche, Schwindel)
    Urs: a) Sturzentleerung des Magenstumpfes → Überdehnung der abführenden Schlinge mit Zug am Mesenterium → Vagusreizung mit Freisetzung von vasoaktiven Stoffen (Serotonin, Bradykinin) und intestinalen Hormonen
    b) Passagere Hypovolämie durch hyperosmotische, leicht lösliche Kohlenhydrate
  - Postalimentäres Spätsyndrom (Spät-Dumping): Rel. selten
    1,5 - 3 h nach dem Essen Symptome der Hypoglykämie (Schwäche, Schwitzen, Unruhe, Heißhunger)
    Urs: Reaktive Hypoglykämie durch überschießende Insulinausschüttung
    Di.: Anamnese + oraler Glukosetoleranztest → Späthypoglykämie nach 1,5 - 3 h
    Th.: des Früh-Dumping: Häufig kleine Mahlzeiten, eiweißreiche, kohlenhydratarme Diät (kein Zucker, keine Milch), keine Flüssigkeit zu den Mahlzeiten, evtl. Einnahme des Quellstoffs Guar zu den Mahlzeiten, nach dem Essen ½ h hinlegen, evtl. Gabe von Spasmolytika (z.B. N-Butyl-Scopolamin).
    Th.: des Spät-Dumping: Kleine Kohlenhydratzufuhr ca. 3 h nach der Mahlzeit
  - Beschwerden des zu kleinen Magens: Völle- und Druckgefühl während oder kurz nach dem Essen (20 - 30 Min. postalimentär)

- **Postvagotomie-Syndrom** [K91.1]:
  Bei SPV ohne Pyloroplastik: Verzögerte Magenentleerung → Völlegefühl, Aufstoßen, Reflux. Nach SPV mit Pyloroplastik kommt es in 20 - 30 % zu Diarrhö.
  Th.: Durchfälle teilweise durch Gallensäuren verursacht, evtl. Versuch mit Colestyramin.

- **Ernährungsstörungen:**
  Mangelhafte Nahrungszufuhr aufgrund von Beschwerden, Maldigestion durch zu rasche Magenentleerung und asynchrone Sekretion von Pankreassaft und Galle → evtl. Gewichtsverlust: „postzibale Asynchronie".
  Vitamin B_{12}-Mangelanämie (Mangel an intrinsic factor nach Magenresektion) und Eisenmangelanämien als Spätkomplikationen (DD: Blutungsanämie infolge Ulkusrezidiv!) → Substitution von Vitamin B_{12} 1.000 µg i.m. alle 3 - 6 Monate; evtl. Eisensubstitution

- **Magenstumpfkarzinom:**
  Spätkomplikation nach Magenteilresektion: Erhöhtes Karzinomrisiko im Magenstumpf, bes. an der Anastomose, vor allem nach BII-Op. → Prophylaxe: HP-Eradikation + Patienten ab dem 15. postoperativen Jahr in zweijährigen Abständen gastroskopieren.

MAGENKARZINOM [C16.9]

Ep.: Hohe Inzidenz in China, Japan, Finnland, Chile, Kolumbien, Venezuela, kontinuierlich abnehmende Inzidenz in Westeuropa und USA. Inzidenz in Westeuropa: 13 (m) bzw. 7 (w)/100.000/J. Häufigkeitsgipfel jenseits des 50. Lebensjahres, aber 10 % d.F. auch schon zwischen 30. - 40. Lebensjahr! > 50 % d.F. werden leider in fortgeschrittenem Tumorstadium mit ungünstiger Prognose diagnostiziert.

Ät.: 1. Erkrankungen mit erhöhtem Karzinomrisiko:
- Helicobacter pylori (HP-)Gastritis (Typ B); HP ist für den Magen ein Klasse I-Karzinogen und der wichtigste Risikofaktor für das Magenkarzinom in Corpus und Antrum!

Memo: > 90 % aller Patienten mit Magenfrühkarzinom haben eine HP-Gastritis!

- Intestinale Metaplasie und chronische atrophische Autoimmungastritis (Typ A)
- Zustand nach Magenteilresektion (nach 15-20 Jahren)
- Adenomatöse Magenpolypen (Karzinominzidenz bis zu 20 %)
- M. Ménétrier (Karzinominzidenz bis zu 10 %)

2. Ernährungsfaktoren:
Hoher Nitratgehalt der Nahrung in geräucherten und gesalzenen Speisen → Hypothese: Bakterielle Umwandlung von Nitraten zu Nitriten + Bildung von karzinogenen Nitrosaminen aus Nitriten (auch aus Tabakrauch).
Mediterrane Ernährung mit reichlich Obst, Gemüse, Zwiebeln und Vitamin C soll protektiv wirken. Ernährungsfaktoren beeinflussen geografische Häufigkeitsunterschiede: z.B. Japaner, die nach USA ausgewandert sind, haben in der Nachfolgegeneration kein erhöhtes Risiko für Magenkrebs!

3. Genetische Faktoren:
- Verwandte 1. Grades von Patienten mit Magenkarzinom: 2 - 3-fach erhöhtes Risiko
- Hereditäres diffuses Magenkarzinom
- In 50 % Mutation des E-Cadherin-Gens (CDH1-Mutation): Selten
- Hereditäre Karzinomsyndrome (HNPCC = Lynch-Syndrom, FAP, Peutz-Jeghers-Syndrom, Li-Fraumeni-Syndrom)

Lok:
- Antrum-Pylorusbereich 35 %
- Kleine Kurvatur 30 %
- Kardiabereich 25 %
- Übrige Lokalisationen 10 %

Metastasierung erfolgt früh auf verschiedenen Wegen:
- Lymphogen: Ausbreitung in 3 Kompartimente:
  I. Alle direkt an der großen + kleinen Kurvatur lokalisierten Lymphknoten (LK)
  II. Alle LK im Bereich des Truncus coeliacus (bis Leberarterie und Milzhilus)
  III. Paraaortale + mesenteriale LK
  Ca. 70 % der Patienten mit Magenkarzinom haben zum Zeitpunkt der Diagnose LK-Metastasen; im St. T1a in ca. 3 %, im St. T1b bereits in 30 %
- Hämatogen: → Leber → Lunge → Knochen, Hirn
- Per continuitatem: Ösophagus, Duodenum, Kolon, Pankreas
- Per contingentatem: Bauchfellkarzinose mit Aszites
- Abtropfmetastasen eines Magenkarzinoms in den Ovarien (Krukenberg-Tumor) oder im Douglas-Raum

Siewert-Klassifikation der Adenokarzinome des ösophagogastralen Überganges (AEG):

AEG I (eigentliches Barrett-Karzinom): 1 bis 5 cm oralwärts der Kardia. Dieser Tumor entwickelt sich aus einem Barrettepithel des distalen Ösophagus, oft mit Refluxanamnese.
AEG II (eigentliches Kardiakarzinom): Oral ≤ 1 cm, aboral < 2 cm von der Kardia entfernt.
AEG III: Tumoren des ösophagogastralen Übergangs werden nach UICC 2010 bis 5 cm distal der Kardia als Ösophaguskarzinom klassifiziert.

Typ I ist refluxassoziiert, Typ II und III sind Helicobacter-assoziiert und häufiger schlecht differenziert (G3 oder G4). Das operative Vorgehen bei den verschiedenen Typen unterscheidet sich.

Laurén-Klassifikation nach dem Wachstumsmuster:
- Intestinaler Typ: Expansiv (polypös) wachsend und gut begrenzt
- Diffuser Typ: Infiltrativ wachsend und schlecht begrenzt → Im fortgeschrittenem Zustand Linitis plastica; Neigung zu frühzeitiger Lymphknotenmetastasierung, großer Sicherheitsabstand bei Resektion erforderlich.
- Mischtyp

Die Laurén-Klassifikation hat Bedeutung für das Ausmaß des Resektionsverfahrens.

Hi. (WHO): Papilläres, tubuläres, muzinöses Adenokarzinom
Siegelringzellkarzinom (prognostisch schlechter)
Plattenepithelkarzinom und adenosquamöses Karzinom (beide selten)
Kleinzelliges Karzinom (selten)
Undifferenziertes Karzinom

Grading (= Differenzierungsgrad):
G_1 = hohe, G_2 = mittlere, G_3 = geringe, G_4 = fehlende Differenzierung

TNM-Klassifikation (UICC, 2010):

Präoperativ-klinisch: TNM-Stadien	Postoperativ-histopathologisch: pTNM-Stadien
T-Primärtumor nach Infiltrationstiefe	
TX	Primärtumor kann nicht beurteilt werden.
T_{is}	Carcinoma in situ: Intraepithelialer Tumor ohne Infiltration der Lamina propria, hochgradige Dysplasie
T_{1a}	Tumor infiltriert Lamina propria oder Muscularis mucosae
T_{1b}	Tumor infiltriert Submukosa
T_2	Tumor infiltriert Muscularis propria
T_3	Tumor infiltriert Subserosa
T_{4a}	Tumor perforiert Serosa
T_{4b}	Tumor infiltriert benachbarte Strukturen (benachbarte Strukturen des Magens sind Milz, Colon transversum, Leber, Zwerchfell, Pankreas, Bauchwand, Nebennieren, Niere, Dünndarm und Retroperitoneum. Ein Tumor, der sich in das Ligamentum gastrocolicum oder gastrohepaticum ausbreitet - ohne Perforation des viszeralen Peritoneums - wird als T3 klassifiziert).
N - Regionäre Lymphknoten nach Anzahl der befallenen Lymphknoten (LK)	
N_X	Regionäre Lymphknoten können nicht beurteilt werden.
N_0	Keine regionären Lymphknotenmetastasen
N_1	Metastasen in 1 - 2 regionären Lymphknoten
N_2	Metastasen in 3 - 6 regionären Lymphknoten
N_{3a}	Metastasen in 7 - 15 regionären Lymphknoten
N_{3b}	Metastasen in 16 oder mehr regionären Lymphknoten
M - Fernmetastasen	
M_0	Keine Fernmetastasen
M_1	Fernmetastasen (Fernmetastasen schließen peritoneale Metastasen (Aussaat) und positive Peritonealzytologie sowie Tumoren im Netz mit ein, soweit diese nicht Teil einer kontinuierlichen Ausbreitung sind).

Stadiengruppierung: Siehe *Internet*

R-Klassifikation (Bestimmung des Resttumors nach Op.)	
R_0	Kein Residualtumor
R_1	Mikroskopischer Resttumor
R_2	Makroskopischer Resttumor

KL.: Anamnese: Kurz oder fehlend
Manche Patienten geben an, einen "unerschütterlichen" Magen gehabt zu haben. Beschwerden meist diskret und unbestimmt (und werden von den Patienten nicht selten auf exogene Ursachen bezogen, z.B. Diätfehler).

Theodor Storm, der an Magenkrebs verstorben ist, beschrieb seine Beschwerden so: "Ein Punkt nur ist es, kaum ein Schmerz, nur ein Gefühl empfunden eben; und dennoch spricht es stets darein und dennoch stört es dich zu leben."

Weitere Symptome, die evtl. vorhanden sein können:
- Gewichtsabnahme, Widerwille gegen Fleisch, Brechreiz, Druckgefühl im Oberbauch, Leistungsknick, subfebrile Temperaturen
- Tastbarer Oberbauchtumor bei fortgeschrittenem Karzinom
- Zeichen der Metastasierung: Hepatomegalie, Aszites, Virchow-Lymphknoten (links supraklavikulär) u.a.
- Akute Magenblutung
- Magenausgangsstenose und Tumorkachexie

Lab:
- Evtl. Eisenmangelanämie
- Evtl. positiver Nachweis für (okkultes) Blut im Stuhl (fehlt beim infiltrativen Typ!)
- Tumormarker: Keine Suchtests, Bedeutung nur für postoperative Nachsorge: CA 72-4 (Sensitivität ca. 50 %), weniger sensitive Marker: CA 19-9 und CEA.

DD: - Ulkuskrankheit (→ Endoskopie)
- Refluxkrankheit (→ Endoskopie)
- Erkrankungen an Gallenwegen, Leber, Pankreas (Sono, CT, Laborscreening)
- Reizmagen-Syndrom = funktionelle Magenbeschwerden mit Druck- und Völlegefühl (Ausschlussdiagnose!)

Di.:
- Videoendoskopie mit multiplen (7 - 10) Biopsien aller suspekten Veränderungen. Gute Zuverlässigkeit für das lokoregionäre Staging. Eine Gastroskopie ohne Biopsien/Histologie kann nicht unterscheiden zwischen benignem oder malignem Ulkus.
- Endosonografie: Erfassung von Tiefenausdehnung des Karzinoms und benachbarter Lymphknoten (T- und N-Staging), keine sichere Unterscheidung benigne oder maligne (was nur histologisch möglich ist)
- Diagnostik zum Ausschluss von Metastasen
(Sono Abdomen, CT Abdomen + Thorax, evtl. Staging-Laparoskopie)

Merke: Da die Prognose des fortgeschrittenen Magenkarzinoms schlecht ist, kommt alles auf die **FRÜHDIAGNOSE** an! Deshalb:
1. Bei Magenbeschwerden und Verdacht auf "Reizmagen" darf ein zeitlich begrenzter (drei Wochen) Therapieversuch unternommen werden. Bei fortbestehenden Beschwerden nach einer dreiwöchigen Frist muss eine endoskopisch-bioptische Klärung erfolgen!
2. Bei Risikoerkrankungen (siehe oben) jährlich gastroskopieren (+ biopsieren)!

Th.: Stadiengerechte Therapie mit Abstimmung durch interdisziplinäre Tumorkonferenz (S3-Leitlinie):

▸ Die chirurgische R_0-Resektion ist die Standardtherapie für alle potenziell resektablen Magenkarzinome. Für die vollständige Klassifikation werden 16 Lymphknoten geprüft.
Eine Ausnahme bilden die auf die Mukosa begrenzten Karzinome ($T_{1a}N_0M_0$, $G_{1/2}$), wenn sie endoskopisch komplett R_0 reseziert werden können (endoskopische Mukosaresektion (= EMR).

▸ Bei lokal fortgeschrittenen Karzinomen ab T_3 (Mehrzahl der Fälle) hat sich ein multimodales Therapiekonzept bewährt:
- Perioperative Chemotherapie: Beim lokal fortgeschrittenen, primär operablen Magenkarzinomen führt eine perioperative Chemotherapie (vor und nach Op.), die auf Platin und 5-FU basiert, zu einem Downstaging und zu einer niedrigeren Rezidivrate.
- Chirurgie mit kurativer Zielsetzung: R0-Resektion = Resektion ohne Residualtumor (in der Mehrzahl der Fälle totale Gastrektomie)
  - Regeloperation: Tumorentfernung unter Einhaltung eines ausreichenden Sicherheitsabstandes (intestinaler Typ: 5 cm, diffuser Typ: 8 cm) und Mitnahme des großen + kleinen Netzes + Lymphknotendissektion der Kompartimente D1 + D2:
    - Die D1-Lymphadenektomie umfasst die Entfernung der perigastrischen Lymphknoten (Nr. 1 - 6)
    - Bei der D2-Lymphadenektomie werden zusätzlich die Lymphknoten suprapankreatisch entlang der großen Gefäße ausgeräumt (Nr. 7 - 11).
  - Beim Adenokarzinom des ösophagogastralen Übergangs (Typ II/III nach Siewert): Zusätzlich distale Ösophagusresektion

    Anm.: Eine evtl. vorgeschaltete neoadjuvante Radiochemotherapie ist toxischer als die alleinige Chemotherapie (Einzelfallentscheidung).

    Passagewiederherstellung nach Gastrektomie durch Ösophagojejunostomie (Y-Roux) oder Interposition einer gestielten isoperistaltischen Jejunalschlinge zwischen Ösophagus und Duodenum.
    Passagewiederherstellung nach subtotaler Magenresektion, z.B. durch Gastrojejunostomie

▸ Bei isolierter Peritonealkarzinose:
Evtl. Kombination von radikaler Peritonealoperation (Entfernung sämtlicher Herde der Peritonealkarzinose) + hyperthermer intraperitonealer Chemotherapie (HIPEC) und systemischer Chemotherapie (nur im Rahmen klinischer Studien an Zentren)

▸ Palliative Chemotherapie mit Substanzen wie 5-FU oder Capecitabin (Prodrug von 5-FU) + Cisplatin oder Irinotecan oder Docetaxel. Einsatz von Trastuzumab bei HER-2-positivem Magenkarzinom. Der Nutzen einer systemischen Chemotherapie ist belegt (leicht verbesserte Überlebenszeiten).

▸ Andere palliative Therapiemaßnahmen:
- Bei Magenausgangsstenose oder Tumorblutungen evtl. Versuch einer endoskopischen Argonplasma-Lasertherapie, sonst Gastroenterostomie oder palliative Gastrektomie
- Bei stenosierendem Karzinom: Endoskopisches Einlegen eines Metallstents
- Anlegen einer Ernährungsfistel: Perkutane endoskopisch kontrollierte Jejunostomie (PEJ)

Nachsorge:
- Prophylaxe und Behandlung von Postgastrektomieproblemen (siehe dort): Ernährungsberatung, Körpergewichtskontrollen, Gabe von Pankreasenzymen zu den Mahlzeiten, lebenslange Substitution von Vitamin B_{12} u.a.
- Erfassung evtl. Tumorrezidive (Endoskopie, Sonografie, Tumormarker, s.o.)

Prg: 5-Jahresüberlebensrate nach Operation mit kurativer Zielsetzung:
- pTis (Carcinoma in situ): 100 %
- pT_1 (Frühkarzinom): 90 %
- $pT_1N_1M_0$ oder $pT_2N_0M_0$: 70 %

Bei weiter fortgeschrittenen Karzinomen wird die Prognose hauptsächlich von der R-Klassifikation bestimmt: R0-Resektionen zeigen 5-Jahresüberlebensraten von 45 % und weniger (stadienabhängig). Bei R1- oder R2-Resektionen (= palliative Eingriffe zur Wiederherstellung der Nahrungspassage; Tumor nicht vollständig entfernt) überlebt kaum ein Patient 5 Jahre.
Die Erfahrung des Operateurs und die Vollständigkeit der Lymphadenektomie beeinflussen wesentlich das Risiko von Rezidiven und die Prognose!
Nachsorgeuntersuchungen: Zunächst alle 3 Monate (Rezidive häufig postoperativ innerhalb von 2 Jahren)

Pro:
- Aufklärung über gesunde Ernährung (siehe oben)
- Eradikation einer HP-Gastritis bei Risikopatienten
- Regelmäßige prophylaktische Gastroskopien bei Risikopatienten (siehe oben)

ANDERE MAGENTUMOREN

- Non-Hodgkin-Lymphome (NHL, MALT-Lymphome) des Magens: Siehe Kap. Non-Hodgkin-Lymphome
- Gastrointestinale Stromatumoren (GIST): Siehe dort
- Selten Lipome, Neurofibrome, Karzinoide

DD: Polypöse Magenschleimhautveränderungen:
1. Fokale foveoläre Hyperplasie = hyperplastischer Polyp: Keine Neoplasie
2. Hyperplasiogener Polyp = hyperplastisch-adenomatöser Polyp: Entartung möglich, insbes. bei multiplem Auftreten
3. Adenome sind rel. selten: Entartung in 20 - 40 %
4. Polypen bei Peutz-Jeghers-Syndrom (siehe Kap. Kolonpolypen)
5. Polypöse Wachstumsform eines Magenkarzinoms (!)

Di.: Gastroskopie mit Biopsie/Histologie, Endosonografie, Röntgen, CT

Th.: Polypöse Magenschleimhautveränderungen:
- Hyperplastische Polypen bei HP-Gastritis verschwinden meist nach HP-Eradikationstherapie
- Endoskopische Polypenentfernung
- Bei maligner Entartung Resektionsbehandlung

DARM

DUODENALDIVERTIKEL [K57.10]

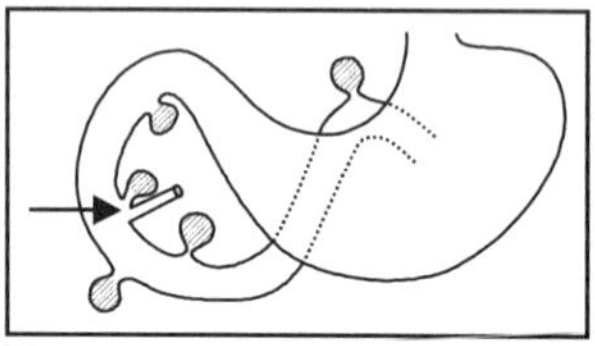

Vo.: Ca. 3 % der Bevölkerung; zunehmend im Alter
Meist parapapillär (→) oder juxtapapillär gelegen

KL.: Meist symptomlos (Zufallsbefund bei ERCP)
Evtl. nahrungsunabhängige Dauerschmerzen bei parapapillären Divertikeln.

Ko.: Sind selten: Papillenstenose mit Cholestase, evtl. Pankreatitis, Blutung, Perforation, bakterielle Fehlbesiedlung mit Malabsorption.

Th.: ERCP bei Cholestase, operative Therapie nur bei Komplikationen (z.B. Perforation) erforderlich.

MECKEL-DIVERTIKEL [Q43.0]

Def: Rest des embryonalen Dottergangs (Ductus omphaloentericus)

Vo.: 2 % der Bevölkerung; ca. 100 cm proximal der Ileozökalklappe (bei Neugeborenen ca. 50 cm)

KL.: Meist asymptomatischer Zufallsbefund bei Appendektomie. Beschwerden treten im Kleinkindesalter auf. Durch ektope Magenschleimhaut im Meckel-Divertikel evtl. ektope Säuresekretion: Ulkus mit Blutung, Entzündung, Perforation. Symptome bei Entzündung ähneln einer Appendizitis.

Di.: Bei Laparotomie wegen unklarer abdomineller Beschwerden sollte ein Meckel-Divertikel ausgeschlossen werden. Bei okkulter Blutung kann durch ^{99m}Tc-Pertechnetat-Szintigrafie ektope Magenschleimhaut im Meckel-Divertikel nachgewiesen werden.

Th.: Resektion (auch bei intraoperativem Zufallsbefund). PPI stoppen die ektope Säuresekretion.

GASTROINTESTINALE (GI) BLUTUNG [K92.2]

Syn: Magen-Darm-Blutung

Einteilung	Blutungsquelle	Inzidenz (/100.000/J.)
A) Obere GI-Blutung (Blutungsquelle proximal des Treitz-Bandes)	Ösophagus, Magen, Duodenum	Bis 100 m : w = 2 : 1
B) Mittlere GI-Blutung (Blutungsquelle zwischen Treitz-Band und Ileozökalklappe)	Jejunum, Ileum	Rel. selten
C) Untere GI-Blutung Kolorektale Blutung	Kolon, Rektum	Ca. 20 (ohne Hämorrhoidalblutung)

Ät.: A) Obere GI-Blutung [K92.2]

	Häufigkeit (%)
1. Ulcera duodeni/ventriculi (Relation ~ 3 : 1)	50
2. Gastroduodenale Erosionen, NSAR-Gastritis	15
Refluxösophagitis	10
3. Varizen (Ösophagus/Magenfundus) bei portaler Hypertension	15
4. Mallory-Weiss-Syndrom (siehe dort) 5. Magenkarzinom 6. Seltene Ursachen: - Angiodysplasien im Magen und Duodenum Sonderform: Gastrale antrale vaskuläre Ektasie = GAVE („Wassermelonenmagen"), streifenförmig gruppierte Angiodysplasien - Hämobilie [K83.8] = Gallengangsblutung (Trauma, Tumoren)	10
7. Nicht identifizierbar	

Cave: Gelegentlich mehrere Blutungsquellen gleichzeitig. Das Auffinden einer Blutungsquelle schließt eine zweite nicht aus!

B) Mittlere GI-Blutung:
Häufig Angiodysplasien, gel. M. Crohn, Meckel-Divertikel, Tumoren, Mesenterialinfarkt u.a.

C) Untere GI-Blutung (Kolorektale Blutung):
- Rektum: Hämorrhoiden (80 %), Proktitis, Karzinome; iatrogen: Nachblutungen nach Polypektomie, Biopsie, Hämorrhoidalsklerosierung oder -ligatur, analen Operationen, Verletzungen; seltene Ursachen (z.B. Endometriose)
- Kolon: Nach Lebensalter und Häufigkeit geordnet:

Kinder/Jugendliche < 25 J.	Erwachsene < 60 J.	Erwachsene > 60 J.
Colitis ulcerosa/M. Crohn Polypen	Hämorrhoiden Divertikulitis Colitis ulcerosa/M. Crohn Polypen, Karzinom Infektiöse Kolitis	Angiodysplasie Divertikulitis Hämorrhoiden Polypen Karzinom Ischämische Kolitis

Merke: Das Patientenalter und Begleiterkrankungen lenken oft den Verdacht auf Ursache und Lokalisation der Blutung!

Anm.: 1. Oft Angiodysplasien bei älteren Patienten (Hämangiome, Gefäßneoplasien, arteriovenöse Fehlbildungen, Teleangiektasien), häufig ileozökal und im Colon ascendens
2. Nie mit der Verdachtsdiagnose Hämorrhoiden zufrieden geben, denn diese sind so häufig, dass die Hälfte aller Patienten Hämorrhoiden als Zweitbefund hat!

KL.: A) Symptome der Blutungsanämie und evtl. Symptome eines hypovolämischen Schocks (siehe auch Kap. Schock):

Blutverlust	Leicht (< 250 ml/24 h)	Mittelschwer (bis 1.000 ml/24 h)	Schwer (> 1.000 ml/24 h)
Klinik	Oft unauffällig, Eisenmangel	Blässe, Schwäche, Schwindel, Müdigkeit, Dyspnoe u.a.	Schocksymptomatik
Kreislauf	Stabil	Puls ↑ RR/ZVD ↓	Puls ⇑ RR/ZVD ⇓
Hb-Abfall	Gering	Mittelstark (Hb > 9 g/dl)	Stark (Hb < 9 g/dl)

Merke: Das erste Zeichen einer relevanten GI-Blutung ist der beschleunigte Puls!

Kreislaufkompensationsmechanismen bei Blutung:
1. Phase: Hämodynamische Kompensation durch Vasokonstriktion: Hb anfangs noch unverändert
2. Phase: Plasmatische Volumenkompensation. Gewebsflüssigkeit strömt in die Blutbahn (innerhalb von Stunden) und Ersatz der Plasmaproteine (innerhalb von Tagen): Hb fällt ab!
3. Phase: Zelluläre Kompensation: Ersatz durch Neubildung der Erythrozyten im Knochenmark (innerhalb von Wochen bis 3 Monaten): Hb steigt langsam wieder an.
(Weitere Einzelheiten: Siehe auch Kap. Schock!)

B) Sichtbare Zeichen einer GI-Blutung
- Obere GI-Blutung:
  - Bluterbrechen (Hämatemesis): Typisch, aber nicht obligat

Merke: Bei Patienten, die Blut erbrechen und durch Aspiration gefährdet sind, müssen vor der Endoskopie die Atemwege gesichert werden.

  - Teerstuhl (Melaena) oder rote Darmblutung (Hämatochezie) bei starker Blutung!
- Mittlere und untere GI-Blutung:
  - Eher rote Darmblutung (Hämatochezie)
  - Evtl. auch Teerstuhl bei langer Verweilzeit des Blutes im Darm

Erläuterungen:

▶ Hämatemesis (Bluterbrechen):
Erbrechen von rotem oder kaffeesatzartigem Blut (durch Magensäure entsteht aus Hämoglobin kaffeesatzartiges Hämatin). Hämatemesis ist ein typisches, aber nicht obligates Zeichen einer oberen GI-Blutung.
Hämatin muss nicht zwangsläufig aus dem Magen stammen, das Blut hat lediglich Kontakt mit HCl gehabt. DD: Verschlucktes Blut (Nasen-Rachenraum, Ösophagus oder oberes Duodenum)! Bei fehlender Magensäure (z.B. PPI-Therapie) und massiver Blutung kann der kaffeesatzartige Aspekt fehlen.

- ▶ Melaena (Teerstuhl):
  Entleerung eines schwarzen, glänzenden, klebrigen Stuhls von typischem Geruch. "Teerstühle" treten auf bei oberer GI-Blutung von mind. 100 ml (durch Kontakt von Hb mit HCl) oder bei langsamer Darmpassage (durch bakteriellen Abbau des Hb). Auch Blutungen aus tieferen Darmabschnitten können bei träger Darmpassage eine Schwarzfärbung des Stuhls bewirken durch bakteriellen Abbau des Hämoglobins.
  Das Zeitintervall zwischen Blutungsbeginn und Auftreten von Teerstühlen dauert im Durchschnitt 8 - 10 h. Andererseits können Teerstühle noch bis zu 5 Tagen nach Sistieren einer Blutung auftreten.
- ▶ Hämatochezie (Rote Darmblutung):
  Typisch für mittlere und untere Blutung, gelegentlich auch bei massiver oberer GI-Blutung

Blutungsquelle	Aspekt
Rektum/Analkanal	Streifen hellroten Blutes dem Stuhl aufgelagert
Kolon	• Dunkelrote, geleeartige Blutspuren oder • Homogene dunkelrote Blutbeimischung im Stuhl • Teerstuhl-Aspekt bei langer Stuhlpassagezeit

DD: 1. Bei Hämatemesis:
Bluthusten (Hämoptoe): hellrotes, schaumiges Blut + feuchte RG über der Lunge.

2. Bei Teerstuhl:
Schwarze Stuhlverfärbung nach Aufnahme von Heidelbeeren, Lakritze, Kohle, Eisen, Wismut
Di.: Anamnese + Blutnachweis im Stuhl (z.B. Hämoccult®)

3. Bei rotem Stuhl:
Rötliche Stuhlverfärbung nach Genuss von Roten Rüben (Rote Bete).
Di.: Anamnese + Blutnachweis im Stuhl (z.B. Hämoccult®)

Wichtige diagnostische Hinweise:
Alter des Patienten bei unterer GI-Blutung: Siehe oben (Tabelle), außerdem:

Anamnese / Inspektion	Vermutungsdiagnose
Nausea → Vomitus → Hämatemesis	Mallory-Weiss-Syndrom
Operation, Trauma, Verbrennung	Stressulkus
Arthralgien, Einnahme von NSAR	Medikamenten-Ulkus
Nüchternschmerz	Ulcus duodeni
Alkoholabusus	Mallory-Weiss-Syndrom, erosive Gastritis, Leberzirrhose mit Varizenblutung
Magenoperation in der Anamnese	Anastomosenulkus
Auslandsaufenthalt	Amöbenkolitis
Bekannte Leberzirrhose	Varizenblutung
Sodbrennen	Erosive Refluxösophagitis
Bekannte Colitis ulcerosa	Kolitisblutung
Bekannte Divertikulose, hohes Alter	Divertikelblutung
Schwere AVK, hohes Alter	Ischämische Kolitis

Di.: A) Diagnose einer GI-Blutung:
- Klinik (Hämatemesis, Melaena, Hämatochezie)
- Blutnachweis im Magen (Magensonde + Magenspülung): Kein sicherer Blutungsausschluss
- Blutnachweis im Rektum (Digitale Untersuchung + Hämoccult®-Test)

B) Diagnose der akuten Blutungsanämie und der Hypovolämie, Abschätzung des Blutverlustes:
Engmaschige Kontrolle von
- Klinik (Blässe, Schwäche, Schwindel, Durst u.a.)
- Kreislaufparameter (Puls, Blutdruck, ZVD u.a.): Zuerst Pulsanstieg, dann Blutdruckabfall
- Labor (Hb, Hkt, Nierenfunktion, Gerinnungsanalyse u.a.)

Anm.: Bei akuter Blutung können Leukozyten und Thrombozyten leicht ansteigen (Stressreaktion).

Merke: Erythrozytenzahl, Hämoglobin- und Hämatokritwerte ändern sich anfangs nicht, weil es sich hierbei um relative und nicht absolute Werte handelt. Die genannten Parameter sinken erst ab, wenn es zum kompensatorischen Einstrom von Gewebsflüssigkeit in die Blutbahn kommt. Daher kann es passieren, dass jemand mit einem "normalen" Hb verblutet! Der Hb-Wert kann jedoch auch bei stehender Blutung noch ein bis zwei Tage absinken: Verdünnung durch Einstrom von Gewebsflüssigkeit und i.v.-Infusionen. Klinisches Bild, Herzfrequenz und Blutdruck sowie Labor im Verlauf sind für die Diagnose entscheidend!

C) Risikoabschätzung bei stabilen Patienten (Blatchford-Score)
- Geringes Risiko - alle folgenden Punkte:
  - Puls und Blutdruck normal
  - Hb und Harnstoff normal
  - Keine Herz- oder Lebererkrankung
- Hohes Risiko - 2 oder mehr der folgenden Punkte:
  - Hypotonie
  - Hb erniedrigt oder Harnstoff erhöht
  - Herz- oder Lebererkrankung

Bei hohem Risiko muss die Endoskopie innerhalb von 12 - 24 h erfolgen.
Instabile Patienten: Zuerst Kreislaufstabilisierung - dann zügig Endoskopie

D) Lokalisationsdiagnostik der Blutung:
- Endoskopie des Verdauungstraktes:
  Zuerst ÖGD (Ösophagogastroduodenoskopie) bei allen GI-Blutungen, da die meisten Blutungen im oberen GI-Trakt lokalisiert sind. Findet sich dort nicht die Ursache, folgt die Koloskopie nach Darmreinigung.

  Endoskopische Forrest-Klassifikation der Blutungsaktivität bei oberen GI-Blutungen und Risiko für Rezidivblutungen (%):

Forrest I	Aktive Blutung	Ia:	Spritzende arterielle Blutung	90
		Ib:	Sickernde Blutung	20
Forrest II	Inaktive Blutung	IIa:	Läsion mit Gefäßstumpf	50
		IIb:	Koagelbedeckte Läsion	25
		IIc:	Hämatinbelegte Läsion	<10
Forrest III	Läsion ohne Blutungszeichen			< 5

  Exulceratio simplex Dieulafoy [K25.0] = starke arterielle Blutung aus arrodierter submuköser Arterie, meist im Magenfundus gelegen, selten

  Klassifikation der Ösophagusvarizen (nach Paquet):
  Grad 1: Varizen nur gering prominent, lassen sich durch Luftinsufflation komprimieren
  Grad 2: Mit Luftinsufflation nicht komprimierbar
  Grad 3: Lumeneinengend
  Grad 4: Lumenausfüllend

  3 endoskopische Kriterien für ein erhöhtes Blutungsrisiko:
  - Große Varizen (> 5 mm)
  - "Kirschrotflecken" = „cherry red spots": Rötliche Flecken auf den Varizen bei ausgedünnter Varizenwandung), „Huckepackvarizen": Variköс erweiterte Vasa vasorum auf den Varizen
  - Magenfundusvarizen: In Inversion sichtbare traubenförmige Varizen

  Bei nicht sicher durch Gastroskopie und Koloskopie lokalisierbarer Blutung und vermuteter fortbestehender Dünndarmblutung müssen weitere Verfahren erwogen werden:
- Spiral-CT Abdomen mit Kontrastmittel: Rasch verfügbar, KM-Austritt in den Darm bei aktiver Blutung, keine interventionelle Therapie
- Doppelballon- oder Singleballon-Enteroskopie bei Verdacht auf mittlere GI-Blutung: Diagnostisches und therapeutisches Verfahren
- Videokapselendoskopie (geschluckte Minikamera): Dauer 6-8h, rel. gute Bilder, teuer, keine exakte Lokalisation einer georteten Blutungsquelle, keine Therapiemöglichkeit
  Ind: Blutungsverdacht bei unauffälliger Gastroskopie + Koloskopie; KI: Darmstenosen
- Blutungsszintigrafie:
  Nur bei aktiver Blutung möglich; etwas ungenauere Lokalisation als Abdomen CT
- Selektive Arteriografie (^{99m}Tc-markierte Erythrozyten oder Schwefelkolloid):
  Nur bei chronischer und aktiver (mind. 0,1 ml/min) Blutung sinnvoll, etwas ungenauere Lokalisation als Abdomen-CT
- Ultima Ratio bei schwerer Blutung operative Exploration, evtl. mit intraoperativer Endoskopie

Th.: Behandlung + Überwachung auf Intensivstation
1. Stabilisierung des Patienten, Volumenersatz, Blutgruppenbestimmung und ggf. Transfusion
2. Endoskopische Lokalisationsdiagnostik + gezielte Blutstillung
3. Überwachung: Behandlung von Komplikationen und Prophylaxe eines Blutungsrezidivs

Sofortmaßnahmen:
Flachlagerung auf der Seite (Aspirationsprophylaxe) - 2 Venenzugänge - Volumensubstitution - O_2-Zufuhr (3 l/min per Nasensonde) - Erykonzentrate bestellen (mindestens 4 Konserven, bei massiver Blutung auch mehr) - Nahrungskarenz - Magensonde - endoskopische und radiologische Diagnostik mit ggf. Therapie - Konsil mit Chirurgen

zu 1.: Volumen- und Blutsubstitution:
Sofort Volumen geben: Isotonische/isoionische Elektrolytlösungen („kristalloide Lösungen", Ringer-Lactat o.ä.). Bei Transfusion von > 4 - 6 Erythrozytenkonzentraten auch Frischplasma (FFP) und bei Bedarf Thrombozytenkonzentrate (ca. 1 TK pro 5 EK) geben: Gerinnungsoptimierung!

Zielgröße: Zentraler Venendruck 4 - 10 cm H_2O
Transfusionsindikation bei normaler kardiopulmonaler Funktion: Bei chronischer Anämie grober Richtwert: Hb < 7 g /dl; bei akuter Blutungsanämie früher Bluttransfusion, da Hb-Abfall später eintritt. Transfusion i.d.R. bis zu einem Hämatokrit von ca. 35 %, bei hohem Rezidivblutungsrisiko mehr.

zu 2.: Gezielte Blutstillung:
A) Obere GI-Blutung:

- ▸ Blutung aus gastroösophagealen Varizen:
  Endoskopische/medikamentöse Methoden der Blutstillung: Terlipressin, Antibiotika, Ligaturbehandlung u.a. - Siehe Kap. Portale Hypertension
- ▸ Ulkusblutung:
  1. Leichte Blutung:
     - PPI-Gabe hoch dosiert i.v. + Endoskopische Methoden der Blutstillung:
       - Injektionsmethoden: Unterspritzung z.B. mit verdünnter Adrenalinlösung gilt als Standard; Reservemethode: Injektion von Fibrinkleber
       - Mechanische Blutstillung: Verschluss eines sichtbaren Gefäßstumpfes durch Hämoclip, dadurch geringere Blutungsrezidivrate
       - Argon-Plasma-Laser; thermische Koagulation
       - Endoskopische Applikation von Hemospray® auf das blutende Areal
     - Prophylaxe eines Blutungsrezidivs:
       Programmierte Injektionsbehandlung blutungsgefährdeter Läsionen (entsprechend Forrest-Klassifikation) + PPI-Therapie hoch dosiert i.v. (z.B. mit Perfusor 200 mg Esomeprazol/d); bei Nachweis von Helicobacter pylori zusätzlich Helicobacter pylori-Eradikation zur Rezidivprophylaxe nach Kostaufbau (siehe Ulkustherapie). Gerinnungsoptimierung wichtig!
  2. Starke arterielle Blutung (z.B. aus der A. gastroduodenalis):
     Kreislauf stabilisieren, Versuch einer endoskopischen Blutstillung, falls erfolglos operative Ulkusumstechung mit Ligatur der A. gastroduodenalis; evtl. Embolisation. Ggf. frühzeitige Operation anstreben! Operationsletalität im Blutungsschock und bei Rezidiv sehr hoch!

B) Mittlere und untere GI-Blutung
- ▸ Endoskopische Methoden der Blutstillung (siehe oben)
- ▸ Bei Hämorrhoiden Sklerosierung oder Ligatur
- ▸ Evtl. angiografische Embolisation
- ▸ Evtl. Laparotomie als Ultima Ratio

Prg: Prognose abhängig von der Art der Blutung. Bis 80 % der GI-Blutungen sistieren spontan, 30 % rezidivieren innerhalb von 3 Tagen nach Blutstillung. Effektive Rezidivprophylaxe ist wichtig: PPI i.v. bei oberer GI-Blutung, Gerinnungsoptimierung (INR < 1,5, Thrombozyten > 50.000/µl)!
Die durchschnittliche Letalität aller oberen GI-Blutungen liegt zwischen 5 - 10 % (abhängig von Prognosefaktoren), die Letalität der Ösophagusvarizenblutung liegt bei 15 - 30 % (abhängig vom Child-Stadium der Leberzirrhose).

Ungünstige Prognosefaktoren:
- Alter > 65 J.
- Begleiterkrankungen (z.B. Herzinsuffizienz, KHK, COPD, Leberzirrhose, Niereninsuffizienz)
- Massiver Blutverlust (initialer Hkt-Wert < 30 %), evtl. mit hypovolämischem Schock, anhaltender starker Blutverlust (Verbrauch an Erykonzentraten > 6/24 h); rezidivierende Blutung
- Komplikationen (z.B. akutes Nierenversagen, Aspirationspneumonie; Leberkoma nach Varizenblutung)

DIARRHÖ = DURCHFALL [A09.9]

Def: 1. Stuhlentleerungen zu häufig (> 3 x/d) und/oder
2. Stuhlkonsistenz vermindert oder flüssig (Wassergehalt > 75%) und/oder
3. Stuhlgewicht vermehrt (> 200 g/d)

Sonderformen:

- Paradoxe Diarrhö:
  Bei Stenosen im distalen Kolon (meist Karzinome, gel. Divertikulitis) werden kleine Mengen bakteriell verflüssigter und übel riechender Gärungsstühle abgesetzt.
- Reizdarm-Syndrom: Erhöhte Stuhlfrequenz bei normalem Stuhlgewicht (sog. falsche Diarrhö); geformte Konsistenz, kleine Stuhlportionen, evtl. mit Schleimauflagerung, gel. „spritzende“ Stühle.
- Nosokomiale Diarrhö: Diarrhö, die ≥ 3 Tage nach Krankenhausaufnahme auftritt

Ep.: Ca. 30 % der deutschen Bevölkerung hat 1x/J. eine Diarrhöepisode.

PPh: Ca. 9 l/d Flüssigkeit gelangen in den Dünndarm (2 l durch orale Aufnahme, 7 l durch Sekretion aus Speicheldrüsen, Magen, Pankreas, Galle und Dünndarm). 90 % dieser Flüssigkeit werden im Dünndarm, 8 % im Kolon rückresorbiert; normaler Wassergehalt des Stuhls 100 - 200 ml/d. Die passive Diffusion von Wasser durch das Darmepithel folgt dem osmotischen Gradienten. Der osmotische Gradient wird beeinflusst durch die Konzentration von Elektrolyten und anderen osmotisch wirksamen Stoffen im Stuhl (Zucker, Aminosäuren u.a.). Natrium wird aktiv rückresorbiert und Chlorid wird ins Darmlumen sezerniert.

Elektrolytgehalt des normalen Stuhls:
K^+: ca. 90 mmol/l
Na^+: ca. 40 mmol/l
HCO_3^-: ca. 30 mmol/l
Cl^-: ca. 15 mmol/l

Osmolalität des normalen Stuhls:
ca. 290 mosm/kg

Einteilungsprinzipien:

A. Nach der Ätiologie:

1. Infektionen: Einzelheiten siehe Kap. "Infektiöse Durchfallerkrankungen"
   - Bakterien: Escherichia coli, Salmonellen, Yersinien, Campylobacter jejuni, Shigellen, Vibrio cholerae; selten (in Deutschland): Darmtuberkulose
     Häufigste Erreger bei Reisediarrhö sind enterotoxinbildende E. coli (ETEC), Shigellen, Salmonellen und Campylobacter jejuni.
   - Viren: Norovirus, Rotavirus u.a.
   - Protozoen: Entamoeba histolytica, Giardia lamblia (Lamblien), Kryptosporidien u.a.
2. Antibiotikainduzierte Diarrhö:
   - Sekretorische Diarrhö: Dihydroxy-Gallensäuren, die durch die anaeroben Bakterien nicht zu sekundären Gallensäuren dehydroxyliert werden, üben im Dickdarm eine sekretagoge Wirkung aus.
   - Clostridium difficile-assoziierte Diarrhö (CDAD): Häufigster Erreger einer nosokomialen Diarrhö. Bis zu 20 % der CDAD-Patienten entwickeln eine Pseudomembranöse Kolitis = PMC (Einzelheiten siehe dort).
   - Segmental-hämorrhagische Kolitis: Nach Penicillin und Penicillinderivaten (vermutlich Hypersensitivitätsreaktion), akuter Beginn mit Tenesmen und Hämatochezie; Spontanheilung nach Absetzen des Penicillins.
3. Lebensmittelvergiftung durch bakterielle Toxine (S. aureus, B. cereus, Cl. perfringens)
4. Medikamente (z.B. Laxanzien, Metformin, Röntgenkontrastmittel, Colchicin, UDCA, Zytostatika wie Irinotecan)
5. Intoxikationen (z.B. Arsen, Quecksilber, Kupfer, Giftpilze)
6. Nahrungsmittelallergie oder -intoleranzen (Laktose, Fruktose, Sorbit: z.B. in Kaugummi)
7. Zustände, die zu Maldigestion führen:
   - Z.n. Gastrektomie: Fehlende Säure, Synchronisation von Galle- und Pankreassekret gestört
   - Gallensäureverlustsyndrom (chologene Diarrhö)
   - Exokrine Pankreasinsuffizienz
8. Erkrankungen, die zu Malabsorption führen, z.B.:
   - Zöliakie
   - M. Whipple
   - Strahlenenteritis [K52.0]
   - Störungen der enteralen Durchblutung oder Lymphdrainage
9. Chronisch entzündliche Darmerkrankungen: M. Crohn, Colitis ulcerosa
10. Adenome, Karzinome des Kolons
11. Selten mikroskopische Kolitis (siehe dort)
12. Hormonelle Ursachen: z.B. Hyperthyreose, medulläres Schilddrüsenkarzinom, Karzinoid, Gastrinom, VIPom (sehr selten), Addison-Krise
13. Autonome diabetische Neuropathie
14. Reizdarmsyndrom vom Diarrhö-Typ (funktionelle Störung)
15. Akute Graft versus host disease (GvHD) mit schwerster Enteritis

B. Nach der Pathogenese:

1. Osmotische Diarrhö:
   Kennzeichen: Nach Fasten hören die Durchfälle auf, da durch luminale Faktoren verursacht.
   Urs: • Kohlenhydratmalabsorption: z.B. Fruktosemalabsorption, Laktasemangel, Laktulosetherapie, Sorbitol bei Kaugummiabusus
   • Zöliakie
   • Osmotisch wirksame Laxanzien (z.B. Natriumsulfat)
2. Sekretorische Diarrhö:
   Zum Teil durch Aktivierung der membranständigen Adenylzyklase durch Bakterientoxine, Hormone, Prostaglandine, Gallensäuren u.a. Stoffe → Anstieg von cAMP in den Mukosazellen → Elektrolyt- und Wassersekretion
   Kennzeichen:
   - Diarrhö hört durch Fasten nicht auf. (Ausnahme: Sekretorische Diarrhö durch Laxanzienabusus).
   - Wässrige, großvolumige Diarrhö ohne Beimengung von Blut oder Schleim
   Urs.: • Infektiös: Enterotoxine von Vibrio cholerae, Escherichia coli, Staphylococcus aureus, Bacillus cereus
   • Sekretorisch wirksame Laxanzien
   • Gallensäuren bei Gallensäureverlustsyndrom (chologene Diarrhö)
   • Fettsäuren (Pankreasinsuffizienz); Fettsäuren wirken auch osmotisch.
   • Sezernierende villöse Adenome (selten)
   • Hormonelle Ursachen (z.B. VIPom, sehr selten)
3. Entzündliche Diarrhö = Exsudative Diarrhö infolge Mukosaschäden:
   Kennzeichen: Oft Blut, Schleim oder Eiterbeimengungen zum Stuhl
   Urs.: • Infektiös: Salmonellen, Campylobacter jejuni, Yersinia enterocolitica, Clostridium difficile (großes Problem im stationären Bereich, erhebliche Zunahme der Inzidenz, teilweise häufige Rezidive und schwere Verläufe), Shigellen, Amöben, Giardien (= Lamblien) u.a. Teilweise auch mit extraintestinalen Manifestationen (z.B. Yersinien, Amöben) oder sehr hoher Infektiosität (z.B. Noroviren).
   • Chronisch entzündliche Darmerkrankungen: insbes. Colitis ulcerosa
   • Kolonkarzinom (evtl. auch paradoxe Diarrhö bei Stenose im distalen Kolon)
   • Enterale Schäden durch Zytostatika, Strahlen, Ischämie
4. Motilitätsstörungen
   Urs.: • Reizdarm-Syndrom
   • Postoperativ: nach Magenresektion oder Vagotomie
   • Hormonelle Ursachen (siehe Ätiologie)
   • Autonome diabetische Neuropathie

Eine andere Klassifikation unterscheidet nur 2 Typen einer chronischen Diarrhö:

1. Malabsorptive Diarrhö: Pankreasinsuffizienz, Laktasemangel, Zöliakie, Kurzdarmsyndrom u.a.
2. Sekretionsbedingte Diarrhö: Chronisch entzündliche Darmerkrankungen, chologene Diarrhö, infektiöse Diarrhö, Laxanzienabusus u.a.

C. Nach der Lokalisation:

1. Dünndarmdiarrhö: Oft wässrige, voluminöse Diarrhö ohne Blut und Schleim, mit Ausscheidung unverdauter Nahrungsreste; Versagen der Eindickungsfunktion des Kolons bei
   - Hypersekretion des Dünndarms oder
   - Überangebot osmotisch wirksamer Stoffe
2. Dickdarmdiarrhö: Oft geringe Mengen mit Blut und Schleim

D. Nach dem Verlauf:

1. Akute Diarrhö (bis zu 2 Wochen)
   Ät.: • Lebensmittelvergiftung durch bakterielle Toxine
   • Infektionen (Viren, Bakterien, Parasiten)
   • Medikamente: z.B. Laxanzien, Colchicin, Chenodesoxycholsäure;
   Antibiotika: 1) Nichttoxinvermittelte Durchfälle nach Antibiotikagabe
   2) Immer häufiger wird die CDAD (siehe dort).
2. Chronische Diarrhö
   Dauer: > 2 Wochen
   Ät.: • Chronische Darminfektionen: z.B. Amöben, Giardia lamblia
   Chronische Diarrhö ist häufig bei AIDS-Patienten. Viele mögliche Erreger, oft mehrere Erreger beteiligt, Diagnostik und Therapie sind schwierig. Am häufigsten sind Cryptosporidien, Isospora belli, CMV, atypische Mykobakterien. Weitere Ursachen: HIV-bedingte Durchfälle (= HIV-Enteropathie) und NW der HIV-Medikamente.
   • Alle übrigen nichtinfektiösen Ursachen einer Diarrhö

Di.: A. Anamnese:
- Beschreibung der Diarrhö: Dauer, Frequenz, Konsistenz, Volumen, Farbe, Beimengungen (Blut, Schleim), begleitende Bauchschmerzen, Diarrhö auch beim Fasten / nachts?
- Stuhlvolumen:
  - Häufiges Absetzen von kleinen Stuhlmengen → Erkrankung des distalen Kolons bzw. Rektosigmoids, evtl. paradoxe Diarrhö bei (distalen) Stenosen
  - Große Stuhlmengen → Dünndarm- oder Pankreaserkrankung.
- Inspektion der Stühle:
  - Wässrige, schaumige, hellfarbene Stühle ohne sichtbare Blutauflagerungen, gelegentlich vermengt mit unverdauten Speiseresten → Dünndarmerkrankung
  - Häufiger Stuhldrang mit kleinen Stuhlvolumina, Schleim- und Blutauflagerungen, dunkelfarben → Kolonerkrankung
  - Fettglänzende, voluminöse, übel riechende Fettstühle (Steatorrhö mit Neutralfett-Ausscheidung > 7 g/d) → exokrine Pankreasinsuffizienz, Zöliakie
- Beziehung zur Nahrungsaufnahme? (Nach außergewöhnlicher Mahlzeit; nach Milchgenuss bei Laktasemangel u.a.)
- Sistieren der Diarrhö nach Fasten? (Bei osmotischer Diarrhö sowie bei Steatorrhö infolge Pankreasinsuffizienz oder Gallensäureverlustsyndrom)
- Zusammenhang mit Medikamenteneinnahme? Laxanzieneinnahme? Antibiotika?
- Aufenthalt des Patienten: Altenheim, Schulen, Kindergärten (→ oft Noroviren); Auslandsreisen (Reisediarrhö), Krankenhaus (nosokomiale Diarrhö)
- Abdominelle Operationen, Bestrahlung?

B. Klinik:
Stuhlinspektion, Hydratationszustand, Abdominalbefund, Fieber, Begleitkrankheiten u.a.

C. Labor:
- Stuhluntersuchung: Evtl. Nachweis von Leukozyten, Blut, Fett; bakteriologische + parasitologische Untersuchung von frischem Stuhl. Bei Verdacht auf CDAD/PMC Stuhluntersuchung auf Clostridium difficile-Antigen und die Toxine A und B.
  Calprotectin und Laktoferrin im Stuhl: Erhöht bei Entzündungen, Infektionen und Tumoren, oft normal bei Reizdarmsyndrom und Laktasemangel
- Elastase 1 im Stuhl: Ausschluss einer exokrinen Pankreasinsuffizienz
- Laborscreening (BSG, Blutbild, Elektrolyte, Kreatinin, serologische Erregerdiagnostik; evtl. Anti-Transglutaminase IgA-Ak (Anti-TG-Ak) bei Verdacht auf Zöliakie
- Bei Verdacht auf infektiöse Diarrhö entsprechende Erregerdiagnostik (siehe Kap. „Infektiöse Durchfallerkrankungen")
- Spezialuntersuchungen (z.B. bei Verdacht auf Laxanzienabusus: Stuhlanalyse auf Magnesium und Bisacodyl; bei V.a. chologene Diarrhö: Bestimmung der Gallensäuren im Stuhl)

D. Koloskopie mit bioptisch-histologischen Untersuchungen und Stuhlentnahmen zur bakteriologisch-virologischen-parasitologischen Diagnostik; Blickdiagnose der pseudomembranösen Kolitis. Hierfür reicht i.d.R. eine Sigmoidoskopie aus.

E. Spezielle Diagnostik bei Verdacht auf Malabsorption oder Maldigestion (Xylose-Toleranztest); H_2-Atemtest zum Ausschluss eines Laktasemangels oder einer Fruktose- bzw. Sorbitintoleranz; Diagnostik auf Zöliakie (Anti-TG-Ak i.S., Duodenalbiopsie [ÖGD])

Pro: Bei Antibiotikagabe evtl. zusätzliche Gabe von Probiotika. Dies senkt das Risiko der antibiotika-assoziierte Diarrhö und der Clostridium difficile-induzierten Kolitis.

Th.: A. Kausal: z.B.
- Infektiöse Diarrhö: (siehe auch Kap. "Infektiöse Diarrhö" und S2k-Leitlinie)
  Antibiotika sind bei unkomplizierter Reisediarrhö nicht indiziert.
  NW: 1. Generell: Erhöhtes Risiko für CDAD; bei EHEC-Infektionen erhöhtes Risiko für HUS; bei Salmonellose erhöhte Rate an Dauerausscheidern
  2. Spezifische NW der einzelnen Antibiotika
  Ind. für Antibiotika: Blutige Durchfälle, schwerer Krankheitsverlauf, insbesondere Fieber; Immunsuppression: Möglichst gezielt nach Stuhldiagnostik und Blutkultur; ansonsten ungezielte Soforttherapie: Ciprofloxacin (2 x 500 mg/d) oder Ceftriaxon (2 g/d i.v.)
  Metronidazol bei Amöbiasis oder Giardiasis
  Bei leichter Post-Antibiotika-Diarrhö: Therapieversuch mit Joghurt und/oder Saccharomyces boulardii (z.B. Perenterol®)
  Bei Verdacht auf antibiotikainduzierte CDAD bzw. PMC Stuhldiagnostik, auslösende Antibiotikatherapie absetzen und Gabe von Metronidazol oral. Reservemittel: Vancomycin oral, evtl. Fidaxomicin oral. Patientenisolierung + Hygienemaßnahmen: Händewaschen; Händedesinfektion zerstört nicht die Sporen (siehe auch Kap. CDAD)!

- Evtl. Weglassen diarrhöauslösender Medikamente
- Gezielte Behandlung nichtinfektiöser Darmerkrankungen

Weitere Einzelheiten: Siehe Kap. „Infektiöse Durchfallerkrankungen“

B. Allgemeine Maßnahmen:

1. Rehydrierung durch Flüssigkeits- und Elektrolytsubstitution
   Bei akuter Diarrhö ist dies die wichtigste und evtl. lebensrettende Maßnahme! Säuglinge und Kleinkinder sind sehr schnell durch Dehydratation gefährdet!
   Je nach Situation erfolgt die Zufuhr oral oder parenteral. Folgende orale Rezeptur hat sich bewährt (WHO-Empfehlung für Oral-R-Lösung): NaCl 2,6 g - Na-Citrat 2,9 g - KCl 1,5 g - Glukose 13,5 g - Aqua ad 1000 ml (Osmolarität 245 mosm/l). Fertigpräparate: z.B. Elotrans® oder Oralpädon®
2. Symptomatische Therapie z.B.
   - Motilitätshemmer (z.B. Loperamid) hemmen die Darmperistaltik, verzögern jedoch die Ausscheidung infektiöser Erreger , Gabe nur kurzfristig bzw. zur Nacht.
   - Evtl. Spasmolytika bei krampfartigen Bauchschmerzen, z.B. N-Butylscopolamin (Buscopan®).
   - Bei chologener Diarrhö und Reizdarmsyndrom mit Diarrhö Versuch mit Colestyramin

OBSTIPATION (Verstopfung) [K59.0]

Ep.: 20 - 30 % aller Menschen > 60 J., zunehmende Häufigkeit mit dem Alter; w : m = 2 : 1; hohe Dunkelziffer (unkontrollierter Laxanziengebrauch). Obstipation ist eine Zivilisationskrankheit, sie ist seltener in Afrika. Habituelle Obstipation und Reizdarmsyndrom sind die häufigste Ursache.

Ät.:

1. Chronische habituelle Obstipation als funktionelle Störung:
   Häufigste Form der Obstipation; 10 % der Bevölkerung in den Industrieländern; w > m
   Risikofaktoren: Weibliches Geschlecht, zunehmendes Alter, ungesunder Lebensstil, niedriger sozioökonomischer Status. Für folgende Risikofaktoren fehlt die Evidenz: Erniedrigte Ballaststoff- und Flüssigkeitszufuhr, mangelhafte Bewegung u.a. Dennoch spielen diese Faktoren in der Therapie eine Rolle.

   Def: Rom III-Kriterien zur Diagnose der chronischen Obstipation (2006):
   Mindestens zwei der Kriterien unter A) über mind. 12 Wochen innerhalb eines Jahres:
   A) Bei mindestens 25 % der Defäkationen:
   - Starkes Pressen zur Stuhlentleerung
   - Klumpiger oder harter Stuhlgang
   - Gefühl der unvollständigen Entleerung
   - Gefühl der anorektalen Blockierung
   - Manuelle Unterstützung der Stuhlentleerungen
   - Weniger als drei Stuhlgänge pro Woche

   B) Weicher ungeformter Stuhlgang selten ohne Laxanzien, Ausschluss eines Reizdarmsyndroms

   Bei der chronischen Obstipation können 3 Typen unterschieden werden:
   - Slow transit-Obstipation = kologene Obstipation (idiopathische Darmträgheit):
     Normale gastrointestinale Transitzeit 2 - 5 Tage. Typisch für Patienten mit verlängerter Transitzeit (> 5 Tage): Völlegefühl und Meteorismus ohne spontanen Stuhldrang
   - Normal transit-Obstipation (Reizdarmsyndrom vom Obstipationstyp)
   - Anorektale Obstipation (outlet obstruction, Beckenbodendysfunktion):
     Ständiger Stuhldrang und Gefühl der unvollständigen Entleerung
     Urs: Kontraktion des M. sphincter ani externus bei Betätigung der Bauchpresse → dadurch Blockade des Analkanals (Anismus)
2. Obstipation bei Reizdarmsyndrom
3. Passagere oder situative Obstipation bei fieberhaften Erkrankungen, Bettlägerigkeit, Ernährungsumstellung auf Reise, Schichtarbeit u.a.
4. Medikamentös induzierte Obstipation:
   Aluminiumhaltige Antazida, Anticholinergika, trizyklische Antidepressiva, Anti-Parkinsonmittel, Codein, Opiate, Clonidin, Kalziumantagonisten, Eisen, Colestyramin u.a.
5. Elektrolytstörungen:
   Hypokaliämie (oft als Folge eines Laxanzienabusus, Circulus vitiosus!), Hyperkalzämie
6. Obstipation bei organischen Darmerkrankungen:
   - Obstruktion oder Striktur: Adenom, Karzinom, stenosierende Divertikulitis, Rektozele, Hernie, Bride, Fremdkörper u.a.
   - Entzündliche Darmerkrankungen: Divertikulitis, M. Crohn u.a.

- Analerkrankungen: Fissuren, Abszesse, schmerzhafte Hämorrhoiden u.a.
- Störungen der Entleerung: Paradoxes Pressen, interner Rektumschleimhautprolaps, Rektozele

7. Neurogene Störungen:
z.B. diabetische autonome Neuropathie, M. Parkinson, Multiple Sklerose, M. Hirschsprung bei Kindern (kongenitales Megakolon)
8. Endokrine Ursachen: Hypothyreose, Diabetes mellitus (siehe 7.), Schwangerschaft, Hyperparathyreoidismus
9. Seltene Motilitätsstörungen des Darms: Akute kolonische Pseudoobstruktion; chronische intestinale Pseudoobstruktion (CIPO); Slow Transit Constipation (STC); anorektale Funktionsstörungen u.a. (*siehe S2k-Leitlinie im Internet: www.dgvs.de, 2013*)

Ko.:
- Erhöhtes Risiko für Divertikulose und Divertikulitis, Hämorrhoiden
- Fraglich erhöhtes Risiko für kolorektale Karzinome
- Evtl. Bildung von Kotsteinen = Koprolithen oder Kotknollen = Skybala (DD: Tumor), evtl. mit paradoxen Durchfällen durch neben der harten Kotknolle verflüssigten Stuhl

Di.:
1. Anamnese: Akut oder chronisch, situative Obstipation, Medikamentenanamnese u.a.

Merke: Akut auftretende Obstipation sowie Warnsymptome (insbes. Blut im Stuhl, Gewichtsverlust, Erbrechen, Ileus) bedürfen einer zeitnahen koloskopischen Abklärung! Bei Frauen mit Obstipation und Unterbauchbeschwerden muss zuvor eine gynäkologische Untersuchung erfolgen.

2. Klinik:
- Untersuchungsbefund einschließlich digitaler Austastung des Rektums
- Laborscreening einschließlich Elektrolyte (einschl. Kalium und Calcium!), TSH und Test auf okkultes Blut im Stuhl. Eine Stuhlanalyse auf Bakterien und Pilze ist nicht sinnvoll.

3. Kolorektale Diagnostik
- Koloskopie, Sonografie
- Abdomenübersichtsaufnahme bei Verdacht auf Ileus
- Nur in Spezialfällen Hinton-Test: Orale Aufnahme von röntgendichten Markern und radiologische Kontrolle über 7 Tage. Test objektiviert die Obstipation und differenziert zwischen slow transit- und normal transit-Obstipation.
- Bei Verdacht auf rektale Entleerungsstörungen: Funktionelle Proktoskopie, MR-Defäkografie, Analsphinktermanometrie, Beckenboden-EMG u.a.

Th.:
A. Kausale Therapie:
- Behandlung ursächlicher Erkrankungen
- Weglassen obstipierender Medikamente (siehe oben) und Nahrungsmittel (z.B. Weißbrot, Schokolade, Kakao, schwarzer Tee, Rotwein); Hypokaliämie ausgleichen
- Bei krampfartigem Anismus mit anorektaler Obstipation Biofoodback-Training

B. Symptomatische Therapie:

Stufenplan der Therapie bei chronischer funktioneller Obstipation:
I. Aufklärung über normalen Stuhl, Allgemeinmaßnahmen
II. Behandlungsversuch mit löslichen/quellenden Ballaststoffen über 1 Monat
III. Osmotisch wirksame Laxanzien, lokale Entleerungshilfen
IV. Intermittierend stimulierende Laxanzien

1. Allgemeinmaßnahmen:
- Ballaststoff-/faserreiche Kost (Früchte, Gemüse, Salate, Vollkornbrot, Trockenobst u.a.) und reichliche Flüssigkeitszufuhr (1,5 - 2 l/d)
KI: Darmstenosen
- Körperliche Bewegung + Beachtung des Defäkationsreizes (Gang zur Toilette nicht aus Zeitgründen verschieben, Stuhlgang ritualisieren)
- Bahnung des gastrokolischen Reflexes: 1 Glas kaltes Wasser nüchtern trinken.

2. Laxanzien und Prokinetika:

Cave: Bei Ileus-Verdacht sind alle Laxanzien kontraindiziert!

NW:
- Gewöhnung an Laxanzien ohne Veränderung der Lebensgewohnheiten
- Hypokaliämie, die die Obstipation verstärkt (Circulus vitiosus).
- Evtl. Melanosis coli bei langjährigem Laxanzienabusus (harmlos, aber diagnostischer Hinweis bei der Koloskopie)

2.1 Ballaststoffe: Füll- und Quellmittel
Leinsamen, Flohsamen, Plantago afra- oder Plantago ovata-Samen (z.B. Agiocur®)
NW: Meteorismus, Flatulenz
KI: Darmstenosen (Ileusgefahr)
Dos: 1 - 3 x/d 1 Beutel, einschleichend dosieren, mind. 1 Glas Wasser pro Dosis

2.2 Osmotisch wirksame Laxanzien:
- Laktulose:
Nichtresorbierbares Disaccharid aus Galaktose + Fruktose → wird von Darmbakterien im Kolon gespalten unter Bildung von Milchsäure und osmotisch aktiven Teilchen.
NW: Flatulenz
KI: Galaktoseintoleranz, Ileus
Dos: 10 - 20 g/die
- Macrogol = Polyethylenglykol (PEG) (z.B. Laxofalk®): Lösliche Makromoleküle
NW: Abdominalbeschwerden, Flatulenz, selten lebensbedrohliche Hyponatriämie u.a.
Dos: 1 - 2 x/d 1 Beutel nach Herstellerangabe in Wasser aufgelöst

2.3 Salinische Laxanzien (Sulfatanionen)
- Magnesiumsulfat (Bittersalz)
KI: Niereninsuffizienz
- Natriumsulfat (Glaubersalz)
KI: Hypertonie, Herzinsuffizienz, Ödeme, Niereninsuffizienz u.a.
Ind: Kurzfristige Darmreinigung
Dos: 5 - 10 g (1/2 - 1 Esslöffel) mit viel Wasser trinken
Anm: Auch ein Glas natriumsulfathaltiges Mineralwasser vor dem Frühstück fördert die Stuhlentleerung.

2.4 Stimulatorisch wirkende Laxanzien:
Früher befürchtete Langzeitnebenwirkungen (Schädigung des enterischen Nervensystems, erhöhtes Kolonkarzinomrisiko u.a.) haben keine wissenschaftliche Grundlage.
Wirkstoffe: Bisacodyl, Natriumpicosulfat, Sennoside aus Sennesblättern = Cassia angustifolia
Wi.: Gesteigerte Flüssigkeits- und Elektrolytsekretion im Kolon + verstärkte Peristaltik
NW: Hypokaliämie mit Verstärkung der Obstipation → Kaliumsubstitution
Ind: Chronische Obstipation. Hochdosierte Langzeittherapien sollen vermieden werden.

2.5 Prucaloprid (Resolor®): Selektiver 5-HT_4-Rezeptor-Agonist mit prokinetischer Wirkung. Zugelassen bei chronischer Obstipation, die auf andere Mittel nicht anspricht; NW + KI: Siehe Herstellerangaben

2.6 Lubiproston und Linaclotid sind neuere Substanzen, die in USA und der Schweiz zugelassen wurden. Beide werden in Deutschland nicht vertrieben.

2.7 Bei schwerer refraktärer Opiat-induzierter Obstipation ggf. Einsatz von Methylnaltrexon oder Naloxegol, Alvimopan

3. Lokale rektale Entleerungshilfen in Form von Suppositorien (mit Paraffin oder Glycerin) oder Klysmen (Einläufe mit Wasser)
Ind: Harte Kotballen (Skybala) im Enddarm, die die Stuhlentleerung erschweren.
4. Evtl. manuelle Entfernung harter Kotballen, die nicht ausgeschieden werden.
5. Chirurgische Therapie bei Stuhlentleerungsstörungen (in Spezialzentren): Beckenbodenplastik, Rektopexie, Sakralnervenschrittmacher u.a. . Keine funktionellen Resektionen bei Sigma elongatum oder chronischem Megakolon: Geringe Effektivität, hohe Morbidität.

Gastrointestinale Gasbeschwerden

Def: 1. Meteorismus: [R14]
- Objektiv: Pathologisch vermehrtes Gasvolumen im Magen-Darm-Trakt
- Subjektives Blähungsgefühl: Abdominelle Beschwerden in Form von Völlegefühl, Aufgeblähtsein

Die meisten Patienten mit subjektivem Blähungsgefühl haben keinen vermehrten Darmgasgehalt. Typische Beschwerden bei Reizdarmsyndrom. Normaler Darmgasgehalt: Bis 150 ml.

2. Luftaufstoßen (Rülpsen, Eruktation) [R14] und Luftschlucken (Aerophagie)[F45.31]:
Im Liegen und nach Fundoplicatio ist das Luftaufstoßen erschwert (durch aufgerichtete Körperposition wird das Rülpsen erleichtert: „Bäuerchen machen“ bei Kleinkindern).

3. Flatulenz: [R14]
Individuell sehr verschieden und stark ernährungsabhängig. Pathologisch ≥ 24 Flatus/24 h. Normale Gasausscheidung 0,5 - 2,0 l/d.

Ep.: Meteorismus gehört zu den häufigsten Abdominalbeschwerden. Ca. 20 % der Erwachsenen klagen über gel. Blähungsgefühl. Am häufigsten sind Patienten mit Reizdarmsyndrom betroffen. Ein Teil der Patienten spricht über diese Beschwerden nicht spontan (evtl. auf Nachfrage).

Ph.: Ursachen gastrointestinaler Gasbildung:

1. Verschluckte Luft: Die Transitzeit vom Magen bis zum Anus beträgt für Gase etwa 35 Min. (für feste Nahrungsbestandteile ca. 57 h).
2. CO_2 durch kohlensäurehaltige Getränke und durch Neutralisation von HCl und Fettsäuren mit Bikarbonat der Verdauungsdrüsen. Resorption von CO_2 im Dünndarm und Abatmung über die Lunge. Bei mangelhaftem Abtransport von CO_2 (Pfortaderhochdruck, Rechtsherzinsuffizienz) kommt es zu Meteorismus.
3. Bakteriell-enzymatische Gasbildung im Kolon beim Abbau von Kohlenhydraten. Faserreiche Kost, Vollkornbrot, Müsli, Obst, Gemüse, Hülsenfrüchte, Zwiebeln führen zu verstärkter Gasbildung im Kolon infolge bakterieller Zersetzung. Die ins Kolon gelangenden Kohlenhydrate werden bakteriell zu kurzkettigen Fettsäuren, H_2 und CO_2 abgebaut. Substratangebot und Zusammensetzung der individuellen Kolonflora bestimmen dabei den Anteil von H_2 und CO_2.

Fünf geruchlose Hauptgase machen 99 % des Gasvolumens aus: N_2, CO_2, H_2, CH_4, O_2.

Bei 30 - 50 % der Menschen wird durch die Kolonflora auch Methan (CH_4) aus H_2 und CO_2 gebildet. Übelriechende Darmgase sind verursacht durch bakteriellen Abbau von Eiweißen: Bildung von H_2S, Dimethylsulfid, Methanthiol, NH_3, flüchtige Fettsäuren (Buttersäure, Propionsäure), Mercaptane u.a.

Ät.: I. Akuter Meteorismus:

Paralytischer oder mechanischer Ileus

II. Chronischer Meteorismus:

1. Vermehrtes Luftschlucken (Aerophagie):
   - Neurotische Verhaltensstörung (am häufigsten)
   - Emotionaler Stress, Angst
   - Refluxkrankheit
   - Gesteigerte Salivation (z.B. bei Kaugummikonsum) oder bei Mundtrockenheit
   - Falsche Essgewohnheiten: Hastiges Essen, kohlensäurehaltige Getränke
   - Tracheostoma
2. Gesteigerte intestinale Gasbildung:
   - Vermehrtes Substratangebot an die Kolonflora
     - Zufuhr an unverdaulichen Kohlenhydraten und Ballaststoffen: Zellulose aus Pflanzen; Stachyose und Raffinose (in Kohlgemüsen); Laktulose, Sorbit(ol), Xylit(ol); Acarbose
     - Zufuhr eingeschränkt absorbierbarer Kohlenhydrate: Laktose = Milchzucker; Fruktose
     - Sondenernährung
     - Zöliakie
     - Laktasemangel (Laktoseintoleranz); Fruktosemalabsorption (siehe dort)
     - Exokrine Pankreasinsuffizienz
     - Beschleunigte Dünndarmpassage, Kurzdarmsyndrom
   - Bakterielle Überwucherung (Ileoaszendostomie bei M. Crohn, Blindsacksyndrom, intestinale Stenosen)
   - Infektion mit Giardia lamblia
3. Verminderte Gasabsorption und H_2-Konsumption durch die Kolonflora:
   - Portale Hypertonie
   - Rechtsherzinsuffizienz
   - Darmatonie
   - Antibiotikatherapie
4. Störungen der gastrointestinalen Motilität
   - Reizdarmsyndrom (am häufigsten)
   - Darmparese, Magenparese (z.B. bei M. Parkinson oder Diabetes mellitus)
5. Seltene Ursachen: z.B. Pneumatosis cystoides intestinalis [K63.8]:
   Ät.: Unbekannt, seltene Komplikation bei schweren Erkrankungen (Sepsis, Darmischämie)
   KL.: Meist symptomloser Zufallsbefund
   Di.: Röntgen (Abdomenübersicht),Sono, Koloskopie: H_2-gashaltige Zysten innerhalb der Darmschleimhaut, positiver H_2-Atemtest nach Gabe von Glukose
   Th.: In 50 % Spontanrückbildung, bei Symptomen O_2-Therapie; Versuch mit Metronidazol

KL.:
- Gefühl von Völle und Aufgeblähtsein; Engegefühl der Kleider
- Rumorende Darmgeräusche (Borborygmi)
- Schmerzen im linken oder rechten Oberbauch durch „eingeklemmte Winde“ im Bereich der Kolonflexuren
- Häufiges Luftaufstoßen, Flatulenz
- Roemheld-Syndrom (= gastrokardialer Symptomenkomplex)[F45.37]: Durch Oberbauchmeteorismus mit evtl. Zwerchfellhochstand ausgelöste funktionelle Herzbeschwerden mit Herz-/Atembeklemmung, evtl. Auslösen von Herzrhythmusstörungen, evtl. pektanginöse Beschwerden

DD: • Luftaufstoßen (Rülpsen) bei Magenausgangsstenose, Urämie
• Bei Schmerzen im linken oder rechten Hypochondrium:
Ausschluss von Erkrankungen im Bereich von Kolon, Nieren sowie bei rechter Lokalisation Leber, Gallenblase, Duodenum; bei linker Lokalisation Magen, Milz u.a.

Di.: • Anamnese: Prädisponierende Erkrankungen, Ernährungs-/Essgewohnheiten, Medikamentenanamnese, Dauer der Beschwerden, evtl. Hinweise auf ein Reizdarmsyndrom u.a.
• Körperliche Untersuchung: Meteorismus? (Inspektion, Palpation, Perkussion, Auskultation)
• Stuhlinspektion, Haemoccult-Test, allgemeines Laborscreening
• Sonografie
• Evtl. Abdomenleeraufnahme bei klinisch akutem Abdomen
• Spezielle Untersuchungen zum Ausschluss organischer Erkrankungen, z.B.:
- Gastroskopie (Ausschluss eines Magenkarzinoms u.a. Erkrankungen)
- Koloskopie (Ausschluss eines Kolonkarzinoms, einer CED)
- H_2-Laktose-Atemtest (Ausschluss eines Laktasemangels)
- H_2-Fruktose- und H_2-Sorbit-Atemtest (Ausschluss einer Fruktose- und/oder Sorbitintoleranz)
- H_2-Glukose-Atemtest (Ausschluss einer bakteriellen Fehlbesiedlung)
- Evtl. Dünndarm- und Pankreasdiagnostik, evtl. mikrobiologische Stuhldiagnostik

Th.: des chronischen Meteorismus:
A. Kausale Therapie: z.B.
- Ggf. Medikamente pausieren: z.B. Acarbose u. a.
- Beseitigung eines evtl. Passagehindernisses
- Therapie einer Giardiasis, eines Blindsack-Syndroms
- Glutenfreie Kost bei Zöliakie
- Laktosearme Kost bei Laktasemangel; fruktosearme Kost bei Fruktosemalabsorption
- Enzymsubstitution bei exkretorischer Pankreasinsuffizienz
- Normalisierung einer gestörten Darmflora nach Antibiotikatherapie
Therapie eines Reizdarm-Syndroms: Siehe dort

B. Symptomatische Therapie:
- Diät: Meidung blähender Speisen (Erbsen, Bohnen, Linsen, Rosenkohl, Zwiebeln, Knoblauch, Sellerie, Möhren, Rosinen, Bananen, Pflaumen, Aprikosen, Weizenkleie, Vollkornbrot u.a.), CO_2-haltiger Getränke und künstlicher Süßstoffe; langsames und ruhiges Essen und Trinken; häufige kleine Mahlzeiten, möglichst wenig sprechen beim Essen, nach dem Essen Verdauungsspaziergang (Bewegung)
- Stuhlregulierung (Vermeidung von Obstipation)
- Bei "verklemmten" Winden infolge Darmspasmen - oft mit Schmerzen im Bereich der Kolonflexuren - Gabe von Karminativa aus Fenchel, Kümmel, Anis, Pfefferminz („Vier-Winde-Tee") und evtl. Anwendung von feuchter Wärme (Wärmeflasche mit nassem Tuch auf den Bauch).
- Oberflächenaktive "Entschäumer" (z.B. Dimeticon) haben sich zur Behandlung des chronischen Meteorismus nicht bewährt.
- Evtl. kurzfristig Gabe von Spasmolytika bei stärkeren Schmerzen (Spasmolytika verlangsamen die Darmpassage und können dadurch erneute Beschwerden auslösen).
- Psychosomatische Hilfe: z.B. bei Aerophagie mit gehäuftem Luftaufstoßen

MALASSIMILATIONSSYNDROM

Def: Verdauungsstörung mit chronischer Diarrhö/Steatorrhö, Gewichtsverlust und Mangelsyndrome durch enteralen Verlust von Nährstoffen

Ät.: **A) Maldigestion:** [K30]
Störung der Vorverdauung im Magen, der Aufspaltung der Nahrungsbestandteile durch Pankreasenzyme oder der Emulgierung der Fette durch Galle.
1. Zustand nach Magenresektion
2. Exokrine Pankreasinsuffizienz: Chronische Pankreatitis, Mukoviszidose, Pankreasresektion
3. Mangel an konjugierten Gallensäuren:
Cholestase
Gallensäureverlustsyndrom:
- Ileumresektion, M. Crohn
- Dekonjugation von Gallensäuren durch bakterielle Fehlbesiedlung des Dünndarms bei Blindsacksyndrom (blind loop syndrome)

B) Malabsorption: [K90.9]
Resorptionsstörung der verdauten Nahrungsstoffe aus dem Darmlumen und/oder gestörter Abtransport über Blut- und Lymphbahnen

1. Dünndarmerkrankungen: z.B.
   - Zöliakie
   - Darminfektionen und Parasitosen (z.B. Giardiasis, Zöliakie, M. Whipple)
   - M. Crohn mit Dünndarmbeteiligung
   - Fruktosemalabsorption, Laktasemangel
   - Amyloidose mit Dünndarmbeteiligung
   - MALT-Lymphome des Dünndarms und Lymphknotenmetastasen
   - Strahlenenteritis nach Radiotherapie
2. Dünndarmresektion (Kurzdarm-Syndrom: Therapieversuch mit Teduglutid möglich)
3. Störung der enteralen Durchblutung:
   - Angina intestinalis
   - Schwere Rechtsherzinsuffizienz oder konstriktive Perikarditis
4. Störung der enteralen Lymphdrainage:
   - Idiopathisch: Primäre Lymphangiektasie (M. Waldmann, selten)
   - Sekundär bei intestinalen malignen Lymphomen, M. Whipple u.a.
5. Hormonell aktive Tumoren (selten)
   z.B. Zollinger-Ellison-Syndrom (Gastrinom), Verner-Morrison-Syndrom (VIPom, sehr selten), Karzinoid

PPh: Bei Maldigestion sind Fett- und Eiweißaufnahme gestört, weniger die Kohlenhydrataufnahme (Wirkung der Speichelamylase)
Die meisten Nahrungsstoffe werden nach enzymatischer Aufspaltung bereits im proximalen Dünndarm resorbiert. Ausnahme: Vitamin B_{12} und Gallensäuren werden ausschließlich im terminalen Ileum resorbiert. Im Kolon werden nur noch Wasser und Elektrolyte resorbiert.

KL.:
1. Chronische Diarrhö: Oft voluminöse Stühle > 300 g/d; evtl. Steatorrhö = glänzende Fettstühle
2. Gewichtsverlust
3. Mangelsyndrome infolge Malabsorption folgender Stoffe:
   - Eiweiße: Abmagerung, hypoproteinämische Ödeme (evtl. mit Nykturie); Grenze zur Ödembildung: Serumalbumin < 2,5 g/dl
   - Kohlenhydrate: Gärungsstühle, Flatulenz, geblähtes Abdomen, rel. niedrige Blutglukosewerte im oralen Glukosebelastungstest
   - Fettlösliche Vitamine (A, D, E, K)
     - Vitamin A: Nachtblindheit, verminderte Tränensekretion, trockene Haut u.a.
     - Vitamin D: Rachitis bei Säuglingen und Kleinkindern, Osteomalazie bei Erwachsenen
     - Vitamin K: Evtl. Blutungsneigung infolge Verminderung der Gerinnungsfaktoren des Prothrombinkomplexes (F. II, VII, IX und X) → erniedrigter Quickwert, der sich nach i.v.-Gabe von Vitamin K normalisiert (i.Gs. zu Leberzirrhose)
   - Vitamin B_{12}, Folsäure, Eisen → Anämie findet sich oft bei Malabsorption, nicht dagegen bei Maldigestion.(Einzelheiten s. Kap. Anämien).
   - Kalium: Schwäche
   - Kalzium: evtl. Tetanie und sekundärer Hyperparathyreoidismus
4. Evtl. sekundäre endokrine Störungen, z.B. Amenorrhö
5. Symptome der ursächlichen Erkrankung, die zur Malassimilation geführt hat, z.B.
   - Symptome einer chronischen Pankreatitis
   - Symptome einer Cholestase
   - Symptome eines M. Crohn

Di.:
1. Diagnose eines Malassimilationssyndromes
   - Klinik (chronische Diarrhö/Steatorrhö, Gewichtsverlust und Mangelsymptome)
   - Fettbestimmung im Stuhl: > 7 g/24 h
   - Oft verminderter Serumspiegel von Karotin und Vitamin A (fettlösliche Vitamine)
   - ^{13}C-Triolein-Atemtest (vor und nach Pankreasenzymgabe): Keine Routinediagnostik
2. Differenzierung zwischen Malabsorption und Maldigestion

	Xylose-Belastungstest	Vitamin B_{12}-Resorptionstest (Schilling)
Maldigestion	Normal	Normal
Malabsorption:		
Im Jejunum	Pathologisch	Normal
Im Ileum	Normal	Pathologisch

Xylose-Toleranz-Test:
Nüchtern orale Gabe von 25 g D-Xylose mit Flüssigkeit, danach Sammelurin über 5 h (Normbereich: > 4 g Xylose/5 h-Sammelurin). Bei Malabsorption im Jejunum verminderte Xylosewerte. Voraussetzung: normale Nierenfunktion

3. Ätiologische Klärung
   A. Maldigestion:
      - Gastrektomie: Anamnese
      - Exokrine Pankreasinsuffizienz (z.B. bei chronischer Pankreatitis):
        - Pankreaselastase-1 im Stuhl ↓
        - Bildgebende Verfahren: Sonografie, CT, ERCP, MRCP u.a.
      - Mangel an konjugierten Gallensäuren
        - Cholestase:
          - Anstieg des direkten Bilirubins und der cholestaseanzeigenden Enzyme (γGT, AP, LAP)
          - Bildgebende Verfahren: Sonografie, CT, ERCP, MRCP
        - Gallensäureverlustsyndrom (z.B. nach Resektion des terminalen Ileums): Siehe dort
   B. Malabsorption
      - Bakteriologische, parasitologische Stuhluntersuchung
      - Bildgebende Verfahren: Sonografie, MRT-Untersuchung nach Sellink, evtl. CT
      - Endoskopie mit Biopsien: Single- oder Doppelballonenteroskopie

        Typische Biopsiebefunde finden sich bei einigen Dünndarmerkrankungen, z.B.
        - M. Whipple (Duodenal-/Dünndarm-Biopsien: PAS-positive Makrophagen, PCR-Nachweis von Tropheryma whipplei)
        - Intestinale Amyloidose (Amyloid in Biopsien aus Dünndarm: Kongorotfärbung)
        - Zöliakie (Zottenatrophie, Kryptenhyperplasie, intraepitheliale Lymphozyten [= IEL])
        - Intestinale Lymphangiektasie (Erweiterung der Lymphgefäße)
        - Intestinale (MALT-) Lymphome (histologisch: Infiltration der Lymphomzellen)
        - M. Crohn (Aphthen, evtl. Granulome)
      - H_2-Atemtest zum Ausschluss eines Laktasemangels sowie einer Fruktosemalabsorption: H_2-Bestimmung in der Ausatemluft vor und nach Gabe von Laktose bzw. Fruktose. Bei Laktasemangel bzw. Fruktosemalabsorption Anstieg von H_2 infolge bakterieller Zersetzung nicht-resorbierter Laktose bzw. Fruktose im Kolon.

Th.: A. Kausale Therapie: z.B.
- Bei exokriner Pankreasinsuffizienz: Enzymsubstitution
- Bei Fisteln oder Blindsäcken: Operative Korrektur
- Therapie entzündlicher oder neoplastischer Dünndarmerkrankungen
- Glutenfreie Diät bei Zöliakie
- Laktosearme Diät bei Laktasemangel

B. Symptomatische Therapie: z.B.
- Regulierung des Wasser- und Elektrolythaushaltes
- Parenterale Ernährung bei kritischem Ernährungszustand
- Parenterale Substitution der Stoffe, die mangelhaft resorbiert werden: Fettlösliche Vitamine (A, D, E, K), Vitamin B_{12}, Zink, Eisen u.a.

NAHRUNGSMITTELALLERGIE [T78.1]

Internet-Infos: *www.dgaki.de* (Deutsche Gesellschaft für Allergologie und klinische Immunologie)

Syn: Gastrointestinale Allergie

Def: Immunologisch vermittelte Reaktionen gegen Allergene in Nahrungsmitteln

Ep.: Bis 5 % der Erwachsenen; w : m = 2 : 1; Häufigkeitsgipfel im Kleinkindesalter. Bis zu 90 % aller Patienten haben zuerst eine Pollenallergie! 2/3 der Patienten leiden an atopischen Erkrankungen (allergische Rhinitis/Asthma bronchiale, atopische Dermatitis)

Ät.: Allergische Reaktion gegen Nahrungsbestandteile, -zusatzstoffe oder unerwünschte Beimengungen bei genetisch disponierten Patienten.
7 häufige Allergene: Kuhmilch (häufigstes Allergen bei Kleinkindern), Hühnerei, Fisch, Schalentiere, Soja, Nüsse (bes. Erdnüsse), Mehlsorten. Die Mehrzahl der Pollenallergiker haben Kreuzallergien zu Nahrungsmitteln. Umgekehrt haben die meisten Frischobst-Allergiker eine Pollenallergie:
- Birkenpollen → Äpfel, (Stein-)Frischobst, Haselnuss (am häufigsten)
- Gras-/Getreidepollen → Hülsenfrüchte (Erdnuss, Soja)
- Beifußpollen → Sellerie, Gewürze (Sellerie-Beifuß-Gewürzsyndrom)

Bei Latexallergie oft Kreuzallergien mit Avocado, Banane, Kiwis u.a.

Merke: Im Einzelfall kann jedes Nahrungsmittel als Allergen wirken ("Es gibt nichts, was es nicht gibt").

Modulierende Faktoren: Frequenz und Menge der Allergenzufuhr, Zubereitungsart (roh oder denaturiert), kumulative Effekte bei polyvalenter Sensibilisierung, saisonale Einflüsse (Kreuzallergie bei vorbestehender Pollenallergie!), Reaktionslage (Hormone, Vegetativum), Triggerfaktoren (Wein, Kaffee, heißes Bad, Sport können allergische Reaktionen verstärken).

Pg.: Folgende Immunreaktionen werden beobachtet:
- Häufig Typ I/Sofortreaktion (nach 0 - 1 h) = IgE-vermittelte Histamin-Freisetzung (Mastzellen)
- Gel. Typ III/Intermediärreaktion (nach 1 - 20 h) = IgG-vermittelte Immunkomplexreaktion
- Gel. Typ IV/verzögerte Reaktion (nach > 20 h) = T-Zell-vermittelte Reaktion

Ausbreitungsgrad nach Raithel (1996)		**Gefährdung**	**Häufigkeit**
	Eine Organmanifestation		
IA:	Lokale intestinale Manifestation am GI-Trakt	--	35 %
IB:	Lokale extraintestinale Manifestation (z.B. Haut)	+	5 %
	Mehrere Organmanifestationen		
II:	Gastrointestinale Allergie + Manifestation an nur 1 extraintestinalem Organ	++	40 %
III:	Gastrointestinale Allergie + Manifestation an mehr als 1 extraintestinalem Organ	++	20 %
IV:	Gastrointestinale + mehrere extraintestinale Organmanifestationen mit Kreislaufreaktion und/oder anaphylaktischen Symptomen	+++	< 1 %

KL.: Häufigkeit von Organmanifestationen der Nahrungsmittelallergien
1. Symptome der Haut (Urtikaria, Angioödem, Juckreiz, Exanthem) — 50 %
2. Symptome der Atemwege (Larynxödem, Asthma, Rhinitis mit Niesen, Schnupfen, nasaler Obstruktion) — 20 %
3. Symptome des Gastrointestinaltraktes: Orales Allergiesyndrom = "Oral allergy syndrome": Juckreiz und pelziges Gefühl an Lippen und Gaumen nach Kauen von rohen Äpfeln, Steinobst, Haselnüssen u.a. (bes. bei Kreuzallergie mit Birken-, Erlen-, Haselnusspollen); seltener Bauchkrämpfe, Diarrhö oder Erbrechen — 20 %
4. Kreislaufsymptome: Tachykardie, Blutdruckabfall, anaphylaktischer Schock — 10 %
   Die gefährlichsten Allergene, die zu anaphylaktischem Schock führen können, sind (Erd-)Nüsse, Fische und Schalentiere.
5. ZNS: Kopfschmerzen u.a.

DD: Immunologische Nahrungsmittelallergien müssen von nichtimmunologischen Unverträglichkeitsreaktionen auf Nahrungsmittel (NM) abgegrenzt werden:

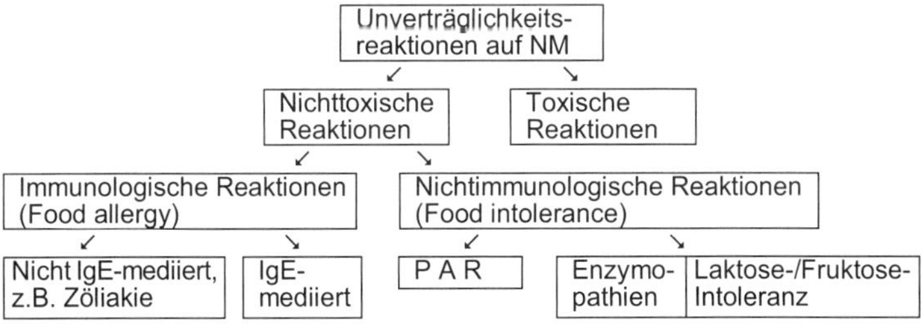

▸ Pharmakologische Intoleranzreaktionen: **P**seudo**a**llergische **R**eaktionen (PAR)
Allergie und PAR zeigen gleiche Symptome durch Histaminfreisetzung aus Gewebsmastzellen. Die Degranulation der Mastzellen erfolgt bei Allergie durch IgE-Ak-Reaktionen an der Mastzellmembran, bei PAR erfolgt die Degranulation der Mastzellen direkt (Ak-unabhängig).
- PAR durch Histaminintoleranz:
  Urs.: Ungleichgewicht zwischen anfallendem Histamin und Histaminabbau. Das wichtigste Enzym für den Histaminabbau ist die Diaminoxidase (DAO). Histamin, sein Vorläufer Histidin und andere biogene Amine sind in vielen Nahrungsmitteln in unterschiedlicher Konzentration enthalten. Daneben spielen Alkohol und DAO-blockierende Medikamente eine Rolle bei der Auslösung von Beschwerden.

- PAR durch vasoaktive biogene Amine in Nahrungsmitteln: Histamin (Sauerkraut, Käse, Rotwein, Thunfischkonserven u.a.), Serotonin (Bananen, Walnüsse u.a.), Tyramin (Käse, Fisch, Wein, Hefe, Bananen, Tomaten, Avocados u.a.), Phenylethylamin (Schokolade u.a.)
- PAR durch Lebensmittelzusätze: z.B. Tartrazin (E 102), Benzoesäure (E 214 - 219), Sulfit (E 220 - 227), Hydroxyzimtsäure
- PAR durch natürlich vorkommende Stoffe: z.B. Sulfite (Bier, Wein), Salicylate (Salicylatintoleranz → siehe dort)
- PAR durch Natriumglutamat (Glutamatintoleranz = Chinagewürz- oder Chinarestaurant-Syndrom). 0,5 - 2 h nach Genuss von Speisen, die Mononatriumglutamat enthalten (Sojasoße!), kann es bei individueller Disposition zu typischen Symptomen kommen: Schwächegefühl, Flush, Schwitzen, Herzklopfen, Kopfschmerzen; bei Asthmatikern evtl. Asthmaanfall.

▸ Fruktosemalabsorption
▸ Laktoseintoleranz infolge Laktasemangel (siehe dort) } Di.: H_2-Atemtest (siehe dort)

Merke: 2 Ursachen der Kuhmilchintoleranz: Laktasemangel (häufig) und Allergie (selten) gegen Milchproteine (in 70 % Kasein, ferner Laktalbumin, selten β-Laktoglobulin). Während der Patient mit Enzymmangel entsprechend der Restkapazität an Laktase noch kleine Mengen Milch vertragen kann, reagiert der Allergiker auf kleinste Mengen Milch mit Beschwerden.

▸ Zöliakie → IgA-anti-Transglutaminase-Ak, Dünndarmbiopsie
▸ Reizdarmsyndrom
▸ Systemische Mastozytose (→ Bestimmung der Serumtryptase), Knochenmarkbiopsie
▸ Bakterielle Dünndarmüberwucherung (postoperativ, PPI-Therapie u.a.)
▸ Eosinophile Gastroenteritis = eosinophile gastrointestinale Erkrankung (EGID)(Hi.: Magen-/Darm-mukosa: Eosinophile ↑)

Di.: ***Merke:*** Die Diagnose einer Nahrungsmittelallergie ist erst durch eine reproduzierbare allergeninduzierte Reaktion am Patienten erlaubt. Diese Testung steht am Ende der erforderlichen Stufendiagnostik.

1. Anamnese (am wichtigsten) → Ernährungs-Tagebuch über 3 Wochen:
   Eingrenzung verdächtiger Nahrungsmittel, die gastrointestinale Beschwerden auslösen.
2. Ausschluss anderer gastrointestinaler Erkrankungen
3. Eliminationsdiät und strukturierter Kostaufbau
   Allergenarme Basiskost (z.B. Reis-Kartoffel-Wasser-Diät) über 7 Tage. Ist der Patient danach nicht beschwerdefrei, ist eine Nahrungsmittelallergie als Ursache der Beschwerden unwahrscheinlich (ggf. Reis- oder Kartoffelallergie durch RAST und Hauttestung ausschließen). Bei Beschwerdefreiheit werden schrittweise einzelne Nahrungsmittel hinzugefügt, bis erneut Beschwerden auftreten. Das zuletzt hinzugefügte Nahrungsmittel ist verdächtig und wird wieder weggelassen, um zu testen, ob erneut Beschwerdefreiheit eintritt.
4. Labor: Gesamt-IgE ↑ und antigenspezifisches IgE (RAST), Methylhistamin im Urin ↑
5. Hauttestung (Prick-Test) + RAST auf die häufigsten Allergene (Nachweis spezifischer IgE-Antikörper) sind hilfreich (aber nicht zuverlässig) bei der Identifizierung möglicher Allergene. Nur der orale Provokationstest allein beweist die klinische Bedeutung eines durch RAST oder Hauttestung identifizierten Allergens! Bei Atopikern finden sich im RAST oft falsch positive Befunde, obwohl die entsprechenden Nahrungsmittel symptomlos vertragen werden!
6. Spezialdiagnostik in entsprechenden Zentren:
   - Koloskopischer Allergen-Provokationstest (COLAP) mit Mediatorenmessung
   - Endoskopisch gesteuerte segmentale Lavage: Intestinales Gesamt-IgE, antigenspezifisches IgE (intestinaler RAST)
   - Mediatoren- und Enzymbestimmung aus Gewebebiopsien: ECP, Histamin, Tryptase etc.
   - Direkte Austestung lebender Gewebebiopsien (Mediatorenrelease) bei Mukosaoxygenation
   - Basophilen-Allergenstimulationstest
7. Diagnose einer Histaminintoleranz:
   - Nahrungsmittel-/Medikamentenanamnese
   - Nachweis erhöhter Plasmahistaminspiegel zum Zeitpunkt der Beschwerden.
   - DAO-Aktivität im Blut vermindert
   - Besserung der Beschwerden durch histaminfreie Diät
   - Provokationstest im Anschluss an histaminfreie Diät

Th.: 1. Allergenkarenz ist die wichtigste Maßnahme → Ernährungsberatung!
   Bei ubiquitär vorkommenden Grundnahrungsmitteln wie Milch und Eier ist eine strikte Allergenkarenz schwierig.

Allgemeine Diätempfehlungen, falls eine Allergenidentifikation und -karenz nicht möglich ist:
- Vermeidung unbewiesener Empfehlungen!
- Keine Fertigprodukte, sondern eigene Zubereitung
- Eine Positivliste erlaubter Speisen ist hilfreicher als eine reine Negativliste mit verbotenen Speisen.
- Keine Allergenüberladung (unüberschaubares Speisenrepertoire)
- Verwendung saisonaler, heimischer Lebensmittel
- Vermeidung "bunter" Obstsalate und exotischer Früchte
- Keine Rohkost und nur flüchtig erhitzte Speisen (Erhitzen inaktiviert manche Allergene); daher keine Vollwertkost
- Keine Würzmischungen (die z.B. oft Sellerie enthalten)
- Keine alkoholischen Getränke, Fruchtsäfte
- Keine kalten und voluminösen Mahlzeiten
- Histaminarme Kost (Meidung von Rotwein, Käse, Thunfisch, Schokolade u.a.)
- Gabe von Vitamin B_6 (= Coenzym der DAO)
- Hypoallergene Kostformen (Kartoffel-Reis-Diät, Elementardiäten)

Bei Anaphylaxiereaktionen auf Nahrungsmittel Diätschulung des Patienten und Verordnung eines Notbehandlungssets mit Patientenausweis: Adrenalin-Fertigspritze, wasserlösliches Kortikosteroid, Antihistaminikum (H_1- und H_2-Antagonisten), keine Betablocker (Abschwächung einer evtl. Adrenalintherapie).

2. Hyposensibilisierung kann bei Kuhmilchallergie sowie bei Kreuzallergie mit Pollen hilfreich sein, sollte aber Spezialisten überlassen werden. Sinnvoll nur bei 1 bis max. 3 Allergenen.
3. Medikamentöse Stufentherapie bei Versagen einer Allergenkarenz/Diät:
   - Mastzellstabilisatoren: z.B. Cromoglicinsäure, Ketotifen
     Anm.: Cromoglicinsäure kann auch diagnostisch eingesetzt werden: Tritt bei begründetem Verdacht auf Nahrungsmittelallergie unter probatorischer Therapie mit Cromoglicinsäure eine Besserung der Beschwerden ein, so unterstützt dies die Verdachtsdiagnose.
   - Antihistaminika
   - Topisch wirksame Kortikosteroide (z.B. Budesonid)
   - Versuch mit Mesalazin und evtl. Montelukast
4. Therapie einer Histaminintoleranz:
   Patientenschulung über histaminarme Diät; evtl. zusätzlich Antihistaminika, Mastzellstabilisatoren; Substitution von DAO in Kapseln (Daosin® u.a.)

Pro: Sinnvoll bei Neugeborenen mit positiver Familienanamnese hinsichtlich atopischer Erkrankungen: Keine Haustiere halten, Verzicht auf Rauchen! In den ersten 6 Lebensmonaten ausschließlich Muttermilchernährung bei gleichzeitiger Eliminationsdiät der Mutter (Verzicht auf Kuhmilch, Hühnerei, Fisch, Erdnüsse), evtl. auch Einsatz hypoallergener Hydrolysatnahrung (HA-Nahrung) bei der Ernährung des Kindes.

Prg: Nach jahrelanger Allergenkarenz kann die Allergie verschwinden (bei Kindern > 50 %, bei Erwachsenen 30 % d.F.).

Kohlenhydratmalabsorption

Fruktose und Laktose zählen zu den häufigsten Stoffen im Zusammenhang mit einer Kohlenhydratmalabsorption. Die Kohlenhydrate gelangen bei den Patienten aufgrund unzureichender Aufspaltung und Resorption im Dünndarm ins Kolon. Es kommt hier zur Fermentierung durch Bakterien und es entstehen Gase (z.B. Wasserstoff: Nachweis im H_2-Atemtest) und kurzkettige Fettsäuren. Meteorismus, Diarrhö und Schmerzen sind die typischen Symptome.

Fruktosemalabsorption

Def: Unverträglichkeit von Fruktose (Fruchtzucker) infolge unzureichender intestinaler Absorption der Fruktose, die durch den intestinalen GLUT-5-Transporter limitiert wird. Der Verzehr von 35 - 50 g Fruktose/h führt auch bei Gesunden zu Abdominalbeschwerden. Bei Fruktosemalabsorption liegt die verträgliche Grenze bei < 25 g Fruktose/d.
Bei der seltenen hereditären Fruktoseintoleranz (Aldolase B-Mangel) kann die Aufnahme von Fruktose zu Erbrechen, Hypoglykämie und Koma führen.

Ep.: Unklar: Positiver H_2-Atemtest nach Fruktosebelastung ist rel. häufig, aber nur ein Teil der Betroffenen haben Beschwerden.

KL.: Wie bei Laktoseintoleranz: Blähungen, Diarrhö, Bauchschmerzen nach Fruktoseaufnahme

DD: Reizdarmsyndrom; andere Ursachen einer Malabsorption

Di.: Anamnese - Klinik - Ernährungsprotokoll - H_2-Atemtest nach Belastung mit 25 g Fruktose

Th.: Fruktosereduktion < 10 g/d (Austestung der persönlichen Toleranzschwelle für Fruktose); Alkoholverzicht. Rohr- oder Rübenzucker mit einem Glukose-Fruktoseverhältnis von 1 : 1 wird besser vertragen als Lebensmittel mit einem höheren Fruktoseanteil. Sorbit (E420) hemmt den GLUT-5-Transporter und sollte gemieden werden (Sorbit kann auch im Kaugummi sein). Ernährungsberatung und -therapie. (Einzelheiten siehe Internet: *www.dge.de*)

Laktosemalabsorption / Laktoseintoleranz [E73.9]

Ep.: Vorkommen: Nordeuropa ca. 2 %, Deutschland ca. 15 %, Mittelmeerraum ca. 25 %, schwarze Bevölkerung bis 80 %, Asiaten > 95 % - autosomal-rezessive Vererbung

Ät.:
1. Primärer Laktasemangel: Am häufigsten adulte Form mit Abnahme der Laktaseaktivität im Kindes-/Jugendalter
   Ursache des primären Laktasemangels sind Mutationen auf dem langen Arm des Chromosoms 2 (2q21) im Regulator des Laktase-Gens. CC-Genotyp des C/T-13910-Polymorphismus oder GG-Genotyp des G/A-22018-Polymorphismus. Das Laktase-Gen ist intakt!
2. Sekundär = erworbener Laktasemangel bei Zöliakie u.a. Dünndarmerkrankungen

Pg.: Das Disaccharid Laktose (Milchzucker) wird durch das Enzym Laktase zu Glukose und Galaktose hydrolysiert. Bei Laktoseintoleranz gelangt Laktose ins Kolon und wird dort bakteriell gespalten in CO_2 , H_2 und kurzkettige Fettsäuren. Folge: Blähungen, Diarrhö + abdominelle Schmerzen.

KL.: Die Restaktivität der Laktase ist individuell verschieden, daher unterschiedlich starke Symptome: Diarrhö, Bauchschmerzen, Blähungen nach Genuss von laktosehaltigen Lebensmitteln

DD:
- Selten Milcheiweißallergie gegen Lactalbumin oder Casein (Nachweis spezifischer IgE-Ak im RAST). Während der Patient mit Enzymmangel entsprechend der Restkapazität an Laktase noch kleine Mengen Milch vertragen kann, reagiert der Allergiker auf kleinste Mengen Milch mit Beschwerden.
- Auch bei Verdacht auf Reizdarmsyndrom Laktasemangel ausschließen.

Di.:
- Anamnese (Ernährungstagebuch)
- Klinik: Beschwerden nach Laktoseaufnahme - Beschwerdefreiheit unter Laktosekarenz
- Wasserstoffexhalationstest (H_2-Atemtest): Orale Gabe von 50 g Laktose führt zu bakterieller Fermentation unverdauter Laktose im Kolon: Bildung von freiem H_2, der aufgenommen und über das Atemsystem abgegeben wird, hierdurch vermehrte Abatmung von H_2 (> 20 ppm). 10 % der Menschen können aufgrund ihrer Darmflora kein H_2 produzieren. In diesen Fällen ist der Test nicht zu verwerten bzw. falsch negativ.
- Laktose-Toleranztest: Weniger sensitiv (75 %) und spezifisch (ca. 80 %) als der H_2-Atemtest. Nach Gabe von 50 g Laktose ausbleibender oder nur geringer Blutglukoseanstieg (< 20 mg/dl im venösen Blut, < 25 mg/dl im Kapillarblut) im Vergleich zum Ausgangswert sowie Auftreten von Blähungen, Tenesmen, Diarrhö.
- Gentest: Siehe oben
- Dünndarmbiopsie (kein Routinetest): Nachweis einer niedrigen Laktaseaktivität

Th.: Zuerst Meidung von Milch (-produkten). Nur wenn dies die Beschwerden bessert, ist eine Fortführung einer Laktose-freien/-armen Diät sinnvoll. Danach Austestung der individuellen Laktoseverträglichkeit durch vorsichtige Steigerung des Laktosekonsums. Oft werden kleine Mengen Laktose vertragen.

Ernährungsberatung: Je nach Schwere des Laktasemangels laktosefreie oder laktosearme Diät (mit max. 8 - 10 g Laktose/d). Fertigprodukte (u.a. Back- und Wurstwaren) enthalten oft Laktose.

Für leichten Laktasemangel gelten folgende Ratschläge:
- Fermentierte Milchprodukte wie Joghurt, Buttermilch, Quark, Kefir werden in kleinen Mengen oft vertragen. Butter und gereifter Käse enthalten keine oder wenig Laktose und werden meist vertragen.
- Verwendung laktosefreier Milchprodukte (z.B. Minus L-Produkte); Verwendung von laktosefreiem Milchersatz (Soja-, Kokosmilch) oder laktosehydrolysierter Milchprodukte
- Evtl. orale Substitution von Laktase vor unvermeidbarer Milchzufuhr (z.B. Lactrase®, Lactaid®, Lactase-Plus®), keine Erstattung durch Krankenkassen
- Ausreichende Kalziumzufuhr: Osteoporosegefahr

Zöliakie [K90.0]

Internet-Infos: S2k-Leitlinie *www.dgvs.de; www.dzg-online.de; ESPGHAN-Leitlinie*

Syn: Glutensensitive Enteropathie, einheimische Sprue

Def: Nicht-allergische immunologisch vermittelte glutenabhängige Multiorgankrankheit. Strikt abzugrenzen sind die Nicht-Zöliakie-Weizensensitivität und die Weizenallergie (siehe unten)!

Ep.: Prävalenz in Deutschland: 1 : 500; w > m; hohe Dunkelziffer
2 Manifestationsgipfel: Säuglingsalter und 4. Lebensjahrzehnt
Einige Krankheiten treten gehäuft mit Zöliakie auf: Turner-Syndrom (8 %), Down-Syndrom (6 %), IgA-Mangel (5 %), Typ 1-Diabetes (5 %), Autoimmunerkrankungen (z.B. Hashimoto-Thyreoiditis, Autoimmunhepatitis, M. Basedow)

Ät.: Unverträglichkeit gegenüber Gliadin (alkohollösliche Fraktion des Glutens, Klebereiweiß aus Getreide) bei genetisch disponierten Personen: Assoziation mit HLA-DQ2 und HLA-DQ8. 98 % aller Zöliakie-Patienten haben diese HLA-Antigene, jedoch auch 30 % der Bevölkerung. Aber nur 3 % davon entwickeln eine Zöliakie. Die Gewebs-Transglutaminase 2 (TG 2) ist das Autoantigen der antiendomysialen Antikörper (EMA).

KL.:
1. Klassische Zöliakie:
   Durchfälle, Gewichtsverlust, Malabsorptionssyndrom, Gedeihstörung im Kindesalter
2. Symptomatische Zöliakie, wie 1., aber ohne Malabsorptionssyndrom
   Gastrointestinale Symptome können fehlen! (40 %)
   Extraintestinale Symptome: Dermatitis herpetiformis Duhring (Erytheme, Plaques, herpetiforme Bläschen, bes. an den Streckseiten der Extremitäten); Eisenmangelanämie (häufigstes Symptom bei Erwachsenen); Zungenbrennen, atrophische gerötete Zunge; Osteoporose; chronische Hepatitis; Arthritis u.a.
3. Subklinische Zöliakie:
   Positive Antikörper und pathologische Dünndarmbiopsie ohne Krankheitssymptome
4. Potenzielle Zöliakie:
   Asymptomatische Menschen mit positivem Anti-TG2-IgA-Test und normaler Dünndarmbiopsie (Diagnose z.B. im Rahmen von Familienuntersuchungen)
5. Refraktäre Zöliakie (RCD): Zöliakie-Patienten, bei denen eine glutenfreie Diät innerhalb eines Jahres keine klinische Besserung bewirkt. 2 Typen: Bei Typ II kann sich ein Enteropathie-assoziiertes T-Zelllymphom (EATL) entwickeln.

Ko.: Sekundärer Laktasemangel (→ pathologischer H_2-Atemtest nach Gabe von Laktose)
Spätkomplikation: Enteropathieassoziiertes T-Zell-Lymphom des Dünndarms (EATL)
Selten gleichzeitiges Auftreten einer kollagenen Colitis bei schwerer Zöliakie

Lab:
- Positive Zöliakie-Antikörper-Testung im Serum:
  - IgA-Endomysium-Ak (EMA); IgG-Ak gegen deamidierte Gliadinpeptide (IgG-anti-DGP)
  - IgA-anti-Transglutaminase 2 (Anti-Tg2-IgA) – spezifischster Ak (Spezifität > 95 %)

  Beachte: Da bei Zöliakie in ca. 3 % ein IgA-Mangel vorkommt, versagen in diesen Fällen die IgA-Ak-Teste (falsch negativ) → IgG-anti-TG und Gesamt-IgA bestimmen.

Sono: Unspezifische Befunde: Dünndarmschlingen mit vermehrter Flüssigkeitsfüllung und verdickter Wand; vor- und rückwärts gerichtete Peristaltik (Waschmaschinen-Phänomen)

DD:
1. Zottenatrophie in der Duodenalhistologie bei negativer Zöliakie-Serologie. Medikamentös-toxisch: Olmesartan, MTX, IgA/G/M-Mangelsyndrome (CVID); M. Crohn mit Duodenalbefall, HIV-Enteropathie, radiogene Enteritis, GvHD u.a.
2. Weizenallergie (IgE- und/oder T-Zellvermittelte Reaktion gegen Weizenproteine)
3. Nicht-Zöliakie-Nicht-Weizenallergie/-Weizensensitivität: Intoleranz gegen Weizenbestandteile, kein spezifischer Labortest → Ausschlussdiagnose. Die Patienten entwickeln meist kein Malabsorptionssyndrom.

Di.: ***Merke:*** Ohne bioptischen Nachweis einer Zottenatrophie keine Zöliakiediagnose!
- ÖGD mit Duodenalbiopsien (mind. sechs aus Duodenum und Bulbus duodeni) Nachweis einer Kryptenhyperplasie mit ≥ 40 IEL/100 Enterozyten (= Marsh 2) oder einer Zottenatrophie mit > 40/100 Enterozyten (= Marsh 3) [IEL = intraepitheliale Lymphozyten]
- Anti-TG2-IgA-Test positiv
- Klinische Besserung unter glutenfreier Diät (GFD)

Anm.: Marsh-Kriterien bei der histologischen Beurteilung der Dünndarm- oder Duodenalbiopsie:
Marsh 1: ≥ 40 IEL/100 Enterozyten ohne Kryptenhyperplasie
Marsh 2: ≥ 40 IEL/100 Enterozyten mit Kryptenhyperplasie

Marsh 3: Zusätzlich zu den Kriterien von Marsh2:
a) partielle, b) subtotale, c) totale Zottenatrophie

Bei unsicherer Diagnose: Kontrollbiopsie unter GFD und danach evtl. Glutenbelastungstest mit nochmaliger Biopsie.

Th.: Lebenslang **strikte** glutenfreie Diät (GFD): Kartoffeln, Mais, Reis, Hirse, Sojabohnen u.a. Keine Produkte aus Weizen, Gerste (Bier !), Roggen, Dinkel, Grünkern, Kamut. Kleine Mengen Hafer werden oft vertragen. Bereits 10 - 50 mg Gluten/d können zu histologischen Veränderungen führen! Lebenspartner müssen mitgeschult werden (Gefahr der Glutenkontamination im Haushalt). Anbindung der Patienten an DZG (Deutsche Zöliakie-Gesellschaft).
Meiden von Milch/-produkten bei sekundärem Laktasemangel.
Bei Malabsorptionssyndrom Substitution fehlender Vitamine und Mineralstoffe
Problem: Refraktäre Zöliakie (RCD): Zöliakie-Patienten, bei denen eine glutenfreie Diät innerhalb eines Jahres keine klinische Besserung bewirkt. 2 Typen; beim Typ II kann sich ein Enteropathie-assoziiertes T-Zelllymphom (EATL) entwickeln.

Anm.: Unter einer GFD können die serologischen Marker (anti-TG-IgA 2-Ak und anti-EMA-IgA-Ak) negativ werden, die HLA-Marker bleiben positiv. Letztere dienen auch zum Ausschluss einer Zöliakie.

Prg: Beschwerdefreiheit unter GFD; hierunter Verminderung des Lymphomrisikos und Abheilung einer Dermatitis herpetiformis Duhring. Rückgang der Antikörper innerhalb von 3 - 6 Monaten. Die HLA-Marker sind genetische Merkmale und bleiben bestehen! Selten Refraktäre Zöliakie (siehe oben) → Beratung in Zentren

Tropische Sprue [K90.1]

Ät.: z.T. infektiös, z.T. unbekannt

KL.: Malabsorptionssyndrom nach Auslandsaufenthalt; evtl. megaloblastäre Anämie (siehe dort)

Di.: Ausschluss einer Zöliakie u.a. Ursachen einer Malabsorption

Th.: Doxycyclin (200 mg/d) und Folsäure (5 mg/d) über 6 Monate, Substitution bei Mangelsyndromen (z.B. Zink, Folsäure, Vitamin B_{12})

Durchfälle bei AIDS [B23.8]

Siehe Kap. Diarrhö

Morbus Whipple [K90.8+M14.8*]

Internet-Infos: *www.whippledisease.info; www.dgvs.de; S2k-Leitlinie (2015)*

Ep.: ca. 1 : 1.000.000, Durchschnittsalter ca. 55 J., Männer ca. 3 x häufiger als Frauen

Ät.: Systemische bakterielle Infektion mit Tropheryma whipplei, der bei manchen Menschen ein apathogener oraler Kommensale ist, bei genetisch disponierten Personen zur Erkrankung führen kann. T. whipplei-DNS ist ubiquitär in Kläranlagen und Abwässern von landwirtschaftlichen Betrieben nachweisbar. Replikative Infektionen mit T. whipplei wurden ausschließlich beim Menschen nachgewiesen.

KL.:
1. Diarrhö/Steatorrhö, Abdominalschmerzen, Malabsorptionssyndrom, starker Gewichtsverlust
2. Extraintestinale Symptome:
   Enteropathische (seronegative) Arthritis (60 %) und Sakroiliitis (40 %). Die Arthritis ist oft Erstsymptom und kann den intestinalen Symptomen bis zu 10 Jahre vorausgehen.
   Fieber, Polyserositis, Vergrößerung der mesenterialen und retroperitonealen Lymphknoten, braune Hautpigmentierung, evtl. Manifestation am Herz (latent verlaufende Endokarditis, Klappeninsuffizienzen), ZNS (Störungen der Okulomotorik, Myoklonien, Ataxie u.a.) u.a. Organen

Lab: BSG, CRP ↑, Eisenmangelanämie, evtl. Leukozytose, Albumin / Stuhlfett ↑, β-Carotin ↓, Cholesterin und Triglyzeride ↓ (Malabsorption)

DD: Mycobacterium avium intracellulare (MAI)-Infektion des Dünndarms bei AIDS-Patienten können eine ähnliche Histologie zeigen.

Di.: 1. ÖGD mit mehreren Duodenal- und Dünndarmbiopsien: Infiltration mit Makrophagen, die PAS-positive Glykoproteineinschlüsse enthalten (SPC-Zellen = sickle particle containing cells), wodurch auch intestinale Lymphgefäße obstruiert werden. Oft sind endoskopisch bereits deutliche weißliche Lymphangiektasien der Duodenalmukosa sichtbar. Elektronenmikroskopie: Intrazellulär gelegene stäbchenförmige Bakterien
2. Liquorpunktion mit PCR-Nachweis von Tropheryma whipplei (vor Therapiebeginn) und evtl. im Gelenkpunktat. Bei Endokarditis evtl. Kultur aus der explantierten Herzklappe (Speziallabor). Der alleinige PCR-Nachweis in Lunge oder Darm reicht zur Diagnose nicht aus.

Th.: 1. Induktionstherapie i.v. über 2 Wochen mit Ceftriaxon (1 x tägl. 2 g)
Alternativen: Penicillin G oder Meropenem, anschließend
2. Orale Erhaltungstherapie über 3 - 12 Monate mit Cotrimoxazol (2 x tägl. 160/800 mg plus Folsäuresubstitution); Alternative: Doxycyclin + Hydroxychloroquin (12 Monate)
3. Bei Zeichen eines IRIS (inflammatorischen Immunrekonstitutionssyndroms) nach Beginn der Antibiose (Fieber, Verschlechterung der Gelenkbeschwerden) ist ggf. eine begleitende und zeitlich befristete Therapie mit Prednisolon erforderlich.
4. Therapiekontrolle nach 6 und 12 Mon. (Liquor und Biopsie), danach klinische Kontrollen lebenslang jährlich.

Beachte: PAS-positive Makrophagen persistieren auch Jahre nach suffizient erfolgter Therapie, daher ist die Duodenalhistologie nicht geeignet, um den Therapieerfolg zu kontrollieren. Heute gilt die negative Tropheryma whipplei-PCR im Liquor und in der Duodenalbiopsie als kuratives Kriterium.

Prg.: Die Erregereradikation führt zur Heilung. Konsequente Verlaufskontrollen lebenslang (siehe oben). Viele diagnostische Umwege und Fehldiagnosen, i.d.R. zunächst rheumatologisch. Unbehandelt mit tödlichem Verlauf.

Gallensäureverlust-Syndrom (GSVS) [K90.8]

Syn: Gallensäuremalabsorption, Bile acid diarrhea (BAD)

Ät.: 1. Ausfall der Gallensäureresorption im Ileum (M. Crohn, Ileumresektion)
2. Bakterielle Dekonjugation der Gallensäuren im Dünndarm (Blindsack-Syndrom, z.B. bei interenterischen Fisteln)

Ph.: Die Gallensäuren (GS), deren Pool ca. 4 g beträgt, zirkulieren im enterohepatischen Kreislauf zwischen Leber und Darm 6 x täglich. Nur ca. 0,5 g werden täglich mit dem Stuhl ausgeschieden und durch Synthese in der Leber ersetzt.

Pg.: 1. Bei Ausfall der Gallensäurerückresorption, die ausschließlich im terminalen Ileum erfolgt, gelangen Gallensäuren ins Kolon. Fallen > 40 cm des Ileums aus, kann eine chologene Diarrhö auftreten.
2. Bei partieller Ileumresektion (< 100 cm) kann der Gallensäureverlust meist noch durch Mehrsynthese der Leber kompensiert werden, sodass die Fettemulgierung und -resorption nur leicht gestört ist. Bei ausgedehnter Ileumresektion (> 100 cm) ist der Gallensäureverlust so stark, dass eine Steatorrhö resultiert.
3. Der Gallensäureverlust führt zu verstärkter Lithogenität der Galle und gehäufter Cholesterinsteinbildung (Cholelithiasis).
4. Durch die intestinale Bindung von Kalzium an Fettsäuren kommt es zu verstärkter Resorption von Oxalsäure → gehäufte Bildung von Oxalatnierensteinen.

2 Stadien:
1. Kompensiertes GSVS: Noch ausreichende Produktion von GS in der Leber, daher Diarrhöen durch laxierende Wirkung der Gallensäuren im Kolon
2. Dekompensiertes GSVS: Zu starker Verlust von GS ohne ausreichende GS-Produktion, Fettstühle (wie bei Maldigestion): Stuhlfett > 7 g/24 h: Stearrhö

KL.: Chologene Diarrhö/Steatorrhö

Ko.: Maldigestionssyndrom
Evtl. Cholesteringallensteine und Oxalatnierensteine

Di.: Anamnese, Klinik
Bei typischer Anamnese kann ein erfolgreicher Therapieversuch mit Colestyramin die Diagnose sichern.
- Bestimmung der Gallensäuren im Stuhl (↑ bei BAD)
- ^{14}C-Glykocholat-Atemtest oder nicht-radioaktiver ^{13}C-Atemtest (keine Routineuntersuchung): Nach oraler Gabe radioaktiv markierter Gallensäure (^{14}C-Glykocholat) werden normalerweise 95 % im terminalen Ileum resorbiert, der Rest gelangt ins Kolon und wird dort bakteriell dekonju-

giert. Dabei wird radioaktives $^{14}CO_2$ frei, absorbiert und über die Lunge ausgeatmet. Gallensäureverlustsyndrom führt zu verstärkter $^{14}CO_2$-Abatmung.
- ^{75}SeHCAT-Test (kein Routinetest, langwierig - 7 Tage): Nach Aufnahme von ^{75}Se-markierter Homotaurocholsäure wird diese nach 1 h und 7 Tagen szintigrafisch gemessen.
- Glukose-H_2-Atemtest: Nachweis einer bakteriellen Fehlbesiedlung des Dünndarms

Th.: A) Kausale Therapie, z.B.
1. Behandlung eines M. Crohn
2. Bei Blindsack-Syndrom korrigierende Op.; evtl. Tetrazykline bei bakterieller Fehlbesiedlung

B) Symptomatische Therapie
1. des Malabsorptionssyndroms (siehe dort)
2. der Oxalatsteine: Calcium 1 g oral/d (bindet Oxalat), MCT-Fette, Trinkmenge steigern
3. der chologenen Diarrhö:
   - Bei kompensiertem GSVS: Austauscherharze (z.B. Colestyramin, Colesevelam; KI: Darmstenosen wegen Ileusgefahr) können eine mäßige chologene Diarrhö vermindern. Bei massiver Steatorrhö werden keine Austauscherharze gegeben, weil sie die Steatorrhö verstärken.
   - Bei dekompensiertem GSVS: Diät: Fettrestriktion (< 40 g/d) und Ersatz der langkettigen durch mittelkettige Triglyzeride (MTC-Produkte, z.B. Ceres®-Margarine)

Enterales Eiweißverlust-Syndrom [K90.4]

Syn: Intestinales Eiweißverlustsyndrom, exsudative Enteropathie, protein losing enteropathy (PLE)

Def: Pathologisch erhöhter Eiweißverlust über den Verdauungskanal

Ät.: 1. Lymphstauung im Bereich des Darmes:
a) Mechanische Obstruktion der Lymphgefäße: z.B. Lymphangiektasie (M. Waldmann), maligne Lymphome, M. Whipple
b) Erhöhter Druck in den Lymphgefäßen: z.B. konstriktive Perikarditis, Z.n. Fontan-Operation

2. Schleimhauterkrankungen mit verstärkter Eiweißexsudation: z.B. chronisch-entzündliche Darmerkrankungen, Strahlenenteritis, familiäre Polyposis, M. Ménétrier (Riesenfaltenmagen)

PPh: 10 - 20 % des täglich umgesetzten Albumins gehen über den Verdauungstrakt verloren. Bei der exsudativen Enteropathie ist der enterale Eiweißverlust mehr als zweifach gesteigert. Dann kann auch eine vermehrte Albuminsynthese den Verlust nicht kompensieren. Der Eiweißverlust betrifft alle Eiweißfraktionen.

KL.: Die Symptome des enteralen Eiweißverlustsyndroms sind meist die gleichen wie beim Malabsorptionssyndrom, da beiden Syndromen häufig die gleichen Erkrankungen zugrunde liegen:
- Diarrhö/Steatorrhö, Gewichtsverlust, Malabsorptionssyndrom
- Hypoproteinämische Ödeme (bei Serumalbumin < 2,5 g/dl)
- Zusätzliche Symptome bei primärer intestinaler Lymphangiektasie (M. Waldmann = angeborene Fehlbildung der Lymphgefäße): Pleuraergüsse, Aszites, Lymphozytopenie

Lab: Albumin ⇓ ohne Leberzirrhose, Mangelernährung oder Nephropathie, Immunglobuline ↓
Außerdem können alle Laborparameter vermindert sein, die im Zusammenhang mit Mangelsymptomen stehen.

DD: Hypoproteinämische Ödeme renaler oder hepatischer Genese (Anamnese + Klinik!).

Merke: Bei unerklärlichen Ödemen (keine kardiale, venöse, renale, hepatische Ursache) auch an enteralen Albuminverlust denken.

Di.: 1. Diagnose eines enteralen Eiweißverlustsyndroms
- Anamnese/Klinik
- α_1-Antitrypsin (AT) im Stuhl ↑
  Exakter ist die Bestimmung der intestinalen AT-Clearance über 3 Tage, wobei der intestinale AT-Verlust auf die AT-Konzentration im Serum bezogen wird. Normalwerte bis 35 ml/d.
- Nuklearmedizinische Untersuchungen (z.B. mit radioaktiv markiertem Albumin) sind nicht aussagekräftiger als die AT-Clearance und daher entbehrlich.

2. Ätiologische Klärung
- Bildgebende Verfahren (Röntgen, CT u.a.)
- Endoskopisch-bioptische Untersuchung mit Histologie

Th.: A) Kausale Therapie
B) Symptomatische Therapie:
Diät: Natriumarme/eiweißreiche Kost, Fettrestriktion und Austausch der langkettigen durch mittelkettige Triglyzeride (MCT-Produkte, z.B. Ceres®-Margarine); Ausgleich von Mangelerscheinungen (Weitere Einzelheiten s. Kap. Malabsorptionssyndrom).

DÜNNDARMTUMOREN [D37.2]

A) Gutartige Tumoren:
Leiomyome, Lipome, Fibrome, Neurinome, Angiome, Adenome (und familiäre Polyposis-Syndrome, z.B. Peutz-Jeghers-Syndrom → siehe Kap. Polypen), Dünndarmendometriose (menstruationssynchrone Darmblutungen)

B) Bösartige Tumoren:
- Selten Adenokarzinome, gastrointestinale Stromatumoren (GIST → siehe dort), Sarkome
- Maligne Lymphome
- Neuroendokrine Tumoren (NET → siehe dort)

Vo.: Selten (< 5 % aller gastrointestinalen Tumoren)

KL.: Abdominelle Schmerzen; rezidivierender Subileus

Ko.:
- Enterale Blutung, Ileus
- Evtl. Karzinoid-Syndrom (siehe GEP-Tumoren)

Di.: Bildgebende Verfahren: Sono, MRT-Untersuchung nach Sellink (= Hydro-MRT) Single- und Doppelballon-Enteroskopie, Videokapselendoskopie (geschluckte Minikamera), evtl. Angiografie

Th.: Operative Entfernung; Gabe von Imatinib bei GIST (siehe dort), evtl. Chemotherapie nach entsprechender Histologie

Prg: Gut bei benignen, schlecht bei malignen Dünndarmtumoren

MALIGNE LYMPHOME DES DÜNNDARMS

→ Siehe Kap. Non-Hodgkin-Lymphome

GASTROINTESTINALE STROMATUMORE (GIST)

Internet-Infos: *www.lh-gist.org; www.liferaftgroup.com*

Def: Maligner mesenchymaler Tumor des Gastrointestinaltraktes (GI), Entwicklung aus interstitieller Cajal-Zelle oder deren Vorläuferzelle

Ep.: Inzidenz 1: 100.000/J.; Erkrankungsalter 50. - 70. Lj.

Ät.: Unbekannt; sehr selten familiäre GIST, gehäuft bei Neurofibromatose Typ 1

Pg.: Aktivierende Mutation in Tyrosinkinase-Rezeptoren c-kit (CD117) in ca. 90 % (in ca. 60 % im KIT-Exon 11) oder Mutation des PDGFRα-Gens (5 %); Rest ohne Mutation (wild-type)

KL.:
- 50 % Lokalisation im Magen; 25 % im Dünndarm, 10 % Kolon
- 50 % metastatisch (hämatogen, Leber, Peritoneum; selten extraabdominal)
- 2/3 symptomatisch (intraabdominale oder GI-Blutung, Perforation, Obstruktion)

Lab: Evtl. Anämie, sonst keine richtungsweisenden Befunde

Di.:
- Bildgebende Diagnostik: KM-CT oder -MRT; bei unklaren Fällen PET
- Biopsie mit Histologie und Immunhistochemie: ca. 90 % KIT (CD117) positiv, beweisend bei entsprechender Morphologie
- Mutationsanalyse zur Planung der medikamentösen Therapie, 10 % primär Imatinib-resistent

Th.:
- Resezierbare GIST: Chirurgie, Ziel R0-Resektion
  Evtl. neoadjuvante Therapie mit Imatinib zur präoperativen Tumorverkleinerung. Adjuvante Imatinib-Therapie für Risikopatienten (großer Tumor, hohe Mitoserate, Tumorlokalisation) verlängert das rezidivfreie und das Gesamtüberleben
- Inoperable GIST: Tyrosinkinase-Inhibitoren (TKI), Erstlinientherapie 400 mg/d Imatinib (Glivec®), bei KIT Exon 9 Mutation 2 x 400 mg/d; bei Progression ggf. Dosiserhöhung oder Wechsel auf andere TKI: Sunitinib, danach Regorafenib. Weitere Therapie → *siehe Internet*

Prg: Kleine, vollständig resezierte GIST: Heilung
Fortgeschrittene GIST: Mittlere Gesamtüberlebenszeit heute ca. 5 Jahre

DÜNNDARMTRANSPLANTATION

Ind: z.B. Versagen der total parenteralen Ernährung (TPN) bei Kurzdarmsyndrom

Verfahren: Nur Dünndarm (ITx: 43 %), ITx mit Leber (ILTx: 30 %), ITx mit Leber, Bauchspeicheldrüse und anderen Organen wie Magen (multiviszeral - MVTx: 24 %) oder ohne Leber (modifiziert multiviszeral - mMVTx: 3 %)

Immunsuppression: Verschiedene Protokolle

Voraussetzungen:
1. TPN-Versagen
2. Ausschluss schwerer Herz-Kreislauferkrankungen, Malignome und akuter Infektionen
3. Blutgruppenkompatibilität und negatives Cross match (mixed lymphocyte culture = MLC)

Ko.: Blutung, Thrombose, Abstoßung, Infektion, GvHD, Sepsis

Prg: 1-Jahres-Patientenüberleben ca. 90 %, 1-Jahres-Transplantatüberleben ca. 80 %

CHRONISCH ENTZÜNDLICHE DARMERKRANKUNGEN (CED)

Internet-Infos: *www.dgvs.de; www.kompetenznetz-ced.de; www.dccv.de; www.ced-check.at*

Syn: (englisch) Inflammatory bowel disease (IBD)

Def: Chronisch entzündliche Darmerkrankungen: M. Crohn (MC) und Colitis ulcerosa (CU).

Ep.: Inzidenz in D: Colitis ulcerosa ca. 6/100.000/J. - M. Crohn ca. 6/100.000/J.
Häufigkeitsgipfel CU: 25 - 35. Lj., MC 15 - 35 Lj. In Deutschland wird jedes Jahr die Diagnose bei bis zu 1.500 Kindern gestellt! Stillen scheint protektiv bei Kindern zu wirken, eine häufige Antibiotikatherapie in der Kindheit ist mit einem erhöhten CED-Risiko assoziiert. Familiäre Häufung, insbes. bei M. Crohn (z.B. bei homozygoter NOD2-Genmutation - 17fach höheres Risiko). Mehr als 100 Gene sind mit CED assoziiert. Das Erkrankungsrisiko für Geschwister von Patienten mit CED ist 15 x (Colitis ulcerosa) bzw. 30 x (M. Crohn) höher als in der Bevölkerung.
Bestimmte Bevölkerungsgruppen (bes. Ashkenazi-Juden) erkranken häufiger an M. Crohn. Raucher erkranken seltener an Colitis ulcerosa, jedoch häufiger an M. Crohn.

Ät.: Unbekannt (genetische und Umweltfaktoren)

Pg.: Nicht geklärt. Möglicherweise gestörte Darmbarriere gegenüber normaler Darmflora. Einige CED-Patienten beschreiben eine zurückliegende Darminfektion.
3 hypothetische Phasen:
1. Barrierestörung mit Eindringen von Bakterien in die Darmschleimhaut
2. Pathologisch gesteigerte Abwehrreaktion (T-Zellen, Makrophagen, Entzündungsmediatoren)
3. Ausbildung lokaler Gewebsschädigungen mit Erosionen, Nekrosen, Ulzerationen

KL.: Leitsymptome: Chronisch-rezidivierende Abdominalschmerzen und Durchfälle plus extraintestinale Symptome (ca. 35 %)

Th.: Therapieziel: Steroidfreie langfristige Remission, Mukosaheilung, Vermeidung von Operationen und Krankenhausaufenthalten und Normalisierung der Lebensqualität

ENTEROCOLITIS REGIONALIS (MORBUS CROHN) [K50.9]

Internet-Infos: S3-Leitlinie 2014, *www.dgvs.de*

Def: Diskontinuierlich und segmental auftretende transmurale Entzündung des gesamten Gastrointestinaltraktes. Häufigste Lokalisation: Terminales Ileum und proximales Kolon.

Ep./Ät./Pg.: Siehe oben

Genetik: Assoziationen mit NOD2-Genmutationen (R702W, G908R,1007fs u.a.). Heterozygote Patienten haben ein 2,5faches Risiko für M. Crohn, homozygote Personen haben ein 17fach erhöhtes Risiko. Weitere Assoziationen mit Genmutationen sind bekannt: Autophagiefaktor ATG16L1, Interleukinrezeptor IL23R u.a.

Pat: Lok: Meist Befall von terminalem Ileum und Kolon in 45 % d.F.; der gesamte GI-Trakt vom Mund bis zum Anus kann befallen sein.

Makroskopisch: Starke narbig-entzündliche Darmwandverdickung, mit transmuraler und segmentaler Entzündung, Ausbildung segmentaler Stenosen und Fisteln. Endoskopisches Bild: Siehe Diagnose.

Hi.: Epitheloidzellgranulome und mehrkernige Riesenzellen (40 % d.F.). Hyperplasie der zugehörigen Lymphknoten (70 % d.F.), Lymphangiektasie, aphthenähnliche Geschwüre der Schleimhaut mit Fissuren und Fistelbildung. Es gibt keine histologisch beweisenden Kriterien!

KL.: 1. Abdominalschmerzen und Durchfälle, meist nicht blutig, gel. Verstopfung, Meteorismus
2. Symptome wie bei Appendicitis:
- Kolikartige Schmerzen im rechten Unterbauch, evtl. druckschmerzhafte Resistenz tastbar
- Leichte Temperaturerhöhung

Je nach Befall können Abdominalschmerzen verschieden lokalisiert sein (Fehldiagnose: „Chronische Appendicitis")

Einteilung der Klinik nach der **Montreal-Klassifikation** (wichtig für Prognose und Verlauf):
- A: Manifestationsalter: A1 < 16. Lj.; A2 17. - 40. Lj.; A3 > 40. Lj.
- L: Lokalisation: L1 Ileum, L2 Kolon, L3 ileokolonisch, L4 oberer GI-Trakt (z.B. L1 + L4)
- B: Biologisches Verhalten: B1 nicht strikturierend / penetrierend, B2 strikturierend, B3 intern penetrierend, B3p perianal penetrierend

Ko.: 1. Extraintestinale Symptome (35 - 50 %, unterschiedliche Angaben)
a) Haut: Erythema nodosum (ca. 15 %), Pyoderma gangraenosum (selten), Aphthen u.a.
b) Augen (7 %): Episkleritis, Iritis, Uveitis, Konjunktivitis u.a.
c) Gelenke (20 %): Arthritis, ankylosierende Spondylitis, meist HLA-B27 positiv, Sacroiliitis
d) Leber: Fettleber, PSC (5 % - primär sklerosierende Cholangitis) ist bei M. Crohn seltener als bei C. ulcerosa

2. Fisteln (40 %) und anorektale Abszesse (25 %)
DD:Darmfisteln: M. Crohn, Divertikulitis, Tuberkulose

Merke: Analfisteln sind oft erstes Symptom eines M. Crohn: Crohn-Diagnostik durchführen!

3. Wachstumsstörungen im Kindesalter
4. Malabsorptionssyndrom mit Gewichtsverlust
Bei Ileumbefall bzw. nach Ileumresektion evtl. Vitamin B_{12}-Mangel mit megaloblastärer Anämie und evtl. Gallensäuren-Verlustsyndrom mit chologener Diarrhö → erhöhtes Risiko für Cholesterin-Gallensteine und Oxalat-Nierensteine. 1 x/Jahr Kontrolle von Vitamin B_{12}, Folsäure, Eisen u.a.
5. Darmstenosen mit (Sub-)Ileus, selten Perforation
6. NW der Kortikosteroidtherapie (Osteoporose, Diabetes, Infektionen, Linsentrübung u.a.)
7. Spätkomplikationen: Sehr selten Amyloidose; das Risiko für kolorektale Karzinome ist erhöht, aber kleiner als bei Colitis ulcerosa; Risiko erhöht bei starkem Kolonbefall und in lange bestehenden Fisteln („Fistelkarzinom").

Verlauf: Schubweise mit einer Rezidivhäufigkeit von 30 % nach 1 J. und 70 % nach 2 J. Ein chronisch-aktiver Verlauf liegt vor bei Persistenz der Krankheitssymptome > 6 Monate.
Der Krankheitsverlauf kann mittels Aktivitätsindizes (z.B. CDAI = Crohn's Disease Activity Index) beurteilt werden → siehe *Internet*.
Prognostisch ungünstig sind junges Erkrankungsalter, von Beginn an perianaler Befall, schwerer erster Schub mit Gewichtsverlust > 5%, Steroidpflichtigkeit, Dünndarmbefall.

DD: Darm-Tbc, Yersiniose; weitere DD siehe Kap. Colitis ulcerosa

Di.: 1. Anamnese + Klinik

2. Endoskopie + Stufenbiopsien: Im Gegensatz zur Colitis ulcerosa (kontinuierlich oralwärts fortschreitend) zeigt der M. Crohn einen segmentalen diskontinuierlichen Befall ("skip lesions") abwechselnd mit gesunden unveränderten Darmsegmenten. Aphthoide Läsionen, scharf begrenzte landkartenartige Ulzera oder unregelmäßig länglich geformte Ulzerationen (snail trails = Schneckenspuren), Strikturen, Pflastersteinrelief der Schleimhaut (cobble-stone-pattern), kleinste hämorrhagische Läsionen (pin-point-lesions). Biopsien sollten auch aus perianalen Abszessen und Fisteln gewonnen werden! Kinder zeigen häufiger einen Befall auch des oberen GI-Traktes.

Merke: Bei V.a. M. Crohn muss der gesamte Verdauungstrakt nach Manifestationen abgesucht werden (Erstdiagnostik: ÖGD/Koloskopie/Sonografie oder MRT des Dünndarms nach Sellink). Unauffällige Laborwerte schließen eine CED nicht aus!

3. Schnittbildverfahren (Frage: Stenosen, Fisteln, Darmwandverdickungen):
- MRT nach Sellink (orale Gabe von 2,5 %iger Mannitol-Lösung): Verfahren der ersten Wahl. Sehr gute Darstellung einer verdickten Dünndarmwand und vergrößerter Lymphknoten, fehlende Strahlenbelastung. Auch Darstellung perianaler Fisteln durch MR-Becken.
- Sonografie (abdominal, transrektal, perineal): Evtl. Nachweis von Darmwandverdickungen (Kolon > 4 mm, Ileum > 2 mm), evtl. Nachweis von Abszessen und Fisteln

Anm.: CT Abdomen nur in begründeten Einzelfällen (hohe Strahlenbelastung)

4. Spezialdiagnostik (keine Routine)
4.1 Single- oder Doppelballonenteroskopie (SBE, DBE) des Dünndarms (spezielle Fragestellung)
4.2 Videokapselendoskopie (spezielle Fragestellung, nur nach Ausschluss von Stenosen)

5. Lab: Unspezifische Entzündungsparameter: Anämie; Leukozytose, CRP, Fibrinogen, BSG ↑ (können unauffällig sein). Mögliche Anämie-Ursachen: Enterale Blutverluste mit Eisenmangel, Mangel an Vit. B_{12} und/oder Folsäure, chronische Entzündung, Myelosuppression (Azathioprin, 6-Mercaptopurin).
Calprotectin im Stuhl als Marker der Schleimhautentzündung
Bakteriologische Stuhldiagnostik: Ausschluss einer Darminfektion (z.B. Campylobacter und Clostridium difficile)

Th.: Internet-Infos: *www.dgvs.de; S3-Leitlinie*

I. Konservativ:

1. Rauchverzicht: Rauchen verschlechtert die Prognose deutlich: Ein Rauchverzicht halbiert das Rezidivrisiko bei M. Crohn!

2. Diät und supportive Therapie:
   Bei nachgewiesener Laktoseintoleranz (30 % der Pat.!) laktosearme Kost. Meiden von Speisen, die der Patient nicht verträgt (Eliminationsdiät): Ernährungsberatung.
   Bei Dünndarmbefall mit Malabsorptionssyndrom Substitution von Eiweiß, Kalorien, Elektrolyten, Vitamin B_{12} und fettlöslichen Vitaminen (ADEK), Kalzium, Zink u.a. Bedarfsstoffen.
   Bei Kindern mit M. Crohn gilt die alleinige orale Ernährungstherapie (Formuladiät über 6 - 8 Wochen) als Therapie der ersten Wahl.
   Bei chologener Diarrhö Gabe von Colestyramin zur Gallensäurebindung. Im akuten Schub ballaststofffreie Kost. Bei hochakuten Verläufen evtl. kurzfristig parenterale Ernährung über ZVK (zentraler Venenkatheter).
   Eisensubstitution bei Eisenmangelanämie (mit niedrigem Ferritin), bei fortbestehender ausgeprägter Entzündungsanämie Therapieversuch mit Erythropoetin.
3. Osteoporoseprophylaxe: Vitamin D (1.000 IE/d) + Kalzium (1.000 mg/d)
4. Medikamentös:

▶ **Remissionsinduktion:**

4.1. Sulfasalazin/Mesalazin (5-ASA):

Bei einer Colitis Crohn mit leichter bis mäßiger Aktivität ist Sulfasalazin in einer Dosis von 3 - 6 g/d wirksam. Bei zusätzlichem Gelenkbefall besteht eine weitere Indikation für Sulfasalazin. Mesalazin ist bei M. Crohn nicht sicher wirksam (siehe S3-Leitlinie).

4.2. Kortikosteroide:

- Topische Steroidtherapie: Bei leichtem bis mittelschwerem Schub mit Befall des Ileozökalbereiches ohne extraintestinale Manifestationen. Geringe NW durch hohen First-Pass-Effekt der Leber, jedoch keine Dauertherapie empfohlen.
  Dos: Budesonid (z.B. Budenofalk®, Entocort®) max. 9 mg/d, stufenweise Dosisreduktion
- Systemische Steroidtherapie über 8 - 12 Wochen (immer zeitlich begrenzt)
  Ind: Schwerer Schub, ausgedehnter Befall von Dünndarm, Ösophagus, Magen und extraintestinale Manifestationen
  Dos: 1. Woche z.B. 60 mg Prednisolon/d, stufenweise Dosisreduktion nach jeweils 1 Woche: Beispiel 60 → 50 → 40 → 30 → 25 → 20 → 15 → 10 mg/d; Erhaltungsdosis z.B. 5,0 - 7,5 mg/d für 3 - 6 Monate. NW: Siehe Kap. Glukokortikosteroide
  Bei Crohn-Kolitis mit Befall von Rektum oder Sigmoid werden zusätzlich steroidhaltige Klysmen, Rektalschaum oder Suppositorien eingesetzt.

  Drittel-Regel für den Erfolg einer Kortikosteroidtherapie:
  1/3 der Patienten stabile Remission; 1/3 wird steroidabhängig (= Prednisolon-Bedarf > 10 mg/d über 3 Monate oder länger. Beim Ausschleichen der Steroiddosis kommt es zum Rückfall); 1/3 der Patienten ist steroidrefraktär und benötigt Immunsuppressiva.

  Merke: Bei prognostisch ungünstigem Verlauf sollte frühzeitig eine Therapie mit Azathioprin und/oder Biologika erwogen werden: Verbesserung der Prognose (weniger Operationen, weniger Hospitalisationen, Erhalt der Arbeitsfähigkeit u.a.m!)

4.3. Immunsuppressiva:

Ind: Steroidabhängiger oder steroidrefraktärer Verlauf; mehr als 2 Schübe mit Steroidabhängigkeit/Jahr; Fisteln; wiederholte Crohn-Operation; Remissionserhaltung. Azathioprinwirkung beginnt erst nach ca. 3 Monaten.

- Azathioprin: Absinken der Schubinzidenz von 1,1 auf 0,2/Jahr + Reduktion der erforderlichen Prednisondosis. Auch das Risiko einer Rezidiv-Op. bei vorher Operierten reduziert sich.

  KI und NW sind zu beachten, z.B. Pankreatitis, cholestatische Hepatitis, Knochenmarkdepression, Makrozytose u.a. 1 % der Bevölkerung hat einen homozygoten Defekt des Enzyms TPMT (Thiopurinmethyltransferase), das Azathioprin abbaut. Sehr selten T-Zelllymphom.

  Cave: Keine Kombination mit Allopurinol!
  Dos: Einschleichende Dosierung mit 50 mg/d oral und Steigerung um 50 mg pro Woche unter zunächst wöchentlichen Laborkontrollen (Leukozyten, Lipase, Leberwerte). Wirksame Zieldosis: 2 - 2,5 mg Azathioprin/kg KG/d.
- Methotrexat: Bei Intoleranz von Azathioprin oder Rezidiven

4.4. Biologika:

TNFα-Antikörper: Infliximab (Remicade®, Biosimilars), Adalimumab (Humira®)
Integrin $\alpha 4\beta 7$-Ak: Vedolizumab (Entyvio®)
p40(IL-12/IL-23)-Ak: Ustekinumab (Stelara®)
NW: Opportunistische Infektionen und Reaktivierung einer abgeheilten Tuberkulose; allergische Reaktionen, Verschlechterung einer Herzinsuffizienz (= KI), Optikusneuropathie

Ind.: Gut wirksame Reservemittel für schwere Verläufe, die auf Kortikosteroide und Immunsuppressiva nicht ansprechen; therapierefraktäre Fisteln; Erfolgsrate bis 80 %; gel. Wirkungsverlust nach Monaten. Vorher Tbc (Rö-Thorax) und aktiven Abszess (MRT Becken) ausschließen!

▸ **Remissionserhaltung:**
Etwa 30 % der Patienten erleiden nach medikamentös induzierter Remission innerhalb des ersten Jahres ein Rezidiv, insgesamt 70 % innerhalb von zwei Jahren.
Remissionserhaltung bei M. Crohn: Dauertherapie mit Azathioprin ± TNF-Antikörper über Monate bis Jahre (Erfolg bis 70 %). Eine Wirksamkeit von Azathioprin über 4 J. ist belegt.

▸ **Fisteltherapie:** Immer interdisziplinär und individuell
- Metronidazol (keine Dauertherapie) und/oder Ciprofloxacin
  Bakterizide Wirkung auf anaerobe Darmbakterien
  NW: Häufig: Alkoholunverträglichkeit, Polyneuropathie (30 % d.F.), gastrointestinale Beschwerden, Kopfschmerzen, Hautreaktionen, Leukopenien: Therapie max. 4 - 6 Wochen
  KI: Metronidazolallergie, Erkrankungen des Nervensystems, Schwangerschaft, Stillzeit; Patienten auf Alkoholunverträglichkeit hinweisen.
- Falls therapierefraktär: Operative Fadendrainage oder anti-TNF-Antikörper ± Azathioprin

5. Psychosomatische Hilfe, Selbsthilfegruppen

II. **Interventionelle Endoskopie,** z.B.
- Ballondilatation stenosierter Darmabschnitte (z.B. Anastomosenstenose nach OP)
- Verschluss von Fisteln (Clip- oder Looptechnik)

III. **Chirurgie:**
Darmerhaltende Minimalchirurgie, laparoskopische Chirurgie
Indikation nur bei Komplikationen:
- Akut (Abszesse, Perforation, Peritonitis, Ileus u.a.)
- Elektiv (rezidivierende Fisteln oder Subileus u.a.)

Bei Stenosen und Versagen der Ballondilatation sparsame Resektion mit End-zu-End-Anastomose. Strikturoplastik bei kurzstreckigen Strikturen. Eine Heilung ist nicht möglich, daher OP-Indikation zurückhaltend stellen. Endoskopische Kontrolle 6 - 12 Wochen nach Op., dann weitere Therapieentscheidung.
Ko.: Fisteln, Obstruktion, Blutung,
Kurzdarm-Syndrom bei größeren Dünndarmverlusten:
- Mangelernährung mit Kachexie, Osteoporose, Zinkmangel, Vitamin D-Mangel
- bei Verlust des terminalen Ileums evtl. chologene Diarrhö/Steatorrhö durch Verlust von Gallensäuren; erhöhtes Risiko für Kalziumoxalat-Nierensteine und Gallensteine (→ evtl. Gabe von Colestyramin oral und Substitution fettlöslicher Vitamine A, D, E, K)
- Megaloblastäre Anämie (Vitamin B_{12}-Mangel → Substitution i.m.)

Prg: Hohe Rezidivrate besonders bei Rauchern, hoher Entzündungsaktivität und Dünndarmbefall! Komplikationen zwingen früher oder später zu Operationen (70 % innerhalb von 15 Jahren). Bei optimaler Therapie hat die Mehrzahl der Patienten eine normale Lebenserwartung. Wegen erhöhtem Risiko für kolorektale Karzinome regelmäßige Kontrollkoloskopien.

COLITIS ULCEROSA [K51.9]

Internet-Infos: Überarbeitete Leitlinie 2011, *www.dgvs.de*

Def: Chronisch entzündliche Dickdarmerkrankung mit kontinuierlicher Ausbreitung und Ulzerationen der oberflächlichen Schleimhautschichten mit Blutung

Ep./Ät./Pg.: Siehe „chronisch entzündliche Darmerkrankungen" (CED)

Pat: Lok: Befall des distalen Rektums mit Ausbreitung nach proximal (Rektum stets befallen): Nur Rektosigmoid ca. 50 %, zusätzlich linksseitige Kolitis ca. 25 %, Pankolitis ca. 25 %. Einteilung nach der Montreal-Klassifikation: E1 Proktitis, E2 Linksseitenkolitis, E3 Pankolitis.
- „Linksseitenkolitis": Befall vom Rektum bis ca. linke Flexur
- Pankolitis: Befall des gesamten Kolons, häufig bei Colitis ulcerosa im Kindesalter

Makroskopisch:
- Frisches Stadium:
  Flächig gerötete, geschwollene Schleimhaut, mit Kontaktblutung, normale Gefäßzeichnung nicht erkennbar, punktförmige Schleimhautulzera mit weißlichen Fibrinbelägen

Hi.: Granulozyteninfiltration der Schleimhaut mit Eiter in den Krypten = sog. „Kryptenabszesse“ (typisch)

- Chronisch-fortgeschrittenes Stadium:
  Schleimhautzerstörung mit Verlust des normalen Faltenreliefs; Verlust der Haustrierung, restliche Schleimhautinseln sieht man als "Pseudopolypen".
  Hi.: Infiltration der Schleimhaut überwiegend mit Lymphozyten und Histiozyten, Schleimhautatrophie, DALM (= dysplasia associated lesion or mass), Epitheldysplasien sind Vorläufer einer karzinomatösen Entartung („low-grade“- und „high-grade“-Dysplasie).

KL.:
- Blutig-schleimige Durchfälle (Leitsymptom), evtl. Fieber, Anämie
- Abdominalschmerzen, z.T. krampfartig im linken Unterbauch vor der Defäkation (Tenesmen)

Ko.:
1. Extraintestinale Symptome (ca. 35 %, unterschiedliche Angaben):
   a) Haut: z.B. Erythema nodosum (10 %), Pyoderma gangraenosum
   b) Augen (ca. 7 %): Iritis, Uveitis, Episkleritis, Konjunktivitis
   c) Gelenke (am häufigsten): Arthritis, ankylosierende Spondylitis (meist HLA-B27 positiv)
   d) Leber: z.B. primär sklerosierende Cholangitis (PSC): Bei C. ulcerosa häufiger als bei M. Crohn; Fettleber
2. Wachstumsstörungen im Kindesalter
3. Gewichtsverlust
4. Massive Blutung
5. Toxische Kolondilatation (= toxisches Megakolon) mit Sepsis, Peritonitis, Perforationsgefahr. Kritische Kolondilatation > 6 cm im Röntgen des Abdomens.
6. Risiko für kolorektale Karzinome (KRK): Das Risiko korreliert mit dem Ausmaß der Kolonbeteiligung und der Dauer der Erkrankung. Das relative KRK-Risiko erhöht sich bei Pankolitis ab dem 10. Jahr und bei Linksseiten-Kolitis ab dem 15. Jahr nach Krankheitsbeginn um 0,5 - 1 %/J. Kumulatives KRK-Risiko nach 20 Jahren 8 %, nach 30 Jahren 18 %. Bei gleichzeitig vorliegender PSC ist das KRK-Risiko stärker erhöht und es besteht auch ein Risiko für cholangiozelluläre Karzinome.
   Die Tumorentstehung erfolgt oft ohne Ausbildung von Polypen auf dem Boden einer Dysplasie-Karzinom-Sequenz, wobei Epitheldysplasien (= intraepitheliale Neoplasien = IEN) Vorläufer von Karzinomen sind, die multilokulär entstehen.
7. Seltene Spätkomplikation: Amyloidose

Verlauf:
1. Chronisch-rezidivierender (oder intermittierender) Verlauf (85 %)
   Rezidivierende Exazerbationen (die durch körperliche und psychische Belastungen ausgelöst werden können) wechseln mit Zeiten kompletter Remission. 5 - 10 % der Pat. bleiben nach einer einzigen Krankheitsattacke viele Jahre beschwerdefrei.
   Oft beschränkt sich die Erkrankung auf Rektum, Sigma und distales Kolon.
2. Chronisch-kontinuierlicher Verlauf ohne komplette Remissionen (10 %)
   Beschwerden unterschiedlicher Intensität ohne Zeiten der Beschwerdefreiheit.
3. Akuter fulminanter Verlauf (5 %)
   Plötzlicher Krankheitsbeginn mit Tenesmen und Durchfällen wie bei Cholera, septische Temperaturen, Dehydratation und Schock.
   Ko.: Toxische Kolondilatation (= toxisches Megakolon) mit Überblähung des Abdomens, Peritonitis [K65.9], Perforationsgefahr (Kolonkontrasteinlauf und Koloskopie kontraindiziert).
   Letalität: 30 %

DD:
1. Infektiöse Kolitis: (bakteriologische und parasitologische Diagnostik)
   - Akute Kolitis durch Campylobacter, Shigellen, Salmonellen, Yersinien, Escherichia coli (enteroinvasive Stämme), CMV bei Immunsupprimierten
   - Antibiotikaassoziierte pseudomembranöse Kolitis [A04.7] durch Clostridium difficile-Toxine (siehe dort)
   - Parasitäre Infektionen: Entamoeba histolytica, Balantidium coli, Giardien, Schistosomiasis (Bilharziose): Tropenanamnese!
   - Sexuell übertragene Proktosigmoiditis: Gonokokken, Chlamydien, HSV-2
   - Durchfälle bei AIDS:
     a) Infektionen: Kryptosporidien, Mikrosporidien, Mycobakterium avium intracellulare (MAI), CMV u.a.
     b) Medikamenteninduzierte Diarrhö
     c) HIV-Enteropathie
2. Nichtinfektiöse Kolitis:
   - Ischämische Kolitis [K55.9] (ältere Patienten, meist > 65 J., plötzlicher Beginn mit kolikartigen Schmerzen bes. im linken Unter-/Mittelbauch)
   - Strahlenkolitis (oft mit rektalen Blutungen, Bestrahlungsanamnese)

- Diversionskolitis: In operativ ausgeschalteten Darmsegmenten auftretende hämorrhagische Kolitis (Urs.: Mangel an kurzkettigen Fettsäuren; Th.: Operative Rückverlagerung eines Anus praeter, evtl. Einläufe mit kurzkettigen Fettsäuren).
- Mikroskopische Kolitis (siehe dort)
- Medikamentös-toxische Kolitis: NSAR-Kolitis (früher auch Gold, Ergotamin)

3. Andere Darmerkrankungen:
   - M. Crohn (siehe Tabelle)
   - Divertikulitis, Appendicitis
   - Nahrungsmittelallergie, Zöliakie
   - M. Whipple (Dünndarmbiopsie)
   - Kolonkarzinom und -polypen, Karzinoid, maligne Lymphome des Dünndarms
   - Reizdarm-Syndrom (typische Klinik, keine blutigen Durchfälle, Ausschlussdiagnose)

DD	Colitis ulcerosa	M. Crohn
Lokalisation	Kolon	Gesamter Verdauungstrakt
Rektumbeteiligung	Immer	20 %
Ileumbeteiligung	Selten („backwash ileitis")	bis 80 %
Ausbreitung	Retikulär-kontinuierlich, von distal (Rektum) nach proximal	Diskontinuierlich von proximal (terminales Ileum) nach distal (Kolon)
Niveau	Schleimhaut	Transmural
Klinik	Blutig-schleimige Durchfälle	Abdominalschmerzen und Durchfälle meist ohne Blut, evtl. tastbare Resistenz im rechten Unterbauch
Extraintestinale Symptome	ca. 35 %	35 - 50 %
Typische Komplikationen	Toxisches Megakolon, Blutungen	Fisteln, Fissuren, Abszesse, Stenosen, Konglomerattumoren
Röntgen	Zähnelung, Pseudopolyposis, Haustrenschwund → langes glattes Rohr („Fahrradschlauch")	Fissuren, Pflastersteinrelief, segmentale kurze Darmstenosen
Endoskopie	Diffuse Rötung, Vulnerabilität, Kontaktblutung, kontinuierlicher Befall mit nach distal zunehmender Aktivität, unscharf begrenzte Ulzerationen, Pseudopolypen	Aphthoide Läsionen, landkartenartige tiefe Ulzerationen mit „snail trail" (Schneckenspuren), segmentaler Befall, Stenosen, Fisteln, Pflastersteinrelief
Histologie (nicht beweisend)	Mukosa, Submukosa: Kryptenabszesse, Becherzellverlust, im Spätstadium Schleimhautatrophie und Epitheldysplasien	Gesamte Darmwand + mesenteriale Lymphknoten: Epitheloidzellgranulome (40 %); im Spätstadium: Fibrose

Beachte: In 10 % d.F. ist klinisch und histologisch eine sichere Differenzierung nicht möglich ("Colitis indeterminata"), ggf. muss die anfängliche Diagnose revidiert werden.

Di.:
- Anamnese + Klinik
- Inspektion des Anus + digitale Austastung des Rektums
- Komplette Ileokoloskopie zur Diagnose einer Colitis ulcerosa mit Stufenbiopsien in mehreren Kolonabschnitten einschließlich Rektum, Biopsien auch aus makroskopisch unauffälligen Gebieten
- Jährliche Kontroll-Koloskopien bei erhöhtem KRK-Risiko:
  1. Bei Pankolitis > 8 Jahren, linksseitiger Kolitis > 15 Jahren oder nach Diagnosestellung einer PSC komplette Koloskopie mit Stufenbiopsien jährlich. Dysplasie-Monitoring mit hoch auflösenden Videoendoskopen: Es sind 2 - 4 Biopsien im Abstand von 10 - 12 cm, insgesamt mindestens 40 Biopsien zu entnehmen; Entnahme der Stufenbiopsien möglichst in einer Remissionsphase (bessere Differenzierung histologischer Veränderungen). Durch neue Techniken (z.B. Chromoendoskopie, konfokale Laserendomikroskopie) können auch flache Adenome und Frühkarzinome verbessert diagnostiziert werden.
     Bei eindeutiger und durch 2. Pathologen bestätigter IEN (= Dysplasie) stellt sich die Indikation zur elektiven, kontinenzerhaltenden Proktokolektomie (unabhängig vom Dysplasiegrad)
  2. Nach ileoanaler Pouch-Operation
- Sonografie: Evtl. Nachweis von diffusen Wandverdickungen des Kolons
- Lab: Entzündungsparameter: Evtl. Anämie, Leukozytose, BSG und CRP ↑ in Abhängigkeit von der entzündlichen Aktivität, evtl. Thrombozytose
  Calprotectin und Lactoferrin im Stuhl als Marker der Schleimhautentzündung.
  Bei erhöhter γ-GT/AP → PSC ausschließen.

Fakultativer Nachweis von Auto-Ak: ANCA (ca. 60 % d.F.) = antineutrophile cytoplasmatische Antikörper mit perinukleärem (p-ANCA) Fluoreszenzmuster. 1/3 der ANCA-positiven Fälle können als BPI-ANCA differenziert werden (bactericidal/permeability increasing protein).
Bakteriologische Stuhluntersuchung (Ausschluss einer infektiösen Kolitis) und evtl. Test auf Clostridium-difficile-Toxin

Th.: Internet-Infos: *www.dgvs.de*

Therapie ist abhängig von:

1. Lokalisation: Proktitis und die Linksseitenkolitis können mittels Lokaltherapie (rektale Zäpfchen, Einläufe, Schaumpräparate), die Pankolitis muss systemisch behandelt werden.
2. Schweregrad der Entzündung und Ansprechen auf eine Steroidtherapie

I) Konservativ:

1. Diät und supportive Maßnahmen: Siehe M. Crohn

2. Medikamentöse Therapie:

▶ **Remissionsinduktion:**

Definition der Remission: Klinisch: Keine Diarrhö/Schmerzen
Endoskopisch: Keine entzündlichen Veränderungen

2.1 Mesalazin = Retardpräparat der 5-Aminosalicylsäure = 5-ASA
(z.B. Pentasa®, Salofalk®, Claversal®, Asacol®, Mezavant®):
Durch Fehlen der Sulfonamidkomponente sind NW wesentlich seltener als bei Sulfasalazin = SASP (das bei Colitis ulcerosa (Ausnahme Gelenkbeschwerden) nicht mehr empfohlen wird).
Mesalazin ist in unterschiedlichen Präparaten und Galeniken verfügbar, gesicherte Unterschiede in der klinischen Wirksamkeit bestehen nicht.
Ind: Standardtherapie der milden bis mäßig aktiven Colitis ulcerosa und zur Schubprophylaxe: Nach Erreichen einer Remission verringert es die Schubhäufigkeit. (Beim M. Crohn ist Mesalazin für die Rezidivprophylaxe nicht wirksam.)
NW: Kopfschmerzen, allergische Exantheme, Alveolitis, Alopezie, Blutbildveränderungen, interstitielle Nephritis, Transaminasenanstieg, Diarrhö, Pankreatitis, Peri-/Myokarditis u.a.
KI: Leber- oder Niereninsuffizienz, Schwangerschaft, Stillzeit, Salicylatallergie
Dos: Im Akutstadium 3 - 4,8 g/d oral; zur Remissionserhaltung 1,5 g/d. Bei alleiniger Proktitis topische Therapie (Suppositorien, Klysma, Schaumpräparat; bei isolierter linksseitiger Kolitis Klysma) oder Kombination von topischer + oraler Therapie

2.2 Kortikosteroide

- Systemisch wirksame Kortikosteroide:
  Ind: Mittelschwere bis schwere akute Schübe: z.B. Prednisolon über 8 - 12 Wochen. Dos: Initial 60 mg/d; NW + KI: Siehe Kapitel Nebennierenrinde; Osteoporoseprophylaxe mit Vitamin D (1.000 IE/d) und Kalzium (1.000 mg/d)

  Beachte: Kortikosteroide können die Symptome einer Perforation maskieren!
- Topisch wirksame Steroide
  Ind: Leichte bis mittelschwere Kolitis und ungenügende Wirksamkeit von 5-ASA: z.B. Budesonid oral. Bei isolierter distaler Kolitis oder Proktitis: Budenosid als Klysma oder Schaumpräparat, etwas weniger wirksam als Mesalazin, Kombination mit Mesalazin möglich

2.3 Immunsuppressiva:
Vor Beginn Screening auf Tuberkulose, Hepatitis B und C (da Infektionen unter Immunsuppressiva exazerbieren können).

- Azathioprin - Ind: Therapierefraktäre chronische Verläufe: Führt zum Absinken der Schubfrequenz von 1 auf 0,2/Jahr + Reduktion der erforderlichen Prednisondosis
- Ciclosporin A i.v. - Ind: Steroidrefraktärer hochakuter Schub einer Kolitis
- Tacrolimus: Reservemittel

2.4 Biologika:

- TNF-α-Antikörper: Infliximab, Adalimumab, Golimumab: Reservemittel bei mittelschwerer bis schwerer Colitis ulcerosa, wenn Steroidtherapie und Immunsuppressiva nicht ausreichend wirksam sind. Bei Wirkverlust ggf. Talspiegelbestimmung von Infliximab.
- Integrin $\alpha 4\beta 7$-Antagonist: Vedolizumab (Entyvio®)

Stufentherapie des akuten Schubs:

Schweregrad	Geringgradig	Mäßiggradig	Schwer/Fulminant
– Blutige Durchfälle – Temperatur – Krankheitsgefühl	< 4/d < 37 °C Gering	4 - 6/d bis 38 °C Deutlich	> 6/d > 38 °C Schwer Puls > 100/min
Therapie	Mesalazin oral u./o. topisch	Zusätzlich Prednisolon, bei distalem Befall auch topisch (Budesonid)	Kortikosteroide i.v. Evtl. Ciclosporin A i.v. Evtl. Infliximab Evtl. Ernährung über ZVK

Wenn bei schwerem Schub die konservative Therapie innerhalb von 48 - 72 h keine Besserung bewirkt, ist eine Kolektomie zu diskutieren.

▶ **Remissionserhaltung:**
- Langfristig 5-ASA (reduziert auch das Risiko eines Kolonkarzinoms): 1 - 2 g/d oral; bei distalem Befall zusätzlich auch lokal (Suppositorien, Klysmen, Schäume).
- E. coli Nissle-Präparat (Mutaflor®) - Ind: Bei 5-ASA-Unverträglichkeit
- Azathioprin - Ind: Nach fulminantem Schub und durch Ciclosporin A induzierte Remission, häufige Rezidive, Steroidabhängigkeit

3. Evtl. psychosomatische Hilfe + Selbsthilfegruppen

II) Chirurgisch:
- Akute Operationsindikation: Fulminante Kolitis mit Sepsis, toxisches Megakolon, Perforation, schwere Blutung
- Elektive Operationsindikation: Schwere, rezidivierende Schübe, Verschlechterung des Allgemeinbefindens, Epitheldysplasie (durch 2. Pathologen bestätigt), retardiertes Wachstum, lokale oder systemische Komplikationen, Kontraindikationen gegen eine medikamentöse Langzeittherapie

Methoden:
- Bei akuter Operationsindikation wegen eines toxischen Megakolons: Zweizeitiger Eingriff: Zuerst nur subtotale Kolektomie mit Belassen des Rektumstumpfes, Schleimfistel + endständiges Ileostoma. Die totale Proktokolektomie wird in der akuten Phase wegen zu hoher Letalität nicht empfohlen. Später ileoanale Pouch-Operation.
- Bei elektiver Operationsindikation: Teilresektionen sind kontraindiziert wegen hoher Rezidivrate. Nur durch Proktokolektomie ist eine Heilung zu erreichen. Bei der kontinenzerhaltenden ileoanalen Pouch-Operation wird nach Entfernung der Rektumschleimhaut unter Erhaltung des Sphinkterapparates ein Dünndarmbeutel (= pouch) mit der anokutanen Grenze verbunden. Normale Stuhlfrequenz mit Pouch: 4 - 5 x/d, breiig.
  Operationsletalität der Elektiveingriffe ca. 3 %, der Notfalloperationen ca. 10 x höher. Spätkomplikation: Pouchitis (15 % nach 1 Jahr, 45 % nach 10 Jahren) → Th.: Metronidazol ist das Mittel der 1. Wahl. Evtl. Rezidivprophylaxe mit Probiotika (z.B. VSL-3 aus Milchsäurebakterien)

Merke: Bei Versagen der Therapie zügig die Therapie eskalieren und ggf. eine Proktokolektomie anstreben, die das Substrat der Erkrankung beseitigt.

Prg: Bei Proktosigmoiditis gute Prognose, normale Lebenserwartung. Bei Pankolitis 20-Jahres-Überlebensrate bei > 80 %. Bei 25 % dieser Patienten wird eine Proktokolektomie durchgeführt. Wegen erhöhtem Risiko für kolorektale Karzinome regelmäßige Kontroll-Koloskopien.
Eine Langzeittherapie mit Mesalazin kann das Karzinomrisiko um ca. 75 % senken!

Merke: Die Colitis ulcerosa ist durch Operation (Proktokolektomie) heilbar, der M. Crohn ist bisher nicht heilbar.

MIKROSKOPISCHE KOLITIS [K52.8]

Def: 2 Formen: 1. Kollagene Kolitis, 2. Lymphozytäre Kolitis
Leitsymptom: Chronische wässrige Diarrhö bei endoskopisch unauffälligem Kolonbefund, jedoch mit charakteristischer Histologie

Ep.: Inzidenz: Kollagene Kolitis 2/100.000/J., Lymphozytäre Kolitis 3/100.000/J, seit Jahren zunehmend, m : w = 1 : 5, Frauen > 60 J. besonders häufig betroffen

Ät.: Unbekannt - Eine multifaktorielle Genese wird angenommen; verschiedene Medikamente können als Auslöser wirken (NSAR, Paroxetin, Omeprazol, Simvastatin u.a.)

Hi.: 1. Kollagene Kolitis: Verdickung des subepithelial gelegenen Kollagenbandes auf > 10 µm durch verminderten Kollagenabbau, entzündliches Infiltrat (Lymphozyten und Plasmazellen) in der Tunica propria
2. Lymphozytäre Kolitis: Vermehrung intraepithelialer Lymphozyten (IEL) in der Dickdarmmukosa (> 20 Lymphozyten/100 Deckepithelzellen); Epithel abgeflacht und verschmälert.

KL.:
- Wässrige Diarrhö > 4 Wochen auch in Schüben verlaufend (Leitsymptom); Rezidivneigung
- Gewichtsverlust (40 %), abdominelle Schmerzen (40 %), nächtliche Diarrhö (30 %)
- Übelkeit (20 %), Meteorismus (10 %)

Di.: Bei Patienten mit wässriger Diarrhö > 4 Wochen lässt sich bei makroskopisch unauffälligem Koloskopiebefund in 10 % der Fälle histologisch eine mikroskopische Kolitis nachweisen. Da der Befall diskontinuierlich sein kann, müssen Stufenbiopsien aus allen Kolonabschnitten entnommen werden. In 25 % ist nur das rechte Hemikolon befallen.

Merke: **Bei ätiologisch unklarer chronischer Diarrhö immer koloskopieren und biopsieren!**

DD: Kolitis infektiöser Genese, Laktoseintoleranz, Reizdarmsyndrom vom Diarrhötyp, Zöliakie

Th.:
- Evtl. auslösende Medikamente (NSAR!) absetzen: Oft Besserung der Symptome. Nikotinverzicht empfohlen.
- Topisch wirksame Kortikosteroide: Budesonid 9 mg/d über 6 - 8 Wochen, dann stufenweise reduzieren.
- Bei Rezidiven und Langzeitverläufen evtl. Prednisolon, Azathioprin
- Evtl. symptomatisch: Loperamid und bei Gallensäureverlustsyndrom: Colestyramin

Prg: 25 % d.F. Besserung; 75 % d.F. rezidivieren, z.T. mit langjährigen symptomfreien Intervallen
Kein erhöhtes KRK-Risiko

REIZDARMSYNDROM (RDS) [K58.9 / F45.32]

Syn: Irritables Kolon ("irritable bowel syndrome" = IBS), Reizkolon, spastisches Kolon

Def. nach der Reizdarm-S3-Leitlinie (DGVS 2011): Erfüllung von drei Kriterien:
- Länger als drei Monate anhaltende Beschwerden (z.B. Bauchschmerzen, Blähungen), die von Patient und Arzt auf den Darm bezogen werden und meist mit Stuhlgangsveränderungen einhergehen.
- Relevante Einschränkung der Lebensqualität
- Es liegen keine für andere Krankheitsbilder charakteristische Veränderungen vor, die für diese Symptome verantwortlich sind.

Subtypen: Diarrhö (RDS-D), Obstipation (RDS-O) und Mischtyp (RDS-M)

Anm.: Definition nach Rom-III-Kriterien: Siehe Internet

Vo.: Sehr häufig! 50 % aller Patienten mit Magen-Darm-Beschwerden haben ein Reizdarmsyndrom. w : m = 2 : 1

Ät.: Konstitutionelle und psychische Belastungsfaktoren → verstärkte Beschwerden nach Ärger und Stress. Nach abgelaufener Darminfektion kann ein Reizdarmsyndrom auftreten.

Pg.: Ungeklärt, verschiedene Hypothesen: Barrierestörung, gestörte Darmflora, enterale Motilitätsstörung; viszerale Hypersensitivität, genetische und psychosoziale Faktoren

KL.: Abdominale Schmerzen (krampfartig, brennend, stechend), Druckgefühl im Unterbauch oder im Bereich der linken oder rechten Kolonflexur, Sigma gel. schmerzhaft tastbar, Völlegefühl, hörbare Darmgeräusche (Borborygmi), Blähungen/Flatulenz, Obstipation u./o. Diarrhö (jedoch nicht nachts) - Stuhl evtl. schafskotartig, evtl. glasige Schleimbeimengungen (kein Blut). In der Regel kein Gewichtsverlust. Anamnese oft seit Jahren mit unauffälligen Untersuchungsbefunden.
Gel. Symptome eines Reizmagens: z.B. Magenschmerzen, postprandiales Völlegefühl
Beschwerdeintensität: Leicht - mittel - schwer

Lab: Folgende Laborbefunde sollten normal sein:
BSG, CRP, Blutbild, Leber- und Pankreasenzyme, Haemoccult-Test, Stuhl auf Wurmeier, evtl. Calprotectin im Stuhl (bei Reizdarmsyndrom im Normbereich, bei CED oder kolorektalen Tumoren ↑); evtl. Transglutaminase-Ak (zum Ausschluss einer Zöliakie)

DD:
- Bei Schmerzen im linken Unterbauch: Divertikulitis u.a. Kolonerkrankungen, Ureterkolik, Leistenhernie, Adnexerkrankungen, Endometriose u.a.
- Bei Schmerzen im linken Oberbauch: Erkrankungen an Magen, Ösophagus, Kolon, Milz, Pankreas und Herz
- Ausschluss einer Zöliakie, einer mikroskopischen Kolitis, einer Laktose- oder Fruktoseintoleranz

Di.:
- Anamnese + Klinik: Ausschluss von Warnsymptomen
- Diagnosekriterien der S3-Leitlinie
- Sonografie des Abdomens
- Magen-/Darmdiagnostik (digitale Austastung des Rektums, Ileo-Koloskopie, Gastroskopie) zum Ausschluss einer entzündlichen oder tumorösen Erkrankung.
- Evtl. erweiterte Abdominaldiagnostik bei unklaren Fällen oder Wechsel der Symptomatik (als möglicher Ausdruck neu aufgetretener Erkrankungen): Evtl. Laktose-, Fruktose-, Sorbit-H_2-Atemtest; Ausschluss einer Lambliasis, eines M. Whipple, einer Zöliakie u.a.

Th.: Symptomatische Therapie: Eine kausale Therapie ist nicht bekannt! Die Evidenzlage der meisten Therapieempfehlungen ist unzureichend (siehe auch S3-Leitlinie).
- Kleine Psychotherapie: Aufklärung über die Harmlosigkeit des Befundes; bei Bedarf Entspannungstherapie, Stressmanagement
- Diätetische Maßnahmen im Einzelfall hilfreich (faserreiche Kost, Flohsamen, Weglassen unverträglicher Nahrungsbestandteile)
- Symptomatische Therapie:
  - Bei leichten Abdominalbeschwerden feuchte Wärmeanwendung
  - Bei Blähungen/Völlegefühl Fencheltee mit Zusatz von Kümmel, Anis, Pfefferminz, Kamille; Probiotika und Phytotherapeutika (z.B. Iberogast® - siehe Leitlinie)
  - Bei Diarrhö evtl. temporär Loperamid, Probiotika (siehe Leitlinie)
  - Bei Obstipation Zugabe löslicher Ballaststoffe + reichlich trinken, evtl. temporär milde Laxanzien (siehe dort).
  - Bei Schmerzen evtl. kurzfristig Spasmolytika (Butylscopolamin, Mebeverin) - NW + KI beachten.

DIVERTIKULOSE [K57.30] UND DIVERTIKELKRANKHEIT / DIVERTIKULITIS [K57.32]

Internet-Infos: S2k-Leitlinie, *www.dgvs.de*

Def: Divertikulose: Asymptomatisches Vorhandensein von Divertikeln
Divertikelkrankheit: Alle Symptome und Komplikationen, die aus einer Divertikulose entstehen können.

Ep.: Kolondivertikulose tritt als Zivilisationskrankheit bei ballaststoffarmer Ernährung auf, im Alter zunehmend. In Asien und Afrika selten. Prävalenz der Divertikulose in den Industrieländern: > 70. Lj. ca. 50 %.
Patienten mit symptomloser Divertikulose entwickeln mit einer Häufigkeit von bis zu 4 %/Jahr als Komplikation eine symptomatische Divertikulitis (Divertikelkrankheit), wenn es zu Stuhlstau und Entzündung der Darmwand im Bereich der Divertikel kommt. Ist die Entzündung auf das Divertikel begrenzt, spricht man von Peridivertikulitis; greift die Entzündung auf den umgebenden Darm über, spricht man von Perikolitis.

A) Sigmadivertikel: (bis 90 % aller Fälle)
Meist handelt es sich um falsche Divertikel (= Pseudodivertikel) mit Ausstülpung der Darmschleimhaut durch Gefäßlücken der muskulären Darmwand. Hoher Darminnendruck bei Obstipation + zunehmende Bindegewebsschwäche im Alter sind ursächliche Faktoren.
Gehäuftes Zusammentreffen mit Adenomen.

B) Coecumdivertikel: Seltener, oft angeborene echte Divertikel mit Ausstülpung der gesamten Darmwand, gehäuft in Japan.

Klassifikation der Divertikelkrankheit (Classification of diverticular disease - CDD)
mittels Klinik, Sono, CT:

Typ 0: Asymptomatische Divertikulose (80 %)
Typ 1: Akute unkomplizierte Divertikulitis ohne (Typ 1a) oder mit phlegmonöser Umgebungsreaktion (Typ 1b)
Typ 2: Akute komplizierte Divertikulitis mit Mikroabszess ≤ 1 cm ∅ (Typ 2a), Makroabszess > 1 cm ∅ (Typ 2b) oder freie Perforation (Typ 2c)
Typ 3: Chronische rezidivierende oder anhalende symptomatische Divertikelkrankheit
Typ 4: Divertikelblutung

KL.: A) Sigmadivertikulitis:
- Spontanschmerz, evtl. Tenesmen im linken Unterbauch ("Linksappendicitis")
- Stuhlunregelmäßigkeiten (Obstipation/Diarrhö), Flatulenz
- Evtl. druckschmerzhafte Walze im linken Unterbauch tastbar, evtl. subfebrile Temperaturen
- Labor: Evtl. Leukozytose, BSG und CRP ↑ (können normal sein!)

B) Coecumdivertikulitis:
Schmerzen rechter Mittel-/Unterbauch: "Appendicitis trotz Appendektomie"

Ko.: - Blutungen (meist Coecum-Divertikel) bis 15 % der Divertikulitis-Patienten, häufigste Ursache einer unteren gastrointestinalen Blutung (35 %)
- Gedeckte Perforation mit perikolischem Abszess, Douglasabszess
- Freie Perforation mit Peritonitis oder Stenose mit evtl. Ileus
- Divertikel-assoziierte Kolitis mit Tenesmen, Diarrhö, Blut im Stuhl
- Fisteln (DD: M. Crohn!), in ca. 65 % rektovesikal (Pneumaturie, Fäkalurie, rezidivierende Harnwegsinfekte); in 25 % rektovaginale Fisteln

Achtung: Ältere und immunsupprimierte Patienten haben oft geringe oder atypische Beschwerden.

DD:
- Chronisch entzündliche Darmerkrankungen, insbes. M. Crohn
- Kolonkarzinom
- Reizdarm-Syndrom
- Gynäkologische Erkrankungen (Adnexitis, stielgedrehter Adnextumor, Extrauteringravidität u.a.)

Merke: Niemals mit der alleinigen Diagnose Divertikulitis bzw. Divertikel zufrieden geben, da diese Diagnose sehr häufig ist. Ein Karzinom muss zusätzlich nach Abklingen der Entzündung endoskopisch ausgeschlossen werden! (Das Gleiche gilt für die Diagnose Hämorrhoiden!)

Di.: A) Divertikulose:
Häufiger Nebenbefund bei der Koloskopie (Ausschluss von Adenomen, Karzinomen)

B) Divertikulitis:
- (Divertikel-)Anamnese
- Klinik: "Linksappendicitis", evtl. Temperaturerhöhung
- Labor: Leukozyten/BSG/CRP ↑
- Sonografie zur Primär- und Verlaufsdiagnostik:
  - Darstellung von Divertikeln
  - Targetzeichen bei Divertikulitis (wandverdickte Kolonsegmente mit schießscheibenähnlichem Querschnitt), entzündliche Hypervaskularisation
  - Nachweis eines evtl. Douglasabszesses
- CT: Genauestes und sicherstes Verfahren zum Nachweis einer Divertikulitis und ihrer Komplikationen (Stadieneinteilung), bes. zur Klärung bei Notfällen (Op.-Indikation ?)
- Evtl. Abdomenübersichtsaufnahme (freie Luft bei Perforation, Spiegel bei Obstruktion)

Anm.: Möglichst auf Endoskopie im akuten Stadium verzichten (Perforationsrisiko).

Th.: A) Divertikulose: Stuhlregulierung, ballaststoff-/faserreiche Kost (evtl. auch Weizenkleie u.a.) + reichliche Flüssigkeitszufuhr, Bewegung

B) Divertikulitis
Während Typ 1a + 1b und 2a meist konservativ behandelt werden, besteht bei Typ 2b die Indikation für eine interventionelle Abszessdrainage und bei Typ 2c die dringende Indikation für eine Operation!

1. Konservativ: Je nach Schweregrad abgestufte Therapie:
   - Akute unkomplizierte Divertikulitis (Typ 1a und Typ 1b): Ambulante Behandlung, ballaststoffarme Kost oder dünndarmresorbierbare niedermolekulare Formeldiät
     Breitbandantibiotika (siehe unten) oder Mesalazin oder Rifaximin
     Ind: Risikoindikatoren für Progredienz oder Komplikationen (z.B. Immunsuppressiva, chronische Nierenerkrankungen)
     Bei Schmerzen Paracetamol
     Nach Erreichen von Beschwerdefreiheit (nach 2 - 4 Tagen) und Normalisierung von Leukozyten und BSG wieder Kostaufbau und faserreichere Kost
   - Akute komplizierte Divertikulitis (Typ 2a): Stationäre Behandlung, Nahrungskarenz, i.v.-Ernährung, Breitbandantibiotika i.v. (mit Wirksamkeit gegen Anaerobier und Gramnegative), z.B. Metronidazol + Ciprofloxacin (oder Piperacillin + Tazobactam oder Ceftriaxon) + engmaschige Kontrolluntersuchungen
   - Akute komplizierte Divertikulitis Typ 2b: Evtl. perkutane Drainage unter Sono- oder CT-Kontrolle. Tritt innerhalb von 2 - 3 Tagen keine Besserung ein oder gibt es Zeichen einer freien Perforation (Typ 2c): Operation!

2. Operativ
   Ind: - Sofort: Freie Perforation (Typ 2c); massive, konservativ nicht zu stillende Blutung
   - Dringlich: Frühelektive Op. nach Abszessdrainage; Fistlbildung, Stenose, wiederholte Blutungen, Unsicherheit im Ausschluss eines Kolonkarzinoms
   - Elektive Operation chronisch-rezidivierende Divertikulitis (Typ 3): Individuelle Indikation unter Berücksichtigung von Alter und Begleiterkrankungen

Falls bei rezidivierender Divertikulitis eine Operation kontraindiziert ist oder vom Patienten abgelehnt wird, Versuch einer intermittierenden Gabe von Antibiotika (siehe oben) oder Mesalazin.

Operationsverfahren:
- Notfalloperation:
  ▪ Einzeitige Operation: Wenn möglich (keine generelle Kontraindikation)
  ▪ Zweizeitige Operation, z.B. Hartmann-Op.:
    1. Resektion des erkrankten Sigmas, blinder Verschluss des Rektums, Kolostoma (Anus praeter) des proximalen Kolonanteils
    2. Später Rückverlagerung der Kolostomie nach klinischer Besserung
- Rezidivierende Divertikulitis: Offene oder laparoskopische Sigmoidektomie

Operationsletalität: Bei elektiver Operation < 2 %, bei Notoperation bis > 10 %

Prg: Je früher im Leben eines Patienten und je schwerer der erste Divertikulitisschub auftritt, umso eher stellt sich eines Tages die Indikation zur Operation. Die erste Divertikulitis rezidiviert in bis zu 30 %. Letalität abhängig vom AZ und Stadium: Typ 1a/b, Typ 2a: < 5 %; Typ 2c bis 15 %

Pro: Ballaststoffreiche Kost, Obstipation vermeiden, körperliche Aktivität, Gewichtsnormalisierung (allerdings fehlen Therapiestudien zur Wirksamkeit einer Prophylaxe)

POLYPEN DES KOLONS [K63.5]

Vo.: Bei Erwachsenen 10 % im Sektionsgut; Zunahme mit dem Alter (> 60. Lj. ca. 30 %). > 50 % der Polypen im Rektum. Polypen im Colon ascendens sind oft flach, im linksseitigen Kolon sind die Polypen meist polypoid-gestielt.

Def: Polyp: Schleimhautvorwölbung ins Darmlumen (gutartig / bösartig).
Pathogenese und Prognose richten sich nach der Histologie:
- Entzündlicher Polyp (z.B. Granulationsgewebspolyp, nach OPs oder bei chronisch-entzündlichen Darmerkrankungen)
- Hyperplastischer Polyp (= fokale Hyperplasie, harmlose Läsion, meist im distalen Dickdarm)
- Neoplastischer Polyp (= Tumor, epithelial oder mesenchymal, häufigster Tumor: Adenom = Neoplasie ausgehend vom Kolonepithel)
- Hamartom (angeborene tumorartige Läsion, gehäuft bei genetischen Syndromen)

Adenome:
- Klassisches Adenom (A) mit unterschiedlichen Histologien: Überwiegend tubulär (TA), tubulo-villös (TVA) oder rein villös (VA). Adenome kommen gestielt oder flach („sessil") vor. Weitere Unterformen:
- Sessiles serratiertes (gezähntes) Adenom (SSA): Kaum über dem Schleimhautniveau erhabener Tumor. Dadurch ist die endoskopische Erkennung erschwert. Sie können übersehen werden und Ursache sog. Intervallkarzinome sein (Definition: Siehe dort); Lokalisation: Überwiegend rechtsseitiges Kolon.
- Traditionell serratiertes Adenom (TSA): Polypoide Läsion mit serratierter Schleimhaut
- Gemischtes Adenom (SSA + TA, SSA + TVA, SSA + TSA, evtl. auch sog. Kollisionstumor = kombinierter adenomatös-hyperplastischer Polyp).

Ca. 70 - 80 % der KRK entstehen auf dem Boden eines klassischen Adenoms: Adenom-Karzinom-Sequenz.
Ca. 20 - 30 % der KRK entstehen auf dem Boden eines serratierten Adenoms: serratierter Karzinogeneseweg. Die Entstehung erfolgt schrittweise und herdförmig vom Adenom mit geringer intraepithelialer Neoplasie (low grade IEN = LG-IEN) über das Adenom mit hochgradiger intraepithelialer Neoplasie (high grade IEN = HG-IEN) bis zum Adenom mit invasivem Karzinom: Frühkarzinom (pT1-Tumor). Die HG-IEN gilt als Vorstufe des Karzinoms. Solange die HG-IEN die Muscularis mucosae nicht überschreitet, kann auch keine Metastasierung erfolgen. Bei Überschreiten dieser Barriere liegt ein invasives Karzinom vor. Die Größe der Adenome und das villöse Wachstumsmuster steigern das Dysplasierisiko (villöse Adenome ≥ 10 mm ∅ entarten in bis zu 45 %/10 J.). Den einzelnen Stadien der Adenom-Karzinom-Sequenz können genetische Veränderungen zugeordnet werden: Aktivierung von Onkogenen und Inaktivierung von Tumorsuppressorgenen (Tumor-Progessionsmodell: Siehe Kapitel KRK). Beim serratierten Karzinogeneseweg finden sich andere genetische Befunde: Mikrosatelliteninstabilität (MSI). Dysplasierisiko bei SSA gering (hohe MSI), bei TSA hoch (niedrige MSI oder mikrosatellitenstabil). Serratierte Adenome wachsen offenbar schneller als klassische Adenome, was die sog. Intervallkarzinome (= KRK nach unauffälliger Koloskopie) erklären könnte und sich auf die Nachsorgeempfehlungen („Polypenmanagement") auswirkt.

Hereditäre Polyposis-Syndrome:

Internet: *www.familienhilfe-polyposis.de* u.a.

- Familiäre adenomatöse Polyposis (FAP)[D12.6]: Häufigkeit 1 : 10.000 Einwohner (1 % aller kolorektalen Karzinome)
  Autosomal-dominant erblich, in 25 % Neumutationen. Ursache der FAP sind Mutationen des APC-Tumorsuppressorgens auf Chromosom 5q21 (Mutationsnachweis in ca. 90 %).Es kommt zum Auftreten multipler (> 100) kolorektaler Adenome, am häufigsten nach dem 15. Lj.
  FAP: Obligate Präkanzerose mit sehr hohem Entartungsrisiko ab dem 15. Lj. → Vorsorgekoloskopie ab 12. Lj.! Familie untersuchen!
  Extrakolonische Manifestationen der FAP:
  - Adenome des Duodenums und Drüsenkörperzysten im Magen (80 %), Risiko für Duodenalkarzinom: 10 % → regelmäßige Gastroskopien mit Inspektion der Papille
  - Epidermoidzysten (50 %) und Osteome (80 %) (Gardner-Syndrom)
  - Selten Glio-/Medulloblastome des Gehirns (Turcot-Syndrom)
  - Congenitale Hypertrophie des retinalen Pigmentepithels = CHRPE (85 %), ein harmloser Augenhintergrundbefund, der aber diagnostisch genutzt wird → Augenhintergrundspiegelung
- Attenuierte FAP (AFAP): Seltene Variante der FAP, Manifestationszeitpunkt der kolorektalen Karzinome im 5. Lebensjahrzehnt, Zahl der Adenome oft < 100
- MUTYH-assoziierte Polyposis (MAP): Rel. seltene Keimbahnmutation im MUTYH-Gen, autosomal-rezessive Vererbung; > 20 Kolonadenome mit KRK in jungen Jahren
- Cronkhite-Canada-Syndrom: Generalisierte Polypose des Magen-Darm-Traktes und bräunliche Hautpigmentierung mit Alopezie und Nagelveränderungen, manifestiert sich nach dem 50. Lebensjahr; therapierefraktäre Diarrhöen mit Elektrolyt- und Eiweißverlusten. KRK-Risiko nicht erhöht.
- Birt-Hogg-Dubé-Syndrom (BHD-Syndrom):
  Selten, Mutation im BHD (FLCN)-Gen, autosomal-dominant erblich, multiple Kolonadenome mit hohem Entartungsrisiko für KRK + extrakolonische Manifestationen (Hauttumore, Nierentumore, Lungenzysten)
- Hamartomatöse Polyposis-Syndrome (selten):
  Alle Patienten mit hamartomatösen Polypen haben ein erhöhtes Risiko für kolorektale Karzinome.
  - Peutz-Jeghers-Syndrom [Q85.8]:
    · Polyposis des Dünn-, gel. auch Dickdarms; 50 % d.F. sind autosomal-dominant vererbt, 50 % sind Neumutationen, mittleres Erkrankungsalter 35 Jahre; Genmutation: STK11/LKB1
    · Melaninflecken an Lippen und Mundschleimhaut
    · Gel. Stieldrehung der Polypen mit hämorrhagischer Infarzierung, evtl. Subileus
    · Erhöhtes Risiko für Pankreas-Ca. (100fach) und Ovarial-Ca. (bis 10 % der Frauen)
  - Familiäre juvenile Polyposis: 1/3 d.F. treten familiär auf; Genmutation: SMAD4/BMPR1A
  - Juvenile Polyposis des Kindesalters: Sehr selten; Genmutation BMPR1A+PTEN
  - Cowden-Syndrom:
    Papeln im Gesicht, an Händen/Füßen, Papillome im Mundbereich, hamartomatöse Tumoren (Mamma, Schilddrüse) und Polypen im Magen-Darm-Trakt, Genmutation: PTEN/MMAC1
  - Hyperplastisches Polyposis-Syndrom (HPS) = Serratiertes Polyposis-Syndrom (SPS): Selten; viele (> 20) oder große hyperplastische Polypen; KRK-Risiko 30 - 50 %

KL.: Meist symptomloser Zufallsbefund im Rahmen einer Kolondiagnostik.

Ko.: Blutungen, Obstruktion, karzinomatöse Entartung

Di.: Digitale rektale Untersuchung, Rekto-/Koloskopie.
Bei größeren Rektumadenomen rektale Endosonografie zur Klärung der endoskopischen Abtragbarkeit
Evtl. MRT-Sellink des Dünndarms und Videokapsel-Endoskopie zum Nachweis von Dünndarmpolypen bei Polyposis-Syndromen

Merke: Es sollte immer das gesamte Kolon auf weitere Adenome abgesucht werden: Vollständige Koloskopie erforderlich (in bis zu 30 % findet sich mehr als 1 Adenom).

Th.: Ziel ist immer eine vollständige Entfernung des Adenoms im Gesunden. Welche Methode zum Einsatz kommt, hängt von Größe und Karzinomrisiko ab:
- Adenome: ≤ 5 mm: Abtragung mit Biopsiezange + Histologie
  > 5 mm: Schlingenabtragung in toto mit Basis + Histologie
  Größere Adenome, die nicht sicher mittels Schlinge komplett abgetragen werden können: Transanale endoskopische Mikrochirurgie (TEM), endoskopische Submukosadissektion (ESD) oder laparoskopische oder konventionelle Resektionsverfahren.

- FAP: Patienten und Familienmitglieder humangenetisch beraten. Vorsorgeuntersuchungen ab 10. Lebensjahr einschließlich Vorsorgeuntersuchungen auf extrakolonische Manifestationen. Durch Langzeittherapie mit NSAR nach Proktokolektomie kann das Auftreten neuer Adenome im Rektumstumpf reduziert werden. Prophylaktische Proktokolektomie (sphinktererhaltende ileoanale Pouchoperation) nach der Pubertät, jedoch vor dem 20. Lebensjahr.
- Bei hamartomatösen Polypen Vorsorgeuntersuchungen ab dem 10. Lj.

Pro: Vorsorgeempfehlungen:
1. Screening auf Polypen und KRK (siehe Kapitel KRK)
2. Nachsorgeempfehlung („Polypenmanagement") bei sporadischen kolorektalen Polypen:

Situation	**Nach wieviel Jahren erneute Koloskopie ?**
Unauffällige Koloskopie oder singulärer hyperplastischer Polyp	10
1 oder 2 klassische tubuläre Adenome < 10 mm Durchmesser ohne hochgradige intraepitheliale Neoplasie (HG-IEN)	5
3 bis 10 klassische tubuläre Adenome 1 klassisches tubuläres Adenom ≥ 10 mm Durchmesser 1 villöses Adenom 1 serratiertes Adenom	3
Mehr als 10 Adenome	< 3
Adenom histologisch nicht vollständig entfernt oder Abtragung großer flacher sessiler Adenome in mehreren Fraktionen („Piecemeal-Technik")	2 bis 6 Monate

Anm.: Hyperplastische Polyposis: Siehe Leitlinie Kolorektales Karzinom (KRK)

3. Vorsorgeempfehlungen für hereditäre Polyposis-Syndrome:
Siehe *Internet*, z.B. *www.familienhilfe-polyposis.de*

KOLOREKTALES KARZINOM (KRK) [C19]

Internet-Infos: S3-Leitlinie (2014), *www.dgvs.de*

Def: Als Grenzmarke zwischen Kolon- und Rektumkarzinom gilt in Europa eine Distanz von 16 cm zwischen aboralem Tumorrand und Anokutanlinie - gemessen mit dem starren Rektoskop (USA: 12 cm).

Ep.: Inzidenz variiert in Europa von < 20 (Griechenland) bis 70/100.000/Jahr (Deutschland am höchsten); zweithäufigste krebsbedingte Todesursache bei Männern (nach Lungenkarzinom) und bei Frauen auf Platz 3 (nach Mamma- und Lungenkarzinom). 90 % der kolorektalen Karzinome finden sich nach dem 50. Lebensjahr, gel. Fälle aber auch schon vor dem 40. Lebensjahr. Ca. 25.000 Todesfälle in Deutschland im Jahr 2014.
Inzidenz verdoppelt sich bei über 40jährigen alle 10 Jahre!

Karzinomrisiko: (in Klammern Prozentangabe bezogen auf alle KRK)
1. Normalbevölkerung > 40 Jahre ohne Risikofaktoren (75 %) — 6 %
2. Risikogruppen (25 %)
   - Patienten mit kolorektalen Adenomen: Siehe dort
   - Familiär gesteigertes Risiko für KRK:
     Verwandte 1. Grades von KRK-Patienten (KRK im Alter > 60 J.) — 10 %
     Verwandte 1. Grades von KRK-Patienten (KRK im Alter < 60 J.) — 30 %
     Patienten mit HNPCC (5 %) — 60 - 70 %
     Patienten mit FAP u.a. hereditären Polyposis-Syndromen (1 %) — 100 %
     Patienten mit Colitis ulcerosa > 15jähriger Krankheitsdauer — 15 %

Ät.: 1. Genetische Faktoren (10 % d.F.):
- FAP = Familiäre adenomatöse Polyposis = obligate Präkanzerose: 1 % aller KRK; andere familiäre Polyposis-Syndrome (siehe dort)
- Kolorektale Karzinome in der Familienanamnese
- **Lynch-Syndrom = Hereditäres, nichtpolypöses Kolonkarzinom-Syndrom (HNPCC) [C18.9]** (*www.hnpcc.de*): 5 % aller KRK - autosomal dominante Vererbung. KRK-Risiko: Männer bis 70 %, Frauen bis 60 %; medianes Alter bei Auftreten von KRK ca. 45 Jahre (selten vor dem 25. Lj.); > 50 % der KRK sind im rechten Kolonabschnitt lokalisiert. Es besteht ein erhöhtes Risiko für extrakolonische Neoplasien: Risiko für Endometrium-Ca. bis 50 %, für Ovarial-, Magen- und Urothel-Karzinom jeweils < 10 %; seltener Karzinome von Dünndarm, Gallengängen, Pankreas.

Kombination mit Talgdrüsentumoren = Muir-Torre-Syndrom; Kombination mit Hirntumoren = Turcot-Syndrom (kommt auch bei FAP vor).

Urs.: Mutationen verschiedener DNA-Reparatur-Gene (MMR-Gene): MLH1, MSH2, MSH6, PMS2 und EPCAM-Deletionen mit Auftreten typischer Mikrosatelliteninstabilität (MSI). Häufigkeit der pathogenen MMR-Mutationen: 1 : 500. Familienuntersuchung auf diese Gendefekte!

Amsterdam II-Kriterien zur Diagnose des HNPCC:
Alle Kriterien müssen erfüllt sein:
- Mindestens 3 Familienangehörige mit HNPCC-assoziiertem Karzinom (Endometrium, Dünndarm, Urothel, Kolon, Rektum)
- Einer davon Verwandter ersten Grades der beiden anderen
- Erkrankungen in mindestens zwei aufeinanderfolgenden Generationen
- Mindestens ein Patient mit der Diagnose eines Karzinoms vor dem 50. Lebensjahr

Überarbeitete Bethesda-Kriterien zur Diagnose des HNPCC müssen bei allen KRK-Patienten abgefragt werden. - Mindestens ein Kriterium muss erfüllt sein:
- Diagnose eines KRK vor dem 50. Lj.
- Diagnose von syn- oder metachronen kolorektalen oder anderen HNPCC-assoziierten Karzinomen (siehe oben) unabhängig vom Alter
- Diagnose eines KRK vor dem 60. Lj. mit typischer Histologie eines MSI-H-Tumors (tumorinfiltrierende Lymphozyten, Crohn's like lesions, muzinöse oder siegelringzellige Differenzierung, medulläres Karzinom)
- Diagnose eines KRK bei mindestens einem erstgradig Verwandten mit einem HNPCC-assoziierten Tumor, davon Diagnose eines Tumors vor dem 50.Lj.
- Diagnose eines KRK bei zwei oder mehr erstgradigen Verwandten mit einem HNPCC-assoziierten Tumor, unabhängig vom Alter

Bei positivem Bethesda-Kriterium erfolgt eine weiter führende molekularpathologische Diagnostik: Immunhistochemie des Tumors auf MMR-Proteine MLH1, MSH2, MSH6 und PMS2.

2. Ernährungsfaktoren: Risikofaktoren sind ballaststoffarme, fettreiche und fleischreiche (bes. rotes Fleisch) Ernährung, hoher Alkoholkonsum, Vermeidung von Obst und Gemüse
3. Risikoerkrankungen: Kolorektale Adenome; langjährige chronisch-entzündliche Darmerkrankungen (insbes. Colitis ulcerosa mit high grade IEN), Zustand nach Ureterosigmoideostomie, Karzinome von Mamma, Ovar und Corpus uteri; Schistosomiasis
4. Andere Risikofaktoren:
   - Alter über 40 Jahre, Übergewicht, Vorsorgeuntersuchung ignorieren
   - Langjähriges Zigarettenrauchen, hoher Alkoholkonsum

Protektive Faktoren: Fett- und fleischarme, gemüse-/salatreiche Kost (mediterrane Kost), Getreideballaststoffe; schnelle Stuhlpassage, ASS und NSAR, 5-ASA (bei Colitis ulcerosa), regelmäßige körperliche Aktivität, Nikotinabstinenz

Pg.: 1. Adenom/Dysplasie-Karzinom-Sequenz (70 - 80 %):
Kolorektale Karzinome entstehen aus intraepithelialen Neoplasien (IEN). Hierbei treten die IEN in Form von Adenomen auf. Bei langjähriger Colitis ulcerosa können Karzinome aus IEN entstehen, die im Schleimhautniveau liegen ("flache Adenome" und de-novo-Karzinome). Initiale Mutation des APC-Tumorsupressor-Gens.
2. Serratierter Karzinogeneseweg (20 - 30 %) (Siehe Kap. „Polypen des Kolons"). Initiale Mutation der Protoonkogene BRAF und KRAS

Molekularbiologische Veränderungen:
Tumorprogressions-Modell (nach Vogelstein und Fearon): Die Tumorprogression vom Normalgewebe über das Adenom zum Karzinom dauert ca. 10 Jahre und wird verursacht durch eine Akkumulation verschiedener genetischer Veränderungen. Dabei handelt es sich um Aktivierungen von Onkogenen und/oder Inaktivierung von Tumorsuppressor-Genen. Ist eine kritische Gesamtzahl an genetischen Veränderungen eingetreten, kann das anfangs noch kontrollierte Wachstumsverhalten in ein unkontrolliertes malignes Wachstum übergehen (maligne Transformation).

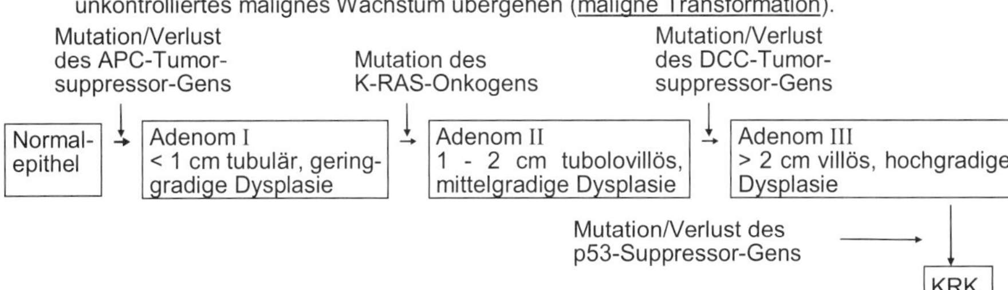

Tumorspezifische Mutationen:		
	Gen → chromosomale Lokalisation	Folge
Kolonkarzinom	DCC → del 18q21	Genverlust → Zelladhäsionsproteindefekt
FAP	APC → del 5q21	Genverlust → veränderte Signalvermittlung
HNPCC	MLH1 → 3p21 } 90 % MSH2 → 2p21 } MSH6 → 2p16 PMS2 → 7p22 EPCAM-Deletionen	Mutationen in DNA-Reparatur-Genen (MMR-Gene)

Hi.: Adenokarzinom; in 2 - 5 % multipel (stets Suche nach weiteren Tumoren!)
Histologisches Grading:
- Low-grade-Karzinome: G 1 = gut differenziert, G 2 = mäßig differenziert
- High-grade-Karzinome: Schlecht differenzierte muzinöse und nichtmuzinöse Adenokarzinome (G 3), Siegelringzellkarzinome, kleinzellige und undifferenzierte Karzinome (G 4). High-grade-(-high risk-)Karzinome zeigen frühe lymphogene Metastasierung.

Lok: Rektum (50 %) > Sigma (30 %) > Coecum/Colon ascendens (10 %) > Übriges Kolon (10 %)

Lymphogene Ausbreitung
des Rektumkarzinoms über 3 Metastasenstraßen in Abhängigkeit vom Tumorsitz:
Die Prognose ist umso ungünstiger, je tiefer (oder distaler) das Rektumkarzinom sitzt (Distanzangaben in cm von der Anokutanlinie - gemessen mit dem starren Rektoskop):
- Oberes Rektumdrittel (12 - 16 cm): 1 Metastasenstraße (→ paraaortale Lnn.)
- Mittleres Rektumdrittel (6 - < 12 cm): 2 Metastasenstraßen (zusätzlich Beckenwand)
- Unteres Rektumdrittel (< 6 cm): 3 Metastasenstraßen (zusätzlich inguinale Lnn.)

Hämatogene Metastasierung:
Leber + Lunge, erst danach andere Organe (Kaskadentheorie)
Bei 25 % der Patienten finden sich bereits zum Diagnosezeitpunkt Lebermetastasen. > 50 % aller KRK-Patienten entwickeln Lebermetastasen.
Die hämatogene Metastasenbildung folgt dem venösen Abfluss, d.h. V. portae → Leber: Nur beim distalen Rektumkarzinom kann via V. cava der Weg direkt in die Lunge gehen.

TNM-Klassifikation (UICC, 2010):

T_{is}	Carcinoma in situ: Intraepithelial oder Infiltration der Lamina propria
T_1	Submukosa
T_2	Muscularis propria
T_3	Subserosa, nicht peritonealisiertes perikolisches/perirektales Gewebe
T_{4a}	Viszerales Peritoneum
T_{4b}	Andere Organe oder Strukturen
N_0	Keine regionäre Lymphknotenmetastasen (LK) *)
N_{1a}	1 LK
N_{1b}	2 - 3 LK
N_{1c}	Tumorknötchen [= Satellit(en)] im Fettgewebe der Subserosa oder perikolischen/-rektalen Fettgewebe ohne regionäre LK
N_{2a}	4 - 6 LK
N_{2b}	≥ 7 LK
M_0	Keine Fernmetastasen (M)
M_{1a}	Fernmetastasen in 1 Organ
M_{1b}	Fernmetastasen in mehr als 1 Organ oder im Peritoneum

*) Es sollten mindestens 12 Lymphknoten untersucht werden, um den Lymphknotenstatus sicher zu bestimmen.

Stadiengruppierung (UICC, 2010)

Stadium 0	T_{is}	N_0	M_0
Stadium I	T_1, T_2	N_0	M_0
Stadium IIA	T_3	N_0	M_0
Stadium IIB	T_{4a}	N_0	M_0
Stadium IIC	T_{4b}	N_0	M_0
Stadium IIIA	T_1, T_2	N_1	M_0
	T_1	N_{2a}	M_0
Stadium IIIB	T_3, T_{4a}	N_1	M_0
	T_2, T_3	N_{2a}	M_0
	T_1, T_2	N_{2b}	M_0
Stadium IIIC	T_{4a}	N_{2a}	M_0
	T_3, T_{4a}	N_{2b}	M_0
	T_{4b}	N_1, N_2	M_0
Stadium IVA	Jedes T	Jedes N	M_{1a}
Stadium IVB	Jedes T	Jedes N	M_{1b}

KL.: Symptome leider uncharakteristisch. Es gibt keine zuverlässigen Frühsymptome!

- Blutbeimischung zum Stuhl: Am häufigsten bei Rektumkarzinom, aber nur etwa 1/6 der rechtsseitigen Kolonkarzinome, daher nie sagen: kein Blut, also kein Karzinom.

  Merke: Nie mit der alleinigen Diagnose Hämorrhoiden zufriedengeben: Die Hälfte aller Karzinompatienten hat gleichzeitig auch Hämorrhoiden! Immer digitale Untersuchung + vollständige Koloskopie anstreben!

- Jede plötzliche Änderung der Stuhlgewohnheit im Alter > 40 J.! Symptom des "falschen Freundes" (= Flatus mit Stuhlabgang infolge schlaffen Sphinktertonus), konstant üble Windgerüche.

Ferner:
- Leistungsminderung, Müdigkeit, evtl. Gewichtsverlust, evtl. Fieber
- Ileuserscheinungen beim Sigma- und Rektumkarzinom (Spätsymptom)
- Chronische Blutungsanämie, Schmerzen, evtl. tastbarer Tumor, bes. bei rechtsseitigem Kolonkarzinom

Di.:
- Rektale Austastung
- Hohe Koloskopie bis mind. Coecumboden, ggf. mit Histologie
- Evtl. 3D-Spiral-CT in low dose-Technik oder 3D-MRT ("virtuelle Koloskopie")
  Ind.: Falls Koloskopie nicht (vollständig) möglich ist.

Ergänzende Diagnostik:
- Beurteilung der Tumorausdehnung und lokalen Operabilität bei Rektumkarzinomen: Rektale Endosonografie; MRT-Becken, Spiral-CT des Abdomens bei unklarem Sonobefund; Zystoskopie bei V.a. Blaseninfiltration; gynäkologische Untersuchung bei V.a. Infiltration von Vagina, Uterus, Adnexen
- Metastasensuche: Sonografie und CT oder evtl. MRT der Leber; Röntgen-Thorax, bei Rektumkarzinom Thorax-CT
- Tumormarker CEA:
  In Abhängigkeit vom Stadium der Erkrankung finden sich bei einem Teil der Patienten erhöhte Serumspiegel des carcino-embryonalen Antigens. Das CEA ist nicht tumorspezifisch und eignet sich auch nicht als Früherkennungstest. Die Bedeutung liegt nur in der Nachsorge nach Radikaloperation: Präoperativ erhöhte Werte normalisieren sich bei kompletter Tumorentfernung und steigen im Rezidiv wieder an (regelmäßige postoperative Kontrollen!).
- Nachweis der mRNA des tumorassoziierten Antigens HL-6 (sensitiver als CEA, keine Routine)
- Diagnostik von (Lokal-)Rezidiven nach Op. (keine Routine):
  - PET mit Fluordesoxyglukose (^{18}F-FDG)
  - Radioimmunszintigrafie (RIS) mit ^{99m}Tc-markierten CEA-Antikörpern

Merke: 10 % aller kolorektalen Karzinome sind digital tastbar (abhängig vom Untersucher), 60 % sind durch Rektosigmoidoskopie erfassbar, der Rest nur durch komplette Koloskopie! Nur durch regelmäßige prophylaktische Koloskopie ist eine sichere Frühdiagnose mit hoher Heilungschance möglich! Es gibt keine zuverlässigen Frühsymptome!

Th.: Siehe *Internet*: S3-Leitlinie „Kolorektales Karzinom"

I. Kurative chirurgische Therapie

A) Rektumkarzinome:
- Sphinkter-(kontinenz-)erhaltende restaurative Resektionsverfahren: Anteriore Rektumresektion mit totaler Mesorektumexzision (TME):

Ind: Tumoren im oberen + mittleren Rektumdrittel. T_2- und T_3-Karzinome im unteren Rektumdrittel, falls ausreichender distaler Sicherheitsabstand vorhanden: Karzinome des oberen Rektumdrittels 5 cm in situ (= 3 cm am frischen, nicht ausgespannten Resektat), Karzinome der unteren 2 Drittel des Rektums 2 cm in situ (= 1 cm am frischen nicht ausgespannten Resektat). Nach Absetzen der A. mesenterica inferior komplette Entfernung des Mesorektums mit dem regionären Lymphabflussgebiet = totale Mesorektumexzision (TME) bei Karzinomen der unteren 2 Rektumdrittel. TME senkt die Lokalrezidivrate auf ca. 15 %/5 J.
Die Grenze der kontinenzerhaltenden Chirurgie liegt bei ca. 5 cm zwischen distalem Tumorrand und Anokutanlinie (= 85 % aller Rektumkarzinome).

- Abdominoperineale Rektumexstirpation (APR)
  mit Anlage eines endständigen Anus praeter sigmoidalis (Kolostoma)
  Ind: Tumoren im unteren Drittel, sofern ein tumorfreier distaler Sicherheitsabstand nicht vorhanden ist. Der abdominelle Teil der Operation kann auch laparoskopisch erfolgen.
  Ko.: Anastomoseninsuffizienz, Lokalrezidive (Häufigkeit abhängig vom Stadium und der Operationstechnik bzw. dem Operateur: 10 - 30 %)
  Klinikletalität bei elektiver Operation ca. 2 %.
  Durch eine tägliche Kolonspülung über das Kolostoma kann erreicht werden, dass der Patient am Tag ohne Auffangbeutel auskommt (Abdeckung durch Stomakappe).
- Transanale Lokalexzision (TEM = transanale endoskopische Mikrochirurgie) nur bei Low-grade-T_1-Karzinomen ohne Lymphgefäßinvasion ($G_1/G_2/N_0$)

B) Kolonkarzinom:
Operative oder laparoskopische En-bloc-Resektion von tumortragendem Kolonabschnitt und Mesenterium unter Einhaltung einer ausreichenden Sicherheitszone normalen Gewebes + Mitentfernung des regionalen Lymphabflussgebietes nach Gefäßligatur des zu entfernenden Lymphabflussgebietes.
Je nach Tumorlokalisation bedeutet dies eine Hemikolektomie rechts bzw. links, eine Kolon-Transversumresektion oder eine Sigmaresektion. Bei Karzinomen im mittleren und distalen Sigma radikale Sigmaresektion. Um das Risiko einer intraoperativen Metastasierung gering zu halten, wurde eine sog. "no touch"-Technik entwickelt.

C) Resektable Leber- und Lungenmetastasen können mit kurativer Zielsetzung entfernt werden, evtl. nach vorgeschalteter neoadjuvanter Chemotherapie: Resektion (5-Jahres-Überlebensrate nach Resektion von Lebermetastasen bis 40 %).

D) Bei isolierter, begrenzter Peritonealkarzinose:
Evtl. multimodales Therapiekonzept: Kombination von Chirurgie (mit Entfernung aller Herde der Peritonealkarzinose), hyperthermer intraperitonealer Chemotherapie (HIPEC) und systemischer Chemotherapie (nur im Rahmen klinischer Studien an Zentren)

II. Neoadjuvante Therapie (in der Regel Beginn 4 - 6 Wochen nach Op., Dauer 6 Monate):
Eine präoperative Radio-/Chemotherapie (RT/CT) mit 5-FU und postoperative Chemotherapie wird bei fortgeschrittenen Rektumkarzinomen im UICC-Stadium II und III empfohlen. Dieses Vorgehen senkt das Auftreten von Lokalrezidiven um 50 % und verbessert die 5-Jahresüberlebensrate um 10 %. Die neoadjuvante Therapie kann eine R_0-Resektion evtl. auch mit Sphinktererhalt noch ermöglichen, wenn dies aufgrund der präoperativen Diagnostik unwahrscheinlich ist. Die Operation erfolgt ca. 4 - 6 Wochen nach der initialen RT/CT.
Mögliche Langzeit-NW der Bestrahlung: Stenosen, Schrumpfblase, Fisteln, chronische Strahlenproktitis

III. Adjuvante Therapie:
Beim Kolonkarzinom im UICC-Stadium III = nodal positives Stadium N_{1-2} verbessert eine (4 - 6 Wochen postoperativ eingeleitete) 6-monatige Gabe von Oxaliplatin + 5-Fluorouracil (= 5-FU) + Folinsäure (FOLFOX) die 5-Jahresüberlebensrate um 15 - 20 %. Die 5-Jahres-Tumorfreiheit beträgt mit dieser Kombination ca. 70 %. Das XELOX-Schema verwendet Capecitabin + Oxaliplatin.
Im UICC-Stadium II wird bei Risikokonstellation eine adjuvante Therapie empfohlen (T4-Tumor, Notfalloperation, Tumorperforation, weniger als 12 Lymphknoten entfernt).

IV. Palliative Therapie (Planung in interdisziplinärer Tumorkonferenz):
A) Kolonkarzinome: Umgehungsanastomosen oder Anlage eines Anus praeter naturalis
B) Rektumkarzinom: Endoskopische Stenteinlagen oder lokale, endoskopische Argonlasertherapie
C) Metastasierendes KRK:
- Polychemotherapie mit 5-FU oder dem Prodrug Capecitabin + Oxaliplatin (oder Irinotecan) → Verlängerung der durchschnittlichen Überlebenszeit auf > 20 Monate.
  NW + KI beachten (z.B. Capecitabin: Gastrointestinale NW, Stomatitis, Hand-Fuß-Syndrom u.a.; Oxaliplatin: Gastrointestinale NW, Neuropathie u.a.; Irinotecan: Cholinerges Syndrom, Diarrhö, Leber-/Nierenschäden u.a.)

- Monoklonale Antikörper:
  · Ak gegen VEGF: Bevacizumab (Avastin®): NW + KI beachten (z.B. Magen-Darm-Perforationen, Hypertonie, asymptomatische Proteinurie, nekrotisierende Fasziitis)
  · Ak gegen EGF-Rezeptor (EGFR): Cetuximab, Panitumumab. NW beachten, z.B. schwere Hautreaktionen bei Panitumumab. Bei KRAS-Mutation sind EGFR-Ak nicht wirksam → Indikation nur beim KRAS-Wildtyp: Vor Therapie KRAS-Mutationsstatus prüfen.
- Aflibercept: Bindet den VEGF-Rezeptor
- Regorafenib, ein Multikinase-Inhibitor (Reservemittel)
- Untersuchung in Studien: TAS-102, Ramucirumab

Sono-/CT-gesteuerte lokale Therapieverfahren können bei einzelnen Lebermetastasen zu besserer Lebensqualität und evtl. Lebensverlängerung führen: z.B. RFA = Radiofrequenz- oder KA = Kryoablation; TACE = transarterielle Chemoembolisation u.a. (siehe Kapitel „Maligne Lebertumoren")

Einzelne Lungenmetastasen können auch minimal-invasiv, z.B. durch Mikrowellenablation oder RFA zerstört werden mit evtl. verbesserter Prognose.

Nachsorge: Lokoregionale Tumorrezidive treten nach "kurativer" Resektion kolorektaler Karzinome in ca. 10 - 30 % auf (abhängig von der chirurgischen Technik, vom Chirurgen und dem Tumorstadium), die Mehrzahl (70 %) in den ersten beiden postoperativen Jahren. Günstig lokalisierte Rezidive können evtl. mit kurativer Zielsetzung operiert werden (R_0-operierte Lebermetastasen führen in bis zu 25 % zu Langzeitüberleben). Nachuntersuchungen erfolgen in Zeitabständen, die vom Tumorstadium abhängig sind: CEA, Koloskopie, Sonografie der Leber, Röntgen-Thorax, bei Rektumkarzinom Spiral-CT des Beckens.

Bei FAP und HNPCC regelmäßige Vorsorgeuntersuchungen, um extrakolonische Zweittumoren frühzeitig zu erkennen.

Prg: 5-Jahresüberlebensrate:
- Rektumkarzinom (UICC-Stadium I - IV): bis 95 % - bis 85 % - bis 55 % - 5 %
- Kolonkarzinom (UICC-Stadium I - IV): bis 95 % - bis 85 % - bis 65 % - 5 %

Die Erfahrung und Sorgfalt des Operateurs beeinflusst die Prognose erheblich (5-Jahresüberlebensdifferenzen stadienabhängig bis > 30 %).

Pro: Screening auf Polypen und kolorektale Karzinome:

A) Koloskopie aller Nicht-Risikopersonen ab dem 50. Lebensjahr: Adenome werden als prämaligne Veränderungen entfernt. Wiederholung bei unauffälligem Befund und fehlenden Risikofaktoren im Abstand von 10 Jahren. Bei Koloskopie-Screening erübrigt sich der FOBT.
Anm.: „Intervallkarzinome" sind KRK, die innerhalb von 3 J. nach einer Polypektomie oder innerhalb 10 J. nach primär unauffälliger Koloskopie auftreten.

B) ► Fäkaler Okkultblut-Test (FOBT):
Der quantitative immunologische Test zum Nachweis von nicht sichtbarem Blut im Stuhl (iFOBT) löst seit April 2017 den derzeit verwendeten guajakbasierten Test (gFOBT) ab, da iFOBT deutlich sensitiver ist. Er kann aber eine Koloskopie zum Ausschluss eines KRK nicht ersetzen.
► Inspektion des Anus und rektale Austastung

C) Prophylaktische Koloskopie von Risikogruppen: (bei Colitis ulcerosa: Siehe dort)

Siehe auch S3-Leitlinie	**1. Koloskopie**	**Untersuchungsintervall *)**
Verwandte 1. Grades von KRK- oder Adenompatienten (< 60 J.)	Vor dem 50. Lj.**)	5 Jahre
FAP-Patienten } + Vorsorgeuntersuchung auf extrakolonische Tumoren	mit 10 J.	jährlich
HNPCC } + Vorsorgeuntersuchung auf extrakolonische Tumoren	mit 25 J. ***)	jährlich

*) bei unauffälligem Erstbefund

**) 1. Koloskopie mit 35 J., falls KRK-Patient in der Familie < 45 Jahre alt. (10 Jahre vor Diagnose beim Verwandten 1. Grades)

***) oder 5 Jahre vor dem frühest aufgetretenen KRK (Familienanamnese)

Anm.: Perforationsrisiko bei Koloskopien ca. 1 - 2 ‰ (meist im rektosigmoidalen Übergang)
Letalitätsrisiko gering (1 : 10.000)

Analkanalkarzinom [C21.1]

Def: Distale Karzinome des Afters, die sich vom kolorektalen Karzinom therapeutisch und prognostisch deutlich unterscheiden:

Analkanalkarzinom: Der Analkanal erstreckt sich von der Linea anorectalis (Oberrand des M. puborectalis) bis zur Linea anocutanea Hilton

Analrandkarzinom [C44.5]: Unterhalb der Linea anocutanea gelegen - 25 % aller Plattenepithelkarzinome der Analregion

Ep.: Selten, Inzidenz: < 1/100.000/Jahr; deutlich höher bei HIV-Infizierten und Homosexuellen; mittleres Alter bei Erkrankung ca. 60 J., therapiebedürftige Präkanzerose: anale Dysplasie

Ät.: HPV (Humanes Papillomvirus - 85%), meist Typ 16 (70 %), ferner Typ 18 und 33

Hi.: In ca. 80 % d.F. Plattenepithelkarzinome; in 15 % Adenokarzinome, selten andere histologische Typen.

Metastasierung:
- Lymphogen: Je nach Lokalisation:
  Karzinome oberhalb (proximal) der Linea dentata: Becken- und Mesenteriallymphknoten
  Karzinome unterhalb (distal) der Linea dentata: Inguinallymphknoten
- Direkte Tumorinvasion in Sphinkter, Vagina, Blase, Prostata
- Hämatogen: Leber, Nieren, Knochen

TNM-Klassifikation (UICC, 2010):

TIS	Carcinoma in situ, M. Bowen, hochgradige squamöse intraepitheliale Läsion (HISL), anale intraepitheliale Läsion (AIN II - III)
T1	≤ 2 cm
T2	> 2 - 5 cm
T3	> 5 cm
T4	Nachbarorgan(e)
N0	Keine regionäre Lymphknotenmetastasen (LK)
N1	LK perirektal
N2	LK unilateral an A. Iliaca interna/inguinal
N3	LK perirektal und inguinal, bilateral an A. iliaca interna/inguinal
M0	Keine Fernmetastasen (M)
M1	Mit Fernmetastasen

KL.: Schmerzen, Juckreiz, Blutung, Kontinenzstörungen

DD: 1. Gutartige Analerkrankungen (häufigste Fehldiagnose: "Hämorrhoiden")
2. Seltene andere Tumore (z.B. malignes Melanom, M. Bowen, malignes Lymphom, maligner neuroendokriner Tumor)

Di.: Digitale Untersuchung, Rektoskopie, Biopsie mit Histologie, Endosonografie, CT/MRT, evtl. PET-CT

Th.: Nur bei im Analkanal und am Analrand gelegenen Stadium TIS und T1 lokale Exzision im Gesunden. Bei allen übrigen Analkanalkarzinomen simultane Radiotherapie + Chemotherapie (5-FU + Mitomycin C)
Frühestens 8 Wochen nach Ende der Radiochemotherapie erneutes Staging und Entscheidung über ein evtl. zusätzliches operatives Vorgehen: Bei kleinem Restkarzinom (T_1 und T_2,N_0) kontinenzerhaltende Lokalexzision; nur bei größeren Karzinomen radikale Resektion (Salvage-Operation).
Nachuntersuchungen: Im 1. Jahr alle 3 Monate, im 2. Jahr alle 6 Monate, danach alle 12 Monate; 1 x/J. CT von Thorax/Abdomen/Becken (3 Jahre lang). Die Nachsorge endet nach 5 Jahren.

Prg: Bei Fehlen inguinaler Lymphknotenmetastasen 5-Jahresüberlebensrate 80 - 90 %

Pro:
- Impfung gegen HPV (Cervarix, Gardasil®, Gardasil 9®)
- HIV-Positiven Vorsorgeuntersuchungen auf Analkarzinom anbieten (1x/Jahr).

PANKREAS

Internetinfos: *www.pancreas.de*

1. Exokrine Funktion - 2. Endokrine Funktion

Während Erkrankungen des endokrinen Pankreas (Diabetes mellitus) keine exokrine Funktionsstörung zeigen, kommt es bei fortgeschrittener chronischer Pankreatitis zu exokriner Funktionseinschränkung und gel. auch zu Symptomen einer endokrinen Funktionsminderung: Insulinmangeldiabetes.

Exokrine Funktion:
Täglich werden etwa 1,5 l alkalisches Pankreassekret produziert, dieses besteht aus:
1. Wasser und Ionen (bes. HCO_3^- und Cl^-)
   HCO_3^- und Cl^- werden im umgekehrten Verhältnis sezerniert: Mit Steigerung der Sekretmenge steigt die HCO_3^--Konzentration, während die Cl^--Konzentration abfällt.
2. Verdauungsenzyme:
   - Proteolytische Enzyme werden zum Schutz des Pankreasgewebes als inaktive Zymogene produziert: Trypsin, Chymotrypsin, Elastase, Carboxypeptidase. Die inaktiven Zymogene werden erst im Duodenum durch die dort gebildeten Enterokinasen aktiviert. Dies gilt auch für die Phospholipase A.
   - Proteaseninhibitoren: Diese inaktivieren vorzeitig aktivierte Proteasen.
   - Amylase, Lipase, Nuklease (die nicht in der Lage sind, eigenes Gewebe anzugreifen) werden in aktiver Form sezerniert.

   Symptome einer Maldigestion treten erst auf, wenn 90 % der exokrinen Pankreasfunktion ausgefallen sind.

Regulierung der exokrinen Funktion:
1. Nerval: N. vagus stimuliert vorzugsweise die Enzymsekretion
2. Hormonell: Der Reiz der Duodenalschleimhaut durch HCl, Gallensäuren und Nahrungsmittel führt zur Sekretion von Hormonen der Duodenalschleimhaut:
   - Sekretin: Stimuliert das Pankreas zur Sekretion von Wasser und HCO_3^-
   - Pankreozymin (= Cholezystokinin): Stimuliert das Pankreas zur Produktion von Enzymen

Pankreasdiagnostik:

- Bildgebende Diagnostik: (Endo)Sonografie, (Angio-)CT, MRCP, ERCP, Pankreatikoskopie
- Labordiagnostik:
  - Entzündungsparameter: Lipase
  - Tumormarker: CA 19-9 (Bedeutung nur für Tumornachsorgeuntersuchungen)
- Pankreasfunktionsteste:
  - Direkt: Sekretin-Pankreozymin- (oder Ceruletid-)Test: Wird selten verwendet.
  - Indirekt: Elastase-1 im Stuhl
- Bakteriologische, zytologische Diagnostik: Feinnadelpunktion unter Endosonografie-Kontrolle

AKUTE PANKREATITIS [K85.90]

Ep.: Bis 20/100.000/J. in Deutschland; höher in USA und Finnland; m > w

Ät.:
1. Gallenwegserkrankungen = akute biliäre Pankreatitis (ca. 40 %): Choledochussteine, Stenose der Papilla Vateri
2. Alkoholabusus (ca. 35 %); ca. 5 % aller Alkoholiker entwickeln eine akute Pankreatitis. Eine Schwellendosis oder -dauer der Alkoholaufnahme ist nicht bekannt!
3. Andere Ursachen (ca. 15 %):
   - Medikamente (bis zu 10 %): Diuretika, Betablocker, ACE-Hemmer, Methyldopa, Östrogene, Glukokortikosteroide, Antibiotika (Erythromycin, Rifampicin, Tetracycline), Virostatika, Antikonvulsiva (Valproat, Carbamazepin), NSAR, Mesalazin, Sulfasalazin, Ciclosporin A, Zytostatika (Azathioprin, Mercaptopurin u.a.)
   - Hereditäre Pankreatitis: Selten, autosomal-dominanter Erbgang:
     - Mutation im kationischen Trypsinogen = PRSS1-Gen: Häufigste Mutation R122H [~ 50 %] und N29I [~ 20 %].
     - Mutationen des Serinprotease-Inhibitors Kazal Typ 1 = SPINK1-Gen (am häufigsten N34S)

     Beide Gruppen von Genmutationen können auch zur chronischen Pankreatitis führen.
   - Andere seltenere Ursachen
     - Bauchtraumen, nach Abdominaloperationen, Post-ERCP-Pankreatitis
     - Virusinfektionen (z.B. Mumps, AIDS, Virushepatitis)
     - Duodenaldivertikel (parapapillär), penetrierendes Ulcus duodeni/ventriculi
     - Ausgeprägte Hypertriglyzeridämie (> 1.000 mg/dl); Hyperkalzämie
     - Autoimmunpankreatitis (siehe Kapitel chronische Pankreatitis)

- Wurmbefall mit Ascariden in den Gallengängen
- Pancreas divisum
- Pankreastransplantation → 2 Formen der Transplantatpankreatitis: Frühform (= postischämische Transplantatpankreatitis) - Spätform durch Abstoßungsreaktion, Abflussbehinderung oder CMV-Infektion.

• Idiopathisch (Ausschlussdiagnose): Bis 10 %

Schweregrade	Häufigkeit	Letalität
I. Akute interstitielle (ödematöse) Pankreatitis	80 - 85 %	0 %
II. Akute nekrotisierende Pankreatitis	15 - 20 %	
▶ mit Teilnekrose		ca. 15 %
III. ▶ mit Totalnekrose		> 50 %

Verlauf:
1. Phase: Pankreasödem oder -nekrose: Anstieg von Pankreasenzymen, CRP, Leukozyten
2. Phase: Ausheilung

Pg.: 3. Phase: Fakultativ bei nekrotisierender Pankreatitis: Infektion der Nekrosen, Sepsis, Abszess: Wiederanstieg von CRP und ausgeprägte Leukozytose

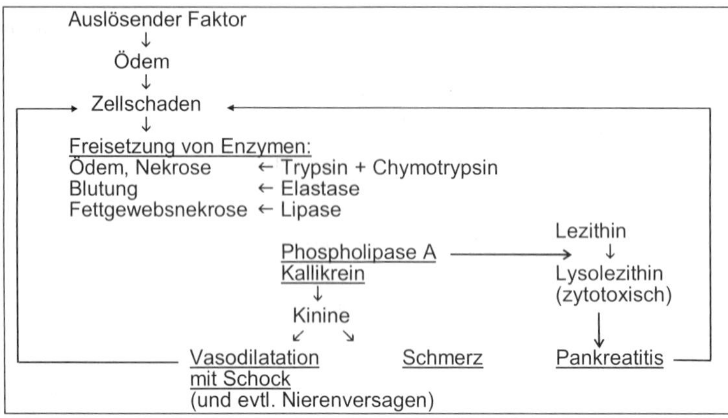

KL.: Leitsymptome: Oberbauchschmerzen + Anstieg von Pankreasenzymen i.S. + i.U.
Akuter Beginn mit heftigen Abdominalschmerzen (90 %), die nach allen Seiten ausstrahlen können (auch in den Thorax → DD: Herzinfarkt!). Oft zieht der Schmerz gürtelförmig um den Leib.

Weitere Symptome:	Häufigkeit (%)
- Übelkeit, Erbrechen	85
- Meteorismus, paralytischer (Sub-)Ileus	80
- Aszites	75
- Fieber	60
- Hypotonie, Schockzeichen	50
- Ekg-Veränderungen (ST-Strecke)	30 (!)
- Pleuraerguss links (rechts)	25
- Ikterus	20
- Gesichtsrötung	

- Selten Hautzeichen: Bläuliche Flecken periumbilikal (Cullen-Zeichen → sprich "Kallen") oder im Flankenbereich (Grey-Turner-Zeichen) → prognostisch ungünstig (ca. 1 % der Pat.)

Ko.:
• Bakterielle Infektion von Nekrosen mit septischen Komplikationen
• Kreislaufschock
• Verbrauchskoagulopathie
• ARDS, akutes Nierenversagen
• Arrosion von Gefäßen mit massiver Magen-Darm-Blutung, Arrosion von Dünn- oder Dickdarm mit Ausbildung intestinaler Fisteln
• Milzvenen- und Pfortaderthrombose
• Pankreasabszess

- Postakute Pankreas-Pseudozysten (ca. 10 %)[K86.3]
  Di.: - Fieber, Leukozytose
  - Druckgefühl im Oberbauch
  - Evtl. tastbare Resistenz
  - Sonografie, CT, MRT

Lab: ▶ Pankreasenzymdiagnostik:
- Lipase und Elastase 1 i.S.: Pankreasspezifisch! Bei akuter Pankreatitis genügt die Bestimmung der Lipase im Serum. In der Regel liegen die Lipase-Werte über dem 3-fachen der Norm. Das Maximum ist i.d.R. 24 h nach Beginn der akuten Pankreatitis erreicht.

  Anm.: Die Bestimmung der Amylase i.S. erbringt keinen Zusatznutzen. Amylase ist nicht pankreasspezifisch (z.B. Erhöhung bei Parotitis)

Andere Ursachen falsch-positiver Enzymerhöhungen:
- Makroamylasämie (ca. 0,5 % aller Menschen; bei ca. 15 % aller Patienten mit Zöliakie) → Ursache: Komplexbildung von Amylase mit Proteinen, Polysacchariden oder Hydroxyäthylstärke (HÄS); da diese Komplexe nicht renal eliminiert werden können, sind die Amylasewerte im Urin normal und Lipase/Elastase 1 i.S. normal; harmloser Befund.
  Di.: Niedrige Urinamylase, normale Lipase und Elastase 1 i.S.
- Familiäre idiopathische Hyperamylasämie: Autosomal dominant vererbt, meist ohne Krankheitswert
- Gullo-Syndrom: Seltene benigne Pankreas-Hyperenzymämie
- Bei Niereninsuffizienz finden sich erhöhte Amylase- und Lipasewerte (bis zum 3fachen der Norm), da beide Enzyme renal eliminiert werden.

▶ Laborparameter, die bei engmaschiger Verlaufskontrolle den Verdacht auf nekrotisierende Pankreatitis begründen: Persistierende oder erneut ansteigende Werte von CRP (> 15 mg/dl), LDH. Andere Laborparameter sind kaum aussagekräftiger als das CRP: PMN-Elastase, Phospholipase A_2, Trypsin-aktiviertes Peptid (TAP) und Pankreatitis-assoziiertes Protein (PAP)

▶ Bei Obstruktion des D. choledochus:
Anstieg der cholestaseanzeigenden Enzyme (γGT, LAP, AP) und des direkten Bilirubins

▶ Prognostisch ungünstige Parameter → Verlegung auf die Intensivstation erforderlich
- Vorliegen eines SIRS (≥ 2 der folgenden Kriterien: Puls > 90/min, AF > 20/min oder pCO_2 < 32 mmHg, Temperatur > 38°C oder < 36°C, Leukozyten > 12.000/µl oder < 4.000/µl)
- Serum-Kalziumkonzentration < 2 mmol/l, Hyperglykämie
- Hkt > 50 %: Volumenmangel
- Laktatdehydrogenase > 350 U/l
- Vigilanzstörung, Pleuraerguss (meist links)
- Anstieg der Nierenretentionsparameter Harnstoff und Kreatinin
- Alter > 60 Jahre, BMI > 30

Diese Parameter finden sich auch in prognostischen Scores (z.B. Ranson-Kriterien oder BISAP-Score).

Merke: **Die Höhe der Lipase korreliert nicht mit Schwere und Prognose der akuten Pankreatitis. Die Prognose ist abhängig vom Ausmaß, von Organversagen und Organzerstörung!**

Bildgebende Verfahren:
- Sonografie und Endosonografie: Vergrößerte, unscharf begrenzte Pankreasloge, Nekrosen, Abszesse, Pseudozysten; Nachweis eines Peritoneal-/Pleuraergusses, Nachweis von Gallensteinen und einer extrahepatischen Cholestase bei akuter biliärer Pankreatitis. Die Endosonografie ist das bildgebende Verfahren mit der höchsten Ortsauflösung.

  Anm.: Der fehlende Nachweis von Gallensteinen schließt eine biliäre Genese nicht aus, da Steine bereits abgegangen sein können.
- Abdomenübersicht: Pankreasverkalkungen? (chronische Pankreatitis), Gallensteinschatten. Häufig finden sich bei Pankreatitis luftgeblähte Magen-Darm-Abschnitte, bes. im linken Ober-/Mittelbauch.
- CT mit Kontrastmittel: Nach 3 - 5 Tagen bei fehlender klinischer Besserung des Patienten
  - Leichte Pankreatitis: Interstitielles Pankreasödem
  - Schwere Pankreatitis: Pankreasnekrosen, evtl. Abszessstraßen

  Beachte: **Ein CT am Aufnahmetag kann in der Bewertung noch unsicher sein, die Aussagekraft nach einigen Tagen ist besser. Nekrosen lassen sich nur im KM-unterstützten CT nachweisen.**
- Thorax-Röntgen: Plattenatelektasen, Pleuraergüsse, komplizierend basale Pneumonie
- MRCP und ERC
  Ind: Bei Verdacht auf Obstruktion des D. choledochus durch Steine oder Cholangitis
- Evtl. sonografiegesteuerte Feinnadelpunktion nekroseverdächtiger Pankreasareale mit Zytologie (Nachweis nekrotischer Zellen) und Bakteriologie (Nachweis infizierter Nekrosen; am häufigsten finden sich Bakterien der Darmflora: E. coli, Enterokokken, Klebsiellen, Pseudomonas aeruginosa u.a.)
  Ind: Erregernachweis bei Verdacht auf Superinfektion von Pankreasnekrosen

DD: Fehldiagnosen sind leider häufig! Wichtig ist die Lipasebestimmung in der Notaufnahme!

▶ Akutes Abdomen:

- Leitsymptome des akuten Abdomen sind:
  - Heftige Bauchschmerzen (umschrieben oder diffus)
  - Peritoneale Symptomatik (Abwehrspannung)
  - Störung der Darmperistaltik (Meteorismus, Übelkeit, Erbrechen)
  - Schlechter Allgemeinzustand, Kreislaufstörungen
- Harnleiter-/Nierenkolik (Mikrohämaturie, viszeraler (schlecht lokalisierbarer) krampfartiger Schmerz, Steinanamnese, CT)
- Gallenkolik (evtl. gemeinsam mit Pankreatitis): Krampfartiger Schmerz im rechten Oberbauch, evtl. Ausstrahlung in die rechte Schulter; Sonografie: Dreischichtung der Gallenblasenwand bei akuter Cholecystitis, Gallenblasenhydrops (Länge der Gallenblase > 11 cm), Steinnachweis
- Perforation von Magen/Duodenum (Ulkus), Darm (z.B. Sigmadivertikulitis), Gallenblase. Nach initial starkem Schmerz evtl. temporäres Nachlassen der Schmerzen (Stadium der „Illusion") und danach erneute Zunahme der Schmerzen. Abdomen bei Pankreatitis nicht bretthart („Gummibauch").

  Nachweis freier Luft im Abdomen: Sonografisch können bereits geringe Luftmengen ventral der Leber nachgewiesen werden. Die Abdomenleeraufnahme in Linksseitenlage weist größere Luftmengen nach: Subphrenische Luftsichel? Freie Luft stellt sich auch im CT dar.
- Mechanischer Ileus:
  1. Dünndarmileus (Bridenileus in 50 %, Hernien, Malignome, M. Crohn u.a.)
  2. Dickdarmileus (Karzinome in 50 %, Divertikulitis, Hernien, Volvulus u.a.)

  Jeder akute Bauch geht mehr oder minder mit einem paralytischen Ileus einher. Daher muss in erster Linie ein mechanischer Ileus ausgeschlossen werden:
  - Hyperperistaltik an umschriebener Stelle mit klingenden Darmgeräuschen; Sono: Kalibersprung des Dünndarms bei mechanischem Dünndarmileus mit dilatierten flüssigkeitsgefüllten Dünndarmschlingen vor der Stenose, Dünndarm mit Klaviertasten-Zeichen, Pendelperistaltik; Röntgenaufnahme im Stehen: Spiegelbildung; Suche nach Bruchpforten, alten Bauchnarben (Bridenileus) u.a.
  - Fäkulenter Mageninhalt (Sonde!) bzw. Koterbrechen (= Miserere): Spätzeichen bei distaler Obstruktion.
- Akute Appendicitis:
  - Somatischer (gut lokalisierbarer) Schmerz
  - (Klopf-, Loslass-)Schmerz bei McBurney, Lanz (initial oft epigastrisch oder paraumbilikal)
  - Blumberg-Zeichen: kontralateraler Loslassschmerz als Zeichen peritonealer Reizung
  - Rovsing-Zeichen: Schmerz bei retrograder Kolonkompression
  - Psoasschmerz (Schmerzen im rechten Unterbauch bei Anheben des gestreckten Beines)
  - Douglasschmerz (Schmerz bei rektaler Untersuchung)
  - Temperaturdifferenz (rektal - axillär $\geq$ 1°C)
  - Leukos, Neutrophile, CRP ↑
  - Sonografie (evtl. Kokarde = target sign, tubuläre Struktur, Abszess), evtl. CT
- Eingeklemmte Bauchwandhernie (Suche nach Hernien, Prüfung der Bruchpforte; positiver Carnett-Test: Schmerz gleich oder stärker nach Anspannung der Bauchdecken)
- Mesenteriale Ischämie: 2 Formen: Okklusive Form (OMI) bei Mesenterialinfarkt und nicht-okklusive Form (NOMI): Anamnese: Angina visceralis mit postprandialen Bauchschmerzen? Oft erhebliche Gewichtsabnahmen, evtl. blutige Durchfälle? → Angiografie
- Gynäkologische Erkrankungen: Extrauteringravidität (ausgebliebene Periode, positiver Schwangerschaftstest, Sonografie), stielgedrehte oder rupturierte Ovarialzyste/Tumor (Sono), akute Salpingitis, tuboovarieller Abszess

▶ Akuter Schub einer chronischen Pankreatitis (Anamnese)

▶ Herzinfarkt, bes. Hinterwandinfarkt: Schwierige DD:
Infarkt und Pankreatitis können ähnliche Symptome (Schmerzen, Kollaps, Ekg-Veränderungen) zeigen: Bei Pankreatitis gelegentlich typisches Bild eines Außenschichtschadens (terminal negatives T), andererseits kann beim frischen Infarkt das Ekg innerhalb der ersten 24 h negativ sein. Gel. leichte Transaminasenerhöhung bei akuter Pankreatitis. Entscheidende Hinweise durch Lipase und Troponin I oder T.
Solange differenzialdiagnostisch ein Herzinfarkt nicht ausgeschlossen ist, keine i.m.-Injektionen (wegen CK-Erhöhung und evtl. Lysetherapie)

▶ Lungenembolie mit infradiaphragmaler Symptomatik (Anamnese, Echo, D-Dimer, Troponin I/T, BNP)

▶ Aneurysma dissecans (Echo, transösophageal)

- ▶ DD eines unklaren Kollapses:
  Nur etwa 5 % aller Fälle mit akuter Pankreatitis zeigen überhaupt keinen Schmerz, sodass diese Patienten u.U. nur kollaptisch sind (evtl. statt Blässe der Haut leichte Rötung!).
- ▶ Pseudoperitonitis: Praecoma diabeticum / Porphyrie / Addison-Krise / vasookklusive Krise bei Sichelzellanämie u.a.

Vorgehen bei akutem Abdomen (interdisziplinäres Konsil):

1. Anamnese: Ulkus? Gallensteine? Letzte Periode, Schwangerschaftstest (bei Frauen)?
2. Entwicklung des Schmerzes (perakut: Perforation)
3. Schmerzcharakter: Konstant (peritonitisch) oder rhythmisch (kolikartig)
4. Ausstrahlung (z.B. bei Ureterstein ins äußere Genitale)
5. Abwehrspannung (bretthart bei generalisierter Peritonitis [K65.9])
6. Bruchpforten (Leisten, Nabel)
7. Auskultation (paralytische "Grabesstille" oder klingende Geräusche bei Obstruktion ?)
8. Rektale, gynäkologische Untersuchung
9. Temperatur (rektal, axillär)
10. Labor, bes.:
    - Troponin I/T : Herzinfarkt
    - Lipase : Pankreatitis
    - Blutzucker : Coma diabeticum
    - PBG + δ-ALA im Urin : Akute Porphyrie
    - Harnstatus : Mikrohämaturie bei Ureterstein
    - Blutbild, Kreatinin, Elektrolyte u.a.
11. Ekg, Echokardiografie
12. Sonografie, Röntgen Thorax + Abdomenübersichtsaufnahme, Spiral-CT

Di.:
- Atlanta-Klassifikation: Die Diagnose ist auf der Basis von mind. 2 der drei Kriterien zu stellen: Bauchschmerzen / Lipaseerhöhung (> 3-faches der Norm) / pathologischer Befund bei Ultraschall oder KM-verstärkter CT-Abdomen
- Einer akuten Pankreatitis: Anamnese/Klinik + Lipase + Sono
- Einer biliären Pankreatitis: Anstieg von Transaminasen, Cholestaseparameter: γGT, AP, Bilirubin und Steinnachweis durch (Endo)Sono, MRCP und ERCP
- Einer nekrotisierenden Pankreatitis: Engmaschige Verlaufskontrollen von Klinik (Schmerzen, Fieber) und Entzündungsparameter (CRP, Leukozyten u.a.), Angio-CT oder MRT: Nur die fehlende KM-Anreicherung beweist die Nekrose!
- Einer Nekroseinfektion: Angio-CT: Evtl. Gaseinschlüsse in Nekroseherden; Feinnadelaspiration (endosono- oder CT-gesteuert) zur bakteriologischen Untersuchung

Th.: a) **KONSERVATIV**

1. Engmaschige Überwachung des Patienten (bei schweren Fällen auf Intensivstation).
   - Abdomenbefund: Schmerzen?, Palpation, Auskultation (Peristaltik?) + Sonografie
   - Evtl. Röntgenübersicht des Abdomens, Röntgen-Thorax, Angio-CT
   - Kreislauf-/Volumenstatus (RR, Puls, ZVD, PiCCO), Pulsoxymetrie
     Flüssigkeitsbilanzierung, Nierenfunktion, Elektrolyte
   - Pankreatitisrelevante Laborparameter: Lipase, CRP, Kalzium, Glukose, Blutbild + Hkt, Kreatinin i.S., Blutgasanalyse, Gerinnungsstatus
2. Parenterale Volumentherapie innerhalb der ersten 24 h, Elektrolyt- und Glukosesubstitution: Da oft eine erhebliche Hypovolämie besteht, sind im Regelfall mindestens 4 - 6 l/24 h erforderlich (oft mehr)! Volumenzufuhr bis zur Kreislaufrekompensation fortsetzen.
3. Es sollte so früh wie möglich ein oraler Kostaufbau erfolgen. Bei Übelkeit/Brechreiz kurzfristig enterale Ernährung über nasogastrische Sonde. Eine routinemäßige Nahrungskarenz bei akuter Pankreatitis ist nicht indiziert. Eine totale parenterale Ernährung führt zu vermehrten Infektkomplikationen und ist nur im Einzelfall indiziert.
4. Analgetika nach Bedarf:
   - Leichte Schmerzen: z.B. Novaminsulfon oder Tramadol i.v.
   - Starke Schmerzen: Opioide, z.B. Pethidin oder Buprenorphin

   Anm.: Morphinderivate werden eingesetzt, auch wenn die Rote Liste Anwendungsbeschränkungen bei akuter Pankreatitis vermerkt. Die früher befürchtete Druckerhöhung im Sphincter Oddi durch Gabe von Morphin ist bewiesenermaßen klinisch irrelevant.
5. Thromboembolieprophylaxe (low dose Heparin, Kompressionsstrümpfe)
6. O_2-Gabe per Nasensonde bei O_2-Sättigung ≤ 95 %
7. Prophylaxe eines Stressulkus bei schweren Verlaufsformen (Protonenpumpenhemmer)
8. Indikation für Antibiotika: Biliäre Verlaufsform, infizierte Pseudozysten, Abszess. Bei nekrotisierender Pankreatitis ist die prophylaktische Antibiotikagabe umstritten. Antibiotika i.v. bei infizierten Nekrosen: Carbapeneme (Imipenem oder Meropenem) oder Ciprofloxacin oder Cephalosporine der 3. Generation, jeweils in Kombination mit Metronidazol. Dauer: ca. 10 Tage.

9. Therapie von Komplikationen: Kontinuierliche venovenöse Hämofiltration oder Hämodialyse bei akutem Nierenversagen, kontrollierte Beatmung bei ARDS, bei Sepsis erregergerechte Antibiotikatherapie u.a.

b) MINIMAL INVASIVE THERAPIE:

1. Choledochussteine (meist präpapillär eingeklemmt): Endoskopische Papillotomie (EPT) + Steinextraktion im Rahmen einer ERCP
2. Pankreaspseudozysten können sich in bis zu 50 % d.F. spontan zurückbilden. Asymptomatische Pseudozysten müssen nicht behandelt werden. Symptomatische Pseudozysten > 5 cm ∅ werden interventionell drainiert, wenn sie sich nicht innerhalb einer Woche spontan zurückbilden (endoskopische Drainage = endosonografische Zystogastrostomie oder -duodenostomie). Ko. (ca. 10 %): Blutungen, Infektion u.a. Letalität ca. 0,5 %. Die Drainage erfolgt frühestens 6 Wochen nach Ausbildung der Pseudozyste (nach Ausbildung einer Zystenwand)
3. Infizierte Nekrosen und Pankreasabszesse: „Step up"-Vorgehen:
   • CT-gesteuerte perkutane oder endoskopische Drainage
   • Bei ausbleibender Besserung: Minimal-invasive retroperitoneale Nekrosektomie
   Das „Step up"-Verfahren zeigte im „Panter-Trial" der Dutch Pancreatitis Study Group weniger Komplikationen als bei primärer chirurgischer Therapie.

c) CHIRURGISCHE THERAPIE:

Ind: Versagen der minimal-invasiven Therapie
Methoden: Laparoskopisch assistierte Nekrosektomie oder Laparotomie mit digitaler Nekrosektomie + Lavage-Verfahren
Krankenhausletalität: 15 %

Prg: Der Verlauf einer akuten Pankreatitis ist schwer vorausschaubar. Verschiedene Prognosescores sind entwickelt worden. (z.B. BISAP-Score → siehe *Internet*). Entscheidend ist aber eine engmaschige Kontrolle, um frühzeitig eine schwere nekrotisierende Pankreatitis mit ihren Komplikationen zu erkennen und konsequent evtl. intensivmedizinisch zu therapieren. Die Letalität hängt vom Schweregrad der Erkrankung ab (siehe oben). Infizierte Nekrosen haben eine schlechtere Prognose als sterile Nekrosen. Häufigste Todesursache sind septische Komplikationen im Rahmen der nekrotisierenden Pankreatitis.

Pro: Rezidivprophylaxe zur Beseitigung der Ursachen: z.B. Cholezystektomie, vollständige Alkoholkarenz, Behandlung einer Hyperlipidämie, eines Hyperparathyreoidismus, Weglassen pankreastoxischer Medikamente; Prophylaxe einer Post-ERCP-Pankreatitis durch Gabe von 100 mg Diclofenac- oder Indometacin-Supp. vor oder nach der ERCP (evtl. prophylaktische Stentung des Pankreasganges bei Risikokonstellation)

CHRONISCHE PANKREATITIS [K86.1]

Internet-Info: *www.dgvs.de* (S3-Leitlinie 2012)

Def: Chronische, fast immer mit Schmerzen einhergehende Pankreasentzündung mit progredientem Verlust der exo- und endokrinen Pankreasfunktionen

Ep.: Inzidenz in Deutschland ca. 7/100.000/J.; m > w

Ät.:
1. Chronischer Alkoholabusus: ca. 80 %
   5 % der Menschen mit chronischem Alkoholabusus entwickeln eine chronische Pankreatitis.
2. Idiopathisch (keine erkennbare Ursache): 15 %
3. Andere Ursachen (5 %):
   - Rauchen ist ein unabhängiger Risikofaktor, Pankreaskarzinomrisko deutlich erhöht!
   - Medikamente (siehe akute Pankreatitis)
   - Hyperparathyreoidismus
   - Frühere Strahlentherapie
   - Hereditäre Pankreatitis (ca. 1 % der Pat.): Verschiedene Mutationen, die zu chronischer Pankreatitis disponieren:
     1) PRSS1 (kationisches Trypsinogen): Ca. 2/3 der hereditären P. (autosomal-dominanter Erbgang)
     2) CTRC (Chymotrypsinogen C)
     3) SPINK1 (Serinprotease-Inhibitor, Kazal Typ 1)
     4) CFTR (cystische Fibrose)
   - Autoimmune Pankreatitis (AIP):
     • Typ 1 (LPSP) = IgG4-assoziierte AIP: Vorwiegend in Asien. In ca. 30 % Assoziation mit anderen Autoimmunerkrankungen und mit der retroperitonealen Fibrose. In 80 % d.F. tumorartige Raumforderung im Pankreaskopf (DD: Pankreas-Ca.); evtl. Nachweis von Auto-Ak (ANA, Ak

gegen Carboanhydrase II). Oft IgG4 i.S. erhöht. IgG4-positive Plasmazellen und T-Lymphozyten können verschiedene Organe infiltrieren („IgG4-assoziierte Autoimmunerkrankungen"). Evtl. IgG4-assoziierte tubulointerstitielle Nephropathie (siehe dort)
Hi.: Lymphoplasmazelluläre Infiltrate (CD4-/CD8-positiv)

- Typ 2 (IDCP) = AIP ohne erhöhtes IgG4: In ca. 30 % Assoziation mit chronisch-entzündlichen Darmerkrankungen

Th.: In der Regel rasches Ansprechen auf Prednisolon

Anm.: Gallensteine spielen bei der Ätiologie der chronischen Pankreatitis keine Rolle.

KL.: Häufig ist das Krankheitsbild oligosymptomatisch.

1. Leitsymptom ist der rezidivierende Schmerz, der nicht kolikartig ist (DD: Gallenkolik) und Stunden bis Tage dauern kann. Schmerz findet sich in über 90 % d.F. Der Schmerz findet sich in der Tiefe des Oberbauches (Palpation!) und kann nach beiden Seiten bis in den Rücken ausstrahlen (gürtelförmig); gel. als Spätschmerz nach dem Essen. Das Spätstadium der chronischen Pankreatitis ist oft wieder schmerzfrei.
2. Nahrungsintoleranz (Fett): Auslösung von dyspeptischen Beschwerden, Übelkeit, Erbrechen und Schmerz
3. Maldigestion: Gewichtsabnahme, Fettstühle, Meteorismus, Diarrhö. Symptome einer Maldigestion treten erst auf, wenn die exokrine Pankreasfunktion auf 10 % der Norm vermindert ist.
4. Insulinmangeldiabetes (ca. 1/3 der Patienten mit fortgeschrittener Erkrankung)
5. Evtl. rezidivierender Ikterus durch Kompression des Ductus hepatocholedochus von außen

Ko.:
- Pankreaspseudozysten (ca. 20 %), evtl. mit Einblutungen und Hämobilie; Abszess
- Milz- und Pfortaderthrombose mit portaler Hypertension
- Stenosen des Pankreasgangsystems, Ausbildung multipler intraduktaler Konkremente (Pankreatikolithiasis); Pankreasgangfisteln
- Stenose des distalen Ductus choledochus mit (rezidivierendem) Ikterus; Duodenalstenose
- Pankreaskarzinom als Spätkomplikation (insbes. bei hereditärer Pankreatitis und bei Rauchern)

DD:
- Akute rezidivierende Pankreatitis
- Andere Oberbaucherkrankungen, z.B. Ulkuskrankheit, Magenkarzinom, Cholelithiasis
- Pankreaskarzinom (Endosonografie, MRCP/ERCP; HRCT, PET)

Di.: ***Merke:*** Ein normaler Lipasewert schließt eine chronische Pankreatitis nicht aus!

A) Nachweis eines pankreatitischen Schubes: Evtl. Erhöhung von Pankreasenzymen i.S.: Lipase, Elastase 1 (spezifisch), Amylase (weniger spezifisch). Normale Pankreasenzyme schließen eine chronische Pankreatitis nicht aus!

B) Ätiologische Klärung (bei Patienten < 20 Jahren mit idiopathischer Pankreatitis hereditäre Pankreatitis ausschließen → Beratung in Zentren)
Bei V.a. falsche Angaben zum Alkoholkonsum: Ethylglucuronid (ETG) im Urin - kann Alkoholkonsum bis zu 3 Tage nach Konsum nachweisen.

C) Nachweis einer exokrinen Pankreasinsuffizienz:
Bestimmung der Pankreas-Elastase-1 im Stuhl: Wegen der fehlenden Spaltung der Elastase-1 durch andere Enzyme während der Darmpassage korreliert die Elastase-1-Sekretion in das Duodenum linear mit der Elastase-1-Konzentration im Stuhl. Sensitivität bei milder Pankreasinsuffizienz ca. 60 %, bei mittelschwerer und schwerer Pankreasinsuffizienz bis 100 %. Spezifität ca. 90 %. Normal > 200 µg, bei Pankreasinsuffizienz < 100 µg Elastase-1/g Stuhl. Pankreasenzympräparate (mit Schweine-Pankreatin) stören die Bestimmung nicht, da spezifisch humane Elastase-1 erfasst wird. Falsch pathologische Ergebnisse bei Diarrhö, Malabsorption und Z.n. Billroth II-Op.

Memo: Bestimmung der Pankreas-Elastase-1 im Stuhl derzeit sensitivste und in der klinischen Routine praktikabelste indirekte Bestimmung der exokrinen Pankreasfunktion. Andere Testverfahren haben an Bedeutung verloren.

D) Bildgebende Verfahren:
- Nachweis morphologischer Pankreasveränderungen:
  - Pankreasverkalkungen: (Endosonografie und Sonografie, Röntgen-Leeraufnahme des Oberbauches, CT, MRT) beweisen eine chronische Pankreatitis und finden sich am häufigsten bei der alkoholtoxischen chronischen Pankreatitis.
  - Pankreasgangsteine, Fibrosierungen des Parenchyms und Kaliberunregelmäßigkeiten der Pankreasgänge (Endosonografie, MRCP, ERCP, Pankreatikoskopie): Kurzstreckige Stenosierungen und Dilatationen des Pankreasganges (perlschnurartig)
- Nachweis von Komplikationen:
  - Choledochusstenose (MRCP, ERCP)
  - Duodenalstenose (MDP)

- Pseudozysten (Endo-/Sonografie, Computertomografie)
- Pseudozysten mit Einblutungen (Farbduplex)

Zur Diagnosesicherung werden Score-Systeme verwendet (z.B. Score der Mayo Clinic oder der Lüneburg-Score → Einzelheiten siehe *Internet*).

Th.: (Siehe auch S3-Leitlinie)

A) Kausal: z.B. Alkoholabstinenz, Rauchverzicht

B) Symptomatisch:

▶ Konservativ:

1. Therapie entzündlicher Schübe (wie bei akuter Pankreatitis, siehe dort)
2. Therapie der exkretorischen Pankreasinsuffizienz:
   - Kohlenhydratreiche Ernährung mit häufigen (5 - 7) kleinen Mahlzeiten, Alkoholverbot, Rauchstopp. Bei Steatorrhö Erhöhung der Lipasedosis und evtl. Fettanteil vermindern und Zufuhr mittelkettiger Fettsäuren (MCT-Fette), die auch ohne Aufspaltung resorbiert werden können.
   - Pankreasenzymsubstitution: Die meisten Präparate enthalten Schweine-Pankreatin und müssen hohe Enzymaktivität haben, gegen den inaktivierenden Einfluss des Magensaftes geschützt sein (magensaftresistente Mikropellets) und rasch am Wirkort freigesetzt werden. Die Dosis muss an die Mahlzeiten adaptiert werden (3 x 1 Dosis/d ist immer falsch!). Effektive und ausreichende Lipasesubstitution: 25.000 - 50.000 IE Lipase/Hauptmahlzeit (2.000 IE Lipase/1 g Nahrungsfett), im Einzelfall noch höher dosiert. Die Enzympräparate werden zu den größeren Mahlzeiten eingenommen. Ob Pankreasenzyme bei einem Teil der Patienten die Schmerzen lindern können, ist umstritten.
   - Evtl. parenterale Substitution fettlöslicher Vitamine (A,D,E, K) bei Mangel
3. Therapie der endokrinen Pankreasinsuffizienz:
   Bei pankreatogenem Diabetes mellitus kleine Insulingaben + ausreichende Enzymsubstitution (sonst Hypoglykämiegefahr).
4. Therapie der Pankreasschmerzen:
   - Beseitigung von Drainagehindernissen im Pankreasgangsystem (Eiweißpräzipitate, Steine, Strikturen), ERP mit Pankreas-Stenteinlage vermindert in 50 % d.F. die Schmerzen, da Schmerzen mit prästenotischem Druck korrelieren.
   - Schmerzbehandlung analog zum WHO-Stufenschema: Kombination von Paracetamol/Metamizol mit niedrig- oder hochpotenten Opioiden

▶ Endoskopische Therapie:

1. Endoskopische Behandlung bei Pankreasgangsteinen mit Papillotomie + evtl. extrakorporale Stoßwellenlithotripsie (ESWL). Restfragmente werden endoskopisch entfernt, z.B. mittels Fangkörbchen oder Extraktionsballon; evtl. Pankreatikoskopie + Laserlithotripsie.
2. Endoskopische Behandlung von Pankreasgangstenosen: Ballondilatation, seltener mit Einlage von Kunststoff-Endoprothesen (Stents). Stents sind komplikationsreich (Blutungen, Pankreatitis, Stentokklusion, Stentmigration), sodass alle 8 - 12 Wochen ein Prothesenwechsel erforderlich ist.
3. Endoskopische Behandlung von Pankreaspseudozysten und Abszessen: Symptomatische Pseudozysten > 5 cm ∅ werden interventionell drainiert. Klärung durch ERCP, ob die Zyste oder der Abszess Anschluss an das Pankreasgangsystem hat oder ob eine Gangstenose die Ursache ist. Je nach Befund erfolgt eine transpapilläre oder transmurale Drainage (zystogastral, zystoduodenal). Bei asymptomatischen Pseudozysten kann abgewartet werden.
   Ko. (ca. 10 %): Blutungen, Infektionen u.a.; Letalität ca. 0,5 %
4. Bei therapierefraktären Schmerzen: Evtl. endosonografisch gesteuerte Zoeliakusblockade

▶ Chirurgie:

1. Drainageoperationen → Ind.:
   - Isolierte Obstruktion des Pankreasganges → Pankreatikojejunostomie
   - Isolierte Choledochusstenose → Choledochojejunostomie
   - Große Pseudozyste (bei erfolgloser innerer Drainage) → Zystojejunostomie
2. Pankreasteilresektionen → Ind.:
   Chronische therapierefraktäre Schmerzsymptomatik, Stenosekomplikationen (D. pancreaticus, D. choledochus, Duodenum), Pfortader- und Milzvenenthrombose, innere Fistelbildung, Karzinomverdacht
   Standardmethode:
   Duodenumerhaltende Pankreaskopfresektion (Op. nach Beger)
   Die Pankreaslinksresektion führt nur in 50 % d.F. zu Schmerzfreiheit nach 2 J.

Prg.: Keine Ausheilung; Rauchen und Alkoholkonsum verschlechtern die Prognose. Das Risiko für Pankreaskarzinom ist bei Rauchern stark erhöht.

MUKOVISZIDOSE [E84.9]

Internet-Infos: *www.muko.info*

Syn: Zystische Fibrose (CF)

Def: Autosomal-rezessive Erbkrankheit, bei der die apikalen Epithelzellmembranen von Drüsenzellen defekte Chloridkanäle aufweisen.
CFTR-Genmutation auf Chromosom 7 (7q31.2). 6 Mutationsklassen mit ca. 2.000 Mutationen des CFTR-Gens in Westeuropa, am häufigsten die Aminosäuredeletion deltaF508 mit 70 %. Folge ist ein defektes „zystische-Fibrose-Transmembran-Regulator-(CFTR-)Protein". Defekte CFTR-Proteine stellen defekte Chloridkanäle dar, die in allen exokrinen Drüsen die Bildung zäher Schleimsekrete bewirken: Pankreas, Dünndarm, Bronchialsystem, Gallenwege, Gonaden, Schweißdrüsen.

Ep.: (Nach der Hämochromatose) zweithäufigste angeborene Stoffwechselkrankheit der weißen Bevölkerung Europas und der USA.
Erkrankungshäufigkeit in Europa ca. 1 : 2.500 Geburten; Anlageträgerhäufigkeit (Heterozygotenfrequenz) ca. 4 % der Bevölkerung.

KL.: Unterschiedlich ausgeprägte Verläufe je nach CFTR-Mutation

Leitsymptome:
- Atemwege: Individuell sehr variabel. Chronischer pertussiformer Husten, rezidivierende Bronchialinfekte mit Staphylococcus aureus, Pseudomonas aeruginosa (80 %), Burkholderia cepacia (ungünstig: B. cenocepacia und B. multivorans u.a. gramnegative Problemkeime)
  Bronchiektasen, obstruktives Emphysem
  Ko.: Pulmonale Hypertonie und respiratorische Insuffizienz, Pneumothorax in ca. 10 % d.F., Hämoptysen; allergische bronchopulmonale Aspergillose (ABPA 15 %)
- Pankreas: Exokrine Pankreasinsuffizienz mit chronischen Durchfällen und Maldigestionssyndrom mit Kachexie; evtl. pankreatogener Diabetes mellitus
- Darm: Mekoniumileus bei der Geburt (10 %). Bei älteren Kindern und Jugendlichen kommt es in 20 % d.F. zu distalen intestinalen Obstruktionssyndromen (DIOS) = Mekoniumileus-Äquivalente
- Leber und Gallenwege: In 10 % Entwicklung einer biliären Zirrhose; Cholelithiasis
- Gedeihstörung und mangelhafte Gewichtszunahme des Kindes
- Bei Frauen verminderte Fertilität, bei Männern Infertilität (bilaterale Vas deferens-Obliteration)

Di.:
- Pilokarpin-Iontophorese-Schweißtest: Chlorid-Gehalt des Schweißes > 60 mmol/l (Graubereich: 30 - 60 mmol/l)
- Elektrophysiologische Spezialverfahren bei unklaren Fällen:
  - Nasal-Potenzial-Differenzmessung (NPD)
  - Messung des intestinalen Ionenstroms an Rektumbiopsien (ICM)
- Neugeborenen-Screening - Ohne Neugeborenenscreening werden ca. 5 % der Patienten erst im Erwachsenenalter diagnostiziert: Bestimmung des immunreaktiven Trypsins (IRT) und pankreasassoziierten Proteins (PAP)
- Molekulargenetische Diagnostik (CFTR-Genanalyse)

Th.:
- Beratung durch Mukoviszidose-Ambulanz.
- Symptomatisch:
  - Ausreichende Zufuhr von Kochsalz und Flüssigkeit
  - Sekretolyse: Inhalation mit Dornase alfa und hypertoner Kochsalzlösung
  - Tägliche Drainage des zähen Bronchialsekrets (Drainagelagerung, Klopfmassage)
  - Ivacaftor (Kalydeco®) und Lumacaftor (Orkambi® als Kombinationspräparat) verbessern den Chloridtransport und verflüssigen dadurch den zähen Schleim. Beide Substanzen wirken jedoch nur bei Patienten mit bestimmten Mutationen (bisher 9 Mutationen) → siehe Herstellerangaben.
  - Antibiotikatherapie:
    - Versuch einer Eradikation einer frühen, nichtmukoiden Besiedlung mit Pseudomonas aeruginosa: z.B. Inhalation mit Tobramycin über 4 Wochen
    - Gezielte Therapie einer chronischen Pseudomonas aeruginosa-Infektion (3 inhalative Antibiotika sind zugelassen: Tobramycin, Colistin, Aztreonam). Auswahl oral oder i.v. anwendbarer Antibiotika in Abhängigkeit von Antibiogramm und Verträglichkeit.
  - Bronchospasmolytika bei Spastik
  - Substitution von Pankreasenzymen + parenterale Gabe fettlöslicher Vitamine (ADEK).
  - Ursodeoxycholsäure lebenslang per os bei biliärer Zirrhose
  - Bei intestinaler Obstruktion N-Acetylcystein 3 x 200 mg/d per os und orale Applikation von Macrogol-haltigen Darmreinigungslösungen

- Bei zunehmender respiratorischer Insuffizienz O_2-Langzeittherapie und evtl. Lungentransplantation
- Somatische Gentherapie: Transfer gesunder CFTR-Gene (in klinischer Erprobung)

Prg: Mittlere Lebenserwartung ca. 32 Jahre (m > w)

PANKREASKARZINOM [C25.9]

Internet-Infos: *www.fapaca.de; www.dgvs.de* (S3-Leitlinie - 2013)

Vo.: Inzidenz: 15/100.000 Einwohner jährlich; nach Kolon- und Magenkarzinom dritthäufigster Tumor des Verdauungstraktes. Mittleres Erkrankungsalter m: 70 J. - w: 76 J.; m = w

Ät.: Unbekannte Faktoren; genetische Disposition spielt eine Rolle; Risikofaktoren sind Zigarettenrauchen (30 % der duktalen Pankreaskarzinome!), hoher Alkoholkonsum und Adipositas (BMI ≥ 30 kg/m²), chronische Pankreatitis und zystische Neoplasien des Pankreas.
Rauchen ist der epidemiologisch am besten belegte Risikofaktor.

Hereditäre Syndrome mit erhöhtem Risiko für Pankreaskarzinom

Tumorprädispositionssyndrom	Gen	Lebenszeitrisiko für Pankreaskarzinom*)
Peutz-Jeghers-Syndrom	STK 11	ca. 40 %
Hereditäre Pankreatitis	PRSS 1	40 %
Familiäres Pankreaskarzinom [C25.9]	PALB2	?
FAMMM- und Pankreaskarzinom-Melanom-Syndrom	CDKN2A	17 %
Familiäres Mamma- und Ovarialkarzinom	BRCA1/2	10 %

*) Für Träger der entsprechenden Anlage bzw. Keimbahnmutation

Definition des familiären Pankreaskarzinoms:
≥ 2 Verwandte ersten Grades mit histologisch gesichertem Pankreaskarzinom (unabhängig vom Alter)

Pg.: Tumorprogressionsmodell des duktalen Adenokarzinoms (DAC): Die Tumorprogression vom Normalgewebe über präneoplastische Gangläsionen zum DAC wird verursacht durch eine Akkumulation verschiedener Genmutationen: Aktivierung des Onkogens K-ras (100 %) und Inaktivierung von Tumorsuppressor-Genen: p53, p16, DPC4.

Präneoplastische Gangläsionen: Muzinöse Gangzellhypertrophie (PanIN1A) → Duktale papilläre Hyperplasie = DPH (PanIN1B) → DPH mit mäßiger intraepithelialer Neoplasie = IEN (PanIN2) → Schwere duktale IEN (PanIN3) → DAC

Pat: Meist Adenokarzinome, die am häufigsten den Pankreaskopf betreffen (70 % d.F.). Ausgangspunkt ist in 90 % das Epithel der kleinen Pankreasgänge (duktales Karzinom), in 10 % das Azinusepithel (azinäres Karzinom), frühe lymphogene und hämatogene Metastasierung.
Papillen-(Ampullen-)Karzinome werden als eigenständige Tumorgruppe mit besserer Prognose abgegrenzt.
Das Pankreaskarzinom zeichnet sich aus durch:
1. schwierige Diagnose, 2. schwierige Therapie, 3. schlechte Prognose

KL.: Großes diagnostisches Problem ist das Fehlen von Frühsymptomen!

1. Symptome wie bei chronischer Pankreatitis (schwierige DD!!):
   - Appetitverlust, unspezifische Oberbauchbeschwerden/-schmerzen, Übelkeit, Gewichtsverlust
   - Begleitpankreatitis ! (Lipaseerhöhung)
   - Rückenschmerzen sind oft das erste Zeichen eines Pankreaskarzinoms. Viele Patienten sind deshalb orthopädisch vorbehandelt. Manchmal findet sich vor Diagnose des Pankreaskarzinoms ein neu aufgetretener Diabetes.
2. Evtl. Ikterus: Kann bei Pankreaskopfkarzinom ein Frühsymptom sein (25 %), beim Papillenkarzinom kann der Ikterus intermittierend auftreten; im Spätstadium ist der Ikterus meist vorhanden (90 %).
   Das Courvoisier-Zeichen (= prallelastische tastbare schmerzlose Gallenblase + Ikterus) ist Folge eines tumorbedingten Verschlusses des Ductus choledochus.
3. Seltenere Symptome:
   - Thromboseneigung (wie auch bei anderen Tumoren), Thrombophlebitis migrans

     Merke: Bei unerklärlichen rezidivierenden Thrombosen auch an Karzinome von Pankreas, Magen, Lunge und Prostata denken!
   - Pathologische Glukosetoleranz oder Diabetes mellitus

Stadium (UICC 2010)	TNM-System		
Stadium 0	Tis (Carcinoma in situ)	N0	M0
Stadium IA	T1 bis 2cm ∅ } begrenzt auf	N0	M0
Stadium IB	T2 > 2 cm ∅ } Pankreas	N0	M0
Stadium IIA	T3 (organübergreifend)	N0	M0
Stadium IIB	T1 - T3	N1	M0
Stadium III	T4 (infiltriert Tr. coeliacus oder A. mesenterica superior)	Jedes N	M0
Stadium IV	Jedes T	Jedes N	M1

DD: Chronische Pankreatitis, Ikterus anderer Genese; bei jungen Patienten an autoimmune Pankreatitis denken.

Di.:
- Sonografie und Endosonografie, ggfs. mit Feinnadelpunktion
- „One stop-shop"-MRT = MRT mit MRCP und MR-Angiografie (3D-MRA): Nachweis von Pankreastumor, Gangveränderungen (Pankreasgangabbruch, prästenotische Gangdilatation, Choledochusstenose), Gefäßabbrüchen

  Merke: Endosonografie und „one stop-shop"-MRT erzielen die größte Trefferquote (90 %). 10 % d.F. sind erst intraoperativ eindeutig zu klären. Tumoren mit einem Durchmesser unter 1 cm sind präoperativ nur in der Endosonografie nachweisbar.

- Spiral-CT, Angio-CT und ERCP: Alternative zur „one stop-shop MRT"
- Zusatzuntersuchungen bei Bedarf:
  - PET mit ^{18}FDG (^{18}Fluorodesoxyglukose): Früher Tumornachweis, hohe Kosten
  - Endoskopie des Ductus pancreaticus (Pankreatikoskopie) mit gezielter Biopsie wird nur selten gemacht.
  - Endoskopie: Nachweis von Spätkomplikationen: Magenausgangs- oder Duodenalstenose
  - Tumormarker CA 19-9 und CA 50: Keine Frühdiagnose, aber geeignet zur postoperativen Kontrolle auf Rezidivfreiheit. Erhöhte CA 19-9-Werte auch bei Cholestase und entzündlichen Erkrankungen des Magen-Darm-Traktes.
  - Evtl. Staging-Laparoskopie zur Klärung der Frage der Operabilität
  - Bei Verdacht auf familiäres Pankreaskarzinom molekulargenetische Diagnostik

  Merke: Bei Feinnadelbiopsie besteht die Gefahr der Stichkanalmetastasierung (seeding)! Sprechen alle Befunde für ein kurativ resektables Pankreaskarzinom, sollte auf eine Feinnadelbiopsie verzichtet und direkt laparoskopiert werden. Bei inoperablen Fällen, bei denen eine Chemotherapie geplant ist, ist die histologische/zytologische Sicherung obligat.

Th.:
1. R0-Resektion mit Lymphadenektomie ist die einzige potenziell kurative Therapie (siehe auch S3-Leitlinie):
   - Pankreaskopfkarzinom im UICC-Stadium I - II:
     Die weniger radikale pyloruserhaltende partielle Duodenopankreatektomie wird bei vergleichbaren Ergebnissen der partiellen Duodenopankreatektomie nach Kausch-Whipple bevorzugt.
   - Pankreaskorpus/-schwanzkarzinom: Pankreaslinksresektion mit Splenektomie
2. Adjuvante Chemotherapie nach R0-Resektion verlängert das Überleben: Gemcitabin oder 5-FU/Folinsäure für 6 Monate
3. Palliative Therapie bei Inoperabilität oder Metastasen:
   - Systemische Chemotherapie mit Gemcitabin oder Kombinationen aus Gemcitabin + nab-Paclitaxel oder 5-Fluorouracil/Folinsäure + Irinotecan ± Oxaliplatin (FOLFIRINOX), evtl. auch Gemcitabin + Erlotinib (kaum noch Bedeutung)
   - Bei Ikterus: Endoskopische transpapilläre Stenteinlage zum Offenhalten des D. choledochus oder chirurgische Anlage einer biliodigestiven Anastomose
   - Bei Magenausgangsstenose: Endoskopisches Einbringen eines Duodenalstents oder chirurgische Anlage einer Gastroenterostomie
   - Bei Tumorschmerzen: Schmerztherapie nach dem WHO-Stufenschema, ggf. endoskopische Blockade des Ganglion coeliacum oder rückenmarksnahe Analgesieverfahren.

Prg: Nur bei ca. 15 % d.F. kann das Pankreaskarzinom radikal (R_0) reseziert werden.
5-Jahresüberlebensraten: Bis 40 % bei Resektion im Stadium IA =$T_1N_0M_0$. Bei Lymphknotenbefall sinkt die Prognose.

Pro: Verzicht auf Rauchen; bei hereditären Syndromen (siehe oben) regelmäßige Vorsorgeuntersuchungen + Familienuntersuchung; Überwachung und ggf. Resektion zystischer Neoplasien des Pankreas

ZYSTISCHE PANKREASNEOPLASIEN [C25.9]

Vo.: CT-Studien fanden eine Prävalenz von ca. 2,5 %; MRT-Studien bis 20 % (in 80 % im Pankreaskopf).
1. Intraduktal-papillär-muzinöse Pankreasneoplasie (IPMN): Mit 25 % häufigste Entität
   Malignitätsrate: Hauptgang-IPMN ca. 60 %
   Nebengang-IPMN ca. 3 %
2. Solide pseudopapilläre Pankreasneoplasie (SPN)
   Malignität in ca. 10 %
3. Muzinös-zystische Pankreasneoplasie (MCN)
   Malignität häufig (> 70 %)
4. Serös-zystische Pankreasneoplasie (SCN)
   Malignität rel. selten (< 5 %)

KL: Meist asymptomatisch; zufällige Diagnostik
Bei den symptomatischen Patienten sind die Beschwerden ähnlich wie bei chronischer Pankreatitis.

Di.: Transabdominale Sonografie, Endosonografie, evtl. mit Feinnadelaspiration + Zytologie; MRT + MRCP, ERCP; oft ergibt sich die genaue Diagnostik erst histologisch. Die Unterscheidung zwischen Haupt- und Nebengangs-IPMN erfolgt am genauesten mittels MRT.

Th.: Bei Malignitätsverdacht chirurgische Resektion; Hauptgang-IPMN und MCN: Resektionsempfehlung

Prg: Bei frühzeitiger Resektion rel. hohe Heilungschancen

PAPILLENKARZINOM [C24.1]

Vo.: Selten

KL.: Frühzeitiger cholestatischer Ikterus

Di: ERCP mit Biopsie, MRCP, CT

Th.: Whipple-Operation (= partielle Dudenopankreatektomie)

Prg: 5-Jahresüberlebensrate der radikal Operierten 30 %

NEUROENDOKRINE TUMOREN (NET) / NEOPLASIEN (NEN) DES GASTROENTERO-PANKREATISCHEN SYSTEMS (GEP) [D44.9]

Internet-Infos: *www.gep-net.com; www.dgvs / www.enets* (Leitlinien)

Def: GEP-NET: „Neuroendokrin" werden die Tumore genannt, weil sie sich von Zellen des diffusen endokrinen System (DES) ableiten, die die morphologischen und funktionellen Charakteristika von endokrinem Gewebe zeigen sowie eine Expression sekretorischer Vesikel mit Synaptophysin und Chromogranin A. Außerdem kommt es oft zu einer Überexpression von Somatostatinrezeptoren, was diagnostische und therapeutische Bedeutung hat. Historisch verschiedene Namen (APUDom, Karzinoide oder Neuroendokrinome). Abhängig von den jeweiligen Sekretionsprodukten, die zu Hormonhypersekretionssyndromen führen, werden die funktionell aktiven NET als Gastrinome, Insulinome usw. bezeichnet. Die Kombination Synaptophysin und Chromogranin A wird zur immunzytochemischen Diagnostik verwendet. Die Prognose der NET hängt wesentlich vom Grading bzw. der Proliferationsrate (z.B. Ki-67-Index in der Histologie: Anteil der Tumorzellen in Mitose), der Tumorgröße, der Primärlokalisation, dem TNM-Stadium und dem Hormonhypersekretionssyndrom ab.

Ep.: Inzidenz in Europa 3/100.000/J.

Pat: WHO-Klassifikation der NEN/proliferationsbasiertes Grading:
- Hoch/gut differenzierter neuroendokriner Tumor (G1) - Ki-67-Index: ≤ 2 %/10 HPF
- Hoch/gut differenzierter neuroendokriner Tumor (G2) - Ki-67-Index: 3 - 20 %/10 HPF
- Gering differenziertes neuroendokrines Karzinom (G3) = NEC - Ki-67-Index: > 20 %/10 HPF (großzellige und kleinzellige Variante)
- Gemischtes adeno-neuroendokrines Karzinom (MANEC) (G3 - Ki-67-Index: > 20 %/10 HPF

(HPF = high power microscopic field)

KL.: Das klinische Bild der NET hängt von ihrem Sekretionsmuster ab. Danach unterscheidet man funktionelle (40 %) und nicht-funktionelle Tumoren (60 %).

Sekretionsprodukte der NET und assoziierte Symptome		
Hormon/Neurotransmitter	Tumor	Symptom/Syndrom
Vorderdarm-Tumore (Pankreas, Magen, Duodenum) 50 % d.F.		
Insulin	Insulinom	Hypoglykämie
Gastrin	Gastrinom	Peptische Ulzera, Diarrhö
Glukagon	Glukagonom	Diabetes mellitus, Exanthem
Somatostatin	Somatostatinom	Diabetes mellitus, Gallensteine
VIP = vasoaktives intestinales Polypeptid	VIPom	Wässrige Durchfälle
Mitteldarmtumore (Jejunum, Ileum, Colon ascendens, Bronchien) 35 % d.F.		
Serotonin Neurotensin B	NET mit Lebermetastasen	Karzinoidsyndrom
Hinterdarmtumore (Colon transversum, Colon descendens, Sigma, Rektum) 10 % d.F.		
Chromogranin A		Nicht funktionell

Ca. 5 % unbekannte Lokalisation (CUP-Syndrom → siehe dort)

NET des Magens

4 verschiedene Typen; der mit 75 % häufigste Typ 1 entwickelt sich auf dem Boden einer autoimmunen chronisch-atrophischen Korpusgastritis (Typ A) und metastasiert selten. Typ 2 entwickelt sich in Verbindung mit MEN 1. Typ 2 metastasiert in ca. 30 %, Typ 3 in > 50 % und Typ 4 in > 80 %.

NET des Duodenums und proximalen Jejunums

5 verschiedene Typen der duodenalen NET. Im Duodenum finden sich in 65 % d.F. Gastrinome.
NET des Duodenums: 90 % in den ersten 2/3 des Duodenums, meist als kleine Tumoren (< 2 cm ∅), 15 % periampullär

NET des Ileums und der Appendix [E34.0]

Def: Epitheliale Tumoren, ausgehend von den enterochromaffinen Zellen (EC-Zellen) des DNES (diffuses neuroendokrines System) mit Produktion von Serotonin, Kallikrein, Tachykininen und Prostaglandinen. In 25 % multiple Lokalisation im Ileum.

Vo.: Inzidenz: 1/100.000 Einwohner/Jahr. Häufigkeitsgipfel zwischen 40. - 70. Lj. (Ausnahme: Das Karzinoid der Appendix findet sich als Zufallsbefund bei 0,5 % aller Appendektomien, oft bei jüngeren Patienten, meist Tumore < 1 cm).

Lok: 1. Intestinal (ca. 90 %): Am häufigsten Appendix (50 %) und distale 60 cm des Ileums (15 %)
2. Extraintestinal (10 %), meist Bronchuskarzinoide
Das solitäre Appendixkarzinoid ist meist ein gutartiger Zufallsbefund. Die übrigen Karzinoide metastasieren wie ein Karzinom (regionale Lnn. → Leber). Mit Ausnahme einiger Bronchialkarzinoide machen sie erst durch ihre Lebermetastasen Symptome (Karzinoid-Syndrom). Solange keine Lebermetastasen vorhanden sind, wird Serotonin durch Monoaminooxidasen der Leber abgebaut. Die Metastasierung ist abhängig von Lokalisation und Größe des Tumors: Zwischen 1 - 2 cm ∅ in 10 % Metastasierung, > 2 cm ∅ in 80 % Metastasierung.

Merke: Bei folgenden Kriterien nach Appendektomie muss eine Hemikolektomie als Zweiteingriff erfolgen (ENETS-Kriterien): Tumor > 2 cm, tiefe Infiltration der Mesoappendix > 3 mm, R_1-Resektion

PPh: Serotonin → Diarrhö und Endokardfibrose
Kallikrein → Umwandlung von Kininogen zu Bradykinin, welches Flushsyndrome verursacht und die Prostaglandinsynthese aktiviert → Prostaglandin F: Asthmaanfälle.

KL.: Non-funktionelle NET des Dünndarms (2/3 d.F.) werden oft als Zufallsbefund oder durch Lebermetastasen diagnostiziert, seltener durch abdominelle Schmerzen oder Stenosesymptome.
Funktionelle NET (1/3 d.F.) sind Ausdruck einer Metastasierung mit **Karzinoid-Syndrom:**
Das Karzinoid-Syndrom, bestehend aus der Trias Flush, Diarrhö und kardiale Symptome, kann mitunter durch Stress, Alkohol-, Nahrungsaufnahme sowie Manipulationen am Abdomen provoziert werden. Bei länger anhaltenden Symptomen mit Blutdruckabfall und Tachykardie spricht man auch von Karzinoid-Krise.
- Flush (80 %): Anfallsweise Hitzewallung, Rötung von Gesicht und Hals, die in Zyanose umschlägt, Herzjagen, Schwitzen

- Evtl. abdominelle Krämpfe und intermittierender Subileus (50 %) bei Mesenterialfibrose
- Durchfälle (70 %), Gewichtsverlust
- Kardiale Manifestation des Karzinoid-Syndroms (Hedinger-Syndrom): Endokardfibrose des rechten Herzens (Linksherzbefall ist eine Rarität) und evtl. dadurch bedingte Trikuspidalinsuffizienz, evtl. Pulmonalklappenstenose bzw. kombinierte Vitien der Klappen
- Evtl. Asthmaanfälle
- Evtl. Teleangiektasien
- Evtl. pellagraartige Hautveränderungen (durch Mangel an Tryptophan, welches die Tumorzellen zu Serotonin umwandeln)
- Evtl. Cushing-Syndrom durch ektope ACTH-Bildung
- Evtl. palpabler Lebertumor

DD: Systemische Mastozytose: Flushanfälle mit Pruritus, Kopfschmerzen, Fieber und Tachykardie, Kollapszuständen, Brechdurchfälle, Bauchschmerzen (siehe dort)

Di.:
1. 5-Hydroxyindolessigsäure (= Abbauprodukt des Serotonins) im 24 h-Urin ↑ (um falsch positive Befunde zu vermeiden, sollten vorher serotoninreiche Nahrungsmittel weggelassen werden: Bananen, Auberginen, Avocados, Melonen, Tomaten, Walnüsse, Ananas u.a.; möglichst keine Antihistaminika, Antihypertensiva, Neuroleptika)
2. Serotonin i.S. ↑ (1 Woche vorher PPI absetzen). Unter PPI-Therapie, Niereninsuffizienz sowie bei chronischer Gastritis falsch positive Werte.
   Chromogranin A (CgA) eignet sich nicht als Suchtest, wohl aber zur Therapiekontrolle, falls die Werte vor Behandlung erhöht sind. 10 Tage vorher PPI absetzen, sonst auch hier falsch hohe Werte.
3. Nachweis des Primärtumors: Somatostatin-Rezeptorbestimmung und -szintigrafie, ^{68}Ga-DOTATOC-PET-CT, ^{18}F-2-Fluoro-2-desoxy-D-Glukose (FDG)-PET, Endoskopie, Endosonografie, CT, MRT, bei Verdacht auf Karzinoid des Bronchialbaumes Bronchoskopie.
4. Leber auf Metastasen absuchen: Sonografie, Kontrastmittel-Sonografie, CT
5. Bestimmung des Ki-67-Indexes in der Histologie zur Abschätzung der Proliferationsaktivität

Th.:
1. Chirurgische Entfernung des Primärtumors und der regionalen Lymphknoten. Auch eine Tumorreduktion kann bei langsam wachsenden NET angezeigt sein.
2. Bei Metastasen evtl. Metastasen-Chirurgie, lokal ablative Therapieverfahren (siehe Kap. Lebertumore) und konservative Therapie zur Symptomkontrolle:
   - Somatostatinanaloga (Octreotid, Lanreotid und Pasireotid) hemmen die Hormonsekretion und sind bei symptomatischen NET (Karzinoid-Syndrom) Mittel der 1. Wahl. Octreotid und Lanreotid wirken auch progressionshemmend.
   - Serotoninsynthesehemmer, Telotristat Etiprate in klinischer Erprobung
   - Peptidrezeptor-Radionuklidtherapie = PRRT (Anwendung eines Betastrahlers) bei Somatostatin-Rezeptor-exprimierenden NET (z.B. ^{90}Y-DOTATOC oder ^{177}Lu-DOTATATE)
   - Targeted therapy: Sunitinib, Everolimus, Pipelin: Bevacizumab bei Pankreas-NET; Dünndarm-NETs gelten als nicht chemotherapiesensibel; schlecht-differenziertes NEC: Platinbasierte Standardtherapie, TEM/CAP (Off-label)

Prg: Das Wachstum von neuroendokrinen Tumoren und damit die Prognose variiert sehr. NET mit hohem Ki-67-Index haben eine ähnlich ungünstige Prognose wie kleinzellige Bronchialkarzinome. Andererseits gibt es NET mit niedriger Proliferationsrate, die über Jahre keinen Progress zeigen.
10-Jahresüberlebensrate:
- Appendixkarzinoid: 99 %
- NET ohne Metastasen > 90 %; bei Metastasen ca. 50 %

NET des Kolons / Rektums

Meist funktionell (hormonell) nicht aktiv. Ab 1 cm Durchmesser erhöhtes Metastasierungsrisiko. Rektum-NET sind mit Ösophagus- und Magenkarzinomen assoziiert, daher werden eine ÖGD und eine vollständige Ileokoloskopie empfohlen. Keine standardisierten Therapie-Algorithmen.

NET des Pankreas

Etwa 85 % der Pankreas-NET sind funktionell nicht aktiv. In Abhängigkeit von der vorherrschenden Hormonsekretion werden diese Tumore bezeichnet als Insulinome, Gastrinome, VIPome, Glukagonome u.a. (siehe dort). Insulinome sind meist benigne, die übrigen NET des Pankreas sind häufig maligne.

INSULINOM [D13.7]

Def: Häufigster endokrin aktiver Pankreas- (B-Zell-)Tumor - w : m = 2 : 1, meist gutartig (> 90 %), meist solitär (90 %) und oft klein (wenige Millimeter). In ca. 10 % multiple Adenome, in 4 % im Rahmen einer multiplen endokrinen Neoplasie Typ I (MEN I). Insulinome produzieren in 50 % d.F. nur Insulin, in den übrigen Fällen auch andere gastrointestinale Hormone.

KL.: Whipple-Trias:
1. Durch Nahrungskarenz ausgelöste Spontanhypoglykämie < 45 mg/dl (< 2,5 mmol/l)
2. - Autonome Symptome: Schwitzen, Hitzegefühl, Palpitationen, Tachykardien, Zittern, Schwäche, Angst, Heißhunger, Übelkeit
   - Neuroglukopenische Symptome: Sehstörungen, Schwindel, Kopfschmerzen, Verwirrtheit, Verhaltensänderungen (Konzentrationsstörungen, Aggressivität), Parästhesien, Hemiplegie, Aphasie, Krämpfe, Koma, Tod
   (Fehldiagnose: Neuropsychiatrische Erkrankung!)
3. Prompte Besserung nach oraler oder i.v.-Glukosezufuhr. Oft Gewichtszunahme durch Heißhunger

DD: Hypoglykämien anderer Genese (Einzelheiten siehe dort)

Di.:
- Fastentest (Hungerversuch): Einfachster und sicherster Test ist die Provokation einer Hypoglykämie durch den Fastentest (stationär über maximal 72 h) mit engmaschigen Blutzuckerkontrollen sowie Bestimmungen von Insulin und C-Peptid. Beendigung bei symptomatischer Hypoglykämie. Typisch für Insulinom ist die fehlende physiologische Insulinsuppression bei Abfall des Blutzuckers im Hungerversuch. Der Insulin-/Glukose-Quotient (µU/ml)/(mg/dl) fällt bei Gesunden ab und steigt bei Insulinompatienten auf > 0,3.
  Bei Hypoglycaemia factitia infolge Insulininjektionen findet sich ein hohes Insulin und ein niedriges C-Peptid.
- Proinsulin ↑
- Lokalisationsdiagnostik:
  - Präoperative Lokalisationsdiagnostik: Bei kleinen Tumoren < 1 cm ∅ unsicher (30 % d.F.): Endosonografie, „one stop-shop"-MRT (= MRT mit MRCP und MR-Angio); ^{68}Ga-DOTATOC-PET-CT, evtl. perkutane transhepatische Pfortaderkatheterisierung (PTP) mit selektiver Insulinbestimmung
  - Intraoperative Lokalisationsdiagnostik: Palpation, Sonografie, evtl. selektive Insulinbestimmung in der Pfortader

Th.: Methode der Wahl ist die chirurgische Entfernung eines Adenoms. Präoperativ sowie bei Inoperabilität medikamentöse Hemmung der Insulinsekretion durch Diazoxid (Proglicem®), Octreotid, Lanreotid (Somatuline Autogel®). Diese Präparate wirken nur bei Insulinomen mit typischen Sekretgranula - nicht dagegen bei agranulären Tumoren (= 50 % d.F.).
Bei Inoperabilität palliative Chemotherapie (z.B. Streptozotocin + 5-FU).
Sunitinib (ein Tyrosinkinasehemmer) kann die Überlebenszeit verlängern.
Optionen bei Lebermetastasen: Siehe Kapitel Lebertumore

GASTRINOM [D37.78]

Syn: Zollinger-Ellison-Syndrom [E16.4]

Def:
- Im Pankreas (80 %) oder Duodenum, Antrum, Lig. hepatoduodenale lokalisierter, meist maligner Tumor (60 - 70 %), der bei Diagnosestellung bereits in 50 % d.F. metastasiert ist.
- Übermäßige Säuresekretion des Magens und multiple Ulzerationen im oberen Gastrointestinaltrakt
- Bildung von Gastrin und oft auch anderen gastrointestinalen Hormonen
- In 75 % treten Gastrinome sporadisch auf, in 25 % im Rahmen eines MEN-I-Syndroms. Manifestationsalter meist zwischen 20 - 50 Jahren

KL.:
- Therapieresistente, rezidivierende, oft atypisch lokalisierte Ulcera (95 %) im Magen, Duodenum; seltener im Jejunum
- Diarrhöen (ca. 50 % d.F.), gel. Steatorrhöen (da Magensäure die Lipasen inaktiviert)

DD: Andere Ursachen einer Hypergastrinämie (< 500 ng/l)
- Therapie mit Protonenpumpenhemmern (PPI) und H_2-Blockern
- Chronisch-atrophische Typ A-Gastritis, HP-Gastritis
- Antrumrest bei Patienten nach Magenteilresektion; Magenausgangsstenose
- Niereninsuffizienz

Di.: • Gastrinwert basal = nüchtern erhöht (Werte > 1.000 ng/l sind fast beweisend). PPI-Therapie mind. 7 Tage vorher absetzen, da sonst falsch hohe Gastrinwerte! Eine Ersatzmedikation mit Ranitidin bis max. 2 Tage vor der Messung ist möglich.
Cave: Bei schweren Fällen ist wegen einer Perforationsgefahr ein Absetzen der PPI evtl. nicht möglich.
• Bei Gastrinwerten basal >100ng/l Sekretintest: Anstieg des Gastrinspiegels um > 120 ng/ml nach i.v.-Sekretingabe ist beweisend für Gastrinom
• Lokalisationsdiagnostik:
- der Ulcera: Endoskopie
- der Tumoren/Metastasen: Bildgebende Diagnostik (siehe Kap. Insulinom)

Th.: - Tumorresektion mit kurativer Zielsetzung ist nur bei Fehlen von Metastasen möglich (ca. 30 %).
- Medikamentöse Säureblockade mit Protonenpumpenhemmer.
- Therapieoptionen bei Metastasierung/Inoperabilität: Siehe Insulinom

VIPOM [D37.70]

Syn: Verner-Morrison-Syndrom, WDHH- Syndrom

Def: Sehr seltener, meist maligner Pankreastumor mit vermehrter Produktion von VIP ("vasoaktives intestinales Polypeptid") und anderen pankreatischen Polypeptiden.

KL.: WDHH-Syndrom: Schwere wässrige Durchfälle mit Elektrolytentgleisung: Hypokaliämie, Hypochlorhydrie oder Achlorhydrie (VIP aktiviert wie Choleratoxin die intestinale und pankreatische Adenylcyclase, was zu starker Pankreas-/Dünndarmsekretion führt). Diabetes mellitus, Gewichtsverlust, Dehydrierung, abdominelle Krämpfe, Verwirrtheitszustände

Di.: Bestimmung von VIP im EDTA-Plasma (> 200 ng/l, gekühlter Transport), bildgebende Diagnostik (siehe Kap. Insulinom)

DD: Ganglioneuroblastome (bes. bei Kindern), andere gastroenteropankreatische Tumore, Laxanzienabusus

Th.: Operative Tumorentfernung selten möglich. Therapieoptionen: Siehe Insulinom

GLUKAGONOM [D13.7]

Extrem seltener, meist maligner Inselzelltumor der A-Zellen mit vermehrter Glukagonsekretion

KL.: Erythema necrolyticum migrans im Gesicht und akral, Diabetes mellitus

Di.: Klinik, Glukagon i.S. > 200 ng/l, bildgebende Diagnostik (siehe oben)

Th.: Therapieoptionen: Siehe Insulinom

MULTIPLE ENDOKRINE NEOPLASIEN (MEN) [D44.8]

Die multiple endokrine Neoplasie kann in verschiedenen Organen vorkommen und wird in 4 Untergruppen eingeteilt: Die MEN-Syndrome werden autosomal-dominant vererbt. MEN 1 wird verursacht durch Mutationen im Menin-Gen (11q13), einem Tumor-Suppressorgen. Genetische Ursache des MEN 2- und 3-Syndroms sind Mutationen im Ret-Protoonkogen (10q11.2), einem für eine Transmembran-Tyrosinkinase kodierenden Gen. Sporadische Fälle des MEN 3 erklären sich durch Neumutationen. Bei der MEN 4 wurden Mutationen im CDKN1B-Gen (12p13) nachgewiesen, welches den Zellzyklusinhibitor p27 kodiert.

Vo.: Ca. 1 : 50.000 (jeweils für MEN 1 und MEN 2)

MEN 1: Wermer-Syndrom: Kombinationsmuster in den einzelnen Generationen variabel
Primärer Hyperparathyreoidismus (95 %)
Leittumor: Pankreastumore: Gastrinom, Insulinom, selten andere (50 %)
Hypophysentumore (ca. 30 %)
Familienangehörigen von MEN 1-Patienten sollte im Rahmen einer humangenetischen Beratung eine Genotypdiagnostik angeboten werden. Bei Genträgern werden regelmäßige Vorsorgeuntersuchungen durchgeführt zur Früherfassung der beschriebenen Tumoren (weitere Informationen im *Internet*).

MEN 2: Sipple-Syndrom (ehemals MEN 2a)
Leittumor: Medulläres (C-Zellen-) Schilddrüsenkarzinom (100 %)
Phäochromozytom (50 %)
Primärer Hyperparathyreoidismus (20 %)

MEN 3: Gorlin-Syndrom (ehemals MEN 2b):
C-Zellkarzinom + Phäochromozytom + Schleimhautneurinome + Ganglioneuromatose (Zunge, Intestinum u.a.) + marfanoider Habitus (leptosomaler, schlanker Körperbau, lange Extremitäten, Arachnodaktylie, Überstreckbarkeit der Gelenke u.a.)

MEN 4: Primärer Hyperparathyreoidismus (80 %), Hypophysenadenome (40 %), selten auch andere Tumore. Bislang nur wenige Fälle beschrieben.

Weitere Einzelheiten zu MEN siehe auch Kap. Schilddrüsentumoren

Merke: Bei medullären Schilddrüsenkarzinomen, endokrinen Pankreastumoren (Gastrinome, Insulinome), Phäochromozytomen und primärem Hyperparathyreoidismus immer an die Möglichkeit eines MEN-Syndroms denken (insbes. bei positiver Familienanamnese mit gleichen Erkrankungen) und bei begründetem Verdacht genetische Diagnostik anbieten.

L E B E R

Untersuchungsgang:

1. Anamnese:
   Familien- und Eigenanamnese (Lebererkrankungen?), vermehrte Müdigkeit?, Frage nach Bluttransfusionen, Auslandsreisen, Alkoholkonsum, Medikamenteneinnahme, Nadelstich-/Skalpellverletzungen (medizinisches Personal), Tattoos, Umgang mit lebertoxischen Stoffen u.a.

2. Ärztliche Untersuchung:
   - Inspektion:
     Leberhautzeichen (Spider naevi, Palmarerythem, Lacklippen, Lackzunge, Weißnägel u.a.), Ikterus und evtl. Kratzeffekte durch Juckreiz, Kollateralgefäße im Bereich der Bauchwand, Aszites, Gynäkomastie, femininer Behaarungstyp, Hautblutungen, Foetor hepaticus u.a.
   - Untersuchung der Leber:
     - ▶ Größenbestimmung bei der physikalischen Untersuchung:
       Die Angabe der Lebergröße in cm unterhalb des rechten Rippenbogens ist ungenau, da dieser Wert vom Zwerchfellstand abhängig ist (bei Lungenemphysem z.B. Zwerchfelltiefstand). Man misst den Abstand zwischen Lungen-Lebergrenze und unterem Leberrand in der Medioklavikularlinie (MCL): Normal bis 12 cm beim Erwachsenen.

       Lungen-Lebergrenze und unteren Leberrand bestimmt man durch:
       - Perkussion in der rechten MCL (Bestimmung der Lungen-Lebergrenze und des Überganges von Tympanie des Bauchraumes zur Leberdämpfung).

       Den unteren Leberrand bestimmt man außerdem durch:
       - Palpation (bei der tiefen Inspiration stößt die Leber gegen die palpierende Hand): Konsistenz, Oberflächenbeschaffenheit, Druckdolenz
       - Kratzauskultation: Stethoskop in der rechten MCL auf eine Stelle sicherer Leberdämpfung legen und von distal dem Stethoskop entgegen kratzen, bis das Geräusch plötzlich lauter wird.
     - ▶ Größenbestimmung sonografisch: Kraniokaudale Distanz in der MCL: Max. 14 cm

3. Biochemische Laborparameter:
   a) Enzymdiagnostik
   - Indikatoren einer Leberzellschädigung:
     - ▶ Glutamat-Pyruvat-Transaminase (GPT) = Alanin-Aminotransferase (ALT [= ALAT])
       Leberspezifisches Enzym, im Zytoplasma lokalisiert.
     - ▶ Glutamat-Oxalazetat-Transaminase (GOT)= Aspartat-Aminotransferase (AST [= ASAT])
       Nicht leberspezifisch, DD Herzinfarkt/Muskeltrauma
     - ▶ Glutamat-Dehydrogenase (GLDH)
   - Cholestaseparameter
     Bei intra- und extrahepatischer Cholestase kommt es zum Anstieg folgender Enzyme:
     - ▶ Gamma-Glutamyl-Transferase (γGT)
       Die γGT ist der empfindlichste Indikator bei Störungen der Leber und des Gallengangssystems. Die höchsten Werte finden sich bei Cholestasen und alkoholtoxischer Hepatitis (empfindlichster Parameter einer alkoholtoxischen Leberveränderung). Bei erhöhter Osteoblastenaktivität ist die γGT normal, wodurch eine osteogen bedingte Erhöhung der alkalischen Phosphatase abgegrenzt werden kann.
     - ▶ Alkalische Phosphatase (AP):
       Die Aktivität der AP ist die Summe verschiedener Isoenzyme (Leber-, Dünndarm-, Knochen-, Plazenta-AP)
       Die Plazenta-AP tritt physiologisch ab der 12. SSW ins Plasma über. Die Keimzell-AP ist erhöht bei manchen Tumoren (Seminom, Ovarial-Ca., Hypophysen- und Thymustumoren).
       Ursachen erhöhter AP:
       - ■ Physiologisch:
         - Bei Kindern/Jugendlichen durch Knochenwachstum (Knochen-AP)
         - Im letzten Trimenon einer Gravidität (Plazenta-AP)
       - ■ Pathologisch:
         - Osteogen (Knochen-AP):
           Vermehrte Osteoblastenaktivität: Rachitis, Osteomalazie, Frakturheilung, Therapie mit Fluoriden, Hyperparathyreoidismus, M. Paget, Knochentumoren, osteoblastische Metastasen u.a.
         - Hepatisch/biliär:
           - ° Gering erhöhte Werte bei Hepatitis (Leber-AP)
           - ° Hohe Werte bei Cholestasesyndrom (Gallengangs-AP)
     - ▶ Leucin-Aminopeptidase (LAP; Leucin-Arylamidase) und 5-NT (5'-Nucleotidase):
       Sind nicht aussagekräftiger als die AP und spielen in der Routinediagnostik keine Rolle.

Enzym	Lokalisation Zytoplasma	Mitochondrien	Leberspezifisch
GOT = AST	+ 30 %	+ 70 %	Nein DD: Herzinfarkt Muskeltrauma
GPT = ALT	+		Ja
GLDH		+	Ja
γGT	Membrangebunden		Ja

Die Höhe des Enzymanstieges korreliert mit dem Umfang der Leberzellschädigung.
De Ritis-Quotient: AST/ALT bzw. GOT/GPT
Leichte Leberzellschäden führen zu einem Anstieg der membrangebundenen γGT und der zytoplasmatischen Enzyme (GPT und teilweise GOT). Dabei ist der de Ritis-Quotient GOT / GPT < 1.
Schwere Leberzellschäden führen zusätzlich zu einem Anstieg mitochondrialer Enzyme (GLDH und teilweise GOT). Hierbei verschiebt sich der de Ritis-Quotient zugunsten der GOT (> 1).

b) Syntheseleistungen der Leber

- Cholinesterase (CHE) (Syn.: Pseudo-Cholinesterase [PCHE])
  Bildung in der Leber → Verminderung bei Leberzelluntergang (z.B. nekrotisierende Hepatitis) und Leberzirrhose. Erniedrigte Werte finden sich auch bei schweren Krankheitsbildern mit Katabolismus, Kachexie und bei Vergiftung mit organischen Phosphorsäureestern (bei schwerer Intoxikation z.B. mit E 605 ist die CHE nicht mehr messbar).
- Vitamin K-abhängige Gerinnungsfaktoren:
  Die Mehrzahl aller Faktoren des Gerinnungs- und Fibrinolysesystems werden in der Leber gebildet, wobei die Synthese folgender Faktoren Vitamin K-abhängig ist:
  - Faktor II, VII, IX und X (sog. Prothrombinkomplex) - Merke: „1972“
  - Protein C und Protein S

    Vitamin K ist ein mit der Nahrung zugeführtes oder von der Darmflora gebildetes fettlösliches Vitamin. Bei Vitamin K-Mangel bildet die Leber funktionsuntüchtige Vorstufen der Gerinnungsfaktoren, bei denen die γ-Carboxylierung der Glutamylseitenketten fehlt.

    Ursachen für eine Verminderung der Vitamin K-abhängigen Gerinnungsfaktoren:
    1. Synthesestörung der Leber: Leberschaden
    2. Vitamin K-Mangel:
       - Neugeborene (→ orale Vitamin K-Prophylaxe!)
       - Malabsorptionssyndrom
       - Gestörte Darmflora durch Antibiotika
       - Verschlussikterus mit gestörter Fettresorption infolge Gallemangel
    3. Therapie oder Intoxikation mit Vitamin K-Antagonisten (Cumarine. Phenprocoumon)

    Mit dem Koller-Test (historisch) kann man nach intravenös verabfolgtem Vitamin K_1 und anschließender Bestimmung des "Quickwertes" (nach 24 h) die Ursache eines verminderten Prothrombinkomplexes ermitteln. Dies hat besonders bei der Differenzialdiagnose eines Ikterus Bedeutung. Beim Verschlussikterus normalisiert sich der Quickwert nach Gabe von Vitamin K_1, beim Parenchymschaden erfolgt keine Normalisierung! Vitamin K_1 = Phytomenadion (Konakion®) kann bei i.v.-Applikation selten zu allergischem Schock führen; daher sehr langsam injizieren und Schocktherapeutika bereithalten!
  - Andere Gerinnungsfaktoren:
    Bei schweren Leberfunktionsstörungen sinken auch die Faktoren V, XI, XII, XIII, Fibrinogen und Antithrombin. Differenzierung zwischen leichter (Faktor V normal) und schwerer Synthesestörung der Leber (Faktor V erniedrigt).
  - Albumin: Wird in der Leber gebildet. Bei Leberzirrhose mit zunehmender Funktionseinschränkung der Leber sinkt auch der Albuminspiegel im Serum.

c) Ammoniak:
Erhöht im Vollblut bei fortgeschrittener Leberinsuffizienz (bes. bei hepatischer Enzephalopathie) aufgrund verminderter Entgiftungsleistung der Leber.

Cave: Blutprobe gekühlt zum Labor bringen oder Plasma abzentrifugieren und einfrieren. Große Schwankungsbreite der Werte, daher Aussagekraft eingeschränkt. Die Höhe der Ammoniakkonzentration im Serum korreliert nur schwach mit dem Schweregrad der Enzephalopathie!

d) Virusserologie und immunologische Diagnostik (siehe Kap. Hepatitis)
e) Tumormarker: α1-Fetoprotein ist bei ca. 50 % der Leberzellkarzinome erhöht.

4. Bildgebende Verfahren:
- Sonografie, 3D-Sonografie, Endosonografie, Kontrastmittel-Sonografie (contrast- enhanced ultrasound = CEUS), Elastografie:
  - Lage, Form, Größe der Leber, Blutgefäße

- Echostruktur (z.B. diffuse Reflexverdichtung bei Fettleber)
- Nachweis umschriebener Leberveränderungen. Differenzierung zwischen soliden und zystischen (echofreien) Veränderungen; Lebermetastasen sind am empfindlichsten mittels Kontrastmittel-Sonografie nachweisbar (Dignitätsbeurteilung durch real-time-KM-Anflutung in den verschiedenen Perfusionsphasen mit relativ hoher Spezifität).
- Beurteilung von intra- und extrahepatischen Gallenwegen und Gallenblase
- Beurteilung der Strömungsverhältnisse in Leber, Pfortader und Milzvene (Duplex-Sonografie), z.B. bei Thrombosen oder Budd-Chiari-Syndrom
- Nachweis extrahepatischer Zeichen einer portalen Hypertension (Aszites, Splenomegalie)
- Nachweis einer Fibrose und Zirrhose (Elastografie mittels „Fibroscan“)
- Feinnadelpunktion unter Sonografiekontrolle

• ERCP (siehe Kap. Gallenwegserkrankungen)
• CT in Spiraltechnik nativ und nach i.v.-Gabe von Kontrastmitteln
• „one stop-shop“-MRT (=MRT mit MRCP und MR-Angio)

5. Invasive Diagnostik
• Ultraschallgesteuerte perkutane Leberbiopsie mit Histologie: Goldstandard in der Diagnostik von unklaren Lebererkrankungen und Rundherden, zur Fibrosediagnostk werden heute nichtinvasive Verfahren z.B. Fibroscan verwendet (Menghini nur für Blindpunktion).
Ko.: Blutungen (1 %), gallige Peritonitis [K65.8], Pneumothorax, Hämatothorax, Risiko letaler Komplikationen ca. 0,1 ‰ (abhängig von der Erfahrung des Arztes)
KI: Hämorrhagische Diathese, Aszites, schweres Lungenemphysem, subphrenischer Abszess, eitrige Cholangitis, Verschlussikterus, Echinokokkuszysten u.a.
• (Mini-)Laparoskopie mit gezielter Biopsie + Histologie; makroskopische Beurteilung einer Leberzirrhose, auch bei schwerem Aszites möglich
Ko.: Blutungen, gallige Peritonitis (nach Punktion), Hautemphysem, Luftembolie, Verletzung von Leber oder Darm
Risiko letaler Komplikationen: ca. 0,4 ‰

IKTERUS - CHOLESTASE

Def: • Ikterus [R17]: Gelbfärbung von Haut/Schleimhäuten und Skleren durch Ablagerung von Bilirubin im Gewebe. Der Sklerenikterus ist ab einem Gesamtbilirubin i.S. > 2 mg/dl (> 34 µmol/l) erkennbar.
DD: "Pseudoikterus" durch Farbstoffablagerungen (z.B. intensiver Karottengenuss (Skleren ausgespart); nach Fluoreszenzangiografie)
• Cholestase [K83.1]: Gestörter Abfluss von Galle in den Darm ("Gallestauung") mit Ikterus, Pruritus und Erhöhung der sog. Cholestaseenzyme (AP, LAP, γGT)

PPh: Bilirubin ist zu 85 % ein Abbauprodukt des Hämoglobins. Pro Tag werden ca. 300 mg Bilirubin gebildet und an Albumin gekoppelt zur Leber transportiert. Mithilfe der UDP-Glukuronyltransferase werden Bilirubin und Glukuronsäure zur wasserlöslichen Form konjugiert, die über die Gallenwege ausgeschieden wird.
Im Darm wird Bilirubin zu Urobilinogen reduziert; 80 % davon werden mit dem Stuhl ausgeschieden, 20 % gelangen nach Rückresorption über den enterohepatischen Kreislauf zur Leber; ein Teil wird renal ausgeschieden.
Der physiologische Neugeborenenikterus hat seine Ursache in einer verminderten Aktivität des Schlüsselenzyms, der UDP-Glukuronyltransferase sowie einer verkürzten Lebensdauer fetaler Erythrozyten.

Einteilung und Ursachen des Ikterus:
1. Hämolytischer Ikterus (prähepatischer Ikterus):
Hämolytische Anämien, ineffektive Erythropoese (Einzelheiten: Siehe dort)
2. Hepatozellulärer Ikterus (hepatischer oder Parenchymikterus):
a) Familiäre Hyperbilirubinämiesyndrome (siehe unten)
b) Infektiöse Hepatitis (Viren, Bakterien, Malaria)
c) Chronische Hepatitis und Leberzirrhose
d) Medikamentös oder toxisch bedingte Hepatitiden (z.B. Phenprocoumon, Paracetamol, Ajmalin, Amiodaron, Phenothiazine, Sexualhormone; Alkohol, Tetrachlorkohlenstoff, Knollenblätterpilze)
e) Stauungsleber (z.B. bei Rechtsherzversagen)
3. Cholestatischer (Verschluss-) Ikterus:
Folge des gestörten Galleflusses; die Ursache kann vom Leberparenchym bis zur Papilla Vateri lokalisiert sein. Bei einer schweren Cholestase können alle gallepflichtigen Stoffe ins Blut übertreten (Bilirubin, Gallensäuren, Cholesterin, Gallenenzyme).

KL.: Ikterus, entfärbte (acholische) Stühle, bierbrauner Urin, Pruritus (Ablagerung von Gallensäuren in der Haut)

Lab:
- Anstieg der Cholestaseparameter
- Anstieg des direkten (konjugierten) Bilirubins
- Resorptionsstörung fettlöslicher Vitamine (A, D, E und bes. Vitamin K → verminderte Synthese der Gerinnungsfaktoren II, VII, IX, X (merke „1972") mit evtl. erniedrigtem Quick-Wert (INR ↑))

3.1 Intrahepatische Cholestase: Störung der Gallensekretion in der Leber → Ursachen:

a) Hepatitis, Leberzirrhose:
- Virushepatitiden (A - E), hepatotrope Viren (CMV, EBV)
- Bakterien (z.B. Leptospiren), Protozoen (Malaria, Amöben)
- Autoimmunhepatitis
- Speicherkrankheiten (Hämochromatose, M. Wilson)
- Medikamentös oder toxisch bedingte Leberschäden (siehe oben)
- „Fat overloading syndrome" bei parenteraler Ernährung

b) Progressive Destruktion oder Hypoplasie der Gallenwege:
- Primär biliäre Cholangitis (PBC) und primär-sklerosierende Cholangitis (PSC)
- „Vanishing bile duct syndrome" nach Lebertransplantation
- Idiopathische Duktopenie des Erwachsenen (Ausschlussdiagnose)
- Angeborene Störungen mit Cholestase bereits bei Kleinkindern: Byler-Syndrom, Alagille-Syndrom, biliäre Atresie

c) Vaskuläre Erkrankungen (selten):
- Ischämische Cholangitis nach Infusion von 5-FU oder nach Lebertransplantation
- Budd-Chiari-Syndrom (siehe dort)

d) Idiopathische funktionelle Cholestase (selten):
- Schwangerschaftscholestase (siehe dort)
- Summerskill-Tygstrup-Syndrom (siehe dort)
- Idiopathischer postoperativer Ikterus (Spontanremission nach 2 - 3 Wochen)

e) Cholestase durch Mangel an Transportern in der kanalikulären Membran (selten): Krankheitsmanifestation nach der Geburt
- Cholestase bei Mukoviszidose (Mutation von CFTR)
- Dubin-Johnson-Syndrom (Mutation von MRP2 mit Störung der Bilirubinsekretion)
- Byler-Syndrom mit erhöhter γ-GT (Mangel des MDR-Transporters)

f) Gallensäuren-Synthesestörung bei angeborenen Enzymdefekten:
z.B. Zellweger-Syndrom mit Schädigung der Peroxisomen

3.2 Extrahepatische Cholestase: Abflussstörungen der Galle in den extrahepatischen großen Gallengängen

a) Intrakanalikulärer Verschluss (Choledochussteine, Papillenstenose, Cholangitis, Tumor, Striktur, Parasiten: Askariden, Bilharziose, Fasciola hepatica, Clonorchis sinensis)

b) Extrakanalikuläre Gangkompression (Pericholezystitis, Pankreatitis, Pankreaskarzinom u.a. Tumoren, Pankreaspseudozysten, Leberechinokokkus, Leberabszess)

Familiäre Hyperbilirubinämiesyndrome:

A) Mit erhöhtem unkonjugierten (indirekten) Bilirubin:

- Icterus intermittens juvenilis (M. Meulengracht oder Gilbert-Syndrom) [E80.4]

Ät.: Verminderte UDP-Glukuronyltransferase-Aktivität, Konjugationsstörung mit gestörter Bilirubinaufnahme in die Leberzelle. Mutation im UDPGT1A1-Gen, meist zusätzliches Nukleotidpaar in der Promotorregion des ersten Exons (TATA7 statt TATA6) mit autosomaler Vererbung

Ep.: Häufigstes familiäres Hyperbilirubin-Syndrom: Ca. 9 % der Bevölkerung; überwiegend Männer; Manifestationsalter: Meist um das 20. Lebensjahr

KL.: Meist symptomlos, evtl. uncharakteristische Symptome: Kopfschmerzen, Müdigkeit, depressive Verstimmung, dyspeptische Beschwerden u.a.

Lab: Erhöhung des indirekten Bilirubins < 6 mg/dl, übrige Laborwerte normal, keine Hämolysezeichen. Fasten- oder Nikotinsäuretest (Anstieg des indirekten Bilirubins nach Fasten oder nach Gabe von Nikotinsäure); Nachweis der Mutation (UDPGT-TATA-Analyse).

Hi.: Unauffällig, verminderte UDP-GT im Leberstanzzylinder

Th.: Keine

Prg: Gut (harmlose Anomalie)

Beachte: Der Abbau mancher Arzneimittel ist vermindert (Ketoconazol, Amitriptylin, Ketoprofen, Irinotecan u.a.)!

- Crigler-Najjar-Syndrom: [E80.5]

- Typ I:
Fehlen der UDPGT, Vererbung autosomal rezessiv, bereits Kernikterus nach der Geburt, Lichttherapie beschleunigt den Bilirubinabbau; ohne Lebertransplantation letal endend, evtl. Gentherapie

- Typ II: (= Arias-Syndrom)
  Starke Verminderung der UDPGT, autosomal-dominanter Erbgang, Ikterus innerhalb des 1. Lebensjahrs
  Th.: i.d.R. keine Therapie
  Prg: Günstig.

B) Mit erhöhtem konjugierten (direkten) Bilirubin (sehr selten):
- Dubin-Johnson-Syndrom: [E80.6] Autosomal-rezessiv vererbte Ausscheidungsstörung für Bilirubin (Konjugation normal): Direktes Bilirubin erhöht; Urs.: Mutationen des Multidrug Resistance Protein MRP2
  Vo.: w > m; Manifestation gel. erst bei Gravidität oder Östrogentherapie; vermehrt Koproporphyrin I im Urin.
  Cave: Kontraindikation für orale Kontrazeptiva!
  Diagnose durch Leberbiopsie: Braunschwarzes Pigment zentroazinär
  Th.: Keine
  Prg: Gut
- Rotor-Syndrom [E80.6] (ohne Pigment): Ausscheidungsstörung mit erhöhtem direkten Bilirubin, vermehrt Koproporphyrin I und III im Urin
  Cave: Kontraindikation für orale Kontrazeptiva!
  Th.: Keine; Prognose gut.
- Idiopathische rezidivierende Cholestase (Summerskill-Tygstrup) [K83.1]: Seltene autosomal-rezessiv vererbbare Störung mit intermittierend auftretendem intrahepatischen Verschlussikterus bei Kindern und jungen Erwachsenen; gute Prognose.

DD des Ikterus:

	Hämolytischer Ikterus	Verschlussikterus (Cholestase)	Hepatischer Ikterus
Serum – Indirektes Bilirubin – Direktes Bilirubin	 ++ –	 – ++	 + +
Urin – Bilirubin – Urobilinogen	 – ++	 ++ –	 + +
Stuhl	Dunkel	H e l l	
Zusätzliche Untersuchungen	Haptoglobin ↓ Retikulozytose	γ-GT, AP, LAP ⇑	ALT/GPT ⇑ AST/GOT ↑

Anm.: Indirektes = unkonjugiertes Bilirubin; direktes = konjugiertes Bilirubin

DD der Cholestase:

1. Intrahepatische Cholestase:
   - Cholestatischer Verlauf einer Virushepatitis, Leberzirrhose
     Für Virushepatitis und gegen mechanischen Verschluss sprechen:
     - Positive Virusserologie
     - Sono/ERCP: Gallengänge nicht erweitert
     - Typische Leberhistologie
   - Medikamentös bedingte / toxische Hepatitis (siehe dort)
   - Primäre biliäre Cholangitis (PBC, siehe dort)
   - Primär sklerosierende Cholangitis (PSC, siehe dort)
2. Extrahepatische Cholestase bei mechanischem Verschlussikterus:
   - Sonografie, Endosonografie: Gestaute Gallenwege bei extrahepatischer Cholestase, Ort der Obstruktion proximal (hoch) oder distal (tief) (→ Abb.) Steine? Tumor (Pankreas-Ca., Lymphom)?

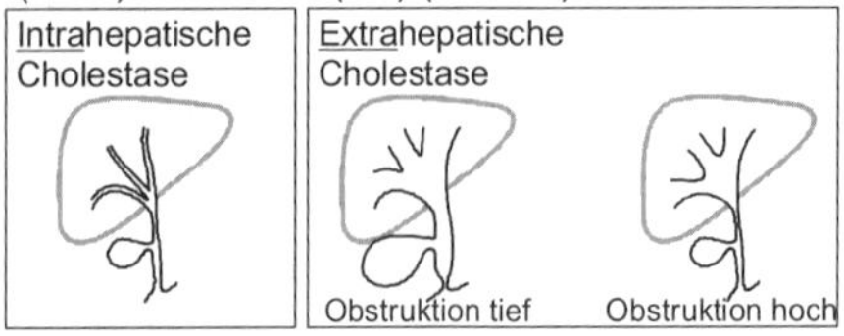

   - ERCP: Diagnostisches + therapeutisches Verfahren (Papillotomie und Stenteinlage bei extrahepatischer Cholestase möglich)
   - „one stop-shop"-MRT (= MRT mit MRCP (keine therapeutische Intervention möglich) und MR-Angio)

Merke: Bei Verschlussikterus sind Sonografie, Endosonografie, MRCP und ERCP die wichtigsten Diagnoseverfahren.

DD des Pruritus:

- Allergische Hautreaktionen
- Niereninsuffizienz
- Darmparasiten
- Polycythaemia vera
- Cholestase
- Eisenmangel
- PBC und PSC
- Seniler Pruritus, trockene Haut
- Diabetes mellitus
- Maligne Lymphome
- Psychogener Pruritus (Ausschlussdiagnose)

LEBERERKRANKUNGEN IN DER SCHWANGERSCHAFT

A) Schwangerschaftsunabhängige Lebererkrankungen:
Akute Virushepatitis: Häufigste Ursache für einen Ikterus in der Schwangerschaft.

B) Schwangerschaftsspezifische Lebererkrankungen:

1. Intrahepatische Schwangerschaftscholestase [O26.6]
Ep.: Ca. 0,1 %, regional und ethnisch bedingt bis 15 %, zweithäufigste Ursache für einen Schwangerschaftsikterus
KL.: Im letzten Trimenon bei familiärer Disposition auftretende leichte intrahepatische Cholestase (Leitsymptom ist starker Juckreiz palmoplantar, stärker nachts mit Ikterus (Bilirubin i.S. bis 5 mg/dl), gel. Übelkeit/Erbrechen).
Prg: Für die Mutter gut; für das Kind erhöhte perinatale Mortalität (10 %) und erhöhte Frühgeburtenrate (20 %) → Th.: Gabe von Ursodeoxycholsäure (10 - 15 mg/kg KG), evtl. vorzeitige Entbindung

2. Ikterus bei Hyperemesis gravidarum: [O21.1]
Nausea bei bis zu 50 % aller Schwangeren, in 0,3 % d.F. schwerer Verlauf mit unstillbarem Erbrechen: Hyperemesis gravidarum. Bilirubin + Transaminasen evtl. erhöht. Hi.: Verfettung der Leber mit azinuszentralen Läppchennekrosen.
Prg: Gut, meist keine Therapie erforderlich.

3. Ikterus bei hypertensiven Schwangerschaftserkrankungen
Klassifikation der schwangerschaftsinduzierten Hypertonien (SIH = Gestationshypertonien):
I. Gestationshypertonie (SIH) ohne Proteinurie
II. Gestationshypertonie (SIH) mit Proteinurie und evtl. Ödemen = Präeklampsie
Ko.:
   - HELLP-Syndrom [O14.2] (haemolysis, elevated liver enzymes, low platelet count); klinisches Leitsymptom: Oberbauchschmerzen (Leberkapselspannung)
   - Eklampsie mit neurologischen Symptomen (Augenflimmern, Hyperreflexie, Krämpfe)

   Merke: Das Ausmaß der Hypertonie bestimmt die perinatale Sterblichkeit von Mutter + Kind.

   Vo.: 10 % aller Schwangeren entwickeln eine Gestationshypertonie ohne Proteinurie, bis 5 % eine Gestationshypertonie mit Proteinurie; 0,5 % ein HELLP-Syndrom; 0,1 % eine Eklampsie. Bei 20 % der HELLP-Patienten fehlen Hypertonie und Proteinurie (HELLP-Syndrom sine preeclampsia).
   Hl.: Thromben in den Pfortaderästen, hämorrhagische Lebernekrosen (außerdem Nierenschäden und bei Eklampsie Hirnödem).
   DD: Siehe Tabelle
   Th.: Unverzügliche Schnittentbindung, supportive Therapie

4. Akute Schwangerschaftsfettleber = akute Schwangerschaftshepatitis [O26.6]:
Ep.: 1 : 7.000 - 1 : 20.000, häufiger bei Zwillingsschwangerschaften und untergewichtigen Müttern, tritt regelhaft nach der 28. SSW auf
Urs.: Akkumulation von langkettigen Fettsäuren durch genetischen Defekt der 3-Hydroxyacyl-CoA-Dehydrogenase
Hi.: Rasch auftretende mikrovesikuläre läppchenzentrale Leberverfettung, Einzelzellnekrosen, Rundzellinfiltrate.

   Memo: Eine Leberbiopsie ist wegen hämorrhagischer Diathese meist kontraindiziert!

   KL.: Fulminantes Leberversagen mit Erbrechen, Somnolenz, Aszites; Transaminasen normal oder nur leicht erhöht (DD: Akute Virushepatitis → hohe Transaminasen)
   Ko.: Verbrauchskoagulopathie, Schock, Nierenversagen, Letalität maternal und fetal bis 20 %, Rezidive bei erneuten Schwangerschaften
   Th.: Intensivtherapie, sofortige Schnittentbindung, supportive Therapie, evtl. Lebertransplantation

DD.:

Kriterien	HELLP	Akute Schwanger-schafts-Fettleber	Virus-hepatitis	Intrahep. Schwanger-schafts-cholestase	Thrombotische Mikroangiopathie (HUS/TTP)
Hämolyse (Haptoglobin ↓)	++	(+)	–	–	+++
Transaminasen ↑	++	++	+++	+	(+)
Thrombozytopenie	++	+	–	–	+++
Hypertonie	90 % d.F.	40 % d.F.	–	–	(+)
Proteinurie	+++	--	–	–	+
Leukozytose	–	+++	++	–	(+)
Niereninsuffizienz	+ → +++	+	–	–	++
Neurologische Symptome	+ → +++	++	–	–	++
Ikterus	(+)	+	+++	++	++
Andere	DIG	Hypoglykämie DIG → Blutungen	Bilirubin ↑ Serologie	Pruritus Cholestase	Siehe Kapitel TMA (HUS/TTP)

DIG = Disseminierte intravasale Gerinnung
TTP = Thrombotisch-thrombozytopenische Purpura
HUS = Hämolytisch-urämisches Syndrom
(+) = unregelmäßig
+ bis +++ = Ausprägungsgrad

VIRUSHEPATITIDEN (ALLGEMEINER TEIL)

Namentliche Meldepflicht bei Verdacht, Erkrankung und Tod an einer akuten Virushepatitis sowie bei Labornachweis Hepatitis A bis E (Hepatitis C nur, wenn eine chronische Infektion nicht bekannt ist.)

Internet-Infos: *www.kompetenznetz-hepatitis.de*

Def: Diffuse (nichteitrige) Leberentzündung, verursacht durch verschiedene Viren. Zwischen den einzelnen Hepatitisformen (HA, HB, HC, HD, HE) besteht keine Kreuzimmunität.

Err: 5 Virustypen, die mit Großbuchstaben von A bis E bezeichnet werden, verursachen ca. 95 % aller Virushepatitiden. Für den Rest sind CMV, EBV und unbekannte Hepatitisviren verantwortlich.

Ep.: Häufigkeit in % der Weltbevölkerung:
1) HAV: Häufigste akute Virushepatitis - 2) HBV: Bis 5 % Virusträger - 3) HCV: 3 % Virusträger - 4) HDV: 5 % der HB-Virusträger - 5) HEV: Spezielle Risikogebiete

Inf.

Hepatitis	A	B und D	C	E
Fäkal-oral	+	–	–	+
Blut/-produkte	(–)	+	+	(–)
Sexuell	(–)	+	(+)	(–)
Perinatal	–	+	+	–

(–) Die HAV- und HEV-Infektion werden fäkal-oral übertragen und sind nur selten durch Blut oder sexuell übertragbar in der kurzen Phase der Virämie.

Die sexuelle Übertragung der HBV-Infektion ist häufig, der HCV-Infektion selten.

Ink:

Hepatitis	A	B und D	C	E
Tage	15 - 50	30 - 180	15 - 180	15 - 60

Anm.: Die Inkubationszeiten variieren etwas bei verschiedenen Autoren.

KL.: Die Symptomatik der einzelnen Virushepatitiden ist grundsätzlich nicht verschieden. 2/3 d.F. verlaufen im Kindesalter asymptomatisch.

Akute Hepatitis [B17.9]

1. Prodromalstadium:
   Dauer: Ca. 2 - 7 Tage (bei Hepatitis B länger als bei Hepatitis A)
   - Grippale Symptome: Subfebrile Temperaturen, Abgeschlagenheit (Fehldiagnose: "grippaler Infekt").
   - Gastrointestinale Beschwerden: Appetitlosigkeit, Übelkeit, Druckschmerz im rechten Oberbauch (Lebervergrößerung mit Kapselspannung), evtl. Diarrhö
   - Evtl. Arthralgien und flüchtiges Exanthem (rash); Immunkomplexbildung von HBsAg und anti-HBs bei der Hepatitis B.

2. Stadium der hepatischen Organmanifestation:
Dauer: Ca. 4 - 8 Wochen (bei Hepatitis A am kürzesten)
- Anikterischer Verlauf (Mehrzahl der Kinder)
- Ikterischer Verlauf (oft bei Erwachsenen)
  - Dunkelfärbung des Urins + Entfärbung des Stuhls
  - Ikterus (zuerst an den Skleren, dann an der Haut)
  - Juckreiz (durch intrahepatische Cholestase)

  Mit Beginn des Ikterus geht es dem Patienten meist besser!
- Häufig Lebervergrößerung (mit Druckempfindlichkeit)
- Evtl. leichte Milzvergrößerung und Lymphknotenschwellung (je 10 - 20 % d.F.)

Ko.:
- **Cholestatische Verlaufsform** (ca. 5 %)
  Starker Anstieg von Bilirubin und Cholestaseparametern
  DD: - Intrahepatische Cholestase (siehe dort)
  - Extrahepatische Cholestase (siehe dort)

  Di.: Sono, ERCP oder MRCP unauffällig; typische Virusserologie, ggfs. Leberhistologie
  Prg: Meist gut.
- **Protrahiert verlaufende und rezidivierende Hepatitis:**
  Transaminasenerhöhung (konstant bzw. rezidivierend) > 3 Monate
  DD: 1. Entwicklung einer chronischen Hepatitis
  2. Zusätzliche Lebernoxen (z.B. Alkohol, Medikamente, Rauchen) oder weitere Infektionen

  Memo: Mehrere Lebernoxen führen zu einer exponentiellen Steigerung des Zirrhoserisikos!
- **Fulminante Hepatitis**:
  Vo.: HA (0,2 %); HB (1 %); HC (0,5 %); HD (> 2 %); HE (bis 3 %; bei Schwangeren bis 20 %)
  Pat: Brückenbildende/multilobuläre Nekrosen im Rahmen eines akuten Leberversagens
  KL.: Trias: Ikterus, Gerinnungsstörung, Somnolenz (siehe Kap. Akutes Leberversagen)
- **Extrahepatische Manifestationen:**
  - Arthralgien und evtl. Exanthem (5 - 10 % aller HB-Patienten), Immunkomplexbildung
  - Selten: Andere extrahepatische Manifestationen (aplastische Anämie, Myokarditis)
- **Viruspersistenz (Virusträger):** HBV, HCV, HDV, HEV
  Vo.: - HBV: Gesunde Erwachsene: 5 % - Neugeborene: > 90 %; Immunsupprimierte: 50 %
  - HCV: Symptomatische ikterische Patienten mit akuter HCV-Infektion: Ca. 50 %. Asymptomatische HCV-Infektionen werden in 50 - 70 % chronisch.
  - HDV-Superinfektionen eines HBsAg-Trägers: > 90 %
  - HDV-/HBV-Simultaninfektion wie bei HB
  - HEV: Chronische Verläufe mit Viruspersistenz bei Immunsuppression

  Memo: Die Höhe der Viruslast bestimmt das Ausmaß der Infektiosität und das Risiko für HCC!
- **Primäres Leberzellkarzinom (HCC):** Siehe dort
  - Das Risiko für ein HCC steigt bei chronischer Virushepatitis mit der Höhe der Viruslast und mit der Ausbildung einer Leberzirrhose (besonders bei chronischer Hepatitis B); aber auch Leberzirrhosen anderer Genese können ein HCC verursachen.
  - Weitere Risikofaktoren: Genetische Disposition (bei Asiaten und Inuit erhöhtes Risiko), Lebensalter zum Zeitpunkt der Infektion (größtes Risiko bei perinataler Infektion)
  - Bei Kokarzinogenen (Alkohol, Rauchen, Aflatoxine)

DD: A) Begleithepatitiden bei anderen Infektionskrankheiten:
1. Virusinfektionen:
   - Herpesviren: EBV, CMV, bei Immunsupprimierten auch HSV und VZV
   - Coxsackieviren
   - "Exotische" Viren: Arboviren (Gelbfieber, Dengue-Fieber, Rift-Valley-Fieber), Arenaviren (Lassa-Fieber, südamerikanisches hämorrhagisches Fieber), Marburg-Virus, Ebola-Virus → Reiseanamnese, Konsultation eines tropenmedizinischen Institutes!

   Merke: Das EBV betrifft immer die Lymphknoten und relativ selten die Leber (die Mononukleose kann selten mit massiver Hepatitis und Ikterus einhergehen); Hepatitisviren beteiligen immer die Leber und selten die Lymphknoten.
2. Bakterielle Infektionen:
   - Brucellosen, Q-Fieber (Coxiella burnetii)
   - Leptospirosen (z.B. M. Weil mit Hepatitis und Nephritis, Ikterus, Hämaturie, Albuminurie; Konjunktivitis, Gelenk-/ Wadenschmerzen).
3. Parasitäre Infektionen: Malaria, Amöbiasis, Echinokokkose, Bilharziose (= Schistosomiasis), Leberegelbefall u.a. tropische Infektionen

B) Medikamentös und toxisch bedingte Hepatitiden

C) Akuter Schub einer chronischen Hepatitis (siehe dort)

D) Andere Lebererkrankungen (z.B. Autoimmunhepatitis (AIH), primär biliäre Cholangitis (PBC), hereditäre Stoffwechselkrankheiten, hepatische Sarkoidose, Tumoren)

Di.: Anamnese + Klinik und Bildgebung + Labor mit Virusserologie und evtl. Histologie

Akute Virushepatitis	HA	HB	HC	HD Superinf.	HD Simultaninf.	HE
anti-HAV-IgM	+	–	–	–	–	–
anti-HBc-IgM	–	+	–	–	+	–
HCV-RNA	–	–	+	–	–	–
anti-HDV-IgM	–	–	–	+	+	–
anti-HEV-IgM[1)]	–	–	–	–	–	+
HBs-Antigen	–	+	–	+	+	–

[1)] und HEV-RNA

Anm.: Zu den Screening-Markern bei V.a. akute Virushepatitis gehört auch das HBsAg, das bei Hepatitis B in 90 %, bei Hepatitis D immer positiv ist. Im frühen Stadium der akuten HC ist die HCV-RNA positiv und anti-HCV noch negativ. Anti-HCV wird 1 - 5 Monate nach Infektion positiv und eignet sich durch diese diagnostische Lücke nicht zum sicheren Ausschluss einer akuten Hepatitis C → HCV-RNA-Bestimmung!

Lab:
- Anstieg der Transaminasen (500 - 3.000 U/l), GPT > GOT (sog. de Ritis-Quotient GOT/GPT < 1).
- Bei ikterischem Verlauf: Bilirubin > 2 - 3 mg/dl, Cholestaseparameter ↑
- Evtl. nur leichte Erhöhung der γGT und alkalischen Phosphatase
- Ferner: Anstieg des Serumeisens; Eiweißelektrophorese: Evtl. Anstieg der Gammaglobulinfraktion; Blutbild: Evtl. Lymphozytose, evtl. BSG beschleunigt und CRP erhöht
- Bei schwerem (und fulminantem) Verlauf: Akutes Leberversagen mit verminderter Syntheseleistung: Abfall von Cholinesterase, Albumin i.S. und Quick ↓
- Virusserologie: Siehe dort

Hi.: Histologische Kennzeichen der akuten Virushepatitis:
1. Entzündliche Infiltration der Portalfelder und Überschreiten der Grenzlamelle mit Lymphozyten, Plasmazellen, Histiozyten
2. Proliferation der Kupffer-Sternzellen
3. Einzelzellnekrosen und Councilman-Körperchen (= nekrotische Zellreste)
4. Ballonierte Leberzellen
5. Anhäufung von Ceroidpigment und Eisen in Phagozyten im abklingenden Stadium der Hepatitis

Th.: A) Allgemeinmaßnahmen:
- Noxen meiden! Alkoholverbot und Weglassen ***aller*** potenziell hepatotoxischer Medikamente zwingend erforderlich!
- Körperliche Schonung, ggf. Bettruhe

B) Antivirale Therapie:
- Akute Hepatitis B/D: Therapie nur bei eingeschränkter Leberfunktion (siehe Kap. Hepatitis B)
- Akute Hepatitis C: Direkt wirksame antivirale Substanzen (siehe Kap. Hepatitis C)
- Akute Hepatitis E: Evtl. Therapie bei Immunsupprimierten (siehe Kap. Hepatitis E)

Isolierung: Bei Hepatitis A bei Kleinkindern und stuhlinkontinenten Patienten obligat.

Prg: Spontane Heilungsraten der akuten Virushepatitiden bei Erwachsenen:
- HBV-Infektion: ca. 95 % (5 % Viruspersistenz i.S. einer chronischen Hepatitis-Infektion)
- HDV-Simultaninfektion mit HBV: Ähnlich wie HBV-Infektion
- HDV-Superinfektion eines HBs-Ag-Trägers: Geringe Heilungsaussicht
- HCV-Infektion: Symptomatische ikterische Patienten mit akuter HC haben eine 50 %-Chance für spontane Viruselimination. Asymptomatische Infektionen verlaufen meist chronisch (ca. 80 %). Durch antivirale Therapie heilt die akute HCV-Infektion in > 95 % d.F. aus.
- HAV-Infektion: Fast 100 % (bei HBV-Carriern in 10 % fulminanter Verlauf; bei Patienten > 50 J. beträgt die Letalität ca. 3 %.)
- HEV-Infektion: 98 % (bei Schwangeren in 20 % fulminanter Verlauf)

Heilungsraten: Siehe Kap. Virushepatitiden, die chronisch verlaufen können.

Pro: ▸ **Allgemeine hygienische Maßnahmen:**
1. Desinfektions- und Entsorgungsmaßnahmen in medizinischen Einrichtungen; vorsichtiger Umgang mit Blut/-produkten + Körperschutz: Einmalhandschuhe, Sicherheitskanülen, Sicherheitslanzetten u.a. verletzungssichere Instrumente → Beachtung der Technischen Regeln für biologische Arbeitsstoffe (TRBA 250 in Deutschland)
2. HAV/HEV: Nahrungsmittel-/Trinkwasserhygiene, Händedesinfektion

3. HBV/HCV/HDV:
   - Blutspenderscreening auf Virusmarker + Transaminasen
   - Räumliche Trennung von Hepatitis-Virusträgern auf Dialysestationen
   - Meiden von Promiskuität, Benutzung von Kondomen
   - Kein „needle sharing" bei i.v.-Drogengebraucher (Aufklärung)
   - Arbeitsmedizinische Vorsorgeuntersuchung und aktive Immunisierung gegen HB bei beruflich gefährdeten Personen
   - Screening aller Schwangeren nach der 32. SSW auf HBsAg
   - Hepatitis B-Impfung: Hepatitis B aktive + passive Immunisierung bei Neugeborenen von HB-infizierten Müttern (Wirksamkeit in > 95 %)

▶ **Aktive Immunisierung:**

1. **HAV:** Impfung mit formalininaktivierter Vakzine
   - NW: Siehe Impftabelle im Anhang
   - KI: Überempfindlichkeit gegen Bestandteile des Impfstoffes, fieberhafte Infekte u.a.

   Dos: z.B. Havrix® 1440, HAVpur®: 2 Dosen i.m. (M. deltoideus) zu den Zeitpunkten 0 und 6 Monate. Schutzdauer über 10 J., danach evtl. Titerkontrolle, Serokonversionsrate > 99 %. Kinder vom vollendeten 1. bis zum 12. Lj. erhalten die halbe Impfdosis (z.B. Havrix® 720).

   Bei last-minute-Reisenden kann die 1. Impfung auch noch kurz vor Abreise gegeben werden, da bei der rel. langen Inkubationszeit der Impfschutz auch in diesen Fällen ausreicht. Eine Vortestung auf anti-HAV lohnt sich aus Kostengründen nur in Populationen mit erhöhtem Durchseuchungsgrad.
   - Ind:
   - HAV-gefährdetes Personal in bestimmten Berufen (Gesundheitsdienst, Laboratorien, Kinderheime, psychiatrische Einrichtungen, Kanalarbeiten u.a.)
   - Andere gefährdete Personen (Patienten mit chronischen Lebererkrankungen, Patienten in psychiatrischen Einrichtungen, homosexuell aktive Männer u.a.)
   - Reisende in HAV-Endemiegebiete (siehe Empfehlungen des Auswärtigen Amtes)

2. **HBV und HDV:** Gentechnologisch hergestellter Impfstoff aus dem Oberflächenantigen (HBsAg) schützt vor HBV-Infektion und HDV-Simultaninfektion und senkt die Inzidenz des hepatozellulären Karzinoms (Taiwan-Studie).

   NW: Siehe Impftabelle im Anhang

   KI: Wie bei HAV-Impfung

   Dos: z.B. HB-Vax Pro®, Engerix®-B, 3 x 1 Dosis i.m. (M. deltoideus) zu den Zeitpunkten 0, 1, 6 Monate.

   Ind:
   - Präexpositionell:

     Säuglinge/Kinder/Jugendliche bis 18 Lj.:

     Seit 1995 generelle Impfung ohne Vor- und Nachtestung (WHO-Impfprogramm)

     - Erwachsene: Aus Kostengründen Beschränkung auf Risikogruppen.
       - Risikopatienten, bei denen ein schwerer Verlauf einer HBV-Erkrankung zu erwarten ist: Immundefizienz oder -suppression, HIV-/HCV Infektion, Dialyse u.a.
       - Risikopersonen mit erhöhter nicht-beruflicher Exposition, z.B. Kontakt mit HBsAg-Trägern in Familie/Wohngemeinschaft/Partnerschaft; Sexualverhalten mit erhöhter Infektionsgefährdung, i.v.-Drogenkonsum, Gefängnisinsassen, Patienten psychiatrischer Einrichtungen u.a.
       - Risikopersonen mit erhöhter beruflicher Exposition: z.B. medizinische Einrichtungen (einschl. Auszubildende/Studierende, Labor- und Reinigungspersonal), Ersthelfer, Polizisten, Personal von Einrichtungen mit erhöhter HBV-Prävalenz (Gefängnisse, Asylbewerberheime, Behinderteneinrichtungen)
       - Reiseindikation (hier individuelle Gefährdungsbeurteilung notwendig → siehe Empfehlungen des auswärtigen Amtes)

     Vortestung auf HBV-Infektion ist routinemäßig nicht notwendig. Impfung von HBV-Infizierten kann gefahrlos durchgeführt werden, ist allerdings wirkungslos. Serologische Testung kann in Einzelfällen sinnvoll sein (z.B. aus Kostengründen, zur Vermeidung unnötiger Impfungen, bei hohem anamnestischen Expositionsrisiko wie z.B. HBsAg-pos. Sexualpartner).

     Nachtestung auf Impferfolg (anti-HBs-Titer) ist für die 3 Risikogruppen erforderlich: anti-HBs-Kontrolle 4 - 8 Wochen nach der 3. Impfstoffdosis.

     Bei im Säuglingsalter gegen HBV-geimpften Personen mit neu aufgetretenem Hepatitis-B-Risiko und unbekanntem anti-HBs Titer sollte eine weitere Impfstoffdosis gegeben werden mit serologischer Kontrolle in 4 - 8 Wochen.

   - Postexpositionell (PEP = Postexpositionsprophylaxe: Schnelle Reaktion erforderlich! HBV-Exposition im Gesundheitswesen als Arbeitsunfall melden! Maßnahmen erfolgen in Abhängigkeit des HBV-Status des Indexpatienten (von dem das Infektionsrisiko ausgeht):

- Indexpatient HBsAg negativ: Wenn Exponierter ungeimpft oder unvollständig geimpft, Grundimmunisierung beginnen bzw. komplettieren. Weitere Maßnahmen erübrigen sich.
- Indexpatient ist HBsAg positiv: Weitere Maßnahmen in Abhängigkeit vom Impfstatus des Exponierten:
  - Geimpft und bekannter ausreichender Titer von anti-HBs > 100 IE/l: Keine Maßnahmen erforderlich.
  - Geimpft, aber anti-HBs-Titer < 100 IE/l oder unklarer anti-HBs-Titer: Auffrischungsimpfung mit Hepatitis B-Impfstoff
  - Ungeimpft oder bekannter Nonresponder: Impfung mit Hepatitis B-Impfstoff und Gabe von Hepatitis B-Immunglobulin
- Status des Indexpatienten unbekannt: Umgehend HBsAg (innerhalb von 48 h) beim Indexpatienten bestimmen. In Abhängigkeit vom Testergebnis Vorgehen wie beschrieben. Wenn Testung nicht möglich ist (z.B. Stichverletzung durch Kanüle im Müllsack), wird der Indexpatient grundsätzlich als HBsAg positiv eingestuft. Weiteres Vorgehen siehe oben.

HBV-Impfantwort nach Grundimmunisierung: Normalresponse anti-HBs ≥ 100 IE/l, Lowresponse 10 - 99 IE/l, Nonresponse < 10 IE/l.
96 % der Impflinge zeigen Normalresponse! Ursachen für Low-/Nonresponse: HIV-Infektion, Niereninsuffizienz u.a. Zustände mit Immundefizienz.

Optionen bei Low- oder Nonrespondern:
- Bei Lowrespondern weitere Boosterimpfungen und anti-HBs nach 4 - 8 Wochen kontrollieren. Wenn insgesamt 6 Impfstoffdosen nicht ausreichend sind, sind die Erfolgsaussichten für weitere Impfungen klein.
- Bei Nonrespondern stets Bestimmung von HBsAg und anti-HBc zum Ausschluss einer bestehenden HBV-Infektion. Falls beide Parameter negativ sind, weiteres Vorgehen siehe Lowresponder.

Auffrischimpfungen nach abgeschlossener Grundimmunisierung werden von der STIKO im Allgemeinen nicht empfohlen, außer bei den 3 Risikogruppen (anti-HBs Kontrolle nach 10 Jahren) oder Patienten mit humoraler Immundefizienz (hier jährliche anti-HBs Kontrollen). Bei Risikogruppen empfiehlt die STIKO das weitere Vorgehen in Abhängigkeit vom anti-HBs-Titer, gemessen 4 - 8 Wochen nach Beendigung der 3. Impfung: anti-HBs-Titer < 100 IE/l: Sofortige Wiederimpfung und Kontrolle nach 4 - 8 Wochen

3. **Kombinierter HAV-/HBV-Impfstoff (Twinrix®):** Dos.: 3 x 1 Dosis i.m. (M. deltoideus) zu den Zeitpunkten 0, 1, 6 Monaten
4. **HEV:** Rekombinanter Hepatitis E-Impfstoff ist erfolgreich erprobt worden. 3 Dosen zu den Zeitpunkten 0,1, 6 Monate verleihen eine ca. 90 %ige Impfschutzwirkung.

▶ **Passive Immunisierung:**

1. **HAV:** Normales Immunglobulin (NIg) = Standard-Immunglobulin = Immunglobulin (human) = Gammaglobulin: Bietet einen relativen Schutz für 3 Monate.
   Ind: Nur noch simultan mit der aktiven Immunisierung für Risikopersonen bei akuter Exposition. Postexpositionsprophylaxe innerhalb von 10 Tagen nach engem Kontakt mit HA-Kranken verhindert in 80 % eine Infektion.
   Dos: Erwachsene: z.B. Beriglobin® 0,02 ml/kg KG i.m.
2. **HBV und HDV:** Hepatitis B-Immunglobulin (HBIg)
   Postexpositionsprophylaxe (PEP) erfolgt in Abhängigkeit des HBV-Status des Indexpatienten (Patient, von dem das infektiöse Blut stammt) - s.o.
   Ind:
   - Neugeborene HBsAg-positiver Mütter (Screening aller Schwangeren auf HBsAg nach der 32. Schwangerschaftswoche)
   - Ungeschütztes/ungeimpftes medizinisches Personal bei Verletzung mit HBV-haltigem Material (anti-HBs-Titer unbekannt, oder Titer nicht innerhalb von 48 h zu bestimmen, oder anti-HBs < 10 IE/l)
     Verletzungen als Arbeitsunfall der Berufsgenossenschaft melden!

   Dos: Für Erwachsene: 8 - 12 IE/kg KG i.m. + aktive HB-Immunisierung

VIRUSHEPATITIDEN, DIE CHRONISCH VERLAUFEN KÖNNEN

Internet-Infos: *www.kompetenznetz-hepatitis.de*

HEPATITIS B [B16.9]

Namentliche Meldepflicht bei Verdacht, Erkrankung und Tod einer akuten Virushepatitis sowie bei Labornachweis

Err: Das Hepatitis B-Virus (HBV) gehört zur Familie der Hepatitis-DNA-(Hepadna-)Viren. Elektronenmikroskopisch entspricht das HBV dem sog. Dane-Partikel. Das HBV besteht aus einer Hülle (Surface), dem Kern (Core), der DNA und DNA-Polymerase. Aus der Gruppe der Hepatitis Viren ist es das einzige DNA-haltige Virus; die anderen Hepatitis-Viren sind RNA-Viren. Eintritt des Virus in die Leberzelle über einen Na^+ Gallensäure-Co-Transporter (HBV-Rezeptor).

- **Virusbestandteile in der Diagnostik:**
  - HBV-DNA
  - Surface-Antigen (HBsAg) (Protein)
  - Envelope-Antigen (HBeAg): Protein wird vom pre-Core/Core-Gen kodiert. Entspricht der sekretorischen Form des HBc-Ag.
  - Core-Antigen (HBc-Ag) (Protein)

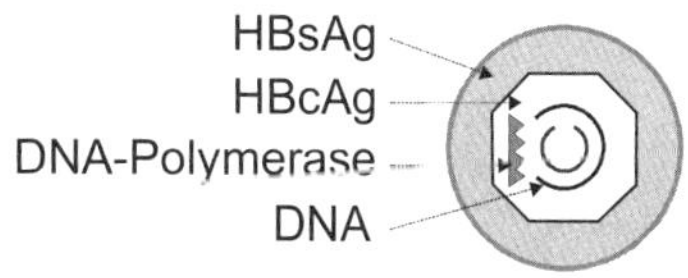

  Nachweis von HBV-DNA und/oder HBsAg i.S. bedeutet Infektiosität (fortbestehende Virusreplikation).
  HBc-Ag lässt sich nur histologisch in Leberzellkernen nachweisen, während die übrigen Bestandteile serologisch und immunhistologisch im Leberpunktat nachweisbar sind (HBsAg im Zytoplasma der Hepatozyten, HBeAg in den Leberzellkernen).

  Die korrespondierenden Antikörper heißen: anti-HBs , anti-HBc, anti-HBe
- **Nicht routinemäßig bestimmte Virusbestandteile:**
  Das HBsAg besteht aus dem kleinen (SHBs), mittleren (MHBs) und großen HBs-Protein (LHBs) mit den Domänen S, PreS1 und PreS2.
  Das Nukleokapsid wird vom HBc-Ag gebildet, es enthält neben der HBV-DNA die HBV-spezifische DNA-Polymerase und eine wirtskodierte Proteinkinase.
  9 Genotypen des HBV (A - I); in Westeuropa vorwiegend A2 und D. Das HBsAg zeigt in der S-Domäne die Subtyp-Determinanten d oder y sowie w1-4 oder r (nur für epidemiologische Untersuchungen von Bedeutung).
- HBV-Mutanten: Klinisch relevant wegen Resistenzbildung gegen Virostatika
  - Polymerase-Gen-Mutanten (YMDD):
    Einzelne Aminosäureaustausche im sog. YMDD-Motiv oder der B-Domäne des Polymerase-Gens verursachen eine Resistenz des Virus gegenüber einer Therapie mit Nukleosidanaloga und führen bei Auftreten unter der Therapie wieder zu Virusreplikation bzw. Unwirksamkeit gegenüber der eingesetzten antiviralen Substanz
  - Pre-Core Stopcodon-Mutante (HBe-minus-Mutante):
    Durch ein Stopcodon in der pre-Core-Region des HBV-Genoms wird trotz Virusreplikation die Bildung des HBeAg verhindert → HBeAg-negative chronische HB (in Deutschland mehr als 50 % der chronischen HBV-Infektionen). Die Viruslast fällt dabei meist um den Faktor 10 - 100 ab.
  - Pre-S/S-Gen Mutanten ("Immune escape"-Mutante oder „Diagnostic escape“-Mutante) mit negativem Ausfall des HBsAg-Testes (selten):

Ep.: Weltweit 3 - 5 % HBV-Träger und ca. 1 Mio. Todesfälle/Jahr. Die Häufigkeit der Hepatitis B wird bestimmt durch die Prävalenz der Virusträger in einer Bevölkerungsgruppe → 3 Zonen: ≥ 8 % (Zentralafrika, China); 2 - 7 % (mittlerer Orient, Nordafrika, Ost/Südeuropa); < 2 % übrige Gebiete (Deutschland < 1 %).

- Endemisches Vorkommen: In Gegenden mit hoher Zahl an Virusträgern (siehe oben).
- Sporadisches Vorkommen: Besonders gefährdete Risikogruppen: i.v.-Drogengebraucher, Sextouristen und promiskuitive Hetero- oder Homosexuelle, Tätowierte, Empfänger von Blut/-produkten, Dialysepatienten. Die HB ist eine wichtige berufsbedingte Infektionskrankheit: Beschäftigte im medizinischen Bereich, im Rettungsdienst (einschl. Reinigungspersonal!), geistig Behinderte in Heimen, Personen mit engem Kontakt zu HBsAg-Trägern, Reisende in HBV-Endemiegebiete bei engen Kontakten zur einheimischen Bevölkerung, Neugeborene HBsAg-positiver Mütter.

Inf:
- Sexuelle Übertragung (dominiert seit einigen Jahren: 65 % der Hepatitis B-Neuinfektionen in D)
- Parenteral: Unmittelbar durch Blut/-produkte, mittelbar durch kontaminierte Instrumente; 20 % d.F. werden durch gemeinsam benutzte Nadeln von i.v.-Drogengebraucher übertragen

  Memo: Mittleres Infektionsrisiko nach Nadelstichverletzung mit HBV-haltigem Blut: 6 - 30 %
- Perinatal (= vertikal): In Ländern mit hoher Inzidenz an Virusträgern (z.B. Afrika, Südostasien) erfolgt die Übertragung des HBV häufig perinatal von der Mutter auf das Kind. → Screening aller Schwangeren auf HBsAg nach der 32. Schwangerschaftswoche.

Ink: 30 - 180 Tage (Anamnese bis zu ½ Jahr!)

Di.: Anamnese (½ Jahr!) + Klinik / Labor
Serologie: Bei akuter Hepatitis B ist anti-HBc-IgM immer, das HBsAg in 90 % d.F. positiv.

Akute HBV-Infektion mit Ausheilung:

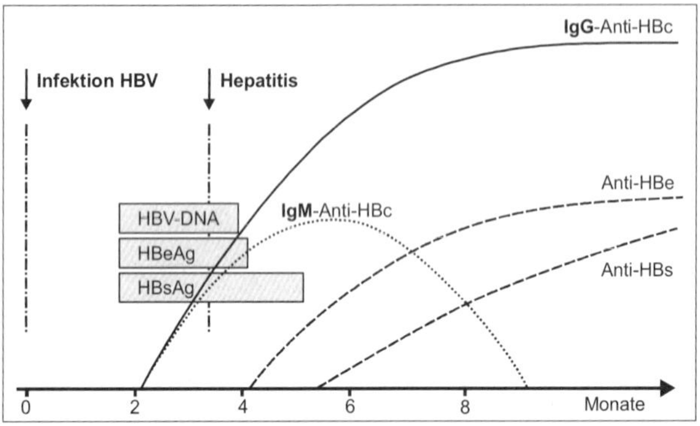

Die zelluläre Immunreaktion bestimmt den Verlauf einer HBV-Infektion. Das HBV ist selbst nicht zytopathogen. Bei der Elimination des HBV spielen zytotoxische T-Zellen und α-Interferon eine wesentliche Rolle.

- HBV-DNA: 2 - 4 Wochen vor dem HBsAg nachweisbar
- HBsAg bereits vor Beginn klinischer Symptome nachweisbar; bei Krankheitsbeginn in 90 % d.F. positiv (in 10 % ist HBsAg nicht nachweisbar). HBsAg-Quantifizierung kann hilfreich sein.
- Anti-HBs wird erst positiv, wenn HBsAg verschwunden ist und signalisiert eine Ausheilung der Hepatitis B (10 % der Pat. bilden kein anti-HBs). In den Fällen, bei denen HBsAg überhaupt nicht nachweisbar ist sowie in der Zeitspanne zwischen Verschwinden des HBsAg und Bildung von anti-HBs ("diagnostisches Fenster") ist der Nachweis von anti-HBc-IgM der einzige Nachweis einer akuten Hepatitis B.
- Anti-HBc-IgM: Ist im diagnostischen Fenster (= zwischen Verschwinden des HBsAg und Bildung von anti-HBs) nachweisbar
- Anti-HBc-IgG: Zeigt stattgehabten Kontakt zum HBV an.

Memo: 1) Durchgemachte Hepatitis B: anti-HBs positiv (90 %) und anti-HBc-IgG **positiv**
2) Z.n. HBV-Impfung: anti-HBs positiv und anti-HBc-IgG **negativ**

Infektiosität: Keine Isolierungspflicht. HBsAg positiv: Potenzielle Infektiosität; Infektionsrisiko abhängig von der Höhe der HBV-DNA (PCR aus Serum)

Verlaufsmöglichkeit der HBV-Infektion:

1. Asymptomatische Infektion (Erwachsene 65 %) und Heilung mit Viruselimination
2. Akute Hepatitis mit Heilung und Viruselimination (Erwachsene 30 %)
3. Tod an fulminanter Hepatitis (bis 1 % der hospitalisierten Patienten)
4. Viruspersistenz → HBsAg-Träger (HBV-Träger):
   - Immunkompetente Erwachsene: 5 % (m : w = 2 : 1)
   - Drogengebraucher: Bis 20 %
   - Hämodialysepatienten: Bis 30 %
   - Immunsupprimierte Nierentransplantierte: Bis 50 %
   - Neugeborene HBV-infizierter Mütter: > 90 %
   - Säuglinge: 70 %
   - Kleinkinder: 35 %

   Ca. 5 % (bei perinataler Infektion 90 %) der HBV-Infizierten können das Virus nicht eliminieren und werden HBsAg-Träger, die entweder gesund sind oder eine chronische Hepatitis entwickeln.

Definition: Chronische Hepatitis = Hepatitis, die nach 6 Monaten nicht ausgeheilt ist.

Chronische Hepatitis B: Persistenz von HBsAg oder aktive Virusreplikation (HBeAg, HBV-DNA). Anti-HBe und anti-HBs sind nicht nachweisbar (fehlende Serokonversion).

Verlaufsmöglichkeiten der HBV-Infektion bei gesunden Erwachsenen (jeweils in % der Fälle):

0,1 - 1,0 % † ↖ — H E I L U N G — ↗ 99 % / 100 % ↖

AKUTE HEPATITIS + Ikterus — ASYMPTOMATISCHE INFEKTION

30 % ↖ — ↗ 65 %

H B V - I N F E K T I O N

↓ 5 %

V I R U S P E R S I S T E N Z

↙ 30 % — ↘ 70 %

A) CHRONISCHE HEPATITIS — B) GESUNDE HBsAg-TRÄGER

↓ — ↓ — ↓ (selten)

LEBERZIRRHOSE ➔ PRIMÄRES LEBERZELLKARZINOM

(20 %/10J. von A) — (15 %/5 J. der Zirrhosepatienten)

	Hoch-replikative Phase	**Niedrig-replikative Phase**
Hepatitis Transaminasen	Aktiv Erhöht	Inaktiv Meist normal
HBsAg	+	+
HBeAg anti-HBe	+ –	– +
HBV-DNA: - im Serum - in Hepatozyten	+ Episomal = extrachromosomal	– / + (PCR) Integriert in die Wirts-DNA = Intrachromosomal
Infektiosität	Hoch	Bei negativer HBV-DNA keine Infektiosität, ansonsten infektiös

Beim natürlichen Verlauf eines HBsAg-Trägers unterscheidet man drei Phasen:

1. Frühe Phase der Virusreplikation (hoch-replikative Phase):
   Hierbei werden komplette HB-Viren produziert
   Kennzeichen:
   - Biochemische (Transaminasen) + histologische Entzündungszeichen
   - Nachweis von Replikationsmarkern im Serum: Wichtigster Marker (auch zur Beurteilung der Infektiosität) ist die HBV-DNA; ein zweiter Marker ist das HBeAg
   - Hohe Infektiosität
2. Späte niedrig replikative Phase:
   Hierbei werden meist nur noch Hüllpartikel (HBsAg) produziert. Ca. 5 % der Patienten pro Jahr zeigen einen spontanen Übergang von der hoch- zur niedrig-replikativen Phase (unter IFN-α-Therapie 40 %). Dabei beobachtet man oft einen passageren Entzündungsschub. Anschließende Normalisierung der Transaminasen und Verschwinden von HBeAg aus dem Serum und Entwicklung von anti-HBe → inaktiver und asymptomatischer HBsAg-Träger → sog. partielle Serokonversion - weiterhin Infektiosität!
3. Eine dritte Phase der definitiven Ausheilung mit Verlust von HBsAg, Ausbildung von anti-HBs und Verschwinden von HBV-DNA im PCR-Test wird im spontanen Verlauf der chronischen Hepatitis B relativ selten beobachtet, unter IFN-α-Therapie in bis zu 10 % → sog. komplette Serokonversion

Spontane Serokonversionsrate unabhängig von einer Therapie: ca. 1 %/Jahr

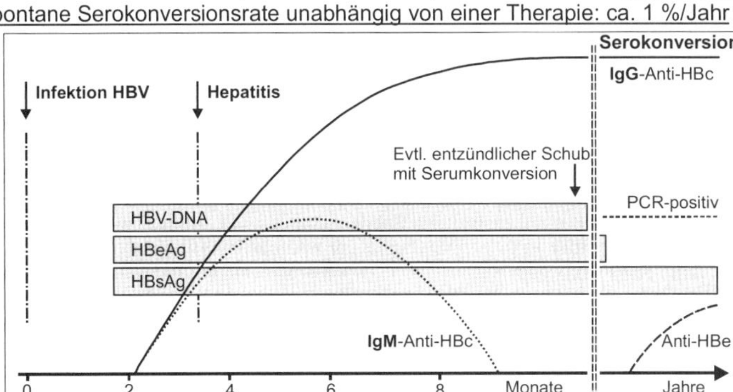

Verlaufsformen der chronischen HBV-Infektion (siehe Abbildung):

- ▸ Asymptomatischer (gesunder) HBsAg-Träger (Carrier):
  - HBsAg, anti-HBc, anti-HBe positiv
  - HBeAg, anti-HBs negativ
  - Leberenzyme und Syntheseleistung (Quick-Wert, Albumin) normal
  - Leberhistologie bei 80 % d.F. normal, HBsAg-haltige Leberzellen erscheinen als sog. Milchglashepatozyten (= HBV-haltige Leberzellen mit Hyperplasie des glatten endoplasmatischen Retikulums mit Überproduktion von HBsAg).
  - HBV-DNA-negative Personen sind nicht infektiös. Günstige Prognose, HCC-Risiko nur leicht erhöht: Screening (Sono, AFP i.S. bei unklaren Läsionen) alle 6 Monate.
- ▸ Immuntoleranter HBV-Träger (oft nach perinataler Infektion):
  - Viruslast hoch
  - Transaminasen jedoch normal oder nur gering ↑
  - Nach 10 - 30 Jahren kann es zum Übergang in eine aktive Hepatitis kommen.
- ▸ HBsAg negativ, anti-HBc positiv („anti-HBc only“ Status): HBV-DNA bestimmen.

Cave: Reaktivierung unter Chemotherapie (z.B. myeloablative Chemotherapie; Rituximab): Vorbeugende Therapie mit Nukleos(t)id-Analogon bis zu 12 Monate über das Ende der Immunsuppression hinaus fortsetzen.

- ▸ Aktive Hepatitis B:
  - HBeAg-positive Verlaufsform:
    - • Transaminasen ↑ (wiederholt erhöht), HBV-DNA ↑ (> 10^5 Kopien/ml)
    - • Deutliche histologische Aktivität
    - • Bei hoch replikativer, immunreaktiver HBV-Infektion drohen Leberzirrhose (20 %/10 J.) und HCC (um den Faktor 60 erhöhtes Risiko).
  - HBeAg-negative Verlaufsform:
    Durch antivirale Therapie oder spontan kann eine HBeAg-Serokonversion von positiv zu negativ eintreten (= partielle Serokonversion).
    - • Transaminasen ↑ (wiederholt erhöht)
    - • HBV-DNA ↑ (um den Faktor 10 niedriger als bei der HBeAg-positiven Verlaufsform)
    - • Histologie + Prognose ähnlich wie bei HBeAg-positiver Verlaufsform
- ▸ Extrahepatische Manifestationen einer chronischen Hepatitis B:
  Panarteriitis nodosa, membranöse und membranoproliferative Glomerulonephritis

Ko.: 1. Leberzirrhose: 20 % der Patienten mit chronischer Hepatitis B nach 10 Jahren
2. Hepatozelluläres Karzinom (HCC): Das Risiko beim asymptomatischen HBV-Carrier, der HBeAg negativ ist und der eine geringe Viruslast hat (< 2 x 10^3 IU/ml), ist gering. Bei chronischer Hepatitis B mit hoher Viruslast ist das Risiko bis zum Faktor 60 erhöht (im Vergleich zum Gesunden). Bei Leberzirrhose: HCC-Risiko 3 %/J.

Th.:
- • Akute HBV-Infektion: Symptomatische Therapie (antivirale Therapie nur bei eingeschränkter Leberfunktion, dann nur Nukleosid- oder Nukleotidanaloga, KEIN Interferon), alle 3 Mon. Laborkontrolle bis HBsAg negativ und Anti-HBs > 10 IU/l
- • Chronische HBV-Infektion (HBsAg > 6 Monate positiv):
  Therapieindikation nach S3-Leitlinie: „Alle Pat. mit chronischer HBV-Infektion sind grundsätzlich Kandidaten für eine antivirale Therapie.“
  - Ziel der Therapie: Dauerhafte Suppression der HBV-DNA unterhalb der Virusnachweisgrenze; langfristiges Ziel ist die vollständige Serokonversion (HBsAg → anti-HBs).
  - Mit Leberzirrhose: Antivirale Therapie bei jeder nachweisbaren Viruslast
  - Ohne Leberzirrhose: Antivirale Therapie bei Viruslast > 2 x 10^3 IU/ml (entspr. > 10^4 HBV-DNA-Kopien/ml Blut) und wiederholt erhöhten Transaminasen oder Histologie im METAVIR-Score > A1/F1 (siehe unter „Chronischer Hepatitis“)

  1. Alpha-Interferon, z.B. Peginterferon (Peg-IFN)-alfa-2a (Pegasys®)
     Wi. / NW / KI (z.B. fortgeschrittene Leberzirrhose u.a.): Siehe Kap. Zytokine
     Dos: Peginterferon wird 1 x/Woche injiziert. Dosierung siehe Leitlinien/Herstellerangaben.
     Dauer: Bis 24 - 48 Wochen.
     Interferon beendet bei geeigneten Patienten (hohe entzündliche Aktivität, hohe Transaminasen, niedrige Viruslast, HBeAg positiv, Genotyp A) in ca. 40 % die Virusreplikation: Normalisierung der Transaminasen und eventuell partielle Serokonversion von HBeAg zu Anti-HBe (weiterhin Infektiosität). Steuerung der Interferontherapie anhand der HBsAg-Quantifizierung und HBV-DNA-PCR mit folgenden „Stopp-Regeln“ (Pat. profitieren dann NICHT von der Fortsetzung der Therapie): Therapie abbrechen bei HBeAg-positiven Patienten, wenn zu Therapiewoche 12 HBsAg > 20.000 IU/ml oder kein Abfall des HBsAg-Levels nach 12 Wochen.

2. Antivirale Substanzen (Nukleosid- und Nukleotidanaloga):

Ind:
- Versagen oder NW/KI der Interferon-Therapie
- Patienten mit niedriger Entzündungsaktivität (Transaminasen, Histologie) sollten primär nicht mit Interferon behandelt werden (schlechtes Ansprechen)
- Bei Leberzirrhose oder Viruslast > 10^6 IU/ml: Substanz mit hoher genetischer Resistenzbarriere wählen (Entecavir oder Tenofovir).
- Bei HIV-koinfizierten Patienten ohne HIV-Therapie sollte auf Tenofovir verzichtet werden: Gefahr der HIV-Resistenzbildung.

- Entecavir (Baraclude®): Bis 70 % partielle Serokonversion, Resistenzen < 1 %/J.; hohe genetische Resistenzbarriere
  NW: Kopfschmerzen, gastrointestinale NW u.a.
  KI: Schwangerschaft u.a.
  Dos: Bei Ersttherapie („naive“ Patienten): 0,5 mg/d; bei Lamivudinresistenz 1,0 mg/d.
- Tenofovir (Viread®): Ca. 70 % partielle Serokonversion, auch HIV-wirksam. Hohe genetische Resistenzbarriere, bislang keine Resistenzen bekannt.
  Dos: 245 mg/d
  Anm.: Sind die Patienten bereits HBeAg-negativ, liegen die Raten für Suppression der HBV-DNA unter die Nachweisgrenze höher (bis ca. 90 %).
- Telbivudin (Sebivo®) wird wegen niedriger Resistenzbarriere und NW (z.B. Neuropathie) kaum noch eingesetzt.
- Lamivudin (Zeffix®, Epivir®): Oft Resistenzbildung, daher kaum noch angewendet.

Therapiedauer: Mindestens 12 Mon. nach erfolgter partieller Serokonversion von HBe-Ag nach anti-HBe. Relapse mit erneuter Virusreplikation in ca. 50 % innerhalb von 12 Mon. Bei HBe-Ag-negativen Patienten gibt es keine Faktoren, die den Erfolg bei Absetzen der Therapie vorhersagen können (Langzeittherapie).
Therapieende: Wenn vollständige Serokonversion eingetreten (HBsAg negativ und anti-HBs positiv).

In klinischer Prüfung Entry-Inhibitor „Myrcludex B, therapeutische Impfungen, Small-molecules, siRNA

Prg:
- Gesunde Virusträger: Günstig; Therapieindikation bei jedem HBV-Infizierten prüfen!
- Chronisch-replikative HBV-Infektion mit Hepatitis (Histologie): Leberzirrhose (20 %/10 J.), HCC (3 %/J. bei Zirrhose). Die Höhe der Viruslast korreliert mit dem Risiko für HCC! Bei erhöhtem HCC Risiko: Sono + AFP-Bestimmung (alle 6 Monate, je nach Verlauf)
- Therapie mit Peginterferon: Beendigung der Virusreplikation in ca. 40 % der Fälle möglich (partielle Serokonversion). Stopp-Regeln zu Therapiewoche 12 beachten!
- Therapie mit Nukleosid-/Nukleotidanaloga: Absenkung der HBV-DNA unter die Nachweisgrenze in der Mehrzahl der Fälle möglich (abhängig von den Substanzen, insb. der genetischen Resistenzbarriere). Bestimmung der HBV-DNA alle 3 - 6 Monate, um Therapieansprechen zu dokumentieren und Resistenzen (= nach primärem Ansprechen Anstieg der Viruslast um > 1 log-Stufe über Nadir bei fortgesetzter antiviraler Therapie + Therapieadhärenz!) frühzeitig zu detektieren. Unter Therapie Kreatinin-Kontrollen! Definition Therapieansprechen: Nach 6 Monaten Abfall der HBV-DNA auf < 200 IU/ml und nach 12 Monaten negativer HBV-DNA Nachweis. ***Cave:*** Bei Leberzirrhose trotz effektiver antiviraler Therapie HCC-Risiko ca. 10 %!
- Partielle Serokonversion (HBeAg → anti-HBe) unter antiviraler Therapie in ca. 20 %
- Vollständige Serokonversion (HBsAg → anti-HBs) unter antiviraler Therapie bis zu 8 %/3 J.

Memo: Gelingt es, dauerhaft die Viruslast unterhalb der Nachweisgrenze zu supprimieren, ist das HCC-Risiko verringert. Eine effektive antivirale Therapie führt zum teilweisen Rückgang einer Leberzirrhose! Wichtigstes Therapieziel bei HBV-Infektion: HBV-DNA-PCR im Serum negativ (keine Resistenzbildung, rückläufige Leberumbauvorgänge)

Pro: Hepatitis B-Impfung (siehe Virushepatitis/allgemeiner Teil)

HEPATITIS D (HD) [B18.0]

Namentliche Meldepflicht bei Verdacht, Erkrankung und Tod an einer akuten Virushepatitis sowie bei Labornachweis

Err: Hepatitis D-Virus (HDV), früher auch Delta-Virus genannt, inkomplettes ("nacktes") RNA-Virus (Virusoid), das für seine Replikation die Hülle (HBsAg) des HBV benötigt.
3 Genotypen: I (westliche Welt, Taiwan, Libanon), II (Ostasien), III (Südamerika)

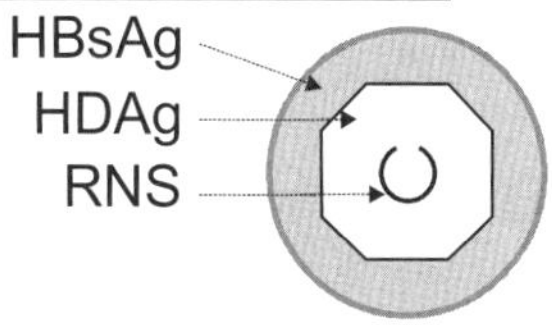

Am HDV lassen sich folgende Bestandteile nachweisen:

	Korrespondierende Antikörper
• Hülle mit HBsAg	anti-HBs
• Kern mit HD-Ag	anti-HDV
• HDV-RNA	

Ep.: Die Verbreitung des HDV ist an das Vorhandensein des HBV gebunden. Weltweit sind ca. 5 % der HB-Virusträger mit HDV koinfiziert. In Europa Prävalenz durch HBV-Impfung deutlich rückläufig. Deutschland 2014: 15 gemeldete Fälle
- Endemisches Vorkommen: z.B. Mittelmeerraum (in Süditalien sind > 50 % der HBsAg-Träger infiziert), Rumänien, Vorderer Orient, einige Länder Afrikas, Amazonasgebiet u.a.
- Sporadisches Vorkommen: In HBV-Risikogruppen (siehe oben); HBsAg-Träger sind in Endemiegebieten bes. gefährdet für eine HDV-Infektion.

Inf: Infektionsmodus wie bei HBV:
- Parenteral
- Sexuell
- Perinatal (= vertikal)

Ink: der akuten HDV-HBV-Koinfektion: 3 - 7 Wochen

Di.: Anamnese (Endemiegebiete, Risikogruppen) - Klinik / Labor - Serologie

Infektionsverläufe:

▶ Superinfektion eines HBsAg-Trägers mit HDV (am häufigsten) [B17.0]:
Oftmals mit Umstellung der HBV-Infektion von einer replikativen in eine nicht-replikative Form (Verlust von HBe-Ag und Auftreten von anti-HBe).
Di.: - anti-HDV-IgM und HDV-RNA positiv
- anti-HBc-IgM negativ, HBsAg persistierend positiv
- Leberbiopsie (HBV + HDV in der Immunhistochemie positiv)

▶ Simultaninfektion (= Koinfektion) HBV + HDV (seltener) [B16.1]:
Hierbei häufig zwei Transaminasengipfel: 1. durch HBV, 2. durch HDV
Di.: - anti-HDV-IgM und HDV-RNA positiv
- anti-HBc-IgM positiv, HBsAg anfangs positiv, nach Ausheilung negativ

Verlauf: Simultan- oder Koinfektionen (HBV + HDV) führen in der Mehrzahl der Fälle zu Elimination beider Viren. In 5 - 20 % fulminanter Verlauf.
Superinfektionen eines HBsAg-Trägers mit HDV: Verlaufen meist chronisch (90 %) mit Übergang in eine Zirrhose und HCC-Risiko.

Th.: Peginterferon alfa-2a über 2 Jahre führt in ca. 25 % d.F. zur Viruselimination (Hep-Net-Studie). In klinischer Erprobung ist Lonafarnib.

Prg: Die chronische Hepatitis B-/D-Koinfektion hat ein deutlich erhöhtes Zirrhoserisiko und eine höhere Letalität als eine alleinige chronische Hepatitis B.

Pro: Hepatitis B-Impfung

HEPATITIS C [B17.1]

Namentliche Meldepflicht bei akuter Virushepatitis, wenn eine chronische Infektion nicht bekannt ist.

Internet-Infos: *www.hepatitis-c.de; www.kompetenznetz-hepatitis.de*; *www.dgvs* (Leitlinie)

Err: Hepatitis C-Virus (HCV), ein RNA-Virus (aus der Familie der Flaviviren), 6 HCV-Genotypen (1 bis 6) + ca. 100 Subtypen (a bis n). Genotypen unterscheiden sich um mehr als 30 %, Subtypen um 20 - 25 % in der Nukleotidsequenz. Mehrfachinfektionen mit verschiedenen Subtypen sind möglich → abgelaufene HCV-Infektion schützt nicht vor Reinfektion!

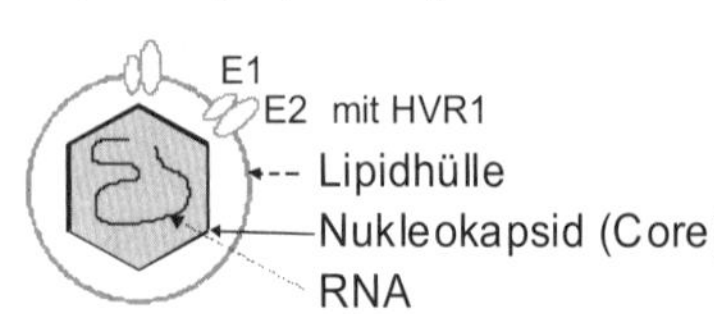

Weltweit verbreitet sind 1a (60 %), 1b, 2 und 3a.
In Deutschland findet man am häufigsten folgende Genotypen: GT 1 (78 %), GT 2/3 (18 %), GT 4 (3 %), GT 5/6 (1 %).

Ep.: 2 - 3 % der Weltbevölkerung sind chronisch mit dem HCV infiziert. Prävalenz in Deutschland 0,3 % - 0,5 %, Mittelmeerraum 2 - 3 % (Italien höher), einige Länder Afrikas bis 15 % (Ägypten 22 %). Weltweit verursacht die HCV-Infektion ca. 30 % der Zirrhoseerkrankungen und ca. 25 % der primären Leberzellkarzinome (HCC).

Risikogruppen:
- i.v.-Drogengebraucher (ca. 85 % sind HCV-positiv; vermehrtes Auftreten des Genotyp 3)
- Unsteriles Piercing, Tätowieren, Akupunktieren
- Patienten, die Blut/-produkte erhalten (z.B. Patienten nach Multitransfusionen, Hämodialysepatienten, Hämophiliepatienten)
- Empfänger von Organtransplantaten
- Medizinisches Personal (Nadelstiche, Verletzungen, Blutspritzer in die Augen u.a.)
- Sexualpartner von HC-Virusträgern: Risiko bei HCV deutlich geringer als bei HBV

Folgende Risikogruppen sollten auf eine HCV-Infektion gescreent werden:
- Personen mit Leberentzündungen oder chronischer Lebererkrankung
- Empfänger von Blutprodukten (vor 1992)
- Drogengebraucher
- HIV- und/oder HBV-Infizierte
- Kinder HCV-positiver Mütter, Partner von HCV-Infizierten
- Medizinisches Personal

Inf: - Parenteral (50 %): In Deutschland meist durch parenteralen Drogenkonsum (needle-sharing)

Memo: Mittleres Infektionsrisiko nach Nadelstichverletzung mit HCV-haltigem Blut: ca. 1 %. Bei Risikopatienten sofortige Durchführung einer HCV-PCR und bei positivem Ergebnis Postexpositionsprophylaxe!

- Das Risiko für transfusionsbedingte HCV-Infektion beträgt in Deutschland < 1 : 5 Mio.
- Sexuell (Infektionsrisiko bei stabiler Partnerbeziehung mit ca. 2,5 % rel. klein.)
- Perinatal (seltener als bei HBV: Eine vertikale Transmission findet nur bei virämischen Müttern statt und beträgt dann ca. 5 % (bei Koinfektion mit HIV > 5 %). Eine Sectio vermindert das HCV-Übertragungsrisiko nicht, Müttern wird auch vom Stillen abgeraten.
- Sporadische Infektion: Infektionsweg unbekannt (bis 45 %)

Ink: 15 - 180 Tage

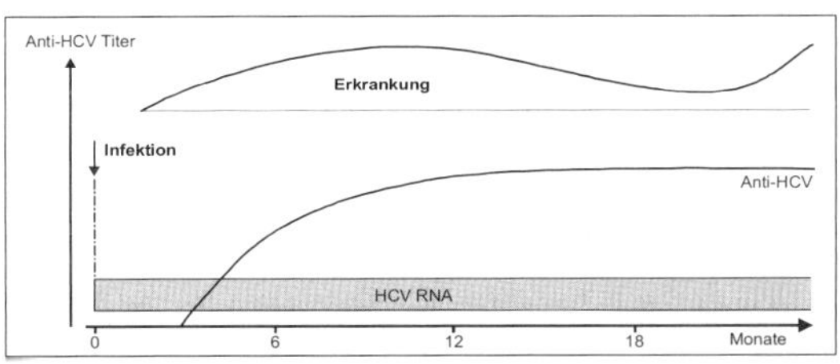

Verlauf: • Akute HCV-Infektion: Verlauf in 75 % asymptomatisch und in 25 % symptomatisch
Asymptomatische HCV-Infektionen verlaufen meist chronisch.
Symptomatische, ikterische HCV-Infektionen können in bis zu 50 % spontan ausheilen. Keine bleibende Immunität!

• Chronische HCV-Infektion (siehe Abbildung): Ca. 80 % aller HCV-Infektionen bei Erwachsenen verlaufen chronisch.20 % der Patienten mit chronischer HCV-Infektion entwickeln innerhalb von 20 Jahren eine Leberzirrhose. 2 - 4 %/Jahr entwickeln ein primäres Leberzellkarzinom (HCC). Dabei spielen Kofaktoren eine Rolle (Alkoholkonsum, Diabetes, Fettleber, Infektion mit anderen Hepatitisviren). Bei HIV- und HCV-Doppelinfektionen (Drogengebraucher, Empfänger von Blut-/produkten) sind die Verläufe oft rasch progredient und häufiger cholestatisch.
HCV-Infektionen im Kindesalter: Nur selten chronische Hepatitis und Leberzirrhose

Extrahepatische Komplikationen:
Essenzielle gemischte Kryoglobulinämie, membranoproliferative und membranöse Glomerulonephritis, Hashimoto-Thyreoiditis, Sjögren-Syndrom, Porphyria cutanea tarda, idiopathische Thrombozytopenie u.a.

Di.: - Anamnese (Risikogruppen! - Anamnese ½ Jahr!) / Klinik: Nur bei 20 % treten unspezifische Symptome wie Müdigkeit, Abgeschlagenheit, Übelkeit oder rechtsseitige Oberbauchschmerzen auf. Relativ selten ikterische Verläufe (25 %), fulminante Verläufe (ca. 0,5 %).
- Labor:
  • Anti-HCV (Such- und Bestätigungstest): Anti-HCV-positive Patienten haben in ca. 80 % d.F. auch HCV-RNA im Blut und sind daher als infektiös zu betrachten.

  Memo: Anti-HCV wird erst 1 - 5 Monate nach Erkrankungsbeginn positiv (diagnostische Lücke).

  Bei Neugeborenen können mütterliche Ak bis zum Alter von 18 Monaten im Blut persistieren (→ HCV-RNA-Bestimmung !). HCV-RNA bestimmen!

- Hochsensitive quantitative HCV-RNA-PCR im Blut (bei positivem anti-HCV-Test immer mitbestimmen) beweist die Virämie und damit Infektiosität des Patienten. Die Höhe der Viruslast korreliert NICHT mit dem Schädigungsmuster der Leber (im Gegensatz zur HBV-Infektion).
- Bestimmung des HCV-Genotyps (EDTA-Blut) hat Bedeutung vor der Therapie zur Abschätzung der Prognose hinsichtlich des Ansprechens einer antiviralen Therapie sowie der Auswahl der antiviralen Substanzen
- Transaminasen, γ-GT/AP (in 50 % ↑), großes Blutbild, Kreatinin und Harnstoff
- Sonografie, Fibroscan, evtl. Leberbiopsie (Bestimmung der entzündlichen Aktivität (Grading) und der Fibroseentwicklung (Staging). Geringere Ansprechraten auf eine antivirale Therapie bei fortgeschrittener Leberfibrose/Leberzirrhose
- Antivirale Resistenztestung bei erfolgloser Vortherapie mit Protease-/Polymeraseinhibitoren

Beachte: Bei chronischer Hepatitis C können sich Autoantikörper finden: ANA (20 %), auch anti-LKM1 (20 %) → Fehldiagnose: Autoimmunhepatitis.
Bei Verdacht auf Zirrhose Elastometrie zur Bestimmung des Fibrosegrades (staging) und evtl. Biopsie zur Bestimmung der entzündlichen Aktivität (grading). Normale Transaminasen schließen eine chronische Hepatitis C-Infektion nicht aus!

Th.: - **Akute Hepatitis C:** Symptomatische ikterische Patienten mit akuter HC haben eine 50 %-Chance für spontane Viruselimination. Asymptomatische Infektionen verlaufen meist chronisch (ca. 80 %). Genotyp 1: Empfehlung zu einer achtwöchigen antiviralen Therapie mit Sofosbuvir + Ledipasvir – führt zu einer Viruseradikationsrate von 100% (HCV-RNA 12 Wochen nach Therapieende negativ)

- **Chronische Hepatitis C:** Stellt grundsätzlich eine Indikation zur antiviralen Therapie dar! Immer eine Kombinationstherapie wählen. Substanzkombination und Therapiedauer (zwischen 8 und 12 Wochen) in Abhängigkeit vom Zirrhosestatus, Genotyp, antiviralen Vortherapien und viralen Resistenzen (ggf. Resistenztestung). Möglichkeit der Therapieverkürzung prüfen. Interferonbasierte Therapien werden praktisch nicht mehr eingesetzt. Unbedingt aktuelle Empfehlungen der Fachgesellschaft (*www.dgvs.de*) beachten!

Genotyp 1:	Ledipasvir + Sofosbuvir für 8 oder 12 Wochen
	Velpatasvir + Sofosbuvir für 12 Wochen
	Grazoprevir + Elbasvir für 12 oder 16 Wochen
	Paritaprevir/r + Ombitasvir + Dasabuvir für 8,oder 12 Wochen
	Simeprevir + Sofosbuvir ± Ribavirin für 12 Wochen
	Sofosbuvir + Daclatasvir ± Ribavirin für 12 Wochen
Genotyp 2:	Velpatasvir + Sofosbuvir für 12 Wochen
	Sofosbuvir + Ribavirin für 12 Wochen
Genotyp 3:	Velpatasvir + Sofosbuvir für 12 Wochen
	Daclatasvir + Sofosbuvir für 12 Wochen
Genotyp 4:	Velpatasvir + Sofosbuvir für 12 Wochen
	Paritaprevir/r + Ombitasvir + Ribavirin für 12 Wochen
	Ledipasvir + Sofosbuvir ± Ribavirin für 12 Wochen
	Grazoprevir + Elbasvir ± Ribavirin für 12 oder 16 Wochen
	Semiprevir + Sofosbuvir ± Ribavirin für 12 Wochen
	Daclatasvir + Sofosbuvir ± Ribavirin für 12 Wochen
Genotyp 5 + 6:	Ledipasvir + Sofosbuvir für 12 Wochen
	Velpatasvir + Sofosbuvir für 12 Wochen

Re-Therapie nach Versagen der Ersttherapie: Siehe aktuelle Leitlinien

Besondere Patientengruppen: Siehe aktuelle Leitlinien
- Fortgeschrittene Zirrhose, HIV-/HCV-Koinfektion
- Therapie vor und nach Lebertransplantation: Pat. mit (prä)terminaler Niereninsuffizienz

Antiviral wirksame Substanzen (teilweise nur in Fixkombination erhältlich):

1. Ribavirin (Generika):
   Tagesdosis in Abhängigkeit vom Körpergewicht:
   < 75 kg KG: 1.000 mg verteilt auf 2 Gaben oral
   > 75 kg KG: 1.200 mg verteilt auf 2 Gaben oral
   NW: Dosisabhängig hämolytische Anämie, Myelosuppression: Laborkontrollen und evtl. Dosisanpassung und supportive Therapie (z.B. EPO-Therapie/Transfusion),Exantheme
2. NS3/4A-Proteaseinhibitoren (-previrs) - direkt antivirale Substanzen („DAA")
   Paritaprevir, Grazoprevir (s.u.), Simeprevir
   NW: Übelkeit, Pruritus, Erschöpfung, Kopfschmerzen, Anämie, Bilirubinerhöhung
3. NS5A-Inhibitoren (-asvirs) und RNA-Polymeraseinhibitoren (-buvirs): Ebenfalls „DAA"
   3.1. NS5A-Inhibitoren: Ledipasvir (siehe 3.3.), Elbasvir (s. 3.4), Velpatasvir (s. 3.5), Ombitasvir in Kombination mit Paritaprevir und Ritonavir (Viekirax®), - Dos: 12,5 mg/75 mg/50 mg oral 2 x/d, Daclatasvir (Daklinza®) - Dos: 60 mg oral/d

3.2. NS5B-Inhibitoren (-buvirs): Sofosbuvir (Sovaldi®) - Dos: 400 mg oral/d (Einzelheiten siehe Fachinformation), Dasabuvir (Exviera®) - Dos: 250 mg oral 2 x/d (Therapie in Kombination mit Ombitasvir/Paritaprevir/Ritonavir)
3.3. Ledipasvir+Sofosbuvir als Single-Tablet-Regimen (Harvoni®) - Dos: 90 mg/400 mg oral/d (Einzelheiten s. Fachinformation)
3.4. Elbasvir+Grazoprevir als Single-Tablet-Regimen (Zepatier®) – Dos: 50 mg/100 mg oral/d (Einzelheiten s. Fachinformation)
3.5. Velpatasvir+Sofosbuvir, pangenotypisch wirksam, als Single-Tablet-Regimen (Epclusa®) – Dos: 100 mg/400 mg oral/d (Einzelheiten s. Fachinformation)

NW: Anämie, Bilirubinerhöhung, Erschöpfung, Kopfschmerzen, Übelkeit, Schlaflosigkeit

Beachte: Wechselwirkungen unter Protease- und/oder Polymeraseinhibitor-Therapie bei Begleitmedikation durch Interaktionen des Cytochrom-P450-Systems beachten! Therapie nur nach aktuellen Leitlinien und immer als Kombinationstherapie (*www.dgvs.de*)!

Therapiekontrolle:
- Woche 0 (Beginn der Therapie): Quantitative HCV-RNA-Bestimmung (Ausgangsviruslast)
- Woche 8 bzw. 12: Quantitative HCV-RNA bestimmen: Therapieabschluss (End of Treatment = EoT)

Die endgültige Erfolgskontrolle einer kombinierten antiviralen Therapie erfolgt 12 Wochen nach Therapieende (SVR 12) durch Bestimmung der HCV-RNA quantitativ! Ist zu diesem Zeitpunkt kein Virusmaterial nachweisbar, besteht „anhaltendes virologisches Ansprechen" (sustained virologic response = SVR). Spätrückfalle < 1 %

Prg / Therapieergebnisse:
Sehr hohe SVR-Raten (> 95 %) mit neuen antiviralen Substanzen („DAA"). Erfolgsrate ist abhängig von HCV-Genotyp, Vortherapien, ggf. viralen Resistenzen (sog. Resistenz-assoziierte HCV-Varianten [RAV]) und Stadium der Lebererkrankung.
Bei Patienten mit ungünstigen Prädiktoren (höhergradige Fibrose/Zirrhose, DAA-Vortherapie) sind die SVR-Raten kleiner. Weitere DAA befinden sich in klinischer Prüfung, insb. fixe Zweifach- und Dreifach-Kombinationstherapien, die zu hohen SVR-Raten führen (auch bei Patienten mit einem früheren DAA-Therapieversagen).

Prognose bei fortbestehender chronischer HCV-Infektion:
Zirrhoserisiko: 20 %/20 J. Von den Zirrhosepatienten entwickeln 1 - 4 %/J. ein HCC. Der natürliche Verlauf ist nicht sicher vorhersagbar (schlechte Korrelation zwischen Transaminasen und Leberumbauvorgängen).

Merke: Diabetes mellitus, Übergewicht und Alkoholkonsum sind bedeutsam bei der Entstehung der Leberzirrhose und sollten konsequent behandelt werden.

VIRUSHEPATITIDEN, DIE AKUT VERLAUFEN UND BEI IMMUNKOMPETENTEN PERSONEN NICHT CHRONISCH WERDEN

HEPATITIS A (HA) [B15.9]

Namentliche Meldepflicht bei Verdacht, Erkrankung und Tod an einer akuten Virushepatitis sowie bei Labornachweis

Err: Hepatitis A-Virus (HAV), RNA-Enterovirus aus der Familie der Picorna-Viren
HAV ist sehr temperatur- und trockenheitsresistent. Bei Kälte kann es unbegrenzt überleben, im Meerwasser 3 Monate infektiös, bei Trockenheit ca. 1 Monat. Normale Seifen können das Virus nicht inaktivieren.

Ep.: Die meisten HAV-Infektionen in Industrieländern betreffen Urlaubsrückkehrer aus südlichen Ländern mit mangelhaften hygienischen Verhältnissen. Hohe Dunkelziffer durch anikterische Verläufe.
- Endemisches Vorkommen: Länder mit niedrigem Hygienestandard. Viele Infektionen verlaufen dort oligo- oder asymptomatisch und unerkannt im Kindes- und Jugendalter. Durchseuchungsgrad in Europa mit Süd-Nord-Gefälle und Altersabhängigkeit. In Deutschland sind < 10 % der 20jährigen anti-HAV-positiv, im 5. Lebensjahrzehnt sind es ca. 40 %.
- Epidemisches Vorkommen: Letzte große Epidemie in Shanghai 1987 mit 300.000 Erkrankten; kleine Epidemien in Gemeinschaftseinrichtungen (Kindergärten, Heime für geistig Behinderte, Kasernen u.ä.)
- Sporadisches Vorkommen: Bes. gefährdet sind Urlauber, die in endemische Gebiete reisen; ferner: (medizinisches) Personal in Kinderkliniken, Kindergärten, Medizinlabors, Kanalarbeiter, Homosexuelle, Drogengebraucher u.a.

Inf: Meist fäkal-oral (verunreinigtes Wasser, Nahrungsmittel, rohe Meeresfrüchte, mit Fäkalien gedüngte Gemüse, Salate u.a.); sehr selten parenteral (i.v.-Drogengebraucher) oder durch anal-orale Kontakte

Ink: 15 - 50 Tage

Di.: - Anamnese / Klinik / Labor
- Serologie: Anti-HAV-IgM: Frische Infektion
Anti-HAV-IgG: Frühere Infektion (bleibt lebenslang positiv)

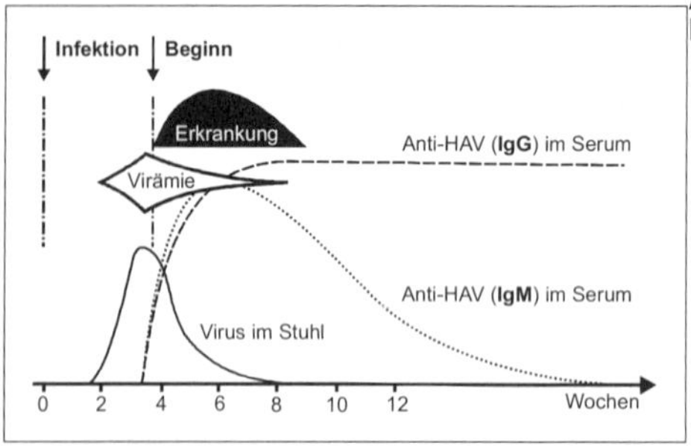

Infektiosität: Entspricht der Dauer der HAV-Ausscheidung im Stuhl (2 Wochen vor bis 2 Wochen nach Krankheitsbeginn bzw. 1 Woche nach Auftreten eines evtl. Ikterus).

Th.: Symptomatisch

Prg: - Fast regelmäßig Ausheilung
- Ikterischer Verlauf: Kinder < 6 J.: < 10 %
Kinder 6 - 14 J.: ca. 45 %
Erwachsene: ca. 75 %
- Fulminanter Verlauf relativ selten (0,2 %), bei HBV-Carriern bis 10 %
- Bei Patienten > 50 J. beträgt die Letalität ca. 3 %.
- Keine Virusträger, keine chronische Hepatitis
- Lebenslange Immunität

Pro: Hepatitis A-Impfung (siehe Virushepatitis/allgemeiner Teil)

HEPATITIS E [B17.2]

Namentliche Meldepflicht bei Verdacht, Erkrankung und Tod an einer akuten Virushepatitis sowie bei Labornachweis

Err: Hepatitis E-Virus (HEV), RNA-Virus (Familie der Hepeviridae), vier humanpathogene Genotypen (in D vorwiegend GT3); natürliches Reservoir bei Tieren, z.B. Schweine (unzureichend gegartes Fleisch vom (Wild)Schwein, Mett, Innereien), selten Muscheln

Ep.: Weltweites Vorkommen vor allem in Asien und Afrika: Dort häufigste Ursache einer akuten Virushepatitis!; zunehmende Fallberichte in Europa; Deutschland 2014: ca. 660 gemeldete Fälle. Antikörperprävalenz in Ägypten bis 85 %, in USA bis 20 %, in Deutschland 17 %. In England sind 0,4 ‰ der Blutspender infiziert (HEV-RNA positiv).

Inf:
- Fäkal-orale Übertragung, bes. über kontaminiertes Trinkwasser: Wichtigster Übertragungsweg bei den Genotypen 1 + 2 in Asien/Afrika (wie Hepatitis A)
- Zoonotische Übertragung, bes. über rohes oder unzureichend gegartes Schweinefleisch: Wichtigster Übertragungsweg in den Industrieländern (keine Mensch-zu-Mensch-Übertragung bekannt)
- Über Blutprodukte und transplantierte Organe in der virämischen Phase möglich (selten)

Ink: 15 - 64 Tage, Mittel 40 Tage

KL.: Meist verläuft die HEV-Infektion asymptomatisch. Sehr selten sind extrahepatische Manifestationen (z.B. Guillain-Barré-Syndrom)

Di.: - Anamnese / Klinik + Labor
- Serologie: Nachweis einer frischen Infektion: anti-HEV-IgM sowie HEV-RNA (PCR) in Blut und Stuhl. Ist nur anti-HEV-IgG nachweisbar, spricht das für eine frühere Infektion

Verl.: 1. Heilung bei Immunkompetenten
2. Fulminanter Verlauf: Bis 3 % (bei Schwangeren bis 20 %)
3. Selten chronischer Verlauf mit Zirrhose bei Immunsupprimierten/Organtransplantierten

Th.: • Akuter Verlauf bei Immunkompetenten: Symptomatische Therapie
• Fulminanter oder chronischer Verlauf: Antivirale Therapie (z.B. Ribavirin und PEG-IFN-α; siehe Leitlinien)

Prg: Ausheilung wie bei Hepatitis A; Letalität < 1 % - 2 Ausnahmen:
1. HEV-Infektionen in der Schwangerschaft verlaufen oft fulminant mit Letalität bis 25 %.
2. Nach Organtransplantation sind chronische Verläufe möglich.

Pro: Hygieneregeln wie bei Hepatitis A - Kein Verzehr von rohen (Wild)Schweinprodukten
Aktive Immunisierung (Impfstoff in China zugelassen)

CHRONISCHE HEPATITIS (CH) [K73.9]

Internet-Infos: *www.kompetenznetz-hepatitis.de*

Def: Hepatitis, die nach 6 Monaten nicht ausgeheilt ist.

Ät.: 1. Virusinduzierte CH (HBV, HCV, HDV): 60 % d.F.
2. Autoimmunhepatitis (AIH)
3. Erkrankungen, die unter dem Bild einer chronischen Hepatitis verlaufen können (siehe DD)

Pat: Histologische Klassifizierung der chronischen Hepatitis mit drei Kernaussagen:
1. Ätiologie
2. Grad der entzündlichen Aktivität (Hepatitis-Grading):
   - Minimal = ausschließlich geringe portale entzündliche Infiltration
   - Mild = portale und periportale entzündliche Infiltration mit Destruktion der Grenzlamelle und einzelnen Leberzellnekrosen (= Mottenfraßnekrosen = piece-meal-Nekrosen)
   - Mäßiggradig = zahlreiche Mottenfraßnekrosen und nekroinflammatorische Aktivität, Läppchen mit einzelnen Gruppennekrosen
   - Schwergradig = ausgeprägte Mottenfraßnekrosen und Brückennekrosen im Läppchen
3. Stadium entsprechend dem Ausmaß der Fibrose (Hepatitis-Staging):
   - Minimal = leichte portale Bindegewebsvermehrung
   - Mild = verstärkte portale Bindegewebsvermehrung mit leichter bindegewebiger Ausziehung
   - Mäßiggradig = portale Bindegewebsvermehrung mit Bildung einzelner inkompletter und auch kompletter Septen
   - Schwergradig = Ausbildung zahlreicher kompletter Septen mit Übergang in Zirrhose

Anm.: Milchglashepatozyten = Typisch bei chronischer Hepatitis B: Leberzellen mit verändertem Zytoplasmaaspekt infolge Hyperplasie des glatten endoplasmatischen Retikulums mit Einlagerung von HBsAg.

Verschiedene histologische Scoring-Systeme sind vorhanden: z.B. METAVIR-Score:
▶ Fibrose-Score: F0 = keine Fibrose - F1 = Portale Fibrose (PF) ohne Septen
F2 = PF mit wenig Septen - F3= PF mit vielen Septen - F4 = Zirrhose
▶ Aktivitäts-Score: A0 = keine - A1 = milde - A2 = mäßiggradige (moderate)
A3 = starke Aktivität

KL.: ▶ Bei minimaler und milder entzündlicher Aktivität:
- Meist Beschwerdefreiheit und normal große Leber
- Evtl. Leistungsminderung, Müdigkeit, uncharakteristische Oberbauchbeschwerden

▶ Bei mäßiggradiger und schwergradiger entzündlicher Aktivität:
- Leistungsminderung, Müdigkeit, evtl. vermehrte Reizbarkeit

  Memo: Müdigkeit ist das häufigste Symptom bei Leberkrankheiten!
- Appetitlosigkeit
- Druckschmerz in der Lebergegend
- Evtl. Arthralgien
- Im entzündlichen Schub evtl. Ikterus mit dunklem Urin
- Leber meist vergrößert und konsistenzvermehrt
- Milz in 1/3 d.F. vergrößert, evtl. leichte Leuko-/Thrombozytopenie (Hypersplenismus)
- Leberhautzeichen, z.B.:
  - Glatte, rote Lackzunge, Lacklippen
  - Palmar- und Plantarerythem
  - Gefäßspinnen (Spider naevi)
  - Prurigo simplex mit oft starkem Juckreiz und Kratzspuren
  - Hautatrophie mit Teleangiektasien
  - Weißnägel (Leukonychie), Dupuytren-Kontraktur

- Bei Frauen oft Regelstörungen und sekundäre Amenorrhö
- Bei Männern Hypotrichose der Körperbehaarung, Hodenatrophie und evtl. Gynäkomastie
  Urs: 1. Hormonelle Störung: Testosteron ↓ / Östrogen ↑
  2. Iatrogen: Gynäkomastie als NW einer Therapie mit Spironolacton

Ko.: 1. Leberzirrhose mit entsprechenden Komplikationen
2. Primäres Leberzellkarzinom
3. Extrahepatische Manifestationen bei chronischer HBV- und HCV-Infektion (siehe dort)

DD: 1. Toxische und medikamentöse Leberschäden (siehe dort)
2. Primär biliäre Cholangitis (PBC) (siehe dort)
3. Hereditäre Stoffwechselkrankheiten:
- Hämochromatose (Eisen i.S. + Ferritin + Transferrinsättigung ↑, Leberhistologie)
- M. Wilson (Gesamtkupfer i.S. + Coeruloplasmin ↓)
- Alpha1-Antitrypsinmangel

Di.:
- Anamnese + Klinik
- Labor mit Virusmarkern + Autoantikörpern
- Lebermorphologie (Sono, evtl. CT, MRT, Laparoskopie)
- Leberhistologie
- Transiente Elastografie (z.B. Fibroscan - Bestimmung der Lebersteifigkeit mittels Ultraschall zur Beurteilung des Fibrosegrades → siehe auch Kapitel Leberzirrhose)

Th.: Allgemeinmaßnahmen:
- Weglassen aller potenziellen Lebernoxen (Alkohol, Medikamente, Rauchen)
- Im entzündlichen Schub körperliche Schonung, evtl. Bettruhe.
- Alle Patienten mit chronischer Hepatitis gegen HA/HB impfen (sofern sie mit diesen Viren nicht infiziert waren), weil zusätzliche Hepatitisinfektionen zu schwerem Verlauf führen mit erhöhter Letalität.

Antivirale Therapie: Siehe Kap. Virushepatitiden

Prg: Siehe Kap. Virushepatitis und Kap. Autoimmunhepatitis

AUTOIMMUNHEPATITIS (AIH) [K75.4]

Ep.: Inzidenz: 0,1 - 1,0/100.000/J.
80 % d.F. betreffen Frauen; zwei Altersgipfel (20. - 30. und 40. - 50. Lebensjahr)
Familiäre Disposition, Assoziation mit den HLA-Haplotypen B8, DR3 oder DR4

KL.: Chronische Lebererkrankung mit erheblichen Beschwerden, oft mit extrahepatischen Autoimmunerkrankungen assoziiert (Autoimmunthyreoiditis, rheumatoide Arthritis, Vaskulitis, chronisch entzündliche Darmerkrankungen, Vitiligo u.a.)

Ko.: Leberzirrhose; Rückfall nach Beendigung der Therapie (70 %), fulminante Hepatitis (rel. selten)

DD: Ausschluss anderer Lebererkrankungen

Di.:
- Kontinuierlich erhöhte Transaminasen mit Spitzen während entzündlicher Schübe.
- Frühzeitige Verminderung der Syntheseleistung der Leber (Quickwert, Albumin).
- Gesamteiweiß und Gammaglobulin (IgG) erhöht
- Histologisches Bild einer chronisch aktiven Hepatitis („Interface-Hepatitis")
- Virusmarker negativ, Nachweis typischer Autoantikörper (u.a. ANA und ASMA) in > 90 % der Fälle
- Bei diagnostischer Unsicherheit Nutzung des AIH-Scores (→ *Internet*)
- Promptes Ansprechen auf eine Steroidtherapie

	ANA, ASMA	LKM1
Typ 1 Klassische (lupoide) autoimmune Hepatitis (80 %)	+	
Typ 2 LKM1-positive autoimmune Hepatitis (selten, bes. Kinder)		+

Abkürzungen:
ANA = Antinukleäre Ak
LKM1 = liver kidney microsome-Ak gegen Cytochrom P450 2D6
ASMA = Ak gegen glatte Muskulatur (F-Actin)

Merke: Die Höhe der Antikörpertiter korreliert nicht mit der Schwere der Erkrankung!

Gelegentlich sind Überlappungssyndrome („overlap syndrome") zu beobachten: .
- AIH/PBC-Überlappungssyndrom. Histologische Kriterien der PBC + Laborkonstellation der AIH (Syn: Autoimmuncholangitis)

- AIH/PSC-Überlappungssyndrom: Assoziation mit Colitis ulcerosa
- AIH/Hepatitis C-Überlappungssyndrom

DD: Wichtigste DD der LKM1-positiven AIH ist die LKM1-positive chronische Hepatitis C.
Merke: Nur bei negativer HCV-PCR darf immunsuppressiv behandelt werden!

Th.: I.d.R. Immunsuppression mit Budesonid oder Prednisolon + Azathioprin (zum Steroideinsparen) über mindestens zwei Jahre. Steroid langsam ausschleichen und Absetzen nur bei histologisch nachgewiesener Remission. Budesonid gleich wirksam aber weniger systemische NW in höheren Dosierungen (Einzelheiten: Siehe Internet *www.dgvs.de*) - Osteoporoseprophylaxe mit Kalzium + Vitamin D. Therapiedauer in > 80 % lebenslang. Bei Therapieversagen evtl. Lebertransplantation (Wiederauftreten der AIH im Transplantat in bis zu 30 %). Therapie der Überlappungssyndrome in hepatologischen Zentren:
Bei AIH + PBC oder PSC: Therapie der AIH + Einsatz von Ursodesoxycholsäure (UDCA) p.o.

Prg: Ohne Therapie schlecht, unter immunsuppressiver Therapie jedoch rel. günstig mit fast normaler Lebenserwartung (10-Jahresüberlebensrate ca. 90 %; 20-Jahresüberlebensrate ca. 80 %).
Risikofaktoren für ungünstigen Verlauf: Typ 2-AIH, späte Diagnose, hohe Entzündungsaktivität, junges Alter bei Diagnose u.a.

PRIMÄR BILIÄRE CHOLANGITIS (PBC) [K74.3]

Def: Früherer Name: „Primäre biliäre Zirrhose“: Chronische nichteitrige destruierende Cholangitis der peripheren Gallenwege unbekannter Ursache. Ohne Therapie Übergang in zirrhotisches Spätstadium

Ep.: Inzidenz ca. 5/100.000/Jahr; ca. 1 % aller Zirrhosefälle; > 90 % Frauen, meist > 40 J., gel. familiäre Häufung, Assoziation mit HLA-DR 8 u.a.

Ät.: Unbekannt, erhöhtes Risiko bei Zöliakiepatienten

Pg.: Fragliche Autoimmunerkrankung. Eine immunsuppressive Therapie ist jedoch unwirksam.

Pat: 4 histologische Stadien:
St. I: Lymphoplasmazelluläre Infiltration der Portalfelder mit Zerstörung des Gallengangepithels
St. II: Gallengangsproliferation mit Pseudogallengängen
St. III: Obliteration und Vernarbung der Portalfelder; Mottenfraß- (= piece-meal)-Nekrosen + Untergang kleiner Gallengänge (Duktopenie)
St. IV: Leberzirrhose (meist mikronodulär), makroskopisch dunkelgrüne Leber

KL.: Im Frühstadium asymptomatisch (zufälliger Laborbefund); später:
- Pruritus: Frühsymptom ist ein quälender Juckreiz lange vor Auftreten eines cholestatischen Ikterus.
- Müdigkeit, Leistungsknick
- Hepatomegalie (70 %), Splenomegalie (20 %)
- Maldigestion als Folge verminderter Gallensäureexkretion → evtl. Steatorrhö/Vitaminmangel
- Gel. Xanthelasmen/Xanthome, dunkle Hauttönung (Melanin)
- Extrahepatische Erkrankungen, die mit PBC gehäuft assoziiert sind: Autoimmunthyreoiditis Hashimoto (20 %), Sjögren-Syndrom (ca. 70 %), rheumatoide Arthritis u.a.
- Überlappungssyndrome: PBC in ca. 10 % d.F. assoziiert mit Autoimmunhepatitis, in 10 % d.F. mit einem CREST-Syndrom (siehe Kap. Kollagenosen)

Ko.: Leberzirrhose mit portaler Hypertonie (Aszites, Varizenblutung), Malabsorptionssyndrom mit Steatorrhö und Vitaminmangel, Osteoporose u.a.

Lab:
- Antimitochondriale Antikörper (AMA): > 95 % d.F.
  Von den 9 AMA-Subtypen sind Anti-M_2 spezifisch für PBC. Zielantigen: E2-Untereinheit des Pyruvatdehydrogenasekomplexes (PDH-E2).
- ANA (50 %), meist niedriger Titer
- Starke IgM-Erhöhung
- Erhöhte Cholestaseparameter, Transaminasenerhöhung (GOT/GPT) erst im späteren Verlauf
- Hypercholesterinämie

DD: 1. DD einer Cholestase (siehe dort)
2. DD eines Pruritus (siehe dort)

Di.:
- Klinik (Juckreiz) + Labor (Cholestaseenzyme + IgM ↑, AMA-M2)
- Ausschluss einer extrahepatischen Cholestase (sonografisch normale Gallenwege)
- Leberhistologie (Laparoskopie)

Th.: - Eine kausale Therapie ist nicht bekannt.
- Ursodeoxycholsäure (UDCA) bessert den Ikterus („Choleretikum") und die Prognose. Hohe Dosierung erforderlich: 13 - 15 mg/kg KG/d, evtl. Kombination mit Obeticholsäure

Symptomatische Therapie:
- Juckreiz: Colestyramin bindet die Gallensäuren im Darm und senkt den Cholesterinspiegel → Substitution der fettlöslichen Vitamine (A, D, E, K) eventuell notwendig. Colestyramin zeitversetzt ca. 3 h nach UDCA einnehmen. Bei nächtlichem Pruritus Antihistaminika.
- Maldigestionssyndrom: Fettarme Diät, Gabe mittelkettiger Triglyzeride, Lipasegabe zu den Mahlzeiten, evtl. Vitaminsubstitution (ADEK)
- Osteoporoseprophylaxe (Einzelheiten: Siehe dort)
- Lebertransplantation bei terminaler Leberzirrhose (kurativ in 80 % d.F.)

Prg: 5-J.-Überleben bei Pat. ohne Symptome ca. 90 %; bei symptomatischen Pat. ca. 50 %
Bei Überschreiten eines Bilirubinwerts von 6 mg/dl liegt die Lebenserwartung meist < 2 J. und eine Lebertransplantation sollte erwogen werden. Der Begriff primär biliäre Zirrhose wird nicht mehr verwendet, da die PBC frühzeitig diagnostiziert werden kann und zwei Drittel der Patienten unter Therapie keine Zirrhose entwickeln.

Primär sklerosierende Cholangitis (PSC) [K83.0]

Def: Sklerosierende chronische Entzündung und Destruktion der extra- und intrahepatischen Gallengänge

Ep.: Inzidenz ca. 1/100.000/J; m : w = ca. 2 : 1; meist zwischen 30. - 50. LJ. Bis zu 70 % der Pat. mit einer PSC haben eine CED, meist eine Colitis ulcerosa (aber nur 5 % der Pat. mit Colitis ulcerosa haben eine PSC). Assoziation mit HLA-B8 und -DR3 sowie mit verschiedenen Autoimmunerkrankungen (z.B. Autoimmunhepatitis oder Sjögren-Syndrom)

Ät.: Unbekannt

KL.: Im Frühstadium asymptomatisch (zufälliger Laborbefund); später: Ikterus, Juckreiz, unklare Oberbauchbeschwerden, Gewichtsverlust u.a.

Ko.: Biliäre Zirrhose mit allen Komplikationen, cholangiozelluläres Karzinom (CCC) mit einer Inzidenz von 1,5 %/J., auch erhöhtes Risiko für kolorektale Karzinome und Pankreaskarzinome

Lab: Erhöhte Cholestaseparameter, PSC-spezifische Auto-Ak sind nicht bekannt. Nachweis von ANA und antineutrophilen cytoplasmatischen Antikörpern (ANCA) mit perinukleärem Fluoreszenzmuster (pANCA) in 60 %. Gel. auch Nachweis von Rheumafaktor und ASMA (= Ak gegen glatte Muskulatur)

Di.: Klinik (Juckreiz, Colitis ulcerosa) + Labor (Cholestaseparameter ↑) + MRCP oder ERCP (sensitiver als MRCP): Perlschnurartige Gangunregelmäßigkeiten
Im Zweifelsfall Leberhistologie: Periduktale Fibrose mit zwiebelschalenartiger Ummauerung intrahepatischer Gallengänge durch Bindegewebsfasern; entzündliche Infiltrate und Gallengangsproliferate
Selten „small-duct-PSC" mit PSC-typischer Leberhistologie und normalem ERCP-Befund: Günstigere Prognose als bei klassischer PSC.
Karzinom-Screening auf CCC (Sono, CA 19-9 alle 6 Monate) und KRK (Koloskopie alle 2 Jahre).

DD:
- Intra- oder extrahepatische Cholestase (siehe dort)
- Pruritus verschiedener Genese (siehe dort)
- IgG4-assoziierte Cholangitis: IgG4 i.S. ↑ und IgG4-positive Zellen in der Gallengangszytologie; evtl. Assoziation mit Autoimmunpankreatitis u.a. IgG4-assozierten Erkrankungen. Diese Erkrankungen sprechen auf Kortikosteroide an.
- Sekundär sklerosierende Cholangitis (SSC): Selten, z.B. bei manchen Autoimmunerkrankungen. Prognose von der Grunderkrankung mitbestimmt.
- Überlappungssyndrom PSC/Autoimmunhepatitis (AIH) in 6 %

Th.: Wie bei PBC mit UDCA (siehe oben), jedoch ist der Nutzen nicht gesichert.
Dosis: 13 - 15 mg/kg KG/d
- Bei Gallenwegsinfektion: Antibiotika (z.B. Ceftriaxon i.v.)
- Bei Gallengangsstenosen: ERCP mit Ballondilatation und evtl. Stent-Einlage
- Lebertransplantation bei terminaler PSC, evtl. im Rahmen einer standard exception (PSC-SE)

Prg: Keine Heilung möglich. 10-J-Überleben nach Diagnose ca. 65 %; mittlere Überlebenszeit (ohne Lebertransplantation): 10 - 20 Jahre.

Nichtalkoholische Fettlebererkrankungen (= NAFLD)

(Englisch: Non-alcoholic fatty liver disease)

Internet-Infos: *www.dgvs.de/leitlinien/*

Def: 3 Stadien:

1. Reine Fettleber (NAFL, Steatosis hepatis) [K76.0]
   Grad 1: Milde Fettleber: Fetteinlagerung in < 1/3 der Hepatozyten
   Grad 2: Mäßige Fettleber: Fetteinlagerung in < 2/3 der Hepatozyten
   Grad 3: Schwere Fettleber: Fetteinlagerung in > 2/3 der Hepatozyten
2. Nichtalkoholische Steatohepatitis (NASH) [K75.8]: NAS ≥ 4
   Leberzellschaden (Verfettung, Ballonierung, Zelltod) + entzündliche Zellinfiltrate (neutrophile Granulozyten > mononukleäre Zellen) ± Fibrose
   Die histologischen Läsionen bei NASH sind von denen bei alkoholischer Steatohepatitis (ASH) nicht zu unterscheiden, ohne dass ein Alkoholkonsum von > 20 g/d vorliegt.
3. Mikronoduläre Leberzirrhose („Fettzirrhose")
   Histologisches Grading: NAFLD activity score (= NAS → siehe *Internet*) bewertet Steatosis hepatis, ballonierte Hepatozyten und lobuläre Inflammation (max. 8 Punkte).

NAFL → NASH → NASH-Zirrhose
↘ ↙
HCC

Ep.: Häufigste Lebererkrankung in mehreren westlichen Ländern: Ca. 30 % der erwachsenen Bevölkerung in den Industrienationen haben eine NAFLD; ¼ dieser Patienten entwickelt eine NASH. Ursache ist in 90 % das metabolische Syndrom und der Diabetes mellitus Typ 2

Ät.:
- ▶ Adipositas und metabolisches Syndrom (Definition siehe Kap. Diabetes)
- ▶ Diabetes mellitus Typ 2
- ▶ Medikamente
  - • Amiodaron (führt in ca. 25 % zu NASH)
  - • Glukokortikoide
  - • Nifedipin, Diltiazem
  - • Tamoxifen, synthetische Östrogene
  - • Hochaktive antiretrovirale Therapie (HAART) u.a.
- ▶ Seltene Ursachen:
  - • Polyzystisches Ovarialsyndrom
  - • Magen-Darm-Operationen: Jejunoilealer Bypass, ausgedehnte Dünndarmresektion, Pankreatiko-Duodenektomie, Gastroplastik
  - • Totale parenterale Ernährung
  - • M. Wilson, M. Crohn, Zöliakie (oft schlanke Patienten mit Diarrhö und ausgeprägter NAFLD)
  - • M. Gaucher u.a.

KL.: Bei Fettleber fehlen Beschwerden, bei Fettleberhepatitis in 50 % unspezifische Beschwerden

Lab: Bei Fettleber oft γ-GT ↑, bei Fettleberhepatitis zusätzlich Transaminasen ↑, de Ritis-Quotient (GOT/GPT oder AST/ALT) bei NASH oft < 1, bei ASH > 1

Sono:
- Große Variationsbreite der Befunde der oft vergrößerten Fettleber:
- Bei diffuser Fettleber Echomuster homogen verdichtet ("helle" Leber)
- Abrundung des Leberunterrandes
- Bei starker Ausprägung evtl. distale Schallschwächung
- Evtl. fokale Verfettungen oder Nichtverfettungen (polyzyklisch begrenzte Areale, typische Lokalisation oft im Bereich der Pfortadergabel und des Gallenblasenbettes; keine Beeinträchtigung der Gefäße) - DD: Tumor
- Selten inhomogene Verfettung: Landkartenähnliche echoreiche Areale ohne Beeinträchtigung der Gefäße - DD: Metastasen

DD: Alkoholische Leberschäden (siehe unten)

Di.: Anamnese, Labor/Sono, evtl. Leberhistologie

Th.: Kausale Therapie: Gewichtsnormalisierung (0,5 bis 1 kg Gewichtsreduktion pro Woche), körperliche Bewegung und optimale Diabetestherapie! Weglassen auslösender Medikamente, Alkoholabstinenz. Vitamin E, UDCA, Metformin und Pentoxifyllin verbessern die Prognose der Erkrankung nicht. Keine gesicherte medikamentöse Therapie (Obeticholsäure in klinischer Erprobung)

Prg: Richtet sich nach der Kausalerkrankung (siehe Ätiologie). Die reine Fettleber hat eine günstige Prognose. Bei NASH entwickeln 5 % d.F./10 J. eine Leberzirrhose (oft als kryptogene Leberzirrhose verkannt). NASH und Leberzirrhose haben ein erhöhtes Risiko für HCC.

Alkoholische Fettlebererkrankungen = AFLD

Anm. D steht für Disease = Erkrankung

Def: 3 Stadien: 1. Alkoholische Fettleber (AFL, Steatosis hepatis) ohne entzündliche Reaktion [K70.0]
Histologisches Grading:
Grad 1: Milde Fettleber: Fetteinlagerung in < 1/3 der Hepatozyten
Grad 2: Mäßige Fettleber: Fetteinlagerung in < 2/3 der Hepatozyten
Grad 3: Schwere Fettleber: Fetteinlagerung in > 2/3 der Hepatozyten
2. Alkoholische Fettleberhepatitis = alkoholische Steatohepatitis (ASH) [K70.1]:
Fettleber mit entzündlicher Reaktion
Hi.: Fettleberhepatitis:
- Fettleber
- Wabige Leberzellen
- Intrazelluläre Hyalinablagerung („Mallory-bodies")
- Granulozytäres Infiltrat
- Gequollene und nekrotische Hepatozyten
- „Maschendrahtfibrose"
- Entzündlich infiltrierte Portalfelder
3. Mikronoduläre Leberzirrhose ("Fettzirrhose")

Ep.: Prävalenz: 5 - 10 % der Bevölkerung Westeuropas. 1/3 aller Lebererkrankungen sind bei uns verursacht durch Alkoholkonsum.

Ät.: Alkoholkonsum
Alkoholtoleranz der Leber individuell verschieden, abhängig von Vorerkrankungen, Geschlecht (Kapazität der Alkoholdehydrogenase bei Frauen wesentlich geringer als bei Männern), Mangel- und Fehlernährungen u.a.
Die risikoarme maximale Trinkmenge für alkoholische Getränke pro Tag beträgt für gesunde Männer 24 g reinen Alkohols, für gesunde Frauen mit 12 g die Hälfte. Bei chronischem Alkoholkonsum über diesem Grenzwert entwickeln 30 % der Betroffenen eine Fettleberhepatitis und das Risiko für Leberzirrhose ist 6-fach erhöht.

Memo: Eine risikoarme Trinkmenge alkoholischer Getränke (siehe oben) kann das Risiko für Herzinfarkt und ischämischen Schlaganfall mindern.

$$\text{Alkoholmenge (g)} = \text{Vol\%} \times \frac{\text{Getränkevolumen (ml)}}{100} \times 0{,}8$$

Pg.: Induktion des Cytochrom-P450-abhängigen mikrosomalen ethanoloxydierenden Systems (MEOS) durch chronischen Alkoholabusus mit gesteigertem O_2-Verbrauch im Leberparenchym: Läppchenzentrale Hypoxie. Das Alkoholabbauprodukt Acetaldehyd ist lebertoxisch. Ein mangelnder Fettsäureabbau führt zur Fetteinlagerung in die Leberzellen und Fettleber, Chemokine induzieren eine Fettleberhepatitis. Durch interstitielle Bildung von Kollagenfasern entwickeln sich Fibrose und Zirrhose.

KL.: Alkoholische Fettleber: Diskrepanz zwischen tastbarer Lebervergrößerung und meist beschwerdefreien Patienten.
Alkoholische Fettleberhepatitis:
- Hepatomegalie (90 %), Splenomegalie (30 %)
- Appetitlosigkeit, Übelkeit, Gewichtsverlust (bei fortgeschrittener Erkrankung)
- Schmerzen im rechten Oberbauch
- Ikterus (50 %)
- Fieber (45 %)

Ko.: - Zieve-Syndrom (alkoholtoxischer Leberschaden + hämolytische Anämie + Hyperlipidämie)
- Leberzirrhose mit Leberinsuffizienz, portaler Hypertension und deren Folgen
- Selten fulminante Hepatitis
- Neigung zu Hypoglykämien (Hemmung der Glukoneogenese durch Alkohol)
- Extrahepatische Alkoholschäden (siehe Kap. Alkoholkrankheit)

Lab: - Akuter Alkoholkonsum: Nachweis von Äthanol in der Ausatemluft oder im Serum
- Forensischer Alkoholnachweis: Ethylglucuronid i.U. (bis 80 h nach Alkoholkonsum)
- Chronischer Alkoholkonsum: CDT (Carbohydrate-Deficient-Transferrin) i.S. Marker für chronischen Alkoholabusus (Spezifität oft nicht ausreichend; Sensitivität bei Männern gut, bei Frauen schlecht). Erhöhte Werte für CDT außerdem bei PBC und AIH
- Bei reiner Fettleber: γGT und IgA ↑
- Bei Fettleberhepatitis: Zusätzlich Transaminasen ↑ (de Ritis-Quotient GOT/GPT oft > 1)

- Bei Leberinsuffizienz verminderte Syntheseleistung der Leber: Cholinesterase, Albumin, Gerinnungsfaktoren des Prothrombinkomplexes ↓ (Quick-Wert)
- MCV häufig erhöht (gel. auch durch Folsäuremangel)

Sono: Befunde bei Fettleber („helle" Leber) und Leberzirrhose: Siehe dort

DD:
- Nichtalkoholische Fettleber, nichtalkoholische Steatohepatitis (NASH) und Leberzirrhose: Die Leberhistologie ist das einzige Verfahren zur sicheren Unterscheidung
- Akute und chronische Hepatitis anderer Genese
- Bei Ikterus mit Fieber: Gallengangsverschluss, Cholangitis

Di.:
- (Alkohol-) Anamnese + Klinik
- Typischer Sonografiebefund (helle, echoreiche Leber)
- Leberhistologie
- Maddrey-Score (gebildet aus Prothrombinzeit und Gesamt-Bilirubin → siehe *Internet*) dient zur Abschätzung der Prognose der ASH. Ein Wert > 32 Punkte zeigen eine schlechte Prognose.

Th.: Keine wirksame medikamentöse Therapie bekannt. Einzig wirksame Therapie ist Alkoholabstinenz. - Siehe auch Kap. Alkoholkrankheit.
Eine Substitution von Folsäure und Thiamin (= Vitamin B_1) ist bei Alkoholkrankheit sinnvoll (Prophylaxe der Wernicke-Enzephalopathie).
Bei schwerer Alkoholhepatitis (Maddrey-Score > 32 Punkte) verbessert die temporäre Gabe von Kortikosteroiden (Prednisolon 40 mg/d) nur die kurzfristige Prognose, es resultiert jedoch keine langfristige Mortalitätsreduktion. Weitere Informationen unter *www.lillemodel.com*
Bei terminaler Leberzirrhose und Alkoholabstinenz evtl. Lebertransplantation. Rückfallquote ca. 25 %.

Prg: Im St. 1 und 2 recht gut (reversibel), wenn Noxe (Alkohol) ausgeschaltet wird. Im St. 3 der alkoholischen Leberzirrhose drohen Komplikationen durch Leberinsuffizienz, Pfortaderhochdruck und HCC.

REYE-SYNDROM [G93.7]

Vo.: Selten Kinder bis etwa zum 15. Lebensjahr

Ät.: Unklar, gehäuft nach respiratorischen Infekten und Einnahme von Acetylsalicylsäure (ASS)

Pg.: Diffuse Mitochondrienschädigung

KL.:
- Heftiges Erbrechen, Hypoglykämie
- Hepatische Enzephalopathie mit Hirnödem und evtl. Krampfanfällen
- Fettleberhepatitis (diffuse kleintropfige Verfettung)

Th.: Symptomatisch

Prg: Letalität bis 50 %, in 30 % neurologische Schäden

Pro: Kinder < 15 J. bei fieberhaften Infekten kein ASS geben.

TOXISCHE LEBERKRANKHEITEN [K71.9]

Def: Lebertoxische Stoffe werden in 2 Gruppen unterteilt:
A) Obligate Hepatotoxine: Leberschädigung tritt nach kurzer Latenz dosisabhängig bei allen Menschen ein und ist damit vorhersehbar. Das Zeitintervall zwischen Exposition und Manifestation der Leberschädigung ist kurz. Beispiel: α-Amanitin, Aflatoxine, Tetrachlormethan, Paracetamol (in toxischer Dosis)
B) Fakultative Hepatotoxine (Mehrzahl): Leberschädigung tritt nach unterschiedlich langer Latenz dosisunabhängig bei einer kleinen Zahl der Betroffenen ein und ist damit nicht vorhersehbar.
1. Metabolische Idiosynkrasie bei genetisch bedingten Enzymdefekten
2. Immunologisch bedingte Idiosynkrasie infolge Hypersensibilitätsreaktionen

Ep.: Medikamenten-induzierte Leberschäden (drug-induced liver injury = DILI): Häufigste Ursache für akutes Leberversagen in den USA: Paracetamol. Die meisten Medikamente (auch pflanzlicher Herkunft, z.B. Kava Kava und Aloe vera) sind potenziell lebertoxisch.
Hepatotoxische UAW (unerwünschte Arzneimittelwirkungen) sind der häufigste Grund für die Rücknahme bereits zugelassener Medikamente durch die FDA in den USA.

Fatale hepatotoxische UAW relativ selten (1 : 10.000 - 1 : 100.000), deshalb häufig in Zulassungsstudien unentdeckt: Schwere Leberfunktionsstörungen fallen meist erst bei breiter Anwendung auf.

Ät.: Beispiele für potenziell lebertoxische Medikamente und ihr vorwiegendes Schädigungsmuster:
- Hepatozelluläre Schädigung (GPT = ALT-Anstieg):
  Paracetamol, Allopurinol, Amiodaron, antiretrovirale Medikamente, Isoniazid, Ketoconazol, Lisinopril, Losartan, Methotrexat, NSAR, Omeprazol, Pyrazinamid, Rifampicin, Statine, Tetracycline, Valproinsäure; pflanzliche Substanzen (Kava Kava, Aloe vera, Johanniskraut u.a.)
- Cholestatische Schädigung (γGT-, AP- und Bilirubin-Anstieg)
  Amoxicillin-Clavulansäure, anabole Steroide, Chlorpromazin, Clopidogrel, orale Kontrazeptiva, Erythromycin, Östrogene, Phenothiazine, trizyklische Antidepressiva
- Gemischte Schädigung (GPT = ALT- und AP-Anstieg)
  Amitriptylin, Azathioprin, Captopril, Carbamazepin, Clindamycin, Enalapril, Nitrofurantoin, Phenytoin, Sulfonamide, Cotrimoxazol, Verapamil

PPh: Die Biotransformation von Arzneimitteln und Chemikalien erfolgt in 2 Schritten:
1. Oxidation durch Monooxygenasesystem Cytochrom P 450; Enzyminduktion (z.B. durch Phenobarbital, andere Medikamente oder Alkohol). Durch verschiedene Medikamente sind Arzneimittelwechselwirkungen möglich.
2. Konjugation (z.B. Glukuronidierung durch Glukuronyltransferase → Erhöhung der Wasserlöslichkeit und erhöhte Elimination)

Die Biotransformation kann zu toxischen Zwischenprodukten führen (z.B. bei Tetrachlormethan: Lebertoxisches Radikal $\bullet CCl_3$). Bei Hypersensibilitätsreaktionen bindet das Medikament oder sein Metabolit als Hapten an die Leberzellmembran: Entstehung eines Neoantigens mit Auto-Ak-Bildung.

KL.: Das gesamte Spektrum möglicher Leberschäden kann in Erscheinung treten. Häufig kein Rückschluss auf die Art der auslösenden Noxe in der Histologie.
- Akute oder chronische Hepatitis: z.B. durch Isoniazid (INH), Methyldopa
- Fulminante Hepatitis: z.B. Halothan (Risiko = 1 : 30.000), Paracetamol-Intoxikation, Tetrachlorkohlenstoff
- Fettleber: z.B. Ethanol, organische Lösungsmittel, Tetrazykline
- Intrahepatische Cholestase: z.B. durch Chlorpromazin, Thyreostatika, Ajmalin, Anabolika und Antibaby-Pille (Risiko für östrogenhaltige Kontrazeptiva 1 : 10.000)
- Mischtyp aus Hepatitis und Cholestase: z.B. Sulfonamide, PAS
- Induktion einer Autoimmunhepatitis: z.B. durch Minocyclin, Interferon-Alpha
- Lebertumoren: z.B.
  - Adenome durch östrogenhaltige Kontrazeptiva: Kontrazeptivum absetzen.
  - Fokal noduläre Hyperplasie (FNH): Hormonabhängigkeit nicht klar belegt
  - Angiosarkome durch Vinylchlorid, Arsen, Thorotrast (historische Bedeutung)

Bei allergisch bedingten Arzneimittelschädigungen der Leber beobachtet man gel. extrahepatische Hypersensitivitätssymptome (Exanthem, Arthralgien, Fieber, Eosinophilie)

Di.: ***Merke:*** Entscheidend ist die sorgfältige Medikamentenanamnese bis 6 Monate vor dem Auftreten der Lebererkrankung, die auch Fragen nach Drogenkonsum, Homöopathika, Konsum exotischer Teesorten und nach Injektionen umfasst.
- Klinische Symptome der Leberschädigung, ggf. Leberhistologie
- Ausschluss anderer Ursachen einer Lebererkrankung.
- Befundbesserung nach Weglassen der vermuteten Noxe

Anm.: Schwierig ist die Beurteilung, wenn mehrere lebertoxische Stoffe eine Rolle spielen (z.B. Alkohol! + Medikamente oder Chemikalien).

Th.:
- Absetzen aller verdächtigen Medikamente und Meiden jeglicher Lebernoxen.
- Evtl. bei allergisch bedingten Arzneimittelschädigungen mit extrahepatischen Symptomen kurzfristige Gabe von Glukokortikosteroiden

Prg: Rückbildung der Leberschäden bei rechtzeitigem Absetzen der Lebernoxe; ungünstige Prognose bei fulminanter Hepatitis und bösartigen Lebertumoren. Bei progredienten Transaminasen- und Bilirubinwerten über 5 mg/dl sollte ein Lebertransplantationszentrum konsultiert werden.

HEREDITÄRE STOFFWECHSELERKRANKUNGEN DER LEBER

1. HÄMOCHROMATOSE (Erbliche Eisenspeicherkrankheit) [E83.1]

<u>**Def. (klinisch):**</u> Durch erhöhte Eisenresorption und -ablagerung in Parenchymzellen von Leber, Pankreas (Beta-Zellen), Hypophyse, Myokard u.a. Organen gekennzeichnete hereditäre Eisenspeicherkrankheit

<u>**Def. (Pathologie):**</u> <u>Hämochromatose:</u> Erbliche Eisenablagerung mit Gewebeschädigung
<u>Hämosiderose:</u> Eisenablagerung ohne Gewebeschädigung

<u>**PPh:**</u> Der Eisen-Bedarf reguliert die Eisenresorption im Dünndarm (normaler Eisengehalt des Körpers bis 3,5 g [m] und 2,2 g [w]). Eisenüberladung ist meist Folge einer Hämochromatose oder exogener Eisenzufuhr (z.B. durch Transfusionen). Anämien mit Eisenüberladung (z.B. hämolytische Anämie oder myelodysplastisches Syndrom) zeigen eine gesteigerte Eisenresorption.
Der Defekt des HFE-Gens bei Hämochromatose führt über einen Hepcidinmangel zu einer vermehrten Eisenresorption durch die Dünndarmepitholzellen (unregulierte Eisenresorption). Dadurch Erhöhung des Körpereisens bis zu 10fach der Norm: Eintreten von Organmanifestationen. Das Muster der Organmanifestationen hängt vom genetischen Typ ab (siehe Tabelle). Die Eisenüberladung erreicht bei den sekundären Hämosiderosen nicht das Ausmaß wie bei primärer Hämochromatose. Organschäden ab ca. 10 g Speichereisen im Körper nachweisbar.

<u>**Vererbung:**</u> - Autosomal-rezessiv mit unvollständiger Penetranz (Typ 1 - 3)
- Autosomal-dominant (Typ 4)

<u>**Einteilung und Ätiologie:**</u>

Typ	Genlokus	Mutiertes Gen	Typisches Manifestationsalter	Häufigkeit	Organmanifestation (Organe nach Häufigkeit)
1	Chr 6p21.3	HFE	30 – 50 J.	1 : 1.000	Leber → Zirrhose Pankreas → Diabetes Herz → Insuffizienz Gelenke → Arthralgie Hypophyse → Hypogonadismus
2a	Chr1q21	HJV (Hämojuvelin-Gen)	10 – 20 J.	~ 1 : 1 Mill.	Herz → Insuffizienz Hypophyse → Hypogonadismus Leber → Zirrhose
2b	Chr 19q13	HAMP	5 – 15 J	Rarität	wie Typ 2a
3	Chr 7q22	TFR2*)	10 – 50 J.	Rarität	
4	Chr 2q32	SLC11A3 Ferroportin-1-Gen	10 – 50 J	~ 1 : 1 Mill.	Leber → Zirrhose Knochenmark → Anämie (Milz → Eisenablagerung)

*) Transferrinrezeptor-2-Gen

1.1 <u>Klassische (adulte) Hämochromatose (Typ 1):</u>

<u>Ep.:</u> Häufigste autosomal-rezessiv vererbte Krankheit; Prävalenz der klinisch manifesten Hämochromatose in Europa 1 : 1.000. m : w = 10 : 1
(<u>Urs.:</u> Physiologischer Eisenverlust durch Menstruation)

<u>Genetik:</u> Über 90 % der Pat. sind homozygot für die <u>C282Y-Mutation (= Cys282Tyr) im HFE-Gen</u>. Die Penetranz der C282Y Homozygotie beträgt nur ca. 25 % (unterschiedliche Zahlenangaben), d.h. nur ca. 25 % der Homozygoten entwickeln manifeste Hämochromatose. Ca. 5 % der Hämochromatosepatienten sind „compound-heterozygot" für die C282Y-Mutation mit H63D-Mutation (selten S65C) auf dem anderen Genallel. Alleinige H63D-Mutation (= His63Asp), heterozygot oder homozygot, führt <u>**nicht**</u> zu Hämochromatose. Heterozygote C282Y-Träger ohne zusätzliche H63D-Mutation (Häufigkeit 1 : 10) erkranken nicht an Hämochromatose, entwickeln jedoch mäßige Eisenakkumulation. Bei Kombination mit anderen Lebernoxen/-erkrankungen (z.B. Alkoholkonsum oder Hepatitis C) sind durch die toxische Wirkung des Eisens schwere Leberschäden möglich.

1.2 <u>Juvenile Hämochromatose</u> (selten): Eisenüberladung vor dem 30. Lebensjahr. Häufig Herzinsuffizienz und Hypogonadismus; seltener Leberzirrhose.

1.3 <u>Neonatale Hämochromatose</u> (Rarität): Intrauterine Leberzirrhose. Häufigste Indikation zur Lebertransplantation (LTX) innerhalb der ersten 3 Lebensmonate. Ohne LTX meist letal.

<u>**KL.:**</u>
- <u>Leberzirrhose</u>, Lebervergrößerung, Milzvergrößerung
- HCC als Komplikation der Zirrhose, aber auch in nicht-zirrhotischer Leber auftretend
- <u>Diabetes mellitus</u> ("Bronzediabetes" wegen dunkler Hautpigmentierung)
- <u>Dunkle Hautpigmentierung</u> insbesondere in den Axillen - dort auch fehlende Achselhaare (75 %)

- Sekundäre Kardiomyopathie durch Eiseneinlagerung, evtl. mit Rhythmusstörungen und "digitalisrefraktärer" Herzinsuffizienz
- Endokrine Störungen: z.B. hypophysärer Hypogonadismus bei juveniler Hämochromatose, Impotenz bei Erwachsenen, Schädigung Nebennierenrinde
- Schmerzhafte Arthropathie: Typisch Fingergrundgelenke MCP II und III

Merke: Durch frühere Diagnose werden Zirrhose und Diabetes bei Hämochromatose heute seltener beobachtet. Arthralgien und chronische Müdigkeit sind heute die häufigsten Symptome.

2 Stadien der Hämochromatose:
1. Latentes, präzirrhotisches Stadium
2. Manifestes, zirrhotisches Stadium

DD: 1) Sekundäre Siderosen (sekundäre Eisenspeicherkrankheiten):
- Anämien mit Eisenüberladung: Bei hämolytischen Anämien (z.B. Thalassämien) und myelodysplastischen Syndromen ist die Eisenaufnahme aus dem Darm erhöht, zusätzlich führen wiederholte Transfusionen zu parenteraler Eisenzufuhr (250 mg Eisen in 500 ml Vollblut). Typische Organmanifestation: Herzinsuffizienz und Hypogonadismus. Ggf. Therapie mit Chelatbildnern (siehe unten) indiziert.
- Alkoholische Siderose: Bei Alkoholkrankheit (wahrscheinlich vermehrte Eisenaufnahme)
- Siderosen im Rahmen chronischer Lebererkrankungen: Praktisch jede fortgeschrittene Lebererkrankung kann mit einer sekundären Eisenablagerung in der Leber einhergehen.

2) Erhöhte Ferritinwerte bei Entzündungen (Ferritin ist ein Akutphaseprotein)

Di.:
- Anamnese, Klinik
- Lab: Plasmaferritin ↑ (w > 200 µg/l - m > 300 µg/l); Transferrinsättigung ↑ (w > 45 % m > 50 %)

$$\text{Transferrinsättigung (\%)} = \frac{\text{Serumeisen (µg/dl)}}{\text{Serumtransferrin (mg/dl)}} \times 70{,}9$$

Eine normale Transferrinsättigung schließt eine Hämochromatose weitgehend aus.
- HFE-Gendiagnostik (***Cave:*** Inkomplette Penetranz (siehe oben)). Ein normaler HFE-Genotyp schließt eine Hämochromatose nicht sicher aus (sog. „non-HFE-Hämochromatose"). Der Genbefund ist nur in Zusammenschau mit Klinik und Serum-Eisenparametern beurteilbar.
- Leberbiopsie mit Histologie (Berliner-Blau-Färbung) und Eisenkonzentrationsbestimmung. Bei erhöhten Eisenparametern im Labor und positivem Gentest kann auf eine Leberbiopsie verzichtet werden. MRT und Biomagnetometrie spielen in der Praxis keine Rolle in der Diagnostik.
- Vorsorgeuntersuchungen zur Früherkennung eines primären Leberzellkarzinoms (α-Fetoprotein + Sonografie der Leber alle sechs Monate)
- Familienuntersuchung bei primärer Hämochromatose mit bekanntem HFE-Gendefekt

Th.: Therapieziel ist eine Senkung des Serumferritins < 50 µg/l.
1. Eisenarme Diät: Verringerung der Eisenaufnahme durch schwarzen Tee zu den Mahlzeiten
2. Aderlasstherapie: Mittel der Wahl bei hereditärer Hämochromatose. Alternativ: Erythrozytapherese. Mit 500 ml Blut werden 250 mg Eisen entfernt. Zunächst wöchentliche Aderlässe bis zum Eintreten einer (mikrozytären) Anämie. Danach seltenere Aderlässe (Erhaltungstherapie), bis die Serumferritinkonzentration auf < 50 µg/l abgesunken ist. KI: Anämie, Herzinsuffizienz.
3. Eisenchelatoren: Deferoxamin (Desferal®, parenteral), Deferasirox (Exjade®, oral) Reservemittel: Deferipron (Ferriprox®, oral).
   Ind: Bei KI gegen Aderlasstherapie, bei juveniler Hämochromatose und bei transfusionsbedingten sekundären Siderosen.
   NW: Deferoxamin (neurotoxisch: Innenohrschwerhörigkeit, Tinnitus, Sehstörungen durch Retinaschäden u.a.). Deferasirox: Anstieg von Kreatinin, Transaminasen, gastrointestinale Beschwerden, Hautausschlag u.a.

Pro: Patienten, die in der präzirrhotischen Phase therapiert werden, haben eine normale Lebenserwartung. Bestehende Arthralgien, Diabetes und Impotenz bessern sich jedoch kaum.

2. MORBUS WILSON [E83.0]

Syn: Hepatolentikuläre Degeneration, Kupferspeicherkrankheit

Internet-Infos: *www.morbus-wilson.de*

Def: Kupferspeicherkrankheit infolge Mutation des Wilson-Gens

Genetik: Autosomal-rezessiv vererbter Defekt des ATPase 7B-Gens auf Chromosom 13q14.3. Mehr als 370 verschiedene Mutationen: Erschwerte Diagnostik. Am häufigsten in Mitteleuropa (40 %) ist die Punktmutation His1069Gln.

Ep.: Prävalenz ca. 1 : 30.000; hohe Dunkelziffer. Manifestation frühestens nach dem 6. Lj. als Lebererkrankung; nach dem 10. Lj. zusätzlich neurologische Symptome (Basalganglien)

PPh: Der Gendefekt bewirkt eine verminderte biliäre Kupferausscheidung durch das defekte Wilson-Protein (Kupfertransporter) mit pathologischer Kupferspeicherung in Leber und Stammganglien (ZNS). Trotz erhöhter Kupferausscheidung im Urin Kupferakkumulation im Körper. Starke Verminderung von Coeruloplasmin (bindet normalerweise 95 % des Serumkupfers); dadurch vermehrt freies zytotoxisches Kupfer mit Kupferablagerungen. Normal: 50 - 150 mg Gesamtkupfer (Erwachsene), tägliche Kupferaufnahme ca. 4 mg. Leberkonzentration: 20 - 50 µg Kupfer/g Trockengewicht; bei M. Wilson bis mehr als fünffach gesteigert.

KL.:
- Hepatische Manifestation (100 %): Spektrum reicht von asymptomatischer Erhöhung der Transaminasen über Fettleber bis zur fulminanten Hepatitis. Endstadium: Leberzirrhose mit allen Komplikationen

  Merke: Bei unklaren Lebererkrankungen im Alter < 35 Jahren stets den M. Wilson ausschließen!
- Neurologisch-psychiatrische Manifestation (45 %) nach dem 10. Lebensjahr: Parkinsonähnliches Syndrom mit Rigor, Tremor, Dysarthrie, psychiatrischen Störungen → MRT
- Augensymptome (augenärztliche Untersuchung): Typisch ist der Kayser-Fleischer-Kornealring (goldbraun-grüne Verfärbung des Kornealrandes durch Kupferablagerung), der bei neurologischer Manifestation immer vorhanden ist, evtl. Sonnenblumenkatarakt.
- Coombs-negative hämolytische Anämie (bes. bei akutem Leberversagen), evtl. akute hämolytische Krisen
- Seltener: Nierenfunktionsstörung (sekundäres Fanconi-Syndrom); Kardiomyopathie mit Rhythmusstörungen

Di.:
- Spaltlampenuntersuchung (Kayser-Fleischer-Kornealring)
- Coeruloplasmin i.S. < 20 mg/dl
- Gesamtkupfer i.S. < 70 µg/dl
- Freies Kupfer i.S. > 10 µg/dl
- Kupfer i.U. > 100 µg/24 h
- Leberbiopsie ist beweisend (Goldstandard): Kupfergehalt der Leber > 250 µg/g Trockengewicht

Nur bei diagnostischer Unsicherheit Zusatzuntersuchungen:
- Penicillamin-Belastungstest: Nach Gabe von Penicillamin deutliche Steigerung der Kupferausscheidung im 24 h-Urin.
- Radiokupfer-Test: Nach oraler Gabe von ^{64}Cu normalerweise doppelgipfliger Anstieg der Radioaktivität i.S. Bei M. Wilson fehlt der 2. Gipfel (markiert den Einbau von Kupfer in Coeruloplasmin): Keine Routinediagnostik.
- Nachweis einer Mutation des Wilson-Gens (aufwendig, keine Routinediagnostik)
- Familienuntersuchung auf evtl. weitere Krankheitsfälle bei bekanntem Gendefekt

Th.:
- Kupferarme Diät (***Cave***: kupferhaltiges Wasser aus Kupferleitungen → Wasseranalyse).
- Chelator-Therapie:
  - Trientine (Triethylentetramin, Syprine®): Mittel der 1. Wahl, meist gute Verträglichkeit.
  - D-Penicillamin Häufig NW: Hautausschlag, Fieber, Leuko-/Thrombozytopenie, nephrotisches Syndrom, Goodpasture-Syndrom, SLE, Myasthenie (regelmäßige Harnkontrollen: Bei Albuminurie Therapie absetzen: Toxische Nephrose)
  - Chelator-Therapie in Studien: Tetrathiomolybdat (TTM).
- Bereits präsymptomatische supportive Gabe von Zink (z.B. Wilzin®) und Vitamin B_6 (Prophylaxe einer Optikus-Neuropathie).
- Bei fulminanter Hepatitis oder terminaler Leberzirrhose: Heilung durch Lebertransplantation durch Beseitigung des hepatischen Gendefekts

Prg: Bei früh einsetzender Therapie gut, unbehandelt letal endend.

3. ALPHA1 -PROTEASENINHIBITORMANGEL [E88.0]

Syn: Alpha1-Antitrypsinmangel (AAT-Mangel)

Def: Autosomal-rezessiv vererbbarer AAT-Mangel mit Lungen- und Lebermanifestation

Vo.:
- Homozygote schwere Form: Phänotyp PIZZ oder PI00
  1 : 10.000 in der Bevölkerung; α_1-PI-Konzentration < 50 mg/dl
- Heterozygote leichtere Form: Phänotyp PIMZ oder PISZ:
  α_1-PI-Konzentration > 50 mg/dl

Pg.: Alpha1-Antitrypsin (α_1-AT = AAT) = Alpha1-Proteaseninhibitor (α_1-PI): Mit 90 % wichtigster Proteinaseninhibitor im Serum; macht 85 % der α_1-Globuline in der Serumeiweißelektrophorese aus. Funktion: Inaktivierung von Serinproteasen (Neutrophilen-Elastase, (Chymo)Trypsin, Kollagenase u.a.). AAT-Chromosomenlocus: 14q32.1.
α_1-PI wird als Akutphaseprotein überwiegend in den Hepatozyten gebildet: Erhöhte bzw. falsch normale α_1-PI-Werte bei Entzündung möglich (CRP mitbestimmen). Lungenemphysem durch α_1-PI-Mangel; Leberschädigung ist Folge einer Abbaustörung des veränderten α_1-PI-Moleküls mit Akkumulation in den Hepatozyten: AAT in der Leberhistologie, besonders beim homozygoten PIZZ-Phänotyp

KL.: der schweren homozygoten Form:
- Prolongierter Ikterus des Neugeborenen (mit direkter Hyperbilirubinämie)
- Emphysementwicklung (siehe Kap. Lungenemphysem)
- Chronische Hepatitis und Leberzirrhose (beim PIZZ-Typ in > 25 %)
  Ko.: Hepatozelluläres Karzinom

Di.:
- Verminderung der Alpha1-Zacke in der Elektrophorese (keine sichere Diagnostik!)
- α_1-PI-Konzentration i.S. ↓
- Leberbiopsie mit Immunhistochemie: Nachweis von α_1-PI-Ablagerungen in den Hepatozyten
- Phänotypisierung

Th.:
- α_1-PI-Substitution i.v. (Prolastin®: 1 Kurzinfusion /Woche) bei schwerem α_1-PI-Mangel mit Emphysementwicklung (Zielwert > 80 mg/dl), bei Leberzirrhose kontraindiziert
- Symptomatische Therapie der Leberzirrhose und des Lungenemphysems; Nikotinkarenz u.a.
- Ultima Ratio: Lebertransplantation (diese ist i.Gs. zur Lungentransplantation eine kausale Therapie → Normalisierung des AAT-Spiegels).

Siehe auch Kap. Lungenemphysem!

4. MUKOVISZIDOSE → Siehe Kap. Pankreas

LEBERZIRRHOSE [K74.6]

Def: Zerstörung der Läppchen- und Gefäßstruktur der Leber mit entzündlicher Fibrose, Ausbildung bindegewebiger Brücken (Septen) zwischen benachbarten Portalfeldern (portoportal) und zwischen Portalfeldern und Zentralvenen (portozentral) sowie Ausbildung von Regeneratknoten.
Funktionelle Folgen sind:
- Leberinsuffizienz
- Portale Hypertension (reduzierter Gesamtgefäßquerschnitt der Leber)
- Bildung intrahepatischer porto-systemischer Shunts zwischen Portalgefäßen und Lebervenen mit Minderperfusion der Leber

Ep.: Inzidenz in Europa und USA: ca. 250/100.000/Jahr; m : w = 2 : 1

Pat:
1. Mikronoduläre Leberzirrhose: Regeneratknötchen bis 3 mm ∅
2. Makronoduläre Leberzirrhose: Regeneratknötchen 3 mm - 3 cm ∅
3. Gemischtknotige Leberzirrhose: Mischbild aus 1 + 2

Ät.: Leberzirrhose ist die Spätfolge verschiedener Lebererkrankungen. Die pathologische Einteilung erlaubt im Regelfall keinen Rückschluss auf die Ätiologie:
1. Alkoholabusus (in den Industrieländern ca. 55 %)
2. Virushepatitis B,C,D (in den Industrieländern ca. 40 %)
3. Andere Ursachen (ca. 5 %):
   - Autoimmunhepatitis
   - Primäre biliäre Cholangitis (PBC) und primär sklerosierende Cholangitis (PSC)
   - Toxische Lebererkrankungen
   - Stoffwechselkrankheiten: Hämochromatose, M. Wilson, α1-Antitrypsinmangel, Mukoviszidose u.a.
   - Kardiale Zirrhose: Chronische Stauungsleber (Rechtsherzinsuffizienz, konstriktive Perikarditis)
   - Budd-Chiari-Syndrom (Verschluss der Lebervenen)
   - Tropenerkrankungen (Bilharziose, Leberegel)
   - Nicht-alkoholische Steatohepatitis (NASH) z.B. bei metabolischem Syndrom

KL.:
1. Allgemeinsymptome:
   - Müdigkeit, Abgeschlagenheit, Leistungsminderung (70 %)
   - Druck- oder Völlegefühl im Oberbauch, Meteorismus (60 %)
   - Evtl. Übelkeit, Gewichtsabnahme, oft Eiweißmangelernährung
2. Leberhautzeichen, z.B.
   - Gefäßspinnen (Spider naevi), bes. am Oberkörper und im Gesicht kommen nicht nur bei Zirrhose vor (z.B. auch in der Schwangerschaft).
   - Palmar- und Plantarerythem
   - "Lacklippen, Lackzunge", Mundwinkelrhagaden
   - Prurigo simplex (Juckreiz) mit evtl. Kratzspuren
   - Hautatrophie („Geldscheinhaut") mit Teleangiektasien
   - Weißnägel (Leukonychie)
   - Dupuytren-Kontraktur (unspezifisch)

   Beachte: In etwa 50 % aller Schwangerschaften kann es zum Auftreten diskreter Leberhautzeichen kommen (Palmarerythem, Spider-Naevi), die sich postpartal meist zurückbilden.
3. Hormonelle Störungen:
   - Beim Mann oft Verlust der männlichen Sekundärbehaarung (Bauchglatze), Potenzstörungen, Hodenatrophie (Urs: Testosteron ↓, Östrogen ↑), evtl. Gynäkomastie (hormonell bedingt oder als NW einer Spironolactontherapie)
   - Bei der Frau Menstruationsstörungen, evtl. sekundäre Amenorrhö
4. Ätiologiespezifische Symptome: z.B. dunkles Hautkolorit bei Hämochromatose; neurologische Symptome bei M. Wilson
5. Dekompensationszeichen = Komplikationen:
   - Ikterus
   - Blutungsneigung (Quick ↓ wegen verminderter Synthese, Thrombozyten ↓ wegen Splenomegalie bzw. Hypersplenismus)
   - Malnutrition, Kachexie
   - Portale Hypertension und deren Folge: Varizen(-blutung), Aszites, Ödeme, Hypersplenismus
   - Hepatische Enzephalopathie und Leberausfallkoma
   - Primäres Leberzellkarzinom als Spätfolge

Anm.: Die Komplikationen der Leberzirrhose werden aufgrund ihres Umfanges im Anschluss an diese Ausführungen separat dargestellt.

Palpation: - Leber kann vergrößert oder verkleinert sein, evtl. verhärtet und mit höckriger Oberfläche.
- Milz: Splenomegalie (75 %)
- Abdomen: Meteorismus, evtl. Aszites

Lab:
- Indikatoren verminderter Syntheseleistung der Leber:
  - Vitamin K-abhängige Gerinnungsfaktoren des Prothrombinkomplexes (Faktoren II, VII, IX, X - merke „1972") ↓, messbar an einer Erniedrigung des Quickwertes bzw. Erhöhung des INR; keine Normalisierung nach i.v.-Gabe von Vitamin K (Koller-Test, historisch)
  - Antithrombin (AT) ↓
  - Albumin i.S. ↓
  - Bilirubin ↑
  - Cholinesterase (CHE) ↓
- Hypergammaglobulinämie (ca. 80 %)
  DD: 1. Unspezifisches Symptom bei Leberzirrhose
  2. Typisches Symptom bei Autoimmunhepatitis
- Thrombozytopenie bei Hypersplenismus und verminderter hepatischer Thrombopoetinbildung
- Bei hepatischer Enzephalopathie:
  Ammoniak ↑, evtl. respiratorische Alkalose, evtl. mit Hypokaliämie
- Bei entzündlichen Schüben Anstieg der Enzyme, die eine Leberzellschädigung anzeigen:
  Transaminasen (GPT, GOT), GLDH
- Bei PBC, PSC und cholestatisch verlaufendem Hepatitisschub Anstieg der Cholestaseparameter (AP, γGT, LAP) und evtl. Bilirubin.

Sono:
- Unregelmäßige wellige Leberoberfläche (DD: Metastasenleber)
- Inhomogenes Leberparenchym mit Regeneratknoten (DD: Primäres Leberzellkarzinom)
- Rarefizierte Lebervenen, verminderte Verformbarkeit, Leberrand abgerundet
- Bei portaler Hypertonie Verminderung der maximalen Flussgeschwindigkeit im Hauptstamm der Pfortader < 12 cm/s, evtl. sogar Flussumkehr oder Pendelfluss
- Indirekte Hinweise auf portale Hypertonie: Evtl. sichtbare Kollateralen (Farbduplex), Aszites, Splenomegalie, weite Pfortader

Nichtinvasive Lebersteifigkeitsmessung: Transiente Elastometrie = Elastografie (z.B. Fibroscan®, ARFI® u.a.): In Ultraschall kann die Fortpflanzungsgeschwindigkeit einer niedrigfrequenten elastischen Verformung in der Leber gemessen werden. Messung der Lebersteifigkeit als Maß des Fibrosegrades (Staging der Lebererkrankung). Hohe Elastometrie-Werte bedeuten außerdem ein erhöhtes Risiko für Komplikationen der Leberzirrhose, z.B. portale Hypertension. Die Empfindlichkeit der Methode für frühe Stadien der Fibrose ist deutlich geringer als die Leberhistologie. Methode ungeeignet bei akuter Hepatitis, Aszites, Adipositas u.a.

Child-Pugh-Kriterien (5 Kriterien) zur Einteilung des Schweregrades einer Zirrhose:

	1 Punkt	2 Punkte	3 Punkte
• Albumin i.S. (g/dl)	> 3,5	2,8 - 3,5	< 2,8
• Bilirubin i.S. (mg/dl)	< 2,0	2,0 - 3,0	> 3,0
Bilirubin (μmol/l)	< 35	35 - 50	> 50
Bilirubin bei PBC und PSC (mg/dl)	< 4	4 - 10	> 10
Bilirubin bei PBC und PSC (μmol/l)	< 70	70 - 170	> 170
• Quick (%)	> 70	40 - 70	< 40
• Aszites (Sono)	0	Leicht	Mittelgradig
• Enzephalopathie	0	I - II	III - IV
Addition der Punkte: Child A = 5 - 6 Child B = 7 - 9 Child C = 10 - 15			

DD:
- Hepatomegalie anderer Genese, z.B. Metastasenleber, Leberzellkarzinom (Spätkomplikation)
- Splenomegalie anderer Genese (siehe Kap. Milz)
- Aszites anderer Genese (siehe Kap. portale Hypertension)
- Enzephalopathie anderer Genese
- Ikterus anderer Genese (siehe Kap. Ikterus)
- Bei Ösophagusvarizenblutung → andere Ursachen einer oberen Magen-Darm-Blutung (siehe dort)

Di.: ▶ der Leberzirrhose:
- Anamnese, Klinik (siehe oben)
- Labor
- Evtl. Nachweis einer portalen Hypertension

- Bildgebende Diagnostik (Sono, Fibroscan, CT, Laparoskopie)
- Evtl. Leberpunktion (sonogesteuert oder bei Laparoskopie) mit Histologie, wenn hierdurch die Therapie beeinflusst wird.

▶ der portalen Hypertension:
- Anamnese, Klinik, Farbduplexsonografie
- Nachweis von Ösophagusvarizen und hypertensiver Gastropathie (Endoskopie)
- Nachweis von Kollateralen und Blockadehindernis: Farbduplex, MRT- oder CT-Angiografie

▶ der hepatischen Enzephalopathie:
- Anamnese, Klinik (Somnolenz, verwaschene Sprache, langsamer „flapping" Tremor u.a.)
- Labor (Ammoniakbestimmung im Blut)
- Flimmerfrequenzanalyse, Zahlenverbindungstest

▶ Ätiologische Diagnostik: Siehe Kap. Virushepatitis, Autoimmunhepatitis, PBC, PSC, Stoffwechselkrankheiten (Hämochromatose, M. Wilson, AAT-Mangel)

Th.: A) Allgemeinmaßnahmen:
- Alkoholverbot, Weglassen aller potenziell lebertoxischen Medikamente
- Ausreichende Kalorien- und Eiweißzufuhr (Richtwert: Nichteiweißenergie 25 kCal/kg KG/d; 1,2 - 1,5 g Protein/kg KG/d), bei Alkoholismus Substitution von Folsäure und Thiamin = Vitamin B_1, ggfs. Zinkgabe. Bei biliärer Cholangitis Substitution fettlöslicher Vitamine (A, D, E, K und Gabe von UDC).

Merke: Adäquate Ernährungstherapie bessert Körperzusammensetzung und Prognose!

B) Behandlung der Grundkrankheit, z.B.:
- Weglassen der ursächlichen Noxe (Alkohol, Medikamente, Gifte)
- Immunsuppressive Therapie bei Autoimmunhepatitis (siehe dort)
- Antivirale Therapie bei chronischer Virushepatitis (siehe dort)
- Eisenentfernung bei Hämochromatose (Aderlässe bzw. Chelator-Therapie, siehe dort)
- Kupferentfernung bei M. Wilson (Trientine bzw. D-Penicillamin, siehe dort)

C) Behandlung von Komplikationen (Varizenblutung, Aszites, hepatische Enzephalopathie): Siehe unten

D) Regelmäßige Diagnostik zur Früherkennung eines primären Leberzellkarzinoms (HCC): Alle 6 Monate Sonografie. Die Bestimmung des Alpha- Fetoprotein (AFP) wird nicht zur Primärdiagnostik empfohlen (unzureichende Sensitivität),hat aber Bedeutung zur Verlaufsbeobachtung eines diagnostizierten HCC.

E) Lebertransplantation

Prg: Abhängig von:
- Ätiologie der Leberzirrhose und kausalen Behandlungsmöglichkeiten. Die Rückbildung einer Fibrose ist möglich, z.B. alkoholtoxische Leberfibrose bei konsequenter Alkoholabstinenz)
- Komplikationen: Varizenblutung (30 % d. Pat.), Leberversagen, primäres Leberzellkarzinom
- Stadium der Leberzirrhose:

1-Jahres-Überlebensraten:	Child A:	Fast 100 %
	Child B:	85 %
	Child C:	35 %

Häufigste Todesursachen: Leberversagen u./o. Varizenblutung; ferner: Leberzellkarzinom

PORTALE HYPERTENSION (PFORTADERHOCHDRUCK) [K76.6]

Internet-Infos: *www.dgvs.de* (S3-Leitlinie Aszites, spontan bakterielle Peritonitis, hepatorenales Syndrom - 2011)

Def: Druckerhöhung in der Pfortader (V. portae hepatis) > 12 mmHg

Ät.: Klassifikation und Ursachen:

1. Prähepatischer Block

Pfortader- (Portalvenen-)Thrombose (PVT) (Thrombosen der Milzvene führen streng genommen nicht zum Hochdruck in der Pfortader, können aber auch Varizen bedingen.)

Ät.:
- Blande Thrombose bei Thromboseneigung (z.B. Polycythaemia vera, Einnahme östrogenhaltiger Kontrazeptiva)
- Polycythaemia vera (auf JAK2-Mutation testen !)
- Septische Thrombose durch Nabelschnurinfektion des Neugeborenen
- Pfortaderkompression (Tumoren, Pankreaszysten, Lymphknoten)
- Verletzungen, Peritonitis u.a.

KL.: Hyperspleniesyndrom bei normaler Leberfunktion

Di.: Farbdoppler-Sonografie
Th.: Bei frischer PVT: Fibrinolyse; Antikoagulanzien; bei älterer PVT evtl. Stent-Therapie

2. Intrahepatischer Block (> 90 % d.F.)
   a) Präsinusoidal (Lebervenenverschlussdruck meist normal)
      Ät.: - Bilharziose (Schistosomiasis - häufige Ursache in den Tropen)
      - Myeloproliferative Erkrankungen, Lebermetastasen (häufigste Ursache bei uns)
   b) Sinusoidal
      Ät.: Leberzirrhose (80 % d.F. mit portaler Hypertension)
   c) Postsinusoidal (Lebervenenverschlussdruck erhöht) = venookklusive Erkrankungen (VOD) = sinusoidales Obstruktionssyndrom (SOS)
      Ät.: Meist toxische Schäden durch Zytostatika
      Di.: Farbdoppler-Sonografie

   Klinisch ist eine Unterscheidung kaum unmöglich, da oft alle Gefäßabschnitte verändert sind.

3. Posthepatischer Block
   a) Budd-Chiari-Syndrom [I82.0] = Verschluss der Lebervenen durch Thrombosen, Tumorkompression oder angeborene membranöse Verschlüsse (Asien)
      Di.: Farbdoppler-Sonografie
      Th.: Bei inkomplettem Verschluss durch Thromben evtl. Antikoagulanzien; ansonsten TIPS
   b) Kardialer Aszites: Konstriktive Perikarditis, Rechtsherzversagen, schwere Herzinsuffizienz

PPh: Beurteilung des portalen Druckes:
- Duplex-Sonografie (rel. ungenau)
- Invasive Messung des Lebervenenverschlussdruckes (via Lebervenenkatheter) = WHVP (wedged hepatic vein pressure). WHVP und Pfortaderdruck korrelieren gut miteinander.

Die Gesamtdurchblutung der Leber beträgt ca. 1.500 ml Blut/min 2/3 dieses Blutes stammen aus der Pfortader, 1/3 aus der Leberarterie. Die O_2-Versorgung der Leber erfolgt normalerweise je zur Hälfte durch arterielles und portales Blut. Widerstandserhöhung im portalen Stromgebiet ("backward flow") + erhöhter arterieller Blutfluss im Splanchnikusgebiet ("forward flow") führen zum Pfortaderhochdruck.

Portosystemischer (transhepatischer) Druckgradient = HVPG (hepatic venous pressure gradient): Differenz zwischen Druck der Pfortader und Druck der V. cava inf. (Normalwert 3 - 6 mmHg). Bei Werten > 10 mmHg ist die Bildung von Ösophagusvarizen wahrscheinlich, bei Werten > 12 mmHg besteht für diese erhöhte Rupturgefahr. Als Folge der portalen Hypertension entwickeln sich Kollateralkreisläufe vom portalen zum kavalen Venensystem:
- Porto-gastro-ösophageale Kollateralen → Ösophagus-/Fundusvarizen
- Umbilikale Kollateralen: Venöse Verbindung zwischen Umbilikalvenen und epigastrischen Venen (Cruveilhier-von Baumgarten-Syndrom) → Di.: Farbduplex; klinisch: "Caput medusae"
- Mesenteriko-hämorrhoidale Kollateralen
- Gastro-phreno-(supra)renale Kollateralen

Durch diese extrahepatischen Shunts wird der First-Pass-Metabolismus der Leber umgangen → verminderte Entgiftung potenziell toxischer Stoffe.

KL.: ▶ Kollateralkreislauf:
- **Ösophagus- und Corpus-/Fundusvarizen, evtl. mit Blutung** [I85.0/I86.4]
  (siehe auch Kap. Gastrointestinale Blutungen)
  1/3 der Pat. mit Leberzirrhose erleidet Varizenblutungen - Risikofaktoren für das Auftreten einer Varizenblutung sind: Vorangegangene Varizenblutung, Endoskopiebefund (Varizen Grad 3 - 4, „red colour sign“ u.a.), persistierender Alkoholkonsum. Die Letalität der Erstblutung korreliert mit dem Child-Stadium: Child A: < 10 % - Child B: ca. 25 % - Child C: ca. 50 %. Ohne Rezidivprophylaxe erleiden 70 % der Pat. innerhalb eines Jahres Rezidivblutungen (am häufigsten innerhalb der ersten 6 Wochen nach der Erstblutung).

  Beachte: Das Auftreten einer ersten Varizenblutung bei einem Patienten mit Aszites zeigt das Endstadium der Leberzirrhose und eine drastisch verschlechterte Prognose an. Jedoch blutet nicht jeder Zirrhosekranke aus Varizen; in 25 % d.F. liegt ein Ulkus, in 25 % eine erosive Gastritis vor!

- Sichtbare Kollateralvenen an der Bauchhaut, selten periumbilikal als sog. "Caput medusae externum" (nur bei offener V. umbilicalis = 1 % d.F.). Häufiger ist das "Caput medusae internum" an der Innenseite der Bauchwand (sichtbar im Farbduplex).

▶ Kongestive Splenomegalie, evtl. mit Hypersplenismus
  Evtl. Thrombo-, Leukozytopenie, Anämie (siehe Kap. Hypersplenismus)

▶ **Aszites:** Seröse Flüssigkeitsansammlung in der freien Peritonealhöhle

Unterscheidungsmerkmale	Transsudat	Exsudat
– Spezifisches Gewicht – Eiweißgehalt – Serum/Aszites-Albumin-Gradient	< 1.016 g/l < 2,5 g/dl > 1,1 g/dl	> 1.016 g/l > 2,5 g/dl < 1,1 g/dl
DD: 1. Portaler Aszites (80 % d.F.) 2. Kardialer Aszites	Leberzirrhose, Rechtsherzinsuffizienz, Budd-Chiari-Syndrom, Pericarditis constrictiva	
3. Maligner Aszites (bis 10 % d.F.) *www.maligner-aszites.de*		Aszites oft hämorrhagisch *), evtl. Tumormarker: CEA, CA125, CA19-9, maligne Zytologie
4. Entzündlicher Aszites		Bakterielle Peritonitis, Leukozyten ↑, positive Kultur (Bakterien, Tbc)
5. Pankreatogener Aszites		Akute Pankreatitis: Lipase ↑
6. Hypalbuminämischer Aszites	Nephrotisches Syndrom Exsudative Enteropathie	

*) Anm.: Hämorrhagischer Aszites bei Leberzirrhose ist in 25 % durch ein primäres Leberzellkarzinom bedingt.

Ferner: Chylöser Aszites (Lab: Triglyzeride) und Uroperitoneum (Lab: Kreatinin), z.B. nach abdominalchirurgischen/urologischen Eingriffen.

Pathogenese des Aszites bei Leberzirrhose:
1. Portale sinusoidale Hypertension mit Hypervolämie der Splanchnikusgefäße
2. Vermehrte Lymphproduktion
3. Hypalbuminämie mit Erniedrigung des kolloidosmotischen Druckes
4. Gesteigerte Natriumrückresorption im proximalen Tubulus mit renaler Natrium- und Wasserretention, ausgelöst durch eine Aktivierung von volumenregulierenden Hormonen (Renin-Aldosteron-Angiotensin-System = RAAS, ADH, Katecholamine) als Antwort auf ein vermindertes Blutvolumen. Es entwickelt sich meist eine Verdünnungshyponatriämie.

KL.: - Bauchumfangszunahme, Gewichtszunahme, vorgewölbtes Abdomen
- Im Liegen ausladende Flanken, verstrichener Nabel oder Nabelhernie
- Missverhältnis zwischen Abmagerung der Extremitäten und Abdomen mit Aszites
- Evtl. Dyspnoe durch Zwerchfellhochstand und begleitenden Pleuraerguss

Di.: Nachweis eines Aszites:
- Klinisch (untere Nachweisgrenze ca. 1.000 - 1.500 ml)
  ▪ Ballottement (Fluktuationswelle)
  ▪ Flankendämpfung und Dämpfungswechsel bei Lageänderung
  ▪ Perkussion in Knie-Ellenbogen-Lage
- Sonografisch (untere Nachweisgrenze ca. 50 ml: Prädilektionsstellen: Paravesikal, perisplenisch oder -hepatisch)
- Als Nebenbefund im CT/MRT

Merke: Eine diagnostische Punktion sollte bei jeder Hospitalisierung, Auftreten einer Enzephalopathie oder Nierenfunktionsverschlechterung erfolgen!

Aszites Untersuchung (nach diagnostischer Punktion unter Sonografiekontrolle):
- Laborchemisch (Eiweißgehalt, LDH: im Serumröhrchen einsenden)
- Serum-Aszites-Albumin-Gradient (SAAG) in g/dl (Albumin [Serum] minus Albumin [Aszites])
- Bakteriologisch (je 10 ml Aszites in Blutkulturflaschen einsenden)
- Zytologisch (Leukozyten, Erythrozyten: Einsendung in Blutbildröhrchen; Tumorzellen)

Anm.: Transsudat und Exsudat sind nicht in allen Fällen eindeutig zu differenzieren.

Komplikationen des Aszites:
- Refluxösophagitis, Luftnot, Bauchwandhernien, Pleuraerguss
- **Spontane bakterielle Peritonitis = SBP**
  Vo.: ca. 15 % aller Patienten mit portalem Aszites
  Je geringer der Eiweißgehalt im Aszites, umso größer ist das Risiko einer SBP.
  Erreger: E. coli (50 %), grampositive Kokken (30 %), Klebsiellen (10 %) u.a.
  Di.: Fieber + Abdominalschmerzen sind die Ausnahme, klinisch i.d.R. blande; Aszitesuntersuchung: > 250 Granulozyten/µl oder > 500 Leukozyten/µl, Keimnachweis im Aszites (aerobe + anaerobe Blutkulturflaschen beimpfen) - oft negativ.

Das Auftreten einer SBP ist ein Zeichen für eine schlechte Prognose des Patienten (Letalität der SBP bis 50 %).
- Erhöhtes Risiko von Varizenblutungen

▶ **Hepatorenales Syndrom (HRS):** [K76.7]
Def: Potenziell reversible Abnahme der glomerulären Filtrationsrate bei Patienten mit Leberzirrhose und Aszites oder alkoholischer Steatohepatitis.
Urs: Schwere Vasokonstriktion der renalen Zirkulation
Das HRS wird bei etwa 10 % der Patienten mit fortgeschrittener Leberzirrhose und Aszites beobachtet und ist eine Ausschlussdiagnose, da andere Ursachen einer Abnahme der glomerulären Filtrationsrate ausgeschlossen sein müssen.

Zwei klinische Erscheinungsformen:
Typ 1: Rasch progressive Verschlechterung der Nierenfunktion mit einer Verdopplung des initialen Serumkreatinins auf > 2,5 mg/dl innerhalb von 2 Wochen. Ein auslösendes Ereignis ist in > 50 % d.F. vorhanden. Ein refraktärer Aszites kann vorliegen.
Typ 2: Langsam progressive Verschlechterung der Nierenfunktion mit S-Kreatinin von 1,5 - 2,5 mg/dl, kein auslösendes Ereignis; tritt mit Aszites auf.

Pg.: Underfill-Theorie: Die Kombination von portaler Hypertension und arterieller Vasodilatation im Splanchnikusgebiet führt zu einer Steigerung der Gefäßpermeabilität mit Bildung von Aszites. Bei weiterem Fortschreiten zeigt sich eine deutliche Abnahme der renalen Wasserausscheidung und eine renale Vasokonstriktion: Verdünnungshyponatriämie und HRS.

Auslösende Faktoren des HRS:
- Gastrointestinale Blutung
- Großvolumige Parazentese ohne ausreichenden Ersatz des Plasmavolumens
- Forcierte Diuretikatherapie
- Spontane bakterielle Peritonitis (SBP)
- Laktuloseüberdosierung (Diarrhö, Hypovolämie)
- Nephrotoxische Medikamente (z.B. NSAR, auch ACE-Hemmer und Sartane)

Diagnostische Kriterien des HRS:
- Zirrhose mit Aszites (oder alkoholische Steatohepatitis)
- Serumkreatinin > 1,5 mg/dl (> 133 µmol/l); bei Kachexie/Sarkopenie evtl. auch nur geringe Kreatinin-Erhöhung
- Keine Besserung des Serumkreatinins auf Werte < 1,5 mg/dl unter mindestens 2-tägiger Pausierung aller Diuretika und i.v. Human-Albumingabe (1 g/kg KG/d i.v., max. 100 g/d).
- Ausschluss eines Schockgeschehens
- Keine Therapie mit nephrotoxischen Medikamenten
- Ausschluss einer parenchymatösen Nierenerkrankung (Urinanalyse + Sono unauffällig)

▶ **Hepatopulmonales Syndrom (HPS):** Lungenfunktionsstörungen mit evtl. Hypoxämie im Rahmen einer Leberzirrhose

▶ **Portopulmonale Hypertonie:** Patienten mit portaler Hypertonie können in ca. 5 - 10 % d.F. auch eine pulmonale Hypertonie entwickeln, deren Pathogenese unklar ist (siehe Kapitel „Pulmonale Hypertonie“).

Di.: A) einer portalen Hypertension:
- Nachweis von Ösophagus-/Fundusvarizen (Endoskopie)
- Nachweis von Splenomegalie, Aszites (Sono)
- Nachweis von portokavalen Kollateralen, Flussverlangsamung und evtl. Flussumkehr in der Pfortader, Pfortadererweiterung (Farbduplexsonografie)
- Beurteilung des portalen Druckes (siehe oben)
- Im Zweifelsfall Angiografie mit Darstellung der Kollateralgefäße und der Perfusionsphasen

B) der kausalen Erkrankung: z.B.
- Leberzirrhose (Klinik + Labor, evtl. Laparoskopie)
- Thrombosen in Milz, Pfortader oder Lebervenen (Farbduplex u.a.)

Th.: A) Behandlung der ursächlichen Erkrankung

B) Behandlung und Prophylaxe der Ösophagus-/Fundusvarizenblutung:
- Kreislaufstabilisierung: Substitution von Volumen, Optimierung der Gerinnung (z.B. Fresh frozen-Plasma (FFP) und Thombozytenkonzentrate), Ausgleich von Blutverlusten bis zu einem Hb von ca. 9 g/dl (siehe Kap. Gastrointestinale Blutung)
- Blutstillung:
  1. Endoskopische Blutstillung:
     - Die Ligaturbehandlung (mit Multi-Band-Ligatur-Systemen) ist die Methode der Wahl, da sie bei korrekter Anwendung selten schwerwiegende Komplikationen aufweist.

- Die Behandlung mit Kunststoffklebern (Histoacryl) empfiehlt sich z.B. bei Magenfundusvarizen, die durch Ligaturen nicht sicher behandelt werden können.

2. Medikamentöse Senkung des portalen Druckes: Terlipressin i.v. ist die bislang einzige Substanz mit nachgewiesenem Überlebensvorteil. Alternativ Somatostatin i.v. oder Octreotid i.v. (keine offizielle Zulassung in dieser Indikation)
   Wi.: Portale Drucksenkung durch Vasokonstriktion, effektiv in der akuten Blutungssituation
   Dos: - Terlipressin (Glycylpressin®, Haemopressin®) 1 - 2 mg i.v. alle 4 - 6 h; Kombination mit Nitraten wegen kardiovaskulärer NW!
   KI: KHK, arterielle Hypertonie
   - Somatostatin 250 µg i.v.; danach Dauerinfusion von 250 µg/h für einige Tage, abhängig vom Rezidivrisiko

3. Ballontamponade der Varizen (Reservemethode unter intensivmedizinischer Kontrolle)
   Ind: Massive Varizenblutung, frustrane endoskopische und medikamentöse Blutstillung
   - Sengstaken-Blakemore-Sonde oder Minnesota-Sonde:
     Bei Varizen der terminalen Speiseröhre und Kardiaregion
   - Linton-Nachlas-Sonde (birnenförmiger Ballon):
     Bei Varizen im Magenfundus

   Anm.: Der Ösophagusballon der Sengstaken-Sonde wird mit einem Druck von ca. 40 mmHg gefüllt und sollte alle 5 - 6 h für 5 Min. entblockt werden (Gefahr der Drucknekrose). Die Linton-Nachlas-Sonde wird mit einem Zug von ca. 1 kg belastet, um den Ballon im Fundus zu halten.

   Ko. (häufig: 10 - 20 %): Drucknekrose, Atemwegsobstruktion im Falle eines Hochrutschens des Ösophagusballons (Überwachung auf Intensivstation erforderlich), Aspiration von Blut und Sekret (regelmäßiges Absaugen!), Aspirationspneumonie, Kardiaruptur.

4. Anlage eines selbstexpandierenden Metallstents mit Plastiküberzug in den distalen Ösophagus (z.B. Ella-Stent) für 1 - 2 Wochen (Reservemethode)

5. Weitere Therapiemöglichkeit als Ultima Ratio bei unstillbarer Blutung (Versagen der konservativen Therapie) oder hohem Rezidivrisiko: TIPS(S): Transjugulärer intrahepatischer portosystemischer Stent-Shunt: siehe unten

- Infektionsprophylaxe: Patienten mit Varizenblutungen sollten prophylaktisch eine i.v.-Antibiose erhalten: Hohes Risiko bakterieller Infektionen. Eine Antibiose (z.B. mit Ciprofloxacin 2 x 500 mg/d über 5 - 7 d) vermindert die Infektrate und frühe Blutungsrezidive und steigert signifikant das Überleben.

- Prophylaxe eines Leberkomas nach Varizenblutung: Absaugen des blutigen Mageninhaltes, (Eiweißbelastung der Leber!), Darmreinigung, Gabe von Laktulose oral und als Einlauf (siehe Therapie der hepatischen Enzephalopathie). Gabe des nicht-resorbierbaren Antibiotikums Rifaximin.

- Prophylaxe einer Varizenblutung:
  1. Primärprophylaxe (Verhinderung der 1. Blutung): Da das Risiko der 1. Blutung nur 30 % beträgt, ist eine Primärprophylaxe nur bei erhöhtem Blutungsrisiko indiziert. Zeichen eines hohen Blutungsrisikos: Große Varizen, „red colour signs" und Child-Stadium C.
     Mittel der Wahl: Nichtselektive Betablocker (z.B. Propranolol oder Carvedilol; Zieldosis: Absenken der Herzfrequenz um 20 %) senken das Blutungsrisiko um 50 %, verhindern aber das Fortschreiten der Varizen nicht. Bei hohem Blutungsrisiko ist eine endoskopische Ligatur als Primärprophylaxe indiziert.
     TIPS(S) und Shuntchirurgie sind zur Primärprophylaxe nicht indiziert!
  2. Sekundärprophylaxe (Verhinderung eines Blutungsrezidivs nach der 1. Blutung). Da das Risiko einer Rezidivblutung groß ist (ca. 35 % innerhalb 10 Tage, bis 70 % innerhalb eines Jahres), ist eine Sekundärprophylaxe obligat!

     - Transjugulärer intrahepatischer portosystemischer Stent-Shunt (= TIPS(S): Methode der ersten Wahl:
       - Ziel: Senkung des Pfortaderdruckes
       - Kontraindikation: Chronische hepatische Enzephalopathie > Grad I, Bilirubin > 5mg/dl
       - TIPS senkt das Risiko für eine Rezidivblutung und damit die Mortalität nach einer Ösophagus- und Fundusvarizenblutung!
       - Methode: In Angiographie wird ein Verbindungstrakt zwischen Pfortader und Lebervene angelegt: Portalvenöses gestautes Blut fließt ohne Passage der Leberkapillaren in die Vena cava ab. Durch Einlegen eines selbstexpandierenden Stents wird dieser Shunt offen gehalten. Wesentliche NW: Zunahme der hepatischen Enzephalopathie und eine Verschlechterung der Leberfunktion durch die verringerte hepatische Perfusion und eine Rechtsherzbelastung. In der Regel ist eine Thrombozytenaggregationshemmung erforderlich.

- Endoskopische Ligaturbehandlung in mehreren Sitzungen: Methode der 2. Wahl bei der Sekundärprophylaxe, falls ein TIPS nicht möglich ist. Zusätzliche Gabe eines nichtselektiven Betablockers (Propanolol oder Carvedilol), der den portalen Druck senkt (siehe oben)
- Reserveverfahren: Shuntoperation mit meist hoher Mortalität
  - Selektive portosystemische Shunts, z.B. distaler splenorenaler Shunt (Warren-Shunt)
  - Komplette portosystemische Shunts, z.B. portocavale End-zu-Seit-Anastomose (PCA): Selten

	TIPS	PCA	Warren	Ligatur
Klinikletalität	ca. 5 %	ca. 10 %	ca. 10 %	< 1 %
Portosystemische Enzephalopathie	ca. 35 %	ca. 35 %	ca. 15 %	ca. 15 %
Thrombosierung des Shunts	Beschichtete Stents 15 %	5 %	ca. 20 %	—
Blutungsrezidive	bis 20 %	ca. 5 %	ca. 10 %	bis 50 %

Die 5-Jahresüberlebensraten unterscheiden sich bei den verschiedenen Shuntmethoden wahrscheinlich nicht erheblich (wenn auch die Angaben verschiedener Autoren erhebliche Streubreite zeigen). Langzeitprognose wesentlich abhängig von: Child-Stadium, Ätiologie des Pfortaderhochdruckes und Komplikationen.

C) Behandlung des Aszites (S3-Leitlinie):

- Leichte Fälle (Stufe 1):
  - Eine Natriumrestriktion wird nur empfohlen, wenn Diuretika unzureichend wirksam sind. Die Hyponatriämie bei Leberzirrhose ist meist eine Verdünnungshyponatriämie (Serum-Osmolalität < 280 mOsm/kg, Urin-Osmolalität > 100 mOsm/kg). Daher die Hyponatriämie nicht durch Natriumgabe ausgleichen, da dann das Ausschwemmen von Aszites erheblich erschwert wird. Die Hyponatriämie bessert sich meist spontan mit genereller klinischer Besserung.
  - Gabe von Aldosteronantagonisten: Spironolacton; Dos: 100 - 200 mg/d (NW: Siehe Kap. Diuretika). Der Therapieerfolg von Spironolacton tritt erst nach 1 Woche ein und ist erkennbar an gesteigerter Natriurese und Gewichtsabnahme. ***Cave:*** Hyperkaliämie
  - Engmaschige Gewichts- und Elektrolytkontrollen (im Serum und Urin)
  - Flüssigkeitsbilanz /Ein-/Ausfuhr) ziehen, damit der Patient nicht mehr Flüssigkeit aufnimmt als einer ausgeglichenen Bilanz entspricht.
- Mittelschwere Fälle (Stufe 2):
  Zusätzlich Gabe eines Schleifendiuretikums: Furosemid (2 x 20 mg/d) oder Torasemid (2 x 5 - 20 mg/d) → Siehe Kap. Diuretika

  Achtung: Schonende Aszitesausschwemmung anstreben, Gewichtsabnahme max. 500 g/d

  NW und KI einer Diuretikatherapie:
  - Verschlechterung der Nierenfunktion durch Hypovolämie → hepatorenales Syndrom = HRS
  - Verschlechterung einer hepatischen Enzephalopathie (bis zum Leberkoma)
  - Elektrolytstörungen: Hyponatriämie < 125 mmol/l, Hypokaliämie
    Bei einer fraktionellen Natriumexkretion (FE_{Na}) < 0,2 % ist ein Therapieerfolg von Diuretika nicht mehr wahrscheinlich.

$$FE_{Na} = \frac{U_{Na} / S_{Na}}{U_{Krea} / S_{Krea}}$$

- Schwere Fälle (Stufe 3):
  Dosiserhöhung von Spironolacton (bis max. 400 mg/d) und Furosemid (bis max. 2 x 80 mg/d)
- Therapierefraktärer Aszites (Stufe 4):
  Def: Fehlendes Ansprechen auf Kochsalzreduktion und hoch dosierte diuretische Therapie (max. 400 mg/d Spironolacton / max. 160 mg/d Furosemid)
  Prognose ungünstig (Letalität 50 %/6 Mon.) → Therapieoptionen:
  - Parazentese: Therapeutische Aszitespunktion + Infusion kochsalzarmer Albuminlösung (6 - 8 g Albumin pro l Aszites); anschließend Aszitesprophylaxe mit Diuretika (s.o.)
  - TIPS(S) kann den Aszites in ca. 70 % vermindern oder beseitigen.
    KI: Child-Stadium C, hepatische Enzephalopathie, Serum-Bilirubin > 5 mg/dl u.a.
  - Lebertransplantation

  Anm.: Der peritoneovenöse Shunt nach Le Veen zur Aszitesreinfusion wird infolge häufiger Komplikationen (Shuntokklusion, Infektionen) kaum noch angewandt.

Cave: **Vor Diagnose eines therapierefraktären Aszites immer spontane bakterielle Peritonitis ausschließen (SBP) → Aszitesuntersuchung: > 250 Granulozyten/µl!**

D) Therapie einer spontanen bakteriellen Peritonitis (SBP):
Bei ambulanter erster SBP Chinolone der Gr. 2/3 oral. Alle anderen SBP-Fälle erhalten Cephalosporine der 3. Generation (z.B. Cefotaxim, Ceftriaxon i.v.). Da die Letalität ohne Therapie > 50 % beträgt, wird sofort nach Aszitespunktion und Beimpfung von Kulturen mit der Therapie begonnen. Da die Rezidivrate mit 80 % hoch ist, empfiehlt sich bei rezidivierender SBP eine Sekundärprophylaxe (z.B. Ciprofloxacin 250 mg/d).
Bei gastrointestinaler Blutung bei Leberzirrhose immer Primärprophylaxe einer SBP!

E) Hepatorenales Syndrom (S3-Leitlinie):
Th.: 1. Beseitigung auslösender Faktoren
2. Lebertransplantation (beste Therapieoption)
3. Symptomatische Therapie:
- Bei Patienten mit HRS Typ 1 Therapie mit Terlipressin (initial 2 - 4 mg/d i.v.) in Kombination mit Albumin: 20 - 40 mg Albumin/d. Dauer der Therapie: Mindestens 3 Tage
  Zielkriterium: Reduktion des Serumkreatinins auf < 1,5 mg/dl.
- Bei Patienten mit suffizienter Restfunktion der Leber (Child-Pugh-Score < 12 Punkte, Serumbilirubin nicht über 5 mg/dl, keine ausgeprägte Enzephalopathie) ist ein TIPS zu erwägen.

Prg: Schlecht, insbesondere bei hepatorenalem Syndrom Typ 1: Überlebenszeit ohne Therapie < 1 Monat. Bei etwa jedem zweiten mit Terlipressin und Albumin behandelten Pat. mit hepatorenalem Syndrom Typ 1 kann eine Normalisierung der Nierenfunktion mit Überlebensverlängerung um etwa 3 Monate erzielt werden. Bei Typ 2 Überlebenswahrscheinlichkeit nach 2 Jahren bei knapp 20 %.

Merke: **Verbessert sich die Leberfunktion, bessert sich auch das hepatorenale Syndrom! Diuretika absetzen! Stabilisierung des intravasalen Volumens. Ultima Ratio: Lebertransplantation.**

Pro:
- Vermeidung einer Hypotension
- Vermeidung von nephrotoxischen Medikamenten und Röntgenkontrastmitteln
- Prophylaxe einer spontanen bakteriellen Peritonitis (z.B. Gabe von Ciprofloxacin)

HEPATISCHE ENZEPHALOPATHIE (HE) [K72.9]

Syn: Portosystemische Enzephalopathie (PSE)

Def: Rel. häufige, reversible Funktionseinschränkung des Gehirns bei Zirrhosepatienten

Ät.: Leberzirrhose unterschiedlicher Genese

Pg.: Mangelnde Entgiftung ZNS-toxischer Stoffe durch die Leber (Ammoniak, Mercaptan, Phenole, Fettsäuren, γ-Aminobuttersäure = GABA, endogene Benzodiazepine u.a.) infolge
- Leberinsuffizienz im Rahmen der Leberzirrhose
- Teilweises Vorbeileiten portalen Blutes an der Leber (via Kollateralen und evtl. therapeutisch angelegtem Shunt) → daher auch die Bezeichnung portosystemische Enzephalopathie mit verminderter First-Pass-Clearance der Leber

Auslösende Faktoren für eine Verschlechterung der PSE mit Gefahr des Leberkomas:
- Vermehrte Ammoniakbildung im Darm:
  - Nach gastrointestinalen (z.B. Varizen-)Blutungen (1.000 ml Blut = 200 g Eiweiß)
  - Nach eiweißreichem Festessen u./o. bei Obstipation
- Verstärkte Diffusion von freiem Ammoniak ins Gehirn bei Alkalose
- Verstärkter Eiweißkatabolismus bei fieberhaften Infektionen
- Iatrogen: Therapie mit Benzodiazepinen u.a. Sedativa, Analgetika, zu intensive Diuretikatherapie mit Hypovolämie und Elektrolytstörungen

KL.: Alle biochemischen Tests leisten bei der Diagnose einer beginnenden HE nicht so viel wie eine sorgfältige klinische Beobachtung (mit Schriftproben, Rechentest, Zahlenverbindungstest!).

Flimmerfrequenzanalyse: Erst unterhalb einer Frequenz von ca. 39 Hz kann das menschliche Auge ein Flimmern wahrnehmen. Bei Patienten mit HE ist die kritische Flimmerfrequenz (CFF) frühzeitig vermindert (Hepatonorm Analyzer®).

Stadien der PSE (HE): West-Haven-Klassifikation:

St. 0: Asymptomatische HE, nur durch pathologische psychometrische Tests erfassbar.

St. I: Beginnende Schläfrigkeit, Verwirrung, Konzentrationsschwäche, Verlangsamung, Stimmungsschwankungen, verwaschene Sprache, Schlafstörungen

St. II: Stärkere Schläfrigkeit, Apathie, Desorientierung, Veränderungen von Schriftproben, Flapping tremor (Asterixis) = grobschlägiges Händezittern (Flattertremor); EEG: Triphasische Wellen

St. III: Patient schläft fast stets, ist jedoch weckbar, Korneal- und Sehnenreflexe erhalten, einsetzender Foetor hepaticus (Geruch nach roher Leber), Flapping tremor noch vorhanden, EEG-Veränderungen: Triphasische Wellen

St. IV: Leberausfallkoma (Coma hepaticum): Tiefer Schlaf, Patient reagiert nicht mehr auf Schmerzreize, Kornealreflexe erloschen, unverkennbarer Foetor hepaticus, Flapping tremor fehlt meistens, EEG-Veränderungen: Delta-Aktivität

Lab: Ammoniak im Blut > 100 µg/dl (normale Werte schließen eine HE nicht aus!)

Th.: A) Kausale Behandlung der Leberzirrhose

B) Symptomatische Behandlung:

- Beseitigung auslösender Faktoren: z.B. bei gastrointestinalen Blutungen Blutstillung + Darmreinigung und prophylaktische Antibiotikagabe; wichtig: Behandlung von Infektionen
- Absetzen von Diuretika und Sedativa, evtl. kurzfristige Gabe von Benzodiazepinantagonisten (Flumazenil) bei Nachwirkungen von Benzodiazepinen
- Reduktion ZNS-toxischer Eiweißmetabolite des Darms (Ammoniak, GABA, Mercaptane u.a.):
  - Verminderung eines Eiweißkatabolismus durch ausreichende Kalorienzufuhr (ca. 2.000 kcal/d) in Form von Kohlenhydraten, parenteral in Form von Glukose.
    Eine Proteinrestriktion wird nicht mehr empfohlen, Bevorzugung von pflanzlichem Eiweiß und Milcheiweiß (1 g/kg KG/d).
  - Reinigung des Darmes von ammoniakbildenden Substanzen: Laktulose oral + hohe Darmeinläufe (unter Zugabe von Laktulose).
  - Unterdrückung der ammoniakbildenden Darmflora durch Disaccharide:
    - Laktulose: Nicht resorbierbares Disaccharid aus Galaktose und Fruktose → wird von Darmbakterien im Kolon gespalten unter Milchsäurebildung mit pH-Absenkung, dadurch Verschiebung des Keimspektrums und Hemmung der Bakterienurease im Darm: Verminderte Ammoniakbildung und Umwandlung des resorbierbaren NH_3 in das schwer resorbierbare NH_4^+-Ion. Laktulose wirkt leicht laxierend und eignet sich zur Langzeittherapie der hepatischen Enzephalopathie.
      NW: Blähungen, Diarrhö, Übelkeit
      Dos: 3 x 10 - 40 ml/d oral; Ziel: 2 – 3 weiche Stühle/d
      Im Koma: 100 ml per Magensonde + 20 %ige Lösung über Darmeinlauf
    - Lactitol (Importal®): Aus Laktose gewonnener Zuckeralkohol - Wi. + NW wie Laktulose, etwas günstigeres Nebenwirkungsprofil
  - Rifaximin (Xifaxan®): Orales nicht-resorbierbares Antibiotikum - Dos: 2 x 550 mg/d
  - Flumazenil i.v.: Kurzfristig bei somnolenten Patienten wirksam, keine Dauertherapie
- Überwachung und Korrektur des Wasser- und Elektrolythaushaltes, Intensivmedizin
- **Lebertransplantation (LTX)**
  Ind: Terminale Leberinsuffizienz unter Beachtung der Transplantationsgesetze. Die Wartezeit hängt ab vom MELD-Score (model for end-stage liver disease), der die 3-Monatsmortalität abschätzt, basierend auf S-Kreatinin, S-Bilirubin und INR-Wert.
  Vo.: Ca. 800 LTX/a (Deutschland), davon ca. 10 % Lebendspenden
  Voraussetzungen und KI: Siehe Kap. Organspende
  Spender: Verstorbenen-Organspende: Übertragung der Leber von Spendern mit dissoziiertem Hirntod. Durch Splitting (SLTX) kann die Leber auf 2 Patienten aufgeteilt werden.
  Leberteil-Lebendspende (LLS) vorwiegend bei Kindern (z.B. durch die Eltern).
  Technik: Orthotope Transplantation nach Hepatektomie klassisch (mit supra- und infrahepatischer Vena Cava-Anastomosierung) oder in Piggy Back-Technik (nur eine V. cava-Anastomose mit Erhalt der Empfänger-V. cava)
  Immunsuppression: 1 Calcineurininhibitor (Tacrolimus oder Ciclosporin) und temporär Kortikosteroide (für 3 Monate)
  Hospitalletalität (30 Tage) ca. 5 - 10 %; 1-Jahresüberlebensrate > 90 %, 10-Jahres-Überlebensrate > 70 %
  Hospitalletalität der Spender bei linkslateraler Leberspende ca. 0,1 %, bei Spende des rechten Leberlappens bis 0,5 %.

Ko.: 1. Primäres Transplantatversagen (Präservationsschaden) → Retransplantation
2. Gefäß- oder Gallengangskomplikationen:
Nachblutungen, Verschluss der Transplantatgefäße, Leckage oder Obstruktion des Gallenganges; ITBL (Ischemic type biliary lesion)
3. Transplantatabstoßungsreaktionen:
Akute Abstoßungen sind gut therapierbar; chronische Abstoßungen sind schwer zu therapieren und können zu Transplantatverlust führen.
- Akut: Periportale Hepatitis, nichteitrige Cholangitis, venöse Endotheliitis
Di.: Anstieg der Cholestaseparameter größer als Anstieg der Transaminasen, Leberbiopsie
Th.: Kortikosteroide, monoklonale Antikörper gegen T-Lymphozyten. IL-2-Rezeptorantagonisten (z.B. Basiliximab)
- Chronisch (ca. 10 %): Nichteitrige progressive Destruktion der kleinen Gallengänge = vanishing bile duct syndrome (VBDS)
Di.: Anstieg der Cholestaseparameter, Leberbiopsie
Th.: s.o., evtl. erneute Lebertransplantation
4. NW durch die immunsuppressive Therapie:
- Infektionen (häufigste virale Infektionen: CMV, HSV, EBV, VZV)
- Medikamenten-NW: Kortikosteroide (Osteoporose, Infektneigung, evtl. Diabetes mellitus), Cyclosporin A und Tacrolimus (Nephrotoxizität, Hypertonie u.a.)
- Gehäuftes Auftreten späterer Malignome - Basalzellkarzinome der Haut (fast 40 %); posttransplantationslymphoproliferative Erkrankungen = PTLD (siehe dort); B-Zell-Lymphome u.a.
5. Rezidiv der Grundkrankheit: Während beim M. Wilson durch die Transplantation der genetische Defekt geheilt wird, besteht bei allen chronischen Virushepatitiden (B, C, D) das Problem eines Rezidivs. Daher sollte eine HB und HC bereits vor der LTX therapiert werden. Bei chronischer Hepatitis B kann die postoperative Gabe von anti-HBs-Immunglobulinen und Nukleosidanaloga die Reinfektion verhindern.

AKUTES LEBERVERSAGEN (ALV) [K72.0]

Syn: Acute (fulminant) hepatic failure, acute liver failure

Def: Ausfall der Leberfunktion bei Patienten, die vorher keine chronische Leberkrankheit hatten; klinische Trias: Ikterus, Gerinnungsstörung, Bewusstseinsstörung.
Nach dem Zeitintervall zwischen Ausfall der Leberfunktion und Beginn der Enzephalopathie 3 Verlaufsformen: fulminant (< 7 Tage) - akut (7 - 28 Tage) - subakut oder protrahiert (> 4 Wochen)

Ep.: Rel. seltene Erkrankung (Deutschland: Ca. 200 Fälle/Jahr)

Ät.: 1. Virushepatitis (Südeuropa, Afrika, Asien ca. 50 %; USA, England, Skandinavien ca. 10 %; Deutschland ca. 20 %):
- Häufigkeit: HA 0,2 %; HB 1 %; HC selten
- HD: Ca. 5 % (bei Koinfektion mehr)
- HE: Bis 3 %, bei Schwangeren bis 20 % (vor allem in Asien)
Selten auch Doppelinfektionen mit 2 verschiedenen Hepatitisviren.
Selten Herpesviren (CMV, EBV, HSV)
2. Medikamentös-toxisch (je nach Region 20 - 40 %):
- Medikamente: z.B. Paracetamol-Intoxikation (Skandinavien, England, USA 40 %); Halothan: Dosisunabhängige Idiosynkrasie bei Sensibilisierung durch frühere Halothannarkose (Ak-Nachweis möglich), Phenprocoumon
- Drogen: Ecstasy u.a.
- Knollenblätterpilz (Amanita phalloides): Gastrointestinale Beschwerden 6 - 12 h nach Ingestion; danach beschwerdefreies Intervall von 1 - 3 Tagen, anschließend ALV durch Amanita-Toxine (Nachweis im Urin)
- Gel. Phytotherapeutika (Johanniskraut, Kava Kava u.a.)
- Chemikalien (z.B. Tetrachlorkohlenstoff)
3. Andere Ursachen (5 %): Akute Schwangerschaftsfettleber, HELLP-Syndrom, Autoimmunhepatitis, Schockleber, M. Wilson, Budd-Chiari-Syndrom
4. Kryptogene Hepatitis (unbekannte Genese) bis 20 % d.F.

KL.: • Hepatische Enzephalopathie mit Bewusstseinsstörungen von Somnolenz bis Koma (4 Stadien, siehe Kap. Hepatische Enzephalopathie)
• Ikterus, Foetor hepaticus (Geruch nach roher Leber), Flapping tremor

- Abnehmende Lebergröße (infolge Leberzerfall)
- Hämorrhagische Diathese durch Mangel an Gerinnungsfaktoren und disseminierte intravasale Coagulation (DIC)
- Arterielle Hypotonie infolge Vasodilatation (systolische Blutdruckerhöhung bei fortgeschrittener Enzephalopathie spricht für intrakranielle Druckerhöhung)
- Hyperventilation (Ammoniakwirkung)

Ko.:
- Hirnödem (bis 80 % der Patienten mit Enzephalopathie St. 4)
- Magen-Darm-Blutungen (> 50 %)
- Akutes Nierenversagen (bis zu 80 %)
- Respiratorische Infektionen, Harnwegsinfektionen, Sepsis u.a.
- Hypoglykämie durch verminderte Glukoneogenese

Lab:
- Transaminasen ↑, Bilirubin ↑
- Ammoniak ↑
- INR ↑ (> 1,5), Gerinnungsfaktoren ↓, Thrombozytopenie
- Oft Hypokaliämie, Hypoglykämie
- Alkalose: Initial metabolische Alkalose (Urs: Harnstoffsynthese und Bikarbonatverbrauch vermindert), später durch Hyperventilation gemischte Alkalose

DD: Rasch progredienter terminaler Leberausfall bei Leberzirrhose („acute on chronic" Leberversagen oder „acute on cirrhosis" Leberversagen)

Di.: Anamnese + Klinik mit Labor
Duplex-Sonografie
Spezialdiagnostik: EEG, Hirndruckmessung

Scoring-Systeme (z.B. MELD = model for end-stage liver disease) dienen zur Abschätzung von Schweregrad und Prognose des ALV und zur rechtzeitigen Entscheidung zur Lebertransplantation (LTx). Sie enthalten meist 3 Laborparameter (INR, Bilirubin, Kreatinin), den Grad der hepatischen Enzephalopathie und evtl. die Ätiologie des ALV. Bei Paracetamol-Intoxikationen Kings College Criteria-Score (siehe *Internet*)

Th.:
- Patienten frühzeitig in ein Transplantationszentrum verlegen!
- Kausale Maßnahmen, z.B.
  - Schwangerschaftsassoziiertes akutes Leberversagen und HELLP-Syndrom: Schwangerschaft beenden.
  - Entgiftungsmaßnahmen bei Aufnahme von Hepatotoxinen (Magenspülung, hohe Einläufe, forcierte Diurese, Kohleperfusion, Plasmapherese)
  - Antidotgabe, z.B.
    - ° Bei Paracetamol-Intoxikation: Hochdosierte Gabe des Antidots Acetylcystein (Fluimucil®) nach Nomogramm (bis 300 mg/kg KG Gesamtdosis i.v.)
    - ° Bei Knollenblätterpilz-Intoxikation: Hochdosierte Gabe der Antidote Silibinin i.v. (Legalon® SIL) 20 - 50 mg/kg KG/d und Penicillin G i.v. (1 Mio. IE/kg KG/d)
  - Fulminanter Verlauf der Hepatitis B: Einleitung einer antiviralen Therapie (siehe Kap. Hepatitis B)
- Symptomatische (supportive) Therapie:
  - Überwachung + Substitution von Elektrolyten, Glukose, Gerinnungsfaktoren (FFP = fresh frozen plasma), AT-Substitution auf > 50 % des Sollwertes, Quick-Wert > 20 % halten; i.v.-Ernährung
  - Prophylaxe eines Leberkomas: Hohe Darmeinläufe, Gabe von Laktulose und Neomycin oral (Reduktion der ammoniakbildenden Darmflora)
  - Ulkusprophylaxe mit Ranitidin (H_2-Blocker, der auch den Hirndruck senkt)
  - Hämodialyse bei akutem Nierenversagen
  - Bei Hirnödem und normaler Nierenfunktion: Gabe hyperosmolarer Mannitol-Lösung; Oberkörper auf 45° anheben; RR hochhalten (arterieller Mitteldruck muss 50 mmHg über dem Hirndruck liegen → Hirndrucksonde); Hyperoxygenierung; Hyperventilation auf $paCO_2$-Werte von 30 - 35 mmHg ist nur im Frühstadium erfolgversprechend; im Spätstadium Gabe von Thiopental (Verminderung des O_2-Bedarfs).
- Lebertransplantation: Frühzeitige Kontaktaufnahme mit einem Transplantationszentrum! Indikationsstellung mithilfe spezieller Prognosescores (siehe oben)
- Variante der LTx: Bei potenziell reversiblem ALV bis die Regeneration der eigenen Leber erfolgt ist: Auxiliäre partielle orthotope Lebertransplantation (APOLT): Ersatz des linken Leberlappens des Patienten durch ein Spendertransplantat
- Hepatozytentransplantation: In klinischer Erprobung
- Extrakorporale Detoxikation: Prometheus, MARS (molecular adsorbent recirculating system) u.a. Verfahren: In klinischer Erprobung

Prg: Abhängig von: Ätiologie des ALV, Alter, evtl. Vorerkrankungen und Geschwindigkeit der Entwicklung des ALV (fulminant günstiger als protrahiert). Leichte Enzephalopathiegrade (1 + 2) haben günstigere Prognose. Prognostisch günstig ist auch ein Abfall des Hepatozyten-Wachstumsfaktors (HGF) und ein Anstieg des α-Fetoproteins. Häufigste Todesursache (70 %) ist das Hirnödem.
50 % der Patienten benötigen eine Lebertransplantation. Patienten, die ein ALV überleben, erholen sich meist vollständig.

TUMOREN DER LEBER [D37.6]

A) Gutartige Tumoren (siehe auch Internet: EASL-Guidelines)

Einteilung:

1. Leberhämangiom: [D18.03]
   - Vo.: Häufigster benigner Lebertumor; 10 % bei Autopsien; 80 % der Hämangiome haben ∅ < 3 cm.
   - KL.: Meist symptomloser Zufallsbefund (der keiner Therapie bedarf)
   - Sono: Echoreicher ("weißer") rundlich-ovaler oder lobulierter Tumor, glatt begrenzt; zentripetale Füllung: Irisblenden-Phänomen bei Kontrastmittel-Sono (CEUS) oder Angio-CT; typische MRT-Befunde; Farbduplex: mehrere zu-/abführende Gefäße im Randbereich. Bei (kleineren) Hämangiomen besteht in bis zu 15 % ein arterioportaler Shunt (Shunt-Hämangiom). Größere Hämangiome zeigen oft nicht das typische KM-Verhalten der kleinen Herde.
   - Ko.: Sehr selten Spontanruptur + Blutung in die Bauchhöhle bei oberflächlicher Lage großer Hämangiome
2. Fokale noduläre Hyperplasie (FNH) [K76.8]
   - Def: Polyklonale unspezifische Hyperplasie der Leberzellen
   - Vo.: Überwiegend Frauen
   - Ät.: Unbekannt. Die Mehrzahl der FNH-Patientinnen haben östrogenhaltige Kontrazeptiva eingenommen; Absetzen oder Fortführen dieser Medikation hat jedoch bei der Mehrzahl der Patientinnen keinen Einfluss auf das Wachstum der FNH.
   - Pat: Hamartom mit allen Zellen des normalen Lebergewebes (beim Adenom nur Hepatozyten). Die FNH zeigt meist eine zentrale Narbe mit sternförmigen Septen (Radspeichenstruktur).
   - Sono: Meist gleiche Echogenität wie das Lebergewebe; im Farbdoppler oft radiäre Gefäße, im Powerdoppler Nachweis der versorgenden Arterie in 80 %; Kontrastmittel-Sono (CEUS): Früharteriell zeigt sich eine zentrale Arterie und Radspeichenmuster. Die zentrale Narbe zeigt sich gut im MRT.
3. Leberzelladenom = Hepatozelluläres Adenom (HCA) [D13.4]:
   - Def: Monoklonal entstandener Lebertumor
   - Einteilung: - HNF-1α-inaktivierte Adenome
     - β-Catenin-aktivierte Adenome
     - Inflammatorische Adenome
   - Vo.: Relativ selten, meist Frauen im gebärfähigen Alter; Adenomgröße bis > 10 cm ∅
   - Ät.: Einnahme östrogenhaltiger Kontrazeptiva oder Anabolika (Sportler)
   - Sono: Kleine HCA < 5 cm ∅ sind isoechogen zum Lebergewebe. Das große oberflächlich gelegene HCA kann Komplikationen machen (siehe unten) und ist eine Op.-Indikation! Venöse Signale im Farbdoppler und Kontrastmittel-Ultraschall (CEUS). MRT kann meist differenzieren zwischen HNF-1α-HCA und inflammatorischem HCA.
   - Hi.: Bei unsicherer Diagnose Biopsie! Fehlen von Zentralvenen und Gallengängen, oft Nekrosen und Einblutungen
   - Ko.: Infarzierung mit akuten Abdominalschmerzen, Ruptur des Tumors mit lebensbedrohlicher Blutung, maligne Transformation
4. Gallengangsadenom (selten) [D13.5]
5. Intrahepatisches Gallengangszystadenom: [D13.4]
   Selten, Frauen im 5. Lebensjahrzehnt, Größe bis 30 cm ∅, hohes Entartungsrisiko!
6. Intrahepatische Gallengangspapillomatose: [D37.6] Seltene Präkanzerose

KL.: Gutartige Lebertumoren sind meist symptomlos (sonografische Zufallsbefunde), Leberzelladenome können zu Komplikationen führen (siehe oben)

DD: 1. Fokale Fettverteilungsstörungen:
- Fokale Mehrverfettung (Sono: Echoreicheres/"helleres" Areal, scharf begrenzt; CT: Dichtemessung von Fett)
- Fokale Minderverfettung (Sono: Echoärmeres/"dunkleres" Areal, scharf begrenzt)

2. HCC und Lebermetastase

Di.: Bildgebende Stufendiagnostik:
- Farbduplex- und Power-Doppler-Sonografie, Kontrastmittel-Ultraschall = CEUS (empfindlichster Nachweis)
- CT in Spiraltechnik nach i.v.-Kontrastmittelgabe
- MRT nach Kontrastmittelgabe
  Typisch für die ersten 3 Tumoren ist ein Dichteangleich im CT zum umgebenden Lebergewebe nach Kontrastmittelgabe (was für Lebermetastasen nicht zutrifft).
- PET/CT (Kombination von KM-CT + PET): Sehr sensitives Verfahren zur Diagnostik maligner Tumoren!

Th.: Leberhämangiom und FNH: Bei Beschwerdefreiheit keine Therapie
Leberzelladenom: Kontraindiziert sind Östrogene und anabole Steroide; Gewichtsnormalisierung
Indikation für Resektion des HCA:
1. Solitäre HNF-1α-inaktivierte und inflammatorische Adenome, die > 5 cm sind oder wachsen (Ruptur- und Einblutungsrisikos)
2. β-Catenin-mutierte Adenome (erhöhte maligne Transformationsgefahr)

Bei der seltenen Adenomatose der Leber mit > 10 Adenomen in der Leber besteht Entartungsrisiko zum HCC → engmaschige (3-monatige) Sonokontrollen! Bei Entartung Resektion, evtl. Lebertransplantation.

B) Maligne Lebertumoren

1. Hepatozelluläres Karzinom (HCC)[C22.0]:

Syn: Primäres Leberzellkarzinom

Ep.: In Europa und USA zunehmend; Inzidenz: Ca. 5/100.000 Einwohner jährlich, m : w = 3 : 1; in den Tropen (Afrika, Asien, bes. China) z.T. häufigstes Malignom bei Männern! Inzidenz > bis 100/100.000/Jahr; Häufigkeitsgipfel in Afrika + Asien: 3. - 4. Lebensjahrzehnt; in Europa und USA: 5. - 6. Lebensjahrzehnt.

Ät.:
- Leberzirrhose jeder Genese (> 90 %): Bis 4 % der Zirrhosepatienten pro Jahr!
  Das größte HCC-Risiko haben Zirrhosepatienten auf dem Boden einer chronischen Hepatitis B (ca. 50 % aller HCC) oder C (ca. 25 % aller HCC). Auch Zirrhose durch Alkohol oder Hämochromatose spielt eine wichtige Rolle. Hohes Risiko haben auch Patienten mit neonataler HBV-Infektion. HB- und HC-Viren sind Karzinogene für die Leber.
- Chronische Virushepatitis (auch ohne Leberzirrhose), NASH
- Aflatoxin B_1 des Pilzes Aspergillus flavus, der auf Getreide, Nüssen u.a. Nahrungsmitteln bei feuchtem Klima wächst.

Pat:
- Wachstum: Solitär, multizentrisch, diffus infiltrierend
- Histologie: Unterschiedliche Differenzierung, frühzeitige Metastasierung
- Stadieneinteilung nach verschiedenen Klassifikationen (siehe *Internet*)

TNM-Klassifikation (UICC, 2010):

T1	Solitär, ohne Gefäßinvasion
T2	Solitär mit Gefäßinvasion oder multipel ≤ 5 cm
T3a	Multipel > 5 cm
T3b	Invasion größerer Äste der V. portae oder Vv. hepaticae
T4	Invasion von Nachbarorganen, ausgenommen Gallen-Blase, Perforation des viszeralen Peritoneums
N0	Ohne regionäre Lymphknotenmetastasen (LK)
N1	Mit regionären LK
M0	Keine Fernmetastasen
M1	Mit Fernmetastasen

KL.:
- Druckschmerz rechter Oberbauch, Abmagerung, evtl. tastbarer Tumor, evtl. Strömungsgeräusch über der Leber, evtl. Aszites
- Evtl. Dekompensation einer vorbestehenden Leberzirrhose
- Evtl. paraneoplastische Syndrome (Fieber, Polyglobulie u.a.)

Zum Diagnosezeitpunkt in 50 % multilokuläres Wachstum, in 25 % Pfortaderthrombose und in 10 % Infiltration von Lebervenen und V. cava inferior.

Lab: Alpha-Fetoprotein (AFP):
Embryonales Tumorantigen, dessen Bildung nach der Geburt durch Repression des zugeordneten Gens stark gedrosselt wird → normale Serumkonzentration bei Erwachsenen < 15 µg/l. Physiologisch erhöhte Werte finden sich bei Schwangeren. Bei HCC ist AFP nur in ca. 50 % d.F. erhöht (geringe Sensitivität), wobei die Spezifität in Abhängigkeit von der Höhe des Wertes ansteigt bis zu 95 %.
Andere Ursachen einer pathologischen AFP-Erhöhung: Nichtseminomatöse Hodentumoren (hohe Sensitivität), gel. gastrointestinale Tumoren (in 20 % d.F.); Lungenkarzinom. Undulierend erhöhte AFP-Werte finden sich gel. auch bei chronischer Hepatitis. Ein hypervaskularisierter Leberherd mit einem AFP > 400 ng/ml kann als gesichertes HCC gelten.

Di.: Anamnese (Leberzirrhose, chronische HBV-/HCV-Infektion) - Klinik - AFP-Erhöhung - bildgebende Diagnostik: Farbduplex- und Kontrastmittel-Sonografie, MRT- und CT-Verfahren, intraoperativer Ultraschall. Wichtiges Kriterium ist die Hypervaskularisation. Zwei dynamische bildgebende Verfahren kombinieren!
Keine Feinnadelpunktion bei potenziell kurativem Tumorbefund (da in 2 % Implantationsmetastasen entstehen!).

Th.: Stadiengerechte Therapie nach dem Barcelona-Clinic-Liver-Cancer (BCLC)-System sowie nach S3-Leitlinie:

- HCC in nicht-zirrhotischer Leber (selten): Operative Resektion ist die kurative Therapie
- Bei HCC und Leberzirrhose kommt die Lebertransplantation in Betracht.
  Für die Indikationsstellung zur Lebertransplantation bei Patienten mit Leberzirrhose und maximal 3 HCC-Herden gelten die Milan-Kriterien:
  Ein HCC-Herd < 5 cm oder bis zu 3 HCC-Herde < 3 cm. Vor LTX werden oft lokal-ablative Verfahren angewendet (bridging to LTX oder Down-Staging zur Erfüllung der Milan-Kriterien).
- Lokale ablative Therapieverfahren: Verschiedene Methoden, z.B.
  · Radiofrequenzablation = RFA
  · Mikrowellenablation
  · Transarterielle Chemoembolisation = TACE (bei Pfortaderthrombose kontraindiziert)
  Ind: 1. Bei Beachtung der Milan-Kriterien potentiell kurative Therapie
  2. Überbrückungsmaßnahmen bis zur Transplantation
  3. Palliative Therapie
- SIRT (selektive interne Radiotherapie) = Radioembolisation, auch bei Pfortaderthrombose möglich (i.Ggs. zur TACE)
- Palliative Therapie:
  Sorafenib 600 mg/d p.o. bei fortgeschrittenem HCC (bis maximal Child-Pugh B). NW sind Diarrhöen, Exantheme u.a. Evtl. Kombination mit TACE (siehe Leitlinie)

Prg:
- Bei kurativer Zielsetzung sind die 5-Jahresüberlebensraten abhängig vom Stadium der kausalen Lebererkrankung und des HCC sowie von der Radikalität der Tumorentfernung:
  - Nach Lebertransplantation: 40 - 70 %
  - Nach Leberteilresektion: 20 - 50 %
  - Nach (lokalablativer) Therapie (RFA oder TACE): 20 - 50 %
- Bei palliativer Therapie betragen die medianen Überlebenszeiten 6 - 12 Monate.

Früherkennung: Alle Patienten mit Leberzirrhose: Sonografie alle 6 Monate. Die AFP-Bestimmung wird wegen unzureichender Sensitivität nicht zur Primärdiagnose empfohlen, sondern nur zur Verlaufsbeobachtung eines diagnostizierten HCC.

Pro: Hepatitis B-Impfung senkt die HCC-Inzidenz in Endemiegebieten (REVEAL-Studie, Taiwan)
Rechtzeitige Therapie einer HBV-/HCV-Infektion, Hämochromatose u.a. kausaler Erkrankungen. Statine sollen das Risiko für HCC um bis zu 50 % senken.

2. **Embryonales Hepatoblastom** [C22.2] (seltener Tumor bei Kindern)
3. **Angiosarkom** [C22.3]:
   Ät.: Vinylchlorid (= Monomer des PVC), Arsen, Thorotrast (seit 1955 nicht mehr verwendetes Röntgenkontrastmittel aus Thoriumdioxid)
4. **Lebermetastasen** [C78.7] im Rahmen extrahepatischer Tumorerkrankungen: Häufigste Form der malignen Lebertumoren, oft multipel auftretend
   Di.: Sono: Sonografisch unterschiedliches Erscheinungsbild: Echoreich oder echoarm, evtl. zentrale Echoverstärkung ("bulls eye"), echoarmer Halo, selten Verkalkungen, Kompression/Verlagerung von Gefäßen; Kontrastmittel-Sono: Spätaussparung und irreguläre Tumorgefäße in der arteriellen Phase
   CT, MRT, evtl. PET
   Th.: 1 bis wenige günstig lokalisierte Lebermetastasen können bei Abwesenheit weiterer Metastasen mit kurativer Zielsetzung reseziert werden, wenn R0-Resektion möglich ist und ausreichend restliches Lebergewebe vorhanden ist (z.B. bei KRK). Evtl. auch lokal-ablative Therapieverfahren (siehe HCC). Vorher Leber-CT mit Kontrastmittel, evtl. intraoperativer Ultraschall.
   In allen übrigen Fällen bestehen nur palliative Therapiemöglichkeiten: Systemische Chemotherapie, lokal ablative Therapieverfahren.

Alveoläre Echinokokkose [B67.5]

Err: Fuchsbandwurm (E. multilocularis) kommt nur auf der nördlichen Hemisphäre vor; Übertragung durch Füchse

Ink: 10 – 20 Jahre!

KL.: Die alveoläre Echinokokkose breitet sich in der Leber wie ein maligner Tumor infiltrativ aus (mit Verkalkungen).

Di.: Nachweis eines Leberbefalls: Sono/CT + positive Serologie: AK-Nachweis

Th.: Kurative Resektion nur bei 1/4 d.F. möglich + anschließend blockweise Langzeittherapie mit Albendazol 2 x 400 mg/d (Kontrollen mittels Sonographie und Titerverläufen der Antikörper)

DD: Zystische Leberveränderungen

1. Multiple dysontogenetische Zysten (oft auch in Nieren/Pankreas)
2. Solitäre Leberzysten [K76.8] bei 3 - 5 % der Menschen > 50 Jahre: Meist asymptomatischer Sonobefund: Sonokriterien: Rund, echofrei, glatt begrenzt, keine erkennbare Wand, Randschatten, distale Schallverstärkung, betontes Ein- und Austrittsecho.
   Zysten < 5 cm ∅ können selten Komplikationen machen (Einblutung, Infektion)
3. Zystische Echinokokkose: [B67.0] Infektion durch den Hundebandwurm (E. granulosus)
   Sono/CT: Glatt begrenzte Raumforderung unterschiedlicher Echogenität, Wandverkalkungen, evtl. Nachweis von typischen Tochterzysten mit Doppelkontur der Wand (Zysten in der Zyste) und Waben- oder Radspeichenstrukturen durch Septen; Ak-Nachweis im Serum
4. Leberabszess:
   - Bakterieller = pyogener Abszess [K75.0] infolge Bakteriämien in der Pfortader, z.B. durch Appendizitis, Divertikulitis; Cholangitis, postinterventionell. Häufigste Erreger sind E. coli und Klebsiellen (70 %); Schmerzen im rechten Oberbauch, intermittierendes Fieber, BSG, Leukozyten, AP ↑
     Sono: Meist echoarm, gasbedingte Spiegelbildung, Debris-Echos, sekundäre entzündliche Umgebungsreaktion, Kontrastmittel-Ultraschall (CEUS)
   - Amöbenabszess [A06.4] durch Infektion mit Entamoeba histolytica
     Di.: Evtl. Fieber, BSG ↑, Amöbenserologie, Sono: (anfangs wenig, später stärker) echoarme Raumforderung mit Binnenechos, evtl. Gaseinschlüsse, meist runde Form mit Abszesswand
     Anm.: Amöbenabszesse sind oft asymptomatisch, pyogene Abszesse meist symptomatisch.
5. Leberhämatom [traumatisch S36.11][nichttraumatisch K76.8]
   Sono: Änderung der Morphologie im Zeitverlauf ist typisch: Anfangs echoarm, später zunehmende Echogenität; Traumaanamnese. Gesamtes Abdomen und Milz untersuchen; freie Flüssigkeit im Abdomen?
6. Peliosis hepatis: Seltene Folge einer Bartonella-Infektion mit Blutzysten in der Leber, Assoziation auch zu Therapie mit Hormonen (orale Kontrazeptiva, Anabolika)

Di.: Sono, CT, MRT, evtl. Angio-Verfahren

Th.:
- Solitäre Leberzysten werden nur behandelt bei größeren Zysten (> 5 cm ∅), die Beschwerden machen: Sonogesteuerte Punktion mit Kathetereinlage + Verödung mit 96 %igem Alkohol
- Echinokokkuszyste: PAIR-Therapie (Perkutane Alkoholinjektion und Reaspiration)
  KI: Biliäre Infiltration (vorher durch ERCP ausschließen)
  Erfolgsrate der PAIR: 95 %; begleitende Chemotherapie mit Albendazol ist obligat. Bei KI für PAIR operative Zystektomie + begleitende Chemotherapie
  Bei Ruptur, operativer Entfernung oder Punktion der Echinokokkuszyste besteht die Gefahr der peritonealen Aussaat von Protoskolizes sowie einer anaphylaktischen Reaktion. Daher sollten bei ultraschallgesteuerter Feinnadelpunktion mindestens 2 cm Lebergewebe zwischen Zyste und Leberoberfläche liegen.
- Pyogener Abszess:
  1. Antibiotika über mindestens 3 Wochen (z.B. Mezlocillin oder Cefotaxim + Metronidazol i.v.)
  2. Sono- oder CT-gesteuerte Abszesspunktion (mit Mikrobiologie + Zytologie), Spülung mit 0,9 %iger NaCl-Lösung; bei größeren Abszessen (> 4 cm ∅) Drainage + tägliche Spülungen; bei Verschlechterung Operation
- Amöbenabszess: Metronidazol über 10 Tage ist meist erfolgreich; Abschlussbehandlung mit Diloxanid (siehe Kap. Amöbiasis). Die sonografische Rückbildung des Amöbenabzesses dauert oft länger.

ERKRANKUNGEN DER GALLENBLASE UND -WEGE (CHOLEPATHIEN) [K82.9]

ANGEBORENE ERKRANKUNGEN

Gallengangsatresie [Q44.2]

Einteilung nach Kasai:
I. Extrahepatische Gallengangsatresie:
Typ I: D. choledochus - Typ II: D. hepaticus communis - Typ III: Dd. hepatici
II. Intrahepatische Gallengangsatresie
III. Gallengangshypoplasien

Ep.: 1 : 12.000 Geburten

KL.: Progressiver Ikterus unmittelbar nach der Geburt oder wenig später

Di.: Sono, MRC (= Magnetresonanz-Cholangiografie), evtl. intraoperative Cholangiografie

Th.: Biliodigestive Anastomose (z.B. durch Y-förmige Jejunumschlinge, Portojejunostomie nach Kasai); Lebertransplantation (evtl. partielle Transplantation eines Lebersegmentes von lebenden Verwandten)

Prg: Ohne Lebertransplantation ungünstig.

Choledochuszysten [Q44.4]

4 Typen:
I: Common-channel-Syndrom (am häufigsten): Dilatation von D. choledochus und D. hepaticus
II. Isoliertes Divertikel des D. choledochus
III. Stenose der Papilla Vateri mit Choledochozele
IVa. Multiple intra- und extrahepatische Zysten
IVb. Multiple extrahepatische Zysten
V. Caroli-Syndrom: Zystische Dilatation der intrahepatischen Gallengänge; rezessiv-autosomal vererbt; Typ I mit Gallengangssteinen und Cholangitiden; Typ II mit Leberzirrhose und ungünstiger Prognose. Erhöhtes Risiko für cholangiozelluläre Karzinome (ca. 10 %).

KL.: Manifestation im 1. Lebensjahr (25 %), bis zum 10. Lebensjahr (35 %) oder im Erwachsenenalter: Rezidivierender Ikterus, kolikartige Schmerzen unter dem rechten Rippenbogen, Pruritus, tastbarer prall-elastischer Tumor im rechten Oberbauch

Di.: Sono, MRC, ERC, intraoperative Cholangiografie

Th.: - Endoskopische Papillotomie, Steinextraktionen, Dilatation und Stentversorgung von Stenosen
- Biliodigestive Anastomose bei Cholestase; Resektionen
- ESWL und mechanische Lithotripsie von Gallensteinen
- Antibiotika bei bakterieller Cholangitis
- Lebertransplantation

ERWORBENE ERKRANKUNGEN

GALLENSTEINE (CHOLELITHIASIS) [K80.20]

Ep.: Prävalenz ca. 15 - 20 % (w : m = 2 : 1); Prävalenz bei Leberzirrhose und M. Crohn 25 - 30 %. Zunahme ab dem dritten Lebensjahrzehnt

Steinarten:
1. Cholesterinsteine und gemischte Steine (die > 70 % Cholesterin enthalten): 80 %
2. Bilirubin- (Pigment-)Steine (20 %)
Urs: Chronische Hämolysen, Leberzirrhosen, z.T. unbekannt.

Bilirubinsteine und Cholesterinsteine geben im Röntgenbild keinen Schatten. Pigmentsteine sedimentieren am Boden der Gallenblase, während Cholesterinsteine in der Gallenblase schweben. Im CT kann man durch Dichtemessung die beiden Steinarten differenzieren.

20 % der Patienten haben verkalkte Steine im Gefolge entzündlicher Prozesse. 10 - 15 % der Pat. mit Gallenblasensteinen haben gleichzeitig Steine im Ductus choledochus!

Gallengangssteine bilden sich entweder primär im Gallengang (meist braune Pigmentsteine) oder stammen aus der Gallenblase (meist Pigmentsteine mit Cholesterinkern). Sie führen in ca. 50 % zu Komplikationen (Verschlussikterus, Cholangitis, Pankreatitis).

Ät.: Risikofaktoren für die Bildung von Cholesterinsteinen:

- Hereditäre Faktoren: z.B. gehäuftes Auftreten von Cholesterinsteinen in sog. "Gallensteinfamilien" oder bei Pima-Indianern, Fehlen von Gallensteinen bei zentralafrikanischen Massai.
  Gen-Mutationen, die zu Cholesterin-Gallenblasensteinen führen, sind: ABCG8 und ABCB4.
  Anm: Die seltene Mutation im ABCB4-Gen ist Ursache der „Low phospholipid associated cholelithiasis" (LPAC), die jüngere Gallenstein-Patienten < 40 J. betrifft.
- Geschlecht (w : m = 2 : 1 bis 3 : 1), Gravidität, peri-/postmenopausale Hormontherapie
- Alter (Zunahme von Gallensteinen im höheren Alter)
- Ernährung (cholesterinreiche, ballaststoffarme Diät, parenterale Ernährung, Fasten)
- Adipositas und „weight cycling" = „yo-yo"-Effekt (Übergewicht von 20 % verdoppelt das Gallensteinrisiko)
- Therapie mit Somatostatinanaloga oder Fibraten
- Gallensäureverlust-Syndrom (siehe dort)

Merke: 6 x F-Regel: "female, fair (hellhäutig), fat, forty, fertile (fruchtbar), family"!

Pg.: Galle besteht zu ca. 80 % aus Wasser. Gallensäuren und Phospholipide halten normalerweise das unlösliche Cholesterin in Form von Mizellen in Lösung. Die normale (nichtlithogene) Galle enthält Cholesterin, Phospholipide und Gallensäuren in einer Relation von etwa 5 : 25 : 70.
Typisch für die lithogene (steinbildende) Galle ist der hohe Anteil an Cholesterin u./o. der verminderte Anteil an Gallensäuren, sodass die Galle mit Cholesterin übersättigt ist. Dabei ist der lithogene Index (LI) oder Cholesterinsättigungsindex (CSI) = Verhältnis von gelöstem zu maximal löslichem Cholesterin größer als 1. Erster Schritt für die Entstehung von Cholesteringallensteinen ist die Bildung von Cholesterinmonohydratkristallen.
Hypomotilität der Gallenblase mit verlängerter Verweildauer der Galle in der Gallenblase oder unvollständiger Entleerung der Gallenblase begünstigt die Cholesterinsteinbildung.

KL.: A) Gallensteinträger ohne Beschwerden (= stumme Gallensteine): 75 %

B) Gallensteinkranke mit Beschwerden (= symptomatische Gallensteine): 25 %

1. Gallenkoliken: Gut erinnerliche Schmerzattacken (15 Min. - 5 h) im Epigastrium oder rechten Oberbauch, gel. mit Ausstrahlung in den Rücken oder die rechte Schulter. Nicht selten besteht Übelkeit, gelegentlich Erbrechen. Auslöser: Steineinklemmung/Steinpassage im Bereich Ductus cysticus oder Papilla Vateri.
   DD: u.a. gastroduodenale Ulzera, Pankreatitis, Herzinfarkt und Lungenembolie
2. Unspezifische Oberbauchbeschwerden:
   Druck-/Völlegefühl im (rechten) Oberbauch, Meteorismus, Unverträglichkeit bestimmter Speisen und Getränken (z.B. fette, gebratene, blähende Speisen, Kaffee, kalte Getränke). Im Gegensatz zur Gallenkolik finden sich diese unspezifischen Beschwerden nicht nur bei Cholelithiasis, sondern auch bei anderen Abdominalerkrankungen (Leber, Magen, Darm). In der Mehrzahl d.F. handelt es sich um rein funktionelle Beschwerden eines Reizdarm- bzw. Reizmagensyndroms.
3. Tastbefund:
   Murphy-Zeichen: Plötzliches schmerzbedingtes Stoppen der tiefen Inspiration, nachdem der Untersucher in Exspiration die palpierende Hand in die Gallenblasenregion gedrückt hat (was noch nicht schmerzhaft war).

Ko.: Die Mehrzahl der symptomatischen Gallensteinkranken muss im weiteren Leben mit rezidivierenden Beschwerden oder Komplikationen rechnen!

1. Akute Cholezystitis [K81.0], Cholangitis [K83.0] und ihre Komplikationen:
   - Bakterielle Infektion der Gallenblase und -wege; häufigste Erreger: E. coli, Streptococcus faecalis (Enterokokken), Klebsiellen, Enterobacter, Clostridium perfringens
     Charcot-Trias bei Cholangitis: Schmerzen im rechten Oberbauch, Ikterus und Fieber; oft rezidivierend; Lab: Leukozyten, γ-GT, AP, Bilirubin/GPT ↑
     Ko.: Gallenblasenempyem, gangränöse Cholezystitis, Leberabszess, Sepsis

Merke: Eine Cholezystitis entsteht in 90 % d.F. durch eine temporäre Verlegung des D. cysticus oder des Gallenblaseninfundibulums durch Gallensteine; Entzündungen ohne Steine sind selten: Akalkulöse Cholezystitis (z.B. bei Intensivpatienten unter parenteraler Ernährung oder bei Salmonelleninfektion).

- Steinperforation (selten):
  - In den Darmtrakt mit Obstruktion des Duodenums (Bouveret-Syndrom) oder Obstruktion des terminalen Ileums und Gallensteinileus → klinische Trias: Aerobilie (röntgenologisch Luft in Gallenblase/-wegen) + Dünndarmileus + evtl. Steinschatten. Selten perforiert der Stein in die rechte Kolonflexur.
  - Gedeckte Perforation mit evtl. subhepatischem Abszess (Sonografie!)
  - Freie Perforation in die Bauchhöhle mit galliger Peritonitis [K65.8]
- Mirizzi-Syndrom: Sehr seltene Form des Verschlussikterus, wobei ein Gallenblasenhydrops oder ein Gallenblasenhalsstein zu einer Kompression des benachbarten Ductus hepaticus geführt hat.

2. Chronisch-rezidivierende Cholezystitis: Schrumpfgallenblase, "Porzellangallenblase", Spätkomplikation: Gallenblasenkarzinom
3. Steinwanderung und ihre Komplikationen:
   - Zystikusverschluss [K82.0] (ERC: Negatives Cholezystogramm)
     KL.: Gallenkolik (akuter Verschluss)
     Ko.: Gallenblasenhydrops, bakterielle Cholezystitis, Gallenblasenempyem (tastbare Gallenblase), Gallenblasengangrän, Perforation
   - Choledocholithiasis [K80.50]
     Ko.: Ikterus, bakterielle Cholangitis, Leberabszesse, sekundäre biliäre Zirrhose, Pankreatitis

DD:
- Pankreatitis (DD + Ko.! → Lipase; Amylase ↑)
- Ulkus (Anamnese, Gastroskopie)
- Appendizitis bei hochgeschlagener Appendix
- Nephrolithiasis mit Harnleiterkolik, Pyelonephritis (pathologischer Harnbefund)
- Herzhinterwandinfarkt (CKMB, Troponin T/I, Ekg)
- Lungenembolie (Anamnese, Klinik, pO_2, Ekg, Echokardiografie, Farbduplex der Beine)
- Bei Ikterus andere Ursachen eines Ikterus (siehe dort)
- Fibrinöse Perihepatitis (Fitz-Hugh-Curtis-Syndrom [A54.8+K67.1*]):
  Komplikation einer sexuellen Infektion mit Gonokokken oder Chlamydien (jüngere Frauen, Schmerzen rechter Oberbauch, gynäkologischer Nachweis der Infektion)
- Primäre biliäre Cholangitis (PBC): Cholestasezeichen (AP, γ-GT, Bilirubin), IgM-Erhöhung, antimitochondriale Antikörper = AMA-M2, typische Histologie
- Primär sklerosierende Cholangitis (PSC): Destruierende nichteitrige Cholangitis, oft bei CED
  Di.: MRC oder ERC (höhere Aussagekraft als MRC), evtl. ANCA
- Tumoren (Leber, Gallenblase, Gallengänge, Papilla Vateri, Pankreas, Kolon)
- Leber-/Gallengangsparasiten (Askariden, Echinococcus, Bilharziose, tropische Leberegel [Fasciola hepatica, Clonorchis sinensis])
- Sphinkter-Oddi-Dyskinesie: Biliäre Schmerzen ohne Konkrementnachweis
  Di.: Endosonografie, ERCP zum Ausschluss von Steinen

Di.:
1. Anamnese + klinische Untersuchung
2. Labor:
   - Bei Cholezystitis: CRP + BSG ↑, Leukozytose, leichte Erhöhung von γGT und Bilirubin möglich
   - Bei Obstruktion des D. choledochus: Erhöhte Cholestasewerte (γGT, AP, direktes Bilirubin)
   - Bei aszendierender Cholangitis: evtl. leichter Transaminasenanstieg
3. Diagnose von Gallensteinen:

3.1. Ultraschalluntersuchung:
Empfindlichste und schnellste Nachweismethode von Gallensteinen.
Nachweis einer vergrößerten Gallenblase, von Form- und Wandveränderungen, Nachweis eines erweiterten/gestauten Ductus choledochus: Bei Patienten mit Gallenblase > 7 mm ∅; nach Cholecystektomie > 9 mm ∅. Die Weite des Ductus choledochus kann mit dem Lebensalter ansteigen. Nachweis einer Kontraktionsfähigkeit der Gallenblase nach Mahlzeit.
Durch sonografische Hochfrequenz (HF)-Signalanalyse kann festgestellt werden, ob es sich um Cholesterinsteine handelt und ob diese verkalkt sind. Die klinische Relevanz der Zusammensetzung der Gallensteine ist jedoch gering.
Akute Cholecystitis: Wanddicke > 3 mm (postprandial > 5 mm), Dreischichtung der Gallenblasenwand, evtl. Ödem des Gallenblasenbetts mit umgebender freier Flüssigkeit
Merke: Zuverlässiges Zeichen ist die druckschmerzhafte Gallenblase in der Sonografie!

Befunde an Gallenblase und -wegen:

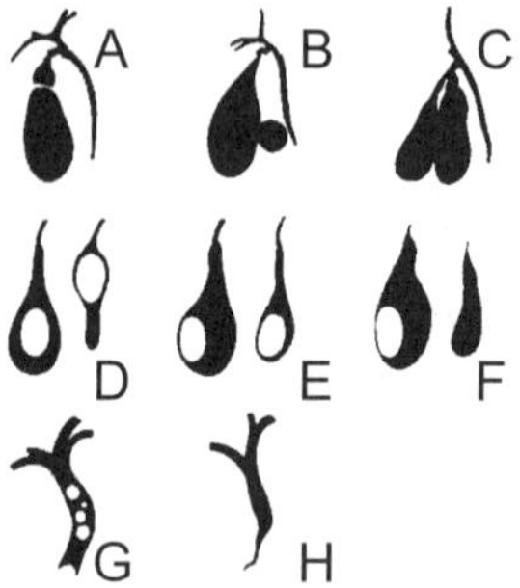

A Septierte Gallenblase
B Divertikel der Gallenblase
C Doppelt angelegte Gallenblase
D Lagewechsel des Steins
E Konstante räumliche Beziehung zwischen Tumor und Wand
F Verschwinden eines extravesikalen Tumors
G Choledocholithiasis mit papillennahem Stein, negative. Cholezystografie
H Papillenstenose (Zustand nach Cholezystektomie)

Nach sonografischer Diagnose von Gallenblasensteinen ergeben sich zwei Fragen:
- Handelt es sich um stumme oder symptomatische Gallensteine?
- Ist der Ductus cysticus frei durchgängig und die Gallenblase kontraktionsfähig? → Funktionssonografie: Sonografie nüchtern und 45 Min. nach Einnahme einer Mahlzeit: Verkleinert sich die Gallenblase nach Reizmahlzeit, ist der Ductus cysticus i.d.R. frei.

3.2. MRC: Kernspintomografische Darstellung des Gallenganges und evtl. Steine

3.3. CT der Gallenblase:
Empfindlichster Nachweis einer Verkalkung von Gallensteinen

3.4. Direkte Cholangiografie:
- ERCP = endoskopisch-retrograde Cholangiopankreatikografie: Methode der Wahl bei Verschluss durch Gallengangssteine mit therapeutischer Papillotomie und ggf. Steinextraktion
  Ko.: Komplikationsraten für diagnostische ERCP < 2 %, für therapeutische ERCP bis 6 %, für Papillotomie bis 10 %, Pankreatitisrisiko 5 %, Sepsisrisiko 1 %, Letalität 0,4 %
- PTC = perkutane, transhepatische Cholangiografie
  Wegen höherer Komplikationsrate Reservemethode, falls ERC nicht möglich ist.
  Ko.: Gallige Peritonitis, Hämobilie u.a.

4. Abgestufte Diagnostik von Gallengangssteinen (Choledocholithiasis):
- Ultraschall: D. choledochus erweitert?
- Endosonografie: Empfindlichste Nachweismethode für präpapilläre Steine
- MRCP und ERCP
- Modulare Cholangioskopie oder direkte perorale Cholangioskopie

Th.: ▸ Stumme Gallensteine: Da nur 25 % der Betroffenen im Laufe von 25 Jahren Beschwerden oder Komplikationen entwickeln, besteht keine Behandlungsnotwendigkeit.
3 Ausnahmen: 1) Begleitender Gallenblasenpolyp > 10 mm (→ Entartungsrisiko)
2) Stumme Porzellangallenblase → wegen erhöhtem Karzinomrisiko Operation!
3) Große Gallenblasensteine > 3 cm Durchmesser

▸ Symptomatische Steine: Sehr häufig rezidivierende Beschwerden und Komplikationen: Indikation zur Cholezystektomie

A) Symptomatische Behandlung einer Gallenkolik:
Leichte Kolik:
Butylscopolamin u./o. Nitroglyzerin: Nitrolingual® 0,8 - 1,6 mg als Zerbeißkapsel. KI für Butylscopolamin beachten (Glaukom, Blasenentleerungsstörung u.a.)
Schwere Kolik:
Starkes Analgetikum, z.B. 50 mg Pethidin + 20 mg Butylscopolamin i.v.
Anm.: Metamizol (= Novaminsulfon) kann Agranulozytose auslösen.
- Nahrungskarenz für mindestens 24 h, anschließend Diät: Keine fetten, keine gebratenen Speisen - was der Patient verträgt, ist erlaubt.
- Antibiotika bei Verdacht auf bakterielle Infektion der Gallenwege (Cholecystitis, Cholangitis):
  Häufigste Erreger: E. coli und Enterokokken (siehe oben)
  Mittel der Wahl: Fluorchinolone der Gruppe 2/3 (z.B. Ciprofloxacin) oder Ceftriaxon
- Bei Verdacht auf Anaerobierinfektion zusätzliche Gabe von Metronidazol
- Die akute Cholezystitis ist eine Indikation zur frühelektiven laparoskopischen Cholezystektomie innerhalb 24 h

B) Therapie eines Verschlussikterus durch Gallensteine:
Bei Cholestase durch Steine im D. choledochus ist eine ERCP mit Steinextraktion angezeigt. Bei Cholangitis im Rahmen eines Verschlussikterus (Entzündungszeichen wie z.B. Fieber, Leukozytose u.ä.) Notfall-ERCP erforderlich, da eine potentiell letale Cholangiosepsis droht.

- Therapie von Choledochussteinen:
  - Endoskopische Papillotomie (EPT), Steinextraktion mit Dormia-Körbchen/Ballonkatheter
    Ko. nach EPT: Pankreatitis (1 %), Blutung (2 %), Cholangitis mit evtl. Sepsis (< 1 %), Perforation (0,1 %); Letalität ca. 0,1 %. Gabe von Diclofenac Supp. 100 mg vor ERCP senkt das Post-ERCP-Pankreatitis signifikant!
    Ist das Konkrement zu groß (> 15 mm ∅) und passiert nicht die Papille, erfolgt eine Ballondilatation der Papille (DASE) mit nachfolgender Steinzerkleinerung
    - Endoskopische mechanische Lithotripsie, elektrohydraulische oder Laserlithotripsie
    - ESWL = Extrakorporale Stoßwellenlithotripsie mit nachfolgender ERCP und Extraktion
  - Reservemethoden: PTC mit perkutaner endoskopischer Lithotripsie;
    Choledochusrevision im Rahmen einer operativen Cholecystektomie
- Therapie von Steinen in den Gallengängen der Leber (seltener Befund):
  Lithotripsie im Rahmen einer peroralen Cholangioskopie oder perkutan-transhepatisch

C) Beseitigung der Gallensteine:

- **Chirurgisch:**
  Cholecystektomie
  Vorteil: Definitive Sanierung, in der Regel keine Rezidivsteine.
  Ind: Symptomatische Gallensteine sind grundsätzlich eine Indikation zur Cholecystektomie, beim Eintreten von Komplikationen besteht absolute Operationsindikation. Bei akuter Cholecystitis empfehlen manche Autoren eine frühzeitige Cholecystektomie. Die Frühoperation im komplikationsfreien Stadium hat bei elektivem Eingriff eine Letalität von ca. 0,1 %. Im Alter > 70 J. sowie im Komplikationsstadium ist die Letalität ca. 100 x höher (bis 10 % und mehr).
  - Laparoskopische Cholecystektomie (> 90 % in D): Methode der 1. Wahl - Vorteile:
    1. Vermeidung eines größeren Bauchdeckenschnittes → keine Komplikationen seitens der Bauchwunde und späteren Narbe; kosmetische Vorteile
    2. Keine postoperative Darmatonie
    3. Rasche Mobilisation, geringes Thromboserisiko, kürzerer Krankenhausaufenthalt
  - Offene Cholecystektomie + evtl. Sanierung der Gallenwege (falls a) nicht möglich)

- **Nichtchirurgische Methoden der Steinbeseitigung** haben kaum noch Bedeutung.
  - Orale Gallensäuretherapie = Chemische Litholyse mit Ursodeoxycholsäure (UDCA)
    Nachteile der UDCA-Lyse:
    - Therapiedauer bis zu 2 Jahren und Erfolgsquoten nur ca. 70 %, nur möglich bei kleinen, nicht kalkhaltigen Steinen
    - Hohe Prozentsatz von Rezidivsteinen: 30 – 50 %/5 J.
  - Extrakorporale Stoßwellenlithotripsie = ESWL mit anschließender chemischer Litholyse
    Zur Rezidivprophylaxe ist keine medikamentöse Therapie gesichert. Empfehlungen: Übergewicht abbauen; cholesterinarme, ballaststoffreiche Diät; zur Nacht ein Glas Milch trinken (führt zur Gallenblasenentleerung); Vermeidung einer Fibrattherapie, einer perimenopausalen Hormontherapie

  Therapiestrategie bei Cholezystolithiasis:

I. Asymptomatische Steine	Keine Therapie
II. Symptomatische Steine ohne Komplikation	Cholecystektomie; falls Operation nicht infrage kommt: Lyse/ESWL
III. Komplikationsstadium	Cholezystektomie (absolute Indikation)

Sog. POSTCHOLEZYSTEKTOMIESYNDROM [K91.5]

Der Begriff ist irreführend und sowohl aus chirurgischer als auch aus internistischer Sicht falsch, weil die Beschwerden eines Gallensteinleidens bei exakter Diagnose und Operation postoperativ nicht mehr vorhanden sind. Klagen Patienten nach Cholezystektomie über Oberbauchbeschwerden, so kann das folgende Ursachen haben:

1. Übersehene Papillenstenose, Choledochuskonkremente, Gallengangsstriktur: Endosonografie und präoperative ERCP mit Papillotomie und Steinextraktion

2. Andere Abdominalerkrankungen als Ursache der weiter bestehenden Beschwerden (Fehldiagnosen mit falscher Indikation zur Cholezystektomie).
3. Postoperativ neu aufgetretene Abdominalerkrankungen

Hämobilie [K83.8]

Def: Blutung aus dem Gallengangsystem über die Papilla Vateri in den Dünndarm

Ät.: Iatrogene Verletzung, Traumen, Leberpunktion, Steine, Tumoren, Blutungen aus einer Pankreaspseudozyste, Aneurysmen u.a.

Di.: Sono, MRC, ERC mit Inspektion der Papille und Blutstillung, evtl. Angiografie, fäkaler Bluttest

TUMOREN DER GALLENBLASE UND GALLENWEGE

A) GUTARTIGE TUMOREN

Gallenblasenpolypen [K82.8]

Meist sonografische Zufallsbefunde; Prävalenz 5 %

- Cholesterinpolypen (95 % aller Gallenblasenpolypen) sind keine echten epithelialen Tumoren, sondern Cholesterineinlagerungen in die Mukosa.
- Adenome und Zystadenome mit Schleimproduktion; adenomatöse Hyperplasien

Th.: Bei Gallenblasenpolypen ≥ 1 cm ∅ Cholecystektomie empfohlen (Karzinomrisiko)

B) BÖSARTIGE TUMOREN

Ep.: Ca. 5/100.000/Jahr; Gallenblasenkarzinome: ca. 65 % (w > m); hiläre Gallengangskarzinome (= Klatskin-Tumore): ca. 25 %; der Rest sind extrahepatische und intrahepatische Gallengangskarzinome; Häufigkeitsgipfel nach dem 60. Lj.

Gallenblasenkarzinom [C23]

Vo.: Inzidenz: ca. 3/100.000/Jahr; w > m, Häufigkeitsgipfel jenseits des 70. Lebensjahres.

Ät.: Cholelithiasis und chronische Cholezystitis sind Risikofaktoren: In 80 % d.F. finden sich gleichzeitig Gallensteine! Erhöhtes Risiko besteht auch bei Salmonellen-Dauerausscheidern; Entartungsrisiko bei Gallenblasenpolypen > 1 cm ∅

Pat: Meist Adenokarzinome; Entstehung folgt der Dysplasie-Karzinom-Sequenz nach Akkumulation genetischer Mutationen (K-ras, p16, p53 u.a.)
TNM-Klassifikation: Siehe *Internet* (UICC, 2010)

KL.:
- Keine Frühsymptome, evtl. Zufallsbefund nach Cholecystektomie
- Auftreten von Symptomen ist ein Spätbefund: Evtl. tastbarer Tumor im Gallenblasenlager, evtl. Verschlussikterus (Spätsymptom)

Lab: Cholestaseparameter ↑ (γGT, AP u.a.), evtl. CA 19-9 ↑

DD: Cholelithiasis, Cholecystitis

Di.:
- Sonografie, Endosonografie, intraduktale Sonografie (IDUS)
- „One stop-shop"-MRT = MRT + MRC + MR-Angio; Spiral-CT
- ERC oder perkutane transhepatische Cholangiografie (PTC)
- Positronenemissionstomografie (PET), evtl. als PET-CT

Th.: Die Cholecystektomie ist nur beim zufällig entdeckten Carcinoma in situ (Tis) und $T_1N_0M_0$-Karzinom (beschränkt auf Gallenblasenwand) ausreichend. Bei fortgeschritteneren Stadien muss geprüft werden, ob eine erweiterte Resektion kurativ möglich ist (Therapie in Spezialzentren).

Eine präoperative neoadjuvante Radiochemotherapie kann eine kurative Resektion ermöglichen.
Bei Inoperabilität Palliativmaßnahmen (z.B. Stents), um den Galleabfluss wiederherzustellen.
Palliative Chemotherapie und Radiatio: Keine wesentliche Verlängerung der Überlebenszeit.

Prg: Ohne R0-Resektion schlecht

Gallengangskarzinom [C22.1] **und Klatskin-Tumor** [C24.0]

Syn: Cholangiozelluläres Karzinom (CCC oder CCA), Cholangiokarzinom [C22.1]

Ep.: Inzidenz ca. 3/100.000/J., weltweit zunehmend

Pat: Meist Adenokarzinome, im Kindesalter embryonales Rhabdomyosarkom

Einteilung des CCA:
- Intrahepatisches CCA (iCCA)
- Perihiläres CCA (pCCA) = CCA der Hepatikusgabel = Klatskin-Tumor
- Distales CCA unterhalb des Zystikusabgangs (dCCA)

Bismuth-Klasssifikation:
Typ I: Tumor liegt knapp unterhalb der Hepatikusgabel.
Typ II: Tumor bezieht die Hepatikusgabel gerade mit ein.
Typ IIIa und IIIb: Tumor betrifft den rechten bzw. linken Hepatikushauptast
Typ IV: Tumor betrifft beide Hepatikushauptäste

TNM-Klassifikation: Siehe *Internet* (UICC, 2010)

Ät.: Risikoerkrankungen sind z.B. chronische Entzündungen der Gallenwege, primär sklerosierende Cholangitis und parasitäre Erkrankungen der Gallenwege in Südostasien: Trematoden, Leberegel (Opisthorchis felineus = Katzenleberegel; Clonorchis sinensis = chinesischer Leberegel)
Die meisten CCA treten jedoch sporadisch ohne Risikofaktoren auf.

KL.: Keine Frühsymptome; Courvoisier-Zeichen = schmerzloser Ikterus + tastbar vergrößerte Gallenblase bei CCA

DD: Pankreaskopfkarzinom, Lebermetastasierende Karzinome des GI-Traktes

Di.: Siehe Gallenblasenkarzinom (MRT und MRCP)

Th.:
- Resektionsverfahren (in Zentren): Durch erweiterte Leberteilresektion (Trisektorektomie) mit en-bloc-Resektion extrahepatischer Gallengänge, evtl. Pfortaderteilresektion und Lymphknotendissektion soll in ca. 50 % d.F. doch noch R_0-Resektionen möglich sein mit verbesserten 5-Jahres-Überlebensraten bis 40 %.
- Lebertransplantation in Einzelfällen
- Palliativmaßnahmen:
  Beim hilären CCC: Endoskopische Stent-Therapie, ERC mit Radiofrequenzablation oder photodynamischer Therapie; palliative Chemotherapie mit Gemcitabin + Cisplatin

Prg: Ohne R0-Resektion schlecht; oft kommt es zu Rezidiven nach Resektion

V. WASSER- UND ELEKTROLYTHAUSHALT

Ph.: Der Wassergehalt beträgt beim erwachsenen Mann 60 % des Körpergewichtes (KG), bei der Frau 50 % KG (größerer Fettanteil) und beim Säugling 75 % KG.
Das Körperwasser verteilt sich zu 2/3 intrazellulär, zu 1/3 extrazellulär. Die extrazelluläre Flüssigkeit umfasst die interstitielle und die intravasale Flüssigkeit.

Intrazelluläre Flüssigkeit	(ICF)	: 40 % KG
Extrazelluläre Flüssigkeit	(ECF)	: 20 % KG
Interstitielle Flüssigkeit	(ISF)	: 15 % KG
Intravasale Flüssigkeit (= Plasmavolumen)	(IVF)	: 5 % KG

Transzelluläre Flüssigkeit ("dritter Raum"):
Bildet sich durch Sekretion innerhalb verschiedener Hohlräume (z.B. Zerebrospinalraum, Pleura-, Peritonealraum, Gastrointestinaltrakt).

Elektrolyte:
In der extrazellulären Flüssigkeit überwiegen unter den Kationen Natrium, unter den Anionen Chlorid und Bikarbonat, während in der intrazellulären Flüssigkeit Kalium und Phosphatester vorherrschen. Aufgrund des unterschiedlichen Eiweißgehaltes ergeben sich geringe Ionenverschiebungen zwischen interstitieller und intravasaler Flüssigkeit: Nach dem Gibbs-Donnan-Mechanismus ist die eiweißarme interstitielle Flüssigkeit etwas Cl^--reicher als das eiweißreiche Blutplasma.

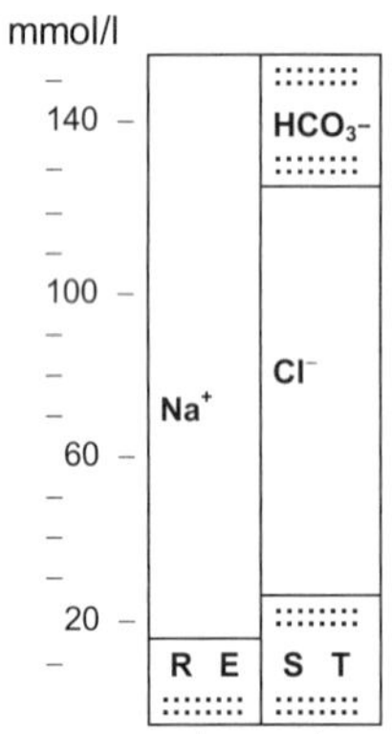

Ionenstruktur des Plasmas

Anionenrest = Anionenlücke: Organische und anorganische Säuren, Sulfat, Phosphat, anionische Eiweiße

Kationenrest = K^+, Ca^{++}, Mg^{++}

Vereinfachte Berechnungsformel: Anionenlücke $\approx Na^+ - (Cl^- + HCO_3^-)$
Normbereich: 3 - 11 mmol/l

Osmotischer Druck und Osmolalität bzw. Osmolarität:

Der osmotische Druck des Plasmas verhält sich proportional zur Anzahl der gelösten Teilchen.

Die Osmolalität bezieht die Konzentration aller gelösten Teilchen pro kg Lösungswasser (die Osmolarität pro Liter).
Normwert: 280 - 296 mmol/kg H_2O

Berechnung der Osmolalität im Plasma oder Serum:
- mmol/kg H_2O = 1,86 x Natrium + Glukose + Harnstoff + 9 (Angaben in mmol/l) oder
- mmol/kg H_2O = 1,86 x Natrium + 0,056 x Glukose + 0,17 x Harnstoff + 9 (Angaben von Natrium in mmol/l, Glukose und Harnstoff in mg/dl)

Die Konstanterhaltung der Osmolalität im physiologischen Bereich nennt man Isoosmolalität oder Isotonie. Die Isotonie der extrazellulären Flüssigkeit wird im Wesentlichen durch Natrium bestimmt. Änderungen auf der Seite der Anionen haben keine bedeutende Rückwirkung auf die Isotonie, weil sich die beiden wesentlichen Anionen der Extrazellulärflüssigkeit, HCO_3^- und Cl^-, aus Gründen der Elektroneutralität gegenseitig vertreten können. Konzentrationsänderungen von K^+, Ca^{++} und Mg^{++}

haben keinen Einfluss auf die Isotonie, weil Störungen dieser Elektrolyte von ihrer spezifischen Wirkung her (z.B. elektrische Erregbarkeit des Herzens) mit dem Leben bereits nicht mehr vereinbar sind, bevor sich ihre Konzentrationsänderung auf die Osmolalität auswirken kann. - Allerdings können Nichtelektrolyte wie Glukose und Harnstoff die Osmolalität wesentlich steigern (z.B. Coma diabeticum, Niereninsuffizienz).

Onkotischer Druck:

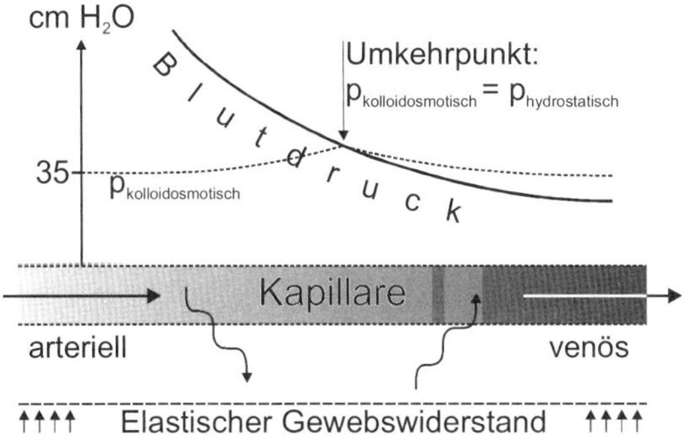

Ein Spezialfall des osmotischen Drucks ist der kolloidosmotische (oder onkotische) Druck, der an Membranen auftritt, die für Kolloide (z.B. Eiweiße) undurchlässig, für kleine Moleküle (z.B. Elektrolyte) aber durchlässig sind. Solche Membranen stellen die Blutkapillaren dar. Aufgrund des unterschiedlichen Eiweißgehaltes zwischen Plasma und interstitieller Flüssigkeit herrscht im Plasma ein onkotischer Druck von etwa 35 cm Wasser (wobei die Albumine der wesentliche Träger des onkotischen Drucks sind). Das Wechselspiel von hydrostatischem und onkotischem Druck in den Kapillaren ist von großer Bedeutung für den Flüssigkeitsaustausch zwischen Plasma und Interstitium.
Insgesamt überwiegt im arteriellen Schenkel der Kapillare der hydrostatische über den onkotischen Druck. Im venösen Schenkel der Kapillare überwiegt der onkotische Druck. Ein Ungleichgewicht in diesem Wechselspiel führt zu einer Ansammlung von Flüssigkeit im Interstitium = Ödeme.

Flüssigkeitsbilanz:

Ungefährer Wasserumsatz eines gesunden Erwachsenen in 24 h:

Aufnahme (ml)		**Abgabe (ml)**	
Flüssigkeit	1.000 - 1.500	Niere	1.000 - 1.500
Feste Nahrung	700	Haut + Lunge =	
Oxidationswasser	300	Perspiratio insensibilis	900
		Darm	100
	2.000 - 2.500		2.000 - 2.500

Beachte: Bei Säuglingen ist das extrazelluläre Flüssigkeitsvolumen (ECF) im Verhältnis zum Wasserumsatz wesentlich kleiner als bei Erwachsenen. Säuglinge sind daher sehr rasch gefährdet durch Störungen im Wasserhaushalt.

Wasserumsatz in l/die:			ECF	
	Säugling	: 0,7 →	1,4	→ 0,7
	Erwachsener	: 2,0 →	13,0	→ 2,0

Unter pathologischen Umständen können die Wasserverluste beträchtlich ansteigen. Der Wasserverlust durch Haut + Lunge (= Perspiratio insensibilis) beträgt bei normaler Körper- und Außentemperatur fast 1 l/24 h, bei Fieber ist der Wasserverlust erhöht: Je 1° > 37°C zusätzlich 0,5 - 1,0 l Wasserverlust. Während hierbei durch die Lunge elektrolytfreies Wasser in Form von Dampf verloren geht, muss man bei starkem Schwitzen trotz relativer Hypotonie des Schweißes mit Verlust von Wasser und Elektrolyten (NaCl) rechnen, was sich dann bemerkbar macht, wenn man durch Trinken nur das Wasser ersetzt.
Bei Flüssigkeitsverlusten aus dem Magen-Darm-Trakt (Durchfall, Erbrechen, Fisteln, Absaugsonden) ist der Verlust an bestimmten Elektrolyten ganz besonders zu beachten: Bei Verlust von Magensaft bes. Cl^- und H^+ (→ metabolische Alkalose!), bei Verlust von Galle und Pankreassaft bes. HCO_3^- (→ metabolische Azidose!). Außerdem kommt es zum K^+-Verlust.

REGULATION DES NATRIUM- UND WASSERHAUSHALTES

Ziel der Regulation des Natrium- und Wasserhaushaltes ist die Aufrechterhaltung von Isotonie und Isovolämie im Intravasalraum. ADH steuert die Wasserbilanz des Körpers: Erhöhung der Plasmaosmolalität und/oder Volumenmangel führen über eine ADH-Sekretion der Neurohypophyse zu Antidiurese (Wasserretention) und Durst (→ orale Wasseraufnahme). Weitere hormonale Signale (Renin-Angiotensin-Aldosteron-System, natriuretische Peptide: ANP, BNP und CNP) modifizieren die Natrium- (und Wasser-) Ausscheidung der Nieren.

Schema der Osmo- und Volumenregulation:

Messgröße	**Zirkulier. Blutvolumen ↓**	**Zirkulier. Blutvolumen ↑**	**Osmolalität ↑**
Rezeptoren	Barorezeptoren (juxtaglomeruläre Zellen der Nieren) ↓	Volumenrezeptoren (Herz) ↓	Osmorezeptoren (Hypothalamus) Barorezeptoren (bei Volumenmangel) ↓
Hormone	**Renin** ↓ Angiotensinogen → Angiotensin I A. Converting enzyme → ↓ Angiotensin II ↓	**ANP, BNP** und **CNP*** ↓	**ADH**** (Antidiuretisches Hormon) ↓
Wirkungen	1. Vasokonstriktion 2. Aldosteronsekretion (NNR) ↓ Renale Natrium- und Wasserretention ↓	1. Vasodilatation 2. Hemmung des Renin-Angiotensin-Aldosteron-S. ↓ Renale Natrium- und Wasserausscheidung ↓	Antidiurese (Wasserretention) ↓
Feed-back	Zirkul. Blutvolumen/EZV ↑	Zirkulier. Blutvolumen ↓	Osmolalität ↓

*ANP = atriales natriuretisches Peptid (aus dem Atrium/Vorhof)
BNP = brain natriuretic peptide (aus dem Ventrikel/Herzkammer)
CNP = Typ C natriuretisches Peptid (Vorkommen in Blutgefäßen)

** Gauer-Henry-Reflex: Erhöhte Vorhofdehnung vermindert die ADH-Freisetzung → vermehrte Wasserausscheidung

STÖRUNGEN IM WASSER- UND NATRIUMHAUSHALT

Abweichungen von der Isovolämie und Isotonie sind eng miteinander verknüpft. Dabei sind Abweichungen von der Isotonie am häufigsten verursacht durch Konzentrationsänderungen des Serumnatriums (Serumosmolalität hauptsächlich von der Na^+-Konzentration abhängig); aber auch starke Hyperglykämie und Harnstoffanstiege können die Osmolalität empfindlich steigern.
Die Volumenregulation läuft vorrangig und schneller ab als die Osmoregulation.

A) VOLUMENÄNDERUNGEN, DIE VORZUGSWEISE DEN INTRAVASALRAUM BETREFFEN:

1. Hypovolämie [E86]

Siehe Kap. Hypovolämischer Schock!

2. Hypervolämie [E87.7]

Ät.: Niereninsuffizienz + Überwässerung

Merke: Akute Hypervolämien entstehen i.d.R. nur bei Kombination von eingeschränkter Nierenfunktion mit einem Flüssigkeitsüberangebot, denn die normal funktionierenden Nieren scheiden Flüssigkeitsüberschüsse rasch aus.

KL.: • Husten, Dyspnoe → Fluid lung und Lungenödem (feuchte RGs)
• ZVD ↑, gestaute Venen (Hals, Zungengrund), Puls und Blutdruck ↑
• Kopfschmerzen, Krampfneigung
• Rasche Gewichtszunahme
• Hämoglobin ↓

Th.: A) Kausal
B) Symptomatisch:
- Sitzende Lagerung mit tief hängenden Beinen (Senkung des hydrostatischen Druckes in den Lungengefäßen)
- Rasch wirksames Schleifendiuretikum: Furosemid 20 - 40 mg i.v. (evtl. wiederholte Gaben)
- Bei Lungenödem zusätzlich Vorlastsenkung (Nitroglyzerin, unblutiger Aderlass) und Überdruckbeatmung mit positivem endexspiratorischen Druck (PEEP) und 100 % O_2
- Bei hypertoner Krise Nitroglyzerin u.a. Antihypertensiva
- Bei Niereninsuffizienz mit Überwässerung Dialyse, Flüssigkeitsbilanz und täglich wiegen!

B. VOLUMENÄNDERUNGEN DES EXTRAZELLULARRAUMES

Betreffen sekundär auch den Intrazellularraum. Unter Betrachtung des Hydratationszustandes und der Osmolalität ergeben sich 6 mögliche Störungen:

	Serum-Natrium Serum-Osmolalität Mittlere Hämoglobinkonzentration des Einzelerythrozyten (MCHC)	**Mittleres Erythrozyten-volumen (MCV)**	**Hämatokrit Hämoglobin Serumeiweiß**
Dehydratation			
Isoton	normal	normal	↑
Hypoton	↓	↑	
Hyperton	↑	↓	
Hyperhydratation			
Isoton	normal	normal	↓
Hypoton	↓	↑	
Hyperton	↑	↓	

DEHYDRATATION [E86]

Abhängig von der Serumosmolalität - d.h. meist von der Serum-Natrium-Konzentration - unterscheidet man 3 Formen der Dehydratation:

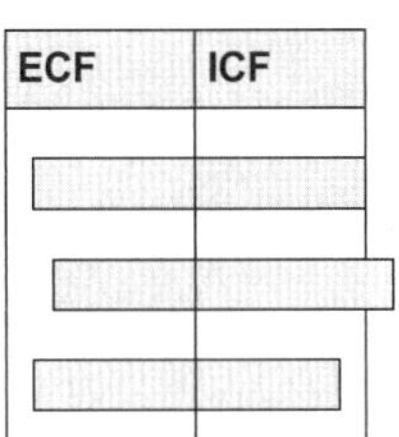

Normal

Isotone Dehydratation

Hypotone Dehydratation

Hypertone Dehydratation

1. Isotone Dehydratation

Def: Extrazellulärer Natrium- und Wasserverlust in isotonem Verhältnis

Ät.: 1. Renale Verluste
• Primär-renale Verluste: Polyurische Phase des akuten und chronischen Nierenversagens, salt-losing nephritis
• Sekundär-renale Verluste: Diuretikatherapie, M. Addison

2. Extrarenale Verluste
   - Enterale Verluste: Erbrechen, Durchfälle, Fisteln
   - Verluste in den "dritten Flüssigkeitsraum": Pankreatitis, Peritonitis, Ileus
   - Verluste über die Haut: Verbrennungen

KL.: Hypovolämiesymptome:
Durst, Tachykardie, Kollapsneigung, funktionelle Oligurie

Lab:
- Hämatokrit, Hämoglobin, Serumeiweiß ↑
- Serumnatrium und -osmolalität normal
- Bei normaler Nierenfunktion ist das spezifische Uringewicht erhöht.

2. Hypotone Dehydratation

Def: Salzverlust > Wasserverlust → extrazelluläre Dehydratation, intrazelluläres Ödem

Ät.: Wie bei isotoner Dehydratation (siehe oben), wobei oft zu viel kochsalzfreies Wasser substituiert wird.

Pg.: Die Verminderung des extrazellulären Volumens führt via ADH-Sekretion zu renaler Wasserretention. Die Hyponatriämie bewirkt eine intrazelluläre Volumenzunahme mit zerebralen Symptomen.

KL.:
- Hypovolämiesymptome (wie bei isotoner Dehydratation) mit ausgeprägter Kollapsneigung
- Zerebrale Symptome: Benommenheit, delirante Zustände, zerebrale Krämpfe

Lab:
- Hämoglobin, Hämatokrit, Serumeiweiß ↑
- Serumnatrium und -osmolalität ↓
- Urin-Na^+ < 20 mmol/l bei extrarenalen Verlusten
  Urin-Na^+ > 20 mmol/l bei renalen Verlusten

3. Hypertone Dehydratation

Def: Defizit an freiem Wasser mit Verminderung des extra- und intrazellulären Volumens

Ät.:
- Mangelnde Wasserzufuhr (Dursten)
- Wasserverluste über: Haut (Schwitzen), Lungen (Hyperventilation), Nieren (diabetisches Koma, Diabetes insipidus), Magen-Darm-Trakt
- Iatrogen (übermäßige Zufuhr osmotisch wirksamer Flüssigkeiten)

Pg.: Infolge des osmotischen Gradienten vorzugsweise intrazellulärer Wassermangel mit relativ geringen Hypovolämiesymptomen.
Da im Rahmen einer hypertonen Dehydratation besonders die Zellen Wasser verlieren und die Erythrozyten daher kleiner werden, wird in diesem Fall trotz bedrohlicher Dehydratation der Hämatokrit nur relativ wenig ansteigen.

KL.:
- Starker Durst
- Haut und Schleimhäute trocken, Hautfalten
- Fieber
- Benommenheit, Verwirrtheit
- Oligurie,

Anm.: Kreislauf rel. lange stabil!

Lab:
- Hämatokrit, Hämoglobin, Serumeiweiß ↑
- Serumnatrium und -osmolalität ↑
- Urinosmolalität ↑ bei Patienten mit normaler Nierenfunktion
- Urinosmolalität ↓ (< Serumosmolalität) bei Diabetes insipidus (D.i.). Nach ADH-Gabe steigt bei zentralem D.i. die Urinosmolalität an, nicht dagegen bei nephrogenem D.i.

Th.: **der Dehydratation**
a) Kausal
b) Symptomatisch:
1. Bilanzierung von Ein- und Ausfuhr, Wiegen, Überwachung des Elektrolythaushaltes
2. Wassersubstitution:
   Schätzung des Wasserverlustes (Erwachsener, 70 kg):
   - Nur Durst: bis 2 ℓ
   - Zusätzlich trockene Haut/Schleimhäute: 2 - 4 ℓ

- Zusätzlich Kreislaufsymptome (Puls ↑, Blutdruck ↓, ZVD ↓): > 4 ℓ
  Kreislaufsymptome treten am frühesten auf bei hypotoner Dehydratation (zusätzliche Wasserverschiebung von extra- nach intrazellulär!)

Merke: Bei Exsikkose keine Plasmaexpander geben, da sie das extravasale Flüssigkeitsdefizit verstärken. Bei Herz- oder Niereninsuffizienz vorsichtige Flüssigkeitssubstitution → ZVD + Körpergewicht kontrollieren! (Gefahr des Lungenödems).

3. Korrektur des Natriumhaushaltes:
   Leichte Abweichungen des Serumnatriums von der Norm sind im Bereich von 125 - 150 mmol/l meist symptomlos. Hierbei steht im Vordergrund der Therapie eine Beseitigung der auslösenden Ursache (z.B. Absetzen einer Diuretikatherapie).

   Merke: Länger bestehende Abweichungen vom Serum-Natrium haben auch zu entsprechenden Liquorveränderungen geführt und dürfen nur langsam über Tage ausgeglichen werden. Rascher Ausgleich führt zu lebensgefährlichen osmotischen Gradienten zwischen Liquor und extrazellulärer Flüssigkeit! Dies gilt für länger bestehende Hypo- wie auch Hypernatriämien.

   Bei symptomatischen schweren Hyponatriämien sollte der Gesamtanstieg des Serumnatriums 6 mmol/l/24h nicht überschreiten, wobei das Serumnatrium auf maximal 125 - 130 mmol/l angehoben werden darf.

   - Bei isotoner Dehydratation:
     Zufuhr isotonischer, isoionischer Flüssigkeit (z.B. Ringer-Lösung)
   - Bei hypotoner Dehydratation:
     Sehr langsame und vorsichtige Substitution von Natrium → Achtung: Bei zu schnellem Anstieg der Serumosmolarität fällt der Liquordruck rapide! → Gefahr der zerebralen Schädigung und zentralen pontinen Myelinolyse oder Blutung.
   - Bei hypertoner Dehydratation:
     Zufuhr osmotisch freien Wassers in Form von 5 %iger Glukoselösung, wobei allerdings 1/3 des Flüssigkeitsdefizits durch isotonische, isoionische Elektrolytflüssigkeit ersetzt werden soll.
     Auch hierbei den Ausgleich langsam über Tage herbeiführen; bei zu schnellem Ausgleich drohen Anstieg von Liquordruck und ein Hirnödem.

HYPERHYDRATATION [E87.7]

Abhängig von der Serumosmolalität - d.h. meist von der Serum-Natrium-Konzentration - unterscheidet man 3 Formen der Hyperhydratation:

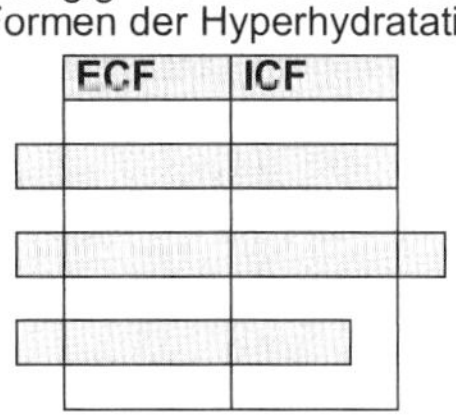

Normal

Isotone Hyperhydratation

Hypotone Hyperhydratation

Hypertone Hyperhydratation

Ät.: Relatives Überangebot an Flüssigkeit und/oder Kochsalz bei folgenden Störungen:
1. Niereninsuffizienz
2. Herzinsuffizienz
3. Hypoproteinämie:
   - Eiweißverlust: Nephrotisches Syndrom, exsudative Enteropathie
   - Verminderte Zufuhr: Hungerödem
   - Verminderte Albuminsynthese: Leberzirrhose
4. Regulationsstörungen
   - Sekundärer Hyperaldosteronismus
   - Therapie mit Gluko- oder Mineralokortikoiden
   - Syndrom der inadäquaten ADH-Sekretion = SIADH = Schwartz-Bartter-Syndrom (siehe dort):
     Urs: • Paraneoplastisch (meist kleinzellige Lungenkarzinome)
     • Zerebrale Erkrankungen
     • Lungenerkrankungen
     • Hypothyreose
     • Medikamentös induziert (z.B. Zytostatika)

   Beachte: Beim SIADH finden sich keine Ödeme.

5. Andere Ursachen: z.B. TUR(P)-Syndrom: Durch intravasale Einschwemmung von elektrolytfreier Spülflüssigkeit während einer transurethralen Prostataresektion [TUR(P)] kann es zu hypotoner Hyperhydratation kommen.

Pg.: Abhängig von Osmolalität bzw. Natriumkonzentration im Serum unterscheidet man eine isotone, hypotone und (seltene) hypertone Hyperhydratation. Dies hängt davon ab, in welcher Relation Wasser und Kochsalz zugeführt werden. Bei Abweichungen von der normalen Osmolalität (Serum-Natrium-Konzentration) kommt es zu gefährlichen Veränderungen im Flüssigkeitsgehalt des Gehirns:
Hypoosmolalität → Flüssigkeitszunahme im Gehirn bis Hirnödem
Hyperosmolalität → Flüssigkeitsentzug aus dem Gehirn

KL.:
- Gewichtszunahme
- Symptome der Hypervolämie:
  - Im großen Kreislauf: Ödeme
  - Im kleinen Kreislauf: Luftnot, Fluid lung, Lungenödem
- Evtl. Pleuraergüsse, Aszites
- Bei Abweichungen von der normalen Osmolalität bzw. Serum-Natrium-Konzentration zusätzlich zerebrale Symptome: Kopfschmerzen, evtl. Krämpfe, Koma.
- Der Blutdruck ist bei Hyperosmolalität (Hypernatriämie) oft erhöht, bei Hypoosmolalität (Hyponatriämie) eher erniedrigt.

Lab:

	Spezifisches Uringewicht	**Serum-Natrium Serum-Osmolalität**
Hypertone Hyperhydratation	↑	↑
Isotone Hyperhydratation	↓	Normal
Hypotone Hyperhydratation	↓	↓

- Hämatokrit, Hämoglobin, Serumeiweiß ↓

Th.: A) Kausal: z.B. Behandlung einer Herzinsuffizienz, einer Niereninsuffizienz u.a.

B) Symptomatisch:

1. Bilanzierung von Ein- und Ausfuhr, Wiegen, Elektrolytkontrolle

   Merke: Eine Hyponatriämie bei Hyperhydratation (Dilutionshyponatriämie) darf nicht als Natriummangel fehlgedeutet und mit Natrium substituiert werden! Bei ödematöser Herzinsuffizienz, Leberzirrhose mit Aszites, nephrotischem Syndrom und Niereninsuffizienz sind in der Regel Wasser- und Kochsalzrestriktion angezeigt (+ Diuretika).

2. Diuretika:
   - Bei nicht-bedrohlicher Überwässerung ohne Zeichen der Hypervolämie im kleinen Kreislauf: Langsame Entwässerung unter Beachtung insbesondere des Kaliumhaushaltes, z.B. Kombination eines Thiazid-Saluretikums mit einem antikaliuretischen Saluretikum (um eine Hypokaliämie möglichst zu vermeiden).
   - Bei bedrohlicher Überwässerung mit Zeichen der Hypervolämie im Lungenkreislauf: Gabe eines rasch wirksamen Schleifendiuretikums, z.B. Furosemid: 20 - 40 mg i.v., Dosis nach Bedarf wiederholen (weitere Einzelheiten s. Therapie der Hypervolämie)
3. Bei Überwässerung infolge Niereninsuffizienz Dialyse

ÖDEME [R60.9]

Def: Pathologische Ansammlung von Flüssigkeit im interstitiellen Raum - diskrete prätibiale Ödeme nach langem Sitzen/Stehen und prämenstruelle Ödeme können auch physiologischerweise beobachtet werden.
Generalisierte Ödeme finden sich zuerst an den abhängigen Körperpartien: Beim liegenden Patienten Steißbeinregion, bei gehfähigen Patienten symmetrisch im Knöchelbereich und prätibial.

Ät.:
1. Erhöhter hydrostatischer Druck in den Kapillaren
   - Generalisiert: Niereninsuffizienz, Rechtsherzinsuffizienz (siehe auch Hyperhydratation)
   - Lokalisiert: Venöse Abflussstörung (Phlebödem): Phlebothrombose, postthrombotisches Syndrom und chronisch-venöse Insuffizienz (siehe dort)
2. Verminderter onkotischer Druck im Plasma infolge Hypalbuminämie (< 2,5 g/dl):
   - Eiweißverlust: Nephrotisches Syndrom, exsudative Enteropathie
   - Verminderte Zufuhr: Hungerödeme
   - Verminderte Albuminsynthese: Leberzirrhose

3. Gesteigerte Permeabilität der Kapillaren:
   - Generalisiert: Akute postinfektiöse Glomerulonephritis, Angioödeme (siehe unten)
   - Lokalisiert: Allergisches und entzündliches Ödem, posttraumatisches Ödem, M. Sudeck
4. Verminderte Lymphdrainage: Lymphödem (siehe dort)
5. Ödeme durch Arzneimittel: Kalziumantagonisten, Minoxidil, NSAR, Glukokortikosteroide, Östrogene, Antidepressiva (ADH-Wirkung) u.a.
6. Zyklische Ödeme (meist prämenstruell, gel. auch periovulatorisch)
7. Idiopathische Ödeme (überwiegend Frauen vor der Menopause)
8. Artifizielles Ödem: Psychopathologisches Selbstabschnüren einer Extremität (auf Schnürfurchen achten!)

KL.:
- Schwellungen der Fußrücken, Unterschenkel, drückende Schuhe, nicht mehr passende Fingerringe
- Gewichtszunahme (periphere Ödeme werden erst sichtbar nach interstitieller Wasseransammlung von einigen Litern/Kilogramm)
- Lebensbedrohliche Dyspnoe bei Lungenödem (Angioödem mit inspiratorischem Stridor)
- Evtl. Lidödeme bei generalisierten Ödemen

DD:
- Myxödem bei Hypothyreose: Haut von teigiger Konsistenz, hinterlässt nach Fingerdruck keine Delle (i.Gs. zum echten Ödem durch Wassereinlagerung).
- Lipödem (anlagebedingte Fettverteilungs- und -vermehrungsstörung): Auftreibung beider Beine mit Wülsten an den Oberschenkeln, in 30 % d.F. auch Arme durch Fettpolster, erhöhte Kapillarfragilität (Hämatomneigung), Druckschmerzhaftigkeit der Gewebe, sekundäres Lymphödem, spart die Füße aus; fast nur bei Frauen im Rahmen einer hormonellen Umstellung.
  Ät.: Unbekannt
  Di.: Rein klinisch
  Th.: Manuelle Lymphdrainage, Kompressions- und Bewegungstherapie, Gewichtsreduktion, Liposuktion bei schweren Fällen (siehe auch S1-Leitlinie)

Di.:
- Anamnese + Klinik
- Labor: Harnstatus, Kreatinin, Elektrolyte, Gesamteiweiß, Albumin, Elektrophorese, D-Dimer bei Verdacht auf TVT; BNP bei Verdacht auf kardiale Ödeme (Herzinsuffizienz)
- Bildgebende Diagnostik (Echokardiografie, Duplex-Sonografie bei Verdacht auf Phlebödem)

Th.:
1. Kausale Therapie
2. Symptomatische Therapie
   - Bei generalisierten Ödemen Diuretika, evtl. Natrium- und Flüssigkeitsrestriktion
   - Bei chronisch venöser Insuffizienz Kompressionstherapie
   - Lymphödem: Siehe dort
   - Angioödem: Siehe dort

ANGIOÖDEM (AE) [T78.3]

Syn: veraltet Quincke-Ödem, angioneurotisches Ödem

Def: Akutes Ödem des tieferen Bindegewebes, meist an Lippen, Augenlidern, Zunge und Rachen lokalisiert. - Ko.: Glottisödem mit akuter Erstickungsgefahr; Rezidivneigung!

Ät.:
1. Histaminvermitteltes AE (h-AE) = Allergisches AE:
   Hauptmediator ist Histamin aus Mastzellen. Auslösung durch Allergene u.a. Triggerfaktoren
2. Nichthistaminvermitteltes AE (nh-AE) = Nichtallergisches AE:
   Meist Bradykinin-vermittelt
   2.1. Erworbenes AE (AAE)
   RAAS-Inhibitor induziertes A. (RAE): Durch ACE-Hemmer, seltener AT1-Blocker; sehr selten andere Ursachen
   2.2. Hereditäres A. (HAE) [D84.1]: Durch C_1-Esterase-Inhibitor (C_1-INH)-Mangel
   Prävalenz ca. 1 : 30.000: *www.angioedema.de*
   Autosomal-dominant vererbter (80 %) Defekt des Komplementsystems auf Chromosom 11:
   - Typ I (85 %): Verminderte Aktivität und Konzentration des C_1-Inhibitors
   - Typ II (15 %): Verminderte Aktivität bei normaler (erhöhter) Konzentration des C_1-Inhibitors
   - Typ III (selten): C_1-INH in Konzentration und Funktion normal
   2.3. Idiopathisches A. (selten)

	Histaminvermitteltes AE	Nichthistaminvermitteltes AE
Auslöser (Triggerfaktoren)	- Allergene, physikalische Einflüsse, Infektionen - Häufig keine erkennbaren Auslöser	Medikamente (Östrogene, ACE-Hemmer. AT1-Blocker), Stress, Trauma, Infektionen, Menstruation u.a.
Anamnese	Beginn oft im Erwachsenenalter Oft Urtikaria in der Anamnese	Positive Familienanamnese Beginn meist vor dem 20. Lj. Keine Urtikaria in der Anamnese
Symptome	Angioödem meist periorbital und an den Lippen; oft Urtikaria/Pruritus Keine Magen-Darm-Symptomatik	Angioödeme (Gesicht, Hände, Füße, Genitale), oft Bauchschmerzen Keine Urtikaria
Labor	Keine spezifischen Laborbefunde	Typ I: C_1-INH-Aktivität/-Konzentration ↓ Typ II: C_1-INH-Aktivität ↓ und Konzentration normal
Symptomatische Therapie	Kortikosteroide und Antihistaminika i.v. Evtl. Adrenalin (inhalativ, parenteral) Bei Bedarf Atemhilfe	Icatibant (Firazyr®): Bradykinin-B_2-Rezeptorantagonist C_1-INH (Berinert®, Cinryze®); Conestat alfa (Ruconest®) (notfalls fresh frozen plasma)
Prophylaxe	Auslösende Faktoren meiden	Auslösende Faktoren meiden
	Notfallausweis und Notfallmedikamente, Patientenschulung, Familienuntersuchung	

Anm.: Bei C_1-INH-Mangel ist der Komplementfaktor C4 erniedrigt (Screening-Marker).

Th.:
- Histaminvermitteltes allergisches AE: Antihistaminika, Kortikosteroide, Adrenalin
- HAE durch C_1-INH-Mangel: Therapie in Zentren: Gabe von C_1-INH (siehe Tabelle, Leitlinie für das HAE → *Internet*)

Memo: Bei C_1-INH-Mangel sind Antihistaminika, Kortikosteroide und Adrenalin wirkungslos!

HYPONATRIÄMIE [E87.1]

Def: Serum-Natrium < 135 mmol/l. In der Regel ist auch die Serum-Osmolarität vermindert (hypotone Hyponatriämie). Eine Hypertriglyzeridämie und Paraproteinämien können zu falsch niedrigen Bestimmungen des Serum-Na^+ führen, wenn eine photometrische Methode verwendet wird (Pseudohyponatriämie). Eine nichthypotone Hyponatriämie kann auch bei Hyperglykämien, starken Hyperurikämien und nach Gabe von Immunglobulinen oder Mannitol auftreten.

Ep.: Bei > 15 % aller Krankenhauspatienten

PPh: Natrium ist das entscheidende Kation im Extrazellulärraum und für die Osmolarität und das Extrazellulärvolumen (ECV) von großer Bedeutung. Eine Hyponatriämie ist Ausdruck eines Flüssigkeitsexzesses im Verhältnis zur Natriumkonzentration im Blut. Eine Hyponatriämie geht nicht mit einer Veränderung der Natriummenge im Körper einher, sondern spiegelt in erster Linie eine Störung im Wasserhaushalt wider. Die physiologische Normnatriämie wird reguliert durch die Wasserzufuhr (Durst) und die Wasserausscheidung (Nierenfunktion und antidiuretisches Hormon ADH). ADH wird durch osmotische (Erhöhung der Serum-Osmolarität) und nichtosmotische Stimuli (Verminderung des effektiven Plasmavolumens, Nausea, Hypoxie, Hypotonie, Hypoglykämie, Schmerz, Pharmaka) ausgeschüttet, außerdem kann eine ektope Sezernierung bei Malignomen erfolgen. Die Einteilung der Hyponatriämie orientiert sich am Füllungszustand des extrazellulären Raums.

Einteilung:

1. Hypovolämische Hyponatriämie
   Natrium- und Wassermangel, der Natriumverlust ist jedoch stärker ausgeprägt als der Wassermangel.
   Niedriges effektives arterielles Blutvolumen (EABV), das die ADH-Sekretion stimuliert; klinisch Orthostasezeichen, Na^+-Konzentration im Spontanurin < 20 mmol/l bei extrarenalem Salzverlust und > 20 mmol/l bei renalem Salzverlust, Serum-Kreatinin, und -Harnstoff (überproportional) erhöht.
   Urs.:
   1.1. Renaler Salzverlust: Diuretika (meist Thiazide), Salzverlustniere bei interstitieller Nephritis, Hypoaldosteronismus, renal tubuläre Azidose, Ketonurie, osmotische Diurese
   1.2. Extrarenaler Salzverlust: Erbrechen, Diarrhö, Pankreatitis, Peritonitis
   1.3. Zerebrale Erkrankungen: Verlust von Na^+ und Cl^- im Urin nach Kopfverletzungen oder neurochirurgischen Eingriffen: Niedriges EABV und vermehrte ADH-Sekretion (Wasserretention)

2. Euvolämische (normovolämische) Hyponatriämie:
Diese Form ist häufig Folge einer ADH-vermittelten Reduktion der renalen Ausscheidung von freiem Wasser.
Keine Zeichen der Volumendepletion, Na^+-Konzentration im Spontanurin > 20 mmol/l, Unterscheidung einer leichten Form der Volumendepletion von der Euvolämie: Testinfusion mit 0,9 %iger NaCl-Lösung: Eine schnelle Korrektur der Hyponatriämie spricht für eine Volumendepletion; Natriurese und der fehlende signifikante Anstieg des Na^+ im Serum sprechen für eine Euvolämie (Normovolämie).
Urs:
2.1. SIADH (Syndrom der inadäquaten ADH-Sekretion): Hyponatriämie, Hypourikämie, Hypoosmolarität, Euvolämie, Urin-Osmolalität > 300 mmol/kg, Na^+ im Urin > 20 mmol/l. Das SIADH ist die häufigste Ursache einer Hyponatriämie!
Urs: Paraneoplastisch bei Malignomen, bei zentralnervösen Störungen, pulmonalen Prozessen und Pharmaka (Opioide, NSAR, Barbiturate, Cyclophosphamid, Antidepressiva, Antipsychotika, Carbamazepin u.a.)
2.2. Physiologische ADH-Stimulation bei vermindertem effektiven arteriellen Blutvolumen (EABV):
- Glukokortikoiddefizienz bei sekundärer Nebenniereninsuffizienz
- Hypothyreose (selten)
- Wasserintoxikation (Osmolarität Harn < Serum)
- Sportliche Extrembelastungen (bei Marathonläufern vermehrte Sekretion von ADH, bei Zufuhr von zu viel Wasser in diesem Zustand: Akute symptomatische Hyponatriämie)
- Primäre Polydipsie („psychogene Polydipsie")

3. Hypervolämische Hyponatriämie
Überschuss an Natrium und Wasser des Extrazellulärvolumens, ausgeprägter ist jedoch der Wasserüberschuss. Klinisch zeigen die Patienten Ödeme und evtl. Ergüsse in Körperhöhlen, der Blutdruck ist erniedrigt; Kreatinin, Harnstoff und Harnsäure im Serum sind erhöht, die Na^+-Konzentration im Urin beträgt < 20 mmol/l.
Urs.:
3.1. Leberzirrhose
3.2. Chronische Herzinsuffizienz
3.3. Nephrotisches Syndrom

KL.: Die klinische Symptomatik der Hyponatriämie hängt vom Ausmaß und der Geschwindigkeit ihrer Entwicklung ab. Leichte Formen sind meist asymptomatisch, auch eine sich langsam entwickelnde mittelschwere Hyponatriämie kann asymptomatisch sein; bei Serum-Na^+-Werten von 120 - 130 mmol/l: Adynamie, Appetitlosigkeit, Übelkeit, Erbrechen, Kopfschmerzen und Somnolenz; bei sich rasch entwickelnder ausgeprägter Hyponatriämie: Sturzneigung, Gedächtnisstörungen, Verwirrtheit, Krampfanfälle, Koma, Tod (Gefahr der Einklemmung des Hirnstamms).

Di.: Anamnese/Klinik
- Beurteilung des Volumenstatus
- Labor: Na^+ im Serum und Urin, Nierenfunktionsparameter, Urinosmolarität
- Diagnostik der SIADH: Siehe dort

5 wichtige Fragen bei Hyponatriämie:
1. Zufuhr von zu viel Wasser?
2. Diuretika-Therapie?
3. Gastrointestinale Symptomatik (Diarrhö, Erbrechen) mit Flüssigkeitsverlust?
4. Klinische Zeichen einer Herzinsuffizienz, einer Leber- oder Nierenerkrankung?
5. Grunderkrankung, die zu einem SIADH führen kann?

Th.: A. Kausale Therapie: Behandlung der Grunderkrankung

B. Symptomatische Therapie:
1. Akute symptomatische Hyponatriämie, die kurzfristig (< 48 h) entstanden ist:
Infusion von 1 - 2 ml/kg KG/h einer 3 %igen NaCl-Lösung . Nach Anhebung des Serum-Na^+ um 2-4 mmol/l meist Besserung der klinischen Symptomatik, anschließend Infusion beenden oder Infusionsgeschwindigkeit reduzieren (z.B. 0,5 ml/kg KG/h)
2. Chronische symptomatische Hyponatriämie:
Bei chronischer symptomatischer Hyponatriämie müssen Korrekturen langsam durchgeführt werden. Ein rascher Anstieg der Na^+-Konzentration im Serum kann zu einem osmotischen demyelinisierenden Syndrom (ODS) mit meist pontiner oder auch extrapontiner Myelinolyse führen. Die Na^+-Konzentration sollte auch bei symptomatischen Patienten um nicht mehr als 6 mmol/l in 24 h ansteigen. Engmaschige Kontrollen des Serum-Na^+ sind in jedem Fall indiziert. Bei asymptomatischen Patienten mit nur milder Hyponatriämie ist eine Substitutionstherapie meist nicht indiziert.

3. Hyponatriämie beim SIADH
Beim SIADH sollte die Trinkmenge auf 500 - 1000 ml/d beschränkt werden. Desweiteren Absetzen der potenziell ursächlichen Pharmaka, Therapie der Grunderkrankung, evtl. Gabe von Schleifendiuretika. Eine unangemessene Therapie mit 0,9%iger NaCl kann das Serum-Natrium weiter absenken! Einsatz von Tolvaptan (siehe SIADH).

HYPERNATRIÄMIE [E87.0]

Def: Serum-Natrium > 145 mmol/l
1. Mit Zeichen des Wassermangels:
   = Hypovolämische Hypernatriämie
   - Urin-Osmolalität > 800 mmol/kg:
     Extrarenaler Wasserverlust und/oder ungenügende Wasserzufuhr
   - Urin-Osmolalität < 800 mmol/kg:
     Renaler Wasserverlust:
     a) Anstieg der Urin-Osmolalität nach ADH-Gabe = zentraler Diabetes insipidus
     b) Fehlender Anstieg der Urin-Osmolalität nach ADH-Gabe: nephrogener Diabetes insipidus oder osmotische Diurese
2. Mit Zeichen der Hypervolämie (selten)
   = Hypervolämische Hypernatriämie durch unkontrollierte Infusion von NaCl-Lösungen

KL.: - Symptome der ursächlichen Störung
- Muskeleigenreflexe (MER) ↑, Ruhelosigkeit, evtl. muskuläres Faszikulieren, evtl. Krampfanfälle u.a.

Th.: 1. Kausal
2. Symptomatisch:
   - Hypovolämische Hypernatriämie: Volumensubstitution mit 5 %iger Glukoselösung + 1/3 des Flüssigkeitsdefizites als isotonische Elektrolytlösung
   - Hypervolämische Hypernatriämie: Evtl. Zufuhr von hypertonen Lösungen stoppen. Bei einem Serumnatrium > 160 mmol/l: 5 %ige Glukoselösung + Furosemid. Bei Nierenversagen: Hämodialyse.

CHLORID

Normbereich: 97 - 108 mmol/l i.S.

Änderungen der Chloridkonzentration i.S. gehen meist parallel mit denen des Natriums. Isolierte Abweichungen von der normalen Serumchloridkonzentration findet man bei Störungen im Säure-Basen-Haushalt (siehe unten).

KALIUM

Ph.: Referenzbereich: Kinder: 3,2 - 5,4 mmol/l - Erwachsene: 3,6 - 5,0 mmol/l

Die tägliche Kaliumzufuhr beträgt bei gemischter Kost ca. 50 - 150 mmol, die Ausscheidung erfolgt zu 90 % renal und 10 % enteral. Bei Niereninsuffizienz wird kompensatorisch vermehrt Kalium über den Dickdarm ausgeschieden.
Nur 2 % des Gesamtkörperkaliums befinden sich extrazellulär (K_e), 98% befinden sich intrazellulär (K_i). Der K_i/K_e-Quotient, der durch aktiven Transport (Na^+/K^+-ATPase) aufrechterhalten wird, bestimmt das Membranpotential.
Das Ruhemembranpotential beträgt ca. - 85 mV, das Schwellenpotential zur Auslösung eines Aktionspotentials liegt bei - 50 mV.

PPh:
- Akute Hypokaliämie führt durch Vergrößerung des Quotienten K_i/K_e zu einer Abnahme der neuromuskulären Erregbarkeit; im Extremfall kommt es zur Muskellähmung infolge Hyperpolarisationsblock.
- Akute Hyperkaliämie führt anfangs zur Steigerung der neuromuskulären Erregbarkeit; im Extremfall kommt es zu Muskellähmung infolge Depolarisationsblock. Hyperkaliämie wirkt am Herzen negativ inotrop (Kontraktionskraft ↓) und negativ dromotrop (Erregungsleitung ↓).

- Bei chronischen Kaliumstörungen sind die neuromuskulären Störungen geringer, da die extrazelluläre Kaliumveränderung zu einer gleichsinnigen Störung des intrazellulären Kaliums führt (wodurch sich der K_i/K_e-Quotient z.T. wieder normalisiert). Bei Patienten mit chronischer Hypo- bzw. Hyperkaliämie können daher EKG-Veränderung fehlen.
- Die Verteilung von Kalium zwischen Intra- und Extrazellulärraum hängt von folgenden Faktoren ab:
  1. Säure-Basen-Haushalt: Bei Azidose der Extrazellulärflüssigkeit kommt es zu einem Einstrom von H^+ in die Zellen im Austausch gegen Kalium → Azidose führt zu Hyperkaliämie. Umgekehrt führt Alkalose zu Hypokaliämie.
  2. Insulin, Aldosteron und Adrenalin fördern den Kaliumeinstrom in die Zellen. Daher kann man mit Glukose-/Insulininfusion kurzfristig eine Hyperkaliämie behandeln.
  3. Magnesiummangel führt zu Kaliumverlust aus Herz- und Skelettmuskelzellen (durch Hemmung der Na^+/K^+-ATPase).

Beachte:
- ▶ Da 98 % des Kaliums intrazellulär sind, ist die Serumkonzentration kein ausreichender Repräsentant des Kaliumhaushaltes.
- ▶ Daher muss man zusätzlich die Funktion kaliumabhängiger Organe prüfen. Bei akuten Kaliumstörungen eignet sich hierzu das Ekg.
- ▶ Durch Messung der Kaliumausscheidung i.U. kann festgestellt werden, ob ein Kaliumverlust renal oder enteral erfolgt.
- ▶ Da die Kaliumkonzentration der Erythrozyten 25fach höher als im Serum ist, muss zu untersuchendes Blut hämolysefrei abgenommen werden und innerhalb einer Stunde abzentrifugiert werden, da sonst eine Hyperkaliämie vorgetäuscht wird. Aus dem gleichen Grund enthalten ältere Erythrozytenkonzentrate vermehrt Kalium.

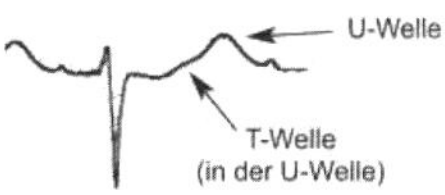	Hypokaliämie: • ST-Senkung, T-Abflachung • TU-Verschmelzungswelle • PQ-Verkürzung
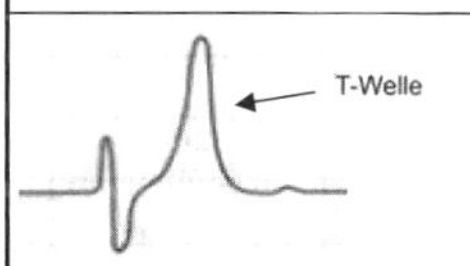	Hyperkaliämie: • Zeltförmiges T mit schmaler Basis (≤ 0,20 sec) • P-Abflachung • PQ-Verlängerung • Schenkelblockartige Deformierung des Kammerteils • Terminal Übergang in Sinuswellen

Hypokaliämie [E87.6]

Def: Serumkalium bei Erwachsenen: < 3,6 (Kinder < 3,2) mmol/l

Ät.: A) Verlustbedingte Hypokaliämie (externe Bilanzstörung)
1. Reduzierte orale Zufuhr
2. Intestinale Verluste:
   - Diarrhö, Laxanzienabusus, Fisteln, Erbrechen
   - Mukorrhö (gesteigerte enterale Schleimabsonderung) bei villösem Adenom

   Merke: Chronischer Laxanzienabusus [F55.1] ist die häufigste Ursache einer unklaren Hypokaliämie. Junge Frauen mit unklaren Beschwerden (Apathie, Obstipation!) stets nach Gebrauch von Abführmitteln fragen! Hypokaliämie verstärkt die Obstipation!
3. Renale Verluste:
   - Primär renaler Kaliumverlust durch Nierenerkrankungen:
     - ▪ Chronische interstitielle Nephritiden
     - ▪ Polyurische Phase des akuten Nierenversagens
     - ▪ Renale tubuläre Azidose
     - ▪ Bartter-Syndrome (siehe dort)
   - Sekundärer renaler Kaliumverlust:
     - ▪ Diuretikatherapie (häufige Ursache!)
       Daher bei Diuretikatherapie Kalium substituieren oder Kombinationsbehandlung mit kaliumsparenden Saluretika.
     - ▪ Primärer oder sekundärer Hyperaldosteronismus
     - ▪ Pseudohyperaldosteronismus durch Lakritzenabusus (Glycyrrhizinsäure)
     - ▪ Hyperkortisolismus
     - ▪ Therapie mit Gluko- oder Mineralokortikoiden
     - ▪ Therapie mit Amphotericin B

B) Verteilungshypokaliämie (interne Bilanzstörung)
Verlagerung von Kalium aus dem Extrazellulärraum in die Zellen:
1. Alkalosen
2. Insulinbehandlung eines Coma diabeticum
3. Hypokaliämische paroxysmale Lähmung (seltene familiäre Erkrankung)

KL.: Je schneller eine Hypokaliämie auftritt, umso ausgeprägter sind die Symptome. Chronische Hypokaliämien sind meist symptomlose Zufallsbefunde im Rahmen einer Laborbestimmung.
1. Adynamie bis zu Paresen, Bildung von Muskelwülsten bei Beklopfen der Muskulatur
2. Obstipation bis zum paralytischen Ileus (auch Blasenlähmung)
3. Abschwächung bis Fehlen der Reflexe
4. Ekg: Abflachung von T, ST-Senkung, U-Welle (U-Welle höher als T), TU-Verschmelzung, Extrasystolen (Auftreten von Extrasystolen unter Digitalistherapie ist verdächtig auf Hypokaliämie oder Digitalisüberdosierung).

   Merke: Hypokaliämie führt zu Digitalisunverträglichkeit! Umgekehrt kann die Verträglichkeit einer Digitalistherapie durch Anheben des Kalium- (und Magnesium-) Spiegels i.S. auf hochnormale Werte verbessert werden!
5. Hypokaliämische Nephropathie:
   Evtl. Ausbildung einer vakuolären Tubulopathie mit Polyurie + Polydipsie, die ADH-refraktär ist (renaler Diabetes insipidus). Bei chronischer Hypokaliämie kann es zur interstitiellen Nephritis kommen.
6. Metabolische Alkalose

Di.:
- Anamnese + Klinik
- Kalium i.S. + i.U.: Urin-Kalium > 20 mmol/l: Renaler Kaliumverlust
  Urin-Kalium < 20 mmol/l: Enteraler Kaliumverlust
- Säure-Basenstatus
- Bei hypokaliämischer Hypertonie an Conn-Syndrom und Nierenarterienstenose denken!

Th.: A) Kausal: Beseitigung der auslösenden Ursache, z.B. Absetzen von Laxanzien, kaliumneutrale Diuretikatherapie

B) Symptomatisch: Kaliumsubstitution unter Berücksichtigung des pH.
- Kaliumreiche Ernährung (Obstsäfte, Bananen u.a.)
- Kaliumchlorid: Gleicht neben der Hypokaliämie auch die oft gleichzeitig vorhandene metabolische Alkalose aus. Evtl. Anwendung in Tomatensaft
  Per os besteht bei normaler Nierenfunktion meist keine Gefahr der Überdosierung; Kaliumchlorid in Tablettenform ist obsolet, da Dünndarmulzera entstehen können; daher Applikation des Kaliums zu oder nach den Mahlzeiten mit reichlich Flüssigkeit (z.B. als Granulat).
  Parenteral: Berechnung des K^+-Defizits mittels eines Nomogramms (unter Berücksichtigung des pH). Intravenöse Kaliumzufuhr mit Kaliumkontrollen, evtl. Ekg-Monitoring.

  Merke: 1 mmol extrazelluläres Serum-Kaliumdefizit entspricht einem Mangel von 100 mmol Kalium. Parenteral nicht mehr als 20 mmol/h geben (maximale Tagesdosis 3 mmol/kg KG). Kalilösung ausreichend verdünnen, da Kalium venentoxisch ist! Bei Hypokaliämie und Azidose zuerst Kaliumdefizit ausgleichen, erst danach evtl. Korrektur der Azidose (im umgekehrten Fall verschlimmert sich die Hypokaliämie!).

Hyperkaliämie [E87.5]

Def: Serumkalium bei Erwachsenen > 5,0 (Kinder > 5,4) mmol/l

Ät.: A) Externe Bilanzstörung:
1. Übermäßige Kaliumzufuhr

   Merke: Weil die renale Ausscheidungskapazität mehr als das Doppelte der normalerweise mit der Nahrung aufgenommenen Kaliummenge von 100 mmol beträgt, ist eine exogen bedingte Hyperkaliämie bei normaler Nierenfunktion kaum möglich. Denn bei hoher Kaliumzufuhr bewirkt Aldosteron eine verstärkte Sekretion ins Tubuluslumen.
   Bei fortgeschrittener Niereninsuffizienz kann schon übermäßiger Genuss von Obst oder Diätsalz auf Kaliumbasis eine lebensbedrohliche Hyperkaliämie verursachen.
   Parenteral ohne Kontrollmöglichkeit nie mehr als 20 mmol K^+/h geben!
2. Verminderte renale Kaliumausscheidung:
   - Akutes Nierenversagen: Bei Anurie steigt das Serumkalium infolge Zellkatabolismus täglich um ca. 1 mmol/l an.

- Chronische Niereninsuffizienz: Solange die Kreatininclearance > 20 ml/min beträgt bzw. keine Oligurie auftritt, kommt es meist nicht zur Hyperkaliämie, da Kalium verstärkt tubulär sezerniert und über den Dickdarm ausgeschieden wird. Lebensbedrohliche Hyperkaliämien drohen jedoch bei unkontrollierter Kaliumzufuhr (z.B. Obst, Diätsalz auf Kaliumbasis) oder bei Einnahme von Medikamenten, die eine Hyperkaliämie induzieren können.
- Hyporeninämischer Hypoaldosteronismus bei Diabetes mellitus
- M. Addison (Mineralokortikoidmangel)

3. Iatrogen verursachte Hyperkaliämie:
   - Medikamente, die das Renin-Angiotensin-Aldosteron-System (RAAS) hemmen (RAAS-Hemmer): ACE-Hemmer, Sartane, Aldosteronantagonisten, Reninhemmer, NSAR
   - Medikamente, die die Kaliumsekretion im distalen Tubulus hemmen: Ciclosporin A, Amilorid, Triamteren (= kaliumsparende Diuretika), Cotrimoxazol, Pentamidin

   Memo: Auch bei normaler Nierenfunktion Kaliumkontrollen bei Kombination von ACE-Hemmern mit kaliumsparenden Diuretika! Eine relevante Hyperkaliämie ist eine KI für RAAS-Hemmer.

B) Interne Bilanzstörung (Verteilungshyperkaliämie)
durch Verlagerung von intrazellulärem Kalium in den Extrazellulärraum.
1. Azidose, diabetisches Koma (Insulinmangel), schwere Digitalisintoxikation (Blockierung der Na^+/K^+-ATPase mit passivem K^+-Ausstrom in den EZR)
2. Freisetzung von Kalium bei Zellschaden
   - Große Weichteilverletzungen mit Myolyse, Rhabdomyolyse, Verbrennungen
   - Hämolytische Krise, Transfusion kalter Erythrozytenkonzentrate
   - Zytostatische Behandlung von Malignomen
   - Hyperkaliämische periodische Lähmung (Gamstorp-Syndrom [G72.3])
   - Nach verspäteter Eröffnung von kompletten arteriellen Gefäßverschlüssen (Tourniquet-Syndrom)

C) Pseudohyperkaliämie:
1. Hämolyse der Blutprobe:
   Häufig werden falsch hohe Werte als Folge einer artifiziellen Hämolyse gemessen (zu lange Stauung + Pumpen mit der Hand bei der Blutabnahme, schnelle Aspiration des Blutes durch englumige Kanülen, verspätete Zentrifugation)!
2. Kaliumfreisetzung in der Blutprobe bei exzessiver Thrombozytose oder Leukozytose (bei CML)
   - Di.: Serumkalium ↑, aber Plasmakalium normal!

KL.: Oft symptomarmer Verlauf!

Merke: Es gibt kein zuverlässiges Symptom, welches auf die Gefahr einer Hyperkaliämie hinweist!

- Evtl. neuromuskuläre Symptome: Parästhesien ("Ameisenlaufen" um den Mund, Pelzigwerden der Zunge), Muskelzuckungen, Paresen
- Ekg: - Überhöhtes zeltförmiges T
  - Schenkelblockartige QRS-Verbreiterung
  - QT verkürzt, P-Abflachung
  - Kammerflattern/-flimmern oder Asystolie

Di.: - Serum-Kaliumkontrollen + Ekg-Kontrollen
- Ausschluss einer Niereninsuffizienz (Kreatinin)
- Säure-Basen-Status
- Ausschluss einer Pseudohyperkaliämie

Th.: A) Kausal: z.B. Absetzen kaliumretinierender Medikamente bei Niereninsuffizienz!
B) Symptomatisch:
1. Kaliumzufuhr stoppen, keine kaliumreichen Lebensmittel (z.B. Bananen u.a. Früchte)
2. Förderung des Kaliumeinstromes in die Zellen:
   - Glukose und Insulin: z.B. 50 ml 40 %ige Glukoselösung + 10 IE Normalinsulin i.v. über 30 Min., anschließend Blutzuckerkontrollen; Wirkdauer: 4 - 6 h
   - Natriumbikarbonat wirkt nur bei metabolischer Azidose; Dos.: 50 - 100 ml einer einmolaren (8,4 %igen) Lösung über 30 Min. i.v.; Wirkdauer: 2 h
   - Kalziumglukonat wirkt nur kurzfristig durch Membranstabilisierung (30 Min.) und ist bei digitalisierten Patienten sowie bei Hyperkalzämie kontraindiziert. Dos: 10 ml 10 % Kalziumglukonat
   - Salbutamol (Beta-2-Sympathomimetikum) hoch dosiert per inhalationem kann den Kaliumspiegel ebenfalls temporär absenken (NW + KI: Siehe Kap. Asthma bronchiale).
3. Entfernung von Kalium:
   - Forcierte Diurese (NaCl 0,9 %-Infusion + Furosemid)
   - Hämodialyse bei akutem Nierenversagen und chronischer Niereninsuffizienz

- Kationenaustauscherharze, die im Darm Natrium (oder Kalzium) gegen Kalium austauschen. Wirkdauer: 4 - 6 h; z.B. Resonium® A, kontraindiziert bei Hypernatriämie und Hypertonie; Anwendung oral und als Klysma. NW beachten (selten Darmnekrosen)
- In klinischer Erprobung: Patiromer

Merke: Serumkaliumwerte > 6,0 mmol/l sind akut bedrohlich und erfordern eine rasche Kaliumsenkung!

MAGNESIUM

Gesamtbestand an Magnesium im Körper ca. 12,4 mmol (0,3 g)/kg KG, Tagesbedarf für Männer 400 - 420 mg, für Frauen 310 - 320 mg, Schwangere 360 mg). Dies wird bei ausgewogener Ernährung meist erreicht.
Magnesiumverteilung im Körper:

- 1 % im Plasma (zu 30 % an Albumin gebunden, zu ca. 70 % ionisiert)
  Normaler Plasmaspiegel: 0,75 - 1,05 mmol/l
- Ca. 65 % im Knochen
- Ca. 35 % intrazellulär in der Skelettmuskulatur

Intrazellulär ist Magnesium überwiegend an ATP gebunden (MgATP) und steht im Gleichgewicht mit freien Magnesiumionen. Magnesium ist an der Aktivierung zahlreicher Enzyme beteiligt, u.a. aktiviert es die Na^+/K^+-ATPase und beeinflusst dadurch die Kaliumverteilung. Außerdem hemmt Magnesium die intrazelluläre Kalziumbereitstellung ("natürlicher Kalziumblocker").

Hypomagnesiämie [E83.4]

Def: Serummagnesium < 0,75 mmol/l

Ät.: 1. Angeborene Magnesiumverlusterkrankungen (selten):
- Intestinal bedingte Hypomagnesiämie mit sekundärer Hypokalzämie und Krampfanfällen; autosomal-rezessiver Erbgang
- Renal bedingte primäre Hypomagnesiämie; autosomal-dominanter Erbgang; Genmutation FXYD2
- Mutationen des CASR-Gens (Ca^{2+}-Mg^{2+}-Sensing-Rezeptor). Aktivierende und inhibierende Mutationen sind bekannt.
- Familiäre Hypomagnesiämie mit Hyperkalziurie und Nephrokalzinose (FHHNC); Mutation im Paracellin 1-Gen (PCLN1); Häufigkeit ca. 1 : 100.000
- Gitelman-Syndrom (siehe dort)

2. Sekundäre (erworbene) Hypomagnesiämie: Die meisten Fälle
- Einseitige Ernährung (Alkoholismus, parenterale Ernährung; Anorexia nervosa)
- Malabsorptionssyndrom
- Vermehrter Bedarf (Schwangerschaft, Leistungssport, Stress u.a.)
- Erhöhte renale Ausscheidung: Polyurische Störungen
- Therapie mit Diuretika, Ciclosporin A, Cisplatin, Aminoglykosiden, PPI
- Akute Pankreatitis
- Laxanzienabusus
- Endokrine Störungen: Diabetes mellitus, Hyperthyreose u.a.

KL.: Da gleichzeitig eine Hypokaliämie und/oder Hypokalziämie vorliegen kann, sind die klinischen Symptome einer Hypomagnesiämie nicht spezifisch
- ZNS/Psyche: Reizbarkeit, Depressionen; Magnesiummangeltetanie, Parästhesien u.a.
- Herz: Extrasystolie, erhöhte Digitalisempfindlichkeit, erhöhte Bereitschaft der Koronararterien zu Spasmen mit evtl. Angina pectoris
  Ekg: ST-Senkung, T-Abflachung, QT-Verlängerung
- Magen/Darm: evtl. Darmspasmen u.a.

Di.: Klinik (uncharakteristisch), Magnesium i.S. ↓, Magnesium im 24 h-Urin
Ausschluss einer Hypokaliämie/Hypokalzämie

Th.:
- Kausale Therapie
- Symptomatische Therapie: Magnesiumgabe
  Ind: 1. Orale Substitutionstherapie bei Magnesiummangel
  Dos: 10 - 30 mmol Magnesium/d

2. Pharmakologische Therapie bei normalem Magnesiumspiegel i.S.: z.B.
   - Ventrikuläre Arrhythmien durch Digitalis
   - Extrasystolie kann durch Anheben des Magnesium- und Kaliumspiegels auf hochnormale Werte oft günstig beeinflusst werden
   - Torsade-de-pointes-Kammertachykardie → Magnesiumsulfat 2 g langsam i.v. über 5 Min. (Off-Label-Use)
   - Eklampsie mit generalisierten Krämpfen (2 - 5 g Magnesiumsulfat i.v.)
   - Vorzeitige Wehentätigkeit

Hypermagnesiämie [E83.4]

Def: Serummagnesium > 1,05 mmol/l

Ät.: Am häufigsten Niereninsuffizienz und Therapie mit magnesiumhaltigen Antazida
Ferner: Rhabdomyolyse; parenterale Magnesiumtherapie u.a.

KL.: Meist asymptomatischer Laborbefund. Bei gleichzeitig bestehender Hypokalzämie und/oder Hyperkaliämie kann es eher zu Symptomen kommen:
- Muskelschwäche, Nausea, Parästhesien im Gesicht
- Hypoventilation
- Somnolenz bis Magnesium-Narkose
- Ekg: Verlängerung der PQ-Zeit, Verbreiterung des QRS-Komplexes

Th.: Bei parenteraler Überdosierung von Magnesium wirkt Kalzium i.v. als Antidot.
Bei Hypermagnesiämie/Hyperkaliämie infolge terminaler Niereninsuffizienz: Dialyse

KALZIUM

PPh: Siehe Kap. Nebenschilddrüse.

Hypokalzämie [E83.58]

Def: Gesamtkalzium i.S. < 2,2 mmol/l; ionisiertes Kalzium < 1,1 mmol/l

Ät.:
1. Bei normalem ionisiertem Kalzium: Hypoalbuminämie unterschiedlicher Genese
2. Bei erniedrigtem ionisiertem Kalzium:
   a) mit normalem Magnesiumspiegel
      • PTH niedrig, Phosphat hoch:
        - Hypoparathyreoidismus
        - Passager nach Parathyroidektomie wegen primärem Hyperparathyreoidismus
      • PTH hoch, Phosphat niedrig:
        - Vitamin D-Mangel
        - Therapie mit Antikonvulsiva (z.B. Phenytoin)
        - Pankreatitis
      • PTH hoch, Phosphat normal oder erhöht:
        - Pseudohypoparathyreoidismus
        - Rhabdomyolyse
        - Hyperalimentation
        - Renale tubuläre Azidose
        - Chronische Niereninsuffizienz
   b) mit niedrigem Magnesiumspiegel, z.B.
      • Alkoholismus
      • Malabsorptionssyndrom
      • Medikamentös induziert (z.B. Therapie mit Schleifendiuretika, Gentamicin, Cisplatin)

KL.:
- Hypokalzämische Tetanie: Krampfanfälle bei erhaltenem Bewusstsein, oft mit Parästhesien verbunden, Pfötchenstellung, Stimmritzenkrampf
- Chvostek-Zeichen: Beim Beklopfen des N. facialis im Bereich der Wange wird im positiven Fall Zucken der Mundwinkel ausgelöst.
- Trousseau-Zeichen (sprich: "trusso"): Nach Anlegen einer Blutdruckmanschette am Arm - einige Min. arterieller Mitteldruck - kommt es im positiven Fall zur Pfötchenstellung.
- Ekg: QT-Verlängerung

DD: Hyperventilationstetanie (Gesamtkalzium normal, vermindertes ionisiertes Kalzium infolge respiratorischer Alkalose) - Th.: Beruhigung des Patienten, evtl. Tütenatmung

Di.: Klinik + Serumkalzium < 2,2 mmol/l (wiederholte Bestimmung); kausale Diagnostik

Th.: A) Kausal
B) Symptomatisch:
- Bei Tetanie: Kalzium i.v. (z.B. 10 ml Calciumglukonat 10 % langsam i.v.); evtl. Ausgleich eines gleichzeitig bestehenden Magnesiummangels
- Langzeitbehandlung: Orale Substitution von Kalzium, evtl. zusätzlich Vitamin D

Hyperkalzämie [E83.58]

Def: Gesamtkalzium i.S. > 2,7 mmol/l; ionisiertes Kalzium > 1,3 mmol/l

Ep.: Ca. 1 % der Krankenhauspatienten haben eine Hyperkalzämie.

Ät.:
1. Endokrine Ursachen: Primärer Hyperparathyreoidismus (prim. HPT bis 80 %*)), tertiärer Hyperparathyreoidismus, Hyperthyreose, NNR-Insuffizienz
2. Tumorinduzierte Hyperkalzämie (< 20 %*)). Häufigste Tumoren: Bronchial-, Mamma-, Prostatakarzinom, multiples Myelom. Bei Tumorhyperkalzämie ist das intakte PTH regelmäßig supprimiert.
   - Osteolytische Hyperkalzämie bei Knochenmetastasen (z.B. bei Mammakarzinom) und bei Plasmozytom. Die Tumorzellen bewirken indirekt über eine Freisetzung von Zytokinen (TGFα, TNF, IL-1 u.a.) eine Stimulierung der Osteoklasten → Osteolyse → Hyperkalzämie.
   - Paraneoplastische Hyperkalzämie durch ektope Bildung parathormonverwandter Peptide (PTHrP) durch Tumoren (z.B. Lungenkarzinom). Ca. 90 % der Patienten mit Tumor-Hyperkalzämie haben erhöhte PTHrP-Spiegel unabhängig davon, ob Knochenmetastasen vorhanden sind oder nicht. Dabei ist das PTH intakt erniedrigt.
   - Synthese von 1,25-Dihydroxy-Vitamin D3 = Kalzitriol in den Tumorzellen (z.B. bei malignen Lymphomen)

   *) Anm.: Im nicht-selektionierten Patientenkollektiv ist prim. HPT die häufigste Ursache einer Hyperkalzämie, in onkologischen Praxen/Kliniken sind Tumore der häufigste Grund.
3. Medikamentös induziert: Thiaziddiuretika Vitamin D- oder Vitamin A-Intoxikation, kalziumhaltige Phosphatbinder, kalziumhaltige Kationenaustauscher, Lithium, Tamoxifen
4. Seltene Ursachen:
   - Immobilisation
   - Sarkoidose (Bildung von $1,25(OH)_2D_3$ in den Epitheloidzellen der Granulome)
   - Familiäre hypokalziurische Hyperkalzämie (FHH): Autosomal dominante Erkrankung; 3 Typen mit verschiedenen Störungen im Signalweg des Kalzium-Sensing-Rezeptors. In 80 % d.F. Trias: Hyperkalzämie, Hypokalziurie, normales PTH. Patienten meist asymptomatisch. Keine Therapie notwendig.
   - Gel. bei Thrombozytosen und essenzieller Thrombozythämie
   - Mutationen im Vitamin D-katabolisirenden Enzym 25-(OH)-Vitamin D3-24-Hydrolase (CYP24A1) - Folge: Akkumulation von 1,25-(OH)2-VitaminD3, daher Kontraindikation für eine Vitamin-D-Prophylaxe.
     Autosomal-rezessive Mutationen im SLC34A1, das den renalen Natrium-Phosphat-Kotransporter kodiert. Hier ist eine Phosphat-Supplementierung erforderlich.

KL.: A) Evtl. Symptome der kausalen Erkrankung (z.B. bekanntes Tumorleiden)
B) Hyperkalzämiesymptome: Die Hälfte der Patienten hat keine spezifischen Hyperkalzämiesymptome (zufälliger Laborbefund)
- Niere: Polyurie, Polydipsie (= renaler Diabetes insipidus); bei fehlendem Volumenersatz kommt es zu Exsikkose und Anurie; Nephrolithiasis, Nephrokalzinose
- Magen/Darm: Übelkeit, Erbrechen, Obstipation, selten Pankreatitis
- Herz/Skelettmuskulatur: Rhythmusstörungen, QT-Verkürzung im Ekg, Adynamie, Muskelschwäche bis zur Pseudoparalyse
- ZNS/Psyche: Psychose, Somnolenz bis Koma

Eine hyperkalzämische Krise droht bei einem Serumkalzium > 3,5 mmol/l:
- Polyurie, Polydipsie, Niereninsuffizienz
- Erbrechen, Exsikkose mit Hyperpyrexie
- Psychotische Erscheinungen, Somnolenz, Koma

Di.: 1. der Hyperkalzämie: Serumkalzium ↑
2. der Ursache der Hyperkalzämie:
- Parathormon (PTH intakt) ↑ bei primärem Hyperparathyreoidismus, ↓ bei Tumor-Hyperkalzämie
- Parathormonverwandtes Peptid (PTHrP) ↑ bei Tumor-Hyperkalzämie
- 1,25-$(OH)_2$-Vitamin D_3 ↑ bei Hyperkalzämie infolge Sarkoidose
- 25(OH)D_3 ↑ bei Vitamin D-Intoxikation
- Tumorsuche (Rö. Thorax, bei Frauen Mammografie, Abdomen-Sono, Untersuchung von Serum/Urin auf monoklonale Immunglobuline und Leichtketten)

Th.: Eine länger bestehende asymptomatische Hyperkalzämie mit Kalziumwerten < 3,5 mmol/l kann auch ambulant behandelt werden. Werte > 3,5 mmol/l erfordern eine unverzügliche stationäre Therapie.
A) Kausal
B) Symptomatisch:
- Universale Maßnahmen:
  1. Wichtigste Therapiemaßnahme ist die forcierte Diurese (5 l/die und mehr) mit physiologischer Kochsalzlösung und Furosemid unter Kontrolle des Wasser- und Elektrolythaushaltes (Substitution von Kalium).
  2. Kalziumzufuhr stoppen (z.B. in Mineralwässern)

     Cave **Herzglykoside und Thiaziddiuretika!**
  3. Bisphosphonate: Mittel der Wahl bei tumorinduzierten Hyperkalzämien (auch prophylaktisch wirksam)
     Wi.: Hemmung der Osteoklastenaktivität
     NW: Kiefernekrosen (Häufigkeit 1,5 %); weitere NW siehe Kapitel Osteoporose
     Dos: z.B. Pamidronsäure 15 - 90 mg i.v. über 2 h oder Zoledronsäure 4 mg i.v. über 15 Min.; bei Bedarf Wiederholung im Abstand von 3 - 4 Wochen
  4. Calcitonin wirkt nur rel. kurz und bis zu 30 % der Pat. reagieren nicht mit einer ausreichenden Kalziumabsenkung
- Zusatzmaßnahmen:
  - Glukokortikosteroide sind Antagonisten des Vitamin D → Anwendung bei Vitamin D-bedingten Hyperkalzämien (Sarkoidose, maligne Lymphome)
  - Hämodialyse mit kalziumfreiem Dialysat bei Niereninsuffizienz

Prg: Letalität der hyperkalzämischen Krise bis 50 %

PHOSPHAT

Ph.: Referenzwerte (Serumphosphat): 0,84 - 1,45 mmol/l (2,6 - 4,5 mg/dl) für Erwachsene
Der Serumspiegel weist eine zirkadiane Rhythmik auf mit Minimum vormittags und Maximum um Mitternacht. Kleinkinder haben ca. 50 % und Kinder ca. 30 % höhere Werte als Erwachsene.

Gesamtphosphat des Körpers ca. 600 - 800 g, davon etwa 85 % im Knochen (Hydroxylapatit), 15 % im Weichteilgewebe und 0,1 % als Orthophosphat im Plasma . Der Serumspiegel erlaubt keine Rückschlüsse auf das Gesamtphosphat. Tagesbedarf: ca. 700 mg

Phosphat spielt eine wichtige Rolle u.a. für Knochenstabilität, Zellstrukturen, Zellmetabolismus, Enzymphosphorylierung und Säure-Basen-Haushalt. Im Erythrozyten reguliert es als 2,3-Diphosphoglycerat (2,3-DPG) die Affinität des Hämoglobins zu Sauerstoff und in Zytosol und Mitochondrien ist es wichtig für die ATP-Synthese aus ADP und damit für die Energieversorgung.

Phosphatmetabolismus: 65 - 90 % des mit der Nahrung aufgenommenen Phosphats werden im Jejunum resorbiert. Phosphat wird in der Niere glomerulär filtriert und im proximalen Tubulus je nach Phosphatgehalt der Nahrung zu 70 - 100 % rückresorbiert. Intestinale Resorption und tubuläre Rückresorption erfolgen über verschiedene Na^+/PO_4^{2-}-Cotransporter. Parathormon setzt Phosphat aus dem Knochen frei und vermindert die tubuläre Reabsorption. Vitamin D steigert die intestinale Resorption, Wachstums- und Schilddrüsenhormone fördern die tubuläre Rückresorption. Insulin verschiebt Phosphat zusammen mit Glucose und Kalium in die Zellen. Ein Schlüsselhormon zur Kontrolle des Phosphathaushalts ist der von Osteozyten sezernierte Fibroblast Growth Factor 23 (FGF-23), der durch verstärkte Phosphaturie den Phosphatspiegel senkt.

HYPOPHOSPHATÄMIE [E83.38]

Def: Serumphosphat (nüchtern) < 0,84 mmol/l (2,6 mg/dl) für Erwachsene
Schweregrade: Leicht 0,50 - 0,83 mmol/l / mittel 0,30 - 0,50 mmol/l / schwer < 0,30 mmol/l

Ep.: Aufgrund des hohen Phosphatgehalts vieler Nahrungsmittel ist eine Hypophosphatämie in der Allgemeinbevölkerung selten, findet sich aber bei etwa 2 % aller Krankenhauspatienten und 30 % der Intensivpatienten (in Fällen mit gramnegativer Sepsis in bis zu 80 %). Patienten mit vorbestehendem Phosphatmangel, wie z.B. bei chronischem Alkoholabusus, Mangelernährung, längerer Nahrungskarenz oder Antazida-Einnahme, sind besonders gefährdet.

Ät.:
1. Verminderte intestinale Phosphataufnahme
   - Mangelernährung (bei chronischem Alkoholabusus, Anorexia nervosa, Demenz, Malignomen u.a.), Nahrungskarenz
   - Malabsorption (Zöliakie, Kurzdarmsyndrom, chronische Diarrhö u.a.); Vitamin D-Mangel
   - Phosphatbinder: z.B. Sevelamer, hochdosierte Kalziumsalze, Al- oder Mg-haltige Antazida
2. Erhöhter renaler Phosphatverlust durch verminderte tubuläre Rückresorption
   - Primärer und sekundärer Hyperparathyreoidismus
   - Phosphatdiabetes (Fanconi-Syndrom), onkogene Osteomalazie
   - Hyperaldosteronismus, Hypomagnesiämie, Cushing-Syndrom, entgleister Diabetes mellitus
   - Medikamente: Hochdosiert Kortikosteroide und Östrogene, Diuretika, Paracetamol u.a.
   - Alkoholabusus
   - Große Operationen, schwere Verbrennungen
3. Phosphatumverteilung von extrazellulär nach intrazellulär
   - Akute respiratorische Alkalose durch Hyperventilation
   - Refeeding-Syndrom, Hyperalimentation
   - Sympathomimetika, Insulin, Glukagon, Glucose-Infusionen u.a.
   - Therapie der diabetischen Ketoazidose, Aufwärmung nach Hypothermie
   - Schwere Infektionen, toxisches Schocksyndrom, Sepsis
   - Akute Zellproliferation bei Leukämien und schnell wachsenden Tumoren u.a.
4. Erhöhter Bedarf: z.B. Schwangerschaft, Stillperiode, Wachstum, Extremsport, Bodybuilding
5. Sonstiges: z.B. Langzeithämodialyse, akute Pankreatitis

Merke: Ein akuter Abfall des Serumphosphats lässt sich meist auf eine Phosphatumverteilung vom Extrazellularraum in die Zellen, eine chronische Hypophosphatämie auf eine verminderte in-testinale Resorption oder einen erhöhten renalen Verlust zurückführen. Am häufigsten entsteht eine schwere Hypophosphatämie durch einen extra-/intrazellulären Shift (z.B. durch therapeutische Maßnahmen oder Hyperventilation) bei schwerkranken oder mangelernährten Patienten mit vorbestehender Phosphatdepletion.
Cave: Bei Alkoholikern im Entzug können phosphatfreie Glukose-Infusionen zum Tode führen!

KL.: Klinische Symptome treten bei Hypophosphatämie meist erst ab Werten < 0,5 mmol/l auf und sind Ausdruck eines generalisierten zellulären Energiedefizits, verursacht durch eine reduzierte ATP-Synthese und ein vermindertes 2,3-DPG mit Linksverschiebung der Sauerstoffdissoziationskurve. Als Folge der entstehenden Gewebehypoxie und ATP-Depletion stellen Zellen und Organellen (z.B. Mitochondrien) zunächst ihre spezifischen Funktionen (reversibel) ein und werden schließlich durch Ausfall der Membrantransportsysteme (ATPasen) irreversibel geschädigt.

Merke: Ein chronischer Phosphatmangel manifestiert sich aufgrund einer permanenten Phosphatverschiebung vom Knochen ins Plasma oft nur als Knochenmineralisationsstörung, während eine (zusätzliche) akute Hypophosphatämie zu einem (Multi-)Organversagen führen kann.

Knochen (= Phosphatspeicher) und Mineralstoffwechsel: Osteopenie und Osteomalazie durch vermehrte Knochenresorption mit Freisetzung von Kalzium, Hyperkalziurie; oft gleichzeitig Hypomagnesiämie und Hypokaliämie
Gastrointestinaltrakt: Inappetenz, Übelkeit, Oberbauchschmerzen, Leberfunktionsstörungen, Bakteriämie durch gestörte Barrierefunktion der Darmschleimhaut
Stoffwechsel: Erhöhte Insulinresistenz
Nieren: Schädigung v.a. des proximalen Tubulus, akute Tubulusnekrose, Nierenversagen
Nervensystem: Polyneuropathie, Guillain-Barré-artige Symptome, extrapontine Myelinolyse, Verwirrtheit, zerebrale Krampfanfälle, Koma
Muskulatur: Herzinsuffizienz, respiratorische Insuffizienz (verzögerte Entwöhnung vom Respirator!), Dysphagie, Ileus, Schwäche der proximalen Skelettmuskulatur; bei Alkoholabusus und Refeeding-Syndrom gelegentlich Rhabdomyolyse mit sekundärem Anstieg des Serumphosphats
Hämatologisches System: Hämolytische Anämie (meist erst bei Phosphat < 0,2 mmol/l), Leukozytendysfunktion mit erhöhter Infektanfälligkeit, Thrombozytendysfunktion und Thrombozytopenie

Di.: Daran denken, dass einige Patientengruppen ein erhöhtes Risiko für Phosphatmangel haben!
Phosphat i.S. und i.U., Ca, Mg, K, AP, Kreatinin, CK; ggf. Vitamin D, Parathormon, Blutgase. Das Phosphat im Serum kann trotz eines intrazellulären Defizits zunächst unauffällig sein, unter bestimmten therapeutischen Maßnahmen aber rasch abfallen, sodass ggf. mehrfache Kontrollen notwendig sind.
Bei Hypophosphatämie und normaler Nierenfunktion weist eine Phosphatausscheidung im Urin von unter 20 mmol/ 24h auf eine verminderte intestinale Resorption bzw. ein Umverteilungsproblem hin, von über 50 mmol/24h auf einen renalen Verlust.

Th.: Kausal
Symptomatisch: Bei moderater Hypophosphatämie genügt es meist, die orale Zufuhr zu steigern und Vitamin D zu verabreichen. Milch ist mit etwa 1 mg Phosphat/ml eine sehr gute Phosphatquelle. Bei Laktoseintoleranz Kalium- oder Natriumphosphat oral 1 - 3 g über den Tag verteilt.
Bei schwerer und unter Beatmung auch bei moderater Hypophosphatämie parenterale Therapie mit Infusion von 4 - 8 mmol Phosphat/h über 6 h (Gesamtmenge 24 - 48 mmol) unter Kalzium- und Phosphatkontrollen alle 6 - 8 h; ggf. wiederholen bis Serumspiegel stabil bei 0,8 mmol/l liegt (Dosisreduktion bei eingeschränkter Nierenfunktion !).

Cave: Hyperphosphatämie und Hypokalzämie vermeiden! Therapie muss rechtzeitig erfolgen (solange Ausfälle noch reversibel sind)! Ggf. gleichzeitig bestehenden Kalium- und/oder Magnesiummangel beheben.
Merke: Schwere Symptome, wie z.B. Rhabdomyolysen oder zentralnervöse Störungen können durch prophylaktischen Zusatz von ausreichend Phosphat zu Glucose-Infusionen und zu parenteraler Ernährung (Details siehe dort!) vermieden werden.

HYPERPHOSPHATÄMIE [E83.38]

Def: Serumphosphat (nüchtern) > 1,45 mmol/l (> 4,5 mg/dl) für Erwachsene

Ät.: 1. Verminderte renale Phosphatausscheidung durch reduzierte glomeruläre Filtration und/oder erhöhte tubuläre Rückresorption
- Akutes oder chronisches Nierenversagen (häufigste Ursache)
- Hypoparathyreoidismus, Pseudohypoparathyreoidismus, Suppression der Parathormonaktivität (durch Vitamin D- oder Vitamin A-Intoxikation, Milch-Alkali-Syndrom, Sarkoidose u.a.)
- Hyperthyreose, Akromegalie, juveniler Hypogonadismus

2. Massive Phosphatüberladung des Extrazellularraumes
- Zu rascher (parenteraler) Ausgleich einer Hypophosphatämie
- Metabolische oder respiratorische Azidose (ca. 95 % aller Patienten mit diabetischer Ketoazidose sind vor Therapiebeginn hyperphosphatämisch!)
- Gewebszerfall, z.B. durch schweres Trauma, fulminante Hepatitis, massive Hämolyse, Rhabdomyolyse, Tumorlyse unter Zytostatikatherapie

KL.: Meist asymptomatisch; evtl. Symptome durch Hypokalzämie, bei Kalzium-Phosphat-Produkt > 5,5 $(mmol/l)^2$ besteht ein erhöhtes Risiko für Gefäß- und Weichteilverkalkungen

Th.: Kausal: Siehe auch Kapitel chronische Niereninsuffizienz
Symptomatisch: Verminderung der Phosphatzufuhr; Phosphatbinder; in schweren Fällen Hämodialyse

SÄURE-BASEN-HAUSHALT

Ph.: Die physiologische Wasserstoffionenkonzentration (Isohydrie) mit einem pH-Wert von 7,37 - 7,45 im Blut wird trotz ständigem Anfall saurer Metabolite durch 3 Regulationsvorgänge aufrechterhalten:
1. Pufferung
2. Respiratorische Regulation bei der Abatmung von CO_2
3. Renale Regulation bei der Ausscheidung von Wasserstoffionen

Zu 1 + 2: Pufferung:
Der Organismus verfügt über 2 extrazelluläre und 2 intrazelluläre Puffersubstanzen:
- Extrazellulär: Bikarbonat (HCO_3^-): 75 %
  Plasmaproteine: 24 % (1 % Phosphat)
- Intrazellulär: Phosphat (HPO_4^{2-})
  Hämoglobin

Durch die Fähigkeit, CO_2 durch die Lungen abzurauchen und HCO_3^- durch die Nieren zu regulieren, hat das Kohlensäure-Bikarbonatsystem die wichtigste Bedeutung. Seine Funktion lässt sich durch die Henderson-Hasselbalch-Puffergleichung beschreiben:

$$pH = 6{,}1 + \log \frac{[HCO_3^-]}{[H_2CO_3]} = 6{,}1 + \log \frac{20}{1} = 6{,}1 + 1{,}3 = 7{,}4$$

zu 3.: Die renale Regulation der Wasserstoffionenkonstanz ist langsamer und träger als die respiratorische und umfasst **3 Mechanismen:**

- Bikarbonatrückresorption:
  Da Bikarbonat durch Pufferung und anschließende pulmonale Abatmung von CO_2 verbraucht wird, muss es in der Niere regeneriert werden. Dabei spielt das Enzym Carboanhydrase eine wichtige Rolle: Für jedes regenerierte HCO_3^- wird ein H^+ sezerniert, wobei zur Wahrung der Elektroneutralität Na^+ reabsorbiert wird.
- Bildung titrierbarer Säure
- Bildung von Ammoniumionen, die der Neutralisation überschüssiger Wasserstoffionen im Tubuluslumen dienen.

PPh: 3 Gruppen von Störungen im Säure-Basen-Haushalt:

1. Respiratorische Störungen entstehen durch vermehrte oder verminderte Abatmung von CO_2, wodurch sich der Nenner der Puffergleichung verändert.
2. Metabolische Störungen gehen einher mit veränderter Bikarbonatkonzentration, wodurch sich der Zähler der Puffergleichung verändert.
3. Gemischte Störungen durch Kombination metabolischer + respiratorischer Störungen

Kompensationsmechanismen:
Um die Konstanz der Wasserstoffionen (Isohydrie) aufrechtzuerhalten, besteht die Kompensation des Organismus darin, Veränderungen der Bikarbonatkonzentration durch gleichsinnige Veränderungen der CO_2-Konzentration auszugleichen und umgekehrt.

Merke: Respiratorische Störungen werden metabolisch kompensiert. Metabolische Störungen werden respiratorisch kompensiert.
Wenn sich im Rahmen der Kompensation der pH innerhalb der Grenzen von 7,37 - 7,45 bewegt, spricht man von kompensierter Störung, sonst von nichtkompensierter Störung. Ein normaler pH ist daher nicht gleichzusetzen mit einem normalem Säure-Basen-Haushalt. Normaler pH besagt nur, dass die Kompensationsmechanismen noch funktionieren.

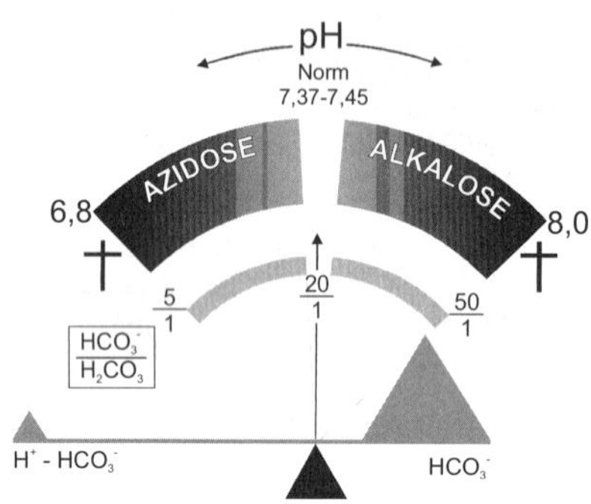

Di.: Sind 2 der 3 Variablen der Puffergleichung bekannt, so kann die 3. Größe errechnet werden und damit eine Störung im Säure-Basen-Haushalt diagnostisch eingeordnet werden.

Arterielle Normalwerte:

pCO_2 im Blut	m 35 - 46 / w 32 - 43 mmHg
Standardbikarbonat	21 - 26 mmol/l
pH	7,37 - 7,45

Base excess (BE)
Abweichung vom Normalwert der Pufferbasen.
Der Referenzbereich beträgt ± 2,0 mmol/l.

Störungen im Säure-Basen-Haushalt mit Kompensationsmechanismen:

	Alkalose dekomp.	Alkalose kompens.	Azidose kompens.	Azidose dekomp.	
Metabolisch:					Metabolisch:
pH	↑	n	n	↓	pH
HCO_3^-	↑	↑	↓	↓	HCO_3^-
pCO_2	n (↑)	↑	↓	n (↓)	pCO_2
Respiratorisch:					Respiratorisch:
pH	↑	n	n	↓	pH
HCO_3^-	n (↓)	↓	↑	n (↑)	HCO_3^-
pCO_2	↓	↓	↑	↑	pCO_2

Merke: pCO_2 und HCO_3^- sind bei einfachen Störungen des Säure-Basen-Haushaltes gleichsinnig verändert im Sinne der Kompensation (diese Regel gilt nicht für gemischte Störungen). Starke Abweichungen des HCO_3^- (< 15 bzw. > 40 mmol/l) sprechen dafür, dass die kausale Störung auf der metabolischen Seite liegt (metabolische Azidose bzw. Alkalose).

AZIDOSE

Allgemeine Rückwirkungen auf den Organismus bei Azidose:
1. Durch Kaliumverschiebung aus den Zellen in den Extrazellulärraum kommt es oft zu einer Hyperkaliämie, die aber mit Beseitigung der Azidose verschwindet (oder sogar in Kaliummangel umschlagen kann).
2. Eine Azidose vermindert die Reaktivität der Gefäßmuskulatur auf Katecholamine (z.B. beim kardiogenen Schock) und wirkt auf das Herz negativ inotrop.
3. Starke Azidose führt zu Minderdurchblutung der Niere (Schock + Azidose → Anurie).
4. pH des Urins ist meist sauer.
5. Da die Blut-Liquor-Schranke für CO_2 gut durchgängig ist (im Gegensatz zu Stoffwechselsäuren und Bikarbonat), führen respiratorische Störungen zu einer schnelleren pH-Verschiebung im Liquor als metabolische Störungen.

Metabolische Azidose [E87.2]

Def. Störung des Säure-Basen-Haushalts mit primärer Abnahme des Bikarbonats (HCO_3^-) im Serum, einem sekundären Abfall des CO_2-Partialdrucks ($PaCO_2$) und einer Reduktion des Blut-pH. Sie kann akut (einige Min. bis wenige Tage, insbesondere bei Intensivpflegepatienten) oder chronisch (Wochen bis Jahre bei abnehmender Nierenfunktion) auftreten.

Pg: Cl^- und HCO_3^- machen normalerweise 85 % der Anionen im Serum aus, den Anionenrest (Proteinat, Sulfat, Phosphat, organische Anionen) bezeichnet man als Anionenlücke.
Vereinfachte Berechnungsformel: Anionenlücke $\approx Na^+ - (Cl^- + HCO_3^-)$
Normbereich: 3 - 11 mmol/l
Einige Faktoren können den Wert der Anionenlücke verändern. So wird sie um etwa 2,3 mmol/l reduziert für jede Abnahme des Serum-Albumins um 10 g/l. Eine Zunahme der Anionenlücke findet sich z.B. bei der Hyperphosphatämie.
Durch Berechnung der Anionenlücke lassen sich die metabolische Azidosen in 2 Gruppen unterteilen, nämlich in die, die durch Zufuhr von starker Säure entstehen und diejenigen, die durch den Verlust oder die fehlende Bildung von HCO_3^- verursacht werden.

Ät.: Nach den Befunden von Cl^- und Anionenlücke 2 Konstellationen:

1. Metabolische Azidose mit erhöhter Anionenlücke (normochlorämische Azidose)
- Ketoazidose: Präkoma/Coma diabeticum (mit Bildung von Keto(n)körper: Acetoacetat, Hydroxybutyrat und Aceton), Hungerstoffwechsel, Alkoholismus; Therapie mit Gliflozinen
- Laktazidose: Kann bei einer raschen Laktatproduktion schnell entstehen, z.B. bei Hypoxämie. Eine exzessive Laktatproduktion findet sich auch bei gesteigerter Glykolyse bei Hochleistungssportlern.
  Selten kann es unter Metformin-Einnahme zu gefährlicher Laktatazidose kommen (bei Nichtbeachten von KI)
  Hochgradiger Vitamin B_1- (Thiamin-) Mangel (sehr selten)
- D-Laktatazidose: Bei Kurzdarmerkrankungen ist das Wachstum von Bakterien erleichtert, die D-Laktat bilden können. Nach reichlicher Kohlenhydratzufuhr entstehen metabolische Azidosen, die mit der üblichen L-Laktatbestimmung nicht erkannt werden.

- 5-Oxoprolin-Azidose unter Therapie mit Paracetamol (selten)
- Glykol-, Methanol- und Acetylsalicylsäure-Vergiftung
- Akute und chronische Niereninsuffizienz

2. **Metabolische Azidose mit normaler Anionenlücke (hyperchlorämische Azidose)**
   - Gastrointestinale Bikarbonatverluste (Diarrhöen, Drainagen von Pankreas-, Galle- und Dünndarmsekret)
   - Renal: Fehlende Bikarbonat-Rückresorption oder verminderte HCO_3^--Bildung: Ureterosigmoideostomie, renale tubuläre Azidosen. Die Hyperchlorämie entsteht durch eine vermehrte Cl^--Rückresorption als elektrochemischer Ausgleich für das verloren gegangene bzw. zu wenig gebildete Bikarbonat. Zur Unterscheidung zwischen gastrointestinalen HCO_3^--Verlusten und renalen Azidifizierungsstörungen kann die Bestimmung der Urinionen-Nettobilanz durchgeführt werden: Urin-NH_4^+ = (Urin-Cl^-) - (Urin-Na^+ + Urin-K^+) + 80

   Bei intestinalem Bikarbonatverlust liegt die Urin-NH_4^+-Ausscheidung zwischen 80 und 300 mmol/d, bei tubulärer Azidose < 80 mmol/d.

KL.: Vertiefte Kussmaul-Atmung, Luftnot, bei zunehmender Azidose Somnolenz, Desorientiertheit, Agitiertheit, verminderte Reaktivität der Gefäßmuskulatur

Di.: Klinik + Blutgasanalyse
HCO_3^- ↓, kompensatorisch auch pCO_2 ↓
pH normal (kompensiert) oder ↓ (dekompensiert)

Respiratorische Azidose [E87.2]

Ät.: Respiratorische Insuffizienz mit alveolärer Hypoventilation unterschiedlicher Genese (siehe Kap. Lunge)

KL.:
- Hypoventilation i.R. der respiratorischen Insuffizienz
- Schwäche, Desorientiertheit bis Koma

Di.: Klinik + Blutgasanalyse:
pCO_2 ↑, kompensatorisch auch HCO_3^- ↑
pH normal (kompensiert) oder ↓ (dekompensiert)
pO_2 ↓

ALKALOSE

Allgemeine Rückwirkung auf den Organismus bei Alkalose:

1. Durch Kaliumverschiebung aus dem Extrazellulärraum in die Zellen und tubuläre Sekretion von Kalium kommt es zu einem Kaliummangel.
2. Die Alkalose führt zur Verminderung der ionisierten Ca^{++}-Fraktion (→ evtl. Tetanie).
3. Der pH des Urins ist meist alkalisch. Außer bei metabolischer Alkalose infolge eines extrarenalen Kaliumverlustes: Hier scheidet die Niere, um K^+ zurückzuhalten, einen leicht sauren Urin aus ("paradoxe Azidurie").

Metabolische Alkalose [E87.3]

Ät.:
1. Verlust von saurem Magensaft (z.B. Erbrechen)
2. Diuretikatherapie mit Hypokaliämie: Bei Kaliummangel wird vermehrt H^+ renal ausgeschieden.
3. Mineralokortikoidexzess (Conn-Syndrom, Therapie mit Mineralokortikoiden): Mineralokortikoide stimulieren die Sekretion von K^+ und H^+ im distalen Tubulus der Niere.
4. Vermehrte Bikarbonatzufuhr

KL.:
- Evtl. verminderte (flache) Atmung (= Kompensationsmechanismus)
- Evtl. Tetanie
- Evtl. kardiale Symptome: Extrasystolen

Di.: Klinik + Blutgasanalyse:
HCO_3^- ↑, kompensatorisch auch pCO_2 ↑
pH normal (kompensiert) oder ↑ (dekompensiert)

Nach der renalen Cl^--Ausscheidung unter Kochsalzzufuhr unterscheidet man 2 Gruppen:

- Chloridresponsive Form:
  Chloridausscheidung im 24 h-Urin < 20 mmol/l: Verlust von Magensaft, Diuretikatherapie → Alkalose korrigierbar durch Infusion 0,9 %iger NaCl-Lösung.
- Chloridresistente Form:
  Cl^--Ausscheidung im 24 h-Urin > 20 mmol/l: Mineralokortikoidexzess

Respiratorische Alkalose [E87.3]

Ät.: Verstärkte alveoläre Ventilation:
- Psychogene Hyperventilation (am häufigsten!) - Siehe Kap. Hyperventilationssyndrom
- Kompensatorische Hyperventilation bei Hypoxie
- Zerebrale Störungen mit Hyperventilation
- Andere seltene Ursachen: septischer Schock, hepatische Enzephalopathie u.a.

KL.:
- Hyperventilation als kausales Symptom
- Evtl. Hyperventilationstetanie [R06.4] mit Parästhesien, Muskelzittern
- In ausgeprägten Fällen evtl. Minderung der zerebralen Durchblutung mit Reizbarkeit, Konzentrations-/Bewusstseinsstörungen

Di.: Klinik + Blutgasanalyse:
pCO_2 ↓, kompensatorisch auch HCO_3^- ↓
pH normal (kompensiert) oder ↑ (dekompensiert)

Beachte: Sowohl eine respiratorische Alkalose zeigt Hyperventilation (= Ursache) als auch eine metabolische Azidose (= kompensatorisch), wobei die Hyperventilation mit respiratorischer Alkalose meist psychogen aus voller Gesundheit auftritt.

BEHANDLUNG VON STÖRUNGEN IM SÄURE-BASEN-HAUSHALT

A) Kausale Behandlung: Ursache beseitigen!
B) Symptomatische Behandlung behutsam durchführen unter engmaschigen Laborkontrollen.

- Respiratorische Azidose:
  Apparative Ventilationssteigerung, um CO_2 abzurauchen
- Metabolische Azidose wird bedrohlich, wenn pH < 7,15
  Bikarbonatzufuhr → Effekt: $HCO_3^- + H^+ \rightarrow H_2O + CO_2$ → Abatmung über Lunge
  Voraussetzung: intakte Atmung, damit CO_2 abgeraucht werden kann.

$$\text{Bedarf an } NaHCO_3 \text{ in mmol} = \text{Negativer Base excess} \times \frac{\text{kg KG}}{3}$$

Beachte: Bei rel. rasch reversiblen Erkrankungen (z.B. diabetische Ketoazidose) ist die Indikation zur Bikarbonatzufuhr zurückhaltend zu stellen. Bikarbonat langsam und in Teilschritten infundieren → drohende Hypokaliämie! Plasmabikarbonat nicht > 15 mmol/l anheben.

- Respiratorische Alkalose:
  Bei der häufigen psychogenen Hyperventilation beruhigende Einflussnahme auf den Patienten, Anreicherung der Luft mit CO_2 durch Vergrößerung des Totraumes (Giebelrohr, Tütenatmung unter ärztlicher Kontrolle).
- Metabolische Alkalose wird bedrohlich, wenn pH > 7,55
  - Bei chloridsensibler Form (z.B. Verlust von Magensaft): Infusionen 0,9 %iger NaCl-Lösung. Bei Gefahr der Natriumüberlastung Gabe von Argininhydrochlorid-Lösung.
  - Bei Hypokaliämie: Kaliumsubstitution

Anhang:

Ernährungsmedizinische Diagnose- und Behandlungsstrategien von Patienten mit Unter-/Mangelernährung

- Systematische Erfassung des Ernährungszustandes bei jedem Patienten anhand etablierter Screeningverfahren, z.B. SGA = Subjective Global Assessment oder NRS = Nutritional Risk Score → siehe *Internet*
- Identifikation der Patienten mit einer Unter-/Mangelernährung
- Bei Vorliegen einer Unter-/Mangelernährung: Einleitung einer gezielten ernährungsmedizinischen Behandlung:
  Stufe I: Evaluation und konsequente Therapie der individuellen Ursachen
  Stufe II: Ernährungsmodifikation, Ernährungsberatung, individuelle Wunschkost
  Stufe III: Anreicherung der Nahrung (z.B. Maltodextrin, Eiweißkonzentrate)
  Stufe IV: Trink-Zusatznahrung (Getränke, Suppen, Joghurt etc.)
  Stufe V: Supportive enterale Ernährung (PEG-/PEJ-Sonde)
  Stufe VI: Supportive künstliche parenterale Ernährung

Enterale Ernährung (EN)

Def: Die EN ist im Vergleich zur parenteralen Ernährung (PN) die physiologischere und komplikationsärmere Form der Nahrungszufuhr.
Prinzipiell sollte bei jeder Ernährungstherapie folgende Priorität eingehalten werden: Die normale Ernährung des Patienten bleibt immer das wichtigste Ziel, dem die Gabe von Trinknahrung, die EN über Ernährungssonden, die kombinierte EN + PN sowie die totale PN unterzuordnen sind. Eine PN sollte somit möglichst rasch durch eine Form der EN ersetzt werden.
Soll die EN länger als 2 - 4 Wochen durchgeführt werden, ist die Anlage einer perkutanen endoskopischen Gastrostomie (PEG) indiziert. In der Regel ist eine standardisierte hochmolekulare Formuladiät mit Ballaststoffen ausreichend.

Ind: 1. Allgemein:
Vorbestehende oder drohende Mangelernährung; inadäquate orale Nahrungszufuhr (< 500 kcal/d) voraussichtlich über mehr als 7 Tage
2. Speziell:
Passagestörungen, Schluckstörungen, M. Crohn (akute Schübe), Kurzdarm-Syndrom; starkes Untergewicht bei verschiedenen Erkrankungen (z.B. Anorexia nervosa), Patienten mit konsumierenden Erkrankungen (z.B. Tumorerkrankungen, AIDS), kachektische geriatrische Patienten - Mangelernährung ist mit verzögerter Wundheilung, häufigeren nosokomialen Infektionen, längerer Beatmungsdauer, einem längeren Krankenhausaufenthalt und hoher Mortalität verbunden.

KI.: Ernährung von Patienten gegen ihren erklärten Willen.
Polytrauma, Schock, metabolische Azidose (pH < 7,25), Hyperlaktatämie, schwere Gerinnungsstörungen, Akutphasen schwerer Stoffwechselentgleisungen (Coma diabeticum, hepaticum oder uraemicum u.a.); Erbrechen, Aspirationsgefahr, Ileus, Blutungen, Perforationen, Peritonitis, schweres Malabsorptionssyndrom u.a.

NW + Ko.: Eine besondere Gefahr der Ernährung über Sonden ist die Aspirationspneumonie → Prophylaxe: Leichte Oberkörperhochlagerung (30°), niedrige Infusionsrate, evtl. Sondenlage im Jejunum
Patienten unter enteraler Sondenernährung haben in der Regel dünnen Stuhlgang, ohne dass dies Durchfall gleichzusetzen ist. Ein häufiges Problem bei EN ist Diarrhö, verursacht durch zu rasche Steigerung der Kostmenge, bakterielle Kontamination der Nahrung, zu hohen Laktosegehalt, Fettintoleranz, zu schnelle Applikation, zu große Volumina oder zu kalte Sondenkost, aber auch durch pathologisch veränderte Darmflora. Ein weiteres Problem kann Erbrechen sein. Bei Übelkeit, Erbrechen kann eine zeitweise Reduktion der Nahrungsmenge, die Gabe von Prokinetika oder die Anlage einer Dünndarmsonde hilfreich sein. Bei einigen Patienten steigen unter hochkalorischer Ernährung die Transaminasen und die alkalische Phosphatase; meist kehren sie jedoch spontan in den Normalbereich zurück. Elektrolytstörungen sind möglich (→ regelmäßige Kontrollen)
„Tube-feeding"-Syndrom: Auftreten einer schweren Exsikkose mit Nierenfunktionsstörung, verursacht durch Zufuhr hyperosmolarer Sondenkost mit Auftreten von Diarrhö + unzureichende Flüssigkeitszufuhr.
Bei EN sollten der Allgemeinzustand sowie das Gewicht des Patienten häufig kontrolliert und auf eventuellen Reflux, Darmgeräusche, Stuhlverhalten und Flatulenz geachtet werden.

Zusammensetzung/Inhaltsstoffe:

Energiegehalt: Standardnahrung: 1 kcal/ml; energiereiche Nahrung: 1,5 - 2,0 kcal/ml

Enterale Nährlösungen sollten grundsätzlich die gleiche Zusammensetzung wie eine ausgewogene Normalkost haben. Dabei werden 15 - 18 % des Energiebedarfs durch Proteine, 30 - 35 % durch lang- oder mittelkettige Triglyzeride und etwa 50 - 55 % durch Kohlenhydrate gedeckt. Darüber hinaus müssen ausreichend Elektrolyte, Spurenelemente und Vitamine zugeführt werden. Industriell hergestellte Sondennahrung ist standardisiert. Als Kohlenhydratkomponente empfiehlt sich ein ausgewogenes Gemisch aus Poly-, Oligo- und Disacchariden. Laktose ist wegen der häufigen Laktoseintoleranz ungeeignet. Fette sollten zu je 1/3 als mehrfach ungesättigte Fettsäuren, einfach ungesättigte Fettsäuren und gesättigte Fettsäuren vorhanden sein. Niedermolekulare Sondenkost wird eingesetzt bei schweren Resorptionsstörungen (z.B. bei Kurzdarm-Syndrom).

Enterale Diäten:

- Ballaststofffreie Nahrung: z.B. bei akutem Schub einer CED; einer akuten Divertikulitis
- Energiereiche Nahrung
- MCT (medium-chain triglycerides) -haltige Nahrung: Bei Gallensäureverlustsyndrom. MCT (mittelkettige Triglyzeride mit C8-C10-Fettsäuren) werden ohne Pankreaslipase und ohne Gallensäuren resorbiert und über die Pfortader abtransportiert.
- (Oligo)Peptid-Diät: Niedermolekulare Kost mit Eiweißhydrolysaten und MCT-Anteil
- Immunonutrition (unzureichende Evidenz): Zusatz von Omega-3-Fettsäuren, Aminosäuren, Vitaminen, Spurenelementen

Präparate-Beispiele:
- Ballaststofffrei: Nutrison, Isosource® Standard, Osmolite®, Fresubin® original
- Ballaststoffreich: Nutrison MultiFibre, Isosource® Faser, Jevity®
- Energiereich: Nutrison Energy, Isosource® Energy, Osmolite® HiCal
- MCT-haltig: Nutrison MCT, Biosorbin® MCT, Isosource® MCT

Täglicher Energiebedarf: Erwachsener Patienten: In Abhängigkeit vom Ernährungszustand und der Grundkrankheit: 30 - 35 kcal/kg KG und mindestens 1 g Protein/kg KG

Applikationstechnik:

1. Orale Zufuhr (trinken):
   Ind: Bewusstseinsklare Patienten ohne Schluckstörungen, ohne Ösophaguserkrankungen
2. Nasogastrale Sonde:
   Ind: Kurzfristige Sondenernährung
   NW/Ko.: Fremdkörpergefühl im Rachen, Refluxösophagitis, Druckulcera, Dislokation, psychische Belastung u.a.
   Die Lage der Sonde sollte vor Beginn der Ernährung röntgenologisch überprüft werden. Die Sondenkost kann bei Sondenlage im Magen im Bolus oder kontinuierlich mithilfe einer Infusionspumpe erfolgen. Bei Sondenlage im Duodenum oder Jejunum erfolgt sie ausschließlich kontinuierlich zur Vermeidung eines Dumping-Syndroms. Auch bei Verwendung von niedermolekularen Sondennahrungen ist eine kontinuierliche Gabe obligat. Bei kontinuierlicher Infusion werden Adaptionsschemata mit anfänglichen Infusionsgeschwindigkeiten von 20 - 40 ml/h und Steigerung auf die volle Dosis binnen 2 - 3 Tagen empfohlen. Limitierend für die Infusionsmenge sind hoher Reflux in den Magen, Durchfälle, Blähungen, Völlegefühl und Subileus. Duodenal-/Jejunalsonden werden z.B. bei Patienten mit Erkrankungen oder nach Operationen im Bereich des oberen Intestinaltrakts oder bei starkem gastroösophagealem Reflux unter gastraler Ernährung eingesetzt. Die Positionierung erfolgt durch röntgenologische bzw. endoskopische Kontrolle.
3. Enterostomie:
   3.1 PEG = Perkutan-endoskopische Gastrostomie (häufigste Form)
   3.2 PEJ = Perkutan-endoskopische Jejunostomie
   Ind: Langzeiternährung > 3 - 4 Wochen, Tumoren des Ösophagus oder Hypopharynx, neurologische Erkrankungen mit anhaltender Schluckstörung
   KI: Gerinnungsstörungen/Blutungsneigung, Peritonitis, Peritonealkarzinose, Aszites
   Bei der Anlage ist - zumindest bei Risikopatienten - die prophylaktische Gabe eines Antibiotikums (z.B. einmalig 1 g Ceftriaxon i.v.) ratsam. 3 h nach der Anlage kann mit der Ernährung begonnen werden. Bei Aspirationsgefahr Applikation im Sitzen oder in 45 °-Lage.
   Ko. der PEG/PEJ: Selten Fehlpunktion, Blutung, Peritonitis, peristomale Wundinfektion. Einwachsen der PEG-Platte auf der gastralen Seite („buried bumper") → Prophylaxe durch tägliche geringfügige Mobilisierung der PEG-Sonde. Regelmäßige Haut- und Stomapflege, Verbandswechsel, Schulung von Patienten und Angehörigen

Nach Operationen ist mit der EN erst nach Einsetzen der Darmmotorik zu beginnen, wobei man sich nach der Toleranz des Patienten richtet. Das Volumen der Sondennahrung sollte in täglichen Schritten von 250 - 500 ml in Abhängigkeit von Grunderkrankung, Lage der Sondenspitze und subjektiver Verträglichkeit langsam gesteigert werden. Die Sondennahrung sollte vor der Anwendung auf Zimmertemperatur gebracht werden (nicht zu kalt!). Treten während des Nahrungsaufbaus Diarrhö, Überblähung oder Erbrechen auf, wird entweder die EN reduziert oder 1 - 2 Tage lang ausschließlich Tee gegeben.

Danach kann die Ernährung vorsichtig wieder aufgebaut werden. Bevor die optimale Energie- und Flüssigkeitsmenge erreicht ist, werden noch fehlende Flüssigkeit, Elektrolyte und Nährstoffe zusätzlich parenteral zugeführt.

Bei der EN ist es günstig, wenn entsprechend der normalen zirkadianen Ernährungsrhythmik nächtliche Pausen von 6 - 8 Stunden eingehalten werden. Tragbare netzunabhängige Pumpen ermöglichen eine Mobilität des Patienten.

Sondennahrung bei speziellen Indikationen:

Neben den standardisierten hochmolekularen Diäten wird von der Industrie eine Vielzahl modifizierter Sondennahrungen angeboten. Es fehlen aber in der Regel gut kontrollierte, prospektive Studien, die den klinischen Nutzen von Spezialdiäten gegenüber einer standardisierten hochmolekularen Diät bei isokalorischer Ernährung belegen.

Für Diabetiker wurden Diäten entwickelt, bei denen Glukoseersatzstoffe verwendet werden. Durch diese Ersatzstoffe können jedoch gastrointestinale Unverträglichkeitsreaktionen entstehen. Häufig ist eine ballaststoffreiche Standard-Sondennahrung unter Anpassen der antidiabetischen Therapie genauso gut geeignet und besser verträglich. Eine spezielle Sondenernährung für intensivmedizinisch betreute Diabetiker ist unnötig, da der Glukosestoffwechsel durch entsprechende Insulingaben sicher gesteuert werden kann.

EN bei chronisch entzündlichen Darmerkrankungen:

Gesichert ist die Indikation für eine EN bei Kindern mit M. Crohn und Wachstumsrückstand. Beim akuten Schub einer Colitis ulcerosa ist die Behandlung mit enteralen Diäten nicht gesichert.

EN bei Tumorpatienten:

Malnutrition ist ein wichtiger Risikofaktor für Komplikationen und für eine ungünstige Prognose. Daher wird die prophylaktische Anlage einer PEG bei geplanter Radiochemotherapie von Tumoren im HNO-Bereich oder des Ösophagus wegen der drohenden Mukositis mit Dysphagie empfohlen.

EN bei Leberzirrhose:

Ausreichende Eiweißzufuhr sicherstellen: 1,2 - 1,5 g/kg KG/d (nur bei symptomatischer Enzephalopathie Eiweißzufuhr vermindern)

PARENTERALE ERNÄHRUNG (PN)

Die PN ist eine unphysiologische Ernährungsform, bei der es zu schwerwiegenden Komplikationen kommen kann.

Ind: Möglichst nur kurzfristig bei Unvermögen oder Kontraindikationen für eine orale oder Sondenernährung. Der Übergang von PN zu oraler Ernährung kann erleichtert werden durch Zwischenschaltung einer bedarfsdeckenden bilanzierten Formeldiät.

Die PN wird industriell als „All-in-one"-Lösung angeboten: Alle drei Komponenten zusammen, wobei das Fett bis zur Mischung vor der Anwendung in einer separaten Kammer gelagert ist oder getrennt in zwei Anteilen (Glukose und Aminosäuren zusammen und Fett getrennt).

Tagesbedarf: Mobile Patienten 30 - 35 kcal/kg KG; immobile Patienten 25 kcal/kg KG
1 kcal = 4,2 kJ

Parenteral können zugeführt werden (Dosis für Erwachsene):

1. Kohlenhydrate in Form hypertoner Glukoselösung, z.B.
   Glukose 20 % = 0,8 kcal/ml - Glukose 40 % = 1,6 kcal/ml
   Dos: 100 - 400 g Glukose/d bei gleichmäßiger Infusionsgeschwindigkeit über 24 h. Bei Nichtdiabetikern ist eine Zugabe von Normalinsulin im Allgemeinen nicht erforderlich.
   Indikation für Insulin: Persistierende Hyperglykämie oder Glukosurie unter der Infusion von Glukose. Bei Sepsis auf Normoglykämie achten (Prognoseverbesserung).
   Dosierung in Abhängigkeit vom Blutzuckerspiegel und der Glukosezufuhr (Orientierungsregel: 1 E Normalinsulin deckt ca. 5 g Glukose ab).
   Andere Zucker sind nicht zu empfehlen, weil sie ohnehin alle über Glukose metabolisiert werden und weil sie in der Niere schlechter rückresorbiert werden und somit zu einem Kalorienverlust führen!
2. Aminosäurengemische
   Tagesbedarf ca. 1,0 - 1,5 g/kg KG

3. Fettemulsionen

Präparate aus Sojabohnenöl mit mittelkettigen Triglyzeriden (MCT). Fettlösung 10 % = 1,0 kcal/ml, Fettlösung 20 % = 2,0 kcal/ml. Fettemulsionen sollten bei > 3 Tage dauernder parenteraler Ernährung zugeführt werden, um ein Mangelsyndrom an essenziellen Fettsäuren (u.a. hyperkeratotische Dermatose) zu vermeiden.

Dabei Kontrolle der Triglyzeride, deren Konzentration < 250 mg/dl liegen sollte.

Dos: Wie bei oraler Ernährung ca. 30 % der Gesamtkalorienzufuhr. Initial 1 g/kg KG/d; später evtl. Dosiserhöhung auf maximal 100 g/d.

KI: Unmittelbar postoperativ, Schockzustände, Azidosen, Schwangerschaft, Leberschaden.

4. Elektrolytsubstitution

Die Elektrolytverluste müssen ersetzt werden:

Bei kompletter PN und ausgeglichenem Elektrolythaushalt werden 1 l Kombinationslösung (Aminosäuren + Kohlenhydrate) mit ca. 1.000 kcal (4.187 kJ) folgende mittlere Elektrolytmengen zugesetzt:

Na^+ (+ Cl^-) :	50 mmol	Mg^{++} :	3 mmol
K^+ :	30 mmol	Ca^{++} :	3 mmol
Phosphat :	15 mmol		

Anm.: Phosphat und Kalzium nicht zusammen in eine Flasche geben!

5. Zusatz von Vitaminen und Spurenelementen

Die Nährstoffe müssen in möglichst großkalibrige Venen (obere Hohlvene) zugeführt werden, evtl. unter Zugabe von Heparin in niedriger Dosis (1 IE/1 ml) zur Verhinderung von Fibrinablagerung um den Katheter.
Tägliche Bilanzierung von Ein- und Ausfuhr sowie Kontrolle des Wasser-/ Elektrolythaushaltes:
- Klinik (Hautturgor, Schleimhäute, Ödeme?, Durst?, Fieber?)
- ZVD
- Körpergewicht
- Hb, Hkt, Thrombozyten, Serumeiweiß, Serum-Elektrolyte
- Urinbilanzierung (Menge, Osmolalität, Glukose, Elektrolyte)

Ko.:
- Thrombosen, die meist von der Katheterspitze ausgehen.
- Infektionen; Katheterinfektionen (meist mit Hautkeimen) mit der Gefahr einer Sepsis
  Anm.: Totale PN führt zur Reduktion des lymphatischen Gewebes im Dünndarm (GALT = gut associated lymphoid tissue) und zur Verminderung des sekretorischen IgA.
- Störungen im Wasser-/Elektrolythaushalt (Na^+, K^+, Ca^{++}, Mg^{++}, Phosphat)
  Bei der parenteralen Hyperalimentation (bes. kachektischer) Patienten ist auch der Phosphatspiegel i.S. zu kontrollieren: Forcierte Kohlenhydratzufuhr steigert auch Phosphorylierungsprozesse → Hypophosphatämie mit Polyneuropathie.
- Hypertriglyzeridämie, reversible Leberzellverfettung, evtl. "fat overloading syndrome"
  - Transaminasen, Bilirubin ↑
  - Thrombozytopenie + Funktionsstörung der Thrombozyten mit evtl. Blutungsneigung
  - Verminderung der O_2-Diffusionskapazität
- Hyperglykämie
- Selten Laktatazidose bei Überangebot an Kohlenhydraten oder Mangel an Vitamin B_1 (Thiamin)
- Gallensteinbildung
- Bei monatelanger parenteraler Ernährung evtl. Osteopathie mit Knochenschmerzen (metabolic bone disease).
- Symptome infolge Mangel an Spurenelementen (bei langfristiger parenteraler Ernährung).

REFEEDING-SYNDROM

Def: Potenziell lebensbedrohliche Komplikationen beim Beginn der Nahrungszufuhr nach langer Zeit der Unterernährung

Ät.: Rascher Wiederbeginn der Ernährung bei Patienten mit Anorexie, unterernährten geriatrischen Patienten, onkologischen Patienten, Obdachlosen, Alkoholikern und Katastrophen-/Kriegsopfern
Risikofaktoren: Nahrungskarenz > 5 d, KG < 70 % des Idealgewichts, rascher Gewichtsverlust

Pg.: Reaktive Hyperinsulinämie mit Umverteilung von vor allem HPO_4^{2-}, K^+ und Mg^{2+} in die Zellen, Thiaminverbrauch und Na^+- und Wasserretention

KL.: Volumenüberladung (Ödeme, kardiopulmonale Dekompensation), Arrhythmien, neurologische und pulmonale Störungen; meist innerhalb der ersten 4 d nach Nahrungsbeginn

Th.: Reduktion der Kalorienzufuhr, Korrektur der Elektrolytstörungen + Elektrolytkontrollen

Pro: Dran denken! Vorsichtiger Ernährungsbeginn mit ca. 1.000 kcal/d und langsame Steigerung (ca. + 300 kcal/d alle 3 - 4 d), ausreichende Zufuhr von Phosphat, Vitaminen (vor allem Thiamin)

VI. NEPHROLOGIE

Internet-Infos: *www.nephrologie.de; www.nierengesellschaft.de*
www.asn-online.org - American Society of Nephrology
www.isn-online.org - International Society of Nephrology

Diagnostisches Vorgehen:

A. Anamnese:

1. Störung der Diurese und Miktion:
   - Polyurie: > 2.000 ml Harn/d
   - Oligurie: < 500 ml Harn/d
   - Anurie: < 100 ml Harn/d
   - Pollakisurie: Häufiger Harndrang, oft bei Zystitis
   - Algurie: Schmerzhaftes Wasserlassen bei Zystitis und Urethritis
   - Strangurie: Krampfartig schmerzhafte Miktion bei Zystitis und Urethritis
   - Dysurie: Erschwertes Wasserlassen/schwacher Harnstrahl bei Blasenentleerungsstörungen (z.B. Benigne Prostatahyperplasie = BPH)
2. Schmerzen im Nierenlager:
   - Akut einsetzend im Sinne einer Kolik (im typischen Fall strahlen die Schmerzen ins Genitale aus, sind begleitet von Harndrang und Hämaturie): z.B. Ureterstein
   - Anhaltende dumpfe Schmerzen im Nierenlager und/oder Nierenlagerklopfschmerz: z.B. bei Pyelonephritis
3. Ödeme (Glomerulonephritis, nephrotisches Syndrom, Niereninsuffizienz)
4. Kopfschmerzen (z.B. durch Hypertonie, Pyelonephritis, Niereninsuffizienz)
5. Fieber (z.B. bei akuter Pyelonephritis)
6. Frühere Erkrankungen

B. Untersuchungsbefund:

1. Blässe? (z.B. renale Anämie), Café-au-lait-Kolorit? (Anämie bei Urämie)
2. Urämischer Fötor?
3. Bluthochdruck? Ödeme?
4. Stenosegeräusche paraumbilikal? (z.B. durch Nierenarterienstenose)
5. Perikarditisches Reiben? (z.B. im Rahmen einer Urämie)
6. Leise Herztöne + gestaute Halsvenen? (z.B. durch Perikarderguss im Rahmen einer Urämie)
7. Tachypnoe und feuchte RG? (z.B. als Hinweis auf alveoläres Lungenödem bei Niereninsuffizienz mit Überwässerung)

C. Laborbefunde:

1. Urinuntersuchung:

▶ **Inspektion:**

Der Urochromgehalt des Harns und damit die Intensität der normalen Harnfarbe verhalten sich gegensätzlich zum Harnvolumen und proportional zum spezifischen Gewicht:

- Nach Dursten: Harnfarbe dunkel-bernsteinfarben + hohes spezifisches Gewicht (bis maximal 1.035 g/l) bzw. hohe Osmolalität (bis 1.200 mosm/kg)
- Nach Wasserbelastung: Wasserheller Urin mit niedrigem spezifischen Gewicht (bis 1.001 g/l) bzw. niedriger Osmolalität (bis 50 mosm/kg)
  Klassische Ausnahme: Diabetes mellitus: Starke Diurese und helle Harnfarbe, aber relativ hohes spezifisches Gewicht durch Glukosurie. Auch bei Proteinurie erhöht sich das spezifische Gewicht.
- Verfärbung des Urins durch Arzneimittel: z.B. Amitriptylin, Triamteren (grün bis blau), L-DOPA, Methyldopa, Metamizol (rötlich)

Reaktionen des Harns:
Der Urin-pH beträgt nahrungsabhängig 4,6 - 8,0.

- Saurer Urin: Bei fleischreicher Kost, bei Azidose u.a.
- Alkalischer Urin: Bei vegetarischer Kost, sekundär bei zu langer Lagerung einer Urinprobe, bei Harnwegsinfekt mit ammoniakbildenden Keimen (Proteus), bei Alkalose

▶ **Proteinurie:** [R80]

Im Ultrafiltrat der gesunden Nieren erscheinen nur niedermolekulare Proteine, die zu 90 % im proximalen Tubulus rückresorbiert werden. Unter Proteinurie versteht man eine Ausscheidung von > 150 mg Eiweiß/24 h oder eine Abweichung vom physiologischen Proteinuriemuster. Als Mikroalbuminurie bezeichnet man eine Albuminausscheidung von 30 - 300 mg/g Kreatinin im Urin. Die Mikroalbuminurie ist Frühsymptom einer diabetischen oder hypertensiven Nephropathie. Bei Frauen kann eine geringe Proteinurie durch Fluor vorgetäuscht sein.
Eine Albuminurie kann auf die Kreatininausscheidung im Urin bezogen werden: Albumin-Kreatinin-Ratio (AKR) in mg Albumin/g Kreatinin (normal < 30 mg/g)

Funktionelle Proteinurie: Passagere leichte Proteinurie, z.B. bei Fieber
Findet sich eine leichte Proteinurie (< 1 g/d) nur am Tage, während der Nachturin eiweißfrei ist, spricht dies für orthostatische Proteinurie [N39.2] (meist harmloser Befund, vorwiegend bei jüngeren Männern mit körperlicher Belastung).

Ursachen einer Proteinurie:

Proteinurie	Proteintyp	Vorkommen
30 - 300 mg/d 20 - 200 mg/l	Mikroalbuminurie	Frühphasen der diabetischen und der hypertensiven Nephropathie
Bis 1,5 g/d	Kleinmolekulare Proteine: Großmolekulare Proteine:	Tubulopathien Geringe Glomerulopathien
1,5 bis 3,0 g/d	Klein- und großmolekulare Proteine:	Chronische Glomerulonephritiden, Transplantatniere, Nephrosklerose
> 3,0 g/d	Großmolekulare Proteine:	Nephrotisches Syndrom

1. Globaler Eiweißnachweis:
   - Teststreifen weisen fast nur Albumin nach; andere Proteine wie z.B. das Bence-Jones-Protein (= L-Ketten bei monoklonaler Gammopathie) werden nicht erfasst! Eine Mikroalbuminurie kann man z.B. durch Schnelltests auf immunologischer Basis nachweisen. Die normalen Eiweiß-Teststreifen erfassen nur den Makroalbuminbereich (> 200 mg/l).
   - Biuret- und Trichloressigmethode erfassen ein breiteres Proteinspektrum.

2. Elektrophoretische Differenzierung der Proteinurie:
   Molekulargewichtsbezogene Auftrennung der Urinproteine mit der Mikro-Sodium dodecyl sulfate-Polyacrylamidgel-Elektrophorese (Mikro-SDS-PAGE; Disk-Elektrophorese). Dabei unterscheidet man folgende Proteinuriemuster:

   2.1. Großmolekulare glomeruläre Proteinurie (P.)
   - Selektiv-glomeruläre P. (mit Größenselektion): Überwiegende Ausscheidung von Albumin (= Leitprotein der glomerulären Proteinurie) und Transferrin
     Vo.: Leichte glomeruläre Schäden, z.B. bei "minimal-change-nephritis"
   - Unselektiv-glomeruläre P. (ohne Größenselektion): Ausscheidung von IgG, Albumin
     Vo.: Schwere glomeruläre Schäden

   2.2. Kleinmolekulare tubuläre Proteinurie:
   Das niedermolekulare β_2-Mikroglobulin wird glomerulär filtriert und tubulär rückresorbiert. Bei tubulären Läsionen finden sich im Urin erhöhte Werte.

   2.3. Glomerulär-tubuläre Mischproteinurie:
   Vo.: Glomerulopathien mit tubulärer Beteiligung

   2.4. Prärenale Proteinurie ("Überlauf"-Proteinurie):
   Wenn durch übermäßigen Anfall von Leichtketten, Myoglobin oder Hämoglobin die tubuläre Rückresorptionskapazität überschritten wird, kommt es zu einem Überlaufen dieser Proteine in den Urin.
   - Bence-Jones-Proteinurie = L-Ketten-Ausscheidung bei monoklonaler Gammopathie
     Nachweis: Immunfixationselektrophorese
   - Myoglobinurie (nach Muskeltrauma)
   - Hämoglobinurie (bei hämolytischer Krise)

   } mit rotbraunem Urin

   2.5. Postrenale Proteinurie mit Nachweis tubulär sezernierter Proteine (z.B. Tamm-Horsfall-Protein)

3. Quantitative Bestimmung der Leitproteine für verschiedene Proteinurieformen

Molekulargewichtsverteilung der Leitproteine:

IgG	Transferrin	Albumin	α1-Mikroglobulin	β_2-Mikroglobulin
20,0	8,0	6,9	3,0	1,17 x 10^4 Dalton

▶ **Glukosurie:** [R81]
Glukose im Urin normal < 15 mg/dl Nüchternurin; < 30 mg/dl postprandial. Während beim Diabetes mellitus die normale Nierenschwelle für Glukose von 160 - 180 mg/dl (8,9 - 10,0 mmol/l) durch die Hyperglykämie überschritten wird, ist bei der sog. renalen Glukosurie (bei bestimmten tubulären Nierenerkrankungen) die Nierenschwelle für Glukose pathologisch erniedrigt (Glukosurie bei Normoglykämie). Auch in der Schwangerschaft kann es zu einer physiologischen Senkung der Nierenschwelle für Glukose kommen.

▶ **Sediment:**

1. Hämaturie: [R31]: > 5 Erythrozyten/µl
   Referenzbereich: Bis 5 Erythrozyten/µl (= Empfindlichkeitsgrenze der Streifentests)

   Beachte: Der Streifentest weist die peroxidatische Wirkung von Hämoglobin und Myoglobin nach. Der Streifentest kann nicht differenzieren zwischen Hämaturie, Hämoglobinurie und Myoglobinurie! Deshalb muss bei positivem Streifentest eine mikroskopische Sedimentuntersuchung erfolgen.

   - Mikrohämaturie: [R31] > 5 Erythrozyten/µl, aber noch keine sichtbare Rotfärbung des Harns
   - Makrohämaturie: [R31] Sichtbare Rotfärbung des Harns durch Erythrozyten
   - Phasenkontrastmikroskopie:
     Dysmorphe (morphologisch veränderte) Erythrozyten = Hinweis auf renalen Ursprung (glomeruläre Erkrankung): Bei Akanthozyten: Ringform mit Ausstülpungen („Mickymaus-Ohren")
     Iso- oder eumorphe (morphologisch unveränderte) Erythrozyten = Hinweis auf postrenalen Ursprung.

DD: Symptom : Roter Urin

Schnellteststreifen auf Blut
- positiv ↓ Mikroskopie
  - keine Erythrozyten: Myoglobinurie (klares Serum, CK ↑) Hämoglobinurie (rötliches Serum, Hämolysezeichen)
  - Erythrozyten: Hämaturie
    - Eumorphe Erys: Postrenale Blutung
    - Akanthozyten und Erythrozytenzylinder: Renaler Ursprung
- negativ ↓ umgekehrte Aldehydprobe
  - positiv: Porphyrie
  - negativ: Ziegelmehl, rote Rüben, Pharmaka (z.B. Rifampicin)

Ursachen eines positiven Schnelltests auf Blut:

▶ Hämaturie:
- Bei Frauen: Kontamination durch Periodenblutung?
- Prärenal: Hämorrhagische Diathese, Antikoagulanzien
- Renal: Glomerulonephritis, Pyelonephritis, Hypernephrom, Papillennekrose, Niereninfarkt, Nierentuberkulose, Traumen; familiäre benigne Hämaturie (Nephropathie mit dünner glomerulärer Basalmembran; autosomal-dominante Vererbung)
- Postrenal: Urolithiasis, Tumoren, Zystitis, Traumen, „runner's bladder" bei langem Laufen, Joggen

In ca. 15 % d.F. findet man keine Ursachen bei Mikrohämaturien.
Eine sichtbare Rotfärbung (Makrohämaturie) tritt schon nach Zusatz von 0,2 ml Blut zu 500 ml Harn auf.
Nach längerem Stehen bildet sich bei niedrigem pH-Wert saures Hämatin → der Harn wird kaffeefarben.
3-Gläserprobe: Urinentnahme in 3 Probengefäße: Am Anfang, während und am Ende der Miktion.
Initiale und terminale Makrohämaturie (roter Harn zu Beginn und am Ende der Miktion) weisen auf eine Herkunft aus der Urethra, während der ganzen Miktionsphase unverändert blutiger Harn auf eine Blutungsquelle in der Blase und weiter proximal, wurmartige Gerinnsel und Kolikschmerzen sprechen für Herkunft oberhalb der Harnblase - im Zweifelsfall klärt die durch Blasenpunktion gewonnene Harnprobe, ob der Urin oberhalb der Urethra Blut enthält.

Merke: Eine Makrohämaturie noch während der Blutungsphase einer urologischen Klärung zuführen! (Sono, CT, Infusionsurogramm, Zystoskopie → Seitenbestimmung bei renaler Blutungsquelle!).

Für einen glomerulären Ursprung (z.B. Glomerulonephritis) einer Mikrohämaturie sprechen:
- Akanthozyten im Phasenkontrastmikroskop
- Gleichzeitiges Vorhandensein von Erythrozytenzylindern
- Gleichzeitiges Vorhandensein einer großmolekularen Proteinurie

▶ Hämoglobinurie: [R82.3]
Folge einer intravasalen Hämolyse (Inkompatibilität nach Bluttransfusion, hämolytische Krisen bei hämolytischen Anämien, Seifenabort, Marschhämoglobinurie nach langem Marschieren u.a.)

▶ Myoglobinurie [R82.1]: Nach Muskeltraumen

2. Leukozyturie [R82.8]: > 10 Leukozyten/µl
Referenzbereich bis 10 Leukozyten/µl → Leukozyturie: > 10 Leukozyten/µl
Die Nachweisgrenze der Papierstreifenteste liegt bei ca. 20 Leukozyten/µl. Der Papierstreifentest ist bei Frauen durch Fluor in 40 % falsch positiv (geringe Spezifität bei Frauen).
   - Sind die Leukozyten im Harn so zahlreich, dass der Urin gelblich getrübt ist, spricht man von Pyurie.
   - Leukozyturie findet sich besonders bei Harnwegsinfektionen. Leukozytenzylinder sprechen für renalen Ursprung der Leukozyten, meist bei Pyelonephritis.
   - Leukozyturie bei sterilem Harn findet man bei: Schwangerschaft, anbehandeltem Harnwegsinfekt, Gonorrhö, nichtgonorrhoischer und postgonorrhoischer Urethritis, Urogenital-Tbc, Reiter-Syndrom, Analgetikanephropathie u.a.
3. Epithelien:
Polygonale Zellen: Meist renaler Herkunft
Plattenepithelien und geschwänzte Epithelien: Aus dem ableitenden Harntrakt (unbedeutend)
4. Zylinder:
Sie entstehen in den Harnkanälchen der Niere durch Ausfällung und sind daher beweisend für eine renale Herkunft.
   - Hyaline Zylinder:
   Dem Nachweis hyaliner Zylinder kommt die gleiche diagnostische Bedeutung zu wie einer Proteinurie, daher können hyaline Zylinder gelegentlich auch bei Gesunden beobachtet werden (z.B. nach körperlicher Anstrengung).
   - Erythrozytenzylinder:
   Pathognomonisch für Glomerulonephritis
   - Leukozytenzylinder (positive Peroxidasereaktion):
   Finden sich bei chronischer Pyelonephritis in > 80 % d.F.
   - Epithelzylinder:
   Sie entstehen durch Verschmelzung abgeschilferter Tubulusepithelien, wandeln sich später um in granulierte Zylinder und Wachszylinder. Sie sind nicht spezifisch für eine bestimmte Nierenerkrankung.
   Vo.: z.B. nach akuter Anurie, bei Schrumpfnieren, nephrotischem Syndrom
5. Harnkristalle (unbedeutend)

▶ **Bakteriurie:** [N39.0]
Harngewinnung: Orientierend per Mittelstrahlurin (MS-Urin): Nach Reinigung der Periurethralregion mit Wasser wird während der Mitte der Miktion (reinigender Spüleffekt!) eine Harnprobe mit einem Becher abgenommen.
Nachteil: Oft kontaminiert.
Vorteil: Screeningtest, bei sterilem Ergebnis eindeutig.
Suspekt auf das Vorliegen eines Harnwegsinfektes ist der zweimalige Nachweis von 10^5 Keimen und mehr pro ml Urin ("Kass-Zahl" = "signifikante Bakteriurie") im Mittelstrahlurin, der sofort aufgearbeitet werden muss: Orientierend mit handelsfertigen Eintauchnährböden, genauer durch ein bakteriologisches Labor (mit Antibiogramm). Hierbei schneller Transport (nicht per Post!) in gekühlten Gefäßen!
Fragliche bakteriologische Befunde im Mittelstrahlurin sollten durch suprapubische Blasenpunktion geklärt werden.
Jeder Keimnachweis im Punktionsurin ist pathologisch (unabhängig von der Keimzahl!).
Die diagnostische Harngewinnung durch Blasenkatheter (K-Urin) sollte nur noch erfolgen, wenn eine suprapubische Punktion nicht möglich ist (und dann unter sterilen Bedingungen!). Da die vordere Harnröhre physiologischerweise oft nicht keimfrei ist, ist auch der "steril" abgenommene Katheterurin oft kontaminiert. In 2 % d.F. kommt es nach Blasenkatheterisierung zu einer Harnwegsinfektion! Das Verwenden eines sog. Invaginationskatheters vermindert diese Gefahr.

2. Harnpflichtige Stoffe

- Kreatinin:
Bestimmung:
1. Unspezifische Farbreaktion (Jaffé-Reaktion): Falsch hohe Werte werden bei der Jaffé-Reaktion beobachtet durch hohen Blutzucker und Ketoazidose (diabetisches Koma) und Hämolyse.
2. Spezifische enzymatische Methode

Kreatinin entsteht im Muskel durch Abbau von Kreatinphosphat und wird in der gesunden Niere fast vollständig glomerulär filtriert. Wenn man von exzessiver Fleischzufuhr absieht, ist der Serumkreatininspiegel nahrungsunabhängig und korreliert zur glomerulären Filtrationsrate (Hyperbelfunktion - siehe Abbildung).

Beachte: Die Serumkreatininwerte steigen erst dann über die obere Normgrenze (1,1 mg/dl = 97 µmol/l) an, wenn die glomeruläre Filtrationsrate (GFR) um mehr als die Hälfte vermindert ist!
Die Kreatininwerte sind bei verminderter Muskelmasse (Kinder, Frauen, schmächtige Menschen im Alter) etwas erniedrigt. Daher kann bei älteren Patienten mit noch normalen Kreatininwerten bereits eine leichte Einschränkung der GFR vorliegen.
Bei Muskelläsionen und Akromegalie (mit vermehrter Muskelmasse) werden leicht erhöhte Kreatininwerte bei normaler GFR beobachtet.
Bereits ein leicht erhöhtes Serumkreatinin ist assoziiert mit einer 70 %igen Risikoerhöhung für vorzeitigen Tod (Cardiovascular Health Study).

- Harnstoff:
  Bestimmung: Farbstoffreaktion oder enzymatisch (Ureasemethode)
  Harnstoff ist das Endprodukt des Eiweißstoffwechsels. Der Harnstoffspiegel im Serum hängt von verschiedenen Faktoren ab:
  - Renal: Größe des Glomerulumfiltrates und Harnstoffrückdiffusion, die zwischen 40 % (bei Diurese) bis 70 % (bei Antidiurese) schwanken kann.
  - Extrarenal: Eiweißzufuhr und Katabolismus (Fieber, Verbrennung, Kachexie) erhöhen die Harnstoffwerte.

  Erst bei einem Absinken des Glomerulumfiltrates unter 25 % wird die obere Normgrenze des Serumharnstoffes von 50 mg/dl (8,3 mmol/l) überschritten.
- Cystatin C wird von kernhaltigen Zellen gebildet. Die Konzentration von Cystatin C im Serum korreliert mit der glomerulären Filtrationsrate (ist aber kein Routinetest). Cystatin C steigt ab 50. Lj. altersabhängig an und korreliert zum Abfall der GFR. Cystatin ist nicht immer ein zuverlässiger Marker der Nierenfunktion, da es vermehrt gebildet wird bei Rauchern, Hyperthyreose und Glukokortikoidtherapie und vermindert bei Hypothyreose.

3. Clearancemethoden:

Clearance: Plasmavolumen, das innerhalb einer Zeiteinheit durch Harnbildung von einer bestimmten Substanz gereinigt wird.
Zur Bestimmung des Glomerulumfiltrates eignen sich Stoffe, die glomerulär filtriert, tubulär aber nicht wesentlich sezerniert noch rückresorbiert werden (Inulin, Kreatinin). Paraaminohippursäure (PAH) wird bei einmaliger Nierenpassage durch glomeruläre Filtration und tubuläre Sekretion zu über 90 % aus dem Plasma entfernt und eignet sich daher zur Bestimmung des Nierenplasmastroms. Die Clearanceuntersuchungen leisten keinen Beitrag zur Differenzialdiagnose der Nierenerkrankungen. Die Bedeutung der Clearancebestimmung liegt in ihrer empfindlichen Funktionsdiagnostik. Es werden bereits leichte Funktionseinschränkungen der Niere in einem Stadium erkannt, wo noch alle anderen Untersuchungen normal ausfallen können.

▸ Messung der glomerulären Filtration:
- Inulinclearance: Methodisch relativ aufwendig (Infusion einer Testsubstanz)
- ^{51}Chrom-EDTA-Clearance: Entspricht mit einer kleinen Abweichung von - 6 % der Inulinclearance; Referenzbereich: 100 - 150 ml/min
- **Kreatininclearance** (C):
  Vorteil: Einfach durchführbar (keine Infusion einer Testsubstanz). Während das Serumkreatinin noch im Normalbereich liegen kann, zeigt die Kreatininclearance bei eingeschränkter Nierenfunktion schon sehr früh pathologische Werte.
  Testablauf: Sammeln eines 24 h-Urins, Bestimmung der Kreatininkonzentration im Serum und im Sammelurin → Berechnung:

$$C\ (\text{ml/min}) = \frac{U \cdot UV}{S \cdot t}$$

U = Kreatininkonzentration i.U.
S = Kreatininkonzentration i.S.
UV = Urinvolumen in 24 h
t = Sammelzeit in Min. (24 x 60 = 1440)

Das Glomerulumfiltrat zeigt mit zunehmendem Alter eine physiologische Abnahme.
Referenzbereich: 110 (m) bzw. 95 (w) ml/min Werte gelten bis zum 30. Lebensjahr; danach -10 ml/min für jede weitere Dekade (*www.nierenrechner.de*).

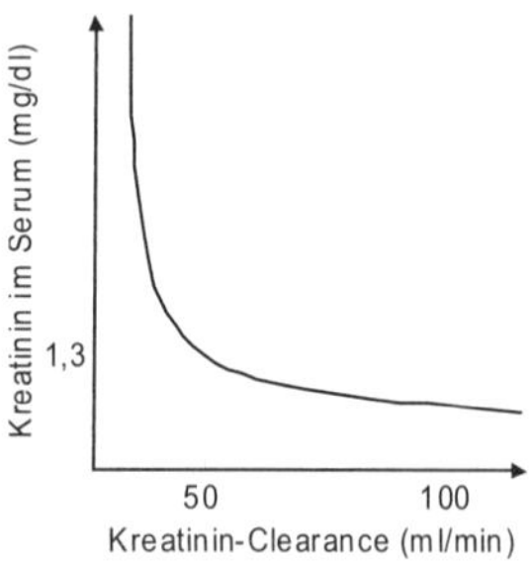

- **Formel zur Abschätzung der Kreatininclearance nach Cockcroft und Gault:**

$$Cl_{Krea} = \frac{(140 - \text{Alter}) \times \text{Körpergewicht (kg)}}{\text{Faktor} \times \text{Serumkreatinin}}$$

Faktor = 72 bei Kreatinin in mg/dl
Faktor = 0,82 bei Kreatinin in µmol/l
Bei Frauen ist das Ergebnis mit 0,85 zu multiplizieren.

- **Abschätzung (e = estimated) der glomerulären Filtrationsrate (GFR) nach der MDRD-Formel** (ungeeignet bei Kindern, Anorexie und starker Adipositas):
(Internet-Kalkulator: *http://nephron.com/mdrd/default.html*)
Diese Formel liefert valide Werte bei glomerulärer Filtrationsrate < 60 ml/min/1,73 qm. Oberhalb dieses Wertes ist die Genauigkeit der Formel deutlich niedriger.

eGFR (ml/min/1,73 m^2) = $\text{Serumkreatinin}^{-1,154} \times \text{Alter}^{-0,203} \times \text{Faktor}^{*)}$

*) Bei konventionellen Einheiten (mg/dl) beträgt der Faktor 186, bei SI-Einheiten (µmol/l) beträgt der Faktor 32.788.
Bei Frauen ist das Ergebnis mit 0,742, bei Menschen mit schwarzer Hautfarbe mit 1,21 zu multiplizieren.

- **EPI-CKD-Algorithmus** nutzt die gleichen Parameter wie die MDRD-Formel, schätzt jedoch die GFR in höheren Bereichen exakter, da unterschiedliche Kreatininbereiche berücksichtigt werden (→ Formel siehe *Internet*).

- **Kalkulation der GFR aus Kreatinin und Cystatin C** (→ *siehe Internet*):
Soll bei eGFR < 60ml/min genauere Werte liefern.

4. **Immunologische Untersuchungen, z.B.:**
- ADB- und ASL-Titer bei Verdacht auf akute Poststreptokokken-Glomerulonephritis
- C_3-Erniedrigung bei verschiedenen Formen der Glomerulonephritis
- Anti-ds-DNA-Antikörper bei systemischem Lupus erythematodes
- Antibasalmembranantikörper (Anti-GBM-Antikörper) bei Goodpasture-Syndrom
- c-ANCA (= Anti-Proteinase 3-Ak) bei Granulomatose mit Polyangiitis
- p-ANCA (= Anti-Myeloperoxidase-Ak) bei mikroskopischer Polyangiitis
- Anti-C_3-Konvertase-Ak bei membranoproliferativer Glomerulonephritis/Typ II
- Nachweis monoklonaler Immunglobuline bei Multiplem Myelom

D. Bildgebende Diagnostik:

- (Farbduplex-)Sonografie:
  - Bestimmung von Lage und Größe der Nieren (normale Länge: 9 - 13 cm bei Erwachsenen)
  - Nachweis von Zysten, Steinen, Tumoren
  - Nachweis eines gestauten Nierenbeckens bei Harnsperre
  - Engmaschige Verlaufskontrollen (fehlende Strahlenbelastung)
  - Beurteilung der arteriellen/venösen Durchblutung (Farbduplex)
  - Lokalisationshilfe bei Nierenpunktion

- Röntgenuntersuchungen:
  - Leeraufnahme (mit Schichtung): Röntgendichte Steine?
  - Intravenöse Urografie ist durch die CT verdrängt worden (weniger NW, bessere Darstellung):
    - Nierengröße/-kontur?
    - Anatomische Anomalien?
    - Deformierung des Nierenbeckenkelchsystems bei Pyelonephritis?
    - Papillendefekte bei Analgetikanephropathie, Verdrängung des Nierenbeckenkelchsystems bei raumfordernden Prozessen
    - Obstruktionen, Steine? Tumor? Abszess
    - Seitengleiche Ausscheidung? (Früh-/Spätaufnahme)
  - Miktionszystourethrografie (vesiko-uretero-renaler Reflux, Restharn?)

Kontraindikationen für die Gabe jodhaltiger Kontrastmittel:
1. Jodallergie (Therapie eines anaphylaktischen Schocks siehe Kapitel Schock)
2. Hyperthyreose
3. IgM-Paraproteinose (Gefahr des Nierenversagens)
4. Leber- und Niereninsuffizienz (bei Serumkreatininwerten > 3 - 4 mg/dl ist die renale Kontrastmittelanreicherung nur noch gering!)

Merke: Um renale Komplikationen zu vermeiden, sollte der Patient vor Röntgenkontrastmittelgabe ausreichend hydriert sein! Die zusätzliche Gabe von Acetylcystein oral bei Patienten mit eingeschränkter Nierenfunktion soll ebenfalls prophylaktischen Wert haben.

- Angio-MRT oder -CT, intravenöse digitale Subtraktionsangiografie (DSA), Arteriografie: Nierenarterienstenose? Vaskularisation eines Tumors? Nierenvenenthrombose?
- MRT und MR-Urografie bei KI für Röntgenkontrastmittel

▶ **Nuklearmedizinische Nierendiagnostik:**
Dynamische Nierenfunktionsszintigrafie mit ^{99m}Technetium-MAG3, seltener ^{123}Jod-Hippuran
Ind: Identifikation ektopen Nierengewebes, Röntgenkontrastmittelallergie, seitengetrennte Funktionsdiagnostik, Beurteilung einer Abflussstörung bei Ren mobilis (Untersuchung im Sitzen und Liegen), Nachweis einer Durchblutungsstörung bei anurischen, transplantierten Nieren.
Durch gleichzeitige Gabe eines ACE-Hemmers lassen sich behandlungsbedürftige Nierenarterienstenosen nachweisen. Die in der Harnblase gesammelte Aktivität kann zur Refluxdiagnostik genutzt werden.

E. Nierenbiopsie:
Vorwiegend zur differenzialdiagnostischen Abklärung von glomerulären Erkrankungen und bei Verdacht auf Transplantatabstoßung
KI: Einzelniere, Blutungsneigung, maligne Hypertonie u.a.

GLOMERULONEPHRITIS (GN) [N05.9]

Def: Der Terminus Glomerulonephritis umfasst eine Reihe von immunvermittelten Erkrankungen, die eine intraglomeruläre Inflammation und eine zelluläre Proliferation verursachen.
- Primäre GN: Erkrankungen, die sich primär an den Glomeruli abspielen ohne Zeichen einer Systemerkrankung.
- Sekundäre GN: Renale Beteiligung bei verschiedenen Systemerkrankungen: z.B. Kollagenosen, Vaskulitiden, Endokarditis lenta; Einzelheiten siehe dort.

Der Pathologe kann zwischen primärer und sekundärer GN nicht unterscheiden; dies ist nur möglich unter Einbeziehung von Histologie, Klinik und serologischen Markern.
Von den Glomerulonephritiden abzugrenzen sind nicht-entzündliche Glomerulopathien z.B. bei Amyloidose, Diabetes mellitus (diabetische Glomerulosklerose), Eklampsie

Ep.: Die meisten Patienten mit Glomerulonephritis entwickeln eine chronische Nierenerkrankung mit den Risiken einer vorzeitigen kardiovaskulären Erkrankung und progressiven Niereninsuffizienz. Mit 15 % ist die Glomerulonephritis die zweithäufigste Ursache der terminalen Niereninsuffizienz hinter der diabetischen Nephropathie, die mit 35 % an der Spitze liegt. Viele Fälle von Glomerulonephritis zeigen einen milden, asymptomatischen Verlauf, der vom Patienten nicht bemerkt und meist nicht diagnostiziert wird.

Pg.: Sowohl humorale als auch zellvermittelte Immunmechanismen spielen eine Rolle in der Pathogenese der glomerulären Inflammation.
1. Bei der Anti-GBM-Antikörper vermittelten Glomerulonephritis finden sich lineare Ablagerungen von IgG gegen das Goodpasture-Antigen. Dieses Autoantigen ist ein normaler Bestandteil der nicht kollagenhaltigen Domäne von der Alpha3-Kette des Typ IV Kollagens.
2. Bei der Immunkomplex-vermittelten Glomerulonephritis liegen die Immunkomplexe über die ganze glomeruläre Kapillarwand verteilt wie bei der Lupusnephritis oder der postinfektiösen Glomerulonephritis.
3. Bei der Anti-Neutrophilen zytoplasmatische Antikörper-(ANCA)-assoziierten Glomerulonephritis induzieren ANCA eine glomeruläre Schädigung durch Interaktion mit Komponenten der neutrophilen Granula.
4. Auch die Aktivierung der zellvermittelten Immunvorgänge kann eine glomeruläre Schädigung induzieren. Bei Menschen konnten T-Zellen sowohl bei proliferativen und nicht-proliferativen Glomerulopathien identifiziert werden.

Nach der Initiierung der glomerulären Schädigung wird eine Vielzahl von proinflammatorischen Mediatorsystemen sowohl in den infiltrierenden Zellen als auch in den glomerulären Zellen aktiviert: Komplementaktivierung, Influx von zirkulierenden Leukozyten, Zytokinsynthese, Freisetzung von proteolytischen Enzymen, Aktivierung der Gerinnungskaskade und Generation von proinflammatorischen Lipidmediatoren. Bei den proliferativen Glomerulopathien kommt es zu einer Zunahme der glomerulären Zellzahl und zu einer Proliferation der glomerulären Zellen als Reaktion auf Wachstumsfaktoren wie epidermaler Wachstumsfaktor (EGF) und Platelet-derived Growth Factor (PDGF). Die proliferierenden Zellen sind Mesangiumzellen und Endothelzellen.

KL.: Klinische Präsentation der GN:

1. Asymptomatische Auffälligkeiten des Urinbefundes:
   Asymptomatische Mikrohämaturie bei normaler glomerulärer Filtrationsrate und Ausschluss einer renalen Beteiligung bei Systemerkrankung. Zahlreiche, aber nicht alle Patienten mit asymptomatischer Hämaturie weisen eine Proteinurie auf, die in der Regel < 1,5 g/d liegt. Eine Hypertonie besteht nicht.
   Urs: - IgA-Nephropathie (M. Berger)
   - Syndrom der dünnen Basalmembran
   - Alport-Syndrom
   - Overflow-Proteinurie (Leichtketten) bei multiplem Myelom
   - Funktionelle Proteinurie bei Fieber, Herzinsuffizienz, körperlichen Anstrengungen u.a.
   - Orthostatische Proteinurie (< 1 g/d) bei Kindern und jungen Erwachsenen (keine Proteinurie im Morgenurin!)
2. Makro- oder Mikrohämaturie: z.B. bei interkurrenten Infekten; bei IgA-Nephropathie
3. Nephritisches Syndrom: z.B. akute postinfektiöse GN
4. Rapid progressive GN (siehe dort)
5. Chronische GN: Bei geringen subjektiven Beschwerden finden sich Erythrozyturie, Proteinurie, evtl. nephrotisches Syndrom und meist auch Hypertonie in Verbindung mit einer langsam fortschreitenden Niereninsuffizienz. Nieren sonografisch verkleinert. Eine Nierenbiopsie ist in diesem Stadium der Erkrankung wegen mangelnder therapeutischer Konsequenz meist nicht mehr indiziert.

Di.: Entsprechende Basisabklärung (Klinik, Labor) kann in der Praxis erfolgen. Die Nierenbiopsie ist die beste Methode zur abschließenden Klassifikation der entsprechenden Glomerulonephritis. Die histologischen Befunde bilden die Basis für die folgende Therapie und die Einschätzung der Prognose.

IgA-NEPHROPATHIE (M. BERGER) [N02.8]

Internet-Infos: *www.stop-igan-study.rwth-aachen.de*

Def: Immunkomplexerkrankung mit Bildung eines aberrant galaktosylierten IgA1 (Gd-IgA1) und Ablagerung in Form von Immunkomplexen im Mesangium mit Komplementaktivierung über den alternativen und Lektin-Pathway

Ep.: Häufigste Form der idiopathischen Glomerulonephritis (15 - 40 % aller primären idiopathischen Glomerulopathien); vorwiegend jüngere Patienten, m > w; in 90 % d.F. sporadisch; eine familiäre Genese ist selten.

Ät.:
- Idiopathisch
- Sekundär: IgA-Vaskulitis = Purpura Schoenlein-Henoch, SLE, RA, Leberzirrhose, Zöliakie, monoklonale Gammopathie mit IgA-Bildung und Hauterkrankungen wie Dermatitis herpetiformis und Psoriasis vulgaris

Pat: MEST (Oxford)-Klassifikation der IgA-Nephropathie:

• Mesangiale Hyperzellularität:	0 = < 50 %	1 = > 50 % der Glomeruli	
• Endokapillare Hyperzellularität:	0 = nein	1 = ja	
• Segmentale Sklerose / Adhäsionen:	0 = nein	1 = ja	
• Tubulusatrophie, interstitielle Fibrose:	0 = 0 - 25 %	1 = 26 - 50 %	2 = > 50 %

Zusatz: Endokapillare Proliferation, zelluläre/fibrozelluläre extrakapilläre Proliferate, Nekrosen, globale Glomerulosklerose (Angaben in % der betroffenen Glomeruli)

KL.: 1 - 3 Tage nach unspezifischen Infekten der oberen Luftwege kann es zu intermittierender Makrohämaturie kommen, die spontan verschwindet. Bei der Mehrzahl der Patienten findet sich eine asymptomatische Mikrohämaturie mit oder ohne Proteinurie. Eine Hypertonie haben ca. 40 % der Patienten sowie alle Patienten mit Niereninsuffizienz.

Lab: Urinbefund: Hämaturie, Nachweis von Erythrozytenzylindern im Sediment bzw. dysmorphen Erythrozyten bei Phasenkontrastmikroskopie; unselektiv glomeruläre Proteinurie meist < 3 g/d.
Bis 10 % der Patienten hat ein nephrotisches Syndrom.
Erhöhter IgA-Spiegel i.S. (40 % d.F.)

DD: Akute postinfektiöse GN (2 - 3 Wochen nach Infekt, z.B. mit Streptokokken)

Di.: Klinik und Nierenbiopsie (mit Nachweis von IgA und oft auch C3 im glomerulären Mesangium)

Th.: 1. Niedriges Risiko: Isolierte Mikrohämaturie ± Proteinurie < 0,5 g, GFR normal, keine Hypertonie: Monitoring alle 6 - 12 Monate. Prophylaxe von respiratorischen Infekten senkt evtl. die Frequenz der Makrohämaturie-Episoden.
2. Intermediäres Risiko: Proteinurie 0,5 - 1 g/d ± herabgesetzte GFR ± Hypertonie: Langzeitbehandlung mit ACE-Hemmern bzw. ARB (Zielbereich < 130/80 mmHg) über 3 - 6 Monate. Immunsuppressive Therapie ergab bei intermediärem Risiko keinen Benefit (STOP-IgAN-Studie).
3. Hohes Risiko: Akute oder rasche Abnahme der GFR: Fortsetzen der supportiven Therapie und immunsuppressive Therapie mit Kortikosteroiden + Cyclophosphamid.

Zusätzlich evtl. Fischöl (Omega-3-Fettsäuren), Budenosid

Prg: Prognoseabschätzung mithilfe mehrerer Parameter (MEST-Klassifikation): Proteinurie, GFR u.a. Von entscheidender prognostischer Bedeutung ist das Ausmaß der Proteinurie:
Patienten mit einer Proteinurie > 3 g/24 h weisen einen Verlust der Nierenfunktion von 9 ml/min GFR pro Jahr auf, während die mit einer Proteinurie zwischen 1,0 - 3,0 g/24 h einen GFR-Verlust von 6 - 7 ml/min pro Jahr zeigen.
Bei ca. 10 % der Pat. treten Spontanremissionen auf. Ca. 25 % der Patienten entwickeln innerhalb von 20 Jahren nach Diagnosestellung eine terminale Niereninsuffizienz. Nach Nierentransplantation Rezidiv in ca. 40 %.

Syndrom der dünnen Basalmembran (benigne Hämaturie) [N02.9]

Ep.: Bei Patienten mit asymptomatischer Hämaturie genauso häufig wie die IgA-Nephropathie; ca. 1 % der Bevölkerung.

Ät.: Familiär (hereditär) oder sporadisch. Heterozygote COL4/A3- und COL4/A4-Mutationen. Bei familiärem Auftreten besteht ein autosomal dominanter Erbgang mit einem Defekt im Gen für die Alpha3- oder Alpha4-Kette vom Kollagen Typ IV.

KL.: Persistierende Hämaturie, selten auch intermittierende Mikrohämaturie; Exazerbation bei Infekten der oberen Luftwege. Selten extrarenale Symptome (Innenohrschwerhörigkeit, Augenveränderungen).

Di.: Familienanamnese, Hämaturie
Bei zusätzlicher Proteinurie Nierenbiopsie: In der Licht- und Immunfluoreszenzmikroskopie normale Niere. In der elektronenmikroskopischen Untersuchung ist die glomeruläre Basalmembran auffällig dünn, (meist < 265 nm bei Erwachsenen).

Th.: Keine spezifische Therapie

Prg: In der Mehrzahl der Fälle gut, ein kleiner Prozentsatz der Patienten kann jedoch eine Hypertonie und eine progrediente Niereninsuffizienz entwickeln. Bei diesen Patienten werden ACE-Hemmer eingesetzt.

Alport-Syndrom (hereditäre Nephritis) [Q87.8]

Def: Hereditäre, progredient verlaufende Erkrankung der glomerulären Basalmembran mit Innenohrschwerhörigkeit und Augenveränderungen durch Gen-Mutationen des Typ IV Kollagens.

Ep.: Prävalenz des X-chromosomalen-dominanten Alport-Syndroms 1 : 5.000 bis 1 : 10.000. Nach der polyzystischen Nephropathie ist das Alport-Syndrom die zweithäufigste hereditäre Ursache einer terminalen Niereninsuffizienz. - Die Prävalenz des autosomal-rezessiven Alport-Syndroms beträgt 1 : 50.000.

Ät.: In bis zu 85% der Fälle X-chromosomaler Erbgang mit Mutation des COL4/A5-Gens, das die Alpha 5-Kette des Typ IV-Kollagens kodiert.
In 10 - 15 % autosomal-rezessiver Erbgang mit Mutationen der COL4/A3- und COL/A4-Gene, die die Alpha 3- und 4- Ketten des Typ IV-Kollagens kodieren.

KL.: Männer mit X-chromosomalem Alport-Syndrom und Patienten beiden Geschlechts mit homozygotem autosomal rezessivem Erbgang entwickeln die komplette Krankheitspalette:
- Mikrohämaturie und Proteinurie bereits im frühen Kindesalter
- Terminale Niereninsuffizienz im Jugend- oder frühem Erwachsenenalter
- Innenohrschwerhörigkeit (im Mittel- und Hochtonbereich) und Augenveränderungen (Katarakt, Lentikonus, Retinitis pigmentosa)

DD: IgA-Nephropathie, familiäre benigne Hämaturie (Syndrom der dünnen Basalmembran)

Di.:
- Familienanamnese
- Nierenbiopsie mit Elektronenmikroskopie (Verdickungen der Basalmembran mit Aufsplitterung der Lamina densa mit netzartiger bis korbgeflechtartiger Strukturveränderung)
- Audiometrie und augenärztliche Untersuchung
- Familienuntersuchung
- Gendiagnostik mit Nachweis der Mutation

Th.: Eine kausale Therapie gibt es nicht. ACE-Hemmer oder ARB führen zur Reduktion der Proteinurie und zur Progressionshemmung der Niereninsuffizienz insbesondere bei Hypertonie. Sie verzögern den Beginn der Dialysebehandlung deutlich.

Prg: Etwa 3% der Patienten entwickeln nach Nierentransplantation eine Anti-GBM-Erkrankung, die zum schnellen Transplantatverlust führt.

Heterozygote X-chromosomale Alport-Syndrom-Carrier zeigen eine große Variabilität im Krankheitsverlauf. 18 % entwickeln eine terminale Niereninsuffizienz (in 60 % vor dem 40. Lebensjahr).

AKUTE POSTINFEKTIÖSE (INFEKTASSOZIIERTE) GLOMERULONEPHRITIS [N00.9]

Ep.: In Industrieländern selten, in armen Ländern jedoch häufiger

Ät.: Immunkomplexnephritis nach verschiedenen Infekten: Früher besonders β-hämolysierende Streptokokken der Gruppe A (= akute Poststreptokokken-GN), heute zunehmend andere Erreger: Staphylokokken, gramnegative Erreger, auch im Rahmen einer bakteriellen Endokarditis oder nach Infektion eines ventrikulo-atrialen oder ventrikulo-jugulären Shunts.

Pat: Endokapilläre diffuse proliferative und exsudative GN: Mesangiumzellen und Endothelzellen geschwollen und vermehrt, Ablösung des Endothels von der Basalmembran; starke Einengung der Kapillarlichtung; z.T. finden sich Ag-Ak-Komplexe oder C_3-Komplement als "humps" (Höcker) an der Außenseite der Basalmembran. Leukozyten-/Monozyteninfiltrate.

Pg.: Immunkomplexnephritis

KL.: Die Rekonvaleszenz nach einem Streptokokkeninfekt (Pharyngitis, Angina tonsillaris, Impetigo) wird plötzlich unterbrochen: Nach einem beschwerdefreien Intervall von 1 - 2 Wochen nach Pharyngitis/Tonsillitis bzw. 4 - 6 Wochen nach Impetigo fühlt sich der Patient erneut krank. 50 % d.F. verlaufen asymptomatisch und werden nur zufällig oder nicht diagnostiziert.

Leitsymptome:
- Obligat: Mikrohämaturie + Proteinurie (< 3 g/24 h)
- Fakultativ: Ödeme (bes. periorbital), Hypertonie
  Volhard-Trias: Hämaturie, Hypertonie, Ödeme
- Andere fakultative Symptome:
  - Makrohämaturie (rötlich-braun verfärbter Urin)
  - Gesichtsödem, Kopfschmerzen, Gliederschmerzen, evtl. Fieber
  - Schmerzen in der Lendenregion (Nierenkapselspannung)
  - Epileptische Anfälle, Somnolenz (Hirnödem)
  - Hypertone Krise mit Dyspnoe und Lungenödem

Lab.:
- Urinbefund: Erythrozyturie, Erythrozytenzylinder, Proteinurie (< 3 g/24 h); unselektive Ausscheidung auch großmolekularer Eiweiße

  Anm.: Die bei Scharlach und gel. auch anderen Infektionskrankheiten zu beobachtende intrainfektiöse Hämaturie ist relativ harmlos und verschwindet wieder spontan. Dagegen zeigt die postinfektiöse Hämaturie nach Streptokokkeninfekten die ernste GN an!
  Erythrozyturie ist mehrdeutig, Erythrozytenzylinder machen eine GN dagegen wahrscheinlich.
- ASL-Titer in 50 % d.F. erhöht.
- Anti-DNAse-B = ADB-Titer in 90 % d.F. erhöht bei Streptokokkeninfektionen der Haut.
- Komplement (C_3) im Serum während der 1. Woche erniedrigt.
- Harnstoff, Kreatinin können leicht ansteigen.

Sono: Relativ große geschwollene Nieren

DD: Rapid progressive GN (Retentionswerte ↑), IgA-Nephritis (Makrohämaturie)

Di.: Anamnese + Klinik + Labor, evtl. Nierenbiopsie (Ind: Anstieg der Retentionswerte → Ausschluss einer rapid progressiven GN)

Th.: der akuten GN:

1. Evtl. temporär Bettruhe, körperliche Schonung, salzarme, eiweißarme Kost, engmaschige Gewichts-/Laborkontrollen

   Merke: Mindestens 2 x/Woche Kreatinin kontrollieren: Bei Anstieg des Kreatinins über die Normgrenze muss eine Nierenbiopsie erfolgen zum Ausschluss einer rapid-progressiven Glomerulonephritis!

2. Therapie eines Streptokokkeninfektes mit Penicillin: 3 Mega IE/d über 10 Tage. Bei Penicillin-Allergie Makrolide. Der therapeutische Nutzen einer Herdsanierung (z.B. Tonsillektomie) unter Penicillinschutz im freien Intervall hat keine gesicherte Evidenz.
3. Behandlung von Komplikationen stationär:
   Bei Anzeichen von Flüssigkeitseinlagerung (Gewichtszunahme, Ödeme, Erhöhung des ZVD, Lungenstauung, Hirnödem, Hypertonie, Oligurie): Natrium- und Wasserentzug (diätetisch und durch Schleifendiuretika, z.B. Furosemid); Behandlung einer Hypertonie, z.B. mit ACE-Hemmern.
4. Nachuntersuchungen der Patienten über mehrere Jahre (um eine evtl. chronische Verlaufsform zu erfassen).

Prg:

1. Heilung: Während es bei Kindern in > 90 % d.F. zur Ausheilung kommt, zeigen Langzeituntersuchungen bei Erwachsenen, dass eine völlige Heilung nur in etwa 50 % d.F. eintritt, bei immungeschwächten Patienten < 50 %.
2. Fortbestehen von Urinsymptomen (z.B. Mikrohämaturie, Proteinurie): Hier kann nur die weitere Verlaufsbeobachtung zeigen, ob eine Verschlechterung der Nierenfunktion (mit Übergang ins chronische Stadium) droht oder ob es sich um bedeutungslose Restsymptome ohne Nierenfunktionseinschränkung handelt.
3. Selten Tod an akuten Komplikationen (z.B. infolge hypertoner Krise mit Linksherzversagen und Lungenödem)

RAPID PROGRESSIVE GN (RPGN) [N01.9]

Syn: Rasch progrediente GN

Def: Rel. seltene GN mit rasch progredienter Verschlechterung der Nierenfunktion. Unbehandelt kommt es zu einem Abfall des Glomerulumfiltrates um 50 %/3 Monate bzw. zu terminaler Niereninsuffizienz/6 Monate.

Ep.: < 1/100.000/Jahr

Ät.:

1. Sekundäre RPGN: Renale Manifestation einer Vaskulitis (z.B. GPA)
2. Primäre (idiopathische) RPGN

Pat: Extrakapilläre proliferierende GN mit Entstehung glomerulärer Halbmonde (> 50 % der Glomerula), gel. auch nekrotisierende Vaskulitis

Einteilung:

- Typ 1 (ca. 10 %): Antibasalmembran-RPGN: Serologischer Nachweis von Antikörpern gegen glomeruläre Basalmembran (GBM-Ak). Histologischer Nachweis (mittels Immunfluoreszenz) von IgG und C_3-Komplement in linearer Ablagerung an der glomerulären Basalmembran (lineare Immunfluoreszenz).
  - Ohne Lungenbeteiligung (35 %)
  - Mit Lungenbeteiligung = Goodpasture-Syndrom: [M31.0] Infolge Antigenverwandtschaft zwischen alveolärer und glomerulärer Basalmembran (C-terminale Domäne NC1 der α_3-Kette des Typ IV-Kollagens) kommt es zur Kombination von RPGN + Lungenblutung (Hämoptysen, feuchte Rasselgeräusche, röntgenologisch Lungenverschattungen), sehr seltene Erkrankung, bevorzugt Männer < 40 Jahren.
- Typ 2 (ca. 40 %): Immunkomplex-RPGN: Granuläre Ablagerung von Immunkomplexen an der glomerulären Basalmembran, z. T. in Form von Haufen ("humps") an der glomerulären Basalmembran (granuläre Immunfluoreszenz).
  Vo.: Oft postinfektiös, ferner SLE (anti-DNS-Ak; siehe Lupusnephritis), Schönlein-Henoch-Nephritis
- Typ 3 (ca. 50 %): ANCA-assoziierte Vaskulitiden (ohne Ablagerung von Immunglobulinen oder Komplement)
  - Renale Verlaufsform einer mikroskopischen Polyangiitis (mPA)
    Lab: Nachweis antineutrophiler cytoplasmatischer Antikörper mit perinukleärem Fluoreszenzmuster (p-ANCA) oft mit dem Zielantigen Myeloperoxidase: Anti-Myeloperoxidase-Antikörper

(MPO-ANCA). Zusätzlich h-LAMP-2-Ak gegen Lysosomen-assoziiertes Membranprotein 2.
- Renale Verlaufsform der Granulomatose mit Polyangiitis (GPA)
Lab: Nachweis antineutrophiler cytoplasmatischer Antikörper mit cytoplasmatischem Fluoreszenzmuster (cANCA) = Antiproteinase-3-Antikörper (PR3-ANCA). Zusätzlich h-LAMP-2-Ak.

KL.: - Allgemeinsymptome wie Abgeschlagenheit, Müdigkeit, Gewichtsverlust, Hämaturie, milde bis moderate Proteinurie, Hypertonie erst im Spätstadium
- Rasch progrediente Niereninsuffizienz bei sonografisch normal großen Nieren
- Zusätzlich Lungenblutung beim Goodpasture-Syndrom
- Nachweis zirkulierender Anti-GBM-Antikörper in 30 % d.F. (Typ 1), zirkulierende Immunkomplexe (Typ 2), cANCA oder pANCA (Typ 3), CRP und BSG erhöht

DD: • Akutes Nierenversagen (Anamnese eines auslösenden Ereignisses)
• Akute abakterielle interstitielle Nephritis (Medikamentenanamnese)

Di.: • Klinik mit rasch ansteigenden Retentionswerten, immunologische Diagnostik
• Nierenbiopsie mit Histologie (absolute Indikation zur Nierenbiopsie)

Th.: Ein rascher Abfall der GFR ist als medizinischer Notfall zu betrachten, sodass eine umgehende Nierenbiopsie erforderlich ist. Eine rasche immunsuppressive Therapie ist prognoseentscheidend!

Typ 1: Anti-GBM-RPGN:
Intensivierte tägliche Plasmapherese (8 - 10 Behandlungen) zu raschen Reduktion der Anti-GBM-Antikörper. Eine therapeutische Alternative ist die Immunabsorption.
Zusätzlich Methylprednisolon initial 250 - 500 mg/d i.v. über 3 Tage und im weiteren Prednisolon per os in einer Dosierung von 1,5 mg/kg KG mit anschließender schrittweiser Reduktion. Zusätzlich Cyclophosphamid per os in einer Dosierung von 2 - 3 mg/kg KG. Bei Unverträglichkeit von Cyclophosphamid alternativ Rituximab. Da es bei dieser Erkrankung nur sehr selten Rezidive gibt, kann die Immunsuppression abgesetzt werden, wenn 3 Monate nach Krankheitsbeginn keine Antikörper mehr nachweisbar sind.
Der Therapiebeginn darf keinesfalls verzögert werden. Bereits bei dringendem Diagnoseverdacht sollte eine Hochdosis-Glukokortikoid-Therapie vor Bestätigung der Diagnose begonnen werden. Bei Patienten, die zum Diagnosezeitpunkt schon dialysepflichtig sind und keine Lungenbeteiligung haben, ist eine PP und immunsuppressive Therapie nicht mehr indiziert.
Eine Nierentransplantation ist erst dann indiziert, wenn die Anti-GBM-Antikörper über einen Zeitraum von mindestens 6 Monaten nicht mehr nachweisbar sind.

Typ 2: Immunkomplex - RPGN:
Methylprednisolon 1 g pro Tag über 3 Tage i.v. mit anschließender dosisreduzierter oraler Steroidbehandlung plus Cyclophosphamid/Stoßtherapie mit 500 mg/m^2 Körperoberfläche (Tag 1 und Wiederholung nach 28 Tagen über einen Zeitraum von 6 Monaten), anschließend Re-Biopsie zur weiteren Therapieplanung.

Typ 3: ANCA-assoziierte RPGN:

	Serum-Kreatinin (mg/dl)	**Vitalorgane bedroht**	**Remissions-induktion**	**Remissions-erhaltung**
Begrenzt	< 1,4	Nein	KS und/oder MTX	KS und/oder MTX
Früh generalisiert	> 1,4	Nein	KS + MTX oder KS + CYC	KS + AZA oder KS + MTX
Aktiv generalisiert	< 6,0	Ja	KS + CYC oder R	KS + AZA
Schwer	> 6,0	Ja	KS + PP + CYC(R)	KS + AZA

KS = Kortikosteroide; MTX = Methotrexat; CYC = Cyclophosphamid; AZA = Azathioprin;
PP = Plasmapherese; (R) = Rituximab als gleichwertige Alternative zu CYC

Anm.: PP auch bei Lungenblutung sowie bei Overlap-Syndrom von ANCA-Vaskulitis und Anti-GMB-RPGN.

Prg: Bei frühzeitiger Behandlung (bei noch erhaltener Restfunktion der Nieren) Besserung der Nierenfunktion in > 60 % d.F.!
Typ 1/Antibasalmembran-RPGN limitiert sich selbst und rezidiviert nicht, Typ 2 und 3 können jedoch rezidivieren und müssen deshalb länger behandelt werden.

NEPHROTISCHES SYNDROM (Allgemeiner Teil) [N04.9]

<u>Def:</u>
- Starke Proteinurie, oft > 3,5 g/d
- Hypalbuminämie < 3,5 g/dl
- Hypalbuminämische Ödeme
- Hypercholesterinämie
- Lipidurie (wird nicht bei allen Definitionen genannt)

<u>Pg.:</u> 2 Konzepte werden diskutiert:
1. <u>Underfill-Hypothese:</u> Proteinurie → Hypalbuminämie → Aktivierung des Renin-Angiotensin-Aldosteron-Systems → Natrium- und Wasserretention → Ödeme
2. <u>Overfill-Hypothese:</u> Primärer tubulärer Defekt mit Natrium- und Wasserretention → Ödeme

Auch die Syntheserate für Serumalbumin spielt eine Rolle. Das Gleichgewicht zwischen Proteinurie und Albuminsynthese bestimmt das Ausmaß der Hypalbuminämie.

<u>Ät.:</u>
1. <u>Glomerulonephritiden mit nephrotischem Syndrom:</u>
   - Glomeruläre Minimalläsionen = minimal change-Glomerulopathie (disease) = MCD [N05.0]
   - Fokal segmentale Glomerulosklerose (FSGS) [N05.1]
   - Membranöse GN [N05.2]
   - Membranoproliferative GN (MPGN) Typ 1
   - Dense Deposit Disease (DDD)
   - Kryoglobulinämische MPGN
2. <u>Diabetische Nephropathie</u> (siehe dort)
3. <u>Seltene Ursachen:</u> Multiples Myelom, Amyloidose, Nierenvenenthrombose u.a.

<u>KL.:</u>
- Leitsymptome des nephrotischen Syndroms (siehe oben)
- Klinik der ursächlichen Erkrankung
- Evtl. erworbener IgG-Mangel mit Infektanfälligkeit bei starkem Eiweißverlust
- Im fortgeschrittenen Stadium Symptome einer Niereninsuffizienz, evtl. Hypertonie
- Gehäufte thromboembolische Komplikationen (<u>Urs:</u> Veränderung von Gerinnungsfaktoren durch den renalen Proteinverlust, gestörte Thrombozytenfunktion u.a.)

<u>Lab:</u>
- <u>Serumelektrophorese:</u> Albumine und γ-Globuline ↓, relative Zunahme von α_2- und β-Globulinen
- Diagnostik auf Auto-Ak (z.B. Anti-PLA2R-Ak bei idiopathischer membranöser GN)
- Bei Niereninsuffizienz: Harnstoff, Kreatinin ↑, Kreatinin-Clearance ↓
- Evtl. IgG und Antithrombin (AT) ↓
- Cholesterin + Triglyzeride ↑

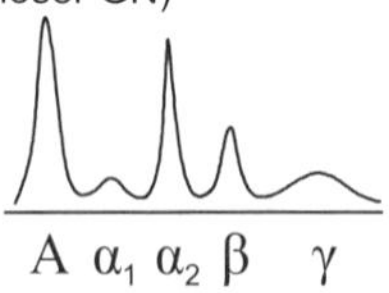

- <u>Urinuntersuchung:</u> Das spezifische Gewicht des Harns ist durch den Eiweißgehalt hoch. Die Durchlässigkeit der Glomerula für Eiweiße verschiedener Molekulargröße kann man mittels der sog. Differenzialprotein-Clearance erfassen.
  Eine relativ <u>"niedermolekulare" Proteinurie</u> bezeichnet man als <u>"selektive Proteinurie"</u> im Gegensatz zur <u>"nicht-selektiven"</u>, bei der <u>Proteine von hohem Molekulargewicht</u> (bis zu den Beta-Lipoproteinen mit 25×10^5 Dalton Molekulargewicht) ausgeschieden werden. Patienten mit nicht-selektiver Proteinurie und hoher Ausscheidung von Beta-Lipoprotein und Alpha2-Makroglobulin sprechen nicht auf die Steroidtherapie an. Ihre Glomerula weisen bereits lichtmikroskopisch schwere Basalmembranveränderungen auf.
- Lipidurie mit Fetttröpfchenzellen und Fetttröpfchenzylindern im Urin

<u>Di.:</u>
- <u>Klinik / Labor</u>
- <u>Sonografie</u> der Nieren
- <u>Nierenbiopsie:</u> Aus diagnostischen, therapeutischen und prognostischen Gründen ist eine Nierenbiopsie mit Histologie erforderlich! Evtl. Ausnahme: MCD bei Kindern (die sehr gut auf eine Therapie mit Kortikosteroiden ansprechen).

<u>Th.:</u>
A. Therapie der Grundkrankheit bzw. Beseitigung toxischer Ursachen, antivirale Therapie einer Hepatitis C
B. Symptomatische Therapie
   ▶ **<u>Allgemein:</u>**
   - Körperliche Schonung
   - <u>Diät:</u> <u>Eiweißarme Diät (0,8 g/kg KG/d) und kochsalzarme Kost</u> (ca. 3 g NaCl/d)
   - <u>Diuretische Therapie:</u> Kombination aus kaliumsparendem Diuretikum + Thiazid. Bei nachlassender Thiazidwirkung und Ödemen: Gabe eines Schleifendiuretikums; <u>Kontrolle des Elektrolythaushaltes</u> (bes. K^+ und Na^+) und Flüssigkeitsbilanzierung.

Beachte:
Eine unvorsichtige zu hohe Dosierung der Diuretika führt zu Hypovolämie, Hyponatriämie und sekundärem Hyperaldosteronismus, wodurch die Wirksamkeit der Diuretika nachlässt. Außerdem besteht infolge AT-Mangel erhöhte Thrombosegefahr → vorsichtige Ödemausschwemmung + Thromboseprophylaxe mit NMH und Kompressionsstrümpfen. Bei Serum-Albumin < 2 g/dl oder Nachweis thromboembolischer Komplikationen orale Antikoagulanzien-Therapie.

- Bei schweren, lebensbedrohlichen Ödemen passageres Anheben des kolloidosmotischen Druckes durch Infusion einer hyperosmolaren salzarmen Humanalbuminlösung.
- Bei bakteriellen Infekten Antibiotika + Immunglobulinsubstitution. Impfung gegen Pneumokokken und Influenzavirus.
- Therapie einer Hypercholesterinämie (CSE-Hemmer)
- Konsequente Therapie einer Hypertonie, da diese die Nieren zusätzlich schädigt! Zielbereich (DHL 2011): Bei Niereninsuffizienz < 130/80 mmHg; bei zusätzlicher Proteinurie ≥ 1 g/l ≤ 125/75 mmHg (bevorzugt mit ACE-Hemmern oder Sartanen).
- Regelmäßige Kontrollen von Proteinurie, Nierenfunktion und Blutdruck

▶ **Spezielle Therapie der Glomerulonephritiden:** Siehe nachfolgendes Kapitel

GLOMERULONEPHRITIDEN MIT NEPHROTISCHEM SYNDROM (Spezieller Teil)

1. Glomeruläre Minimalläsionen = minimal change-Glomerulopathie (disease) = MCD [N05.0]:

Ep.: Häufigste Ursache des nephrotischen Syndroms im Kindesalter. Bei Erwachsenen ist sie in ca. 10 % Ursache eines nephrotischen Syndroms.

Ät.: a) Idiopathisch
b) Sekundär: Hämatologische Neoplasien, Einnahme von NSAR, Gold, Penicillamin, Lithium, Quecksilber; nach Bienenstichen u.a.

Pat: Lichtmikroskopie: Normalbefund; Elektronenmikroskopie: Verschmelzung der Fußfortsätze der Podozyten, keine Komplementablagerungen

KL.: Nephrotisches Syndrom mit einer Proteinurie bis 20 g/d, häufige Rezidive, in der Regel kein Hypertonus, Entwicklung einer terminalen Niereninsuffizienz selten, Infektions- und Thromboserisiko erhöht. Wichtigster prognostischer Prädiktor: Ansprechen auf die initiale Steroidtherapie

Di.: Nephrotisches Syndrom mit selektiver Proteinurie, d.h. einer isolierten Albuminurie in der Urinelektrophorese.
Bei Kindern wird ohne bioptische Sicherung ex juvantibus mit Kortikosteroiden behandelt.
Bei Erwachsenen oft unselektive Proteinurie, dann Nierenbiopsie erforderlich

Th.: A. Allgemeintherapie des nephrotischen Syndroms (siehe allgemeiner Teil)
B. Spezielle Therapie:
- Kortikosteroide (Therapieerfolg in bis zu 90 % d.F., bes. bei Kindern). Nach Absetzen der Kortikosteroide kommt es in ca. 50 % d.F. zu einem Rezidiv innerhalb 6 - 12 Monaten → erneute Steroidtherapie. Bei Steroidresistenz Diagnose überprüfen! (Evtl. Rebiopsie)
- Bei häufigen Rezidiven u./o. Unverträglichkeit von Kortikosteroid: Gabe von Cyclophosphamid oder Calcineurininhibitoren, z.B. Cyclosporin A.
  Reserveoptionen: Tacrolimus, Mycophenolat, Rituximab

Prg: Die „minimal change"-Nephropathie kann spontan ausheilen und führt i.d.R. nicht zu einer terminalen Niereninsuffizienz.

2. Fokal-segmentale Glomerulosklerose (FSGS) [N05.1]

Def: Die FSGS ist eine histologische Diagnose. Es kommt zur Ablösung der Podozyten-Fortsätze von der glomerulären Basalmembran und Entwicklung einer Proteinurie (Podozytenerkrankung).

Ep.: In Europa ist die FSGS in 12 % d.F. Ursache eines nephrotischen Syndroms (in den USA in 35 %)

Ät.: 1. Primäre (idiopathische) Form
2. Familiäre oder genetisch bedingte Formen:

Erkrankung	Lokus	Erbmodus	Gen	Protein
Kongenitales nephrotisches Syndrom	19q13	rezessiv	NPHS 1	Nephrin
Steroidresistentes nephrotisches Syndrom	1q25-31	rezessiv	NPHS 2	Podocin
Familiäre FSGS	19q13	dominant	ACTN4	Alpha-Aktinin-4
Familiäre FSGS		dominant	TRPC6	Kationenkanal
Kongenitales nephrotisches Syndrom			CD2AP	CD2-assoziiertes Protein
Charcot-Marie-Tooth-Krankheit		dominant	INF2	Formin 2
Steroidresistentes nephrotisches Syndrom	15q21	rezessiv	MYO1E	Myosin1E
Steroidresistentes nephrotisches Syndrom		rezessiv	NEIL 1	DNA-Reparations-Enzym
FSGS bei Afro-Amerikanern			APOL1	Apolipoprotein L1
ADCK4-assoziierte Glomerulopathie		rezessiv	ADCK4	Coenzym Q10

3. Andere Ursachen:
- Virusassoziiert (HIV, Parvovirus B19, CMV, EBV, HCV)
- Medikamenteninduziert (z.B. Interferon, Lithium, Pamidronsäure, NSAR, Anabolika)
- Drogen: Heroin
- Adaptiv: Bei allen chronischen Nephropathien mit Nephronverlust > 70 %
- Unspezifische FSGS-Histologie bei anderen glomerulären Erkrankungen
- Bei malignen Lymphomen

Pat: Fokal - und segmental-sklerosierende glomeruläre Veränderungen mit kollabierenden Kapillaren und Adhäsionen zwischen den Kapillarschlingen und der Bowman-Kapsel, Verschmelzung der Podozyten-Fußfortsätze. Sonderformen: Kollabierende FSGS („collapsing FSGS") mit kollabierten und sklerosierten glomerulären Kapillaren und Podozytenhypertrophie; TIP-Läsion mit Adhäsionen und segmentaler Sklerose am tubulären Pol der Glomeruli.

KL.:
- Primäre Form: Rasch auftretendes nephrotisches Syndrom mit schwerem Eiweißverlust (> 10 g/Tag) und progredienter Niereninsuffizienz, oft Hypertonie
- Sekundäre Form: Moderate Proteinurie (< 1-2 g/Tag), kein nephrotisches Syndrom, die Nierenfunktion bleibt oftmals auf eingeschränktem Niveau stabil, Hypertonie.

Di.: Labor eines nephrotischen Syndroms, Nierenbiopsie

Th.: A. Allgemeintherapie des nephrotischen Syndroms (siehe dort)
B. Spezielle Therapie:
Grundsätzlich sollten nur Patienten mit einer idiopathischen und nephrotischen Form einer FSGS immunsuppressiv behandelt werden.
Prednisolon 1 mg/kg KG/d (max. 80 mg/d) oder 2 mg/kg KG/jeden 2. Tag für 16 Wochen. Nach Erreichen einer kompletten Remission die Steroidtherapie langsam über 6 Monate schrittweise reduzieren.
- Eine Steroidresistenz liegt vor, wenn es nach 16 Wochen zu keiner Reduktion der Proteinurie gekommen ist → Therapie: Calcineurininhibitoren (Tacrolimus; Cyclosporin A)
- Patienten mit KI/Intoleranz für Kortikoide können zur Reduktion der Steroiddosis mit Ciclosporin A oder Mycophenolat-Mofetil (MMF) behandelt werden.
- Therapie eines Relaps: 2. Prednisolonzyklus oder Ciclosporin A oder MMF u.a.

Prg: Ohne Remission sind 60 % der Patienten nach 10 J. terminal niereninsuffizient, bei Vollremission dagegen nur 10 %. Prognostische Indizes sind die Nierenfunktion bei Diagnosestellung, das Ausmaß der Proteinurie, die Therapieantwort auf Kortikosteroide und die histologische Subklasse. Die kollabierende Variante hat die schlechteste Prognose, während die „TIP"-Läsionen in der Regel gut auf die Therapie ansprechen und eine gute Prognose aufweisen. Rekurrenz der primären FSGS (bis zu 50 %) im Nierentransplantat. Therapie: Plasmaaustausch und Rituximab.

3. **Membranöse GN** [N05.2]

Vo.: Mit ca. 30 % häufigste Ursache eines nephrotischen Syndroms im Erwachsenenalter.

Ät.:
- Idiopathisch (75 %)
- Sekundär (25 %): Bei Infektionskrankheiten (Hepatitis B oder C, HIV, Syphilis, Malaria), Autoimmunerkrankungen (z.B. SLE), Malignomen, Pharmaka (z.B. Therapie mit Gold oder Penicillamin) u.a.

Pg.: Bei idiopathischer membranöser GN in 70 % zirkulierende Ak gegen das Phospholipase-A_2-Rezeptorprotein 1 (PLA2R1), das in den glomerulären Podozyten überexprimiert wird. In ca. 10 % der PLA2R1-negativen Patienten finden sich Antikörper gegen THSD7A. Bei sekundären Formen der membranösen GN finden sich keine Auto-Ak (Tumor-Screening!).

Hi.: Verdickung der glomerulären Basalmembran durch subepitheliale Ablagerung von Immunkomplexen und Komplement an der Außenseite der glomerulären Basalmembran mit Ausbildung spikesartiger Protuberanzen der Basalmembran zwischen den Immunkomplex-Präzipitaten; 4 Stadien, wobei im Stadium IV die Immunkomplexe komplett von Basalmembranmaterial umschichtet sind. Immunhistologische granuläre Ablagerungen von IgG4 inklusive Anti-PLA2R-Ak und Komplement C_3 und C_{5b-9} entlang der glomerulären Kapillarschlingen.

KL.: Nephrotisches Syndrom (ca. 65 %), Proteinurie (< 3,5/d, ca. 35 %), Mikrohämaturie (ca. 35 %), Hypertonie (ca. 15 %), normale GFR (80 %)

3 Risikogruppen:
- Niedriges Risiko: Normale Kreatinin-Clearance, Proteinurie ≤ 4 g/24 h und stabile Nierenfunktion über 6 Mon.
- Mittleres Risiko: Normale Kreatinin-Clearance, Proteinurie > 4 g und < 8 g/24 h und stabile Nierenfunktion über 6 Mon. (Entwicklung eines chronischen Nierenversagens innerhalb von 5 J. mit einem Risiko von 55 %)
- Hohes Risiko: Proteinurie > 8 g/24 h über 3 Mon. u./o. eingeschränkte Nierenfunktion (Entwicklung eines chronischen Nierenversagens innerhalb von 5 J. mit einem Risiko von ca. 75 %)

Memo: Bei nephrotischem Syndrom erhöhtes Thrombose-Risiko!

Th.: A. Allgemeintherapie des nephrotischen Syndroms (siehe dort)
B. Spezielle Therapie:
- ▸ Sekundäre Form: Kausale Therapie: z.B. Therapie der Hepatitis B/Hepatitis C mit Nukleosidanaloga und Interferon (→ siehe dort)
- ▸ Idiopathische Form:
- Niedriges Risiko: Allgemeintherapie des nephrotischen Syndroms (siehe dort)
- Mittleres Risiko:
  - Immunsuppressive Therapie - Ind:
    1. Falls unter Allgemeintherapie des nephrotischen Syndroms nach 6 Mon. die Proteinurie über 50 % des Ausgangswertes bleibt bzw. keine Abnahmetendenz zeigt sowie bei einem Kreatininanstieg > 30 %.
    2. Bei schweren Komplikationen des nephrotischen Syndroms. Keine Immunsuppression mehr bei einem Serumkreatinin > 3,5 mg/dl (eGFR< 30 ml/min) und sonografisch verkleinerten Nieren.

    Therapie-Schema: z.B.
    1. Mon.: Methylprednisolon 1 g/d über 3 d, danach Prednisolon 0,5 mg/kg KG/d über 27 d
    2. Mon.: Cyclophosphamid 2 - 2,5 mg/kg KG/d
    3. und 5. Mon.: wie 1. Mon.
    4. und 6. Mon.: wie 2. Mon.

    Vor Therapiebeginn mit Cyclophosphamid: Schriftliche Aufklärung über Nebenwirkungen, evtl. Kryopreservation von Spermien und Oozyten; Osteoporoseprophylaxe mit Vitamin D und Kalzium, Ulkusprophylaxe mit einem Protonenpumpenhemmer, PCP-Prophylaxe mit Cotrimoxazol
  - Alternative Immunsuppressiva: Ciclosporin A, Tacrolimus
- Hohes Risiko:
  Auch bei Hochrisikopatienten kann zunächst 6 Mon. mit der immunsuppressiven Therapie gewartet werden, da auch hier eine Spontanremission möglich ist. Allerdings ist bei Verschlechterung der Nierenfunktion eine umgehende immunsuppressive Therapie erforderlich. Die Therapieregime sind die gleichen wie bei Patienten mit mittlerem Risiko.
  Reservemittel: Rituximab

Prg: 30 % Spontanremissionen, 35 % partielle Remissionen mit stabiler Nierenfunktion über Jahre, 25 % Progression zur Niereninsuffizienz, 10 % versterben an extrarenalen Ursachen. Remissionen bei der idiopathischen membranösen GN gehen einher mit einer Abnahme oder Verschwinden der Anti-PLA2R-Ak.

Rekurrenz nach Nierentransplantation:
Bei einem Drittel der Patienten, dadurch Verschlechterung der Prognose des Transplantats: 5-Jahres-Transplantatüberleben: 40 %

4. Membranoproliferative GN = MPGN = Mesangiokapilläre Glomerulonephritis [N05.5]

Ep.: Rel. seltene Erkrankung, bei Kindern und jungen Erwachsenen

Ät.:
- Idiopathische MPGN (Ausschlussdiagnose)
- Sekundäre MPGN:
  a) Mit gemischter Kryoglobulinämie Typ 2 und 3: HCV- oder HBV-Infektion, andere Infektionskrankheiten, Kollagenosen, CLL und Non-Hodgkin-Lymphome u.a.
  b) Ohne Kryoglobulinämie: z.T. gleiche Ursachen wie unter a)

Pat: Diffuse Verdickung der glomerulären Kapillarschlingen auf dem Boden von subendothelialen Ablagerungen und Proliferation der Mesangiumzellen
- Typ 1 (80 %) ist eine Immunkomplex-GN mit subendothelialen und mesangialen Ablagerungen (IgG, IgM, C3).
- Typ 2 Dense Deposite Disease (DDD): Dense deposits (dichte Ablagerungen) im Bereich des Mesangiums und der Basalmembran. Die DDD ist eine C3-Glomerulopathie.
- Typ 3: Variante von Typ 1

KL.: Häufig nephrotisches Syndrom, Hypertonie, pathologisches Urinsediment und progrediente Niereninsuffizienz

Di.: Labor (C3, C4 und CH50 oft ↓) + Nierenbiopsie

Th.: A. Allgemeinmaßnahmen bei nephrotischem Syndrom (siehe dort)
B. Spezielle Therapie:
- Sekundäre MPGN: Therapie der Grundkrankheit (z.B. der HCV-Infektion). Bei nephrotischem Syndrom oder progressiver Niereninsuffizienz Plasmaaustausch + Kortikosteroide (initial 3 Tage als Pulse-Therapie)
- Idiopathische MPGN: Bei nephrotischem Syndrom u./o. progredienter Niereninsuffizienz: Immunsuppressive Therapie, z.B. Cyclophosphamid (oder MMF) + niedrig dosierte Kortikosteroide, evtl. Plasmapherese; Reservemittel: Rituximab
- Bei MPGN Typ 2 werden versuchsweise auch Komplementinhibitoren (Eculizumab) eingesetzt.

Prg: Insgesamt ungünstig, bei der idiopathischen Form der MPGN werden innerhalb von 10 J. ca. 50 % dialysepflichtig.

5. C3-Glomerulopathien:

Def: Glomeruläre Erkrankung, die durch die Akkumulation von C3 in den Glomeruli charakterisiert ist (immunhistologischer Nachweis von C3 ohne immunhistologischen Nachweis von Immunglobulin oder von Komponenten des klassischen Wegs der Komplementaktivierung).
5.1. Dense Deposit Disease (DDD): Form der C3-Glomerulopathie mit dem charakteristischen elektronenmikroskopischen Nachweis einer intensiven osmiophilen (Anfärbung mit Osmiumtetroxid) Transformation der glomerulären Basalmembran.
5.2. C3-Glomerulonephritis (C3GN): C3-Glomerulopathie ohne die Charakteristika der DDD

Ät.: Unbekannt

Pg.: Dysregulation des alternativen Pathways der Komplementkaskade

KL.: Nephrotisches Syndrom (30 %), Mikrohämaturie (60 %), Hypertonie (30 %), oft progrediente Niereninsuffizienz

Di.: Niedrige C3-Spiegel bei 80 % der Pat. mit DDD und bis zu 50 % der Pat. mit C3GN, Nachweis von C3Nef (nephritic factor) bei nahezu allen Pat. mit DDD und bei < 50 % der Pat. mit C3GN, Anti-CFH-Autoantikörper positiv bei Pat. mit C3GN mit niedrigen C3-Spiegeln und Fehlen von C3Nef. Nierenbiopsie

Th.: Bei progredienter Niereninsuffizienz Cyclophosphamid oral oder MMF (Mycophenolat-Mofetil) + niedrig dosiert Kortikosteroide. In Einzelfällen wurde unter Eculizumab eine klinische Besserung beobachtet.

HIV-ASSOZIIERTE NEPHROPATHIE (HIVAN) [B22]

Def: **Ep.:** Häufigste Form einer chronischen Niereninsuffizienz bei Patienten mit einer HIV1-Infektion, insbes. bei farbigen Patienten. Eine antiretrovirale Therapie reduziert die Prävalenz einer HIVAN auf ca. 10 - 20 %. Die unbehandelte HIVAN schreitet rasch zum Endstadium der Niereninsuffizienz fort.

Pat: Sonderform der fokal-segmentalen Glomerulosklerose mit Kollaps der glomerulären Schlingen und mikrozystischen Veränderungen der Tubuli

KL.: Oft nephrotisches Syndrom und fortschreitende Niereninsuffizienz. Bei HIV-Patienten sind eine Proteinurie und eine zunehmende Niereninsuffizienz mit einer deutlich erhöhten Letalität assoziiert.

Di.: Anamnese (HIV-Erkrankung) + Klinik (Proteinurie, evtl. nephrotisches Syndrom), evtl. Nierenbiopsie

Th.:
Prg: Eine erfolgreiche hochaktive antiretrovirale Therapie führt zu einer Erhaltung oder Verbesserung der Nierenfunktion.

CHRONISCHE GLOMERULONEPHRITIS [N03.9]

Def: Chronisches Stadium verschiedener Glomerulopathien. In der Mehrzahl der Fälle findet sich in der Anamnese keine akute GN.

KL.:
- Schleichender Krankheitsbeginn
- Erythrozyturie, Proteinurie
- Evtl. nephrotisches Syndrom
- Hypertonie
- Symptome einer langsam fortschreitenden Niereninsuffizienz

Di.: Anamnese / Klinik
Wegen mangelnder therapeutischer Konsequenzen ist eine Nierenbiopsie meist nicht mehr indiziert.

Th.: Bezüglich einer kausalen Behandlung bestehen beim chronisch-progredienten GN-Syndrom keine Chancen mehr, sodass keine differenten Medikamente mehr eingesetzt werden sollten (Steroide, Antiphlogistika, Immunsuppressiva). Die Behandlung beschränkt sich auf symptomatische Maßnahmen, wobei eine dauerhafte Normalisierung einer evtl. Hypertonie am wichtigsten ist (siehe Kap. Chronische Niereninsuffizienz).

Prg: Keine Ausheilung, Progression in Richtung terminale Niereninsuffizienz

HARNWEGSINFEKTIONEN [N39.0] UND PYELONEPHRITIS [N12]

Def:
- Symptomatische Harnwegsinfektion (HWI): Anwesenheit von infektiösen Erregern im Harntrakt mit Symptomen. Eine isolierte Infektion der Harnröhre distal vom Sphincter urethrae internus (Urethritis) wird von einer Infektion der höher gelegenen Harnwege abgegrenzt. Die echte HWI muss differenzialdiagnostisch von einer bakteriellen Urinkontamination abgegrenzt werden, bedingt durch die Methode der Uringewinnung.
- Rezidivierende HWI: ≥ 2 HWI/6 Monaten oder ≥ 3 HWI/J.
- Unkomplizierte HWI: Liegt vor, wenn im Harntrakt keine funktionellen oder anatomischen Anomalien ursächlich vorliegen; keine Nierenfunktionsstörung oder begünstigende Begleiterkrankungen (z.B. Diabetes mellitus) vorhanden sind.
- Komplizierte HWI: Liegt vor, wenn Risikofaktoren für einen schweren Verlauf bestehen (siehe Ätiologie, Punkte 1 - 4) oder Folgeschäden vorliegen. Alle HWI bei Kindern, Männern und Schwangeren werden als komplizierte HWI angesehen.
- Zystitis: Akute Entzündung und Symptomatik auf den unteren Harntrakt begrenzt: Dysurie, imperativer Harndrang, Pollakisurie, Schmerzen oberhalb der Symphyse
- Pyelonephritis: Durch eine HWI verursachte tubulo-interstitielle Nephritis mit der Symptomatik: Flankenschmerzen, klopfschmerzhaftes Nierenlager und/oder Fieber (> 38°C)
- Asymptomatische Bakteriurie: Asymptomatische Kolonisation der Harnwege mit Bakterien

Ep.: Etwa 5 % der erwachsenen Frauen haben eine asymptomatische Bakteriurie. 30 % der Schwangeren mit unbehandelter asymptomatischer Bakteriurie erkranken während der Schwangerschaft an einer akuten Pyelonephritis.
60 % der Frauen erkranken mindestens einmal im Leben an einer symptomatischen HWI (häufigste Ursache für Arbeitsunfähigkeit bei Frauen). HWI sind die häufigsten nosokomialen Infektionen. Danach folgen Pneumonien und postoperative Wundinfektionen.
Die Häufigkeit von HWI bei Frauen hat anatomische Ursachen: Kurze Harnröhre in unmittelbarer Nähe der kontaminierten Analregion; evtl. falsche Reinigung der Intimregion (richtig: von vorn nach hinten).

Der erste Gipfel der Erkrankung an HWI liegt im Säuglings- und Kleinkindesalter, oft auf dem Boden eines Harnrefluxes (bei unklarem Fieber, unklarer Anämie im Kleinkindesalter immer an Pyelonephritis denken!).
Im Erwachsenenalter sind bei Frauen Schwangerschaft und postpartale Phase besonders gefährdete Zeiträume (übrigens auch Flitterwochen → "Honeymoon-Zystitis"!).

Bei Frauen nimmt die Prävalenz von HWI mit dem Alter zu.

Bei Männern treten HWI erst im höheren Alter gehäuft auf und haben dann überwiegend obstruktive Ursachen (z.B. Prostataerkrankungen).

Ät.: A) Prädisponierende Risikofaktoren:

1. Harnabflussstörungen
   - Anatomische Anomalien der Nieren und der abführenden Harnwege
   - Obstruktionen (Steine, Tumoren, BPH, Urethrastrikturen, Urethralklappen)
   - Blasenfunktionsstörungen (Querschnittslähmung u.a. neurogene Störungen)
   - Vesiko-uretero-renaler Reflux (VUR): [N13.7]

     Def: Normalerweise wird die submukös verlaufende vesikale Uretermündung durch den Blaseninnendruck verschlossen. Beim VUR besteht ein verkürzter submuköser Harnleitertunnel mit Lateralposition der deformierten Ostien. Folge ist ein insuffizienter Ventilmechanismus.
     Bei Kindern mit fieberhafter HWI findet sich in 30 % und mehr ein VUR.
     Die Graduierung umfasst 5 Grade: Grad I und II: Ohne Dilatation des Harnleiters; Grad III - V: Zunehmende Dilatation des Ureters, des Nierenbeckens und der Kelche.
     - Primärer (kongenitaler) VUR: 40 % der Kinder mit rezidivierendem HWI (w : m = 4 : 1)
     - Sekundärer (erworbener) VUR durch infravesikale Obstruktionen oder Innervationsstörungen der Blase
2. Instrumentationen an den Harnwegen und Harnwegskatheter-assoziierte HWI:
   Das Risiko einer nosokomial (im Krankenhaus) erworbenen HWI beträgt bei transurethralem Blasenkatheter ca. 4 % pro Tag.
3. Abwehrschwäche, immunsuppressive Therapie
4. Gravidität
5. Analgetikaabusus
6. Stoffwechselstörungen (Diabetes mellitus, Gicht, Hyperkalzämie, Hypokaliämie)
7. Niereninsuffizienz
8. Zusätzliche auslösende Faktoren:
   - Durchnässung, Unterkühlung (auch kalte Füße)
   - Sexuelle Aktivität ("Honeymoon"-Zystitis der Frauen)
   - Geringe Harnbildung bei mangelnder Flüssigkeitszufuhr u./o. Flüssigkeitsverlusten

B) Erregerspektrum bei HWI:
Bei der akuten Pyelonephritis handelt es sich in der Mehrzahl der Fälle um eine Monoinfektion meist mit E. coli, während bei der chronischen Pyelonephritis und nosokomialen HWI sowie nach Instrumentationen und Eingriffen an den Harnwegen Mischinfektionen häufiger sind.

Prozentuale Häufigkeit von Bakterien

1. Akute unkomplizierte HWI (ohne prädisponierende Risikofaktoren - ARESC-Studie):
   E. coli fast 80 %
   Enterokokken, Staphylokokken, Klebsiella pneumoniae, Proteus mirabilis jeweils < 5 %
2. Komplizierte HWI (mit prädisponierenden Risikofaktoren - siehe oben):

Enterokokken	ca. 30 %	Proteus mirabilis	ca. 5 %
E. coli	ca. 20 %	Klebsiellen	ca. 5 %
Staphylokokken	ca. 20 %	Andere Keime	ca. 5 %
Pseudomonas aeruginosa	ca. 10 %		

Bei nosokomialen HWI finden sich gehäuft Problemkeime wie Enterokokken, Pseudomonas, Proteus, Enterobacter und Citrobacter. Die Hälfte aller Dauerkatheterträger hat nach 1 Woche eine HWI, nach 1 Monat fast alle, oft mit Mischinfektion. Candida im Urin findet sich bei ca. 20 % der DK-Träger, meist asymptomatisch.

Pg.: Infektionsweg:

1. Meist aszendierende Infektion (kanalikulär - bis 90 %): Meist mit Erregern der Darmflora
2. Deszendierende Infektion bei Bakteriämien (z.B. Staphylokokken)
3. Selten Infektion per continuitatem (z.B. Fistelbildung)

Während die vordere Harnröhre physiologischerweise mit Keimen besiedelt ist, ist die Harnblase bei Gesunden keimfrei. Die Schrankenfunktion des Blasensphinkters kann durch die genannten prädisponierenden Faktoren durchbrochen werden. Coli-Bakterien haben die Fähigkeit zur Adhäsion an den Schleimhäuten.

Pat: der Pyelonephritis [N12]:

1. Akute bakterielle abszedierende Pyelonephritis: Ein- oder beidseitig finden sich im Nierenparenchym keilförmige Abszessstraßen im Bereich zwischen Papille und Rinde (streifenförmige Granulozytenansammlungen). Komplizierend kann es zu Abszessbildungen und Pyonephrose (Eiteransammlung im Nierenbecken) kommen.
2. Chronische herdförmige destruierende Pyelonephritis:
   Keilförmige Narbenbildungen mit Einziehung der Nierenoberfläche, Deformierungen der Nierenkelche, evtl. Papillennekrosen. Histologisch: Herdförmige chronisch-destruierende Entzündung im Tubulusbereich.

KL.: HWI können sich klinisch unterschiedlich äußern:

A) **Asymptomatische Bakteriurie:**
Zufällig nachgewiesene Bakteriurie bei normalem Harnsedimentbefund und beschwerdefreien Personen

B) **Symptomatische HWI:**
1. Unkompliziert: Fehlen von prädisponierenden Risikofaktoren; meist Infektionen mit E. coli
2. Kompliziert: Vorhandensein prädisponierender Risikofaktoren (siehe oben); am häufigsten Enterokokken, E. coli und Staphylokokken

3 Schweregrade:

I. Ohne Nierenbeteiligung
II. Mit Nierenbeteiligung (morphologische Nierenveränderungen im Sono/Röntgenbild, evtl. Einschränkung der Nierenfunktion)
III. Nicht zu beseitigende Abflussbehinderung, Patienten mit Dauerkatheter oder suprapubischer Harnableitung. Eine dauerhafte Sanierung der HWI ist nicht möglich.

- **Akute Zystitis:** [N30.0]
  Schmerzhafte Entzündung der Harnblase
  Ät.: - Bakterielle HWI (50 % d.F.) überwiegend bei (sexuell aktiven) Frauen (Honeymoon-Zystitis) oder bei prädisponierenden Risikofaktoren
  - Seltener andere Infektionen (Trichomonaden, Soor u.a.)

  KL.: - Dysurie (erschwertes Wasserlassen), Algurie (schmerzhaftes Wasserlassen)
  - Pollakisurie (häufiger Harndrang mit geringen Urinmengen), evtl. Nykturie (DD: Herzinsuffizienz, benigne Prostatahyperplasie = BPH)
  - Suprapubische Schmerzen, evtl. Tenesmen (schmerzhafter, spastischer Harndrang) - keine Schmerzen im Nierenlager!

  Ko.: - Hämorrhagische Zystitis mit Makrohämaturie
  - Aszendierende Infektion mit Pyelonephritis
  - Rezidivierende Zystitis

  DD: • (Chronische) Interstitielle Zystitis: Vorwiegend Frauen, chronische Pollakisurie, suprapubische Schmerzen (Algurie) - Di.: Zystoskopie (Schleimhautblutungen nach Hydrodistension), Histologie (Mastzellinfiltration); Ät.: Unklar; Th.: Keine kausale Therapie bekannt
  • Tuberkulöse Zystitis
  • Parasitäre Zystitis durch Infektion mit Schistosoma haematobium
  • Radiogene Zystitis (nach Bestrahlung)
  • Medikamentös induzierte Zystitis: z.B. durch NSAR, Cyclophosphamid oder Ifosfamid (oft als hämorrhagische Zystitis)
  • Andere Blasenerkrankungen (Tumor, Stein, Fremdkörper u.a.)
  • Adnexitis, Prostatitis, Darmerkrankungen u.a.

- **Akute Pyelonephritis** [N10]:
  Durch eine bakterielle Infektion des oberen Harntraktes kommt es zu einer akuten interstitiellen Nephritis mit der klinischen Trias:
  - Fieber, evtl. Schüttelfrost, beeinträchtigtes Allgemeinbefinden
  - Dysurische Beschwerden und
  - (Klopf-)Schmerzen im Nierenlager (Flankenschmerzen)

  Atypische Bilder:
  - Unklares Fieber! (Insbes. zu berücksichtigen bei Kindern und alten Leuten!)
  - Gastrointestinale Beschwerden (Brechreiz und Erbrechen, Leibschmerzen, Subileus)
  - Kopfschmerzen

  Memo: Bei älteren Männern und Patienten mit Blasenkatheter immer an die Möglichkeit einer Harnsperre denken (gestaute Harnblase ?)

  Fehldiagnosen:
  - Lumbago/LWS-Syndrom
  - Abdominalerkrankungen

- **Chronische Pyelonephritis (CPN)** [N11.9]
  Chronische interstitielle Nephritis auf dem Boden obstruktiver Veränderungen im Bereich des Harntraktes oder eines Harnrefluxes mit sekundärer bakterieller HWI. Die meisten Fälle nehmen ihren Ausgang im frühkindlichen Alter, oft auf dem Boden eines vesikoureteralen Refluxes.

  Merke: Eine CPN entwickelt sich nur bei Vorhandensein prädisponierender Faktoren, die den Harnfluss behindern.

  KL.: Die Differenzierung zwischen akuter Pyelonephritis und akutem Schub einer chronischen Pyelonephritis ist klinisch - ohne Kenntnis der Vorgeschichte - nicht möglich.
  Oft sind die Symptome nur uncharakteristisch:
  - Kopfschmerzen
  - Abgeschlagenheit
  - Brechreiz
  - Gewichtsabnahme
  - Dumpfe Rückenschmerzen

  Atypische Bilder:
  - Unklare Fieberzustände
  - Unklare BSG ↑
  - Unklare Anämie
  - Unklare Hypertonie

  Komplikationen der Pyelonephritis:
  1. Eitrige Nephritis und Nierenkarbunkel (multiple konfluierende Rindenabszesse)
  2. Urosepsis: In 65 % d.F. nach instrumentellen Eingriffen an den Harnwegen. Lebensbedrohliche Komplikation! (Siehe Kap. Sepsis)
  3. Paranephritischer Abszess (der sich aus 1. entwickeln kann): Flankenschmerz, Fieber; Rö.: Verschattung des Psoas, Wirbelsäule konkav zur kranken Seite hin; Sonografie, Urografie: Niere verlagert, nicht atemverschieblich.
  4. Bei Obstruktion der ableitenden Harnwege kann sich eine Hydronephrose und Pyonephrose und pyelonephritische Schrumpfniere entwickeln.
  5. Entwicklung einer Niereninsuffizienz bei chronischer Pyelonephritis, insbes. bei fortbestehenden prädisponierenden Faktoren (Anstieg von Harnstoff, Kreatinin i.S., Abnahme der Kreatininclearance).
  6. Tubuläre Partialfunktionsstörungen:
     - Störung der Konzentrationsfähigkeit mit Polyurie + Polydipsie
     - Natriumverlustniere
     - Kaliumverlustniere, renale tubuläre Azidose
  7. Bei chronischer Pyelonephritis kommt es in 30 - 50 % d.F. zu Hypertonie mit evtl. Folgekomplikationen
  8. Entwicklungsverzögerung beim Kleinkind

Di.: **Umfang der Diagnostik:**
- Screening auf asymptomatische Bakteriurie: Nur bei Schwangeren
- Diagnostik bei V.a. Zystitis: Urinkultur (außer bei gesunden, nichtschwangeren Frauen in der Prämenopause)
- Diagnostik bei V.a. Pyelonephritis: Urinkultur + Sonografie
- Diagnostik bei HWI von Männern: Urinkultur, Sonografie, Prostatauntersuchung

I. Anamnese, z.B. Dysurie, Pollakisurie, imperativer Harndrang, Inkontinenz, Makrohämaturie, suprapubischer Schmerz, Flankenschmerz, Fieber, Geruch und Trübung des Urins, bei Frauen Fluor vaginalis, Risikofaktoren für eine komplizierte HWI

II. Labor:
1. Urinuntersuchung:
   - **Leukozyturie**, evtl. Leukozytenzylinder als Hinweis auf Pyelonephritis, evtl. Erythrozyturie
     Ursachen einer Leukozyturie bei sterilem Urin ("sterile" Leukozyturie):
     - Genitale Verunreinigung durch Fluor
     - Antibiotisch anbehandelter HWI (Nachweis durch Teststreifen)
     - Gonorrhö (→ Kultur von frischem Urethralabstrich bzw. Verwendung eines speziellen Transportmediums)
     - Urethritis durch Chlamydien oder Mykoplasmen
     - Urogenitaltuberkulose
     - Reiter-Syndrom (Trias: Urethritis, Konjunktivitis, Arthritis)
     - Analgetikanephropathie

     Anm.: Urin-Test auf Nitrit (Schnellteststreifen): Ein positiver Test kann eine Infektion mit nitritbildenden Bakterien anzeigen, ein negativer Test schließt eine HWI nicht aus!

- **Bakteriurie:** Voraussetzung für eine richtige Interpretation der bakteriologischen Befunde ist eine korrekte Gewinnung der Harnprobe (Spreizen der Labien, sorgfältige Reinigung des Meatus urethrae der Frau bzw. der Glans penis des Mannes mit Wasser, danach Gewinnung von Mittelstrahlurin) und eine sofortige Aufarbeitung oder ein rascher Transport per Kühlkette oder Verwendung von Spezialmedien für Urinkulturen: Fehldiagnosen und überflüssige Therapie sind vorprogrammiert, wenn dies nicht beachtet wird! Außerdem sollten die Harnproben vor Antibiotikatherapie gewonnen werden! Keine Urinentnahme aus Katheterbeuteln!
  - Signifikante Bakteriurie:
    Nach Kass gilt, dass im frisch aufgearbeiteten Mittelstrahlurin eine Keimzahl von 10^5 und mehr pro ml Urin Hinweis auf eine echte Bakteriurie ist (möglichst 2 x bestimmen), während bei Harnkontaminationen niedrigere Keimzahlen gefunden werden. Bei klinischen Symptomen einer HWI oder antibiotisch vorbehandelten Patienten müssen aber auch niedrigere Keimzahlen (< 10^3 bis 10^4/ml Urin) als pathologisch angesehen werden.
  - Jeder Keimnachweis im Blasenpunktionsurin ist echt, d. h. eine Kontamination (bei richtiger Technik) ausgeschlossen.
  - Bei 10^5 (und mehr) Keimen/ml im Mittelstrahlurin oder Keimnachweis im Blasenpunktionsurin ist eine Keimdifferenzierung mit Antibiogramm anzustreben.
  - Positiver Keimnachweis (siehe oben) in Verbindung mit klinischen Beschwerden spricht für eine therapiebedürftige HWI. Finden sich bei rezidivierenden HWI im MS-Urin Enterokokken oder eine Mischinfektion, so empfiehlt es sich, diesen Befund durch Blasenpunktion zu kontrollieren, da oft Kontamination vorliegt.
  - Es gibt asymptomatische passagere Bakteriurien, bes. bei Frauen, die auch ohne Therapie immer wieder verschwinden und offensichtlich keine krankmachende Bedeutung haben. Im Gegensatz zu diesen Fällen sind asymptomatische Bakteriurien in der Schwangerschaft und im Kindesalter stets behandlungsbedürftig!

2. Blutuntersuchung (bei V.a. auf Pyelonephritis):
   - BSG/CRP und Procalcitonin ↑
   - Bestimmung der Retentionswerte (Harnstoff, Kreatinin) und Kreatininclearance
   - Blutbild: Evtl. Leukozytose bei Pyelonephritis, bes. bei eitrigen Nierenkomplikationen, evtl. Anämie bei chronischer Pyelonephritis und Niereninsuffizienz
   - Evtl. Blutkultur bei Verdacht auf Urosepsis

III. Bildgebende Diagnostik:

1. Sonografie: Obligat bei V.a. Pyelonephritis
   - Lage, Form und Größe der Nieren
   - Evtl. Nachweis eines gestauten Nierenbeckens
   - Evtl. Nachweis von Konkrementen
   - Evtl. Nachweis eines Parenchymschwundes bei pyelonephritischer Schrumpfniere
2. CT kontrastverstärkt: Indikation bei unklarem Sonografiebefund
   - Nachweis anatomischer Anomalien
   - Nachweis von Obstruktionen und Harnsteinen (evtl. Verkalkungen auf der Leeraufnahme)
   - Röntgenzeichen der chronischen Pyelonephritis: Deformierungen und Verplumpungen der Nierenkelche, Verschmälerung des Parenchyms u.a.
3. MRT: Alternative bei KI gegen CT oder jodhaltige Kontrastmittel
4. DMSA-Scan (^{99}Tc-Dimercaptosuccinat-Szintigrafie): Nachweis frischer Parenchymveränderungen bei Pyelonephritis (kein Routinetest)

IV. Miktionsurosonografie oder Miktionszystourethrografie: Bei V.a. VUR

1. **Diagnose eines vesiko-uretero-renalen Refluxes (VUR):**
   - Miktionssonografie mit Farbdoppler
   - Miktionszystourethrografie (MCU): 5 Schweregrade

2. **Diagnose eines akuten HWI:**
   - Anamnese, Klinik
   - Bakteriurie, Leukozyturie

3. **Diagnose einer CPN:**
   - Anamnese, Klinik
   - Bakteriurie, Leukozyturie
   - Nierenfunktionsstörung
   - Morphologische Nierenveränderungen (bildgebende Diagnostik)
   - Nachweis prädisponierender Faktoren

Th.: **Therapie akuter HWI:**

a) Kausale Therapie:
- Beseitigung von Abflussstörungen
- Ausschaltung bzw. Behandlung anderer prädisponierender Faktoren.

Empfehlungen bei primärem VUR (siehe Leitlinie):
- Grad I + II: Unter Langzeitchemoprophylaxe zuwarten (Spontanheilung (Maturation) von ca. 60 %/5 Jahren)
- Höhere Grade: Antirefluxplastik

b) Symptomatische Maßnahmen:
- Allgemeinmaßnahmen:
  - Evtl. Bettruhe bei akuter Pyelonephritis
  - Reichlich Flüssigkeitszufuhr, häufige Entleerung der Blase
  - Regulierung der Darmtätigkeit
  - Spasmolytika bei Bedarf
  - Weglassen nephrotoxischer Analgetika!

- **Antibiotikatherapie (S3-Leitlinie 2017):**

▸ **Unkomplizierte ambulant erworbene Zystitis**

Obwohl Fluorchinolone gut wirksam sind, sollten sie bei unkomplizierter Zystitis nicht eingesetzt werden, um die Selektion multiresistenter Bakterien zu vermeiden. Empfohlen werden z.B.:
- Fosfomycin (Monuril®) 1 x 3.000 mg als Einmalgabe
  NW: Gastrointestinale Beschwerden, selten Überempfindlichkeitsreaktion
  KI: Kinder < 12 J., Kreatinin-Clearance < 20 ml/min
- Nitrofurantoin retard 2 x 100 mg/d über 5 Tage
  NW: Appetitlosigkeit, Ataxie, Nystagmus, Polyneuropathie, Lungen-/Leberschädigungen, allergische Reaktionen u.a. Nitrofurantoin penetriert nicht ins Gewebe (daher keine Indikation bei Pyelonephritis!)
- Weitere Alternativen: Nitroxolin, Pivmecillinam, Trimethroprim

▸ **Unkomplizierte akute Pyelonephritis:**

Fluorchinolone der Gruppe 2 oder 3:

Ciprofloxacin (Gruppe 2) 2 x 500 mg/d über 7 - 10 Tage
Levofloxacin (Gruppe 3) 1 x 500 mg/d über 7 - 10 Tage

▸ **Antibiotikatherapie bei Schwangeren:**

Therapie auch der asymptomatischen Bakteriurie nach Antibiogramm, z.B. mit Cephalosporinen der Gruppen 2 und 3

▸ **Therapie der asymptomatischen Bakteriurie:**

Nur therapiebedürftig bei Graviden, transplantierten oder immunsupprimierten Patienten und Harnabflusshindernissen; ferner vor transurethraler Prostataresektion

Ergänzung zu Fluorchinolonen:

Bei HWI mit E. coli sind Fluorchinolone in ca. 15 % d.F. unwirksam, bei nosokomialen HWI sogar in ca. 25 %. Daher bei rezidivierenden, komplizierten oder nosokomialen HWI sowie in der Schwangerschaft Antibiogramme anstreben!

NW: Gastrointestinale Beschwerden, allergische Reaktionen, Störungen des zentralen und peripheren Nervensystems, Depressionen, Verwirrung, Halluzinationen, Blutbildveränderungen, Erhöhungen von Leberenzymen, QT-Verlängerung und evtl. Herzrhythmusstörungen, Sehnenscheidenentzündungen und -risse (bes. bei gleichzeitiger Therapie mit Kortikosteroiden) u.a.

WW: Erhöhung der Theophyllin- und Cumarinspiegel

KI: Kindes-/Jugendalter vor Abschluss der Wachstumsphase (Knorpelwachstumsschäden), Schwangerschaft, Stillzeit, Vorsicht bei Epilepsie und älteren Patienten

Beachte:
- Allergieanamnese des Patienten
- NW und KI
- Dosisempfehlungen bei Kindern (Herstellerangaben)
- Dosisreduktion bei Niereninsuffizienz

Erfolgskriterien:

Nach 24 h sollte eine klinische Besserung eintreten und evtl. vorhandenes Fieber abklingen und nach 3 Tagen sollte der Harnbefund sich normalisieren und der Urin steril sein. Klingt das Fieber nach 3 Tagen nicht ab, an evtl. Komplikationen denken (z.B. paranephritischer Abszess → CT!), Antibiogramm veranlassen.

Bei rezidivierenden HWI intermittierende Antibiotikagabe nach Antibiogramm, evtl. zusätzliche Ansäuerung eines alkalischen Harns, z.B. Gabe von Methionin.

Therapie der chronischen Pyelonephritis:
- Abwarten der bakteriologischen Untersuchung, wenn möglich
- dann ca. 1 Woche antibiotische Therapie nach Antibiogramm
- Bei mehrfacher erfolgloser ambulanter Chemotherapie stationäre Aufnahme und Gabe von Chemotherapeutika parenteral.
- Eine trotz dieser Maßnahmen weiterbestehende symptomlose Bakteriurie belassen und nur bei akuter Exazerbation mit klinischen Symptomen Einleitung einer erneuten Antibiotikabehandlung nach Antibiogramm.
- Behandlung von Komplikationen: Therapie einer renalen Hypertonie, einer Niereninsuffizienz u.a.

Prg:
- Akute HWI: Gut, Ausheilung unter antibiotischer Behandlung
- Rezidivierende HWI:
  Die Gefahr des Überganges in eine CPN ist rel. klein, sofern keine prädisponierenden Faktoren (z.B. Obstruktionen, vesikoureteraler Reflux) vorliegen.
- CPN: Keine Ausheilung zu erwarten.

Pro: Sorgfältige Indikationsstellung, korrekte Handhabung und strenge Beachtung der Hygieneregeln für Harnwegskatheter, die die häufigste Ursache für nosokomiale HWI darstellen.

URETHRITIS [N34.2]

Def: Eine isolierte Harnwegsinfektion (HWI) der Pars anterior urethrae distal vom Sphincter urethrae internus wird aus ätiologischen, klinischen und prognostischen Gründen von HWI der höher gelegenen Harnwege abgegrenzt.

Ep.: Große Dunkelziffer; symptomlose Chlamydien-Träger: In Deutschland ca. 5 % der Frauen und 10 % der Männer. Bei allen sexuell übertragbaren Erkrankungen (STD) an mögliche Mehrfachinfektionen denken und Diagnostik auf Gonorrhö, Syphilis und HIV anbieten!

Ät.:
1. Chlamydia trachomatis, Serotypen D - K (40 - 80 %) ; Inkubationszeit : 1 - 3 Wochen
   - Ureaplasma urealyticum (20 %)
   - Mycoplasma genitalium
   - Trichomonas vaginalis (4 %)
   - Herpesviren (HSV) Typ II (seltener Typ I)
2. E. coli u.a. Bakterien, die man bei HWI findet.
3. Gonorrhö (Einzelheiten siehe Kap. Gonorrhö)

KL.:
- Urogenitale Chlamydien-Infektionen verlaufen bei 50 % der Männer und 80 % der Frauen asymptomatisch!
- Evtl. Harnröhrenausfluss, evtl. nur morgendliches "Bonjour-Tröpfchen"
- Evtl. Jucken, Brennen oder Schmerzen in der Harnröhre beim Wasserlassen

Ko.: Bei Männern Entzündung von Prostata und Samenblase. Bei Frauen PID = pelvic inflammatory disease: Infektion von Uterus, Eileitern, Ovarien; Perihepatitis nach Gonokokken- oder Chlamydieninfektion = Fitz-Hugh-Curtis-Syndrom; evtl. Tubargravidität nach Chlamydieninfektion. Gemeinsame Ko.: Sterilität (20 % nach Chlamydieninfektion), reaktive Arthritis und Reiter-Syndrom (Trias: Arthritis, Konjunktivitis, Urethritis)

Di.: Bei Männern urologische Untersuchung auch der Prostata
- Evtl. Leukozyturie im Morgenurin
- Erregernachweis: Kultur von frischem Urethral- bzw. Zervixabstrich, evtl. Verwendung spezieller Transportmedien; Chlamydien, Gonokokken und HSV werden am sensitivsten durch Nukleinsäureamplifikationstest (NAT) diagnostiziert: Erststrahlurin bzw. Urethralabstrich bei Männern; Zervikalabstrich bei Frauen. Der Antigennachweis ist unsicher.

Th.:
- Allgemeinmaßnahmen:
  Viel trinken + häufig Wasser lassen (Spüleffekt) - Diagnostik + Therapie von Sexualpartnern - vorübergehend sexuelle Pause
- Antibiotika:
  - Chlamydia trachomatis, Ureaplasma urealyticum und Mykoplasmen: Makrolide (z.B. Azithromycin). Bei Chlamydia trachomatis ist auch Doxycyclin wirksam; Therapiedauer 1 Woche. Da Chlamydien intrazellulär in Form inaktiver Elementarkörperchen persistieren können, werden bei chronischer Infektion längere und wiederholte Therapien empfohlen (3 Wochen bis 3 Monate).
  - Trichomonaden: z.B. Metronidazol (Einmalgabe 2 g oder 2 x 400 mg über 6 Tage)
  - Therapie einer Gonorrhö: siehe dort
  - HSV: Siehe dort

Pro: Meidung von Promiskuität, Benutzung von Kondomen; Screening aller sexuell aktiven Frauen und Schwangeren auf Chlamydien-Infektion u.a.
Sexualhygiene; nach dem Beischlaf urinieren; richtige Reinigung der Intimregion (von vorn nach hinten); Vermeiden von Intimsprays und Seifen im Genitalbereich; keine intravaginalen spermiziden Substanzen; keinen nassen Badeanzug tragen, Füße warm halten; ansäuernde Fruchtsäfte (Johannisbeeren, Preiselbeeren, Moosbeeren = Cranberries)

HANTAVIRUS-INFEKTIONEN

Namentliche Meldepflicht bei Verdacht, Erkrankung, Tod und bei Labornachweis

Syn: Hantavirus-Erkrankung (Hantan = Fluss in Südkorea)

Ep.: Weltweite Zoonose; erstmals 1951 im Korea-Krieg beobachtet; Deutschland ca. 250 - 500 gemeldete Fälle/Jahr

Err: Hantaviren (RNA-Viren aus der Familie der Bunyaviridae) mit verschiedenen Serotypen. Das Tulavirus ist nur gering pathogen und wird in der Tabelle nicht erwähnt.

Serotyp	Verlaufsformen	Hauptreservoir	Verbreitungsgebiet
Hantaanvirus (HTNV)	Hämorrhagisches Fieber mit renalem Syndrom (HFRS [A98.5+N08.0*])	Mäuse	China, Korea, Ostrussland
Seoul-Virus (SEOV)		Ratten	Weltweit
Dobrava-Belgrad-Virus (DOBV)		Mäuse	Wie bei Puumala-Virus
Puumala-Virus (PUUV)	Meist „Nephropathia epidemica" mit günstiger Prognose	Rötelmaus	Balkan, Europa, Westrussland Deutschland: > 90 %
„Neuwelt"-Hantavirus (SNV, NYV, BCCV, BAYV)	Hantavirus-kardiopulmonales Syndrom (HCPS) = Hantavirus pulmonales Syndrom (HPS [B33.4+J17.1*])	Mäuse	USA, Kanada
Andes-Virus (ANDV)		Ratten	Südamerika

Inf: Erregerreservoir sind Mäuse und Ratten, Infektion durch Einatmen von virushaltigen Ausscheidungen/Aerosole dieser Tiere, bes. gefährdet sind Land-/Waldarbeiter, Jäger, Soldaten, Flüchtlinge. Eine Übertragung von Mensch zu Mensch erfolgt nicht. Nur beim Andesvirus besteht Verdacht auf Übertragung von Mensch zu Mensch.

Ink: 2 - 4 Wochen (ausnahmsweise 5 - 60 Tage)

KL.: Ein Teil der Infektionen verläuft asymptomatisch oder leicht. Art und Schwere des klinischen Verlaufes wird durch den Hantavirustyp mitbestimmt.

I. Klinik des HFRS - 3 Phasen:
1. Plötzlicher Beginn mit hohem Fieber, Schüttelfrost, Cephalgien, Myalgien, evtl. Konjunktivitis, Gesichtserythem
2. Lumbalgien, Abdominalschmerzen, Übelkeit, Erbrechen, Durchfall
3. Interstitielle Nephritis mit starker Proteinurie, Mikrohämaturie, Oligurie, Anstieg der Retentionswerte

II. Klinik des HPS:
Fieber, Myalgien, Übelkeit, Abdominalbeschwerden, trockener Reizhusten, interstitielles Lungenödem, hämorrhagische Pneumonie
Labor-Trias: Leukozytose mit Linksverschiebung + atypische Lymphozyten + Thrombozytopenie

Ko.: Das HFRS verläuft schwerer als die Nephropathia epidemica mit häufigen Komplikationen: Thrombozytopenie, Petechien, evtl. Blutungen, Schock, Lungenödem, akutes Nierenversagen (bis 10 %). ARDS bei HPS

DD: Respiratorische Infekte, Leptospirose, Nierenerkrankungen anderer Genese

Di.:
- (Berufs-)Anamnese + Klinik (Fieber, Lumbalgie, Kreatininanstieg, Thrombozytopenie)
- Serologische Diagnostik (IgM-Ak ↑), Virusnachweis im Blut (PCR) ist nur in den ersten Krankheitstagen möglich.

Th.: Therapieversuch mit Ribavirin; supportive Therapie von Komplikationen: z.B. bei akutem Nierenversagen Hämodialyse; Therapie eines ARDS (siehe dort)

Prg: Leichter Krankheitsverlauf bei Nephropathia epidemica mit günstiger Prognose. Letalität der PUUV-Infektion < 1 %, der DOBV-Infektion 1 - 10 %, des HPS bis 40 %

Pro: Expositionsprophylaxe; Mäusebekämpfung in Wohngebieten; Impfstoff noch nicht verfügbar.

TUBULO-INTERSTITIELLE NIERENKRANKHEITEN (TIN)

Def: Heterogene Gruppe von Nierenerkrankungen, die durch eine akute oder chronische primäre Schädigung des Tubulusapparates und des Interstitiums gekennzeichnet ist. Nach klinischem Verlauf werden akute und eine chronische Form unterschieden.
Tubulointerstitielle Nephropathien können durch eine primäre Schädigung des Tubulointerstitiums oder sekundär als Folge einer Glomerulopathie oder einer renovaskulären Erkrankung auftreten. Die chronische interstitielle Fibrose ist die irreversible Endstrecke aller Nierenerkrankungen unabhängig von der renalen Grundkrankheit.

1. Akute tubulointerstitielle Nephritis (ATN):

Ät.: 1. Medikamentös bedingte ATN (70 %):
Pg.: T-Zell-vermittelte Hypersensitivitätsreaktion (Typ IV) auf Medikamente
- Antibiotika (Penicilline, Cephalosporine, Rifampicin u.a.)
- NSAR (außer ASS); Protonenpumpenhemmer (PPI)
- Virustatika (z.B. Aciclovir), Diuretika u.a.

Im Einzelfall können viele andere Medikamente Auslöser sein.
2. Infektassoziierte ATN (ca. 20 %): z.B. Streptokokken
3. ATN durch Autoimmunerkrankungen: Sjögren-Syndrom, SLE, Sarkoidose u.a.
4. Selten idiopathische ATN: Sonderform: TINU-Syndrom (tubulointerstitielle Nephritis + Uveitis) bes. bei Jugendlichen, Ursache unbekannt, günstige Prognose

KL.:
- Mikrohämaturie, Leukozyturie und Leukozytenzylinder, Proteinurie < 1 g/d
- Medikamentös bedingte ATN zeigen in 30 % allergische Symptome: Fieber, Exanthem, Eosinophilie, Eosinophilurie (selten alle Befunde). Bei NSAR und PPI fehlen systemische Symptome.

Ko.: Akutes Nierenversagen (ANV)

DD: Medikamentös bedingte Nierenschäden:
1. Akut toxisch (dosisabhängig), z.B. Aminoglykoside, Cephalosporine, Chinolone
2. Chronisch toxisch (dosisabhängig), z.B. Phenacetin oder Paracetamol
3. Hypersentivitätsreaktion (dosisunabhängig): ATN
4. Akutes Nierenversagen durch Medikamente → siehe Kap. ANV

Di.: Medikamentenanamnese + Klinik/Urinbefund; evtl. Nierenbiopsie: Lymphoplasmazelluläre Infiltrate im Interstitium der Nierenrinde
Indikation zur Nierenbiopsie: Ausbleibende Erholung der Nierenfunktion innerhalb von 3 - 5 Tagen

Th.: Weglassen der auslösenden Medikamente, Gabe von Kortikosteroiden bei TINU-Syndrom; Dialyse bei ANV u.a.

Prg: Nach Absetzen des auslösenden Medikamentes erholt sich die Nierenfunktion in 70 % d.F.

2. Chronische tubulointerstitielle Nierenkrankheiten (CTN):

Ät.: Beispiele für CTN:
- Infektiös: Chronische Pyelonephritis; vesikoureteraler Reflux (VUR)
- Toxisch: Analgetika-Nephropathie, Lithium-Nephropathie, Schwermetall-Nephropathie (z.B. Cadmium)
- Immunvermittelt: Sarkoidose, Sjögren-Syndrom, SLE, Amyloidose, IgG4-assoziierte CTN
- Hämatologisch-neoplastisch: Multiples Myelom, Leichtkettenerkrankung, Sichelzellanämie
- Metabolisch: Hypokaliämische und hyperkalzämische Nephropathie, Uratnephropathie
- Hereditäre Stoffwechselkrankheiten: Zystinose, primäre Hyperoxalurie
- Physikalisch: Strahlennephropathie (nach Strahlendosis ≥ 23 Gy)
- Sekundär: Glomeruläre, vaskuläre und zystische Nierenerkrankungen

KL.: Anfangs symptomlos, später evtl. Klinik der chronischen Niereninsuffizienz

Th.: 1. Kausal: Weglassen von Nephrotoxinen, Therapie eines VUR, einer Gicht u.a. Grunderkrankungen
2. Therapie einer chronischen Niereninsuffizienz

IgG4-ASSOZIIERTE NEPHROPATHIE

Def: IgG4-assoziierte autoimmune Erkrankungen wurden erstmals 2001 beschrieben und können sich an verschiedenen Organen manifestieren (Pankreas: IgG4-assoziierte Autoimmunpankreatitis - siehe dort); Nieren: IgG4-assoziierte Nephropathie; Gallenwege: IgG4-assoziierte Cholangitis; Speichel- und Tränendrüsen (Mikulicz-Syndrom), Schilddrüse (→ Riedel-Struma) u.a.

Ep./Ät.: Nicht bekannt

KL.: Proteinurie, evtl. Niereninsuffizienz

3 Diagnosekriterien für IgG4-assoziierte Erkrankungen (2011):

1. Klinik: Diffuse/lokalisierte Anschwellung (Pseudotumor) in einem oder multiplen Organen
2. Labor: Erhöhte Serum-IgG4-Konzentration
3. Typische Histologie:
   a) Lymphoplasmazelluläres Infiltrat und Fibrose
   b) Infiltration mit IgG4-positiven Plasmazellen

Th.: Gutes Ansprechen auf Kortikosteroide

ANALGETIKA-NEPHROPATHIE [N14.0]

Def: Langsam progressive chronische tubulointerstitielle Nephropathie verursacht durch langjährigen täglichen Gebrauch von Mischpräpraten, die mindestens 2 Analgetika (z.B. ASS, Paracetamol, Pyrazolone, Phenacetin) und Coffein, Codein und/oder Barbiturate enthalten, die zur psychischen Abhängigkeit und zum Abusus führen.

Ep.: In Baseler Autopsien 1980 ca. 3 %, im Jahre 2000 nur noch 0,2 % infolge Verschwinden von analgetischen Mischpräparaten vom Markt. w : m = 7 : 1

Pg.: Phenacetin (in Deutschland nicht mehr im Handel) wird metabolisiert zu Paracetamol (80 %) und p-Phenitidin und weiter zu p-Aminophenol, das direkt nephrotoxisch ist. Sowohl aus Paracetamol als auch aus p-Aminophenol kann im Organismus wiederum Phenacetin entstehen, die den Kreislauf erneut durchlaufen. p-Phenitidin hat eine COX-2-inhibitorische vasokonstriktorische Wirkung → Ausbildung von Papillennekrosen.

KL.: Im Frühstadium oft keine Symptome; evtl. Kopfschmerzen, Müdigkeit, schmutzig-graubräunliches Hautkolorit und Anämie (Urs.: Gastrointestinale Blutverluste, Hämolyse, Met- und Sulfhämoglobinbildung; erst später renale Anämie)

Ko.:
- Papillennekrose: Flankenschmerz, Hämaturie, oft Fieber, evtl. Nachweis von Papillengewebe im Urin und Papillendefekte im Urogramm.
- Tubulusschädigung mit herabgesetztem Konzentrationsvermögen; tubuläre Azidose
- Lipofuszinähnliche Pigmente lagern sich in den Markkegeln und in der Leber ab.
- Evtl. bakterielle HWI
- Spätkomplikationen: Niereninsuffizienz; erhöhtes Risiko für Urothelkarzinome (10 %) → regelmäßige Kontrolluntersuchungen (Urinzytologie, Sonografie)

Urin: Leukozyturie ohne Bakteriurie (bei komplizierendem HWI mit Bakteriurie), evtl. Erythrozyturie, evtl. geringe Proteinurie vom Typ der tubulären Proteinurie.

Sono + CT: Verkalkungen der Papillen und Papillennekrosen, narbige Einziehungen der Rinde über den Markkegeln, Schrumpfnieren mit irregulärer Kontur

DD:
- Chronisch tubulointerstitielle Nephropathien anderer Genese (siehe oben)
- Papillennekrosen anderer Genese: 1. Diabetische Nephropathie, 2. Obstruktive Nephropathie, 3. Urogenital-Tbc, 4. Sichelzellanämie

Di.: Klinik + Medikamentenanamnese: Wurden ≥ 1.000 g Phenacetin oder Paracetamol kumulativ über Jahre eingenommen, wird die Diagnose wahrscheinlich.
Nachweis von Analgetikametaboliten im Urin
Sono + CT ohne Kontrastmittel: Siehe oben

Th.: Weglassen der auslösenden Noxe, Therapie einer Niereninsuffizienz

Prg: Wird ein Analgetikaabusus vor Einsetzen einer höhergradigen Niereninsuffizienz (Kreatinin i.S. < 3 mg/dl) beendet, so kommt die Erkrankung zum Stehen.

ARISTOLOCHIASÄURE-NEPHROPATHIEN

1. Endemische Balkan-Nephropathie [N15.0]

Def: Chronisch tubulointerstitielle Nierenerkrankung

Ep.: Endemisch in den ländlichen Gebieten von Bosnien-Herzegowina, Bulgarien, Kroatien, Rumänien und Serbien. Die Erkrankung tritt im Bereich der Donau-Zuflüsse auf.

Ät.: Chronische Vergiftung mit Aristolochiasäure-haltigem Mehl. Kontamination des Mehls durch Osterluzei-Samen

KL.: Beginn im jugendlichen Alter mit asymptomatischer Proteinurie, langsam progredienter Verlauf über 2 - 3 Jahrzehnte, in 5 - 10 % terminale Niereninsuffizienz. Erhöhtes Risiko für Urothelkarzinome.

Th.: Symptomatisch

2. Chinesische Kräuter-Nephropathie [N15.8]

Syn: Chinese herbs Nephropathie

Verursacht durch bestimmte chinesische Kräuterpräparate, die die nephrotoxische Aristolochiasäure enthalten. Diese entstammt Osterluzei-Gewächsen, mit denen die Kräuter kontaminiert sind. In 50 % d.F. kommt es zu einer irreversiblen Niereninsuffizienz. Spätkomplikation: Urotheliome.

Th.: Symptomatisch

Orellanus-Syndrom

Seltene Ursache eines akuten Nierenversagens, ausgelöst durch Ingestion des Giftes Orellanin, das z.B. in dem Pilz Organgefuchsiger Rauhkopf (Cortinarius orellanus) vorhanden ist, der in zahlreichen europäischen Ländern heimisch ist.

Pat: Tubulointerstitielle Nephritis mit Tubulusepithelschaden

KL.: Akutes Nierenversagen, das evtl. zur terminalen Niereninsuffizienz führt.

Th.: Nur supportive Maßnahmen

Melamin-Nierenschäden

Melamin ist ein aromatisches Triamino-Azin, das in krimineller Absicht Babynahrung zugemischt wurde, um einen erhöhten Proteingehalt vorzutäuschen.
Melamin führt zu Nierensteinen, einer chronisch interstitiellen Nephritis mit konsekutivem Nierenversagen sowie zu Blasenkarzinomen. 2008 erkrankten ca. 300.000 Kinder in China.

Lithium-Nephropathie [N14.1]

1. Chronische tubulointerstitielle Nephropathie nach langjähriger Einnahme von Lithiumsalzen (bei bipolarer Störung). Eine Verminderung der GFR findet sich bei ca. 50 % der Patienten, die Lithium 20 J. einnehmen → regelmäßige Kontrollen des Lithiumspiegels und der Nierenfunktion.
2. Lithium-induzierter nephrogener Diabetes insipidus
3. Akutes Nierenversagen bei Lithiumintoxikation ist nicht selten (USA > 6.000 Fälle/J.)

   Memo: Lithium hat eine geringe therapeutische Breite → Spiegelbestimmung!

Th.: Lithium-Präparat absetzen, Na^+-arme Kost, evtl. HCT (Hydrochlorothiazid)

SCHWANGERSCHAFTSNEPHROPATHIEN [O26.81]

1. Gestationshypertonie mit Proteinurie ≥ 300 mg/24 h (Präeklampsie) [O14.9]
   Def.: Hypertonie + Proteinurie mit oder ohne Ödeme
   Ep.: Erkrankung der Spätschwangerschaft nach der 20. SSW. 30 % der schwangeren Frauen mit vorbestehendem Nierenleiden erkranken an Gestationshypertonie, dieser Prozentsatz verdoppelt sich, wenn zusätzlich bereits eine Nierenfunktionseinschränkung oder eine Hypertonie besteht.
   PPh: Störung bei der Anlage der plazentaren Spiralarterien → Minderperfusion der Plazenta im 2. Trimenon → Freisetzung proinflammatorischer Stoffe
   Th.: Flüssigkeits- und Elektrolytbilanzierung, Therapie der Schwangerschaftshypertonie (siehe dort), Magnesium. Bei nicht beherrschbarer Hypertonie oder Auftreten von Krämpfen Schnittentbindung!
2. Akute Pyelonephritis
   Bei jeder 3. Frau mit asymptomatischer Bakteriurie kommt es im Verlauf einer Schwangerschaft zu einer akuten Pyelonephritis. Daher gehört zu jeder Schwangerschaftsvorsorgeuntersuchung die Urinkontrolle! Eine asymptomatische Bakteriurie in der Schwangerschaft muss antibiotisch behandelt werden.
3. Schwangerschaft und vorbestehende Nierenerkrankungen

   Merke: Alle Nierenerkrankungen (außer dem SLE) führen in der Schwangerschaft zu einer Verschlechterung der Nierenfunktion. Deshalb sollte man bei Frauen mit Nierenerkrankungen einem Schwangerschaftswunsch nur zuraten, wenn Nierenfunktion und Blutdruck normal sind.

PARAPROTEINÄMISCHE NIERENERKRANKUNGEN

(siehe auch Kapitel Multiples Myelom und Amyloidosen)

Def: Gruppe von Nierenerkrankungen, die mit einer Ablagerung von intakten Immunglobulinen oder Immunglobulinfragmenten (Schwerketten und Leichtketten) assoziiert sind. Myelomniere (Cast-Nephropathie), AL-Amyloidose (Amyloid, bestehend aus Leichtketten), AH-Amyloidose (Amyloid bestehend aus Schwerketten), Leichtkettenerkrankung, fibrilläre immunotaktoide Glomerulopathie und die Glomerulonephritis, assoziiert mit der Typ-1-Kryoglobulinablagerung

▶ **Myelomniere (Cast-Nephropathie)** [Cast = Proteinzylinder]

Ep.: Etwa 30 % der Patienten mit multiplem Myelom entwickeln eine Myelomniere.

Pg.: Etwa 85 g monoklonale Leichtketten werden bei dieser Erkrankung pro Tag synthetisiert, verglichen mit 0,9 g polyklonalen Leichtketten/d bei gesunden Personen. Beim multiplen Myelom akkumulieren die Leichtketten in den Lysosomen und können von Proteasen nicht abgebaut werden. Die resultierende Atrophie der proximalen Tubuluszellen ist einer der entscheidenden Faktoren für die Niereninsuffizienz. Die nicht-resorbierten Leichtketten gelangen in den distalen Tubulus und in die Sammelrohre, wo die Präzipitation von Leichtketten mit Tamm-Horsfall-Protein die Bildung von Urinzylindern verursacht, die schließlich zur Tubulusobstruktion führen.

KL.: Niereninsuffizienz bei normal großen Nieren und blandem Urinsediment. Proteinurie < 3 g/24 h, Nachweis von vorwiegend Bence-Jones Proteinen und niedrigen Mengen von Albumin.

Di.: 1. Diagnose eines MM
2. Nierenbiopsie

Th.: Siehe Kapitel MM

▶ **AL-Amyloidose**

Def: Fibrilläre Ablagerungen von Amyloid, bestehend aus Leichtketten

Ep.: Während die Myelomniere nur beim multiplen Myelom auftritt, kann eine AL-Amyloidose auch bei monoklonaler Gammopathie unbestimmter Signifikanz (MGUS) auftreten. Ca. 30 % der Patienten mit einer AL-Amyloidose haben ein multiples Myelom, und 15 % aller Patienten mit multiplem Myelom entwickeln eine AL-Amyloidose.

KL.: Eine renale Beteiligung findet sich in 50 % der Patienten, bei 30 % der Fälle wird eine restriktive Kardiomyopathie diagnostiziert.
Renale Manifestation:
Schweres nephrotisches Syndrom
- 50 % der Patienten weisen bei Diagnosestellung eine verminderte glomeruläre Filtrationsrate auf.
- Eine Hypertonie findet sich bei 25 % der Patienten.
- Die Nieren sind meist normal groß oder leicht vergrößert.

Di.: Rektumbiopsie und subkutane paraumbilikale Fettbiopsie zeigen in ca. 70 % der Patienten Amyloidablagerungen und können eine Nierenbiopsie überflüssig machen. Eine Nierenbiopsie hat eine sehr hohe Trefferquote, wenn ein klinischer Nachweis für eine Nierenbeteiligung vorliegt.

Th./: **Prg:** Die Prognose von Patienten mit AL-Amyloidose ist schlecht mit einem Medianüberleben von 12 + 6 Monaten. Die kardiale Beteiligung ist für 40 % der Todesfälle verantwortlich.
Die orale Kombinationstherapie mit Melphalan, Prednisolon und Thalidomid (bzw. Lenalidomid) verbessert die Überlebensraten.

▶ Leichtkettenerkrankung

Def: Nicht-fibrilläre Ablagerung von monoklonalen Leichtketten oder ihrer Fragmente in verschiedenen Organen.

Ep.: Die renale Manifestation dominiert häufig bei der Erkrankung. 2/3 der Patienten haben ein multiples Myelom, aber ein Drittel erfüllt nicht die Kriterien des multiplen Myeloms und in 6 % kann kein monoklonales Protein im Urin oder im Serum durch Standardlabormethoden nachgewiesen werden.

KL.:
- Zum Zeitpunkt der Diagnosestellung haben die meisten Patienten eine schwere Niereninsuffizienz.
- Nephrotisches Syndrom (40 %), Mikrohämaturie (30 %)
- Bei einem kleinen Teil der Patienten findet sich eine tubulointerstitielle Nephropathie ohne glomeruläre Proteinurie.
- Symptomatische Beteiligung von Herz und Leber in ca. 30 %

Th.: Alkylierende Substanzen, insbesondere Melphalan/Prednison, werden mit limitiertem Erfolg eingesetzt. Bei jüngeren Patienten scheint eine Hochdosis-Chemotherapie mit autologer Stammzelltransplantation vielversprechend zu sein.

Prg: Große Streuung der Überlebenszeit von weniger als 1 Jahr bis 10 Jahre

▶ Immunotaktoide Glomerulopathie und fibrilläre Glomerulonephritis

Ep.: 1 % aller Diagnosen in Nierenbiopsieserien

Ät.: Unbekannt; die immunotaktoide Glomerulopathie ist in ca. 30 % mit einem B-Zelllymphom oder einer CLL assoziiert.

Pat:
- Immunotaktoide Glomerulopathie: Lichtmikroskopie: Membranöse GN oder lobuläre MPGN: Kapilläre und mesangiale Ablagerungen einer PAS-positiven Substanz, endokapilläre Hyperzellularität. Immunhistologisch: IgG und C3 im Mesangium und entlang der glomerulären Basalmembran. Elektronenmikroskopisch: Nachweis von fast parallel angeordneten Mikrotubuli (> 30 nm ∅)
- Fibrilläre Glomerulonephritis. Lichtmikroskopie: Mesangiale Proliferation und Aspekte der MPGN, in 30 % d.F. glomeruläre Halbmondbildung, immunfluoreszenzmikroskopisch IgG4-Ablagerungen mesangial. Elektronenmikroskopisch: Fibrillendurchmesser 12 - 22 nm, kleiner als bei der immunotaktoiden Glomerulopathie.

KL.:
- Proteinurie bei fast allen Patienten, bei mehr als 50 % der Patienten findet sich ein nephrotisches Syndrom.
- Hämaturie, Hypertonie und Niereninsuffizienz bei der Mehrzahl der Patienten.

Th.: Behandlung einer evtl. kausalen hämatologischen Erkrankung. Symptomatische Therapie; evtl. Rituximab; bei terminaler Niereninsuffizienz Dialyse bzw. Nierentransplantation

Prg: 50 % der Patienten entwickeln innerhalb von 1 - 10 Jahren eine terminale Niereninsuffizienz.

▶ Fibronektinglomerulopathie

Def: Seltene autosomal-dominante hereditäre Erkrankung mit ausgedehnten glomerulären Fibronektinablagerungen

Pat: Lichtmikroskopie: PAS-positive mesangiale Matrixvermehrung ohne Hyperzellularität
Immunhistologisch: Nachweis von mesangialen Fibronektinablagerungen von granulärem bis fibrillären Aspekt

Th.: Symptomatisch; bei terminaler Niereninsuffizienz Dialyse bzw. Nierentransplantation

Prg: In der 3. - 4. Lebensdekade Auftreten einer nephrotischen Proteinurie mit langsamer Progression zur terminalen Niereninsuffizienz

RENALE TUBULÄRE PARTIALFUNKTIONSSTÖRUNGEN

1. Primär: Meist angeboren
2. Sekundär: Folge einer Nierenerkrankung, bes. interstitieller Nephritiden
   A) Störungen des Aminosäurentransportes:
      Cystinurie: Autosomal-rezessiv vererbte Störung der proximal-tubulären Rückresorption von Aminosäuren. 2 Mutationen: SLC3A1 und SLC7A9 → Folge: Zystinnierensteine schon im Kindesalter; typische hexagonale Kristalle im Urin
      Weitere Erkrankungen: Syndrom der blauen Windel (intestinale Transportstörung von Tryptophan → durch bakteriellen Abbau entsteht Indigoblau), Homocystinurie, Cystathioninurie, Glycinurie u.a.
   B) Störungen der Glukoserückresorption (Mellituri): z.B.
      Renale Glukosurie: Mutation des SLC5A2-Gens für den Natrium-Glukose-Cotransporter SGLT2. Harmlose angeborene Störung der proximal-tubulären Rückresorption von Glukose → Glukosurie bei Normoglykämie (DD: Diabetes mellitus); sehr selten
   C) Störungen des Wasser- und Elektrolyttransportes:
      - **Phosphatdiabetes:** Angeborener Defekt des Phosphattransportes: Hyperphosphaturie, Hypophosphatämie, Vitamin D-resistente Rachitis im Kindesalter
      - Abnahme des Konzentrationsvermögens der Nieren mit Polyurie
      - Nephrogener (renaler) Diabetes insipidus (NDI): Siehe Kap. Diabetes insipidus
      - Natriumverlustniere: Kommt es bei fortgeschrittener Niereninsuffizienz zu einem Natriumverlustsyndrom, kann eine kochsalzarme Diät zu einer Nierenfunktionsverschlechterung führen (die sich nach Kochsalzgabe bessert). Daher muss sich die Natriumzufuhr nach dem Verlust richten (Urinbilanzierung!).
      - Kaliumverlustniere, meist kombiniert mit sekundärem Hyperaldosteronismus
      - **Renale tubuläre Azidose (RTA)** - Kennzeichen: Metabolische Azidose mit normaler Anionenlücke + inadäquate Ansäuerung des Urins (Urin-pH > 5,5)
        - Typ I-RTA = Distale RTA. Tubuläre Erkrankung mit Defekt in den Sammelrohren, die zu einer inadäquaten Ausscheidung von Protonen, Ammonium und titrierbaren Säuren führt.
          Ät.: 1. Mutationen in 3 verschiedenen Transportproteinen, im Chlorid-Bikarbonat-Austauscher oder in 2 Untereinheiten der Protonenpumpe
          2. Erworbene Formen durch Medikamenten, Sjögren-Syndrom, Kryoglobulinämie
          KL.: Hyperchlorämische metabolische Azidose bei Unvermögen der Nieren, den Urin-pH unter 6 zu senken; Hypokaliämie, Hyperkalziurie, Hyperphosphaturie, Nephrokalzinose, Nephrolithiasis (Apatit-Steine); evtl. Niereninsuffizienz
          Th.: Kombination von Natrium- und Kalziumzitrat
        - Typ II-RTA = Proximale RTA:
          Ät.: 1. Teilsymptom des Fanconi-Syndroms
          2. Erworbene Formen durch Medikamente u.a. Ursachen
          Rückresorptionsstörung für Bikarbonat (Bikarbonatverlustazidose). Klinisch weniger schwerwiegend als Typ I (kein Auftreten einer Nephrokalzinose)
          Th.: Orale Substitution von Bikarbonat oder Zitrat
        - Typ III und IV-RTA sind selten. Ursache von Typ III ist eine Mutation der zytoplasmatischen Karboanhydrase CAII. Typ IV beobachtet man beim Pseudohypoaldosteronismus und führt als einzige RTA zu Hyperkaliämie.
   D) Syndromale Tubulusfunktionsstörungen, z.B. Debré-Toni-Fanconi-Syndrom
      - Angeborene oder erworbene (proximale) Tubulopathie mit Hyperaminoazidurie, Glukosurie, Hyperphosphaturie, häufig mit chronischer Azidose und Hypokaliämie
      - Sekundäre Form u.a. bei Cystinose, multiplem Myelom, interstitieller Nephritis
      Beim genetischen Fanconi-Syndrom Mutation (p.E3K) des Enzyms EHHADH im mitochondrialen Fettsäure-Metabolismus.

HEREDITÄRE NEPHROPATHIEN

Einteilung:

1. **Zystische Nephropathien** [Q61.9]:
   1.1. Dysplastische Nierenerkrankungen mit variabler Zystenausbildung
      - Multizystische Dysplasie
      - Nierendysplasie mit Zysten
      Abgrenzung von den eigentlichen polyzystischen Nierenerkrankungen. Wesentliches Kriterium zur Unterscheidung ist meistens der unklare Vererbungsgang, da Dysplasien i.d.R. keinen klaren Erbgang haben, sondern allenfalls familiäre Häufungen.

Nierenzysten kommen solitär, multipel ein- oder beidseitig vor. Meist sind sie ein symptomloser Zufallsbefund ohne therapeutische Konsequenz.

Ko.:
- Bei großen Zysten evtl. Schmerzen im Rücken oder Abdomen
- Evtl. Polyglobulie
- Evtl. Hypertonie
- Selten maligne Entartung

DD:
- Sekundäre Nierenzysten bei chronischer Niereninsuffizienz, bes. unter Dialyse
- Zystische Dilatation der Kelchhälse
- Hämatom
- Zystisches Malignom!
- Zystische Nierenerkrankungen mit klassischem Erbgang (siehe unten)
- Echinokokkuszyste
- Abszess
- Tuberkulöse Kaverne
- Dermoidzyste

Di.:
- Sonografie
- Bei Verdacht auf maligne Entartung Kontrastmittel-CT oder MRT, Zytologie und Endoskopie

Th.:
- Symptomlose Zysten bedürfen keiner Behandlung.
- Bei großen Zysten mit Komplikationen evtl. Abpunktion (mit Zytologie) + Verödungsbehandlung; bei Malignomverdacht Zystenresektion

Prg: Kein Nierenfunktionsverlust, günstige Prognose, sofern keine Komplikationen auftreten.

1.2. Zystische Nierenerkrankungen mit klassischem Erbgang

Merke: Bei zystischen Nierenerkrankungen stets Suche nach extrarenaler Manifestation!

1.2.1. Autosomal dominante polyzystische Nephropathie (ADPKD) [Q61.2]

Inzidenz: Häufigste autosomal-dominante Erkrankung, Prävalenz bei Dialysepatienten bis 10 %: Genfrequenz 1 : 400 bis 1 : 2.000; Familienanamnese in ca. 30 % unauffällig!

ADPKD1 (85 %): PKD1-Gen 16p13.3: Polycystic breakpoint gene (Genprodukt: Polycystin 1)

ADPKD2 (15 %): PKD2-Gen 4q21-q23 (Genprodukt: TRPP2)

Manifestationsalter nach dem 20. Lebensjahr, terminale Niereninsuffizienz in der 5. Dekade, bei ADPKD2 oft erst in der 7. Dekade

KL.:
- Meist doppelseitige Zysten bis mehrere cm ∅. Meist finden sich gleichzeitig Leberzysten (> 90 %); Klinik variabel von asymptomatisch bis Probleme durch zu große Zysten; Hirnbasisarterienaneurysmen (in ca. 10 %) mit der Gefahr einer Aneurysmablutung (bes. bei Hypertonie), Pankreaszysten in 10 %.
- Evtl. Flankenschmerzen, evtl. Makrohämaturie
- Pathologisches Harnsediment (90 %): Proteinurie, Erythrozyturie

Ko.:
- HWI, evtl. mit Infizierung der Zysten (→ Nierenabszess)
- Renale Hypertonie (50 %, bei Niereninsuffizienz 100 %)
- Nierensteine (20 %)
- Terminale Niereninsuffizienz (bei ADPKD2 ca. 20 J. später als bei ADPKD1)

2 häufige Todesursachen: Niereninsuffizienz und Aneurysmenblutung

1.2.2. Autosomal rezessive polyzystische Nephropathie (ARPKD)[Q61.1]: Mutation des PKHD1-Gens

Inzidenz: 1 : 20.000

Genort: PKHD1-Gen 6p21.1-p12 (Genprodukt: Fibrocystin)

KL.: Stets doppelseitig + kombiniert mit kongenitaler Leberfibrose. 50 % der Kinder mit ARPKD versterben bereits im Neugeborenenalter an respiratorischen Komplikationen (Lungenhypoplasie, Atemnotsyndrom).

1.2.3. Nephronophthise (einschl. Joubert-Syndrom, Senior-Loken-Syndrom u.a.)

Gruppe seltener genetisch bedingter tubulointerstitieller Nephropathien, die autosomal rezessiv vererbt werden. Unterscheidung von infantiler, juveniler und adoleszenter Verlaufsform. Bisher sind mindestens 7 unterschiedliche Gene bekannt. Die Mehrzahl der Fälle wird auf eine Deletion des NPHP1-Gens auf Chromosom 2q12-q13 (juvenile Form) zurückgeführt.

KL.: Über lange Zeit symptomarm, Polyurie und Polydipsie, Erythrozyturie und tubuläre Proteinurie. Häufigste genetisch bedingte Form der terminalen Niereninsuffizienz in den ersten 3 Lebensdekaden. In 10 - 15 % d.F. weitere Organmanifestationen, vor allem Auge und ZNS. Kausale Therapie nicht möglich, Behandlung der Niereninsuffizienz

1.2.4. Autosomal-dominante tubulointerstitielle Nierenerkrankung (ADTKD)

Bezeichnung	Verändertes Protein	Besonderheiten (nicht obligat)
ADTKD-UMOD	Uromodulin (= Tamm-Horsfall-Protein	Frühe Entwicklung von Hyperurikämie und Gicht, gel. Nierenzysten
ADTKD-MUC1	Mucin 1	Gel. Nierenzysten
ADTKD-REN	Renin	Hypotonie, erhöhtes Risiko für AKI, Anämie in der Kindheit, Hyperkaliämie
ADTKD-HNF1B	"Hepatocyte nuclear factor 1β"	Bilaterale Nierenzysten, Elektrolytstörungen, urogenitale Malformationen, MODY5

KL: Schleichender, oft asymptomatischer Verlauf mit oft unauffälligem Urinsediment, normalem Blutdruck. Niereninsuffizienz im Alter von 30 - 50 J.

1.2.5. Markschwammniere:

Angeborene Fehlbildung der Nieren mit einer Malformation der terminalen Sammelrohre in den Markpyramiden und Papillen und Bildung medullärer Zysten. Die Häufigkeit liegt bei ca. 1 : 5.000. In 75 % der Fälle sind die Veränderungen doppelseitig. Hyperkalziurie, Nephrolithiasis mit Steinabgängen und Koliken und/oder Nephrokalzinose (50 %) stehen im Vordergrund. Durch die Nephrokalzinose kann sich eine Niereninsuffizienz entwickeln.

Di.: Anamnese, Klinik, Röntgen (Kalkablagerungen in den Papillenspitzen)

1.3. Polyzystische Nierenerkrankungen mit syndromalem Erscheinungsbild (selten)

- Bardet-Biedl-Syndrom (BBS)
- Meckel-Gruber-Syndrom (MGS)
- Jeune-Syndrom

} *Siehe Internet*

Th.: Nur symptomatisch, z.B.

- Behandlung einer Hypertonie (die die Nierenfunktion verschlechtert)! Zielwert: ≤ 120/80 mmHg (bei eGFR < 30 ml/Min RR-Zielwert ≤ 140/90 mmHg). Die Therapie sollte ACE-Hemmer oder ARB enthalten.
- Symptomatisch: Behandlung von HWI, einer Niereninsuffizienz
- Tolvaptan (Vasopressin-Rezeptorantagonist) bei Pat. mit hohem Progressionsrisiko und erhaltener Nierenfunktion unter Beachten von NW + KI

  Screening bezüglich Hirnarterienaneurysma bei Risikopatienten

  Genetische Beratung

2. Glomeruläre Erkrankungen:

2.1. Alport-Syndrom (AS): Siehe dort

2.2. Familiäre benigne Hämaturie (Syndrom der dünnen Basalmembran): Siehe dort

2.3. Nagel-Patella-Syndrom (NPS, hereditäre Onychoosteodysplasie)

Def: Autosomal dominante Erkrankung mit Veränderungen an Nägeln, Knochen und Nieren

Ät.: Mutationen des LMX1B Gens, das das NPS-Protein kodiert, einen Transkriptionsfaktor, der in die Differenzierung der Extremitäten und der Entwicklung der Augen und Nieren involviert ist.

KL./ Di.:
- Dysplasie oder Hypoplasie der Nägel
- Hypoplastische oder fehlende Patella
- Dysplasien der Ellenbogen und Beckenknochen
- Röntgenologisches Zeichen: Iliakale Hörner der Beckenknochen (ca. 50 %)
- Nierenbeteiligung (ca. 40 %): Proteinurie und Hämaturie, terminale Niereninsuffizienz (ca. 15 %)
- Nierenbiopsie: Verdickung der glomerulären Basalmembran durch Kollagenfibrillen

Th.: Nur symptomatisch

2.4. Kongenitales und infantiles nephrotisches Syndrom

Das Auftreten eines nephrotischen Syndroms unmittelbar nach der Geburt und in den ersten 3 Monaten ist definiert als kongenitales nephrotisches Syndrom; tritt es nach dem 3. Lebensmonat auf, so spricht man vom infantilen nephrotischen Syndrom. Unter dem Begriff des kongenitalen nephrotischen Syndrom vom finnischen Typ fasst man Mutationen im NPHS 1-Gen zusammen (siehe Fokal segmentale Glomerulosklerose = FSGS).

3. Metabolische hereditäre Nephropathien:

3.1. Morbus Fabry: Siehe dort

3.2. Zystinose

Syn: Zystinspeicherkrankheit

Def: Autosomal rezessiv vererbte Stoffwechselerkrankung, die durch eine Akkumulation von Zystin in den Lysosomen fast aller Körperzellen verursacht wird. Inzidenz: 1 : 100.000 Lebendgeburten.

Ät.: Mutationen des CTNS-Gens, das das lysosomale Zystin-Transporter-Protein Zystinosin kodiert.

KL:
- Infantile Zystinose:
  - Fanconi-Syndrom
  - Schwerer Flüssigkeits- und Elektrolytverlust
  - Osteomalazie durch renalen Phosphatverlust
  - Wachstumsverzögerung
  - Terminale Niereninsuffizienz in der Regel vor dem 10. Lebensjahr
  - Ablagerung von Zystinkristallen in der Cornea (Photophobie, Visusminderung)
  - Hepatosplenomegalie
  - Diabetes mellitus, Hypothyreose, Hypogonadismus
  - Myopathie und Beteiligung des Nervensystems
- Intermediäre Form:
  - Erste Symptome nach dem 8. Lebensjahr
  - Terminale Niereninsuffizienz nach dem 15. Lebensjahr

- Adulte Form:
  - Patienten häufig asymptomatisch
  - Korneale Zystinkristalle als Zufallsbefund

Di.: Wichtig ist eine frühzeitige Diagnose und Therapie! Pränatale Diagnostik aus DNA von Chorionzotten oder Fruchtwasser. Bestimmung des Zystin-Gehalts peripherer Lymphozyten oder Fibroblasten; Spaltlampe: Zystinkristalle in der Kornea; Gendiagnostik (CTNS-Gen)

Th.: Lebenslange Gabe von Cysteamin (bei Zystinkristallen in der Kornea auch als Augentropfen) + symptomatische Therapie

Prg: Abhängig von extrarenalen Komplikationen, frühzeitige Cysteamin-Therapie verbessert die Prognose.

3.3. Primäre Hyperoxalurie

Def/Ät.: Beim Typ 1 (80 %) findet sich eine Oxalat-Kumulation durch einen Defekt der leberspezifischen peroxisomalen Alanin-Glyoxylat-Aminotransferase (AGT); beim Typ 2 kumuliert Oxalat durch eine Defizienz der Glyoxylatreduktase/Hydroxypyruvatreduktase (GRHPR). Patienten mit Typ 3 entwickeln keine terminale Niereninsuffizienz. Autosomal-rezessive Vererbung

KL./ Rezidivierende Urolithiasis (Kalziumsteine und Oxalatkristalle)

Di.: - Nephrokalzinose, Hyperoxalurie (24 h-Urin)
- Nachweis eines AGT-Mangels im Lebergewebe (Leberbiopsie); Mutationsanalyse

Merke: Bei Kalziumoxalatsteinen primäre Hyperoxalurie ausschließen!

Th.: Symptomatisch: Viel trinken, oxalatarme Ernährung, Pyridoxin (= Vitamin B_6) hoch dosiert, Kaliumcitrat, Orthophosphat, Thiazide
Nierentransplantation; bei Typ1 kombinierte Leber- und Nierentransplantation (kuriert den Enzymdefekt)

Prg: Typ 1 hat eine schlechtere Prognose: systemische Oxalose (Herz, Gefäße, Leber, Beeinträchtigung des Skelettsystems), Niereninsuffizienz

3.4. Lipoprotein-Glomerulopathie

Def: Angeborene Glomerulopathie mit Ablagerung abnormer Lipoproteine, die aus ApoE-Mutanten bestehen, innerhalb des Glomerulums

KL.: Hyperlipoproteinämie Typ III, Proteinurie, evtl. nephrotisches Syndrom

Th.: Fibrate u.a.

4. Phakomatosen

4.1. Von-Hippel-Lindau-Erkrankung (VHL): Siehe dort

4.2. Tuberöse Sklerose

Def.: Hereditäre autosomal dominante Erkrankung mit multiplen, benignen neuroektodermalen Fehlbildungen (Hamartome in Haut, Gehirn, Niere, Lunge, Herz und Retina).

Ät: Mutationen im TSC1 (Hamartin)- oder TSC2 (Tuborin)-Gen; ca. 50 % Neumutationen

KL.: Epilepsie, geistige Retardierung und Adenoma sebaceum (Morbus Pringle), multilokuläre Angiomyolipome der Nieren, zystische Nierenveränderungen bis hin zum Vollbild polyzystischer Nieren treten bei großen Deletionen auf, die neben dem TSC2 auch das PKD1-Gen umfassen. Tuberöse Hirnsklerose, subependymale Riesenzell-Astrozytome, periunguale Koenen-Tumoren, retinale Angiomatose, Entwicklung einer reninabhängigen Hypertonie und terminalen Niereninsuffizienz im mittleren Alter

Th.: - Symptomatisch, regelmäßige sonografische Kontrollen der Angiomyolipome der Nieren, bei Größenzunahme > 4 cm Operation
- Subependymale Riesenzellastrozytome: Neurochirurgische Resektion oder mTOR-Inhibitoren (Everolimus)

5. Störungen der tubulären Nierenfunktion

5.1. Bartter-Syndrome

Def: Autosomal-rezessiv vererbte Gruppe renaler Tubulusfunktionsstörungen (am dicken aufsteigenden Teil der Henle-Schleife) mit hypokaliämischer Alkalose, Salzverlust und Hypotension, die mit einer Hyperkalziurie und bei Typ I und II mit einer Normomagnesiämie einhergeht.

- Bartter-Syndrom Typ I

Manifestation im Säuglingsalter. Alle Patienten sind Frühgeburten von Frauen mit Polyhydramnion und entwickeln eine schwere Dehydratation in den ersten Lebensmonaten.
Urs: Mutation des Gens SLC12A1/15q15-q21, das den Natrium-Kalium-2-Chlorid-Kotransporter (NKCC2) im dicken aufsteigenden Teil der Henleschen Schleife kodiert. Folge: Herabgesetzte Reabsorption von Natrium und Chlorid im aufsteigenden Teil der Henleschen Schleife mit Salzverlust und Hypovolämie. Durch Aktivierung des Renin-Angiotensin-Aldosteron-Systems kommt es zu einer hypokaliämischen Alkalose. Die Abhängigkeit der Kalziumreabsorption von der Aktivität des Natrium-Kalium-2-Chlorid-Kotransporters im aufsteigenden Teil der Henleschen Schleife erklärt die Hyperkalziurie beim Bartter-Syndrom.

- Bartter-Syndrom Typ II
  Phänotypisch kein Unterschied zu den Patienten vom Typ I.
  Urs: Mutationen des Gens KCNJ1/11q24-q25, welches den apikalen ATP-abhängigen Kaliumkanal (ROMK) kodiert.
- Bartter-Syndrom Typ III
  Syn: Klassisches Bartter-Syndrom
  Die Patienten mit Bartter-Syndrom Typ III sind phänotypisch unterschiedlich von den beiden vorigen Typen, da bei diesen Patienten eine Nephrokalzinose nicht beobachtet wird. 30 % der Patienten haben eine Hypomagnesiämie.
  Urs: Mutationen des Gens CLCNKB/1p36 von Chloridkanälen, die die Chloridreabsorption entlang der basolateralen Membran der Tubuluszellen des aufsteigenden Schenkels der Henleschen Schleife vermitteln.
- Bartter-Syndrom Typ IV
  Mutation des Gens BSND/1p31-32 (Genprodukt BART: Barttin-Protein)
  Trias: Bartter-Syndrom, Niereninsuffizienz, Schwerhörigkeit
- Bartter-Syndrom Typ V
  Mutation des Gens CASR/3q13-21 (Genprodukt: FHH/CaSR: Ca^{2+}-sensing Rezeptor). Führt zu Hypokalzämie bei erniedrigtem PTH.

5.2. Gitelman-Syndrom

Def: Autosomal-rezessiv vererbte Erkrankung, die mit hypokaliämischer Alkalose, Salzverlust, Hypotension, Hypomagnesiämie und Hypokalziurie einhergeht und im frühen Erwachsenenalter manifest wird.
Ep.: Häufigste hereditäre Salzverlust-Erkrankung; Prävalenz 1 : 40.000
Ät.: > 100 inaktivierende Mutationen des Gens, welches den Natrium-Chlorid-Kotransporter im Bereich des distalen Tubulus des Nephrons kodiert (SLC12A3-Gen/16q13)
Th. der Bartter-Syndrome und des Gitelman-Syndroms:
Kaliumsubstitution, Prostaglandinsynthesehemmer (NSAR) haben nur einen kurzen Effekt; zusätzlich Spironolacton oder Triamteren (ohne Thiazid). Bei Hypomagnesiämie auch Magnesiumsubstitution.

5.3. East-Syndrom

Def: EAST-Syndrom (Epilepsie, Ataxie, Schwerhörigkeit und Tubulopathie): Renaler Salzverlust ähnlich dem Gitelman-Syndrom, im Säuglingsalter auftretende Krampfanfälle, später Ataxie und Innenohrschwerhörigkeit
Ät.: Rezessive Mutationen des Kaliumkanals KCNJ10, der in Nieren (distales Nephron), Gehirn und Innenohr (Stria vascularis) lokalisiert ist.
Th.: Substitution von Kalium und Magnesium, Antiepileptika

5.4. HNF1B-Nephropathie

Def: Heterozygote Mutation im HNF1B-Gen. Diese Mutation wurde zuerst beim seltenen MODY5-Diabetes beschrieben (siehe dort).
Der renale Phänotyp ist sehr variabel (evtl. multizentrische Nephropathie u.a. Nierenstörungen); in 50 % d.F. Hypomagnesiämie und Hypokalzämie

PSEUDO-BARTTER-SYNDROM [E26.8]

Vo.: Oft junge Frauen in medizinischen Berufen, evtl. Anorexia nervosa

Ät.:
- Laxanzienabusus
- Diuretikaabusus

KL.: Wie beim Bartter-Syndrom

Di.: Anamnese + Klinik, evtl. Nachweis von Diuretikaspuren im Urin

Th.: Psychosomatische Hilfe, Weglassen der auslösenden Medikamente

KONTRASTMITTEL-NEPHROPATHIE [N14.2]

Def: Eine Kontrastmittel-Nephrotoxizität liegt vor, wenn innerhalb von 3 Tagen nach Kontrastmittel-Exposition das Serum-Kreatinin um > 0,5 mg/dl bzw. um > 25 % des Ausgangswertes ansteigt.

Ep.: Inzidenz ca. 1 %, bei vorbestehender Niereninsuffizienz 15 %. Die Häufigkeit des dialysepflichtigen Nierenversagens (acute kidney injury = AKI) liegt bei ca. 0,5 %.

Die Kontrastmittel-Nephropathie ist in der Regel transient mit einem maximalen Serumkreatininanstieg 3 Tage nach Kontrastmittelapplikation; nach 10 Tagen werden in > 70 % die präexistenten Werte wieder erreicht. Bei den restlichen Fällen evtl. bleibende Nierenfunktionsstörung.

Risikofaktoren:

- Vorbestehende Niereninsuffizienz, insbesondere bei Diabetes mellitus und multiplem Myelom
- Anämie, Herzinsuffizienz, Dehydratation
- Einnahme von NSAR
- Hochosmolare Kontrastmittel (1.200 mosmol/l - am wenigsten toxisch ist mit 300 mosmol/l das isoosmolare Iodixanol) und Kontrastmittelvolumen > 250 ml (Koronarangiografien u.a.)

Pg.: Kontrastmittel führen zu einer Vasokonstriktion und damit zu einer Abnahme der Nierenperfusion und haben an der Tubuluszelle einen toxischen Effekt.

Pro:

1. Zurückhaltende Indikationsstellung für Röntgenuntersuchung mit Kontrastmittelgabe bei Risikopatienten.
2. Vermeidung von Kontrastmittelgaben in kurzen Intervallen (24 - 72 Std.)
3. Verabreichung möglichst geringer Mengen iso- oder niedrigosmolarer Kontrastmittel
   Bei Hochrisikopatienten (höhergradige Niereninsuffizienz + Diabetes mellitus) sollten nichtionische Kontrastmittel, möglichst isoosmolar zur Anwendung kommen.
4. Absetzen von NSAR, möglichst auch von Diuretika (sofern klinisch vertretbar). Metformin am Diagnostiktag absetzen (Gefahr der seltenen Laktatazidose) und erst wieder geben, wenn Nierenfunktion normal bleibt.
5. Adäquate Hydrierung der Patienten vor und nach der Untersuchung: Infusion von mindestens 1.000 ml 0,9 %iger Kochsalzlösung über 6 h vor bis 12 h nach Kontrastmittelexposition (1 ml/kg KG/h)
6. Kontrollen des Serumkreatinins

Anm.: Keine prophylaktische Hämodialyse oder Hämofiltration zur Entfernung des Kontrastmittels (im Wert nicht gesichert). N-Acetylcystein (NAC) zur Prophylaxe bei Risikopatienten ist im Wert nicht gesichert.
Das Risiko für ein AKI nach Koronarangiografie soll kleiner sein bei transradialem Zugang und prophylaktischer Statingabe.

AKUTES NIERENVERSAGEN (ANV) = Acute kidney injury (AKI) [N17.99]

Ep.: Ca. 5 % aller Intensivpatienten

Def: Akut einsetzende Abnahme der Nierenfunktion, die über Tage anhält, die bei voller Ausprägung im Nierenversagen enden kann und prinzipiell reversibel ist.
Folgen: - Retention harnpflichtiger Substanzen
- Störung des Flüssigkeits-, Elektrolyt- und Säure-Basen-Haushalts

Leitsymptom ist das Versiegen der Harnsekretion mit Oligo-/Anurie und Anstieg des Serumkreatinins > 50 % des Ausgangswertes.
Oligurie: < 500 ml Urin/d
Anurie: < 100 ml Urin/d
Bis 30 % der AKI verlaufen normo- oder polyurisch, hierbei ist das einzige Leitsymptom der Anstieg des Serumkreatinins.

Definition nach KDIGO (Kidney Disease: Improving Global Outcomes):

- Anstieg des Serum-Kreatinins um ≥ 0,3 mg/dl (≥ 26,5 µmol/l) innerhalb von 48 h oder
- Anstieg des Serum-Kreatinins auf das ≥ 1,5-fache des Ausgangswertes innerhalb der letzten 7 Tage oder
- Urinvolumen < 0,5 ml/kg/h über 6 h

Anm: Andere Definitionen des AKI wie RIFLE und AKIN: *Siehe Internet*

3 Schweregrad des AKI nach KDIGO:

	Serum-Kreatinin	Urinmenge
1	1,5 - 1,9 x Ausgangswerte oder Anstieg ≥ 0,3 mg/dl	< 0,5 ml/kg/h über 6 - 12 h
2	2,0 - 2,9 x Ausgangswert	< 0,5 ml/kg/h über ≥ 12 h
3	3,0 x Ausgangswert oder Anstieg auf ≥ 4,0 mg/dl oder Beginn der Nierenersatzbehandlung oder bei Patienten < 18 J. Abfall der eGFR auf < 35 ml/min/1,73 m^2	< 0,3 ml/kg/h über ≥ 24 h oder Anurie über ≥ 12 h

Ät/Pg:

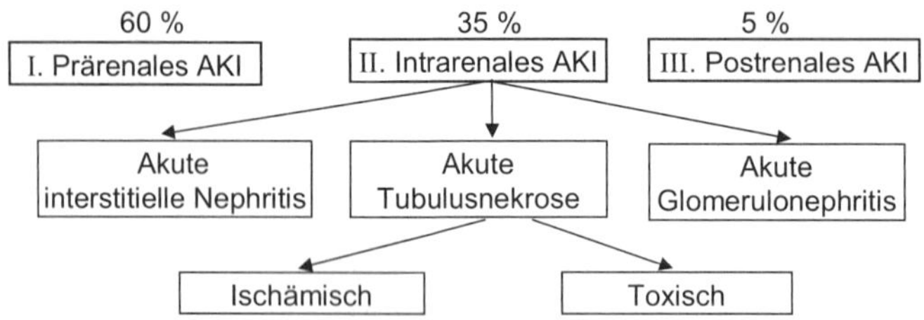

I. Prärenales AKI (60 %)

PPh: Beim prärenalen Nierenversagen ist die renale tubuläre und glomeruläre Struktur zunächst noch völlig intakt. Eine verminderte Perfusion ist Ursache für den Funktionsverlust der Nieren. Die Verminderung des effektiven Blutvolumens führt reaktiv zur Aktivierung des Renin-Angiotensin-Aldosteron-Systems sowie zur Ausschüttung von Katecholaminen und ADH. Diese hormonellen Gegenregulationen bewirken eine Abnahme der Natriurese und einen Anstieg der Urinosmolalität. Patienten mit Herzinsuffizienz, Leberzirrhose und zum Teil mit nephrotischem Syndrom zeigen nicht selten ein prärenales Nierenversagen mit Kontraktion des Intravasalraumes trotz klinischer Zeichen der Überwässerung. Werden in diesen Fällen Diuretika verabreicht, so nimmt das effektive Blutvolumen weiter ab mit der Gefahr des Übergangs in ein intrarenales Nierenversagen. Wenn eine Beseitigung der auslösenden Ursache gelingt, ist ein prärenales Nierenversagen unmittelbar reversibel.

Ursachen / Risikofaktoren:

1. Abnahme des zirkulierenden Blutvolumens, Dehydratation
2. Abfall des HZV und des arteriellen Mitteldrucks; Kreislaufschock unterschiedlicher Genese; größere operative Eingriffe, Verbrennungen u.a.
3. Systemische Vasodilatation (z.B. bei Sepsis)
4. Zytokin-vermittelte renale Vasokonstriktion
5. Renale Vasokonstriktion beim hepatorenalen Syndrom

II. Intrarenales AKI (35 %)

PPh: Morphologisches Korrelat der akuten Tubulusnekrose sind Tubulusnekrosen, die zu einer Obstruktion der Tubuli durch sich von der Basalmembran ablösende Epithelien führen. Ursache dieser Tubulusnekrose ist eine O_2-Mangelsituation durch herabgesetzte Nierenperfusion und gestörte Gefäßautoregulation der Nieren. Die glomeruläre Filtration wird durch den tubuloglomerulären Feedback-Mechanismus kontrolliert. Eine unzureichende Natriumrückresorption durch die geschädigten Tubuluszellen induziert in der Macula densa Signale, die zur Konstriktion des Vas afferens führen. Dies und weitere Faktoren führen zu einer Abnahme der glomerulären Filtration. Nephrotoxische Substanzen können die ischämischen Veränderungen in der Niere verstärken. Bis zum Abschluss der Regeneration der Tubulusepithelien vergehen in der Regel 3 - 4 Wochen.

Ursachen des intrarenalen AKI:

1. Akute Tubulusnekrose (tubulotoxisches AKI):
   - Ischämisch
   - Medikamentös-toxisch
   - Röntgenkontrastmittel: Siehe Kap. „Kontrastmittel-Nephropathie“

     Merke: Bei Patienten mit eingeschränkter Nierenfunktion strenge Indikationsstellung bei der Gabe von Röntgenkontrastmitteln. Anwendung alternativer bildgebender Verfahren; Einsatz nichtionischer, isoosmolarer Kontrastmittel + prophylaktische Maßnahmen (ausreichende Hydrierung, Absetzen potenziell nephrotoxischer Medikamente).
   - Pigment-Nephropathie durch Hämolyse (Transfusionszwischenfall) oder Rhabdomyolyse: Trauma (Crush-Syndrom), Drogenabusus, Alkoholentzugsdelir, exzessive körperliche Belastung, Lipidsenker (CSE-Hemmer, Fibrate) u.a.
   - Tubuläre Verstopfungen: Durch Leichtketten (bei multiplem Myelom), Urate (bei Hyperurikämie), Oxalate (z.B. bei Glykolvergiftung)
   - Septisch (meist im Rahmen eines Multiorganversagens)
   - Hepatorenales Syndrom
2. Makrovaskuläre Erkrankungen:
   - Vaskulitis
   - Atheroembolien
   - Thrombembolien

3. Mikrovaskuläre Erkrankungen:
   - Rapid-progressive Glomerulonephritis
   - IgA-Nephropathie
   - Hämolytisch-urämisches Syndrom (HUS)
4. Akute tubulointerstitielle Nephritis (ATN):

   Memo: Medikamente können über zwei verschiedene Mechanismen zum AKI führen: Toxisch über die akute Tubulusnekrose oder über die akute tubulointerstitielle Nephritis (ATN).
   Oft bestehen gleichzeitig weitere das AKI begünstigende Faktoren wie Exsikkose, Herzinsuffizienz; vorbestehende Niereninsuffizienz („acute-on-chronic" Nierenversagen).

III. Postrenales AKI = Harnsperre (5 %) → Ursachen:
1. Angeborene Fehlbildungen im Bereich der Nieren, Harnleiter, Blase und Urethra
2. Erworbene Abflusshindernisse im Bereich der Nierenbecken, Harnleiter, Blase oder Urethra
3. Maligne Tumoren
4. Gynäkologische Erkrankungen und operative Komplikationen
5. Fehlplazierte oder verstopfte Harnblasenkatheter
6. Medikamentös induziert (Anticholinergika, Neuroleptika) bei vorbestehender Abflussbehinderung (z.B. Benigne Prostatahyperplasie = BPH)

KL.: Die Klinik des AKI ist unspezifisch. In der Regel herrschen die Symptome der zum AKI führenden Grunderkrankungen vor. Da in manchen Fällen das Leitsymptom - die Oligurie - fehlen kann, kommt es darauf an, bei Erkrankungen, die zu einem AKI prädisponieren, sorgfältig die Nierenfunktion zu überwachen! (Flüssigkeitsbilanz, Retentionswerte, Urinuntersuchung).

Drei Phasen des AKI:

- **Initialphase**
  Die Initialphase ist asymptomatisch oder durch Symptome des Grundleidens gekennzeichnet.
- **Phase des manifesten Nierenversagens**
  Die Phase des manifesten Nierenversagens ist durch eine fortbestehende Verminderung der glomerulären Filtrationsrate mit progredientem Anstieg der Retentionswerte charakterisiert. Je nach Diurese wird zwischen oligurischem und nicht oligurischem Verlauf mit besserer Prognose unterschieden.
  Hauptgefahren: - Überwässerung, Linksherzinsuffizienz und Lungenödem, Hirnödem
  - Hyperkaliämie, metabolische Azidose, Urämie
- **Diuretische oder polyurische Phase**
  Hauptgefahren: Verlust von Wasser, Natrium und Kalium

Ko.:
1. Lunge:
   - Lungenödem (fluid lung), Pleuraergüsse
   - Pneumonie (z.B. im Rahmen einer Beatmung)
   - Schocklunge (ARDS) im Rahmen eines Multiorganversagens
2. Kardiovaskulär:
   - Perikarditis
   - Rhythmusstörungen durch Elektrolytentgleisung
   - Hypertonie
3. Gastrointestinal:
   - Hämorrhagische Gastritis, Ulzera
   - Gastrointestinale Blutung
4. Zentralnervensystem:
   - Enzephalopathie mit Flapping Tremor
   - Krampfanfälle, Somnolenz, Verwirrtheit, Koma
5. Hämatologisches System:
   - Rasche Anämieentwicklung
   - Urämische Blutungsneigung
6. Infektionen:
   - Nosokomiale Infektionen
   - Sepsis (Wundinfektionen, Kathetersepsis, Harnwegsinfektion)

DD: der Oligo-Anurie:
1. Funktionelle Oligurie (z.B. nach langem Dursten)
   Sowohl bei der funktionellen Oligurie als auch beim AKI ist der Harnstoff i.S. erhöht (wobei bei der funktionellen Oligurie das Kreatinin aber nur wenig erhöht ist).

Urinbefunde	Funktionelle Oligurie	A K I
Spezifisches Gewicht (g/l)	> 1.025	< 1.015
Osmolalität (mosm/kg)	> 1.000	< 600

Beachte: Wird eine funktionelle Oligurie nicht durch Flüssigkeitssubstitution behandelt, kann sich ein AKI ausbilden!

2. Prärenales AKI:
   Anamnese (!): Schock? Narkose(protokoll)? Mangelhafte Flüssigkeitssubstitution bei Fieber, starkem Schwitzen, Diarrhö u.a.?
3. Intrarenales AKI:
   Vorbestehende Nierenerkrankungen? Medikamentenanamnese; vorausgegangene Gabe von Röntgenkontrastmitteln? Vorangegangene Infekte? Systemerkrankungen? Transfusionen? Hämolyse(zeichen)? Rhabdomyolyse?
   Bei Oligurie + Bluthusten an Goodpasture-Syndrom denken!
   Ausschluss einer Hantavirusinfektion durch Ak-Nachweis (IgM ↑).
4. Postrenales AKI:
   Mechanische Abflussbehinderung des Urins aus den Nieren oder der Blase bei urologischer, gynäkologischer Vorerkrankung, Operationen in Blasennähe. Palpation der Harnblase!
   Sonografie: Mit Flüssigkeit gefülltes Nierenbecken, "trockene" Blase bei Verlegung der Ureteren, volle Blase bei distal der Blase lokalisierter Harnsperre (Harnröhre, Prostata). Beurteilung der Blasenfüllung durch Perkussion/Palpation.
5. Chronische Niereninsuffizienz:
   Nierenerkrankung in der Anamnese? Renale Anämie? Langjährige Hypertonie? (Sonografie: Kleine Schrumpfnieren - AKI: Große Nieren)

Di.:
1. Anamnese + Klinik + Diuresemenge
2. Labor:
   - Urin: Urinstatus und Urinsediment, Akanthozyten
   - Blut: Kreatinin, Harnstoff, evtl. endogene Kreatinin-Clearance, Natrium, Kalium, Kalzium, Blutgase, Blutbild, CK, LDH, Lipase, Elektrophorese, Blutkultur

   Bei Vorliegen eines intrarenalen Nierenversagens mit Verdacht auf eine mikrovaskuläre Erkrankung ist eine entsprechende Antikörperdiagnostik erforderlich (siehe dort).
   Die fraktionierte Natriumexkretion bietet eine Hilfe, zwischen prärenalem und intrarenalem AKI zu differenzieren. Die fraktionelle Exkretion des Natriums entspricht der Natrium-Clearance bezogen auf die Kreatinin-Clearance:

$$\text{Fraktionelle Exkretion Na} = \frac{(\text{Urin-Natrium x Serum-Kreatinin})}{(\text{Serum-Natrium x Urin-Kreatinin})} \text{ x } 100$$

	Urin-Natrium (mmol/l)	Urin-/Plasma-osmolalität (mosm/kg)	Urin-/Plasma-kreatinin	Fraktionelle Na-Exkretion (%)
Prärenales AKI	< 10	> 1,1	> 15	< 1
Intrarenales AKI	30 - 90	0,9 - 1,05	< 15	> 1

   Die Formel beruht auf der Überlegung, dass bei prärenaler Azotämie zwar die glomeruläre Filtrationsrate eingeschränkt ist, die Tubuli jedoch noch funktionstüchtig sind. Bei prärenaler Azotämie wird daher ein eher konzentrierter Urin mit niedrigem Natriumgehalt ausgeschieden; bei akuter tubulärer Nekrose wegen der mangelnden Rückresorption von Wasser und Natrium ein eher verdünnter Urin mit hohem Natriumgehalt.
3. Bildgebende Diagnostik:
   - Sono:
     AKI: Große Nieren
     Chronische Niereninsuffizienz: Verkleinerte, echodichte Nieren
     Bei postrenalem AKI: Nierenbeckenstau, Füllungsgrad der Harnblase
   - Farbkodierte Duplexsonografie: Diagnose von Störungen der arteriellen und venösen Perfusion
   - Angio-MRT bei Verdacht auf Thrombose der Nierengefäße
     Cave Gadolinium-induzierte nephrogene systemische Fibrose (NSF; siehe dort) und evtl. Ablagerung im Gehirn!
   - Angio-Spiral-CT bei Abflusshindernissen (postrenales AKI)
     Cave Röntgenkontrastmittel bei Schilddrüsenautonomie!
4. Perkutane Nierenbiopsie: Ind: Verdacht auf rasch progrediente Glomerulonephritis

Th.:
1. Behandlung der zum AKI führenden Grunderkrankungen, z.B.:
   - Optimale Schocktherapie und Volumenersatz mit kristalloiden Lösungen
   - Absetzen verdächtiger Pharmaka bei akuter interstitieller Nephritis
   - Revaskularisationsmaßnahmen bei renovaskulären Verschlusserkrankungen
   - Urologische Behandlung beim postrenalen AKI (z.B. transurethrale oder suprapubische Harnableitung). Danach setzt eine starke Diurese mit evtl. Hypokaliämie ein.

2. Symptomatische Therapie eines renalen/prärenalen AKI:
   - Flüssigkeits- und Elektrolytbilanzierung, tägliches Wiegen
   - Flüssigkeitszufuhr an den Flüssigkeitsverlust anpassen:
     a) Perspiratio insensibilis (≈ 1 l/d, bei Fieber mehr, pro °C über 37°C: 500 ml mehr)
     b) Renale Ausscheidung
     c) Extrarenale Verluste (Erbrechen, Durchfälle, Schweiß, Verluste durch Magensonde, Wundsekret etc.)

     Die Flüssigkeitszufuhr bei Anurie errechnet sich aus extrarenalen Verlusten + 600 ml (≈ 1 l Perspiratio insensibilis minus 400 ml Oxidationswasser und endogen freigesetztes Wasser). Ein täglicher Gewichtsverlust von 200 - 300 g (Katabolismus) entspricht einer ausgeglichenen Bilanz.
   - Kalorienzufuhr: In jedem Stadium des AKI sollte die Kalorienzufuhr bei 20 - 30 kcal/kg/d liegen. Blutzucker regelmäßig kontrollieren und im Normbereich halten (bei Bedarf Insulingabe)
   - Eiweißzufuhr: Eine Restriktion der Eiweißzufuhr mit dem Ziel, eine Nierenersatztherapie zu vermeiden oder aufzuschieben, sollte vermieden werden. Bei nicht-katabolen AKI-Patienten ohne Nierenersatztherapie sollte die Proteinzufuhr bei 0,8 - 1,0 g/kg/d liegen, bei Patienten mit intermittierender Hämodialyse bei 1,0 - 1,5 g/kg/d und bis zu einem Maximum von 1,7 g/kg/d bei Patienten im hyperkatabolen Zustand. Der enteralen Ernährung sollte der Vorzug gegeben werden.
   - Diuretika sollten nicht eingesetzt werden, um ein AKI zu verhindern oder zu behandeln. Ausnahme: Notfallmäßiges Management einer Flüssigkeitsüberladung vor Einsetzen der Dialyse.
   - Bei evtl. Medikamentengabe, die einer renalen Ausscheidung unterliegen, müssen die Erhaltungsdosen reduziert werden. Zur Therapiekontrolle Konzentrationsbestimmung der Pharmaka i.S. (*www.dosing.de*). Keine nephrotoxischen Medikamente geben.
3. Nierenersatztherapie bei AKI:
   Die Ziele der extrakorporalen Behandlung des AKI liegen in der Therapie der Azotämie, des Ausgleichs der Elektrolyt- und Flüssigkeitsbilanz und Korrektur der metabolischen Azidose.
   Indikation für einen frühzeitigen Einsatz einer Nierenersatztherapie beim AKI: Lebensbedrohliche Komplikationen im Rahmen eines Multiorganversagens sowie Hyperkaliämie, schwere Azidose, Diuretika-resistente Hyperhydratation und anhaltende Oligurie.
   Intermittierende Hämodialyse (mind. 3 x/Woche) oder kontinuierliche venovenöse Hämofiltration (mit einem Austauschvolumen von 20 - 25 ml/kg/h) sind gleichwertig. Einzelheiten: Siehe Nierenersatztherapie

Prg: Trotz Fortschritte in vielen Bereichen der Intensivmedizin ist die Mortalitätsrate von Intensivpatienten mit AKI über die letzten Jahre unverändert hoch geblieben. In erster Linie ist dafür die Schwere der Grunderkrankung verantwortlich, insbesondere bei Multiorganversagen. Unabhängig von der kausalen Erkrankung beeinflusst das AKI selbst Komplikationen und Prognose ungünstig. Die negativen Auswirkungen eines AKI auf Krankheitsverlauf und Prognose bestehen darin, dass das AKI nicht nur zu den unmittelbaren Komplikationen, wie Störung des Volumen- und Elektrolythaushalts führt, sondern einen ungünstigen Einfluss auf alle biologischen Prozesse und Organfunktionen des Körpers ausübt.

Pro: Risiko-Assessment: Bei allen gefährdeten Patienten für prärenales AKI (siehe oben) Optimierung der Hämodynamik und des Wasserhaushaltes, Vermeidung einer Mangeldurchblutung der Nieren; strenge Indikationsstellung bei der Gabe von Röntgenkontrastmitteln und potentiell nephrotoxischer Medikamente.

Anhang:

RHABDOMYOLYSE [M62.89/T79.6]

Def: Nekrose der quergestreiften Skelett- oder Herzmuskulatur unter Freisetzung von intrazellulären Muskelbestandteilen mit konsekutiven Elektrolyt- und Nierenfunktionsstörungen

Ät.:
- Mechanisch: Kompression von außen (Lagerungsschäden, Quetschungen), Kompartmentsyndrom
- Hyperkinetisch: Krampfanfälle, Delirium tremens, maligne Hyperthermie, malignes neuroleptisches Syndrom, exzessive körperliche Anstrengung
- Toxisch: Medikamente (z.B. Statine, Fibrate, Colchicin), Pilzgifte (z.B. Grünling), Schlangengifte
- Elektrolytstörungen: Vor allem Hypokaliämie, Hypophosphatämie
- Infektiös: Vor allem viral (Coxsackie, EBV), Mycoplasmen, Gasbrand u.a.
- Metabolische Myopathien: z.B. CPT2-Mangel, M. McArdle
- Andere Ursachen: Krisen bei Sichelzellanämie; rascher Entzug von intrathekalem Baclofen

KL.: Myalgien, Muskelschwäche, Myoglobinurie (rötlicher bis bräunlicher Urin)

Ko.: Elektrolytstörungen (Hyperkaliämie, Hyperphosphatämie, Hypokalziämie), Hyperurikämie, Nierenversagen, DIC; Kompartmentsyndrom

Di.: Klinik, Muskelenzyme (CK meist > 10.000 U/l, CK-MB-Anteil meist < 6 %), Myoglobin im Urin

Th.: Kausal: Ausschalten auslösender Faktoren
Symptomatisch: Korrektur von Elektrolytstörungen, forcierte Diurese, Alkalisierung des Harns, evtl. Nierenersatztherapie; Entlastungstherapie eines Kompartmentsyndroms u.a.

CHRONIC KIDNEY DISEASE (CKD) UND URÄMISCHES SYNDROM [N18.9]

Internet-Infos: *www.kdigo.org*

In den internationalen Leitlinien hat man den Begriff der chronischen Niereninsuffizienz verlassen und spricht von chronischen Nierenerkrankungen („chronic kidney disease = CKD").

Def: Über einen Zeitraum > 3 Monate finden sich:
Eine Reduktion der eGFR < 60 ml/min/1,73 m^2 und/oder Zeichen einer Nierenschädigung (pathologische Veränderungen im Serum und/oder Urin oder in der Bildgebung oder Histologie). Eine Albuminurie ist der wichtigste Risikofaktor für das kardiovaskuläre Risiko und für eine Progression der CKD.

5 Stadien der chronischen Nierenerkrankung (chronic kidney disease = CKD-Stadien - nach KDIGO):

Stadium	Bezeichnung	GFR (ml/min/1,73m^2)	Aufgaben/Therapie
1	Nierenschädigung bei normaler Nierenfunktion	≥ 90	Di. + Th. der Begleiterkrankungen, Progression + kardiovaskuläres Risiko vermindern
2	Nierenschädigung mit leicht verminderter eGFR	60 - 89	Wie 1
3a	Mittelschwere Verminderung der eGFR	45 - 59	Zusätzlich Di. + Th. der Komplikationen
3b		30 - 44	
4	Schwere Verminderung der eGFR	15 - 29	Vorbereitung der Nierenersatztherapie
5	Nierenversagen	< 15	Nierenersatztherapie

Die CKD-Stadien werden um den Faktor Albuminurie ergänzt: Albuminurie (mg/24 h)
A1: < 30 - A2: 30 - 300 - A3: > 300
Dadurch ergibt sich eine Risikotabelle: Je niedriger die eGFR und je höher die Albuminurie, umso höher die kardiovaskuläre und Gesamtmortalität.

Ep.: In Deutschland werden derzeit ca. 80.000 Patientenmit terminaler CKD mit Hämo- bzw. Peritonealdialyse behandelt. Etwa 23.000 Patienten befinden sich in Nachsorge nach erfolgter Nierentransplantaton.

Inzidenz in Westeuropa 10/100.000/Jahr (USA: 60/100.000/Jahr)
Prävalenz einer eGFR < 60 ml/Min/1,73m^2 - 2,3 % der Bevölkerung; steigende Prävalenz im Alter. Viele der Betroffenen wissen es nicht. Pat. mit einer eingeschränkten eGFR haben eine erhöhte Gesamtmortalität.
Eine Albuminurie ≥ 30 mg/l findet sich bei ca. 11,5 % der Menschen.

Ät.: Am häufigsten führen folgende Nierenerkrankungen zur terminalen CKD (GCKD 2015):
1. Vaskuläre hypertensive Nephropathie (23 %)
2. Primäre Glomerulonephritis (19 %)
3. Diabetische Nephropathie (15 %)
4. Systemerkrankungen (8 %); interstitielle Nephropathie (4 %); hereditäre Nierenerkrankungen u.a.
5. Unbekannte Ursachen (20 %)

PPh: Unabhängig von der Ätiologie der Grunderkrankung führen einige chronische Nierenerkrankungen über Jahre hinweg progredient zur terminalen CKD. Dabei kommt es in den verbliebenen gesunden Glomeruli im Rahmen der Aufrechterhaltung der Nierenrestfunktion zu einer intraglomerulären Drucksteigerung mit Hyperfiltration, die durch das Vorhandensein einer arteriellen Hypertonie erheblich verstärkt wird. Angiotensin II ist ein wesentlicher Vermittler dieser glomerulären Hyperfiltration und führt über eine vermehrte Produktion von Zytokinen und Wachstumsfaktoren zu einer glomerulären Hypertrophie und Hyperplasie. Angiotensin II führt auch zu einer erhöhten glomerulären

Permeabilität mit Verlust der glomerulären Siebfunktion. Folge ist eine Proteinurie, die ihrerseits als direktes Nephrotoxin zur progressiven Glomerulosklerose und konsekutiven Entwicklung von Schrumpfnieren führt.

Folgen einer CKD:

1. Gestörte sekretorische Nierenfunktion
2. Störungen im Wasser-, Elektrolyt- und Säure-Basen-Haushalt
3. Abnahme der inkretorischen Nierenfunktion: Verminderte Sekretion von Erythropoetin, Renin, aktivem Vitamin D und Prostaglandinen
4. Toxische Organschäden durch die retinierten harnpflichtigen Substanzen

Zu 1: Gestörte sekretorische Nierenfunktion

Zu einem Anstieg der Retentionswerte im Serum kommt es erst dann, wenn mehr als 60 % des funktionstüchtigen Nierengewebes ausgefallen sind (Glomerulusfiltrat < 50 ml/min). Hierbei steigt die Plasmakonzentration von körpereigenen und körperfremden Substanzen (z.B. Medikamente) im Plasma an, wobei der Anstieg der Plasmakonzentration dieser Substanzen gleichzeitig eine Erhöhung ihrer Konzentration im Primärharn zur Folge hat. Auf diese Weise entsteht ein neues Fließgleichgewicht zwischen anfallenden und ausgeschiedenen Substanzen. Die Kreatininkonzentration im Serum bzw. die endogene Kreatinin-Clearance repräsentieren am besten das Glomerulusfiltrat. Frühzeitig kommt es zu einer Einschränkung der max. Konzentrationsfähigkeit der Nieren. Die abnehmende Zahl der Nephren führt für das Einzelnephron zu einem Überangebot an gelösten Stoffen (z.B. Harnstoff), es resultiert eine osmotische Diurese mit Nykturie, Polyurie und Polydipsie. Während gesunde Nieren die anfallenden osmotischen Substanzen von etwa 900 mosmol/Tag bei maximaler Konzentrierung mit etwa 750 ml Endharn ausscheiden können, sind bei CKD mit Isosthenurie (spezifisches Harngewicht bei ca. 1.010 g/l fixiert) etwa 3 l Urin notwendig. Eine Diurese von > 3 l pro Tag führt zu keiner wesentlichen Steigerung der Harnstoffausscheidung.

Zu 2: Störungen im Wasser-, Elektrolyt- und Säure-Basen-Haushalt

- Natriumbilanz:
  Die fraktionelle Ausscheidung von Natrium (Natriumausscheidung pro Einzelnephron) steigt exponentiell mit der Abnahme der glomerulären Filtrationsrate. Erst bei Abfall der glomerulären Filtrationsrate unter 10 - 20 ml/min ist die Adaptationsfähigkeit der erkrankten Nieren erschöpft, sodass es zu einer Salz- und Wasserretention mit progressiver Zunahme des Extrazellulärvolumens kommt, die einen Schrittmacher für die Entwicklung der Hypertonie des urämischen Patienten darstellt. Aus diesen Gründen sind Diuretika zumindest bei fortgeschrittener CKD ein unverzichtbarer Bestandteil eines jeglichen antihypertensiven Kombinationsschemas. Dagegen kommt es in manchen Fällen (tubulointerstitielle Nephropathie) schon recht frühzeitig zu einer tubulären Funktionsstörung im Sinne einer Salzverlustniere. Bei diesen Patienten führt eine zu strenge Kochsalzrestriktion zu einer zunehmenden Kochsalzverarmung, welche sich nach Ersatz des NaCl-Defizites wieder bessert. Eine generelle strikte kochsalzarme Diät ist daher nicht in allen Fällen indiziert.
- Eine ausgeglichene Kaliumbilanz beobachtet man selbst bei fortgeschrittener CKD durch Zunahme der distalen tubulären Kaliumsekretion pro Einzelnephron und durch eine Erhöhung der intestinalen Kaliumsekretion. Außerdem kommt es bei akuter Kaliumzufuhr zur Umverteilung von Kalium aus dem Extrazellulärraum in die Zellen. Bei terminaler CKD muss man mit einer Hyperkaliämie rechnen, wenn bei übermäßiger Kaliumzufuhr und/oder Azidose die Sekretionskapazität überschritten wird, bei Oligurie die Diurese 500 ml pro Tag unterschreitet und wenn durch Natriummangel im distalen Tubulus nicht mehr genügend Natrium zum Austausch gegen Kalium zur Verfügung steht. Bei Einnahme von kaliumsparenden Diuretika (die bei CKD kontraindiziert sind) und bei Auftreten eines hyporeninämischen Hypoaldosteronismus (z.B. bei diabetischer Nephropathie) muss mit einer Hyperkaliämie gerechnet werden.

Säure-Basen-Haushalt:

Erst bei einer Abnahme der glomerulären Filtrationsrate < 30 ml/min entwickelt sich häufig eine metabolische Azidose. Die Nieren sind dann nicht mehr in der Lage, die täglich im Proteinstoffwechsel anfallenden 60 bis 100 mmol H-Ionen zu eliminieren, da sie nicht mehr über die Fähigkeit zur tubulären Bildung von Ammoniumionen verfügen.

Folgen einer anhaltenden metabolischen Azidose:

1. Zunehmende ossäre Kalziumfreisetzung
2. Zunahme gastrointestinaler Beschwerden (Übelkeit, Erbrechen, Appetitlosigkeit)
3. Tendenz zur Hyperkaliämie
4. Subjektives Empfinden von Dyspnoe
5. Zunahme des Eiweißkatabolismus.

Zu 3: Abnahme der inkretorischen Nierenfunktion

Bei fortschreitender CKD entwickeln sich Störungen der inkretorischen Funktion, die sich in der renalen Hämodynamik auswirken können (Renin und Prostaglandine) und zum anderen die renale Osteopathie (aktives Vitamin D) und die renale Anämie (Erythropoietin) verursachen.

Zu 4: Toxische Organschäden durch die retinierten harnpflichtigen Substanzen

Das Urämiesyndrom umfasst den Einfluss der Azotämie auf alle Organe, insbesondere auf das Herz-Kreislaufsystem, auf das zentrale und periphere Nervensystem, auf Blut und Blutbestandteile sowie auf die Haut. - Bereits eine leichte Einschränkung der eGFR führt zu einer deutlichen Steigerung des kardiovaskulären Risikos! Das kardiovaskuläre Risiko steigt proportional zur abnehmenden Nierenfunktion. Hinsichtlich der Atherogenese finden sich bei Patienten mit CKD 2 Verkalkungsmuster:

1. Verkalkungen der Media, die eine vermehrte Steifigkeit der Arterien verursachen. Ursache: Erhöhtes Calcium-Phosphat-Produkt sowie eine Schädigung von Elastin
2. Intimaverkalkungen, die vermutlich überwiegend entzündlicher Genese sind. Sie sind mit Cholesterinablagerungen assoziiert und können zu Gefäßokklusionen führen.

KL.:

- Anamnese → Frage nach:
  Vorausgegangenen Infekten, Diabetes mellitus, Systemerkrankungen, Analgetikaabusus, Hochdruck, hereditären Nierenerkrankungen (z.B. Zystennieren)
- Frühsymptome:
  - Vermehrte Ausscheidung (Polyurie) von wenig gefärbtem, hellen Urin (Konzentrierungsdefekt mit Isosthenurie)
  - Erhöhter Blutdruck
  - Ödeme der unteren Extremitäten, Lidödeme
  - Schmerzen im Nierenlager und dysurische Beschwerden mit Fieber (bei Pyelonephritis)
- Spätsymptome:
  - Müdigkeit, verminderte Leistungsfähigkeit, Blässe (renale Anämie)
  - Kopfschmerzen, Sehstörungen
  - Appetitverlust, Übelkeit (urämische Gastroenteropathie)
  - Hautjucken
  - Muskelzuckungen
- Symptome des Endstadiums:
  - Erbrechen, Gewichtsverlust
  - Luftnot
  - Rückgang der Urinmenge
  - Urämische Enzephalopathie (Benommenheit, Schläfrigkeit, Krämpfe, Koma)
  - Vermehrte Blutungsneigung (Thrombozytopathie, evtl. Thrombozytopenie)
- Klinische Befunde:
  - Blässe der Haut und Schleimhäute (Anämie)
  - Café-au-lait-Kolorit der Haut (Urämie)
  - Urämischer Fötor
  - Ödeme
  - Parästhesien (urämische Polyneuropathie)
  - Muskelfibrillieren (Myopathie)
  - Hypertonie
  - Lungenstauung (Fluid lung durch Natrium- und Wasserretention)
  - Perikardreiben oder -erguss (urämische Perikarditis), Pleuritis
  - Schrumpfnieren (chronische Glomerulonephritis) oder Nephromegalie (bei Zystennieren)
  - Renale Osteopathie
- Laborbefunde:
  - Anstieg der Retentionswerte (Kreatinin, Harnstoff; die Auftragung der Kreatininwerte über die Zeit erlaubt eine Verlaufsbeurteilung der CKD) und des Cystatin C
  - Rückgang der Kreatinin-Clearance (Einzelheiten: Siehe dort)
  - Renale Anämie (Erniedrigung von Hämoglobin, Hämatokrit, Erythrozytenzahl)
  - Hyperphosphatämie, Tendenz zur Hyperkaliämie; Kalzium i.S.: Unterschiedliche Befunde
  - Evtl. Hyponatriämie (bei Überwässerung oder Diuretikatherapie)
  - Mangel an 25-Hydroxy-Vitamin D (Verlust von Transcalciferin + Vitamin D-Metabolite über den Urin)
  - Mangel an $1,25(OH)_2$-Vitamin D durch verminderte Aktivität der renalen 1α-Hydroxylase
  - Erhöhung von Parathormon
  - Metabolische Azidose
  - Hypoproteinämie und Hypoalbuminämie bei nephrotischem Syndrom
  - Albuminurie/Proteinurie
  - Erythrozyturie (dysmorphe Erythrozyten, Erythrozytenzylinder bei Glomerulonephritis)
  - Leukozyturie und Bakteriurie bei Harnwegsinfektion
  - Spezifisches Uringewicht bei terminaler CKD um 1.010 g/l fixiert (Isosthenurie) und Osmolalität < 600 mosmol/kg - sofern keine Erhöhung durch Proteinurie oder Glukosurie gegeben ist.

▸ Sonografie / Farbduplex-Sonografie:
Bei chronischer Glomerulonephritis oder Pyelonephritis geschrumpfte Nieren mit unregelmäßiger Oberfläche, verschmälertem Parenchymsaum, evtl. Nachweis von Zystennieren, bei obstruktiven Störungen der ableitenden Harnwege Nierenbeckenstauung u.a.

▸ Bei Bedarf weitere bildgebende Verfahren:
- Angio-CT (***Cave*** Röntgenkontrastmittel mit Gefahr des Nierenversagens)
- Angio-MRT (***Cave*** Gadolinium mit Gefahr der nephrogenen systemischen Fibrose = NSF)

Di.: Anamnese + Klinik + Labor+ bildgebende Verfahren
Bei erstmaliger Registrierung eines erhöhten Serumkreatininwertes müssen alle diagnostischen und therapeutischen Bemühungen zum Ziel haben, eine reversible Ursache der Nierenfunktionsstörung bzw. eine behandelbare Grunderkrankung zu suchen und zu therapieren. Als erstes wird man zwischen einem akuten Nierenversagen (AKI) und einer CKD als Ursache der Kreatininerhöhung differenzieren.

Th.: Wird eine chronische CKD mit erhöhten Kreatininwerten diagnostiziert, muss alles getan werden, um eine Progression zu verzögern. Patienten frühzeitig einem Nephrologen vorstellen!

Als Progressionsfaktoren einer CKD gelten:

1. Nephrologische Grunderkrankung mit progressivem Untergang von Nephronen und interstitieller Fibrose
2. Systemische Hypertonie
3. Proteinurie
4. Erhöhte Proteinzufuhr mit der Diät
5. Erniedrigter 25-Hydroxy-Vitamin D-Spiegel i.S.
6. Diabetes mellitus und Güte der BZ-Kontrolle (HbA_{1c})
7. Hyperlipidämie
8. Hyperurikämie
9. Rauchen
10. Anämie
11. Hochgradige Adipositas
12. Genetische Faktoren

A) Konservative Therapie: Frühzeitig beginnen!

1. Behandlung der renalen Grunderkrankung
2. Arzneimitteltherapie bei fortgeschrittener CKD (eGFR-Verminderung):
Vermeidung nephrotoxischer Substanzen: z.B. Aminoglykoside, Analgetika, NSAR und selektive COX-2-Inhibitoren; Vermeidung bzw. restriktive (strenge) Indikationsstellung für die Anwendung von Röntgenkontrastmitteln. Als Präventivmaßnahmen zur Abschwächung der Kontrastmitteltoxizität gelten adäquate Hydrierung der Patienten vor der Untersuchung (siehe Kap. „Kontrastmittel-Nephropathie").
   - Beachtung von Kontraindikationen bei CKD: z.B. Pethidin (→ Konvulsionen); Lithium (→ Nephro-, Neurotoxizität); Metformin (→ Gefahr der Laktatazidose); Sulfonylharnstoffe (→ Hypoglykämiegefahr); MTX (→ Myelotoxizität); Spironolacton und Eplerenon (→ Hyperkaliämie); Gadolinium (→ nephrogene systemische Fibrose); Enoxaparin (→ erhöhtes Blutungsrisiko); Cefepim (→ ZNS-Störungen) u.a.
   - Berücksichtigung der veränderten Pharmakokinetik für renal eliminierte Medikamente: Therapiebeginn mit normaler Startdosis/Erstdosis, jedoch Reduktion der Erhaltungsdosis entsprechend der verlängerten Halbwertzeit bei CKD ($T_{1/2}$ nimmt zu mit abnehmender Kreatininclearance). Zu bevorzugen sind Medikamente, deren Dosierung trotz CKD nicht verändert werden muss. Im Zweifelsfall Blutspiegelbestimmung der Pharmaka. (Herzglykoside bei CKD: siehe Kapitel Herzinsuffizienz!).
   Besonders wichtig ist eine Dosisanpassung, sofern
   - die Kreatinin-Clearance < 60 ml/min und
   - der Q_0-Wert (extrarenaler Ausscheidungsbruchteil bei normaler Nierenfunktion) des Arzneimittels < 0,5 ist. (*www.dosing.de, www.uni-ulm.de/nephrologie*)
3. Behandlung kardiovaskulärer Risikofaktoren:
Merke: Verminderung der GFR und Albuminurie sind wichtige unabhängige kardiovaskuläre Risikofaktoren und beeinflussen die Prognose der chronischen Nierenerkrankung. Alle Patienten mit CKD sollten ein Statin erhalten. LDL-Zielwert < 100 mg/dl bei der Primärprävention.
Daher konsequente Behandlung einer Hypertonie, die die Nieren zusätzlich schädigt und das kardiovaskuläre Risiko erhöht.
Die medikamentöse Kontrolle der arteriellen Hypertonie ist von entscheidender Bedeutung hinsichtlich der Progression der CKD.

Zielblutdruck bei chronischen Nierenerkrankungen ohne Dialysepflicht (KDIGO 2012):
- Patienten ohne Albuminurie: ≤ 140/90 mmHg
- Patienten mit Albuminurie: ≤ 130/80 mmHg

Meist ist eine Kombinationstherapie mit mehreren Antihypertensiva erforderlich, wobei die Therapieregime auch einen ACE-Hemmer oder Angiotensin-Rezeptorblocker (keine Kombination von beiden) enthalten sollten.
Bei Dialysepatienten mit Hypertonie ist es wichtig auf Normovolämie zu achten (Steuerung durch reduzierte Natrium-Konzentration im Dialysat und zusätzliche Ultrafiltration). Bei Hämodialyse-Patienten haben Betablocker kardioprotektive Effekte.

4. Diätberatung:
   Eine moderate Eiweißzufuhr (mediterrane Kost) soll die Hyperfiltration der restlichen Nephrone vermindern (Hyperfiltrationstheorie) und auch eine Proteinurie reduzieren.
   Aufgrund vorliegender Studien lassen sich jedoch keine abschließenden Empfehlungen zur Proteinrestriktion bei Patienten mit CKD geben. Eine Proteinrestriktion von 0,8 g pro kg Körpergewicht bei fortgeschrittener CKD (Serumkreatinin > 2,5 mg/dl) erscheint unter Risiko- und Nutzenabwägung sinnvoll.
   - Die Diät muss eine ausreichende Kalorienzufuhr garantieren (> 2.000 kcal)
   - Die Diät soll nicht streng kochsalzarm sein, bei Salzverlustsyndrom sind sogar Kochsalzzulagen erforderlich (siehe oben)!
   - Salzarme Kost bei Hypertonie oder Ödemen infolge Natriumretention.
5. Bei einer chronische Nierenerkrankung hat eine generelle Erhöhung der Flüssigkeitszufuhr keinen Nutzen und sollte nicht erfolgen (i.Gs. zu früherer Lehrmeinung).
   Bei bestimmten Grunderkrankungen (z.B. Salzverlustniere, Nephrolithiasis, polyzystische Nephropathie) ist eine höhere Trinkmenge anzustreben; dagegen muss bei nephrotischen Ödemen oder einer Herzinsuffizienz eine Restriktion der Flüssigkeitszufuhr vorgenommen werden.
   Also: Individuelle Steuerung der Flüssigkeitszufuhr.
6. Kontrolle von Wasser-, Elektrolyt- und Säure-Basen-Haushalt und Korrektur von Störungen:
   Regelmäßige Kontrolle von Elektrolyten (im Serum und im Urin, Bilanzierung), Urinvolumen und Gewicht. Kochsalzmangel ist die häufigste Ursache eines Diureserückganges! Die tägliche NaCl-Zufuhr richtet sich nach dem Verlust im Urin.
   - Prophylaxe und Behandlung einer Hyperkaliämie:
     Ursachen beseitigen (z.B. kaliumreiche Kost? Katabolismus?), Azidose behandeln, Gabe von Ionenaustauscherharzen (je nach Situation auf Na^+- oder Ca^{++}-Basis): Kaliumsparende Diuretika sind kontraindiziert! Auch ACE-Hemmer und Cotrimoxazol können zu Hyperkaliämie beitragen.
   - Azidoseausgleich:
     Gabe von Bikarbonat (mit rel. hoher Natriumzufuhr), was einen RR-Anstieg begünstigen kann). Alternative: Alkalisierende Ernährung
     Präparate: z.B: Nephrotrans®: 1 - 3 g/d. Eine metabolische Alkalose sollte verhindert werden. Eine medikamentöse Korrektur der renalen Azidose sollte vorgenommen werden, wenn das Serumbikarbonat < 22 mmol/l abfällt. Diese Empfehlungen basieren auf der Tatsache, dass eine chronische metabolische Azidose die Knochenresorption steigert. Eine optimale Korrektur der Azidose verzögert die Progression des sekundären Hyperparathyreoidismus bei Patienten mit High-turnover-Osteopathie, stimuliert den Knochen-Turnover bei Patienten mit Low-turnover-Osteopathie und verzögert eine Progredienz der CKD.
7. Prophylaxe und Behandlung einer renalen Osteopathie: Siehe Kapitel im Anhang
8. Therapie der renalen Anämie: Gabe von Erythropoetin. Hb-Zielwert: 11 - 12 g/dl (siehe Kap. Renale Anämie)
9. Therapie eines urämischen Pruritus (25 % aller Hämodialyse-Pat.): UV-B-Phototherapie, Hautpflege. Nach NTX verschwindet der Juckreiz.
10. Hyperurikämie: Allopurinol und der Xanthinoxidase-Inhibitor Febuxostat führen zu einer Verzögerung des eGFR-Verlustes bei Patienten mit CDK. Allopourinol hat außerdem einen positiven Effekt auf den systolischen und diastolischen Blutdruck.
11. Prüfung und Auffrischung des Impfstatus (nach STIKO)

B) Nierenersatzbehandlung:

Ziele: Elimination von Wasser + harnpflichtigen Substanzen (Kreatinin, Harnstoff, Urämietoxine), Korrektur von Störungen im Elektrolyt- und Säure-Basen-Haushalt; Vermeidung von Komplikationen der CKD

Verfahren:

B1: **Hämodialyse (HD)** ist das am häufigsten (65 % in Deutschland) angewandte Dialyseverfahren. Ziel ist die Wiederherstellung des intra- und extrazellulären Flüssigkeitshaushaltes wie bei normaler Nierenfunktion. Über eine semipermeable Membran, die für Substanzen bis zu einem MG von ca. 25.000 Dalton durchlässig ist, diffundieren die harnpflichtigen Stoffe entlang einem Konzentrationsgefälle aus dem Blut in die isotonische/isoionische Dialysatflüssigkeit. Der Konzentrationsunterschied zwischen Blut und Dialysat wird maschinell aufrechterhalten. Besteht außerdem ein osmotisches oder physikalisches Druckgefälle vom Blut zum Dialysat, kann dem Blut (und dem Körper) Wasser entzogen werden (= Ultrafiltration).
Um einen leicht und wiederholbar zu punktierenden Gefäßzugang zu haben, wird bei Patienten, die ins chronisch-intermittierenden Dialyseprogramm gehen, eine arteriovenöse Fistel angelegt (z.B. Cimino-Brescia-Shunt zwischen A. radialis und einer Unterarmvene). Vor Shuntanlage dürfen keine Blutabnahmen an dem entsprechenden Unterarm vorgenommen werden.
Die chronisch-intermittierende Hämodialyse (HD) erfolgt 3 x wöchentlich in Dialysezentren oder seltener zu Hause (Heimdialyse) für jeweils 4 - 8 h (abhängig von restlicher Nierenfunktion und Körpergröße).

Beurteilung der effizienten Hämodialysebehandlung:

1. Klinische Daten: Allgemeines Wohlbefinden, Gewichtsverlauf, Ernährungszustand, Blutdruck, Anämiegrad, Calcium-Phosphatprodukt, Parathormon, Zustand des Gefäßzuganges (Dialyseshunt)
2. Bestimmung Kt/V: Die Harnstoffclearance (K) des Dialysators wird mit der Dialysedauer (t) multipliziert und durch das Harnstoffverteilungsvolumen (V) des Patienten dividiert. Kt/V sollte bei HD > 1,2 betragen. Dieser Parameter ist bedeutsam für die Festlegung der Dialysedosis.
3. Bestimmung des Ausmaßes des Proteinumsatzes (PCR = protein catabolic rate) oder der mittleren wöchentlichen Harnstoffkonzentration (TAC = time average concentration)

Kt/V und PCR sollten regelmäßig in Abständen von 3 Monaten oder bei Therapieänderung ermittelt werden.

B2: **Peritonealdialyse (PD)** ist neben der Hämodialyse ein adäquates Nierenersatzverfahren, welches eine vergleichbare, in den ersten 2 - 3 Behandlungsjahren sogar eine geringere Mortalität aufweist. Bei Langzeit-PD-Patienten steigt jedoch die Mortalität im Vergleich zu HD-Patienten an. Das in den letzten Jahren entwickelte Konzept der „integrated care“ (primärer PD-Beginn, später Wechsel zur HD) wird in vielen Studien unterstützt. Der bessere Erhalt der Nierenrestfunktion, die Schonung der Armgefäße für eine spätere Shuntanlage und die fehlende kardiale Belastung durch einen Shunt sprechen für eine Bevorzugung der PD als initiales Dialyseverfahren, besonders bei Diabetes-Patienten. Weltweit liegt der Anteil der Patienten, die mit Peritonealdialyse behandelt werden, jedoch nur bei ca. 10 %.
KI: CED; Erkrankungen mit erhöhtem Peritonitisrisiko, Hernien, COPD, Eiweißmangel, Psychosen u.a.
Bei der Peritonealdialyse dient das Peritoneum als semipermeable Membran (mit einer Austauschfläche von ca. 1 m^2), die Bauchhöhle als Behälter für das Dialysat, welches über einen Tenckhoff-Katheter instilliert wird. Als Spüllösung dient eine dem Elektrolytgehalt des Serums angepasste kaliumfreie Glukoselösung. Allerdings verursachen Glukoseabbauprodukte (glucose degradation products = GDPs) eine chronische Schädigung des Peritoneums → Verwendung GDP-armer oder GDP-freier Spüllösungen

Formen der Peritonealdialyse (PD)

1. Nicht maschinell unterstützte PD: CAPD (kontinuierliche ambulante PD)
2. Maschinell unterstützte PD → Varianten:
   - APD (automatisierte PD)
   - CCPD (kontinuierliche zyklische PD)
   - NIPD (nächtliche intermittierende PD)

   Bei der NIPD sind die Patienten am Tag mobiler und kosmetisch weniger beeinträchtigt. Die Peritonealdialyse ist für Kinder, für berufstätige und auch für ältere Patienten mit Familienanschluss zu bevorzugen. Häufige Reisetätigkeit lässt sich mit der PD einfacher verwirklichen.

Beurteilung der effizienten PD-Behandlung:
Kriterien wie bei Hämodialyse, zusätzlich modifizierter peritonealer Äquilibrationstest (PET) mit 3,86 %iger Glukoselösung: Zur Beurteilung der individuellen Membraneigenschaft Messung des Konzentrationsausgleichs von kleinmolekularen Substanzen wie Harnstoff und Kreatinin zwischen Plasma und Dialysat sowie Bestimmung der Absorption der osmotisch wirksamen Substanz Glukose aus dem Dialysat. Vier Wochen nach PD-Beginn und routinemäßig alle 12 Monate bzw. bei klinischen Problemen. Der Zielwert von Kt/V sollte bei PD bei 1,7 liegen.

B3: **Hämofiltration (HF)/Ultrafiltration:**
Das Prinzip der Hämofiltration (HF) unterscheidet sich von der Hämodialyse (HD) dadurch, dass keine Dialyseflüssigkeit durch den Dialysator geleitet wird, sondern eine Hämofiltrationslösung intravenös infundiert wird, die im Hämofilter per Ultrafiltration wieder entfernt wird. Durch Mitnahmeeffekt werden die harnpflichtigen Substanzen mit dem ultrafiltrierten Wasser aus dem Blut entfernt. Der Vorteil ist, dass auch größere Moleküle entfernt werden, die bei der herkömmlichen Hämodialyse nicht so effektiv eliminiert werden können. Die Hämofiltration ist dem Dialyseverfahren gleichwertig und bietet den Vorteil der geringeren Kreislaufbelastung. Üblicherweise werden 3 x/Wo. 14 - 18 l ausgetauscht.

2 Varianten:
- Kontinuierliche arteriovenöse Hämofiltration (CAVH):
  Erfolgt unter Ausnutzung des physiologischen Druckgefälles zwischen Arterien und Venen.
- Kontinuierliche venovenöse Hämofiltration (CVVH):
  Erfolgt unter Einschaltung einer Pumpe

B4: **Hämodiafiltration:**
Dieses Verfahren kombiniert die Vorteile der Hämodialyse (gute Elimination niedermolekularer Stoffe) mit denen der Hämofiltration (gute Elimination mittelmolekularer Stoffe). Bei terminaler CKD werden 3 Behandlungen/Woche von 3,5 - 5 h Dauer durchgeführt → Reduktion der Gesamtmortalität.

Ind: 1. Dauerdialysetherapie bei terminaler CKD:
Indikationen zum Dialysebeginn
- Urämische Symptome (Übelkeit, Erbrechen, Abnahme der Leistungsfähigkeit, gestörter Schlaf-Wach-Rhythmus, Pruritus, urämische Perikarditis, urämische Enzephalopathie)
- Therapierefraktäre Hypertonie
- Hyperhydratation mit Fluid lung/Ödemen
- Hyperkaliämie (Serumkalium > 6,5 mmol/l: Notfallindikation)
- Renale Azidose, pH < 7,2; Base excess > -10 mmol/l
- Renale Anämie, Hb < 8,5 g/ dl trotz adäquater Substitution mit Eisen/Erythropoetin
- Verminderung der glomerulären Filtrationsrate (GFR): Die GFR wird absolut (ml/min) oder relativ zur Körperoberfläche gemessen (ml/min/1,73 m^2) → Dialyseindikation: GFR < 7 ml/min bei Fehlen von Urämiesymptomen und sorgfältiger nephrologischer Betreuung (IDEAL-Studie). Früherer Beginn der Dialyse bei zusätzlichem Diabetes mellitus oder bei Malnutrition.

2. Akutes Nierenversagen (AKI)
- Anurie > 12 h nach konservativer Therapie
- Serumkreatininanstieg > 1,0 mg/dl in 24 h
- Hyperkaliämie, Azotämie, Azidose, Hyperhydratation, Urämiesymptome (siehe oben)
- Hyperurikämie > 12 mg/dl (z.B. Tumor-Lyse-Syndrom)

3. Intoxikationen mit dialysablen bzw. ultrafiltrierbaren Giften

4. Kardial bedingte Überwässerungszustände

Ko.: ▶ **Komplikationen der PD:**
- Exit-site-Infektion und Tunnelinfektionen:
  Häufigkeitsangaben liegen zwischen 0,1 - 1,0 Episode/Jahr. Eine Exit-site-Infektion liegt vor bei eitriger Sekretion mit oder ohne Rötung. Eine Tunnelinfektion liegt vor bei Infektionen des den Katheter umgebenden Gewebes in der Bauchwand.
  Frühdiagnose: Sonografie: echoarme Areal um Katheter und/oder Muffe. Keimabstrich für bakterielle Kultur + Antibiogramm
  Th.: Antibiotische Therapie. Zur Verlaufskontrolle eignet sich die Sonografie.
- PD-assoziierte Peritonitis:
  Pg.: Im Gegensatz zur chirurgischen oder spontanen bakteriellen Peritonitis überwiegt die Anzahl grampositiver Erreger (häufigster Keim: Staphylokokken).
  Infektionswege können sein: Kontamination (intraluminal), Katheter-assoziiert (periluminal), gastrointestinal
  Di.: Kriterien für das Vorliegen eine PD-Peritonitis sind: Abdominalschmerz, trübes Dialysat, mehr als 100 Leukozyten/µl Dialysat (> 50 % Granulozyten), positive Dialysatkulturen.

Th.: Breitbandantibiotika möglichst nach Antibiogramm (Abdeckung von grampositiven und -negativen Keimen) Die Antibiotika sollten bevorzugt intraperitoneal, sonst intravenös verabreicht werden. Bei der Dosierung der Antibiotika muss die renale Restfunktion berücksichtigt werden. Die Therapiedauer beträgt bei grampositiven (außer S. aureus) und kulturnegativen Peritonitiden mindestens 14 Tage; bei Peritonitiden durch S. aureus, Enterokokken oder gramnegative Erreger mindestens 3 Wochen.
Durch intraperitoneale Gabe von Heparin wird die Gefahr der Katheterobstruktion sowie die Ausbildung von Adhäsionen vermindert.

▶ **Komplikationen der HD:**

- Am Shunt: Stenosen, Thrombosen, Blutungen, Infektionen, Sepsis, Steal-Syndrom (mit Schmerzen in den Fingern), Aneurysmen, Herzinsuffizienz
- Hypotonie durch zu hohe Ultrafiltrationsraten (bei intermittierender Hämodialyse)
- Muskelkrämpfe
- Dysequilibrium-Syndrom durch zu schnelle Entfernung von Harnstoff → evtl. Hirnödem: Kopfschmerzen, Übelkeit, Erbrechen, Sehstörungen; in schweren Fällen Desorientiertheit bis Koma, Krampfanfälle. Prophylaxe: Schonende Dialyse, insbes. initial bei akutem Nierenversagen.
- Selten Überempfindlichkeitsreaktionen, z.B. gegen Membranmaterial
- Überwässerung und Hypertonie bei unkontrollierter Flüssigkeitsaufnahme (täglich wiegen!)
- Lebensbedrohliche Hyperkaliämie bei unkontrollierter Kaliumaufnahme
- Hepatitis B (aktive Schutzimpfung!) und Hepatitis C
- HIT II durch Antikoagulation mit Heparin (→ Thrombozytenkontrollen)
- Aluminiumablagerungen im Gehirn (Dialysedemenz) und Knochen (***Cave*** aluminiumhaltige Phosphatbinder)
- Kachexie infolge Katabolismus
- Polyneuropathie
- Selten β_2-Mikroglobulin-assoziierte Amyloidose mit Karpaltunnelsyndrom und Amyloidarthropathie
- Psychische Probleme

Prognose unter Dialyse: 10-Jahresüberlebensrate bei Heimdialyse ca. 55 %, wobei die Prognose mit steigendem Lebensalter abnimmt.

C) **Nierentransplantation (NTX):**

Internetinfos: *www.kdigo.org*

Ep.: Deutschland: ca. 2.500 NTX/a (davon ca. 30 % Lebendspenden)

Ind: NTX ist die Behandlungsmethode der Wahl bei Patienten mit terminaler CKD. Auch eine optimale Dialyse ist nicht so gut wie die Funktion einer transplantierten Niere. NTX ist quoad vitam besser als Dialyse!
Voraussetzungen und Kontraindikationen: Siehe Kapitel Organspende
KI: Absolut: Metastasierendes Malignom, aktive systemische Infektion, Lebenserwartung < 2 J.; relativ: Fortgeschrittene Arteriosklerose, fehlende Compliance u. a.
Für hochimmunisierte Patienten mit HLA-Ak, die in das „Acceptable Mismatch"-Programm aufgenommen wurden, gelten folgende Blutgruppenregeln:

Spender Blutgruppe	Empfänger Blutgruppe
0	→ 0, A, B, AB
A	→ A, AB
B	→ B, AB
AB	→ AB

Bei der Nierenlebendspende besteht auch die Möglichkeit zur AB0-inkompatiblen Transplantation: Mittels Gabe von Rituximab und Immunglobulinen sowie Durchführung von Immunadsorptionen vor der Transplantation wird eine Immuntoleranz des Empfängers herbeigeführt.

Bei Patienten mit präformierten Antikörpern gegen Spender HLA-Antigene (immunisiert z.B. durch vorangegangene Transplantationen, Blutprodukte oder Schwangerschaften) besteht eine höhere Gefahr der Abstoßung. Das Vorliegen präformierter Antikörper wird während der Wartezeit vierteljährlich untersucht (Panel-Reaktivität-Bestimmung). Bei Patienten mit HLA-Ak, bei denen sich ein passender Spender findet, kann die immunologische Barriere überwunden werden durch Desensibilisierungsmaßnahmen (Plasmapherese, Immunadsorption, Gabe von hochdosierten Immunglobulinen sowie Rituximab u.a.).
Unmittelbar vor der Transplantation werden bisher nicht bekannte Antikörper durch einen Lymphozyten-Cross-match-Test ausgeschlossen. Positiver Cross-match-Test bedeutet KI für die vorgesehene Transplantation.

Leichenspende: Wartezeit: ca. 5 - 6 Jahre

Alle Patienten werden über das betreuende Transplantationszentrum bei Eurotransplant Leiden angemeldet. Eurotransplant führt die Wartelisten der beteiligten Länder (BeNeLux, Österreich, Slowenien, Kroatien, Ungarn, Deutschland) zusammen und vermittelt die gespendeten Organe. Für Regionen außerhalb Eurotransplant gibt es noch Balttransplant, Scandiatransplant und UK-Transplant. Die Zuteilung erfolgt nach einem Punktesystem (ETKAS), das Dringlichkeit, HLA-Kompatibilität (Gewebeübereinstimmung), Wartezeit, Entfernung zum Explantationsort u. a. beinhaltet.
Als erste warme Ischämiezeit bezeichnet man die Zeit vom Sistieren der Durchblutung bis zur Herabkühlung des Organs auf 4 Grad Celsius (wenige Min.). Die kalte Ischämiezeit bezeichnet die Zeitspanne zwischen Kühlung und Beginn der Anastomosierung (bis 36 h). Die zweite warme Ischämiezeit ist die Zeit zwischen Anastomisierungsbeginn und Freigabe der Durchblutung.

Op.: Die Niere wird i.d.R. extraperitoneal in die Fossa iliaca transplantiert.

Anm.: Bei etwa 50 % der Leichennieren-Transplantationen findet sich eine verzögert einsetzende Nierenfunktion (Dialysebedarf für 7 Tage nach Transplantation) mit reduzierter Langzeitfunktion. Verbesserte Resultate finden sich bei leichter Hypothermie des hirntoten Spenders.

Lebendnierenspende: Ca. 30 % aller Nierentransplantationen in Deutschland. Spenden können nahe Verwandte oder Personen mit einem engen persönlichen Verhältnis.
Die Prognose hinsichtlich der Nierenfunktion ist auch bei fehlender HLA-Kompatibilität besser als bei der Leichenspende (kurze Ischämiezeit, evtl. bessere post-operative Compliance).
Eine Lebendnierenspende führt in den meisten Fällen nicht zu verminderter Lebenserwartung des Spenders. Das Risiko für eine terminale CKD wird durch die Nierenspende meist nicht erhöht, in einer Studie traten jedoch bei 1 % der Spender eine Niereninsuffizienz auf (höchstes Risiko bei Spendern afroamerikanischer Abstammung). Das Risiko für eine Präeklampsie und Gestationshypertonie ist leicht erhöht.

Impfschutz vor der Transplantation.
Regelimpfungen (Polio, Diphtherie, Tetanus), Hepatitis B, Pneumokokken, Influenza

Postoperative Infektionsprophylaxe:
Gegen Pneumocystis jirovecii: Cotrimoxazol, 480 mg täglich oder 960 mg jeden 2. - 3. Tag für mindestens 4 Monate. Bei Cotrimoxazol-Unverträglichkeit: Pentamidin-Inhalation 300 mg 1 - 2 x monatlich
Gegen CMV (bei positivem Spender und negativen Empfänger): z.B. Valganciclovir, 3 - 4 Mon. (Dosisanpassung nach Nierenfunktion)

Lebenslange Immunsuppression nach Transplantation:
Leitliniengerechte Kombinationstherapie: z.B. Calcineurin-Inhibitor (Tacrolimus oder Ciclosporin A) + Interleukin 2 (IL-2)-Rezeptorantagonist (Basiliximab) + Mycophenolat + Kortikosteroid (verschiedene Protokolle der Transplantationszentren), im Verlauf ggf. Reduktion auf Zweierkombination nach ausschleichender Steroiddosierung. Gute Erfahrung besteht auch mit Belatacept.

Impfungen nach der Transplantation: In den ersten 6 Monaten nach Transplantation sollten Impfungen vermieden werden (Ausnahme: Influenza-Impfung). Danach kann mit inaktivierten Totimpfstoffen geimpft werden (keine Lebendimpfstoffe).

Komplikationen nach Transplantation:
1. Postoperative Komplikationen:
   Blutungen oder Thrombosen der Nierengefäße, Lymphocelen, Ureterleckagen, akutes Nierenversagen der transplantierten Niere u. a.
2. Abstoßungsreaktion (Banff-Klassifikation der Transplatatpathologie):
   - Normal
   - Antikörper-vermittelte Rejektion

   Die chronisch aktive Form ist die wichtigste Ursache für ein spätes Transplantationsversagen. Nachweis durch donorspezifische Antikörper (DAS). Histomorphologische Endothelschädigung und Mikrozirkulationsstörung, C4d-positiv
   - Borderline-Veränderungen
   - T-Zell-vermittelte Abstoßung
   - Interstitielle Fibrose und tubuläre Atrophie, keine spezifische Ursache; früher: chronische Allograft-Nephropathie (CAN)
   - Akute oder chronische Veränderungen ohne Hinweis auf eine Abstoßung

   Essentiell ist die Früherkennung einer Abstoßung. Bei hochimmunisierten Patienten Antikörper-Screening. Bei allen anderen kann bei Kreatininanstieg oder bei de novo-Proteinurie zunächst eine Transplantatbiopsie erfolgen. Bei C4d-Positivität bzw. Mikrozirkulationsstörung Stufendiagnostik mit Ak-Suchtest und ggf. DAS-Subdifferenzierung.
   Akute Abstoßungen können i.d.R. durch Kortikoidpulstherapie bzw. Intensivierung der Immunsuppression (Gabe von Tacrolimus statt Cyclosporin A) erfolgreich behandelt werden. Steroidresistente Abstoßungen werden mit Antithymozytenglobulin (ATG) oder dem monoklonalen Ak

OKT3 behandelt. IL-2-Rezeptor-Ak (Basiliximab, Daclizumab) werden präoperativ zur Prophylaxe akuter Abstoßungen eingesetzt.

3. Folgen der immunsuppressiven Therapie:
   - Infektionsschwerpunkte nach dem zeitlichen Verlauf nach Transplantation:
     - < 1 Monat nach Transplantation: Katheter-/Wundinfektionen (auch mit MRSA, Pilzen), Sepsis
     - 1 - 6 Monate nach Transplantation: Pneumocystis jiroveci (→ 6 Monate lang nach Transplantation Gabe von Cotrimoxazol, dadurch auch Prophylaxe von Harnwegsinfektionen) und CMV (→ Prophylaxe und Therapie mit Ganciclovir oder Valganciclovir)
       HSV- und VZV-Infektion: Therapie mit Aciclovir u.a. antiviralen Mitteln (siehe dort). VZV-negative Patienten nach Exposition mit i.v.-Immunglobulinen schützen.
       EBV-Erkrankung und PTLD (post-transplant lymphoproliferative disorder): Immunsuppressive Medikation reduzieren, notfalls absetzen.
       Polyoma-BK-Virus: Bis zu 80 % der Patienten mit Polyoma-BK-Virus-Nephropathie verlieren ihr Transplantat. Di.: Decoy-Zellen im Urinsediment (= Epithelzellen mit vergrößerten Kernen und intranukleären Viruseinschlüssen), PCR (Virus-DNA), evtl. Nierenbiopsie. Th.: Reduktion der Immunsuppression bei BK-Virus-Nephropathie, auch schon bei erheblicher BK-Virämie. Bisher keine wirksame antivirale Therapie bekannt.
     - > 6 Monate nach Transplantation: Harnwegsinfektionen, häuslich erworbene Pneumonie (CAP), Infektionen mit Herpesviren, Pilze u.a.
   - Malignomentwicklung: Hauttumoren, bes. Plattenepithelkarzinome (→ Sonnenexposition meiden, Lichtschutzmittel, jährliche Vorsorgeuntersuchung beim Hautarzt; Calcineurin-Inhibitoren ersetzen durch Sirolimus); posttransplantationslymphoproliferative Erkrankungen (PTLD) = EBV-assoziierte B-Zell-Lymphome (Prophylaxe durch EBV-Ak-Präparate?)
   - Toxizität/NW der Medikamente: Gingivahyperplasie (CyA), Leukopenie, Thrombozytopenie, Nephrotoxizität (CyA), Wundheilungsstörungen (Sirolimus), Pneumonitis (Sirolimus), arterielle Hypertonie (Kortikosteroide, Calcineurininhibitor), steroidinduzierte Osteoporose (siehe dort), Hypercholesterinämie, diabetogene NW der Kortikosteroide und Calcineurininhibitoren → regelmäßige Screeningteste auf Diabetes mellitus („New Onset Diabetes After Transplantation“ = NODAT)
     Um das NW-Potential der Calcineurin-Inhibitoren zu vermeiden, werden Calcineurin-Inhibitorfreie Therapieprotokolle erprobt (z.B. mit Belatacept).

4. Rekurrenz der Grundkrankheit im Transplantat (z.B. Glomerulonephritis)
   Falls eine Transplantat-Nierenbiopsie eine Minimal-change-Nephropathie oder ein erneutes Auftreten einer fokal segmentalen Glomerulosklerose ergibt, sollte eine Plasmaseparation durchgeführt werden.
   Bei Rekurrenz einer ANCA-assoziierten Vaskulitis oder einer Anti-GBM-Erkrankung im Transplantat empfiehlt sich eine hochdosierte Kortikosteroidtherapie + Cyclophosphamid.
   Bei rekurrenter Glomerulonephritis und Proteinurie sollten außerdem ACE-Hemmer oder Angiotensin-II-Blocker verabreicht werden.

Prg: Transplantatüberleben bei Leichenspenden 77 % nach 5 J. (85 % bei Lebendspenden). Im Vergleich zur Dialysetherapie erhöht sich die Lebenserwartung durch Nierentransplantation um 17 Jahre (in der Altersgruppe 20 - 40 J.). Mittlere Transplantatüberlebenszeit ca. 14 J. (bei Lebendspende länger)
Die 3 häufigsten Todesursachen nach Nierentransplantation sind:
- Kardiovaskuläre Komplikationen (ca. 50 %)!
- Infektionen (ca. 20 %)
- Malignome (ca. 6 %): Hauttumore (Plattenepithelkarzinome, Basaliome), Karzinome der Cervix uteri; B-Zell-Lymphome u.a.

Wichtig für die Prognose der Nierenfunktion nach Transplantation: Optimale RR-Einstellung (≤ 140/90 mmHg, bei Proteinurie ≤ 130/80 mmHg) sowie Behandlung einer Hyperlipidämie und Proteinurie; Gewichtsnormalisierung und Nikotinverzicht.
Weitere Einzelheiten bezüglich Betreuung von Nierentransplantat-Empfängern: Siehe KDIGO-Leitlinie (siehe *Internet*).

ANHANG: Organspende

Das deutsche Transplantationsgesetz von 1997 legt die Organspende als Gemeinschaftsaufgabe der Transplantationszentren und der regionalen Krankenhäuser fest. Alle Krankenhäuser in Deutschland sind verpflichtet, mögliche Organspender einer bundesweit zuständigen Koordinierungsstelle mitzuteilen.

Voraussetzungen für eine Organspende sind:
1. Nachweis des Hirntodes/eines irreversiblen Hirnfunktionsausfalls
   Der diagnostizierte, vollständige und endgültige Ausfall aller Hirnfunktionen mit zerebralem Zirkulationsstillstand (CT-Angiografie) beschreibt ein sicheres inneres Todeszeichen des Menschen. Der Nachweis erfolgt durch zwei vom Transplantationsteam unabhängige Ärzte mit mehrjähriger Erfahrung in der Intensivbehandlung von Patienten mit schweren Hirnschädigungen.
   Die Untersucher müssen unabhängig voneinander sein und dürfen nicht an der Organentnahme oder -übertragung beteiligt sein.
   Die Hirntodfeststellung erfolgt nach den „Richtlinien zur Feststellung des Hirntodes" der Bundesärztekammer.
2. Vorliegen einer Zustimmung
   Wenn der Verstorbene im Vorfeld weder schriftlich durch einen Organspendeausweis noch mündlich seine Entscheidung geäußert hat, werden die Angehörigen gebeten, eine Entscheidung zur Organspende zu treffen. Sie sollen dabei den mutmaßlichen Willen des Verstorbenen berücksichtigen.
3. Keine medizinischen Kontraindikationen
   Kontraindikationen zur Organspende sind derzeit: HIV-Infektion, aktuelle i.v.-Drogensucht, floride Tuberkulose, Sepsis mit nachgewiesenen multiresistenten Keimen und nicht kurativ behandelte Malignome (mit Ausnahme einiger Hirntumoren).
   Eine Altersbegrenzung zur Organspende existiert nicht. Entscheidend sind die aktuellen Organfunktionen.

4. Weitere Voraussetzungen
   - AB0-Blutgruppengleichheit zwischen Spender und Empfänger (Ausnahmen: Siehe Kap. Nierentransplantation)
   - Fehlen von zytotoxischen Antikörpern im Empfängerserum gegen Spenderlymphozyten (negativer Lymphozyten-Crossmatch-Test)
   - Ähnlichkeit von Körpergröße (± 10 %) und Gewicht (± 25 %) zwischen Spender und Empfänger

Die Deutsche Stiftung Organtransplantation (DSO) ist die bundesweit zuständige Koordinierungsstelle für Organspenden. Sie ist über ihre Organisationszentralen ständig erreichbar und entsendet Mitarbeiter (Koordinatoren) in die Krankenhäuser, die das Krankenhauspersonal vor Ort unterstützen und die Voraussetzungen und Abläufe der Organspende klären. Die Spenderdaten werden anonymisiert an die internationale Vermittlungsstelle Eurotransplant in Leiden, Niederlande, gemeldet.
Die Koordinatoren beraten das Krankenhauspersonal auch während des gesamten Organspendeprozesses bei allen medizinischen und logistischen Fragestellungen.
Nachdem durch Eurotransplant die Empfänger für die gespendeten Organe bestimmt worden sind, organisiert die DSO die Organentnahme durch spezialisierte Chirurgenteams und den Organtransport zu den jeweiligen Transplantationszentren, in denen die Transplantationen durchgeführt werden.

24-h-Servicenummern der DSO

Region Nord: Bremen, Hamburg, Niedersachsen, Schleswig-Holstein	0800 / 77 88 0 99
Region Nord-Ost: Berlin, Brandenburg, Mecklenburg-Vorpommern	0800 / 48 80 0 88
Region Nordrhein-Westfalen:	0800 / 33 11 3 30
Region Ost: Sachsen, Sachsen-Anhalt, Thüringen	0800 / 44 33 0 33
Region Mitte: Hessen, Rheinland-Pfalz, Saarland	0800 / 66 55 45 6
Region Baden-Württemberg:	0800 / 80 50 88 8
Region Bayern:	0800 / 37 63 66 67

Internet-Infos: *www.dso.de; www.eurotransplant.nl; www.bundesaerztekammer.de*

Renale Osteopathie [N25.0]

Def: Im Verlaufe einer CKD entwickelt sich ein sekundärer Hyperparathyreoidismus, Störungen des Knochenhaushaltes und zunehmende Gefäßverkalkungen, die mit einem deutlich erhöhten kardiovaskulären Risiko einhergehen. Die genannten Veränderungen sind eng miteinander verknüpft und werden im Englischen bezeichnet als CKD-MBD (chronic kidney disease - mineral bone disorder).

Im Rahmen einer CKD auftretende verschiedene ossäre Veränderungen:
1. Hyperparathyreote Osteopathie („high-turnover"-Osteopathie)
   Im CKD-Stadium 4 kommt es zu einer Erhöhung des Parathormons. Bereits bei einem Anstieg des Serumkreatinins auf 2 mg/dl entwickeln 30 % der Patienten Zeichen eines sekundären Hyperparathyreoidismus. Bei Kreatininanstieg auf etwa 5 mg/dl zeigen 80 % der Patienten Zeichen eines sekundären Hyperparathyreoidismus.
2. Gemischte Knochenläsion („high-turnover" mit Mineralisationsdefekt)

3. Osteomalazie („low-turnover"-Osteopathie)
4. Adyname Knochenerkrankung („low-turnover"-Osteopathie)

2 Sonderformen:
- Amyloidablagerungen im Knochen
- Aluminiuminduzierte Knochenerkrankung

Zu 1. Hyperparathyreote Osteopathie (High-turnover-Osteopathie):
Eine Hyperphosphatämie entwickelt sich ab CKD-Stadium 5. Sie ist im Hinblick auf die Gesamt- und kardiovaskuläre Mortalität von vorrangiger Bedeutung. Die fortschreitende Gefäßverkalkung bei Patienten mit CKD wird durch Phosphat verstärkt. Um einer vorzeitigen Hyperphosphatämie vorzubeugen, findet im Organismus eine vermehrte Freisetzung des phosphaturischen Hormons FGF-23 (fibroblast growth factor) aus Osteozyten statt.
FGF-23-Wirkungen:
- Phosphaturie (durch Hemmung der renalen Phosphattransporter NaPi-2a und -2c)
- Verminderte Calcitriol-Synthese (durch Hemmung der renalen 1-alpha-Hydroxylase-Aktivität)
- Vermehrte PTH-Sekretion (sekundärer Hyperparathyreoidismus)

Die Wirkungen von FGF-23 auf die Niere und die Nebenschilddrüse werden über einen dimeren Rezeptor vermittelt, der aus dem eigentlichen FGF-Rezeptor und dem Ko Rezeptor klotho besteht. Mit zunehmender Einschränkung der eGFR wird die klotho-Synthese herunter reguliert, was wahrscheinlich zum Teil durch die stetig ansteigende FGF-23-Serumkonzentration kompensiert wird. FGF-23 ist ein bedeutsamer Risikoprädiktor für Mortalität und kardiovaskuläre Ereignisse bei Patienten mit CKD und ist mit hoher Wahrscheinlichkeit für die linksventrikuläre Hypertrophie (LVH) bei CKD-Patienten verantwortlich.

Zu 4.: Adyname Knochenerkrankung (low-turnover-Osteopathie):
50 % der Dialysepatienten weisen diesen Osteopathietyp auf. Man findet eine deutlich reduzierte zelluläre Aktivität des Knochens, verbunden mit einem verminderten Remodeling und einer gestörten Mineralpufferkapazität. Letztere ist mit dem Risiko von Hyperkalzämien bei exogener Kalziumbeladung sowie Weichteil- und Gefäßkalzifikationen verbunden. Folgende klinische Faktoren sind mit dem Auftreten einer adynamen Knochenerkrankung assoziiert: Hohe Kalziumbeladung (Dialysat, orale Phosphatbinder, diätetisch), relativer Hypoparathyreoidismus, Übertherapie mit aktivem Vitamin D, hohes Alter, Peritonealdialyse u.a.

KL.: Obwohl radiologische Veränderungen bei etwa 30 - 40 % der Patienten und histologische Zeichen der renalen Osteopathie nahezu bei allen Patienten mit fortgeschrittener CKD nachgewiesen werden können, treten Beschwerden vonseiten des Skeletts nur bei 5 - 10 % aller Patienten auf.
Folgende 3 Leitsymptome deuten auf das Vorliegen einer renalen Osteopathie hin:
- Oft schlecht lokalisierbare Knochenschmerzen im Bereich des Achsenskeletts, der Rippen und der Hüft-, Knie- und Sprunggelenke.
- Auftreten von Spontanfrakturen an Rippen, Wirbelkörper und im Bereich der Hüftgelenke.
- Muskelschwäche, vor allem der proximalen Beinmuskulatur (evtl. Watschelgang).

Di.:
- Labor: Simultane Bestimmung von intaktem Parathormon (PTH) und knochenspezifischer alkalischer Phosphatase (Ostase): PTH und Ostase differenzieren Patienten mit High-turnover-Osteopathie (PTH und Ostase ↑) und Low-turnover-Osteopathie (PTH und Ostase ↓)
- Knochenbiopsie mit Histologie: Goldstandard zur Beurteilung der High-turnover-Osteopathie
- Röntgenzeichen der renalen Osteopathie sind Spätzeichen:
  Bes. an Händen, Wirbelsäule: Subperiostale Resorption, Auflockerung der Kortikalis, Querstreifung der Wirbel u.a.

Th.:
Pro:
- Therapie der Hyperphosphatämie und Kontrolle des Serumkalziums:
  - Diätetische Phosphatrestriktion auf 0,8 - 1,0 g/d: Reduktion von Milchprodukten, Brühwurst, Innereien, Eigelb, Hülsenfrüchte; Vermeidung von Nahrungsmitteln mit Phosphatzusatz (E-Nummern beachten).
  - Calcium-Zufuhr maximal 2 g/d
  - Orale Therapie mit Phosphatbindern führt zu einer Abnahme der Mortalität bei Dialysepatienten.
  - Kalziumhaltige Phosphatbinder: Kalziumacetat, Kalziumkarbonat
    NW: Hyperkalzämiegefahr, speziell bei gleichzeitiger Behandlung mit Vitamin D-Präparaten und bei Vorliegen einer Low-turnover-Osteopathie. Ein erhöhtes Kalzium-Phosphat-Produkt sowie eine positive Kalziumbilanz führen zu metastatischen Kalzifikationen, insbesondere kardiale Kalzifikationen mit Klappenverkalkungen und zu deutlichen Kalzifizierungen der Koronargefäße, die das kardiovaskuläre Risiko von terminal niereninsuffizienten Patienten erheblich steigern.
    Zusätzliche NW bei Kalziumkarbonat: Aufstoßen, Obstipation oder Diarrhö.
    Dos: z.B. Kalziumkarbonat 2 - 3 g/d zu den Mahlzeiten
    Kalziumkarbonat wirkt auch der Azidose entgegen.
    Kontrolle von Kalzium und Phosphat i.S.: Das Kalzium x Phosphat-Produkt darf 5,3 $mmol^2/l^2$ nicht überschreiten.
    Bei ca. 15 % der Patienten zwingt die Hyperkalzämie zur Dosisreduktion.

- Kalziumfreie Phosphatbinder:
  - Sevelamer (Renagel®, Renvela®)
  - Colestilan (BindRen®)
  - Lanthancarbonat (Fosrenol®)
  - Eisencitrat-Komplex (Fexeric®)
  - Sucroferric Oxyhydroxid (Velphoro®)

Memo: Keine aluminiumhaltigen Phosphatbinder, da sie zu Aluminiumintoxikation führen können mit Enzephalopathie, Anämien und Osteopathie! (Diagnose: Aluminiumspiegel: Blut ↑)

- Therapie mit Vitamin D und Vitamin D-Derivaten

In den Stadien 3 - 5 der CKD sind sowohl die Spiegel der Speicherform 25-Hydroxy-Vitamin D als auch die der aktiven Form des Vitamin D erniedrigt (1,25-$(OH)_2$ Vitamin D = Calcitriol). Der 25-Hydroxy-Vitamin-D-Spiegel i.S. korreliert invers mit dem Progressionsrisiko der CKD, mit kardiovaskulären Ereignissen und der Gesamtletalität.
Liegt der Serumspiegel des 25-Hydroxy-Vitamin-D bei < 30 ng/ml (75 nmol/l), so muss Vitamin D substituiert werden.
Dos: 500 bis 1.000 IE Vitamin-D_3 = Colecalciferol täglich (z.B. Vigantoletten®) oder 20.000 IE Colecalciferol alle 2 - 4 Wochen (z.B. Dekristol® 20.000). Möglich ist auch eine i.v.-Gabe von Calcitriol/Woche (Dosis: Siehe Hersteller). Zielbereich des Vitamin D-Spiegels: 30 - 50 ng/ml. Aktive Vitamin-D-Präparate (Calcitriol, Alfacalcidol und Paricalcitol) werden verabreicht, wenn trotz ausreichend hohem 25-Hydroxy-Vitamin-D das intakte Parathormon im Plasma in Abhängigkeit vom Stadium der Niereninsuffizienz oberhalb des Zielbereichs liegt (siehe Tabelle). Die Vitamin-D-Analoga Paricalcitol und Doxercalciferol (in Deutschland nicht im Handel) wirken weniger calcämisch als Calcitriol.
Die orale Initialdosis von Calcitriol liegt bei 0,25 µg, entweder täglich oder 3 x pro Woche.

Zielwerte des Kalzium-Phosphat-Stoffwechsels in Abhängigkeit vom CKD-Stadium:

CKD-Stadien	iPTH [pg/ml]	Serum Calcium [mmol/l]	Serum-Phosphat [mmol/l]	Ca x PO4 [$mmol^2/l^2$]
3	35 - 70	2,2 - 2,6	0,87 - 1,49	< 4,5
4	70 - 110	2,2 - 2,6	0,87 - 1,49	< 4,5
5	150 - 300	2,1 - 2,37	1,13 - 1,78	< 4,5

iPTH = intaktes Parathormon im Serum

Monitoring:
Calcium und Phosphat im Serum sollten initial alle 2 Wochen kontrolliert werden, danach alle 3 Monate. 3 Monate nach Beginn einer medikamentösen Therapie mit aktiven Vitamin-D-Präparaten wird durch Messung des intakten Parathormons im Plasma der Therapieerfolg beurteilt.

Beachte:
1. Steigt die Konzentration von Calcium oder Phosphat unter Vitamin-D-Therapie zu stark an, muss Vitamin D reduziert werden.
2. Zu starke Hemmung der PTH-Sekretion → Gefahr der Low-turn-over-Osteopathie

- Kalzimimetika: Cinacalcet (Mimpara®)

Wi.: Aktivierung des Calcium-Sensing-Rezeptors in den Nebenschilddrüsenzellen → dadurch erhöht sich die Sensitivität gegenüber extrazellulärem Calcium → PTH-Sekretion und Calcium-Phosphat-Produkt sinken. Cinacalcet hat keinen Einfluss auf die (kardiovaskuläre) Letalität (EVOLVE-Studie). Die Rate an Parathyreoidektomien geht jedoch zurück.
Ind: Nicht beherrschbare Hyperkalzämien bei sekundärem oder tertiärem Hyperparathyreoidismus, Kontraindikationen für Vitamin-D-Analoga aufgrund von Hyperkalzämien oder wenn eine Parathyreoidektomie nicht möglich ist.

- Parathyreoidektomie (in spezialisierten Zentren):

Ind:
- Durch Vitamin D und Cinacalcet nicht kontrollierbarer Hyperparathyreoidismus (intaktes Parathormon = iPTH > 800 pg/ml)
- Fortschreitende extraossäre Kalzifikationen in Verbindung mit nicht kontrollierbarer Hyperphosphatämie
- Schwere Myopathie
- Ausgeprägter, nicht beherrschbarer urämischer Pruritus
- Calciphylaxie

Eine erfolgreiche Parathyreoidektomie senkt die Gesamt- und kardiovaskuläre Letalität.

- Therapie und Prävention der Low-turnover-Osteopathie:

1. Meidung aluminiumhaltiger Phosphatbinder bzw. aluminiumhaltiger Dialysate
2. Behandlung der Aluminium-induzierten Osteopathie mit Deferoxamin (Desferal®)
3. Vermeidung einer zu ausgeprägten PTH-Suppression

Calciphylaxie [E83.50]

Internetinfos: *www.calciphylaxis.de*

Def: Sehr seltenes, lebensbedrohliches Syndrom mit Verkalkungen und Eisenablagerungen in der Media von kleinen und mittleren arteriellen Gefäßen in der Haut und konsekutiven ischämiebedingten schmerzhaften kutanen Ulzerationen. Calciphylaxien treten bevorzugt bei Dialysepatienten und bei Patienten nach Nierentransplantation auf.

Ät.: Unklar; Imbalance zwischen Verkalkungsinhibitoren (Matrix-Gla-Protein [MGP], Fetuin A) und Verkalkungspromotoren (Osteopontin)
Risikofaktoren: Fortgeschrittene CKD mit Hyperphosphatämie; erhöhtes Calcium-Phosphatprodukt bei sekundärem und tertiärem Hyperparathyreoidismus und kombinierter Einnahme von aktivem Vitamin D und einer hohen Dosis calciumhaltiger Phosphatbinder, Vitamin K-Antagonisten

KL.: Beginn mit einer schmerzhaften Livedo reticularis, danach Ausbildung von subkutanen indurierten Plaques, vorwiegend im Bereich der Haut der Beine und der Hüften aber auch abdominal und an den Akren

Th.: Am wichtigsten ist eine Senkung des Calciumphosphatprodukts (kalziumhaltige Medikamente und Vitamin D (-Analoga) absetzen); Parathyreodektomie bei sekundärem oder tertiärem Hyperparathyreoidismus, Antibiose bei Exulzeration und Entzündungszeichen. Absetzen einer Therapie mit Vitamin K-Antagonisten (Umstellung auf Heparin).
In klinischer Erprobung: Vitamin K-Supplementation, Natrium-Thiosulfat

Prg: 80 %ige Mortalität, insbesondere durch Superinfektion der Hautläsionen mit der Gefahr der konsekutiven Sepsis

ANHANG: Kardiorenales Syndrom (CRS)

Def: Funktionsstörungen des Herzens können die Nierenfunktion ungünstig beeinflussen und umgekehrt.

Einteilung nach Ronco (2008):

Typ 1: Akutes kardiorenales Syndrom:
Akutes Herzversagen löst akutes Nierenversagen aus:
- Hypertensives Lungenödem
- Akut dekompensierte chronische Herzinsuffizienz
- Kardiogener Schock
- Akutes Rechtsherzversagen

Wenn der Zustand der kardialen Dekompensation nur von kurzer Dauer ist, kann sich die Nierenfunktion auch relativ rasch wieder erholen. Ansonsten geht das CRS in den Typ 2 mit permanentem Verlust der Nierenfunktion über.

Typ 2: Chronisches kardiorenales Syndrom:
Chronisch eingeschränkte Herzfunktion verursacht chronische Nierenerkrankung:
- Periphere Minderperfusion („low output"-)Ischämie
- Makro- und Mikrovaskulopathie

Therapeutisch besteht bei Typ 2 die Schwierigkeit, für einen ausgeglichenen Flüssigkeitshaushalt zu sorgen. Eine zu forcierte Diuretikatherapie ist ein häufiger Grund für eine weitere Verschlechterung der Nierenfunktion. Andererseits kann aber auch eine Volumenüberladung die Nierenfunktion durch Erhöhung des venösen Rückstaus bis in das Nierenvenensystem hinein negativ beeinflussen.

Typ 3: Akutes renokardiales Syndrom:
Akutes Nierenversagen (AKI) verursacht kardiale Dysfunktion:
- Überwässerung - Lungenödem
- Elektrolytentgleisungen (Hyperkaliämie) - Arrhythmien, Herzstillstand
- Urämie - Perikarditis, myokardiale Kontraktilität ↓

Eine sehr seltene Ursache für ein CRS Typ 3 ist die beidseitige Nierenarterienstenose bzw. die Nierenarterienstenose einer Einzelniere.

Typ 4: Chronisches renokardiales Syndrom:
eine CKD verschlechtert die kardiale Funktion:
- Linksventrikuläre Hypertrophie und Dysfunktion
- Akzelerierte Atherosklerose
- Kardiovaskuläre Ereignisse ↑

Typ 5: Sekundäres kardiorenales Syndrom:
Systemerkrankungen führen zu parallelen, unabhängigen Schädigungen von Herz und Nieren.
- Sepsis, septischer Schock
- Autoimmunerkrankungen
- Diabetes mellitus

NIERENTUMOREN

WHO-Klassifikation der Nierentumoren: *siehe Internet*

Gutartige Nierentumoren

- Papilläres Adenom der Niere
  Kleine Tumoren mit papillärer oder tubulärer Architektur und einem Durchmesser < 5 mm, oft fokale Verkalkungen, Zufallsbefund bei Nierenbiopsien
- Onkozytome
  Gutartige epitheliale Neoplasien, ca. 5 % aller Nierentumoren. Wichtig ist die Abgrenzung vom chromophoben Nierenzellkarzinom
- Angiomyolipome
  Sie sind häufig mit der tuberösen Sklerose assoziiert und können sich lokal aggressiv verhalten.

Nierenzellkarzinom (NZK) [C64]

Syn: Grawitz-Tumor; alte Bezeichnung: Hypernephrom

Ep.: Inzidenz 10/100.000/J.; m : w = 2 : 1; Häufigkeitsgipfel nach dem 50. Lebensjahr. Meist handelt es sich um sporadische NZK; in 1 % d.F. bilaterale Manifestation.
Bei der von-Hippel-Lindau-Erkrankung (Typ I und IIb) wird in ca. 30 % ein NZK beobachtet. Es handelt sich um eine hereditäre Multisystemerkrankung, assoziiert mit verschiedenen Mutationen des VHL-Tumorsuppressorgens. Autosomal dominanter Erbgang. Gehäuftes Auftreten auch von ZNS-Hämangioblastomen, Angiomatosis retinae u.a. Tumoren.

Ät.: Unbekannt; Risikofaktoren sind Rauchen, Analgetika-Nephropathie, langjährige Einnahme von NSAR (außer ASS), erworbene Nierenzysten bei Dialysepatienten, berufliche Schadstoffe (z.B. Cadmium, Trichlorethylen). Beim papillären NZK Genmutation (MET, 7q13).

Pat: Histologie (WHO-Klassifikation)
- Klarzelliges (hellzelliges) NZK
  Mit 75 % häufigstes NZK, ca. 5 % der hellzelligen NZK weisen sarkomatoide Veränderungen auf und besitzen eine sehr schlechte Prognose.
- Papilläres NZK
  Bis 15 % der NZK. Typ 1: Papillen sind mit einer Schicht kleiner Zellen mit spärlichem Zytoplasma bedeckt, wenig Atypien; Prognose günstig. Typ 2: Papillen sind von Zellen mit großen Zellleibern und reichlich eosinophilem Zytoplasma bedeckt, Tumorzellen pleomorph
- Chromophobes NZK
  Ca. 5 % aller NZK, histologische Abgrenzung vom Onkozytom oft schwierig, daher oft ergänzende immunhistologische und molekulare Untersuchungen erforderlich. Es gibt jedoch auch Tumoren mit Merkmalen beider Tumoren: sog. Hybridtumoren.
- Ductus Bellini-Karzinom = Sammelrohrkarzinom
  Ca. 1 % aller NZK, häufig Lymphknotenmetastasen und infiltrierendes Wachstum ins perirenale Fettgewebe; sehr schlechte Prognose
- Renales medulläres NZK
  Gering differenziertes NZK nur bei Pat. mit Sichelzellanämie; sehr schlechte Prognose
- Unklassifiziertes NZK (5 %)
- Xp11.2-Translokations-/TFE3-Fusions-Tumoren
  Selten, finden sich bes. bei Kindern und jungen Erwachsenen
- Muzinös tubuläre und spindelzellige Karzinome
  Gut differenzierter Nierentumor mit muzinöser, tubulärer und spindelzellulärer Differenzierung
- NZK assoziiert mit einer erworbenen zystischen Nierenerkrankung bei terminal niereninsuffizienten Patienten.

TNM-Klassifikation (UICC, 2010):

T0	Kein Primärtumor nachweisbar
T1	Tumor bis 7 cm, auf die Niere begrenzt (T1a: < 4 cm, T1b: 4 - 7 cm)
T2a	Tumor > 7 - 10 cm
T2b	Tumor > 10 cm
T3a	Invasion in Nierenvene oder perirenale Infiltration
T3b	Invasion in V. cava unterhalb des Zwerchfells
T3c	Invasion in V. cava oberhalb des Zwerchfells
T4	Durchbruch der Gerota-Faszie
N0	Keine Lymphknotenmetastasen
N1	Metastase in 1 regionalem Lymphknoten
N2	Metastasen in mehr als einem Lymphknoten
M0	Keine Fernmetastasen
M1	Nachweis von Fernmetastasen

Stadiengruppierung (UICC, 2010)

Stadium I	T1N0M0
Stadium II	T2N0M0
Stadium III	T3N0 oder T1-3N1M0
Stadium IV	T4N0, N1M0 oder jedes T N2M0 oder jedes T jedes N M1

KL.: Bis zu 70 % der NZK sind heute asymptomatische sonografische Zufallsbefunde.
Es gibt keine typischen Frühsymptome beim NZK. Die im folgenden genannten Symptome treten fakultativ auf und können bereits Spätsymptome darstellen!

- Das NZK neigt früh zum Einbruch in das Nierenbecken → Leitsymptom: Hämaturie (60 %)

  Merke: Das gemeinsame Merkmal aller Geschwülste der Niere und des oberen Harntraktes ist die Harnblutung! Daher ist jede Hämaturie ein gravierendes Symptom. Bei Makrohämaturie noch während der Blutung eine Zystoskopie herbeiführen zur Klärung der Seitenlokalisation (bei Blutungen oberhalb der Blase).
- Flankenschmerzen (40 %)
- Das NZK neigt früh zum Einbruch in die V. renalis und damit zur hämatogenen Metastasierung in Lunge, Knochen, Leber, Hirn (25 % d.F. haben hämatogene Fernmetastasen zum Zeitpunkt der Diagnose).
- Unklares Fieber, BSG ↑, Anämie
- Varikozele des linken Hodens bei Tumoreinbruch in die linke V. renalis.
- Palpabler Tumor bedeutet i.d.R. Inoperabilität.
- Paraneoplastische Syndrome können infolge Hormonproduktion durch den Tumor gelegentlich beobachtet werden: Hyperkalzämie (Parathormon-related protein = PTHrP), Hypertonie (Renin), Polyglobulie (Erythropoetin), Stauffer-Syndrom (Leberfunktionsstörung mit erhöhter AP).

DD:
- einer Hämaturie, bes. Nephrolithiasis: Auch das NZK kann mit Kolik einhergehen, wenn abgehende Blutkoagel im Ureter hängen bleiben.
- eines Flankenschmerzes
- eines sonografischen Nierentumors (selten gutartiger Tumor, z.B. Angiomyolipom)

Di.:
- Nierendiagnostik:
  (Farbdoppler-)Sonografie und Angio-CT sind die beiden diagnostischen Methoden der Wahl, evtl. ergänzende Arteriografie: Erhöhte Vaskularisation des Tumors; Nachweis eines evtl. Tumoreinbruchs in die V. renalis und V. cava inferior
- Metastasensuche: Röntgen Thorax (Rundherd ?), Skelettszintigrafie, Sonografie, CT von Leber + Gehirn

Th.:
- Bei organbegrenzten NZK < 7 cm (St. I) Nierenteilresektion (EAU-Leitlinien; S3-Leitlinie)
- Ab St. II radikale Nephrektomie (Niere mit Gerota-Faszie + ipsilaterale Nebenniere) in sog. no-touch-Technik, d.h. Unterbindung der zu- und abführenden Blutgefäße vor einer Manipulation an der Niere: En-bloc-Entfernung von Tumor und Niere mit perirenaler Fettkapsel, der Nebenniere, dem Harnleiter und der Spermatika- bzw. Ovarikagefäße; Ausräumung aller parakavalen/paraaortalen Lymphknoten + evtl. Ausräumung von Tumorzapfen aus der V. cava.
- Operative Entfernung oder minimal invasive Zerstörung solitärer Fernmetastasen (Leber oder Lunge)
- Bei KI gegen Op. lokalablative Therapieverfahren (z.B. Radiofrequenz- oder Kryo-Ablation)
- Bei multiplen Metastasen palliative Therapie:
  Unterschiedliche Remissionsraten werden berichtet von folgenden Wirkstoffen:

- Angiogenese-Inhibitoren: Bevacizumab in Kombination mit Interferon-alpha
- Tyrosinkinasehemmer (VEGF-Inhibitoren): Sorafenib, Sunitinib, Pazopanib, Axitinib, Cabozantinib, Lenvatinib
- m-TOR-Inhibitoren: Temsirolimus (Torisel®), Everolimus (Certican®)
- PD-1-Inhibitoren: Nivolumab

• Bei Knochenmetastasen lokale Bestrahlung und Bisphosphonate

Prg: 5-Jahresüberlebensrate:
St. I und II: Bis 90 %
St. III: Ohne Lymphknotenbefall bis 60 %, mit Lymphknotenbefall bis 30 %
St. IV: Bei Entfernung solitärer Metastasen ca. 30 %, ansonsten < 5 %

Nephroblastom [C64]

Syn: Wilms-Tumor

Vo.: 7,5 % aller Neoplasien im Kindesalter, Häufigkeitsgipfel im 3. - 4. Lebensjahr; w > m; z.T. autosomal-dominant erblicher Nierentumor, evtl. zusätzliche kongenitale Fehlbildungend; in 5 % bilaterale Nierentumoren.

Genetik: 3 Wilms-Tumor (WT)-Gene sind bekannt:
WT 1 auf Genort 11p13 kodiert für das "Zinkfinger"-Protein, einen Transkriptions-Regulator
WT2 auf Genort 11p15.5
WT3 auf Genort 16q

Ät.: Unbekannt

Pat: Dysontogenetischer Tumor aus undifferenzierten Zellen des metanephrogenen Blastems
5 Stadien: Siehe Leitlinien

KL.: Tastbarer Abdominaltumor, Abdominalschmerzen, Appetitlosigkeit, Erbrechen, evtl. Fieber, Hämaturie

Di.: Sonografie, CT, NMR, Angiografie

Th.: Stadiengerechte, interdisziplinäre Strategie: Operation (erweiterte Nephrektomie), Chemotherapie, Radiotherapie; Resektion solitärer Metastasen

Prg: 5-Jahresüberlebensrate aller Fälle ca. 90 %.

UROLITHIASIS [N20.0]

Def: Harnsteine können in der Niere (Nephrolithiasis), im Harnleiter (Ureterolithiasis mit Harnleiterkolik), in der Harnblase (Zystolithiasis) und selten in der Harnröhre (Urethralithiasis) lokalisiert sein. Harnsteine bestehen aus einer Matrix (Uromukoid) und Urinkristallisationen.

Harnsteinarten:

1. Kalziumoxalat (70 - 80 %)
2. Uratsteine (10 - 15 %)
3. „Infektsteine" (5 - 10 %): Struvite (= Magnesium-Ammonium-Phosphat)
4. Kalziumphosphat, Carbonatapatit (5 %)
5. Seltene Steine (< 1 %): Zystinsteine bei Zystinurie, Xanthinsteine bei Xanthinurie; 2,8-Dihydroxyadenin (DHA)-Steine bei dem sehr seltenen autosomal-rezessiv vererbten Defekt der Adeninphosphoribosyltransferase (APRT); Medikamente: Aciclovir, Indinavir, Triamteren

Ep.: Prävalenz: 5 % (Deutschland), bis 15 % (USA und Länder mit heißem/trockenem Klima: „Harnsteingürtel" der Erde), m : w = 1,3 : 1; Häufigkeitsgipfel um 30. - 40. Lj.; Inzidenz insgesamt steigend!
In Wohlstandszeiten steigt bei eiweißreicher Kost die Harnsäure-, Oxalat- und Kalziumausscheidung im Urin und damit auch die Häufigkeit der Erkrankung (die in armen Ländern wie Indien, Pakistan selten ist).
In 75 % ist der Verlauf unkompliziert (erste Kolik im Erwachsenenalter, normale Anatomie, keine Harnwegsinfektionen (HWI)). Bei kompliziertem Verlauf tritt die erste Kolik im Kindes- oder Jugendalter auf; prädisponierend sind anatomische Veränderungen, HWI, Stoffwechselstörungen.

Ät.: Multifaktorielle Erkrankung mit Übersättigung des Harns an steinbildenden Substanzen durch

- Stoffwechselfaktoren:
  - Vermehrte Ausscheidung lithogener Substanzen im Urin:
    - Hyperkalziurie bei Hyperkalzämien (prim. Hyperparathyreoidismus, Vitamin D-Überdosierung, Immobilisation u.a.), chron. metabolischer Azidose; ernährungsbedingt
    - Idiopathische Hyperkalziurie = Hyperkalziurie bei Normokalzämie
    - Hyperoxalurie: Kalziumarme/oxalatreiche Ernährung, genetische Hyperoxalurie
    - Hyperphosphaturie
    - Hyperurikosurie bei Hyperurikämie
    - Zystinurie (> 0,8 mmol/d) bei gestörter Rückresorption im proximalen Tubulus
  - Verminderte Ausscheidung antilithogener Substanzen (Inhibitormangel) im Urin:
    - Hypomagnesiurie
    - Hypozitraturie bei chronischer metabolischer/renal tubulärer Azidose, CED u.a.
  - Kritischer Urin-pH (< 6,0 und > 7,0)
  - Zu hohe Harnkonzentration (spezifisches Gewicht ≥ 1.010 g/l)
- Unterstützende Faktoren:
  - Harnstauung (verursacht durch anatomische oder funktionelle Veränderungen)
  - Harnwegsinfektionen (HWI)
  - Immobilisation
  - Eiweißreiche Ernährung, Dursten, Gewichtsreduktion

Merke: Nephrolithiasis und HWI begünstigen sich gegenseitig (gramnegative Bakterien - außer E. coli - spalten Harnstoff mittels Urease in NH_3 und CO_2; dadurch wird der Harn alkalischer und das Löslichkeitsprodukt der Ionen ändert sich).

KL.: Wenn sich ein Nierenstein mobilisiert und den Harnleiter irritiert, kommt es zum Leitsymptom:
- Harnleiterkolik [N23]: Wehenartige sehr starke Schmerzen mit motorischer Unruhe. Je nach Sitz des Steines lokalisieren sich die kolikartigen Schmerzen in den Rücken (kostovertebraler Winkel) und/oder seitlichen Unterbauch, bei tiefsitzenden Uretersteinen Schmerzausstrahlung bis in das Skrotum bzw. bis in die Schamlippen. Vegetative Begleitreaktionen sind Brechreiz oder Erbrechen, Stuhl- und Windverhalt (reflektorischer Subileus). Während der Kolik geht nur wenig Urin ab, gleichzeitig bestehen Blasentenesmen.
- Hämaturie (Mikrohämaturie in 90 % d.F., Makrohämaturie in 1/3 d.F. nachweisbar)

Ko.: Häufigste und wichtigste Komplikation ist die HWI, die zur Urosepsis fortschreiten kann. Notfall: Fornixruptur bei Harnstau od. HWI mit Ureterstenose → Stent, Nephrostomie

Lab:
- Bei unkompliziertem Verlauf (75 %) ist eine breite metabolische Diagnostik nicht notwendig; Rezidivrisiko evaluieren → ggf. Metaphylaxe (siehe Leitlinien)
- Urin-Schnellteststreifen: pH, spezifisches Gewicht, Erythrozyten (90 % d.F.), Protein, Glukose, Nitrit, Zystin (z.B. Urocystin®); Bakterien u./o. Leukozyten → Urinkultur bei Infektzeichen
- Urinbilanzierung (24h-Sammelurin): Harnsäure (↑ bei Uratsteinen), Kalzium (↑ bei primärem Hyperparathyreoidismus → PTH-Bestimmung), Oxalat, Phosphat, Zystin (bei Kindern auch DHA)
- Blut: kleines Blutbild, CRP, Kreatinin, Elektrolyte, Harnsäure
- Steinanalyse abgegangener oder entfernter Steine (Infrarotspektroskopie, Polarisationsmikroskopie, Röntgendiffraktionsanalyse): Voraussetzung für eine Rezidivprophylaxe

Bildgebende Diagnostik:
- Sonografie: Kleiner Stein sonografisch oft nicht nachweisbar, wohl aber eine evtl. Nierenbeckenstauung mit Ektasie des Hohlsystems
- Low dose-CT (ohne Kontrastmittel): Spezifiät + Sensitivität fast 99 %
- Urografie mit Abdomen-Leeraufnahme kommen nur zum Einsatz, wenn Sonografie oder CT nicht verfügbar sind bzw. bei Kindern

DD: 1. Andere Nierenerkrankungen:
- Tumoren der Nieren und ableitenden Harnwege sowie ureterale Obstruktionen (z.B. Blutgerinnsel, Strikturen) → Sonografie der Nieren
- Niereninfarkt (am häufigsten durch Embolien bei Vorhofflimmern): Proteinurie, Hämaturie, sehr hohe LDH bei nur geringen Veränderungen von GOT und AP, evtl. Blutdruckanstieg nach einigen Tagen; Farbdopplersonografie
- Papillennekrose, z.B. bei Analgetikanephropathie (Papillendefekt im Urogramm)
- Nierenvenenthrombose (Proteinurie, bei linksseitiger Thrombose venöse Stauung des linksseitigen Hodens bei Männern) → Farbdopplersonografie

2. Extrarenale Erkrankungen:
   - Appendizitis (mehr schleichender Beginn, Kolik schlagartig, Druckschmerz bei McBurney u.a.)
   - Stielgedrehte Ovarialzyste, Extrauteringravidität, Adnexitis (gynäkologisches Konsil, Sonografie, Schwangerschaftstest)
   - Ileus (paralytisch: Anamnese; mechanisch: Bruchpforten, Auskultation, Sonografie, Röntgen)
   - Pankreatitis (Amylase, Lipase)
   - Gallenkolik (Schmerzausstrahlung in die rechte Schulter, Sonografie)
   - Divertikulitis (Anamnese, Tastbefund u.a.)
   - LWS-Syndrom (evtl. Schmerzausstrahlung in die Beine, Lasègue-Dehnungsschmerz)
   - Lumbaler Herpes Zoster
   - Hodentorsion (Farbdoppler; Diagnose muss innerhalb 6 h gestellt sein, sonst Hodenverlust!)
   - Ruptur eines Bauchaortenaneurysmas

Di.: Trias: Kolikartige Flankenschmerzen, Sonografie (Ektasie des Hohlsystems), Mikrohämaturie!

Anm.: Zur Diagnostik der unkomplizierten Urolithiasis kann der STONE Score hilfreich sein (Sex, Timing, Origin, Nausea, Erythrocyturia) → siehe Internet

Th.: 1. Konservative Therapie der akuten Harnleiterkolik:
   Analgetika: NSAR (z.B. Diclofenac 75 mg p.o./i.m.); Opioide (z.B. Pethidin 50 mg i.v.)
   Anm.: ASS ist bei geplanter ESWL-Behandlung kontraindiziert (Gefahr von Nierenhämatomen durch ESWL). NSAID ähnlich gut analgetisch wirksam wie Opioide bei weniger UAW!
   Metamizol (= Novaminsulfon) ist gut wirksam, wird aber wegen des Risikos einer Agranulozytose (Häufigkeitsangaben: 1 : 1.000 bis 1 : 1 Mio) in einigen Ländern nicht mehr eingesetzt (USA, Kanada, Schweden, Australien).

2. Harnableitung
   Ind: Medikamentös nicht beherrschbare Koliken, hochgradige Obstruktion mit konsekutiver Harnstauungsniere und/oder steigenden Retentionswerten (postrenales Nierenversagen)
   Harnableitung der infizierten Harnstauungsniere (mit drohender oder manifester Sepsis) durch retrograde Einlage einer Harnleiterschiene (Doppel-J oder DJ-Harnleiterschiene) oder perkutane Nephrostomie (beide Verfahren sind gleichwertig).

3. Endourologische Eingriffe zur Steinentfernung:
   Vor aktiver Steintherapie:
   - Ausschluss einer akuten Harnwegsinfektion (HWI) oder Einleitung einer resistenzgerechten Antibiose bei nachgewiesener HWI
   - Aussetzen einer Antikoagulation
   - ASS-Therapie kann nach sorgfältiger Indikationsprüfung evtl. fortgeführt werden.

   3.1. Harnleitersteine:
   Misst der Stein < 5 mm ∅ und bestehen keine Infektzeichen, kann eine konservative Steinaustreibung versucht werden. Steine < 5 mm gehen in ca. 90 % spontan ab (evtl. Alphablocker, viel trinken, Wärmeapplikation, Bewegung u.a.). Dabei Harn- und Temperaturkontrollen (drohende HWI und evtl. Urosepsis!). Bei Fieber u./o. Anurie sofortige stationäre Einweisung! (Ableitungstherapie + Antibiose)!

   Indikation für eine aktive Steinentfernung:
   - Obstruktion mit fieberhaftem Harnwegsinfekt
   - Obstruktion mit Anurie
   - Obstruktion einer Einzelniere oder nach Nierentransplantation oder bilaterale Obstruktion
   - Unkontrollierbare Schmerzen
   - Unwahrscheinliche Steinpassage (Steine ≥ 5 mm ∅)

   - ESWL (extrakorporale Stoßwellenlithotripsie)
     Ind: Pyelon-, Kelchsteine von 5 - 20 mm ∅; Harnleitersteine ≥ 5 mm ∅
     Ko.: Hautsuffusionen, subkapsuläres Nierenhämatom, Koliken und Stauungen durch Restfragmente
   - Ureterorenoskopie (URS): i.d.R. ≥ 10 mm ∅
     Dabei stehen Laser-, Ultraschall-, pneumatische oder elektrohydraulische Lithotripsie zur Verfügung. Mechanische Hilfsmittel wie Zängchen oder Körbchen ermöglichen die Steinentfernung.

   3.2. Nierenbeckensteine:
   Je nach Lage und Größe des Nierenbecken-(Kelch-)steines beobachtendes Abwarten (z.B. bei kleinen Kelchsteinen). Hinsichtlich der Steinfreiheitsrate ist die PCNL bei Steinen > 20 mm ∅ der ESWL und URS überlegen.
   - Extrakorporale Stoßwellenlithotripsie (ESWL):
     Das Konkrement wird sonografisch oder röntgenologisch geortet und durch Fokussierung der Stoßwelle auf das Konkrement erfolgt die berührungsfreie Zerstörung.

Voraussetzung: Konkrement muss geortet werden können und Fehlen einer Harnabflussstörung. Die Einlage einer inneren Harnleiterschiene (Splint) vor ESWL sichert eine schmerzlose Harnleiterpassage der Steinfragmente + Urindrainage. Erfolgsrate: 90 %

- Perkutane Nephrolithotomie = Perkutane Nephrolitholapaxie (PNL oder PCNL): Perkutane sonografisch gesteuerte Endoskopie des Nierenbeckens. Unter Sicht wird der Stein mittels Ultraschall, Laser oder pneumatisch zertrümmert. Die Fragmente werden kontinuierlich mit einer Saugpumpe herausgespült oder mit Zangen oder Körbchen extrahiert. Nach endoskopischer und radiologischer Kontrolle auf Steinfreiheit wird ein Nephrostomie-Katheter zur Drainage für wenige Tage eingelegt werden. Nicht erreichbare Reststeine können durch ESWL beseitigt werden.
  Ind: Größere Steine im Nierenbecken (≥ 10 mm ∅)
  NW: Selten Nachblutung, Nierenverlust, Sepsis, Urinleckage und Obstruktion durch Restfragmente, Perforationen von Nachbarorganen; Letalität < 1 %; Erfolgsrate: 90 %

Prg: Bis zu 90 % der Harnleitersteine < 5 mm ∅ gehen spontan innerhalb eines Monats ab. Größere Harnleitersteine werden aktiv entfernt.

Pro: Steinprophylaxe (Metaphylaxe): Siehe Leitlinien!
Da Harnsteine rezidivieren, muss immer eine Steinprophylaxe betrieben werden. Rezidivquote ohne Prophylaxe: 50 %, mit konsequenter Prophylaxe ca. 15 %!

Viel trinken (Urinvolumen mind. 2,5 l/d)! Das spezifische Gewicht des Harns sollte 1.010 g/l nicht überschreiten → Selbstkontrolle von spezifischem Harngewicht mittels Teststreifen (z.B. MD Spezial®); Apfel- und Grapefruitsaft meiden.
Diät: viel Obst und Gemüse, Proteinzufuhr begrenzen (max. 1 g/kg KG; wenig Fleisch und Wurst), kochsalzarme (< 5 g/d) und kalziumreiche (1 - 1,2 g/d) Diät, reduzierte Oxalatzufuhr (siehe unten), Gewichtsnormalisierung; Körperliche Bewegung/Sport

Weiteres Vorgehen nach Steinanalyse:

- Kalziumhaltige Steine: Ausschluss eines Hyperparathyreoidismus (auch bei Phosphatsteinen!)
  Ist eine Hyperkalziurie Folge einer gesteigerten enteralen Resorption, spricht man von absorptiver Hyperkalziurie; ist sie bedingt durch gesteigerte Mobilisation von Kalzium aus den Knochen, spricht man von resorptiver Kalziurie.
  Medikamentös kann der Kalziumgehalt des Urins durch Thiazide (z.B. HCT 12,5 - 50 mg/d) gesenkt werden; die Patienten-Compliance ist aber nicht groß.

  Merke: Auch Patienten mit kalziumhaltigen Steinen sollten die von ernährungswissenschaftlicher Seite empfohlene Kalziumzufuhr anstreben (1 - 1,2 g/d), insbes. osteoporosegefährdete Patienten. Unter kalziumarmer Diät steigt die Harnsteininzidenz sogar an (Nurses Health Study, Curhan-Studie)!

- Uratsteine: Litholyse und Rezidivprophylaxe: Neutralisierung des Harns (vegetarische Kost, K^+/Na^+-Hydrogencitrat = Uralyt U®) auf Urin-pH von 6,0 - 6,5 (Harnteststreifen); viel trinken, purinarme Diät (wenig Bohnen, Innereien u.a.), Allopurinol (siehe Gicht).
- Oxalatsteine: Meiden von oxalatreichen Speisen (Spinat, Rhabarber, Kakao, dunkle Schokolade, Nüsse, rote Beete u.a.) hilft nur teilweise, da Oxalsäure im Intermediärstoffwechsel anfällt. Beratung in Zentren.
- Bei Phosphatsteinen immer einen Hyperparathyreoidismus ausschließen!
- Infektsteine: oft Magnesium-Ammonium-Phosphatsteine; Steinleiden und Infekt begünstigen sich gegenseitig! Daher bei infizierten Steinen stets Steinentfernung anstreben + gezielte Antibiotikatherapie nach Antibiogramm; Ansäuern des Harns auf pH 5,8 - 6,2): Methionin; Apfelsaft, Preiselbeersaft.
- Andere (seltenere) Steinarten: Beratung in Zentren.

VII. RHEUMATOLOGIE

Internet-Infos: *www.rheumanet.org; www.dgrh.de*

Bei den im Folgenden dargestellten entzündlichen Systemerkrankungen des rheumatischen Formenkreises ist die Ätiologie meist unbekannt. Häufig sind Klassifikationskriterien angegeben, die zur Einschätzung der Krankheitsbilder dienen, aber v.a. für klinische Studien entwickelt wurden. Die Anwendung solcher Kriterien setzt aber immer eine klinische Diagnose (z.B. gesicherte Arthritis oder Vaskulitis) voraus!

Autoimmunreaktionen sind gekennzeichnet durch das Auftreten autoreaktiver B- und T-Zellen. Auch bei Gesunden lassen sich autoreaktive Zellklone nachweisen, die jedoch 1. nicht durch andere Zellen aktiviert werden und 2. nicht sehr spezifisch reagieren (z.B. Produktion von Autoantikörpern mit niedriger Avidität). Voraussetzung für eine ausreichende Toleranz des Immunsystems gegenüber dem eigenen Körper ist eine Balance proinflammatorischer und regulierender Mechanismen.

Neben einer genetischen Prädisposition spielen Umweltfaktoren (z.B. Rauchen, Infektionskrankheiten, Ernährung, Exposition gegenüber Schadstoffen) eine Rolle bei der Entwicklung von Autoimmunerkrankungen. Hierbei scheinen oft mehrere Schritte notwendig, bis es zum Ausbruch einer Erkrankung kommt. Es können verschiedene Reaktionsmuster der T-Zellen vorherrschen (z.B. $T_{H}1$-Muster: Überwiegend zelluläre Aktivierung bei rheumatoider Arthritis, $T_{H}2$-Muster: Überwiegend humorale Aktivierung bei SLE, zunehmend wird auch dominierende Rolle von $T_{H}17$-Zellen als Effektorzellen autoimmuner Prozesse diskutiert).

Verschiedene Mechanismen können zur Aktivierung autoreaktiver T-Helferzellen führen:

1. Spezielle T-Zellen (NK-Zellen) unterlaufen die T-Suppressorzellen und bewirken eine Aktivierung der T-Helferzellen.
2. Regulatorische T-Zellen (T_{regs}, CD4+CD25+) weisen vermehrte oder verminderte Aktivität auf.
3. Die Expression eines Autoantigens zusammen mit einem HLA-Antigen auf Monozyten und anderen antigen-präsentierenden Zellen (z.B. dendritischen Zellen) aktiviert T-Helferzellen (z.B. im Rahmen eines Virusinfekts).
4. Die Aktivierung membranständiger Toll-like-receptors (TLRs) löst intrazelluläre Signalkaskaden mit Aktivierung/Proliferation der betroffenen Zellen, Zytokinausschüttung und Autoimmunreaktionen aus. Verschiedene TLR-Polymorphismen können bei verschiedenen Autoimmunerkrankungen nachgewiesen werden.
5. Die Änderung eines tolerierten Autoantigens durch Konjugation mit einem viralen oder bakteriellen Antigen oder einer chemischen Substanz kann die T-Helferzelle aktivieren (molekulare Mimikry, z.B. sogenanntes arthritogenes Peptid bei HLA B 27).
6. Viren können B-Zellen und zytotoxische T-Zellen unter Umgehung der T-Helferzellen aktivieren.

RHEUMATOIDE ARTHRITIS (RA) [M06.99]

Def: Chronisch-entzündliche Systemerkrankung, die durch Synovialitis zu Arthritis, Bursitis und Tendovaginitis führt. Häufig extraartikuläre Organmanifestationen. Der schubweise progrediente Verlauf führt unbehandelt zu Gelenkdestruktion und Invalidität.

Ep.: Prävalenz: < 1 %; im Alter > 55 J. ca. 2 %; Erkrankungsgipfel zwischen dem 55. und 75. Lebensjahr; w : m = 2 bis 3 : 1, familiäre Häufung. Ca. 70 % der RA-Patienten haben das HLA-Antigen DR4/DRB1 (Häufigkeit bei Gesunden ca. 25 %).

Ät.: Unbekannt

Pg.: Bei genetisch disponierten Personen wird durch unbekannte Triggermechanismen (virale - z.B. EBV - oder bakterielle Antigene, z.B. Porphyromonas gingivalis ?) eine Autoimmunerkrankung induziert mit entzündlicher Infiltration der Gelenkschleimhaut (Synovialis) mit autoreaktiven T-Helferlymphozyten, B-Lymphozyten, Plasmazellen und sog. dendritic cells (die sich von Monozyten/Makrophagen ableiten). Im Zentrum der immunologischen Reaktion steht die Interaktion von Lymphozyten und Monozyten mit Produktion proinflammatorischer Zytokine (z.B. IL-1, IL-6, TNFα, IL-15). Außerdem lässt sich die Bildung von Autoantikörpern gegen das Fc-Fragment des IgG = Rheumafaktoren (RF) sowie die Citrullinierung humaner Peptide und Bildung entsprechender Antikörper (Ak gegen cyclisches citrulliniertes Peptid = Anti-CCP-Ak) beobachten, die möglicherweise zuerst im Rahmen entzündlicher Vorgänge in der Lunge gebildet werden (→ was den Risikofaktor Rauchen erklären würde!). Häufig lassen sich Anti-CCP-Ak bereits Jahre vor einer Krankheitsmanifestation nachweisen. Rauchen und Übergewicht stellen bei bereits nachweisbaren Anti-CCP-Ak und Rheumafaktoren unabhängige Risikofaktoren für die baldige Entwicklung einer RA dar. Eine Beteiligung innerer Organe z.B. infolge einer Immunkomplexvaskulitis ist möglich.

Merke: „Die Synovialitis ist der Schurke in dem Drama."

KL.: 1. Unspezifische Allgemeinsymptome:
Abgeschlagenheit, nächtliches Schwitzen, evtl. subfebrile Temperaturen, Myalgien

2. Polyarthritis, evtl. Tendovaginitis und Bursitis
- Zu Beginn oft oligoartikuläre, asymmetrische Manifestation. Im Verlauf symmetrische Beteiligung der kleinen Gelenke: Metacarpophalangeal- (MCPs) und proximale Interphalangeal- (PIPs) sowie Zehengrundgelenke (MTPs) mit Schmerzen in Ruhe, Morgensteifigkeit > 30 Min., Bewegungsschmerz und Schwellung → schmerzhafter Händedruck = Querdruckschmerz = Gaensslen-Zeichen; Wellenrelief der Grundgelenke durch Schwellung verstrichen. Bei Arthritis des Handgelenkes schmerzhafte Volarbeugung im Handgelenk. Nicht betroffen werden die distalen Interphalangealgelenke II - V (DIPs), BWS/LWS.

Merke: „Die Hände sind die Visitenkarte des Rheumatikers."

- Karpaltunnelsyndrom: Engpasssyndrom mit Kompression des N. medianus durch Synovitis der Sehnenscheiden unter dem Lig. carpi transversum; schmerzhaftes Einschlafen der Hände im Schlaf. Später Taubheit der Finger 1 - 4. Parästhesien bessern sich durch Ausschütteln der Hände. Spätsymptom: Thenaratrophie. Auslösen der Beschwerden bei maximaler Beugung oder Streckung im Handgelenk (Phalen-Zeichen) oder bei Beklopfen des Karpaltunnels (Hoffmann-Tinel-Test). Di.: Klinik + Sono/MRT + Neurografie (Nervenleitgeschwindigkeit des N. medianus ↓).
- Sulcus-ulnaris-Syndrom: Kompression des N. ulnaris bei Ellbogengelenksarthritis - 4./5. Finger betroffen; Diagnostik wie bei Karpaltunnel-Syndrom
- Baker-Zyste im Bereich der Kniekehle (= Hernie der Kniegelenkskapsel mediodorsal) - Di.: Sonografie! DD: Unterschenkelvenenthrombose!

3. Rheumaknoten (20 % d.F.) finden sich in Sehnen und subkutan, bes. an den Streckseiten der Gelenke (v.a. Ellbogen).
Hi.: Palisadenförmig angeordneter Wall von Fibroblasten, Epitheloidzellen und mononukleären Zellen um fibrinoiden Herd

4. Extraartikuläre Organmanifestationen:
- Herz: Perikarditis und Herzklappenveränderungen (ca. 30 %, meist asymptomatisch), granulomatöse Myokarditis (evtl. mit infarktähnlichen Ekg-Veränderungen)
- Lunge: Gehäuftes Auftreten einer COPD, Pleuritis (in Autopsien 50 %, oft asymptomatisch), interstitielle Lungenerkrankungen in ca. 10 % (UIP/NSIP, siehe Lungenfibrosen). DD: Pneumonitis durch Methotrexat, Rheumaknoten, Bronchiolitis, pulmonale Hypertonie
- Leber: Unspezifische Leberenzymerhöhung, selten periportale Fibrose (DD: Methotrexat-NW!)
- Nieren: Selten: Fokale membranöse Glomerulonephritis, oft: Medikament-NW!
- Augen: Keratoconjunctivitis sicca (sekundäres Sjögren-Syndrom), (Epi-)Skleritis und Ulcus corneae als seltene Manifestation mit Hinweis auf eine erhöhte Mortalität (Vaskulitis)
- Gefäße: Rheumatoide Vaskulitis: Digitale Vaskulitis (selten Digitalgangrän), subunguale Blutungen, Vaskulitis der Vasa nervorum (Polyneuropathie), vorzeitige Arteriosklerose.

Sonderformen:
1. Caplan-Syndrom: RA + Silikose (bei Grubenarbeitern)
2. Felty-Syndrom: Schwere Verlaufsform der RA im Erwachsenenalter (< 1 % d.F.): Hepatosplenomegalie und Lymphknotenschwellung, Granulozytopenie. Typisch sind granulozytenspezifische ANA (85 % d.F.).Das HLA-DR4 ist zu 95 % positiv.
3. Alters-RA (LORA = late onset rheumatoid arthritis): Beginn nach dem 60. Lj., in 1/3 d.F. akuter Beginn; oft aggressiver Verlauf und polymyalgischer Beginn (→ DD).
4. RS3PE-Syndrom ("remitting seronegative symmetric synovitis and pitting edema"): Sonderform der seronegativen RA mit symmetrischer Arthritis und einer teigigen Schwellung im Bereich des Handrückens. Gutes Ansprechen auf Kortikosteroide.

Ko.:
- Funktionsverlust und Fehlstellung von Gelenken: z.B. "Schwanenhalsdeformität" der Finger durch Überstreckung im Mittelgelenk und Beugung im Endgelenk; Knopflochdeformität der Fingermittelgelenke = Beugestellung der Mittelgelenke bei Überstreckung der Endgelenke infolge Abrutschen der Strecksehnen nach volar; ulnare Deviation der Finger, evtl. Versteifung (Ankylosierung) von Gelenken, atlantoaxiale Subluxation mit zervikaler Myelopathie und Gefahr der basilären Impression, z.B. durch Überstrecken des Kopfes bei Intubation (Di.: MRT) u.a.
- Nebenwirkungen der antirheumatischen Therapie (häufig): Siehe unten
- Sekundäre Amyloidose vom AA-Typ (sehr selten) mit nephrotischem Syndrom und Entwicklung einer Niereninsuffizienz. Als Risikoindikator gilt eine Erhöhung des Serum-Amyloid-A-Proteins (SAA).
- Sehr selten T-gamma-lymphoproliferatives Syndrom mit Lymphadenopathie, Lymphozytose (large granular lymphocytes) und Granulozytopenie als Sonderform des Felty-Syndroms (siehe oben)
- Gehäuftes Auftreten maligner Erkrankungen (teils im Rahmen der Erkrankung, teils immunsuppressiv bedingt)

- Kardiovaskuläre Komplikationen: siehe „Ergänzungen"
- Osteoporose: → RA als eigenständiger Risikofaktor; Inaktivität, Kortison-induziert

DD:
- Kollagenosen: SLE (ANA), Sharp-Syndrom (anti-RNP)
- Vaskulitiden: z.B. Panarteriitis nodosa (Biopsie)
- Hämochromatose: Beteiligung der MCP II + III, Ferritin > 300 ng/ml, Eisen ↑, Transferrinsättigung > 50 %, erhöhte Leberwerte, endokrinologische Störungen, Hyperpigmentation u.a.
- Spondyloarthritiden (siehe Kapitel Spondyloarthritis)
- Rheumatisches Fieber (vorangegangener Streptokokkeninfekt, Arthritis migrans, ASL-Titer ↑, Jones-Kriterien erfüllt), heutzutage sehr selten!
- Lyme-Arthritis: Asymmetrische Arthritis, meistens Kniegelenk betroffen, praktisch nie Beteiligung der Fingergelenke, keine Polyarthritis, anamnestisch Zeckenbiss und Erythema chronicum migrans, Antikörpernachweis gegen Borrelia burgdorferi (IgG+)
- Infektiöse (septische) Arthritis (meist Monoarthritis mit Erregernachweis im Gelenkpunktat); in der Regel: Staphylokokken oder Gonokokken! Notfall!
- Arthritiden (Arthralgien) bei Virusinfekten (Hepatitis B/C, HIV, Parvovirus B19, Chikungunya-Virus)
- Paraneoplastische rheumatische Beschwerden bei Tumorleiden (paraneoplastische Arthritis, hypertrophe Osteoarthropathie, Stiff-man-syndrome, palmare Fasziitis und Polyarthritis-Syndrom = PFPAS)
- Arthritis bei Sarkoidose, z.B. Löfgren-Syndrom: Bihiläre Lymphadenopathie, interstitielle Infiltrate, Erythema nodosum, (Sprunggelenks-) Arthritis (Labor: ACE ↑, löslicher IL-2-Rezeptor ↑)
- M. Behçet: Vaskulitis mit Uveitis, oralen u./o. genitalen Aphthen, Arthritis
- Arthritis urica (bevorzugt Großzehengrundgelenk, Knie, Ellbogen, Harnsäure ↑, Tophi)
- Chondrokalzinose (= intraartikuläre Ablagerung von Calcium-Pyrophosphat-Kristallen): Akut: „Pseudogicht", meist monartikulär in absteigender Häufigkeit sind folgende Gelenke betroffen: Knie, Handgelenk, Schulter, oberes Sprunggelenk, Ellbogen. Chronisch: Pseudo-RA, meist > 60. Lj., häufiger Frauen, Assoziation mit Arthrose, Hämochromatose, Hyperparathyreoidismus, Ochronose, polyartikuläre Manifestation, auch MCP-Gelenke können betroffen sein. DD zur RA: Nachweis von CPP-Kristallen im Punktat, radiologischer Nachweis von kalzifiziertem hyalinen und fibrösem Knorpel; „seronegativ", eher gering entzündlich
- Aktivierte Arthrosen (entzündlicher Schub einer degenerativen Gelenkerkrankung)
- Erosive Polyarthrose der Fingergelenke: [M15.9] z.T. erbliche Altersveränderungen, Fingerendgelenke (mit Heberden-Knoten) oder Fingermittelgelenke (mit Bouchard-Knoten); Arthrose des Daumensattelgelenkes (Rhizarthrose); w > m
- Pachydermodaktylie: Angeboren, nicht-entzündliche Auftreibung der PIP-Gelenke
- Fibromyalgie-Syndrom: Nichtentzündliche Erkrankung, diffuse Schmerzen; vorwiegend Frauen im mittleren Alter → siehe dort
- Karpaltunnelsyndrom bei anderen Erkrankungen, z.B.:
  - Chronische Überlastung der Handgelenke durch Arbeit in starker Flexions- oder Extensionshaltung (Berufs-, Freizeitanamnese)
  - Fehlverheilte distale Radiusfraktur u.a. Traumen in Handgelenksnähe
  - Hormonelle Ursachen: Hypothyreose (TSH ↑), Akromegalie (GH ↑), Diabetes mellitus, Schwangerschaft
  - Gicht (Harnsäure ↑)
  - Amyloidose bei Dialysepatienten
  - Idiopathisches Karpaltunnelsyndrom (> 40 % d.F., meist Frauen)

Di.:
- Labor:
  - Unspezifische Entzündungszeichen = Aktivitätszeichen:
    BSG und CRP ↑, α-/γ-Globuline ↑, Eisen i.S. ↓, Ferritin i.S. ↑, normo-/hypochrome Entzündungsanämie, evtl. leichte Thrombozytose und Leukozytose
  - Immunologische Befunde:
    - Rheumafaktoren (RF) sind initial in ca. 40 % positiv, im weiteren Krankheitsverlauf werden sie in ca. 80 % positiv = seropositive RA (übrige Fälle = seronegative RA)
      Der Nachweis von Rheumafaktoren ist nicht spezifisch für RA. Der RF ist auch positiv bei:
      - Ca. 5 % Gesunder (im Alter über 60 J. > 10 %), RF-Titer niedrig
      - Bei Sjögren-Syndrom (bis 50 %) u.a. Kollagenosen in unterschiedlicher Häufigkeit
      - Gel. bei Lebererkrankungen , Hepatitis C (durch Kryoglobulinbildung)
      - Chronischen Infektionskrankheiten u.a.
    - ACPA: IgG-Ak gegen citrulliniertes Peptid, Synonym Anti-CCP-Ak
      Sensitivität ca. 80 % (vergleichbar mit RF), hohe Spezifität (> 95 %); ACPA besitzen bei gleichzeitigem Vorliegen eines RF hohen Vorhersagewert für die Entwicklung einer aggressiven RA.

      Cave: Der alleinige Nachweis von CCP-Ak ist keine Therapieindikation, sondern muss immer in Zusammenhang mit den klinischen Befunden interpretiert werden!

- Antinukleäre Antikörper (ANA) in ca. 30 % d.F., Titer oft < 1 : 160 (anti-dsDNS negativ!)
- Anti-CarP-Ak (gegen carbamylierte Proteine gerichtet) sind bei 14 % der ACPA-negativen Patienten nachweisbar (noch keine Routinediagnostik).

■ Nachweis von Knorpel- und Gelenkveränderungen:
- Arthrosonografie: Nachweis von Synovialitis, Tendinitis, Tendovaginitis, Bursitis, Baker-Zysten. Eine im PW-Doppler nachgewiesene Hyperperfusion der Synovialis spricht für hohe Aktivität. Mittels hoch auflösender Sonografie lassen sich Usuren früher als im Röntgenbild und genauso früh wie im MRT nachweisen.
- Kontrastmittel-MRT weist Inflammation, Knorpel- und Knochenerosionen bis zu 2 Jahre früher nach als die konventionelle Röntgenuntersuchung! Ein Knochenmarködem gilt als Frühzeichen einer RA mit Gelenkschädigung. T_1-Wichtung post KM, STIR-Sequenz, T_2-Wichtung
- Röntgen: Hände/Handgelenke, Vorfüße beidseits in 2 Ebenen, der HWS in 2 Ebenen inkl. Aufnahmen in Inklination/Reklination. Nachweis atlanto-axialer Beteiligung v.a. bei aktiven Verläufen. ***Cave:*** Myelonkompression, ggf. MRT zur weiteren Abklärung
- Dreiphasenszintigrafie mit ^{99m}Tc-Phosphonat: Nachweis einer Gelenkentzündung in der Frühphase = Weichteilszintigrafie. Spätaufnahmen = Skelettszintigrafie
- Rheumascan® = fluoreszenzoptisches Verfahren mit Darstellung der Mikrovaskularisation und Perfusion der Hand- und Fingergelenke: Neues, noch zu evaluierendes Verfahren in der Frühdiagnostik und zur Verlaufsbeurteilung

■ Evtl. Synoviaanalyse: Zellzahl ↑ (je nach Aktivität 4.000 - 50.000 Leukozyten/µl), Nachweis von Rhagozyten und RF, Komplement ↓; Bakteriologie: Steril

ACR-/EULAR-Klassifikationskriterien 2010 (American College of Rheumatology/European League against Rheumatism):

Schwellung/ Druckschmerz an Gelenken	Serologie	Akute Phase	Dauer	Punkte
1 großes Gelenk	RF u. CCP negativ	CRP + BSG normal	< 6 Wochen	0
2 - 10 große Gelenke		CRP oder BSG ↑	≥ 6 Wochen	1
1 - 3 kleine Gelenke	RF oder CCP niedertitrig positiv			2
4 - 10 kleine Gelenke	RF oder CCP hochtitrig positiv			3
> 10 Gelenke, mindestens 1 kleines Gelenk				5
Diagnose einer RA ab ≥ 6 Punkten				

Th.: ***Merke:*** Eine effektive krankheitsmodifizierende Therapie sofort nach Diagnosesicherung entscheidet über den weiteren Krankheitsverlauf, da wesentliche Gelenkschaden bereits in der Initialphase der RA eintreten („window of opportunity", „hit hard and early"). Bei gutem Ansprechen kann die Therapie evtl. später deeskaliert werden („step down-Therapie"). Ziele der Therapie sind Besserung der Symptome, klinische Remission und die Hemmung der radiologischen Progression (treat to target). Dies wird nach internationalem Konsensus dann erreicht, wenn der Patient nicht mehr als 1 geschwollenes und nicht mehr als 1 druckschmerzhaftes Gelenk hat, das CRP ≤ 1 mg/dl ist und der Patient eine Aktivität von ≤ 1 auf einer Skala von 0 - 10 angibt.
Gerade im Hinblick auf zunehmend intensivere und auch kostenträchtigere Therapien (siehe unten) stellt sich die Frage, wie eine Therapie nach Erreichen einer Remission optimal deeskaliert werden kann und inwieweit medikamentenfreie Remissionen realistisch sind. Hierzu gibt es derzeit einige Studien aber noch keine abschließende Meinung, so dass mit dem Absetzen von Medikamenten sehr bedacht umgegangen werden sollte.

Zur optimalen Versorgung eines Patienten mit einer Arthritis sollte eine Vorstellung beim Rheumatologen innerhalb von 6 Wochen erfolgen und eine krankheitsmodifizierende Therapie innerhalb von 3 Monaten nach Krankheitsbeginn eingeleitet werden!
Zur Vorstellung bei einem Rheumatologen reichen der klinische Befund und die Bestimmung der Entzündungszeichen (BSG, CRP). Die vorherige Bestimmung spezifischer Antikörper ist nicht sinnvoll, da diese zu Beginn oft nicht positiv sind (Verzögerung der Behandlung aufgrund „unauffälliger" Befunde).

A) Physikalisch: Kryo-, Hydro- und Bewegungstherapie, Krankengymnastik, Ergotherapie. Keine Wärme-, sondern Kälteanwendung bei akut entzündeten Gelenken! Sofort schmerzlindernd für einige Stunden wirkt eine Ganzkörper-Kältetherapie in speziellen Kältekammern mit - 110°C.

Merke: Physikalische Maßnahmen ersetzen keine medikamentöse Therapie!

Beachte: Der Patient muss rasch wieder bewegungsfähig werden, sonst drohen Kontrakturen und Muskelatrophie.

B) Medikamentös (Dosierung für Erwachsene):

1. Glukokortikoide

   Ind: • Bei aktiver RA temporär bis zum Wirkungseintritt der Basistherapeutika („bridging")
   • Bei hochaktiver RA auch längerfristig als „low-dose"-Steroidtherapie

   NW + KI: Siehe Kap. Glukokortikosteroide

   Dos: z.B. Prednisolon initial ca. 20 mg/d, stufenweise reduzieren und absetzen, wenn die Wirkung der Basistherapeutika eintritt. Eine längerfristige niedrig dosierte Steroidtherapie (2,5 - 5 mg Prednisolon/d) ist ebenfalls krankheitsmodifizierend und als Zusatz zur Basistherapie effektiv. Da es keine Dosis ohne Nebenwirkung gibt, sollte die Therapie möglichst kurz und möglichst niedrig dosiert erfolgen (bei längerer Anwendung ≤ 5 mg Prednisolon/d)!

   Osteoporoseprophylaxe durch Kalziumzufuhr (1 g/d durch Ernährung - Milchprodukte, Ca^{++}-reiches Mineralwasser oder Supplementierung) und Vitamin D_3 (ca. 800 - 2.000 IE/d)

   Nach DVO-Leitlinien wird zu Therapiebeginn auch eine Knochendichtemessung (DXA-Methode) an LWS und Femur empfohlen.

2. Basistherapie mit krankheitsmodifizierenden Mitteln = Disease Modifying Antirheumatic Drugs (DMARD):

   Der Wirkungseintritt erfolgt verzögert nach Wochen bis Monaten. Wegen teratogener NW muss ggf. auf die Durchführung einer verlässlichen Kontrazeption hingewiesen werden (z.B. MTX, Leflunomid).

   Regelmäßige klinische und Laborkontrollen zur Erfassung von NW sind obligat!

   Basistherapeutika müssen ggf. auch in Kombination frühzeitig eingesetzt werden, um Gelenkzerstörungen zu verhindern.

   2.1 Immunsuppressiva

   • Methotrexat (MTX):

   Rel. gut verträgliche und wirksame Substanz! Kann lebensverlängernd wirken (bes. durch Verminderung des Herzinfarktrisikos)

   Wi.: Folsäureantagonist, DANN-Methylierung, Purin- und Pyrimidinsynthese

   NW: Rel. häufig sind gastrointestinale NW, Stomatitis und Erhöhung der Leberenzyme. Zytopenien (5 %/Jahr), Haarausfall; gel. Arthralgien/Myalgien innerhalb 24 h nach MTX-Einnahme. Seltener sind bronchiale Reizung, interstitielle Pneumonitis, Leberfibrose, Rheumaknoten an den Akren u.a. Die Gabe von Folsäure (5 - 10 mg 24 - 48 Stunden nach MTX-Einnahme) reduziert NW und Abbruchrate. Kontrollen von Blutbild, Kreatinin und Leberenzymen.

   Ind: Mittel der Wahl in der Primärtherapie

   KI: Schwangerschaft, Stillzeit, Lebererkrankungen, Niereninsuffizienz, hämatologische Krankheiten, gleichzeitige Gabe von Cotrimoxazol u.a.

   Dos: 7,5 - 25 mg 1 x/Woche als Einzeldosis oral oder s.c. (s.c. ist etwas effektiver und kann vom Patienten leicht erlernt werden). Am Tag der MTX-Einnahme keine NSAR nehmen, weil diese die Ausscheidung von MTX hemmen (Risiko von NW)!

   MTX-Einnahme bei gebärfähigen Frauen nur unter Konzeptionsschutz (Risiko fetaler Fehlbildungen ca. 10 %). MTX mindestens 3 Monate vor geplanter Schwangerschaft absetzen.

   • Leflunomid , ein Dihydroorotat-Dehydrogenase-Blocker mit langer Halbwertzeit! Fetusschädigende Metaboliten lassen sich bis zu 2 Jahre nach Absetzen nachweisen → Eliminierungsmittel: Colestyramin.

   Ind: Reservemittel, falls MTX nicht hilft oder kontraindiziert ist.

   NW: Diarrhö, Leberenzymerhöhung (ca. 5 %), schwere Leberschäden und Leberversagen, Hypertonie, interstitielle Pneumonie u.a.

   KI: Schwangerschaft, gebärfähige Frauen ohne Antikonzeption, Leberschäden u.a.

   Cave: Perioperativ sollte Leflunomid pausiert und mit Colestyramin ausgewaschen werden! Prüfung der Wirksamkeit der Auswaschtherapie vor geplanter Schwangerschaft durch Spiegelkontrolle.

   2.2 Sulfasalazin (z.B. Azulfidine® RA):

   Ind: Bei leichtem, nicht erosiven Verlauf oder in Kombination mit anderen DMARDs

   NW + KI: Siehe Kap. Colitis ulcerosa

   Dos: 2 - 3g/d; mit niedrigster Dosis beginnen, bei Verträglichkeit Dosis langsam erhöhen.

   2.3 Hydroxychloroquin (Quensyl®):

   Ind: Bei leichtem nicht erosiven Verlauf oder in Kombination mit anderen DMARDs

   NW: Halbjährliche augenärztliche Untersuchungen werden wegen Gefahr der Retinopathie empfohlen. Es existiert keine allgemeingültige kritische Summendosis! Nach etwa 5 J. sollten aber intensivierte Kontrollen erfolgen (Farbsinnprüfung, computergestützte Perimetrie, multifokales Elektroretinogramm!), Lichtempfindlichkeit der Haut; Myopathie

WW:* *Cave: Arrhythmien durch QT-Zeit-verlängernde Medikamente!
Dos: Hydroxychloroquin: 200 - 400 mg/d

2.4 „Biologicals“:

Allgemeines: Rekombinant hergestellte Antikörper, Ak-Fragmente oder Fusionsproteine zur zielgerichteten Blockade entzündlicher immunologischer Vorgänge. Da Zytokine und Oberflächenmoleküle vielfältige physiologische Wirkungen haben, sind immer auch Nebenwirkungen/Effekte auf andere Vorgänge im Körper zu erwarten. Durch Biologika konnten in den letzten Jahre v.a. bei der RA und den Spondyloarthritiden sehr gute Therapieerfolge beobachtet werden. Eine Therapie mit Biologika ist schweren Verlaufsformen vorbehalten und erst nach Versagen anderer, konventioneller DMARDs indiziert. Eine Biologikatherapie sollte in Kombination mit einem konventionellen DMARD (i.d.R. MTX, siehe auch Zulassungsstatus der einzelnen Präparate) erfolgen, da nur hierdurch eine entsprechende Steigerung der Wirksamkeit erreicht wird (Ausnahme Tocilizumab)! Die Langzeiterfahrungen sind begrenzt. Das Risiko ernster NW ist zu beachten! Sorgfältige Patientenaufklärung und regelmäßige Kontrolluntersuchungen zur Überwachung sind Voraussetzung. Auch die erheblichen Therapiekosten müssen in Betracht gezogen werden.

- Anti-TNFα-Therapie:
  Wi.: Wirkungseintritt. Schnell (innerhalb von 2 Wochen), hohe Ansprechrate, antientzündliche + destruktionshemmende Wirkung: Verhindert die radiologische Progression und senkt die kardiovaskuläre Mortalität.
  NW: Gehäufte Infektionen (v.a. Weichteilinfektionen, Pneumonien, septische Arthritis), Reaktivierung einer Tbc → vor Therapiebeginn aktive/latente Tbc ausschließen: Thorax-Röntgenbild + Interferon-γ-release-Test; Verschlechterung einer Herzinsuffizienz und selten Schäden des N. opticus. Möglicherweise gering erhöhtes Lymphom- und Tumorrisiko. Durch TNFα-Blocker kann eine Psoriasis induziert werden. Weitere NW + KI sind zu beachten (→ Herstellerangaben).
  Ind.: Reservemittel bei Versagen konventioneller Therapien
  - Infliximab (Remicade®, Biosimilars: Remsima®, Inflectra®): Monoklonaler chimärer Ak gegen TNFα; i.v.-Anwendungen, HWZ 26 Tage, bei RA nur in Kombination mit MTX, bei Spondylarthritiden auch als Monotherapie (Dos. siehe Herstellerangaben)
  - Adalimumab (Humira®): Monoklonaler humaner Ak gegen TNFα; Halbwertzeit: 14 Tage (Dos: 40 mg s.c. alle 2 Wochen)
  - Etanercept (z.B. Enbrel®, Biosimilar: Benepali®): Fusionsmolekül aus löslichem TNF-Rezeptor und IgG1-Fc-Anteil. HWZ fast 5 Tage (Dos. z.B. 1 x 50 mg s.c./Woche)
  - Certolizumab pegol (Cimzia®): Pegyliertes Fab Fragment gegen TNFα (Erhaltungsdosis: 200 mg s.c. alle 2 Wochen)
  - Golimumab (Simponi®): Monoklonaler, humaner Antikörper der höchsten Affinität gegen TNFα (50 mg s.c./Monat)
- Tocilizumab (RoActemra®). Monoklonaler humanisierter Ak, blockiert den löslichen und membrangebundenen IL-6-Rezeptor. Gutes Ansprechen auch nach TNFα-Versagen; i.v.- oder s.c.-Applikation.

  Cave: **Durch die IL-6-Blockade wird die CRP-Produktion unterdrückt. Patienten können trotz schwerer Infekte normale Werte aufweisen.**

  NW: Leukopenie, Thrombozytopenie, Infektionen, Transaminasenanstieg, Dyslipoproteinämie, gastrointestinale Perforationen (***Cave:*** **Bei vor stehender Divertikulitis**)
- Anakinra (Kineret®): Interleukin-1-Rezeptorantagonist (IL-1Ra)
  Erhöhtes Risiko für Infektionen, sehr gute Wirksamkeit bei M. Still, bei RA weniger effektiv als andere Biologika
- Rituximab (MabThera®): anti-CD20-Ak
  Ind: Bei therapieresistenten Verläufen oder Kontraindikation einer TNFα-Blockade. Therapieprinzip: B-Zell-Depletion, Dosis: 2 x 1.000 mg i.v. im Abstand von 2 Wochen, dann Wiederholung alle 6 Monate. NW + KI beachten! Bei immunsupprimierten Patienten sehr selten progressive multifokale Leukenzephalopathie. Vorher Impfstatus aktualisieren und Screening auf Hepatitis B!
- Abatacept (Orencia®): CTLA4-Ig-Fusionsprotein, Hemmung der T-Zell-Kostimulation. Applikation i.v. oder s.c.
- Biosimilars: Durch Ablauf des Patentschutzes kommen zunehmend biosimilare Präparate auf den Markt. Durch die komplexen Molekülstrukturen kann es im Vergleich zum Original bei identischer Aminosäuresequenz zu Abweichungen in Proteinkonformation und Glykosylierungsmuster kommen. Studien legen die Gleichwertigkeit zum Original sowie die Möglichkeit zum „Switch“ ohne Wirkungsverlust nahe. Hierzu fehlen allerdings noch umfangreichere Daten aus dem klinischen Alltag.

2.5 Kombinationstherapien: Oft lässt sich durch ein DMARD keine Kontrolle der Erkrankung erreichen, daher sollten bereits frühzeitig verschiedene DMARDs kombiniert werden (***Cave:*** Toxizität) bzw. DMARDs mit einem Biological. Die Kombination verschiedener Biologicals zeigt keinen Nutzen, sondern erhöhte Komplikationsraten.

2.6 Im Ausnahmefall: z.B. Azathioprin, Ciclosporin A (NW siehe dort) oder Cyclophosphamid) NW: Siehe Kap. Zytostatika. Ind: Schwere Verläufe mit lebensbedrohlichem Organbefall, vaskulitische Komplikationen. ***Cave:*** Kumulativdosis! Ab einer Summendosis ≥ 30 g deutlich erhöhtes Risiko für eine therapieinduziertes MDS (myelodysplastisches Syndrom), erhöhtes Risiko für Urothel-Ca, bei Therapie von Frauen mit nicht abgeschlossener Familienplanung: ggf. Ovarprotektion (GnRh-Analoga), Eizellentnahme vor Therapie

2.7 JAK-Inhibitoren (Tofacitinib, Baricitinib). Wirksamkeit und Sicherheitsprofil vergleichbar mit Biologika. ***Cave:*** Herpes zoster
Ind: Wie Biologika bzw. nach MTX-Versagen

2.8 Naturheilkundliche Therapie: Dreiflügelfrucht (Tripterygium wilfordii Hook F) als naturheilkundlicher Ansatz aus der traditionellen chinesischen Medizin

2.9 In klinischer Erprobung: Anti-GM-CSF-Antikörper, bispezifische Antikörper (gegen TNFα und IL-17A), Sarilumab und Sirukumab (IL-6-Blockade)

3. Nichtsteroidale Antirheumatika (NSAR): Symptomatische Therapie ohne Effekt auf den Krankheitsverlauf. Sowohl COX2-Inhibitoren (Coxibe) als auch traditionelle NSAR führen zu einem dosisabhängigen Risiko für kardio- und zerebrovaskuläre Komplikationen (Steigerung um 30 - 50 %). Fragliche Ausnahme Naproxen. Daher sollten diese Substanzen möglichst kurzfristig und niedrig dosiert eingesetzt werden. Der Vorteil der Coxibe liegt in der geringeren NW-Rate im unteren GI-Trakt. Die erhöhte NW-Rate im oberen GI-Trakt bei unselektiven COX-Inhibitoren kann teilweise durch den Einsatz von Protonenpumpeninhibitoren kompensiert werden.

- Unselektive COX-1/2-Inhibitoren = Cyclooxygenase-Hemmer
  Wi.: Hemmung der Cyclooxygenase 1 + 2 (COX 1 + 2) und damit der Prostaglandinsynthese. Die entzündungshemmende Wirkung läuft über COX-2-Inhibition. Die Hemmung der Thrombozytenaggregation und die gastralen NW sind Folge der COX 1-Inhibition.

  Präparate-Beispiele:
  Ibuprofen: Einzeldosis: 400 - 800 mg, bis 2.400 mg/d
  Diclofenac: Einzeldosis: 50 mg, bis 150 mg/d
  Naproxen (T_{50} bis 15 h); bis 1.000 mg/d

  Anm.: ASS wird zur Therapie der RA nicht eingesetzt (analgetisch wirksame Einzeldosis zu hoch und macht oft NW).

- Selektive COX-2-Inhibitoren (Coxibe): Celecoxib (Tagesdosis bis 2 x 200 mg) oder Etoricoxib (Tagesdosis bei Arthritis 60 - 90 mg)

  NW: - Gastrointestinale NW (ca. 30 %):
  Magenschmerzen, Reflux, Magen-/Duodenalulzera, evtl. mit (okkulter) Blutung oder Perforation; Blutungsrisiko ca. 1 : 100/2 Jahren. Die ulzerogene Wirkung ist Folge einer Hemmung der Prostaglandinsynthese mit gestörter Magenschleimproduktion. Evtl. Kolitis mit Diarrhö.
  Risikofaktoren für erhöhte GI-NW: Gleichzeitige Therapie mit Kortikosteroiden, Antikoagulanzien oder selektiven Serotoninwiederaufnahmehemmern (SSRI), hohe NSAR-Dosis, Alter > 65 J., GI-Ulzera oder NSAR-bedingte GI-Komplikationen in der Anamnese
  In diesen Fällen ist bei Therapie mit NSAR eine parallele prophylaktische Gabe von Protonenpumpenhemmern indiziert! Bei Helicobacter pylori-Infektion ist eine prophylaktische HP-Eradikationstherapie möglicherweise von Nutzen. Um die Magenunverträglichkeit zu mindern, Präparate nach dem Essen nehmen.

  Beachte: Während Glukokortikosteroide alleine das Ulkusrisiko kaum erhöhen, steigt das Ulkusrisiko unter NSAR um den Faktor 4; die Kombination beider Substanzen erhöht das Ulkusrisiko um den Faktor 15! Daher nach Möglichkeit beide Substanzen nicht kombinieren. Falls die Kombination unvermeidbar ist, unbedingt Gabe eines Protonenpumpeninhibitors! Nie mehrere NSAR gleichzeitig verordnen!

  - NSAR-Zystitis
  - Pseudoallergische Reaktionen: Analgetikaintoleranz (mit evtl. Bronchospasmus bei Asthmapatienten)
  - Allergische NW (Urtikaria, Angioödem, Bronchospasmus)
  - Störungen der Hämatopoese
  - Zentralnervöse Störungen (z.B. Kopfschmerzen, Schwindel, Verwirrtheitszustände, Hörstörungen)

- Leberschäden, Nierenschäden
- Natrium- und Wasserretention, evtl. Hypertonie und Herzinsuffizienz

KI: Störungen der Leber-/Nierenfunktion, Gravidität und Stillzeit, Ulzerationen des Magen-Darm-Traktes, Blutbildstörungen, Analgetikaintoleranz, Herzinsuffizienz, unkontrollierte Hypertonie, KHK, pAVK

Merke: Alle NSAR außer Naproxen weisen ein erhöhtes kardiovaskuläres Risiko auf.

Ergänzungen:

- Frühzeitiges Erfassen und Behandeln kardiovaskulärer Risikofaktoren. Die RA ist ein eigenständiger kardiovaskulärer Risikofaktor, der bei Vorliegen von mindestens 2 der folgenden 3 Kriterien als 1,5-facher Multiplikator der bekannten Risiko-Scores für kardiovaskuläre Ereignisse gewertet werden muss: Krankheitsdauer ≥ 10Jahre, Nachweis von RF/ACPA, Vorliegen extraartikulärer Manifestationen. Eine gute Kontrolle der Krankheitsaktivität senkt das Risiko. RA-Patienten weisen eine deutlich erhöhte postoperative kardiovaskuläre Mortalität auf und bedürfen daher einer besonderen Überwachung.
- Diät: Manche Patienten berichten Beschwerdelinderung unter Arachidonsäure-armer Ernährung (Meidung von Fleisch-/Wurstwaren) und Bevorzugung Eicosapentaen-reicher Kost (Fisch, Fischöl, Omega-3-Fettsäuren). Eine signifikante Wirkung konnte bei der Zufuhr von 5,5 g/d (!) Fischöl als Supplement nachgewiesen werden. Einseitige Ernährung ist zu vermeiden. Kein Ersatz für eine effektive Therapie mit Basistherapeutika!
- Raucherentwöhnung: Raucher entwickeln häufiger als Nichtraucher eine RA und die Verläufe werden ungünstig beeinflusst!
- Hautkrebsvorsorge und Vermeidung intensiver UV-Exposition: Unter traditionellen DMARDs und unter Biologika besteht ein erhöhtes Risiko für nicht-melanotischen Hautkrebs (RR 1,8 gegenüber Gesunden).
- Perioperatives Management: Unter fortgeführter Therapie besteht ein erhöhtes Risiko für perioperative Infektionen, daher muss individuell und je nach bevorstehendem Eingriff entschieden werden, ob eine Therapie perioperativ bis zum Abschluss der Wundheilung pausiert wird. Die Tabelle gibt eine Orientierung. Da eine perioperative Erhöhung der Glukokortikoiddosis zu vermehrten Komplikationen führt, sollte dies vermieden werden. Elektive Eingriffe sollten in den ersten 6 Monaten nach Therapiebeginn vermieden werden (v.a. bei Rituximab!).

Biologika	2 Halbwertszeiten
MTX	Bei hohen Dosen ggf. Dosisreduktion, in der Regel weiter
Leflunomid	Pausieren, ggf. Auswaschen mit Colestyramin
Sulfasalazin	Am OP Tag pausieren
Hydroxychloroquin	Weiter
Azathioprin	2 Tage vorher pausieren
Ciclosporin A	2 Tage vorher pausieren
Mycophenolatmofetil	2 Tage vorher pausieren
Rituximab	Elektive Eingriffe möglichst verschieben

- Unter immunsuppressiver Therapie treten gehäuft Infektionen auf: Unter Glukokortikoidtherapie besteht ein dosisabhängiges Infektionsrisiko. ≤ 5 mg Prednisolonäquivalent führen wahrscheinlich nicht zu einem erhöhten Risiko. ≥ 10 mg führen über längere Zeit auch nachhaltig zu einem deutlich erhöhten Risiko. Unter konventioneller DMARD-Therapie ist das Infektionsrisiko auf maximal 1,5 x erhöht. Hydroxychloroquin und Sulfasalazin scheinen nicht zu einem erhöhten Risiko zu führen. Unter Biologika verdoppelt sich das Risiko im Vergleich zu einer konventionellen DMARD-Therapie (ca. 2 - 4 schwere Infektionen/100 Patientenjahre, deutlich höher bei Patienten mit Komorbiditäten). Vor einer immunsuppressiven Therapie Screening auf Hepatitis B/C, ggf. auch HIV. Unter Immunsuppression sind Reaktivierungen - insbesondere von Hepatitis B - beschrieben, so dass je nach serologischem Befund oder Viruslast (PCR) eine prophylaktische antivirale Therapie (z.B: mit Entecavir) erfolgen sollte.

C) Intraartikuläre Therapie unter sterilen Bedingungen:

- Injektion von Triamcinolon oder Dexamethason. Nur temporär zur Überbrückung bis Basistherapie wirkt. Keine Dauertherapie!
- **Radiosynoviorthese (RSO):**
  Internet-Infos: *www.radiosynoviorthesis.com*
  Evtl. Lokalisation entzündeter Gelenke mittels Weichteilszintigrafie - Injektion radioaktiver Substanzen (Betastrahler) in schmerzhaft entzündete Gelenke

	^{90}Yttrium für große Gelenke	**^{186}Rhenium für mittlere Gelenke**	**^{169}Erbium für kleine Gelenke**
HWZ	2,7 Tage	3,7 Tage	9,5 Tage
Gewebsreichweite	11 mm	3,7 mm	1,0 mm

Beurteilung: Wirkungsvolle Ergänzung der Basistherapie v.a. bei einzelnen Gelenken; keine systemischen NW; behandelte Gelenke werden längerfristig schmerzfrei; optimale Wirkung nach 3 - 6 Monaten.

D) Synovektomie (arthroskopisch oder offen) evtl. auch mit nachgeschalteter RSO

E) Rekonstruktive Chirurgie und rechtzeitiger prothetischer Gelenkersatz (z.B. Handgelenksarthrodese, Hoffmann-Tillmann-Op. der Vorfüße, TEP der Hüft- oder Kniegelenke)

F) Rehabilitationsmaßnahmen, Patientenschulung und Selbsthilfegruppen (Rheuma-Liga!)

Prg: Risikofaktoren für einen schweren, erosiven Verlauf sind:
- Beteiligung vieler Gelenke
- Hochtitriger Nachweis von RF, Nachweis von anti-CCP-Ak, hohes CRP, hohe BSG
- Homozygotie von HLA DR4-Allelen („shared epitope")
- Rauchen
- Nachweis von Rheumaknoten
- Niedriger sozioökonomischer Status u.a. (Adipositas führt zu einem geringeren Therapieansprechen.)

Ältere Daten zeigten, dass nach 10 Jahren Krankheitsdauer ca. 50 % der Patienten erwerbsunfähig sind und die Mortalität um etwa 50 % erhöht war. Neuere Untersuchungen legen nahe, dass eine effektive frühzeitige Therapie dies positiv beeinflusst. Häufige Todesursachen sind Herzinfarkt, (3 x erhöhtes Risiko) und Schlaganfall sowie eine (unbehandelte) hohe Krankheitsaktivität. Zu beachten sind auch Komplikationen unter der Therapie.

Impfungen bei rheumatologischen Erkrankungen / Impfungen unter Immunsuppression:
Während man mit Impfungen früher aus Angst vor Verschlechterung einer Erkrankung zurückhaltend war (tatsächlich sind Erstmanifestationen rheumatischer Erkrankungen nach Impfungen beschrieben), werden heute alle üblichen aktiven Impfungen mit Totimpfstoffen empfohlen. Unter immunsuppressiver Therapie ist mit einer reduzierten aber ausreichenden Impfantwort zu rechnen (ausgenommen: Rituximab - vor Therapiebeginn impfen). Insbesondere die Influenza-Impfung und die Pneumokokkenimpfung (sequenziell: mit PCV13 gefolgt von PPSV23 nach 6 - 12 Monaten) werden unter Immunsupppression angeraten. Lebendimpfungen unter immunsuppressiver Therapie sind kontraindiziert.

ADULTER MORBUS STILL, ADULTES STILL-SYNDROM [M06.10]

Ep.: Selten! Inzidenz ca. 5/100.000/Jahr; m : w = 1 : 1

Ät.: Nicht bekannt

KL.:
- Flüchtiges kleinfleckiges, lachsfarbenes, makulopapulöses Exanthem an Rumpf und proximalen Extremitäten

  Cave: Oft nur kurze Zeit und im abendlichen Fieberschub sichtbar, ggf. dem Patienten Lehrbuchbilder zeigen bzw. Fotos machen lassen!
- Fieberschübe > 39°C, 1 - 2 x/Tag mit ausgeprägten Myalgien und Arthralgien
- Symmetrische Polyarthritis typischerweise mit zystischen und erosiven Veränderungen im Verlauf (bes. karpal)
- Halsschmerzen, Splenomegalie, Polyserositis

Ko.: Hämophagozytose, Gerinnungsaktivierung, Multiorganversagen

Lab:
- Leukozytose mit Neutrophilie, BSG ↑, CRP ↑, Transaminasen ↑ (50 % d.F.)
- RF, ANAs, CCP-Ak negativ
- Ferritin ↑↑ (bis > 10.000 µg/l)

Di.: Ausschluss anderer Ursachen (Infektionen, Neoplasien, andere Systemerkrankungen)
Klassifikationskriterien von Yamaguchi:
- Majorkriterien: Intermittierendes Fieber > 39°C für mindestens 1 Woche, Arthralgien mindestens 2 Wochen, typisches Exanthem, Leukozytose > 10.000/µl mit Neutrophilie
- Minorkriterien: Halsschmerzen, Lymphadenopathie und/oder Splenomegalie, Leberenzyme erhöht, RF und ANAs negativ. Mindestens 5 Kriterien müssen erfüllt sein, davon 2 Majorkriterien

Th.: Steroide, ggf. zusätzlich MTX
Weitere Therapieoptionen: Andere Immunsuppressiva, Tocilizumab, TNF-Blockade, intravenöse Immunglobuline

SPONDYLOARTHRITIDEN (SpA)

Ep.: Prävalenz ca. 1 % in Europa

Def: Gruppe chronisch-entzündlicher Erkrankungen oft mit Beteiligung des Achsenskeletts (griech. ‚spondylos' = Wirbel), Assoziation mit HLA-B27 (bis 90 % beim M. Bechterew) und Fehlen von Rheumafaktoren ("seronegativ"), die ineinander übergehen/miteinander überlappen können und folgende Leitsymptome gemeinsam haben:

- Entzündliche Rückenschmerzen durch Sakroiliitis und WS-Befall (Spondylitis/-arthritis, Syndesmophyten)
  Typische klinisch-anamnestische Kriterien für entzündlichen Rückenschmerz sind:
  - Krankheitsbeginn < 40. Lebensjahr
  - Schleichender Beginn
  - Nächtliche Schmerzen mit Erwachen in der 2. Nachthälfte
  - Besserung bei Bewegung und im Laufe des Tages
  - Morgensteife
  - z.T. ausstrahlender Schmerz, v.a. Oberschenkel dorsalseitig bis zum Knie
  - Nach NSAR-Gabe deutliche Besserung innerhalb von 48 h u./o. Verschlechterung nach Absetzen der NSAR
  - Fehlen neurologischer Symptome
- Asymmetrische Oligoarthritis, oft der Kniegelenke, Befall im Strahl (Daktylitis = Wurstfinger)
- Entzündliche Enthesiopathien (Entzündungen der Sehnenansätze, Bänder)
- Iritis oder Iridozyklitis (anteriore Uveitis) u.a. extraartikuläre Manifestationen

5 Krankheitsbilder:
- Ankylosierende Spondylitis (AS = M. Bechterew)
- Reaktive Arthritis (früher: Reiter-Syndrom)
- Psoriasis-Arthritis
- Enteropathische Arthritiden mit Sakroiliitis bei chronisch entzündlichen Darmerkrankungen
- Undifferenzierte Spondyloarthritis

ASAS (Assessment of Spondyloarthritis International Society) -Klassifikationskriterien für *axiale* Spondyloarthritis (SpA) bei Patienten mit Rückenschmerzen ≥ 3 Monate und Alter bei Erkrankungsbeginn < 45 Jahren:
Entweder Sakroileitis im MRT oder im Röntgenbild + ≥ 1 SpA-Parameter*)
oder HLA B27-Nachweis + ≥ 2 andere SpA-Parameter*)

*) SpA-Parameter: Entzündlicher Rückenschmerz, Arthritis, Enthesopathie an der Ferse, anteriore Uveitis, Daktylitis, Psoriasis, chronisch entzündliche Darmerkrankung, gutes Ansprechen auf NSAR, positive Familienanamnese für SpA, HLA B27-Nachweis, erhöhtes CRP

ASAS-Klassifikationskriterien für *periphere* Spondyloarthritis:
Arthritis oder Enthesitis oder Daktylitis + 1 weiteres Kriterium: Psoriasis, chronisch entzündliche Darmerkrankungen, vorausgegangene Infektion, HLA B27 Nachweis, Uveitis, Sakroileitis (Rö. oder MRT)
oder 2 der folgenden Kriterien: Arthritis, Enthesitis, Daktylitis, chronisch entzündliche Darmerkrankung in der Anamnese, positive Familienanamnese für eine Spondyloarthritis.
Die Anwendung der ASAS-Kriterien führt auch dazu, dass der Anteil an Frauen mit dem Krankheitsbild SpA zunimmt, da Frauen seltener/langsamer strukturelle Veränderungen entwickeln, die im konventionellen Röntgen fassbar sind. Risikofaktoren für die Entwicklung struktureller Veränderungen im Röntgen sind: Männliches Geschlecht, Rauchen, hohe Entzündungszeichen. Die nicht radiografisch fassbare axiale SpA (= nrax SpA) ist als Vorstufe der ankylosierenden Spondylitis zu sehen und wird analog dazu behandelt. Etwa 70 % der SpA-Patienten entwickeln eine radiologisch fassbare Sakroiliitis, davon wiederum entwickeln ca. 60 % Wirbelsäulenveränderungen. Auch hier schließen unauffällige Entzündungszeichen eine Erkrankung bzw. entzündliche Aktivität nicht aus! Durch die oft als unspezifische Rückenschmerzen fehlinterpretierten Beschwerden kommt es bei Männern immer noch zu einer Diagnoseverzögerung von 4 - 6 Jahren (Frauen bedeutend länger)!

AXIALE SPODYLOARTHRITIS [M46.89]
ANKYLOSIERENDE SPONDYLITIS (AS) [M45.09]

Syn: Spondylitis ankylosans, M. Bechterew

Ep.: Prävalenz bis 0,5 %; m : w = 2 : 1; familiäre Häufung
Manifestationsalter: Meist zwischen 20. - 40. Lebensjahr

Ät.: Genetische Disposition: 90 % der Pat. sind HLA-B27 positiv (Häufigkeit in der Normalbevölkerung ca. 8 %).
Auslösung des chronisch-entzündlichen Prozesses durch unbekannte Faktoren

KL.:
- Leitsymptom: „Entzündlicher Rückenschmerz": Siehe oben
- Sakroiliitis: Bes. nachts/morgens auftretende Kreuz-/Gesäßschmerzen, Steifigkeit, Besserung durch Bewegung, evtl. mit Schmerzausstrahlung in die Oberschenkel, Klopfschmerz und Verschiebeschmerz der Sakroiliakalgelenke (Stuhlsteigeversuch, Mennell-Zeichen: Kreuzschmerzen, wenn beim seitlich liegenden Patienten das untere Bein maximal gebeugt, das andere Bein retroflektiert wird).
- Spondylitis: Schmerzen im thorakolumbalen Übergang der Wirbelsäule
- Zunehmende Bewegungseinschränkung der Wirbelsäule und des Thorax:
  Finger-Fußboden-Abstand (normal 0)
  Thoraxumfangsdifferenz ex-/inspiratorisch (normal > 6 cm, im Alter weniger)
  Tragus-Wand-Abstand (normal < 15 cm)
  Kinn-Sternum-Distanz (normal 0 cm)
- Schober-Maß: Die im Stehen gemessene Distanz vom 5. LWK 10 cm nach kranial muss sich nach maximaler Rumpfbeugung um mindestens 4 cm vergrößern.
  Ott-Maß: Die im Stehen gemessene Distanz vom 7. HWK 30 cm nach kaudal muss sich nach maximaler Rumpfbeugung um mindestens 2 cm vergrößern.
- Evtl. Arthritis peripherer Gelenke (1/3 der Patienten)
- Evtl. Brustschmerzen (Synchondritis der sternomanubrialen Synchondrose), evtl. Schambeinschmerzen (Symphysitis)
- Evtl. entzündliche Enthesiopathien: Schmerzhafte Entzündung der Sehnenansätze: Achillessehne, Plantaraponeurose, Trochanteren, Sitzbein, Beckenkamm
- Evtl. Uveitis anterior (25 %) mit Iritis, Iridozyklitis
- Rel. selten Beteiligung innerer Organe: z.B. Kardiopathie (AV-Block I°), Aortitis, evtl. mit Aortenklappeninsuffizienz, IgA-Nephritis

Ko.: Versteifung der Wirbelsäule und des Thorax, fixierte Kyphose, Osteoporose (18 %!), selten Amyloidose (1 %), erhöhtes kardivovaskuläres Risiko

Krankheitsaktivität-Indizes: z.B. BASDAI (Bath Ankylosing Spondylitis Disease Activity Index = 6 standardisierte Fragen zu Müdigkeit, Schmerzempfindung und Morgensteifigkeit) oder BASFI oder ASDAS → siehe *Internet: www.asas-group.org*

Lab: Je nach Aktivität BSG und CRP ↑, HLA-B27 positiv (90 %), Anti-CD74-Ak spezifisch für axiale SpA (IgA > IgG), Urinstatus/-Sediment (IgA-Nephritis!)

Bildgebende Verfahren zur Darstellung der Wirbelsäulenveränderungen und Sakroiliitis:
- ▶ MRT: Goldstandard, Darstellung entzündlicher Veränderungen in fettunterdrückter T_2-Wichtung, STIR-Sequenz, T_1-Sequenz + Gadolinium
- ▶ Röntgen:
  - Zeichen der Sakroiliitis:
  - Syndesmophyten: Knochenspangen, die benachbarte Wirbel überbrücken (DD: Spondylitis hyperostotica = M. Forestier, osteoproliferative degenerative WS-Veränderungen: Spondylose, Osteochondrose)
  - Spondyloarthritis: Knöcherne Ankylosierung der Intervertebralgelenke,
    Verkalkungen des Wirbelkörperbandapparates, im Endstadium Bambusrohrform der versteiften Wirbelsäule,
    Enthesiopathien mit ossifizierender Periostitis, z.B. Fersensporn

DD:
- Osteoporose, Diskusprolaps
- Tuberkulöse und bakterielle Spondylitis und Spondylodiscitis (MRT, Szintigrafie, Erregernachweis)
- Tumorös bedingte Wirbelsäulenbeschwerden
- Andere Spondyloarthritiden (siehe oben)
- Morbus Whipple - ***Cave:*** Keine Immunsuppression, sondern Behandlung der Infektion

- DD der Sakroileitis in der MRT: Osteitis condensans ilii (benigne Osteosklerose), Tumore, bakterielle Infektion, Insuffizienz-Fraktur, Arthrose. Eine Szintigrafie ist zur Diagnose der Sakroileitis nicht geeignet!

Di.: Anamnese/Klinik, Röntgen/MRT, Diagnose-Kriterien (ASAS-Kriterien, HLA-B27, Anti-CD74). Eine AS kann nur bei radiologisch nachweisbarer Sakroileitis (II° beidseits / III° einseitig) und entsprechender Klinik diagnostiziert werden.

Radiologische Gradeinteilung der Sakroiliitis:
I° Verdächtige Veränderungen
II° Umschriebene Erosionen, subchondrale Sklerosierung bei normaler Weite des Gelenkspaltes
III° Deutliche Erosionen, Sklerosierungen, Gelenkerweiterungen u./o. -verschmälerungen, Ankyloseknospen
IV° Ankylose (knöcherne Versteifung)

Th.: Konsequente Physiotherapie mit Anleitung zu regelmäßiger selbstständiger Gymnastik, Schulung
Medikamentöse Therapie:
- NSAR bei Bedarf oder zeitweise kontinuierlich
- Kortikosteroide nur temporär bei schweren entzündlichen Schüben, bzw. bei peripherem Gelenkbefall
  Bei therapierefraktären Sakroiliitisschmerzen evtl. intraartikuläre Steroidinjektionen unter sterilen Bedingungen (unter Durchleuchtung, CT- oder MRT-gesteuert)
- Therapieoptionen bei peripherer Arthritis: NSAR, Glukokortikoide, Sulfasalazin, evtl. MTX, TNFα-Blocker. Bei führender Achsenskelettbeteiligung: NSAR, lokale Infiltration, TNFα-Blocker.
- Die TNFα-Blockade zeigt eine sehr gute Wirksamkeit hinsichtlich positiver Beeinflussung von Lebensqualität, Funktion, Beweglichkeit, Entzündungszeichen und Krankheitsaktivität. Es lässt sich trotzdem nur ein geringer hemmender Einfluss auf die Progression radiologischer (= struktureller!) Veränderungen nachweisen, während sich die kontinuierliche NSAR-Einnahme hier wirksamer darstellt.
  Nach Versagen von TNFα-Blockern: Secukinumab (anti-IL-17A).
- Operative Therapie: Gelenkersatz (v.a. Hüft-TEP), ggf. Aufrichtungs-Op.

Prg: Oft schubartiger Verlauf, individuell sehr variabel; bei konsequenter Gymnastik wird eine Invalidisierung in der Mehrzahl der Fälle vermieden. Prognostisch ungünstige Faktoren sind: Männliches Geschlecht, Vorliegen von Syndesmophyten zu Diagnosebeginn, Beginn in frühem Lebensalter, Hüftbeteiligung, CRP ↑↑, frühzeitig erkennbare strukturelle Veränderungen im konventionellen Röntgen.

REAKTIVE ARTHRITIS (ReA) [M02.99]

Syn: Postinfektiöse Arthritis

Det: Entzündliche Gelenkerkrankungen, die als Zweiterkrankung nach meist gastrointestinalen oder urogenitalen bakteriellen Infekten auftreten.

Ep.: Hohe Dunkelziffer, Prävalenz 40/100000, 2- 3 % aller Patienten mit bestimmten gastrointestinalen oder urethritischen bakteriellen Infekten; m : w = 1 : 1, chronischer Verlauf ~ 20 %

Ät.:
1. Genetische Prädisposition: 60 - 80 % der Patienten sind HLA-B27 positiv.
2. Auslösender bakterieller Infekt:
   a) Posturethritische ReA nach Gonorrhö oder nichtgonorrhoischer Urethritis (NGU) durch Chlamydia trachomatis Serovar D-K und Mykoplasmen, am häufigsten Ureaplasma urealyticum
   b) Postenteritische ReA nach Infektionen durch Yersinien, Salmonellen, Shigellen, Campylobacter jejuni u.a. Enteritiserreger

Pg.: Postinfektiös kommt es zumindest bei Chlamydien zu einer intrazellulären Persistenz inaktiver Erreger, welche bei genetischer Disposition eine reaktive Arthritis im Sinne einer Autoimmunreaktion auslösen und unterhalten können. Die Arthritis ist aseptisch, d.h. bakterielle Erreger lassen sich aus dem Gelenkpunktat nicht anzüchten. Allerdings kann man bei einem Teil der Patienten im Gelenkpunktat nichtreplikative Erregerbestandteile nachweisen.

Anm.: Zwischen dem HLA-B27 und einigen der krankheitsauslösenden Bakterien (z.B. Yersinia pseudotuberculosis) besteht eine Partialantigengemeinschaft.

KL.: Nach einer Latenzzeit von 2 - 6 Wochen nach einem enteritischen oder urethritischen Infekt entwickelt sich eine Zweiterkrankung mit Arthritis u.a. Symptomen. Das klinische Vollbild der ReA mit 3 oder 4 Hauptsymptomen wird als Reiter-Syndrom bezeichnet und findet sich bei 1/3 der Patienten.

Hauptsymptome des Reiter-Syndroms:
1. Arthritis: Oft asymmetrische, evtl. wandernde Oligoarthritis bevorzugt der unteren Extremitäten, z.B. der Knie-/Sprunggelenke; gel. auch Befall der Finger- und Zehengelenke im Sinne einer Daktylitis
2. Urethritis
3. Konjunktivitis/Iritis
4. Reiter-Dermatose: Randbetonte psoriasiforme Erytheme der männlichen Genitalschleimhaut (Balanitis circinata); aphthöse Läsionen im Mundraum; schwielenartige, teils pustulöse Veränderungen an Handflächen und Fußsohlen (Keratoderma blennorrhagicum); psoriasiforme Hautveränderungen am Körper

1 - 3 = Reiter-Trias; 1 - 4 = Reiter-Tetrade

Evtl. Begleitsymptome:
- Fieber
- Sakroiliitis
- Enthesis (Enthesiopathien)
- Selten Beteiligung innerer Organe: z.B. Karditis, Pleuritis

Lab:
- BSG und CRP ↑, HLA-B27 bei 60 % positiv
- Nachweis eines enteritischen oder urethritischen Infektes bei entsprechender Infektanamnese:
  - Erregernachweis: Da der Infekt nach Auftreten der ReA meist abgeklungen ist, gelingt ein direkter Erregernachweis selten (bei Urethritis, Zervicitis aus Morgenurin/Abstrich; aus dem Stuhl nach Enteritis); evtl. Nachweis aus Biopsien der Kolon- und Ileumschleimhaut, PCR-Nachweis von Chlamydien aus Morgenurin, Urethralabstrich oder Gelenkpunktat
  - Serologische Nachweisverfahren: Infektbeweisende Titerverläufe lassen sich nicht immer nachweisen (der parallele Nachweis spezifischer IgA- und IgG-Antikörper spricht für eine persistierende Infektion).

DD: Andere Erkrankungen des rheumatischen Formenkreises (siehe Kap. Rheumatoide Arthritis)

Di.: Anamnese (vorausgegangener enteritischer oder urethritischer Infekt) + Klinik + Labor (HLA-B27, Infektnachweis)

Th.:
1. Infektsanierung:
   Bei noch nachweisbarer NGU durch Chlamydien oder Ureaplasmen: Doxycyclin oder Makrolide (z.B. Erythromycin oder Clarithromycin). Stets auch Partnersanierung! Erregergerechte Therapie einer Gonorrhö (siehe dort) bzw. einer Enteritis. Eine antibiotische Therapie ist nur bei Nachweis einer floriden Infektion indiziert. Häufig persistieren spezifische Antikörper-Titer (z.B. Chlamydia trachomatis-/Yersinia-IgA und -IgG = Seronarbe), dies rechtfertigt keine wiederholten Antibiotikatherapien.
2. Symptomatische Behandlung der ReA:
   - Physikalische Therapie (bei akuter Arthritis: Kryotherapie)
   - Nichtsteroidale Antirheumatika (NSAR)
   - Evtl. passager Glukokortikosteroide bei hochakutem Verlauf u./o. Iridozyklitis
   - Evtl. Sulfasalazin oder andere DMARDs bei Übergang in eine chronische Spondylarthritis (siehe Kap. Rheumatoide Arthritis)

Prg: Bis 80 % d.F. heilen nach 12 Monaten aus. Oligosymptomatische ReA-Verläufe haben eine günstigere Prognose als das voll ausgebildete Krankheitsbild in Form des Reiter-Syndroms.

PSORIASIS-ARTHRITIS (PsA) [L40.5+M07.39*]

Ep.: Ca. 15 % der Psoriasis-Patienten (Prävalenz der Psoriasis: In Europa bis 3 % der Bevölkerung), gehäuft bei Adipositas (BMI > 30: Relatives Risiko 1,9) und bei Rauchern (Relatives Risiko 2,2)

KL.: Meist viele Jahre nach Beginn der ersten Hautmanifestation, selten vor der Manifestation von Hautsymptomen

5 Formen (nach Moll und Wright 1973):
1. DIP- und PIP-Befall wie Heberden- und Bouchard-Arthrose (5 %)
2. Deformierende, mutilierende Polyarthritis = „Teleskopfinger“ (5 %)
3. Symmetrische Polyarthritis wie RA (20 %)
4. Asymmetrische Oligoarthritis, häufig HLA-B 27 positiv (60 %), evtl. Daktylitis mit „Wurstfingern“ = Befall aller Gelenke eines Fingers
5. Spondyloarthritis mit Sakroiliitis, häufig HLA-B 27 positiv (10 %)

Variante: SAPHO-Syndrom (Synovitis - Akne - Psoriasis pustulosa - Hyperostosis - Osteitis): Schmerzhafte sternoklavikuläre Hyperostosis, Hyperostose der Wirbelsäule, periphere Arthritis, sterile multifokale Osteitis (Knochenszintigrafie!), Psoriasis pustulosa palmaris/plantaris, ggf. Knochen-PE bei V.a. Tumor

Bei HIV-Patienten häufig schwere Verläufe (Haut und Gelenke); ***Cave:*** HIV-Infektion als möglicher Trigger!

Im Vergleich zu anderen Arthritiden verläuft die Entzündung oft nicht so ausgeprägt (= „trockene Entzündung"). Oft keine reine Arthritis sondern Beteiligung der umgebenden Strukturen: Daktylitis, Enthesiopathie, Periarthritis.

Lab:
- Assoziation mit HLA B27 (30 - 50 %), RF meist negativ, aber ACPA bis zu 12 % positiv!
- Häufig keine Entzündungszeichen!

Di.: Klinische Trias:

1. Erythrosquamöse Plaques mit silberweißer Schuppung mit bevorzugtem Befall der Streckseiten von Ellbogen/Knien, der Sakral- und Analregion und des behaarten Kopfes; evtl. nur diskrete Hautveränderungen hinter den Ohren und im äußeren Gehörgang (Prädilektionsstellen absuchen!).
2. Nagelveränderungen (30 %)
   Tüpfelnägel → punktförmige Grübchen im Nagel
   Ölflecknägel → gelbbrauner Fleck subungual
   Onycholyse → abgehobener Nagel
   Krümelnägel → verdickte, krümelige Nägel
   Fehlendes Nagelhäutchen → psoriatischer Herd am Nagelwall
3. Arthritis; bei Spondyloarthritis/Sakroiliitis
4. **CASPAR-Kriterien für PsA:**
   Entzündliche Erkrankung an Gelenken, Wirbelsäule oder Enthesen und zusätzlich ≥ 3 Punkte
   - Aktuell vorhandene Psoriasis (2P)
     oder Psoriasis in der Anamnese (1P)
     oder Psoriasis bei Angehörigen 1. oder 2. Grades (1P)
   - Psoriatische Nageldystrophie (1P)
   - Negativer Rheumafaktor (1P)
   - Daktylitis oder ärztlich dokumentierte Daktylitis in der Anamnese (1P)
   - Juxtaartikuläre Knochenneubildung im konventionellen Röntgen (kein Osteophyt!) (1P)

Th.: Haut und Gelenkbefall korrelieren oft nicht.
- Sulfasalazin - bei 40 % auch Hautbesserung. Bei mildem Gelenkbefall (Oligoarthritis)
- Immunsuppressiva: z.B. Methotrexat, Leflunomid, Ciclosporin - Ind: Stärkerer, erosiver Gelenkbefall (bis 60 % d.F.) → siehe RA
- Vorsicht beim Einsatz von Steroiden ohne begleitende Immunsuppression: Besserung der Arthritis; aber Gefahr einer dramatischen Verschlechterung der Psoriasis (Erythrodermie!) selbst bei vorsichtiger Dosisreduktion.
- Reservemittel bei Therapieresistenz: Apremilast (PDE4-Inhibitor), TNFα-Blocker, Ustekinumab (IL-12-/IL-23-Blockade) und Secukinumab (IL-17-Blockade): Hohe Ansprechraten, hohe Kosten, NW + KI beachten! (Siehe Kap. Rheumatoide Arthritis - Therapie)
- In Erprobung: Tofacitinib

Cave: Betablocker können die Psoriasis verschlechtern!

Prg: Risikofaktoren für erosiven Verlauf: Polyarthritis, hohes Entzündungsniveau, ausgedehnter Hautbefall, HLA-DR3. Patienten mit ausgeprägter Psoriasis haben ein erhöhtes kardiovaskuläres Risiko (→ Vorsorge). Auch bei der PsA sind frühzeitige Diagnose und Therapieeinleitung für den Verlauf entscheidend.

ENTEROPATHISCHE ARTHRITIS / SAKROILIITIS

Syn: Intestinale Arthropathien

Ät.:
- Patienten mit chronisch entzündlichen Darmerkrankungen (CED) - Colitis ulcerosa und M. Crohn - entwickeln in ca. 25 % eine Arthritis und zu ca. 15 % eine Sakroiliitis.
- Bei M. Whipple (siehe dort) findet sich in 60 % eine Arthritis (oft als 1. Symptom!) und in 40 % eine Sakroiliitis
- Andere chronische Darmerkrankungen
- „Bypass-Arthritis" nach gastrointestinaler Anastomosen-Op. mit blinder Schlinge: Springende Polyarthritis, oft stark schmerzhaft - Th.: Antibiotika

Di.: Anamnese/Klinik; bei Sakroiliitis Röntgen/MRT

Th.:
- Therapie der Grundkrankheit; bessert sich die CED, bessert sich auch die Arthritis.
- Einsatz von Steroiden, Sulfasalazin/Mesalazin, Azathioprin, MTX
- Reservemittel für schwere Verläufe: TNFα-Blocker

JUVENILE IDIOPATHISCHE ARTHRITIS (JIA) [M08.99]

Ep.: Ca. 1 : 1.000 Kinder/Jugendliche; Manifestationsalter < 16 J.

ILAR Klassifikation (International League of Association for Rheumatology):

a) Systemische juvenile Arthritis (juveniler Morbus Still) [M08.29]
Intermittierendes hohes Fieber, flüchtiges lachsfarbenes makulopapulöses Exanthem, Polyserositis von Pleura und Perikard, Hepatosplenomegalie, Lymphknotenschwellung, Leukozytose, Thrombozytose, Anämie, hohe Entzündungsaktivität. Gelenkbeteiligung initial meist im Hintergrund (eine Subgruppe mit initialer Gelenkbeteiligung). Beginn im Kleinkindalter. RF und ANA negativ. Ko.: Makrophagenaktivierungssyndrom (MAS) mit unkontrollierter Aktivierung von Makrophagen und hoher Zytokinausschüttung.
Aufgrund der Pathogenese zählt der M. Still auch zu den „Autoinflammatory Disorders".

b) Polyarthritis, RF negativ [M08.3]
Symmetrische Manifestation bei > 4 der großen und kleinen Gelenke. Kleinkindalter. ANA bei 25 % positiv. w > m

c) Polyarthritis, RF positiv [M08.09]
Symmetrische Manifestation bei > 4 der großen und kleinen Gelenke. Präpubertät. Frühzeitig destruierend. ANA bei 75 % positiv. w > m

d) Oligoarthritis [M08.49]
Asymmetrische Manifestation. Persistent (d.h. 1 - 4 Gelenke im Langzeitverlauf > 6 Monate) oder extended (d.h. > 4 Gelenke im Langzeitverlauf > 6 Monate). Kleinkindalter. In ca. 50 % Iridozyklitis mit sehr schweren Verlaufsformen. ANA bei 80 % positiv. w > m

e) Arthritis mit Enthesitis [M08.19]
Oligoartikulärer Beginn; Bursitis, Enthesitis, anteriore Uveitis; große Gelenke; gel. ANA. m > w

f) Psoriasis-Arthritis [L40.5+M09.09*]
Arthritis und Psoriasis oder Arthritis und 2 der 3 Kriterien (Daktylitis, Nagelauffälligkeiten, Psoriasis bei Angehörigen 1.Grades). Positiver RF ist ein Ausschlusskriterium.

g) Andere Arthritis [M08.99]
Erfüllen nicht die Kriterien von a) bis f) oder erfüllen die Kriterien mehrerer Subtypen.

40 - 60 % der im Kindes- oder Jugendalter Erkrankten haben noch im Erwachsenenalter ein behandlungsbedürftiges Krankheitsbild. Wichtig ist der gesicherte und strukturierte Übergang dieser Patienten zum Erwachsenenrheumatologen, damit eine adäquate Versorgung gewährleistet ist (= Transition). Diese sollte möglichst frühzeitig beginnen (Näheres hierzu unter *www.gkjr.de*). Bedingt durch den frühen Krankheitsbeginn und die lange Krankheitsdauer leiden die Patienten unter zahlreichen Komplikationen: Gestörtes Längenwachstum und lokales Wachstum, abnorme Körperzusammensetzung (Muskelmasse ↓), Augenschäden (Uveitis- und Medikamentenfolgen), kardiovaskuläre Ereignisse im Erwachsenenalter, erhöhte Malignominzidenz.

KOLLAGENOSEN

Es handelt sich um eine Gruppe von Krankheiten, die sich in generalisierter Form vorzugsweise am Bindegewebe abspielen und einige ähnliche morphologische Veränderungen zeigen (= systemische Autoimmunerkrankungen, Beteiligung innerer Organe, Raynaud-Phänomen, teilweise typische Muster in der Kapillarmikroskopie, Nachweis antinukleärer Antikörper).

Zu den Kollagenosen im engeren Sinne zählen:
- Systemischer Lupus erythematodes (SLE)
- Polymyositis und Dermatomyositis
- Sklerodermie
- Sjögren-Syndrom
- Mischkollagenosen (Sharp-Syndrom)

Alle Kollagenosen kommen bei Frauen häufiger vor. Abortiv- und Mischformen sind möglich (= unklassifizierbare Kollagenosen, Overlap-Syndrom).

Eine begrenzte genetische Disposition scheint bei allen Kollagenosen eine Rolle zu spielen (Kombination mit bestimmten HLA-Antigenen). Pathogenetisch handelt es sich um Autoimmunerkrankungen. Die Ätiologie ist meist unbekannt.

SYSTEMISCHER LUPUS ERYTHEMATODES (SLE) [M32.9]

Def: Immunologische Systemerkrankung mit Beteiligung der Haut und des Gefäßbindegewebes zahlreicher Organe mit Vaskulitis/Perivaskulitis der kleinen Arterien und Arteriolen, verbunden mit Ablagerungen von Immunkomplexen, die aus DNS, Anti-DNS, Komplement und Fibrin bestehen.

Ep.: Prävalenz: 40/100.000; Inzidenz 5 - 10/100.000/J. (bei der schwarzen US-Bevölkerung häufiger, in Zentralafrika unbekannt); w : m = 10 : 1, überwiegend Frauen im gebärfähigen Alter; gehäuftes Vorkommen der HLA-Antigene DR2 und DR3.
Der sog. „late onset SLE“ tritt nach dem 55. Lj. auf (w : m = 2 : 1).

Ät.: Unbekannt; genetische Faktoren (z.B. Mutation des TREX1-Gens)

Pg.: Verminderte Aktivität und Anzahl regulatorischer T-Zellen, gestörte Elimination autoreaktiver B- und T-Zellen. Bildung und Expansion autoreaktiver Zellklone (B- und T-Zellen). Erhöhte Apoptoseneigung bei reduzierter Clearance apoptotischen Materials, Auslösung einer Immunreaktion gegen DNA. Komplementaktivierung, teils angeborene Komplementdefekte

KL.:
- Allgemeinbeschwerden (95 %): Fieber, Schwäche, Gewichtsverlust, seltener Lymphadenopathie
- Muskel-/Gelenkbeschwerden:
  - Polyarthritis (80 %) ohne Erosionen, evtl. aber mit Subluxationen/Fehlstellungen (= Jaccoud-Arthropathie)
  - Myositis (40 %)
- Hautveränderungen (85 %): Diese haben der Erkrankung den Namen gegeben (lupus = Wolf): Hautaggressive Erkrankung.
  - Schmetterlingserythem an Wangen und Nasenrücken mit Aussparung der Nasolabialfalten
  - Diskoider Lupus: Leuchtend rote Papeln mit Schuppenbildung und follikulärer Hyperkeratose
  - Lichtempfindlichkeit der Haut mit Auftreten von Hauterscheinungen nach Lichtexposition
  - Oronasale Ulzerationen
  - Seltener sekundäres Raynaud-Syndrom
  - Kopfhautbefall mit vernarbender Alopezie
  - Hautvaskulitis (Livedovaskulitis, leukozytoklastische Vaskulitis, Urtikariavaskulitis)

  Diagnosesicherung: Hautbiopsien von befallener und unbefallener Haut mit Immunfluoreszenzmikroskopie: Granuläre Ablagerungen von IgG, IgM oder C3 entlang der Basalmembran ("Lupusband").

  Beachte: Lupusbande finden sich bei SLE oft auch in makroskopisch unauffälliger Haut, nicht dagegen bei rein kutaner Form des Lupus erythematodes!
- Organmanifestationen:
  - Kardiopulmonale Veränderungen (60 - 70 %):
    Pleuritis u./o. Perikarditis mit Ergüssen
    Koronaritis, erhöhtes Risiko für KHK und Herzinfarkt, evtl. Lupus-Pneumonitis
    Libman-Sacks-Endokarditis, Myokarditis, pulmonale Infiltrationen
    Vorzeitige Arteriosklerose mit bis zu 17 x erhöhtem Infarktrisiko
  - Nierenveränderungen (60 - 70 %): Siehe Kapitel Lupusnephritis (im Anschluss an SLE)
  - Neurologische Veränderungen (60 %): Zusammen mit renalem Befall prognosebestimmend. Von Vigilanzdefiziten und Depressionen bis hin zum Status epilepticus, Apoplex oder MS-ähnlichen Verläufen alles möglich. Nicht selten auch Mischformen:
    1. Fokale Form: Mikrozirkulationsstörungen, häufig Antiphospholipid-Ak positiv, kleine Läsionen im MRT, SPECT sensitiver, EEG mit fokalen Herden, Symptome eher neurologisch
    2. Diffuse Form: MRT meist o.B. (möglicherweise Hippocampusatrophie), Liquor mit geringer Proteinerhöhung, evtl. Leukozytose, anti-neuronale Ak, Symptome eher psychiatrisch
    3. Peripheres Nervensystem: Befall bis 15 %

Lab:
1. Unspezifische Aktivitätszeichen:
   BSG ↑, CRP oft normal, erhöhte Werte z.B. bei infektiösen Komplikationen, α_2-/γ-Globuline ↑, Komplementaktivierung (C_3 und C_4 ↓), Anämie (bei hämolytischer Anämie: Makrozytose, Hyperchromie, erhöhte Retikulozyten und LDH, erniedrigtes Haptoglobin)
2. Immunologische Befunde:
   - Antinukleäre Antikörper (ANA) = ANF (antinukleäre Faktoren in hohem Titer (> 95 %)

Cave: Es gibt keinen ANA-negativen Lupus! Niedrigtitriger Nachweis von ANAs ist auch bei Gesunden häufig (20 - 30 %), selbst 3 % haben einen ANA-Titer von 1 : 320 !

- Antikörper gegen doppelsträngige DNS (Anti-dsDNS-Ak) sind typisch für SLE (ca. 70 %). Titer korrelieren mit Krankheitsaktivität, gehäuft bei renalem und zentralnervösem Befall.
- Anti-Sm (ca. 30 %)
- Anti-Ro = SSA (60 %) und seltener anti-La = SSB (20 %) beim subakuten kutanen LE
- Anti-C1q-Antikörper: Korrelieren mit der Krankheitsaktivität
- Antiphospholipid-Antikörper (APA) (35 %):
  - Anti-Cardiolipin-Ak , Anti-β2-Glykoprotein 1-Ak, Ak gegen Phosphatidyl-Serin (jeweils IgG, IgM)
  - Lupus-Antikoagulans: Verlängerte aPTT als Suchtest. Patienten mit höhertitrigen APA haben ein erhöhtes Risiko für ein Antiphospholipid-Syndrom mit der Trias: Arterielle und/oder venöse Thrombosen, Aborte und Thrombozytopenie (Weiteres: Siehe Antiphospholipid-Syndrom)
- Evtl. Ak gegen Gerinnungsfaktoren (z.B. Anti-F VIII-Ak mit evtl. Hemmkörperhämophilie)
- Zirkulierende Immunkomplexe ↑

3. Oft autoantikörperinduzierte Zytopenie:
   - Coombs-positive hämolytische Anämie (DD: Anämie bei chronischer Entzündung)
   - Leukozytopenie (< 4.000/µl)
   - Lymphozytopenie (< 1.500/µl)
   - Thrombozytopenie (< 100.000/µl)
4. Evtl. pathologischer Urinbefund bei Nierenbeteiligung: Dysmorphe Erythrozyten? Disk-Elektrophorese, 24 h-Sammelurin (Kreatininclearance, Proteinurie)

Verlaufsformen:

1. Akuter kutaner Lupus erythematodes (ACLE) [L93.0]:
   Befällt meist nur die Haut; günstige Prognose.
2. Chronisch diskoider Lupus erythematodes (CDLE): [L93.0]
   - Lokalisierte Form (in 90 % am Kopf)
   - Disseminierte Form (Stamm, Oberarme): Druckschmerzhafte Plaques von Hyperkeratosen mit rötlich-entzündlichem Rand + zentraler Atrophie. Prognose günstig, da in 95 % d.F. nur Hautbeteiligung
3. Subakuter kutaner Lupus erythematodes (SCLE): [L93.1]
   Dieser nimmt hinsichtlich Klinik und Prognose eine Mittelstellung ein:
   - Allgemeines Krankheitsgefühl, Arthralgien, Myalgien
   - Hautveränderungen
   - Evtl. Sjögren-Syndrom

   Eine Nierenbeteiligung ist selten. Die Mehrzahl der Patienten haben das HLA-Antigen DR 3 und ANAs mit Anti-Ro-Spezifität (SSA), dagegen meist kein Anti-dsDNS-Ak.
4. Systemischer Lupus erythematodes (SLE): [M32.9]
   Dieser lässt sich oft durch die SLICC-Kriterien definieren (siehe unten). Infolge häufiger Beteiligung der inneren Organe ist die Prognose ernst und wird u.a. vom Ausmaß der Nierenschädigung bestimmt.

DD:

- Rheumatoide Arthritis, andere Kollagenosen
- Bei Blutbildveränderungen hämatologische Erkrankungen
- Bei renaler Manifestation Nierenerkrankungen anderer Genese
- Bei neurologischer Manifestation neurologische Erkrankungen anderer Genese
- Primäres Antiphospholipid-Syndrom ohne Hinweise für SLE
- Medikamentös induzierter Lupus [M32.0], z.B. durch Procainamid (20 %), Hydralazin (10 %), PPI, Methyldopa, Phenytoin, Neuroleptika, Minocyclin, Etanercept, Infliximab
  Die Symptome beschränken sich i.d.R. auf Polyarthritis und Pleuritis/ Perikarditis. Bei allen Patienten finden sich ANA und meist auch Antihistone. Anti-dsDNS findet sich nicht!

Idiopathischer SLE	Medikamentös induzierter Lupus
Anti-ds DNS-Ak	Anti-Histon-Ak
Oft HLA-DR2 und DR3	Oft HLA-DR4
ZNS in bis zu 60 % betroffen	ZNS selten betroffen
Niere > 60 % betroffen	Niere selten betroffen, Medikamentenanamnese! Reversibilität nach Absetzen der Medikamente

Anm.: Da auch Neuroleptika und Antikonvulsiva einen medikamentös induzierten Lupus verursachen können, sollte bei psychotischen oder epileptischen Symptomen an diese DD gedacht werden!

Di.: SLICC-Klassifikationskriterien für SLE (SLICC = Systemic Lupus International Collaboration Clinics, 2012):

1. Akuter kutaner Lupus
2. Chronischer kutaner Lupus
3. Alopezie (nach Ausschluss anderer Ursachen)
4. Orale/nasale Ulzera
5. Arthritis (≥ 2 Gelenke)
6. Serositis
7. Nierenbeteiligung (Proteinurie ≥ 500 mg/d oder Zylindrurie)
8. Neurologische Beteiligung
9. Hämolytische Anämie
10. Leukopenie (≤ 4.000/mm^3) oder Lymphopenie (≤ 1.000/mm^3)
11. Thrombopenie (≤ 100.000/mm^3)
12. Immunologische Befunde: ANA, anti-dsDNS, anti-Sm, Antiphospholipid-Ak, Komplementerniedrigung, direkter Coombs-Test

Bewertung: ≥ 4 Kriterien (davon mindestens 1 klinisches und 1 immunologisches) oder gesicherte Lupusnephritis + positive ANA oder anti-dsDNS (Sensitivität 94 %, Spezifität 92 %)

Anm.: Die ACR-Kriterien sind ähnlich (*siehe Internet*).

Th.: Stadiengerechte interdisziplinäre Therapie:

- Bei "drug-induced lupus" Weglassen der verursachenden Medikamente
- Bei kutanem Lupus Retinoide, Lichtschutzsalbe, steroidhaltige Externa, ggf. Tacrolimus 0,1 %
- Bei systemischem Lupus:
  - Lichtschutz (LSF 60), UV-Exposition auch hinter Glas kann zu einem Schub führen.
  - Leichte Fälle ohne viszeralen Befall: Nichtsteroidale Antirheumatika (NSAR) + Hydroxychloroquin; Kortikosteroide bei entzündlichen Schüben zeitlich begrenzt einsetzen. Immunsuppressiva, wenn die Steroiddosis zur Krankheitskontrolle zu hoch ist oder Steroide nicht vertragen werden. Aufgrund der positiven Wirkung (Mortalität ↓, Krankheitsaktivität ↓, Organschäden ↓) sollte Hydroxychloroquin bei jedem SLE-Patienten eingesetzt werden.
  - Belimumab (Benlysta®) ist als erstes Biologikum für den SLE mit Krankheitsaktivität unter Standardtherapie als zusätzliches Medikament zugelassen. Belimumab ist ein monoklonaler Antikörper, der BLyS (B-lymphocyte-stimulator) hemmt. ***Cave:*** **Latenz bis zu Wirkungseintritt einer Belimumab-Therapie ≥ 3 Monate, somit nur bedingt für die Akuttherapie geeignet**
  - Schwere Fälle mit Beteiligung lebenswichtiger Organe: Hochdosierte Prednisolon-Stoßtherapie und/oder Immunsuppressiva: In mittelschweren Fällen Azathioprin, MTX oder Cyclosporin A, bei schweren Organmanifestationen Cyclophosphamid-Bolustherapie (siehe Therapie der Lupusnephritis). Mycophenolat-Mofetil kann bei Versagen der anderen Therapeutika oder entsprechenden Kontraindikationen indiziert sein (trotz guter Daten formal „off-label"!). Ebenfalls wird bei frustranen Verläufen auch trotz Off-label-Situation Rituximab als Therapiealternative diskutiert. In klinischer Prüfung: Epratuzumab (Anti-CD-22-Ak), Atacicept (APRIL/BLyS-Blockade), Sifalimumab (anti-IFNα Ak).
  - Frühzeitige Behandlung/Korrektur kardiovaskulärer Risikofaktoren (Rauchen, Hypertonie, Hyperlipoproteinämie)
  - Eine optimale antihypertensive Therapie ist für die Erhaltung der Nierenfunktion sehr wichtig!
  - Therapie des Antiphospholipid-Syndroms: Siehe dort
  - Osteoporoseprophylaxe (kalziumreiche Ernährung/Supplementierung + Vitamin D_3)

SLE und Schwangerschaft:

- ▸ Schwangerschaften bei Patientinnen mit SLE sollten nur bei kompletter Remission einer Lupusnephritis geplant werden. Nierenfunktion und Blutdruck sollten stabil sein. Eine Schwangerschaft bei einer SLE-Patientin ist eine Risikoschwangerschaft.
- ▸ Engmaschige Betreuung durch geburtshilfliches Zentrum und internistischen Rheumatologen bzw. Nephrologen. Wichtig ist eine gute Hypertoniekontrolle. Das Präeklampsierisiko beträgt ca. 15 %, bei Lupusnephritis bis 60 %. Antiphospholipid-Ak erhöhen erheblich das Risiko für Präeklampsie und Abort. Bei diesen Patientinnen empfiehlt sich eine Kombination von ASS + niedermolekularem Heparin mit Monitoring der Wirksamkeit über die Bestimmung der Anti-Faktor Xa-Einheiten.
- ▸ Cyclophosphamid, MMF, ACE-Hemmer und ARB sollten in einer Schwangerschaft nicht eingesetzt werden.
- ▸ Eine Therapie mit Hydroxychloroquin sollte in der Schwangerschaft fortgesetzt werden (auch Azathioprin oder CSA bei strenger Indikationsstellung).
- ▸ Patientinnen mit Lupusnephritis, die unter MMF schwanger werden, sollten auf Azathioprin umgesetzt werden. (Weitere Einzelheiten siehe Leitlinien im Internet und *www.embryotox.de*)

Neonatales Lupussyndrom: Passiv erworbene Autoimmunerkrankung von Neugeborenen, deren Mütter anti-Ro (SSA) oder anti-La(SSB)-Ak im Blut haben (→ diaplazentare Übertragung). Eventuelle Hautveränderungen bilden sich spontan zurück; in 2 % kongenitaler Herzblock, der irreversibel sein kann → fetale Herztöne ab der 16. SSW kontrollieren (Bradykardie ?).

Prg: Bei erheblich variablen Krankheitsverläufen beträgt die 10-Jahresüberlebensrate des SLE heute ≥ 90 %. Es besteht aber immer noch eine 2 - 4 x erhöhte Mortalität gegenüber Gesunden. Häufigste Todesursachen: Kardiovaskuläre Erkrankungen (insbes. KHK/Herzinfarkt), Infektionen, Urämie, neurologische Komplikationen, Thromboembolien

LUPUSNEPHRITIS (LN) [M32.1+N08.5*]

- Bedeutsame Organmanifestation des SLE, Auftreten bei > 40 % der Patienten
- Wichtige Rolle bei Mortalität und Morbidität des SLE, ca. 30 % sprechen nicht auf die Therapie an, bei vielen ist das Ansprechen verzögert!
- Typischer Vertreter der Immunkomplex-Glomerulonephritis mit Ablagerung von mesangialen und subendothelialen Immunkomplexen (bes. DNA/anti-DNA-Komplexe)
- Vielfältige glomeruläre Läsionen
- Variable klinische und labormedizinische Zeichen
- Assoziation mit anti-ds-DNS-Antikörpern

Aktualisierte WHO-Klassifikation 2004:

Klasse I: Minimale mesangiale Lupusnephritis
Normale Glomerula in der Lichtmikroskopie, aber mesangiale Immunablagerungen in der Immunfluoreszenz (früheste und mildeste Subform)

Klasse II: Mesangiale proliferative Lupusnephritis
Mesangiale Proliferation in Form von Hyperzellularität oder Expansion der Matrix. Gute Prognose

Klasse III: Fokale Lupusnephritis
Aktive oder inaktive fokale, segmentale oder globale endo- oder extrakapilläre Glomerulonephritis, die < 50 % aller Glomerula involviert, typischerweise mit fokalen subendothelialen Immunablagerungen mit oder ohne mesangiale Veränderungen.
Klasse III (A): Aktive Läsionen: Fokal proliferative Lupusnephritis
Klasse III (A/C): Aktive und chronische Läsionen: Fokal proliferative und sklerosierende Lupusnephritis.
Klasse III (C): Chronisch inaktive Läsionen mit glomerulären Narben: Fokal sklerosierende Lupusnephritis.

Klasse IV: Diffuse Lupusnephritis
Aktive oder inaktive diffuse, segmental oder global endo- oder extrakapilläre Glomerulonephritis, die ≥ 50 % aller Glomerula involviert, typischerweise mit diffusen subendothelialen Immunkomplexen, mit oder ohne mesangiale Alterationen.
Klasse IV Diffuse segmentale (IV-S) oder globale (IV-G) Lupusnephritis:
Zusatz (A): Aktive/proliferative Läsionen
Zusatz (C): Chronische/inaktive Läsionen
Zusatz (A/C): Aktive und chronische Läsionen

Klasse V: Membranöse Lupusnephritis
Charakterisiert durch subepitheliale Immunablagerungen. Die Klasse V Lupusnephritis kann in Kombination mit der Klasse III oder IV auftreten und weist eine fortgeschrittene Sklerose auf.

Klasse VI: Fortgeschrittene sklerosierende Lupusnephritis
≥ 90 % der Glomerula sind global sklerosiert ohne Restaktivität.

KL.:
- Asymptomatische Proteinurie und/oder glomeruläre Hämaturie: Granulierte Zylinder und/oder Akanthozyten im Urinsediment
- Akutes nephritisches Syndrom
- Nephrotisches Syndrom
- Rasch progrediente Glomerulonephritis
- Chronische Niereninsuffizienz
- Renoparenchymatöse Hypertonie

Di.: Eine perkutane Nierenbiopsie ist indiziert bei allen Patienten mit Nachweis von Akanthozyten und/oder Erythrozytenzylindern im Urinsediment und/oder einer signifikanten Proteinurie (≥ 1 g/24 h). - Begründung:

1. Differenzierung zwischen den verschiedenen Klassen der Lupusnephritis
   Anm.: Innerhalb der verschiedenen Klassen ist im Verlauf ein Wechsel möglich.
2. Ausschluss anderer Krankheitsmanifestationen wie z.B. die thrombotische Mikroangiopathie
3. Bestimmung der Aktivitäts- und Chronizitätsindices.

Th.: Allgemeines: Alle Patienten mit Lupusnephritis sollten Chloroquin (1 x 250 mg/d) oder Hydroxychloroquin (1 x 200 mg/d) erhalten, dadurch Verminderung der Zahl renaler Schübe und Verbesserung der renalen Prognose.
Folgende begleitende Maßnahmen werden empfohlen: Optimale antihypertensive Therapie (Ziel: < 130/80 mmHg, ACE-Hemmer oder AT-Antagonisten als Mittel der 1. Wahl), Senkung der Proteinurie auf < 500 mg/d, Therapie kardiovaskulärer Risikofaktoren (frühzeitiger Einsatz von Statinen, Ziel LDL < 100 mg/dl; SLE und Schwangerschaft: Siehe Therapie des SLE)

Minimale mesangiale Lupusnephritis (Klasse I):
Therapie mit Kortikosteroiden und Immunsuppressiva nur dann indiziert, wenn extrarenale klinische Manifestationen des systemischen Lupus erythematodes es erfordern.

Mesangiale proliferative Lupusnephritis (Klasse II):
Medikamentöse Therapie bei einer Proteinurie < 3 g/d mit Kortikosteroiden und Immunsuppressiva nur dann, wenn extrarenale Manifestationen der Grunderkrankung es erfordern. Bei einer Proteinurie ≥ 3 g/d können Steroide eingesetzt werden, evtl. auch Calcineurininhibitoren (Tacrolimus oder Ciclosporin A).

Lupusnephritis Klasse III (A oder A/C), IV (A oder A/C) oder V:
Intensive immunsuppressive Kombinationstherapie:
- Induktionstherapie bei Kaukasiern: Glukokortikoide und Cyclophosphamid nach dem Euro-Lupus-Protokoll (siehe Internet).
  Therapiealternative: Niedrig dosierte Kombination aus Tacrolimus, MMF und Glukokortikoiden.
- Erhaltungstherapie: Prednisolon (5 - 10 mg/d oral) + Azathioprin (1,0 - 2,5 mg/kg KG/d oral) oder Prednisolon + MMF. Bei Unverträglichkeit von Azathioprin und MMF kann Prednisolon mit Cyclophosphamid oder Tacrolimus kombiniert werden.
- Therapieresistente schwere proliferative LN: Wechsel von Cyclophosphamid auf MMF, zusätzlich Methylprednisolon-Pulse-Therapie oder Rituximab, Gammaglobulin i.v. (siehe Internet)
- Nach Erreichen einer kompletten Remission sollte die immunsuppressive Erhaltungstherapie 3 - 4 Jahre fortgeführt werden. Möglichst niedrige Kortikoiddosis anstreben. Bei Verschlechterung der Nierenfunktion u./o. Zunahme der Proteinurie unter einer reduzierten Immunsuppression sollte wieder auf die ursprüngliche immunsuppressive Therapie übergegangen werden, unter der die Lupusnephritis unter Kontrolle war.
- Falls eine komplette Remission nach 12-monatiger Erhaltungstherapie nicht erreicht wird, sollte eine Rebiopsie vor Änderung des Therapieregimes erwogen werden.

Fortgeschrittene sklerosierte Lupusnephritis (Klasse VI).
Verbesserung der Nierenfunktion durch Therapie nicht zu erwarten, daher nur dann immunsuppressive Behandlung, wenn extrarenale Manifestationen des SLE es notwendig machen.

Prg:
- Ein günstiges prognostisches Zeichen ist eine Halbierung der Proteinurie innerhalb von 3 Monaten.
- Ungünstige prognostische Indizes:
  - Serumkreatinin initial erhöht
  - Nephrotisches Syndrom
  - Renale Hypertonie
  - C_3-Komplement erniedrigt
  - Histologische Klasse III oder IV, hoher Aktivitäts- und Chronizitätsindex

POLYMYOSITIS [M33.2] UND DERMATOMYOSITIS [M33.1]

Def: Polymyositis (PM): Entzündliche Systemerkrankung der Skelettmuskulatur mit lymphozytärer Infiltration (CD8+), bes. intrafaszikulär, keine vaskuläre Beteiligung, keine Immunkomplexablagerungen
Dermatomyositis (DM): Myositis mit Hautbeteiligung, perifaszikuläre Infiltrate, oft perivaskulär lokalisiert (B-Zellen und CD4+ dendritische Zellen, Immunkomplexablagerungen)

Ep.: Seltene Erkrankung, w : m = 2 : 1; gehäuftes Vorkommen von HLA-B8 und HLA-DR3

Ät.: Unbekannt
Klassifikation:
1. Idiopathische Polymyositis (30 %):
   Leitsymptom: Schwäche der proximalen Extremitätenmuskulatur

2. Idiopathische Dermatomyositis (25 %):
   Leitsymptom: Muskelschwäche (wie unter 1.) + Hauterscheinungen
3. Polymyositis/Dermatomyositis bei malignen Tumoren (10 %)
4. Polymyositis/Dermatomyositis mit Vaskulitis im Kindesalter (5 %)
5. Polymyositis/Dermatomyositis bei Kollagenosen ("overlap group") (30 %)

KL.: 1. Myositis der proximalen Extremitätenmuskeln mit Muskelschwäche im Schulter-/Beckengürtel (100 %) und muskelkaterartigen Myalgien (60 %). Schwierigkeiten beim Aufstehen und Heben der Arme über die Horizontale! Evtl. Fieber.
2. Hautveränderungen bei Dermatomyositis: Lividrote, ödematöse Erytheme des Gesichts, bes. periorbital (lila Ringe), weinerlicher Gesichtsausdruck („Lilakrankheit"), lichenoide weißliche bis blassrote Papeln der Fingerstreckseiten (Gottron-Papeln), druckschmerzhafte Nagelfalzhyperkeratosen (Keinig-Zeichen), Erytheme und Rhagaden der Handflächen und Fingerkuppen („Mechanikerhände")
3. Beteiligung der inneren Organe:
   - Ösophagus: Schluckstörungen (30 %) → Ösophagusmanometrie
   - Herz: Interstitielle Myokarditis (30 %), evtl. Tachykardie, Ekg-Veränderungen
   - Lunge (Alveolitis, Fibrose) ca. 30 %, reduzierte Vitalkapazität bei Zwerchfellbefall

Sonderform: Anti-Jo 1-Syndrom: Myositis, Raynaud-Syndrom, oft Arthritis, fibrosierende Alveolitis, Lungenfibrose

Lab:
- Unspezifische Entzündungsparameter, z.B. BSG ↑, evtl. Leukozytose u.a.
- Muskelenzyme (CK, GOT, LDH) ↑
- Autoantikörper: ANA (50 %), Ak gegen Histidyl-Transfer-RNA-Synthetase (= anti-Jo 1) bei 5 % (Dermatomyositis) bis 30 % (Polymyositis); anti-Mi2 (10 %); anti-PmScl (10 %), U1-RNP (15 %), anti-SRP (5 %, oft mit Herzbeteiligung), Anti-p155/140-Ak gegen TIF-1γ bei tumorassoziierter DM.
  Fazit: Aufgrund immer mehr bekannter spezifischer Zielantigene empfiehlt sich bei der Abklärung einer Myositis der Einsatz eines speziellen „Myositis-Blots", wenn die übliche ANA-/ENA-Diagnostik einen unspezifischen Befund zeigt.

DD:
- Medikamenteninduzierte Myopathien (CSE-Hemmer u.a. Lipidsenker, Kortikosteroide = Steroidmyopathie, antiretrovirale Therapien, Chloroquin/Hydroxychloroquin) mit CK-Erhöhung
- Alkoholmyopathie (bis zu 50 % bei Alkoholkranken), evtl. mit CK-Erhöhung
- Einschlusskörperchen-Myositis (Inclusion body myositis): Seltene, schmerzlose Muskelerkrankung mit mehr distal betonten Paresen; typische Histologie mit unklaren Einschlüssen (Viren?)
- Polymyalgia rheumatica: Schmerzen und Steifigkeitsgefühl im Schulter-/Beckengürtel (siehe Kap. Polymyalgia rheumatica)
- Muskeldystrophien (Muskelschwund, Familienanamnese, Elektromyogramm)
- Myasthenia gravis:
  Sy.: Doppelbilder, Ptose, belastungsabhängige Muskelschwäche, bes. der Arme, Thymushyperplasie (65 % d.F.), Thymome (15 % d.F.).
  Di.: Nachweis von Auto-Ak gegen postsynaptische Acetylcholinrezeptoren (90 % d.F.); Prostigmin®- oder Tensilon®-Test: passagere Besserung nach Gabe von Cholinesterasehemmern; Stimulationselektromyogramm: Amplitudenabfall.
- Lambert-Eaton-Syndrom: Auto-Ak gegen präsynaptische Ca^{2+}-Kanäle
  Vo.: z.B. als paraneoplastisches Syndrom bei kleinzelligem Bronchial-Ca.
  Symptome: Myasthenieartige Schwäche der proximalen Extremitätenmuskulatur (erschwertes Treppensteigen), jedoch Besserung durch Belastung
  Di.: Auto-Ak, EMG: Amplitudenzunahme, Ausschluss eines Bronchial-Ca. u.a.
- Infektiöse Myositiden (Coxsackie-Viren, Trichinen, HIV)
- Seltenere DD: Hypothyreose, metabolische Myopathien, amyotrophe Lateralsklerose (neurogenes Muster im EMG !)

Di.:
- Klinik (Muskelschwäche)
- CK-Erhöhung

Cave: Häufig wird eine Myositis übersehen und als Leberproblem interpretiert, weil nur die Transaminasen bestimmt werden und nicht die CK.

- Elektromyogramm
- MRT (T2-Wichtung und STIR-Sequenz: Ödem der betroffenen Muskeln versus fettige Degeneration in der T1-Wichtung)
- Muskelbiopsie mit Histologie/Immunhistologie
- Tumorsuche
- Echokardiografie, Rö.-Thorax, ggf. HR-CT-Thorax, evtl. FDG-PET zur Ausbreitungsdiagnostik

Th.: Bei der tumorassoziierten Form Behandlung des Tumors. Ansonsten Steroide und evtl. Immunsuppressiva: z.B. Azathioprin, MTX oder Ciclosporin A. Reservemittel: Cyclophosphamid, Mycophenolatmofetil, intravenöse Immunglobline, Sirolimus, Rituximab. Ggf. Hochdosis-Chemotherapie mit autologer Stammzelltransplantation.

Prg: der idiopathischen Erkrankung: Nach 5jähriger Therapie: 50 % Vollremission, 30 % Teilremission, 20 % Progression. Die Assoziation mit Malignomen ist bei der DM größer als bei der PM. Folgende Karzinome machen ca. 70 % der Neoplasien aus: Adenokarzinome der Zervix, Lunge, Ovarien, Pankreas, Blase und Magen.

PROGRESSIVE SYSTEMISCHE SKLEROSE (PSS) [M34.0]

Internet-Infos: *www.sklerodermie.info; www.scleroderma.ch*

Syn: Systemische Sklerodermie oder systemische Sklerose (SSc)

Def: Systemerkrankung des Bindegewebes mit Kollagenanhäufung und Fibrose von Haut und inneren Organen + obliterierende Angiopathie mit Fibrose und Obliteration kleiner Gefäße (Zwiebelschalenangiopathie mit Intimaproliferation) mit Haut- und Organinfarkten.

Ep.: Prävalenz: 1 - 25/100.000 Einwohner/Jahr; bevorzugt bei Frauen im 3. - 5.Lebensjahrzehnt; die limitierte Form ist ca. 3 x häufiger als die diffuse Form; w : m = 5 : 1

Ät.: Unbekannt, gehäufte Assoziation mit HLA-DR5 bei der diffusen Verlaufsform und HLA-DR1,4,8 bei der limitierten Verlaufsform. Umweltfaktoren? In einer Studie zeigt sich ein vermehrtes Auftreten bei manchen Berufen (Elektriker, Maurer, Heizungs- und Sanitärinstallateure).

Pg.: Regulationsstörung der Fibroblasten, die übermäßig Kollagen produzieren + obliterierende Angiopathie. T-Zell-gesteuerte Erkrankung, begleitende Neurodegeneration (gestörte Peristaltik, Vasospasmus). Nachweis von Antikörpern gegen PDGF-Rezeptor mit agonistischer Aktivität (weitere funktionell aktive Antikörper sind gegen Endothelin I und Angiotensin II gerichtet).

KL.: 1. Hautveränderungen (100 %) durchlaufen 3 Stadien:
Ödem (z.B. der Hände: „puffy fingers") - Induration - Atrophie
Krankheitsbeginn meist an den Händen, später zentripetales Fortschreiten (DD: Dermatomyositis: Zentrifugal!)
Sekundäres Raynaud-Syndrom (95 %) mit Weißwerden der Finger durch Vasospasmus → typische „Trikolore": Erst Blässe, dann Zyanose und schließlich reaktive Rötung/Hyperperfusion; Haut wird straff und gespannt → Sklerodaktylie. Durch Schrumpfung der Haut kommt es zu schmerzlosen Kontrakturen; gel. Ulzerationen (bis 30 %), Nekrosen (sog. "Rattenbissnekrosen") und Narben der Fingerspitzen. Mimische Starre des Gesichtes, Kleinerwerden der Mundöffnung (Mikrostomie), radiäre Faltenbildung um den Mund ("Tabaksbeutelmund"); Pigmentverschiebungen, Teleangiektasien.
Thibièrge-Weissenbach-Syndrom (sprich: "tibiersch"): Sonderform der PSS mit Mikroverkalkungen im Subkutangewebe (subkutane Kalzinosis).

2. Arthralgien/Arthritis (50 - 70 %), Myalgien, evtl. Myositis

3. Organmanifestationen:
- Gastrointestinaltrakt (80 %):
  Sklerosierung des Zungenbändchens (Skleroglosson); Motilitätsstörung des Ösophagus mit Schluckstörungen → Ösophagusbreischluck: Wandstarre, Weitstellung der distalen 2/3 des Ösophagus mit gestörter Peristaltik (Ösophagusmanometrie), Refluxbeschwerden, „Wassermelonenmagen"; intestinale Pseudoobstruktion
- Fibrosierende Alveolitis und Lungenfibrose (20 - 70 %; meist NSIP-Muster) mit restriktiver Ventilationsstörung (frühzeitig CO-Diffusionskapazität ↓), Todesfälle an pulmonaler Hypertonie/Cor pulmonale und interkurrenten Pneumonien! Erhöhtes Risiko für Bronchial-Ca.
- Herzbeteiligung (ca. 20 %) mit Myokarditis, Myokardfibrose (oft subklinisch) und Rhythmusstörungen; evtl. Perikarditis
- Pulmonal-arterielle Hypertonie = PAH (15 %): v.a. bei CREST-Syndrom, erniedrigte Diffusionskapazität bei normaler Vitalkapazität (keine Restriktion!). Weitere Abklärung mittels Ekg, 6 Min.-Gehtest, Echo und ggf. Rechtsherzkatheter
- Nierenbeteiligung (20 %) mit multiplen Niereninfarkten, nephrogene Hypertonie, Mikroangiopathie mit Gefahr einer sklerodermen renalen Krise (SRK) und Nierenversagen. Die Nierenbeteiligung ist verantwortlich für die Hälfte aller Todesfälle. ACE-Hemmer verbessern die Prognose!

5 Verlaufsformen (die das klinische Spektrum aufzeigen):

- Diffuse systemische Sklerose (dSSc, ~ 33 %): PSS mit generalisiertem Ödem und Sklerose + Beteiligung innerer Organe: Nachweis von Anti-SCL70 (= Antitopoisomerase 1) in 40 % d.F.
- Limitierte kutane Sklerodermie (lSSc, ~ 45 %) (früherer Name: CREST-Syndrom): Calcinosis cutis, Raynaud-Syndrom, Ösophagusbeteiligung, Sklerodaktylie, Teleangiektasie, häufiges Auftreten einer pulmonalen Hypertonie!
- Overlap-Syndrom (10 %): U1-RNP- oder anti-Pm/Scl-Ak (70 %)
- Undifferenzierte Sklerodermie (10 %):
- Sclerosis sine Scleroderma (< 2 %): Isolierte Fingerödeme ohne Hautsklerose

Lab:
- ANA (90 %) oft mit nukleolär homogenem Muster ohne weitere Spezifität
- Anti-SCL 70 finden sich in 40 % bei dSSc
- ACA = Anticentromere Antikörper finden sich in 70 % bei CREST-Syndrom bzw. lSSc
- Anti-RNA-Polymerase (20 %): Assoziation mit schwerer Haut- und Nierenbeteiligung
- Anti-PM-SCL (~ 5 %), Anti-U1-nRNP (~ 5 %) Assoziation mit Polymyositis (Überlappungssyndrom), Fibrillarin-Ak (~ 5 %), anti-Th(To)(~ 5 %) Assoziation mit pulmonaler Hypertonie

DD:
- Zirkumskripte Sklerodermie/Morphaea (umschriebene Sklerodermie der Haut mit lilafarbenen Ringen, befällt nie die Hände; ohne Beteiligung innerer Organe)
- Mischkollagenosen (Sharp-Syndrom): anti-U1RNP
- Sklerodermieartige Krankheitsbilder durch chemische Noxen (z.B. Vinylchlorid, Siliziumdioxid)
- Eosinophile Fasziitis (Shulman-Syndrom): Schwellung der proximalen Extremitäten (ohne Hände und Füße), Eosinophilie im Blut und eosinophile Fasziitis in der tiefen Hautbiopsie
- Acrodermatitis chronica atrophicans bei Lyme-Borreliose
- DD eines Raynaud-Syndroms (siehe dort)
- Nephrogene systemische Fibrose (NSF): Selten
  Sie tritt fast ausschließlich auf nach Gabe der gadoliniumhaltigen Kontrastmittel Gadodiamid und Gadopentetat-Dimeglumin bei gleichzeitig bestehender schwerer Nierenfunktionseinschränkung (GFR < 30 ml/min/1,73 m^2).
  KL.: Ödeme, Pruritus, Schmerzen, symmetrische erythematöse oder hyperpigmentierte Plaques im distalen Bereich der Extremitäten (Hautbiopsie: Proliferierende Fibrozyten, verdickte Kollagenfasern in Epidermis und Subkutis).
  Th.: (experimentell) Imatinib, Natriumthiosulfat, unbedingt kurzfristige Dialyse nach Gadoliniumexposition
  Cave Gadolinium als MRT-Kontrastmittel bei Risikopatienten!

Di.:
- Klinik (Raynaud-Syndrom, Hautveränderungen)
- Labor (ANA, evtl.anti-SCL70, ACA)
- Kapillarmikroskopie (Intravitalmikroskopie der Nagelfalzkapillaren):
  - "slow pattern": Dilatierte Riesenkapillaren, Rarefizierung der Kapillaren
  - "active pattern": Zunahme avaskulärer Felder, Einblutungen u.a.
- Eine evtl. Hautbiopsie (bei unklarer Diagnose) zeigt nur vor Therapiebeginn typische Veränderungen
- Röntgen der Hände: Evtl. Kalkablagerungen (Calcinosis cutis) und Akroosteolysen
- Diagnostik zur Erfassung einer Organbeteiligung: Kreatinin-Clearance, Urinstatus, Lungenfunktion mit Diffusionskapazität, Echokardiografie, ggf. Rechtsherzkatheter, Ösophagusdiagnostik u.a.

ACR/EULAR-Klassifikationskriterien für systemische Sklerose (2012)

Kriterien	Subkriterien	Punkte
Hautverdickung der Finger	Beide Hände, bis proximal der MCP-Gelenke	9
Hautverdickung der Finger	Geschwollene Finger Ganzer Finger, distal bis MCP	2 4
Läsionen der Fingerkuppe	Digitale Ulzera Narbengrübchen	2 3
Teleangiektasie	-	2
Abnorme Nagelfalzkapillaren		2
Lungenbeteiligung	Pulmonale Hypertonie u./o. interstitielle Lungenerkrankung	2
Raynaud-Syndrom	-	3
Sklerodermie-assoziierte Antikörper	Anti-Centromere, Anti-Topoisomerase I (Anti-Scl-70) oder anti-RNA-Polymerase III	3
Score ≥ 9 Klassifikation als systemische Sklerodermie (Sensitivität und Spezifität ca. 90 %)		

Th.:
- Symptomatische Therapie: Physikalische Maßnahmen zur Vermeidung von Kontrakturen und Ulzerationen, Lymphdrainage, warme Öl-/Paraffin-, Moorlaugen- und CO_2-Bäder + milde Infrarot A-Hyperthermie; bei Tabakbeutelmund täglich Dehnübungen + Mundpflege.

Raynaud-Syndrom: Allgemein: Nikotinkarenz, Kälteschutz, beheizbare Kleidung, keine Betablocker, Kalziumantagonisten vom Nifedipin-Typ, ACE-Hemmer (**Cave:** Hypotonie!), nitrathaltige Salbe lokal. Möglichkeit der Verbesserung der Perfusion (akral, hepatisch, renal) durch N-Acetylcystein. In schweren Fällen: PDE-5-Inhibitoren, Iloprost i.v.. Fluoxetin mit möglicher Wirkung

- Digitale Ulzera: Iloprost i.v. (akut), PDE-5-Inhibtoren (akut), Bosentan (Prophylaxe). ACE-Hemmer wirken nephroprotektiv und sind bei renaler Krise notwendig!
- Pulmonal arterielle Hypertonie (PAH): Endothelin-Antagonisten, PDE-5-Inhibitoren, Riociguat, Epoprostenol i.v., Iloprost i.v., ggf. auch in Kombination (siehe Kapitel PAH)
- Bei ödematöser Frühphase Einsatz von Glukokortikoiden (max. 15 mg Prednisolon/d); möglichst kurzfristig: Gefahr der renalen Krise bei höher dosiertem Einsatz von Steroiden!
- Immunsuppressiva bei schweren Verläufen: z.B. Methotrexat, Cyclophosphamid (CYC), MMF. Bei einer floriden Lungenbeteiligung (Alveolitis/Fibrose) entweder CYC-Bolustherapie (zunächst 6 x) oder MMF (2 - 3 g/d)
- Bei ausgeprägter Calcinosis cutis: Evtl. Minocyclin
- Gastrointestinale Beteiligung: Protonenpumeninhibitoren (Reflux, Ulzera); evtl. intermittierend Antibiotika bei bakterieller Fehlbesiedlung des Dünndarmes.
- Bei therapierefraktärem Verlauf und ungünstiger Prognose (rasche Progredienz, Anti SCL 70 Ak, diffuser Hautbefall, Lungenbeteiligung. PAH, renale Krise, Pigmentstörungen, Malabsorption) evtl. autologe Stammzelltransplantation in spezialisierten Zentren. Es zeigt sich langfristig ein deutlicher Überlebensvorteil, kurz- bis mittelfristig aber auch eine relevante therapieassoziierte Mortalität (~ 5 %). Bei schwerer Lungenbeteiligung ggf. Lungentransplantation
- Experimentell: Rituximab, Tocilizumab

Prg: Sehr variabel: Abhängig vom Ausmaß der Organschäden (Herz, Lunge, Nieren), 10-Jahresüberlebensrate bei diffuser Verlaufsform ca. 70 %. Auch bei der Sklerodermie ist das Risiko für kardiovaskuläre Komplikationen (relatives Risiko (RR) = 4,0 für Myokardinfarkt) und Osteoporose erhöht.

SJÖGREN-SYNDROM (SS)

[M35.0] (sprich Schögren)

Def: Chronische Entzündung von Tränen- und Speicheldrüsen und evtl. anderen exokrinen Drüsen mit 2 Leitsymptomen: „dry eye, dry mouth" =
- Keratoconjunctivitis sicca (KCS) mit Xerophthalmie (Augenaustrocknung)
- Verminderte Speichelsekretion mit Xerostomie (Mundaustrocknung)

Hi.: Lymphozytäre Infiltration der Speichel- und Tränendrüsen

Ät.:
1. Primäre Form: Ursache unbekannt
2. Sekundäre Formen: "Sicca-Syndrom" bei rheumatoider Arthritis oder anderen Kollagenosen, ferner bei Hepatitis B oder C und PBC

Ep.: Prävalenz (in Deutschland): 0,2 %, Inzidenz (D): 4/100.000/Jahr; w : m = 20 : 1; gehäufte Assoziation mit HLA-DR2 und -DR3

KL.: Sicca-Syndrom:
Beschwerden durch Austrocknung der Augen (Brennen, Fremdkörpergefühl u.a.), des Mundes und anderer Schleimhäute; veränderte Speichelzusammensetzung, Karies (60 %), Parotisschwellung (bis 50 %), Raynaud-Syndrom (40 %), Arthritis (70 %), Lymphadenopathie (20 %); Ösophagitis; ferner Neigung zu Allergien und Zöliakie (10 x häufiger); Müdigkeit

Ko.:
- Hornhautulzerationen
- Beteiligung innerer Organe:
  - Lunge (ca. 25 %): Interstitielle Lungenerkrankung (UIP oder LIP)
  - Niere (ca. 10 %): In 50 % Glomerulonephritis, in 35 % tubulointerstitielle Nephritis, evtl. tubuläre Azidose
  - Vaskulitis (ca. 10 %)
- Entwicklung eines malignen Lymphoms (MALT-NHL, ca. 5 %)
- Neurologische Symptome: Periphere Neuropathie (5 %), ZNS-Beteiligung (bis zu 25 %), Innenohrschwerhörigkeit (ca. 25 %)

Lab: BSG ↑, Leukopenie, Anämie, Thrombozytopenie (fakultativ)
Immunologische Befunde:
- Gammaglobulinvermehrung
- Rheumafaktoren (bis 50 %)
- SS-B (= La)-Ak: } bis 70 %
- SS-A (= Ro)-Ak: } bis 70 %

- Antikörper gegen Epithelzellen der Speicheldrüsenausführungsgänge oder Muskarin-Rezeptoren (Anti-M3), Anti-α-Fodrin-Ak
- Kryoglobuline

DD:
- Xerostomie anderer Genese: Hohes Lebensalter (bis zu 30 % > 65 J.), mangelnde Trinkmenge, Kachexie, Speicheldrüsenerkrankungen (Entzündungen, Tumore, Radiatio), Medikamente mit anticholinerger Wirkung (Atropin, Spasmolytika, Antihistaminika, trizyklische Antidepressiva u.a.); chronische Graft versus host disease u.a.
- Xerophthalmie anderer Genese (rel. häufig): Medikamente (siehe oben), hohes Lebensalter, Vitamin A-Mangel, trockene Luft, Klimaanlagen u.a.
- Sarkoidose, Hepatitis C, Exophthalmus, Diabetes mellitus, HIV, Lymphome, vorausgegangene Bestrahlung

Di.:
- Klinik (Sicca-Syndrom)
- Augenärztliche Untersuchung: Spaltlampe (Keratitis) plus Testung der Tränensekretion: Schirmer-Test: Nachweis einer verminderten Tränensekretion durch Einlegen eines Filterpapierstreifens über das Unterlid nach Anästhesie der Hornhaut: Nasszone in 5 Min. unter 5 mm
- Tränenfilm-Aufreißzeit (Spaltlampe) < 10 Sekunden
- Okulärer Färbe-Score (mit Lissamingrün oder Fluorescein)
- HNO-ärztliche Untersuchung:
  - Saxon-Test: Messung der Speichelproduktion durch Abwiegen eines Wattebausches, der 2 Min. in den Mund genommen wurde.
  - Sonografie von Glandula parotis u./o. Gl. submandibularis
  - Evtl. szintigrafische Untersuchung der Speicheldrüsensekretion mit ^{99m}Tc-Pertechnetat
  - Evtl. Biopsie aus der Lippeninnenseite oder einer vergrößerten Speicheldrüse (Sialadenitis mit Lymphozyteninfiltration)
- Immunologische Befunde (siehe Labor)

ACR/EULAR Klassifikationskriterien 2016 für das Primäre Sjögren-Syndrom:

Beantwortung mindestens einer der folgenden Fragen mit „Ja“:
1. Hatten Sie mindestens 3 Monate lang täglich ein ständiges, störendes Trockenheitsgefühl im Auge?
2. Hatten Sie wiederholt das Gefühl von Sand oder Gries im Auge?
3. Benutzen Sie Tränenersatz > 3 x/d?
4. Hatten Sie mindestens 3 Monate lang das Gefühl, dass der Mund trocken ist?
5. Trinken Sie öfters etwas, weil Sie Probleme beim Herunterschlucken trockener Nahrung haben?

Kriterium	Score
Lippenspeicheldrüsen mit fokaler lymphozytärer Lymphadenitis, Focus-Score ≥1/4mm²	3
Anti-SSA/Ro +	3
Okulärer Färbe-Score ≥ 5 in mindestens einem Auge	1
Schirmer-Test ≤ 5mm/5min. in mindestens einem Auge	1
Unstimulierter Speichelfluss ≤ 0,1ml/min.	1
Bei Vorliegen von ≥ 4 Punkten und mindestens einer mit „JA“ beantworteten Frage wird das Krankheitsbild als primäres Sjögren-Syndrom klassifiziert.*	

* Ausschlusskriterien: Vorausgegangene Bestrahlung von Hals/Nacken, aktive Hepatitis C-Infektion, AIDS, Sarkoidose, Amyloidose, Graft-versus-Host-Erkrankung, IgG4-assoziierte Erkrankung

Th.:
1. Behandlung der Grundkrankheit bei den sekundären Formen
2. Symptomatisch:
   - ▶ Allgemeinmaßnahmen (Patientenschulung):
     - Xerostomie/trockener Mund: Viel und oft trinken, Förderung des Sekretionsreizes der Speicheldrüsen; z.B. durch Kaugummi; künstlicher Speichel. Gute Zahnpflege, Karies-Prophylaxe, regelmäßige zahnärztliche Kontrolle. Bromhexin und Pilocarpin (Salagen®) können die Speichel- und Tränensekretion fördern.
     - Xerophthalmie/trockenes Auge: Tränenersatzmittel, ausreichende Luftfeuchtigkeit; Augen vor Wind + Austrocknung durch Brille schützen; Augen regelmäßig kurz schließen, keine Anticholinergika

       Falls diese Maßnahmen nicht ausreichen, wird eine antientzündliche Therapie empfohlen (kurzfristig Kortikoid-Augentropfen, topisches Ciclosporin; NW + KI beachten). Evtl. temporärer Verschluss des Tränenganges (Punctum Plugs) in schweren Fällen.
   - ▶ Systemische Therapie
     - Hydroxychloroquin: Bei Arthritis, Reduktion der Hypergammaglobulinämie
     - Immunsuppressive Therapie nur bei Beteiligung innerer Organe oder Vaskulitis erwägen (Azathioprin, MTX u.a.)
     - Rituximab nur bei schwersten Verläufen bzw. bei vorliegendem B-NHL sinnvoll. Erste Daten zeigen eine Wirkung von Belimumab.

Prg: Das primäre SS verläuft in der Mehrzahl der Fälle benigne; eine vermehrte Mortalität resultiert aus der erhöhten Lymphominzidenz (5 %) und der Organbeteiligung (4 x erhöhtes Mortalitätsrisiko bei Lungenbeteiligung). Typischerweise treten großzellig diffuse B-NHL, MALT-Lymphome oder Marginalzonen-Lymphome auf.

SHARP-SYNDROM [M35.1]

Syn: "mixed connective tissue disease" = MCTD, Mischkollagenose

Ep.: w : m = 9 : 1

Relativ gutartig verlaufendes Krankheitsbild mit einer Überlappungssymptomatik aus SLE, Sklerodermie, Polymyositis und rheumatoider Arthritis, wobei eine Beteiligung von Nieren, Herz und ZNS selten ist. Trigeminus-Neuralgien treten gehäuft auf. Ein Raynaud-Syndrom in Verbindung mit sklerodermieartigen Hautveränderungen mit geschwollenen Händen oder Sklerodaktylie ist typisch. Diagnostisch ist der Nachweis von ANA (antinukleäre Antikörper), die als anti-Ribonukleinprotein-Ak (anti-U1RNP) differenziert werden können. In Hautbiopsien finden sich oft IgG-Ablagerungen an Kernen der Keratinozyten.

Th./Prg.: Die Therapie richtet sich nach der Organbeteiligung und erfolgt ähnlich wie beim SLE. Bei hoher Aktivität oder Organbeteiligung Immunsuppression mit Azathioprin, ggf. Ciclosporin A (CSA).

VASKULITIDEN

Internet-Infos: *www.vasculitis.org* (European Vasculitis Society)

Def: Immunreaktiv ausgelöste Gefäßentzündungen mit Schädigung betroffener Organe. Das Spektrum klinischer Symptome hängt ab von Ausmaß und Lokalisation der betroffenen Gefäße und Organe.

Revidierte Chapel Hill-Definition (2012):

Nicht als Diagnose- oder Klassifikationskriterium, aber für die Einteilung der Vaskulitiden hilfreich:

- Vaskulitiden der großen Gefäße:
  - Riesenzellarteriitis
  - Takayasu-Arteriitis
- Vaskulitiden mittelgroßer Gefäße:
  - Polyarteriitis nodosa
  - M. Kawasaki
- Vaskulitiden kleiner Gefäße:
  - ANCA-assoziierte Vaskulitiden
    - Mikroskopische Polyangiitis
    - Granulomatose mit Polyangiitis (M. Wegener)
    - Eosinophile Granulomatose mit Polyangiitis (Churg-Strauss)
  - Immunkomplex- Vaskulitis
  - Anti-GBM-Krankheit (glomeruläre Basalmembran)
  - IgA-Vaskulitis (Purpura Schönlein-Henoch)
  - Kryoglobulinämische Vaskulitis
  - Hypokomplementämische urtikarielle Vaskulitis (Anti-C1q-Vaskulitis)
- Vaskulitiden variabler Gefäßgröße
  - Cogan-Syndrom
  - Morbus Behcet
- Vaskulitiden eines Organs
  z. B. kutane Kleingefäßvaskulitis, primäre ZNS-Vaskulitis
- Vaskulitiden in Assoziation mit einer Systemerkrankung
  Rheumatoide Vaskulitis, Vaskulitis bei SLE u.a.
- Sekundäre Vaskulitiden (bei Hepatitis B, Hepatitis C, medikamentös, paraneoplastisch u.a.)

I. Vaskulitis großer Gefäße

Vaskulitiden, die überwiegend die großen Gefäße betreffen, es können jedoch Arterien jeglicher Größe betroffen sein (Aorta mit Abgängen und der dazugehörigen Venen).

RIESENZELLARTERIITIS (RZA) [M31.6] und POLYMYALGIA RHEUMATICA (PMR) [M35.3]

Syn: Für die RZA: Arteriitis cranialis; Arteriitis temporalis Horton

Def: Granulomatöse Arteriitis mittelgroßer und großer Arterien, in 50 % mit Riesenzellen:
- Riesenzellarteriitis (RZA)/Arteriitis cranialis. Manifestation im Versorgungsbereich der A. carotis (bevorzugt im Bereich der A. carotis externa-Äste sowie der Augenarterien). In bis zu 40 % auch Beteiligung von Aortenbogen, Aorta und Arterien der oberen und unteren Extremitäten.
- PMR: Proximaler Muskelschmerz von Schulter- und Beckengürtel, Abortivform der Riesenzellarteriitis, mit Hinweisen auf eine entzündliche Affektion von Aortenbogen/proximalen Extremitätenarterien ohne eindeutige Wandinfiltration

Ep.: Häufigste Vaskulitis (RZA); überwiegend ältere Frauen (75 %); Inzidenz (pro 100.000/J.): 5. Dezennium: < 5; 6. Dez.: > 10; 7. Dez.: 40; 8. Dez.: fast 50. PMR: Inzidenz > 50. Lj.: 700 !

Ät.: Unbekannt (endogene Prädisposition + exogene Triggerung durch Infekte?)

Pg.: Bei der Polymyalgia rheumatica liegt oft ein Mischbild aus einer Vaskulitis, einer Synovitis großer Gelenke sowie einer Bursitis vor (es lassen sich aktivierte vaskuläre dendritische Zellen nachweisen).

KL.:
- **RZA/Arteriitis cranialis:** (ca. 50 % haben zusätzlich eine PMR)
  - Pochende (Schläfen-)Kopfschmerzen, evtl. Schmerzen beim Kauen (Masseterschmerz, "Kiefer-Claudicatio", Claudicatio masticatoria)
  - Augenbeteiligung bis 40 %: Augenschmerzen, Sehstörungen, Amaurosis fugax, Erblindungsgefahr! Ischämische Optikusneuropathie. Evtl. Doppelsehen (Diplopie).
  - Auffällige A. temporalis (verhärtet, druckschmerzhaft, evtl. Pulslosigkeit)
  - Bei Manifestation im Bereich der größeren Arterien von Rumpf und Extremitäten, evtl. Aortenbogensyndrom, Blutdruckseitendifferenz, Armclaudicatio (3 - 15 %); Mononeuritis multiplex, TIA/Apoplexie, KHK → Pulsstatus erfassen, liegen Stenosegeräusche vor? Ggf. Duplexsonografie der Extremitätenarterien
- **Polymyalgia rheumatica:** (ca. 20 % haben zusätzlich eine Arteriitis cranialis)
  - Symmetrische heftige Schmerzen im Schulter- u./o. Beckengürtel/Hüftregion (bes. nachts), Druckschmerzhaftigkeit der betroffenen Muskeln
  - Morgensteifigkeit (meist > 1 h)
  - Bilaterale Bursitis subdeltoidea bzw. subacromialis ist ein typischer Befund bei PMR (Sono, MRT).
- Allgemeinsymptome: Abgeschlagenheit, evtl. Fieber, Appetit-/Gewichtsverlust, Nachtschweiß, Depressionen

Lab: BSG ⇑ (meist > 50 mm in der 1. Stunde; im Initialstadium aber evtl. noch normale BSG), CRP ↑, evtl. leichte Leukozytose und Anämie (CK normal, keine RF oder Auto-Ak)

DD:
- ▸ Arteriitis cranialis: Kopfschmerzen anderer Genese, Amaurosis fugax bei arterieller Verschlusskrankheit der A. carotis
- ▸ PMR: Polymyositis/Dermatomyositis (CK ↑), rheumatoide Arthritis, bes. die late onset RA (LORA); paraneoplastische Myopathie

Di.:
- ▸ **Arteriitis cranialis - diagnostische ACR-Kriterien (≥ 3/5 Kriterien müssen erfüllt sein)**
  1. Alter > 50 Jahre
  2. Neuartige oder neu auftretende Kopfschmerzen
  3. Abnorme Temporalarterien (Druckdolenz, abgeschwächte Pulsation, Schwellung)
  4. BSG > 50 mm in der ersten Stunde (Sturzsenkung!)
  5. Typische histologische Veränderungen bei Biopsie der Temporalarterie (***Cave***: Vor Biopsie Farbduplexuntersuchung zum Ausschluss hochgradiger Stenosen der A. carotis interna mit Kollateralzirkulation über die A. carotis externa → KI für Biopsie der A. temporalis. Da ein segmentaler Befall möglich ist, sollte eine Biopsat mindestens 20 mm lang sein.)
- Farbduplex der Temporalarterien: Segmentale sanduhrförmige Stenose und echoarmer Halo. Das Gefäß lässt sich durch das entzündliche Wandödem (= Halo) nicht komplett komprimieren. Bei typischem Halo und passender Klinik ist eine Biopsie verzichtbar.
- Ggf. Duplexsonografie der Extremitätenarterien oder MRT der betroffenen Gefäße bei Verdacht. Ca. 50 % der Patienten mit extrakraniellem Verteilungsmuster haben eine unauffällige Temporalisbiopsie!
- Ggf. augenärztliche Untersuchung
- PET-CT mit ^{18}F-FDG: Nachweis einer Aortitis
- Innerhalb des ersten Jahres nach Diagnosestellung von PMR und RZA werden gehäuft maligne Tumoren gefunden, so dass sich bei Diagnosestellung eine begrenzte Tumorsuche empfiehlt.

▸ **Polymyalgia rheumatica: ACR/EULAR-Klassifikationskriterien (2012):**
Einschlusskriterien: ≥ 50 J., neuer Schultergürtelschmerz beidseits, CRP und/oder BSG erhöht plus

• Morgensteifigkeit ≥ 45 Min.	2 Punkte
• Fehlen von Rheumafaktor/anti-CCP	2 Punkte
• Schmerzen/Steifigkeit Beckengürtel	1 Punkt
• Fehlen anderer Gelenkmanifestationen	1 Punkt
plus Sonografie (Bursitis, Tenosynovitis, Synovitis):	
• 1 Schultergelenk* + 1 Hüftgelenk**	1 Punkt
• Beide Schultergelenke	1 Punkt

Ein Score von ≥ 5 Punkten hat eine Sensitivität von 66 % und Spezifität von 81 % für die Diagnose einer PMR.

* Bursitis subdeltoidea, Synovitis, Tenosynovitis der Bicepssehne
** Hüftsynovitis, Bursitis trochanterica

Memo: Bei der PMR-Diagnose sind Anamnese + Klinik sehr wichtig!

Th.: Glukokortikosteroide:
Bei RZA/Arteriitis cranialis initial 1mg/kg KG Prednisolon/d (bei Amaurosis fugax hochdosierte Kortikoidgabe i.v., 15 mg/kg KG für 3 Tage); nach klinischer Besserung stufenweise Reduktion um 5 mg/Woche; Erhaltungsdosis ≤ 7,5 mg/d für mindestens 24 Monate, sonst Rezidivgefahr. Eine wirksame Therapie sollte bei der RZA zu Beschwerdefreiheit und normalisierten Entzündungszeichen führen (BSG/CRP). Die Diagnostik soll den Therapiebeginn nicht verzögern!

Bei einer PMR reichen in der Regel 15 - 20 mg/d als Initialtherapie. Höhere Dosen sollten nicht ohne Grund eingesetzt werden, da einerseits hierdurch das Rezidivrisiko erhöht wird (!) und andererseits Erkrankungen maskiert werden (Riesenzellarteriitis, Neoplasien). Bei Unverträglichkeit von Kortikosteroiden oder zu hoher Erhaltungsdosis können durch Kombination mit Immunsuppressiva (z.B. Methotrexat) Steroide eingespart werden. Niedrig dosiert ASS (100 mg/Tag) verhindert ischämische Komplikationen bei der Riesenzellarteriitis. In therapierefraktären Fällen: Tocilizumab, ggf. Cyclophosphamid

Merke: Bei dringendem Verdacht auf RZA/Arteriitis cranialis sofortiger Beginn mit einer Steroidbehandlung (wegen Erblindungsgefahr). Die Aussagekraft der Biopsie wird innerhalb der ersten 14 Tage der Kortikoidtherapie nicht verändert!
Kommt es unter Kortikosteroidtherapie nicht innerhalb weniger Tage zu einer dramatischen Besserung, so muss die Diagnose überprüft werden (Tumor, Sepsis)!

Prg: Unbehandelt kommt es bei RZA/Arteriitis cranialis in ca. 30 % zu Erblindung, bei konsequenter Therapie rel. günstige Prognose. Die mittlere Therapiedauer mit Prednisolon liegt bei der PMR bei 2 - 3 Jahren. Rezidive treten bei der RZA bei gut 30 % der Fälle auf, in ca. 30 % treten Aortenaneurysmata im Krankheitsverlauf auf!

TAKAYASU-ARTERIITIS (TA) [M31.4]

Def.: Granulomatöse Entzündung der Aorta und ihrer Hauptäste; üblicherweise Patienten vor dem 40. Lebensjahr. Hierbei kann es zum Verschluss der betroffenen Gefäße kommen. Nach der Lokalisation der betroffenen Arterien unterscheidet man 5 Befallmuster (Konsensuskonferenz Singapur 1995 → siehe *Internet*).

Kriterien des American College of Rheumatology (ACR) von 1990:
Bei Vorliegen von 3 oder mehr Kriterien: TA mit einer Spezifität von 98 %
- Alter bei Erkrankungsbeginn < 40
- Claudicatio intermittens der oberen/unteren Extremitäten
- Pulsabschwächung/Pulslosigkeit der A. brachialis („pulseless disease")
- Blutdruckdifferenz > 10 mmHg zwischen beiden Armen
- Gefäßgeräusche über den Gefäßen (z.B. A. subclavia, Aorta)
- Pathologisches Angiogramm ohne Zeichen für Arteriosklerose oder fibromuskuläre Dysplasie

Ep.: Seltene Erkrankung, Inzidenz < 1/100.000/J. in Europa und Nordamerika. Vorkommen insbesondere in China, Indien, Japan, Korea, Thailand, Afrika und Südamerika. w : m ~ 9 : 1

KL.:
1. Prepulseless-Phase (präokklusives Stadium): Schleichender Beginn über Jahre; Fieber, Müdigkeit, Gewichtsverlust, Arthralgien, evtl. Kopfschmerzen
2. Pulseless-Phase (okklusives Stadium): Pannikulitis, Erythema nodosum, Raynaud-Syndrom. Claudicatio intermittens-Schmerzen (meist der Arme). Bei einer Beteiligung von zerebralen Arte-

rien Sehstörungen, Gesichtsfeldausfälle, Konzentrationsstörungen, Synkopen, Schlaganfall. Symptome wie bei KHK und den jeweiligen Organinfarkten.

Lab: BSG ↑↑ (oft über 50 mm/h), Anämie, Leukozytose

DD: Arteriosklerotische Erkrankungen (KHK, PAVK, TIA); Riesenzellarteriitis u.a. Vaskulitiden

Di.:
- Anamnese, Klinik, Labor (BSG ↑↑)
- Farbduplex-Sonografie: Im Arterienquerschnitt konzentrische, echoarme Wandverdickung mit Halo ("Makkaroni-Phänomen")
- CT- oder MR-Angio; ^{18}F-FDG-PET

Th.:
1. Immunsuppression: Glukokortikoide, MTX; Reservemittel: Cyclophosphamid, Anti-TNFα-Therapie
2. ASS
3. Stenosebeseitigung (Voraussetzung: Fehlen einer Inflammation im entsprechenden Areal): PTA, Stent, Gefäßchirurgie, nie ohne Immunsuppression! Erhöhte Restenoserate im Vergleich zu Eingriffen bei Arteriosklerose

Prg: Mit Therapie günstig (10-J.-Mortalität < 10 %).
Ohne Therapie Komplikationen durch KHK, Herzinfarkt, Schlaganfall, PAVK u.a. Gefäßkomplikationen

II. Vaskulitis mittelgroßer Gefäße

Vaskulitis, die überwiegend die mittelgroßen Arterien betrifft, definiert als Hauptviszeralarterien und ihre Äste (viszerale Arterien und Venen mit ihren initialen Ästen). Arterien jeglicher Größe können betroffen sein. Entzündliche Aneurysmen und Stenosen sind häufig.

KLASSISCHE POLYARTERIITIS NODOSA (cPAN) [M30.0]

Def: Nekrotisierende Arteriitis der mittleren und kleinen Arterien ohne Glomerulonephritis oder Vaskulitis in Arteriolen, Kapillaren oder Venolen. Keine Assoziation mit ANCA.

Ep.: Inzidenz: 5 /100.000/J.; m : w = 3 : 1

Ät.: Hepatitis B-Infektion; unbekannte Ursachen

KL.: Allgemeinsymptome:
- Fieber, Gewichtsverlust (50 %), Nachtschweiß
- Muskel- und Gelenkschmerzen (65 %)
- Magen-Darm-Kanal (50 %): Kolikartige Bauchschmerzen; evtl. Darminfarkte
- Hodenschmerzen
- Beteiligung der Koronararterien (80 %): Angina pectoris, Herzinfarkt bei jüngeren Patienten
- Beteiligung der Hirngefäße: Schlaganfall bei jungen Patienten
- Polyneuropathie (60 %), Mononeuritis multiplex, Epilepsie, Psychose

Beachte: Da die Erkrankung weitere Organe betreffen kann, ist die Klinik bunt und die Differenzialdiagnose schwierig!

Lab: Entzündungsparameter:
BSG/CRP ↑, Leuko-/Granulozytose, evtl. Thrombozytose, evtl. Komplement ↓
ANCA-negativ, evtl. Nachweis einer Hepatitis B-Infektion (ca. 25 % d.F.)

DD:
- DD unklarer Bauchschmerzen
- DD einer Polyneuropathie
- DD unklares Fieber

Di.:
- Klinik / Labor
- Arteriografie der A. lienalis und des Truncus coeliacus mit Nachweis von Mikroaneurysmen
- Biopsie aus klinisch betroffenen Organen (z.B. Muskel-/Hautbiopsie): Histologie siehe ACR-Kriterien

ACR-Kriterien (≥ 3/10 Kriterien müssen erfüllt sein)
1. Gewichtsverlust > 4 kg
2. Livedo reticularis
3. Hodenschmerz
4. Muskelschmerz, -schwäche oder -druckschmerzhaftigkeit
5. Mono- oder Polyneuropathie
6. Diastolischer RR > 90 mmHg
7. Erhöhtes Kreatinin
8. Positiver Hepatitis B-Nachweis

9. Angiografische Veränderungen (Aneurysmen, Stenosen, Verschlüsse)
10. Histologie mit gefäßwandinfiltrierenden polymorphkernigen Neutrophilen

Th.: - Hepatitis B-assoziierte cPAN: Antivirale Therapie + Steroidtherapie ± Plasmaaustausch
- cPAN ohne Hepatitis B: Methotrexat, bei progredientem Verlauf Cyclophosphamid + Kortikosteroide

Prg: Ohne Therapie schlecht, mit Behandlung liegt die 5-Jahresüberlebensrate bei ca. 90 %

KAWASAKI-SYNDROM [M30.3]

Def.: Vaskulitis, die mit mukokutanem Lymphknotensyndrom assoziiert ist und typischerweise die mittelgroßen und kleinen Gefäße betrifft. Häufig sind die Koronarien betroffen. Aorta und große Gefäße können ebenfalls betroffen sein. Typischerweise bei Kindern.

Vo.: Häufigste Vaskulitis bei Kleinkindern; 80 % der Patienten sind < 5 J. alt.

Ät.: Unbekannt

KL.: 6 Hauptsymptome:
1. Septische Temperaturen (> 5 Tage), welche nicht auf Antibiotika ansprechen.
2. Meist doppelseitig auftretende Konjunktivitis mit verstärkter Gefäßinjektion
3. Stomatitis mit Rötung der Rachenhinterwand und Auftreten einer Erdbeerzunge ähnlich wie bei Scharlach
4. Rötung der Hände (Palmarerythem) und Fußsohlen (Plantarerythem)
   In der 2. - 3. Woche setzt eine, meist halbmondförmige, an den Fingerspitzen beginnende Schuppung ein.
5. Polymorphes rumpfbetontes Exanthem
6. Zervikale Lymphadenopathie (> 1,5 cm, meist unilateral!) in 50 % d.F.

Lab: Aktivitätsparameter: BSG, CRP, α_2-Globuline, Leukozyten ↑, Thrombozyten ↑
Endothelzellantikörper = AECA (anti-endothelial cell antibodies)

Ko.: Aneurysmen der Herzkranzgefäße (20 %), seltener in anderen Arterien, Koronaritis und Herzinfarkt

DD: Scharlach, Infektiöse Mononukleose (EBV-Infektion)

Di.: Labor, Ekg, Echokardiografie, ggf. Koronarangiografie. Zur Diagnosestellung der Erkrankung ist das Vorliegen von fünf der sechs Hauptsymptome oder von vier Hauptsymptomen + gleichzeitigem Nachweis von Aneurysmen der Herzkranzgefäße erforderlich (MRT).

Th.: Hochdosierte Behandlung mit intravenös verabreichten Immunglobulinen + Acetylsalicylsäure (ASS) oral, ggf. intensivere Antiaggregation zur Verhinderung einer Koronarthrombose
Anm.: Beim Kawasaki-Syndrom ist ASS ausnahmsweise bei Kindern indiziert, bei anderen fieberhaften Erkrankungen gibt man ASS bei Kindern nicht wegen des Risikos eines Reye-Syndroms. Die Bewertung von Kortikosteroiden ist umstritten. In der älteren Literatur wird davon abgeraten.

Prg: Letalität ca. 1 %, häufigste Todesursache: Herzinfarkt

III. Vaskulitis kleiner Gefäße

ANCA-ASSOZIIERTE VASKULITIDEN DER KLEINEN GEFÄSSE

Def: Die ANCA-assoziierten Vaskulitiden sind durch die Produktion antineutrophiler cytoplasmatischer Antikörper (ANCA) charakterisiert, die entweder gegenüber der Proteinase-3 (PR3-ANCA = **c**ANCA mit **c**ytoplasmatischer Fluoreszenz) oder der Myeloperoxidase (MPO-ANCA = **p**ANCA mit **p**erinucleärer Fluoreszenz) reaktiv sind. Die ANCA-Antigene sind Bestandteile der neutrophilen Granula und der monozytären Lysosomen. ANCA-assoziierte Vaskulitiden sind idiopathische multisystemische Erkrankungen, die destruktive Inflammationen an überwiegend kleinen Gefäßen verursachen: Infekte, z.B. durch Staphylokokken, können als Triggermechanismus eine Rolle spielen. Auf die Niere begrenzte Erkrankungen finden sich hauptsächlich bei MPO-ANCA-Patienten, während der PR3-ANCA überwiegend mit einer granulomatösen Inflammation des oberen und mittleren Respirationstraktes mit oder ohne renale Beteiligung einhergeht. Zwischen den einzelnen Krankheitsbildern der ANCA-assoziierten Vaskulitiden bestehen pathogenetisch und therapeutisch keine wesentlichen Unterschiede.

GRANULOMATOSE MIT POLYANGIITIS (GPA) [M31.3]

Syn: Morbus Wegener

Def: Nekrotisierende Vaskulitis vorwiegend der kleinen bis mittelgroßen Gefäße mit ulzerierenden nicht verkäsenden Granulomen im Bereich des Respirationstraktes (Nasen mit Nebenhöhlen, Mittelohr, Oropharynx, Lunge) und Nierenbeteiligung in 70 % d.F. (nekrotisierende Glomerulonephritis)

Ep.: Prävalenz: 5/100.000, Inzidenz: 0,9/100.000/Jahr

Ät.: Unbekannt, teilweise durch Staphylococcus aureus getriggert

KL.: Klinische Stadien (EUVAS-Definition):

1. Lokalisiertes Stadium: Erkrankung des oberen und/oder unteren Respirationstraktes ohne andere systemische Manifestation
   - Chronische Rhinitis/Sinusitis (> 90 %) mit evtl. blutig-borkigem Schnupfen, evtl. Sattelnase, Septumperforation, chronische Otitis, evtl. auch Mastoiditis
   - Ulzerationen im Oropharynx
   - Lungenrundherde (60 %), evtl. mit Einschmelzungen (Pseudokavernen), evtl. subglottische Larynx- oder Bronchialstenose
2. Frühsystemisches Stadium: Jede Manifestation ohne Organ- oder Vitalbedrohung
3. Generalisationsstadium: Renale Beteiligung oder andere organbedrohliche Manifestation (Serumkreatinin < 500 µmol/l [5,6 mg/dl])
   - Evtl. alveoläre Hämorrhagie mit Hämoptoe } Pulmorenales Syndrom
   - (Rapid progressive) Glomerulonephritis } Pulmorenales Syndrom
   - Evtl. Episkleritis, Arthralgien, Myalgien, ZNS-Symptome, periphere Neuropathien (40 %, z.B. Mononeuritis multiplex)
   - Fieber, Gewichtsverlust, Nachtschweiß
4. Schweres, vital bedrohliches Generalisationsstadium: Nierenversagen oder Versagen eines anderen Vitalorgans (Serumkreatinin > 500 µmol/l [5,6 mg/dl])
5. Refraktäres Stadium: Progressive Erkrankung, refraktär gegenüber Steroiden und Cyclophosphamid

Lab:
- Oft BSG-Erhöhung, Erythrozyturie und Anstieg des Serumkreatinins (Glomerulonephritis), evtl. Leukozytose, Thrombozytose, Anämie
- cANCAs: Im Initialstadium in 50 %, im Generalisationsstadium in 95 %
- Bei Erythrozyturie muss unbedingt ein Urinsediment erfolgen, um eine Glomerulonephritis frühzeitig zu erkennen!

Rö./CT:
- NNH und Thorax: Verschattung der Nasennebenhöhlen; Infiltrationen, Rundherde, Einschmelzung der Lunge
- MRT oder CT des Schädels: Nachweis von Granulomen der NNH und evtl. intrazerebralen Läsionen
- MR-/CT-Angiografie: Nachweis von Mikroaneurysmen der Nierengefäße (70 % d.F.)

DD:
- Infektiöse HNO- und Lungenerkrankungen (Therapieresistenz gegen Antibiotika bei Wegenerscher Granulomatose)
- Andere Vaskulitiden

Di.:
- Klinik (Entzündung in Nase oder Mund, Lungenbefund)
- Labor: PR3-ANCA, Erythrozyturie
- Zur Diagnosesicherung sollte bei Erstdiagnose oder V.a. Relaps eine Biopsie angestrebt werden (Nasopharynx, Lunge evtl. Nieren → histologische Trias: Granulome, nekrotisierende Vaskulitis, Glomerulonephritis)
- HNO-Untersuchung der NNH mit Biopsien der Schleimhaut (oft unspezifisch)

Vorläufige ACR/EULAR-Klassifikationskriterien 2017 für die GPA

Befund	Punkte
Blutiger Schnupfen, nasale Ulzera/Krusten oder sinunasale Schwellung	3
Nasale Polypen	-4
Hörverlust/-minderung	1
Knorpelbeteiligung (Nasenseptum)	2
Gerötete oder schmerzhafte Augen	1
Nachweis von cANCAs / PR3-ANCAs	5
Eosinophilenzahl ≥ 1000/µl	-3
Noduli, Raumforderung oder Kaverne bei Bildgebung des Thorax	2
Granulomnachweis in der Biopsie	3
Bei ≥ 5 Punkten wird eine Vaskulitis der kleinen oder mittelgroßen Gefäße als GPA klassifiziert (Sensitivität 91%, Spezifität 94%)	

Th.: Behandlung in oder in Kooperation mit einem Zentrum.
Bei lebensbedrohlicher oder organgefährdender Erkrankung:
Induktionstherapie mit Prednisolon (1 mg/kg KG) plus Cyclophosphamid (0,6 - 0,75 mg/m^2 i.v. alle 3 - 4 Wochen über mindestens 6 Monate) oder Rituximab (375 mg/m^2 i.v. an den Tagen 1, 8, 15, 22). Bei folgenden Manifestationen sollte ebenfalls so vorgegangen werden: Meningeale, retroorbitale, kardiale oder mesenteriale Beteiligung, akut eingetretene Mononeuritis multiplex oder jegliche Form der pulmonalen Hämorrhagie.
Bei Fehlen einer bedrohlichen Organmanifestation oder lebensbedrohlichen Situation oder bei Kontraindikationen für CYC oder Rituximab oder auf Wunsch des Patienten:
Prednisolon + MTX oder MMF (z.B. HNO-Befall ohne Befall von Knorpel, Taubheit oder eingeschränktem Geruchssinn, Hautbeteiligung ohne Ulzeration, Myositis (Skelettmuskulatur), Pulmonale Knoten ohne Kavernenbildung, Infiltrate ohne Hämoptysen.
Bei schwerer rapid progressiver Glomerulonephritis (Kreatinin >5,7 mg/dl) oder schwerer diffuser alveolärer Hämorrhagie: primäre Plasmapherese.
Bei therapierefraktärer Erkrankung: Wechsel von CYC auf Rituximab bzw. vice versa.
Remissionserhaltende Therapie: Kombination niedrig dosierte Glukokortikoide plus AZA, RTX, MTX oder MMF. Dauer der remissionserhaltenden Therapie mindestens für 24 Monate nach Erreichen einer Remission.
Relaps: Erneute Therapie wie bei neuer Diagnose: Glukokortikoide und CYC oder RTX (500 mg alle 6 Monate)
Allgemeines: Reduktion der Glukokortikoide innerhalb der ersten 3 - 5 Monate auf 5 - 10 mg Prednisolon/d. Bestimmung der Immunglobuline vor jeder neuen RTX-Gabe und bei Patienten mit rezidivierenden Infekten. Regelmäßige Überprüfung / Erfassung des kardiovaskulären Risikos.
Pneumocystis-Prophylaxe unter Cyclophosphamid (Cotrimoxazol 960 mg 3 x/Wo., alternativ Pentamidine-Inhalation monatlich), sowie Blasenschutz mit Mesna (Uromitexan®).
Experimentell: Deoxyspergualin, Anti-Thymozyten-Globulin, Infliximab, Adaliumab, Immunglobuline i.v.

Prg: Ohne Therapie schlecht (mittlere Überlebenszeit ca. 5 Mon.), bei optimaler Behandlung liegt die 5-Jahres-Überlebensrate bei > 85 %, wobei Organschäden (insbes. der Nieren) und Infektionen unter der Immunsuppression die Prognose schmälern. Rezidive sind häufig, daher sollte die Dauer der Cyclophosphamid-Therapie begrenzt werden, da mit steigender Kumulativdosis Komplikationen drohen (Urothel-Ca., sekundäres MDS, AML). Die Toxizität der CYC-Stoßtherapie ist bei geringerer Kumulativdosis geringer!

Cave: Bei nicht glomerulärer Erythrozyturie nach CYC-Therapie sollte eine Abklärung hinsichtlich eines Urothel-Ca erfolgen!

CHURG-STRAUSS-SYNDROM [M30.1]

Syn: Eosinophile Granulomatose mit Polyangiitis (EGPA)

Def: Granulomatöse, nekrotisierende Vaskulitis vorwiegend der kleinen bis mittelgroßen Gefäße des Respirationstraktes mit eosinophiler Infiltration des extravaskulären Gewebes. Assoziation mit Asthma und Eosinophilie.

Ep.: Seltene Erkrankung; Inzidenz ca. 0,1/100.000/J.; Manifestation im mittleren Lebensalter

Ät.: Idiopathisch, Montelukast wird als fraglicher Auslöser diskutiert.

KL.:
- Allergisches Asthma bis zu 90 %, evtl. auch allergische Rhinitis, polypöse Sinusitis
- Flüchtige Lungeninfiltrate, evtl. Fieber
- Kardiale Beteiligung (ca. 30 %! Meist ANCA negativ und mit hohen Eosinophilenzahlen, eosinophile granulomatöse Myokarditis, Koronaritis)
- Mono-/Polyneuropathie (75 %)
- ZNS-Vaskulitis (15 %)
- Gehäuft Thromboembolien
- Nierenbeteiligung (20 %)

Lab: Eosinophilie (im Blut und befallenen Organen), IgE ↑, pANCA/MPO in 40 %

DD: Hypereosinophiles Syndrom (siehe dort)

Di.: ACR-Kriterien (≥ 4/6 Kriterien müssen erfüllt sein)
- Asthma bronchiale
- Flüchtige pulmonale Infiltrate
- Sinusitiden
- Eosinophilie > 10 %

• Polyneuropathie
• Biopsie: Nachweis einer extravaskulären Eosinophilie

Th.: Therapie des Asthma bronchiale (siehe dort)
Bei Manifestation an Herz, Nieren, ZNS Einsatz von Immunsuppressiva wie bei Wegenerscher Granulomatose
In klinischer Erprobung ist der IL-5-Antagonist Mepolizumab.

Prg: 5-Jahresüberlebensrate bei optimaler Therapie > 80 %; häufigste Todesursache: Herzinfarkt, Herzversagen

MIKROSKOPISCHE POLYANGIITIS (MPA) [M30.0]

Def: Die MPA muss kleine ("mikroskopische") Gefäße betreffen, kann aber auch größere Gefäße einbeziehen. Nekrotisierende Vaskulitis, keine Granulome

Ep.: Inzidenz < 1/100.000/J.; m : w ~ 3 : 1

Ät.: Unbekannt

KL.: - Nierenbeteiligung (70 %): Bestimmt wesentlich die Prognose: Glomerulonephritis variabler Histologie bis zur rapid progressiven GN mit Halbmondbildung. Entwicklung einer nephrogenen Hypertonie mit evtl. Kopfschmerzen und Entwicklung einer Niereninsuffizienz.
Urin: Mikrohämaturie, Proteinurie
- Pulmonale Vaskulitis (25 %), evtl. mit diffuser alveolärer Hämorrhagie und Blut im Sputum
- Hautveränderungen (40 %): Subkutane Knötchen, palpable Purpura, vorwiegend der unteren Extremitäten, evtl. mit Nekrosen (Biopsie!)
- Weitere Symptome: Polyneuritis, Sinusitis, Episkleritis u.a.

Anm.: Als Polyangiitis-Überlappungssyndrom bezeichnet man ein Mischbild aus MPA und anderen Vaskulitiden.

Lab: pANCA/MPO in 60 % d.F.
Unspezifische ANCAs (X-ANCAs) finden sich auch bei chronisch entzündlichen Darmerkrankungen oder entzündlichen Lebererkrankungen

DD: • Kollagenosen, bes. SLE (hier Leukopenie!)
• Vaskulitiden anderer Genese

Di.: Klinik, Anti-MPO-Ak, Biopsie/Histologie

Th.: Wie bei Wegenerscher Granulomatose

Prg: Steroide + Cyclophosphamid bewirken in 90 % langfristige Remissionen.

NICHT-ANCA-ASSOZIIERTE VASKULITIDEN DER KLEINEN GEFÄSSE

Def: Vaskulitis die überwiegend kleine Gefäße betrifft, definiert als kleine intraparenchymale Arterien, Arteriolen, Kapillaren und Venolen. Mittelgroße Arterien und Venen können betroffen sein

Pg.: • Immunkomplex- Vaskulitis [D69.0]
Vaskulitis mit Ablagerung von Immunglobulinen und/ oder Komplementkomponenten in den Gefäßwänden, typischerweise Befall kleiner Gefäße, häufig Glomerulonephritis; siehe dort
• Anti-GBM (Glomeruläre Basalmembran) -Krankheit [M31.0]
Syn: Goodpasture-Syndrom, siehe dort

IgA-Vaskulitis (Purpura Schönlein-Henoch = PSH) [D69.0]:

Def: Kleingefäßvaskulitis mit überwiegender Ablagerung von IgA1-Immunkomplexen, die vor allem Haut und Darm betrifft. Häufig begleitende Arthritis. Eine Glomerulonephritis, die nicht von einer IgA-Nephritis unterschieden werden kann, kann auftreten.

Vo.: Meist Kinder im Vorschulalter, definitionsgemäß Auftreten vor dem 21. Lj.

Ät.: Allergische Vaskulitis der kleinen Blutgefäße und Kapillaren in zeitlichem Zusammenhang mit einem vorausgegangenen Infekt der oberen Luftwege (in 50 % Influenza A).

Pg.: Immunreaktion vom Typ III (Arthus-Reaktion) mit Ablagerung von IgA-haltigen Immunkomplexen subendothelial in kleinen Gefäßen und Aktivierung des Komplementsystems.

KL.: Fieber + schweres Krankheitsgefühl - 5 häufige Manifestationen:
1. Haut (100 %): Petechien + Exantheme („tastbare Purpura"), bes. an Streckseiten der Beine + Gesäß
   Sonderform: Finkelstein-Seidlmayer-Syndrom: Kokardenartige schmerzhafte Ödeme und Ekchymosen im Gesicht und an den Extremitäten
2. Gelenke (65 %): Schmerzhafte Schwellung der Sprunggelenke u.a. Gelenke ("Plötzlich wollte mein Kind nicht mehr laufen.")
3. Gastrointestinaltrakt (50 %): Kolikartige Bauchschmerzen, Erbrechen, evtl. gastrointestinale Blutung mit Melaena (Korrelate vaskulitisch bedingter Darmischämien)
4. Nieren (klinisch 30 %, bioptisch 80 %): Mikro-/Makrohämaturie; Hi.: Mesangioproliferative Glomerulonephritis mit mesangialen IgA-Ablagerungen
5. Zentralnervensystem: Kopfschmerzen, Verhaltensstörungen, pathologisches EEG

DD: Purpura bei Meningokokkensepsis

Di.:
1. Anamnese/Klinik: Gelenkschmerzen, Abdominalschmerzen, Purpura bei normalen Gerinnungsparametern
2. Nachweis zirkulierender Immunkomplexe, Komplementspiegel anfangs oft erhöht; IgA ↑
3. Biopsie/Histologie von Hautveränderungen: Perivaskuläre Leukozytenuntergänge, vaskuläre IgA-Ablagerungen

Th.: Glukokortikosteroide; bei Proteinurie zusätzlich ACE-Hemmer (oder ARB); bei lebens- oder organbedrohlichem Verlauf zusätzlich Cyclophosphamid

Prg: Relativ gut; nach PSH kann es in einigen Fällen nach Jahren zu chronischer Niereninsuffizienz kommen (→ Langzeitkontrollen).

Kryoglobulinämische Vaskulitis (KV): [D89.1]

Kryoglobuline sind in der Kälte präzipitierende Immunglobulinkomplexe, meist IgM-IgG-Komplexe (wobei monoklonales IgM als Autoantikörper mit polyklonalem IgG reagiert). Kryoglobuline verursachen oft positiven Rheumafaktor (DD!). Nachweis der Kryoglobuline (Transport bei 37°C im Wärmebehälter). Die quantitative Bestimmung des Kryopräzipitates erfolgt entweder als Kryokrit in % (Referenzwert < 0,4 %) oder quantitativ durch Proteinbestimmung des gewaschenen Präzipitates (< 80 mg/l). Die Differenzierung (monoklonal/polyklonal) wird mittels Immunfixation durchgeführt.

3 Typen: Typ I (ca. 15 %): Monoklonales Kryoglobulin, meist IgM (MM, M. Waldenström u.a.)
Typ II (ca. 60 %): Mono- und polyklonale Immunglobuline
Typ III (ca. 25 %): Polyklonale Immunglobuline (z.B. bei rheumatischen Erkrankungen)

Ät.:
1. Essenzielle Kryoglobulinämie
2. Sekundäre Kryoglobulinämie: HCV-Infektion (ca. 80 % d.F.), maligne Lymphome, Kollagenose, Plasmozytom, M. Waldenström u.a.

KL.: Akral betonte, palpable Purpura, Arthralgien, membranoproliferative Glomerulonephritis (MPGN) mit Hämaturie, Proteinurie (50 %), Neuropathie, Hypokomplementämie

Di.: Anamnese/Klinik/Labor; evtl. Nachweis einer Hepatitis C-Infektion bei Kryoglobulinämie

Th.: Behandlung der Grunderkrankung: Bei HCV-assoziierter KV antivirale Therapie (siehe dort); bei essenzieller KV z.B. Methotrexat, bei progredientem Verlauf Cyclophosphamid + Kortikosteroide; Reservemittel bei therapieresistentem Verlauf: Rituximab.

Prg: Abhängig von der Grundkrankheit.

Hypokomplementämische urtikarielle Vaskulitis (Anti-C1q-Vaskulitis) [M31.8]

Def: Seltene Kleingefäßvaskulitis mit Urtikaria und Komplementerniedrigung, sowie häufiger Assoziation mit Anti-C1q-Ak. Glomerulonephritis, Uveitis und Episkleritis treten häufig auf. In der Regel liegt histologisch eine leukozytoklastische Vaskulitis vor.

Ät.: Unbekannt

KL.: Chronische Urtikaria mit Beteiligung anderer Organe
Siehe auch Haupt- und Nebenkriterien.

Labor: ANA+ ohne weitere Spezifität, C3 ↓, C4 ↓, Anti-C1q-Ak/ zirkulierende Immunkomplexe ↑

DD: SLE, andere Kollagenosen, chronische Urtikaria ohne Vaskulitis. Im Gegensatz zur reinen Urtikaria sind die Effloreszenzen länger vorhanden (> 24 h) und heilen mit Hyperpigmentation als Folge der Extravasation

Di: Hauptkriterien: Chronisches urtikarielles Exanthem, Hypokomplementämie
Nebenkriterien: Leukozytoklastische Vaskulitis, Arthralgie oder Arthritis, Uveitis oder Episkleritis, Glomerulonephritis, Abdominalschmerzen, positiver Anti-C1q-Ak

Th.: Prednisolon, Immunsuppressiva je nach Schwere des Krankheitsbildes

IV. Vaskulitiden variabler Gefäßgröße

Cogan-Syndrom [H16.3]

Def: Entzündliche Affektion der Augen und des Innenohres mit Schallempfindungsstörung und Beteiligung des Vestibularorganes. Vaskulitis betrifft Arterien aller Größen inklusive Aortitis, Aortenaneurysma, entzündliche Beteiligung von Mitral- und Aortenklappe.

Ät.: Nicht bekannt

Ep.: Selten, typischerweise Auftreten in der 3. Lebensdekade

KL.: - Rotes Auge, Photophobie, Verschwommensehen (interstitielle Keratitis, Uveitis, Episkleritis)
- Menière-artige Anfälle mit Schwindel, Ataxie, Übelkeit, Erbrechen, Tinnitus, Hörverlust
- Allgemeinsymptome im Rahmen einer systemischen Vaskulitis

Di.: Parallele beidseitige entzündliche Affektion von Auge und Innenohr, Suche nach Vaskulitismanifestationen inkl. Aortitis !

Th.: Kortikosteroide, MTX, Azathioprin, ggf. CYC.

MORBUS BEHCET [M35.2]

Def: Multisystemerkrankung mit dem histologischen Bild einer leukozytoklastischen Vaskulitis; einzige systemische Vaskulitis mit dem Befall von Arterien und Venen

Ät.: Nicht bekannt: Genetik (Assoziation mit HLA-B51 in 70 %) + Umweltfaktoren (Infekt-getriggert?)

Ep.: Erstmanifestation 20. - 40. Lj., m : w = 3 : 1. Häufig in der Türkei und anderen Staaten, die an die ehemalige Seidenstraße angrenzen. Prävalenz bei in Deutschland lebenden Türken ca. 20/100.000.

KL.: - Haut/Schleimhäute: Orale Aphthen (95 %), genitale Aphthen (70 %), Pseudofollikulitis, Papulopusteln, Erythema nodosum, Vaskulitis
- Pathergiephänomen: Bildung einer Papel oder Pustel 24 - 48 h nach intrakutanem Stich mit 20 G-Nadel in 45° Winkel oder nach i.c.-Injektion von 0,9 % NaCl (positiv in ca. 60 %)
- Augenbeteiligung (80 %!): Uveitis anterior/posterior, Panuveitis, evtl. auch Optikusneuritis: Erkrankungsrisiko 25 % innerhalb von 5 Jahren
- Arthritis (bis 70 %)
- Magen/Darm (bis 30 %): Granulome, Ulcera, Vaskulitis, Perforationen (DD: M. Crohn)
- ZNS (bis 30 %): ZNS-Vaskulitis, Hirnstammsymptomatik, Sinusvenenthrombose
- Thrombembolien korrelieren mit der Krankheitsaktivität (arteriell und venös!)

DD: Ausschluss Hepatitis B, C, HIV, floride HSV-Infektion; benigne orale Aphthen

Di.: Anamnese, Klinik
Ausschluss einer Virusinfektion (siehe DD), ophthalmologische Abklärung, Pathergie-Test, Nachweis von HLA-B51, Fokussuche

Th.: Kortikosteroide, Colchicin bei leichten Fällen, ggf. Immunsuppressiva (Azathioprin, CSA), bei lebensbedrohlichen Manifestationen auch Cyclophosphamid.
Bes. bei okulärer Beteiligung IFNα2a (lang anhaltende Remissionen beschrieben).
Reservemittel bei therapieresistenten schweren Verläufen: TNFα-Blocker. Experimentell bei Aphthen: Apremilast (PDE4-Inhibitor)

IgG4-ASSOZIIERTE KRANKHEIT

Def: Immunologische Erkrankung mit Befall eines oder mehrerer Organe (s.u.) mit typischen lymphoplasmazellulären Infiltraten (IgG4-sezernierende Plasmazellen) und storiformer („strohmattenartiger") Fibrose

Ep.: Selten, v.a. bei Männern mittleren und fortgeschrittenen Alters

Pg.: Klonal expandierende $CD4^+$-zytotoxische T-Zellen als Besonderheit, Antigenpräsentation von B-Zellen und Plasmablasten, Helferzellantwort führt zur Bildung von Keimzentren in Lymphknoten und betroffenen Organen und zur IL-4-Produktion → Bildung IgG4-produzierender Plasmablasten und Plasmazellen.

KL.: Befall mehrerer Organe, bei einer typischen Manifestation muss an andere mögliche gedacht werden
- Riedel-Struma (IgG4-assoziierte Thyreoiditis)
- Mikulicz-Syndrom (Parotitis/Dakryoadenitis)

- Küttner-Tumor (Sialadenitis submandulibularis)
- Entzündlicher Pseudotumor der Orbita
- Atopische Diathese mit Manifestationen (IgE, Eosinophilie, Asthma, Sinusitis, Pneumonie)
- Periaortitis/retroperitoneale Fibrose
- Autoimmunpankreatitis Typ I
- Pachymeninigitis
- Interstitielle Lungenerkrankungen/Bronchiolitis
- Tubulointerstitielle Nephritis
- Möglicherweise auch: Paravertebrale thorakale Raumforderungen (Assoziation mit dem Ductus thoracicus?)

Di.: Klinische Befunde, Biopsie anstreben. IgG_4 im Serum nur wenig diagnostisch

Hi.: Trias: Obliterative Phlebitis, lymphoplasmazytäre Infiltrate, storiforme Fibrose

Lab: IgG_4 nur bei etwa 55 % der Pat. erhöht nachweisbar, Korrelation mit Befall mehrerer Organe/schwerem Verlauf, peripher zirkulierende Plasmablasten als Aktivitätsmarker

Th.: Prednisolon initial 40 mg, Ausschleichen über 3 Mon., Immunsuppressiva wenig wirksam, Rituximab mit guter Wirkung

ANHANG

REZIDIVIERENDE POLYCHONDRITIS [M94.1]

Def: Entzündliche Systemerkrankung mit Affektion kartilaginärer Strukturen

Ep.: Sehr seltene Erkrankung; in > 30 % in Assoziation mit anderen Systemerkrankungen (bes. Vaskulitiden oder Kollagenosen, MDS)

Pg.: Schubartig verlaufende Entzündung mit Affektion der kartilaginären Strukturen, Assoziation mit HLA DR4, Infiltration des Knorpels durch Lymphozyten und Plasmazellen

KL.:
- Fieber, Allgemeinsymptome
- Chondritis der Ohrmuschel (ein- oder beidseitig), Blumenkohlohr!
- Sattelnase durch Affektion des Nasenknorpels
- Hypakusis durch entzündliche Obstruktion des äußeren Gehörgangs u./o. Innenohrbeteiligung
- Beteiligung von Trachea (Ko.: Tracheomalazie), Larynx, Bronchien
- Seronegative Polyarthritis, oft sind Sternoklavikulargelenke, Synchondrosis sterni und Costosternalgelenke mitbetroffen
- Augenbeteiligung (50 %): Episkleritis, Keratitis, Iridocyclitis, Retinitis
- Aortitis, Herzklappenbeteiligung, AV-Block, Perikarditis, Koronariitis
- Hautvaskulitis/Pannikulitis
- Neurologische Beteiligung peripher und zentral
- Nierenbeteiligung möglich

Di.: Abklärung hinsichtlich der Genese (Systemerkrankung, Paraneoplasie)
Ausbreitungsdiagnostik (siehe Klinik)

Th.: Kortikosteroide, ggf. zusätzlich Immunsuppressiva gemäß dem Schweregrad in Analogie zur Therapie von Vaskulitiden

Prg: Ernste Erkrankung, 5-J-Überleben 75 % - schlechter bei zugrunde liegender Vaskulitis (45 %!).

FIBROMYALGIE-SYNDROM (FMS) [M79.70]

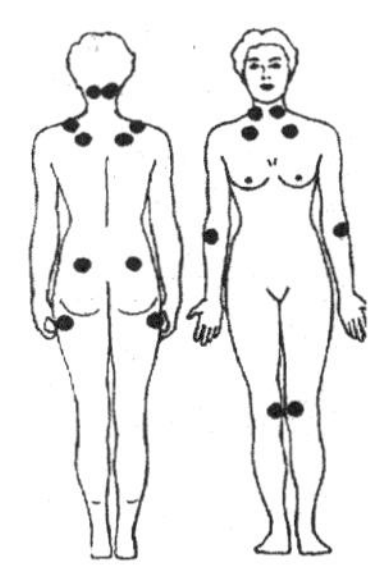

Internet-Infos: *www.dgrh.de/leitlinien.html*

Def: Multilokuläres Schmerzsyndrom mit typischen schmerzhaften Druckpunkten (tender points) in Kombination mit einer vegetativen Symptomatik und funktionellen Beschwerden.
Erstbeschreibung 1904 als „Fibrositis"

Ep.: Prävalenz: Ca. 3 % der Bevölkerung; w : m = 9 : 1, Häufung zwischen 30. und 60. Lj. Risikofaktoren: gehäuft bei rheumatologischen Erkrankungen (bis 50 %). Familiäre Häufung (genetische Prädisposition + psychosoziale Aspekte)

Ät.: Unbekannt

Einteilung:
- Primäres FMS (mit oder ohne Depressionen)
- Sekundäres FMS bei:
  - Rheumatischen Systemerkrankungen
  - Infektionserkrankungen (v.a. Virusinfekte: EBV, Hepatitis B/C, HIV)

KL.: ACR-Kriterien von 1990 (American College of Rheumatology):

1. Schmerz in mind. 3 Körperregionen (linke und/oder rechte Körperseite, oberhalb oder unterhalb der Gürtellinie) über mindestens 3 Monate mit mindestens 11 schmerzhaften von 18 getesteten tender points.
   - Trapeziusansatz am Hinterkopf
   - Ligamenta transversaria C4/C5
   - M. trapezius am Schultersattel
   - M. supraspintatus oberhalb der Spina scapulae
   - Knochen-Knorpelgrenze der 2. Rippe
   - Epicondylus lateralis humeri (Ellenbogen außen, 2 cm distal)
   - Gluteus medius am Beckenkammansatz
   - Trochanter major (Oberschenkel außen)
   - Pes anserinus am medialen Kniegelenk

   Zur Absicherung der Diagnose sollten sog Kontrollpunkte geprüft werden, die bei Fibromyalgie im Regelfall nicht druckschmerzhaft sind. Sind > 3 von 14 Kontrollpunkten schmerzhaft, besteht Zweifel an der Diagnose Fibromyalgie:
   - Stirnmitte 2 cm oberhalb des Augenhöhlenrandes
   - Schlüsselbein - Übergang laterales/mittleres Drittel
   - Unterarmmitte, zwischen Speiche und Elle dorsal; 5 cm oberhalb des Handgelenks
   - Daumennagel
   - Thenarmitte (Daumenballen)
   - M. biceps femoris (Mitte Oberschenkel)
   - Tuber calcanei (Übergang von der Ferse zur Fußsohle)
2. Vegetative Symptome wie kalte Akren, trockener Mund, Hyperhidrosis, Tremor
3. Funktionelle Beschwerden: Schlafstörungen, allgemeine Abgeschlagenheit, Par-(Dys-)ästhesien, Migräne, Globusgefühl, Schwellungsgefühl, Steifigkeitsgefühl, Atem- und Herzbeschwerden, gastrointestinale Beschwerden, Dysmenorrhö, Dysurie.

AWMF- und ACR 2016-Diagnosekriterien des FMS:

1. Typisches Symptommuster
   a) chronisch (> 3 Monate) Schmerzen in mehreren Körperregionen
   - nach den ACR 1990-Kriterien oder
   - Regionaler Schmerzindex (Widespread Pain Index = WPI) ≥ 7/19 Schmerzorte auf der regionalen Schmerzskala und Symptomschwerecore (SSS) ≥ 5 oder WPI 4 - 6 und SSS ≥ 9 (ACR 2016) (Einzelheiten siehe S3-Leitlinie im *Internet*)
   - Generalisierter Schmerz in 4 von 5 Regionen

   und

   b) Weitere Symptome (> 3 Monate)
   - Müdigkeit (körperlich u./o. geistig) und Schlafstörungen u./o. nichterholsamer Schlaf und Schwellungs- u./o. Steifigkeitsgefühl Hand u./o. Füße u./o. Gesicht (AWMF 2010) oder Symptomenschwerescore ≥ 5 (ACR 2010) [Symptomschwerescore: Summe von Müdigkeit, nichterholsamer Schlaf, kognitive Probleme (jeweils 0 = nicht vorhanden bis 3 = extrem ausgeprägt), Kopfschmerzen, Bauchschmerzen, Depression (jeweils 0 = nicht vorhanden, 1 = vorhanden)]

   und
2. Ausschluss einer körperlichen Erkrankung, welche das typische Symptommuster ausreichend erklärt, die Koexistenz einer FMS und einer anderen Erkrankung ist möglich.
   Symptomschwerescore: Summe von Müdigkeit, nichterholsamer Schlaf, kognitive Probleme (jeweils 0 = nicht vorhanden bis 3 = extrem ausgeprägt)
   Kopfschmerzen, Bauchschmerzen, Depression (jeweils 0 = nicht vorhanden, 1 = vorhanden)

Lab: Unauffällig

Bildgebende Diagnostik: Keine spezifischen Befunde

DD:
- Tendopathien, entzündliche und degenerative Wirbelsäulen- und Gelenkleiden
- Myofasziales Schmerzsyndrom (MSS): Triggerpunktassoziierte komplexe Schmerzsymptome, ausgelöst durch Überbeanspruchung oder Fehlbelastung. Durch Beseitigung der auslösenden Ursachen können die Beschwerden verschwinden.
- Polymyositis, Polymyalgia rheumatica u.a. Erkrankungen

- Psychosen; psychosomatische Leiden
- Protrahierte Virusinfekte

Di.: Anamnese / Klinik, Erfassung von Schmerz, Funktionsstatus, psychosozialer Kontext, Ausschluss anderer Erkrankungen, Diagnosekriterien

Ko.: Chronifizierung, hoher Leidensdruck wegen Therapieresistenz, Invalidisierung

Th.: Ziel ist die Verbesserung der Lebensqualität. Keine kausale Therapie bekannt, zahlreiche symptomatische Therapieversuche. Da es sich um eine chronische Erkrankung handelt, sollte das Selbstmanagement des Patienten gefördert werden (Patientenschulung). Eine kontinuierliche Medikation mit klassischen Analgetika sollte vermieden werden. Primär sollten nicht-medikamentöse Therapieansätze verfolgt werden

- Multimodale Basistherapie:
  Ausdauertraining, Schwimmen, Wandern, Aquajogging, Wasser- und Krankengymnastik, Entspannungstechniken, Verhaltenstherapie, meditative Bewegungstherapien (Tai-Chi, Qi-Gong, Yoga)
- Diagnostik und Behandlung begleitender Erkrankungen
- Bei komorbiden depressiven oder Angststörungen temporäre medikamentöse Therapie mit Amitriptylin (10 - 50 mg/d), bei Versagen: Duloxetin (60 mg/d), Fluoxetin oder Paroxetin (jeweils 20 - 40 mg/d)
  Ohne komorbide depressive oder Angststörung z.B. Amitriptylin (10 - 50 mg/d), bei Kontraindikationen oder Unverträglichkeit: Pregabalin (150 - 450 mg/d), Duloxetin (60mg/d)
- Langzeittherapie: Erlernen eines Selbstmanagements durch die Patienten, das die genannten Therapieelemente nutzt.

Cave: Folgende Medikamente sollten beim FMS nicht eingesetzt werden: Muskelrelaxanzien, NSAR, Cannabinoide, Tramadol und stärkere Opioide, Flupirtin, MAO-Hemmer

Prg: Abnahme der Beschwerden jenseits des 60. Lj. Wenn das FMS frühzeitig in den ersten 2 Krankheitsjahren diagnostiziert und therapiert wird, beobachtet man bis zu 50 % komplette Remissionen. Im späteren Krankheitsverlauf werden die Remissionsraten immer kleiner.

RETROPERITONEALE FIBROSE (RPF) [N13.5]

Syn: Morbus Ormond

Def: Seltene Erkrankung mit inflammatorischer Fibrose des retroperitonealen Fettgewebes und Ummauerung der abdominalen Aorta, der Iliacalarterien und der Ureteren

Ät.:
- Primäre/idiopathische RPF (70 % der Fälle): Vermutlich autoimmune Genese
- Sekundäre RPF: Durch Medikamente induziert (Mutterkornalkaloide u.a.), bei Malignomen, Trauma, Bestrahlung, Infekten

KL.: Unspezifisch mit Abgeschlagenheit, Gewichtsverlust, Bauch-, Flanken- oder Rückenschmerzen. Später Organbeteiligung (Niere)

Ko.: Obstruktive Nephropathie; inflammatorisches abdominelles Aortenaneurysma (IAAA)

Lab: BSG und CRP erhöht, ANCA pos. (60 % d.F.), evtl. IgG4 ↑ (IgG4-assoziierte Erkrankung → siehe dort)

Di.: CT, MRT, PET, Ausscheidungsurografie, Sono, ggf. Biopsie

DD.: Andere Ursachen einer obstruktiven Nephropathie: Retroperitoneale Malignome, Lymphome, entzündliche Pseudotumoren (Tuberkulose)

Th.: Medikamentöse Therapie mit Steroiden (Prednisolon), um ein Fortschreiten zu verhindern. Bei fortgeschrittenen Fällen evtl. Rituximab.
Chirurgische Therapie bei obstruktiver Nephropathie mit Einschränkung der Nierenfunktion

Prg: Besserung der Beschwerden unter Steroiden häufig nach wenigen Tagen. Bei Ansprechen auf Steroidtherapie günstige Prognose (geringe Letalität).

CHRONISCHES MÜDIGKEITSSYNDROM [G93.3]

Syn: Chronisches Erschöpfungssyndrom, CFS (chronic fatigue syndrome)

Ep.: Das (idiopathische) CFS ist selten; meist finden sich sekundäre Ursachen

Ät.: unbekannt

KL.: CDC-Kriterien des CFS (Centers for Disease Control, 1994)
Hauptkriterium: Medizinisch nicht erklärte Erschöpfungszustände von ≥ 6 Monate Dauer, die
- neu aufgetreten sind
- durch Pausen / Ruhe nicht wesentlich verbessert werden
- zu einer deutlichen Verringerung der früheren Aktivität führen
- nicht die Folge einer Anstrengung sind

Nebenkriterien:
- Subjektive Gedächtnisstörungen
- Schmerzhafte Lymphknoten
- Muskelschmerzen
- Gelenkschmerzen
- Kopfschmerzen
- Nicht erholsamer Schlaf
- > 24 Stunden Krankheitsgefühl nach Anstrengungen

Anm.: Die Fukuda-Diagnosekriterien zählen zu den Nebenkriterien auch Halsschmerzen.

Ausschlusskriterien:
- Andere Erkrankungen als Ursache der Erschöpfung (Anämie, Infektionskrankheiten, Schlafapnoe-Syndrom, M. Addison, M. Cushing, Hypothyreose, Hypopituitarismus, schlecht eingestellter Diabetes mellitus, Malignome u.a.)
- Psychosen, Depressionen, Demenz
- Alkohol- oder Drogenmissbrauch
- Starkes Übergewicht; Anorexia nervosa

Lab: Es gibt keine für CFS typischen Laborbefunde. Das Labor dient aber zum Ausschluss anderer Erkrankungen.

DD: Siehe Ausschlusskriterien

Di.: Anamnese / Klinik, Ausschlussdiagnostik

Th.: Eine kausale Therapie ist nicht bekannt.
Für Übungsbehandlung und Verhaltenstherapie wurde ein günstiger Effekt nachgewiesen.

Prg: 1/3 der Patienten zeigen mittelfristig Besserung; Mortalität nicht gesteigert.

DEGENERATIVE GELENKERKRANKUNGEN (ARTHROSEN) [M19.99]

Für die Mitgestaltung dieses Kapitels danke ich herzlich Herrn Prof. Dr. Hans-Peter Brezinschek (Universitätsklinik Graz).

Def: Polyätiologische langsam progrediente, primär nichtentzündliche degenerative Erkrankung des Knorpels und anderer Gelenkgewebe. Entzündliche Episoden nennt man aktivierte Arthrose.

Ep.: Häufigste Gelenkerkrankung, zunehmende Inzidenz im höheren Lebensalter.
Ca. 20 % der Bevölkerung haben im 6. Lebensjahrzehnt röntgenologische Zeichen einer Hüft- oder Kniegelenksarthrose, die Hälfte davon hat Beschwerden (Schmerzen, Behinderung des Laufens).

Ät.:
1. Primäre (idiopathische) Arthrose: Keine erkennbare Ursache, genetische Faktoren, Alter
z.B. Heberden-Arthrose der distalen Interphalangealgelenke (DIP) mit Knotenbildung, ältere Patienten (w : m = 4 : 1)
2. Sekundäre Arthrose: Als Folge von Unfällen, Fehlstellungen, Adipositas, zu starker/einseitiger Belastung (evtl. auch als Berufskrankheit: Gonarthrose BK-Nr. 2112), rheumatischer Gelenkerkrankungen u.a.

Pg.: Knorpelschädigung → im Frühstadium Demaskierung von Kollagenfibrillen, im Spätstadium Auffaserung des Knorpels → Abbau des Knorpels (Endstadium: „Knochenglatze"), Osteophytenbildung am Gelenkrand, Bildung von „Geröllzysten" durch fokale Knochennekrosen.

Stad.: 1. Klinisch stumme Arthrose
2. Aktivierte (= entzündete) Arthrose mit akuten Schmerzen
3. Klinisch manifeste Arthrose mit Dauerschmerzen und Funktionsminderung

KL.: Leit- und Frühsymptom sind Schmerzen:
Frühtrias: Anlauf-, Ermüdungs-, Belastungsschmerz; ausstrahlende Schmerzen (z.B. Knieschmerz bei Coxarthrose)
Spättrias: Dauerschmerz, Nachtschmerz, Muskelschmerz; außerdem Bewegungseinschränkungen, Wetterfühligkeit, Krepitation
In fortgeschrittenen Fällen kommt es zu Verdickung der Gelenkkonturen, Deformierung, Instabilität, Muskelatrophie sowie zu Fehlstellungen und Muskelkontrakturen.
Bei aktivierter Arthrose ist das Gelenk überwärmt, druck-/schmerzhaft und es kann sich ein Gelenkerguss mit Schwellung bilden (Sono).

Bildgebende Verfahren: Sonografie, Röntgen, MRT
Radiologische Zeichen der Arthrose fehlen im Frühstadium.
Asymmetrische Gelenkspaltverschmälerung, subchondrale Sklerosierung, Geröllzysten und Osteophyten. In schweren Fällen kommt es zu einer erheblichen Deformierung des Gelenkes, eine sekundäre Chondrokalzinose ist möglich.
Radiologische Arthrosezeichen korrelieren oft nicht mit der Klinik: Nur die Hälfte der Patienten mit radiologisch nachweisbarer Arthrose hat Beschwerden (Schmerzen).

Lab: Keine spezifischen Veränderungen

DD: Bei aktivierter Arthritis rheumatische Erkrankungen mit monoartikulärem Beginn:
Labor (mit CRP, Rheumaserologie), Gelenkszintigrafie (weitere DD siehe Kap. RA).

Di.: Anamnese, Klinik, bildgebende Verfahren
Das Problem liegt in der Diskrepanz zwischen subjektiven Beschwerden (Schmerzen) und bildgebenden Befunden (siehe Epidemiologie). Zur Quantifizierung arthrosebedingter Beschwerden dienen sog. Arthrose-Scores (siehe *Internet*).

Th.: Therapieziele
1. Stopp bzw. Verzögerung der Arthroseprogression
2. Reduktion bzw. Beseitigung des Arthroseschmerzes und der sekundären Entzündung
3. Funktionsverbesserung/-erhaltung

A. Kausale Therapie: z.B.
- (Minimal-)invasive Therapie von Unfall(folge-)schäden an Gelenken
- Frühzeitige optimale Therapie einer rheumatischen Gelenkerkrankung (z.B. der RA)

B. Symptomatische Therapie
1. Allgemeine Maßnahmen:
   - Gewichtsabnahme bei Übergewicht
   - Vernünftiger Wechsel von Belastung und Entlastung; Meidung von Sportarten mit ungünstiger Belastung des Gelenkes, Auswahl geeigneter Sportarten ohne Überlastung der Gelenke
   - Benutzen von Schuhen mit weichen Sohlen (Pufferabsätze)
   - Warmhalten der Gelenke, Vermeiden von Kälte/Nässe
   - Schwimmen im warmen Wasser (Thermalbäder), (Aqua-)Gymnastik
2. Physikalische Therapie:
   - Krankengymnastische Bewegungstherapie, Wassergymnastik
   - Patientenschulung
   - Bei Arthrose ohne entzündliche Aktivierung Wärmeanwendungen (Salben, Pflaster, Rotlicht, Fango u.a.)
   - Bei aktivierter schmerzhafter Arthrose: Kälteanwendung, Elektrotherapie
   - Isometrisches Muskeltraining (Muskelaufbau und -kräftigung)
   - Gehschule u.a.
3. Medikamentöse Therapie:
   Ind: Entzündlich aktivierte Arthrose mit Schmerzen
   - Paracetamol: Nur analgetisch wirksam
   - NSAR: Analgetisch + antiphlogistisch wirksam (Einzelheiten siehe Kap. RA)

   Empfehlungen zum Einsatz von NSAR bei schmerzhaften Arthrosen:
   - Keine Dauerbehandlung, nur befristet während Schmerz- und Entzündungsperioden
   - Keine Kombination von NSAR untereinander (stets nur 1 Präparat)
   - Anpassung der Dosierung an den Schmerzrhythmus
   - Einzeldosis so niedrig wie möglich, aber so hoch wie nötig
   - Bevorzugung von Substanzen mit kurzer Halbwertzeit
   - Engmaschige Überwachung von Gastrointestinaltrakt und Nierenfunktion

- Reduktion der Tagesdosis bei älteren Patienten
  - Bei Notwendigkeit einer längeren Therapie Ulkusprophylaxe mit Protonenpumpenhemmer
- Evtl. intraartikuläre Injektion von Glukokortikoiden
  Nur bei entzündlich aktivierter Arthrose, die auf andere therapeutische Maßnahmen nicht anspricht. Injektion unter strenger Asepsis und nur befristet (keine Dauertherapie! Keine Injektionen im Hüftgelenk wegen Gefahr der Knochennekrose!); Beachtung von KI + NW, Kortikosteroide können den Knorpel schädigen!

4. Orthopädie-Technik: z.B.
   Bei Arthrosen der unteren Extremitäten festes Schuhwerk mit Pufferabsätzen, Fußbettung/ Schuheinlagen, Abrollhilfen, Pronationskeil bei Varus-Gonarthrose. Falls eine operative Therapie nicht durchgeführt werden kann: Gelenkstabilisierende Orthesen; Gehhilfen.
5. Operative Therapie:
   - Minimal invasive Chirurgie (endoskopische Eingriffe); offene operative Eingriffe
   - Künstlicher Gelenkersatz (TEPs). Rechtzeitige Indikation bei älteren Patienten stellen.

Anm.: Für andere Therapieformen, die hier nicht erwähnt werden, liegen entweder keine sicheren Studienergebnisse vor oder der Evidenzgrad ist niedrig.

VIII. STOFFWECHSELKRANKHEITEN

PORPHYRIEN [E80.2]

Internet-Infos: *www.porphyrie.com; www.doss-porphyrie.de; www.drugs-porphyria.org www.porphyriafoundation.com; www.porphyria-europe.com*

Def: Porphyrien sind meist hereditäre Störungen der Biosynthese von Häm, das in 8 enzymatischen Schritten aus Glycin und Succinyl-CoA gebildet wird. Jeder enzymatische Schritt kann von einem partiellen Gendefekt betroffen sein. Die verminderte Enzymaktivität führt zu einem Anstieg von Porphyrinen und/oder ihrer Vorstufen, die vermehrt im Urin und Stuhl ausgeschieden werden. Nach dem hauptsächlichen Ort der Enzymexpression unterscheidet man erythropoetische und hepatische Porphyrien. Nach der klinischen Manifestation unterscheidet man zwischen akuten und nicht-akuten Formen.

PPh: Im menschlichen Organismus existieren zwei voneinander unabhängige Häm-Pools mit unterschiedlichen Funktionen:

1. Erythropoetischer Häm-Pool (Häm-Vorrat des Knochenmarks mit der Aufgabe der Bereitstellung von Häm für die Hämoglobinsynthese zur Beladung der Erythrozyten)
2. Hepatischer Häm-Pool (Häm-Vorrat der Leber für die Bildung wichtiger Häm-enthaltender Enzyme, z.B. der Cytochrom P-450-Monooxygenase)

Dementsprechend kann eine Störung des Häm-Stoffwechsels sowohl als primär hepatische als auch als primär erythropoetische Erkrankung in Erscheinung treten.

Biochemie der Enzymdefekte bei Porphyrien

Enzymdefekt		Porphyrie-Typ	Genlocus (Chromosom)
	Glycin + Succinyl-CoA		
δ-Aminolävulinsäure-Synthase 2	↓	X-chromosomale Protoporphyrie	Xp11.21
	δ-Aminolävulinsäure (ALS = ALA)		
δ-Aminolävulinsäure-Dehydratase	↓	Doss-Porphyrie = δ-ALS-Dehydratase-Defizienz-Porphyrie	9q34
	Porphobilinogen (PBG)		
Porphobilinogen-De(s)aminase	↓	Akute intermittierende Porphyrie	11q24.1-q24.2
	Hydroxymethylbilan		
Uroporphyrinogen-III-Synthase	↓	M. Günther = Kongenitale erythropoetische Porphyrie	10q25.3-q26.3
	Uroporphyrinogen III		
Uroporphyrinogen-Decarboxylase	↓	Porphyria cutanea tarda = chronische hepatische Porphyrie	1p34
	Koproporphyrinogen III		
Koproporphyrinogen-Oxidase	↓	Hereditäre Koproporphyrie	3q12
	Protoporphyrinogen IX		
Protoporphyrinogen-Oxidase	↓	Porphyria variegata	1q23
	Protoporphyrin IX		
Ferrochelatase	↓	Erythropoetische Protoporphyrie	18q21.3
	Häm → Hämoglobin ↳ Cytochrom P450		

I. ERYTHROPOETISCHE PORPHYRIEN

- **Kongenitale erythropoetische Porphyrie (CEP) = M. Günther** [E80.0]

  Vo.: Extrem seltene autosomal-rezessive Erbkrankheit, die im Kleinkindesalter manifest wird.

  Ät.: Verminderte Aktivität der Uroporphyrinogen-III-Synthase, dadurch exzessive Speicherung und Ausscheidung von Uroporphyrin I.

  KL.: Schwere Fotodermatose (Gesicht, Hände), roter Urin (Porphyra = der Purpur), der im UV-Licht fluoresziert, rötlich-braun verfärbte Zähne, die im langwelligen UV-Licht leuchten, hämolytische Anämie mit Splenomegalie.

  Th.: Absoluter Lichtschutz, evtl. Splenektomie, evtl. allogene Stammzelltransplantation

  Prg: Ungünstig

- **Erythropoetische Protoporphyrie (EPP)** [E80.0]

  Syn: Erythrohepatische Protoporphyrie

  Vo.: Dritthäufigste Porphyrie nach PCT und AIP; Prävalenz 1 : 100.000; autosomal-dominante, in einigen Fällen rezessive Erbkrankheit

  Sonderform: XLPP = X-chromosomal linked protoporphyria; verursacht durch eine erhöhte Aktivität der erythroiden ALS-Synthase 2.

  Ät.: Verminderte Aktivität der Ferrochelatase → Protoporphyrin ↑

  KL.: Fotodermatose: Erythem, starkes Brennen der Haut nach Lichtexposition, Juckreiz, Urtikaria und Ödem nach Sonnenexposition; hepatobiliäre Beteiligung (30 %), Gallensteine aus Protoporphyrin; Protoporphyrinkristalle im Lebergewebe, in 10 % cholestatische Leberzirrhose, in 5 % d.F. Leberversagen

  Di.: Protoporphyrin im Blut ↑

  Th.: Lichtschutz, Alfa-MSH (Afamelanotid → regt die Haut zu Melaninbildung an), Ursodeoxycholsäure, Colestyramin, Lebertransplantation, Stammzelltransplantation

  Prg: Relativ günstig

II. HEPATISCHE PORPHYRIEN

A) Akute hepatische Porphyrien (AHP) [E80.2]

Vier Formen der AHP:

3 x mit autosomal-dominantem Erbgang (Enzymdefekt in Klammern):
- ▶ Akute intermittierende Porphyrie = AIP (Porphobilinogen-De(s)aminase-Defekt)
- ▶ Hereditäre Koproporphyrie = HKP (Koproporphyrinogen-Oxidase-Defekt)
- ▶ Porphyria variegata = PV bei Weißen in Südafrika - Prävalenz 3/1000 - Protoporphyrinogen-Oxidase-Defekt

1 x mit autosomal-rezessivem Erbgang:
- ▶ δ-Aminolävulinsäure-Dehydratase-Defekt-Porphyrie = Doss-Porphyrie (Rarität)

Die klinische Polysymptomatik aller 4 Typen der AHP ist ähnlich.

DD: Sekundäre Porphyrinurien bei Leber- und Blutkrankheiten; Intoxikationen, bes. Bleivergiftung: Blei hemmt die ALS-Dehydratase und die Ferrochelatase; Di.: Blei im Blut ↑, ALS und Porphyrine im Urin ↑

Akute intermittierende Porphyrie (AIP) [E80.2]

Vo.: Zweithäufigste Porphyrie und häufigste AHP; Prävalenz in der Bevölkerung 5/100.000 (bei psychiatrischen Patienten 100/100.000). Nur bei 10 % aller AIP-Genträger kommt es zu einer manifesten Erkrankung mit ersten Symptomen nach der Pubertät. w : m ~ 4 : 1, Erkrankungsgipfel im 3. Lebensjahrzehnt; keine Hautveränderungen

Ät.: Autosomal-dominante Erbkrankheit mit Aktivitätsminderung der Hydroxymethylbilan-Synthase = Porphobilinogen-De(s)aminase (PBG-D) um ca. 50 %. Bislang sind ~ 400 verschiedene Mutationen des PBG-D-Gens auf Chromosom 11 (11q24) bekannt. Geringe Penetranz der Erkrankung (< 5 %)

Pg.: Ca. 2/3 des von der Leber gebildeten Häms wird zur Synthese von Cytochrom P450 genutzt. Das Schlüsselenzym der Häm-Biosynthese ist die δ-Aminolävulinsäuresynthase (δ-ALS-Sythase). Sie unterliegt einer direkten Rückkopplungshemmung durch Häm.

Genetische und latente Phase

↓

Absinken des hepatischen Häm-Pools (z.B. durch medikamentöse Cytochrom P450-Induktion)

↓

Steigerung der δ-ALS-Synthase-Aktivität in der Leber

↓

Anstieg der Hämpräkursoren (ALS, PBG, Porphyrine)

↓

Klinische Symptome bis zum akuten Porphyrie-Syndrom

Manifestationsauslosend wirken:
- Alle Formen von Stress (auch Operationen, Infekte), energiearme Diät (Fasten) und Hypoglykämie
- Porphyrinogene Stoffe: Alkohol, Sexualhormone, zahlreiche Arzneimittel (Barbiturate, Metamizol, Metoclopramid, Sulfonamid-Antibiotika u.a. → *www.drugs-porphyria.org*)
- Sonderform: Ovulozyklisch prämenstruell ausgelöst bei Frauen

KL.: Akutes hepatisches Porphyrie-Syndrom:
Polysymptomatisch vielgestaltig und irreführend (häufig Fehldiagnosen); meistens Pharmaka-induziert.
1. Abdominale Symptome: Bauchkoliken und andere Abdominalbeschwerden ("Appendektomienarbe" typisch)
2. Neurologisch-psychiatrische Symptome: Adynamie, Polyneuropathie mit Parästhesien, peripheren Paresen (zuerst der Streckmuskulatur an Händen und Armen), Epilepsie, psychische Verstimmung, psychiatrische Symptome u.a.
3. Kardiovaskuläre und andere Symptome: Hypertonie, Tachykardie; Schwartz-Bartter-Syndrom (Hyponatriämie)

Verlaufsformen:
- Anlageträger in der Phase des Enzymdefektes (klinisch und laborchemisch unauffällig)
- Latente Erkrankung mit vermehrter Ausscheidung von Porphyrinen und Vorstufen im Harn ohne klinische Symptome.
- Klinisch manifeste Erkrankung (< 5 % der Anlageträger); vorwiegendes Manifestationsalter: 20. - 40. Lebensjahr

DD:
- Abdominalerkrankungen, akutes Abdomen
- Neurologische und psychiatrische Erkrankungen
- Alkoholkrankheit mit abdominellen und neurologischen Symptomen
- Panarteriitis nodosa
- Bleivergiftung (Bleispiegel im Blut ↑)

Di.: Differenzialdiagnostisch an Porphyrie denken, insbes. bei der Trias:
Abdominalschmerzen - Lähmungen/Psychose - Tachykardie und Hypertonie
- In 50 % d.F. rötlicher, beim Stehenlassen nachdunkelnder Urin (dunkle Flecken in der Unterwäsche!)
- Nachweis vermehrten Porphobilinogens im Urin: Hoesch-Test (2 Tropfen frischgelassenen Urins in 2 - 3 ml Ehrlich-Aldehydreagens: rote Färbung). Ein semiquantitativer Farbtest wird von der American Porphyria Foundation empfohlen. (*www.thermofischer.com*)
- Zur Diagnosesicherung und zur Verlaufskontrolle quantitative Bestimmung von δ-ALS, PBG und Porphyrinen im Spontanurin und der Porphyrine im Stuhl (DD: PV und HKP)
- PBG-D-Aktivität in Erythrozyten ↓ und Analyse des Gendefektes bei AIP

Th.: Bei akuter Krise Therapie auf Intensivstation, Kontaktaufnahme mit einem Porphyriezentrum (siehe Internetinfos: *www.porphyrie.com*)
1. Absetzen auslösender Medikamente!
2. Hämarginat und Glukose i.v. können die Induktion der δ-ALS-Synthase in der Leber drosseln:
   - Hämarginat i.v. (Normosang®) 3 mg/kg KG/d (über 4 Tage)
   - Zusätzlich Glukoseinfusion (4 - 6 g/kg KG/d) unter Kontrolle des Wasser-/Elektrolythaushalts

3. Symptomatische Therapie mit "sicheren" Arzneimitteln: *www.drugs-porphyria.org* oder *www.porphyria-europe.com*
   - Bei Hypertonie und Tachykardie: Betablocker
   - Bei Bauchkoliken: Spasmolytika vom Atropintyp und Paracetamol, evtl. Pethidin
   - Bei Erbrechen Ondansetron
4. Bei Patienten mit rezidivierenden akuten Krisen: Vorstellung in einem Porphyriezentrum
5. Bei therapieresistenten Manifestationen akuter Porphyrien kann eine Lebertransplantation erwogen werden.

Pro: 1. Aufklärung/Schulung der Patienten; Ausstellung eines "Porphyrie"-Patientenausweises, Meiden auslösender Noxen
2. Familienuntersuchung zur Erfassung latenter Anlageträger. Wegen Vererbbarkeit genetische Beratung
3. Bei Abdominalschmerzen auch an Porphyrie denken und eine spezifische Diagnostik veranlassen (bes. vor Laparotomie eines akuten Abdomens unklarer Genese und nach wiederholten unklaren „Probelaparotomien").

Prg: Erhöhtes Risiko für hepatozelluläre Karzinome sowie hypertensive Nierenschäden (Spätkomplikation)

B) Chronische hepatische Porphyrie = Porphyria cutanea tarda (PCT) [E80.1]

Vo.: Häufigste Porphyrie; Prävalenz 15/100.000 Einwohner; m : w = 2 bis 3 : 1, Erkrankungsgipfel nach dem 40. Lebensjahr

Ät.: Verminderte Aktivität der hepatischen Uroporphyrinogen-Dekarboxylase (URO-D)
- Typ I: Erworbene (sporadische) Form. Keine URO-D-Mutation
- Typ II: 20 % d.F., autosomal dominant vererbt, > 65 Mutationen im URO-D-Gen (1p34). URO-D-Aktivität auch in Erythrozyten ↓
- Typ III: Familiäre Form ohne URO-D-Mutation

Manifestationsfaktoren sind Alkoholabusus (70 % d.F.), Östrogene (hormonelle Kontrazeption), Hepatitis C-Virusinfektion und andere Ursachen, HFE-Genmutationen, AIDS und Hämodialyse.
Bei homozygoter C282Y-HFE-Mutation mit vermehrter Eisenspeicherung kann sich eine Hämochromatose im klinischen Gewand der PCT manifestieren.

KL.:
- Fotodermatose mit erhöhter Vulnerabilität, Hyperpigmentierung, Blasenbildung an lichtexponierten Stellen, insbesondere Gesicht und Handrücken mit narbiger Abheilung
- Evtl. dunkler Urin, der angesäuerte Harn zeigt im UV-Licht Rotfluoreszenz, wenn die Uroporphyrin-Ausscheidung > 6 mg/l ansteigt.
- Stets kommt es zu Leberschäden mit Porphyrineinlagerungen (UV-Fluoreszenzdiagnose bei Leberbiopsie!). Gel. zeigen sich sonografisch multiple echoreiche Rundherde von 1 - 3 cm ∅ und randbetonter Echodichte ohne Störung der Blutgefäße (DD: Lebermetastasen).
- Oft pathologische Leberenzyme (Transaminasen; γ-GT-Erhöhung auch durch Alkoholabusus)

Verlaufsformen:
- Anlageträger (nur Enzymdefekt)
- Latente PCT (nur Porphyrinurie)
- Manifeste PCT (Leberschäden, Fotodermatose und exzessive Porphyrinurie)

Di.:
- Alkoholanamnese, Östrogen-/Pilleneinnahme + Klinik (dran denken bei Fotodermatosen!)
- Porphyrinanstieg im Urin (UV-Fluoreszenz, biochemische Differenzierung: Uro-, Heptacarboxy- und Koproporphyrin)
- URO-D-Aktivität in Erythrozyten ↓ bei Typ II
- Leberbiopsie (Rotfluoreszenz im langwelligen UV-Licht, Histochemie)

Th.:
- Auslösende Noxen meiden: Alkohol, Östrogene/hormonelle Kontrazeptiva
- Evtl. Therapie einer Hepatitis C (siehe dort)
- Aderlässe oder isolierte Verminderung der Erythrozytenzahl mittels Blutzellseparator (= Erythrozytapherese)
- Chloroquin: 2 x 125 mg/Woche (NW beachten!) → Bildung von Chloroquin-Porphyrin-Komplexen, die renal ausgeschieden werden.
- Lichtschutzsalbe mit hohem Lichtschutzfaktor, Meiden von Sonnenlicht (Schutzbekleidung)
- Vitamin D (Substitution)

Prg: Günstig, wenn auslösende Faktoren gemieden werden können.

HYPERURIKÄMIE [E79.0] UND GICHT [M10.99] (ARTHRITIS URICA)

Def: Alter, Geschlecht und Ernährung beeinflussen entscheidend den Harnsäurespiegel. Die Löslichkeitsgrenze von Natriumurat im Plasma liegt bei ca. 6,8 mg/dl (400 µmol/l); die obere Grenze für den Referenzbereich der Harnsäure liegt bei 7,0 mg/dl (416 µmol/l) für Männer und 6,0 mg/dl (357 µmol/l) für Frauen.

Ep.: In den Wohlstandsländern haben ca. 20 % der Männer eine Hyperurikämie > 7 mg/dl (> 416 µmol/l). Bei Frauen steigt die Harnsäure meist erst nach der Menopause an (Versiegen der Östrogene mit urikosurischer Wirkung); vor der Menopause sind Hyperurikämien selten und dann sekundärer Genese. Die Prävalenz der Arthritis urica beträgt in den Industrieländern ca. 2 % der Erwachsenen (m : w bis 9 : 1) und nimmt im Alter zu. Das Risiko eines Gichtanfalls steigt mit zunehmender Höhe der Hyperurikämie: Inzidenzrate bei Werten > 9 mg/dl (> 535 µmol/l): Ca. 5 % pro Jahr. Das Risiko einer Nephrolithiasis liegt bei asymptomatischer Hyperurikämie bei 0,2 % pro Jahr und bei Gichtkranken bei 0,8 % pro Jahr.

Merke: Gicht zeigt ein gehäuftes gemeinsames Vorkommen mit den Erkrankungen des metabolischen Syndroms = "Wohlstands"-Syndrom: Siehe dort.

Ät.: A) Primäre Hyperurikämie und Gicht (90 %):

1. Störung der tubulären Harnsäuresekretion in der Niere („underexcreter" > 99 % d.F.): Verminderte Harnsäureclearance → die Ausscheidung normaler Harnsäuremengen/24 h erfolgt erst bei erhöhtem Plasmaharnsäurespiegel.
   Die überwiegend polygen vererbte Stoffwechselstörung manifestiert sich bei purinreicher Ernährung und Übergewicht (Wohlstandserkrankung). Die Mehrzahl der Gichtpatienten hat eine positive Familienanamnese für Gicht.
2. Überproduktion von Harnsäure („overproducer" < 1 % d.F.)
   - Mangel des Enzyms Hypoxanthin-Guanin-Phosphoribosyltransferase (HG-PRT), 2 Formen:
     - Lesch-Nyhan-Syndrom: X-chromosomal rezessiv vererbte Erkrankung, bei der das Enzym HG-PRT extrem vermindert ist (< 1 % der normalen Aktivität). Trias: Hyperurikämie - progressive Niereninsuffizienz - neurologische Symptome mit Neigung zur Selbstverstümmelung.
     - Kelley-Seegmiller-Syndrom: Aktivität der HG-PRT vermindert (auf 1 - 20 % der normalen Aktivität). Trias: Hyperurikämie, Nierensteine, in 20 % d.F. neurologische Störungen, aber ohne Neigung zur Selbstverstümmelung.
   - Sehr selten gesteigerte Aktivität der Phosphoribosylpyrophosphat-Synthetase (PRPP-Synthetase)

B) Sekundäre Hyperurikämien (10 %).

1. Vermehrte Harnsäurebildung:
   Erhöhter Nukleinsäuren-Turnover bei Zellzerfall: Leukämien, Polyzythämie, hämolytische Anämien, Tumorlysesyndrom: Tumoren unter Therapie mit Zytostatika oder Strahlen
2. Verminderte renale Harnsäureausscheidung:
   - Nierenerkrankungen
   - Laktatazidosen
   - Ketoazidosen (Fasten, Diabetes mellitus)
   - Pharmaka (Saluretika: Schleifendiuretika, Thiazide)

PPh: Der Gesamtgehalt des Körpers an Harnsäure (Harnsäurepool) beträgt ca. 1 g und kann bei Gichtkranken auf 30 g und mehr ansteigen. Täglich fallen ca. 350 mg Harnsäure aus endogener Synthese und ca. 350 mg durch exogene Purinzufuhr an. Die Harnsäureausscheidung erfolgt zu über 2/3 über die Nieren und zu weniger als 1/3 über den Darm. Der humane URAT1-Transporter (hURAT1) ist im proximalen Tubulus lokalisiert und kann durch verschiedene Medikamente gehemmt werden, z.B. Acetylsalicylsäure, Diuretika oder Ciclosporin. Auch Mutationen im Fruktosetransportergen SLC2A9 können die Harnsäureexkretion vermindern.
Beim Menschen ist die Harnsäure Endprodukt des Purinstoffwechsels. Bei vielen Säugetieren geht der Abbau weiter zu Allantoin mittels des Enzyms Urikase. Mit Urikase wird laborchemisch die Harnsäurekonzentration im Serum bestimmt.

Pg.: **des akuten Gichtanfalls:**
Auslöser sind rasche Änderungen des Harnsäurespiegels, z.B. durch purinreiches Festessen u./o. Alkoholkonsum, nach Fasten, zu Beginn einer Harnsäure-senkenden Therapie. Es kommt zur Ausfällung von Uratkristallen aus übersättigter Synovialflüssigkeit → Uratkristalle bewirken eine Aktivierung des Inflammasom-Komplexes in Makrophagen und Granulozyten mit Freisetzung von Entzündungsmediatoren (z.B. IL-1β) und Aktivierung des Monozyten-Makrophagen-Systems. Die Folge ist eine kristallinduzierte Synovitis.

KL.: 4 Stadien:
I. Asymptomatische Hyperurikämie (viel häufiger als manifeste Gicht)
II. Akuter Gichtanfall
III. Interkritisches Stadium (symptomloses Intervall zwischen 2 Gichtanfällen)
IV. Chronische Gicht mit Tophusbildungen und irreversiblen Gelenkveränderungen

▶ **Akuter Gichtanfall:**
Auslösefaktoren: „Fasten und Feste" (Ess- oder Trinkexzesse), Stress u.a.
Aus voller Gesundheit kommt es plötzlich (oft nachts) zu stark schmerzhafter Monarthritis, in 60 % d.F. des Großzehengrundgelenkes ("Podagra" - Bettdecke wird nicht ertragen!) mit Hautrötung, Überwärmung und Schwellung des betroffenen Gelenkes. Andere Gelenklokalisationen: Sprunggelenke und Fußwurzel (ca. 15 %), Kniegelenk (Gonagra, 10 %), Zehengelenke (5 %), Fingergelenke (5 %), bes. Daumengrundgelenk (Chiragra), Handgelenk, Ellbogengelenk. Nach einigen Tagen bis 3 Wochen klingt der Anfall spontan ab. Der akute Gichtanfall ist begleitet von allgemeinen Entzündungszeichen (Fieber, Leukozytose, BSG ↑). Eine Hyperurikämie ist im Gichtanfall nicht obligat (→ Harnsäure 2 - 3 Wochen nach einem Gichtanfall kontrollieren).

▶ **Chronische Gicht:**
Wird heute nur noch selten gesehen bei Patienten ohne (konsequente) Therapie.

- Uratablagerungen (Tophi):
  - Weichteiltophi (Nachweis: Harnsäurenachweis durch Murexidprobe) z.B. Ohrmuschel, Großzehe, Ferse, Olekranon, Sehnenscheiden (selten Karpaltunnelsyndrom), Schleimbeutel (Bursitis)
  - Knochentophus → Nachweis im Röntgenbild:
    - Unregelmäßig oder rundlich geformter, gelenknaher Knochendefekt (Usur) durch intraossäre Tophusbildung
    - Becherförmige Gelenkmutilation an gelenkbildenden Knochen.
    - In einen Tophus hineinragende "stachelige" Osteophyten.
    - Umfassen eines die Kortikalis arrodierenden Tophus durch periostale Osteophyten.
- Renale Manifestationen bei Hyperurikämie und Gicht:
  - Uratnephrolithiasis

    Merke: Uratsteine geben im Röntgenbild keinen Steinschatten und prädisponieren zum Harnwegsinfekt!
  - Uratnephropathie = Primär abakterielle interstitielle Nephritis
    Frühsymptome: Albuminurie
    Ko.: Hypertonie, selten chronische Niereninsuffizienz
  - Selten akute Harnsäurenephropathie = obstruktive Uratnephropathie:
    Bei Anfall großer Harnsäuremengen bei Zytostatikatherapie kann es durch Verstopfung von Nierentubuli und Ureteren zu akutem Nierenversagen kommen.

DD:
- Sekundäre Hyperurikämien (Anamnese!)
- Akute Monarthritis anderer Genese

  Merke: Eine akute Monarthritis beim Mann mit typischer Gelenklokalisation spricht an erster Stelle für Gicht, ferner denke man an reaktive Arthritis!
- Eitrige Arthritis durch bakterielle Infektion (z.B. nach Gelenkpunktionen, -injektionen oder -eingriffen)
- Aktivierte Arthrose des Großzehengrundgelenkes
- Andere kristallinduzierte Arthritiden:
  - Chondrokalzinose = Pyrophosphatgicht = Pseudogicht:
    Ablagerung von Calciumpyrophosphat-Dihydrat (CPPD)-Kristallen im Knorpel mit evtl. Auslösung einer akuten kristallinduzierten Synovitis, bes. des Kniegelenkes
    Ät.: 1) Idiopathisch im Alter
    2) Hereditär
    3) Sekundär bei anderen Erkrankungen
    Rö.: Verkalkungen in Knorpel + Sehnen
    Di.: Polarisationsmikroskopischer Nachweis von CPPD-Kristallen im Gelenkpunktat
  - Oxalose-Arthropathie bei Langzeitdialyse

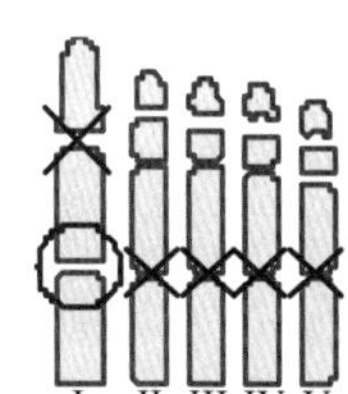

DD: Gelenkbefall am Fuß:
o Gicht
x Rheumatoide Arthritis

Di.: • (Familien-) Anamnese - Klinik - Labor:
- Serum-Harnsäure: Im anfallsfreien Intervall ↑; im Anfall evtl. normale Werte! → Kontrollmessung 2 - 4 Wo. nach einem Gichtanfall
- Harnsäureausscheidung im 24 h-Urin bei primärer Gicht ↓ (normal 0,25 - 0,75 g/d)
- Harnsäure-Clearance (normal 5 - 12 ml/min) bei primärer Gicht ↓

• Bei ätiologisch unklarer Monarthritis spricht der prompte Therapieeffekt von Colchicin für Gicht.
• Bildgebende Diagnostik: Gelenk-Sonografie, Röntgen; evtl. MRT oder Dual-Energy-CT (Nachweis von Kristallablagerungen)
• Bestimmung der Nierenfunktion
• Evtl. Spezialuntersuchungen bei Verdacht auf Enzymdefekte des Purinstoffwechsels.
• Evtl. Synoviaanalyse (Nachweis von in Leukozyten phagozytierten Harnsäurekristallen im Polarisationsmikroskop u.a.)

Th.: (S2e-Leitlinie 2016)

1. Diät:
   • Normalisierung des Körpergewichtes; reichlich trinken mit ausreichender Diurese (mindestens 1,5 l/d)
   • Vorsicht bei Fasten und Zytostatikatherapie: Hierbei steigt der Harnsäurespiegel stark an → viel trinken, Harnalkalisierung und Allopurinol.
   • Purinarme Diät (< 300 mg Purin/d): Fleischarme Kost, Verzicht auf Innereien (Leber, Niere, Bries), Sardinen, Meeresfrüchte, Fleischextrakt u.a.
   • Sparsamer Alkoholgenuss: Bier ist purinreich. Alkoholexzess führt über eine reaktive Laktatazidose zu vorübergehender Hemmung der renalen Uratexkretion und kann daher einen Gichtanfall auslösen.
   • ***Cave*** Diuretika (Schleifendiuretika, Thiazide), die die Harnsäureausscheidung vermindern.

2. Therapieoptionen des akuten Gichtanfalles (Auswahl abhängig von Begleiterkrankungen und evtl. KI):
   • Nichtsteroidale Antirheumatika (NSAR) gelten als Mittel der 1. Wahl: z.B. Diclofenac oder Ibuprofen oder Coxibe. Zusätzlich lokale Kryotherapie.
   Dos / NW / KI: Siehe Kap. Rheumatoide Arthritis
   • Glukokortikosteroide, z.B. 10 - 20 mg Prednisolon/d oral für wenige Tage (NW + KI siehe dort)
   • Colchicin (Colchicum dispert®)
   Wi.: Hemmung des Inflammasoms und der Phagozytenaktivität im erkrankten Gewebe
   NW: Oft gastrointestinale Beschwerden, dosisabhängig Diarrhö, selten Agranulozytose, Myopathie u.a.
   KI: Lebererkrankungen, Schwangerschaft und Stillzeit (Konzeptionsschutz bis 6 Monate nach Therapie)
   Dos: Früher wurde Colchicin zu hoch dosiert, wodurch es regelmäßig zu gastrointestinalen NW (bes. Diarrhö) kam; wirksam ist aber auch eine niedrige Dosis, die heute empfohlen wird (z.B. 1 - 3 x 0,5 mg/d), was besser vertragen wird. Da Colchicin relativ spezifisch beim Gichtanfall wirkt, wird es bei unklaren Fällen auch aus diagnostischen Gründen gegeben.
   • Bei Ineffektivität Mittel der Reserve: Canakinumab (Ilaris®), ein Interleukin-Inhibitor

3. Dauerbehandlung:
   Patienten mit asymptomatischer Hyperurikämie werden nur diätetisch behandelt. Indikation für eine medikamentöse Therapie ist eine manifeste Gicht. Für eine harnsäuresenkende Therapie bei asymptomatischer Hyperurikämie fehlt die Evidenz (keine Indikation).

   • Urikostatika:
   - Allopurinol: Mittel der Wahl
   Wi.: Hemmung der Xanthinoxidase: Verminderter Harnsäureanfall. Allopurinol verhindert ein Fortschreiten der Gicht → Ziel: Senkung der Serumharnsäure auf Werte zwischen 5,0 - 6,0 mg/dl (297 - 357 µmol/l), damit Uratablagerungen gelöst und ausgeschwemmt werden können. Initial kann es durch Mobilisierung von Harnsäuredepots zu Gichtanfällen kommen (evtl. temporäre Prophylaxe mit NSAR).

   Merke: Nach einem Gichtanfall soll eine harnsäuresenkende Therapie nicht ohne niedrig dosierten Colchizin-Schutz begonnen werden (2 x 0,5 mg/d für ca. 6 Monate).

   NW: z.B. Hautreaktionen in ca. 2 % mit Juckreiz, Rötung; selten gastrointestinale Störungen, Transaminasenanstieg, Leukozytopenie, selten Allopurinol-Hypersensitivitäts-Syndrom in 0,4 % (= Allopurinol-Vaskulitis mit Dermatitis, Hepatitis, Nierenversagen mit Eosinophilie im Blut, evtl. letal endend). Bei Überdosierung oder Niereninsuffizienz ist das Risiko für schwere NW erhöht! Patienten auf Hautreaktionen hinweisen (→ Therapie bei NW stoppen).
   WW: z.B. Hemmung des Abbaus von 6-Mercaptopurin, Azathioprin, Theophyllin und Phenprocoumon. Daher ist die gleichzeitige Therapie mit Purinantagonisten rel. kontraindiziert. Wenn im Ausnahmefall 6-Mercaptopurin oder Azathioprin gegeben werden soll, dann unbedingt Dosis reduzieren um 75 %.

Bei gleichzeitiger Einnahme von Captopril erhöhtes Risiko einer Leukozytopenie. Weitere WW beachten.
Ind: Symptomatische Hyperurikämie: Arthritis urica, Uratnephropathie, -nephrolithiasis, Tophi
KI: Schwangerschaft und Stillzeit
Dos: 100 - 300 mg/d (initial 100 mg/d, danach schrittweise die Dosis erhöhen über 1 Monat); Dosisreduktion bei Niereninsuffizienz.
Anfallsprophylaxe nach einem akuten Gichtanfall mit Colchizin über 6 Monate (s. o.).

- Febuxostat (Adenuric®)
Wi.: Hemmung der Xanthinoxidase; rel. teuer
NW: Leberfunktionsstörungen, gastrointestinale NW, Übelkeit, Kopfschmerzen, Hautausschlag, Hypersensitivitätsreaktionen u.a.
KI: Ischämische Herzkrankheit, dekompensierte Herzinsuffizienz u.a.
Dos: 80 mg/d

- Urikosurika:
Benzbromaron und Probenecid
Wi.: Steigerung der Harnsäureausscheidung durch Hemmung der tubulären Reabsorption von Harnsäure; bis zur Einstellung eines normalen Harnsäurespiegels besteht die Gefahr tubulärer Harnsäureausfällung und Harnsteinbildung; daher einschleichend dosieren, viel trinken (2 ℓ/d) und Harn neutralisieren auf pH von 6,5 - 7,0 (z.B. mit Uralyt U®).
Ind: Bei Allergie/Unverträglichkeit von Allopurinol
KI: Gichtnephropathie (insbesondere Nephrolithiasis und Niereninsuffizienz), Harnsäureüberproduktion.
NW: Selten allergische Reaktionen, Nierensteinbildung, gastrointestinale Beschwerden u.a.

- Uratoxidasen:
Wi.: Katalysation der Oxidation von Harnsäure zu Allantoin. Das wasserlösliche Allantoin kann leicht über die Nieren ausgeschieden werden. Wirkungseintritt rel. schnell (Stunden). Nur i.v.-Anwendung
- Rasburicase (Fasturtec®): Wirksamkeit ca. 10 h
- Pegloticase (Krystexxa®): Wirksamkeit > 10 Tage
Ind: Tumorlysesyndrom: Bedrohliche akute Hyperurikämie unter der Chemotherapie von Tumoren/Leukämien.
NW: Allergische Reaktionen, Induktion von Ak gegen beide Substanzen u.a.
Anm.: Bei Patienten, die mit Uratoxidasen therapiert wurden, sind Serumproben auf Harnsäure gekühlt einzusenden! Andernfalls läuft die enzymatische Reaktion in vitro weiter und falschniedrige Harnsäurewerte werden gemessen.

LIPIDSTOFFWECHSELSTÖRUNGEN [E78.9]

(Für die Überarbeitung dieses Kapitels danke ich ganz herzlich Herrn Prof. Dr. med. K. Oette, ehem. Direktor des Institutes für Klinische Chemie der Unikliniken Köln.)

Internet-Infos: *www.lipid-liga.de*

Syn: Hyperlipoproteinämien (HLP), Hyperlipidämien, Dyslipoproteinämien, Dyslipidämien

Ph.: Die Lipoproteine (Lp) des Plasmas bestehen aus Lipiden (Triglyzeride bzw. Fette, Cholesterin, Cholesterinester, Phospholipiden) und Apolipoproteinen. Lipide sind Substanzen des Plasmas und der Zellen, die in hydrophoben organischen Lösungsmitteln löslich sind.

Charakterisierung durch Ultrazentrifugierung (Dichteklassen) und Elektrophorese:

Dichteklassen	*)	Elektrophorese	Hauptfunktionen
Chylomikronen	0	Keine Wanderung im elektrischen Feld	Transportvehikel für exogene Triglyzeride
VLDL (very low density lipoproteins)	10	Prä-β-Lipoproteine	Transportvehikel für endogene Triglyzeride, Vorläufer der IDL und LDL
LDL (low density lipoproteins)	70	β-Lipoproteine	Endprodukt der VLDL nach Delipidierung - u.a. Transporteur für Cholesterin und dessen Ester - Regulator der Cholesterinhomöostase
HDL (high density lipoproteins)	20	α-Lipoproteine	Transportvehikel für Cholesterinester zur Leber - Regulator der Cholesterinhomöostase, Cholesterinesterbildung und Lipolyse

*) Approximative physiologische Verteilung (in %) im Nüchternserum

Beim HLP-Typ III lässt sich die Fraktion der IDL (intermediary density lipoproteins) nachweisen. IDL sind Katabolisierungsprodukte der VLDL (VLDL-Remnants) und Vorläufer der LDL.

Apolipoproteine (Apos): ApoB48 (Chylomikronen), ApoB100 (VLDL, IDL; LDL); ApoE (2, 3, 4), ApoCII und ApoCIII (VLDL, IDL; HDL); ApoAI und ApoAII (HDL), Apo(a) [Lp(a)].
Die HDL sind von zentraler Bedeutung für die Cholesterinhomöostase und den Cholesterinrücktransport zur Leber, aber auch wesentlich für lipolytische, antioxidative, antiinflammatorische und endothelprotektive Prozesse.

Pathogenität und Atherogenität:
IDL-, LDL- und Lp(a)-Erhöhungen sowie HDL-Verminderungen erhöhen das Atheroskleroserisiko, ebenso small dense LDL (sdLDL) und Chylomikronen-Remnants. Die ausgeprägtesten Risikoerhöhungen finden sich bei extremen LDL-, IDL- und Lp(a)-Erhöhungen sowie extremen HDL-Verminderungen. Das Risiko von VLDL ist gering und schwer vorhersehbar. Die Atherosklerose wird vorwiegend als entzündliche und degenerative Erkrankung betrachtet.
Ausgeprägte Hypertriglyzeridämien können, besonders wenn sich Chylomikronen nachweisen lassen, eine Pankreatitis mit Hyperviskositätssyndrom auslösen. Bei reiner VLDL-Erhöhung muss ab Werten von ca. 1.000 mg/dl mit einer Pankreatitis gerechnet werden, die jedoch auch bei sehr hohen Werten nicht obligat ist.

Einteilung:

- ▶ Werden nur Triglyzeride und Cholesterin im Plasma bestimmt, unterscheidet man deskriptiv 3 Gruppen von Hyperlipidämien:
  - Hypertriglyzeridämie > 150 mg/dl bzw. 1,7 mmol/l
  - Hypercholesterinämie (> 200 mg/dl bzw. > 5,2 mmol/l)
  - Kombinierte Hyperlipidämie (Erhöhung von Triglyzeriden + Cholesterin)

  Einheitenkonversionen: Triglyzeride: mg/dl = mmol/l x 88,5 - Cholesterin: mg/dl = mmol/l x 38,6
- ▶ Familiäre Lipidstoffwechselstörungen werden traditionell nach der Klassifikation von Fredrickson in die Typen I - V eingeteilt. Wichtig: Genetische Daten zunehmend im Vordergrund.

Vereinfachte Übersicht von Lipidstoffwechselstörungen

Lipidstoffwechselstörung	Cholesterin	Triglyzeride	LDL-Cholesterin	HDL-Cholesterin	Klassifikation nach Fredrickson
LDL-Hypercholesterinämie	↑	-	↑	-	IIa
Hypertriglyzeridämie	- / (↑)	↑	-	- / ↓	I / IV / V
Gemischte Hyperlipoproteinämie	↑	↑	↑	-	IIb (III s.u.)
HDL-Erniedrigung	-	-	-	↓	nicht definiert
Lipoprotein(a)-Erhöhung	Kann isoliert oder zusammen mit den o.g. Lipidstoffwechselstörungen auftreten.				nicht definiert

Typ I Rarität: Chylomikronen; Typ IV: VLDL; Typ V sehr selten: VLDL + Chylomikronen

Eine Sonderform ist die gel. auftretende Dysbetalipoproteinämie (Typ III) mit Vermehrung der IDL. Bei den Patienten findet sich überwiegend eine Apo E 2-Homozygotie. In der Elektrophorese zeigt sich eine breite Beta-LP-Bande, mit der Ultrazentrifuge ein cholesterinreiches VLDL. Cholesterin und Trigylzeride zeigen moderat erhöhte Werte. Handlinienxanthome.

Ep.: In der Altersgruppe > 40 J. haben > 50 % der Bevölkerung in den westlichen Industrieländern Cholesterinwerte > 200 mg/dl (5,2 mmol/l). Ähnlich häufig sind Hypertriglyzeridämien. Ungünstige Ernährungs- und lebensstilbedingte Einflüsse sind häufig.

Ät.: Hyperlipoproteinämien bzw. Dyslipoproteinämien sind nur Symptome. Unter ätiologischen Gesichtspunkten unterscheidet man 3 Gruppen und Mischformen:

I. Reaktiv-physiologische Formen:
Stoffwechselüberlastungen. Moderate, meist temporär durch ungünstige Ernährung und ungünstigen Lebensstil induzierte Stoffwechselstörungen
Hypertriglyzeridämien, z.B. nach hohem Alkoholkonsum sowie unter kalorien-, zucker- und fruktosereicher Ernährung
Hypercholesterinämien, z.B. unter Ernährung reich an tierischen gesättigten Fetten
Mischformen können unter den vorangehend beschriebenen Belastungen auftreten.

II. Sekundäre Formen:
Ursachen von Hypertriglyzeridämien, z.B. Diabetes mellitus, metabolisches Syndrom, Adipositas, Schwangerschaft, hoher Alkoholkonsum, Fettleber- oder Nierenerkrankungen, Therapie mit Kortisonpräparaten und gelegentlich unter Thiaziddiuretika, Kontrazeptiva, Betarezeptorenblocker und Hormonersatztherapie bei Frauen
Ursachen von Hypercholesterinämien, z.B. nephrotisches Syndrom, Hypothyreose, Cholestase (hier LpX-Erhöhung), Diabetes mellitus, Schwangerschaft und Medikamente, z.B. Kortisonpräparate

III. Primäre (hereditäre bzw. familiäre) Lipidstoffwechselstörungen:
Bei dieser Gruppe sind Familienuntersuchungen indiziert mit molekulargenetischen Analysen.

IV. Mischformen aus I, II und III

Beachte: Nicht alle hereditären Störungen manifestieren sich biochemisch und besonders klinisch bereits im Kindes- und Jugendalter, können aber meist genetisch erfasst werden. Einige treten nur unter Stoffwechselbelastung auf. Die klinischen Manifestationen zeigen eine große Streuung und können selbst bei mittelschweren Störungen ohne zusätzliche ungünstige Faktoren ausbleiben.

Spezielle Lipidstoffwechselstörungen:

1. Hereditäre bzw. familiäre Hypercholesterinämien [E78.0]
   a) Polygenetische Hypercholesterinämie (häufig):
   Durch Zusammenwirken endogener (Mutationen nur zum Teil bekannt) und meist auch exogener Faktoren manifestiert sie sich als leichte Hypercholesterinämie mit Gesamt-Cholesterinwerten zwischen etwa 200 - 300 mg/dl und mehrfach erhöhtem KHK-Risiko. Genetische Abgrenzung zu b) erforderlich.

b) Monogenetische Hypercholesterinämien

- Familiäre Hypercholesterinämie (FH) mit autosomal-dominanter Vererbung: Funktionelle Mutation im LDL-Rezeptorgen.

  Die Leber, Hauptsyntheseort für Cholesterin, stellt aus Cholesterin vorwiegend Gallensäuren her und verfügt über 70 % aller LDL-Rezeptoren. Von der Aktivität der LDL-Rezeptoren hängt die Fähigkeit der Leber ab, LDL-Cholesterin aus dem Blut zu eliminieren. Bei heterozygoten Merkmalsträgern besteht ein Mangel, bei Homozygoten oder gemischt Doppel-Heterozygoten ein Fehlen der LDL-Rezeptoren bzw. Rezeptoraktivität, oder es findet sich nur eine geringe Rezeptoraktivität. Häufigkeit für Heterozygote ca. 1 : 500, für Homozygote ca. 1 : 1 Mio. Einwohner. Heterozygote haben im Erwachsenenalter LDL-Cholesterinspiegel zwischen 150 - 450 mg/dl und erleiden unbehandelt häufig bereits im mittleren Lebensalter Herzinfarkte. Die KHK-Manifestation tritt bei Frauen etwa 7 -10 Jahre später auf.

  Homozygote oder gemischt Doppel-Heterozygote haben LDL-Cholesterinspiegel zwischen 450 - 1.200 mg/dl und zeigen häufig bereits im Kindes-/Jugendalter Atherosklerosemanifestationen.

  Familiär defektes Apolipoprotein B 100 (FDB):

  Funktionelle Mutation im LDL-Rezeptorligandengen. Das Apolipoprotein B 100, cinziges Protein der LDL, ist der Ligand des LDL-Rezeptors. Häufigkeit ca. 1 : 600 - 1 : 1.000; autosomal dominanter Erbgang, bisher fast nur heterozygote Formen beschrieben, LDL-Cholesterinwerte und KHK-Risiko vergleichbar mit einer leichten bis mittelschweren Form der familiären Hypercholesterinämie mit LDL-Rezeptormutation.

- Apolipoprotein E-Varianten:

  Patienten mit dem Epsilon 4-Allel des Apolipoprotein E und dem Phänotyp E3/4 (ca. 1 : 8) oder E4/4 (ca. 1 : 60) zeigen eine mäßige LDL-Cholesterinerhöhung. Unbehandelt besitzen sie ein leicht erhöhtes KHK-Risiko. Träger des Apolipoprotein E 4 weisen ein erhöhtes Risiko für die Alzheimersche Erkrankung auf. Phänotyp E 2/2 - siehe unten

- Weitere extrem seltene Störungen im LDL-Stoffwechsel finden sich u.a. bei Mutationen im PCSK9-Gen oder bei der familiären Phytosterolämie. PCSK9 = proprotein convertase subtilisinkexin type 9.

2. Familiäre kombinierte (gemischte) Hyperlipoproteinämie (FKHL) [E78.2]

   Häufigkeit ca. 1 : 100. Wahrscheinlich Überproduktion und Abbaustörung von VLDL bei hoher Apo B-100-Bildung. Genmutation unbekannt. Cholesterinwerte bis ca. 350 mg/dl und Triglyzeridwerte zwischen 200 - 400 mg/dl. Das KHK-Risiko steigt mit der Höhe des LDL-Cholesterinwertes.

   Beachte: Nicht mit Typ III-Hyperlipoproteinämie verwechseln.

3. Familiäre Hypertriglyzeridämie [E78.1]

   Molekulargenetisch uneinheitlich. Häufigkeit ca. 1 - 2 : 100. Auftreten und Schwere von Stoffwechselbelastungen abhängig. HDL-Cholesterin häufig ↓; Triglyzeride 200 bis > 1.000 mg/dl, bei hohen Werten besteht Pankreatitisgefahr. Atheroskleroserisiko besonders bei vermindertem HDL-Cholesterin und/oder hohem sdLDL erhöht. Evtl. Fettleber und später Diabetes-Typ 2 möglich.

4. Familiäre Dysbetalipoproteinämie [E78.2]

   Obwohl der Apolipoprotein Phänotyp E 2/2 (= Apo E 2-Homozygotie) mit ca. 1 : 100 relativ häufig ist, manifestiert sich der Typ III nur selten. Zusätzliche Störungen erforderlich. Cholesterin 300 - 800 mg/dl, Triglyzeride 400 bis > 1.000 mg/dl. IDL deutlich erhöht, LDL vermindert. Bei hohen Werten gelbe Handlinienxanthome charakteristisch, vorzeitige Atherosklerose. Leichte Formen mit der Basisdiagnostik nur zu vermuten. ApoE-Genotypisierung erforderlich.

5. Chylomikronämie-Syndrom [E78.3]

   a) Gelegentlich im Rahmen einer ausgeprägten Hypertriglyzeridämie oder bei der sehr seltenen familiären Typ V-HLP nachweisbar. Letztere molekulargenetisch komplex.

   b) Bei der extrem seltenen fettinduzierten HLP findet sich meist ein Mangel an Lipoproteinlipase oder Apolipoprotein C II (Apo CII = Kofaktor der Lipoproteinlipase).

   Beachte: Der Nachweis von Chylomikronen (siehe Kühlschranktest) erhöht bei Hypertriglyzeridämien das Pankreatitisrisiko.

6. Lipoprotein (a)-Hyperlipoproteinämie = Lp(a)-Erhöhung [E78.4]

   Lp(a) enthält neben ApoB-100 ein variables plasminogenähnliches Apo(a). Lp(a)-Erhöhungen führen zu atherogenen und potentiell thrombogenen Störungen. Lp(a)-Konzentrationen > 30 mg/dl gelten als selbstständiger Atheroskleroserisikofaktor. Die Atherogenität von Lp(a)-Erhöhungen ist statistisch eindeutig, aber im Einzelfall sehr unterschiedlich.

   Merke: Besonders bei LDL-Cholesterinerhöhungen führt die gleichzeitige Lp(a)-Erhöhung zur Steigerung des Atheroskleroserisikos. Bei Lp(a)-Erhöhungen ist grundsätzlich eine stärkere LDL-Cholesterinsenkung indiziert.

7. HDL-Cholesterinerniedrigungen und -Erhöhungen:
   a) Hereditäre HDL-Erniedrigungen [E78.6]
      Selten sind hochatherogene Störungen z.B. im Apo AI-Gen und ABCA1-Gen mit HDL-Cholesterinerniedrigung < 40 mg/dl (1,0 mmol/l). Häufiger finden sich sekundäre HDL-Verminderungen bei Adipositas, metabolischem Syndrom, Diabetes mellitus, Hypertriglyzeridämien, Zigarettenkonsum, unter Gestagenen, Androgenen und Anabolika sowie bei körperlicher Inaktivität.
      Beachte: Ein hoher Anteil der KHK-Patienten zeigt HDL-Cholesterinverminderungen.
   b) HDL-Cholesterinerhöhungen > 65 mg/dl, die bes. bei Frauen vorkommen, stellen kein Atheroskleroserisiko dar und kompensieren leichte LDL-Cholesterinerhöhungen. Epidemiologische Studien weisen auf die inverse Beziehung zwischen Atheroskleroseentwicklung und HDL hin. Deshalb sollte bei der Bewertung der Atherogenität des LDL-Cholesterins das HDL-Cholesterin berücksichtigt werden (siehe oben).

KL.:
- Atherosklerose mit Folgeerkrankungen (siehe auch Pathogenität und Atherogenität):
  - Koronare Herzkrankheit (KHK) und Herzinfarkt
  - Periphere arterielle Verschlusskrankheit (PAVK)
  - AVK der Hirnarterien und Schlaganfall (Hirninfarkt)

  Beachte: Für die Beurteilung der Atherogenität sind alle Risikofaktoren zu berücksichtigen. Risikoprofil erstellen (siehe Kapitel KHK).

  Erhöhungen von LDL-Cholesterin, Non-HDL-Cholesterin, Lp(a) und ApoB sowie Erniedrigungen von HDL-Cholesterin sind mit kardiovaskulären Ereignissen assoziiert.

  Hypercholesterinämie und koronare Herzkrankheit (KHK):
  Bei normalem HDL-Cholesterin steigt oberhalb von 200 mg/dl (5,2 mmol/l) Gesamtcholesterin durch LDL-Cholesterinerhöhungen die Infarktmorbidität steil an und zeigt bei 250 mg/dl (6,5 mmol/l) eine Verdopplung, bei 300 mg/dl (7,8 mmol/l) eine Vervierfachung im Vergleich zum Risiko bei 200 mg/dl (= anzustrebender Grenzwert). Aber auch bei diesem Grenzwert ist das Infarktrisiko erhöht, wenn die Cholesterinfraktionen folgende Konstellation zeigen: HDL-Cholesterin < 35 mg/dl (0,91 mmol/l) bzw. LDL-Cholesterin > 150 mg/dl (3,9 mmol/l) (PROCAM-Studie)! Auch erhöhte Triglyzeride, insbes. in Verbindung mit HDL-Cholesterinverminderungen erhöhen das Infarktrisiko.

  Langfristige LDL-Senkungen durch Statine vermindern das Herzinfarktrisiko bis ca. 40 % und die Gesamtmortalität um ca. 25 %: Die Primärprävention ist bei Hochrisikopatienten besser als die Sekundärprävention. Die Bedeutung der Primärprävention zeigt sich erst bei langen Behandlungszeiträumen. Bei optimaler LDL-Cholesterin-Absenkung kann es vor allem bei jüngeren Patienten auch zu teilweiser Rückbildung atherosklerotischer Plaques und generell zur Umwandlung von instabilen (Gefahr der Plaqueruptur) zu stabilen Plaques kommen.
- Pankreatitis
  Vo.: Bei ausgeprägten Hypertriglyzeridämien, oft mit Vermehrung der Chylomikronen
- Xanthome:
  - Sehnenxanthome (z.B. Achilles- und Fingerstrecksehnen)
  - Plane Xanthome (z.B. Zwischenfingerfalten), tuberöse Xanthome (z.B. Knie, Ellbogen) Xanthelasmen (Augenlider)
    Vo.: Hereditäre Hypercholesterinämien (FH, FDB)
  - Eruptive Xanthome (z.B. Gesäß, Unterarmstreckseiten)
    Vo.: Bei ausgeprägter Hypertriglyzeridämie
  - Handlinienxanthome: Für Typ III-HLP bzw. Dysbetalipoproteinämie charakteristisch
- Arcus lipoides corneae
  Vo.: Bei Hypercholesterinämien und bei extremen HDL-Verminderungen
  DD: Arcus senilis corneae bei alten Menschen (ohne Krankheitswert)
- Fettleber
  Vo.: Hypertriglyzeridämien, Adipositas, Diabetes mellitus, hoher Alkoholkonsum u.a.

Di.:
- Labor/Basisparameter:
  - Triglyzeride nüchtern, bei Erhöhung evtl. auch postprandial
  - Gesamtcholesterin, LDL- und HDL-Cholesterin
- Ergänzende Untersuchungen:
  - Lipoprotein(a) (zeigt lebenslang meist nur geringe Schwankungen); Apo B100 und Apo AI
  - Bei Serumtrübung (Lipämie) Kühlschranktest zur Erfassung von Chylomikronen durchführen. Nach 24 h setzen sich die Chylomikronen als Rahmschicht ab.

  Das LDL-Cholesterin kann direkt bestimmt werden oder approximativ nach der Friedewald-Formel berechnet werden: LDL-Cholesterin = Gesamtcholesterin - [0,2 x Triglyzeride] - HDL-Cholesterin. Bei erhöhten Triglyzerid- und Lp(a)-Werten sowie bei der Typ III-Hyperlipoproteinämie sind die Werte nach der Friedewald-Formel nicht mehr verwendbar.

Beachte: Für die Triglyzeridbestimmung sollte die Blutentnahme nach etwa 12stündiger Nahrungskarenz oder fettfreier Mahlzeit erfolgen. Die übrigen Parameter (Gesamtcholesterin, LDL-Cholesterin, HDL-Cholesterin und Lp(a)) werden nur gering von der letzten Mahlzeit beeinflusst.

- Differenzierung zwischen reaktiv-physiologischen, sekundären, hereditären und gemischten Lipidstoffwechselstörungen: Diagnostik auf metabolisches Syndrom, Diabetes mellitus, Leber- und Gallenwegserkrankungen, Pankreatitis, Schilddrüsen- und Nierenerkrankungen sowie Hyperurikämie; Erfassung von Ernährungs-, Lebensstil-, Alkohol- und Medikamentenanamnese unter Einbeziehung von Hormonen, Antikonzeptiva, Anabolika, von BMI und Taillenumfang. Hyperthyreosen führen zu LDL-Senkungen, Hypothyreosen erhöhen das LDL.
- Ermittlung des Atherosklerose-Risikoprofils (siehe Kapitel Hypertonie sowie KHK)
- Genetische Untersuchungen und Familienuntersuchungen: Pathogene Mutationen nachweisbar, z.B. bei hereditären Hypercholesterinämien im ApoB 100- und LDL-Rezeptorgen. Bei der Typ III-HLP ApoE-Genotypisierung erforderlich.

Merke: Hyperlipoproteinämie ist ein Symptom und keine Diagnose! Beispiele: Sekundäre diabetische Hypertriglyzeridämie; heterozygote Hypercholesterinämie mit Mutation im LDL-Rezeptorgen.

Th.: Therapieziele:
Das individuelle Atheroskleroserisiko lässt sich nur unpräzise vorhersagen, sollte jedoch abgeschätzt werden. Gesichert ist aber: Bei LDL-Cholesterinwerten lebenslang unter 70 mg/dl, unauffälligem HDL-Cholesterin und Lp(a) sowie Fehlen anderer kardiovaskulärer Risikofaktoren findet sich selten eine Atherosklerose. Bei sehr hohen LDL-Cholesterinwerten (FH-Homozygotie) kann sich die Atherosklerose ohne Risikofaktoren bereits im Kindes- oder Jugendalter entwickeln.

- ▸ Triglyzeride < 150 mg/dl (< 1,7 mmol/l)
- ▸ LDL-Cholesterin-Zielwerte unter Berücksichtigung der Atherosklerose-Risikokategorie (ESC, EAS 2011 - siehe auch Kapitel KHK)

Cardiovaskuläres Risiko (CR)		**ESC-SCORE*)**	**LDL-Cholesterin-Zielwert mg/dl (mmol/l)**
Moderat	0 - 1 Risikofaktor	1 - 4	< 115 (< 3,0)
Hoch	≥ 2 Risikofaktoren	5 - 9	< 100 (< 2,6)
Sehr hoch	KHK oder KHK-Risikoäquivalente**)	≥ 10	< 70 (< 1,8)

*) Ermittlung des 10-Jahrerisikos für tödliche kardiovaskuläre Ereignisse mit Hilfe des Risikokalkulators SCORE (Systemic Coronary Risk Evaluation)

**) Manifeste kardiovaskuläre Erkrankung (Schlaganfall, Karotisstenose, PAVK, abdominelles Aortenaneurysma) Diabetes mellitus, chronische Nierenerkrankung

Anm.: Die US-Leitlinien (ACC und AHA 2013), die die Indikation für Statine zur Primärprävention ausweiten, wurden bei uns nicht übernommen.

- ▸ HDL-Cholesterin > 40 mg/dl (> 1,0 mmol/l) bei Männern, > 50 mg/dl (1,3 mmol/l) bei Frauen
- ▸ Weitere Therapieziele:
  Vermeidung und Behandlung einer Pankreatitis; Verhinderung und Elimination von Xanthomen, Leberverfettungen u.a.

Therapeutisches Vorgehen:

Beachte: Primärprävention besser als Sekundärprävention!

1. Verbesserung der Ernährungsgewohnheiten und des Lebensstils
2. Beseitigung auslösender Ursachen bei sekundären Formen, z.B. optimale Einstellung eines Diabetes mellitus, Behandlung einer Hypothyreose, Gewichtsnormalisierung, Alkoholkarenz (evtl. Alkoholtoleranz durch Belastungs- und Auslassversuch testen). Vermeidung von kalorien-, fett-, zucker- und salzreicher Ernährung.
3. Beseitigung bzw. Behandlung zusätzlicher Risikofaktoren, z.B. Diabetes mellitus, Hypertonie, Zigarettenrauchen, Adipositas, körperliche Inaktivität
4. Ernährungsanamnese und -therapie, Lipidkontrollen nach 4 und 8 Wochen
   a) LDL-Cholesterinsenkende Kost:
   - Fettreduktion auf unter 30 % der Gesamtkalorien = Kal%
   - Fettaustausch: Gesättigte tierische Fette meiden, pflanzliche Fette mit mono- und polyungesättigten Fettsäuren bevorzugen, auf trans-Fettsäure-freie bzw. -arme Produkte achten.
   - Kohlenhydrate: 50 - 60 Kal%, komplexe KH bevorzugen, obst- und gemüsereich essen.
   - Eiweiß: bis 15 Kal% und höher, vor allem unter körperlichem Training mit Muskelaufbau
   - Ballaststoffe: 20 - 30 g pro Tag
   - Cholesterineinschränkung (< 300 mg/d) senkt das LDL-Cholesterin jedoch nur gering.
   - Übergewicht durch kalorisch ausgewogene Kost (siehe Kap. Adipositas) reduzieren.

- Unabhängig vom HLP-Typ empfiehlt sich ein regelmäßiger Konsum von Seefischen mit hohem Gehalt an Omega-3-Fettsäuren (bes. Eicosapentaensäure und Docosahexaensäure). Auch ausreichende Jodzufuhr (100 - 150µg/Tag) beachten.
  Eine ausgewogene Ernährung wirkt atheroskleroseprotektiv, senkt LDL-Cholesterin meist um etwa 20 - 60 mg/dl (selten mehr) und verbessert die medikamentöse Ansprechbarkeit.
  Ein regelmäßiges körperliches Training führt zu einer leichten LDL-Cholesterinsenkung sowie deutlicher HDL-Cholesterinerhöhung und Triglyzeridsenkung. Weitere günstige Wirkungen, z.B. auf Herz-Kreislauf, Körpergewicht und Diabetes mellitus.

b) Triglyzeridsenkende Kost
   Die Kost unter a) bleibt die Basis und wird wie unter b) angegeben modifiziert.
   - Alkoholkarenz (evtl. Testung der Alkoholtoleranz)
   - Strenge Übergewichtreduktion
   - Diabetes mellitus optimal behandeln
     ► Ohne Chylomikronämie:
       - Gesamtfettmenge zu Beginn reduzieren auf ca. 30 Kal%. Einfluss der Fettmenge kann variieren (evtl. Testung)
       - Fettaustausch: Pflanzliche ungesättigte Fette bevorzugen, Seefischkonsum erhöhen, evtl. Omega 3-Fettsäuresupplementierung: Präparate siehe Rote Liste
       - Mono- und Disaccharide meiden, komplexe Kohlenhydrate einsetzen.
       - Mahlzeitenzahl erhöhen (z.B. auf 5) und kalorienreiche Mahlzeiten meiden.
       - Bei schlechter Ansprechbarkeit und ausgeprägter Triglyzeriderhöhung regelmäßig kalorienarme Tage (z.B. < 800 Kcal/d und kleine Abendmahlzeiten 1 x/Woche)

       Beachte: Triglyzeridsenkungen führen meist zu HDL-Cholesterinerhöhungen und evtl. zu sdLDL-Senkungen.

     ► Mit Chylomikronämie: Hereditäre Formen sind sehr selten. Chylomikronen evtl. passager bei entgleister schwerer Hypertriglyzeridämie nachweisbar. Fettzufuhr maximal einschränken (z.B. unter < 10 - 15 Kal%, bevorzugt pflanzliche ungesättigte Fette). Postprandiale Triglyzeride kontrollieren. Evtl. mittelkettige Fettsäuren (Ceres-Margarine) einsetzen.
       Bei Pankreatitis (Oberbauchbeschwerden etc.) mehrere Fastentage, im Notfall sofortiger Plasmaaustausch. Bei häufig wiederkehrender extremer Hypertriglyzeridämie, sorgfältige Ernährungsberatung und regelmäßig streng kalorienarme Tage dringend empfehlenswert.

c) HDL-cholesterinerhöhende Kost
   Evtl. Kost wie unter a). Bei Hypertriglyzeridämien wie unter b) - Alkohol in Maßen günstig

5. Medikamentöse lipidsenkende Therapie

   Beachte: Meist Dauertherapie indiziert - deshalb besondere Sorgfalt erforderlich!

   - Statine = Cholesterin-Synthese-Enzymhemmer = CSE-Hemmer = HMG-CoA-Reduktasehemmer:
     Wi.: Hemmen das Schlüsselenzym der Cholesterinsynthese → Absinken der intrazellulären Cholesterinkonzentration → gegenregulatorische Zunahme der LDL-Rezeptoraktivität vor allem an den Leberzellen → Absinken des LDL-Cholesterins im Blut. Zusätzlich atheroskleroseprotektive Wirkung, z.B. durch Verbesserung der Endothelfunktion und Entzündungshemmung.

     Merke: Statine sind wirksame LDL-Cholesterinsenker und können auch bei der Typ III-Hyperlipoproteinämie eingesetzt werden. Sie vermindern u.a. das Herzinfarktrisiko und die Gesamtmortalität bei der Sekundärprävention. Bei der Primärprävention senken Statine erst langfristig die Zahl kardiovaskulärer Ereignisse. Sie empfehlen sich für alle mit Atherosklerose einhergehenden Erkrankungen - siehe oben Tabelle mit CV-Risiko.

Freiname	Handelsname	Dosis (mg/d)
Atorvastatin	Generika	10 - 80
Fluvastatin	Generika	20 - 80
Lovastatin	Generika[1)2)]	20 - 80
Pitavastatin	Livazo®	1 - 4
Pravastatin	Generika [2)]	10 - 40
Rosuvastatin	Crestor®[1)3)]	5 - 20 (-40)
Simvastatin	Generika[1)2)]	10 - 80

[1)] Dosisreduktion bei Niereninsuffizienz
[2)] Einnahme abends, da körpereigene Cholesterinsynthese nachts am höchsten. Übrige Statine aufgrund längerer Wirkungsdauer Einnahme jeden Tag zur gleichen Zeit!
[3)] Beginn mit 5 mg - Dosiserhöhung frühestens nach 4 Wochen

Die Höchstdosen von 40 - 80 mg sollten möglichst vermieden werden.

Statine senken nicht nur das LDL-Cholesterin, sondern auch IDL und geringfügig die VLDL-Triglyzeride. Leichte HDL-Cholesterinanstiege sind häufig. Atorvastatin und Rosuvastatin sind die am stärksten wirksamen Statine mit langer Halbwertszeit. Die Statintherapie führt bei richtiger

Auswahl und Dosierung nur selten zum Abbruch. Die maximale Wirkung pro mg Statin wird bei niedriger Dosierung erreicht. Anschließende Dosisverdopplungen senken das LDL-Cholesterin nur um jeweils etwa 6 % (6 %-Regel). In der Einstellungsphase Therapiekontrollen nach jeweils drei Wochen durchführen. Statine können bei unzureichender Cholesterinsenkung mit Anionenaustauschern, Ezetimib und PCSK9-Hemmer kombiniert werden. Bei gleichzeitiger Triglyzeridvermehrung ist auch eine Kombination von Statinen in niedriger Dosierung mit Fenofibrat möglich.

NW: Dosisabhängig - Myopathie (bis 10 %) mit Muskelschwäche und/oder Muskelschmerzen, evtl. mit CK-Anstieg bis zum Mehrfachen der Norm (SAMS = Statin-assoziiertes Muskelsyndrom). Sehr selten extremer CK-Anstieg durch lebensbedrohliche Rhabdomyolyse. Häufig zu Beginn gastrointestinale Beschwerden, selten Transaminasenanstieg. Andere NW: Siehe Herstellerinformation"SAMS".

Maßnahmen zur Risikominderung:
- Mit niedriger Dosierung beginnen.
- Optimale Dosisanpassung, evtl. Medikamentenkombination wählen.
- Gefährliche Begleitmedikation vermeiden (siehe WW).
- Statine bei Muskelschmerzen absetzen bzw. Dosis versuchsweise reduzieren oder anderes Statin vorsichtig testen. Auf rote bis braune Urinverfärbung achten: Myoglobinurie durch Rhabdomyolyse → Hb-Streifentest einsetzen.
- Auf CK-Werte achten; geringer Anstieg ist keine Kontraindikation, aber kontrollbedürftig.
- Keine extreme Belastung (z.B. Marathonlauf)
- Vorsicht bei Hypothyreose, eingeschränkter Nierenfunktion, Sarkopenie, Alkoholabusus
- Regelmäßig NW-Kontrollen durchführen.

WW: Da Statine zum Teil über Enzyme der Cytochrom-P450-Gruppe metabolisiert werden, kann es zu Arzneimittelinteraktionen mit Medikamenten kommen, die über diese Enzyme abgebaut werden. → Herstellerangaben beachten! Das Risiko für Rhabdomyolyse wird erhöht, z.B. bei gleichzeitiger Einnahme von Ciclosporin, Fibraten, Makroliden und Amiodaron, Verapamil, Azol-Antimykotika und HIV-Therapeutika. Pharmakokinetische Untersuchungen sinnvoll.
KI: Leber- und Muskelerkrankungen, Schwangerschaft, Stillzeit und Stoffwechselstörungen

- Anionenaustauscherharze (Gallensäurebinder):

  Falls CSE-Hemmer unzureichend, werden meist in Kombination mit Statinen eingesetzt.

  Wi.: Nicht resorbierbare Anionenaustauscherharze binden im Dünndarm Gallensäuren (Gallensäurebinder) und entziehen diese dem enterohepatischen Kreislauf. Dadurch wird die LDL-Rezeptoraktivität in der Leber stimuliert, wodurch es zum Absinken des LDL-Cholesterins um ca. 25 % kommt. Eine Senkung der koronaren Morbidität und Letalität konnte belegt werden, jedoch fehlen neuere Studienergebnisse.

  Präparate: Colestyramin (Generika), Colesevelam (Cholestagel®): Einnahme vor dem Essen. In Kombination mit Statinen 2 Btl. Colestyramin vor dem Frühstück

  NW: Häufig gastrointestinale NW: Völlegefühl, Aufstoßen und Obstipation. Bei richtiger Einnahme meist tolerabel. Leichte Triglyzeridanstiege sind möglich.

  Beachte: Da Arzneimittel mit Säuregruppen an Austauscherharze gebunden werden, müssen diese Substanzen entweder 3 h vor oder frühestens 3 h nach der Einnahme der Austauscherharze eingenommen werden. Hierzu gehören z.B. Aspirin, bestimmte Statine, Thyroxin, Cumarine, Digitalispräparate und Vitamin C.

  Wichtig: Zur Verminderung der Obstipation Trinkmenge erhöhen; Dosis langsam steigern.

- Cholesterinabsorptionshemmer:

  Ezetimib: Senkt LDL-Cholesterin bis 20 %. Inzwischen liegen Evidenzbelege für einen geringen günstigen prognostischen Wert vor. KHK-Rate vermindert, Mortalitätsrate unverändert. Ezetimib wird in Kombination mit Statinen eingesetzt. Kombinationspräparate stehen zur Verfügung.

- Fibrate (Fenofibrat)

  Ind: Leichte Hypertriglyzeridämien, bes. mit erniedrigtem HDL-Cholesterin und Typ III-Hyperlipoproteinämie. Ernährungsumstellung ist Voraussetzung.

  Wi.: Fibrate führen zur Senkung von VLDL- und LDL-Cholesterin - letzteres bis etwa 20 % und zum moderaten Anstieg des HDL-Cholesterins. Prognostischer Nutzen nicht sicher belegt.

  NW: Gel. gastrointestinale Störungen, Transaminasenanstieg, Haarausfall, Potenzstörungen, Myopathie mit Muskelschmerzen und CK-Anstieg (erhöhtes Risiko bei Kombination mit CSE-Hemmern), Rhabdomyolyse sehr selten; erhöhtes Risiko einer Gallensteinbildung u.a.

  WW: Verstärkung der Wirkung von Sulfonylharnstoffen und Cumarine

  KI: Niereninsuffizienz, Lebererkrankungen, Gravidität, Stillzeit u.a.

- Lomitapid (Lojuxta®)

  Ind: Homozygote oder gemischt Doppel-heterozygote Hypercholesterinämie. In der BRD wenig verwendet.

Wi.: Hemmung des mikrosomalen Trigylzerid-Transferproteins → Verminderung von LDL-Cholesterin und Triglyzeriden (Einzelheiten siehe Herstellerinformation)

- PCSK9-Inhibitoren: Evolocumab (Repatha®) und Alirocumab (Praluent®): Stärkste LDL-Cholesterinsenker. Verstärken die LDL-Rezeptoraktivität. Anwendung in Kombination mit Statinen, falls diese unzureichend wirken oder Nebenwirkungen verursachen. Indizierte Therapie bei Hochrisikopatienten. Subkutane Injektion (mit Pens) erforderlich. Günstige Studienergebnisse (Glagoo-, Fourier- und Odyssey-Studie). PCSK9-Hemmer reduzieren Lp(a) um etwa 25 %.
  NW: Hersteller-Infos beachten.

6. Extrakorporale LDL-Elimination (LDL-Apherese):
   Das spezifischste und effektivste Verfahren ist die immunspezifische Adsorption von Apo-B-tragenden Lipoproteinen. Hierbei werden auch Lp(a), eine LDL-Subfraktion sowie IDL und weniger ausgeprägt VLDL eliminiert. Die häufig eingesetzte Plasmafiltration ist unspezifischer, daher für schwere Hypercholesterinämien als Dauertherapie weniger empfehlenswert. Sie verbessert effektiv die Hämorheologie.
   1. Elimination von LDL aus dem Plasma; Methoden:
      - Immunadsorption von LDL- und Lp(a) (an der Univ. Köln entwickelte LDL-Apherese)
      - Adsorption von LDL und Lp(a) an Dextransulfatsäulen (in Japan entwickelt)
      - Heparininduzierte extrakorporale LDL-Präzipitation = H.E.L.P.: Elimination von LDL, Fibrinogen und Lp(a) (an der Univ. Göttingen entwickelt)
      - Adsorption an Polyacrylat auf Kieselgel
   2. Adsorption von LDL aus dem Vollblut:
      - DALI-Verfahren (Fa. Fresenius) = Direct Adsorption of Lipoproteins on Polyacrylat
      - Verfahren mit Dextransulfat (in Japan entwickelt)

      Ind: Hypercholesterinämien mit unzureichender medikamentöser LDL-Senkung und hohem Atheroskleroserisiko bzw. bereits manifester KHK sowie Lp(a)-Erhöhungen mit KHK. Die LDL-Elimination wird 1 x wöchentlich oder 1 x zweiwöchentlich durchgeführt (abhängig vom LDL-Wiederanstieg).

Zusammenfassung der Therapien

Hypercholesterinämien:
Körpergewichtsreduktion, Ernährungsumstellung, Lebensstilverbesserung, Behandlung der zugrunde liegenden Ursachen und Ausschaltung von Risikofaktoren. Medikamentöse Behandlung bei unzureichender Senkung.

Stoffgruppe	Maximale Senkung von LDL-Cholesterin	
- Statine	bis 55 %	Kombinationen effektiver
- Gallensäurebinder	bis 25 %	
- Ezetimib	bis 20 %	
- PCSK9-Hemmer	bis 60 %	
LDL-Elimination extrakorporal	60 bis 80 %	

Merke: Die individuelle Ansprechbarkeit ist unterschiedlich.

Hypertriglyzeridämie:
Gewichtsreduktion bei Adipositas, Ernährungsumstellung, Lebensstilverbesserung und Behandlung zugrunde liegender Ursachen bringen in den meisten Fällen Erfolg. Regelmäßige kalorienarme Tage empfehlenswert. Statine in niedriger Dosierung zur Risikominderung sinnvoll. Evtl. Omega-3-Fettsäuren (siehe Rote Liste) oder Fenofibrat testen.
Therapie bei schwerer meist durch zu hohen Alkoholkonsum oder entgleisten Diabetes mellitus ausgelöster Lipämie-induzierter Pankreatitis: Drastische Fett- und Kalorieneinschränkung; Diabeteseinstellung; absolute Alkoholabstinenz; unverzüglich Plasmaaustausch im Notfall

Typ III-Hyperlipoproteinämie / Dysbetalipoproteinämie:
Ernährungs- und Lebensstilumstellung wie bei Hypertriglyzeridämie
Medikamentöse Therapie mit Statinen oder Fenofibrat meist erfolgreich

Kombinierte Hyperlipidämie (Mischformen):
Vorgehen wie bei Hypercholesterinämie und Hypertriglyzeridämien

Lp(a)-Erhöhungen
LDL-Cholesterin mit Statinen niedrig einstellen. Bei hohen Werten und manifester KHK Indikation zur Apherese prüfen. Die zugelassenen Medikamente wirken nur moderat.

Niedriges HDL-Cholesterin
Auslösende Faktoren berücksichtigen. Triglyzeride und LDL-Cholesterin niedrig einstellen.

Adipositas [E66.99]

Internet-Infos: z.B. *www.medizin.uni-koeln.de* (→ Leitlinien), *www.adipositas-gesellschaft.de* *www.kompetenznetz-adipositas.de*

Def: Eine Adipositas besteht, wenn der Anteil der Fettmasse am Körpergewicht bei Frauen 30 % und bei Männern 20 % übersteigt. Durch den Körper-Massen-Index (Body mass index = BMI) kann indirekt die Fettmasse abgeschätzt werden.

Körpermassenindex (Body mass index = BMI) = $\frac{\text{KG (kg)}}{\text{Körpergröße (m)}^2}$

Gewichtsklassifikation (Europa, USA)	BMI (kg/m²)
Normalgewicht	18,5 - 24,9
Übergewicht (Präadipositas)	25,0 - 29,9
Adipositas Grad I	30,0 - 34,9
Adipositas Grad II	35,0 - 39,9
Adipositas Grad III (extreme Adipositas)	40 oder mehr

Ep.: Prävalenz in den westlichen Industrieländern altersabhängig zunehmend. Deutschland ist in der EU auf Platz 1! In Europa sind bereits ca. 25 % der Schulkinder übergewichtig; bis zu 50 % der Erwachsenen sind übergewichtig! Ca. 20 % sind adipös! Ca. 2 % haben eine Adipositas Grad III mit BMI > 40. Für asiatische Völker gelten niedrigere BMI-Werte. Geringe Prävalenz in Kriegszeiten.

Merke: Die 3 wichtigsten Ursachen vermeidbarer Erkrankungen und Todesfälle sind: 1. Rauchen - 2. Alkoholismus - 3. Adipositas

Ät.: 1. Primäre Adipositas (ca. 95 %) → ursächliche Faktoren:
- Genetische Faktoren: Bei ca. 5 % aller Adipösen Grad III findet sich eine monogene (autosomal dominant vererbte) Mutation im hypothalamischen Melanocortin-4-Rezeptor (MC4R)-Gen; meist sind es Patienten mit Essstörungen (binge eater). Das ob-Gen kodiert die Synthese von Leptin, ein Hormon, das über Rezeptoren im Hypothalamus den Appetit drosselt. Da alle Adipösen erhöhte Leptinspiegel haben, vermutet man bei ihnen eine Leptinresistenz. Ein Teil der Patienten mit metabolischem Syndrom hat die Genmutation GNB3-825T. Mutationen im FTO-Gen erhöhen das Risiko für Adipositas. Außerdem gibt es seltene Syndrome mit Adipositas.
- Überernährung, Lebensweise, körperliche Inaktivität
- Psychische Faktoren (Stress, Frustration, Einsamkeit → Essen als Belohnung, als Trost, als Sucht, evtl. mit Heißhungerattacken („binge eater"); Verlust des normalen Hunger- und Sättigungsgefühles; Nikotinverzicht)

2. Sekundäre Adipositas (ca. 5 %):
- Endokrinologische Erkrankungen: M. Cushing, Hypothyreose, Insulinom, Testosteronmangel bei Männern u.a.
- Zentral bedingte Adipositas: Hirntumoren (Hypothalamus, Hypophyse) und Zustand nach Operation oder Bestrahlung dieser Erkrankungen

Pg.: Die Energiezufuhr (hyperkalorische, insbes. fettreiche Ernährung) übersteigt den Energieverbrauch (Mangel an körperlicher Aktivität).
50 kcal Energieaufnahme/Tag zu viel = 2,5 kg Gewichtszunahme/Jahr!
50 kcal = 1/8 l Bier, 7 Gummibärchen, ~ 1 Praline

Die Zunahme des Körpergewichtes erfolgt oberhalb des normalen Gewichtes zu etwa 75 % durch eine Zunahme des Fettgewebes und zu etwa 25 % durch eine Zunahme der fettfreien Masse. Das kalorische Äquivalent von einem Kilogramm Körpergewicht beträgt etwa 7000 kcal.
Adipositas ist keine Krankheit an sich, sondern bekommt Krankheitswert durch die mit ihr assoziierte Morbidität und Mortalität. Bei einem Übergewicht von 20 % oder mehr über der Normgrenze erhöht sich das Risiko für Gesundheitsprobleme (Framingham-Studie). Die Mortalität Adipöser mit einem BMI > 35 kg/m² ist gegenüber normalgewichtigen Personen verdoppelt.

KL.:
- Verminderte körperliche Belastbarkeit mit evtl. Belastungsdyspnoe und rascher Ermüdung
- Evtl. Beschwerden in belasteten Gelenken (bes. Hüft- und Kniegelenke) und in der Wirbelsäule
- Verstärkte Schweißneigung
- Evtl. vermindertes Selbstwertgefühl

Ko.:
- Metabolisches Syndrom (Wohlstandssyndrom):
  Gehäuftes Zusammentreffen von stammbetonter Adipositas, Dyslipoproteinämie (Triglyzeride ↑, HDL-Cholesterin ↓), Hyperurikämie, essenzieller Hypertonie und Glukosetoleranzstörung bzw. Typ 2-Diabetes. Adipositas ist der Manifestationsfaktor für diese Erkrankungen!
- Nichtalkoholische Fettlebererkrankungen

- Adipositas ist ein Risikofaktor für:
  - Arterielle Hypertonie
  - Koronare Herzkrankheit und Schlaganfall
  - Beinvenenthrombosen und thromboembolische Komplikationen (insbes. postoperativ)
  - Schlafapnoe-Syndrom
  - Cholezystolithiasis
  - Hypertensive Schwangerschaftserkrankung
  - Krebskrankheiten (z.B. von Kolon/Rektum, Endometrium, Mamma, Prostata)
  - Arthrosen (Wirbelsäule, Hüft-, Kniegelenke)
- Hormonelle Störungen:
  - Männer: Vermehrte Aromataseaktivität der Fettzellen: Östrogene ↑, Testosteron ↓ mit evtl. Potenzstörungen
  - Frauen: Androgene ↑ → evtl. Hirsutismus, Haarausfall, Seborrhö, Akne, sekundäre Amenorrhö, Infertilität, polyzystisches Ovarialsyndrom (PCOS)
- Intertrigo, Striae
- Adipositas beeinflusst eine Herzinsuffizienz ungünstig.
- Evtl. reaktive Depression und soziale Probleme

Memo: Die drei wichtigsten internistischen Komplikationen des Übergewichts sind:
- Kardiovaskuläre Erkrankungen
- Typ 2-Diabetes mellitus
- Tumorerkrankungen

Di.:
- Beurteilung des Körpergewichtes mittels BMI (genau) oder Broca-Formel (orientierend)
- Bestimmung des Fettverteilungstyps durch Messung des Taillenumfanges in der Mitte zwischen Rippenbogen und Spina iliaca anterior superior in Atemmittellage (unbekleidet). Bei Werten > 94 cm (m) und > 80 cm (w) besteht ein deutlich erhöhtes Risiko für kardiovaskuläre Erkrankungen und für adipositasassoziierte Stoffwechselerkrankungen (IDF-Definition 2005).
  - Androider (proximaler, stammbetonter oder abdominaler) Fettverteilungstyp: Stamm- oder bauchbetonter „Apfeltyp". Das Gesundheitsrisiko des androiden Typs ist besonders hoch.
  - Gynoider (distaler, hüftbetonter oder gluteofemoraler) Fettverteilungstyp: Hüft- und oberschenkelbetonter „Birnentyp" (Gesundheitsrisiko kleiner als beim androiden Typ)
  - Lokalisierte Fettverteilungsstörungen: z.B. „Reithosentyp"
- Erfassung evtl. weiterer koronarer Risikofaktoren oder Erkrankungen des metabolischen Syndroms: Lipidstatus, Harnsäure, Nüchternblutzucker, Blutdruckmessung u.a.
- Erfassung von Ernährungsanamnese, Essverhalten, körperlicher Aktivität und Befindlichkeit
- Ausschluss einer endokrinen Störung: Bestimmung von TSH basal, Dexamethason-Kurztest, Testosteron bei Männern, bei V.a. Insulinom evtl. Fastentest u.a.
- Ausschluss einer Bulimie: Gestörtes Essverhalten mit Fresssuchtanfällen, gefolgt von selbst induziertem Erbrechen u.a.

Th.: Ind: BMI $\geq$ 30 kg/m^2 und/oder Erkrankungen, die durch Adipositas entstehen oder verschlimmert werden; psychosozialer Leidensdruck

3 Säulen der Basistherapie:

1. Ernährungsumstellung mit Kalorienreduktion
2. Bewegungstherapie / Ausdauertraining
3. Verhaltenstherapie / gruppendynamische Therapie

Die Therapie der Adipositas ist eine aktive Aufgabe und bedeutet lebenslange Umstellung der Ernährungs- und Lebensgewohnheiten. Voraussetzung zum Erfolg ist die Einsicht des Patienten, ein Gewichtsproblem zu haben und die Motivation, dieses Problem zu überwinden. Am erfolgreichsten sind langfristige gruppendynamische Therapieformen (z.B. "Weight Watchers") mit Diätberatung, Verhaltenstherapie (Verhütung von Essstörungen, Wiedererlernen eines natürlichen Hunger- und Sättigungsgefühles, Stressabbau, Selbstsicherheitstraining, Frustrationsbewältigung ohne „Griff in den Kühlschrank" u. a.) sowie regelmäßige körperliche Aktivität/Ausdauertraining.

▪ **Kalorienreduktion:**
Ind: Anstreben einer Gewichtsreduktion durch negative Energiebilanz

Merke: Nicht die Gewichtsreduktion ist das Problem, sondern das Halten des einmal erreichten Zielgewichtes. Alle Reduktionsdiäten haben nur Sinn, wenn sie Bestandteil eines langfristigen Behandlungskonzeptes sind und der Patient in der Lage ist, das Gewicht danach zu halten. Nicht schnell viele Kilogramm abnehmen, sondern langsame aber dauerhafte Gewichtsreduktion anstreben!

▸ Kalorienreduzierte Mischkost mit ca. 1.200 kcal/d; davon mind. 50 g Eiweiß/d. Da Fett den höchsten Kaloriengehalt hat, aber nur wenig sättigt, sollte die Kost fettarm sein!

Merke: Bei allen Reduktionsdiäten auf reichliche Flüssigkeitszufuhr achten (mindestens 2,5 l/d)!
Diäten < 1.000 kcal/d nur zeitlich begrenzt (6 Wochen) und möglichst unter ärztlicher Kontrolle anwenden. Dies gilt auch für „Heilfasten" von 1 - 2 Wochen unter Einschaltung von Obst-, Reis-, Rohkost- und Safttagen.

▶ „Diäten":
Zahlreiche Diäten werden empfohlen; ihr Bekanntheitsgrad wechselt mit den Zeiten und folgt z.T. Mode- und Werbetrends. Das gemeinsame Kennzeichen der Mehrzahl aller Diäten ist es, dass sie einseitig und daher ernährungsphysiologisch nicht empfehlenswert sind. Manche dieser Diäten sind medizinisch unbedenklich (z.B. Haysche Trennkost mit getrennter Aufnahme von Proteinen und Kohlenhydraten), andere sind wegen Gesundheitsrisiken abzulehnen.

Merke: Kurzfristige „Crash-Diäten" bringen langfristig nichts. Oft folgt einem kurzfristigen Diäterfolg eine noch stärkere Gewichtszunahme mit entsprechender Frustration (Jo-Jo-Effekt). Die Aussicht auf Erfolg steht und fällt mit der Bereitschaft des Patienten, seine Ernährung und Lebensweise langfristig umzustellen!

Nach Erreichen des Normalgewichts wechselt man von hypokalorischer zu isokalorischer Ernährung, die ballaststoffreich, fettarm und salzbegrenzt (5 g/d) sein sollte; sparsamer Umgang mit alkoholischen Getränken.

Bei kardiovaskulären Risikopatienten soll der Anteil der gesättigten Fette < 10 % und die Cholesterinzufuhr < 150mg/1000 kcal betragen; Steigerung der mehrfach ungesättigten Fettsäuren bis 10 %.

KI:
- Normalgewicht
- Kinder und Jugendliche
- Schwangere und Stillende
- Patienten mit Essstörungen
- Herzerkrankungen und schwerwiegende Allgemeinerkrankungen

■ **Medikamente zur Gewichtsreduktion (Antiadiposita):**
Nur moderate temporäre Effekte auf die Gewichtsreduktion (wenige Kilogramm gegenüber Placebo in einem Jahr!), z.T. erhebliche NW, Endpunktstudien bzgl. Mortalität und kardiovaskulärer Morbidität fehlen. Kein Ersatz für die 3 Säulen der Basistherapie!
Appetitzügler können schwere NW verursachen (z.B. Herzklappenschäden, pulmonale Hypertonie) und sind daher nicht indiziert.

■ **Adipositas-Chirurgie (= bariatrische Operationen) / S3-Leitlinie:**
Erfolgreiche Therapiemethode bei hochgradiger Adipositas und erfolgloser konservativer Therapie. Eine begleitende langfristige Gruppentherapie ist Voraussetzung.

Ind:
1. Patienten mit BMI ≥ 40 kg/m2 (= Adipositas Grad III) nach wiederholt erfolglosen Therapieversuchen + Fehlen von KI
2. Patienten mit BMI von 35 - 39 kg/m2 mit Adipositas-assoziierten Folge-/Begleiterkrankungen, erfolglosen Therapieversuchen + Fehlen von KI.
3. Evtl. Diabetes mellitus bei BMI > 30 kg/m2 (→ Remissionsrate > 75 %); Indikation aber umstritten

Methoden (Auswahl):

1. Restriktive Verfahren:
   Diese Verfahren basieren auf dem Prinzip, die Nahrungszufuhr durch Verkleinerung des Magenreservoirs einzuschränken.
   - Magenband (GB = gastric banding): Endoskopische reversible Operation
   - Schlauchmagen (SG = sleeve gastrectomy) durch linkslaterale Magenteilresektion
2. Restriktiv-malabsorptive Verfahren: z.B.
   Roux-en-Y-Magenbypass (RYGB): Weltweit am häufigsten durchgeführte effektivste bariatrische Operation. Das Hauptprinzip besteht in der Restriktion, da der Pouch klein ist. Doch bestehen malabsorptive Begleiteffekte → Substitution von fehlenden Vitaminen, Mineralien.
3. Biliopankreatische Diversion mit Duodenal-Switch (BPD-DS):
   Kombination von Schlauchmagen mit Nahrungsumgehung des oberen Dünndarms
   Ko.: z.B. beim Magenband: Bandslipping, -migration
   Beim Magenbypass: Lecks, Ileus u.a.

Adipositas-Chirurgie sollte nur in Zentren mit ausreichender Erfahrung und Fallzahl durchgeführt werden. Die Letalität der Eingriffe sollte < 0,5 % liegen.

Prg: Bei mäßigem Übergewicht mit BMI 25 - 29 kg/m^2 ist das Sterblichkeitsrisiko etwas niedriger als beim sog. Normalgewicht. Ab einem BMI > 30 kg/m^2 steigt das Sterblichkeitsrisiko. Die Lebenserwartung von Patienten mit Adipositas Grad III kann bis zu 20 J. vermindert sein. < 20 % der therapiewilligen Adipösen schaffen es, das Gewicht langfristig zu reduzieren. Patienten mit Grad III Adipositas kann oft nur mit Adipositas-Chirurgie geholfen werden. Dadurch sinkt die Gesamtmortalität um mindestens 30 % (SOS-Studie u.a.). Ein Typ 2-Diabetes mellitus bildet sich in 55 % zurück, eine arterielle Hypertonie sowie eine Schlafapnoe bessern sich in 65 %!
Eine Gewichtsreduzierung um 10 kg bedeutet eine Senkung der Gesamtmortalität um > 20 %; die diabetesassoziierte Mortalität sinkt um > 30 %; auch adipositasassoziierte Karzinomfälle vermindern sich.

Pro: Präventive Programme zur Verbesserung des Ernährungs- und Gesundheitsverhaltens in der Bevölkerung, beginnend im Kindesalter!

Störungen des Essverhaltens (Essstörungen)
Anorexia nervosa = AN (Magersucht) [F50.0] **und Bulimia nervosa = BN (Fress-Brechsucht)** [F50.2]

Internet-Infos: *www.bzga-essstoerungen.de* (Bundeszentrale für gesundheitliche Aufklärung)

Def: Die Anorexia nervosa ist gekennzeichnet durch eine über Nahrungsrestriktion absichtlich herbeigeführte und aufrechterhaltene Untergewichtigkeit. Demgegenüber zeichnet sich die Bulimia nervosa aus durch wiederholte Heißhungeranfälle mit Essattacken und selbst induziertem Erbrechen zur Gewichtskontrolle. Im Gegensatz zur Bulimia nervosa erfolgen bei der „binge eating disorder" keine gegensteuernden Maßnahmen zur Gewichtskontrolle.

Ep.: In der Häufigkeit zunehmende Störungen des Essverhaltens bei überwiegend Mädchen und Frauen im Alter zwischen 15 und 35 Jahren mit Erkrankungsbeginn meist in der Adoleszenz oder im jungen Erwachsenenalter. Geschätzte Prävalenz: Anorexia nervosa bis 1 %, Bulimia nervosa bis ca. 2 % aller Mädchen und jungen Frauen; w : m = 10 : 1. Binge eating disorder ca. 2,5 % in der Allgemeinbevölkerung, bis zu 30 % bei adipösen Patienten in Behandlung. Keine Geschlechtspräferenz!

Ät.: Es besteht eine Diskrepanz zwischen dem Ich-Ideal und den Körperwahrnehmungen, insbesondere im Rahmen von Veränderungen in der Pubertät. Zur Abwehr der weiblichen Rolle kommen Bewältigungsmechanismen in Gang, insbesondere eine Regression und Verschiebung sexueller Triebimpulse auf die orale Ebene. Prädisponierend lassen sich genetische, soziokulturelle, familiäre sowie intrapsychische Faktoren beschreiben. Sie sind von Relevanz, um die Entwicklung typischer psychischer Problembereiche zu begünstigen, wie niedriges Selbstwertgefühl, Identitäts- und Autonomiekonflikte sowie Stressintoleranz. Die Diät markiert dann meistens den Beginn der spezifischen Symptombildung.

KL: Anorexia nervosa:
- Untergewicht von mindestens 15 % oder BMI ≤ 17,5 kg/m^2
- Selbst herbeigeführter Gewichtsverlust durch Nahrungsrestriktion sowie mindestens eine der folgenden Verhaltensweisen:
  - Selbst induziertes Erbrechen
  - Selbst induziertes Abführen
  - Übertriebene körperliche Aktivität
  - Diuretikum-/Appetitzüglerabusus
- Körperschemastörung
- Endokrine Störung (bei Frauen: Amenorrhö, bei Männern: Libido-, Potenzverlust)
- Verzögerte Entwicklung bei Beginn der Erkrankung vor der Pubertät

Bulimia nervosa:
- Andauernde Beschäftigung mit Essen
- Durchschnittlich mindestens 2 Essattacken pro Woche über mindestens 3 Monate
- Verschiedene Verhaltensweisen zur Gewichtskontrolle:
  - Selbst induziertes Erbrechen
  - Abführmittelabusus
  - Zeitweiliges Hungern
  - Gebrauch von Diuretika, Appetitzüglern oder Schilddrüsenhormonen
- Krankhafte Furcht, dick zu werden
- Häufig frühere Anorexia nervosa

Ko.: Bei Nahrungsrestriktion und Untergewicht: Bradykardie, Hypotonie, Hypothermie, verzögerte Magenentleerung, Amenorrhö, Osteoporose, Pseudohirnatrophie, Knochenmarkhypoplasie
Bei Erbrechen: Herzrhythmusstörungen, Niereninsuffizienz, Pseudo-Bartter-Syndrom mit Ödemneigung, Zahnschäden, Refluxösophagitis, metabolische Alkalose u.a.

Lab: Verminderung von NBZ, Kalium, Chlorid, Magnesium, Natrium, T_3, LH, FSH, Östrogen, Vitamin D. Erhöhung von Amylase, Kortisol

DD: Gewichtsverlust (ungewollt):
- Endokrinopathien:
  - Hypophysenvorderlappeninsuffizienz
  - Hyperthyreose, Phäochromozytom
  - Nebennierenrindeninsuffizienz
  - Unbehandelter Diabetes mellitus
- Oropharyngeale und gastrointestinale Erkrankungen mit ungenügender Nahrungsaufnahme:
  - Malassimilationssyndrom
  - Diarrhö, CED
  - Darmparasiten (Wurmerkrankung)
- Chronische Infektionskrankheiten
- Neoplasma (Tumorkachexie)
- Alterskachexie/ungenügende Nahrungsaufnahme im höheren Alter (bis 50 %!) durch Zahn-/Gebissprobleme, Geruchs-/Geschmacksstorung (Dysgcusie), soziale Isolation, Armut u.a.
- Medikamente (z.B. Zytostatika, Diuretika, Metformin)
- Psychische Erkrankungen:
  - Anorexie, Bulimie
  - Psychogenes Erbrechen
  - Depressionen, Demenz
  - Alkohol-/Drogengebraucher

Th.: S3-Leitlinie:
- Empfehlungen zur Behandlung der Anorexia nervosa (AN):
  - Die Behandlung sollte störungsorientiert sein und die körperlichen Aspekte der Erkrankung berücksichtigen.
  - Ambulante, teilstationäre und stationäre Behandlung sollten in Einrichtungen oder bei Therapeuten erfolgen, die Expertise in der Therapie mit Essstörungen haben.
  - Bei der Behandlung sollte berücksichtigt werden, dass der Heilungsprozess längere Zeit benötigt (Jahre).
  - Eine unter Zwang durchgeführte Behandlung der Anorexia nervosa sollte nur nach Ausschöpfung aller anderen Maßnahmen inklusive der Kontaktaufnahme mit anderen Einrichtungen erfolgen.
  - Bei jungen Patientinnen, die noch in der Familie wohnen, sollten die Sorgeberechtigten in die Behandlung einbezogen werden.
  - Bei stationärer Behandlung ist eine weitgehende Gewichtsrestitution anzustreben.
  - Im stationären Rahmen sollte eine Gewichtszunahmen von 500 g bis maximal 1 000 g pro Woche angestrebt werden, im ambulanten Rahmen sollte das Ziel eine Zunahme von 200 bis 500 g pro Woche sein. Tägliches Wiegen morgens.
- Empfehlungen zur Behandlung der Bulimia nervosa (BN):
  - Die Psychotherapie (kognitive Verhaltenstherapie) ist Therapie der Wahl bei der Bulimia nervosa. Die Behandlung sollte störungsorientiert erfolgen.
  - Die Therapiedauer sollte mindestens 25 Sitzungen umfassen (1 h/Wo.)
  - Bei Komorbiditäten, z.B. Borderline-Symptomatik, sollte die Therapie dies berücksichtigen.
  - Bei Kindern und Jugendlichen sollten Familienmitglieder in die Therapie einbezogen werden.
  - Evtl. Teilnahme an einem evidenzbasierten Selbsthilfeprogramm
  - Die Gabe von selektiven Serotonin-Wiederaufnahmehemmern (SSRI) ist die medikamentöse Therapie der Wahl. Fluoxetin ist in Deutschland in Kombination mit einer Psychotherapie bei Erwachsenen mit BN zugelassen.
- Berücksichtigung und Therapie von Komplikationen (siehe oben)

Prg: AN: Ca. 40 % gute, Rest mittelmäßige oder schlechte Therapieergebnisse. 10-J.-Letalität ca. 5 %
BN: Ca. 50 % gute, 30 % mittelmäßige und in 20 % schlechte Therapieergebnisse

IX. ENDOKRINOLOGIE

Internet-Infos: *www.dgae-info.de; www.endokrinologie.net/; www.diabetes.cme.de*
www.aace.com/; www.endosociety.org/

DIABETES MELLITUS (DM)

("Honigsüßer Durchfluss") [E14.90; Typ 1: E10.90; Typ 2: E11.90]

Internet-Infos: *www.diabetes-deutschland.de; www.diabetes-webring.de; www.diabetes-world.net; www.diabetes.ca/; www.deutsche-diabetes-gesellschaft.de; www.diabetes.org*

Def: Gruppe heterogener Erkrankungen mit dem gemeinsamen Merkmal der chronischen Hyperglykämie. Ursächlich ist entweder eine Störung der Insulinsekretion, der Insulinwirkung oder eine Kombination dieser beiden.

Ep.: Weltweite Epidemie, Prävalenz zunehmend. Die Lebenszeitprävalenz manifester Diabetiker in Deutschland ist altersabhängig: Im Alter < 50 J. 2 - 3 %, im Alter > 60 J. ca. 15 %, im Alter > 70 J. bis 22 %. Davon sind > 90 % Typ 2-Diabetiker und ca. 5 % Typ 1-Diabetiker. Dabei zeigt sich bis zum Alter < 70 J. eine männliche Dominanz. Die Zahl der Typ 2-Diabetiker in einer Population steigt mit dem Ausmaß der Überernährung und dem Bewegungsmangel. Auch die Zahl des Typ 1-DM steigt kontinuierlich, mit immer früherem Erkrankungsbeginn, an.

Klassifikation nach der Ätiologie: (WHO und ADA = American Diabetes Association, 1997)

I. Typ 1-DM: β-Zelldestruktion, die zum absoluten Insulinmangel führt.
   A) Immunologisch bedingt
      Sonderform: LADA (latent autoimmune diabetes (with onset) in adults): Typ 1-DM mit Manifestation im Erwachsenenalter (> 25. Lj.), bei dem sich der Insulinmangel rel. langsam ausbildet. In den ersten 6 Monaten keine Insulinpflichtigkeit, oft Nachweis von GAD-Ak.
   B) Idiopathisch (in Europa selten)

II. Typ 2-DM: Zugrunde liegen diesem vier Faktoren, in unterschiedlichen Ausprägungsgraden: Eine Insulinresistenz, ein sekretorischer Defekt sowohl der β-Zellen als auch der α-Zellen (Hyperglukagonismus), eine fortschreitende Apoptose der β-Zellen und eine verminderte Inkretinsekretion und -wirkung.

III. Andere Diabetesformen = Typ 3-DM:
   A) Genetische Defekte in der β-Zellfunktion (autosomal-dominanter Erbgang):
      „Maturity-onset Diabetes of the Young (MODY) ohne Auto-Ak-Nachweis und ohne Adipositas: Manifestation vor dem 25. Lj.; ca. 1 % aller Diabetiker. Derzeit sind 11 Formen bekannt. Die nachfolgenden 4 Formen sind für ca. 90 aller MODY-Fälle verantwortlich:

MODY-Form	Gen	Abkürzung	Chromosom	PPh	Anmerkungen
MODY 1 (~ 3%)	Hepatocyte nuclear factor 4 alpha	HNF-4alpha	20q	Reduzierte Insulinsekretion, verminderte Glykogensynthese	Niedrige Triglyzeride
MODY 2 (~ 15 %)	Glukokinase	GK	7p	Reduzierte Insulinsekretion	Milder Verlauf, meist ohne Spätkomplikationen
MODY 3 (~ 70 %)	Hepatocyte nuclear factor 1 alpha	HNF-1-alpha	12q	Reduzierte Insulinsekretion	Renale Glukosurie, erhöhte Sulfonylharnstoffsensibilität
MODY 5 (~ 3%)	Hepatocyte nuclear factor 1 beta	HNF-1beta	17q	Reduzierte Insulinsekretion	Nierenzysten, Malformationen der Genitale

Alle anderen Formen des MODY-DM kommen ≤ 1% vor und werden deshalb hier nicht aufgeführt.

   B) Genetische Defekte der Insulinwirkung
   C) Pankreaserkrankungen (z.B. chronische Pankreatitis)
   D) Endokrinopathien: Akromegalie, Cushing-Syndrom, Phäochromozytom, Hyperthyreose, Somatostatinom, Glukagonom, Aldosteronom
   E) Medikamentös induziert, z.B. Glukokortikoide, Schilddrüsenhormone, Betaadrenergika, Thiazide, hormonelle Kontrazeptiva
   F) Infektionen, z.B. Kongenitale Rötelninfektion, CMV-Infektion

G) Seltene immunologisch bedingte Formen, z.B. Anti-Insulin-Rezeptor-Antikörper
H) Genetische Syndrome, die gelegentlich mit DM vergesellschaftet sind, z.B. Down-, Klinefelter-, Turner-Syndrom

IV. Gestationsdiabetes (GDM) = Typ 4-DM

Pg.: ▶ **Typ 1-DM** (< 10 %):
Immunvermittelte Zerstörung der Beta-Zellen der Langerhansschen Inseln → Autoimmuninsulinitis mit absolutem Insulinmangel. Wenn ca. 80 % aller Beta-Zellen zerstört sind, steigt der Blutzucker an. Genetische Faktoren spielen eine prädisponierende Rolle: 20 % der Typ 1-Diabetiker haben eine positive Familienanamnese (mit Typ 1-DM) und > 90 % der Patienten haben die HLA-Merkmale DR 3 und/oder DR 4. Für eine Autoimmuninsulinitis sprechen folgende Befunde beim frisch manifestierten Typ 1-DM:

- Nachweis von Autoantikörpern:
  - Zytoplasmatische Inselzell-Ak (ICA): Antigen: Ganglioside
  - Anti-GAD-Ak (GADA): Antigen: Glutamatdekarboxylase (GAD65)
  - Anti-IA-2-Ak (IA-2A): Antigen: Tyrosinphosphatase IA-2
  - Insulin-Auto-Ak (IAA): Antigen: (Pro)Insulin
  - Anti-ZnT8-Ak (ZnT8A) Antigen: Zink-Transporter 8

  Nachweis der ICA durch Immunfluoreszenz sehr aufwendig, Bestimmung weitgehend ersetzt durch Anti-GAD-Ak und Anti-IA-2-Ak.
  Nachweis bei Typ 1-DM ICA 80 %, GADA und IA-2A zusammen > 90 %, IAA altersabhängig 20 - 90 % (diagnostisch nicht bedeutsam), Anti-ZnT8 (70 %)
- Temporäre Remissionen unter immunsuppressiver Behandlung (nur klinische Studien!)
- Histologie: Infiltration der Langerhans-Inseln mit autoreaktiven T-Lymphozyten

Sind sowohl GADA als auch IA-2-Ak bei einem gesunden Menschen positiv, liegt dessen Risiko, innerhalb der nächsten 5 Jahre an Typ 1-DM zu erkranken, bei ca. 20 %.

▶ **Typ 2-DM** (> 90 %):
Pathophysiologisch spielen mehrere Störungen eine Rolle:

- Gestörte Insulin- und Glukagonsekretion
  Beim Typ2-Diabetiker ist die frühe Phase der zweigipfligen postprandialen Insulinsekretion gestört; dies führt zu postprandialer Hyperglykämie. Zusätzlich besteht trotz Hyperglykämie eine konstant erhöhte Glukagonsekretion, was die Hyperglykämie weiter verstärkt.
- Apoptose der Inselzellen (Beta-Zellen):
  Wenn mehr als 50 % der Inselzellen apoptotisch sind, führt dies zur Hyperglykämie.
- Herabgesetzte Insulinwirkung (Insulinresistenz)
  Urs: Prä-Rezeptordefekt, Rezeptordefekt mit Down-Regulation, Postrezeptordefekt = Störung der Signaltransduktion, z.B. der Tyrosinkinasen, des RANKL (Receptor Activator of NF-κB-Ligand)
- Verminderte Inkretinsekretion und -wirkung (→ siehe GLP-1-basierte Therapie)

Beachte: Die Mehrzahl der Erkrankungen entwickelt sich auf dem Boden eines metabolischen Syndroms (= Wohlstandssyndrom): Gehäuftes Zusammentreffen der 4 Risikofaktoren: Stammbetonte (viszerale) Adipositas, Dyslipoproteinämie (Triglyzeride ↑, HDL-Cholesterin ↓), essenzielle Hypertonie und Glukosetoleranzstörung bzw. Typ 2-DM. Am Anfang des metabolischen Syndroms besteht eine Insulinresistenz der insulinabhängigen Gewebe (z.B. Skelettmuskelzellen und Leber), sodass erhöhte Insulinspiegel zur zellulären Glukoseverwertung erforderlich werden. Die Hyperinsulinämie erhöht das Hungergefühl, führt zu Adipositas und forciert die Entwicklung einer vorzeitigen Arteriosklerose.

Definition des metabolischen Syndroms (IDF, 2005):

- Abdominelle Adipositas mit einem Taillenumfang ≥ 94 cm (m) bzw. ≥ 80 cm (w) bei Europäern oder BMI ≥ 30 kg/m^2
- Plus zwei der folgenden Faktoren:
  - Triglyzeride > 150 mg/dl (1,7 mmol/l)*)
  - HDL-Cholesterin < 50 mg/dl (1,29 mmol/l)*) w
    < 40 mg/dl (1,04 mmol/l)*) m
  - Blutdruck > 130/85 mmHg*)
  - Nüchtern-Plasmaglukose > 100 mg/dl (5,6 mmol/l) oder Typ 2-DM

  *) oder vorausgegangene Therapie einer dieser Störungen

  Anm.: Es gibt auch hiervon abweichende Definitionen des metabolischen Syndroms (WHO, NCEP-ATP III).

Merke: Überernährung mit Adipositas und Bewegungsmangel sind die entscheidenden Manifestationsfaktoren des Typ 2-DM! Ca. 80 % der Typ 2-Diabetiker sind übergewichtig. Hohe Insulinspiegel vermindern die Sensibilität und Dichte der Insulinrezeptoren (= Down-Regulation) und damit die Insulinwirkung. Dies erfordert eine weitere Steigerung der Insulinspiegel (Circulus vitiosus). Therapeutisches Prinzip ist die Beseitigung von Hyperalimentation und Fettsucht → durch absinkende Insulinspiegel erhöht sich wieder die Sensibilität und Dichte der Rezeptoren bis hin zur Normalisierung!

Anm: 35 % der Patienten mit metabolischem Syndrom haben ein Schlafapnoe-Syndrom.

Andere Manifestationsfaktoren des Typ 2-DM:
- Stressfaktoren: Infektionen, Traumen, Operationen, Apoplexie, Herzinfarkt u.a.
- Endokrinopathien und Medikamente werden in der Diabeteseinteilung gesondert berücksichtigt.

	Typ 1-DM	Typ 2-DM
Pathogenese	Insulinmangel	Insulinresistenz
Körperbau	Oft asthenisch - normal	Meist pyknisch/adipös
Beginn	Oft rasch	Langsam
Vorwiegend Manifestationsalter	12. - 24. Lebensjahr	> 40. Lebensjahr
β-Zellen	Auf < 30 % vermindert	Ca. 40 - 50 % vermindert/eingeschränkt
Plasmainsulin / C-Peptid	Niedrig bis fehlend	Anfangs erhöht
Autoantikörper (IAA, GADA, IA-2A)	+	–
Stoffwechsellage	Labil	Stabil
Ketoseneigung	Stark	Gering
Ansprechen auf Sulfonylharnstoffe	Fehlend	Anfangs gut
Insulintherapie	Immer erforderlich	Nur bei Erschöpfung der Insulinreserve

► **Gestationsdiabetes (GDM):** [O24.4]

Def: Glukosetoleranzstörung, die erstmals in der Schwangerschaft (i.d.R. nach der 20. SSW) mit einem 75 g oralen Glukosetoleranztest (oGTT) unter standardisierten Bedingungen und qualitätsgesicherter Glukosemessung aus venösem Plasma diagnostiziert wird. Die Diagnose ist bereits mit einem einzigen erhöhten Glukosewert möglich. (Leider wird diesem recht sicheren Test in Deutschland oft noch ein sog. 50 g-Screening-Test vorgeschaltet.)

NBZ > 91 mg/dl oder im oGTT nach 1 h > 179 mg/dl oder nach 2 h > 151 mg/dl.

Verschwindet in der Mehrzahl der Fälle nach Beendigung der Schwangerschaft; es besteht aber ein um 50 % erhöhtes Risiko für erneuten GDM bei nachfolgender Schwangerschaft. Das Risiko für permanente Manifestation eines DM (Typ 2) beträgt derzeit in Deutschland > 50 %/10 Jahren. Einerseits wird der GDM deshalb immer mehr als Prä-Typ2-DM begriffen, andererseits demaskiert sich unter der Schwangerschaft gehäuft ein MODY-DM.

Vo.: Ca. 10 % aller Schwangeren! Prävalenz stetig steigend

Ko.: 1. der Mutter: Erhöhtes Risiko für Präeklampsie, Harnwegsinfektionen, Frühgeburt, Hydramnion und Notwendigkeit einer operativen Entbindung
2. des Kindes: DM ist die häufigste Ursache für erhöhte pränatale Mortalität und perinatale Morbidität des Kindes: Embryofetopathia diabetica mit erhöhtem Geburtsgewicht > 4.500 g und Makrosomie (asymmetrisch vergrößerte Körperteile oder Organe). Erhöhtes Risiko für Schulterdystokie, Atemnotsyndrom, postpartale Hypoglykämie, Hyperbilirubinämie, Hypokalzämie, Hypomagnesämie, Polyglobulie u.a.

Genetik:

Polygen-multifaktorielle Vererbung; unterschiedliche Penetranz multipler diabetogener Gene

Vererbung:

- Typ 1-DM:
Ist ein Elternteil erkrankt, beträgt das Risiko der Kinder bei Erkrankung des Vaters ca. 5 %, bei Erkrankung der Mutter 2,5 %. Sind beide Eltern Diabetiker, liegt das Risiko der Kinder bei 20 %. Das Erkrankungsrisiko für Geschwister eines Typ 1-Diabetikers ist bei eineiigen Zwillingen hoch (ca. 35 %) und hängt in den übrigen Fällen ab vom Ausmaß der HLA-Identität: HLA-identische Geschwister haben ein Risiko von ca. 18 %, HLA-haplotypidentische Geschwister haben ein Risiko von ca. 6 %; HLA-verschiedene Geschwister haben kaum ein erhöhtes Risiko, an Typ 1-DM zu erkranken.
- Typ 2-DM:
Bei Kindern eines Typ 2-diabetischen Elternteils beträgt die Wahrscheinlichkeit eines späteren Typ 2-DM bis zu 50 %. Das Risiko für eineiige Zwillinge beträgt 100 %.

KL.: des manifesten DM:

Während die Entwicklung zum manifesten Typ 1-DM rel. rasch verläuft, manifestiert sich der Typ 2-DM meist schleichend und unbemerkt. Deshalb wird mindestens eine Screeninguntersuchung (oGTT) seit 2012 von allen Krankenkassen in Deutschland bezahlt.

- Unspezifische Allgemeinsymptome: Müdigkeit, Leistungsminderung u.a.
- Symptome infolge Hyperglykämie und Glukosurie mit osmotischer Diurese: Polyurie, Durst, Polydipsie, Gewichtsverlust
- Symptome durch Störungen im Elektrolyt- und Flüssigkeitshaushalt: Nächtliche Wadenkrämpfe, Sehstörungen (wechselnder Turgor der Augenlinse)
- Hauterscheinungen:
  - Pruritus (oft genito-anale Lokalisation)
  - Bakterielle / mykotische Hautinfektionen (z.B. Furunkulose!, Candidamykose!)
  - Rubeosis diabetica (diabetische Gesichtsröte)
  - Necrobiosis lipoidica (meist an beiden Unterschenkeln, bräunlich rote Herde, Ulzeration möglich)
- Potenzstörungen, Amenorrhö

Ko.: 1. Makro-/Mikroangiopathie:

Man unterteilt die diabetischen Gefäßschäden in eine unspezifische Makroangiopathie und eine diabetesspezifische Mikroangiopathie mit Verdickung der kapillären Basalmembranen. Die durch die Blutzuckererhöhung bedingte nichtenzymatische Glykosylierung von Proteinen der Basalmembranen scheint eine Rolle bei der Entstehung der Mikroangiopathie zu spielen. Die Dicke der Basalmembran korreliert mit der Dauer sowie der Einstellungsgüte des DM und der genetischen Disposition (z.B. Männer > Frauen).

1.1. Makroangiopathie mit Früharteriosklerose:

- Koronare Herzkrankheit: Stenosierende Arteriosklerose der großen epikardialen Koronararterien: 55 % der Diabetiker sterben an Herzinfarkt!
  Besonderheiten der KHK bei DM:
  - Diffuses Verteilungsmuster der KHK mit bevorzugtem Befall distaler Koronararterien und des Hauptstammes
  - Gestörte Angina-Wahrnehmungsschwelle durch ADN (siehe unten) mit evtl. schmerzlosen Infarkten und stummer Ischämie
  - Ungünstigere Prognose
- Periphere arterielle Verschlusskrankheit
- Arterielle Verschlusskrankheit der Hirnarterien und ischämischer Hirninfarkt

Merke: Diabetiker, die gleichzeitig an Hypertonie leiden, haben eine 20 - 30 %ige Wahrscheinlichkeit für ein kardiovaskuläres Ereignis (Herzinfarkt, Schlaganfall) innerhalb der nächsten 10 Jahre (Hochrisikogruppe). Entwickelt sich zusätzlich eine diabetische Nephropathie, steigt das kardiovaskuläre Risiko auf > 30 %/10 Jahren!
Der Schmerz als Warnsymptom (Angina pectoris, Claudicatio intermittens) kann oft infolge begleitender Neuropathie fehlen (→ Klassifikation der pAVK nach Fontaine dann nicht anwendbar)!
Auch aus diesen Gründen versterben einerseits ca. 75 % aller Diabetiker an kardiovaskulären Komplikationen, andererseits leiden ca. 75 % der Patienten mit kardiovaskulären Erkrankungen an einem DM oder einer Störung der Glukosetoleranz.

1.2. Mikroangiopathie:

- Glomerulosklerose (M. Kimmelstiel-Wilson)
- Retinopathie
- Neuropathie
- Mikroangiopathie der intramuralen kleinen Koronararterien (small vessel disease)

1.2.1. Diabetische Nephropathie (DN) [E14.20+N08.3*]

Def: - Persistierende (Mikro-)Albuminurie (> 20 mg/l)
- Arterielle Hypertonie
- Anfangs Kreatininclearance normal, später abnehmend
- Erhöhtes kardiovaskuläres Risiko

Ep.: Prävalenz der DN bei Typ 2-DM ca. 10 %, bei Typ 1-DM ca. ca. 15 %. In Europa und USA sind mehr als ca. 40 % aller Dialysepatienten Diabetiker → häufigste zur Dialyse führende Grunderkrankung!

Pat.: Histologisch wird die DN in 4 Stadien eingeteilt:

I	Milde oder unspezifische lichtmikroskopische Veränderungen und Verbreiterung der GBM elektronenmikroskopisch
IIa	Milde mesangiale Expansion in > 25 % des Mesangiums
IIb	Schwere mesangiale Expansion in > 25 % des Mesangiums
III	Noduläre Sklerose (Kimmelstiel-Wilson)
IV	Fortgeschrittene diabetische Glomerulosklerose in > 50 % der Glomeruli

Pg.: Genetische Prädisposition, Hyperglykämie, Aktivierung von Wachstumsfaktoren in den Nieren (TGF-β1 und Angiotensin II)
→ Renale Hypertrophie mit Größenzunahme der Glomeruli und Verdickung der Basalmembran
→ Erhöhte glomeruläre Permeabilität mit Mikroalbuminurie
→ Glomerulosklerose, interstitielle Fibrose
→ Niereninsuffizienz

Risikofaktoren für eine beschleunigte Progredienz der DN:
- Arterielle Hypertonie
- Ausmaß der Albuminurie
- Güte der Diabeteseinstellung (HbA_{1c})
- Cholesterin und Triglyzeride ↑, HDL-Cholesterin ↓
- Zigarettenkonsum und weitere kardiovaskuläre Risikofaktoren

Merke: Frühsymptom ist eine Mikroalbuminurie von 30 - 300 mg/24 h oder 30 - 300 mg/g Kreatinin oder 20 - 200 mg/l im Spontanurin (da die Mikroalbuminurie eine Schwankungsbreite von bis zu 40 % hat, Labortest wiederholen). Wenn Proteinurie → Bestimmung des Eiweiß-Kreatinin-Quotienten zur Quantifizierung der EW-Ausscheidung. Das Risiko renaler und kardiovaskulärer Komplikationen steigt mit zunehmender Albuminurie kontinuierlich an! Passagere/reversible Erhöhungen der Albuminausscheidung kommen vor bei Harnwegsinfekten, fieberhaften Erkrankungen, körperlichen Anstrengungen, Entgleisungen von Blutdruck oder Blutzucker u.a.
Häufigkeit und Schwere der diabetischen Nephropathie korrelieren mit der Dauer des DM und der Güte der Stoffwechselführung. Frühzeitige antihypertensive Therapie (auch einer Grenzwerthypertonie!), insbesondere mit ACE-Hemmern verzögert die Progression der diabetischen Nephropathie zur terminalen Niereninsuffizienz und reduziert die kardiovaskuläre + Gesamtmortalität!

Die klinischen Stadien der diabetischen Nephropathie entsprechen den Stadien der chronischen Niereninsuffizienz (NKF-K/DOQI → siehe dort). Zur Berechnung wird die EPI-CKD-Formel herangezogen (→ siehe Stichwortverzeichnis). Aus dem Grad der Albuminurie und der Höhe der GFR erfolgt eine Risikoabschätzung für renale und kardiovaskuläre Komplikationen.

1.2.2. Diabetische Retinopathie [E14.30+H36.0*]:

Vo.: Typ 1-DM: 90 % nach 15 Jahren, davon 50 % proliferative Retinopathie
Typ 2-DM: 25 % nach 15 Jahren
30 % aller Erblindungen in Europa durch DM! DM ist die häufigste Ursache nichttraumatischer Erblindungen im Erwachsenenalter und die früheste Manifestationsform der diabetischen Mikroangiopathie.

Pg.: Mikroangiopathie; Gefäßneubildungen werden durch einen angiogenen Wachstumsfaktor ausgelöst. Schlechte diabetische Stoffwechselführung, Hypertonie und Rauchen verschlechtern den Verlauf der diabetischen Retinopathie.

- Nichtproliferative Retinopathie (Hintergrundretinopathie, background retinopathy):
  - Mild: Nur Mikroaneurysmen
  - Mäßig: Zusätzlich einzelne intraretinale Blutungen, venöse Kaliberschwankungen mit perlschnurartigen Venen
  - Schwer: Mikroaneurysmen und intraretinale Blutungen in allen 4 Quadranten oder perlschnurartige Venen in mindestens 2 Quadranten oder intraretinale mikrovaskuläre Anomalien (IRMA) in mindestens 1 Quadranten (4-2-1-Regel)
- Proliferative Retinopathie:
  Gefäßneubildungen an der Papille = NVD (neovascularization of the disc) oder an der übrigen Retina = NVE (neovascularization elsewhere) mit oder ohne Glaskörper- oder epiretinalen Blutungen.
  Ko.: Netzhautablösung/-blutung (vor allem bei zu rascher Blutzuckersenkung oder stark schwankenden BZ-Werten) und sekundäres neovaskuläres Glaukom
- Diabetische Makulopathie: a) fokal - b) diffus - c) ischämisch
  Makulaödem, harte Exsudate, retinale Blutungen; zentrales Sehvermögen gefährdet!

1.2.3. Diabetische Neuropathie [E14.40+G63.2*]:

Abhängig von Diabetesdauer und Güte der Stoffwechseleinstellung. Nach 10jähriger Krankheitsdauer haben ca. 50 % der Patienten eine Neuropathie.

Pg.: Unklar; möglicherweise Mikrozirkulationsstörung der Vasa nervorum + metabolische Störungen (z.B. nicht-enzymatische Glykosylierung von Strukturproteinen)

- Periphere sensomotorische Polyneuropathie (80 %): Distal betonte, symmetrische sensible Reiz- und Ausfallserscheinungen, bes. Füße/Unterschenkel (→ Parästhesien, "burning feet"), Areflexie (ASR beidseits nicht auslösbar), verminderte Thermosensibilität und Schmerzempfindung, später evtl. auch motorische Störungen. Bestimmung der Oberflächensensibilität mit dem Monofilament nach Semmes-Weinstein, das mit einem Druck von 10 g an definierten Punkten der Fußsohle aufsetzt. Bestimmung des Temperaturempfindens z.B. mit einer Tip-Therm-Sonde.

Frühsymptom: Vermindertes Vibrationsempfinden → Messung mittels 64 Hz-Stimmgabel (128 Hz) nach Rydel-Seiffer mit Graduierung von 0 - 8. Die angeschlagene Stimmgabel wird an definierten Punkten aufgesetzt und der Patient gibt bei geschlossenen Augen an, wie lange er das Vibrieren verspürt. Ein Graduierungswert < 5 von insgesamt 8 Graduierungen ist (altersabhängig) pathologisch.

Spezialdiagnostik:
- Pedografie (= Messung des dynamischen Druckverteilungsmusters der Fußsohlen beim Gehen): Verminderte Zehenbelastung bei verstärkter Druckbelastung der Vorfußballen.
- Messung der Nervenleitgeschwindigkeit: Bei Polyneuropathie ↓

  DD: Polyneuropathien anderer Genese: Alkoholabusus, neurotoxische Medikamente (Nitrofurantoin, Barbiturate, Zytostatika u.a.), Chemikalien (Lösungsmittel, Schwermetalle, Insektizide u.a.), paraneoplastisches Syndrom, Malabsorptionssyndrom, Autoimmunerkrankungen (z.B. Kollagenosen, GBS)

• Seltenere Manifestationen der diabetischen Neuropathie: z.B.
  - Diabetische Schwerpunktpolyneuropathie:
    Asymmetrische proximale diabetische Neuropathie mit Schmerzen in der Hüftregion und am vorderen Oberschenkel, Abschwächung des ipsilateralen PSR, evtl. Parese des M. quadriceps.
  - Periphere N. facialis-Parese; Paresen der Augenmuskeln (Doppelbilder)
  - Diabetische Radikulopathie mit meist einseitigen gürtelförmigen Schmerzen und Sensibilitätsstörungen im Bereich des Stammes

• Autonome diabetische Neuropathie (ADN): (am zweithäufigsten!)

  Def: Neuropathie des vegetativen Nervensystems (sympathisches und parasympathisches Nervensystem)

  - Kardiovaskuläre ADN:
    Vo.: 15 % der Diabetiker bei Diagnosestellung, > 50 % der Diabetiker nach 20jähriger Krankheitsdauer; Mortalität ca. 4fach erhöht infolge ventrikulärer Arrhythmien bis Kammerflimmern (plötzlicher Herztod).
    · Stumme Myokardischämie und schmerzlose Herzinfarkte mit erhöhter Mortalität
    · Verminderte Herzfrequenzvariabilität bis zur Frequenzstarre
      a) Im Ruhe- und im 24 h-EKG
      b) Während maximaler In- und Exspiration (Differenz der Herzfrequenz < 9/Min)
      c) Während eines Valsalva-Pressversuches
      d) Während eines Orthostasetestes
    · Ruhetachykardie (Vagusschädigung)
    · Asympathikotone orthostatische Hypotonie (Sympathikusschädigung): Absinken des systolischen/diastolischen Blutdrucks und fehlende reflektorische Tachykardie bei Stehbelastung.
    · Evtl. aufgehobene oder umgekehrte zirkadiane Blutdruckkurve mit erhöhten nächtlichen Blutdruckwerten (Non-Dipper)

      Spezialdiagnostik: Nachweis einer kardialen sympathischen Dysinnervation (vorzugsweise der Herzhinterwand) durch ^{123}J-MIBG-Szintigrafie.
  - ADN des Magen-Darm-Traktes (selten parasympathische Schädigung)
    · Ösophagusmotilitätsstörung, evtl. mit Dysphagie (selten)
    · Gastroparese mit Völlegefühl/Druck im Oberbauch, evtl. postprandialer Hypoglykämie

      Di.: Sonografie (Nachweis einer verminderten Peristaltik und verzögerten Magenentleerung), evtl. Spezialdiagnostik: ^{13}C-Oktansäure-Atemtest oder Magenentleerungs-Szintigrafie
    · ADN des Darmes mit postprandialer Diarrhö im Wechsel mit Obstipation
    · Anorektale Dysfunktion (Inkontinenz)
  - ADN des Urogenitalsystems (häufig Schädigung des Parasympathikus)
    · Blasenatonie und -entleerungsstörung evtl. mit Restharnbildung und Prädisposition für Harnwegsinfekte
    · Erektile Impotenz und Ausbleiben der nächtlichen/morgendlichen spontanen Erektionen (ca. 50 % aller Diabetiker abhängig von Alter und Erkrankungsdauer)
  - ADN des neuroendokrinen Systems:
    Reduktion/Fehlen der hormonellen Gegenregulation bei Hypoglykämie (verminderte Wahrnehmung einer Hypoglykämie!)

Verminderte Katecholaminausschüttung unter orthostatischer und körperlicher Belastung (siehe oben)

- ADN der Thermoregulation:
  Verminderte Schweißsekretion, Vasodilatation (warmer und trockener diabetischer Fuß!)
- ADN der Pupillen: Gestörte Pupillenreflexe (Spezialdiagnostik mittels Pupillometrie: Herabgesetzte Mydriasegeschwindigkeit)

1.2.4. Diabetisches Fußsyndrom (DFS): [E14.74]

Def: Syndrom verschiedener Krankheitsbilder unterschiedlicher Ätiologie, bei dem es durch Verletzungen am Fuß zu (infizierten) Ulzera kommen kann und zu Komplikationen bis hin zur Extremitätenamputation.

Das diabetische Fußsyndrom ist die häufigste Komplikation des Diabetikers!

Schweregrade der Fußläsionen: Klassifiziert anhand der Einteilung nach Wagner (Grad 1 - 5 → Tiefe der Läsion) und Armstrong (A - D → begünstigende Faktoren)

	Grad 0	Grad 1	Grad 2	Grad 3	Grad 4	Grad 5
A(bsence of other problems)	Risikofuß ohne Läsion	Oberflächliche Wunde	Wunde reicht bis Sehne oder Kapsel	Wunde reicht bis Knochen oder Gelenk	Nekrose von Teilen des Fußes	Nekrose des gesamten Fußes
B(acterial)	mit Infektion (häufigste Erreger: Staphylokokken, Enterokokken, Pseudomonas aeruginosa; oft Mischinfektionen)					
C(irculation)	mit Ischämie					
D(ouble problem)	mit Infektion und Ischämie					

Das Problem ist immer die Neuropathie, auch wenn andere Ursachen beteiligt sein oder führend sein können! Ohne Neuropathie verliefe die Wundheilung bei normalem HbA_{1c} fast wie bei Nicht-Diabetikern. Dieser Fehlwahrnehmung kann und muss man durch eine entsprechende Schulung (z.B. NEUROS) begegnen = Aufmerksamkeits- und Verhaltenstraining.

- Neuropathischer diabetischer Fuß (fast 100 % aller DFS):
  - Warmer Fuß mit sehr trockener Haut (kein Fußgeruch!) und Hyperkeratosen
  - Gestörte Sensibilität (Vibrationsempfinden und/oder Berührungsempfindlichkeit ↓), reduziertes bis komplett aufgehobenes Schmerz- und Temperaturempfinden (mit Gefahr unbemerkter Traumen und Infektionen!)
  - Tastbare Fußpulse
  - Knöchel-Arm-Druckindex (Knöcheldruck/Oberarmdruck) normal (Einschränkung durch Mediasklerose)
  - Transkutaner pO_2 normal
  - Störung der Abrollbewegung des Fußes mit erhöhter Druckbelastung unter den Metatarsalköpfchen und der Großzehe. Plantarisierung von Strukturen, die üblicherweise dem Druck der Abrollbewegung nicht ausgesetzt sind bzw. die diesem Druck schutzlos ausgesetzt sind.
  - Ko.: Infektionen; schmerzlose neuropathische Ulzera (= Malum perforans) an druckbelasteten Stellen (Zehen, Ferse, Fußballen), oft ausgelöst durch fehlende oder falsche Fußpflege, falsches Schuhwerk, (Mikro-)Traumen, eingeschränkte Gelenkbeweglichkeit („limited-joint-mobility", Cheiroarthropathie)
- Diabetisch-neuropathische Osteoarthropathie (DNOAP) mit Nekrosen im Bereich der Metatarsophalangealgelenke, Tarsometatarsalgelenke (60 %) oder anderer Fußgelenke (Charcot-Fuß). Frühsymptom: Entzündliches Lymphödem des Fußes und Osteoödem (MRT) sowie Temperaturdifferenz zur Gegenseite > 1°C (***Cave:*** in 10 % beidseits!)
- Ischämischer Fuß bei peripherer arterieller Verschlusskrankheit (pAVK), insbes. der Unterschenkelarterien (ca. 50 % aller DFS):

  Anamnese:
  - Diabetes mellitus
  - Hypercholesterinämie
  - Arterielle Hypertonie
  - Rauchen
  - Claudicatio intermittens (fehlt bei Neuropathie!)

  Befund:
  - Kühler, blasser Fuß mit evtl. livider Verfärbung (Aussehen schlagt ABI)
  - Keine/schwach tastbare Fußpulse
  - Dopplerindex (RR Knöchel : RR Arm) < 0,9; transkutaner pO_2 ↓
  - Erhaltene Sensibilität = Schmerzen (wenn keine Neuropathie!)

- Nekrosen/Gangrän der Akren, drohende Amputationen (Deutschland: Über 60.000 Amputationen/J. → 2/3 Diabetiker)

Di.: Pulsstatus, Knöchel-Arm-Druckindex, farbkodierte Duplexsonografie, MR-Angiografie; ggf. arterielle DSA; Konsil mit Angiologen

Merke: Die klinische Untersuchung der nackten Füße inklusive deren Palpation und Funktion (Stand und Gang) ist die unverzichtbare Screeninguntersuchung des diabetischen Fußes! Solange eine relevante PAVK fehlt, sind die Fußpulse gut tastbar!

2. **Diabetische Kardiomyopathie**

Merke: KHK, arterielle Hypertonie und diabetische Kardiomyopathie sind die 3 Risikofaktoren für die Entwicklung einer Herzinsuffizienz bei Diabetikern. Die 5-Jahresüberlebensrate von Patienten, die gleichzeitig an DM und Herzinsuffizienz leiden, liegt bei etwa 12 %.

3. Resistenzminderung mit Neigung zu bakteriellen Haut- und Harnwegsinfektionen, Parodontitis
4. Lipidstoffwechselstörung: Triglyzeride ↑, LDL-Cholesterin ↑, HDL-Cholesterin ↓
5. Fettleber
6. Coma diabeticum, hypoglykämischer Schock
7. Hyporeninämischer Hypoaldosteronismus mit Hyperkaliämie, Hyponatriämie, hyperchlorämischer metabolischer Azidose und evtl. Hypotonie (Einzelheiten siehe dort)

Di.: ▶ **Anamnese** (familiäre Belastung, Schwangerschaftskomplikationen u.a.)

▶ **KL.:** Müdigkeit, Polyurie, Polydipsie u.a.

▶ **Lab:**

- **Blutzuckerbestimmung:**
  Spezifisch nach der Hexokinase-Zwischenfermentmethode:
  Die weitgehend deckungsgleichen Zwischenstadien der gestörten Glukosehomöostase (impaired fasting glucose = IFG) und der pathologischen Glukosetoleranz sind Risikofaktoren für einen zukünftigen DM und kardiovaskuläre Erkrankungen.

Diagnostische Richtwerte zur Feststellung eines DM (American Diabetes Association und Leitlinien der Deutschen Diabetes-Gesellschaft):

Stadium	Nüchtern-Plasma-Glukose venös	Gelegenheits-Blutzucker	Oraler Glukose-Toleranz-Test (oGTT)
Diabetes	≥ 126 mg/dl (≥ 7,0 mmol/l) *)	≥ 200 mg/dl (≥ 11,1 mmol/l) und Symptome eines DM	2 h-Wert ≥ 200 mg/dl (≥ 11,1 mmol/l)
Abnorme Nüchtern-Glukose („impaired fasting glucose = IFG")	100 - 125 mg/dl (5,6 - 6,9 mmol/l)		Gestörte Glukosetoleranz („impaired glucose tolerance = IGT") 2 h-Wert 140 - 199 mg/dl (7,8 - 11,0 mmol/l)
Normal	< 100 mg/dl (< 5,6 mmol/l)		2 h-Wert < 140 mg/dl (< 7,8 mmol/l)

*) Memo: Wegen des unterschiedlichen Wassergehaltes von Vollblut und Plasma liegen die Glukosekonzentrationen im Plasma (bei einem Hämatokritwert von 43 %) im Durchschnitt um 11 % höher. Um das Risiko einer Verwechslung auszuschließen, hat die International Federation of Clinical Chemistry vorgeschlagen, Glukoseergebnisse - unabhängig von Probentyp und Messmethode - nur noch als Plasmawerte anzugeben (und zu messen).

Erläuterungen:
Der Nüchternblutzucker = NBZ (Nüchternplasmaglukose) ist der entscheidende Test für die Diagnose eines DM und für die Therapiekontrolle. Er ist genauso aussagekräftig im Hinblick auf das Risiko, eine Mikroangiopathie zu entwickeln wie der 2 h-Wert des oGTT. Er ist einfach, ausreichend und kostengünstig. Der Wert sollte durch eine qualitätsgesicherte Wiederholungsbestimmung verifiziert werden.
Nüchtern ist definiert durch eine Periode ohne Nahrungsaufnahme von 8 Stunden.
Gelegenheitsblutzucker = zu jeder Tageszeit, ohne Beziehung zu Mahlzeiten
Die BZ-Werte durch Streifentestgeräte dürfen gesetzlich bis max. 15 % vom tatsächlichen Wert abweichen und deshalb zur Diagnostik nicht herangezogen werden.

Anm.:
- Normale Blutglukosewerte sind derzeit als ≤ 100 mg/dl (≤ 5,6 mmol/l) im venösen Plasma definiert.
- Bei Serumglukose ist wegen der in vitro-Glykolyse mit der Möglichkeit falsch niedriger Blutzuckerwerte zu rechnen (Abbau ca. 10 % je Stunde!). Serumproben ohne Zusatz von Glykolysehemmstoffen (z.B. Natriumfluorid) dürfen nicht zur Glukosebestimmung verwendet werden.

DD: Passagere Hyperglykämien bei Herzinfarkt, Apoplexie, Entzündungen, erhöhtem intrakraniellen Druck, akuten Vergiftungen (CO), nach Gabe von Thiazidsaluretika u.a.

- **Bestimmung der Glukose im Urin** (im Morgenurin, in Tagesportionen und im 24 h-Urin): Findet sich wiederholt Glukose im Urin, so liegt mit wenigen Ausnahmen (siehe unten) ein DM vor. Allerdings hat durch die einfache Möglichkeit der Blutzuckermessung die Messung der Uringlukose zur Diagnostik oder Überprüfung der Einstellungsgüte an Bedeutung verloren.
  Die normale Nierenschwelle für Glukose liegt bei ca. 180 mg/dl Glukose im Blut (in der Schwangerschaft niedriger bei < 150 mg/dl (→ evtl. physiologische Glukosurie in der Schwangerschaft, aber nur 10 % aller Gestationsdiabetikerinnen, werden durch eine Glukosurie identifiziert! → deshalb bei Schwangeren zum Screening immer oGTT). Die physiologische Glukosurie beträgt bis 15 mg/dl. Die untere Nachweisgrenze der Teststreifen liegt bei ca. 30 mg/dl.

  Beachte: Liegt eine diabetische Nephropathie vor, so kann die Nierenschwelle für Glukose erhöht sein (bis 300 mg/dl), d.h. man findet in diesen Fällen trotz Hyperglykämie von z.B. 200 mg/dl noch keine Glukosurie. Daher schließt das Fehlen von Glukose im Harn einen manifesten DM nicht aus (Diabetesfrühdiagnose mittels NBZ)! Daher ist die Harnzuckerselbstkontrolle nicht geeignet, ein normoglykämisches Therapieziel zu kontrollieren.
  Findet sich ausnahmsweise eine Glukosurie bei Normoglykämie, so handelt es sich entweder um einen (seltenen) renalen DM infolge tubulärer Partialfunktionsstörung oder es liegt die Einnahme eines SGLT2-/(1-)Hemmers vor (siehe unten). Hereditäre Zuckerstoffwechselstörungen (Pentosurie, Laktosurie, Galaktosurie, Fruktosurie) werden durch die Spezifität der enzymatischen Bestimmungsmethode ausgeschlossen.

- **Bestimmung von Ketonkörpern** (β-Hydroxybutyrat, Acetoacetat, Aceton) im Blut. Schnelltestgeräte weisen die Leitsubstanz β-Hydroxybutyrat nach. Bei diabetischer Ketoazidose (DKA) finden sich Werte > 3,0 mmol/l β-Hydroxybutyrat.

- **Oraler Glukosetoleranztest (oGTT) und Screening auf Gestationsdiabetes:**
  Der oGTT wird für die klinische Routine nicht empfohlen.
  Ind: 1. Unklare Fälle
  2. Alle Schwangeren in der 24. - 28. Woche
  Vorbedingungen:
  Vermeidung eines Hungerzustandes (mindestens 3 Tage ≥ 150 g KH/d), ab 22 Uhr vor dem Test nüchtern bleiben, keine febrile Erkrankung, bei Frauen nicht zum Zeitpunkt der Menstruation
  Störfaktoren: Verschiedene körperliche Faktoren (z.B. Herzinfarkt, längere Bettlägerigkeit) sowie Medikamente (z.B. Saluretika, Kortikosteroide, Östrogene) führen zu erhöhten Blutzuckerwerten. Deshalb sollte der oGTT ohne diese Störfaktoren durchgeführt werden.
  Bei strukturellen Magen- und Dünndarmveränderungen ist nur der intravenöse Glukosetoleranztest verwertbar.
  Durchführung: Nach Bestimmung des NBZ trinken Erwachsene eine Testlösung mit 75 g Glukose. Blutzuckerbestimmung nüchtern und 120 Min. nach der Zuckeraufnahme (bei Schwangeren auch 1 h nach Testbeginn). Sind die Nüchternblutzuckerwerte bereits eindeutig pathologisch (siehe oben), so ist der oGTT kontraindiziert. (Normwerte für Nichtschwangere: Siehe oben; Diagnose des Gestationsdiabetes: Siehe dort)

- **Kontinuierliche BZ-Messung über 72 h (oder länger)** - Sensormethode oder Mikrodialyse: Spezialdiagnostik bei speziellen Fragestellungen (z.B. Abklärung unerklärlicher Hypo- oder Hyperglykämien)

- **Screeningnuntersuchung auf DM:**
  Nüchtern-BZ für Personen > 45 J. alle 3 J. (bei Risikogruppen früher):
  - Übergewicht, Bluthochdruck, Dyslipoproteinämie
  - Positive Familienanamnese (Verwandte 1. Grades) oder positiver Find-Risk-Test (siehe *www.diabetes-risiko.de/diabetes-findrisk.html*)
  - Angehörige von Volksgruppen mit hohem Diabetesrisiko (z.B. Pima-Indianer)
  - Nach Entbindung eines Kindes mit Geburtsgewicht > 4.500 g
  - Nach Gestationsdiabetes in der Anamnese
  - Pathologische Glukosetoleranz oder gestörte Glukose-Homöostase in der Anamnese

- **HbA_{1c}:**
  Durch nicht-enzymatische Glykierung des Hämoglobins entsteht über eine instabile Aldimin-Form (labiles HbA_1) die stabile Ketoamin-Form (stabiles HbA_1), die aus den 3 Unterfraktionen a, b und c besteht. Da die wesentliche c-Fraktion (HbA_{1c}) 70 % des HbA_1 entspricht, haben beide Parameter gleiche Aussagekraft. HbA_{1c} markiert als "Blutzuckergedächtnis" die Blutzuckerstoffwechsellage des Patienten in den letzten 6 - 8 Wochen.
  Falsch niedrige Konzentrationen werden bei verkürzter Erythrozytenlebenszeit (z. B. hämolytische Anämien, Hämoglobinopathien), nach Transfusionen und in der ersten Schwangerschaftshälfte gemessen. Falsch hohe Konzentrationen können auftreten bei fortgeschrittener Niereninsuffizienz, Hyperlipoproteinämie, chronischem starken Alkoholabusus, zweiter Schwangerschaftshälfte und

Stillzeit. Bei unerklärlich diskrepanten Hba_{1c}-Werten kann manchmal eine Fruktosaminbestimmung sinnvoll sein. Außerdem lohnt es sich immer, im Messgerätespeicher frühere Blutzuckerwerte nachzusehen.

Referenzbereich für HbA_{1c}: < 5,7 % bei Nicht-Diabetikern
≥ 6,5 % bei Diabetikern

Merke: Steigt der HbA_{1c}-Wert auf 7 % = 53 mmol/mol Hb, erhöht sich das Infarktrisiko um 40 %; bei Werten um 8 % = 64 mmol/mol Hb erhöht sich das Infarktrisiko um 80 % (UKPD-Studie). Pro 1 %-Punkt-Senkung des HbA_{1c}-Wertes vermindern sich diabetische Komplikationen um 20 % (UKPD-Studie). Das Hypoglykämierisiko verdreifacht sich!

Umrechnungsformel: HbA_{1c} (mmol/mol Hb) = (HbA_{1c}% - 2,15) x 10,929

- **Screening auf weitere Risikofaktoren** für eine vorzeitige Arteriosklerose (Hypertonie, Hyperlipoproteinämie, Rauchen u.a.)
- **Test auf Mikroalbuminurie** (mindestens 1 x/Jahr bei Diabetikern)

Th.:
1. Ernährung, Gewichtsnormalisierung
2. Körperliche Aktivität erhöht sowohl die Sensitivität der Muskeln für Insulin als auch die nicht-insulinvermittelte Glukoseaufnahme!
3. Medikamente: a) orale Antidiabetika, b) Insuline, c) GLP1-Analoga
4. Patientenschulung und -kontrollen
5. Ausschaltung/Therapie evtl. weiterer Risikofaktoren einer vorzeitigen Arteriosklerose
6. Prophylaxe und Therapie von Komplikationen

Zu 1. - ERNÄHRUNG:

Beim Typ 2-DM muss bereits im Stadium der Glukosetoleranzstörung die Therapie beginnen, um Gefäßkomplikationen zu verhindern! Dabei haben die Gewichtsnormalisierung und körperliche Aktivität/Sport hohe Priorität (Zielwert: BMI < 25). In den seltenen Fällen, wo dies dauerhaft gelingt, ist eine medikamentöse Therapie oft überflüssig und die Manifestation des DM kann verhindert oder wenigstens verzögert werden. Das ist auch der Grund, warum in Hungerzeiten die Anzahl manifester Typ 2-Diabetiker am niedrigsten ist.

Der Typ 1-Diabetiker ist meist normalgewichtig. Aber auch er sollte ein Übergewicht vermeiden, um keine zusätzliche Insulinresistenz zu entwickeln. Während bei der konventionellen Insulintherapie die Mahlzeiten und Bewegung an ein starr vorgegebenes Insulintherapieschema angepasst werden müssen, wird bei der intensivierten Insulintherapie die Insulinzufuhr bedarfsgerecht an eine relativ frei bestimmbare Nahrungsaufnahme und Bewegung angepasst (siehe unten)!

Der tägliche Energiebedarf richtet sich nach dem (altersabhängigen) Grundumsatz und der körperlichen Aktivität (Tabellen *siehe Internet*).

Körper-Massen-Index (Body mass-Index):

$$\frac{\text{Körpergewicht (kg)}}{\text{Körpergröße (m)}^2} \rightarrow \text{Normalindex: } 18{,}5 - 24{,}9\ \text{kg/m}^2$$

1 kcal = 4,2 Kilojoule	
1 g Kohlenhydrat	= 4,1 kcal = 17,2 kJ
1 g Eiweiß	= 4,1 kcal = 17,2 kJ
1 g Fett	= 9,3 kcal = 38,9 kJ
1 g Alkohol	= 7,1 kcal = 29,3 kJ

- Keine großen Mahlzeiten, sondern mehrere, meist 5, kleine.

Zusammensetzung der Kost und empfohlenes Körpergewicht bei Typ 2 (gemäß Leitlinien DGE und DDG):

- Körpergewicht: Normalgewicht anstreben (BMI 18,5 - 24,9 kg/m²). Wenn dies nicht erreichbar ist → Gewichtsabnahme von 5 - 10 % → dann halten.
- Fett: 35 % (bei Adipositas 30 %) der Energie, davon mehrfach ungesättigte FS maximal 10 % und einfach ungesättigte FS ca. 10 - 20 %. Trans-FS < 1 %; maximal 300 mg Cholesterin/d. 2 - 3 x Seefisch pro Woche und Alpha-Linolensäure-reiche Pflanzenöle (Perillaöl, Leinöl, Rapsöl)
- Eiweiß 10 - 20 % der Gesamtkalorien und mit zunehmenden Lebensalter noch weiter erhöhen, weil die Alterskatabolie vor allem die Muskulatur betrifft = sarcopenic obesity (fettarmes Fleisch, Fisch, pflanzliche Eiweiße). Bei Nephropathie mit persistierender Proteinurie wird derzeit eine Eiweißrestriktion empfohlen (0,8 g EW/kg KG/d), die insbesondere bei terminaler Niereninsuffizienz wegen der hier oft gleichzeitig bestehenden Katabolie umstritten ist.
- Kohlenhydrate: Entsprechend dem restlichen Kalorienbedarf von 45 - 60 % → Berechnung nach Kohlenhydrateinheiten (KE) 1 KE = 10 g KH (entspricht ungefähr ½ Brötchen). Die Langerhans-Inseln sezernieren bei Gesunden für jede KE ca. 1 IE Insulin. Die Menge an KE kann aus Austauschtabellen ermittelt werden. Bei konventioneller Insulintherapie werden die KE auf eine

Haupt- und eine Zwischenmahlzeit verteilt (im Verhältnis 2 : 1), um eine Hypoglykämie zwischen 2 Hauptmahlzeiten zu vermeiden. Dies gilt nicht für die intensivierte Insulintherapie.

Ungünstig sind schnell resorbierbare Monosaccharide (Glukose) und Disaccharide (Saccharose = Rohrzucker, Laktose = Milchzucker). Erlaubte Süßstoffe sind Saccharin, Cyclamat, Aspartam, Stevia → Vorteil: energiefrei → kein BZ-Anstieg → kein Hyperinsulinismus. So genannte Zuckeraustauschstoffe und insbesondere Fruktose sind in der Diät des Typ-2-DM entbehrlich und eher schädlich als nützlich.

- Faserreiche Quellballaststoffe führen zu einer Verzögerung der Kohlenhydratresorption und Senkung der Blutzuckerwerte beim Typ 2-Diabetiker. Empfehlung > 40 g/d.
- Alkohol nur gelegentlich: maximal 10 g (Frauen) bis 20 g (Männer) täglich, immer zusammen mit Kohlenhydraten (Alkohol hemmt Glukoneogenese in der Leber und hemmt die frühmorgendliche Ausschüttung von Wachstumshormon (STH), welches kontrainsulinär wirkt → Hypoglykämiegefahr). Bei Adipositas und Hypertonie Konsum weitgehend einschränken.
- Spezielle Diätprodukte für Diabetiker sind unnötig. Deshalb gelten für Diabetiker die gleichen Empfehlungen für eine gesunde Ernährung wie für die Allgemeinbevölkerung.

zu 3.:

■ **THERAPIE DES TYP 1-DM:**

INSULINZUFUHR - Diät - körperliche Aktivität - Schulung

■ **PHASENGERECHTE STUFENTHERAPIE DES TYP 2-DM**

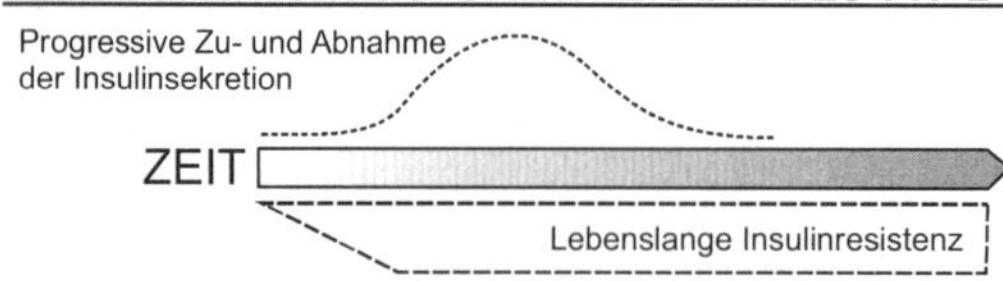

1. **GEWICHTSNORMALISIERUNG - DIABETESDIÄT - KÖRPERLICHE AKTIVITÄT - SCHULUNG**

   Merke: Interventionsstudien haben gezeigt, dass die Manifestation des Typ 2-DM durch Gewichtsnormalisierung und regelmäßige körperliche Aktivität aufgehalten werden kann!
2. Ein orales Antidiabetikum (OAD): Metformin ist bei übergewichtigen Typ 2-Diabetikern das Mittel der Wahl.
3. Metformin + 2. OAD bzw. GLP1-Rezeptoragonist (= GLP1-RA). Während in Amerika und UK die sog. Triple-Therapie, bestehend aus 3 OAD /GLP1-RA bereits in den Leitlinien etabliert ist, wird sie in Deutschland derzeit noch diskutiert.
4. OAD / Insulin-Kombinationstherapie
   - Basalinsulin + OAD oder GLP1-RA: Mit einem Sekundärversagen der SH-Therapie (= Erschöpfung der B-Zellen) ist nach durchschnittlich 10 J. zu rechnen, dann Kombination von OAD und Injektion eines NPH- oder analogen Basalinsulins am Abend (Bedtime-Insulin).
   - Basalinsulin + Bolusinsulin + OAD: Bei Erschöpfung der endogenen Insulinproduktion

Medikamente = Orale Antidiabetika (OAD):

Insulinotrope und nicht-insulinotrope Medikamente:

Insulinotrop = β-zytotrop	**Nicht-insulinotrop = nicht-β-zytotrop**
Sulfonylharnstoffe, Glinide, DPP-4-Inhibitoren, GLP1-RA	Biguanide (Metformin), α-Glukosidase-Hemmer, SGLT2-Hemmer
Wirkung an der β-Zelle Behandlung des Sekretionsdefizits Wirkung auch in späteren Erkrankungsstadien Hypoglykämiegefahr (SH, Glinide) Gefahr der Gewichtszunahme (SH, Glinide)	Periphere Wirkung Behandlung der Insulinresistenz Wirkung vor allem in früheren Erkrankungsstadien Keine Hypoglykämiegefahr (auch GLP1-RA und DPP-4-Hemmer) Für adipöse Patienten geeignet (auch GLP1-RA und DPP-4-Hemmer)

A. Nicht-insulinotrope Substanzen - verursachen keine Hypoglykämie:

1. **Biguanide:** Metformin

   Wi.: - Verzögerte Glukoseresorption aus dem Darm
   - Hemmung der hepatischen Glukoneogenese
   - Verstärkte Glukoseaufnahme in die Muskulatur } extrapankreatische Effekte
   - Diskreter appetitsenkender Effekt (→ evtl. Gewichtsabnahme)

Unter Zusammenschau dieser Wirkungen gilt Metformin leitliniengerecht (unter Voraussetzung fehlender Kontraindikationen) als First line-drug in der Therapie des adipösen Typ 2-Diabetikers.

Merke: In der UKPD-Studie schneidet Metformin in allen Belangen (Mikro- und Makroangiopathie, Todesfälle) günstiger ab als andere Therapieformen und ist unter Beachtung der KI Mittel der 1. Wahl bei übergewichtigen Typ 2-Diabetikern.
Nebeneffekt: Reduzierte Krebsmortalität (2 Studien)

NW: Oft gastrointestinale Beschwerden; sehr selten: Laktatazidotisches (= laktazidotisches) Koma (mit hoher Letalität) nur bei Missachtung der Kontraindikationen, Vitamin B_{12}-Mangel u.a.

KI: Schwere Niereninsuffizienz mit einer Kreatinin-Clearance [GFR] < 30 ml/Min; bei GFR 30 - 59 ml/Min Risiko (= KI) für Laktazidose überprüfen: Dekompensierte Herzinsuffizienz, respiratorische Insuffizienz, schwere Leberfunktionsstörungen, Zustände, die zu einer Gewebshypoxie prädisponieren, konsumierende Erkrankungen, Reduktionskost, Fasten, akute schwere Erkrankungen, Schwangerschaft, vor und nach Operationen; 48 h vor und nach Pyelografie mit Röntgenkontrastmitteln (Laktatazidose-Gefahr !), Alkoholismus u.a.

Dos: 1 - 2 x 500 - 1.000 mg/d nach den Mahlzeiten, mit kleinster Dosis (250 - 500 mg) beginnen und langsam steigern, dabei ist die Abendgabe die wichtigere. Eine Dosissteigerung > 2.000 mg/d steigert oft nur die Nebenwirkungen, nicht die Wirkung. Bei diabetischer Nephropathie mit einer eGFR von 30 - 44 ml/Min Dosisreduktion von Metformin auf max. 1.000 mg/d, verteilt auf 2 Einzeldosen und GFR-Kontrollen. Instruktion der Patienten über temporäre Unterbrechung der Medikation bei Dehydratation oder Röntgenkontrastmittelgabe.

2. α-Glukosidasehemmer: Acarbose (begrenzte Bedeutung)

Wi.: Hemmung der α-Glukosidase in der Dünndarmmukosa → Verminderung des postprandialen Blutzuckeranstiegs

NW: Dosisabhängig Flatulenz, Meteorismus, Leberenzymerhöhung u.a.

KI: Schwangerschaft, Alter < 18 J., chronische Darmerkrankungen u.a.

Dos: Einschleichend dosieren: Max. 3 x 50 mg/d (höhere Dosen machen mehr NW).

3. Glitazone (eingeschränkte Zulassung in D):

Glitazone verbessern als „Insulin-Sensitizer" die Empfindlichkeit der peripheren Zellen für Insulin (Verminderung der Insulinresistenz). Derzeit spielt diese Medikamentengruppe in Deutschland wegen verschiedener Risiken (kardiovaskuläres Risiko bei Rosiglitazon, Verdacht auf Gefährdung durch Harnblasenkrebs bei Pioglitazon, Frakturgefahr ↑) keine praktische Rolle.

4. SGLT-2-Hemmer (Gliflozine): Dapagliflozin (Forxiga®), Empagliflozin (Jardiance®)

Wi.: Gliflozine sind Inhibitoren des Natrium-Glukose-Cotransporters 2 (SGLT-2 = sodium dependont glucose transporter), die zu einer verringerten renalen Reabsorption der Glukose führen → pharmazeutisch induzierte Glukosurie und Senkung des Glukosespiegels im Blut. Für Empagliflozin konnte in einer Studie eine Senkung der kardiovaskulären Mortalität belegt werden. Metaanalysen zeigen für Dapagliflozin ähnliche Effekte. Weitere Daten bleiben abzuwarten.

Ind: Typ 2-DM (Mono- oder Kombinationstherapie)

NW: Infektionen im Genitalbereich, Harnwegsinfektionen, evtl. Volumenverminderung; Hypoglykämie nur bei Kombination mit blutzuckersenkenden Antidiabetika, selten Ketoazidose (vor allem bei Dehydratation und fälschliche Gabe bei Typ-1-DM)

KI: Überempfindlichkeit gegen Gliflozine, Typ 1-DM, Volumenmangel, Ketoazidose u.a.

Dos: Dapagliflozin: 10 mg/d

B. Insulinsekretagoga (insulinotrope Substanzen) - können Hypoglykämien verursachen:

1. Sulfonylharnstoffe (SH): Glibenclamid, Glimepirid, Gliquidon

Spielen in der modernen Diabetestherapie wegen verschiedener Nachteile eine immer geringere Rolle (z. B. Gewichtszunahme, Hypoglykämierisiko, zahlreiche Wechselwirkungen mit anderen Medikamenten).

Wi.: Stimulation der Insulinsekretion durch Blockade des ATP-sensitiven Kaliumkanals. Glibenclamid wirkt am stärksten blutzuckersenkend und vermindert das Risiko mikrovaskulärer Komplikationen (UKPD-Studie).

Ind: Typ 2-DM, falls unter Diät und Metformin das Therapieziel nicht erreicht wird

KI: Typ 1-DM, Schwangerschaft (Umstellung auf Insulin), Leber- und Niereninsuffizienz, diabetische Stoffwechselentgleisung, unübersichtliche Situationen (z.B. Unfälle, Operationen), diabetische Gangrän

NW: Hypoglykämie, gastrointestinale Störungen, allergische Reaktionen (Sulfonamidallergie), selten Blutbildveränderungen

Dos: z.B. Glibenclamid 1,75 - 10,5 mg/d, Glimepirid 1 - 4 mg/d (6 mg = überproportionale Zunahme der Nebenwirkungen)

Beachte: SH einschleichend dosieren unter engmaschiger BZ-Kontrolle. Bereits bei leichter Nierenfunktionseinschränkung ist mit einer deutlich verlängerten Wirkungsdauer mit der Gefahr protrahierter Hypoglykämien zu rechnen.

Wechselwirkung von Sulfonylharnstoffen mit anderen Stoffen:
(die zu einer Verstärkung der blutzuckersenkenden Wirkung - Gefahr der Hypoglykämie - oder zu einer Abschwächung - Gefahr einer Stoffwechselentgleisung - führen können), z.B.:

Verstärkung (Hypoglykämierisiko)	**Abschwächung**	**Risikofaktoren für das Auftreten schwerer Hypoglykämien unter SH-Therapie**
Betarezeptorenblocker ACE-Hemmer Cumarinderivate Acetylsalicylsäure Nichtsteroidale Antirheumatika Sulfonamide Clarithromycin Alkohol (Cave!)	Glukagon Östrogene, Gestagene Kortikoide Phenothiazinderivate Saluretika Schilddrüsenhormone Sympathikomimetika Diazoxid Nikotinsäurederivate	Alter > 70 Jahre Zerebrovaskuläre oder kardiale Erkrankungen Nieren- oder Leberfunktionsstörungen Alkohol Unregelmäßige Nahrungsaufnahme Durchfälle Körperliche Anstrengung

2. **Sulfonylharnstoffanaloga (Glinide):** Wirksamkeitsbelege zur Risikoreduktion klinischer Endpunkte liegen nicht vor. Dadurch kaum noch im Rahmen der GKV verordnungsfähig.
   Repaglinid, Nateglinid (hat die Zulassung nur in Kombination mit Metformin)
   Wi.: Glinide sind sog. postprandiale Glukoseregulatoren. Die Wirkung auf den NBZ ist geringer. Sie führen über eine Blockade der ATP-sensitiven Kaliumkanäle zu einer kurzfristigen Insulinsekretion aus den β-Zellen. Ähnlich wie bei intensivierter Insulintherapie werden sie zu den Hauptmahlzeiten eingenommen. Das Hypoglykämierisiko ist niedriger als bei SH. Voraussetzung: Gute Patientenschulung + Compliance
   Ind: Typ 2-DM, Stufe 3: Alternative zu SH (vor allem bei Niereninsuffizienz)
   KI: Ähnlich wie bei SH. Repaglinid in Kombination mit Gemfibrozil.
   NW: Hypoglykämien, gastrointestinale NW, selten Erhöhung der Leberenzyme, Sehstörungen, Allergie
   WW: Bei Repaglinid keine Kombination mit Gemfibrozil oder Clopidogrel (→ Hypoglykämierisiko). Sorgfalt bei Kombination mit Medikamenten, die mit CYP3A4 interferieren (z.B. Clarithromycin, Ketoconazol, Itraconazol).
   Dos: z.B. Repaglinid 0,5 - 2,0 mg vor jeder Mahlzeit; mit niedrigster Dosis beginnen!

Versagen der SH-Therapie:

Primärversager der SH:
Rel. seltenes Vorkommen bei spät manifestiertem Typ 1-DM (= LADA)

Sekundärversager der SH:
a) Vermeintliche (reversible) Sekundärversager:
   - "Diätversager": Übergewichtige Typ 2-Diabetiker, bei denen die Möglichkeiten der Diät nicht ausgeschöpft sind / werden können.
   - Vorübergehende Verschlechterungen der Glukosehomöostase durch Stresssituationen oder Infekte
b) Echte Sekundärversager bei optimaler Diät- und Gewichtsnormalisierung:
   Man rechnet mit einer Sekundärversagerquote von ca. 5 % jährlich. Das Sekundärversagen tritt nach durchschnittlich 10 Jahren Diabetesdauer auf und ist Folge einer Erschöpfung der B-Zellen mit Insulinmangel. Dadurch kann die genetisch vorgegebene Insulinresistenz nicht mehr kompensiert werden. Unter keiner anderen Therapie scheint es so schnell zu Sekundärversagen zu kommen, wie unter einer SH-Therapie. Leitsymptom ist die Hyperglykämie trotz optimaler Therapie mit SH.

Th.: Kombinationstherapie OAD + Insulin:

▶ **Basalinsulin-unterstützte orale Therapie (BOT)**
- Fortführung der Therapie mit OAD
- Zusätzliche Gabe eines Verzögerungsinsulins (NPH-Insulin oder Langzeit-Analog-Insulin) in möglichst niedriger Dosis vor dem Schlafengehen. Man beginnt mit kleiner Dosis (6 IE) und steigert bei Bedarf sehr langsam und in kleinen Schritten. Der NBZ sollte im Normbereich liegen, da nur so eine optimale nächtliche Schonung der Beta-Zellen erreicht wird. Er dient zur Kontrolle der optimalen Dosis.
  Vorteile:
  - Man benötigt nur 1/3 der Insulindosis, die bei Monotherapie mit Insulin erforderlich wäre.
  - Man erreicht eine relativ gute Einstellung mit einer Insulingabe.
  - Patienten „trainieren" die Insulinapplikation frühzeitig.

→ Falls unter BOT die HbA_{1c}-Werte zu hoch liegen, kann man zusätzlich zu BOT (siehe oben) 1 x täglich ein kurz wirksames Insulin(analogon) zum Frühstück oder zur Hauptmahlzeit hinzuzufügen = BOT-plus.

- **Prandiale oder supplementäre Insulintherapie (SIT):**
  Voraussetzung: Insulinproduktion reicht noch für die Basalversorgung aus bzw. die hepatische Resistenz ist noch endogen beherrscht; nur der höhere Insulinbedarf zu den Mahlzeiten wird durch „feste" Insulindosen ergänzt.
  Beibehalten oraler Antidiabetika + zusätzliche Gabe einer kleinen Dosis Normalinsulin präprandial. Startdosis: NBZ (mg/dl) x 0,2 = Tagesinsulindosis. Aufteilung dieser Dosis im Verhältnis 3 : 1 : 2 (Frühstück : Mittag- : Abendessen).
  Vorteil: Bessere Kontrolle der postprandialen Blutzuckerwerte

3. GLP-1-basierte Therapie (keine Hypoglykämie):
GLP-1 = glucagon-like peptide 1, wird mahlzeitenabhängig von den neuroendokrinen L-Zellen des Dünndarms aus Proglukagon gebildet und innerhalb weniger Min. vom Enzym Dipeptidyl-Peptidase-4 (DPP-4) inaktiviert. Zählt zusammen mit dem gastric inhibitory polypeptide (GIP) zu den Inkretinen = vom Darm freigesetzte hormonale Stimulationsfaktoren der Insulinsekretion.
Wi.: Stimulation der Insulinsekretion, Hemmung der Glukagonfreisetzung, Hemmung des Appetits → Gewichtsabnahme, Verzögerung der Magenentleerung

- **DPP-4-Inhibitoren (Gliptine):** Sitagliptin (Januvia®, Xelevia®), Saxagliptin (Onglyza®)
  [Vildagliptin und Linagliptin → in D nicht mehr verordnungsfähig]
  Wi: Hemmung der DPP-4, die für den Abbau des Glukagon-like-Peptid 1 verantwortlich ist. Dadurch steigt der Spiegel von endogenem GLP-1, das die Insulinsekretion stimuliert und die Glukagonsekretion hemmt. Da die Inkretinwirkung glukoseabhängig ist, können Hypoglykämien nur bei Kombination mit weiteren AD auftreten. Langzeitdaten fehlen noch.
  NW: Infekte, gastrointestinale Störungen, Hyperlipasämien, selten Pankreatitis, Arthralgien u.a.
  Ind: Typ 2-DM, in Ergänzung zu Metformin und/oder SH, falls diese allein unzureichend wirken. Für beide Gliptine besteht die Zulassung der Kombination mit Insulin.
  KI: Niereninsuffizienz (wenn keine Dosisanpassung), Leberinsuffizienz
  Dos: Sitagliptin: 1 x 100 mg/d; Saxagliptin 1 x 5 mg/d
- **GLP1-Rezeptoragonisten (GLP1-RA, Inkretinmimetika):** Exenatid (Byetta®), Exenatid-LAR (Bydureon®), Dulaglutid (Trulicity®), Liraglutid (Victoza®)
  Wi.: GLP1-RA binden mit hoher Affinität an den GLP-1-Rezeptoren und werden durch DPP-4 nicht inaktiviert. Sie bewirken eine Steigerung der Insulinsekretion, Hemmung der Glukagonsekretion, Minderung des Appetits und Verzögerung der Magenentleerung → oft Gewichtsverlust. Da die Insulinsekretion nur bei erhöhtem Glukosespiegel gesteigert wird, können Hypoglykämien nur bei Kombination mit weiteren Antidiabetika auftreten. Bei Liraglutid auch Reduktion des kardiovaskulären Mortalitätsrisikos (LEADER-Studie).
  Ind: Typ 2-DM in Kombination mit Metformin (und/oder SH) und/oder Insulin, wenn diese allein unzureichend wirken.
  NW: Häufig Übelkeit, Erbrechen, Durchfall (meist reversibel); häufig Hyperlipasämie, sehr selten Pankreatitis
  KI: Pankreatitis u.a. (→ Herstellerangaben); fortgeschrittene Niereninsuffizienz
  Dos: Kurzwirksame GLP1-RA → Byetta®: Initial 2 x 5 µg/d s.c. ca. 30 Min. vor den Hauptmahlzeiten. Dosiserhöhung nach 4 Wochen möglich auf 2 x 10 µg/d s.c.
  Langwirksame GLP1-RA Victoza® 1 x/d s.c.: Einschleichende Dosissteigerung 0,6 → 1,2 (→ ggf. 1,8) mg/d s. c.
  Ultralang-wirksame GLP1-RA: → Bydureon® 1 x/Wo. 2 mg s.c.; Trulicity® 1 x/Wo. 0,75 - 1,5 mg s.c.

INSULIN

Insulin wird in den β-Zellen der Langerhans-Inseln aus den Vorstufen Präproinsulin und Proinsulin gebildet; dabei wird aus der Mitte der Molekülkette des Proinsulins das C-Peptid (connecting peptide) abgespalten. Da Insulin und C-Peptid äquimolar und zeitgleich ins Blut sezerniert werden, erlaubt die C-Peptidmessung eine unscharfe Aussage über die Funktion der β-Zellen des Pankreas. Gegenüber der Insulinbestimmung im Serum hat die C-Peptidbestimmung im Serum den Vorteil, dass keine Kreuzreaktion mit Insulinantikörpern möglich ist und die Messung von exogener Insulingabe unbeeinflusst bleibt. Darüber hinaus ist die Bestimmung des C-Peptids aufgrund seiner längeren biologischen Halbwertzeit (ca. 25 Min.) weniger von kurzfristigen Schwankungen der Insulinsynthese beeinflussbar.
Bei Patienten mit allen Formen des Insulinmangeldiabetes ist das C-Peptid erniedrigt.

Die Abgabe des in den Granula der β-Zellen gespeicherten Insulins ist (bei Gesunden) proportional dem Blutzuckerspiegel. Infolge rascher Inaktivierung des zirkulierenden Insulins durch Insulinasen ist die Plasmahalbwertzeit kurz (5 Min.). Ein Übergewicht an kontrainsulinären Hormonen (STH [somatotropes Hormon], ACTH, Kortikosteroide, Glukagon, Adrenalin, Thyroxin) kann zu einer diabetischen Stoffwechsellage führen (WHO-Klassifikation IIID).

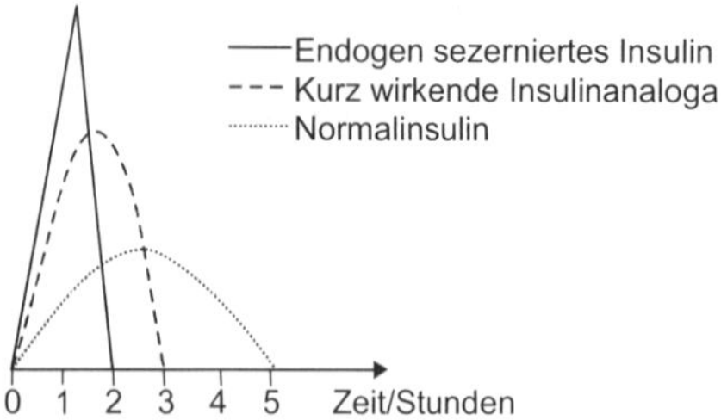

Wirkungsmechanismen des Insulins:

1. Membraneffekt: Förderung des Transports von Glukose, Aminosäuren und Kalium in die Muskel- und Fettzellen.
2. Metabolische Effekte: Förderung der anabolen Stoffwechselprozesse (Glykogensynthese, Lipidsynthese, Proteinsynthese) und Drosselung der katabolen Prozesse (Glykogenolyse, Lipolyse, Proteolyse).

Bei Diabetikern ist die aktive Aufnahme von Glukose in die Zellen erschwert (Insulinresistenz u./o. Insulinmangel). Erst bei erhöhtem Blutzuckerspiegel kann passiv genügend Glukose in die Zelle eintreten. Der Glukosemangel in den Zellen des Fettdepots führt zur verminderten Produktion von Glycerinphosphat, wodurch die Fettsäuren nicht zu Triglyzeriden synthetisiert werden und so das Fettgewebe verlassen. In der Leber werden sie über Acetyl-CoA zu Ketonkörpern abgebaut (Acetessigsäure, β-Hydroxybuttersäure, Aceton). Die Ketonkörper, die von den Muskelzellen als Energiequelle mitbenutzt werden, vermindern die Permeabilität der Zellen für Glukose, sodass die Situation noch weiter verschlimmert wird (insulinantagonistischer Effekt der Ketonkörper).

40er-Regel:
- Der Tagesbedarf an Insulin eines „Standardmenschen" beträgt 40 IE Insulin (bei Adipösen mehr):
  20 IE Insulin für die Nahrungsaufnahme und 20 IE Insulin für den basalen Stoffwechsel.
- 1 IE Insulin senkt den Blutzucker um 30 - 40 mg/dl (Voraussetzung keine Resistenz).
- 1 KE (Kohlenhydrateinheit) = 10 g Kohlenhydrate erhöhen den Blutzucker um 30 - 40 mg/dl (Voraussetzung keine Resistenz).
- Fazit: 1 IE Insulin neutralisiert im Durchschnitt 1 KE.

Die Insulinsekretion lässt sich in zwei Komponenten einteilen:

1. Eine basale, pulsatile Insulinsekretion sowie
2. mahlzeitenabhängige, pulsatile Insulinausschüttungen.

Die basale Insulinsekretion mit geringen Insulinkonzentrationen im Blut (5 - 25 µU/ml) unterdrückt die Glukosefreisetzung aus der Leber. Deshalb treten bei Insulinmangel auch in der Nüchternphase erhöhte BZ-Werte auf. Demgegenüber sind die mahlzeitenbedingten Insulinausschüttungen für die Verwertung und Speicherung der Glukose aus der Nahrung erforderlich.

Indikationen für eine Insulintherapie:

1. Typ 1-DM (insulinabhängiger) DM
2. Typ 2-DM: Rechtzeitige Insulingabe, wenn Diät + orale Antidiabetika nicht (mehr) zu einer guten Einstellung führen.
3. Gravidität, wenn Diät allein nicht zu Normoglykämie führt.
4. Diabetische Komplikationen (Mikroangiopathien, [Prä-]Coma diabeticum)
5. Evtl. perioperative oder intensivmedizinische Zustände bei Diabetikern

Insulinpräparate:

Zum Einsatz kommen Humaninsuline und Insulinanaloga.

Insulin steht in Deutschland in mehreren verschiedenen Konzentrationen zur Verfügung. Als **U40** (40 IE/ml = in BRD nur Sanofi-Aventis) für die konventionelle Injektion mit der Insulinspritze und als **U100 = Standardkonzentration** (100 IE/ml) in Patronen für Insulinpumpen und Injektionshilfen (Pen).
Neu als **U200** (Insulin-Lispro) und als **U300** (Insulin-Glargin).

Cave: Für die Injektion müssen zwingend die passend kalibrierten Spritzen / Pens verwendet werden!

1. Kurz wirkende Insuline:

a) Normalinsulin (früherer Name: Altinsulin): Wirkeintritt nach 30 - 60 Min.; Wirkdauer ca. 5 h
z.B. Actrapid®, Huminsulin®-Normal, Insuman® rapid
Ind: - Bei Stoffwechselentgleisungen und bei Ersteinstellung
- Zur intermittierenden Therapie (z.B. perioperativ)
- Zur intensivierten konventionellen Therapie (ICT) und zur Insulinpumpentherapie
Applikation: Subkutan, in der Regel ins Bauchfett, bei der Komatherapie intravenös
Bei s.c.-Gabe Spritz-Essabstand ca. 15 - 20 Min.

b) Kurz wirkende Insulinanaloga: Variation der Aminosäuresequenz verhindert subkutane Hexamerenbildung, dadurch raschere Resorption. Wirkeintritt nach ca. 10 Min., Wirkdauer ca. 3,5 h
z.B. Insulin-Aspart (NovoRapid®), Insulin-Glulisin (Apidra®), Insulin-Lispro (Humalog®)
Vorteil: Kein/kürzerer Spritz-Ess-Abstand, weniger postprandiale Hypoglykämien; auf Zwischenmahlzeiten kann häufig verzichtet werden. Ggf. postprandiale Injektion.
Nachteil: Die Wirkung kann bei langsam resorbierbaren Kohlenhydraten zu kurz sein; basale Insulinversorgung muss exakt dosiert werden.

2. Verzögerungsinsuline:

Durch Kombination von Insulin mit Protamin oder Zink oder durch die Veränderung der Insulinstruktur/ -konzentration erhält man Insulinpräparate mit längerer Wirkungsdauer.
Applikation: Subkutan, in der Regel ins Oberschenkelfett; Verzögerungsinsuline dürfen nicht intravenös gegeben werden!

a) Trübe intermediär wirkende NPH-Insuline (Neutrale-Protamin-Hagedorn-Insuline), die durch mindestens 20-maliges Schwenken (nicht Schütteln) in Suspension gebracht werden müssen
Prinzip: Insulin-Protamin-Kristalle; Wirkeintritt nach ca. 60 Min., Wirkungsdauer 9 - 18 h
Beispiele für humane Verzögerungsinsuline: Huminsulin® Basal, Insuman® Basal, Protaphane®
Ind: Kombinationstherapie Insulin + orale Antidiabetika (SH, Metformin); konventionelle (CT) und intensivierte konventionelle Insulintherapie (ICT)

b) Klare lang wirkende Insulinanaloga durch Änderung der Insulinstruktur (Schwenken nicht notwendig) sowie deutliche Verlängerung der Wirkdauer auf ca. 20 - 28 h (Insulin Deglutec 42 h):
Spritzort: Bauch oder Oberschenkel: Insulin Glargin (Lantus®, Biosimilar Abasaglar®, Toujeo®), Insulin Detemir (Levemir®). Insulin Deglutec (Tresiba®) ist in Deutschland aufgrund gescheiterter Preisverhandlungen als Monosubstanz nicht mehr verordnungsfähig.

3. Insulinmischungen aus Normalinsulin (oder kurz wirkenden Insulinanaloga) + NPH-Insulin:

NPH-Insuline lassen sich mit Normalinsulin frei mischen (nicht möglich bei Zink-Insulinen). Für praktisch alle Bedürfnisse stehen entsprechende Handelspräparate zur Verfügung.
Ind: Konventionelle Insulintherapie mit täglich 2 (- 3) Injektionen, Dosisverteilung: 2/3 morgens, 1/3 abends
Spritz-Essabstand bei Normalinsulin ca. 30 Min. (Insulinanaloga ohne Spritz-Ess-Abstand), Applikation s.c. in Bauch (morgens) oder Oberschenkel (abends)
Beispiele:
- Actraphane® 30 mit 30 %-Anteil von Normalinsulin (und 70 % NPH-Insulin)
- Huminsulin® Profil III mit 30 % Normalinsulin (und 70 % NPH-Insulin)
- Insuman® Comb 25 mit 25 % Normalinsulin (und 75 % NPH-Insulin)
- Humalog Mix® 25 mit 25 % Insulin-Lispro (und 75 % NPH-Insulin)
- NovoMix® 30 mit 30 % Insulin-Aspart (und 70 % NPH-Insulin)

Merke:
1. Intermediär- und Langzeitinsuline werden auch Verzögerungsinsulin genannt. Sie dürfen nicht i.v. gegeben werden!
2. Alle NPH-Insuline müssen mindestens 20-mal geschwenkt werden, um eine gleichmäßige Durchmischung zu erhalten. Nur ca. 10 % der Patienten schwenken jedoch ausreichend mit der Folge einer stark schwankenden Insulindosis (ca. 10 - 200 %)
3. Insulinanaloga sind klare Kunstinsuline, die keiner Durchmischung bedürfen. Klinisch relevante Vor- /Nachteile gegenüber den NPH-Humaninsulinen sind in Endpunktstudien noch nicht belegt.

NW/KI einer Insulintherapie:

1. Hypoglykämie
Urs: Überdosierung (selten in suizidaler Absicht), fehlende oder zu geringe Nahrungszufuhr, vermehrte körperliche Aktivität, Gewichtsreduktion, Interaktion mit Pharmaka (z.B. Betablocker) und Alkohol (lebensbedrohliche Hypoglykämien in Ausnüchterungszellen!); Niereninsuffizienz (Dosisanpassung!)
2. Lipodystrophie/-hypertrophie des Fettgewebes an den Injektionsstellen
Pro: Systematischer Wechsel der Injektionsstellen (ganzer Bauchbereich und Oberschenkel seitlich - nicht am Oberarm)
3. Insulinresistenz:
Mehrbedarf an Insulin infolge Störung der Interaktion zwischen Insulin und seinem Rezeptor an der Zell-

oberfläche u./o. der Glukoseverwertung in der Zelle → Urs.:
- Übergewicht (am häufigsten)
- Hypertriglyzeridämie
- Infektionen, Fieber (häufig)
- Vermehrung kontrainsulinärer Hormone (siehe oben)
- Stress / Trauma
- Ketoazidose (Prä-/Coma diabeticum)
- Ak gegen Insulin (extrem selten)

Anm.: Um eine Pseudoresistenz handelt es sich bei der Überinsulinierung (durch zu hohe Insulindosen: Hypoglykämien und danach reaktive Hyperglykämien): Hier hilft nur stufenweise Reduktion (!) der Insulindosis (siehe unten: Somogyi-Effekt).

A) Konventionelle Insulintherapie (CT)

Mit Intermediärinsulin oder Insulinmischungen aus Intermediärinsulin + Normalinsulin: Eine befriedigende Einstellung ist nur durch mindestens 2 Injektionen/d zu erreichen. Dabei injiziert man 2/3 bis 3/4 der Tagesdosis vor dem Frühstück, den Rest vor dem Abendessen (Spritz-Essabstand = SEA 30 Min. bei Normalinsulin - bei Insulinanaloga kein SEA). Eine bessere Einstellung ist möglich durch 3 Injektionen: Morgens: Mischinsulin - mittags: Normalinsulin - abends: Mischinsulin

Nachteil: Eine starr vorgegebene Dosis eines Verzögerungsinsulins ohne Beimischung von Normalinsulin reicht nicht aus, den Blutzuckeranstieg nach Nahrungsaufnahme abzufangen. Andererseits ist der Insulinspiegel zwischen den Mahlzeiten unphysiologisch hoch, sodass Zwischenmahlzeiten erforderlich sind, um hypoglykämische Reaktionen zu vermeiden: Der Patient muss sich folglich an ein starres Mahlzeitenregime halten: Isst der Patient zu wenig, ist seine Insulindosis zu hoch und umgekehrt.

Merke: Konventionelle Insulintherapie = Der Patient muss essen, weil er Insulin gespritzt hat!

Beachte: Morgendliche Hyperglykämie kann 3 Ursachen haben:
1. Eine einmalige morgendliche Gabe eines Verzögerungsinsulins hat eine zu kurze Wirkungsdauer, sodass nachts und bes. morgens der Blutzucker ansteigt.
   Th.: Eine 2. Insulingabe am Abend (Morgen-/Abendrelation: 2 - 3 zu 1).
2. Somogyi-Effekt: Der Patient bekommt eine zu hohe abendliche Insulindosis: Dadurch kommt es zu nächtlicher Hypoglykämie (nächtliche Blutzuckerbestimmung gegen 3 - 4 h) und zu reaktiver morgendlicher Hyperglykämie.
   Patienten, die zu nächtlichen Hypoglykämien neigen, sollten nicht mit einem Blutzucker < 120 mg/dl schlafen gehen. Denn bis 3 Uhr nachts fällt er um 30 - 40 mg/dl und erholt sich erst danach wieder spontan bis zum frühen Morgen. Liegen Patienten um 23 h unter diesem Wert, sollten sie ein oder zwei KE essen. Eine nächtliche Messung um 3 h ist nur erforderlich in der Einstellungsphase oder wenn eine Hypoglykämie erwartet wird, zum Beispiel, wenn die Patienten sehr viel Sport getrieben haben oder nach Alkoholkonsum.
   Th.: Verringerung der abendlichen Insulindosis!
3. Dawn-Phänomen: Trotz konstanter Insulinzufuhr kommt es bei einigen Patienten am frühen Morgen (nach 6 h) zu einem Blutzuckeranstieg. Ursache ist ein erhöhter Insulinbedarf in der 2. Nachthälfte, bedingt durch vermehrte nächtliche Wachstumshormon(GH)-Sekretion (bes. Typ 1-DM).
   Di./Th.: BZ-Kontrollen in der Nacht (z.B. 22 / 2 / 4 h) und Anpassung der abendlichen Insulindosis (Intermediär- oder Langzeitinsulin) oder Einsatz einer Insulinpumpe → Einstellung einer erhöhten Basalrate in den frühen Morgenstunden.

Ergänzungen:
- Neueinstellung eines schlecht eingestellten DM:
  Niemals Diät und Insulin gleichzeitig ändern, sonst verliert man die Übersicht. Man belässt den Patienten für 2 Tage auf seinem alten Schema, macht engmaschige Blutzuckertagesprofile und ändert danach die Insulintherapie.
- Bei schwieriger Einstellung mit Gefahr der Hypoglykämie (über die der Patient belehrt werden muss → ***Cave:*** Autofahren!) sollte Traubenzucker griffbereit sein. Angehörige sollen für den Fall eines hypoglykämischen Schocks mit der Notfallbehandlung vertraut sein (1 mg Glukagon i.m. oder s.c.).
- Bei länger dauernder außergewöhnlicher Muskelarbeit (z.B. Sport am Wochenende) sinkt der Insulinbedarf, oft über die Zeit der Muskelanstrengung hinaus (Muskelauffülleffekt), sodass an dem entsprechenden (und evtl. auch nachfolgenden) Tag nur eine reduzierte Insulindosis (z.B. 50 %) gespritzt werden sollte.

B) Intensivierte Insulintherapie

Basis-/Boluskonzept:

Die Aufgliederung des Insulinspiegels beim Gesunden in eine Basalrate und zusätzliche mahlzeitenabhängige (prandiale) Insulinspitzen kann beim insulinbedürftigen Diabetiker auf 2 Arten nachgeahmt werden:

a) Intensivierte konventionelle Insulintherapie (ICT):

Der basale Insulinbedarf wird durch mindestens zweimalige Injektion eines Verzögerungsinsulins (evtl. einmalige Gabe eines [analogen] Langzeitinsulins) abgedeckt. Bei regelmäßigem Tagesablauf genügt manchmal auch eine einzige abendliche Gabe eines Verzögerungsinsulins → damit ist der Patient jedoch zwingend auf die morgendliche Nahrungsaufnahme und Insulingabe angewiesen!

Die abendliche Injektion richtet sich nach dem Tagesablauf des Patienten und dem nächtlichen Blutzuckerverlauf. Sie erfolgt bei Gabe von NPH-Insulin in der Regel zwischen 22 - 24 Uhr.

Etwa 40 - 50 % der gesamten Insulintagesdosis entfallen auf die basale Insulinversorgung. Die restlichen 50 - 60 % der Tagesdosis verteilen sich auf die mahlzeitenbezogenen (prandiale) Bolusgaben von Normalinsulin oder kurz wirkenden Insulinanaloga. Die Höhe der einzelnen Dosen richtet sich nach der Größe der Mahlzeit (= Menge der Kohlenhydrate in KE), dem präprandial gemessenen Blutzuckerwert, der Tageszeit und der geplanten körperlichen Belastung. Ein Spritz-Ess-Abstand ist dabei nicht zwingend erforderlich, ca. 15 Min. sind aber wünschenswert.

Es besteht eine zirkadiane Insulinempfindlichkeit, daher ist der Insulinbedarf pro Kohlenhydrateinheit (KE) zu verschiedenen Zeiten unterschiedlich (Verhältnis i.d.R. 3 : 1 : 2).

Insulinbedarf pro KE: morgens ca. 2 IE, mittags 1,0 IE, abends 1,5 IE (wenn keine Resistenz vorliegt)

Die Anpassung der Dosis des Normalinsulins bei vom Zielblutzucker (90 - 120 mg/dl) abweichenden Werten geht von der Erfahrung aus, dass 1 IE Normalinsulin den Blutzucker um ca. 50 - 60 mg/dl senkt (bei Blutzuckerwerten ≤ 300 mg/dl). Bei BZ-Werten > 300 mg/dl senkt 1 IE Normalinsulin den BZ um ca. 30 mg/dl. D.h. je höher der Blutzucker, umso schlechter die Insulinwirkung (→ glukotoxischer Effekt).

Beispiele für Injektionsschemata der ICT (N = Normalinsulin, V = Verzögerungsinsulin)

Frühstück	Mittagessen	Abendessen	zur Nacht (23 h)
N	N	N	V
N + V	N	N	V
N + V		N	V
N	N + V	N	V

Bei Patienten mit (noch) ausreichender basaler Insulinsekretion kann ein Versuch mit einer supplementären Insulintherapie gemacht werden (Bolus eines schnell wirkenden Insulins zu den Hauptmahlzeiten ohne Basalinsulin).

b) Insulinpumpentherapie:

Hierbei wird ausschließlich Normalinsulin oder schnell wirksames Analoginsulin verwendet. Mittels externer Pumpe erfolgt eine kontinuierliche subkutane Insulininfusion (CSII). Die Basalrate ist bei modernen Geräten für jede Stunde getrennt programmierbar, und es sind verschiedene Tagesprogramme möglich (Wochenende, Wechselschicht, etc.), sodass z.B. einem Dawn-Phänomen und wechselnden Belastungen optimal gegengesteuert werden kann. Der Patient ruft zusätzlich zu den Mahlzeiten - abhängig vom präprandialen Blutzuckermesswert und der gewünschten Nahrungsmenge - Bolusinsulingaben über das Insulindosiergerät ab. Hierbei handelt es sich um Insulinpumpen ohne automatischen Glukosesensor (die Blutzuckerbestimmung erfolgt manuell durch den Patienten) = "open-loop-system". Moderne Insulinpumpen können zur kontinuierlichen Glukosemessung (CGM) mit einem Glukosesensor verbunden werden, der den Gewebezucker alle 5 Min. anzeigt, Alarm bei hohen und niedrigen Werten gibt und die Pumpe bei Hypoglykämie automatisch abschaltet. Computergesteuerte Insulinpumpen („Closed loop-System") sind in klinischer Erprobung. Unter einer Insulinpumpentherapie ist der Insulinbedarf oft um 30 - 50 % niedriger!

Ko.: 1. Lokale Infektionen
2. Entgleisung ins Koma bei blockiertem Insulinfluss oder Ablegen der Pumpe
3. Hypoglykämiegefahr bei ungenügender Blutzuckerselbstkontrolle

Ind.: - Kleinkinder
- Schwangerschaft (insbesondere bei Typ 1-DM)
- Ausgeprägtes Dawn-Phänomen, schwere rezidivierende Hypoglykämien
- Drohende Spätkomplikationen des DM u.a.

Voraussetzungen für eine intensivierte Insulintherapie:
- Kooperative Patienten mit der Fähigkeit, selbstverantwortlich therapeutisch zu entscheiden
- Intensive Diabetesschulung
- Tägliche Stoffwechselselbstkontrollen (mindestens 4 - meist mehr - Blutzuckerselbstkontrollen)
- Selbstbestimmung von Ketonen bei BZ > 250 mg/dl und Ketoseazidosemanagement
- Betreuung der Patienten durch diabeteserfahrene Ärzte

Vorteile der Behandlung:
- Optimale Stoffwechselführung
- Individuelle zeitliche Gestaltung der Nahrungsaufnahme (der Patient spritzt Insulin, wenn er essen möchte) und der körperlichen Belastung (rasche Anpassung der Insulindosis möglich).

Die Ergebnisse des Diabetes Control und Complication Trial (DCCT) und andere bei Typ 1-Diabetikern zeigen, dass durch intensivierte Insulintherapie mit Optimierung der Stoffwechseleinstellung die Rate diabetischer Spätschäden (Retinopathie, Nephropathie, Neuropathie) um 50 % vermindert wird und ein Fortschreiten bereits vorhandener Schäden verhindert werden kann. Dabei muss allerdings ein um den Faktor 3 erhöhtes Risiko an Hypoglykämien in Kauf genommen werden.

Beachte: Der Effekt aller Diabetestherapien und das Auftreten von Folgeerkrankungen kann bei entsprechender Patientencompliance und Schulungsgüte durch validierte, konsequent durchgeführte und zielgerichtete Schulungen verbessert werden! Gleichzeitig werden durch Schulungen die Nebenwirkungen der Therapien und deren Komplikationen reduziert.

Behandlungsziele:

Prophylaxe diabetischer Spätkomplikationen durch Anstreben einer nahezu normoglykämischen Stoffwechsellage:

1. • BZ nüchtern und präprandial 80 - 110 mg/dl (4,4 - 6,1 mmol/l)
   BZ postprandial ≤ 140 mg/dl (≤ 7,8 mmol/l)
   BZ-Selbstkontrollen durch den geschulten Patienten
   • Urin glukosefrei
   • Azeton negativ
   • Albuminurie < 20 mg/l
2. Vermeidung hypoglykämischer Reaktionen!
3. Normalisierung von Körpergewicht und Blutfetten → Zielwerte:
   LDL-Cholesterin < 100 mg/dl (< 2,6 mmol/l); bei DM + KHK < 70 mg/dl (1,8 mmol/l). Um diese Werte zu erreichen, werden Statine eingesetzt!
   HDL-Cholesterin > 45 mg/dl (> 1,1 mmol/l)
   Triglyzeride < 150 mg/dl (< 1,7 mmol/l)
4. Normalisierung des Glykierungs-Langzeitparameters HbA_{1c} (Kontrolle alle 3 Monate)
   Behandlungsziel:
   • Typ 1-Diabetiker: Normnahe BZ-Einstellung mit Normalisierung des HbA_{1c} < 6,5 % zur Prophylaxe diabetischer Spätkomplikationen, wenn dieses Ziel hypoglykämiearm erreicht werden kann.
   • Typ 2-Diabetiker: Zielbereich des HbA_{1c} < 7 bis 6,5 % (Anmerkungen: Siehe Kap. Hypoglykämie). In späteren Stadien individuelle HbA_{1c}-Zielvereinbarung. HBA_{1c}-Werte < 6,5 % zeigen keinen Benefit, jedoch erhöhte Hypoglykämiegefährdung sowie Steigerung des Risikos für kardiovaskuläre Komplikationen. Zudem Erhöhung der Demenzgefährdung.

   Interpretation von Blutglukose und HbA_{1c}:
   ▪ Normale Blutglukose, hohes HbA_{1c}:
     - Vortäuschung einer guten Stoffwechsellage durch Diätdisziplin nur vor der ambulanten Kontrolle
     - Bei instabiler Stoffwechsellage deuten hohe HbA_{1c}-Werte trotz normaler Blutglukose auf Stoffwechseldekompensation in den vergangenen Wochen hin.
   ▪ Erhöhte Blutglukose, befriedigende HbA_{1c}-Werte: Nur vorübergehender Blutglukoseanstieg (z.B. stressbedingt hohe Glukose beim Arztbesuch) bei sonst befriedigender Einstellung
   ▪ Normale Blutglukose und HbA_{1c}-Werte: Gute Stoffwechsellage in den letzten 4 - 8 Wochen
   ▪ Erhöhte Blutglukose und HbA_{1c}-Werte: Schlechte Stoffwechsellage in den letzten 4 - 8 Wochen
5. Ausschalten evtl. weiterer Risikofaktoren einer vorzeitigen Arteriosklerose:
   • Rauchverzicht (→ mit keiner anderen Maßnahme wird die Prognose derart günstig beeinflusst!)
   • Blutdrucknormalisierung bei Hypertonie: Zielblutdruck bei diabetischer chronischer Nierenerkrankung (KDIGO 2012):
     - Patienten ohne Albuminurie: ≤ 140/90 mmHg
     - Patienten mit Albuminurie: ≤ 130/80 mmHg

   Merke: Die Albuminurie ist der wichtigste Risikofaktor für das kardiovaskuläre Risiko und die Progression der chronischen Nierenerkrankung.
   Pro 10 mmHg-Senkung des systolischen RR vermindern sich diabetische Komplikationen um 12 % (UKPD-Studie). Diuretika und Betablocker können die diabetische Stoffwechsellage verschlechtern; daher sollte eine Kombination von beiden vermieden werden (sofern möglich).
6. Regelmäßige Untersuchungen zur Erfassung evtl. Spätkomplikationen (Protokollieren im Gesundheitspass):
   • Kontrolle auf (Mikro-)Albuminurie, Harnstoff, Kreatinin i.S. und Kreatininclearance (siehe Kap. Niere)
   • Klinische Untersuchung der nackten Füße durch den Arzt
   • Patientenschulung zur Prophylaxe von Fußkomplikationen (Selbstinspektion der Füße, fachgerechte Fußpflege und Schuhe, Schutz vor Verletzungen u.a.)
   • Pulsstatus, neurologischer Status
   • Augenärztliche Untersuchungen mit Ophthalmoskopie in Mydriasis, evtl. Fluoreszenzangiografie
   • Zahnärztliche Kontrollen und Therapie einer Parodontitis
7. Frühzeitige Prävention und Therapie von Komplikationen:
   Basis: Optimale Blutzuckereinstellung und Behandlung/Beseitigung anderer Gefäßrisikofaktoren

- Diabetisches Fußsyndrom (DFS)
  Voraussetzung: Interdisziplinäre Zusammenarbeit in spezialisierten Diabetes-Fuß-Zentren: Differenzierung zwischen neuropathischem Fuß (neurologische Diagnostik) und/oder PAVK (angiologische Diagnostik)
  Therapiepunkte:
  Fußpflege (Patientenschulung!) - innere und äußere Druckentlastung - Diabetes-Entlastungsschuhe - Vermeidung von Traumen und Infektionen - Wundsäuberung/Débridement nekrotischer Beläge + Infektbehandlung - Revaskularisationstherapie bei AVK. Die Anlage von Bypässen auf Unterschenkel- und Fußarterien sowie interventionelle Maßnahmen bei Patienten mit DFS verhindern in der Mehrzahl der Fälle die Amputation des gefährdeten Beines. Evtl. ergänzend hyperbare Oxygenation (HBO).
  Häufigkeit von Bakterien in chronischen Wunden beim DFS: Staph. aureus (50 %) allein oder kombiniert mit Enterobacter (40 %), Streptokokken (30 %), Staph. epidermidis (25 %) u.a. Nach Abnahme von Material für Kultur ungezielte Initialtherapie und evtl. Korrektur nach Antibiogramm.

  Merke: Ungeeignetes Schuhwerk und/oder Fehlstellung sind die häufigsten Ursachen für Druckstellen/Ulzerationen/Nekrosen. Keine Amputation vor angiologischem + diabetologischem Konsil = Mehraugenkontrolle! Durch Revaskularisationstherapie in gefäßchirurgischen Zentren lässt sich die hohe Zahl von Majoramputationen (= Amputation oberhalb des Sprunggelenkes) vermindern!

  Prg: Ohne gute Prävention und Therapie hohes Amputationsrisiko. Nach Amputation versterben 50 % der Patienten innerhalb von 3 Jahren (an den Folgeschäden des DM).
- Diabetische Retinopathie - Jährliche augenärztliche Untersuchung in Mydriasis!

Nicht proliferative Retinopathie		**Proliferative Retinopathie**	
Mikroaneurysmen Intraretinale Blutungen	IRMA Perlschnurvenen	Gefäßproliferationen	Präretinale Blutungen Netzhautablösung
↑	↑	↑	↑
Panretinale Laserkoagulation			Glaskörperchirurgie (Vitrektomie)

  Merke: Eine intensivierte Insulintherapie bei Typ 1-Diabetikern kann das Risiko einer diabetischen Retinopathie um ca. 75 % senken (DCCT-Studie). Der HbA_{1c} sollte nicht zu schnell gesenkt werden, da sonst Gefahr der Glaskörperblutung (ca. 1 % pro Quartal).

- Diabetisches Makulaödem (kann in jedem Stadium der diabetischen Retinopathie auftreten): Fokale Laserkoagulation, intravitreale Injektion von Glukokortikosteroiden oder VEGF-Antagonisten (Ranibizumab, Aflibercept); Bevacizumab fällt unter "off label use". Die intravitreale Anwendung von Glukokortikosteroiden führt rel. oft zu Glaukom und Katarakt.
- Diabetische Polyneuropathie PNP:
  - Als einziger kausaler Faktor der Prävention und Therapie gilt eine normnahe BZ-Einstellung! Anzustreben ist ein HbA_{1c} < 6,5 - 7 %. Zu schnelle HbA1c-Senkung kann PNP auslösen/verstärken!
  - Pharmakologisch werden zur Symptomlinderung unterschiedliche Substanzen empfohlen: Antidepressiva (z. B. Amitriptylin oder Duloxetin), Antikonvulsiva (z.B. Carbamazepin, Pregabalin), Antioxidanzien (z.B. α-Liponsäure) und Analgetika aller Stufen der WHO.
- ADN mit Gastroparese: Metoclopramid wirkt nach wenigen Wochen oft nicht mehr, zudem ist es in den Dosierungen, die Diabetiker mit ADN benötigen in Deutschland nicht mehr verkehrsfähig. Dann kann eine sog. Erythromycin-Kur (Motilin-analoger-Effekt) durchgeführt werden, die aber oft auch nur kurzfristige Besserung verschafft (***Cave:*** QT-Verlängerung, insbesondere wenn gleichzeitig PN). Auf postprandiale Hypoglykämien bei der Insulintherapie achten → evtl. Spritz-Ess-Abstand anpassen und ggf. erst nach der Nahrungsaufnahme spritzen! Bei therapierefraktärer Gastroparese evtl. Implantation eines Magen-Schrittmachers.
- Diabetische Nephropathie (DN): Jährliches Screening auf Mikro- bzw. Makroalbuminurie und Bestimmung der eGFR!
  - Gute Diabeteseinstellung (siehe oben)
  - Blutdruck langfristig auf normale Werte einstellen! (RR-Zielwert 130 - 139/80 - 85 mmHg) siehe oben), bevorzugt mit ACE-Hemmern oder AT_1-Blockern, die renoprotektiv wirken.
  - Meidung nephrotoxischer Substanzen (NSAR, Mischanalgetika, Rauchen u.a.)
  - Bei persistierender Proteinurie: Proteinrestriktion (0,8 g/kg KG/d - solange keine Katabolie), bevorzugt Fisch und pflanzliches Eiweiß, kochsalzarme Ernährung (NaCl Zufuhr auf 6 g/d begrenzen).
  - Optimale Behandlung einer Niereninsuffizienz (siehe dort). Metformin kann bis zu einer eGFR von 30 ml/Min unter Beachtung von N W + KI (siehe oben) eingesetzt werden. Instruktion des Patienten über eine temporäre Unterbrechung der Metformin-Therapie bei drohender Dehydration sowie vor Kontrastmittelanwendung. Erhöhtes Risiko einer AKI (acute kidney injury) bei gleichzeitiger Therapie mit NSAR sowie RAAS-Inhibitoren. - Das Risiko einer Metformin-induzierten Laktatazidose wurde früher überschätzt.
  Im St. 5 der DN Einsatz von Dialyseverfahren und Prüfung der Indikation zur Nierentransplantation.

Anm.: Eine simultante Niere-/Pankreastransplantation wird nur bei Typ1-DM durchgeführt (nicht bei Typ 2-DM).

▶ Erektile Dysfunktion:
- Urologische Anamnese + Diagnostik (Ausschluss eines Testosteronmangels und einer Hyperprolaktinämie; Medikamentenanamnese; SKAT-Test, arterielle + venöse Gefäßdiagnostik)
- Therapieoptionen:
  - Phosphodiesterase-5-Inhibitoren (PDE-5-Hemmer): Sildenafil (Generika), Vardenafil (Levitra®), Tadalafil (Cialis®), Avanafil (Spedra®)
    NW: z.B. Kopfschmerzen, Gesichtsrötung, Blutdruckabfall, insbes. bei Kombination mit Nitraten, Molsidomin oder Alphablockern; selten Sehstörungen bis Erblindung u.a.
    KI: KHK, Zustand nach Herzinfarkt oder Schlaganfall; gleichzeitige Therapie mit Nitraten oder Molsidomin; arterielle Hypotonie, Herzinsuffizienz u.a.
  - Prostaglandin E1 = Alprostadil wird nur bei Versagen der PDE-5-Hemmer eingesetzt (SKAT, MUSE)
  - Vakuumpumpe bei zu raschem venösen Abstrom

▶ **Diabetesbehandlung in der Schwangerschaft (inkl. Gestationsdiabetes):**
- Intensive Kooperation zwischen Internisten und Gynäkologen
- Ausführliche Schulung der Patientinnen
- Wenn Behandlung mit Diät alleine nicht möglich, intensivierte konventionelle Insulintherapie oder Insulinpumpe. Orale Antidiabetika kontraindiziert. Bei bekanntem Diabetes Optimierung der Stoffwechseleinstellung bereits vor Konzeption (HbA_{1c} < 6,5%).

Behandlungsziele: BZ nüchtern/präprandial 65 - 95 mg/dl, 1 h postprandial < 140 mg/dl, 2 h postprandial < 120 mg/dl, vor dem Schlafen 90 - 120 mg/dl, nachts zwischen 2 - 4 Uhr > 60 mg/dl, mittlerer Blutzucker 85 - 105 mg/dl, normaler HbA_{1c}. Wenn fetaler Abdomenumfang > 75 Perzentile beträgt, sind die Behandlungsziele laut Leitlinie noch strenger. Bei optimaler Einstellung ist die Kindersterblichkeit mit der bei Nichtdiabetikern vergleichbar (< 1 %).
Postpartal bildet sich ein Gestationsdiabetes i.d.R. zurück, es besteht aber ein hohes Risiko für eine spätere Diabetesmanifestation.

Beachte eine Veränderung der Insulinempfindlichkeit in der Schwangerschaft:
1. Zunehmende Insulinempfindlichkeit mit höherer Hypoglykämiegefahr in der 8. - 12. Schwangerschaftswoche
2. Abnehmende Insulinempfindlichkeit in der 2. Schwangerschaftshälfte → Dosis steigern.
3. Zurückkehrende Insulinempfindlichkeit sofort nach der Entbindung → Dosis reduzieren.
4. Stillen senkt den Insulinbedarf um ca. 5 IE.

▶ **Diabetes und operative Eingriffe:**
- Konstellation: Insulinpatient:
  Präoperative Minimalforderung: Kreislauf stabil, Wasser- und Elektrolythaushalt ausgeglichen, Isohydrie, Blutzucker < 200 mg/dl.
  Perioperative getrennte Infusion von Glukose 5 % plus erforderliche Elektrolyte (100 - 200 ml/h) + Normalinsulin i.v. über Perfusor. Insulinzufuhr in Abhängigkeit von der Höhe der Blutglukose steuern (stündliche Kontrollen). Serumkalium alle 4 h kontrollieren.
  Alternative: Bedarfsgerechte Insulinzufuhr durch Einsatz von Insulinpumpen.

Aktueller Blutzucker (mg/dl)	Insulindosierung (IE/h)
120 - 180	1,0 wenn präoperativer Tagesbedarf < 40 IE 1,5 wenn präoperativer Tagesbedarf 40 - 80 IE 2,0 wenn präoperativer Tagesbedarf > 80 IE
> 180	jeweils 0,5 IE mehr
< 120	jeweils 0,5 IE weniger
≤ 100	Insulinzufuhr vermindern oder stoppen, Glukosezufuhr erhöhen, Blutzuckerkontrollen alle 15 - 30 Min.

Bei folgenden Eingriffen muss postoperativ mit einem Abfall des Insulinbedarfs mit der Gefahr von Hypoglykämien gerechnet werden:
- Amputation einer Extremität wegen Gangrän
- Exstirpation eines infizierten Organs (z.B. Gallenblase)
- Drainage eines Abszesses oder einer Phlegmone
- Hypophysektomie, Adrenalektomie, Phäochromozytomoperation
- Entbindung per Sectio

- Konstellation: Typ 2-DM/Patient mit oralen Antidiabetika eingestellt:
  Metformin 48 h vor Operation absetzen, keine Sulfonylharnstoffe am Operationstag!
  Kleine und mittlere Op.: Infusion mit 5 % Glukose (Zugabe erforderlicher Elektrolyte), Blutzucker stündlich kontrollieren. BZ < 200 mg/dl → Op. / BZ > 200 mg/dl → Insulinzufuhr (siehe oben)

Wiederaufnahme der Therapie mit oralen Antidiabetika 1 - 2 Tage postoperativ in Abhängigkeit von Mahlzeiten und BZ-Kontrollen
Große Op.: Umstellung auf Insulin präoperativ

Merke: Blutzuckernormalisierung durch Insulintherapie kann bei chirurgischen Intensivpatienten die Mortalität um 30 % und septische Komplikationen um fast 50 % senken!

► **Pankreastransplantation:**
Ind: Diabetische Sekundärkomplikationen (z.B. Nephropathie, Retinopathie und Neuropathie) oder lebensbedrohliche unbewusste Hypoglykämien. Keine Altersbegrenzung. Bei sehr hohem operativem Risiko Inselzelltranstransplantation (kurze Funktionsraten). Eine Nieren-Lebendspende sollte vor Eintreten der Dialysepflichtigkeit erwogen werden.
Verfahren: Simultane Pankreas-/Nierentransplantation (SPK), alleinige Pankreastransplantation (PTA) oder Pankreastransplantation nach erfolgter Nierentransplantation (PAK)
Das Pankreas wird heterotop transplantiert und entweder systemisch (Vena cava) oder portalvenös sowie exokrin enteral oder zystisch drainiert.
Immunsuppression nach verschiedenen Protokollen
Ep.: Deutschland (2014): ca. 120 Pankreastransplantationen, meist als SPK
Prg: 10-J-Überleben von pankreas- und nierentransplantierten Diabetikern ist um 60 % höher als bei alleiniger Nierentransplantation. Lebenserwartung des diabetischen Dialysepatienten steigt von 8 J. auf 23 J. nach erfolgreicher Transplantation. SPK ist die kosteneffektivste Therapieoption.
Voraussetzungen:
1. Typ 1-DM mit Nachweis von Ak gegen GAD und/oder ICA und/oder IA-2 oder negatives C-Peptid
2. Ausschluss schwerwiegender Herz-Kreislauf-Erkrankungen, Malignomen und akuter Infektionen
3. Blutgruppenkompatibilität und negatives Cross-match (mixed lymphocyte culture = MLC)
Ko.: Blutung, Thrombose, Transplantationspankreatitis, Abstoßung, Infektion, Abszess
Abstoßungsrate beträgt in Abhängigkeit des Verfahrens und des immunsuppressiven Protokolls 5 - 20 %. 90-Tage-Letalität bis 3,5 %,

► **Therapieformen/Diagnostik in klinischer Erprobung:**
- Entwicklung eines künstlichen endokrinen Pankreas = "Closed-Loop-System", bestehend aus kontinuierlich arbeitendem Glukosesensor, Mikrocomputer und Insulinpumpe (z.B. Ulmer "Zuckeruhr"). Dabei erfolgt eine glukosekontrollierte (feed back-regulierte) Insulinzufuhr.
- Kontaktlinse, die die Glukosekonzentration in der Tränenflüssigkeit misst und anzeigt
- Gentherapie des Typ 1-DM (Umprogrammieren von Leberzellen zur Insulinproduktion)

Prg: Während die (akute) Komaletalität beim DM von > 60 % (um 1900) auf etwa 1 % abgesunken ist (Insulin, orale Antidiabetika), wird heute das Schicksal des Diabetikers durch das Ausmaß der (chronischen) Gefäßschäden bestimmt: Gefäßbedingte Todesursachen beim DM betragen heute fast 80 %! Deshalb sollten die Begleiterkrankungen und Risikofaktoren optimal therapiert werden. Bei frühzeitiger optimaler Therapie des DM inklusive Gewichtsnormalisierung, Fettstoffwechselstörung und Hypertonie ist die Prognose günstig; bei unbefriedigender Diabetesführung sind Lebenserwartung und -qualität reduziert.
Häufigste Todesursachen: Herzinfarkt (55 %) und/oder Nierenversagen (> 40 %). Früher erblindeten knapp 10 % der Typ 1-Diabetiker durch die Retinopathie!
Bei schlechter Stoffwechselführung drohen außerdem Spätkomplikationen durch autonome diabetische Neuropathie und diabetisches Fußsyndrom.

Pro: Verschiedene Interventionsstudien zur Prophylaxe des Typ 1-DM:
- Primärprävention (Zielgruppe: Hohes genetisches Risiko, noch keine Ak): Durch Gabe von Vitamin D wurde in Finnland das Risiko für Typ 1-DM um 80 % gesenkt.
- Sekundärprävention → Zielgruppe: Ak+, aber noch kein manifester DM (bisher ohne Erfolg)
- Tertiärprävention bei Patienten mit neu manifestiertem Typ 1-DM zum Erhalt der β-Zell-Restfunktion

COMA DIABETICUM = HYPERGLYKÄMISCHES KOMA [E14.01]

Def: Das Coma diabeticum ist eine durch relativen oder absoluten Insulinmangel hervorgerufene schwere Stoffwechselentgleisung mit erheblicher Störung des Sensoriums, die unbehandelt zum Tode führt. Nur etwa 10 % der Patienten sind nach neurologischer Definition tatsächlich bewusstlos.

Auslösende Faktoren:

Absoluter oder relativer Insulinmangel

▶ Fehlende exogene Insulinzufuhr:
- Erstmanifestation eines bisher unerkannten DM
- Unterlassene Injektion; Unterbrechen der Insulinzufuhr bei Insulinpumpen
- Tabletten statt Insulin (bei Insulinbedürftigkeit)

▶ Ungenügende exogene Insulinzufuhr:
- Ungenügende Dosis verordnet
- Technische Fehler bei der Abmessung und Injektion

▶ Erhöhter Insulinbedarf:
- Infekt (Pneumonie, Harnwegsinfekt u.a.)
- Diätfehler
- Operation, Unfall, Gravidität
- Gastrointestinale Erkrankungen
- Herzinfarkt
- Hyperthyreose
- Therapie mit Saluretika, Kortikosteroiden

In 25 % d.F. handelt es sich um ein sog. Manifestationskoma, d.h. der DM wird im Zustand des Komas erstmals diagnostiziert. Infektionen stellen die häufigste auslösende Ursache dar (ca. 40 %)!

Pg.: Typisch für Typ 1-DM ist das ketoazidotische Koma, für Typ 2-DM das hyperosmolare Koma.

Merke: Das Fehlen einer diabetischen Ketoazidose (DKA) schließt ein Coma diabeticum nicht aus!

Pathogenese des ketoazidotischen Komas:

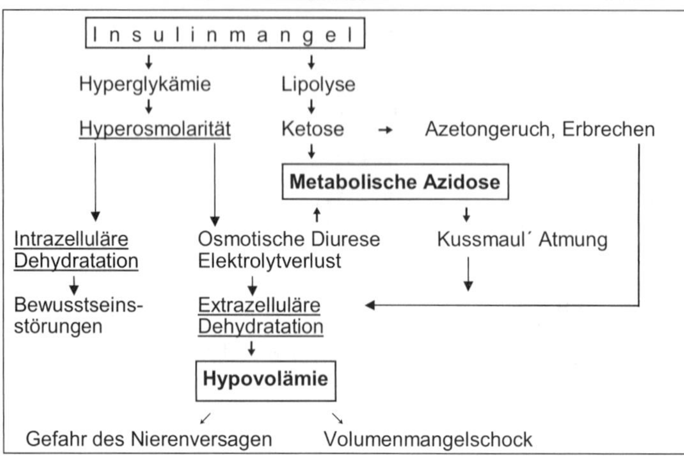

- Pathogenese des hyperosmolaren Komas:
  Ein relativer Insulinmangel führt zu verminderter peripherer Glukoseutilisation bei gleichzeitig vermehrter hepatischer Glukosefreisetzung. Geringe Mengen Insulin verhindern dabei die Ketose durch Hemmung der Lipolyse im Fettgewebe.

KL.: 3 Klinische Formen der diabetischen Dekompensation:
- Kardiovaskuläre Form (Volumenmangel, Schock)
- Renale Form (akutes Nierenversagen)
- Pseudoperitonitische Form: peritoneale Reizerscheinungen, Magen-Darm-Atonie, bes. Magenüberblähung (→ Ablaufsonde!)
  DD: Akutes Abdomen

Schweregrade der diabetischen Ketoazidose:

• Leicht	pH < 7,3	Bikarbonat	< 15 mmol/l
• Mittel	pH < 7,2	Bikarbonat	< 10 mmol/l
• Schwer	pH < 7,1	Bikarbonat	< 5 mmol/l

Beurteilung des Schweregrades einer Bewusstseinstrübung mit der Glasgow-Koma-Skala:

		Punkte
Öffnen der Augen	Spontan Auf Ansprache Auf Schmerzreiz Fehlt	4 3 2 1
Verbale Reaktion	Orientiert Verwirrt Einzelne Worte Laute Fehlt	5 4 3 2 1
Motorische Antwort	Folgt Aufforderungen Gezielte Schmerzreaktion Ungezielte Schmerzreaktion Beugesynergismen Strecksynergismen Fehlt	6 5 4 3 2 1
Maximale Punktzahl Minimale Punktzahl		15 3

	Hyperosmolares Koma (typisch für Typ 2-DM)	Ketoazidotisches Koma (typisch für Typ 1-DM)
Präkoma	– Appetitlosigkeit, Erbrechen – Durst, Polydipsie, Polyurie – Schwäche, Tachypnoe – Zeichen der Exsikkose mit Kollapsneigung (am stärksten beim hyperosmolaren Koma)	
	Schleichender Beginn!	Evtl. Pseudoperitonitis (Bauchschmerzen) Evtl. azidotische (große) Atmung
Koma	– Exsikkose und Schockentwicklung (Puls ↑, RR und ZVD ↓) – Oligo-Anurie, erlöschende Eigenreflexe – Ekg: Nach Beginn der Insulintherapie evtl. Hypokaliämiezeichen Labor: – Hyperglykämie – Glukosurie Na^+ i.S. normal oder leicht erniedrigt – K^+ i.S. unterschiedlich: Trotz Kaliumverlust können die Serum K^+-Werte infolge Azidose vor Beginn der Insulintherapie normal bis erhöht sein. – Hkt + Hb ↑, Leukozytose	
	Hyperglykämie > 600 mg/dl Hyperosmolalität > 300 mosmol/kg H_2O Kaum Azetonurie Anionenlücke normal	Hyperglykämie > 350 mg/dl Ketonurie: im Urinstix Aceton +++ Ketonämie: β-Hydroxybutyrat > 5 mmol/l Metabolische Azidose mit Standarbikarbonat 8 - 10 mmol/l Anionenlücke durch Ketonkörper erhöht

Serum-Osmolalität (in mosmol/kg H_2O) = 1,86 x Na^+ + Glukose + Harnstoff + 9
(Alles in mmol/l; bei Angabe in mg/dl → Glukose durch 18 teilen und Harnstoff durch 6 teilen.)
Anionenlücke (in mmol/l) = Na^+ - (Cl^- + HCO_3^-)
Referenzbereich: 3 - 11 mmol/l

DD: Ursachen einer Bewusstlosigkeit:

1. Toxisch:
   - Exogene Vergiftungen (bes. Alkohol, Heroin, Sedativa, Psychopharmaka)
   - Endogene Vergiftungen (Urämie, Coma hepaticum)
2. Kardiovaskulär:
   - Kollaps
   - Schock
   - Adams-Stokes-Anfall, Kreislaufstillstand
3. Endokrine Störungen:
   - Hypoglykämischer Schock, Coma diabeticum
   - Addison-Krise
   - Thyreotoxische Krise und myxödematöses Koma
   - Hypophysäres Koma

- Hyperkalzämische Krise
- Diabetes insipidus

4) Zerebrale Erkrankungen (Beachte: Oft mit reaktiver Hyperglykämie!)
Hypertonische Massenblutung, Enzephalomalazie, Subarachnoidalblutung, sub-/epidurales Hämatom, Schädel-Hirn-Trauma, Epilepsie, Meningitis, Enzephalitis, Sinusthrombose, generalisierter Krampfanfall u.a.
5) Psychisch: Hysterie
6) Anoxämisch: Erstickung, Hyperkapnie bei respiratorischer Globalinsuffizienz
7) Laktatazidotisches Koma
Urs: Schwere Hypoxie, nach Fruktoseinfusion bei Fruktoseintoleranz, sehr seltene NW einer Biguanidtherapie (Di.: Blutlaktat ↑)

DD	Coma diabeticum	Hypoglykämischer Schock [E15]
Entwicklung	Langsam, oft Tage	Plötzlich, Min.
Hunger		+ + +
Durst	+ + +	
Muskulatur	Hypoton **Nie Krämpfe!**	Hyperton, Tremor
Haut	Trocken!!!	Feucht
Atmung	Große Atmung,* Azetongeruch	Normal
Augenbulbi	Weich	Normal
	Fieber, Bauchschmerz	Delirante Vorstadien (Fehldiagnose: Alkoholiker!); Evtl. Bild eines zerebralen Insultes mit neurologischen Ausfällen; positiver Babinski, evtl. epileptischer Anfall

* Beim hyperosmolaren Koma normale Atmung, da keine Ketose (→ auch kein Ketongeruch!).

Die DD zwischen Coma diabeticum und Hypoglykämie ist mittels Blutzucker-Schnellteststreifen schnell gelöst.
Besteht bei dieser Differenzialdiagnose auch nur die leiseste Unsicherheit (Notfalldienst, Blutzuckerteststreifen nicht vorhanden), so darf auf keinen Fall probatorisch Insulin gegeben werden (denn das kann für den Patienten letal enden), wohl aber Glukose, da Glukose i.v. im Coma diabeticum die Situation nicht relevant verschlechtert!

Di.: Anamnese/Klinik - Labor (BZ ↑, bei diabetischer Ketoazidose (DKA) β-Hydroxybutyrat ↑)

Th.: Intensivstation

A) Allgemeinmaßnahmen:
1. Kontrolle von Atmung, Kreislauf, Wasser-/Elektrolythaushalt
2. Blasenkatheter zur Bilanzierung legen (+ Antibiotikaschutz)
3. Evtl. zentralvenöser Katheter zur Messung des ZVD
4. Evtl. Magensonde (wegen Magenatonie und Pylorospastik mit Brechreiz)
5. Engmaschige Laborkontrollen (Blutzucker stündlich, Kalium + Blutgase alle 2 h)
6. Dekubitus-, Pneumonie- und Thromboembolieprophylaxe (low dose-Heparin)

B) Spezifische Therapie:
1. Therapie der Dehydratation und Hyperosmolalität:
Beim unbehandelten Coma diabeticum findet sich infolge Exsikkose zwar eine Hypernatriämie, dennoch besteht ein renaler Natriumverlust. Bei normaler Harnproduktion und nur mäßiger Hypernatriämie (< 150 mmol/l) wird mit physiologischer 0,9 %iger NaCl- oder Ringer-Lösung rehydriert. Halbisotone Kochsalzlösung oder hypoosmolare Vollelektrolytlösung können indiziert sein bei ausgeprägter Hypernatriämie (> 150 mmol/l) oder ausgeprägter Hyperosmolalität (> 320 mosmol/kg H_2O).
Dosierung pro Zeiteinheit: In der 1. Stunde 1000 ml, danach in Abhängigkeit von Urinausscheidung und ZVD: 0 cm H_2O → 1.000 ml/h, 1 - 3 cm H_2O → 500 ml/h, 4 - 8 cm H_2O → 250 ml/h, 9 - 12 cm H_2O → 100 ml/h. In den ersten 24 h beträgt der durchschnittliche Flüssigkeitsbedarf 5 - 6 l. Nach der 8. Stunde reichen oft 250 ml/h.
Dosisanpassung in Abhängigkeit von Diurese und Klinik (bei Patienten mit Herzinsuffizienz zu rasche Infusion vermeiden → Gefahr des Lungenödems!).
2. Insulintherapie:
Im Schockzustand stets nur Normalinsulin intravenös! Plasmahalbwertzeit von Insulin ca. 5 Min.. Verschiedene Dosierschemata werden empfohlen. Bewährt hat sich bei den meisten Patienten die „low-dose"-Insulintherapie mit einem initialen Bolus von ca. 10 IE i.v., anschließend ca. 5 IE Normalinsulin/h i.v. über Dosierpumpe.

Besteht vor Insulintherapie eine Hypokaliämie (was selten der Fall ist), sollte diese zuerst ausgeglichen werden. Keine Insulintherapie ohne begleitende Volumenzufuhr (Punkt 1).
Der Blutzucker sollte nicht schneller als 50 mg/dl/Std. und in den ersten 24 h nicht < 250 mg/dl gesenkt werden (zu rasche BZ-Senkung kann zu Retinaschäden und Hirnödem führen).
Vorteil der „low-dose“-Insulintherapie: Weniger Hypokaliämien und Hypoglykämien im Verlaufe der Behandlung sowie geringere Gefahr des Hirnödems.
Anm.: Einige Patienten benötigen höhere Dosen: Fällt unter der anfänglichen Insulindosierung der Blutzucker innerhalb von 2 h nicht ab, müssen die Dosen verdoppelt werden (um eine Insulinresistenz zu durchbrechen, sind in seltenen Fällen erheblich höhere Insulinmengen notwendig). Ist der Blutzucker auf ca. 250 mg/dl abgesunken, reduziert man die Zufuhr von Normalinsulin auf 1 - 2 IE/h, evtl. bei gleichzeitiger Infusion von 5 %iger Glukoselösung. Nicht das Insulin abstellen, da sonst wieder Lipolyse mit Anstieg freier Fettsäuren!

3. Azidosekorrektur:
Unter der Insulinwirkung wird die Azidose durch Hemmung der Lipolyse wirksam bekämpft, daher bedarf eine leichte Azidose keiner Korrektur! Nur bei einem pH-Abfall < 7,1 vorsichtige Bikarbonatgabe, hierbei nur 25 % des errechneten Bedarfs geben, weil sonst eine gefährliche Hypokaliämie provoziert wird!

4. Elektrolytausgleich:
- Natriumsubstitution im Rahmen der Flüssigkeitssubstitution
- Kaliumsubstitution:
  Ind: Nach Beginn der Insulintherapie, sobald der Blutzucker sinkt
  KI: Anurie, Hyperkaliämie
  Dos: In Abhängigkeit von der Höhe des Serum-K^+ und vom pH. Bei pH > 7,1 gelten folgende Richtwerte:

Serum-K^+ (mmol/l)	K^+-Substitution (mmol/h)
< 3	20 - 25
3 - 4	15 - 20
> 4 - 5	10 - 15

  In dieser Phase Herzglykoside vermeiden (Gefahr der Digitalisintoleranz!). Bei ausgeprägter Hypokaliämie (< 3 mmol/l) evtl. Unterbrechung der Insulinzufuhr.
- Phosphatsubstitution:
  Ind: Evtl. bei Serum-Phosphat < 0,5 mmol/l
  KI: Niereninsuffizienz
  Dos: Ca. 50 mmol/24 h

Merke: Niedrig dosierte Insulintherapie und langsamer Ausgleich der Stoffwechselentgleisung senken die Komplikationsrate! Die beim Coma diabeticum ablaufenden Wasserverschiebungen im ZNS benötigen einige Zeit zur Normalisierung; deshalb ist es nicht ungewöhnlich, wenn der Patient trotz Normalisierung von Blutzucker, pH und Volumen-/Elektrolytausgleich nicht sofort erwacht und die Bewusstseinsstörung erst verzögert verschwindet.

Übergang von Komabehandlung zu oraler Nahrungsaufnahme:
Aufbau einer leichten Kost, wobei vor jeder Mahlzeit eine kleine Dosis Normalinsulin s.c. gegeben wird. Danach Neueinstellung des DM.

HYPOGLYKÄMIE [E16.2] und HYPOGLYKÄMISCHES KOMA [E15]

Syn: Hypoglykämischer Schock, Coma hypoglycaemicum

Definition der Hypoglykämie:
Ein Grenzwert ist schwer festlegbar und orientiert sich an Nicht-Diabetikern, wobei es eine Berechtigung sowohl einen BZ-Wert unter 50 (2,8 mmol/l) als unter 70 (3,9 mmol/l) als Grenzwert zu definieren:
Blutzucker < 50 (70) mg/dl ohne Symptome = asymptomatische Hypoglykämie
Blutzucker < 50 (70) mg/dl + Symptome = symptomatische Hypoglykämie - 2 Schweregrade:
1. Patient kann sich noch selbst helfen.
2. Patient hat so schwere Symptome, dass er Fremdhilfe braucht.

Whipple-Trias: BZ < 45 mg/dl (< 2,5 mmol/l) + hypoglykämische Symptome + Verschwinden dieser Symptome unter Glukosegabe

Ät.: A) Nüchternhypoglykämie:
- Insulinome, extrapankreatische Tumoren (z.B. Leberzellkarzinom)
- Sehr selten paraneoplastische Sekretion insulinähnlicher Peptide (z.B. IGF II)
- Schwere Lebererkrankungen (verminderte Glukoneogenese und Glukoseabgabe), Urämie (Substratmangel für Glukoneogenese)
- Insuffizienz von NNR oder HVL (Ausfall kontrainsulinärer Hormone)
- Sehr selten β-Zellhyperplasie in den ersten Lebensjahren (Nesidioblastose) durch Mutation des Sulfonylharnstoffrezeptors
- Glykogenosen
- Renale Hypoglykämie (renaler DM)
- Neugeborenenhypoglykämie bei diabetischer Mutter

B) Reaktive (postprandiale) Hypoglykämie:
- Anfangsstadium eines DM
- Magenentleerungsstörung infolge autonomer Neuropathie (diabetische Gastroparese)
- Dumping-Spätsyndrom nach Magenresektion
- Reaktives postprandiales bzw. adrenerges postprandiales Syndrom bei erhöhter vegetativer Sensitivität gegenüber einer adrenergen Gegenregulation
- Seltene erbliche Defekte (z.B. Leucin-Überempfindlichkeit, Fruktoseintoleranz)

C) Exogene Hypoglykämie:
- Überdosierung von Insulin oder Sulfonylharnstoffen (häufigste Ursache)
- Hypoglycaemia factitia: Artifiziell durch Insulininjektionen oder Einnahme von Sulfonylharnstoffen (psychotisch, suizidal, akzidentell oder kriminell)
  Kennzeichen: Hypoglykämien treten völlig regellos und unabhängig von den Mahlzeiten auf. Betroffene sind oft in Heilberufen tätig oder Angehörige von Diabetikern.
- Alkoholexzess mit Nahrungskarenz
- WW von Medikamenten mit Antidiabetika (z.B. Sulfonamide, nichtsteroidale Antirheumatika, Betablocker, ACE-Hemmer)

Ursachen einer Hypoglykämie bei DM:
1. Am häufigsten relative Überdosierung von Insulin oder Sulfonylharnstoffen, z.B. wenn die Patienten im Rahmen interkurrenter Erkrankungen die gewohnte Nahrungszufuhr unterlassen, die Antidiabetika aber in unveränderter Dosis weiter einnehmen! Bei der Neueinstellung mit Sulfonylharnstoffen kann sich nach ca. 3 Wochen die Stoffwechsellage bessern, sodass dann bei ausbleibender Dosisreduktion Hypoglykämien auftreten können. Unter intensivierter Insulintherapie mit optimalen BZ- und HbA_{1c}-Werten wird die Gratwanderung zur Hypoglykämie immer schmaler. Daher liegt der untere Zielwert des HbA_{1c} bei Typ 2-Diabetikern bis 6,5 %. Tiefere Werte erhöhen das Hypoglykämierisiko und haben keinen Benefit! Bei häufigen Hypoglykämien vermindert sich auch die Hypoglykämiewahrnehmung, sodass autonome Warnsymptome oft nicht mehr rechtzeitig wahrgenommen werden.
2. Interferenz mit blutzuckersenkenden Medikamenten
3. Absolute Überdosierung (akzidentell, suizidal, kriminell)
4. Starke körperliche Belastung
5. Alkoholgenuss (Alkohol hemmt die Glukoneogenese)
6. Kurz vorangegangene Hypoglykämie, da die Gegenreaktion auf Folgehypoglykämien mit jeder Hypoglykämie weiter abgeschwächt wird.

KL.:

Phasen	**Symptome und klinische Zeichen**
1. Autonome Symptome:	
a) Parasympathikotone Reaktionen	Heißhunger, Übelkeit, Erbrechen, Schwäche
b) Sympathikotone Reaktionen	Unruhe, Schwitzen, Tachykardie, Tremor, Mydriasis, Hypertonus, Atemfrequenzanstieg
2. Zentralnervöse = neuroglukopenische Symptome	Kopfschmerzen, endokrines Psychosyndrom (Verstimmung, Reizbarkeit, Konzentrationsschwäche, Verwirrtheit), Koordinationsstörungen, primitive Automatismen (Grimassieren, Greifen, Schmatzen), Konvulsionen, fokale Zeichen (Hemiplegien, Aphasien, Doppelbildersehen), Somnolenz, hypoglykämischer Schock = hypoglykämisches Koma, zentrale Atem- und Kreislaufstörungen

Bei schwerer autonomer Neuropathie können die Symptome unter 1 abgeschwächt sein oder fehlen! Glukose ist die einzige Energiequelle für den Hirnstoffwechsel → hohe Empfindlichkeit des Gehirns gegenüber Hypoglykämie.

DD: Coma diabeticum (DD-Tabelle: siehe dort), Psychosen, Epilepsie, Schlaganfall u.a.

Merke: Bei plötzlich auftretenden, ätiologisch unklaren neurologischen oder psychiatrischen Symptomen immer an Hypoglykämie denken und BZ bestimmen!

Di.: Bestimmung der Blutglukosekonzentration bei jedem Notfall! Hypoglykämische Symptome treten meist erst bei Werten < 50 mg/dl auf (bei „schlecht eingestellten" Diabetikern oft auch bei Werten weit darüber - dann aber keine neuroglukopenen Symptome).

Bei Spontanhypoglykämien von Nichtdiabetikern muss durch weitere Diagnostik die Ursache abgeklärt werden:
Bestimmung von Blutglukose, Seruminsulin und C-Peptid während einer Spontanhypoglykämie oder im 72 h-Hungerversuch (= Fastentest mit initialem oGTT) mit Bestimmung des Insulin-/Glukose-Quotienten während einer Hypoglykämie (siehe Kap. Insulinom).
Insulin und C-Peptid zeigen bei endogener Sekretion einen parallelen Anstieg; bei Hypoglykämie infolge exogener Insulinzufuhr (Hypoglycaemia factitia) ist das C-Peptid erniedrigt! Bei Einnahme von Sulfonylharnstoffen (z.B. bei Suizid) sind Insulin und C-Peptid erhöht. Nachweis von Glibenclamid i.S. oder Proinsulin i.S. (hoch bei Insulinom, normal bei Einnahme von Sulfonylharnstoffen) helfen hier weiter.
Späthypoglykämien kann man objektivieren im oGTT über 5 h.

Th.: A) Kausal: So weit möglich Beseitigung der auslösenden Ursache, evtl. Asservierung einer Blutprobe zur Diagnostik

B) Symptomatisch:
Leichte Hypoglykämie (Bewusstsein noch vorhanden): 20 - 40 g Glukose = Dextrose = Traubenzucker (evtl. auch Saccharose = Rohr- und Rübenzucker) oral. Oligosaccharid-Getränke (Obstsäfte, Cola) sind auch geeignet, sofern keine Therapie mit Acarbose (α-Glukosidasehemmer) erfolgt ist.
Schwere Hypoglykämie: 40 ml 40 %ige Glukose rasch i.v.; BZ-Kontrollen, anschließend 5 %ige Glukose per infusionem (bis Blutzucker ca. 200 mg/dl).
Glukagon:
Wenn kein venöser Zugang möglich, Patient aggressiv ist oder durch Laien erstversorgt wird: 1 mg Glukagon i.m. oder s.c. (z.B. Gluca Gen Hypokit®): Steigerung der endogenen Glukoseproduktion. Glukagon wirkt nicht bei Erschöpfung der Glykogenreserve i.R. repetitiver Hypoglykämien.
Nach dem Erwachen sofort Glukose oral oder i.v. weiter zuführen unter BZ-Kontrolle.

Therapie reaktiver Hypoglykämien bei vegetativer Labilität: Kohlenhydratarme, fett- und eiweißreiche Kost in Form vieler kleiner Mahlzeiten, Gabe von Parasympatholytika oder ggf. auch nicht-kardioselektiver niedrig dosierter Betablocker

Therapie des Dumping-Syndroms: Siehe dort

Therapie des Insulinoms: Siehe dort

Pro: Validierte Schulungen von Diabetikern mit Erlernen auf Frühsymptome einer Hypoglykämie zu achten (z.B. HYPOS-Schulung: Steigerung des Hypoglykämieempfindens bzw. der „Hypoglycemia awareness").
Für den Einsatz von Flash-Glukose-Systemen (FGM), die Glukose in der interstitiellen Flüssigkeit messen (Gewebesensoren), fehlen noch Langzeitdaten. Allerdings zeigt die Empirie dieser Systeme oft einen individuell erheblichen Nutzen gegenüber der konventionellen Messung, insbesondere bei Menschen mit einem Typ-1-DM und in schwierigen Alltagssituationen (z.B. Arbeiten in unsauberer Umgebung, stigmatisierenden Situationen, unregelmäßigen Tagesabläufen). Einzelne gesetzliche Krankenkassen übernehmen die Kosten, die niedriger sind als beim Real-Time Continuous Glucose Monitoring System (rT-CGMS).
CGM-System zur kontinuierlichen Real-Time-Gewebezucker-Messung können auch mit individualisierten Alarmfunktion programmiert werden, mit Insulinpumpen gekoppelt werden und Algorhythmen erlauben Vorschläge zur Insulindosis; z.T. stellen sich die Systeme bei drohenden oder bereits eingetretenen Hypoglykämien ab und es befinden sich Pumpen mit CGM-Rückkopplung und Insulin- sowie Glukagonreservoiren in klinischer Erprobung („künstliches Pankreas").
Alle diese Systeme benötigen umfangreiche Kenntnisse und Schulungen!
In Einzelfällen: Einsatz sog. Diabetiker-Warnhunde (Kinder)

Anmerkung zur klinischen Relevanz von Hypoglykämien:

Insbesondere das Auftreten von Hypoglykämien wird für die Verschlechterung der Prognose von Patienten mit langjähriger Diabetesdauer und (niedrig-)normaler Einstellung verantwortlich gemacht. Postuliert wird, dass zahlreiche Diabetiker mit zunehmender Krankheitsdauer kardiovaskuläre Folgeschäden entwickelt haben bei verminderter sympathikogener Gegenregulation bei Hypoglykämien. Deshalb geht der Trend dahin, Diabetiker zu Erkrankungsbeginn relativ straff zu führen und die Therapieziele mit fortschreitender Krankheitsdauer zu liberalisieren:

HbA1c-Ziel für die meisten Typ-2-DM bleibt < 7 %
- Zur Prävention mikrovaskulärer Ereignisse
- Zur Reduktion des kardiovaskulären Risikos

Niedrigere HbA1c-Ziele (bis 6,5 %, jedoch nicht tiefer) für Typ-2-Diabetiker, wenn:
- Erreichbar ohne Hypoglykämien
- Kurze Diabetesdauer, normale Lebenserwartung und keine kardiovaskulären Erkrankungen

Weniger strenges HbA1c-Ziel für Typ-2-Diabetiker, wenn:
- Hypoglykämien aufgetreten sind und die Lebenserwartung vermindert ist durch:
- Fortgeschrittene mikro- und makrovaskuläre Erkrankungen
- Multiple Komorbiditäten und Schwierigkeiten bei der Zielwerterhaltung
- Patientenwunsch, trotz verstandener Aufklärung

Siehe auch Positionspapier der Deutschen Diabetesgesellschaft (→ *Internet*)

SCHILDDRÜSE

Internet-Infos: *www.schilddruesenliga.de; www.thyroidmanager.org/; www.infoline-schilddruese.de; www.schilddruese.de; www.forum-schilddruese.de*

Ph.: Täglicher Jodumsatz (= Bedarf): 150 - 200 µg Jod. In Deutschland besteht wegen der Jodarmut der Böden und des Grundwassers ein natürlicher Jodmangel. Durch zunehmende Verwendung von jodangereichertem Speisesalz in Haushalten, in Großküchen und in der Nahrungsmittelindustrie hat sich die Situation deutlich gebessert, sodass Deutschland von der WHO nicht mehr als Jodmangelgebiet eingestuft wird. Schwangere und Stillende, die einen erhöhten Jodbedarf haben, sollen aber auch weiterhin mit 150 - 200 µg Jod/d supplementiert werden.

Bildung der Schilddrüsenhormone:

1. Jodination:
   Aktiver Transport von Jodid aus dem Blut in die Schilddrüsenzelle, vermittelt durch den Natrium-Jodid-Symporter (NIS). Oxidation von J^- zu J_2.
2. Jodisation:
   Jodierung von Tyrosin zu 3-Monojodtyrosin (MJT) sowie von MJT zu 3,5-Dijodtyrosin (DJT).
3. Koppelung:
   Aus je 1 Molekül MJT und einem Molekül DJT entsteht L-Trijodthyronin (T_3) und aus zwei Molekülen DJT entsteht L-Tetrajodthyronin = L-Thyroxin (T_4).
4. Speicherung:
   T_3 und T_4 werden im Thyreoglobulin (Tg) gespeichert. Tg ist Synthese- und Depotort für die Schilddrüsenhormone.

. Hormoninkretion:
Nach Proteolyse des Thyreoglobulins werden T_3 und T_4 ins Blut abgegeben. Im zirkulierenden Blut sind die Schilddrüsenhormone zum größten Teil an Transportproteine gebunden: TBG (thyroxinbindendes Globulin), TBPA (thyroxinbindendes Präalbumin = Transthyretin) und Albumin. Die Relation von freiem zu eiweißgebundenem Hormon ist kleiner als 1 : 1.000. Nur das freie Hormon ist biologisch aktiv. Extrathyreoidal findet eine obligate Konversion von T_4 zu T_3 statt. Das im Organismus umgesetzte T_3 entsteht zu etwa 80 % aus in der Peripherie monodejodiniertem T_4 (dabei entsteht in gleicher Menge hormonell inaktives rT_3 = reverse T_3).

Biologische Halbwertzeit:
- T_3: ca. 19 Std. (~ 1 Tag)
- T_4: ca. 190 Std. (~ 1 Woche)

Wi.: Wirkung der Schilddrüsenhormone:
- Steigerung von Grundumsatz und Gesamtstoffwechsel
- Fördernder Einfluss auf Wachstum und Entwicklung (bei pränatalem Hormonmangel Störung der Gehirnreifung, Verzögerung von Knochenwachstum und Epiphysenschluss).
- Wirkung auf das Nervensystem:
  Hypothyreose: Apathie
  Hyperthyreose: Übererregbarkeit
- Wirkung am Muskel:
  Hypothyreose: Verlangsamte Sehnenreflexe
  Hyperthyreose: Evtl. Myopathie
- Fördernde Wirkung auf Calcium- und Phosphatumsatz
- Hemmende Wirkung auf Glykogen- und Proteinsynthese
- Erhöhte Katecholaminempfindlichkeit des Herzens: → bei Hyperthyreose Tachykardie

Schilddrüsenregelkreis:
Im Hypothalamus wird TRH (Thyreotropin Releasing Hormone) freigesetzt, welches Synthese und Abgabe von TSH (Thyreoidea Stimulating Hormone) aus dem Hypophysenvorderlappen bewirkt. Die TSH-Wirkung beruht auf einer Stimulation der Adenylylzyklase in der Membran der Schilddrüsenzellen. TSH fördert die enterale Jodresorption, die Schilddrüsenhormonbildung und die Entleerung der Thyreoglobulinspeicher für T_3 und T_4. Bei anhaltender TSH-Ausschüttung kommt es zur Hypertrophie der Schilddrüse.
Der Blutspiegel zirkulierender, freier, also nicht proteingebundener Hormone (FT_3/FT_4) ist die Basis eines Regelkreises. Sinkt der Spiegel ab, so wird die Schilddrüse über die höher geschalteten Zentren zu vermehrter Produktion von Schilddrüsenhormon angeregt, bei hohem Hormonspiegel lässt der zentrale Stimulus nach (TSH/TRH) und die Hormonproduktion sinkt (negativer feedback).

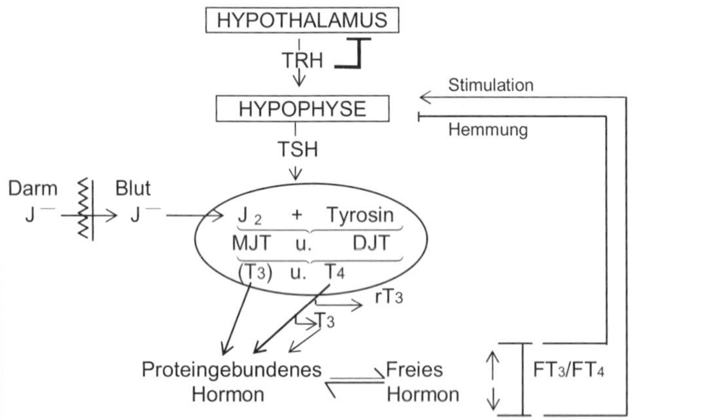

TRH = Thyreotropin Releasing Hormone
TSH = Thyreoidea Stimulating Hormone
rT_3 = reverse T_3
MJT = Monojodtyrosin
DJT = Dijodtyrosin

DIAGNOSTIK

- Anamnese/Klinik:
  - Palpation der Schilddrüse: Vergrößerung (= Struma)?, Konsistenz?, Schmerzhaftigkeit? Knoten? Schwirren? Strömungsgeräusch?
  - Puls, Augenbefund u.a.
- In vitro- und in vivo-Diagnostik und Zusatzuntersuchungen

IN VITRO-DIAGNOSTIK

1. **Thyreotropin = Thyreoideastimulierendes Hormon (TSH)**
   Aufgrund des negativen feed-back-Mechanismus zwischen Schilddrüsenhormonspiegel und TSH-Sekretion ist die basale TSH-Bestimmung einer der sensitivsten Parameter zur Beurteilung der Schilddrüsenfunktion; TSH basal genügt im Regelfall als Screeningtest zum Ausschluss einer Schilddrüsenfunktionsstörung.
   Ausnahme: Bei Funktionsstörungen von Hypophyse/Hypothalamus ist der TSH-Wert zur Funktionsbeurteilung der Schilddrüse nicht verwertbar! Der TSH-Referenzbereich ist altersabhängig und steigt mit dem Alter an.
   Normbereich für jüngere Menschen: 0,4 - 4,0 µU/ml = Euthyreose
   TSH ↑ : Primäre (thyreogene) Hypothyreose (oder extrem selten: Sekundäre hypophysäre Hyperthyreose)
   TSH ↓ : Befundkonstellation bei Hyperthyreose, Schilddrüsenautonomie, Thyroxintherapie sowie selten bei hypophysärer Hypothyreose

2. **Schilddrüsenhormone** (Referenzbereiche des jeweiligen Labors beachten)
   Bei der Bestimmung der Gesamthormonkonzentration im Serum (= proteingebundene + freie Hormone) entstehen Interpretationsschwierigkeiten dadurch, dass in die Gesamthormonbestimmung Änderungen der Proteinbindungsverhältnisse eingehen; diese können zwar erfasst werden durch zusätzliche Bestimmung des Thyroxinbindenden Globulins (TBG), sicherer ist jedoch die Bestimmung der freien Hormonkonzentration:
   - **Freies Trijodthyronin (FT_3)**
     Referenzbereich: 2,0 - 4,4 pg/ml Serum

- **Freies Thyroxin (FT4)**
  Referenzbereich: 0,93 - 1,70 ng/dl Serum

3. **Bestimmung von Jod im Urin** → Ind.:
   1. Klärung der Frage, ob eine Hyperthyreose durch Jodkontamination ausgelöst wurde.
   2. Epidemiologische Aussage über die Jodversorgung einer Bevölkerungsgruppe: Bei ausreichender Jodzufuhr (200 µg/d) werden mindestens 140 µg/d im Urin ausgeschieden.
4. **Schilddrüsenautoantikörper**
   - **Thyreoglobulin-Antikörper (TgAk oder Anti-TG)**
     In 70 % d.F. erhöhte Titer bei Autoimmunthyreoiditis Hashimoto; Vorkommen auch bei immunogener Hyperthyreose (Typ Basedow), endokriner Orbitopathie und gel. bei Schilddrüsengesunden.
   - **Antikörper gegen thyreoidale Peroxidase (anti-TPO-Ak)**
     Interpretation erhöhter Titer wie bei TgAK (in 90 % d.F. erhöhte Titer bei M. Hashimoto)
   - **TSH-Rezeptorautoantikörper (= TRAK)**
     finden sich in 80 % d.F. bei immunogener Hyperthyreose (Typ Basedow)
     Der Lumineszenz-Bioassay für TRAK nennt sich TSAB (thyreoidea stimulating antibodies) und hat eine Sensitivität von 98 %.
5. **Tumormarker**
   - **Serumthyreoglobulin (Tg)** - Referenzbereich: bis 77 ng/ml
     Thyreoglobulin kommt nicht nur im Schilddrüsenfollikel vor, sondern in Spuren auch im Serum Gesunder. Tg ist unterhalb der Nachweisgrenze (< 0,5 ng/ml) bei:
     - Schilddrüsenagenesie
     - Hyperthyreosis factitia
     - Nach thyreoablativer Therapie eines differenzierten Schilddrüsenkarzinoms → Wiederanstieg von Tg bei der Tumornachsorge spricht für Metastasen.
   - **Serumcalcitonin** - Referenzbereich: < 9,5 pg/ml
     Das medulläre Schilddrüsenkarzinom (= C-Zellkarzinom) produziert vermehrt Calcitonin, das als Tumormarker im Serum nachgewiesen werden kann.
     Bei der Erstabklärung von Schilddrüsenknoten auch Calcitonin bestimmen.

IN VIVO-DIAGNOSTIK

1) **Sonografie:**
   - Lage, Form, Größe der Schilddrüse:
     Schilddrüsenvolumen eines Lappens = Länge x Breite x Dicke x 0,5
     Obere Referenzgrenze des gesamten Schilddrüsenvolumens: 18 ml (w) und 25 ml (m)
   - Echostruktur: Echofreie Zysten; echoarme oder echoreiche **Schilddrüsenknoten:** Häufigkeit ca. 20 % in Deutschland (w > m; Zunahme mit dem Lebensalter). Kleine Knoten < 1 cm ∅, die nicht tastbar sind, werden i.d.R. nur sonografisch kontrolliert + TSH-Bestimmung. Knoten > 1 cm ∅ weiter abklären. Malignitätskriterien für einen Schilddrüsentumor im Ultraschall sind Echoarmut, Mikroverkalkungen, unregelmäßiger Randsaum und verstärkte Binnenvaskularisation (Szintigrafie → bei szintigrafisch kalten Knoten: Aspirationszytologie). Aber: Die Sonografie gibt nur Hinweise auf die mögliche Dignität eines umschriebenen Befundes. Allein die Histologie (mit Einschränkung Zytologie) erlaubt eine Diagnose.
   - Beziehung der Schilddrüse zu Nachbarorganen (Trachea u.a.), Durchblutung (Farbduplex)
   - Nachweis supprimierter Schilddrüsenareale, die in der Szintigrafie nicht sichtbar sind.

2) **Szintigrafie:**
   Quantitative Szintigrafie der Schilddrüse mit ^{99m}Technetium-Pertechnetat ($^{99m}TcO_4^-$, ein Gammastrahler mit T_{50} von 6 h) und Bestimmung der Radionuklidaufnahme in die Schilddrüse in Prozent der applizierten Radioaktivitätsmenge: TcU = Technetium Uptake.
   Normal: 0,5 - 2 %
   Nicht erforderlich ist die Schilddrüsenszintigrafie bei jüngeren Patienten mit diffuser Struma, homogenem Echomuster und normalen Schilddrüsenfunktionsparametern (TSH basal).
   Szintigrafische Aussagen:
   - Lage, Form und Größe der Schilddrüse, Nachweis von ektopem Schilddrüsengewebe (z.B. Zungengrund)
   - Funktionstopogramm: Darstellung von Schilddrüsenarealen mit vermehrter oder verminderter Stoffwechselaktivität. Entsprechend dem Ausmaß der Nuklidanreicherung unterscheidet man:
     - Kalter Knoten: Speichert nicht oder kaum.
     - Warmer Knoten: Speichert etwas stärker als das übrige Schilddrüsengewebe.

- Heißer Knoten: Speichert intensiv, während das übrige Schilddrüsengewebe geringer oder gar nicht speichert. Es kann sich hierbei um eine unifokale Autonomie handeln (Synonym: Autonomes Adenom); Einzelheiten siehe Hyperthyreose.

Merke: Szintigrafische Herdbefunde müssen mit sonografischen Befunden korreliert werden.

Ein kalter Knoten, der sonografisch echofrei ist, entspricht einer Zyste.
Ein kalter Knoten, der nicht echofrei ist, ist karzinomverdächtig (Karzinomhäufigkeit ca. 4 %) und bedarf daher einer definitiven Klärung:
Wiederholte Feinnadelpunktion mit Zytologie, ^{99m}Tc-MIBI-Szintigrafie (Speicherung spricht für Karzinom!), bei geringstem Verdacht auf Karzinom oder diagnostischer Unsicherheit: Operation mit histologischer Klärung.
Risikokriterien bei kalten Knoten:
- Strahlenexposition in früherer Zeit
- Geschlecht (Malignomwahrscheinlichkeit bei Männern 4 x größer)
- Jugendliches Alter
- Lokalbefund: Solitärer Knoten, schnelle Entwicklung, nicht verschieblich

3) **Realtime-Elastografie von Schilddrüsenknoten** zur Beurteilung des Härtegrades. Weiche Knoten sind i.d.R. benigne, harte Knoten können maligne sein.

4) **Suppressionstest**
Ind: Nachweis einer Schilddrüsenautonomie
Die Menge autonomen Schilddrüsengewebes erfasst man durch die Bestimmung der thyreoidalen ^{99m}Tc-Pertechnetat-Aufnahme (-uptake) = TcU unter Suppressionsbedingung, das heißt nach Einnahme von LT_4 in suppressiver Dosis (z.B. 150 µg LT_4/d über 2 Wochen). Bei einem TcU_{supp} > 1,5 % muss damit gerechnet werden, dass exogene Jodzufuhr eine Hyperthyreose auslöst!
Durch Vergleich von Basisszintigramm (ohne Schilddrüsenhormoneinnahme) und Suppressionsszintigramm (nach Schilddrüsenhormoneinnahme) können autonome Schilddrüsenareale demaskiert werden, die sich der regulierenden Steuerung durch TSH entzogen haben und daher im Suppressionsszintigramm isoliert zur Darstellung kommen.

5) **Feinnadelaspirationspunktion**
Einfache ungefährliche Methode. Einzige Kontraindikation: Hämorrhagische Diathese.
Hauptindikation: Selektion der kalten und echoarmen/-freien Knoten, die einer operativen Klärung bedürfen. Allerdings ist bei ca. 30 % der Punktionen keine ausreichende zytologische Beurteilung möglich. Die Unterscheidung zwischen follikulärem Adenom und follikulärem Karzinom ist zytologisch nicht sicher möglich.

Zusatzuntersuchungen:

- Röntgenuntersuchungen
  Tracheazielaufnahme und Ösophagusbreischluck dokumentieren Verdrängung und Einengung bei großer (retrosternaler) Struma. Röntgenologisch fassbare Raumforderung sorgfältig mit Szintigramm vergleichen (Kongruenz ?).
  Valsalva-Pressversuch unter Durchleuchtung: Wandinstabilität der Trachea (Tracheomalazie) bei großer Struma?
  Thoraxübersichtsaufnahme in zwei Ebenen: Aufdeckung von intrathorakalen Strumaanteilen und von Metastasen (Nachsorge des Schilddrüsenkarzinoms).
  CT der Schilddrüse bei Schilddrüsenkarzinomen (Ausdehnung? Rezidiv? Infiltration? Lymphome? Nicht ^{131}J-speicherndes Tumorgewebe?) - ***Cave*** jodhaltige Kontrastmittel!

- Sonografie und MRT der Orbitae: Bei einseitigem Exophthalmus muss differenzialdiagnostisch ein Tumor ausgeschlossen werden.

Merke: Bei geringstem Verdacht auf Schilddrüsenfunktionsstörung keine Röntgenkontrastmittel anwenden vor Abklärung der Schilddrüsenfunktion. Begründung: Nach exogener Jodzufuhr ist längere Zeit kein Schilddrüsenscan möglich, außerdem kann eine latente Hyperthyreose (bei Schilddrüsenautonomie) manifest werden!

- Nuklearmedizinische Untersuchungen:
  - Ganzkörperskelettszintigrafie mit ^{99m}Tc-MDP
    Knochenmetastasensuche (Nachsorge) bei Schilddrüsenkarzinom. Nur 60 % der Knochenmetastasen von differenzierten Schilddrüsenkarzinomen zeigen eine pathologische Aktivitätsanreicherung.
  - ^{99m}Tc-MIBI-Szintigrafie
    ^{99m}Tc-MIBI reichert sich (unspezifisch) in malignem Schilddrüsengewebe an und kann auch Metastasen aufdecken, die kein ^{131}J speichern. Findet sich in einem kalten Knoten eine Anreicherung, ist der hochgradige Verdacht auf ein Schilddrüsenkarzinom gegeben. Bei der Nachsorge von Patienten mit Schilddrüsenkarzinom ist kein Absetzen der Schilddrüsenhormontherapie erforderlich.
  - PET: Suche nach Schilddrüsenkarzinom-Metastasen

- Untersuchung mit Radiojodisotopen bei speziellen Indikationen:
  - ^{123}J : Gammastrahler; T_{50} = 13,3 h; Nachweis dystoper Schilddrüsenanteile
  - ^{131}J : Gamma-/Betastrahler; T_{50} = 8 d (rel. hohe Strahlenbelastung); Dosisberechnung vor Radiojodtherapie beim Schilddrüsenkarzinom

EUTHYREOTE STRUMA [E04.9]

Def: Vergrößerung der Schilddrüse bei normaler Hormonproduktion; nicht entzündlich, nicht maligne.

Ep.: Mehr als 90 % aller Schilddrüsenerkrankungen sind euthyreote Strumen, häufigste endokrine Erkrankung: In Jodmangelgebieten ca. 30 % der Erwachsenen! w : m = 1 : 1

Ät.: a) Endemisch: Ca. 30 % der deutschen Bevölkerung
Genetischer Defekt der Follikelepithelzellen + Jodmangel als Manifestationsfaktor
b) Sporadisch: w : m = 4 : 1; endokrine Belastungen mit erhöhtem Schilddrüsenhormonbedarf (Pubertät, Gravidität, Klimakterium), Lithium u.a. strumigene Noxen
Selten: Pendred-Syndrom: Bilaterale Innenohrschwerhörigkeit + eu- oder hypothyreote Struma, autosomal-rezessiver Erbgang, Mutation des SLC26A4/PDS-Gens

Pg.:
- Intrathyreoidaler Jodmangel ist der entscheidende Faktor bei der Pg. der endemischen Struma! Er verursacht eine Aktivierung intrathyreoidaler lokaler Wachstumsfaktoren: z.B. "epidermal growth factor" (EGF), "insulin-like growth factor I" (IGF I) u.a. → Folge davon ist eine Hyperplasie der Thyreozyten.
- Schilddrüsenhormonmangel → TSH-Sekretion → Hypertrophie der Thyreozyten
  Therapeutisch hemmt Jodid die Zellhyperplasie und LT_4 hemmt die Zellhypertrophie (indirekt über eine Hemmung der TSH-Sekretion).

Morphogenese: Hyperplastische diffuse Struma → Kolloidstruma → Knotenstruma

KL.: Strumagrade nach WHO-Einteilung:
Grad 0: Die Vergrößerung der Schilddrüse ist weder tast- noch sichtbar. Grad 0 kann nur sonografisch festgestellt werden: Bei Frauen wird eine Struma ab einem Schilddrüsenvolumen von > 18 ml diagnostiziert, bei Männern > 25 ml.
Grad 1: Eine Vergrößerung ist tastbar, fällt aber beim Blick auf den Hals nicht auf.
Grad 2: Die Drüsenvergrößerung ist sicht- und tastbar.

Ko.:
1. Tracheale Komplikationen: 3 Grade:
   - Verdrängung der Trachea ohne Einengung
   - Kompressionserscheinungen → evtl. Stridor, Einflussstauung
   - Tracheomalazie (Säbelscheidentrachea)
2. Entwicklung einer Schilddrüsenautonomie:
   Die Jodmangelstruma zeigt in Abhängigkeit von Strumaalter, Strumagröße und knotiger Umwandlung eine zunehmende Tendenz zur Entwicklung einer TSH-unabhängigen funktionellen Autonomie. Ältere Patienten mit großer Knotenstruma zeigen in > 50 % eine funktionelle Autonomie! Hierbei kann eine latente Hyperthyreose vorliegen, bei der die autonome Schilddrüsenmasse eine kritische Grenze überschreitet (TcU_{supp} > 1,5 %) bei noch normaler Schilddrüsenhormonkonzentration im Blut. Erhöhte Jodzufuhr durch jodhaltige Medikamente oder Röntgenkontrastmittel kann in diesen Fällen eine Hyperthyreose auslösen! (Weitere Einzelheiten siehe Kap. Hyperthyreose)
3. Entwicklung kalter Knoten (Karzinomrisiko 4 %)

DD:
1. Bei retrosternaler Struma (als häufigste Ursache einer Verbreiterung des oberen Mediastinums):
   Andere Ursachen einer Verbreiterung des oberen Mediastinums (Lungenkarzinom, maligne Lymphome, Teratom, Thymom, Aortenaneurysma u.a.) → Schilddrüsenscan auf Röntgenbild projizieren; CT, MRT.
2. Schilddrüsenkarzinom:
   Noduläre Schilddrüsenveränderungen sind in Jodmangelgebieten häufig, aber nur 4 % aller kalten Schilddrüsenknoten sind ein Karzinom.
   Risikofaktoren für das Vorliegen eines Schilddrüsenkarzinoms sind Strahlenanamnese (bes. im Kopf-Hals-Gebiet), männliches Geschlecht, Alter < 20 und > 60 Jahren, positive Familienanamnese (mit Schilddrüsenkarzinomen), szintigrafisch kalte Knoten, sonografisch: Echoarmut, Mikrokalzifikation, unscharfe Begrenzung, intranoduläre Vaskularisation → Klärung durch Feinnadelaspirationszytologie, ergänzt durch Immunzytologie bei follikulären Neoplasien (mit monoklonalen Ak gegen Thyreoperoxidase, Galectin-3 und CD44v6).

   Merke: Szintigrafisch kalte Solitärknoten (85 % aller Schilddrüsenknoten), die sonografisch nicht echofrei sind, unbedingt durch Feinnadelaspirationszytologie abklären!

Di.: 1. Basisdiagnostik:
- TSH basal (= Screeningtest): Normale Werte bei Euthyreose
- Sonografie der Schilddrüse

2. Ergänzende Diagnostik bei auffälliger Basisdiagnostik:
- FT_3 und FT_4: Normal
- Calcitonin bei jedem euthyreoten Knoten > 1 cm ∅ zum Ausschluss eines MTC
- Szintigrafie der Schilddrüse
- Evtl. Rö. Thorax (retrosternale Struma ?)
- Feinnadelaspirationszytologie bei kalten Knoten:
  Ein negativer Befund schließt ein Karzinom nicht aus, da kleine Karzinome < 1 cm ∅ bei der Punktion oft nicht getroffen werden. Die zytologischen Befunde sollten unterteilt werden in:
  - Negativ (kein Hinweis für Malignität)
  - Histologisch weiter abklärungsbedürftig. (Die Differenzialdiagnose follikuläres Adenom oder Karzinom kann zytologisch nicht geklärt werden!)
  - Positiv (= Malignität)
- Diagnose einer latenten Hyperthyreose:
  - Klinisch meist euthyreot
  - FT_3 und FT_4 normal
  - TSH basal ↓
  - Im Szintigramm werden autonome Areale sichtbar.

Th.: a) **Konservativ:**

1. Jodid-Substitution mit Volumenreduktion - 10 %
   Ind: Mittel der Wahl bei euthyreoter Struma ohne Autonomie
   Wi.: Beseitigung des intrathyreoidalen Jodmangels → Rückbildung der Hyperplasie der Thyreozyten
   KI: Schilddrüsenautonomie mit fakultativer Hyperthyreose, Jodallergie
   Präparate: z.B. Jodetten® Henning
   Dos: Erwachsene 200 µg/d (Kinder 100 µg/d)

2. Kombinationstherapie mit Jodid + LT_4: Volumenreduktion: -20 %. Nach Absetzen von LT_4 nimmt das Schilddrüsenvolumen aber wieder zu.
   Nach Evidenz-basierter Medizin ist eine längerfristige Monotherapie der euthyreoten Struma mit LT_4 nicht indiziert. Eine Kombination von LT_4 + Jodid ist pathogenetisch gut begründet, bei Schwangeren Therapie der Wahl.
   Wi.: Durch die Gabe von Schilddrüsenhormonen wird die der Hypertrophie zugrunde liegende TSH-Produktion gesenkt
   - Kombinationspräparate mit Jodid + LT_4: z.B. Thyronajod® Henning
     Dos: Wie bei den Einzelkomponenten
   - LT_4-Präparate: z.B. L-Thyroxin Henning®, Euthyrox®
     Dos: Einschleichende Dosierung: Initial 50 µg LT_4/d; im Abstand von 1 - 2 Wochen Dosissteigerung auf 75 und schließlich 100 µg LT_4/d = optimale Dosierung für 75 % der Patienten. Eine iatrogene oder gar manifeste Hyperthyreose mit erhöhtem Risiko für kardiovaskuläre Ereignisse und eine Osteoporose sind unbedingt zu vermeiden. Aus diesem Grunde wird eine medikamentöse Therapie auch bei älteren Personen nicht empfohlen.

   Regelmäßige Kontrolluntersuchungen:
   - Die individuell richtige Dosis wird ermittelt durch basales TSH und Kontrolle der Schilddrüsenhormone: Angestrebt wird bei jüngeren Patienten ein niedrig normales TSH (0,5 - 0,8 µU/ml) bei normalem FT_3- und FT_4-Wert.
   - Kontrolle von Halsumfang, Palpationsbefund und Sonografie der Schilddrüse, Gewicht und Fragen nach dem Befinden.
     Bei zu hoher Dosierung: Hyperthyreote Symptome (= Hyperthyreosis factitia).
     Bei zu niedriger Dosierung: "Therapieresistente" Struma und Zeitverlust.

   NW: einer LT_4-Behandlung:
   - Hyperthyreosis factitia bei zu hoher Dosierung, Osteoporose bei Langzeittherapie in TSH-suppressiver Dosis
   - Wechselwirkung mit anderen Medikamenten:
     LT_4 vermindert Wirkung von Insulin
     LT_4 verstärkt Wirkung von Antikoagulanzien

   KI: Frischer Herzinfarkt, Angina pectoris, akute Myokarditis, Nebenniereninsuffizienz (unbehandelt). Herzrhythmusstörungen und Herzinsuffizienz vor LT_4-Therapie beseitigen. Strumen mit Autonomie.

b) **Operative Therapie:**
Variiert je nach Befund von Teilresektion bis Totalresektion
Ind: Große Knotenstrumen, insbes. bei Beeinträchtigung der Halsorgane; Strumen mit Autonomie. Bei kalten Knoten mit geringstem Malignitätsverdacht wird eine Hemithyreoidektomie durchgeführt.
Ko.: - Rekurrensparese: Niedrigstes Risiko (< 1 %) bei intraoperativem Neuromonitoring des N. recurrens. Vor und nach Op. Laryngoskopie.
- Parathyreoprive Tetanie (< 1 %)
Postoperative Rezidivprophylaxe in Abhängigkeit vom Restvolumen der Schilddrüse:
> 10 ml: Nur Jodid (100 - 200 µg/d)
3 - 10 ml: Jodid + LT_4 (75 - 125 µg/d)
< 3 ml: Nur LT_4 (siehe oben)
Therapiekontrolle: TSH basal im niedrig-normalen Bereich halten bei normalem FT_3, FT_4.

c) **Radiojodtherapie (mit ^{131}J):**
Volumenreduktion: - 40 %/1 J.
Ind: Rezidivstruma, erhöhtes Operationsrisiko, bei Ablehnung der Operation, Strumen im höheren Lebensalter, multifokale Schilddrüsenautonomie
KI: Wachstumsalter, Gravidität, Malignitätsverdacht
Eine Hypothyreose als Spätfolge beobachtet man in 20 %/5 J., diese kann unproblematisch substituiert werden.

Pro: Ausreichende Versorgung der Bevölkerung mit Jod: In der Schweiz konnte durch ausreichende Jodierung des Speisesalzes die Strumahäufigkeit innerhalb von 60 Jahren von 30 % auf 3 % gesenkt werden.

Merke: Eine Strumaprophylaxe mit Jodid ist gleichzeitig die beste Maßnahme, um die Häufigkeit der funktionellen Autonomie und die Inzidenz jodinduzierter Hyperthyreosen zu senken!

Strumaprophylaxe bei allen Schwangeren mit Jodid (200 µg/d): Die fetale Schilddrüse beginnt in der 12. Schwangerschaftswoche mit der Hormonsynthese und benötigt dafür ausreichend Jod!

HYPOTHYREOSE

Angeborene Hypothyreose [E03.9]:

Ep.: 1 : 3.200 Geburten (ähnlich häufig wie Cystische Fibrose)

Ät.: Athyreose, Schilddrüsendysplasie oder -ektopie; seltener: Defekt in Hormonbiosynthese oder -inkretion; extrem selten: Schilddrüsenhormonresistenz (T_3-Rezeptordefekt).

KL.: Bei Geburt:
- Ikterus neonatorum prolongatus
- Trinkfaulheit
- Obstipation
- Bewegungsarmut
- evtl. abgeschwächte Muskeleigenreflexe
- evtl. Nabelhernie

Später:
- Wachstumsrückstand (Körpergröße)
- Reifungsrückstand (Knochen- und Zahnalter)
- Geistige und psychische Retardierung, niedrige Intelligenz

Merke: Jodmangel ist weltweit die häufigste vermeidbare Ursache für geistige Retardierung.

- Schwerhörigkeit, Sprachstörung

Das unbehandelte Vollbild (Kretinismus) ist in medizinisch versorgten Regionen extrem selten.

Di.: Frühdiagnose entscheidet über die Prognose! Gesetzlich vorgeschriebenes Hypothyreosescreening bei Neugeborenen: Am 3. Lebenstag werden 1 - 2 Blutstropfen aus der Ferse auf Filterpapier getropft: TSH-Bestimmung. Bei angeborener Hypothyreose: Erhöhtes TSH basal.

Th.: Lebenslange Substitutionstherapie mit T_4 so früh wie möglich! Regelmäßige Kontrollen des Hormonstatus.

Merke: Der Kleinwuchs lässt sich auch bei verspäteter T_4-Substitution noch beeinflussen; die Hirnschäden sind jedoch irreversibel! Wird eine angeborene Hypothyreose 3 Wochen zu spät behandelt, ist später ein Abitur nicht mehr möglich.

Erworbene Hypothyreose [E03.9]

Ät.: 1. Primäre (thyreogene) Hypothyreose:
- Am häufigsten Folge einer Autoimmunerkrankung (Hashimoto-Thyreoiditis), gel. im Rahmen eines polyglandulären Autoimmunsyndroms (siehe dort)
- Iatrogen bedingt: Nach Strumektomie, nach Radiojodtherapie, medikamentös (z.B. Thyreostatika, Lithium, Sunitinib, Amiodaron)

Memo: Amiodaron kann Hypo-, aber auch Hyperthyreosen induzieren.

2. Sekundäre hypophysäre Hypothyreose: (sehr selten)
Hypophysenvorderlappeninsuffizienz (siehe Kap. Hypopituitarismus)
3. Tertiäre hypothalamische Hypothyreose (sehr selten)

KL.:
- Körperlicher und geistiger Leistungsabfall, Antriebsarmut, Müdigkeit, Verlangsamung, Desinteresse (Gesichtsausdruck!), verlängerte Achillessehnenreflexzeit
- Gesteigerte Kälteempfindlichkeit
- Haut: Trocken, kühl, teigig, blassgelb, schuppend
- Evtl. Gewichtszunahme durch generalisiertes Myxödem (nicht eindrückbar)
- Trockenes, brüchiges Haar
- Obstipation
- Raue, heisere Stimme (Fehldiagnose: Kehlkopfaffektion)
- "Myxödemherz": Bradykardie, Herzvergrößerung mit evtl. digitalisrefraktärer Herzinsuffizienz, im Ekg Niedervoltage
- Früharteriosklerose infolge Hypercholesterinämie
- Evtl. Myopathie mit CK-Erhöhung
- Evtl. Zyklusstörungen, Infertilität, erhöhte Rate an Aborten, Frühgeburten

Hypothyreose bei älteren Menschen: Verläuft oft oligosymptomatisch oder uncharakteristisch: Kälteintoleranz; motorische und geistige Retardierung, die dem Alter nicht entspricht; Gedächtnisstörungen, Depressionen (an Altershypothyreose denken und TSH bestimmen!); evtl. periokuläre muzinöse Ödeme.

Fehldiagnosen bei Altershypothyreose: "Vorgealtert - verkalkt - depressiv - immobil - apathisch"

Myxödemkoma: Heute extrem selten, hohe Letalität; Manifestationsfaktoren: Infektionen, Operationen, Traumen u.a.

Leitsymptome:
1. Hypothermie (Rektaltemperatur oft nicht messbar!)
2. Hypoventilation mit Hypoxie/Hyperkapnie und evtl. CO_2-Narkose
3. Bradykardie und Hypotonie
4. Myxödematöser Aspekt (oft Frauen im höheren Alter)

Di.:
- Latente (subklinische) Hypothyreose (SCH) = subclinical hypothyroidism):
Prävalenz: 3 - 10 % - häufigste Ursache ist die Autoimmunthyreoiditis
- FT_4: Normal
- TSH basal: Erhöht (> 4 mU/l)
- Manifeste Hypothyreose:
Klinik + Labor:

DD	FT_4	TSH basal	
Primäre = thyreogene Hypothyreose (meist)	↓	↑	Struma: +/–
Sekundäre = hypophysäre Hypothyreose (sehr selten)	↓	↓	Struma: nie Gonadotropine ↓ evtl. ACTH ↓

Bei sekundärer hypophysärer Hypothyreose Zusatzdiagnostik (siehe Kap. Hypopituitarismus)
- Bei Hashimoto-Immunthyreoiditis
Nachweis von Ak gegen thyreoidale Peroxidase (TPO-Ak) in 95 % und Thyreoglobulin-Ak in 70 %
- Sonografie (diffuse Echoarmut bei Hashimoto-Thyreoiditis)
- Szintigramm nur in unklaren Fällen

DD: **Low T_3-/Low T_4-Syndrom**
Bei schwerkranken Patienten auf Intensivstation können FT_3 und FT_4 erniedrigt sein. Im Gegensatz zur Hypothyreose ist beim Low T_3-Syndrom die Konzentration von Reverse-T_3 (r-T_3) erhöht. Die Patienten werden als euthyreot angesehen, eine Substitutionstherapie wird überwiegend abgelehnt.

Th.: ▸ Manifeste Hypothyreose:
Dauersubstitution mit LT4 + lebenslange Kontrolluntersuchungen. Je ausgeprägter die Hypothyreose, umso niedriger und langsamer muss die Substitutionstherapie eingeleitet werden! Gefahr: Angina pectoris-Anfälle, Herzrhythmusstörungen!
Initial: 25 - 50 µg LT4/d (ältere Menschen die Hälfte davon); monatliche Dosiserhöhung um plus 25 µg LT4/d; Erhaltungsdosis: 1,5 - 2,0 µg pro kg KG/d.
Die individuelle optimale LT4-Dosis wird mit Fragen nach dem Wohlbefinden des Patienten und dem basalen TSH ermittelt, der zwischen 0,5 - 2,0 mU/l liegen sollte (Normalisierung von TSH dauert 6 - 8 Wochen). Bei älteren Patienten > 70 J. wird ein höherer Zielbereich des TSH empfohlen (4 - 6 mU/l), da bei niedrigen TSH-Werten die Mortalität ansteigt. In der Schwangerschaft monatliche Kontrolle und evtl. Dosisanpassung, da Hormonbedarf ab 4. - 6. SSW steigt.

Beachte: Bei hypophysärer/hypothalamischer Hypothyreose kann der TSH-Wert nicht zur Diagnosekontrolle verwendet werden!

▸ Latente (subklinische) Hypothyreose:
- Für Pat. mit TSH-Werten ≤ 10 mU/l kann keine generelle Therapieempfehlung ausgesprochen werden, da ein Nutzen für den Pat. durch eine L-Thyroxinsubstitution nicht belegt ist.
  Indikation für eine LT4-Therapie: Kinderwunsch bei Fertilitätsproblemen sowie Schwangerschaft (absolute Indikation): TSH-Wert und Thyroxin müssen bei Schwangerschaft im Normbereich liegen!
- Bei Patienten mit TSH-Werten > 10 mU/l ist der Nutzen auch nicht gesichert, aber es kann eine LT4-Therapie erfolgen.

▸ Myxödemkoma: Intensivstation!
- Atemhilfe, Sicherung der Vitalfunktionen
- Zufuhr von Glukokortikosteroiden, Glukoseinfusion, Regulation des Elektrolyt- und Wasserhaushaltes (oft Hyponatriämie)
- Thyroxin i.v. initial 500 µg, dann 100 µg/d
- Evtl. langsame Wiedererwärmung

HYPERTHYREOSE [E05.9]

Ep.: Inzidenz der Immunhyperthyreose (M. Basedow): ca. 40/100.000/Jahr

Ät.: 1. **Immunogene Hyperthyreose** (M. Basedow, Graves' disease [E05.0])
2/3 d.F. manifestieren sich nach dem 35. Lebensjahr; w : m = 5 : 1
- Hyperthyreose ohne Struma
- Hyperthyreose mit diffuser Struma
- Hyperthyreose mit Knotenstruma

2. **Hyperthyreose bei Schilddrüsenautonomie**
Die Mehrzahl d.F. manifestiert sich im höheren Lebensalter!
Nach der Verteilung des autonomen Schilddrüsengewebes im Szintigramm unterscheidet man 3 Formen:
- Unifokale Autonomie (Synonym: Autonomes Adenom)[E05.1]
  Ursache der unifokalen Schilddrüsenautonomie sind konstitutiv aktivierende Mutationen im Gen des TSH-Rezeptors (80 %) oder des Gs-α-Proteins (bis 35 %).
- Multifokale Autonomie [E05.2]
- Disseminierte Autonomie [E05.0]

Anm.: Marine-Lenhart-Syndrom = Kombination von M. Basedow + Schilddrüsenautonomie (Vo.: Bis 10 % der M. Basedow-Patienten in Jodmangelgebieten)

3. Seltenere Formen der Hyperthyreose:
- Passager bei subakuter Thyreoiditis
- Schwangerschaftshyperthyreose (Gestationshyperthyreose): Transiente Hyperthyreose in der Frühschwangerschaft (8. - 20. SSW) durch hohe hCG-Spiegel (2 - 3 % aller Graviden); meist nicht behandlungsbedürftig.
- Bei Schilddrüsenkarzinom und selten paraneoplastischer TSH-Produktion
- Iatrogen: 1. Exogene Zufuhr von Schilddrüsenhormonen (Hyperthyreosis factitia [E05.4])
  2. Amiodaron-induzierte Hyperthyreose
- Sehr selten zentrale Hyperthyreose, z.B. TSH-Mehrproduktion durch Hypophysenadenom (TSHom)

Pg.: zu 1.: **Immunogene Hyperthyreose = Immunhyperthyreose** (M. Basedow):
Genetische Disposition (familiäre Häufung, vermehrtes Vorkommen von HLA-DQA1*0501 und -DR3) + unbekanntes auslösendes Agens (Infektionen?).

Die Hyperthyreose wird verursacht durch TSH-Rezeptorautoantikörper (TSH-R-Ak = TRAK), die schilddrüsenstimulierend wirken.

zu 2.: **Thyreoidale Autonomie**:
Häufigste Ursache der Schilddrüsenautonomie sind Jodmangelstrumen.
In jeder normalen Schilddrüse existieren autonome Areale, die sich der feed-back-Regulation durch Hypothalamus/Hypophyse entziehen = physiologische, basale Autonomie (daher gelingt im Suppressionstest nie eine vollständige Suppression). Von fakultativer Hyperthyreose spricht man, wenn bei euthyreoten Patienten die autonome Schilddrüsenmasse eine kritische Grenze überschreitet (TcUsupp > 1,5 - 3 %).
Die Menge der autonom produzierten Schilddrüsenhormone hängt von zwei Faktoren ab:
- Masse des autonomen Schilddrüsengewebes und
- Höhe der Jodzufuhr

In Jodmangelgebieten kann der autonome Schilddrüsenanteil relativ groß werden, ohne dass die Euthyreose überschritten wird. Exogene Jodzufuhr (z.B. jodhaltige Röntgenkontrastmittel und Medikamente wie Amiodaron) löst dann jedoch eine Hyperthyreose aus. Dies ist die Erklärung dafür, dass in Jodmangelgebieten etwa 80 % der nicht immunogenen Hyperthyreosen durch exogene Jodzufuhr entstehen! Nahrungsjod (Jodsalz, Seefisch) spielt i.d.R. keine Ursache als Auslöser einer Hyperthyreose.

KL.: 1. der Hyperthyreose:
- Struma (70 - 90 % der Patienten); bei starker Vaskularisation der Struma hört man auskultatorisch über der Schilddrüse ein Schwirren.
- Psychomotorische Unruhe: Feinschlägiger Tremor [R25.1] der ausgestreckten Finger, gesteigerte Nervosität, Gereiztheit, Schlaflosigkeit
- Sinustachykardie, evtl. Rhythmusstörungen (Extrasystolen, Vorhofflimmern), gesteigerte Blutdruckamplitude, (systolische) Hypertonie
- Gewichtsverlust (trotz Heißhungers), evtl. Hyperglykämie (durch gesteigerten Stoffwechsel mit Mobilisierung der Fett- und Glykogendepots)
  DD: Unbehandelter Diabetes mellitus
- Warme feuchte Haut, weiches dünnes Haar
- Wärmeintoleranz, Schweißausbrüche, evtl. subfebrile Temperaturen
- Gesteigerte Stuhlfrequenz, evtl. Durchfälle (Obstipation schließt Hyperthyreose jedoch nicht aus!)
- Myopathie: Schwäche der Oberschenkelmuskulatur, Adynamie
- Evtl. Osteoporose durch negative Kalziumbilanz: In 15 - 20 % d.F. Hyperkalzämie, Hyperkalziurie, erhöhte alkalische Phosphatase
- Pathologische Glukosetoleranz (50 %)
- Evtl. Fettleber
- Evtl. Zyklusstörungen, Infertilität (seltener als bei Hypothyreose)

2. Zusätzliche Symptome bei immunogener Hyperthyreose (M. Basedow):
- Endokrine Ophthalmopathie/Orbitopathie in ca. 60 % d.F. (Einzelheiten siehe dort)
- Merseburger Trias des M. Basedow (50 % d.F.): Struma, Exophthalmus, Tachykardie
- Prätibiales Myxödem ist selten (< 5 % d.F.): Ödem ist nicht eindrückbar.
  Wie bei der endokrinen Orbitopathie kommt es zu Einlagerungen von Glukosaminoglykanen (GAG) im subkutanen Gewebe prätibial, selten auch im Unterarm - oder Schulterbereich. Spontane Regression möglich.
- Selten Akropachie (keulenförmige Auftreibung der Finger- und Zehenendglieder)

Klinik besonderer Hyperthyreoseformen:

- Altershyperthyreose (über 60 Jahre): "Maskierte" mono- oder oligosymptomatische Hyperthyreose:
  - Gewichtsverlust, Kräfteverfall (Fehldiagnose: "Tumorkachexie")
    Vorsicht in diesem Falle vor einer übereiligen "Tumorsuche" mit jodhaltigen Röntgenkontrastmitteln vor Abklärung der Schilddrüsenfunktion. Gibt man einem hyperthyreoten Patienten jodhaltige Röntgenkontrastmittel, so bringt man ihn in die thyreotoxische Krise und damit in Lebensgefahr!
  - "Alters"depression
  - Herzinsuffizienz ("high-output-failure")
  - Rhythmusstörungen (Extrasystolen, Vorhofflimmern)
- Thyreotoxische Krise/Koma [E05.5]
  Akute lebensbedrohliche Exazerbation einer Hyperthyreose; oft nach Jodaufnahme (Röntgenkontrastmittel, Medikamente) bei Patienten mit Schilddrüsenautonomie, nach Absetzen einer thyreostatischen Behandlung; nach Strumektomie, wenn nicht in euthyreotem Zustand operiert wurde. Operationen oder zusätzliche schwere Zweiterkrankung bei florider Hyperthyreose.

3 Stadien (nach Hermann):

St. I:
- Tachykardie (> 150/min) oder Tachyarrhythmie bei Vorhofflimmern
- Fieber bis 41°C, Schwitzen, Exsikkose
- Psychomotorische Unruhe, Tremor, Angst
- Erbrechen, Durchfälle
- Muskelschwäche, Adynamie

St. II: Zusätzlich Bewusstseinsstörungen, Somnolenz, psychotische Zustände, Desorientiertheit

St. III: Zusätzlich Koma mit evtl. NNR-Insuffizienz und Kreislaufversagen.

DD: Psychose, Status febrilis, Kokain- oder Amphetaminmissbrauch, Tachykardie anderer Genese; subakute Thyreoiditis (BSG ↑) → immer TSH bestimmen!

Vegetative Dystonie: Der hyperthyreote Patient hat oft gesteigerte Stuhlfrequenz, warme Hände und spricht nicht über seine Beschwerden. Der Patient mit vegetativer Dystonie neigt zu Obstipation, hat oft kalte Hände und betont seine Beschwerden.

Hyperhidrosis (übermäßiges Schwitzen - i.Gs. zum physiologischen Schwitzen bei körperlicher Anstrengung, Fieber, Hitze, Stress)

1. Sekundäre Hyperhidrosis:
   - Endokrine Ursachen: Menopause, Schwangerschaft, Hyperthyreose, Phäochromozytom, Karzinoid, Diabetes mellitus, männlicher Hypogonadismus
   - Neurologische Erkrankungen, Malignome
   - Medikamente (Opioide, Neuroleptika, Parkinson-Mittel u.a.)
2. Primäre Hyperhidrosis (Genetik, Psyche):
   Typisches Verteilungsmuster (Handinnenflächen, Füße, Achseln, Gesicht, Kopfhaut); Auslöser: Emotionaler Stress.
   Therapieoptionen bei primärer Hyperhidrosis:
   - Autogenes Training, Biofeedback, Psychotherapie
   - Salbeipräparate, Clonidin, Bornaprin (Sormodren®), Methantheliniumbromid (Vagantin®)
   - Aluminiumchlorid-haltige Externa (z.B. als Roll-on-Stift)
   - Iontophorese, Botulinumtoxin A-Injektionen
   - Ultima Ratio: Evtl. endoskopische thorakale Sympathektomie (ETS)

Di.: ▶ Diagnose einer manifesten Hyperthyreose

1. Anamnese (jodhaltige Medikamente, Externa wie Povidon-Jod, Röntgenkontrastmittel)
2. Klinik (Symptome einer Hyperthyreose)
3. Labor:
   - TSH basal erniedrigt (= Screeningtest)
   - FT_3 fast immer erhöht
   - FT_4 in 90 % erhöht
   - Bei immunogener Hyperthyreose Nachweis von TSH-Rezeptorautoantikörpern (= TRAK) im neuen Bioassay in > 95 % und anti-TPO-Ak (70 %).
   - Nachweis von Jod im Urin bei Jodkontamination als Auslöser einer Hyperthyreose

   Merke: Bei erniedrigtem TSH basal reicht eine alleinige FT_4-Bestimmung nicht aus, da es isolierte T_3-Hyperthyreosen gibt (z.B. im Frühstadium einer Hyperthyreose).
   Differenzialdiagnostisch abzugrenzen ist die Konstellation, wie sie bei extremem Jodmangel auftreten kann: FT_3 ↑, FT_4 ↓, normales TSH basal = euthyreote Funktionslage. Thyreostatische Therapie kontraindiziert.

   Anm.: Diagnose einer seltenen zentralen Hyperthyreose (z.B. durch TSH-produzierendes Hypophysenadenom): Schilddrüsenhormone erhöht + TSH basal nicht supprimiert, sondern evtl. sogar erhöht! → DD: Die gleiche Konstellation findet man bei der Schilddrüsenhormonresistenz: Sehr seltene hereditäre Erkrankung mit T_3-Rezeptormutation. Nach TRH-Gabe meist deutlicher TSH-Anstieg, bei der zentralen Hyperthyreose meist kein TSH-Anstieg.
4. Bildgebende Verfahren:
   - Sonografie: Umschriebene oder diffuse Echoarmut + Hypervaskularisation im Farbduplex.
   - Szintigrafie: TcU ↑
     - Homogene intensive Radionuklidanreicherung bei immunogener Hyperthyreose
     - Unifokale, multifokale oder disseminierte Radionuklidanreicherung bei den 3 Formen der hyperthyreoten Autonomie

▶ Diagnose einer Hyperthyreosis factitia (= exogene Zufuhr von Schilddrüsenhormonen):

a) Unbeabsichtigt im Rahmen einer Substitutionstherapie

b) Absichtlicher Missbrauch des Patienten, meist zwecks Gewichtsreduktion (z.B. im Rahmen einer Anorexia nervosa)
   - Diskrepanz zwischen exzessiver Erhöhung von FT_3/FT_4 einerseits und auffälliger Gelassenheit der Patienten andererseits

- Entscheidend: Total supprimierte Jodaufnahme (TcU ↓) in der Schilddrüse (intakter Regelmechanismus!)
- TRAK und Tg nicht messbar.

▶ Diagnose einer latenten Hyperthyreose: TSH basal ↓, FT_{3+4} normal
Häufigste Ursache: Zu hohe Dosierung von Schilddrüsenhormonen (weitere Ursachen siehe Ätiologie)

Th.: Therapie der Hyperthyreose
Keine kausale Behandlung bekannt. Therapiewahl abhängig u.a. vom Patientenalter und der Form der Hyperthyreose.
a) Medikamentöse thyreostatische Therapie
b) Operative Therapie
c) Radiojodtherapie

A) Medikamentöse thyreostatische Therapie
Thyreostatika → Ind: Jede Hyperthyreose wird bis zum Erreichen der Euthyreose mit Thyreostatika behandelt.

▶ Schwefelhaltige Thyreostatika hemmen die Synthese von MJT und DJT, nicht aber die Inkretion der bereits fertigen Hormone (T_3, T_4), deshalb ca. 6 - 8tägige Latenz des Wirkungseintritts.
- Thiamazol } Mittel der 1. Wahl
- Carbimazol }
- Propylthiouracil (Propycil®)

Carbimazol ist ein Prodrug, das in Thiamazol umgewandelt wird. Dosisverhältnis von Carbimazol : Thiamazol = 1,5 : 1.
NW.: - Allergische Reaktionen mit Exanthem, Fieber, Gelenk-/Muskelschmerzen u.a.
- Thrombo-/Leukozytopenie; selten allergische Agranulozytose (Leukozytenkontrollen!)
- Leberenzymveränderungen, Cholestase u.a., Thiamazol-Embryopathie (1 : 1.000 - 1 : 10.000)

Dos.: z.B. Carbimazol initial 15 - 30 mg/d, Erhaltungsdosis: 2,5 - 15 mg/d
Die Hyperthyreose bei Schilddrüsenautonomie sollte nach Erreichen der Euthyreose grundsätzlich einer definitiven Therapie zugeführt werden, da nach Absetzen der Thyreostatika meist ein Rezidiv folgt → Radiojodtherapie oder Operation; Indikationen s.u.
Bei immunogener Hyperthyreose wird die thyreostatische Therapie ca. 1 Jahr durchgeführt. Nach Absetzen der Therapie kommt es in ca. 50 % d.F. zu einem Rezidiv. Rauchen erhöht das Rezidivrisiko! Der TRAK-Spiegel 6 Monate nach Diagnose/Therapie der Immunhyperthyreose hat prognostische Bedeutung: Bei Werten > 10 IU/l ist eine Remission unwahrscheinlich und eine definitive Sanierung notwendig durch Radiojodtherapie oder Operation. Bei Hochrisikopatienten frühzeitig definitive Sanierung.
Bei immunogener Hyperthyreose ist darauf zu achten, dass eine Hypothyreose unbedingt vermieden wird, da sich hierdurch eine evtl. vorhandene endokrine Orbitopathie verschlechtert!
Medikamentöse Zusatztherapie: Bei Tachykardie Betablocker, z.B. mit Propranolol, das die T_4 → T_3-Konversion hemmt.
Thyreostatische Therapie in der Schwangerschaft nur bei manifester Hyperthyreose. Die Schilddrüsenhormonkonzentration sollte im oberen Normbereich liegen. Engmaschige Laborkontrollen.
Im 1. Trimenon Therapie mit Propylthiouracil, danach mit Thiamazol. NW + KI beachten!

▶ Natriumperchlorat (Irenat®) hemmt die Aufnahme von Jodid in die Schilddrüse
Ind: z.B. rasche Blockierung der Schilddrüse bei Schilddrüsenautonomie und notwendiger Gabe von jodhaltigen Kontrastmitteln.

B) Operative Therapie
Immer durch thyreostatische Vorbehandlung Euthyreose erzielen! Dann erst Operation: Beim M. Basedow subtotale-Resektion der Schilddrüse (< 2 ml Restschilddrüse). Bei Malignomverdacht totale Thyreoidektomie.
Ind: - Große Struma
- Verdrängungserscheinungen
- Malignitätsverdacht (z.B. kalte Knoten)
- Thyreotoxische Krise

KI: Kleine diffuse Struma; Inoperabilität; floride Hyperthyreose (unbehandelt)
Ko.: - Postoperativ substitutionsbedürftige Hypothyreose (bis zu 100 %)
- Rekurrensparese: Niedrigstes Risiko (< 1 %) bei intraoperativem Neuromonitoring des N. recurrens. Vor und nach Op. Laryngoskopie!
- Parathyreoprive Tetanie (< 1 %)
- Letalität: äußerst selten

C) Radiojodtherapie:
Da die Radiojodtherapie erst nach Wochen wirksam wird, muss mit Thyreostatika vor- und nachbehandelt werden. ^{131}J-Dosis abhängig vom Therapiekonzept:
a) Funktionsoptimiertes Dosiskonzept mit niedriger Hypothyreoserate (150 Gy)
b) Ablatives Dosiskonzept mit regelmäßiger Hypothyreose (250 Gy)
Lebenslange LT_4-Substitution ist in beiden Fällen notwendig.
Ind: - Immunogene (Basedow-)Hyperthyreose
- Thyreoidale Autonomie
- Hyperthyreoserezidiv nach Strumektomie
- Kleinere Strumen
- Kontraindikationen zur Operation
- Progrediente endokrine Orbitopathie
KI.: - Wachstumsalter, Frauen im gebärfähigen Alter ohne sichere Antikonzeption für mindestens 6 Monate
- Gravidität und Stillperiode
- Floride (unbehandelte) Hyperthyreose
- Malignitätsverdacht (→ Op.!)
Ko.: - Passagere, harmlose Strahlenthyreoiditis
- Hypothyreose (siehe oben)
- Evtl. Verschlimmerung einer endokrinen Orbitopathie (→ prophylaktisch Steroide geben)
Kein genetisches Strahlenrisiko bekannt! Es wird jedoch ein leicht erhöhtes Risiko für ein myelodysplastisches Syndrom vermutet.

Behandlung der latenten Hyperthyreose:
- Kontraindikation für jodhaltige Medikamente (z.B. Amiodaron) und Röntgenkontrastmittel, da diese eine manifeste Hyperthyreose auslösen!
  Wenn ausnahmsweise aus zwingenden Gründen eine Untersuchung mit jodhaltigen Röntgenkontrastmitteln erfolgen muss, empfiehlt sich eine prophylaktische Gabe von Perchlorat und evtl. zusätzlich Thiamazol für 2 Wochen.
- Um den Patienten das drohende Risiko einer Hyperthyreose durch unkontrollierte Jodzufuhr zu nehmen, besteht eine relative Indikation zur prophylaktischen Therapie: Durch Radiojodtherapie unter Suppressionsbedingungen können selektiv die autonomen Areale ausgeschaltet werden.
  Wenn bei Vorhofflimmern der kausale Zusammenhang mit einer latenten Hyperthyreose vermutet wird, kann ein temporärer Therapieversuch mit Thyreostatika gemacht werden. Kommt es darunter wieder zu Sinusrhythmus, ist der Zusammenhang wahrscheinlich und es empfiehlt sich eine Radiojodtherapie zur dauerhaften Sanierung der Schilddrüsenfunktion.

Therapie der thyrcotoxischen Krise: Immer auf Intensivstation!
a) Kausale Therapie:
- Hemmung der Hormonsynthese: Thiamazol 80 mg i.v. alle 8 h
- Frühoperation = totale Thyreoidektomie innerhalb der ersten 48 h → beseitigt rasch den Schilddrüsenhormonexzess → verbesserte Prognose trotz erhöhtem Op.-Risikos.

b) Symptomatische Therapie:
- Flüssigkeits-, Elektrolyt-, Kalorienersatz parenteral (häufiger Fehler: Übersehen einer Exsikkose!): 3 - 4 l Flüssigkeit/d; 3.000 Kcal/d
- Betarezeptorenblocker unter Beachtung von NW + KI
- Glukokortikosteroide werden wegen relativer NNR-Insuffizienz empfohlen; außerdem sollen sie die Konversion von T_4 zu T_3 hemmen.
- Physikalische Temperatursenkung
- Evtl. Sedativa
- Thromboemboliepropylaxe

Letalität der thyreotoxischen Krise: > 20 %

ENDOKRINE ORBITOPATHIE (EO)

[E05.0+H06.2*]

Syn: Endokrine Ophthalmopathie

Vo.: Die EO ist in > 90 % d.F. mit immunogener Hyperthyreose (M. Basedow) assoziiert. Die EO wird (wie das prätibiale Myxödem und die Akropachie) als extrathyreoidale Manifestation des M. Basedow angesehen. Die Schilddrüsenfunktion ist in > 90 % hyperthyreot, kann aber auch euthyreot, seltener hypothyreot sein. Die EO kann einer Hyperthyreose vorausgehen, parallel auftreten oder nachfolgen. Es besteht grundsätzlich keine Korrelation zwischen Schweregrad der EO und aktueller Schilddrüsenfunktion.

Ät.: Unbekannt; wahrscheinlich genetisch bedingte Autoimmunerkrankung (Autoantikörper gegen TSH-Rezeptor = TSH-R-Ak = TRAK). TSH-Rezeptoren finden sich auch im Orbitagewebe. 8-fach erhöhtes EO-Risiko bei Basedow-Patienten, die Raucher sind!

Pat: Bei der EO kommt es zu einer Infiltration mit autoreaktiven T-Lymphozyten, Fibroblastenproliferation mit Kollagenvermehrung und Einlagerung von Glukosaminoglykanen (GAG) in das periorbitale Gewebe und die äußeren Augenmuskeln. Folgen sind Exophthalmus und Bewegungseinschränkungen der Bulbi mit Doppelbildern.

KL.: Augensymptome als Folge des Exophthalmus:
- Seltener Lidschlag (Stellwag-Zeichen)
- Sichtbarer Sklerastreifen oberhalb der Hornhaut beim Blick geradeaus (Dalrymple-Zeichen)
- Zurückbleiben des Oberlids bei Blicksenkung (Graefe-Zeichen)
- Konvergenzschwäche (Möbius-Zeichen)
- Frühestes Zeichen: (Oft) Schwellung der lateralen Partie der Augenbrauen
- Lichtscheu, Fremdkörpergefühl, schmerzhafter Druck hinter den Augen, Doppelbilder, Visusverschlechterung

Ferner:
- Symptome einer Hyperthyreose (M. Basedow) in > 90 % d.F.
  Aber: Vorkommen der EO auch bei Euthyreose!
- Seltener prätibiales Myxödem (Dermatopathie): Großporige Haut von sulziger Konsistenz, ebenfalls durch Einlagerung von Glukosaminoglykanen im subkutanen Gewebe prätibial, selten auch im Unterarm- oder Schulterbereich. Spontane Remission möglich (< 50 % d.F.)
- Selten Akropachie (keulenförmige Auftreibung der Finger- und Zehenendglieder)

7 Symptome gelten als Aktivitätsparameter:
- Spontane retrobulbäre Schmerzen
- Schmerzen bei Augenbewegungen
- Schwellung der Karunkel
- Konjunktivale Injektion
- Chemosis (Ödem der Bindehäute)
- Lidrötung
- Lidödem

Ab 3 Aktivitätsparameter: Aktive EO

Schweregrade: 6 Stadien (nach Grußendorf und Horster):

I Anamnestische Beschwerden: Fremdkörpergefühl, Tränen, Lichtempfindlichkeit, retrobulbäres Druckgefühl

II Lidretraktion und Bindegewebsveränderungen: Konjunktivitis, Chemosis (= Ödem der Bindehaut), periorbitale Schwellung, Verdickung der Tränendrüsen

III Protrusio bulbi: a) leicht, b) deutlich, c) sehr ausgeprägt
Messung der Entfernung Hornhautvorderfläche zur Orbitaseitenkante mittels Ophthalmometer nach Hertel oder Gwinup

IV Augenmuskelblockaden mit Doppelbildern

V Hornhautulzerationen durch Lagophthalmus

VI Visusverlust bis Erblindung

Lab: TRAK positiv. Je höher der TRAK-Spiegel, umso aktiver verläuft die EO.
Oft Hyperthyreose (TSH basal ↓, $FT_{3/4}$ ↑); evtl. auch Euthyreose, selten Hypothyreose (bei blockierenden TRAK)

Bildgebende Diagnostik: Sono, MRT, Fotodokumentation im Verlauf

DD: Bei einseitigem Augenbefund: Retrobulbärer Tumor, Sinus-cavernosus-Thrombose, Abszess, Mukozele u.a. - Exophthalmus meist doppelseitig!

Di.: Klinik - Schilddrüsendiagnostik - ophthalmologische Diagnostik

Th.: Keine kausale Behandlung bekannt. Interdisziplinäre Zusammenarbeit zwischen Schilddrüsenspezialist/Endokrinologe, Augenarzt, evtl. Strahlentherapeut und Chirurg.
- Euthyreote Schilddrüsenfunktion herstellen (Thyreostatika), dabei unbedingt Hypothyreose vermeiden (verschlechtert die EO!); adjuvante Gabe von Selen (200 µg/d).
- Nicht rauchen!
- Lokale Maßnahmen: Getönte Augengläser, zur Nacht Dexpanthenol-Augensalbe, Schlafen mit angehobenem Kopfende des Bettes (→ geringeres Lidödem am Morgen); bei Bedarf künstliche Tränentropfen.
- Kortikosteroide
- Retrobulbärbestrahlung der Orbita unter Aussparung der Augenlinse
- Operative Dekompression der Orbita: Verschiedene Verfahren, z.B. nur Entfernung von Fettgewebe

3 therapeutisch relevante Gruppen:
- Milde EO: Nur geringe Auswirkung auf das tägliche Leben. Lidretraktion < 2 mm, Exophthalmus < 3 mm, intermittierende oder keine Diplopie → Th.: Lokale Maßnahmen (siehe oben), Selen versuchen (200 µg/d über 6 Monate)
- Moderate bis schwere EO: Erhebliche Beeinträchtigung im täglichen Leben. Lidretraktion ≥ 2 mm, Exophthalmus ≥ 3 mm, Diplopie bei extremem Blick oder konstante Diplopie → Th.: Kortikosteroide (initial 1 x wöchentlich hochdosiert i.v.), evtl. Bestrahlung, evtl. Operation
- Visusbedrohende EO: Hochdosierte Kortikosteroide, bei Erfolglosigkeit Operation

Prg: 30 % Besserung, 60 % keine Änderung, 10 % Verschlechterung

SCHILDDRÜSENENTZÜNDUNGEN

Akute eitrige Thyreoiditis [E06.0]

Vo.: Sehr selten

Ät.: Bakterien

KL.: Akuter Beginn mit Fieber, lokalem Schmerz, evtl. Schwellung der regionären Lymphknoten

Ko.: Mediastinitis

Lab: CRP, BSG ↑, evtl. Leukozytose, Euthyreose

Sono: Bei Einschmelzungen evtl. echofreie Areale

Feinnadelbiopsie: Nachweis von Granulozyten bei bakterieller Entzündung, evtl. Erregernachweis

Th.: Breitspektrumantibiotika, bei Abszess Eiter abpunktieren (Kultur, Zytologie), evtl. Inzision

Strahlenthyreoiditis [E06.5]

Selten nach Radiojodtherapie oder externer Bestrahlung
Selbstlimitierender Verlauf - nur bei Schmerzen NSAR oder Prednisolon

Subakute granulomatöse Thyreoiditis de Quervain (sprich: "de kärwen") [E06.1]

Vo.: w : m = 5 : 1 (bevorzugt Frauen im 3. - 5. Lebensjahrzehnt)

Ät.: Unklar, oft im Anschluss an Virusinfekt der Luftwege; genetische Disposition (gehäuftes Vorkommen von HLA-B 35).

KL.:
- Abgeschlagenheit und Krankheitsgefühl, evtl. Fieber; keine Lymphknotenschwellung
- Schilddrüse oft druckschmerzhaft, gel. auch schmerzlos

Lab:
- Extreme BSG-Erhöhung! CRP ↑; normale Leukozytenzahl
- Schilddrüsenfunktion: Anfangs oft hyperthyreot, später wieder euthyreot, evtl. passagere Hypothyreose

Sono: Echoarme, teils konfluierende „landkartenartige“ Schilddrüsenareale

Szintigramm (bei typischer Klinik nicht nötig): Stark verminderte Radionuklidaufnahme der Schilddrüse (TcU) ↓

Feinnadelbiopsie (bei typischer Klinik nicht nötig): Granulomatöse Thyreoiditis mit Epitheloid- und Langhans-Riesenzellen

Th.: Spontanheilung in ca. 80 %; keine Thyreostatika, evtl. NSAR; bei Lokalbeschwerden Kortikosteroide (1 mg Prednisolon/kg KG) → Beschwerdefreiheit nach Prednisolongabe innerhalb 24 h! Falls keine klinische Besserung unter Steroiden, ist die Diagnose zu überprüfen!

Chronische lymphozytäre Thyreoiditis (Hashimoto) = Autoimmunthyreoiditis (AIT) [E06.3]

Internet-Infos: *www.hashimotothyreoiditis.de*

Vo.: Häufigste Thyreoiditisform: Prävalenz 5 - 10 %, häufigste Ursache einer Hypothyreose
w : m = 9 : 1; bevorzugt Frauen zwischen 30 - 50 J.; gehäufte Assoziation mit anderen Autoimmunerkrankungen (siehe Kap. "Polyendokrine Autoimmunsyndrome")

Ät.:
- Familiäre Disposition: 50 % der Verwandten der Patienten haben auch Antikörper; gehäufte Assoziation mit HLA-Markern (HLA-DR3, -DR4, -DR5), oft Vitiligo, Alopezie
- Hepatitis C

Hi.: Lymphozytäre Thyreoiditis (zytotoxische T-Lymphozyten), im Spätstadium Fibrose/Atrophie

KL.: Beginn meist unmerklich, die Mehrzahl der Patienten werden erst im Spätstadium diagnostiziert, wenn der lymphozytäre entzündliche Destruktionsprozess zu einer Hypothyreose geführt hat.

Verlauf (Jahre): Echoarme SD → TPO-Ak → TSH-Anstieg → Hypothyreose

DD: Autoimmune Schilddrüsenerkrankungen:
1. Autoimmunthyreoiditis (Hashimoto): TPO-Ak positiv (ca. 95 %), TgAk positiv (ca. 70 %)
2. Immunhyperthyreose (M. Basedow): TRAK positiv (> 95 %) und TPO-Ak positiv (ca. 70 %)
3. Varianten der AIT (siehe unten)

Di.:
1. Bildgebende Diagnostik:
   - Sono: Inhomogenes echoarmes Schallmuster der oft kleinen Schilddrüse
   - Szintigramm meist nicht nötig: Verminderte Radionuklidaufnahme der Schilddrüse (TcU ↓)
2. Ak-Nachweis:
   - anti-TPO-Ak: 95 % d.F.
   - Thyreoglobulinantikörpern (TgAk): 70 % d.F.
3. Schilddrüsenfunktion: Im Verlauf der AIT entwickelt sich eine Hypothyreose

Th.: LT_4-Substitution bei Hypothyreose ist obligat (richtige Dosis bei Normalisierung des TSH-Wertes). Manche Autoren empfehlen die LT_4-Gabe auch bei euthyreoter Autoimmunthyreoiditis. Immunsuppressiva und Steroide sind nutzlos; Selen wird bei AIT mit Euthyreose empfohlen (fehlende Evidenz). Bei Schwangeren ausreichende LT_4- und Jodzufuhr sicherstellen, engmaschige Kontrolle, da besonders in der 2. Schwangerschaftshälfte erhöhter Hormonbedarf. Lebenslange Kontrolluntersuchungen (wegen Abfall der LT_4-Produktion).

Prg: Im Spätstadium oft Fibrose/Atrophie der Schilddrüse mit Hypothyreose, normale Lebenserwartung bei korrekter LT_4-Substitution

Anm.: Extrem selten ist die Riedel-Struma [E06.5], die schwartenartig hart infiltrierend und einmauernd wächst. Es handelt sich um eine IgG4-positive fibrosierende Hashimoto-Thyreoiditis.

Varianten der AIT

- „Silent“ Thyreoiditis: Variante der AIT mit mildem Verlauf; evtl. nur temporär.
- Postpartale lymphozytäre Thyreoiditis: [O90.5] Bei ca. 4 % der Schwangeren beobachtet man in der Postpartalperiode passagere und i.d.R. klinisch latent verlaufende Schilddrüsenfunktionsstörungen mit oft positivem Befund für TPO-Ak.
- Iatrogen induzierte Autoimmunthyreoiditis
  - Zytokin-induzierte Thyreoiditis (durch Therapie mit Interferon oder IL-2)
  - Amiodaron-induzierte Thyreoiditis
  - Lithium-induzierte AIT

MALIGNOME DER SCHILDDRÜSE [C73]

Ep.: Häufigste endokrine Neoplasien. - Inzidenz: ca. 4/100.000 Erkrankungen jährlich; w : m = 3 : 1 beim differenzierten Karzinom; ausgeglichenes Geschlechtsverhältnis beim C-Zell- und anaplastischen Karzinom.

Ät.:
- Genetische Faktoren (medulläres Karzinom)
- Ionisierende Strahlen: Bei den A-Bombenüberlebenden in Japan sowie nach den A-Bombentests auf den Marshall-Inseln zeigte sich ein erhöhtes relatives Risiko von 1,1/Gray Schilddrüsenstrahlendosis. Nach dem Tschernobyl-Reaktorunfall erkrankten in Weißrussland, Ukraine und Russland

ca. 1.500 Kinder (aber auch Erwachsene) an Schildrüsenkarzinom. Nach dem Reaktorunfall von Fukushima 27 x mehr Schilddrüsenkarzinome als im übrigen Japan!.
- Unbekannte Faktoren

Einteilung:
Schilddrüsenkarzinome (SD-Ca. oder TC):
1. Differenzierte Karzinome: a) Papilläres Karzinom (PTC) ca. 60 %
b) Follikuläres Karzinom (FTC) ca. 30 %
2. Gering differenziertes Karzinom (PDTC): selten
3. Undifferenzierte (anaplastische) Karzinome (UTC/ATC) ca. 5 %
4. Medulläres (C-Zellen) Karzinom (MTC) ca. 5 %
5. Seltene andere Malignome der Schilddrüse (< 1 %): Maligne Lymphome, Sarkome, Metastasen

Zu 1.: **Differenzierte Schilddrüsenkarzinome**
Das follikuläre Karzinom metastasiert vorwiegend hämatogen (Lunge, Knochen), das papilläre vorwiegend lymphogen. Regionale Lymphknotenmetastasen treten beim papillären Karzinom klinisch oft vor dem eigentlichen Primärtumor auf, der in vielen Fällen nur eine minimale Größe aufweist, aber dennoch multizentrisch vorhanden sein kann (unauffälliges Szintigramm der Schilddrüse). Der Primärtumor und seine Metastasen lassen sich gut mit ^{131}J behandeln.

Zu 3.: **Anaplastische (undifferenzierte) Schilddrüsenkarzinome**
nehmen am Jodumsatz nicht teil. Behandlung mit Radiojod daher nicht möglich.

Zu 4.: **Medulläre (C-Zellen-) Schilddrüsenkarzinome (MTC):**
- Keine Teilnahme am Jodstoffwechsel, Radiojodbehandlung daher nicht erfolgreich.
- C-Zellen produzieren Calcitonin: Erhöhte Werte bei Metastasen (Tumornachsorge: Rezidivindikator). 1/3 der Patienten leidet an Diarrhö.
  a) Sporadisches MTC (75 %): Durchschnittsalter der Pat. 45 - 50 J.
  b) Familiäres MTC (FMTC) (25 %):

	MEN 2 (70 %)	MEN 3 (10 %)	Non-MEN (20 %)
Altersgipfel	20. - 30. Lj.	10. - 20. Lj.	40. - 50. Lj.
Vererbung	autosomal - dominant		
RET-Protoonkogen	EXON 10,11	EXON 16	EXON 10,11,13,14

Multiple endokrine Neoplasien (MEN): Siehe auch Kap. MEN[D44.8]
MEN 2 = Sipple-Syndrom: C-Zellkarzinom + Phäochromozytom (50 % d.F.) + primärer Hyperparathyreoidismus (10 % d.F.)
MEN 3 = Gorlin-Syndrom: C-Zellkarzinom + Phäochromozytom + Schleimhautneurinome + marfanoider Habitus
Non-MEN: Nur C-Zellkarzinom (FMTC only)
- Genetisches Screening der Familienmitglieder von Patienten mit MTC: Falls Gentest positiv: Prophylaktische Thyreoidektomie im Vorschulalter (< 6 J.). Beim seltenen MEN 3 sollte die prophylaktische Thyreoidektomie nach Diagnose der Genmutation erfolgen. Postoperativ regelmäßige Vorsorgeuntersuchungen auf Phäochromozytom (Bestimmung der Katecholamine i.S. und i.U.) und auf primären Hyperparathyreoidismus beim MEN 2 (Kalzium + Parathormon i.S.).

TNM-Klassifikation für Schilddrüsenkarzinom: Siehe *Internet* (UICC, 2010)

Anamnese:
- Bestrahlung der Hals- oder Thymusregion vor 10 - 30 Jahren? Andere Strahlenexposition?
- MEN-Patienten in der Familie (C-Zellkarzinom)?
- Strumawachstum trotz ausreichender Substitution?

KL.: Nur ca. 25 % aller sonografisch entdeckten Schilddrüsenkarzinome weisen klinische Tumorzeichen auf. Papilläre Mikrokarzinome (PTMC) werden gel. bei Schilddrüsenoperationen zufällig gefunden.
- Strumaknoten von harter Konsistenz
- Lokale Spätsymptome: Derbe, höckrige Struma, fixierte Haut, zervikale und/oder supraklavikuläre Lymphknoten, Heiserkeit (Rekurrensparese), Horner-Syndrom (Miosis, Ptosis, scheinbarer Enophthalmus), Hals-, Ohren- und Hinterhauptschmerzen, Stridor, Schluckbeschwerden und obere Einflussstauung

Di.:
- Sonografie: Malignomverdächtig sind unregelmäßig begrenzte echoarme Areale, Verkalkungen, intranoduläre Vaskularisation
- Szintigrafie: Kalte Knoten, die nicht speichern.

Merke: Ein szintigrafisch kalter Knoten, der sonografisch nicht echofrei ist, ist stets malignomverdächtig (insbes. bei jüngeren Männern) und muss definitiv abgeklärt werden:
- Gezielte Feinnadelbiopsie mit nachfolgender Aspirationszytologie (90 % Trefferwahrscheinlichkeit)

- Bei fortbestehendem Malignomverdacht (auch bei negativer Zytologie) Operation (Präparat mit Kapsel) mit nachfolgender Histologie. Die Abgrenzung eines follikulären Karzinoms von einem Adenom beruht auf dem histologischen Nachweis eines vollständigen Kapseldurchbruchs bzw. von Gefäßeinbrüchen. Typisch für das papilläre Karzinom ist eine BRAF-Mutation.

- Calcitoninbestimmung im Serum (bei MTC ↑): Serum kühl und kurz transportieren
- Calcium-Stimulationstest: Überschießender Anstieg des Calcitonins (> 200 pg/ml) spricht für C-Zell-Hyperplasie oder MTC.
- CT, MRT der Halsregion
- Suche nach Metastasen: Röntgen Thorax, CT (Thorax), Sono Abdomen, Knochenszintigrafie, PET
- Bei C-Zellkarzinom Genanalyse auf Punktmutation im RET-Protoonkogen
- Familien-Screening bei MTC (auf RET-Protoonkogen-Mutation) und genetische Beratung.

Th.: Immer kombiniert chirurgisch, strahlentherapeutisch, nuklearmedizinisch, onkologisch (Tumorboard):

1. R0-Resektion: Totale Thyreoidektomie (unter Schonung der Rekurrensnerven und Erhaltung mindestens einer Nebenschilddrüse) + Entfernung der regionalen Halslymphknoten (Lymphknotendissektion). Postoperativ steigt infolge des Absinkens der Schilddrüsenhormonkonzentration im Serum die endogene TSH-Produktion stark an. Außerdem kann rh-TSH gegeben werden, hierdurch Verbesserung der Radiojodspeicherung als Voraussetzung für die nachfolgende Radiojodtherapie.
2. Ablative Radiojodtherapie bei differenzierten papillären und follikulären SD-Ca: 3 - 4 Wochen postoperativ ^{131}J-Ganzkörperscan zum Nachweis jodspeichernder Schilddrüsenreste und Metastasen. Danach hoch dosierte Behandlung mit ^{131}J in mehreren Fraktionen, bis kein ^{131}J-speicherndes Gewebe mehr nachweisbar ist und Tg im Serum verschwindet.
   NW: Passagere Strahlenthyreoiditis, Gastritis und Sialadenitis. Das Risiko einer späteren akuten Leukämie beträgt 1 % (bei sehr hohen wiederholten Radiojod-Therapien).

   Memo: Bei der Radiojodtherapie gutartiger Schilddrüsenerkrankungen ist kein erhöhtes Leukämierisiko nachgewiesen.
3. Suppressive Schilddrüsenhormonbehandlung nach abgeschlossener Radiojodtherapie mit LT_4:
   Bei Hochrisikopatienten möglichst hoch bis an die Toleranzgrenze, um einen vermehrten TSH-Reiz auf evtl. noch vorhandene Metastasen zu verhindern (TSH-Zielbereich: < 0,1 mU/l).
4. Externe Strahlenbehandlung: Bei undifferenzierten Tumoren (undifferenzierte Tumore sind strahlenempfindlicher, keine Radiojodspeicherung).
   C-Zellkarzinome sind strahlenresistent, radikale Operation prognoseentscheidend.
5. Palliative Chemotherapie im Rahmen von Studien bei inoperablen, nicht radiojodspeichernden oder radiorefraktären SD-Ca. und rasch progredienten MTC: Tyrosinkinaseinhibitoren (Sorafenib, Vandetanib, Lenvatinib, Cabozantinib), Immun-Checkpoint-Inhibitoren u.a.

Nachsorge:
Da Rezidive bis zu 30 % (auch nach Jahrzehnten) möglich sind, lebenslange Nachsorge.

- Anamnese, Tastbefund, Labor, Sono/CT Thorax
- Tumormarker:
  - Thyreoglobulin (Tg) wird sowohl von der normalen Schilddrüse als auch von differenzierten Zellen eines Schilddrüsenkarzinoms gebildet. Daher hat Tg für die Diagnose eines Schilddrüsenkarzinoms keine Bedeutung. Nach radikaler Thyreoidektomie ist jedoch die Tg-Produktion ausgeschaltet. Ein Wiederanstieg des Tg-Spiegels nach Radikaloperation eines differenzierten Schilddrüsenkarzinoms spricht für Tumorrezidiv u./o. Metastasen! Zusätzlich Tg-Bestimmung nach Gabe von rhTSH.
  - Calcitonin muss bei MTC postoperativ im Referenzbereich und im Pentagastrintest nicht stimulierbar sein.
- Szintigrafie mit ^{131}J nur bei Verdacht auf Rezidiv oder Metastasen. Hierbei kann vor der Untersuchung rekombinantes humanes (rh)TSH i.m. gegeben werden, damit T_4 nicht abgesetzt werden muss.
- ^{18}F-FDG-PET: Diagnostik von Rezidiven/Metastasen von Schilddrüsenkarzinomen unabhängig vom Jodspeicherverhalten

Prg: 10-Jahresüberlebensraten aller Fälle:
- Papilläres SD-Ca: > 90 % (PTMC > 99 %)
- Follikuläres SD-Ca: Minimal invasive FTC: 95 %; breit invasive FTC: 50 %
- Medulläres SD-Ca: ca. 50 %
- Anaplastisches SD-Ca: Mittlere Überlebenszeit 6 Monate

Pro: Bei radioaktivem Fallout (z.B. Reaktorunfälle) Blockade der ^{131}J-Jodaufnahme in die Schilddrüse durch einmalige Gabe von Kaliumjodid (z.B. Thyprotect®); Dosierung altersabhängig (im Alter von 13 - 45 Jahre 100 mg Jodid bzw. 130 mg Kaliumjodid); im Alter > 45 Jahren wird keine Jodidgabe empfohlen wegen erhöhtem Risiko einer Induktion einer Hyperthyreose bei Schilddrüsenautonomie.

NEBENSCHILDDRÜSE, VITAMIN D-STOFFWECHSEL UND KALZIUMHAUSHALT

KALZIUM

99 % des Kalziums (m: 900 - 1.300 g / w: 750 - 1.100 g Kalzium) befinden sich im Knochen als Hydroxylapatit (Kalziumphosphat). Nur 1 % des Kalziums ist im Extrazellulärraum.
Tagesbedarf an Kalzium: Erwachsene 1.000 mg
Jugendliche, Schwangerschaft, Stillzeit, postmenopausal und Männer > 65 J.: 1.500 mg

Bis zu einer täglichen enteralen Kalziumaufnahme von 1 g steigt die Kalziumabsorption linear an, wobei nur maximal 30 % des enteral aufgenommenen Kalziums tatsächlich absorbiert werden. Ausgehend von einer täglichen oralen Aufnahme von 1 g Kalzium werden somit pro Tag normalerweise etwa 300 - 400 mg Kalzium absorbiert.

Normbereich der Kalziumwerte im Serum: Gesamtkalzium: 2,2 - 2,65 mmol/l
Ionisiertes Kalzium: 1,1 - 1,3 mmol/l

Der Kalziumspiegel i.S. wird durch Zusammenwirken von Parathormon, Calcitonin und Calcitriol in engen Grenzen konstant gehalten.

- Ca. 45 % des Serum-Ca^{++} sind an Eiweiß gebunden (4/5 an Albumin und 1/5 an Globulin).
- Ca. 5 % des Serum-Ca^{++} sind komplexgebunden an Anionen wie Bikarbonat, Zitrat und Phosphat
- Ca. 50 % des Serum-Ca^{++} sind als freie Ionen vorhanden = biologisch aktive Fraktion

Bei der routinemäßigen Serumkalziumbestimmung erfasst man das Gesamtkalzium, das in der diagnostischen Aussage dem ionisierten Kalzium gleichwertig ist. Bei Abweichungen vom normalen Serumeiweißgehalt muss jedoch eine Korrektur auf normale Serumeiweißwerte erfolgen (per Formel oder Nomogramm).
Besteht nur die Möglichkeit zur Messung des Gesamt-Ca, kann bei Abweichung des Albuminwertes vom Referenzwert 4 g/dl das Albumin-korrigierte Ca berechnet werden:
Korrigiertes Ca (mmol/l) = gemessenes Ca (mmol/l) - 0,025 x Albumin (g/l) + 1,0
Faustregel: Ein Abfall des Albumins um 1 g/dl bewirkt eine Erniedrigung des Gesamt-Ca um ca. 1 mg/dl (0,25 mmol/l).

Die ionisierte Kalziumfraktion (Ca^{++}) wird durch pH-Änderungen beeinflusst. Eine Verschiebung des pH von 0,1 bewirkt eine gegensinnige Kalziumveränderung von 0,05 mmol/l.

Alkalose → niedriges Ca^{++} (Ursache der Hyperventilationstetanie)
Azidose → erhöhtes Ca^{++}

Anm.: Störungen der Isoionie können zu Störungen der neuromuskulären Erregbarkeit führen. Dies kommt zum Ausdruck in der Szent-Györgyi-Serumelektrolytformel:

$$K = \frac{(K^{+}) \cdot (HCO_3^{-}) \cdot (HPO_4^{--})}{(Ca^{++}) \cdot (Mg^{++}) \cdot (H^{+})}$$

Jeder Anstieg von K führt zu einer Steigerung, jeder Abfall von K zu einer Minderung der neuromuskulären Erregbarkeit (weitere Einzelheiten - auch zum Thema Phosphat - siehe Kap. Wasser- und Elektrolythaushalt).

Normale Funktion des Kalziums:
- Bildung von Knochen- und Zahnmatrix
- Konversion von Prothrombin zu Thrombin
- Kontrolle von Membranpotenzial und -permeabilität
- Stimulation der Myofibrillen-ATPase (Muskelkontraktion, elektromechanische Kopplung)

PARATHORMON

Parathormon (PTH) wird in den 4 Epithelkörperchen (Nebenschilddrüsen) als Prä-Pro-Parathormon, ein Peptid von 115 Aminosäuren, gebildet. Ein Peptid von 84 Aminosäuren verlässt die Drüse; das N-terminale Peptid mit der Aminosäurensequenz 1 - 34 trägt die biologische Aktivität; Halbwertzeit des Hormons ca. 3 Min.. Im Blut zirkulieren intaktes PTH und PTH-Fragmente. Die Bestimmung von PTH intakt ist unabhängig von der Nierenfunktion.

Für die hormonelle Regulation der Kalziumhomöostase sind Parathormon (PTH), das Peptid Klotho sowie Vitamin D und Östrogene bedeutsam. PTH fördert bzw. stimuliert:
- die Kalziumfreisetzung aus dem Knochengewebe durch Osteoklasten
- die distal-tubuläre Kalziumreabsorption in der Niere sowie
- die proximal-tubuläre 1α-Hydroxylase und somit die Bildung des aktiven Vitamin D-Metaboliten 1,25-Dihydroxycholecalciferol, der die intestinale und renale Kalziumabsorption bzw. -reabsorption begünstigt.

Die PTH-Sekretion wird durch die Kalziumrezeptoren der Nebenschilddrüsenzellen reguliert.

Ein ionisiertes Calcium < 1,25 mmol/l stimuliert die Parathormonsekretion. Bei Calcitriolmangel wird relativ zum Serum-Calcium mehr PTH sezerniert. Eine leichte Hypomagnesiämie stimuliert - wie die Hypokalzämie - die PTH-Sekretion, bei starker Hypomagnesiämie reduziert sich die PTH-Sekretion. Hohe Phosphatkonzentration bei Urämie stimuliert direkt die PTH-Sekretion.

Zwischen Kalzium und Parathormon besteht physiologischerweise eine negative feed-back-Regulation (gegensinnige Veränderung beider Größen). Die negative feed-back-Regulation bleibt erhalten bei Hyperkalzämie infolge Tumorleiden, Vitamin D-Intoxikation und Sarkoidose: Bei diesen Patienten finden sich supprimierte PTH-Spiegel. Dagegen sind beim Hypoparathyreoidismus beide Parameter erniedrigt und beim primären Hyperparathyreoidismus beide erhöht.

Eine negative Kalziumbilanz des Knochens tritt bei pathologisch erhöhten PTH-Konzentrationen ein (nicht dagegen bei physiologischen PTH-Konzentrationen).

Referenzbereich: 1,5 - 6,5 pmol/l (15-65 pg/ml). Es besteht eine leichte Tagesrhythmik mit etwas höheren Spiegeln gegen Abend, ferner werden minimale Pulsationen (meist unter 0,5 pmol/l) beobachtet.

CALCITONIN

Calcitonin wird in den C-Zellen der Schilddrüse gebildet, besteht aus 32 Aminosäuren und bewirkt eine Hemmung der Osteoklastenaktivität. Die Sekretion von Calcitonin wird über die Ca^{++}-Konzentration im Blut gesteuert: Hohe Ca^{++}-Spiegel fördern, niedrige Ca^{++}-Spiegel hemmen die Sekretion von Calcitonin.

Beim medullären C-Zellkarzinom der Schilddrüse ist Calcitonin erhöht (Tumormarker!). Krankheitssymptome infolge erniedrigten Calcitoninspiegels sind nicht bekannt.
Procalcitonin gilt als empfindlicher Marker für eine Sepsis.

VITAMIN D-STOFFWECHSEL und NEBENSCHILDDRÜSENFUNKTION

Internet-Infos: *www.vitamindcouncil.com, www.sunarc.org*

Vitamin D_3 wird entweder aus 7-Dehydrocholesterol unter UV-Lichteinfluss in der Haut gebildet oder es muss mit der Nahrung (z.B. Fettfisch) zugeführt werden. In der Haut gebildetes Vitamin D_3 oder mit der Nahrung gemeinsam mit Vitamin D_2 aufgenommenes Vitamin D_3 wird an Vitamin D-bindendes Protein (DBP, Transcalciferin) im Plasma gebunden zur Leber transportiert.

In der Leber wird Vitamin D_3 zu 25-OH-D_3 (= Calcifediol) umgewandelt. In den Nieren entsteht daraus das biologisch sehr aktive 1,25$(OH)_2$-D_3 = Calcitriol. Diese Umwandlung wird u.a. durch die Phosphatkonzentration reguliert: Niedriger Phosphatspiegel fördert die Calcitriolbildung und umgekehrt. Calcitriol fördert die enterale Resorption von Kalzium und Phosphat und senkt die renale Kalzium- und Phosphatausscheidung. Die Knochenmineralisation wird gefördert.

Vitamin D-Rezeptoren finden sich praktisch auf allen Zellen des Körpers. So ist ein Vitamin D-Mangel mit einer gestörten neuromuskulären Funktion verbunden (Sturzneigung und erhöhtes Frakturrisiko bei Osteoporose!). Calcitriol beeinflusst die Immunregulation und hat mehrere weitere extraossäre Wirkungen (siehe unten).

	7-Dehydrocholesterol
Haut:	↓ ← UVB-Licht (290 - 320 nm)
Nahrung:	**Colecalciferol = Vitamin D_3**
Leber:	↓
	25-OH-D_3 = 25-Hydroxycolecalciferol
Nieren:	← Phosphat ↓, PTH
	⊢ Ca^{++}/FGF23/1,25$(OH)_2$-D_3
	↓
	1,25$(OH)_2$-D_3 = Calcitriol (= Vitamin-D-Hormon)

Extraossäre Wirkung von Vitamin D sind in Diskussion, z.B.
- Günstiger Einfluss auf Herz-Kreislauf-Erkrankungen, Blutdruck und Diabetes mellitus
- Positiver Einfluss auf die Muskelkraft
- Schwangerschaft: Vitamin D-Mangel führt beim ungeborenen Kind zu niedriger Knochenmasse und erhöhtem Atopierisiko
- Reduktion der Gesamtmortalität bei älteren Menschen

Anzustrebender Bereich für 25-OH-Vitamin D: ≥ 30 ng/ml (≥ 75 nmol/l)
(Umrechnungsfaktor ng/ml → nmol/l: 2,5)
Bis zu 50 % der Bevölkerung haben nach den neuen Referenzwerten einen Vitamin D-Mangel, bes. ältere Menschen! (abhängig von Lebensalter, Jahreszeit und Sonnenexposition)

Tagesbedarf: Ca. 1.000 IE Vitamin D_3

Bei älteren Menschen (> 70 J.) wird eine regelmäßige Substitution empfohlen.

Risikogruppen für einen Vitamin D-Mangel:

- Ältere Menschen
- Menschen, die Sonnenlicht meiden
- Patienten mit Malabsorptionssyndrom
- Einnahme von Medikamenten, die mit Vitamin D interagieren (z.B. Phenytoin)

REGULATION DER SERUM-KALZIUM-KONZENTRATION

1. Absinken des Serum-Ca^{++} (via „calcium-sensing receptor") →
2. Sekretion von Parathormon →
3. Förderung der Phosphatausscheidung in den Nieren →
4. Absinken des Serum-HPO_4^{--} →
5. Förderung der Calcitriolbildung ($1{,}25(OH)_2D_3$) in den Nieren →
6. Enterale Reabsorption und ossäre Mobilisation von Ca^{++} und HPO_4^{--} →
7. Normalisierung des Serum-Ca^{++}

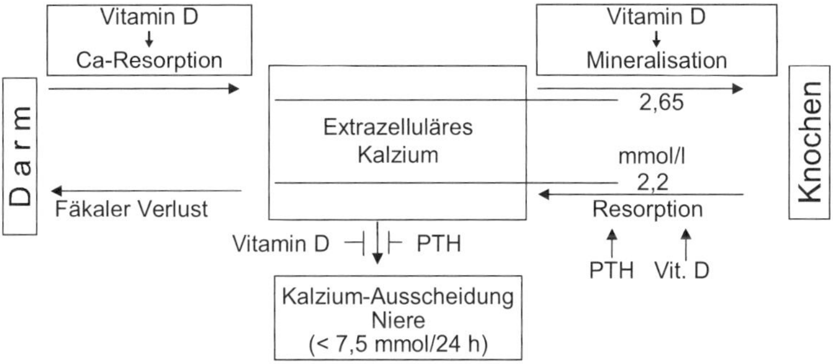

→ Förderung; ⊣ oder ⊢ Hemmung

PRIMÄRER HYPERPARATHYREOIDISMUS (PHPT) [E21.0]

Def: Primäre Erkrankung der Nebenschilddrüse mit vermehrter Parathormonbildung (PTH).

Ep.: Inzidenz 65/100.000/J. bei Frauen; 25/100.000/J. bei Männern

Ät.:
1. Solitäre Adenome (85 %), multiple Adenome (5 %) der Nebenschilddrüse; 80 % der Nebenschilddrüsenadenome liegen hinter der Schilddrüse, ca. 10 % liegen im vorderen Mediastinum
2. Hyperplasie der Epithelkörperchen (10 %) - Histologie: Hyperplasie der wasserhellen Zellen oder der Hauptzellen
3. Selten Karzinom der Epithelkörperchen (< 1 %)

Selten werden multiple endokrine Neoplasien (MEN) beobachtet (siehe dort).

Pg.: Beim pHPT resultiert eine Hyperkalzämie aus den drei Angriffspunkten des PTH:
- Steigerung der ossären Calcium-Mobilisierung (erhöhte Pyridinoline i.U.)
- Steigerung der intestinalen Calcium-Absorption (Calcitriol-vermittelt)
- Steigerung der tubulären Calcium-Reabsorption

KL.: 80 % der Patienten haben keine oder nur unspezifische Beschwerden (zufällige Diagnose einer Hyperkalzämie)

1. Nierenmanifestationen (15 %):
   - Häufig Nephrolithiasis (Kalziumphosphat oder -oxalat)
   - Seltener (prognostisch ungünstig) Nephrokalzinose

   Typisch ist eine Einschränkung der Konzentrierungsfähigkeit, die ADH-refraktär ist und die zu Polyurie mit Polydipsie führt. Fortgeschrittene Fälle können zu Niereninsuffizienz führen.

   Anm.: Nierensteine sind bei pHPT häufig, aber nur ein kleiner Teil der Patienten mit kalziumhaltigen Nierensteinen hat einen pHPT (ca. 2 %).

2. Knochenmanifestationen (ca. 50 %):
Die gesteigerte Parathormonaktivität führt zu einer Vermehrung der Osteoklasten, reaktiv auch der Osteoblasten, wobei es zu einer negativen Knochenbilanz kommt. Die Osteoklastentätigkeit führt in ausgeprägten Fällen zu subperiostalen Resorptionslakunen und Akroosteolysen an Händen/Füßen. Die früher beobachteten braunen Tumoren = eingeblutete Resorptionszysten (Osteodystrophia cystica generalisata von Recklinghausen) sieht man heute kaum. Röntgenologisch häufigstes Zeichen ist oft nur eine diffuse Osteopenie, die bei Handaufnahmen in 40 %, bei Wirbelsäulenaufnahmen in 20 % gesehen wird; der Schädel - am zweithäufigsten befallen - erscheint röntgenologisch im "Mattglas"-Effekt; die Lamina dura der Zahnalveolen zeigt Erosionen. Wirbelsäulen- und Gliederschmerzen sind Symptome einer Skelettmanifestation. Labormäßig sind bei Knochenbeteiligung die alkalische Phosphatase und die Hydroxyprolinausscheidung erhöht.

3. Gastrointestinale Manifestationen (ca. 30 %):
- Appetitlosigkeit, Übelkeit, Obstipation, Meteorismus, Gewichtsabnahme
- Seltener Ulcera ventriculi/duodeni (Hyperkalzämie → Hypergastrinämie → HCl)
- Seltener Pankreatitis (ca. 10 %; die Pankreatitis kann den Kalziumspiegel senken und so einen pHPT maskieren!)

Anm.: Auch Gallensteine kommen doppelt so häufig wie in der Normalbevölkerung vor.

Beachte: Von der klassischen Symptomentrias "Stein-, Bein- und Magenpein", spielt heute die Nephrolithiasis die dominierende Rolle!

4. - Neuromuskuläre Symptome: Rasche Ermüdbarkeit, Muskelschwäche und -atrophie, QT-Verkürzung im Ekg
- Psychiatrische Symptome: Depressive Verstimmung

5. Hyperkalzämische Krise (< 5 %):
Der pHPT kann jederzeit ohne Vorboten exazerbieren zu einer hyperkalzämischen Krise, besonders wenn ein die Hyperkalzämie begünstigender Faktor hinzukommt (z.B. Bettlägerigkeit, Behandlung mit Kalzium, Vitamin D, Thiaziden).
Sy.: • Polyurie, Polydipsie
• Erbrechen, Exsikkose, Adynamie
• Psychotische Erscheinungen, Somnolenz, Koma

Durch rasche Entwicklung einer Niereninsuffizienz mit Anstieg des Serumphosphats können Kalzifizierungen in verschiedenen Organen auftreten (z.B. Kornea, Media der Arterien). Herzrhythmusstörungen können zu plötzlichem Tod führen. Letalität bis 50 %!

Lab :

	Serum	**Urin (24 h)**
Kalzium	↑	n / ↑
PTH intakt	↑	

Serum-Phosphat kann erniedrigt sein, AP kann erhöht sein (diagnostisch von untergeordneter Bedeutung). 40 % der Patienten haben eine Hyperkalziurie.

DD: der Hyperkalzämie: Siehe dort

Di.: **bei Hyperkalzämiesyndrom:**
- Intaktes Parathormon (PTH intakt) bei pHPT ↑, bei Tumor-Hyperkalzämie ↓
- Parathormonverwandtes Peptid (PTHrP): ↑ bei Tumor-Hyperkalzämie
- 1,25(OH)$_2$-Vitamin D$_3$: ↑ bei Sarkoidose und Vitamin D-Intoxikation
- Tumorsuche und Röntgen/Szintigrafie des Knochens

Di.: **des pHPT:**

Kalzium	**PTH intakt**	**Diagnose**
↑	↑	primärer HPT (+ tertiärer)
↓	↑	sekundärer HPT
↑	↓	Tumor-Hyperkalzämie; Sarkoidose: 1,25(OH)$_2$ Vit. ↑

Eine Erhöhung des Serumkalziums (> 2,6 mmol/l) bei normaler Nierenfunktion und normalem Gesamteiweiß), durch mindestens drei Bestimmungen an verschiedenen Tagen gesichert, und des PTH-Intakt sprechen mit über 95 %iger Wahrscheinlichkeit für einen pHPT.

Anm.: In seltenen Fällen kann ein normokalzämischer pHPT vorliegen. Dies ist der Fall, wenn gleichzeitig ein Vitamin D-Mangel, eine Niereninsuffizienz oder ein Albuminmangel vorliegt.

- Lokalisationsdiagnostik:
  - Sonografie mit 10-MHz-Schallkopf (Adenome sind echoarm)
  - Spiral-CT und MRT mit 3D-Rekonstruktion
  - ^{99m}Tc-MIBI-(Methoxyisobutylisonitril-)Szintigrafie, evtl. PET-CT
  - Intraoperativ durch erfahrenen Chirurgen

Th.: A) Operation in Zentren:

Ind: 1. Symptomatischer pHPT

2. Op.-Indikationen beim asymptomatischen pHPT:
- Serum-Kalzium > 0,25 mmol/l über der Normobergrenze
- Einschränkung der Kreatininclearance (< 60 ml/Min), Nephrolithiasis/Nephrocalcinose
- Ausscheidung Kalzium i.U. > 400 mg/24 h
- Abnahme der Knochendichte (T-Score < -2,5 oder pathologische Fraktur)
- Begleitfaktoren, die eine hyperkalzämische Krise begünstigen können (siehe oben).
- Alter < 50 Jahren

Die Erkrankung ist durch rechtzeitige operative Entfernung der vergrößerten Epithelkörperchen heilbar. Intraoperativ müssen alle vorhandenen Epithelkörperchen dargestellt werden. Bei sicherer präoperativer Adenomlokalisation evtl. auch endoskopischer Eingriff.

- ▶ Isolierte Entfernung adenomatös vergrößerter (> 50 mg schwerer) Epithelkörperchen
- ▶ Bei Hyperplasie aller Epithelkörperchen: Totale Parathyreoidektomie mit simultaner autologer Transplantation von Epithelkörperchenresten, z.B. in den M. brachioradialis oder M. sternocleidomastoidcus (bei erneuter Hyperplasie kann somit ohne Schwierigkeiten nachoperiert werden (7/8-Resektion).

Bei erfolgreicher Operation zeigt die intraoperative PTH-Bestimmung einen Abfall um ca. 50 %. Prinzipiell werden entfernte Epithelkörperchen kryokonserviert, um im (seltenen) Fall einer definitiven postoperativen Unterfunktion eine autologe Transplantation durchführen zu können. Passagere postoperative Unterfunktionen werden besonders bei Patienten mit erhöhter alkalischer Phosphatase als Zeichen einer Knochenmanifestation beobachtet (Rekalzifizierungstetanie). Der Kalziumspiegel bedarf postoperativ engmaschiger Verlaufskontrollen, um ggf. rechtzeitig Kalzium zu substituieren.

B) Konservativ:

Wenn keine Op.-Indikation gegeben ist, gelten folgende Empfehlungen:
- Viel trinken. Keine Anwendung von Thiaziddiuretika und Digitalis
- Vorsichtiger Ausgleich eines evtl. Vitamin D-Mangels
- Osteoporoseprophylaxe bei postmenopausalen Frauen mit Bisphosphonaten
- Medikamentöse Therapie mit Cinacalcet (Mimpara®), ein Calcimimetikum, sofern Op. indiziert, aber nicht möglich ist. NW: Übelkeit, Kopfschmerzen; hoher Preis
- Kontrollen (alle 3 Monate)

Therapie einer hyperkalzämischen Krise: Siehe Kapitel Hyperkalzämie

Prg: Bei frühzeitiger Diagnose + Operation gut, sofern keine Niereninsuffizienz vorliegt.

SEKUNDÄRER HYPERPARATHYREOIDISMUS (SHPT) [E21.1]

Wenn eine nicht parathyreogene Erkrankung zu einem Absinken des Serumkalziums führt, reagieren sekundär die Nebenschilddrüsen mit einer Mehrsekretion von PTH.

1. Renaler sHPT:

Siehe Renale Osteopathie im Kap. Chronische Nierenerkrankung (CKD): Phosphat, Kreatinin ↑

2. sHPT bei normaler Nierenfunktion:

a) Enterale Ursachen: Malassimilationssyndrom mit verminderter Kalziumresorption

b) Selten hepatische Ursachen:
- Leberzirrhose (gestörte Umwandlung von D_3 zu 25-OH-D_3)
- Cholestase (gestörte Resorption von Vitamin D_3)

c) Mangelnde Sonnenlichtexposition

KL.:
- Symptome der Grundkrankheit
- Evtl. Knochenschmerzen

Di.: Kalzium i.S. ↓, Phosphat i.S. normal, PTH intakt ↑

Th.:
- Therapie der Grundkrankheit (siehe auch Kap. Renale Osteopathie)
- Substitution von Vitamin D_3 und evtl. Kalzium

TERTIÄRER HYPERPARATHYREOIDISMUS [E21.2]

Von einem "tertiären Hyperparathyreoidismus" spricht man, wenn sich im Verlauf eines sHPT eine Hyperkalzämie entwickelt. Ursache hierfür ist aber nicht eine neu auftretende Autonomie (wie beim pHPT), sondern ein Missverhältnis zwischen PTH-Sekretion und Bedarf, z.B. wenn nach einer Nierentransplantation der PTH-Bedarf plötzlich so niedrig ist, dass selbst die Basalsekretion der (im Rahmen eines sHPT) hyperplastischen Epithelkörperchen zu hoch ist und sich eine Hyperkalzämie entwickelt.

Th.: Evtl. chirurgisch

HYPOPARATHYREOIDISMUS [E20.9]

Def: Unterfunktion der Nebenschilddrüsen (Epithelkörperchen) mit Mangel an Parathormon. Leitsymptom ist die hypokalzämische Tetanie.

Ät.:
1. Am häufigsten postoperativ nach Halsoperationen (z.B. Strumektomie)
2. Selten idiopathisch (Autoimmungenese ?)
3. Sehr selten Aplasie von Nebenschilddrüse und Thymus (DiGeorge-Syndrom)

KL.:
1. Funktionelle Symptome:
   - Hypokalzämische Tetanie [E83.58]
     (in 75 % d.F. beim idiopathischen, in 40 % d.F. beim postoperativen Hypoparathyreoidismus): Krampfanfälle bei erhaltenem Bewusstsein, oft mit Parästhesien verbunden, Pfötchenstellung, Stimmritzenkrampf
   - Chvostek-Zeichen:
     Beim Beklopfen des N. facialis im Bereich der Wange wird im positiven Fall Zucken der Mundwinkel ausgelöst
   - Trousseau-Zeichen:
     Nach Anlegen einer Blutdruckmanschette am Arm - einige Min. arterieller Mitteldruck - kommt es im positiven Fall zur Pfötchenstellung.
   - Ekg: QT-Verlängerung
2. Organische Veränderungen:
   Haar- und Nagelwuchsstörungen, Kataraktbildung, Stammganglienverkalkung; Kalziumablagerung in den Nieren (30 %) mit erhöhtem Risiko für Niereninsuffizienz, Osteosklerose
3. Psychische Veränderungen (Reizbarkeit, depressive Verstimmung)

DD:
1. Hypokalzämien anderer Ursache (PTH intakt ↑):
   Akute Pankreatitis, Malabsorptionssyndrom, Peritonitis, Heilphase einer Rachitis bzw. Osteomalazie (Vitamin D-Mangel), Niereninsuffizienz, Infusion von EDTA oder Zitratblut, seltenere Ursachen
2. Normokalzämische Tetanie: [R29.0] Am häufigsten!
   Abnahme des ionisierten Kalziums durch Alkalosen (meist respiratorische Alkalose durch psychogene Hyperventilation)
3. Pseudohypoparathyreoidismus (sehr selten):
   Wie beim echten Hypoparathyreoidismus sind im Serum Kalzium erniedrigt und Phosphat erhöht: Das Parathormon (PTH intakt) ist aber nicht wie beim echten Hypoparathyreoidismus erniedrigt, sondern sogar erhöht wie bei sekundärem Hyperparathyreoidismus. 4 Typen:
   Typ Ia: Reduktion des Gs-Anteils im Adenylcyclase-Rezeptor-Komplex
   Typ Ib: Normale Gs-Aktivität, wahrscheinlich Defekt im PTH-Rezeptor
   Typ Ic: Gs-Aktivität normal, Defekt in der katalytischen Einheit
   Typ II: PTH-Rezeptor-Adenylcyclase-Komplex funktionell normal, die von cAMP vermittelte intrazelluläre Antwort bleibt aus.

   Anm.: Gs = Guanin-Nukleotid-bindendes Protein, wird vom PTH-Rezeptor-Typ I nach PTH-Bindung aktiviert und vermittelt dadurch die PTH-Wirkung.

   Der Pseudohypoparathyreoidismus kommt familiär gehäuft vor und geht mit organischen Stigmata einher (z.B. beim Typ Ia Verkürzung von Mittelhand- oder Mittelfußknochen, gedrungener Körperbau, heterotope Verkalkungen). Bei Familienangehörigen dieser Patienten spricht man von Pseudo-Pseudo-Hypoparathyreoidismus, wenn sie die typischen Stigmata zeigen, jedoch keine Kalziumstörung vorliegt.

Di.: 1. Typische Serumkonstellation: Kalzium + Magnesium ↓, Phosphat ↑
2. Urinbefund: Ausscheidung von Kalzium, Phosphat und cAMP ↓
3. Parathormon (PTH intakt) ↓
4. Ellsworth-Howard-Test: Bei Verdacht auf Pseudohypoparathyreoidismus: Nach Gabe von PTH kommt es bei Normalpersonen zu einem Anstieg des Phosphats im Urin auf mehr als das zweifache des Ausgangswertes; bei Patienten mit Pseudohypoparathyreoidismus fällt der Anstieg geringer aus.

Der Nachweis einer Hypokalzämie und Hyperphosphatämie bei normalem Kreatinin (Ausschluss einer Niereninsuffizienz) und normalem Albuminspiegel (Ausschluss eines Malassimilationssyndroms) macht die Diagnose eines primären Hypoparathyreoidismus sehr wahrscheinlich, der Nachweis eines erniedrigten Parathormonspiegels bestätigt die Diagnose.

Th.: - Bei Tetanie: Langsame i.v.-Injektion von 20 ml Kalziumglukonatlösung 10 %

Beachte: Kalzium und Digitalis wirken synergistisch! Daher einem digitalisierten Patienten niemals Kalzium i.v. geben!
Bei ätiologisch unklaren tetanischen Anfällen vor der symptomatischen Kalziumgabe Blutabnahme zur Kalzium- und Phosphatbestimmung.

Langzeitbehandlung:
Vitamin D-Derivate: 1,25-$(OH)_2$-Vitamin D_3 = Calcitriol 0,25 - 1 µg/d oder andere Vitamin D-Derivate + Kalzium oral 0,5 - 1,5 g/d unter Überwachung des Serumkalziums und der Kalziumausscheidung im Urin (Patientenausweis).
Zielbereich: Serum-Kalzium im unteren Normbereich halten. Falls das Serum-Phosphat unter Therapie nicht abfällt, evtl. zusätzlich Phosphatbinder.
Bei Überdosierung Gefahr von Hyperkalzämie, Nephrokalzinose, Nephrolithiasis und Nierenfunktionsverschlechterung.

- Substitution von PTH (1 - 84) oder PTH (1 - 34) bei unzureichender Wirkung von Vitamin D + Kalzium. Dabei reduziert sich der Bedarf an Vitamin D und Kalzium und die Lebensqualität wird verbessert.

OSTEOMALAZIE [M83.99] UND RACHITIS [E55.0]

Def: Eine ungenügende Mineralisation des Osteoids mit verminderter Einlagerung von Kalzium und Phosphor nennt man nach Abschluss des Knochenwachstums Osteomalazie, beim kindlichen Skelett mit bevorzugtem Befall der metaphysären Wachstumszone dagegen Rachitis. Eine Rachitis führt zur Retardierung von Knochenwachstum und Skelettreifung

Ät.: 1. Vitamin D-Mangel: Malassimilationssyndrom, mangelnde Vitamin D-Zufuhr, unzureichende UV-Bestrahlung (z.B. bei älteren Menschen)
2. Störungen des Vitamin D-Stoffwechsels:
   - Auf Leberebene (Leberzirrhose, Medikamenteninterferenz, z.B. Hydantoine) mit mangelhafter Bildung von 25-OH-D_3 = Calcifediol.
   - Auf Nierenebene mit mangelhafter Bildung von 1,25-$(OH)_2$-D_3 = Calcitriol: Meist chronische Niereninsuffizienz
   - Selten Vitamin D-abhängige Rachitis (Vit. D-dependent rickets = VDDR):
     VDDR1: Genetisch bedingte 1α-Hydroxylasedefizienz
     VDDR2: Genetisch bedingte Störung des intrazellulären Vitamin D-Rezeptors
3. Selten sind Vitamin D-unabhängige Osteomalazien bei renalen tubulären Funktionsstörungen (Phosphatdiabetes, renale tubuläre Azidose), Phosphatasemangel u.a.

Lab: Bei Vitamin D-abhängiger Osteomalazie:
- Hypokalzämie + erhöhte alkalische Phosphatase
- Malabsorptionssyndrom: Hypophosphatämie und Verminderung von 25(OH)-D_3
- Niereninsuffizienz: Hyperphosphatämie und Verminderung von 1,25$(OH)_2$-D_3

KL.: Skelettschmerzen, Knochenverbiegungen (evtl. O-Beine), Adynamie, Gehstörungen (Varisierung der Schenkelhälse, Schwäche der Glutealmuskulatur mit Watschelgang); Rachitis-Rosenkranz = Umschriebene Schwellung der Rippen an der Knorpel-Knochen-Grenze; Neigung zu Tetanie u.a.

Rö.: Looser-Umbauzonen (quer zur Längsachse der Knochen bandförmige Aufhellungen = unverkalktes Osteoid), Knochen- und Wirbeldeformierungen

Knochenbiopsie mit Histologie (evtl. nach vorheriger Tetrazyklinmarkierung der Mineralisationsfront)

Di.: Anamnese (Grundkrankheit!) + Klinik + Röntgen + Labor

Th.:
- Bei Vitamin D-Mangel-Rachitis: Substitution von Vitamin D_3: 5.000 IE/d über 3 Wochen, Calcium 500 mg/d (anschließend Prophylaxe mit 500 IE Vitamin D_3/d)
- Bei Osteomalazie: z.B. Vitamin D_3 20.000 IE/d für 1 Woche, anschließend 20.000 IE alle 2 Wochen, bei Resorptionsstörungen 100.000 IE i.m. alle 3 - 6 Wochen. später alle 3 - 6 Monate
- Bei Vitamin D-Stoffwechselstörungen: Behandlung der Grundkrankheit und Substitution stoffwechselaktiver Vitamin D-Metabolite, z.B. $1{,}25(OH)_2$-D_3
  Therapiesteuerung durch Überwachung des Serumkalziums und der Kalziumausscheidung im Harn (Patientenausweis) → Gefahr der Hyperkalzämie mit allen Folgen.

OSTEOPOROSE [M81.99]

Internet-Infos: *www.osteoporose.org; www.osteoporose.com; www.osteofound.org; www.dv-osteologie.org*

Def: Systemische Skeletterkrankung, die durch eine niedrige Knochenmasse und eine Verschlechterung der Mikroarchitektur des Knochengewebes charakterisiert ist mit der Folge vermehrter Knochenbrüchigkeit. WHO: DXA-T-Score < - 2,5

Ep.: Häufigste Knochenerkrankung im höheren Lebensalter. Am häufigsten (95 %) ist die primäre Osteoporose. 80 % aller Osteoporosen betreffen postmenopausale Frauen. 30 % aller Frauen entwickeln nach der Menopause eine klinisch relevante Osteoporose, im Alter > 70 J. nimmt die senile Osteoporose bei beiden Geschlechtern stetig zu.
Sekundäre Osteoporosen sind seltener (5 %), wobei die Behandlung mit Glukokortikosteroiden und Immobilisation im Vordergrund stehen.
Die klinisch bedeutsamste Folge einer Osteoporose ist die Häufung von Schenkelhals-, Vorderarm- und Wirbelfrakturen. Ab einem Alter von 75 J. beträgt das 10-Jahres-Frakturrisiko für Schenkelhalsfrakturen auch ohne zusätzliche Risikofaktoren > 20 %. Schenkelhalsfrakturen haben eine 1-Jahres-Mortalitätsrate von 10 - 20 %.

Ät.:
1. Primäre Osteoporose (95 %)
   - Idiopathische Osteoporose junger Menschen (selten)
   - Postmenopausale Osteoporose (= Typ I-Osteoporose)
   - Senile Osteoporose (= Typ II-Osteoporose)
2. Sekundäre Osteoporose (5 %)
   - Endokrine Ursachen: Hyperkortisolismus, Hypogonadismus, Hyperthyreose, pHPT u.a.
   - Malabsorptionssyndrom, Zustand nach Gastrektomie
   - Immobilisation
   - Iatrogen/medikamentös: Langzeittherapie mit verschiedenen Medikamenten: Kortikosteroide, PPI, Aromatasehemmer, Antiandrogene, Antiepileptika u.a.
3. Erkrankungen, die mit Osteoporose assoziiert sein können: z.B. Rheumatoide Arthritis, M. Crohn, Typ 1-Diabetes, Epilepsie
4. Hereditäre Erkrankungen:
   Osteogenesis imperfecta, Ehlers-Danlos-Syndrom, Marfan-Syndrom, Homozystinurie
5. Berufliche Noxen (selten): Phosphor (BK-Nr. 1109), Cadmium (BK-Nr. 1104)

Risikofaktoren für die Entwicklung einer primären Osteoporose und osteoporotische Frakturen:
- Therapeutisch nicht beeinflussbare Faktoren:
  - Alter: Mit zunehmendem Alter nimmt die Knochenmasse ab. Mit jeder Dekade verdoppelt sich nach dem 50. Lj. das Frakturrisiko.
  - Geschlecht: Frauen haben eine niedrigere Knochenmasse, die in der Menopause nochmals deutlich abnimmt. Männer haben im Vergleich zu Frauen ein um 50 % vermindertes Risiko für osteoporotische Frakturen.
  - Genetische Faktoren: Osteoporotische Frakturen in der Familienanamnese
- Wichtigste therapeutisch beeinflussbare Faktoren:
  - Mangel an Geschlechtshormonen bzw. verkürzte Östrogenexpositionszeit < 30 Jahre (späte Menarche, frühe Menopause)
  - Körperliche Inaktivität, Immobilität
  - Ernährungsfaktoren: Mangel an Calcium und Vitamin D; Untergewicht/Kachexie (BMI < 20 kg/m^2)
  - Starker Zigarettenkonsum
  - Multiple Stürze

Metabolische Charakteristika:
- Fast-loser-Patienten: Knochenmassenverlust bei gesteigertem Umbau ("high turnover"): Verlust an trabekulärer Knochendichte > 3 % jährlich: Typisch für die frühe postmenopausale Osteoporose in den ersten 10 Jahren nach der Menopause.

- Slow-loser-Patienten: Knochenmassenverlust bei reduziertem Umbau ("low turnover"): Verlust an trabekulärer Knochendichte < 3 % jährlich: Typisch für die späte postmenopausale Osteoporose > 10 Jahre nach der Menopause.

Typen der Verteilung:

- Generalisierte Osteoporose
  - Postmenopausale Osteoporose (Typ I): Spongiosabetonter Knochenmassenverlust
  - Senile Osteoporose (Typ II): Spongiosa plus Kompakta betreffender Knochenmassenverlust
- Lokalisierte Osteoporose (z.B. Sudeck-Syndrom, gelenknahe Osteoporose bei rheumatoider Arthritis)

Merkmal	Osteoporose-Typ	
	I (postmenopausal)	II (senil)
Alter (Jahre)	50 - 70	> 70
Geschlecht (w : m)	Frauen	2 : 1
Knochenverlust	Stärker trabekulär als kortikal	Gleichermaßen trabekulär und kortikal
Häufigste Frakturen	Wirbelkörper	Femur-Schenkelhals, Humerus, Radius, Wirbelkörper
Ätiologische Faktoren	Östrogenmangel	Alterungsprozess, Bewegungsmangel, evtl. Mangel an Kalzium u./o. Vitamin D

Klinisches Stadium:
0 Osteopenie (Präklinische Osteoporose) [M81.99]
1 Osteoporose (ohne Frakturen)
2 Manifeste Osteoporose (mit Frakturen)
3 Fortgeschrittene Osteoporose

Im Kindes- und Jugendalter baut sich die Knochenmasse unter dem Einfluss von Sexualhormonen auf und erreicht um das 20. Lebensjahr den Höchstwert („peak bone mass"). Männer haben eine 30 % höhere „peak bone mass“ als Frauen. Nach dem 40. Lebensjahr kommt es bei allen Menschen zu einer langsamen Verminderung der Knochenmasse (physiologischerweise um 0,5 %/Jahr). Frauen haben in den ersten 10 Jahren nach der Menopause einen stärkeren Knochenverlust (2 % jährlich und mehr).

KL.:
- Frakturen ohne adäquates Trauma oder ohne erkennbare Ursache (Spontanfraktur)
- Durch Zusammensinterung von Wirbelkörpern kommt es zur Kyphosierung der BWS mit Rundrücken, Gibbusbildung und Körpergrößenabnahme (> 4 cm) mit tannenbaumartigen Hautfalten am Rücken (Tannenbaumphänomen): Körpergröße kontrollieren!
- Frakturschmerz

Osteodensitometrie (Knochendichtemessung): Methode der Wahl ist die DXA (dual energy X-ray absorptiometry): Messung der Flächendichte des Knochenmineralgehaltes (g/cm²) an der LWS, am proximalen Gesamtfemur und am Femurhals. Der Minimalwert dieser 3 Messungen wird für Therapieentscheidungen genommen.

T-Score: Standardabweichung (= standard deviation = SD) vom Mittelwert der maximalen Knochendichte („peak bone mass“) gesunder Menschen im Alter von 30 J.

Die Densitometrie zeigt bei Osteoporose einen verminderten Mineralgehalt des Knochens und bei Langzeitkontrollen einen erhöhten Verlust an Knochenmasse.

T-Werte (= T-Score) in Abhängigkeit von Lebensalter und Geschlecht, die im Mittel mit einem 30 %igen Frakturrisiko für Wirbelkörper- und proximale Femurfrakturen in 10 J. assoziiert sind.

Lebensalter in Jahren		T-Wert aus Osteodensitometrie
Frau	Mann	
50 - 60	60 - 70	- 4,0
60 - 65	70 - 75	- 3,5
65 - 70	75 - 80	- 3,0
70 - 75	80 - 85	- 2,5
> 75	> 85	- 2,0

Liegt bereits eine Wirbelkörperfraktur vor, wird dieses Risiko alters- und geschlechtsunabhängig bereits ab einem T-Wert von ≤ - 2,0 erreicht. Bei zusätzlichen Risikofaktoren (Immobilität, multiple Stürze, Nikotinkonsum, periphere Fraktur ohne adäquates Trauma oder proximale Femurfraktur eines Elternteils, Therapie mit Aromatasehemmern oder Kortikosteroiden) ist wegen Risikoerhöhung die Therapiegrenze um 0,5 - 1,0 T-Scores anzuheben (siehe Leitlinien).

Trabecular Bone Score (TBS): Strukturanalyse der DXA-Messung per Software mit dem Ziel auf die Mikroarchitektur des Knochens zu schließen und eine Optimierung der Angabe des Frakturrisikos zu erreichen. Bei postmenopausalen Frauen ist ein TBS > 1.350 normal; niedrige Werte finden sich bei reduzierter Mikroarchitektur.

Rö.: der BWS und LWS in 2 Ebenen bei Verdacht auf Wirbelkörperfraktur.
Eine Verminderung der Knochenmasse um weniger als 30 % ist im normalen Röntgenbild nicht erkennbar.
1. Die homogene Struktur des normalen Wirbelkörpers (WK) erinnert an ein feines Gewebe.
2. Bei beginnender Osteoporose treten Deckplatten und vertikale Trabekel hervor.
3. Bei ausgeprägter Osteoporose sind horizontale Trabekel kaum zu erkennen, die vertikalen Trabekel spärlich und stark akzentuiert.
4. Fischwirbel
5. Keilwirbel und "crush fracture"

Graduierung der WK-Frakturen (nach Genant) in % Höhenverminderung der WK:
Grad 1: < 25 % - Grad 2: 25 - 40 % - Grad 3: > 40 %

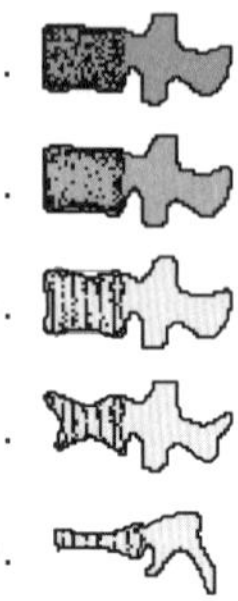
1. 2. 3. 4. 5.

Lab:
- Basisprogramm:
  - BSG/CRP, Differenzialblutbild
  - Ca, PO_4, Na, γ-GT, AP, Kreatinin, Kreatinin-Clearance, Serum-Elektrophorese, TSH basal
- Evtl. erweitertes Programm zur Abklärung einer sekundären Osteoporose (Testosteron, Östrogene, 25-OH-Vitamin D, PTH)
- Zur Therapiekontrolle evtl. Bestimmung eines Knochenaufbau- und eines -abbauparameters (keine Standarddiagnostik):
  - Marker der Knochenresorption (Osteoklastenaktivität), z.B. Pyridinium Crosslinks im Urin
  - Marker des Knochenanbaus (der Osteoblastenaktivität), z.B.: Knochenspezifische alkalische Phosphatase, Osteocalcin

DD:
1. Malignome: z.B. multiples Myelom, M. Waldenström, Knochenmetastasen von Karzinomen
2. Primärer Hyperparathyreoidismus (pHPT)
3. Osteomalazie (siehe oben)

DD	Kalzium i.S.	Phosphat i.S.	Alkalische Phosphatase	Zusätzliche Diagnostik
Osteoporose	n	n	n / ↑	Röntgen, Osteodensitometrie
Osteomalazie	↓	n / ↓	↑	Vitamin D ↓, Röntgen, evtl. Histologie
Malignome	↑	n	↑	Tumorsuche, BSG, Blutbild, Elektrophorese, PTHrP
pHPT	↑	↓	↑	Parathormon intakt ↑

Di.: In der DVO-Leitlinie (Dachverband Osteologie) wird als Schwelle zur Durchführung einer Osteoporose-Diagnostik eine Wahrscheinlichkeit für osteoporotische Frakturen von ≥ 20 %/10 J. angegeben. Unabhängig vom Frakturrisiko gilt ein Alter von ≥ 70 J. bei Frauen und ≥ 80 J. bei Männern als Indikator zur Osteoporose-Diagnostik.
1. Anamnese und Sturzanamnese
2. Langzeittherapie mit Medikamenten, die das Osteoporoserisiko erhöhen (siehe oben)
3. Erkrankungen, die mit erhöhtem Osteoporoserisiko einhergehen.
4. Abschätzung des Risikos, in den nächsten 10 Jahren eine Wirbelkörper- und/oder proximale Femurfraktur zu erleiden (siehe Leitlinie im *Internet*).
5. DXA-Osteodensitometrie
6. Basislabor (siehe oben)
7. Röntgen der BWS/LWS zur Frakturabklärung

Merke: Die Diagnose einer primären Osteoporose ist eine Ausschlussdiagnose!

Th.:
1. Kausal: z.B. Testosteron-Substitution bei Hypogonadismus, Kortikosteroidtherapie reduzieren/ersetzen
2. Symptomatisch:
   - Muskelkraft verbessern, Mobilisation fördern.
   - Koordination verbessern durch spezielle Übungen
   - Stürze vermeiden: Revision sturzfördernder Medikamente (Antidepressiva, Neuroleptika, Benzodiazepine, Sedativa, Antihypertonika) u.a. Visus überprüfen (Katarakt u.a.?)
   - Wenn sinnvoll, Hilfsmittel verwenden (Gehstütze, Rollator, Hüftprotektor).
   - Orale Kortikoide kritisch und wenn nötig, so niedrig wie möglich einsetzen.
   - Thyroxin nicht überdosieren (TSH-Spiegel 1 x/J. kontrollieren).
   - Vitamin D Versorgung optimieren: Supplementierung von 1.000 IE Vitamin D/d
   - Kalziumzufuhr optimieren: 1.000 mg Kalzium/d mit der Nahrung (sonst als Brausetablette in Kombination mit Vitamin D). Kuhmilch ist zwar reich an Kalzium (1 ℓ Kuhmilch enthält ca. 1.000 mg Kalzium), wird aber bei Laktasemangel nicht vertragen und schmeckt auch nicht jedem.

- Möglichst keine langfristige Therapie mit Protonenpumpenhemmern
- Untergewicht vermeiden.
- Rauchen einstellen.
- Physikalische und krankengymnastische Therapie; Rehabilitationssport, Selbsthilfegruppen.
- Bei Schmerzen evtl. temporär Analgetika.

3. Medikamente → Indikationen (siehe auch DVO-Leitlinie):
   - Wirbelkörperfrakturen bei T-Wert ≤ -2,0
   - Wenn der T-Wert und die erhobenen Risikofaktoren ein 10-Jahres-Frakturrisiko ≥ 30 % ergeben.
   - Bei Langzeittherapie mit Glukokortikosteroiden ≥ 3 Monate

   Medikamentenklasse A (Studienergebnisse konsistent positiv bezüglich fraktursenkender Wirkung):

   - Bisphosphonate: Senkung der Inzidenz vertebraler + extravertebraler Frakturen um 50 % nachgewiesen für Alendronsäure (Generika) 10 mg/d oder 70 mg/1 x pro Woche, Risedronsäure (Generika) 5 mg/d oder 35 mg/1 x pro Woche. Zoledronsäure (Aclasta®) 1 x jährlich 5 mg per infusionem. Für Ibandronsäure (Generika) 150 mg 1 x pro Monat p.o. oder 3 mg alle 3 Monate i.v. ist nur ein fraktursenkender Effekt für vertebrale Frakturen nachgewiesen.
     Wi.: Antiresorptive Wirkung durch Hemmung der Osteoklasten. Knochendichte ↑
     NW: Reizung der Ösophagusschleimhaut, gastrointestinale Beschwerden, selten Skleritiden, Osteonekrosen des Ober- und Unterkiefers werden bei hoch dosierter Langzeittherapie (z.B. bei Tumorpatienten) beobachtet (→ vor Therapiebeginn zahnärztliche Untersuchung/Sanierung). Nach Infusion von Ibandronsäure oder Zoledronsäure evtl. „Influenza-like symptoms". Weitere NW/KI beachten! Nach > 5jähriger Anwendung werden selten atypische Femurschaftfrakturen beobachtet.
   - Raloxifen (Generika), Bazedoxifen (Conbriza®): Selektive Östrogenrezeptor-Modulatoren (SERM) bei postmenopausaler Osteoporose.
     Wi.: Sie wirken auf Knochen und Lipidstoffwechsel wie Östrogene, die Östrogenwirkung an Mamma und Uterus wird aber aufgehoben. Es kommt nicht zu gynäkologischen Blutungen. Das Risiko für Wirbelfrakturen und Mammakarzinom wird vermindert. Schenkelhalsfrakturen wurden in den Studien aber nicht signifikant gemindert. Es können klimakterische Beschwerden ausgelöst werden. Leicht erhöhtes Risiko für TVT u.a. NW (Wadenkrämpfe) sind zu beachten. Indikationsstellung zwischen Endokrinologe und Gynäkologe abstimmen, z.B. Osteoporose-Patientinnen mit erhöhtem Mamma-Ca-Risiko.
     Dos: Raloxifen 60 mg/d; Bazedoxifen 20 mg/d

     Anm.: Östrogene bei postmenopausaler Osteoporose der Frau wirken antiresorptiv und haben eine fraktursenkende Wirkung. Wegen erhöhtem Risiko für Herzinfarkt, Schlaganfall, TVT und Brustkrebs wird von einer Östrogen-/Gestagentherapie abgeraten.
     Ind: Vorzeitiger Östrogenmangel (z.B. Östrogensubstitution bei Zustand nach Ovarektomie)
   - Denosumab (Prolia®): Reduziert bei postmenopausaler Osteoporose und Männern mit hohem Frakturrisiko signifikant das Risiko für vertebrale und nicht-vertebrale Frakturen (inkl. Hüfte) sowie bei Knochenschwund durch Hormonablation bei Männern mit Prostatakarzinom signifikant das Risiko für vertebrale Frakturen.
     Wi.: Humaner monoklonaler Antikörper, der an RANK-Ligand bindet → Inhibition der Osteoklasten → verminderte Knochenresorption
     Dos: 60 mg 1 x alle 6 Monate s.c.
     NW: Infektionen, Hautausschlag, Gliederschmerzen; selten: Hypokalzämie, atypische Femurfrakturen, Kiefernekrosen u.a.
     KI: Hypokalzämie u.a.

     Cave: Nach Ende der Therapie steigt das Frakturrisiko wieder auf das Ausgangsniveau an; z.T. werden auch Fälle mit multiplen Frakturen in einer Pause berichtet. Daher lebenslange Therapie oder Umstellung auf z.B. Bisphosphonat.
   - Therapie mit Parathormon (PTH): Teriparatid (Forsteo®): PTH 1-34
     Wi.: PTH kann sowohl die Knochenbildung als auch die Knochenresorption stimulieren. Bei der s.c.-Anwendung überwiegt durch nur kurzzeitige Erhöhung des Serum-PTH der Knochenaufbau.
     Ind: Komplizierte Verlaufsform der Osteoporose; glukokortikoidinduzierte Osteoporose; maximale Therapiedauer 24 Monate (20 µg/d s.c.)
     NW: Übelkeit, Gliederschmerzen, Kopfschmerzen, Schwindel u.a.

   Memo: Knochenabbau hemmend: Bisphosphonate, Östrogene/SERM, Denosumab
   Knochenanbau stimulierend: PTH

MORBUS PAGET [M88.99]

Syn: Ostitis deformans Paget

Def: Lokalisierte mono- oder polyostotische, progressive Skeletterkrankung unklarer Genese. Charakteristisch sind erhöhte Knochenumbauvorgänge mit dem Risiko von Verformungen, chronischen Schmerzen, Frakturen, artikulären und neurologischen Komplikationen.

Vo.: Nach der Osteoporose zweithäufigste Knochenerkrankung. Familiäre Häufung. Die Erkrankung ist in England am häufigsten, bei Asiaten und Afrikanern sehr selten.
Prävalenz in Westeuropa: 1 - 2 % der > 40jährigen Menschen. Hohe Dunkelziffer oligo- oder asymptomatischer Fälle. Nur 30 % d.F. werden zu Lebzeiten diagnostiziert.
m > w, Altersgipfel > 40 J.

Ät.: Unbekannt (Virusgenese ?; in 30 % Mutation des RANK-Gens)

Pg.: Am Anfang steht eine unkontrollierte Stimulation des osteoklastären Knochenabbaus (Frühphase). Diesem folgt sekundär ein überschießender ungeordneter Knochenanbau (Spätphase). Folge ist ein aufgetriebener, mechanisch weniger stabiler Knochen mit Neigung zu Frakturen und Verformung.

Pat: Am häufigsten ist das Becken befallen, es folgen Femur, Tibia, Schädel, Lendenwirbel. Es kommt zu Verdickung + Verbiegung/Deformierung der langen Röhrenknochen.

KL.: 1/3 der Pat. sind beschwerdefrei (Zufallsbefund)
- Lokale Knochenschmerzen, evtl. erhöhte Hauttemperatur über dem befallenen Knochen
- Evtl. Verbiegung und Verkürzung der Beine (z.B. "Säbelscheiden"-Tibia)
- Evtl. Zunahme des Kopfumfanges (Hut passt nicht mehr)

Lab: Alkalische Phosphatase (AP) ↑ (Osteoblasten-Isoenzym) = guter Aktivitätsparameter!
Ausscheidung von Pyridinium-Crosslinks im Urin (Marker des Knochenabbaus)

Ko.: Arthrosen infolge Fehlstellung der Gelenke, Frakturen, evtl. Wurzelkompressionssyndrom bei WS-Befall; Schwerhörigkeit bei Schädelbefall (ca. 40 %): Schallleitungsstörung durch ankylosierende Ohrknöchelchen oder Innenohrschwerhörigkeit durch Kompression des VIII. Hirnnervs; Hyperkalziurie + Nierensteinbildung; Volumenbelastung des Herzens infolge vermehrter Knochendurchblutung; selten (< 1 %) Osteosarkom als Spätkomplikation

DD: Knochentumoren, Osteomyelitis, Hyperparathyreoidismus

Di.:
- Klinik / AP
- Röntgen: 3 Phasen (die bei einem Patienten auch gleichzeitig nachweisbar sein können)
  - 1. Phase: Frühmanifestation sind Osteolysen (bes. Schädel und lange Röhrenknochen)
  - 2. Phase: Mischbild aus osteolytischen und osteosklerotischen Bezirken
  - 3. Phase: Vorwiegend Sklerosierungen mit Auftreibungen und Deformierungen der befallenen Knochen; verplumpte und vergröberte Spongiosa mit einzelnen Osteolysen
- Knochenszintigrafie: Suchtest nach weiteren Knochenläsionen; vermehrter Technetium-Uptake in befallenen Knochen. Jede Mehrspeicherung muss röntgenologisch abgeklärt werden.
- Evtl. Knochenbiopsie (Mosaikstruktur, Vermehrung von mehrkernigen Riesenosteoklasten und Osteoblasten)

Th.: Symptomatisch:
- Hemmung der pathologisch gesteigerten Osteoklastenaktivität durch:
  Bisphosphonate sind die Mittel der Wahl, z.B. Zoledronsäure (Aclasta®) i.v., Pamidronsäure i.v. (Aredia®) oderOralpräparate: Risedronsäure (Actonel®). Bei frühzeitiger und konsequenter Therapie lassen sich Knochendeformierungen verhindern. Die Behandlung erfolgt in Zyklen. Ziel ist es, die Aktivitätsparameter (bes. AP) zu normalisieren.
  (NW + KI siehe Kap. Osteoporose)
- Bei Bedarf Analgetika
- Behandlung von Frakturen, Knochenfehlstellungen und Gelenkschäden
- Ausreichende Zufuhr von Kalzium (mindestens 2 h Einnahmeabstand zu Bisphosphonaten, die sonst schlechter resorbiert werden) und Vitamin D
- Krankengymnastik, physikalische Therapie (keine Wärmeanwendung, da die Knochen schon überwärmt sind)

HYPOPHOSPHATASIE [E83.38]

Internet-Infos: *www.hpp-ev.de; www.hypophosphatasie.net*

Def: Klinisch sehr heterogene angeborene Erkrankung des Knochen- und Mineralstoffwechsels durch Mutationen im Genlokus 1p36.1 der gewebeunspezifischen alkalischen Phosphatase (TNSAP)

Ep.: Prävalenz geschätzt: 1 : 100.000/Einwohner

KL.: Adulte Form: Osteomalazie, Chondrocalcinose, Osteoarthropathie, Ermüdungsfrakturen, Nierenfunktionsstörungen/-steine. Odontohypophosphatasie mit frühem Verlust der Milchzähne und ausgeprägter Karies.
Perinatal-fetale Form, infantile und kindliche Form: Oft schwer verlaufend mit hoher Letalität, Mineralisationsstörungen, Krampfanfällen, Gangstörungen, frühem Zahnverlust

Lab: AP im Serum ↓, Pyridoxal-5-Phosphat ↑, Sequenzierung des TNSAP-Gens

DD: Osteomalazie/Rachitis, Osteoporose, Osteogenesis imperfecta

Th.: Beratung in Zentren; Enzymersatztherapie (Asfotase alfa [Strensiq®]) für Kinder und Jugendliche zur Behandlung der Knochenmanifestationen

NEBENNIERENRINDE (NNR)

Synthese der NNR-Steroide:

	Zona glomerulosa	**Zona fasciculata**	**Zona reticularis**
Gruppe Hauptvertreter Hauptwirkung	**Mineralokortikoide** **Aldosteron** Na^+-Retention, K^+-Abgabe der Zelle, Flüsssigkeitsretention	**Glukokortikoide** **Kortisol** Glukoneogenese mit Hyperglykämie und Proteinabbau, Verhinderung des Wassereintritts in die Zelle	**Androgene** **Dehydroepiandrosteron** Proteinsynthese Virilisierung
Sekretionsrate	50 - 250 µg/24 h	20 - 30 mg/24 h	m: 3,0 mg/24 h w: 0,7 mg/24 h
Plasmakonzentration	2 - 15 ng/100 ml	6 - 25 µg/100 ml	m: 0,3 - 0,85 µg/dl w: 0,2 - 0,6 µg/dl

Aldosteron, Kortisol und weniger Kortikosteron sind die wichtigsten Kortikosteroide. Die NNR-Androgene (Dehydroepiandrosteron, Androstendion) sind beim Mann bedeutungslos, bei der Frau sorgen sie (zusammen mit den Androgenen ovarieller Herkunft) für die sekundäre Geschlechtsbehaarung. Frauen wandeln ca. 60 % des Androstendions im peripheren Gewebe zu Testosteron um. Unter dem Einfluss der 11β-HS Dehydrogenase (bes. in der Leber) liegt Kortisol z.T. als inaktives Kortison vor.
Kortisol findet sich im Blut zu:
- 75 % gebunden an das Transportprotein Transkortin (= CBG = Cortikosteroidbindendes Globulin).
- 15 % gebunden an Albumin
- 10 % in freier Form.

Normalerweise beträgt die Transportkapazität des CBG ca. 20 µg Kortisol/100 ml Plasma; steigt der Kortisolspiegel im Plasma darüber hinaus an (normaler Kortisolspiegel, abhängig von der Tageszeit: 6 - 25 µg/100 ml), so kommt es zu einer unverhältnismäßig starken Zunahme des freien Anteils von Kortisol im Plasma. Synthetische Glukokortikoide werden nicht an Transkortin gebunden; dies erklärt die stärkere Hemmwirkung synthetischer Glukokortikosteroide auf die ACTH-Produktion (siehe unten). Die Plasmahalbwertzeit von Kortisol beträgt ca. 90 Min, die der synthetischen Glukokortikosteroide ist z.T. um ein Mehrfaches länger. Nach Metabolisierung in der Leber werden die Cortisolmetabolite als Glukuronide über die Nieren ausgeschieden.

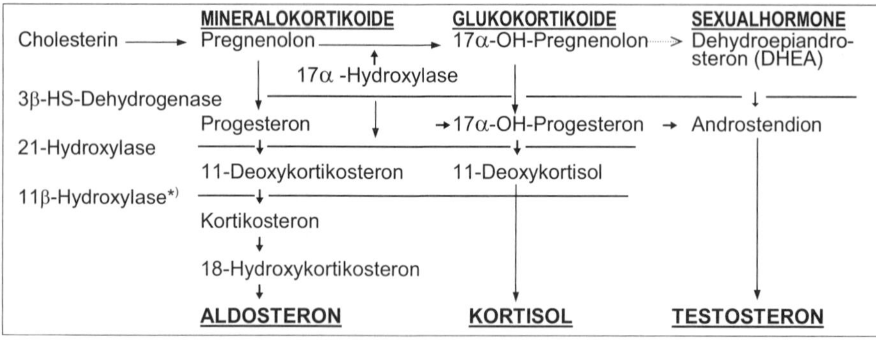

*) Metyrapon (Metopiron®) hemmt die 11β-Hydroxylierung.

RENIN - ANGIOTENSIN - ALDOSTERON - SYSTEM (RAAS)

Das RAAS existiert als zirkulierendes und gewebsständiges System in Myokard, Gefäßwänden, Nieren u.a. Organen.

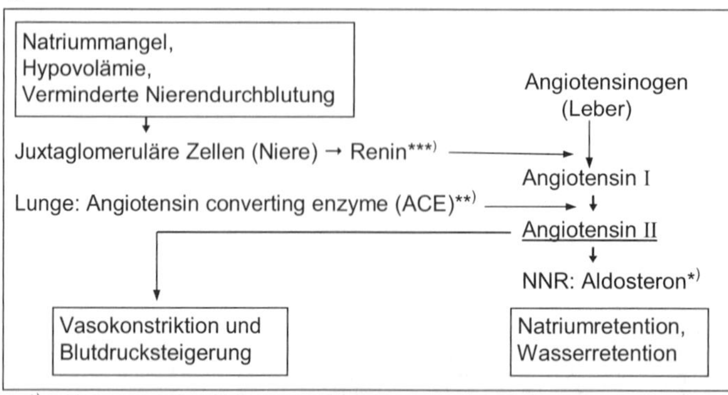

*) = Hemmung der Aldosteronwirkung durch Aldosteronrezeptorblocker: Spironolacton, Eplerenon
**) = Angriffsort der ACE-Hemmer
***) = Angriffsort des Renin-Inhibitors Aliskiren

Die mineralokortikoide Wirksamkeit von Aldosteron: Kortikosteron : Kortisol verhält sich wie 1.000 : 1,4 : 0,8.
Die Aldosteronwirkung greift an den Nierentubuli, am Darmepithel, an Speichel- und Schweißdrüsen an, wodurch in Urin, Speichel, Schweiß und Darmsekret die Na^+-Konzentration sinkt, die K^+-Konzentration ansteigt (umgekehrt im Serum!).

Regulation der Aldosteronsekretion:

a) Stimulierend:
- Am wichtigsten ist das Renin-Angiotensin-System (Konstanterhaltung des zirkulierenden Blutvolumens)
- Anstieg des Serumkaliums
- ACTH (weniger bedeutsam)

b) Hemmend:
Atriales natriuretisches Peptid (ANP)

HYPERALDOSTERONISMUS [E26.9]

Ät.: 1. Primärer Hyperaldosteronismus mit erniedrigtem Reninspiegel = Conn-Syndrom
2. Sekundärer Hyperaldosteronismus mit erhöhtem Reninspiegel: z.B. bei Herzinsuffizienz, Leberzirrhose, Nierenarterienstenose, Therapie mit Diuretika

CONN-SYNDROM = PRIMÄRER HYPERALDOSTERONISMUS [E26.0]

Internet-Infos: *www.conn-register.de*

Ep.: Prävalenz des normokaliämischen Conn-Syndroms: 5 - 10 % der Hypertoniker → damit häufigste Ursache einer sekundären Hypertonie!
Prävalenz des klassischen hypokaliämischen Conn-Syndroms: < 0,5 % der Hypertoniker

Ät.:
- 2/3 der Fälle: Idiopathischer Hyperaldosteronismus (IHA) durch bilaterale (selten unilaterale) Hyperplasie der Zona glomerulosa (häufig milderes Krankheitsbild mit normalem Kalium)
- 1/3 der Fälle: Aldosteron-produzierende Adenome (APA) der NNR; in ca. 40 % Mutationen im KCNJ5-Gen (das einen Kaliumkanal kodiert). Weitere Mutationen betreffen das CTNNB1-Gen. Häufig ausgeprägteres Krankheitsbild mit Hypokaliämie
- Seltene Ursachen:
  - Familiärer Hyperaldosteronismus:
    - Typ I = Glukokortikoid-supprimierbarer Hyperaldosteronismus (GSH = glucocorticoid-remediable aldosteronism = GRA): Fusion zwischen dem ACTH-abhängig exprimierten Gen der 11β-Hydroxylase und dem Gen der Aldosteronsynthase, somit ACTH-abhängige Sekretion von Aldosteron + Hybridsteroiden; autosomal-dominante Vererbung
    - Typ II auf Chromosom 7p22: Präsentiert sich als Adenom oder Hyperplasie
    - Typ III: Mutation des Kaliumkanalgens KCNJ5; durch Glukokortikoide nicht supprimierbar; paradoxer Aldosteronanstieg nach Kochsalzbelastung; neben Aldosteron ist auch 18-Hydroxycortisol erhöht.
  - Aldosteron-produzierende Karzinome: Rarität
  - Seltene weitere Mutationen

KL.:
- Schwer einstellbare Hypertonie
- Weniger als ein Drittel der Patienten zeigt die „klassische" klinische Trias:
  - Hypertonie (Leitsymptom), mit evtl. Kopfschmerzen und evtl. Organschäden
  - Hypokaliämie (30 %) mit ggf. Muskelschwäche, Obstipation, Ekg-Veränderungen, Polyurie, Polydipsie → 70 % der Patienten sind normokaliämisch!
  - Metabolische Alkalose

Lab:
- **Keine** Hypernatriämie aufgrund Escape-Phänomen vom Na+-retinierenden Effekt Aldosterons!
- Plasmaaldosteron ↑, Plasmareninaktivität und -konzentration ↓
- Aldosteron/Renin-Ratio ↑
- Erhöhtes Aldosteron und Aldosteronmetabolite (Tetrahydroaldosteron und Aldosteron-18-Glukuronid) im 24 h-Urin: Eher geringe Sensitivität

DD:

RR	Aldosteron	Renin	K^+	Erkrankung	Ursache
	↑	↑	n-↓	Essenzielle Hypertonie + Diuretikaeinnahme	Sekundärer Hyperaldosteronismus durch Na+-Mangel
				Renovaskulär: Nierenarterienstenose	Sekundärer Hyperaldsteronismus durch renale Ischämie
				Renoparenchymatös	
	↑	↓	n-↓	Primärer Hyperaldosteronismus	Siehe oben
	n	↓	n	Low-Renin essenzielle Hypertonie	Essenzielle Hypertonie
				Liddle-Syndrom	Mutationen im ENaC führen zu erhöhter Na+-Reabsorption
↑	↓	↓	n-↓	Hypertensive Form des AGS (11β-Hydroxylase-Defekt)	Vermehrte Bildung von Desoxykortikosteron
				Apparenter Mineralokortikoidexzess	Mutation HSD11B2 - Defekt der renalen 11 β-Hydroxysteroiddehydrogenase (die Cortisol am Mineralokortikoidrezeptor inaktiviert)
				Pseudohyperaldosteronismus durch Lakritzabusus	Hemmung der renalen 11β-Hydroxysteroiddehydrogenase

DD:

RR	Aldo-steron	Re-nin	K^+	Erkrankung	Ursache
				Cushing-Syndrom	Mineralokortikoide Wirkung von Cortisol
			↑	Gordon-Syndrom = familiäre hyperkaliämische Hypertonie = Pseudohypoaldosteronismus Typ 2	Mutation der tubulären WNK-Kinasen → Störung des K-Kanals ROMK und des NaCl-Kotransporters (NCC)
n	↑	↑	n	Funktionell	Hyponatriämie, Hypovolämie
				Eingeschränkte Leberfunktion	Verminderter hepatischer Metabolismus von Aldosteron
n-↓	↑	↑	↓	Bartter-Syndrom Typ I, II, III	Mutation renaler Transportkanäle → erniedrigte Na^+-Reabsorption → sekundärer Hyperaldosteronismus
				Gitelman-Syndrom	

Di.:

1. Verdacht auf Conn-Syndrom: Insbesondere bei: Patienten mit spontaner oder Diuretika-induzierter Hypokaliämie, schwer einstellbarer Hypertonie (≥ 3 Antihypertensiva), Hypertonie Grad III, Patienten mit zufällig entdecktem Nebennierentumor (Nebennieren-Inzidentalom)
2. Screeningtest: Bestimmung der Aldosteron-Renin-Ratio (ARR) im Blut
   In Vorbereitung zur Blutabnahme müssen Spironolacton, Eplerenon, Drospirenon-haltige Kontrazeptiva, Triamteren, Amilorid und Serotonin-Reuptake-Inhibitoren möglichst 4 Wochen vor der Testung abgesetzt werden, da hierdurch das Ergebnis der Testung nachhaltig beeinflusst wird. Verzicht auf den Genuss von Lakritze und Kautabak. Vor Messung sollte das Serum-Kalium im Normbereich liegen und auf eine ausgewogene Salzzufuhr geachtet werden. Blutabnahme: Morgens, sitzend nach 5 - 10 Min. Ruhe. Sollte das Ergebnis der ARR nicht wegweisend sein, Testwiederholung nach Umstellung der antihypertensiven Medikation auf periphere α-Blocker (z.B. Doxazosin) und Kalziumantagonisten vom Nicht-Dihydropyridintyp (z.B. Verapamil) - sofern dies möglich ist.
   Bei einer erhöhten ARR (bei Angaben in pg/ml gilt ein Cut-off von 19,0) muss eine weitere Diagnostik mit einem Bestätigungstest erfolgen.
3. Bestätigungsteste: Es handelt sich um Volumenbelastungstests, die prüfen, ob das Aldosteron supprimierbar ist. Diese Teste sollten erst nach Umstellung auf die o.g. antihypertensive Testmedikation durchgeführt werden.
   - Kochsalzbelastungstest: Intravenöse Salzbelastung ist der in Deutschland am häufigsten verwendete Test. Sensitivität und Spezifität ca. 85 %. 2 Liter 0,9 %ige Kochsalzlösung werden über 4 h i.v. morgens verabreicht. Zu Beginn und am Ende der Infusion Aldosteron-Bestimmung: Plasma-Aldosteronwerte von > 50 ng/l bestätigen die Verdachtsdiagnose eines Hyperaldosteronismus. Der Test ist relativ kontraindiziert bei Patienten mit Herz- und Niereninsuffizienz, Hypertonie und Herzrhythmusstörungen! Während der Belastung Kontrolle von Herzfrequenz und Blutdruck.
   - Fludrocortison-Hemmtest: Dieser Test hat die größte Sensivität und Spezifität und gilt als Goldstandard. Er sollte stationär durchgeführt werden. Gabe von 0,1 mg Fludrocortison alle 6 h für 4 Tage bei gleichzeitiger Verabreichung von 3 x 2 g NaCl und einer Kaliumsubstitution zur Aufrechterhaltung eines Plasmakaliums von 4 mmol/l. Am Vormittag des 4. Tages erfolgt die Bestimmung von Aldosteron und Renin im Plasma in sitzender Position: Bei Aldosteronwerten von > 60 ng/l (166 pmol/l) wird der Verdacht auf einen Hyperaldosteronismus bestätigt. Aldosteronwerte < 50 ng/l schließen ein Conn-Syndrom i.d.R. aus.
4. Bestimmung des zugrunde liegenden Subtyps durch weitere Diagnostik:
   - MR oder CT des Abdomens
   - Bei unklaren Fällen evtl. Nebennierenvenenkatheter oder Metomidat-basierte Szintigrafie

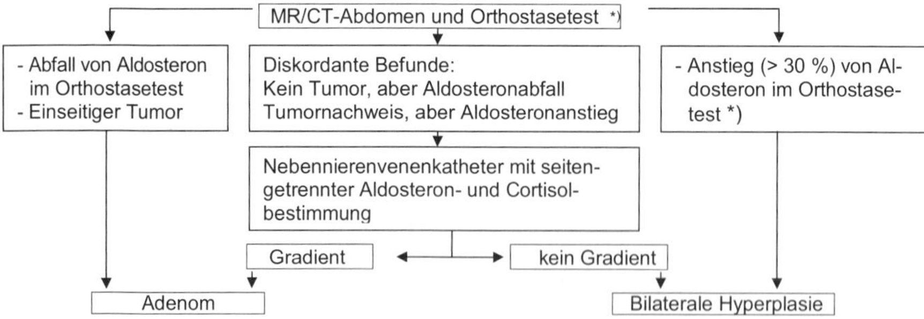

*) Orthostasetest: Bei IHA kommt es nach 2 h Orthostase zu einem Anstieg (> 30 %) von Aldosteron, bei APA fällt Aldosteron ab. Gleichzeitige Cortisol-Bestimmung, um ACTH-induzierten akuten Aldosteronanstieg auszuschließen.

Bei V.a. Glukokortikoid-supprimierbaren Hyperaldosteronismus (GSH): ggf. Bestimmung von 18-Hydroxycortisol + 18-Oxocortisol (keine Routinediagnostik), Gentest

Th.:
- IHA: Spironolacton (50 - 100 mg/d) + evtl. K^+-sparende Diuretika und weitere Antihypertensiva
- APA: Laparoskopische Adrenalektomie nach 4-wöchiger Vorbehandlung mit Spironolacton
- GSH: Niedrig dosierte Dexamethason-Gabe + Familienscreening auf die entsprechende Mutation
- Aldosteron-produzierendes Karzinom: Operation + Chemotherapie mit Mitotan; schlechte Prognose

HYPOALDOSTERONISMUS [E27.4]

Ät.:
1. Primärer Hypoaldosteronismus mit erhöhtem Reninspiegel:
   Morbus Addison, defekte Aldosteronsynthese; passager nach Entfernung eines aldosteronproduzierenden Adenoms mit Suppression der kontralateralen Nebenniere.
2. Sekundärer Hypoaldosteronismus mit erniedrigtem Reninspiegel = hyporeninämischer Hypoaldosteronismus (= renale tubuläre Azidose (RTA), Typ IV):
   - Bei Patienten mit Diabetes mellitus (häufig)
   - Medikamentös induziert: Therapie mit Mineralokortikoiden, Prostaglandinsynthese-Hemmern; Heparin-Langzeittherapie
3. Sekundärer Hypoaldosteronismus mit erhöhtem Reninspiegel: Therapie mit ACE-Hemmern

KL.: Evtl. Hypotonie mit entsprechenden Symptomen

Lab: Hyponatriämie, Hyperkaliämie (evtl. bedrohlich), metabolische Azidose

DD:
- Pseudohypoaldosteronismus Typ 1: Dominanter und rezessiver Erbgang; Mutationen, die zum nahezu vollständigen Verlust des Mineralokortikoid-Rezeptors in der Niere führen. Renaler Salzverlust, Hyperkaliämie trotz erhöhtem Aldosteronspiegel
- Pseudohypoaldosteronismus Typ 2 = Gordon-Syndrom = familiäre hyperkaliämische Hypertonie
  Urs: Mutationen im Gen, das die Proteinkinasen WNK1 oder WNK4 kodiert. WNK4 und WNK1 interagieren mit einer Kaskade, die den Thiazid-sensitiven NaCl-Kotransporter kontrollieren.

Di.: Plasmaaldosteron ↓; Plasma-Renin ↑ (primär) / ↓ (sekundär)

Th.: Bei primärer Form (z.B. M. Addison) Therapie mit Mineralokortikoiden (Fludrocortison); bei sekundären Formen evtl. Fortlassen kausaler Medikamente, ansonsten bei klinischer Relevanz ebenfalls Gabe von Mineralokortikoiden.
Therapiesteuerung durch Kontrolle von Elektrolyten und Plasmarenin

GLUKOKORTIKOSTEROIDE

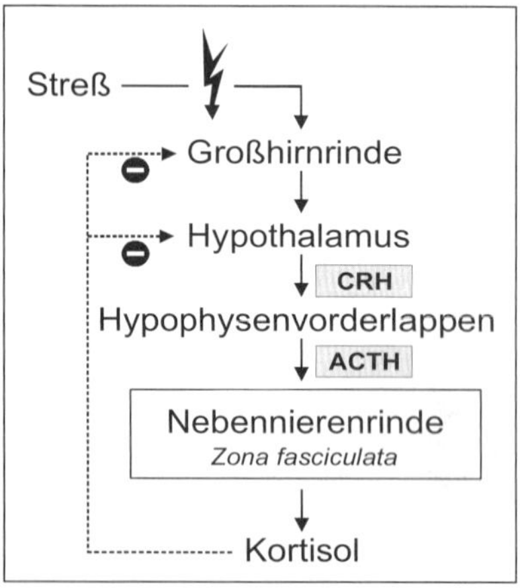

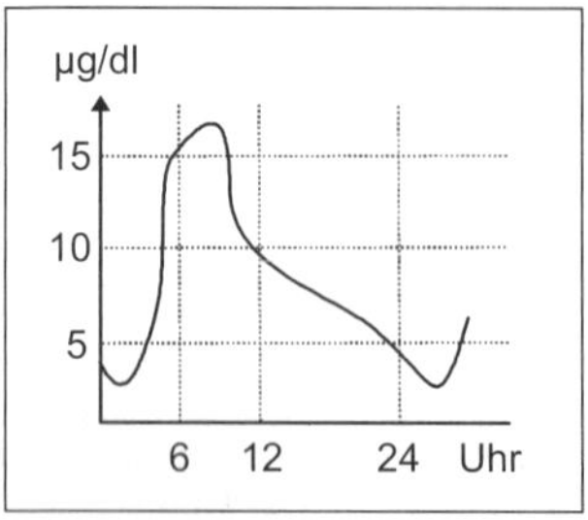

Tagesrhythmus der Cortisolkonzentration im Blut

Die Hormonbildung der NNR folgt einem zirkadianen (Tag-Nacht-) Rhythmus. Das Produktionsminimum liegt um Mitternacht, das Produktionsmaximum morgens zwischen 6 - 8 Uhr. Dieser physiologische Rhythmus ist beim Cushing-Syndrom nicht mehr vorhanden! 70 % der Cortisol-Tagesproduktion werden in den Morgenstunden ausgeschüttet. In dieser Zeit toleriert der Organismus am ehesten kleine therapeutische Kortikosteroidgaben ohne Störung des Regelkreises. Daher sollte bei langfristiger Kortikosteroidtherapie die gesamte Tagesdosis auf einmal morgens vor 8 h gegeben werden!

Der Hypothalamus steuert durch das Corticotropin-Releasing-Hormon (CRH) die Bildung von adrenocorticotropem Hormon (ACTH) im Hypophysenvorderlappen. ACTH entsteht durch Spaltung von Proopiomelanocortin (POMC), wobei auch melanozytenstimulierendes Hormon (MSH) entsteht. ACTH stimuliert die Nebennierenrinde zur Synthese von Cortisol. Ein Absinken des Cortisolspiegels im Blut ist der physiologische Reiz für die Sekretion von CRH und ACTH, wodurch die Cortisolproduktion stimuliert wird. Hohe Cortisolspiegel hemmen die Sekretion von CRH und ACTH (feed back-Regulation).

Wird durch eine längerfristige Kortikosteroidtherapie der Regelkreis gestört, so kann es zur Atrophie der NNR kommen. Plötzliches Absetzen der Hormonzufuhr führt dann zur akuten Insuffizienz der NNR → daher ausschleichendes Absetzen einer langfristigen Kortikosteroidtherapie!

Wi.: Pharmakologische Wirkungen der Glukokortikoide:

1. Glukokortikoide Wirkung bei allen NNR-Hormonen mit einer Sauerstofffunktion an C_{11}: Glukoneogenese: Glukoseproduktion aus Aminosäuren und Intermediärprodukten (Laktat, Pyruvat, Glycin). Folge: Katabolismus mit Muskelatrophie und Osteoporose. Die glukokortikoide Wirkung ist der Insulinwirkung entgegengerichtet: Förderung einer diabetischen Stoffwechsellage.
2. Wirkung auf den Fettstoffwechsel:
   Hyperlipidämie, gesteigerter Fettabbau, Fettmobilisation aus der Peripherie, Fettablagerung in der Leber, Umverteilung des Fettes mit Stammfettsucht.
3. Wirkung auf das hämatopoetische und lymphatische Gewebe:
   - Leukozyten ↑, Eosinophile und Lymphozyten ↓, Verminderung des lymphatischen Gewebes und Unterdrückung der B- und bes. T-Lymphozytenaktivität; Folge: Infektanfälligkeit, antiallergische und immunsuppressive Wirkung.
   - Vermehrung der Erythrozyten und Thrombozyten mit thrombosefördernder Wirkung (Verminderung auch der Antithrombine)
4. Entzündungs-, Exsudations- und Proliferationshemmung von Bindegewebe, Epithelien und Mesenchym; Folge:
   - Antiphlogistische Wirkung
   - Verzögerte Wundheilung und ulzerogene Wirkung
5. Hypokalzämische Wirkung: Hemmung der enteralen Kalziumresorption + Förderung der renalen Kalziumausscheidung
6. Mineralokortikoide Wirkung von Cortisol zu Aldosteron wie 1 : 1000 → Natriumretention, Kaliumausscheidung, Verschiebung des Kaliums von intra- nach extrazellulär im Austausch gegen Natrium und Wasserstoffionen.

Beachte: Die genannten unerwünschten Wirkungen treten nur bei Hypercortisolismus oder pharmakologischer Therapie mit Glukokortikoiden in unphysiologisch hohen Dosen auf.

Synthetische Glukokortikosteroide:
Da die natürlich vorkommenden Glukokortikoide Cortisol und Kortikosteron auch den Mineralhaushalt beeinflussen (Na^+- und Wasserretention → evtl. Ödeme, Hypertonie; Kaliumverlust), hat man für therapeutische Zwecke nach anderen Steroiden gesucht. Prednisolon und Prednison wirken nur noch schwach mineralokortikoid im Vergleich zu Cortisol, die übrige Wirkung ist aber 4 - 5-mal stärker als bei Cortisol.
Durch Einführung von Atomen in das Prednisolonmolekül in 6-, 9- oder 16-Stellung gelangte man zu weiteren synthetischen Steroiden, die kaum noch mineralokortikoid wirken, deren antiphlogistische Wirksamkeit aber bedeutend stärker ist als die von Prednisolon.

Äquivalenzdosen einiger Glukokortikosteroide (bei oraler Applikation):

	Cushing-Schwellendosis (mg)	**Biologische HWZ (h)**
Hydrocortison (= Cortisol)	30	Bis 12 h
Kurzwirksame Substanzen		
Prednison	7,5	Bis 36 h
Prednisolon*)	7,5	
Methylprednisolon	6	
Mittellangwirkende Substanzen		
Triamcinolon	6	Bis 48 h
Langwirkende Substanzen		
Dexamethason	1,5	Bis 72 h
Betamethason	1,0	

*) Bei pharmakologischer Therapie am meisten verwendet.

Unter Grenzdosis versteht man die Menge eines Kortikosteroidpräparates, die der körpereigenen Cortisol-Produktion entspricht: 25 mg Cortisol/d bzw. 5 mg Prednisolon/d.

Th.: A) Substitutionstherapie:
Zufuhr von Glukokortikosteroiden in Dosen, die dem physiologischen Bedarf entsprechen mit dem natürlichen Glukokortikoid Cortisol = Hydrocortison.
Tagesdosen bei Nebennierenrindeninsuffizienz: 15 - 25 mg Hydrocortison in 2 - 3 Dosen (z.B. 10 - 5 - 5 mg); bei allen Belastungssituationen muss die Dosis erhöht werden (Gefahr der akuten NNR-Insuffizienz = Addison-Krise; Einzelheiten s. Nebennierenrindeninsuffizienz).

B) Pharmakologische Therapie:
Kortikosteroidzufuhr in unphysiologisch hohen Dosen. Hierzu einige Regeln:

1. Kortikosteroide wirken nur symptomatisch, nicht kausal!
2. Je länger die Dauer der Anwendung und je höher die Dosis, umso größer das Risiko von Nebenwirkungen
3. Die Initialdosis richtet sich nach Aktivität und Schwere der zu behandelnden Krankheit: Akute und schwere Krankheiten erfordern hohe bis sehr hohe Dosen (Extremfall: hochdosierte i.v.-Stoßtherapie = Pulstherapie mit ca. 1 g Prednisolon/d für einige Tage, z.B. bei Abstoßungskrisen). Bei chronischen Erkrankungen reichen niedrigere Anfangsdosen. Nach Eintritt klinischer Besserung erfolgt stufenweise Dosisreduktion bis zur Erhaltungsdosis = kleinste Dosis, die noch eine klinische Wirkung zeigt.
   Cushing-Schwelle: Dosis eines Glukokortikoids, die über längere Zeit angewendet, Symptome eines Cushing-Syndroms auslöst. Aber auch bei einer längerfristigen Low-dose-Kortikosteroidtherapie mit 5 mg Prednisolonäquivalent/d sind NW (z.B. Osteoporose) nicht zu vermeiden.
4. Therapieempfehlungen bei Langzeittherapie über 2 Wochen:
   ▶ Um bei längerfristiger Therapie die Entwicklung einer sekundären NNR-Insuffizienz zu vermeiden, ist folgendes zu beachten:
   - Für die systemische Therapie nur solche Präparate anwenden, die eine relativ schwache Hemmwirkung auf den adrenalen Regelkreis haben: z.B. Prednison, Prednisolon
   - Zirkadiane Therapie: Zufuhr der gesamten Tagesdosis auf einmal morgens vor 8 Uhr. Noch günstiger ist die alternierende Therapie: Die Gesamtdosis wird nur jeden 2. Tag auf einmal morgens vor 8 Uhr gegeben; dieses Anwendungsschema zeigt jedoch bei schweren Krankheitszuständen nicht immer den gewünschten klinischen Effekt.
   - Keine Anwendung von Kombinationspräparaten (Kortikosteroid + Zweitsubstanz), denn sie zwingen zur Missachtung des zirkadianen Rhythmus der Cortisolsekretion und verhindern individuelle Dosisanpassungen.

- Keine i.m.-Gabe, keine Kortikosteroid-Depotpräparate → lange Störung des adrenalen Regelkreises, außerdem evtl. trophische Gewebsstörungen am Injektionsort.
▶ Bei Kortikosteroidtherapie > 3 Monate: Osteoporoseprophylaxe
▶ Bei Risikopatienten für Magen-/Duodenalulkus (Ulkusanamnese, Alkoholkrankheit, gleichzeitige NSAR-Therapie) Ulkusprophylaxe (siehe dort)

5. Abruptes Absetzen der Glukokortikoide kann nach einer Therapiedauer von > 2 Wochen eine NNR-Insuffizienz zur Folge haben. Deshalb ausschleichendes Therapieschema über mehrere Tage.
Bei einer Therapie > 4 Wochen muss die Dosis grundsätzlich sehr langsam reduziert werden oder es muss vor Absetzen der Therapie der adrenale Regelkreis geprüft werden (Cortisoltagesprofil, ACTH-Test). Nur bei ungestörtem Regelkreis ist ein schnelleres Absetzen möglich. Auch bei einer längeren Therapie unterhalb der Cushing-Schwelle langsames Absetzen in ½ - 1 mg-Schritten alle 4 Wochen.

Unerwünschte Wirkungen:

1. Nebenwirkungen einer pharmakologischen Langzeittherapie:
   - Exogenes Cushing-Syndrom bei Dosen über der Cushing-Schwellendosis: Umverteilung des Fettgewebes: Fettverlust an den Extremitäten, Fettzunahme am Stamm, Nacken, Gesicht
   - Hypernatriämie, Wasserretention, Ödeme, Gewichtszunahme, Hypertonie
   - Hypokaliämische Alkalose
   - Manifestation eines Diabetes mellitus, Verschlechterung einer diabetischen Stoffwechsellage
   - Erhöhtes kardiovaskuläres Risiko
   - Erhöhtes Infektionsrisiko, Störung der Wundheilung
   - Steroidakne, Hautatrophie (bis zur "Pergamenthaut"), Hirsutismus
   - Ulkusrisiko unter Steroiden allein wenig erhöht, in Kombination mit nichtsteroidalen Antiphlogistika 15fach erhöht. Ulkuskomplikationen wie Penetration oder Perforation werden aber durch Steroide oft verschleiert.
   - Eiweißabbauende (katabole) Wirkung mit Atrophie der Muskulatur
   - Steroidmyopathie (relativ selten): Akut mit Muskelschwäche nach Beginn einer hochdosierten Steroidtherapie; chronisch mit Muskelschwäche der proximalen Extremitätenmuskulatur (Schulter-Beckengürtel)
   - Osteoporose, aseptische Knochennekrosen. Bei längerer Kortikosteroidtherapie steigt das Frakturrisiko bereits ab Dosen von 2,5 mg/d → Prophylaxe mit Kalzium + Vitamin D.
   - Wachstumshemmung bei Kindern, Menstruationsstörung bei Frauen
   - Psychische Störung (Dysphorie und Psychosen)
   - Augen: Posteriore subkapsuläre Katarakte und Glaukom (→ Augendruck kontrollieren)
   - Erhöhte Kapillarfragilität und erhöhte Thromboseneigung
2. Nebenwirkungen nach Absetzen einer hochdosierten Langzeitbehandlung:
   - Akute Nebennierenrindeninsuffizienz
   - Latente Nebennierenrindeninsuffizienz, die erst bei Stresssituationen (Traumen, Infektionen, Operationen) manifest wird.
   - Exazerbation der Grundkrankheit
   - Kortikoidentzugssyndrom mit Fieber, Arthralgien, Myalgien, Müdigkeit

KI: für eine pharmakologische Therapie:
- Magen-Darm-Ulzera
- Osteoporose, kortikosteroidinduzierte Myopathie
- Psychosen
- Verschiedene Infektionskrankheiten
- 8 Wochen vor bis 2 Wochen nach aktiver Immunisierung
- Glaukom
- Rezidivierende Thrombosen/Embolien

Ein Teil der KI sind nicht absolut, sondern relativ (immer Risiko-Nutzen-Relation abwägen). Bei vitalen Indikationen (z.B. anaphylaktischer Schock, Status asthmaticus) gibt es keine Kontraindikationen, zumal die Kortikoidtherapie nur kurzfristig erfolgt. Bei Langzeitbehandlung muss eine individuelle Nutzen-Risiko-Analyse erfolgen. Bei Zustand nach Tuberkulose INH-Prophylaxe bei Langzeittherapie mit Glukokortikoiden. Eine geplante Langzeittherapie > 6 Monate sollte von vornherein unter Kalzium- und Vitamin D-Gabe zur Osteoporoseprophylaxe erfolgen, da der Hauptverlust an Knochensubstanz in den ersten Monaten stattfindet.

HYPERKORTISOLISMUS = CUSHING-SYNDROM (CS) [E24.9]

Einteilung und Ätiologie:

I. Exogenes (iatrogenes) Cushing-Syndrom (häufig) [E24.2]:
Durch Langzeitbehandlung mit Glukokortikosteroiden oder ACTH

II. Endogenes Cushing-Syndrom (selten, 2 - 3 Fälle/1 Mio. Einwohner/J.):
Durch erhöhte Sekretion von Cortisol oder ACTH

1. ACTH-abhängige Form mit sekundärer NNR-Hyperplasie:
   1.1. Zentrales Cushing-Syndrom (= M. Cushing) [E24.0]: 75 % der endogenen Cushing-Syndrome; überwiegend Frauen im mittleren Alter. In 80 % d.F. handelt es sich um ein Mikroadenom des Hypophysenvorderlappens, das nicht immer neuroradiologisch nachweisbar ist. Dabei findet sich in 40 % eine Mutation im USP8-Gen. Bei den restlichen Fällen von zentralem CS wird eine primär hypothalamische Überfunktion diskutiert. Bei einigen Patienten lassen sich Autoantikörper gegen HVL-Zellen nachweisen.
   1.2. Ektope (paraneoplastische) ACTH-Sekretion (bis 10 %) [E24.3]:
   Sekretion von ACTH in Tumoren, am häufigsten kleinzellige Lungenkarzinome und Karzinoide. Oft fehlen hierbei typische Cushing-Symptome.
   1.3. Seltener ektope CRH-Sekretion
   1.4. Alkoholinduziertes Cushing-Syndrom (nach Alkoholkarenz reversibel) [E24.8]
2. ACTH-unabhängige primäre Form: Adrenales Cushing-Syndrom (15 %):
   2.1. Cortisolproduzierende NNR-Tumoren (bei Erwachsenen überwiegend Adenome. Dabei findet sich eine Mutation der Proteinkinase A. - Bei Kindern werden auch NRR-Karzinome beobachtet.)
   2.2. Selten mikronoduläre Dysplasie
   2.3. Selten makronoduläre Hyperplasie mit evtl. Mutation ARMC5 und ektoper ACTH-Bildung in den Nebennieren

KL.:
1. Fettstoffwechsel: Umverteilung der Depotfette: Vollmondgesicht, Stiernacken, Stammfettsucht; supraklavikuläre Gruben durch Fettpolster verstrichen; Hypercholesterinämie
2. Eiweißstoffwechsel: Osteoporose mit evtl. Knochenschmerzen, Myopathie mit Muskelschwund, Adynamie; "kräftiges Aussehen" + Adynamie führt zur Verkennung als "Drückeberger". Einfacher Test: Patient aus Hockstellung ohne Hilfe der Arme aufstehen lassen (was bei ausgeprägter Myopathie nicht möglich ist).
3. Kohlenhydratstoffwechsel: Diabetogene Stoffwechsellage
4. Hämatopoetisches System: Leuko-, Thrombo- und Erythrozyten ↑
   Eosinophile und Lymphozyten ↓
5. Hypertonie (85 %) und erhöhtes kardiovaskuläres Risiko
6. Haut: Schlechte Wundheilung, Neigung zu Akne, Furunkulose, Ulzera, Auftreten von Striae rubrae, Atrophie der Haut (Haut am Handrücken dünn - bei Adipositas dick)
   (DD: Helle Striae bei genuiner Adipositas)
7. Bei Frauen Virilismus, Hirsutismus, Zyklusstörungen
8. Bei Kindern Wachstumsstillstand
9. Psychische, evtl. psychotische Veränderungen
10. Hypokaliämie (5 %) infolge Überproduktion von Mineralokortikoiden ist rel. selten und dann verdächtig auf NNR-Tumor oder ektope ACTH-Produktion.

Ko.:
- Erhöhte kardiovaskuläre Mortalität
- Erhöhtes Thromboserisiko bei endogenen Cushing-Syndrom

Beim primären Hypercortisolismus infolge eines Adenoms der NNR sind meist nur die Glukokortikosteroide vermehrt.

Beim sekundären Hypercortisolismus mit vermehrter ACTH-Sekretion und doppelseitiger NNR-Hyperplasie - sowie noch ausgeprägter bei Karzinomen der NNR - sind zusätzlich auch die Androgene (und weniger Aldosteron) vermehrt, sodass hier androgen bedingte Erscheinungen hervortreten (Virilismus, Hirsutismus, Menstruationsstörungen u.a.).

DD:
- Adipositas (normaler Dexamethason-Hemmtest, s.u.)
- Inzidentalome der Nebenniere = zufällig entdeckte Tumoren der Nebenniere (am häufigsten endokrin inaktive NNR-Adenome)
- Leicht erhöhte Cortisolspiegel bei Patienten mit depressivem Syndrom (Cortisolbestimmung im 24 h-Urin)
- Erhöhte Cortisolspiegel unter der Einnahme von Kontrazeptiva: Anstieg des cortisolbindenden Globulins (CBG) mit Anstieg des Gesamthormonspiegels bei normalem Spiegel des freien Hormons.
- Einnahme von Kortikosteroiden ohne Wissen des Arztes (→ chromatografischer Nachweis synthetischer Steroide)

Di.: a) **des Hypercortisolismus:**

1. Klinik
2. Biochemische Diagnostik: Die Hormonanalytik muss in Form einer Stufendiagnostik ablaufen. Ziel ist der Ausschluss bzw. die Sicherung der Diagnose, wobei ein einzelner positiver Test nicht zur Sicherung oder zum Ausschluss der Diagnose ausreicht.

- Ausschluss:
  a) Negativer Dexamethason-Kurztest: Nach 1 mg Dexamethason um Mitternacht Serum-Cortisol am nächsten Morgen um 8 h < 2 µg/dl
  b) Niedriger mitternächtlicher Serum-Cortisolspiegel: < 3 µg/dl i.S. oder < 1 ng/ml im Speichel
- Sicherung:
  a) Pathologischer Dexamethason-Kurztest: Serum-Cortisol nicht supprimiert bzw. > 2 µg/dl
  b) Erhöhter mitternächtlicher Cortisolspiegel > 3 µg/dl
  c) Erhöhte Ausscheidung des freien Cortisol im 24 h-Urin
  d) Fehlender Anstieg von Cortisol und HGH im Insulin-Hypoglykämietest bei ausreichender Hypoglykämie < 40 mg/dl

b) **Ätiologische Zuordnung des Hypercortisolismus:**

1. CRH-Test: ACTH-Bestimmung vor und nach CRH-Gabe (siehe Tabelle)
2. Hochdosierter Dexamethasonhemmtest:
   Beim zentralen Cushing-Syndrom gelingt eine Suppression des Serumcortisols um mindestens 50 % nach Gabe von 8 mg Dexamethason um 24 Uhr über 2 Tage. Bei Nebennierentumoren oder beim ektopen Cushing-Syndrom bleibt diese Suppression aus. Eine Differenzierung zwischen Mikroadenom der Hypophyse und hypothalamischer Überfunktion gelingt mit dem Test nicht, da auch die HVL-Adenome in gewissem Umfang einer Rückkopplung unterliegen.

Diagnostik	Hypothalamische Überfunktion und HVL-Adenom = Zentrales Cushing-S.	Ektopes (paraneopl.) Cushing-S.	NNR-Tumor = Adrenales Cushing-S.
ACTH basal	n - ↑	↑ - ⇑	↓
ACTH-Anstieg nach Gabe von CRH	Ja (> 50 % des Ausgangswertes)	Nein	Nein
Cortisolanstieg nach Gabe von CRH	Ja (> 30 % des Ausgangswertes)	Nein	Nein
Cortisolabfall nach hohen Dosen von Dexamethason	Ja (> 50 % des Ausgangswertes)	Nein	Nein
Lokalisationsdiagnostik	der Sella: CT, MRT (Mikroadenome nicht immer nachweisbar)	Tumorsuche!	der NNR: (Endo)sonografie, CT, MRT

Evtl. Ergänzende Diagnostik:

- Bei hypothalamischer Überfunktion und HVL-Adenomen findet sich nach CRH-Stimulation bei einer Etagenblutentnahme aus den Vv. jugulares internae oder den Sinus petrosi (Sinus-petrosus-Katheter) ein ACTH-Konzentrationsgradient bzw. eine Seitendifferenz, nicht dagegen bei paraneoplastischem Cushing-Syndrom.
- Bei paraneoplastischem ACTH-Syndrom findet sich in einem Teil der Fälle das sog. Lipotropin (LPH), ein Metabolit der ACTH-Synthese als Tumormarker.

Th.:

- Hormonell aktive NNR-Tumoren: Adrenalektomie (operativ oder endoskopisch)
  Peri- und postoperativ ist vorübergehend (bis zu 2 J.) eine Substitution mit Glukokortikoiden erforderlich, bis sich die atrophische kontralaterale Nebenniere wieder erholt hat.
- Hypothalamisches-hypophysäres Cushing-Syndrom:
  - Mittel der 1. Wahl: Transnasale/transsphenoidale operative Adenomentfernung (Heilungsrate bis 80 %)
    Postoperative Erfolgskontrolle: Normalisierung des ACTH-Spiegels. Ein postoperativ auftretender temporärer Hypocortisolismus gilt als Indiz für eine erfolgreiche Operation und bedarf einer Hydrokortisonsubstitution.
    Bei Persistenz der Erkrankung evtl. Zweitoperation oder Strahlentherapie
  - Fraktionierte Bestrahlung oder Radiochirurgie (z.B. Gamma-knife); Wirkungseintritt erst nach Jahren
  - Medikamentöser Behandlungsversuch: Pasireotid (Signifor®), ein Somatostatinanalogon als Monotherapie oder bei therapieresistenten Fällen in Kombination mit Cabergolin. In klinischer Erprobung ist Mifepriston, ein Antagonist am Steroidrezeptor.
  - Selten ist bei Erfolglosigkeit eine bilaterale Adrenalektomie erforderlich.

Nachteile: 1) Lebenslange Substitution von Glukokortikoiden erforderlich
2) Ausbildung von invasiv wachsenden ACTH-bildenden Hypophysentumoren und brauner Hautpigmentierung (Nelson-Syndrom, Nelson-Tumor) in ca. 20 % d.F.

- Steroidgenese-Inhibitoren:
  - Ketoconazol - ***Cave*** Hepatotoxizität!
  - Metyrapon (Metopiron®)
- Inoperables NNR-Karzinom und paraneoplastische ektope ACTH-Sekretion:
  Adrenostatische Substanzen (Blockade der cortisolsynthese):
  - o-p-DDD (Mitotan = Lysodren®) gilt als Standardtherapie

INZIDENTALOME DER NEBENNIEREN [D44.1]

Def: Im Rahmen einer bildgebenden Diagnostik (Sono, MRT, CT) zufällig entdeckter Tumor der Nebenniere (> 1 cm ∅).

Ep.: Ca. 2 % im Alter ≥ 65 Jahre (unterschiedliche Zahlen in der Literatur)

Ät.:
1. Hormonell inaktive Adenome und Hyperplasien (ca. 75 %)
2. Hormonell aktive Tumoren: Phäochromozytom, Cushing-Adenome, Conn-Adenome (ca. 20 %)
3. Nebennierenkarzinome (< 5 %): Faustregel: Tumoren > 6 cm ∅ sind sehr karzinomverdächtig, Tumoren < 3 cm sind wahrscheinlich benigne
4. Metastasen von Bronchial-, Mamma-, Nierenkarzinomen, Karzinome des Gastrointestinaltraktes, maligne Melanome (Hautinspektion!)
5. Andere seltene Ursachen: Zysten, Pseudozysten, Hämatome, Myelolipome, Hämangiome, Tuberkulome, neuronale Tumoren u.a.

Di.:
- Bildgebende Diagnostik: (Endo-)sonografie, MRT, CT
- Hormonanalyse: Ausschluss eines Phäochromozytoms (Metanephrin im Serum), eines Cushing-Syndroms (niedrig-dosierter Dexamethasonhemmtest), eines Conn-Syndroms (Aldosteron/Renin-Quotient), einer vermehrten Androgenproduktion (DHEA) → Verdacht auf NNR-Karzinom

Th.:
- Hormonell aktive Tumoren: Siehe dort
- Hormonell inaktive Tumoren:
  < 3 cm ∅ : Verlaufskontrolle
  > 6 cm ∅ : Operative oder endoskopische Entfernung
  3 - 6 cm: Keine einheitliche Strategie. Bei geringstem Karzinomverdacht (z.B. Größenzunahme) ebenfalls Op.

NEBENNIERENKARZINOM [C74.0]

Internet: *www.nebennierenkarzinom.de; www.firm-act.org*

Syn: Adrenokortikales Karzinom; Nebennierenrindenkarzinom (NNR-Ca.)

Ep.: Inzidenz: selten: 0,1/100.000/J.; m : w = 1 : 1,5; Auftreten in jedem Alter; > 50 % der Patienten sind < 45 J. alt.

Tumorstadien (ENSAT-Klassifikation):
- Stadium I: Tumor ≤ 5 cm
- Stadium II: Tumor > 5 cm
- Stadium III: Tumor jeder Größe mit Umgebungsinfiltration, Befall regionärer Lymphknoten oder Tumorthrombus in der Vena cava inferior bzw. Vena renalis
- Stadium IV: Fernmetastasen

KL.: Abhängig von endokriner Aktivität:
1. Hormonell aktive Tumoren (80 %) Zeichen des Hormonexzesses (z.T. mehrere)
   - Glukokortikoide (Cushing-Syndrom oder subklinisch)
   - Sexualsteroide (w: Virilisierung, m: Gynäkomastie)
   - Rarität: Aldosteronexzess mit Hypokaliämie und Hypertonie
2. Hormonell inaktive Tumoren (20 %) Zeichen der abdominellen Raumforderung (Schmerzen, Übelkeit, Obstipation)

DD: Benigne Inzidentalome der Nebennieren, Phäochromozytom, NN-Metastasen (insbesondere von Bronchial-Ca und Mamma-Ca)

Di.: ▶ Endokrine Diagnostik: Erfassung eines evtl. Hormonexzesses:
- Glukokortikoid-Exzess (1 mg Dexamethason-Suppressionstest, freies Cortisol im 24 h-Sammelurin)
- Sexualsteroid-Exzess (Serum: Androstendion, 17α-OH-Progesteron, DHEA, Testosteron, 17β-Östradiol)
- Mineralokortikoid-Exzess (Aldosteron-/Renin-Quotient)

▶ Bildgebende Diagnostik: (Endo-)Sonografie, CT, MRT des Abdomens; CT des Thorax
Faustregel: Tumoren > 6 cm ∅ sind sehr karzinomverdächtig, Tumoren < 3 cm sind wahrscheinlich benigne. Optional: 18Fluorodeoxyglucose-PET

Th.: Chirurgisch: R0-Resektion einziger kurativer Ansatz (auch nach Rezidiv)
Adjuvante Therapie: Bei Hochrisiko-Patienten (Tumor > 8 cm, hohe Mitoserate, Gefäßinvasion) auch nach R0-Resektion: Mitotan (Lysodren®, Dosierung nach Serumspiegel) und/oder Tumorbettbestrahlung. Mitotan soll das Rezidivrisiko halbieren. Nachsorge in den ersten 2 J. alle 3 Monate.
Bei Fernmetastasen oder nach unvollständiger Resektion: Mitotan kombiniert mit Etoposid, Doxorubicin, Cisplatin

Prg: Stadienabhängig. Das 5-Jahres-Überleben beträgt im Stadium I - II (lokalisierte Erkrankung) ca. 60 % und im Stadium IV (Fernmetastasen) ca. 15 % (medianes Überleben ca. 12 Monate).

HYPOKORTISOLISMUS = NEBENNIERENRINDENINSUFFIZIENZ [E27.4]

Syn: NNR-Insuffizienz (NNRI)

Ep.: Inzidenz: Primäre NNRI: 0,5/100.000/J. - Sekundäre NNRI: 2/100.000/J.
Tertiäre NNRI (Therapie mit Glukokortikoiden): Ca. 1 % der Bevölkerung (häufigste Form)

Ät. und Einteilung:

1. Primäre NNRI (pNNRI):
   Syn: M. Addison [E27.1]
   ACTH erhöht:
   - Autoimmunadrenalitis (80 %): Destruktion der NNR durch Autoimmunadrenalitis [E27.1] mit Nachweis von 21-Hydroxylase-Ak (= Schlüsselenzym der Steroidsynthese).
     Einige dieser Patienten leiden an einem polyendokrinen Autoimmunsyndrom (siehe unten)
   - Karzinommetastasen (besonders von Lungenkarzinomen, malignen Melanomen, Nierenzellkarzinomen)
   - Infektionskrankheiten: Tuberkulose, CMV-Infektion bei AIDS-Patienten
   - Aplasie oder Hypoplasie der Nebennierenrinde, Enzymdefekte

   Ursachen einer akuten NNR-Insuffizienz:
   - Waterhouse-Friderichsen-Syndrom = hämorrhagische Infarzierung der Nebennieren infolge Meningokokkensepsis
   - Blutungen (Cumarine, Neugeborene)
   - Operative Entfernung der Nebennieren
   - Fehlende Dosisanpassung bei Patienten mit NNR-Insuffizienz und Infekten, anderen Belastungen, Bewusstlosigkeit, Brechdurchfall u.a.
2. Sekundäre NNRI (sNNRI):
   ACTH vermindert: Insuffizienz von HVL oder Hypothalamus (siehe Kap. HVL-Insuffizienz)
3. Langzeitbehandlung mit Kortikosteroiden! (am häufigsten). Bei Langzeitbehandlung mit Kortikosteroiden diese nie abrupt absetzen! → Gefahr der Addison-Krise!

   Anm.: Einige Autoren bezeichnen die Nebennierenrindeninsuffizienz infolge einer chronischen Therapie mit Glukokortikosteroiden auch als tertiäre Form.

   Bei primärer NNR-Insuffizienz kommt es meist zum Versiegen sämtlicher Kortikosteroide; hingegen ist die Aldosteronproduktion bei den sekundären Formen infolge ACTH-Mangel nur wenig betroffen, sodass hier die Elektrolytstörungen in den Hintergrund treten. Bei Hypophyseninsuffizienz sind ferner auch oft die anderen glandotropen Hormone vermindert, sodass komplexe endokrine Mangelerscheinungen auftreten. Im Gegensatz zum M. Addison ist bei Hypophyseninsuffizienz die Haut blass und pigmentlos. Ursache ist ein Mangel an POMC-Peptiden (= vom Proopiomelanocortin abgeleitete Peptide), die MSH-Aktivität haben (MSH = melanozytenstimulierendes Hormon).

KL.: M. Addison:

Klinische Symptome treten i.d.R. erst dann auf, wenn 90 % der NNR zerstört sind. Je nach Dauer und Ausmaß der NNR-Unterfunktion reicht die Palette der Symptomatik von Fehlen jeglicher Symptomatik unter normalen Lebensbedingungen über Adynamie bis zur unerwartet unter Belastungen auftretenden Addison-Krise: [E27.2]

4 Stadien der Erkrankung:
1. Latente NNR-Insuffizienz
2. Manifeste NNR-Insuffizienz
3. Endokrine Krise
4. Endokrines Koma

4 Leitsymptome der manifesten NNR-Insuffizienz (die in > 90 % d.F. vorhanden sind):
1. Schwäche und rasche Ermüdbarkeit
2. Hyperpigmentierung der Haut und Schleimhäute, evtl. Vitiligo
3. Gewichtsverlust und Dehydratation
4. Niedriger arterieller Blutdruck

Ferner:
- Abdominelle Beschwerden (Übelkeit, Erbrechen, Abdominalschmerzen, Durchfälle, Obstipation)
- Verlust der Sekundärbehaarung bei der Frau (Androgenmangel [E29.1]) u.a.

Merke: Gefährdet sind vor allem Patienten mit unerkannter latenter NNR-Insuffizienz: Durch außergewöhnliche Belastungen (Infektionen, Operationen, körperlich oder seelischer Stress) kann es jederzeit zur akuten Dekompensation kommen:

Addison-Krise
Außer den genannten Symptomen:
- Exsikkose, Blutdruckabfall, Schock, Oligurie
- Pseudoperitonitis
- Evtl. Durchfälle und Erbrechen
- Hypoglykämie, Hyponatriämie, metabolische Azidose
- Anfangs unternormale Temperaturen, später Exsikkose-Fieber
- Delir, Koma

Lab: Serum-Na^+ ↓ / -K^+ ↑ ($Na^+/K^+ < 30$)
Evtl. Hyperkalzämie (30 %), Lymphozytose, Eosinophilie
basales (morgendliches) Serumcortisol ↓

DD:
- Adynamie und Gewichtsverlust anderer Genese
- Abdominalerkrankungen
- Hypoglykämie, Hyponatriämie/Hyperkaliämie anderer Genese
- Bei Addison-Krise zusätzlich Schock und akutes Abdomen anderer Genese
- Bei Kleinkindern AGS (Adrenogenitales Syndrom)

Di.:
1. Parallele morgendliche Bestimmung der basalen Hormonspiegel von ACTH und Cortisol:
   Bei primärer NNR-Insuffizienz ACTH ↑/Cortisol ↓
   Die Diagnose einer sekundären NNR-Insuffizienz ist durch basale Hormonbestimmung oft nicht sicher, sodass hier zusätzlich der CRH-Test indiziert ist (siehe unten).
2. ACTH-Test (Synacthen®-Test):
   Serumcortisolbestimmung vor und 60 Min. nach 0,25 mg ACTH (Synacthen®) i.v.
   Bei primärer NNR-Insuffizienz (M. Addison) ist der Basalwert erniedrigt bzw. niedrig normal und steigt nach ACTH nicht an über 20 µg/dl bzw. um weniger als 10 µg/dl. Werte > 20 µg/dl schließen eine NNR-Insuffizienz aus. Dies gilt auch für die länger bestehende sekundäre NNR-Insuffizienz, bei der es durch die fehlende ACTH-Stimulation zu einer NNR-Atrophie gekommen ist. Hier ist das basale ACTH erniedrigt oder niedrig normal und steigt auch nach CRH-Gabe nicht oder unzureichend an.
3. Diagnostik zur Abklärung der Ätiologie:
   - Evtl. Nachweis von 21-Hydroxylase-Ak
   - Bildgebende Diagnostik: Sono/MRT der Nebennieren
     MRT der Hypophysen-Hypothalamus-Region

Th.: Substitution der Glukokortikoide und beim M. Addison zusätzlich der Mineralokortikoide:
1. Glukokortikosteroid: Tagesdosen bei Nebennierenrindeninsuffizienz: 15 - 25 mg Hydrocortison in 2 - 3 Dosen (z.B. 10 - 5 - 5 mg); bei allen Belastungssituationen muss die Dosis erhöht werden (Gefahr der akuten NNR-Insuffizienz = Addison-Krise).
   Retardiertes Hydrocortison mit 2 Phasen-Freisetzung (Plenadren®), einmalige Einnahme pro Tag, sehr teuer
2. Mineralokortikoid: Fludrocortison (Astonin® H): Dosis so wählen, dass die Plasmareninaktivität in der oberen Norm liegt (0,05 - 0,2 mg/d).

Cave bei Durchfall u. Erbrechen

3. Zusätzliche Gabe von DHEA = Dehydroepiandrosteron: Kann als androgenes Steroid bei Frauen, die über Libidoverlust klagen, sinnvoll sein.

Therapiekontrolle der richtigen Substitutionsdosis: Körperliches Wohlbefinden, Normalisierung von Blutdruck im Liegen + Stehen (Schellong-Test), Natrium, Kalium und Plasmarenin.

Merke: Bei allen Belastungen (Infekte, Operationen u.a.) müssen die Dosen des Glukokortikosteroids erhöht werden (je nach Belastungssituation auf das 2 - 5fache der normalen Tagesdosis)! Bei Nichtbeachten können lebensbedrohliche Komplikationen/Todesfälle resultieren!

Wie bei allen substitutionsbedürftigen Hormonmangelkrankheiten sind Patientenschulung und Notfallausweis obligat!
Notfallmedikation verordnen: Zäpfchen mit 100 mg Prednisolon für den Fall von Erbrechen im Handgepäck, bei Brechdurchfall Klinik aufsuchen zur parenteralen Steroidsubstitution.

Th.: der Addison-Krise: Sofortige Therapie nach Abnahme einer Blutprobe zur Bestimmung von Cortisol und ACTH!

1. 0,9 % NaCl und 5 % Glukose-Infusion - Gesamtdosis von 0,9 % NaCl- und Glukoseinfusion in Abhängigkeit vom Ausmaß der hypotonen Dehydratation (ZVD, Serum-Natrium) und vom Blutzucker. Keine K^+-haltigen Lösungen! Langsamer Ausgleich der Hyponatriämie (Gefahr der zentralen pontinen Myelinolyse). Evtl. Ausgleich einer metabolischen Azidose.
2. Hydrocortison: 100 mg i.v., danach 200 mg/24 h (in Glukose 5 %) oder synthetisches Glukokortikosteroid in äquivalenter Dosis.

Anhang

Polyendokrine Autoimmunsyndrome [E31.0]

Syn: Polyglanduläre Autoimmunsyndrome (PGA), autoimmun-polyglanduläre Syndrome (APS)

Def: Bei PGA (oder APS) führt ein Autoimmunprozess zur Insuffizienz von mindestens 2 endokrinen Organen, z.T. auch in Kombination mit nicht endokrinen Autoimmunerkrankungen.

- PGA (oder APS) Typ I = juvenile Form (Blizzard-Syndrom oder APECED-Syndrom = Autoimmunes Polyendokrinopathie-Candidiasis-Ektodermales Dystrophie-Syndrom); sehr seltene, autosomal-rezessive Erkrankung; Manifestation im Kindesalter; Mutation im autoimmunen Regulatorgen (AIRE)
  - Hypoparathyreoidismus (ca. 85 %)
  - M. Addison (ca. 60 %)
  - Mukokutane Candidiasis (ca. 75 %)
  - Primärer Hypogonadismus (ca. 12 %)
  - Autoimmunhepatitis (ca. 15 %)
  - Diabetes mellitus Typ 1
- Adoleszente Formen (polygenetische Prädisposition mit Assoziation zu HLA-Markern):
  PGA Typ II: Kombination aus M. Addison, Diabetes mellitus Typ 1 und Autoimmunthyreoiditis Hashimoto oder M. Basedow
  Anm.: Schmidt-Syndrom [E31.0] = M. Addison + Autoimmunthyreoiditis Hashimoto
  PGA Typ III: Autoimmunthyreopathie + Diabetes mellitus Typ 1 (IIIa) oder atrophische Gastritis/perniziöse Anämie (IIIb) oder Vitiligo, Alopezie, Myasthenia gravis (IIIc) (immer ohne M. Addison)
  PGA Typ IV: 2 oder mehr Autoimmunerkrankungen die nicht Typ I bis III zuzuordnen sind

Häufig bestehen auch zusätzliche andere organspezifische Autoimmunerkrankungen.

Merke: Bei Autoimmunendokrinopathien an die Möglichkeit eines PGA denken und danach suchen. Zwischen den Manifestationen der einzelnen Erkrankungen können Jahre liegen!

Th.: Substitution der ausgefallenen Hormone, beim APS 1 zusätzlich Amphotericin B, bei Nagelbefall Itraconazol

ADRENOGENITALES SYNDROM (AGS) [E25.9]

Def: Autosomal rezessiv erbliche Störung der Cortisolsynthese in der NNR.

Ep.: Prävalenz der klassischen Form des AGS ca. 0,1 ‰, Heterozygotenhäufigkeit 2 %.

Ät.:
- ▶ Hauptursache: 21-Hydroxylase-Defekt (90 % d.F.)
  2 klinische Varianten:
  - "Simple-Virilizing"-Form = unkompliziertes AGS (seltener)
    Leitsymptom: Nur Virilisierung
  - "Salt-Wasting"-Form = AGS mit Salzverlustsyndrom (häufiger)
    Leitsymptome: Virilisierung + Salzverlustsyndrom
- ▶ Seltene Ursache: z.B.
  - 11β-Hydroxylase-Defekt (5 % d.F.):
    Leitsymptome: Virilisierung + Hypertonie (salzretinierende Form des AGS infolge Überschuss an 11-Desoxykortikosteron)
  - 17α-Hydroxylase-Defekt: Feminisierung + Hypertonie
  - 3β-Hydroxysteroid-Dehydrogenase-Defekt

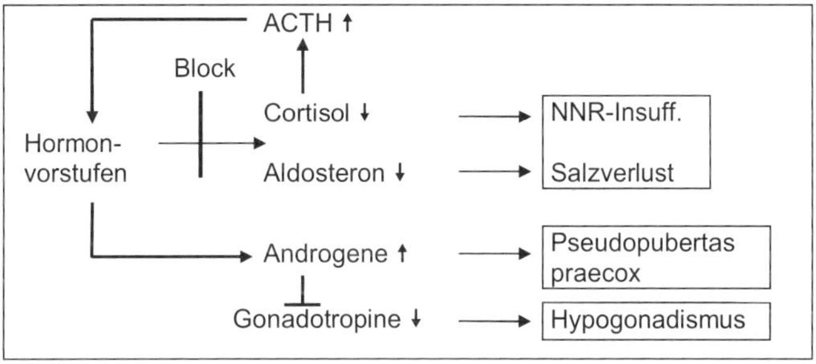

Klinik des 21-Hydroxylase-Defektes:

- Virilisierung:
  Die vermehrte Androgenproduktion beim AGS führt bei Knaben zu isosexueller, bei Mädchen zu intersexueller Störung:
  m.: Der Hypogonadismus steht i.Gs. zur verstärkten Entwicklung der sekundären Geschlechtsmerkmale: Pseudopubertas praecox.
  w.: Klitorishypertrophie bei weiblichem inneren Genitale (Uterus, Ovarien) = Pseudohermaphroditismus femininus, Virilisierung, primäre Amenorrhö, fehlende Brustentwicklung.
  Die Patienten sind als Kind groß, als Erwachsene klein (früher Schluss der Epiphysenfugen).
- Salzverlustsyndrom im Neugeborenenalter (50 % d.F.)
  - Elektrolytstörung (Na^+ ↓ / K^+ ↑)
  - Erbrechen, Durchfälle, Exsikkose → Fehldiagnose: Pylorusstenose

Verlaufsformen:
- ▸ Klassische Verlaufsform mit Manifestation im Säuglingsalter
- ▸ "Late-onset"-Formen mit Manifestation der Symptome in der Pubertät
- ▸ "Cryptic"-Formen: Enzymdefekt mit typischem Hormonprofil, aber ohne wesentliche Symptomatik

DD:
- Polyzystisches Ovarialsyndrom (PCOS) = Stein-Leventhal-Syndrom: Prävalenz > 5 %
  Hyperandrogenämische Ovarialinsuffizienz mit erhöhtem LH/FSH-Quotienten (> 2): Hirsutismus, Oligo-/Amenorrhö, Sterilität, Akne, Alopezie. In ca. 45 % besteht gleichzeitig ein metabolisches Syndrom u.a. → Internet-Infos: *www.pco-syndrom.de*
- Androgenbildende Ovarialtumoren
- Androgenbildende NNR-Tumoren (extrem selten)

Di.: Klinik + Labor
- Cortisol ↓, ACTH ↑
- Nachweis einer Überproduktion von Hormonvorstufen:
  21-H-Defekt: 17α-Hydroxyprogesteron ↑
  11β-H-Defekt: 11-Desoxycortisol ↑
  Late-onset-AGS und kryptische Verlaufsformen können meist nur im ACTH-Stimulationstest erkannt werden: Anstieg von 17α-Hydroxyprogesteron erst nach ACTH-Gabe.

- Suche nach heterozygoten Merkmalsträgern und genetische Beratung:
  - Das klassische AGS wird verursacht durch eine Mutation im CYP21A2-Gen.
  - HLA-Typisierung: Alle Kranken einer Familie sind HLA-genotypisch identisch
  - ACTH-Test: Heterozygote Anlageträger zeigen bei normalen Basalwerten für 17α-Hydroxyprogesteron einen überschießenden Anstieg dieser Hormonvorstufe.
- Bei erneuter Schwangerschaft pränatale AGS-Diagnostik:
  - Bestimmung von 17α-Hydroxyprogesteron im Fruchtwasser
  - HLA-Typisierung angezüchteter Amnion- oder Chorionzellen
  - Analyse des 21-Hydroxylase-Gens aus Chorionzotten
- Neugeborenen-Screening auf 17α-Hydroxyprogesteron-Erhöhung

Th.: Lebenslange Substitutionsbehandlung mit Glukokortikosteroiden (Patientenausweis): Ein Teil der Dosis sollte abends eingenommen werden (z.B. Dexamethason 0,5 mg gegen 23 Uhr), um den morgendlichen ACTH-Peak zu supprimieren (und damit die Androgenproduktion der Nebennieren zu unterdrücken); bei Aldosteronmangel zusätzliche Gabe von Mineralokortikoiden, bei weiblichen Patienten zusätzliche Behandlung der Virilisierung mit Antiandrogenen. Zur Optimierung der Glukokortikoidsubstitution kontrolliert man 17α-Hydroxyprogesteron im Serum oder Speichel oder seinen Metaboliten Pregnantriol im 24 h-Urin. Eine evtl. notwendige Mineralokortikoidsubstitution wird über den Plasma-Renin-Spiegel kontrolliert. In allen Stresssituationen Glukokortikoiddosis kurzfristig erhöhen! Bei Wachstumsstörungen besteht die Möglichkeit einer Therapie mit Wachstumshormonen (GH) vor Schluss der Epiphysenfugen.

Prg: Bei guter Einstellung der Hormonsubstitution gut

HIRSUTISMUS [L68.0]

Unterscheide:

- Hypertrichose: [L68.9] Androgen-unabhängige Vermehrung der Behaarung am ganzen Körper ohne Prädilektionsstelle
- Hirsutismus [L68.0]: Abnorme Vermehrung der androgenabhängigen Behaarung vom männlichen Typ (Kinn, Oberlippe, Brust, Oberschenkelinnenseite und Schamregion) bei Frauen ohne Virilisierungssymptome. Ein sich schnell entwickelnder Hirsutismus ist verdächtig auf einen Androgen-produzierenden Tumor (Ovar, NNR), wenn exogene Androgenzufuhr ausgeschlossen ist.
- Virilismus [E25.9] (Virilisierung): Hirsutismus + Vermännlichung der Stimme, des Kehlkopfs, der Körperproportionen, Klitorishypertrophie, prämature Pubarche (vor dem 8. Lj.) und Oligomenorrhö (Zyklusdauer > 35 Tage) oder Amenorrhö, Akne, Alopezie infolge Überproduktion von Androgenen

Ät.: des Hirsutismus

1. Idiopathisch (90 %), genetische Disposition/Abstammung (Mittelmeerländer → Familienanamnese): Testosteronspiegel und fAI (freier Androgen-Index) normal. Erhöhte Testosteronempfindlichkeit der Haarfollikel.
2. Sekundär:
   - Ovariell:
     a) Androgenproduzierende Ovarialtumoren
     b) Polyzystisches Ovarialsyndrom (PCOS) = Stein-Leventhal-Syndrom: Prävalenz > 5 % → Rotterdam Diagnosekriterien: 1. Hyperandrogenämie, 2. Anovulation, 3. polyzystische Ovarien

     Sy.: Oligo-Amenorrhö, Sterilität, Hirsutismus; in 45 % besteht gleichzeitig ein metabolisches Syndrom.

     Di.: Testosteron, fAI, Androstendion erhöht, Dehydroepiandrosteron (DHEA) normal, Androgene steigen nach Gabe von HCG an (ovarielle Herkunft!).
     Gynäkologische Untersuchung, Sono, CT
   - Adrenal: Androgenproduzierende NNR-Tumoren (extrem selten), Cushing-Syndrom, Adrenogenitales Syndrom (AGS), Adipositas und Typ 2-Diabetes
     Bei erhöhtem Plasmatestosteron weist eine hohe Dehydroepiandrosteronfraktion auf die NNR als Ursprung der Androgenüberproduktion hin (Androstendion normal). Bei NNR-Hyperplasie besteht dabei eine ACTH-abhängige Stimulation der Androgene (ACTH-Test). Dieser Befund ist auch typisch für das adrenogenitale Syndrom (AGS). Bei NNR-Adenom und Karzinom hingegen findet man exzessiv hohe Androgenwerte ohne ACTH-Abhängigkeit. Bei Adipositas und Typ 2-Diabetes mellitus (Hirsutismus diabeticorum) liegt meist eine beidseitige NNR-Hyperplasie mit mäßig gesteigerter Androgenproduktion vor, wobei die Symptome aber häufig erst nach der Menopause in Erscheinung treten.

- Andere endokrine Ursachen: z.B. Akromegalie, Hypothyreose
- Medikamentös:
  - Testosteron und Anabolika (auch bei Doping)
  - Gestagene (Progesteronderivate)
  - Glukokortikosteroide und ACTH
  - Nichtsteroidale Medikamente: Phenytoin, Minoxidil, Diazoxid, Spironolacton, Acetazolamid, Ciclosporin, Penicillamin u.a.

Di.: - Familien-/Medikamentenanamnese - Klinik
- Hirsutismus-Score nach Ferriman + Gallwey ≥ 8 Punkte (*siehe Internet*)
- Internistisch-gynäkologisches Konsil
- Lab: Dehydroepiandrosteron (adrenal: ↑ / ovariell: normal) - Testosteron und SHBG (Sexualhormon-bindendes Globulin) - Androstendion
  Aus Gesamt-Testosteron und SHBG errechnet sich der freie Androgen-Index (fAI), der mit dem freien (biologisch aktiven) Testosteron korreliert.

Anm.: Freier Androgen-Index (fAI): 100 x totales Testosteron (nmol/l): SHBG (nmol/l)
Normalbereich: Frauen spontan ovulierend 0 - 8,5; Männer 14,8 - 94,8
Hirsutismus: 1,7 - 20,6

Th.:
- Sekundärer Hirsutismus:
  Kausale Therapie, z.B. Weglassen ursächlicher Medikamente, operative Entfernung androgenproduzierender Tumoren, Behandlung eines M. Cushing, eines AGS.
  Bei adipösen Mädchen hilft in 50 % d.F. Gewichtsnormalisierung.
  Adrenale Form des Hirsutismus: Hemmung der frühmorgendlichen NNR-Stimulation mittels Dexamethason: 0,25 - 0,50 mg vor dem Schlafengehen.
- Ovarielle Form des Hirsutismus: Evtl. antiandrogenes hormonelles Antikonzeptivum (z.B. Diane®-35); bei PCO-Syndrom mit Insulinresistenz evtl. Versuch mit Metformin (off-label use!): 2 x 500 mg/d
- Idiopathischer Hirsutismus:
  - Kosmetisch: Epilation, Haarbleichmittel, Enthaarungscreme, Eflornithin-Creme (Vaniqa®), Rasur
  - Medikamentös: Ovulationshemmer mit Antiandrogeneffekt; Spironolacton (100 mg/d - auf Hyperkaliämie achten); bei starkem Hirsutismus evtl. zusätzlich Antiandrogene (z.B. Cyproteron)
  - Fotoderm-Therapie (Zerstörung der Haarwurzeln durch hochenergetische Lichtimpulse)

GYNÄKOMASTIE [N62]

Def: Ein- oder doppelseitige Brustdrüsenvergrößerung des Mannes.

Pat: Aktive Form mit Epithelhyperplasie
Fibrotische Form mit zellarmem fibrotischen Stroma (nicht reversibel)

Ep.: Symptomlose physiologische Gynäkomastie bei 1/3 aller Männer; im Alter zunehmend.

Ät.:
1. Physiologisch: Neugeborenenzeit, Pubertät, Alter
2. Pathologisch:
   Veränderung des Östrogen-Testosteron-Quotienten zugunsten des Östrogens.
   - Östrogenüberschuss:
     Östrogentherapie, östrogen- oder HCG-bildende Tumoren des Hodens und der Nebennieren, paraneoplastisches Syndrom (beim kleinzelligen Lungenkarzinom), verstärkte Östrogenkonversion aus Androstendion und Testosteron bei Leberzirrhose
   - Androgenmangel [E29.1]:
     Anorchie, Kastration, Hypogonadismus, Klinefelter-Syndrom (z.B. 47, XXY), Hyperthyreose, selten Androgenrezeptordefekte (Androgenresistenz → testikuläre Feminisierung), Prolaktinom
   - Medikamentös induziert:
     Östrogene, Antiandrogene, Anabolika, Spironolacton, H_2-Blocker, selten auch PPI, Finasterid, Digitalis, Betablocker, Kalziumantagonisten, Methotrexat u.a.
   - Marihuanakonsum (Phytoöstrogene)
3. Idiopathisch (50 %)

DD: - Bei einseitiger Gynäkomastie: Fibroadenom, Mammakarzinom
- Auffütterungsgynäkomastie oder Pseudogynäkomastie durch vergrößertes Fettgewebsdepot: Gewichtszunahme bei (vorher unterernährten) Männern

Di.: - Anamnese (Medikamente, Gewichtszunahme, Leberzirrhose, Hypogonadismus)
- Untersuchung der Brüste und Hoden (Palpation, Sonografie der Hoden, Mammografie)
- Laborscreening inkl. Leber-/Schilddrüsenfunktion

- Hormonanalyse: Östradiol, Testosteron, LH und FSH, β-HCG, Prolaktin

	LH	Testosteron
Primärer Hypogonadismus	↑	↓
Sekundärer Hypogonadismus oder östrogenbildender Tumor	↓	↓
Androgenresistenz oder LH-sezernierender Tumor	↑	↑

- Suche nach Tumoren der Nebenniere und Lunge, Ausschluss eines Prolaktinoms
- Spezialuntersuchungen (z.B. Chromosomenanalyse bei V.a. Klinefelter-Syndrom)

Th.: - Sofern Ursachen erkennbar sind: Kausale Therapie, z.B. Weglassen ursächlicher Medikamente, operative Entfernung von Tumoren, Androgensubstitution nur bei Hypogonadismus mit Testosteronmangel
- Eine physiologische Gynäkomastie wird nicht behandelt, eine idiopathische meist auch nicht. Indikation zur Operation (subkutane Mastektomie): Erhebliche psychologische/kosmetische Probleme sowie Karzinomverdacht.
- Bei schmerzhafter Gynäkomastie evtl. kurzfristiger Versuch mit dem Antiöstrogen Tamoxifen (2 x 10 mg/d über 6 Wochen)

HYPOTHALAMUS und HYPOPHYSE

HYPOPHYSENTUMOREN (HT) [D44.3]

Ep.: Ca.10 % aller Hirntumoren; Inzidenz: 2/100.000/Jahr; zufällig entdeckte Hypophysenadenome (= Inzidentalome) finden sich bei Autopsien und bei MRT-Untersuchungen in ca. 10 %.

Einteilung:
- Endokrin inaktive HT (40 %):
  Zu den endokrin inaktiven HT im weiteren Sinne zählen auch Tumore mit sellanahem Sitz (z.B. Kraniopharyngeome, die radiologisch Verkalkungen zeigen können).
- Endokrin aktive HT (60 %):
  - Prolaktinproduzierende HT = Prolaktinom (40 %)
  - Wachstumshormon (growth hormone = GH) -produzierende HT mit Akromegalie (15 %)
  - ACTH-produzierende HT = zentrales Cushing-Syndrom (5 %)
  - TSH- und Gonadotropin (LH/FSH)-produzierende HT sind Raritäten

Hi.: Die klassische lichtmikroskopische Einteilung in chromophobe (endokrin inaktive HT, Prolaktinom), eosinophile (Akromegalie) und basophile Adenome (M. Cushing) ist zugunsten des direkten immunhistochemischen Nachweises der entsprechenden Hormone verlassen worden.

DD: Syndrom der "leeren Sella" (empty sella syndrome): [E23.6] Liquorgefüllte Sella als Folge einer Fehlanlage des Diaphragma sellae (das die Sella nicht vollständig vom Liquorraum trennt → dadurch wird die Hypophyse allmählich durch Liquor verdrängt); Häufigkeit bei ca. 10 % aller Autopsien. Meist handelt es sich um (radiologische) Zufallsbefunde; gel. kommt es zu Hyperprolaktinämie, nur selten zu HVL-Unterfunktion. Sekundär gel. nach Hypophysenoperation oder Nekrose eines Hypophysenadenoms.

Di.: MRT / CT

Endokrin inaktive Hypophysentumoren [D44.3]

Ät.: Chromophobe Adenome

KL.: - Zeichen der Hypophysenvorderlappeninsuffizienz (siehe unten)
- Diabetes insipidus centralis
- Sehstörungen: Bei suprasellärem Wachstum kann es zum Druck auf das Chiasma opticum mit temporaler oberer Quadrantenanopsie, bitemporaler Hemianopsie, evtl. Skotom, Optikusatrophie oder Amaurose kommen.
- Evtl. Kopfschmerzen

DD: Kraniopharyngeom, (Epi-)Dermoidzysten, Teratome, Metastasen

Di.: - MRT, CT
- Ophthalmologische Untersuchung (Gesichtsfeld!)
- Endokrinologische Diagnostik zum Ausschluss einer HVL-Insuffizienz und eines Diabetes insipidus (siehe unten)

Th.: - Bei kleinem zufällig gefundenem HT (Inzidentalom) ohne Sehstörungen unter Kontrollen abwarten.
- Transsphenoidale Hypophysenoperation oder bei größerer Tumorausdehnung transfrontale Kraniotomie
- Strahlentherapie (bei Rezidiv oder KI zur Operation; Kraniopharyngeome sind strahlenresistent)
- Substitutionstherapie bei HVL-Insuffizienz (siehe dort)

Prolaktinom [D35.2]

Def: Prolaktinsezernierendes Adenom des Hypophysenvorderlappens:
Mikroprolaktinom (~ 70 %, meist Frauen): Prolaktin i.S. < 200 ng/ml, Tumorgröße < 1 cm ∅
Makroprolaktinom (~ 30 %): Prolaktin i.S. > 200 ng/ml, Tumorgröße > 1 cm ∅

Vo.: Häufigster endokrin aktiver HT (40 %). Etwa 20 % der sekundären Amenorrhöen werden durch eine Hyperprolaktinämie [E22.1] hervorgerufen! w : m = 5 : 1; Erkrankungsgipfel: überwiegend 3. und 4. Lebensdekade.

KL.:
- Frauen:
  - Sekundäre Amenorrhö, Anovulation mit Sterilität und evtl. Osteoporose
  - Evtl. Galaktorrhö
  - Libidoverlust
- Männer: Libido- und Potenzverlust, evtl. Gynäkomastie (indirekt über den Hypogonadismus)

Bei Hypophysentumoren evtl. Zeichen der Raumforderung (Kopfschmerzen, Gesichtsfelddefekte) und HVL-Insuffizienz (siehe unten)

DD:
- Hyperprolaktinämie
  - A) Physiologisch: z. B.
    - Gravidität = Östrogenwirkung (Anstieg auf das 10 - 20fache der Norm)
    - Manipulation an den Mamillen/Brüsten, Stillen
    - Stress
  - B) Pathologische Ursachen: z. B.
    - Prolaktinom
    - Para-/supraselläre Tumoren mit Beeinträchtigung der Bildung oder des Transportes von Dopamin = Prolactin inhibiting factor (PIF)
      Syndrom der "leeren Sella" (= liquorgefüllte Sella)
    - Schwere primäre Hypothyreose
    - Chronische Niereninsuffizienz
  - C) Pharmakologische Ursachen: z.B.
    - Östrogene
    - Neuroleptika, trizyklische Antidepressiva, Opiate
    - Reserpin und α-Methyldopa
    - Dopaminantagonisten (z.B. Metoclopramid)
    - Cimetidin, Antihistaminika u.a.
- Andere Ursachen einer sekundären Amenorrhö
- Bei Galaktorrhö Ausschluss eines Mammakarzinoms!

Di.: - Mehrfache Bestimmung des basalen Prolaktins: Werte > 200 ng/ml fast beweisend, 25 - 200 ng/ml erfordern weitere Abklärung
- Prolaktin nach TRH-Gabe (beim Prolaktinom i.d.R. kein Anstieg)
- Medikamentenanamnese zum Ausschluss einer medikamentös bedingten Hyperprolaktinämie, Ausschluss einer Hypothyreose und einer Niereninsuffizienz
- Ophthalmologische Diagnostik
- Lokalisationsdiagnostik (MRT, CT)
- Bei Nachweis eines Prolaktinoms Überprüfung der übrigen hypophysären Partialfunktionen

Th.: Interdisziplinäre Zusammenarbeit zwischen Gynäkologe, Endokrinologe, Radiologe, Ophthalmologe, Neurochirurg!
Die Therapie erfolgt primär medikamentös mit Dopamin-D2-Agonisten: Cabergolin, Bromocriptin, Quinagolid (Norprolac®). Bei mehr als 95 % der Patienten kommt es darunter zur Normalisierung des Serumprolaktins und Rückbildung der Tumorgröße. Auch bei Sehstörungen ist zuerst ein kurzfristiger medikamentöser Therapieversuch indiziert, worunter sich Gesichtsfelddefekte oft rasch zurückbilden.

NW beachten: Cabergolin kann bei kumulativer Lebensdosis > 2 g Herzklappenfibrosen machen.

Bei Gravidität und Mikroprolaktinom sind Dopaminagonisten i.d.R. abzusetzen und engmaschige Prolaktinkontrollen durchzuführen, da es in der Gravidität zu einer plötzlichen Größenzunahme des Adenoms kommen kann (Östrogenwirkung).

Die Indikation zur transsphenoidalen/transfrontalen Hypophysenoperation besteht nur bei fehlendem Ansprechen bzw. Unverträglichkeit auf Dopaminagonisten (insbesondere bei Sehstörungen).

AKROMEGALIE [E22.0]

Internet-Infos: *www.akromegalie-register.de*

Ep.: 0,3/100.000/Jahr (seltene Erkrankung), betroffen sind überwiegend Patienten in der 4. und 5. Lebensdekade

Ät.: Somatotropes Adenom des HVL mit Überproduktion von Wachstumshormon = Growth hormone (GH) = Somatotropes Hormon (STH) = Somatotropin = Somatropin (INN)

PPh: Am stärksten wird GH während des Schlafes sezerniert (bes. in der Pubertät). Die Blutkonzentrationen am Tag sind niedrig. Bei Hunger (Hypoglykämie), körperlicher Anstrengung und Stress wird GH ausgeschüttet; durch Nahrungsaufnahme (Hyperglykämie) wird die GH-Konzentration supprimiert. Die Sekretion von GH wird durch das GH-Releasing Hormon (GHRH) angeregt und durch Somatostatin gebremst.
Die Wirkung des GH wird überwiegend indirekt durch IGF-1 (insulin-like growth factor 1 = Somatomedin C) hervorgerufen, das in der Leber gebildet wird. IGF-1 bewirkt eine Hemmung der GH-Sekretion (negativer Feedback).

KL.: Bis zur Diagnose vergehen durchschnittlich 5 - 10 Jahre. Wird ein Hyperpituitarismus vor Abschluss des Längenwachstums manifest, kommt es zum Gigantismus (Körperlänge über 2 m); im Erwachsenenalter zeigt sich der GH-Überschuss nur noch in der Akro- und Viszeromegalie. Der Krankheitsbeginn ist schleichend!

1. Leitsymptom:
   - Veränderung der Physiognomie mit Vergröberung der Gesichtszüge, verdickte und faltige Gesichtshaut (Cutis gyrata): Vergleich mit früheren Fotos!
   - Vergrößerung von Händen, Füßen und Schädel (Schuhe, Handschuhe, Hüte passen nicht mehr)
   - Vergrößerung der Zunge (Makroglossie) und Auseinanderweichen der Zähne (kloßige Sprache), evtl. obstruktives SAS
   - Vergrößerung der inneren Organe (Splanchnomegalie, Kardiomegalie)
2. Fakultativ vorhandene Symptome:
   - Kopfschmerzen, Hypertonie (bis 30 % d.F.), linksventrikuläre Hypertrophie, evtl. Rhythmusstörungen
   - Sehstörungen, Gesichtsfelddefekte (bitemporale Hemianopsie) → augenärztliche Diagnostik
   - Evtl. Karpaltunnelsyndrom (Kompression des N. medianus mit vorwiegend nächtlichen Schmerzen + Parästhesien der ersten 3 Finger + Daumenballenatrophie)
   - Schmerzen der großen Gelenke und Wirbelsäule
   - Hyperhidrosis, Hypertrichosis
   - Evtl. pathologische Glukosetoleranz (65 % d.F.), Diabetes mellitus (15 %)
   - Sekundäre Amenorrhö

   Rö.: - Nasennebenhöhlen vergrößert
   - Hände/Füße: Kortikalisverdickung der Knochen
   - Herzvergrößerung im Thoraxröntgenbild

DD: Athletischer Typ (Normvariante); Doping mit GH (über 80 % der GH -Produktion gehen an Sportler!)

Di.: ▸ Hormonanalyse:
- Serum-GH ↑; wegen der pulsatilen Sekretion müssen mehrere Werte im Tagesprofil bestimmt werden.
- Fehlende Supprimierbarkeit der GH-Konzentration nach Glukosebelastung (oraler Glukosetoleranztest). Ein Serum-GH < 1 ng/ml schließt eine Akromegalie i.d.R. aus.
- Alterskorrigierter Wert für IGF-1 ↑
- Überprüfung der übrigen hypophysären Partialfunktionen, um eine Insuffizienz auszuschließen.

▸ Lokalisationsdiagnostik: Nachweis eines Hypophysenadenoms: MRT, CT

Th.: 1. Chirurgisch: Transsphenoidale Adenomektomie (Therapie der 1. Wahl)
2. Strahlentherapie: Konventionelle Röntgenbestrahlung oder stereotaktische Radiochirurgie (z.B. „Gamma-knife" = „Cyber-knife"); Therapieeffekt erst nach Jahren
Nach Op. und Radiatio kann sich eine HVL-Insuffizienz ausbilden → Diagnostik und evtl. Substitution.
3. Medikamentöse Hemmung der GH-Sekretion oder -wirkung:
Ind: Bei unzureichender Wirksamkeit oder KI von 1 + 2
- Dopamin-D2-Agonisten: z.B. Bromocriptin oder Cabergolin sind nur in 20 % d.F. erfolgreich.
- Somatostatinanaloga: z.B. Octreotid (Sandostatin® LAR®) 1 x/Monat i.m. oder Lanreotid (Somatuline Autogel®) als Depot-Injektion: 1 x/Monat s.c.
Ind: Präoperative Vorbereitung, Zeitüberbrückung bis zum Eintritt der Wirkung der Strahlentherapie; evtl. bei älteren Patienten mit KI gegen Radiochirurgie/Op.
NW: Gel. lokale Reaktionen an der Einstichstelle, gastrointestinale NW, BZ-Erhöhung bei Diabetes mellitus, Cholecystolithiasis u.a.
Pasireotid (Signifor®): Alle 4 Wochen i.m.
Ind: Patienten, die auf obige Somatostatinanaloga nicht ansprechen.
NW: Siehe oben
- GH-Rezeptor-Antagonisten: Pegvisomant (Somavert®) normalisiert den erhöhten IGF-1-Spiegel und führt zu klinischer Besserung, reduziert aber nicht die Größe des HVL-Adenoms.
NW: Gel. Ak-Bildung, gastrointestinale NW, grippeähnliche Beschwerden, Transaminasenerhöhung u.a.
Anwendung: Tägliche s.c.-Injektionen

Prg: Unbehandelt ist die Lebenserwartung um ca. 10 Jahre verkürzt, insbes. durch kardio- und zerebrovaskuläre Komplikationen, vermehrtes Auftreten von Mamma- und Kolonkarzinomen (→ Vorsorgeuntersuchungen). Normalisierung des Wachstumshormon-IGF-1-Systems verbessert die Prognose.

HYPOPHYSENVORDERLAPPENINSUFFIZIENZ [E23.0]

Syn: HVL-Insuffizienz, Hypopituitarismus

Def: - Panhypopituitarismus = totaler Ausfall der Funktionen des HVL mit klinischem Vollbild (M. Simmonds)
- Partielle HVL-Insuffizienz = Ausfall einzelner Partialfunktionen des HVL (häufigste Form)

Ät.: 1. Hypophysenraumforderungen (am häufigsten):
- Hypophysenadenome (endokrin aktiv oder inaktiv) raumfordernd sind i.d.R. Makroadenome (≥ 1 cm ∅).
- Kraniopharyngeome (ausgehend von Zellresten der Rathke-Tasche) werden oft schon im Kindesalter symptomatisch.
- Ferner: Meningeome u.a. Tumoren, Metastasen

Beachte: Bei supraselIärem Wachstum Gesichtsfelddefekte (anfangs temporale obere Quadrantenanopsie, später bitemporale Hemianopsie), Optikusatrophie
2. Traumatische und vaskuläre Ursachen (am zweithäufigsten)
- Traumen der Hypophyse (Unfälle, Operationen), Bestrahlungsfolgen
- Sheehan-Syndrom = ischämische Hypophysennekrose als Folge größerer peripartaler Blutverluste (in seltenen Fällen können auch andere Schockzustände, z.B. Verbrennungsschock, zu einer HVL-Nekrose führen).
Frühsymptom: Agalaktie, sekundäre Amenorrhö, fehlendes Nachwachsen der evtl. rasierten Pubes
Eine Hypophyseninsuffizienz nach Sheehan-Syndrom kann sich gel. erst nach Jahren manifestieren und wird dann oft lange verkannt bzw. erst in der Krise diagnostiziert.
3. Entzündlich-infiltrative Ursachen (seltener)
- Im Rahmen systemischer granulomatöser Erkrankungen (z.B. Granulomatose mit Polyangiitis (M. Wegener), Sarkoidose, Langerhans-Zell-Histiozytose, Tbc)
- Hypophysenbeteiligung bei Hämochromatose
- Autoimmunhypophysitis (mit lymphozytärer Infiltration, typischerweise in der 2. Schwangerschaftshälfte auftretend)
4. Selten hereditäre Formen, z.B. durch Mutationen des PROP1-Gens, idiopathischer hypogonadotroper Hypogonadismus (IHH) evtl. in Kombination mit Fehlen olfaktorischer Neurone (= Kallmann-Syndrom)

KL.: 1. Evtl. Symptome der Raumforderung bei Tumoren (Kopfschmerzen, Sehstörungen, s.o.)
2. Hormonmangelsymptome bei Ausfall einzelner oder aller 5 hormoneller Achsen des HVL

A) Chronische HVL-Insuffizienz:

Bevor es zu klinischen Symptomen durch Mangel der peripheren Hormone kommt, müssen 80 % des HVL zerstört sein.

Entwickelt sich eine HVL-Insuffizienz als Folge eines HVL-Adenoms, so fallen die hormonellen Partialfunktionen oft in typischer Reihenfolge aus: GH - Gonadotropine - TSH - ACTH

- Ausfall von GH im Wachstumsalter: Hypophysärer Zwergwuchs (Intelligenz + Körperproportionen normal).
- Syndrom des GH-Mangels beim Erwachsenen: Abdominale Fetteinlagerung; Muskelmasse ↓; Adynamie; LDL ↑/HDL ↓, Arterioskleroserisiko ↑, Osteoporoserisiko ↑
- Sekundärer Hypogonadismus (Gonadotropine LH und FSH ↓): Sekundäre Amenorrhö, Libido- und Potenzverlust, Schwinden der Sekundärbehaarung (Achsel- und Schambehaarung), evtl. Depressionen, Osteoporose
- Sekundäre Hypothyreose (TSH ↓): Kälteintoleranz, Bradykardie, Müdigkeit u.a.
- Sekundäre Nebennierenrindeninsuffizienz (MSH- und ACTH-Mangel): Adynamie, Gewichtsabnahme, wächserne Blässe durch Depigmentation, arterielle Hypotonie, Hypoglykämie u.a. Der Glukokortikoidmangel verursacht eine Entzügelung der ADH-Sekretion (siehe SIADH) mit Hyponatriämie.
- Ausfall von Prolaktin bei stillenden Frauen führt zu Agalaktie.

Aspekt: Das Gesicht der Patienten erscheint ausdruckslos; typisch ist ein Fehlen der lateralen Augenbrauen. Bei fortgeschrittenen Fällen evtl. Gewichtsverlust (25 % d.F.).

Merke: "7 x A" durch Mangel an:
1. Gonadotropine: Achsel-/Augenbrauenbehaarung schwindet, Amenorrhö, Agalaktie
2. TSH: Apathie
3. ACTH: Adynamie
4. MSH: Alabasterfarbene Blässe

B) Akute HVL-Insuffizienz und hypophysäres Koma:

Der Ausfall von GH, LH, FSH oder MSH führt nie zu einer akuten krisenhaften Situation. Unter Belastung kann es jedoch durch einen ACTH- oder TSH-Mangel zum akuten hypophysären Koma mit schläfrig-stuporösem Krankheitsbild kommen. Als auslösende Faktoren kommen dabei Infekte, Traumen, Operationen, Erbrechen und Diarrhöen infrage, insbes. wenn in solchen Situationen eine ungenügende Substitutionstherapie erfolgt.

Sy.:
- Hypotonie, Bradykardie
- Hypothermie, Hypoglykämie
- Hypoventilation mit Hyperkapnie
- Wächserne Blässe, Fehlen der Sekundärbehaarung

DD:
- Polyendokrine Autoimmunsyndrome (siehe dort)
- Schwere Allgemeinerkrankungen (Leber-/Niereninsuffizienz) mit endokrinen Störungen
- Bei hypophysärem Koma: Myxödemkoma (Aspekt, fehlende Hypoglykämie) und Addison-Krise (braune Hautpigmentation)
- Anorexia nervosa (siehe dort)
- Bei hypophysärem Kleinwuchs andere Ursachen eines Minderwuchses: Hypothyreose, Turner-Syndrom (Karyotyp 45,X0), Zöliakie u.a.

Di.: 1. Anamnese und Klinik
2. Endokrinologische Funktionsdiagnostik

Neben dem verminderten Basalwert der HVL-Hormone zeigt sich eine ungenügende Stimulierbarkeit nach Applikation der Releasing-Hormone.
- Thyreotrope Funktion: Niedriges basales TSH und Thyroxin mit fehlendem bzw. unzureichendem Anstieg nach TRH-Gabe.
- Kortikotrope Funktion: Niedriges basales ACTH/Cortisol mit unzureichendem Anstieg nach CRH-Gabe bzw. Insulin-Hypoglykämie-Test
- Somatotrope Funktion: IGF-1 erniedrigt und unzureichender Anstieg des GH nach Gabe von GHRH (GHRH-Test) oder beim Insulin-Hypoglykämie-Test.
- Gonadotrope Funktion: LH und FSH basal und nach LHRH-Gabe vermindert, erniedrigtes basales Testosteron bzw. Östradiol
- Laktotrope Funktion: Prolaktinbestimmung basal und nach TRH-Gabe. Bei Panhypopituitarismus ist auch das Prolaktin erniedrigt, bei hypothalamischen Prozessen durch den Ausfall von Dopamin (= Prolactin Inhibiting Factor = PIF) jedoch eher erhöht.

3. Lokalisationsdiagnostik der Hypophyse (Ausschluss eines Tumors): MRT, CT

Th.: A) Kausale Therapie: z.B. Behandlung eines Hypophysentumors

B) Substitution der verminderten Hormone:

Patientenunterweisung + Notfallausweis ausstellen!

- Gonadotrope Funktion:
  Männer: 250 mg Testosteronenantat (z.B. Testoviron®-Depot) alle 3 - 4 Wochen i.m. oder 1.000 mg Testosteronundecanoat (Nebido®) alle 3 Monate i.m. oder Testosteron-Gel (50 - 100 mg/d): Androtop®, Testogel®
  Frauen: Östrogen-Gestagen-Kombination unter gynäkologischer Kontrolle
- Thyreotrope Funktion: L-Thyroxin (siehe Kap. Schilddrüse)

  Achtung: Bei Hypophysenerkrankungen kann TSH nicht zur Therapiekontrolle herangezogen werden!
- Kortikotrope Funktion: Tagesdosen bei Nebennierenrindeninsuffizienz: 15 - 25 mg Hydrokortison in 2 - 3 Dosen (z.B. 10 - 5 - 5 mg); bei allen Belastungssituationen muss die Dosis erhöht werden (Gefahr der akuten NNR-Insuffizienz = Addison-Krise)
- Somatotrope Funktion: Bei Kindern mit Minderwuchs, aber auch bei Erwachsenen mit ausgeprägtem STH-Mangel Substitution mit gentechnologisch hergestelltem GH (Somatropin).

Die Dosierung der Substitutionstherapie richtet sich nach dem klinischen Befund und der Kontrolle der substituierten peripheren Hormone (Thyroxin, Cortisol etc.)

Das Problem der Substitutionstherapie liegt in der Anpassung an außergewöhnliche Belastungen, z.B. Infekte, Operationen etc., wobei die Substitutionsdosis für die Glukokortikosteroide auf ein mehrfaches gesteigert wird; wenn eine orale Aufnahme nicht mehr möglich ist: Parenterale Substitution!

Beim hypophysären Koma ist die rasche Gabe von Hydrocortison (100 mg als Bolus und 100 mg/24 h) i.v. und Flüssigkeitssubstitution besonders wichtig und evtl. Therapie einer Hypoglykämie. Erst 12 - 24 h später auch Substitution von Levothyroxin.

DIABETES INSIPIDUS [E23.2]

Def: Verminderte Fähigkeit der Nieren, bei Wasserentzug konzentrierten Harn zu produzieren durch ADH-Mangel (zentraler D.i.) oder fehlendes Ansprechen der Nieren auf ADH (renaler D.i.).

Ät.: A) Zentraler Diabetes insipidus (ZDI) (häufigste Form) [E23.2]:

1. Idiopathisch (ca. 1/3 d.F.), einige dieser Fälle werden dominant vererbt, bei einigen Fällen finden sich Autoantikörper gegen vasopressinproduzierende Zellen.
2. Sekundär (ca. 2/3 d.F.):
   - Tumoren der Hypophyse oder ihrer Nachbarschaft, Metastasen
   - Traumen, neurochirurgische Operationen
   - Enzephalitis, Meningitis u.a

B) Nephrogener (renaler) Diabetes insipidus (NDI) (seltene Erkrankung) [N25.1]:

1. Angeborene Form, 2 genetische Varianten:
   - X-chromosomal-rezessiver NDI: Mutiertes Gen (auf Xq28) für den Vasopressin-Typ 2-Rezeptor
   - Autosomal-rezessiver NDI. Defekter Wassertransportkanal "Aquaporin 2" des renalen Sammelrohres
2. Erworben bei Nierenerkrankungen mit tubulärer Schädigung; metabolisch (Hypokaliämie, Hyperkalzämie); medikamentös induziert (Lithiumkarbonat)

Pg.: Ursache des zentralen Diabetes insipidus ist ein Mangel an antidiuretischem Hormon des Hypophysenhinterlappens (ADH = Adiuretin = Vasopressin = Arginin-Vasopressin = AVP). Dadurch ist die ADH-abhängige Harnkonzentrierung in den distalen Nierentubuli und Sammelrohren nicht möglich und es kommt zur vermehrten Ausscheidung eines verdünnten Urins (Polyurie) bei gleichzeitigem Unvermögen zur Harnkonzentrierung (Asthenurie). Osmoregulativ kommt es zu einer zwanghaften Polydipsie. Ein D.i. entsteht erst, wenn > 80 % der ADH-sezernierenden Neurone ausgefallen sind. Ursache des nephrogenen D.i. ist ein fehlendes Ansprechen des distalen Tubulus auf ADH (Defekt oder Destruktion der ADH-Rezeptoren).

KL.: Typische Trias:

- Polyurie (5 - 25 l/24 h)
- Zwanghafter Durst mit Polydipsie (häufiges Trinken)
- Asthenurie (fehlende Konzentrationsfähigkeit des Harns)

Beachte: Längeres Dursten führt zur hypertonen Dehydratation. Bei Kleinkindern < 2 J. besteht statt Polyurie eine Diarrhö! Eine fehlende Nykturie schließt einen Diabetes insipidus praktisch aus!

DD: 1. Psychogene Polydipsie
2. Diabetes mellitus (osmotische Diurese)
3. Diuretikamissbrauch
4. Hyperkalzämische Krise

Di.: 1. Bestimmung der Urinosmolarität im Durstversuch und nach exogener ADH-Gabe:
- Durstversuch: Bei Gesunden kommt es infolge Osmoregulation via ADH-Sekretion zu einem Anstieg der Urinosmolarität. Beim D.i. bleibt die Urinosmolarität < 300 mOsmol/l, während die Plasmaosmolarität auf > 295 mOsmol/l steigt. In diesem Fall gibt man eine Testdosis ADH oder Desmopressin (bei koronarer Herzkrankheit wegen vasospastischer Wirkung kontraindiziert!). Danach steigt beim zentralen D.i. die Urinosmolarität an (nicht dagegen beim nephrogenen D.i.).
- Bei Verdacht auf Flüssigkeitsaufnahme während des Durstversuches evtl. Belastung mit hypertoner Kochsalzlösung (Test nach Hickey-Hare): Physiologische und pathophysiologische Abläufe analog dem Durstversuch.

2. Bestimmung von ADH (oder seinem Prohormon Copeptin) im Durstversuch, selten erforderlich
3. Lokalisationsdiagnostik zum Ausschluss eines Tumors im Bereich von Hypophyse/Hypothalamus: MRT, CT

		Zentraler D.I.	Renaler D.I.	Psychog. Polydipsie
Durst-ver-such	Urinosmolar.	Bleibt niedrig	Bleibt niedrig	↗
	Plasmaosmolar.	↗	↗	Normal
	ADH i.S.	Bleibt niedrig	↗	↗
Testdosis Desmopressin		Urinosmolar. ↗	Ohne Wirkung	Ohne zusätzl. Wirk.

Th.: 1. des zentralen D.i.:
- Kausal: Behandlung des Grundleidens bei den sekundären Formen
- Symptomatisch: Desmopressin (z.B. Minirin®), ein Vasopressinanalogon zur intranasalen oder oralen Anwendung

2. des renalen D.i.:
- Kausale Therapie!
- Symptomatisch: Versuch mit Thiaziddiuretika oder nichtsteroidalen Antiphlogistika

SCHWARTZ-BARTTER-SYNDROM [E22.2]

Syn: SIADH = Syndrom der inadäquaten ADH-Sekretion
(Nicht verwechseln mit Bartter-Syndrom = erbliche renale Tubulusstörung mit Kaliumverlust und Hypokaliämie)

Def: Pathologisch erhöhte ADH-Sekretion mit Wasserretention und Verdünnungshyponatriämie

Ep.: Das SIADH ist die häufigste Ursache einer Hyponatriämie

Ät.:
- Paraneoplastisch (bes. kleinzelliges Lungenkarzinom - 80 % d.F.)
- ZNS-Erkrankungen (neurochirurgische Operationen, Schädel-Hirn-Traumen, Meningitis, Apoplexie u.a.)
- Medikamentös-induziert: Am häufigsten Antidepressiva, Antiepileptika, Antipsychotika, gel. Opioide, NSAR, manche Zytostatika u.a.
- Pulmonal: z.B. Pneumonie u.a. Lungenerkrankungen
- Idiopathisch (ohne erkennbare Ursache)

KL.: Ein Teil der Fälle verläuft asymptomatisch (zufälliger Laborbefund). Folgende Beschwerden können auftreten:
- Appetitlosigkeit
- Übelkeit, Erbrechen, Kopfschmerzen, Muskelkrämpfe
- Reizbarkeit, Persönlichkeitsveränderung
- Evtl. Wasserintoxikation mit neurologischen Symptomen (Stupor, Krämpfe)
- Keine Ödeme, da Wasserretention nur ca. 3 - 4 ℓ beträgt.

Lab:
- Hyponatriämie (oft < 110 mmol/l), Hypoosmolalität des Serums
- Trotz hypotoner Extrazellularflüssigkeit wird ein konzentrierter (hypertoner) Urin ausgeschieden (> 300 mOsmol/l).
- Normale Funktion der NNR und der Nieren
- Plasma-ADH n bis ↑ (bei anderen Formen der Hyponatriämie ↓)

DD: - Andere Ursachen einer Hyponatriämie (siehe dort)
- Zerebrales Salzverlustsyndrom (cerebral salt wasting syndrome - CSWS) nach neurochirurgischen Operationen oder Subarachnoidalblutung: Diese Patienten sind hypovolämisch und benötigen physiologische Kochsalzlösung (Wasserrestriktion und Vaptane sind kontraindiziert).
- Hypothyreose, M. Addison, Hypophyseninsuffizienz
- Bei Wasserintoxikation DD neurologischer/psychiatrischer Erkrankungen
- Nephrogenes Syndrom der inadäquaten Antidiurese (NSIAD)
  Def: Sehr seltene genetisch bedingte inadäquate Antidiurese bei Kindern und Erwachsenen mit sehr niedrigem oder nicht nachweisbarem Plasma-ADH
  Ät.: Aktivierende Mutation des Arginin-Vasopressin (AVP)-Rezeptor Typ 2 (V2R)
  KL.: Ähnlich wie beim SIADH: Hyponatriämie, Krämpfe, konzentrierter Urin, jedoch sehr niedriges oder nicht nachweisbares Plasma-ADH
  Th.: Flüssigkeitsrestriktion, Harnstoff als osmotisches Diuretikum

Di.: (Medikamenten-)Anamnese - Klinik/Labor (ein normales Natrium i.S. schließt ein SIADH aus)

Th.: A) Kausal.
Nach Ausheilung einer Meningitis evtl. Spontanbesserung
Evtl. Absetzen auslösender Medikamente u.a.

B) Symptomatisch:
- Bei asymptomatischer leichter Hyponatriämie keine Therapie
- Flüssigkeitsrestriktion (500 - 800 ml/d)
- Vasopressinrezeptor (V2R)-Antagonisten: Vaptane, z.B. Tolvaptan (Samsca®) können eine Aquarese mit Anstieg des Serumnatriums bewirken. Die Therapie muss stationär eingeleitet werden, da eine genaue Dosisfindung mit Kontrollen des Serum-Natriums erforderlich ist. CYP3A4-WW u.a. NW (z.B. Leberschädigung) sind zu beachten.
- Nur bei lebensbedrohlicher Wasserintoxikation (Na^+ i.S. < 100 mmol/l) intensivmedizinisch überwachte vorsichtige Infusion hypertoner NaCl-Lösung (Natrium i.S. darf maximal um 6 mmol/l in 24 h steigen) und Gabe von Furosemid zur Steigerung der Diurese (bei zu schnellem Anstieg des Serum-Natriums Gefahr der zentralen pontinen Myelinolyse!).

X. KRANKHEITEN DER GEFÄSSE - ANGIOLOGIE

Internet-Infos: *www.dga-gefaessmedizin.de* - *Deutsche Gesellschaft für Angiologie*

Krankheiten der arteriellen Gefäße:
- Periphere arterielle Verschlusskrankheit (PAVK)
- Thrombangiitis obliterans (M. Winiwarter-Buerger)
- Arterielle Verschlusskrankheit (AVK) der Hirnarterien
- Arterielle Verschlusskrankheit (AVK) viszeraler Arterien
- Vaskulitiden (siehe dort)
- Diabetische Angiopathien (siehe Kap. Diabetes mellitus)
- Bauchaortenaneurysma und Aortendissektion
- Raynaud-Syndrom

Periphere arterielle Verschlusskrankheit (PAVK) [I73.9]

Def: Stenosierende und okkludierende Veränderungen der Aorta und Extremitätenarterien; > 90 % betreffen die unteren Extremitäten; > 95 % sind verursacht durch Arteriosklerose.

Ep.: Prävalenz: Asymptomatische PAVK bei ca. 15 % der Bevölkerung > 60 J. Symptomatische PAVK bei ca. 5 % der Bevölkerung > 60 J. (meist Raucher = wichtigster Risikofaktor), Häufigkeit steigt mit zunehmendem Alter; m : w = 4 : 1

Ät.:
- Meist chronische obliterierende Arteriosklerose (> 95 %)
  Hauptrisikofaktoren: 1. Nikotinabusus (85 % d. Pat. sind oder waren Raucher), 2. Diabetes mellitus, 3. Arterielle Hypertonie
  Ferner Fettstoffwechselstörungen und weitere Risikofaktoren - siehe Kap. KHK
- Seltene Ursachen (< 5 %): Thrombangiitis obliterans = M. Winiwarter-Buerger (siehe dort), Takayasu-Syndrom (Vaskulitis)

PPh: Die Größe der Restdurchblutung (oder hämodynamische Kompensation) bei PAVK hängt ab von:
- Länge des Verschlusses, Stenosegrad, Anzahl der betroffenen Gefäßetagen
- Kollateralkreislauf
- Versorgungsbedarf der abhängigen Geweberegion

Bei Gesunden kann die Durchblutung der Extremitäten durch Dilatation der präkapillaren Widerstandsgefäße (Arteriolen = Schleusengefäße) bis zum 20fachen gesteigert werden. Als Durchflussreserve bezeichnet man die Differenz zwischen Ruhedurchblutung und maximal möglicher Durchblutung.

Lok: Meist (> 90 %) untere Extremität:

A) Einetagenerkrankungen:

Typ (Häufigkeit)	Lokalisation	Fehlende Pulse	Ischämieschmerz
Aortoiliakaler Typ = Beckentyp: 35 %	Aorta / A. iliaca	ab Leiste	Gesäß, Oberschenkel
Oberschenkeltyp: 50 %	A. femoralis/ A. poplitea	ab A. poplitea	Wade
Peripherer Typ: 15 %	Unterschenkel-/ Fußarterien	Fußpulse	Fußsohle

B) Mehretagenerkrankungen

Besonderheiten:
Diabetes mellitus: Unterschenkelarterien (50 %) und A. profunda femoris
Thrombangiitis obliterans: Unterschenkelarterien (90 %), auch Unterarmarterien

KL.: Bei Stenosen > 90 % des Lumens ist der Puls distal der Stenose nicht mehr tastbar. Bei ausreichendem Kollateralkreislauf und/oder unzureichender Belastbarkeit (kardiale/pulmonale Insuffizienz; neurologische oder orthopädische Erkrankungen) können die Patienten hierbei noch beschwerdefrei sein (St. I). Leitsymptom ist der belastungsabhängige ischämische Schmerz (St. II), der sich distal der Stenose projiziert und den Patienten zwingt, nach einer bestimmten Gehstrecke stehen zu bleiben ("Schaufensterkrankheit" = Claudicatio intermittens; claudere = verschließen). Die Füße sind blass und kühl (St. IV), es bestehen trophische Störungen (ab St. III) und verzögerte Wundheilung. Irisblendenphänomen bei schwerer PAVK: Ein Fingerabdruck bleibt verlängert als blasse Stelle sichtbar.

Merke: Die Claudicatio intermittens-Schmerzen sind ischämische Muskelschmerzen, unter Belastung reproduzierbar und verschwinden beim Stehenbleiben bzw. in Ruhe!

Im St. III bestehen distal lokalisierte Ruheschmerzen, besonders nachts und verstärkt nach Anheben des Beines. Im St. IV kommt es zu Nekrose/Gangrän zuerst an Akren/Druckstellen.
Komplizierend kann eine ischämische Neuropathie auftreten (mit schmerzhaften Parästhesien, atrophischen Paresen u.a.)
Beim Aortenbifurkationsverschluss (Leriche-Syndrom) kann es zu ischialgiformen Beschwerden und Impotentia coeundi (Erektionsschwäche) kommen.

Stadien der arteriellen Verschlusskrankheit (nach Fontaine-Ratschow):
I. Beschwerdefreiheit (75 % aller Fälle sind asymptomatisch)
II. Belastungsschmerz = Claudicatio intermittens (Spezifität 30 %, Sensitivität 70 %)
  a) Schmerzfreie Gehstrecken > 200 m
  b) Schmerzfreie Gehstrecken < 200 m
III. Ischämischer Ruheschmerz der Muskulatur
IV. Zusätzlich Nekrose/Gangrän/Ulkus
} St. III, IV = critical limb ischemia (CLI)

Ko.: Akuter Arterienverschluss im Extremitätenbereich durch Thrombosen oder Embolien aus arteriosklerotischen Plaques (siehe dort)

DD:
- der Claudicatio intermittens (St. II):
  - Orthopädische Erkrankungen (Wurzelreizsyndrome, Beckenschiefstand, Beinverkürzung, Senk-Spreiz-Füsse, Cox- und Gonarthrose): Gel. als Claudicatio intermittens fehlgedeutet! Besserung durch Schonhaltung und Vermeidung schmerzhafter Bewegungen
  - Neurologische Erkrankungen (Spinalstenose, periphere sensible Nervenläsionen): Keine eindeutige Belastungsabhängigkeit
  - Ausgeprägte venöse Abflussstörungen (Claudicatio venosa): Besserung bei Hochlagerung
  - Nekrosen und Ulzerationen im St. II (= kompliziertes St. II) als Folge von Traumen müssen abgegrenzt werden vom St. IV mit kritischer Ischämie.
- des Ruheschmerzes (St. III): z.B.
  - Wurzelreizsyndrome
  - Gichtarthritis des Großzehengrundgelenkes
  - Diabetische Polyneuropathie
- A. poplitea-entrapment-Syndrom (selten: Kompression der A. poplitea durch Fehlanlage des M. gastrocnemius)

Di.:
- Inspektion: Hautfarbe, -temperatur, trophische Störungen, Nekrosen (schwarz, trocken, Demarkationsgrenze) oder Gangrän (feucht, infiziert, meist ohne Demarkation)
- Pulsstatus: Pulsverlust bei Lumeneinengung ≥ 90 %
- Auskultation: Systolisches Stenosegeräusch bei Lumeneinengung > 60 - 70 %
- Systolische Dopplerverschlussdruckmessung in Ruhe: Blutdruckmessung an beiden Oberarmen und distalen Unterschenkeln (wichtigste apparative Screeningmethode!)
  Normalerweise ist der systolische Knöchelarteriendruck ($P_{Knöchel}$) etwa 10 mmHg höher als der Oberarmdruck → Ankle-Brachialis-Index (ABI) oder Knöchel-Arm-Index normal 0,9 - 1,2. Bei leichter arterieller Durchblutungsstörung findet sich ein Index von 0,9 - 0,75. Sind die Patienten beschwerdefrei, spricht man von asymptomatischer PAVK (St. I). Bei mittelschweren Durchblutungsstörungen beträgt der Index 0,75 - 0,5. Werte < 0,5 oder postokklusive Drücke < 50 - 70 mmHg systolisch finden sich bei kritischer Ischämie mit Nekrose- und Amputationsgefahr (St. III und IV)!
  Bei RR-Differenzen zwischen beiden Armen wird der höhere Wert als Vergleichsbasis genommen. Die Dopplerdruckmessung sollte erst nach 15minütiger Ruhepause in Rückenlage erfolgen, sonst können die Messwerte falsch zu niedrig sein. Bei der Mönckeberg-Mediasklerose (90 % der Typ 2-Diabetiker) sind die Messwerte aufgrund der eingeschränkten Kompressibilität der Arterien oft falsch zu hoch. In diesen Fällen hilft die Berechnung des Pulsatilitätsindex nach Gosling, berechnet aus dem Dopplerspektrum (kritische Ischämie bei Werten < 1,2) oder der Großzehen-Arm-Index = Toe-Brachial-Index (TBI), der normalerweise > 0,6 liegt. Den Großzehendruck misst man mittels Photoplethysmografie oder Laserdoppler.
- CW-Dopplerdruckmessung und ABI nach Belastung (z.B. nach 20 Zehenständen): Beim Gesunden fallen die systolischen Knöchelarteriendrucke nach Muskelarbeit um max. 35 % des Ruhedruckwertes ab und erreichen nach 1 Minute wieder den Ausgangswert. Bei hämodynamisch wirksamer PAVK gilt eine Abnahme des ABI > 20 % als beweisend für eine PAVK.
- Standardisierter Gehtest mittels Metronom oder Laufband (Diagnostik im St. II):
  Austestung der Gehstrecke bis zum Auftreten ischämischer Schmerzen.
- Bildgebende Verfahren zur Stenoselokalisation:
  Farbduplexsonografie = Goldstandard !

- MR- oder CT-Angiografie sowie DSA nur bei Indikation und Bereitschaft für interventionelle Therapie
- Diagnostik zum Ausschluss einer KHK und AVK der Hirnarterien. Haupttodesursache der PAVK ist die KHK!

Th.: A) **Kausal:**
Beseitigung aller Risikofaktoren einer Arteriosklerose = Basistherapie bei allen Patienten: Nikotinabstinenz, optimale Behandlung eines Diabetes mellitus, einer Hypertonie, einer Fettstoffwechselstörung. LDL-Cholesterin < 70 - 100 mg/dl anstreben → Einsatz von CSE-Hemmern (Statine).

B) **Symptomatisch** (siehe auch S3-Leitlinie PAVK):

1. Konservative Therapie:
- Ergotherapie: Förderung der Kollateralenbildung durch tägliches 1 - 1½-stündiges programmiertes Gehtraining! Bei Erreichen der Schmerzgrenze pausieren (Gefäßsport-/Koronarsport-/PAVK-Gruppe).

  Ind: Im St. I und II Goldstandard!

  KI: schlecht kompensiertes St. II, St. III und IV
- Therapie einer evtl. Herzinsuffizienz (Verbesserung der Pumpleistung) und einer evtl. Lungenkrankheit (Verbesserung der arteriellen O_2-Sättigung)
- Lokale Maßnahmen: Sorgfältige Fußpflege (Fettung spröder Haut, vorsichtige Pediküre, bequemes Schuhwerk), Prophylaxe und konsequente Therapie von Verletzungen; im St. III und IV Tieflagerung der Beine, frei schwebende Ferse, Watteverband, sorgfältige Lagerung zur Vermeidung von Druckläsionen.

  Verboten sind hyperämisierende Maßnahmen und Wärmeanwendungen (erhöhter O_2-Bedarf, Verbrennungsgefahr).

  Lokalbehandlung von Nekrosen, ischämischen Ulcera: Wundreinigung, Abtragen von Nekrosen, täglicher Verbandswechsel

  Bei klinischen Zeichen einer Lokalinfektion systemische Antibiotikatherapie unter Berücksichtigung des Antibiogramms (lokale Anwendung von Antibiotika ist nicht indiziert).
- Medikamentöse Therapie:
  - Thrombozytenaggregationshemmer sind ab St. II indiziert, aber auch schon im St. I sinnvoll: ASS 100 - 300 mg/d; bei Unverträglichkeit von ASS Gabe von Clopidogrel 75 mg/d (NW + KI siehe Thrombozytenaggregationshemmer)

    Merke: Thrombozytenaggregationshemmer vermindern die vaskuläre Gesamtmortalität um 20 % (Antiplatelet Trialists' Collaboration-Study).
  - Antikoagulanzien sind nur in besonderen Situationen indiziert: Rezidivprophylaxe arterieller (kardialer) Embolien bei Vorhofflimmern (siehe dort)
  - Prostanoide i.v.:
  - Vasoaktive Substanzen } Prognoseverbesserung nicht gesichert

2. Revaskularisation:

Bei Mehretagenläsionen hat die Beseitigung von Einstromstenosen Priorität vor Therapie nachgeschalteter Stenosen.

2.1. Katheterverfahren zur Revaskularisation (endovaskuläre Verfahren):
- Perkutane transluminale Angioplastie (PTA) und Stent-Therapie sind die Standardmethode
  Ind: Ab St. II kurzstreckige, wenig verkalkte Stenosen und Verschlüsse < 10 cm Länge. Bei beidseitiger Stenose der A. iliaca PTA mit „kissing balloons" + Stents. Anschlusstherapie mit Clopidogrel + ASS für 4 Wochen, danach Monotherapie mit ASS lebenslang.
- Andere Kathetermethoden evtl. bei langstreckigen Stenosen
- Kombination von lokaler Lyse mit evtl. Aspirations-Thrombektomie + nachfolgender PTA
  Ind: Arteriosklerotische Stenosen + Appositionsthromben; akute thrombotische Verschlüsse, auch nach PTA
  Zeitgrenzen für Thrombolysen: Oberschenkel/Oberarm: 2 Monate, Unterschenkel/Unterarm: 1 Monat, Fuß/Hand: wenige Tage

2.2. Operative Therapiemaßnahmen:
- Operative Revaskularisation
  - Thrombendarteriektomie (TEA) = Desobliteration = Ausschälung inkl. Gefäßintima (z.B. mittels Ringstripper) mit oder ohne Patch
    Ind: Stenosen im Bereich der A. iliaca oder A. femoralis (z.B. Desobliteration einer stenosierten A. femoralis profunda = Profundaplastik)

- Umleitungsoperationen (Bypass-Operationen):
  • Gefäßersatz durch autologe V. saphena zur Überbrückung von Stenosen im Oberschenkel- und Unterschenkelbereich bis zur pedalen Strombahn!
  • Gefäßersatz durch körperfremdes Material (Teflon = Polytetrafluoroethylen = PTFE); Ind: Hoher infrarenaler Aortenverschluss mit Beteiligung der Aa. iliacae. Anlegung eines aorto-bifemoralen Y-Bypasses: Op.-Letalität 1 %.

Ind. zur Operation: St. III und IV, wenn Katheterverfahren nicht in Betracht kommen.
Ko.: Nach operativer Revaskularisation:
- Allgemein: Phlebothrombose, Lungenembolie
- Lokal: Nachblutung, Gefäßprothesenausriss, Infektion, Verschlussrezidiv (bis 50 % innerhalb 5 J. nach PTA oder Operation)

• Amputation: Ultima Ratio im St. IV, wenn Zu- und Abstromvolumen für eine Revaskularisation zu gering sind.

Merke: Vor einer evtl. Amputation grundsätzlich Gefäßspezialisten konsultieren!

Anmerkung: **Therapie akuter Arterienverschlüsse im Extremitätenbereich:** Siehe dort

Prg: Abhängig von:
- Schweregrad (Stadium) der PAVK
- Ausschluss oder Fortbestehen von Gefäßrisikofaktoren:
  Ohne Verzicht auf Rauchen schlechte Prognose. Nicht gut eingestellter Diabetes und Rauchen erhöhen entscheidend das Risiko eines Verschlussrezidivs und einer späteren Amputation!
- Weiteren Manifestationen einer generalisierten Arteriosklerose (koronare Herzerkrankung, arterielle Verschlusskrankheit der Hirnarterien) sowie anderen Grundkrankheiten (z.B. Herzinsuffizienz bei KHK, COPD bei Rauchern). > 10 % aller PAVK-Patienten haben eine AVK der Hirnarterien und > 30 % eine KHK (= Haupttodesursache!)

Merke: Patienten im St. II der PAVK haben in ca. 50 % auch koronare Gefäßstenosen, im St. III und IV der PAVK haben 90 % der Patienten eine koronare Herzkrankheit! (KHK-Diagnostik!) und in 50 % d.F. arteriosklerotische Veränderungen der extrakraniellen Hirnarterien. Die Mehrzahl der Patienten verstirbt an Herzinfarkt (ca. 70 %) und Schlaganfall (ca. 10 %). Reduktion der Lebenserwartung um ca. 10 Jahre. 5 Jahre nach Diagnose der PAVK sind knapp 20 % der Patienten verstorben (getABI-Studie).

AKUTER ARTERIENVERSCHLUSS IM EXTREMITÄTENBEREICH

Arme [I74.2]
Beine [I74.3]

Vo.: Häufigster angiologischer Notfall

Ät.: 1. Arterielle Embolien (70 %) - Emboliequelle ist in 90 % das Herz (Infarkt, Vorhofflimmern, Mitralklappenfehler, Endokarditis, Klappenersatz mit Kunststoffprothesen, Aneurysmen). In 10 % stammen die Embolien aus arteriosklerotischen Plaques der Aorta abdominalis oder A. iliaca oder aus arteriellen Aneurysmen (arterio-arterielle Embolie).
2. Arterielle Thrombosen auf dem Boden einer PAVK (20 %)
3. Andere Ursachen: z.B. Gefäßkompression von außen; traumatisch, Arterienpunktionen, Arterienprothesen; Arteriitis; Heparininduzierte Thrombozytopenie Typ II; Therapie mit Östrogenen (Ovulationshemmer)

KL.: • Inkomplettes Ischämiesyndrom ohne sensomotorischen Ausfall
• Komplettes Ischämiesyndrom: 6 x "P" (nach Pratt)

1. Plötzlicher, wahnsinniger Schmerz	(pain)
2. Blässe (+ kalte Haut)	(paleness, pallor)
3. Missempfindung	(paresthesia)
4. Pulslosigkeit	(pulselessness)
5. Bewegungsunfähigkeit	(paralysis)
6. Schock	(prostration)

- Embolie: Plötzlicher Beginn + kardiale Vorerkrankungen
- Thrombose: Langsamer Beginn + bekannte arterielle Verschlusskrankheit
- Lokalisation: Ischämieschmerz und Pulslosigkeit projizieren sich distal der Stenose (siehe Kap. AVK)
  · Aortenbifurkation (10 %)
  · Femoralisgabel (45 %)
  · A. poplitea (15 %)
  · Unterschenkel-/Fußarterien (20 %)
  · Armarterien (10 %)

Ko.:
- Ischämische Nekrose
- Perfusionsödem
- Reperfusionssyndrom (Syn: Tourniquet- (= Stauschlauch-)Syndrom): [T81.8]
  Bei kompletter Ischämie über 6 h kann nach Reperfusion eine Rhabdomyolyse auftreten mit metabolischer Azidose, Hyperkaliämie, Arrhythmien, Myoglobinurie, akutem Nierenversagen (lebensbedrohliche Komplikation)
- Schock, Multiorganversagen

DD: Phlegmasia coerulea dolens (ebenfalls fehlender Puls!)

Di.:
- Anamnese (Herzerkrankungen, z.B. absolute Arrhythmie bei Vorhofflimmern → Verdacht auf Embolie; Claudicatio intermittens → Verdacht auf arterielle Thrombose auf dem Boden einer PAVK)
- Klinik mit Pulsstatus (→ Etagenlokalisation), Messung des systolischen Blutdrucks am Knöchel
- Farbduplex-Sonografie,
- Evtl. intraarterielle DSA (Arteriografie): Sprechen Anamnese + Klinik eindeutig für Embolie, wird ohne vorangehende Arteriografie sofort embolektomiert.
  Bei Thrombose oder unklaren Fällen wird zur Therapieentscheidung eine Arteriografie durchgeführt.

Th.: A) Sofortmaßnahmen:
- Chirurg informieren, Patient nüchtern lassen
- Extremität tief lagern (erhöhter Perfusionsdruck) und Watteverband (keine Kälte/keine Wärme, kein Druck!)
- Analgetika i.v. (Opioide) - keine i.m.-Injektionen!
- Schockprophylaxe (Volumensubstitution)
- 10.000 IE Heparin i. v. (Verhinderung von Appositionsthromben)

B) Revaskularisationsverfahren:
- Embolektomie einschl. Anschlussthrombus mittels Fogarty-Ballonkatheter möglichst innerhalb der ersten 6 h; aber auch spätere Embolektomien (bis max. 10 h nach Verschluss) können versucht werden.
- Lokale intraarterielle Lysetherapie (via Katheter): Therapiealternative bei Verschlüssen im Unterarm- bzw. Unterschenkelbereich, insbes. bei inkomplettem Ischämiesyndrom
- Aspirationsthrombembolektomie: Wiedereröffnungsgrade > 80 % (evtl. Kombination mit lokaler Lyse)
- Gefäßchirurgie (Thrombendarteriektomie, Bypassverfahren)
  Ind: Siehe Kap. PAVK

Pro: Emboliequelle suchen und beseitigen, Risikofaktoren einer Arteriosklerose ausschalten; bei rezidivierenden Embolien Antikoagulanzien; bei arterieller Verschlusskrankheit Revaskularisationsmaßnahmen (siehe dort) und Thrombozytenaggregationshemmer.

THROMBANGIITIS OBLITERANS (TAO) [I73.1]

Syn: Endangiitis obliterans, M. Winiwarter-Buerger, Buerger-Syndrom, Buerger's disease

Def: Nicht-arteriosklerotische, tabakrauchassoziierte immunmediierte Endarteriitis, die zu einer sekundären Thrombosierung des Gefäßlumens führt.

Ep.:
- Der Anteil der Patienten mit TAO am Gesamtkrankengut der peripheren arteriellen Verschlusskrankheit beträgt in Westeuropa etwa 2 %, in Osteuropa 4 %, im Mittelmeerraum und Israel 6 % und in Japan 16 %.
- Männer erkranken häufiger als Frauen. Fast alle Betroffenen sind starke Raucher! Krankheitsbeginn vor dem 40. Lj.

Ät.: Unklar; 3 Faktoren spielen eine Rolle: Rauchen, Genetik (HLA-A9 und B5) und Immunpathogenese (zirkulierende Immunkomplexe im Blut).

KL.:
- Schmerzen, evtl. Fußsohlenclaudicatio (Fehldiagnose: orthopädische Erkrankungen)
- Zyanose, Kältegefühl in den Endgliedern
- Phlebitis migrans (oder Phlebitis saltans)
- Nekrosen, Ulzerationen, Gangrän an den Kuppen der Finger, evtl. auch Zehen
  DD: Embolien (Ausschluss einer kardialen Emboliequelle)

DD: Ausschluss peripherer arterieller Embolien (transösophageale Echokardiografie)

Di.: Raucheranamnese - Klinik - Farbduplex, MR-Angiografie (multiple Verschlüsse der Hand-/Fußarterien mit „Korkenzieher-Kollateralen")

Th.: • Verzicht auf Rauchen! (Wichtigste Maßnahme!) - Nutzung von Raucherentwöhnungskursen und Nikotinersatztherapie!
• Prostaglandin E_1 = Alprostadil (z.B. Prostavasin®) und Iloprost (Ilomedin®)
• Acetylsalicylsäure (100 mg/d)
• Evtl. Sympathektomie (Nutzen nicht belegt)

Prg: Amputationsrate bis 30 %; die Lebensaussicht ist durch Raucherkomplikationen eingeschränkt. Die meisten Patienten schaffen es nicht, das Rauchen aufzugeben!

ARTERIELLE VERSCHLUSSKRANKHEIT (AVK) DER HIRNARTERIEN [I67.2] UND SCHLAGANFALL [I63.0-9 und I61.0-9]

Internet-Infos: *www.kompetenznetz-schlaganfall.de; www.schlaganfall-hilfe.de*

Def: • Extrakranielle Hirnarterien: Arterien zwischen Aortenbogen und Schädelbasis (supraaortale Äste des Aortenbogens): Truncus brachiocephalicus, A. subclavia - A. vertebralis, A. carotis communis und interna. Häufigste Versorgungsstörung: A. carotis interna (ACI): 50 % d.F. (Prädilektionsstelle: Carotisgabel)
• Intrakranielle Hirnarterien: Circulus arteriosus Willisi + abgehende Hirnarterien und A. basilaris; häufigste Versorgungsstörung: A. cerebri media (ACM): ca. 35 % d.F.
• Schlaganfall (Apoplexie) ist ein primär klinisch definiertes, polyätiologisches Syndrom, das durch ein plötzlich einsetzendes, fokalneurologisches Defizit vaskulärer Ursache gekennzeichnet ist. Anhand klinischer Kriterien besteht keine sichere Differenzierung zwischen einem ischämischen Insult (etwa 80 %) und einem hämorrhagischen Insult (etwa 20 %):
Eine spezifische Schlaganfalltherapie ist daher erst nach bildgebender Diagnostik möglich und darf nicht bereits prästationär eingeleitet werden.

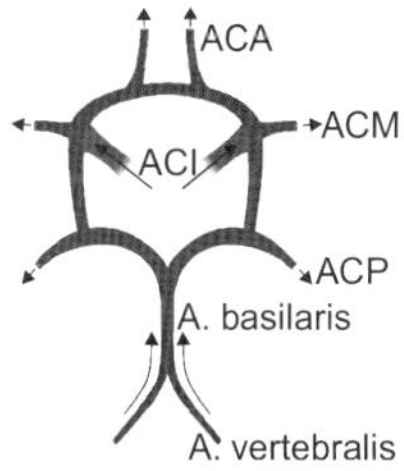

Circulus arteriosus cerebri (Willisi)

Ep.: Inzidenz des apoplektischen Insultes (Apoplex, Schlaganfall) in den Industrieländern (höchste Zahlen in den Ostblockländern und Deutschland):
Schlaganfallinzidenz in Deutschland:
- Im Alter von 55 - 64 Jahren: 300/100.000/Jahr
- Im Alter von 65 - 74 Jahren: 800/100.000/Jahr

Die Lebenszeit-Prävalenz beträgt ca. 15 %, wobei die Zahlen nach dem 60. Lebensjahr ansteigen (m > w).
Schlaganfälle stehen in der Todesursachenstatistik weltweit aufgrund des demografischen Wandels auf Platz 2 nach KHK/Herzinfarkt - und gehören zu den häufigsten Ursachen für Invalidität im höheren Lebensalter.

Ät.: **A) des hämorrhagischen Insultes** (20 %): [I61.0-9]
1. Spontane (primäre) intrazerebrale Blutung (15 % aller Schlaganfälle). Der wesentliche Risikofaktor ist der arterielle Hypertonus, der zu einer Ruptur von Gefäßen an typischer Stelle (loco typico) im subkortikalen Marklager oder dem Pons führt.
2. Sekundäre intrazerebrale Blutung durch vaskuläre Malformationen, Antikoagulanzien, Gerinnungsstörungen, Vaskulitis, Amyloidangiopathie u.a.

B) des ischämischen Insultes (80 %): [I63.0-9]
1. Makroangiopathie (bis 50 %) mit arterio-arteriellen Embolien oder hämodynamischen Infarkten im Versorgungsgebiet stenosierter extra- oder intrakranieller Arterien.
Wichtigster Risikofaktor ist die Hypertonie, wobei der systolische Blutdruck am bedeutsamsten ist: Steigt der systolische Blutdruck um 10 mmHg an, steigt das Schlaganfallrisiko um ca. 30 % (Physicians' Health Study). Im Durchschnitt besteht bei Hypertonikern ein 4fach erhöhtes Risiko im Vergleich zu Normotonikern. 75 % aller Schlaganfallpatienten haben eine Hypertonie. Weitere Risikofaktoren: Schlaganfälle bei Verwandten ersten Grades vor dem 60. Lebensjahr, Alter, KHK und kardiovaskuläre Risikofaktoren (z.B. Diabetes mellitus, Rauchen), starker Alkoholkonsum (mäßiger Alkoholkonsum scheint protektiv zu wirken), östrogenhaltige Kontrazeptiva, Migräne mit Aura
2. Mikroangiopathie (ca. 25 %) der kleinen perforierenden Gefäße mit Status lacunaris und subkortikal vaskulärer Enzephalopathie (SVE)

3. Proximale Embolien (20 %) → 2 Emboliequellen:
   - Kardial: Linker Vorhof, bes. Vorhofohr bei Vorhofflimmern, Mitral- und Aortenklappenvitien, Herzinfarkt, Herzwandaneurysma, bakterielle Endokarditis, Herzkatheter-Manipulationen. Bei chronischem Vorhofflimmern beträgt das Hirnembolierisiko ohne Thromboembolieprophylaxe 6 %/Jahr.
   - Embolien aus dem proximalen Anteil der Aorta, meist bei Aortensklerose
4. Andere Ursachen (5 %), insbes. bei jüngeren Patienten: Dissektion der extrakraniellen Hirnarterien (meist spontan; seltener traumatisch, z.B. nach chiropraktischem Manöver), Antiphospholipid-Syndrom u.a. Ursachen einer Thrombophilie (siehe dort); paradoxe Embolien bei Rechts-Links Shunt auf kardiopulmonaler Ebene wie z.B. bei Ventrikel- und Vorhofseptumdefekten inklusive persistierendes Foramen ovale oder pulmonale AV-Shunts, Kokain- oder Amphetaminkonsum, entzündliche (z.B. Vaskulitiden) und nicht entzündliche Gefäßwandstörungen (z.B. Moyamoya-Angiopathie); genetische und hereditäre Erkrankungen (CADASIL: Cerebral Autosomal Dominant Arteriopathy with Subcortical Infarcts and Leucoencephalopathy), Morbus Fabry, Morbus Osler u.a.

Pg.: der Mikro- und Makroangiopathie:
1. Zerebrale Mikroangiopathie der in das Mark perforierenden kleinen Arterien:
   a) Kleine lakunäre Marklagerinfarkte = Status lacunaris
   b) Subkortikale vaskuläre Enzephalopathie (SVE) = längerfristig evtl. Entwicklung einer Demenz
   Hauptrisikofaktoren: Arterielle Hypertonie und Diabetes mellitus
   Häufig leichte, rein motorische, rein sensible Störungen mit spontaner Besserung.
2. Makroangiopathie
   a) Makroangiopathie der intrakraniellen Hirnarterien (10 %)
   Prädilektionsstellen: Karotissiphon und Hauptstamm der A. cerebri media (ACM)
   b) Makroangiopathie der extrakraniellen Hirnarterien (90 %)
   Infarkte, die ihre Ursache im extrakraniellen Stromgebiet haben, beruhen meist auf arterio-arteriellen Embolien = Verschleppung thrombotischen Materials, z.B. aus der ACI.

Bei insuffizienter Kollateralisation (z.B. bei inkomplettem Verschluss des Circulus arteriosus Willisi) können einseitige hochgradige Stenosen/Verschlüsse der ACI einen kritischen Abfall des Perfusionsdruckes bewirken, sodass es in den "letzten Wiesen" des Gehirns zu hämodynamisch bedingten Endstrominfarkten kommt (z.B. durch Blutdruckabfall bei Herzinsuffizienz, Exsikkose, Antihypertonika-Therapie).

Das Ausmaß neurologischer Störungen hängt ab von:
- Lokalisation von Stenose/Verschluss
- Vorhandensein kompensierender Anastomosen
- Ausmaß des ischämischen Hirnareals
- Blutdruck und Blutviskosität: Durch eine akute zerebrale Ischämie bricht die Autoregulation der Hirndurchblutung zusammen. Es resultiert eine Vasoparalyse mit Abhängigkeit der Durchblutung vom arteriellen Blutdruck und den Fließeigenschaften des Blutes. Plötzlicher Blutdruckabfall oder hoher Hämatokrit können so zu kritischer Minderperfusion im poststenotischen Gefäßgebiet führen.

Pat:
- Territorialinfarkte entstehen durch thromboembolische Verschlüsse der großen Hirnarterien und sind entweder in den Stammganglien oder keilförmig kortikal/subkortikal lokalisiert.
- Extraterritorialinfarkte werden verursacht durch extrakranielle Stenosen/Verschlüsse, 2 Typen:
  a) Grenzzoneninfarkte entstehen an den "Wasserscheiden" zwischen 2 Gefäßgebieten und betreffen die terminalen Versorgungsgebiete von A. cerebri anterior/media/posterior.
  b) Endstrominfarkte entstehen in nicht-kollateralisierten Markarterien im periventrikulären/subkortikalen Marklager
- Lakunäre Infarkte bei zerebraler Mikroangiopathie (Hypertonie, Diabetes mellitus)

KL.: 3 Stadien der Verschlusskrankheit der extrakraniellen Hirnarterien: Ultraschall-Graduierung des Stenoseausmaßes nach den NASCET-Kriterien (→ *siehe Internet*)

St. I: Asymptomatische Stenose:

St. II: TIA [G45.92] = Transitorische ischämische Attacke: Kurzfristig bestehende reversible neurologische Ausfälle ohne Nachweis von Diffusionsrestriktionen in der MRT (DWI-Wichtung). Eine TIA ist trotz der Rückläufigkeit der Symptome (innerhalb von 24 h) als ischämischer Insult zu werten. Ca. 20 % der Schlaganfälle kündigen sich durch eine TIA an.

Merke: Das Schlaganfallrisiko nach einer TIA beträgt: 12 % innerhalb eines Monats, bis 20 % innerhalb eines Jahres und ca. 40 % innerhalb von 5 Jahren. Eine TIA ist ein Notfall und muss sofort abgeklärt und behandelt werden!

St. III: Hirninfarkt: Partielle oder fehlende Rückbildung neurologischer Ausfälle

Die Verschlusslokalisation bestimmt die Symptomatik:

Leitsymptome des apoplektischen Insultes sind motorische und sensible Halbseitensymptome, motorische und sensorische Sprachstörungen sowie Gesichtsfeldausfälle. Begleitend kann es zu vegetativen Symptomen, Kreislauf-, Atem- und Bewusstseinsstörungen kommen.

A) Verschlüsse extrakranieller Hirnarterien verursachen 20 % aller Schlaganfälle:

1. Carotistyp (Verschlüsse der A. carotis interna (ACI) oft im Abgangsbereich (am häufigsten):
Bei guter Kollateralisierung können einseitige ACI-Verschlüsse symptomlos sein. Eine einseitige Amaurosis fugax ist typisch für ACI-Stenose! Hirninfarkte führen zu kontralateralen meist brachiofazial betonten sensomotorischen Hemiparesen. Infarkte der dominanten Hemisphäre (meist links) verursachen aphasische Sprachstörungen. Bei großen Infarkten zusätzlich Bewusstseinsstörungen (selten) und evtl. Kopf-/Blickwendung zur Seite des Infarktes.

2) Vertebralis-Typ:
Drehschwindel, Sturzattacke, Nystagmus, Erbrechen, Sehstörungen, Paresen u.a.
Verschluss der A. cerebelli inferior posterior (aus A. vertebralis) → Wallenberg-Syndrom: Ipsilaterale Gaumensegel-, Pharynx- und Stimmbandparese; Trigeminusausfall, Nystagmus; Horner-Syndrom; Gliedmaßenataxie, Dysmetrie (Entfernungsfehlleistung); kontralaterale dissoziierte Sensibilitätsstörung für Temperatur und Schmerz ab Halsgegend am Rumpf.
Subclavian-steal (Entzugs)-Syndrom (sehr selten) [G45.89]:
Ein A. subclavia-Verschluss proximal des Vertebralisabganges führt zu einer zumeist symptomlosen Strömungsumkehr in der A. vertebralis (Subclavian-steal-Phänomen = Anzapfphänomen). Besonders bei Vorhandensein zusätzlicher Strombahnhindernisse des Hirnkreislaufes kann es jedoch bei gleichseitiger Armarbeit zu Schwindel und Sehstörungen kommen. Bei Subclavia-Verschluss findet sich eine Blutdruckdifferenz zwischen beiden Armen > 20 mmHg.

B) Verschlüsse intrakranieller Hirnarterien:
Meist im Stromgebiet der A. cerebri media (ACM). Die Symptomatik ist ähnlich wie bei ACI-Verschlüssen (außer Amaurosis fugax). Seltener sind Verschlüsse der A. cerebri anterior - ACA (beinbetonte kontralaterale Hemiparese), der A. cerebri posterior - ACP (Hemianopsie).
Ein akuter Verschluss der A. basilaris führt zu progredienter Bewusstseinsstörung, Störungen der Okulo- und Pupillomotorik, evtl. Sehstörungen, Hemiparese, Dysarthrie, Schwindel, Ataxie u.a.

Ko.: Atemregulationsstörungen, Schluckstörungen mit der Gefahr einer Aspirationspneumonie (häufigste Komplikation), Harnwegsinfektionen (Blasenkatheter), Inkontinenz (Urin, Stuhl); epileptischer Anfall; erneuter Schlaganfall (manchmal ist ein kleiner Schlaganfall der „Vorbote" eines größeren Schlaganfalles), TVT und evtl. Lungenembolie (bis zu 25 % der Todesfälle nach Schlaganfall); Dekubitus; Sturz mit Frakturen, Depressionen und psychosoziale Probleme, Demenz u.a.

DD:
- Hypertensive Enzephalopathie [I67.4] (mit Hirnödem als Folge einer hypertensiven Krise)
- Raumfordernde Hirnprozesse (Tumor, Abszess → CT, MRT)
- Epileptischer Anfall mit flüchtiger (Todd-) Parese (Einnässen, Zungenbiss)
- Migräneanfall mit Aurasymptomatik
- Schädel-Hirn-Trauma nach Sturz
- Meningoenzephalitis (Fieber, Meningismus, Somnolenz, Liquordiagnostik)
- Enzephalitis disseminata (in der Regel subakut auftretend)
- Hypoglykämischer Schock, Coma diabeticum (Blutzuckerbestimmung!)
- Subduralhämatom (Kopfschmerzen, langsam zunehmende Bewusstseinsstörungen, anamnestisch evtl. Bagatelltrauma; Di.: CT, MRT, Angiografie)
- Reversibles zerebrales Vasokonstriktionssyndrom (RCVS): Vernichtungskopfschmerz gefolgt von neurologischen Ausfällen (50 %), die meist reversibel sind; überwiegend bei Frauen (bis 80 %); Risikofaktoren: Migräne, Gebrauch vasokonstriktorischer Medikamente, Amphetamin- oder Kokainkonsum; Blutung ausschließen! (CT, MRT)
- Intoxikationen (Umgebungs-/Fremdanamnese)
- Neurosyphilis (positiver TPHA-Test) ; zerebrale Vaskulitis durch Zecken-Borreliose

Di.: 1. Anamnese + Klinik:
Neurologischer Status: Bewusstseinslage, Pupillen, Augenstellung, Hirnnerven, Beweglichkeit der Extremitäten, akute starke Kopfschmerzen, Nackensteifigkeit u.a.

Initial müssen drei Funktionen geprüft werden (FAST-Test = Face, Arms, Speech-Test):
- Faziale Parese: Lachen, Grimassieren lassen
- Armparese: Im Liegen jeden Arm separat nach vorne gestreckt anheben lassen (bis 45°) + Händedruck
- Sprache, Sprechen: Satz nachsprechen lassen, Gegenstand benennen lassen

Anhand dieses Kurztests kann die Diagnose „Schlaganfall" (positiv bei mindestens einer Pathologie) mit einer Sensitivität von 80 % und einer guten Übereinstimmung mit der späteren, intrahospitalen Untersuchung gestellt werden.

Im Fall eines negativen Kurztests sollten mindestens vier weitere Funktionen untersucht werden:

- Blickparese: Augenwendung nach rechts und links
- Visusstörung: Rechtes und linkes Gesichtsfeld (separat an jedem Auge)
- Beinparese: Im Liegen jedes Bein separat nach vorne gestreckt anheben lassen (bis 30°)
- Hemihypästhesie: Berührungsempfinden separat für jede Seite an Gesicht, Arm, Bein

Außerdem:
- Pulsdiagnostik: Unregelmäßig? → Verdacht auf Vorhofflimmern; Auskultation, insbes. der Aa. carotis (2/3 der Carotisstenosen produzieren ein hörbares Strömungsgeräusch)
- Blutdruck an beiden Armen (bei Aortenbogensyndrom Seitendifferenz > 20 mmHg)

2. Bildgebende Diagnostik: Sofortige Bildgebung ist obligat (CCT oder besser MRT): Hämorrhagische Infarkte sind mit beiden (CCT und MRT) sicher nachzuweisen. Ischämische Infarkte sind in den (besonders wichtigen) ersten 4 h im CT jedoch meist unauffällig, danach hypodens. Das MRT erlaubt hier Frühdiagnose bereits innerhalb der ersten 30 Min. und ermöglicht Unterscheidung zwischen vitalem, infarziertem und grenzwertig versorgtem Gewebe dazwischen ("Penumbra", das durch Lyse noch gerettet werden kann); außerdem kann das MRT das Infarktalter abschätzen, was für eine evtl. Lysetherapie wichtig ist.

   Merke: Um die Ätiologie eines Schlaganfalles abzuklären und die richtigen Therapieentscheidungen treffen zu können, ist ein rasches Schädel-CT/MRT erforderlich! "Time is brain!"

3. Bildgebende Diagnostik der extra- und intrakraniellen Gefäße: Duplex- Sonografie der Aa. carotis und Aa. vertebralis, transkranielle Farbduplexsonografie der intrakraniellen Gefäße, MR- oder CT-Angiografie. Bei schwerem Schlaganfall unverzügliche Gefäßdiagnostik mit der Frage nach proximalem Verschluss. DSA nur bei geplanten invasiven Maßnahmen.
4. Herzdiagnostik: Ausschluss einer kardialen Emboliequelle: Ekg, LZ-EKG, Event-Recorder (Vorhofflimmern?), transthorakale und ösophageale Echokardiografie (TTE, TEE). Zum Nachweis eines kardialen Rechts-Links-Shunts als Ursache paradoxer Embolien bei ASD oder PFO: TEE und/oder TCD (transkranielle Dopplersonografie); beide Untersuchungen kontrastmittelverstärkt.
5. Ausschluss seltener Ursache bei jüngeren Patienten (siehe oben)
6. Dysphagie-Screening: Da bis zu 50 % aller Insultpatienten initial eine Dysphagie aufweisen und daraus resultierende Aspirationspneumonien einen wichtigen Letalitätsfaktor darstellen, ist ein Dysphagie-Screening in der Akutphase obligat. Dazu gehört die Inspektion des Mund-Rachen-Raumes auf das Vorliegen eines Speichelsees, die Prüfung der Zungen- und Rachenmotorik und des Würge- und Hustenreflexes. Bei unauffälligen Befunden und ausreichender Vigilanz sollte ein Schlucktest mit wenigen ml Wasser angeschlossen werden.

Th.:
- Notruf-Tel. 112: Zuweisung eines TIA- oder der Schlaganfallpatienten in eine „Stroke unit" mit Gewährleistung eines raschen Algorithmus für Diagnostik (CT u.a.) und Therapie.
- Außerklinische Maßnahmen: Vor CT-Klärung kein Heparin, kein ASS, keine i.m.-Injektionen; peripherer i.v.-Zugang möglichst am nicht-paretischen Arm; Oberkörperhochlagerung; bei Hypoxämie O_2 per Nasensonde (Zielwert der O_2-Sättigung > 95 %); nichts essen oder trinken wegen häufig auftretender Schluckstörungen. Medikamentenliste des Patienten mitnehmen. Kein Zeitverlust, Zeitfenster für i.v.-Lyse max. 4,5 h („Time is brain")!

Therapie in Klinik / Stroke unit:

A) Allgemeinmaßnahmen:
- Sicherung der Vitalfunktionen
- Kontrolle von Atmung, Kreislauf, Wasser-/Elektrolythaushalt, Blutzucker, Blutgasanalyse. O_2-Zufuhr (4 ℓ/min; O_2-Sättigung sollte ≥ 95 % liegen); bei Atemstörungen: Intubation und kontrollierte Beatmung, Vermeidung von Hypoxie und/oder Hyperkapnie
- Bei Schluck- oder Bewusstseinsstörungen mit Aspirationsgefahr: Sondenernährung oder parenterale Ernährung. Logopädie. Bei persistierenden Schluckstörungen > 2 Wochen: PEG-Sonde (perkutane endoskopische Gastrostomie). Mund-/Lippenpflege!
- Kontrolle von Darm- und Blasenfunktion (Blasenkatheter)
- Thromboembolieprophylaxe bei Immobilisation (low dose heparin auch bei hämorrhagischen Insulten, Bewegungsübungen, ggf. intermittierend pneumatische Kompression)
- Frühzeitiger Einsatz von Thrombozytenaggregationshemmern beim nachgewiesenen ischämischen apoplektischen Insult (z.B. 100 - 300 mg ASS/d, bei Schluckstörungen auch i.v.)
- Behandlung begleitender Erkrankungen: Herzinsuffizienz, Vorhofflimmern u.a.
- Aufrechterhaltung einer Normoglykämie, da erhöhte Blutzuckerwerte mit einem schlechteren Outcome korrelieren. Bei Blutzucker > 200 mg/dl kleine Insulingaben.
- Aufrechterhaltung eines hochnormalen oder leicht erhöhten Blutdrucks in der Akutphase: Eine Hypertonie in der Akutphase ist häufig und meist reaktiv bedingt; eine antihypertensive Therapie sollte in den ersten 24 h vermieden werden bei regelmäßigen RR-Kontrollen. Eine Indikation zur vorsichtigen Blutdrucksenkung besteht nur bei sehr hohen Blutdruckwerten (> 220/120 mmHg) oder bei hypertensivem Notfall mit vitaler Bedrohung durch hypertensive Enzephalopathie, Angina pectoris oder Lungenödem. Stets schonende RR-Senkung, nicht

mehr als ca. 20 % gegenüber dem Ausgangswert! Geeignete Antihypertonika für die i.v.-Anwendung: z.B. Urapidil, Captopril, Metoprolol (unter Beachtung von NW + KI)
Bei Durchführung einer i.v.-Thrombolyse werden systolische Werte < 185 mmHg empfohlen. Bei intrazerebraler Blutung (ICB) wird eine Absenkung des systolischen Blutdruckes auf 140 - 179 mmHg empfohlen (ATACH II-Trial).

- Senkung einer erhöhten Körpertemperatur > 37,5 °C (Wadenwickel, Paracetamol u.a.)
  Bei Fieber Infektion ausschließen (z.B. Pneumonie? Harnwegsinfekt?)
- Behandlung eines evtl. erhöhten Hirndrucks:
  - Konservativ: Oberkörperhochlagerung (30°) und Geradelagerung des Kopfes; Osmotherapie (z.B. Mannitol 50 g i.v. alle 6 h) und evtl. Intubation und Beatmung, aber keine Langzeithyperventilation (Verschlechterung der zerebralen Perfusion)
  - Neurochirurgisch:
    - Dekompressionskraniotomie bei großem Mediainfarkt; Hirnstammdekompression bei großem Infarkt der hinteren Schädelgrube
    - Temporäre Ventrikeldrainage bei Kleinhirninfarkt mit Verschlusshydrocephalus
- Dekubitusprophylaxe (Polsterung gelähmter Extremitäten, regelmäßiges Umlagern, Antidekubitus-Matratze), Spitzfußprophylaxe und Prophylaxe von Kontrakturen durch richtige Lagerung
- Frühzeitige krankengymnastische und evtl. logopädische Therapie, Atemgymnastik

B) Revaskularisierungstherapie:

- Intravenöse Lysetherapie:
  Bei akutem Hirninfarkt sowie bei Basilaristhrombose i.v.-Thrombolyse unter Beachtung von KI und NW (Abstimmung mit einem neurologischen Zentrum). Da ein Verschluss der A. basilaris i.d.R. letal endet, bedeutet die Lyse die einzige Therapiechance!

  Merke: Das Zeitfenster für eine i.v.-Lyse beschränkt sich auf die ersten 4,5 h nach Insultbeginn (ECASS 3-Studie). Mittel der Wahl: rt-PA (Alteplase = Actilyse®) 0,9 mg/kg KG i.v. (max. Gesamtdosis 90 mg); 10 % als Bolus, 90 % der Dosis über 60 Min..
  Bei Basilaristhrombose Thrombolyse bis zu 12 h nach Insultbeginn (da es hier wegen der schlechten Prognose keine Alternative gibt).
  Voraussetzung:
  1. Vorliegen eines CT zum Ausschluss einer Hirnblutung und Einsatz innerhalb von 4,5 h nach Beginn der Erkrankung
  2. Fehlen früher Infarktzeichen, die auf ausgedehnten Mediainfarkt hinweisen (> 1/3 des Mediastromgebietes)
  3. Ausschluss von KI: Cumarintherapie mit INR > 1,4, laufende Therapie mit neuen oralen Antikoagulanzien (ggf. Kontrolle mittels zusätzlicher Gerinnungswerte wie Ecarin-Zeit), schweres Schädel-Hirn-Trauma < 4 Wochen; großer operativer Eingriff < 4 Wochen; schwere gastrointestinale Blutung < 4 Wochen, Tumorleiden, Schwangerschaft u.a.
  4. Bei Nachweis einer ausreichend großen Penumbra (siehe oben) mittels MRT-Mismatch Erweiterung des Zeitfensters in spezialisierten Zentren auf 6 - 9 Stunden
- Intraarterielle Lyse und interventionelle Kathetertherapie:
  Für das 6 h-Fenster besteht eine Grad B-Empfehlung (spezialisierten Zentren vorbehalten)
  Mechanische Rekanalisation − mechanische Thrombektomie = endovaskuläre Therapie:
  Rückführbare Stents (Stent-Retriever) zeigen im Vergleich zu anderen Systemen die höchste Rekanalisationsrate (bis zu > 90 %). Das Verfahren kann ggf. nach vorhergehender intravenöser Lysetherapie erfolgen, sogenanntes „Bridging-Verfahren“. Indikation bei proximalen und langstreckigen Gefäßverschlüssen im Stromgebiet der A. carotis interna.
- Notfall-Karotisdesobliteration:
  Ind: 1. Als Notfalleingriff innerhalb der ersten 6 h nach Schlaganfall infolge Karotisverschluss. Bis zu 60 % der Pat. profitieren davon.
  2. Als frühen/dringlichen Eingriff (innerhalb der nächsten Tage nach Indikationsstellung) bei TIA mit passagerer Halbseitensymptomatik.

C) Antikoagulation mit Heparin in der Frühphase (nach Ausschluss einer Hirnblutung) nur in ausgewählten Fällen. Die Reduktion erneuter ischämischer Insulte z.B. auch bei Vorhofflimmern wird durch das Auftreten hämorrhagischer Komplikationen aufgewogen. Längerfristig orale Antikoagulation (siehe unten)

D) Rehabilitation:

- Frührehabilitation mit Beginn im Akutkrankenhaus:
  Kranken-, Atemgymnastik, Prophylaxe von Kontrakturen, Sitz-/Stehübungen, Logopädie u.a.
- Weitere Rehabilitation in Rehaklinik

Rehaphasen: A (Akutbehandlung auf Intensivstation); B (Barthel-Index < 30);
C (Barthel-Index 30 - 65); D (Barthel-Index > 65)

Prg: Abhängig vom Ausmaß der Hirnschädigung. Den ersten Schlaganfall überleben ca. 80 %. Klinikletalität auf Stroke units bis 5 %. Von den Überlebenden werden 1/3 wiederhergestellt, 1/3 haben Einschränkungen im Alltagsleben, 1/3 werden pflegebedürftig. 2/3 der Patienten bleiben also auf Dauer behindert. Ca. 15 % erleiden innerhalb eines Jahres einen 2. Schlaganfall. Die Letalität beim 2. Schlaganfall beträgt ca. 40 % im 1. Monat. Das weitere Letalitätsrisiko beträgt 9 % pro Jahr. Bis zu 30 % der Schlaganfallpatienten versterben an KHK/Herzinfarkt → Diagnostik machen!

Poststationäre Komplikationen: Sturzrisiko, Inkontinenz, Depressionen (30 %), psychosoziale Probleme u.a.

Abschätzung des Reinsult-Risikos z.B. mit dem Essen Stroke Risk Score:
< 3 Punkte bedeutet < 4 % Risiko/J. ≥ 3 Punkte bedeutet ≥ 4 % Risiko/J.
Jeweils 1 Punkt: Alter 65 - 75 J., arterielle Hypertonie, Diabetes mellitus, KHK oder Z.n. ACVB, Z.n. Myokardinfarkt, pAVK, Z.n. TIA oder ischämischen Schlaganfall, Nikotinabusus
2 Punkte: Alter > 75 J.

Pro:
- Konsequente Ausschaltung/Behandlung aller Risikofaktoren einer Arteriosklerose. Durch konsequente Normalisierung erhöhter Blutdruckwerte lässt sich das Insultrisiko um 40 % senken, insbes. auch das Risiko intrazerebraler Blutungen. Rauchen erhöht das Insultrisiko um den Faktor 2 - 3. Nikotinkarenz vermindert entsprechend das Risiko. Regelmäßiger Konsum von Gemüse und Obst vermindert das Insultrisiko um 35 % (m) bzw. 25 % (w) (Hiroshima/Nagasaki Life Span Study). Regelmäßiger Ausdauersport (mindestens 30 Min. Sport 3 x/Woche), Absenkung des LDL-Cholesterins < 100 mg/dl mittels Statinen; Diabeteseinstellung optimieren. Ausschluss eines Schlafapnoe-Syndroms als Ursache eines Apoplexes!
- Emboliеprävention bei Vorhofflimmern durch Antikoagulanzien (siehe dort)
- Thrombozytenaggregationshemmer zur Sekundärprävention bei Makro-/Mikroangiopathie vermindern das Insultrisiko um ca. 25 %:
  Gabe von Acetylsalicylsäure (ASS) - Dos: 100 mg/d; Beginn innerhalb der ersten 48 h nach ischämischem Schlaganfall (NW + KI beachten). - Bei Unverträglichkeit von Acetylsalicylsäure Gabe von Clopidogrel (siehe unten). Beide Substanzen sind hinsichtlich ihrer Schutzwirkung gleichwertig.
  Bei Insultrezidiv Emboliequelle ausschließen (TEE, Eventrekorder u.a.)!
- Beseitigung einer hochgradigen ACI-Stenose:
  Ind.:
  - Symptomatische Patienten mit einer mindestens 50-prozentigen Stenose (> 50 %) nach NASCET-Definition (→ siehe *Internet*)
    Frühzeitige Behandlung, wenn möglich innerhalb von 2 Wochen, jedoch in jedem Fall innerhalb von 3 Monaten.
  - Asymptomatische Patienten mit Stenose > 70 % nach NASCET-Definition

  Letalität und das perioperative Schlaganfallrisiko sollten jeweils < 3 % liegen. Für eine Operation einer asymptomatischen Stenose sollte die Lebenserwartung des Patienten > 5 J. betragen. Frauen profitieren von der Behandlung einer asymptomatischen Karotisstenose weniger.

  Methoden:
  Goldstandard ist die Karotis-TEA = Thrombendarteriektomie = carotid endarterectomy (CEA) und Erweiterungsplastik. Alternativ kann bei bestimmten Indikationen (z.B. Rezidivstenose, Stenose durch Radiatio) eine stentgestützte Karotis-PTA = carotid artery stenting (CAS) durchgeführt werden. Ko.: z.B. zerebrale Embolien
  Postoperative Thromboseprophylaxe mit ASS (100 mg/d, zeitlich unbegrenzt); bei Karotis-PTA mit Stentimplantation zusätzlich Clopidogrel (75 mg/d für 3 Monate).

  Memo: Das 3-Jahres-Schlaganfallrisiko für eine asymptomatische Karotisstenose ≥ 80 % beträgt fast 10 %, bei Stenosegrad von > 50 % ca. 1 - 2 %/J. Die Risikoreduktion einer asymptomatischen (> 70 %igen) Stenose durch Karotis-TEA beträgt ca. 6 %.
- Nach paradoxer Embolie bei PFO Gabe von ASS, bei gleichzeitigem Vorliegen eines Vorhofseptumaneurysmas orale Antikoagulation. Bei erneuter Embolie Prüfung der Indikation für einen katheterinterventionellen Verschluss des PFO.

Arterielle Verschlusskrankheit (AVK) viszeraler Gefäße [K55.1] und akute mesenteriale Ischämie (AMI) [K55.0]

PPh: Die A. mesenterica superior (AMS) versorgt den Darm von der Flexura duodenojejunalis bis zur linken Kolonflexur. Bei langsamer Entwicklung einer arteriosklerotischen Stenose der A. mesenterica superior kann eine Zirkulation über Kollateralen sichergestellt werden (1. Über pankreatikoduodenale Arkade vom Truncus coeliacus oder 2. Riolan-Anastomose über A. colica media und A. colica sinistra von A. mesenterica inferior). Stenosen bleiben daher meist asymptomatisch. Ein akuter Verschluss der A. mesenterica sup. (85 %) führt dagegen meist zum Darminfarkt (okklusive Mesenterialischämie = OMI). Akute Verschlüsse der A. mesenterica inferior können bei guter Kollateralisation klinisch stumm bleiben.

Ät.:
1. Meist Arteriosklerose der Mesenterialarterien (in 85 % A. mesenterica superior) mit akuter arterieller Thrombose (ältere Patienten)
2. Gel. akute arterielle Embolien (z.B. bei Vorhofflimmern, Endokarditis)
3. Selten Aortenaneurysma, -dissektion
4. Sehr selten Aortitis, z.B. bei Takayasu-Arteriitis, Panarteriitis nodosa
5. Rarität: Kompressionssyndrom des Truncus coeliacus durch Ligamentum arcuatum mediale (Dunbar-Syndrom)

KL.: 4 Stadien der chronischen mesenterialen Ischämie (CMI):

St. I: Symptomlos (arteriografischer oder duplexsonografischer Zufallsbefund)

St. II: **Angina abdominalis** = intermittierende, postprandiale, ischämiebedingte Abdominalschmerzen

St. III: Wechselnde Dauerschmerzen im Abdomen + Malabsorptionssyndrom, evtl. mit **ischämischer Kolitis**

St. IV: **Akuter Mesenterialarterienverschluss** [K55.0] **mit Mesenterialinfarkt**, zeitlicher Ablauf in 3 Phasen:
1. Initiale heftige kolikartige Schmerzen im Mittelbauch, Übelkeit
2. Rel. beschwerdefreies Intervall von mehreren Stunden
3. Paralytischer Ileus, Durchwanderungsperitonitis mit akutem Abdomen, diffuser Druckschmerz, Abwehrspannung, Schock, evtl. blutiger Stuhl

Beachte: Die akute mesenteriale Ischämie (AMI) kann plötzlich ohne Vorbote als okklusive mesenteriale Ischämie (OMI) auftreten, verursacht durch Embolien (70 %) oder arterielle Thrombose (30 %) oder sie kann das Endstadium (St. IV) der CMI darstellen (Anamnese !).

DD:
- Ischämien im Versorgungsbereich der Mesenterialarterien ohne Arterienverschlüsse: Nichtokklusive Mesenterialischämie (NOMI") ausgelöst durch Reduktion des Herzzeitvolumens mit Vasokonstriktion der Splanchnikusgefäße (Herzinsuffizienz, Herzinfarkt, Kreislaufschock, nach Herzoperationen mit Einsatz der extrakorporalen Zirkulation, chronische Hämodialyse). Begünstigend wirkt Digitalis, welches trotz peripherer Vasodilatation im Splanchnikusgebiet Vasospasmen auslösen kann.
- Thrombose der V. portae und V. mesenterica ist in 10 % Ursache eines Mesenterialinfarktes (diagnostisches und therapeutisches Vorgehen entsprechend AVK der viszeralen Gefäße)

Di.:
- Anamnese:
  - Oft progrediente, rezidivierende postprandiale Abdominalschmerzen
  - Höheres Alter
  - Herzerkrankungen (KHK, Herzinsuffizienz, Vorhofflimmern)
  - Hypertonie, Diabetes mellitus, Hypercholesterinämie u.a. Risikofaktoren (siehe KHK)
  - Digitalis oder Ergotamintherapie (Vasospasmus im Splanchnikusgebiet)
  - Kreislaufschock (Blutdruckabfall)
  - Postoperativ: Nach Rektumamputation oder Aortenaneurysma-OP
- Auskultation: Evtl. pulssynchrone Stenosegeräusche im Oberbauch
- Sono-Abdomen (freie Flüssigkeit, stehende Darmschlingen), Farbduplex
- Ekg (Vorhofflimmern ?)
- Biphasische Kontrastmittel-CT (Angio-CT): Wichtigste Diagnostik zum Nachweis arterieller oder venöser Gefäßverschlüsse!
- Labor: Bei Mesenterialinfarkt Laktat, CK, LDH ↑ (unspezifisch)

Merke: Der Verdacht auf Mesenterialinfarkt ist ein akuter Notfall, der wie Herzinfarkt und Apoplex einer raschen Diagnostik und Therapie bedarf. Keine unnötige Zeitverzögerung durch zeitaufwendige Diagnostik! Ischämietoleranz des Darmes nur ca. 3 h.

Th.: Bereits der klinische Verdacht auf akuten Mesenterialarterienverschluss mit Darminfarkt indiziert die Durchführung eines Angio-CT! Beim Darminfarkt explorative Laparotomie

Arterielle Reperfusion: Je nach intraoperativem Befund Embolektomie, Desobliteration, Stent-PTA oder Bypass-Operation; bei Darmnekrosen sind Darmresektionen unumgänglich.

Bei ausgedehnten Darmresektionen mit nachfolgendem Kurzdarmsyndrom besteht in vereinzelten Fällen (jüngerer Patient) die Möglichkeit der Darmtransplantation in großen Zentren (1-Jahresüberlebensrate ca. 75 %).
Therapie der NOMI: Katheterangiografie mit selektiver Applikation von Vasodilatatoren in die AMS (Alprostadil oder Epoprostenol) + Heparin i.v.
Therapie der Pfortaderthrombose: TIPS + Katheter-Lyse

Prg: Operationen im Stadium II haben eine gute Prognose bei rel. kleiner Operationsletalität (5 %). Die Letalität des Mesenterialinfarktes beträgt nach 12 h Ischämie 30 %, nach 24 h > 85 %! Neben Alter, Begleitkrankheiten und Länge des ischämischen Darmabschnittes wird die Prognose wesentlich von der Zeitdauer bis zur Operation bestimmt!

Pro: Arterioskleroserisiken minimieren, Gabe von Thrombozytenaggregationshemmern (z.B. ASS), Thromboembolieprophylaxe bei Vorhofflimmern u.a.

ABDOMINELLES AORTENANEURYSMA (AAA) = Bauchaortenaneurysma (BAA) [I71.4]

Def: Erweiterung der infrarenalen Aorta auf einen Querdurchmesser ≥ 3 cm; Morphologie: Fusiform (spindelförmig) oder sacciform (sackförmig mit erhöhtem Rupturrisiko). 75 % aller Aneurysmen sind in der abdominellen Aorta lokalisiert.

Lok: > 95 % infrarenal, in 20 % Ausdehnung auf die Beckenarterien

Ep.: Ca. 3 % der Bevölkerung > 50 J. und bis zu 10 % der männlichen Hypertoniker > 70 J.; Häufigkeitsgipfel: 6. - 7. Lebensjahrzehnt, zunehmende Häufigkeit in den Industrieländern
Inzidenz: 40/100.000/J - m : w = 6 : 1; familiäre Häufung (20 %)

Ät.: Meist Arteriosklerose mit entsprechenden Risikofaktoren, wobei Rauchen und Hypertonie am wichtigsten sind. Selten: Angeborene Bindegewebserkrankungen (Marfan-Syndrom, Ehlers-Danlos-Syndrom Typ IV), Vaskulitis, M. Ormond mit inflammatorischem AAA (= IAAA)

KL.: Meist symptomfrei, evtl. distale Embolien; selten Abdominal-/Flankenschmerzen; evtl. tastbarer „pulsatiler Abdominaltumor"

Ko.: Aneurysmaruptur (plötzlicher Vernichtungsschmerz abdominal und/oder im Rücken, Schock u.a.)
Das Rupturrisiko eines AAA nimmt exponentiell mit dem Durchmesser zu (Laplace-Gesetz) und liegt bei 4,0 - 4,9 cm bei 3 %/J., bei 5,0 - 5,9 cm bei 10 %/J.

Di.:
- Sonografie: Außendurchmesser der Bauchaorta ≥ 3 cm; evtl. ergänzende Diagnostik:
- Angio-MRT oder -CT
- Bei Nachweis eines AAA regelmäßige Verlaufskontrollen!

Th.:
1. Risikofaktoren ausschließen/behandeln (bes. Nikotinkarenz und optimale Blutdruckkontrolle!)
2. Ausschaltung des AAA:
   Op.-Indikation (ESC-Leitlinie 2014): Bei asymptomatischen AAA: 5,0 - 5,5 cm (m); 4,5 - 5,0 cm (w)
   Risikofaktor für Ruptur ist auch eine rasche Zunahme des Durchmessers (> 0,5 cm/6 Mon.)
   2 Verfahren:
   - Operation (OAR = open aortic repair): Rohr- oder Y-Prothese aorto-biiliacal = Goldstandard. Letalität der elektiven Op. bis 4,5 %. Ko.: Infektion, spinale Ischämien mit Paraplegie, Kolonischämie, erektile Dysfunktion u.a.
   - Endovaskuläre Aneurysma-Therapie (repair) = EVAR (stentgestützte Dacronprothese). Voraussetzung: Ausreichender Abstand des AAA zur A. renalis, fehlende Mitbeteiligung der Beckenarterien. Ko.: Endoleaks (bis 10 % d.F.), Thrombosen, Embolien, Stentdislokation, spinale Ischämie, weitere Zunahme des Aneurysmadurchmessers; Letalität bei elektivem Eingriff: OAR 3,6 %; EVAR 1,3 %. Bei EVAR Sekundärinterventionen bis 3 %/J. → lebenslange Nachuntersuchungen!

Prg: 70 % der AAA-Patienten versterben an kardiovaskulären Erkrankungen (Herzinfarkt, Schlaganfall) → KHK und Carotisstenose ausschließen! Die Mortalität nach Ruptur liegt bei 40 - 80 %.

Pro:
- Konsequente Hypertoniebehandlung, bevorzugt mit Betablockern! Nikotinkarenz! Andere kardiovaskuläre Risikofaktoren minimieren. Therapie mit Statinen. Kein Leistungssport!
- AAA-Screening-Programm → Ind: 1. alle Männer ab 65 J.; 2. alle Frauen mit Raucheranamnese ab 65 J.; 3. alle Erwachsenen mit positiver Familienanamnese (in jedem Alter)

Anm.: Die Gabe von Losartan soll bei Patienten mit Marfan-Syndrom der Ausbildung von Aortenaneurysmen entgegen wirken.

THORAKALES AORTENANEURYSMA (TAA) [I71.2]

Def: Dilatation der Aorta ascendens > 4,0 cm ∅

Lok: Aorta ascendens (50 %) - Aortenbogen (10 %) - Aorta descendens (40 %)

Ep.: Inzidenz: Ca. 10/100.000/J. - m: w ~ 2 : 1, überwiegend ältere Patienten > 60 J.; familiäre Häufung (20 %)

Ät.: 1. Seltener angeboren (z.B. Marfan-Syndrom, Loeys-Dietz-Syndrom u.a.)
2. Meist erworben:
- Meist Arteriosklerose mit entsprechenden Risikofaktoren, bes. Hypertonie und Rauchen
- Seltener zystische Medianekrose (Gsell-Erdheim)
- Selten vaskulitisch: Takayasu-Arteriitis, Syphilis (Mesaortitis luica)

KL.: Meist stumm (Zufallsbefund bei Echo, CT, MRT)

Ko.: 1. Aortenklappeninsuffizienz bei Aneurysma der Aorta ascendens
2. Akute Dissektion mit Ischämie der distalen Organe
3. Ruptur, meist letal endend.
Risiko für Ruptur und Dissektion vom Aneurysmadurchmesser und -morphologie abhängig: Ca. 3 %/Jahr bei ∅ 5,0 - 5,9 cm; ca. 7 %/Jahr bei ∅ ≥ 6,0 cm.

Di.: Echo / TEE, Angio-MRT oder -CT

Th.: Normale Blutdruckwerte sicherstellen! Kein Leistungssport
1. Operation (ESC-Leitlinie 2014):
Indikation zur Operation bei Aortendurchmesser ≥ 5,5 cm oder rasche Zunahme des Aortendurchmessers > 10 mm/J. (bei Marfan-Syndrom ≥ 5,0 cm bzw. ≥ 4,5 cm bei Risikofaktoren → siehe Leitlinie)
Technik: Dacronprothese (bei Aneurysma der Aorta ascendens mit Aortenklappenprothese)
Hospitalmortalität bei elektivem Eingriff:
- Ascendens- oder Bogenersatz: 1 bis 5 % (abhängig von Alter + Komorbidität)
- Descendensersatz: 3 x höher als bei Ascendensersatz
Bei Descendensersatz Risiko der postoperativen Paraplegie/-parese bis 5 %.
2. Endovaskuläre Aortenrevaskularisation (EVAR) mittels Stent:
Ind: Aneurysma der Aorta descendens; Hospitalmortalität bis 10 %, Paraplegierate kleiner als bei Op., jedoch Risiko späterer Stentkomplikationen (siehe AAA)

Pro: Kardiovaskuläre Risikofaktoren minimieren. Bei Marfan-Syndrom sollen Betablocker und Losartan die Progression der Aortendilatation vermindern.

AORTENDISSEKTION [I71.00]

Syn: Aneurysma dissecans (AD) der thorakalen Aorta

Def: Akut lebensbedrohliche Erkrankung der thorakalen Aorta. Im Gegensatz zum Aneurysma verum, das alle Wandschichten erweitert, kommt es bei der Aortendissektion infolge Intimaeinriss (Entry) zu einer intramuralen Einblutung in Media mit Bildung eines zweiten falschen Aortenlumens, das sich nach distal u./o. proximal ausweitet und durch 2.Intimariss (Reentry) Anschluss an das echte Lumen finden kann.
- ▶ 2 Lokalisationstypen des Entry (Stanford-Klassifikation):
  1. Proximaler Typ A (70 %): Aortenbogenbereich unter Einschluss der Aorta ascendens
  2. Distaler Typ B (30 %): Distal des Abgangs der A. subclavia sinistra = Aorta descendens
- ▶ Einteilung der European Task Force nach pathogenetischen Aspekten in 5 Klassen:
  1. Klassisches AD
  2. Intramurales Hämatom
  3. Lokalisiertes, umschriebenes AD mit exzentrischer Aussackung
  4. Plaqueruptur mit AD u./o. Aortenruptur
  5. Traumatisches AD (nach Schleudertrauma), iatrogenes AD (nach Katheteruntersuchungen)

Ep.: Inzidenz 3/100.000/Jahr, vorzugsweise im Alter > 50 Jahren (Ausnahme: Marfan-Syndrom: Häufigkeitsgipfel um das 30 Lj.), m : w = 2 : 1

Ät.: Risikofaktoren für Aortendissektion:
- Arterielle Hypertonie (70 %) und Atherosklerose (30 %)
- Marfan-Syndrom, Ehlers-Danlos-Syndrom
- Zustand nach Aortenklappenersatz, Korrektur einer Aortenisthmusstenose

- Aortitis verschiedener Genese (Takayasu-Syndrom u.a.)
- Amphetamin-Abusus (jüngere Patienten)

KL.: Sehr starke, evtl. wandernde Thoraxschmerzen von zerreißendem oder schneidendem Charakter, bei Typ A bevorzugt retrosternal, bei Typ B bevorzugt im Rücken mit Ausstrahlung ins Abdomen. Bei Typ A evtl. Puls- und Blutdruckdifferenz zwischen beiden Armen. Bei komplizierender Aorteninsuffizienz diastolisches Herzgeräusch.

Lab: D-Dimer-Test positiv (negativer Test spricht gegen Aortendissektion und gegen Lungenembolie als DD)

Ko.: Typ A: Herzbeuteltamponade, Aortenklappeninsuffizienz, Verlegung der Koronararterien (→ Herzinfarkt), Apoplex
Typ B: Hämatothorax, Blutung ins Mediastinum oder Abdomen, Verlegung der Nieren- und/oder Mesenterialarterien (→ Niereninsuffizienz, Mesenterialinfarkt).

DD:
- Herzinfarkt = DD und evtl. Komplikation! (Troponin I oder T, CKMB, Ekg)
- Lungenembolie (pO_2, Echo, Spiral-CT)

Di.: Klinik + bildgebende Diagnostik:
TEE, kontrastmittelverstärkte CT, MRT
Memo: Ein normales D-Dimer schließt AD und LE meist aus.

Th.: (ESC-Leitlinie 2014)
1. Blutdruck senken auf Werte zwischen 100 - 110 mmHg systolisch; Analgesie (z.B. Morphin)
2. Sofortige Operation (Kunststoffprothese): Bei Typ A stets, bei Typ B nur bei drohenden Komplikationen - Hospitalletalität 5 - 30 %
3. Endovaskuläre Therapie (TEVAR = thoracic endovascular aortic repair) - Ind: Typ B-Dissektion mit zu hohem Op.-Risiko: Hospitalletalität bis 10 %; Reinterventionsrate 10 %

Prg: Nur 50 % der Typ A-Patienten überleben unbehandelt die ersten 48 h, 80 % versterben innerhalb von 2 Wochen an Aortenruptur. Typ B-Patienten haben bei konservativer Therapie eine 30-Tages-Letalität von 10 %.

Pro: Kardiovaskuläre Risikofaktoren minimieren.

RAYNAUD-SYNDROM (RS) (sprich: „räno") [I73.0]

Def:
At.: Primäres RS (> 50 %) = Durch Kälte oder Emotionen ausgelöste anfallsartige, schmerzhafte Vasospasmen mit Ischämie der Finger bis max. 30 Min. Dauer.
Sekundäres RS (< 50 %) = Gleiche Symptomatik bei asymmetrischem Befall meist mit organischen Veränderungen der Digitalarterien bei verschiedenen Grunderkrankungen:
- Kollagenosen (am häufigsten bei Sklerodermie und Sharp-Syndrom)
- Vaskulitiden (M. Winiwarter-Buerger)
- Vibrationsschäden, Karpaltunnelsyndrom, Sudeck-Dystrophie
- Periphere arterielle Verschlusskrankheit (PAVK)
- Pharmaka: z.B. β-Blocker, Ergotamin, abschwellende Nasentropfen, Bleomycin, Cisplatin; Drogen: Nikotin, Amphetamine, Kokain
- Hämatologisch/onkologische Erkrankungen: z.B. Polyzythämie, Thrombozytose, Kälteagglutininsyndrom, Kryoglobulinämie, Paraproteinämie (Plasmozytom, M. Waldenström)

Ep.: Ca. 3 % der Bevölkerung leiden an einem primären RS
w : m = bis 5 : 1; Manifestationsalter des primären RS meist zwischen 20 - 40 J.

KL.: Die ischämischen Attacken laufen in 3 Phasen ab:
1. Blässe durch Vasospasmus der Fingerarterien (Ausnahme: Daumen!)
2. Akrozyanose durch Paralyse der Venolen
3. Hautrötung durch reaktive Vasodilatation

Jedoch nicht immer 3 Phasen nach dem klassischen „Trikolore-Phänomen", insbesondere bei organisch fixierten Stenosen fehlt die reaktive Hyperämie. Evtl. im Anfall Taubheitsgefühl und/oder Schmerzen

Diagnosekriterien des primären RS:
- Symmetrischer Fingerbefall
- Keine Nekrosen, keine trophischen Hautveränderungen
- Auslöser Kälte oder emotioneller Stress
- Bestehen der Symptome > 2 Jahre ohne Nachweis einer Grundkrankheit

DD: - Embolie (Ischämiedauer > 30 min)
- PAVK (DD und Ursache eines sekundären RS)
- Isolierte Akrozyanose (schmerzlose Zyanose der Akren)

Di.: - Faustschlussprobe: Bei erhobener Hand Kompression im Handgelenk durch den Untersucher, 20 x Faustschluss, evtl. Abblassen einzelner Finger, nach Loslassen lokalisiert verzögerter Bluteinstrom (Seitenvergleich).
- Allen-Test: Zum Nachweis eines isolierten Verschlusses der A. radialis oder A. ulnaris. Hier wird nur die A. radialis oder die A. ulnaris selektiv komprimiert. Bei Abblassen nach Faustschluss Verdacht auf Verschluss der jeweils nicht komprimierten Arterie.
- Kälteprovokationstest: Hände 3 Min. in Eiswasser können vasospastische Anfälle auslösen.
- Kapillarmikroskopie: Erhöhung des Kapillardurchmessers. Untersuchung besonders wichtig in der Diagnostik des sekundären RS. Sklerodermie: Riesenkapillaren, avaskuläre Felder, Hämorrhagien. Dieser Befund geht bei 12 % den klinischen Zeichen einer systemischen Sklerodermie voraus. Ähnliche Befunde finden sich auch bei anderen Kollagenosen. Lupus erythematodes: Büschelkapillaren und geschlungene Kapillaren.
- MR-Angiografie, Farbduplexsonografie: Nachweis von Vasospasmen. Stenosen, die nach Gabe eines α-Blockers bestehen bleiben, sprechen für organische Gefäßveränderungen.
- Labor: Zum Ausschluss eines sekundären RS:
  - Unspezifische Entzündungszeichen: BSG, CRP
  - BB + Thrombos, Eiweiß- und Immunelektrophorese
  - Kälteagglutinine, Kryoglobuline
  - ANA und anti-dsDNS-Ak bei SLE
  - Anti-SCL70 bei Sklerodermie
  - Anti-U1RNP bei Sharp-Syndrom

Diagnose des primären RS: Kriterien → siehe oben
Kapillarmikroskopie und Labor normal (BSG, ANA), Ausschluss eines sekundären RS/PAVK

Th.:
- Kausale Behandlung einer Grundkrankheit
- Allgemeine Maßnahmen:
  - Kälteschutz, Meiden von Nässeexposition
  - Nikotinverbot
  - Tragen von Wärmehandschuhen
- Medikamentöse Therapie:
  - Kalziumantagonisten: z.B. Nifedipin
  - Bei schwer verlaufendem, insbesondere sekundärem RS bestehen folgende Optionen im Off-Label-Use: Prostanoide (z.B. Iloprost), Phosphodiesterase-5-Hemmer (z.B. Sildenafil), Endothelin-Rezeptorantagonisten (z.B. Bosentan)

ERKRANKUNGEN DER VENÖSEN GEFÄSSE

- Varikose (Varizen)
- Oberflächliche Thrombophlebitis
- Tiefe Venenthrombose (Phlebothrombose)
- Lungenembolie
- Chronisch-venöse Insuffizienz (CVI)

VARIKOSIS (VK) [I83.9]

Syn: Krampfadern (altdeutsch = Krummader), Varizen (Varix = Knoten)

Def: WHO: VK = sackförmig oder zylindrisch erweiterte, oberflächliche (epifasziale) Venen, wobei die Venenerweiterung umschrieben oder streckenförmig sein kann und zumeist mit einer Schlängelung und Knäuelbildung einhergeht.
1. Primäre VK (95 %) = idiopathisch ohne fassbare Ursache
2. Sekundäre VK (5 %) = erworben, meist Kollateralen bei Abflussbehinderung im tiefen Venensystem als Folge einer Phlebothrombose.

CEAP-Klassifizierung der chronischen Venenleiden (Varikosis, CVI):
(zu komplex für die Praxis, mehr von wissenschaftlicher Bedeutung) → *siehe Internet*

Ep: Ca. 20 % der Erwachsenen; zunehmende Prävalenz mit dem Alter; w : m = 3 : 1; Erstmanifestation meist im 3. Lebensjahrzehnt

Ät.: - Genetik (positive Familienanamnese - 50 % d.F.) + Manifestationsfaktoren:
- Alter
- Hormoneller Einfluss bei Frauen (z.B. Schwangerschaft)
- Stehende oder sitzende Tätigkeit

Die Bedeutung des Übergewichtes als Risikofaktor wird unterschiedlich beurteilt.

PPh: Primäre Varikose: Schlussunfähigkeit der Venenklappen epifaszialer Venen, sodass es zur Strömungsumkehr des Blutes in zentrifugaler Richtung kommt.
Unter Rezirkulationskreis versteht man einen pathologischen venösen Kreislauf im Bereich der Beine: Am proximalen Insuffizienzpunkt in der Leiste fließt das Blut nicht von der V. saphena magna in die tiefen Beinvenen (wie normal), sondern retrograd aus der V. femoralis communis in die V. saphena magna bis zum distalen Insuffizienzpunkt; von dort über Seitenastvarizen und Vv. perforantes zurück zu den tiefen Beinvenen.

Anatomie: 3 Venensysteme am Bein:

1. Oberflächlich: V. saphena magna beginnt am Innenknöchel und geht bis zum Venenstern = Crosse (unterhalb der Leiste). V. saphena parva und Seitenäste (Wadenbereich).
2. Tiefe Beinvenen übernehmen 90 % des venösen Rückstroms, hauptsächlich durch die Muskelpumpe, außerdem durch Gelenkpumpe. Venenklappen verhindern nach dem Paternoster-Prinzip einen Rückfluss des Blutes.
3. Perforans-Venen: Verbindung zwischen oberflächlichem und tiefem System. Die physiologische Flussrichtung von außen nach innen wird durch die Venenklappen sichergestellt. 3 wichtige Gruppen:
   - Dodd-Gruppe: Innenseite des mittleren Oberschenkels
   - Boyd-Gruppe: Innenseite des Unterschenkels direkt unterhalb des Knies
   - Cockett-Gruppe: 3 Perforans-Venen an der Innenseite des Unterschenkels im unteren Drittel ca. 7,14 und 18 cm von der Fußsohle entfernt.

Varizentypen:

- Stamm- und Seitenastvarizen (am häufigsten) bevorzugt Bereich der V. saphena magna (mediale Ober- und Unterschenkelseite) und V. saphena parva (Rückseite des Unterschenkels) sowie deren Seitenäste. Ca. 15 % der Bevölkerung betroffen.
- Retikuläre Varizen = netzartige, lokalisierte, oberflächliche Venektasien mit einem Durchmesser von 2 - 4 mm, bevorzugt in der Kniekehle und an der Außenseite von Ober- und Unterschenkel. Häufiger Befund; kosmetische Bedeutung.
- Besenreiservarizen = spinnengewebsartiges Netz durch kleinste intradermale Varizen mit einem Durchmesser < 1 mm bevorzugt am Oberschenkel dorsal. Häufiger Befund; kosmetische Bedeutung.
- Varikozele = Ektasie des Plexus pampiniformis
- Vulvavarizen und suprapubische Varizen: Auftreten im Rahmen einer Schwangerschaft

KL.:

- Müdigkeits-, Schwere- und Spannungsgefühl in den Beinen (Besserung im Liegen und bei Bewegung)
- Neigung zu abendlichen Knöchelödemen
- Evtl. Juckreiz und Druckgefühl über insuffizienten Perforansvenen
- Nächtliche Fuß- und Wadenkrämpfe

Merke: Typischerweise nimmt die Klinik venöser Erkrankungen gegen Abend, nach langem Sitzen oder Stehen oder bei warmen Wetter zu; nicht jedoch nach längerem Gehen (wie z.B. bei der PAVK).

Stadieneinteilung der Stammvarikose der V. saphena magna (nach Hach, 1996) entsprechend der Ausdehnung nach distal. Der distale Insuffizienzpunkt beim Valsalva-Pressversuch (= Stopp des Refluxes bei distal wieder suffizienter Klappe und Abgang einer Seitenastvarize) bestimmt das Stadium:

I. Nur Mündungsklappe (Crosseninsuffizienz)
II. Varize mit Reflux bis oberhalb Kniegelenk
III. Varize bis unterhalb Kniegelenk
IV. Varize bis Sprunggelenk

- Durch das rezirkulierende Blutvolumen bei der Stammvarikose der V. saphena magna kommt es im Laufe der Jahre sekundär zu einer Volumenbelastung der V. poplitea und V. femoralis mit Dilatation und Klappeninsuffizienz. Dies wird als sekundäre Popliteal- und Femoralveneninsuffizienz (Leitveneninsuffizienz) bezeichnet.
- Bei der inkompletten Stammvarikose der V. saphena magna ist die Crosse zwar suffizient, jedoch kommt es über eine weiter distal gelegene insuffiziente Perforansvene oder Seitenastvene zum Reflux aus der Tiefe in die oberflächliche V. saphena magna.
- Die Stammvarikose der V. saphena parva ist seltener. Es können sich größere Krampfaderkonvolute an der Dorsalseite der Wade ausbilden.

- Eine Varikose der Vv. perforantes tritt meist in Kombination mit anderen Formen der primären und sekundären Varikose auf.

Klinische Stadieneinteilung der Varikosis nach Marshall:

Stad. I: Keine Beschwerden, allenfalls kosmetisch störend
Stad. II: Stauungsgefühl, nächtliche Krämpfe, Parästhesien
Stad. III: Ödem, Hautinduration, Pigmentierung, abgeheiltes Ulcus cruris
Stad. IV: Ulcus cruris venosum

Ko.: Thrombophlebitis, tiefe Venenthrombose (mit evtl. Lungenembolie), chronisch venöse Insuffizienz, Ulcus cruris venosum

Di.:
- Anamnese, Inspektion, Palpation von Faszienlücken an den Durchtrittsstellen der insuffizienten Perforansvenen; evtl. hervortretende Perforansvenen („blow-out"-Phänomen)
- Venenfunktionsteste sind durch die hohe diagnostische Aussagekraft der Duplexsonografie verdrängt worden, z.B. Trendelenburg-Test zum Nachweis insuffizienter Venenklappen und Perthes-Test zur Kontrolle, ob die tiefen Venen durchgängig sind (siehe Chirurgie-Lehrbücher).
- Duplex-Sonografie → Beantwortung von 2 Fragen:
  1. Tiefe Venen durchgängig?
     - Vene komprimierbar? (Kompressionssonografie)
     - Strömung atemvariabel? (S [= spontaneous] Sounds)
     - Beschleunigte Strömung nach distaler und proximaler Kompression (A [= augmented] Sounds)
  2. Venenklappen der Stammvenen suffizient? (= Strömungsstopp beim Valsalva-Pressversuch) oder insuffizient (= Reflux beim Valsalva-Pressversuch) → zur Stadieneinteilung Bestimmung des distalen Insuffizienzpunktes (der Punkt, wo das Refluxgeräusch distal endet).
- Evtl. aszendierende Pressphlebografie

Th.: A) Konservativ:
- Kompressionsstrümpfe (meist reicht die Kompressionsklasse II, entsprechend einem Knöcheldruck von ca. 30 mmHg); Maßanfertigung ist nur bei stark abweichenden Beinformen notwendig.
- Sitzen und Stehen sind ungünstig, Laufen und Liegen sind günstig.

Anm: Es gibt keine sicher wirksame medikamentöse Therapie der Varikose!

B) Operativ:
Ind: Symptomatische Varikosis
Voraussetzung: Nachweis der freien Durchgängigkeit des tiefen Venensystems (Farbduplex, Phlebografie)
KI: Verschluss der tiefen Venen u.a.

Methoden:
- Crossektomie = Unterbindung aller Venenäste am Venenstern (Crosse) in der Leiste, um Rezidive zu verhindern
- Venenstripping, z.B. mit der Babcock-Sonde oder dem Vollmar-Ringstripper
- Ligatur aller insuffizienten Perforansvenen
- Separate Entfernung evtl. weiterer Venenkonvolute (die präoperativ am stehenden Patienten markiert werden müssen)
- Endovenöse Radiofrequenz- und Lasertherapie

C) Sklerosierung oder Lasertherapie: Besenreiservarizen, retikuläre Varizen und kleine Seitenastvarizen können, wenn sie kosmetisch stören, ambulant entfernt werden.

Prg: Rezidivrate nach Sklerotherapie > 50 % / 5 Jahren
Bei sorgfältig durchgeführter Operation ist die Rezidivrate klein (< 5 %).
Letalität der Operation 0,02 %

Chronisch-venöse Insuffizienz (CVI) [I87.20]

Syn: Chronisch venöses Stauungssyndrom, Chronische Veneninsuffizienz

Def: Venöse Hypertonie im Stehen mit Venen- und Hautveränderungen

Ät.:
- Postthrombotisches Syndrom (häufigste Ursache)
- Primäre oder sekundäre Klappeninsuffizienz der tiefen Beinvenen
- Venöse Angiodysplasien (angeborene Defekte/Fehlen der Venenklappen)

PPh: - Venenklappeninsuffizienz mit venöser Hypertonie im Stehen
- Retrograde Blutströmungen mit Rezirkulationskreisen
- Pathologische Kollateralkreisläufe
- Von der Zirkulation ausgeschaltete Venenbezirke
- Periphere Venenpumpen eingeschränkt (Muskel- und Gelenkpumpe)
- Störungen der Mikrozirkulation und des Lymphabflusses

Lok: Pathogenetisch entscheidend ist die tiefe Leitveneninsuffizienz im Oberschenkel. Klinisch manifestiert sich die CVI vorwiegend im Unterschenkel- und Fußbereich.

KL.: **3 Stadien** (nach Widmer)

Stadium I:
- Reversible Ödeme
- Corona phlebectatica (dunkelblaue Hautvenenveränderung am lateralen und medialen Fußrand)
- Perimalleoläre Kölbchenvenen

Stadium II:
- Persistierende Ödeme
- Purpura und Hämosiderose der Haut im Unterschenkelbereich (rotbraune Hyperpigmentierung)
- Dermatosklerose, Lipodermatosklerose (evtl. mit entzündlicher Rötung)
- Atrophie blanche (depigmentierte, atrophische Hautbezirke, meist oberhalb der Sprunggelenke beidseits)
- Stauungsekzem: Mit Juckreiz und Neigung zu allergischen Reaktionen
- Zyanotische Hautfarbe

Stadium III:
Floride oder abgeheilte Ulcera cruris (Ulcus cruris venosum)
Prädilektionsstellen: Über insuffizienten Venae perforantes im Bereich der Cockett´ Gruppe oberhalb des Innenknöchels

Ko.: - Neigung zu Erysipel
- Arthrogenes Stauungssyndrom (sek. Einschränkung der Sprunggelenksbeweglichkeit mit Folge der weiteren Funktionseinschränkung der Sprunggelenksvenenpumpe)

DD: - Beinödeme anderer Genese (siehe Kap. Ödeme)
- Ulcus cruris arteriosum bei PAVK (siehe dort)
- Bei chronischen Beinulzera auch an Karzinom im Ulkus denken (bei Verdacht Biopsie)

Di.:
- Anamnese und Klinik
- Duplex- und Farbduplex-Sonografie:
  Darstellung von Durchgängigkeit und Strömungsverhältnissen der tiefen Beinvenen. Nachweis eines Refluxes bei insuffizienten Venenklappen.
- Indirekte Untersuchungsverfahren haben durch Duplex-/Farbduplexsonografie an Bedeutung verloren.
- Aszendierende Pressphlebografie vor operativer Behandlung einer Varikose.

Th.: A) Kausal: Therapie einer Varikose (siehe dort)

B) Symptomatisch:
- Allgemeinmaßnahmen:

  Merke: **S**itzen mit abgeknickten Knien und **S**tehen behindern den venösen Abfluss. **L**iegen (optimal, wenn Beine höher als der Oberkörper) und **L**aufen (Wadenmuskel- und Sprunggelenkspumpe) fördern den venösen Abfluss. **SS** = schlecht, **LL** = gut

  Wärme führt zu unerwünschter Venendilatation → keine Sauna, kein direktes Sonnenbad. Kaltes Abduschen führt zu erwünschter Venentonisation.
  Fußbewegungsübungen und Gehtraining, Krankengymnastik zur Vermeidung einer sekundären Sprunggelenksversteifung.
- Kompressionstherapie:
  - Kompressionswechselverband mit 8-10 cm breiten Kurzzugbinden
  - Kompressionsstrümpfe oder -strumpfhose:
    Klasse II (~ 30 mmHg Knöcheldruck): CVI Grad II (Widmer) - ausreichend für die meisten Patienten; Klasse III (~ 40 mmHg Knöcheldruck): CVI Grad III (Widmer)
- Intermittierende pneumatische Kompression
  Die Compliance der Kompressionstherapie ist max. 50 %.
  KI der Kompressionsbehandlung: Dekompensierte Herzinsuffizienz, septische Phlebitis, Phlegmasia coerulea dolens
  Eine symptomatische PAVK gilt als KI für eine Kompressionstherapie bei CVI; allerdings ist die Evidenzlage unklar.

- Bei fortbestehender schwerer Symptomatik des PTS trotz konservativer Therapie kann eine endovaskuläre Rekanalisation erwogen werden (in Zentren).
- Therapie eines Ulcus cruris venosum:
  - Entfernung von Nekrosen und Reinigung des Ulcus z.B. mit Wasser und Zucker oder enzymatische Wundreinigung oder Hydrokolloidverbände. Vorsicht bei der Behandlung mit Externa wegen Gefahr des allergischen Ekzems!
  - Danach Kompressionsverband mittels Schaumgummikompressen, die die angrenzende Vene mitkomprimieren sollte (Ulkusrand mit Zinkpaste abdecken). Ohne Kompression kaum Heilung!
  - Falls keine Abheilung, Vorstellung des Patienten beim Dermatologen oder in einer Abteilung für (plastische) Chirurgie

Prg: Bei konsequenter Therapie günstig (Allgemeinmaßnahmen, Varizentherapie, Kompressionsbehandlung)

THROMBOPHLEBITIS [I80.9]

Def: Entzündung oberflächlicher (epifaszialer) Venen mit thrombotischer Verlegung der betroffenen Venen → Synonym: Oberflächliche Venenthrombose (OVT). Sind varikös veränderte Venen betroffen (75 % d.F.), spricht man von Varikophlebitis.

Ät.:
- An den Beinen (90 % d.F.) meist bei vorbestehenden Varizen der V. saphena magna und parva sowie deren Seitenäste durch (Mikro-)Traumen ausgelöst.
- An den Armen durch infizierte Venenkatheter oder durch Injektion/Infusion hyperosmolarer Lösungen oder intimareizender Medikamente.
- Thrombophlebitis saltans sive migrans [I82.1]
  Def: Rezidivierende Thrombophlebitis wechselnder Lokalisation (auch Arme, selten viszeraler Befall) an nicht varikös veränderten Venen.
  Vo.: - Frühstadium einer Thrombangiitis obliterans (M. Winiwarter-Buerger)
  - Gel. Begleitsymptom bei malignen Tumoren (z.B. Pankreas Ca.)
- M. Mondor [I80.88]: Idiopathische Thrombophlebitis der seitlichen Thoraxvenen (V. thoracoepigastrica), die als druckdolenter Strang tastbar und sichtbar sind (klinischer Verlauf selbstlimitierend).

KL.: Entzündungszeichen: Rubor, Calor, Dolor, Tumor (schmerzhaft tastbarer, derber [thrombosierter] Venenstrang); i.Gs. zur tiefen Venenthrombose keine Schwellung der Extremität, da 90 % des Blutes durch die tiefen Venen abfließt.

Ko.:
- Eine Thrombophlebitis kann in ca. 20 % d.F. über insuffiziente Perforansvenen oder in der V. saphena magna über die Crosse auf die tiefen Beinvenen übergreifen (transfasziale Phlebitis).
- Selten bakterielle Infizierung + Abszedierung, septische Thrombophlebitis (Fieber, Schüttelfrost)

DD: Tiefe Venenthrombose (Phlebothrombose), s.u.

Di.: Klinik, Kompressions- und Duplex-Sonografie der tiefen Venen zum Ausschluss einer TVT

Th.:
- Ambulant: Den Patienten laufen lassen. (Keine Bettruhe! Bei Immobilisation besteht das Risiko eines appositionellen Thrombuswachstums bis ins tiefe Venensystem!)
- Evtl. Ursachen beseitigen (z.B. Venülen, Katheter entfernen!)
- Frische Thrombophlebitis: Evtl. Stichinzision, Entleerung des thrombotischen Materials, Kompressionsverband + Mobilisation.
- Ältere Thrombophlebitis: (> 7 Tage): Nur Kompressionsverband + Mobilisation
- Indikationen für eine Therapie mit Heparin (NMH) in prophylaktischer Dosis: Thrombophlebitis der V. saphena magna (Gefahr der aszendierenden Thrombose) und bettlägerige Patienten. Bei TVT Heparin in therapeutischer Dosis (siehe TVT).
- Bei starken Schmerzen: Antiphlogistika, z.B. Diclofenac
- Bei infiziertem venösen Zugang am Arm: Umschläge mit antiseptischer Lösung
- Bei Fieber Staphylokokken-wirksames Antibiotikum (Flucloxacillin; bei Allergie Cephalosporin)

Pro: Therapie kausaler Varizen, Vorsichtsmaßnahmen bei Injektionen/Infusionen; Venülen nur so lange belassen, wie erforderlich.

TIEFE VENENTHROMBOSE (TVT) DER UNTEREN Extremität (TVT-UE) [I80.28]

Syn: Phlebothrombose; englisch: „deep vein thrombosis" (DVT)

Def. der Thrombose: Intravitale, intravasale, lokalisierte Gerinnung von Blutbestandteilen

Def. der TVT: Thrombose der tiefen Venen im Becken-/Beinbereich (90 %) oder im Armbereich mit 2 Risiken:
1. Lungenembolie
2. Postthrombotisches Syndrom mit chronisch-venöser Insuffizienz

Ep.: Risiko der TVT von Alter und Risikofaktoren abhängig; durchschnittliches Risiko im Alter < 60 J. 1 : 10.000/J., im Alter > 60 J bis 1 : 100/J. TVT und Lungenembolie stellen eine der Hauptursachen für Morbidität und Letalität während eines Krankenhausaufenthaltes dar, werden aber auch bei ambulanten Operationen beobachtet.

Lok: I. TVT der Bein- und Beckenvenen (am häufigsten) - 4 Etagen: V. iliaca 10 %, V. femoralis 50 %, V. poplitea 20 %, Unterschenkelvenen 20 %. 2/3 der TVT der Beine betreffen das linke Bein (Abflussbehinderung an der Kreuzungsstelle linke Beckenvene und rechte Beckenarterie mit Ausbildung einer septenartigen Leiste im Venenlumen = Venensporn bei 20 % der Erwachsenen = May-Thurner-Syndrom). Bis zu 20 % der unbehandelten Unterschenkelvenenthrombosen zeigen eine Progression in die Oberschenkelvenen und ca. 20 % aller Femoralisvenenthrombosen führen zu einer aufsteigenden Beckenvenenthrombose.
> 90 % der Embolien stammen aus dem Einflussgebiet der unteren Hohlvene, davon 30 % aus Beckenvenen und 60 % aus Oberschenkelvenen. Bei bis zu 50 % der Patienten mit proximaler tiefer Beinvenenthrombose kommt es zu (meist) asymptomatischen Lungenembolien.

II. TVT der Armvenen (seltener)

Pg.: Virchow-Trias:
1. Endothelalteration: Entzündung, Traumen
2. Blutstromveränderung:
   - Wirbelbildung (Varizen)
   - Strömungsverlangsamung (lokale Stase, Herzinsuffizienz)
3. Veränderung der Blutzusammensetzung mit Ungleichgewicht zwischen Gerinnung und Fibrinolyse → siehe Ursachen einer Thrombophilie (unter Ätiologie)

Pat: Formen:
- ▶ Abscheidungs- (Plättchen-)Thrombus:
  durch Anlagerung (Adhäsion) und Zusammenballung (Aggregation) von Thrombozyten an einem Endotheldefekt (Initialzündung einer Thrombose)
  Merkmale:
  - Fest an der Gefäßwand haftend.
  - Nicht das ganze Lumen ausfüllend.
  - Erythrozytenarm (weißer Thrombus) mit geriffelter Oberfläche.
- ▶ Gerinnungsthrombus:
  Wesentlicher pathogenetischer Faktor: Strömungsverlangsamung
  Merkmale:
  - Keine feste Haftung (Emboliegefahr!).
  - Das Gefäßlumen ausfüllend.
  - Roter Thrombus mit glatter Oberfläche.
- ▶ Gemischter Thrombus:
  Weißer Kopfteil und roter Schwanzteil

Ät.: 1. Internistische prädisponierende Faktoren für eine TVT (in Klammern Risikoerhöhung):
- TVT oder LE in der Anamnese (bis 30fach)
- Immobilisation (bis 20fach)
- Polycythaemia vera
- Essenzielle Thrombozythämie
- Hyperviskositäts-Syndrom
- Forcierte Diurese mit Exsikkose
- Adipositas (BMI > 30)
- Respiratorische Insuffizienz/COPD
- Systemische Infektionen
- Schlaganfall mit Paresen; Herzinfarkt
- Herzinsuffizienz (NYHA III oder IV)
- Chronisch-venöse Insuffizienz

Thrombophilie:
- Erworbener Protein C-Mangel: Leberzirrhose, DIC, Einstellungsphase einer Cumarintherapie, Vitamin K-Mangel
- Erworbener Protein S-Mangel: Leberzirrhose, Schwangerschaft, Östrogentherapie u.a.
- Erworbener AT-Mangel: Leberzirrhose, nephrotisches Syndrom, exsudative Enteropathie, DIC
- Heparininduzierte Thrombozytopenie Typ II
- Persistierende Faktor VIII-Erhöhung
- Therapie mit Neuroleptika

- Aktive Malignome, bes. im Abdominalbereich (z.B. Pankreas- und Prostata-Ca). → Bei sog. idiopathischen Thrombosen an die Möglichkeit eines Tumorleidens denken und danach suchen!
- Therapie mit Östrogenen, Ovulationshemmern (Dieses Risiko wird durch gleichzeitiges Rauchen potenziert! → Rauchen ist eine relative KI für die Verwendung von Ovulationshemmern.)
- Schwangerschaft und 6 Wochen postpartal (häufigste Todesursache während Schwangerschaft und Wochenbett !)
- Therapie mit Testosteron (erhöhtes Risiko in den ersten 6 Mon.)
- Alter > 60 J.

2. Thromboserisiko bei Operationen (ohne Heparin-Prophylaxe):

Generelles Operationsrisiko	Tiefe Venenthrombose	Lungenembolie	Tod
Niedrig Pat. < 40 J., kleine Op. (< 30 min), Arthroskopie, Gips	2 %	0,2 %	0,02 %
Mittel Allgemein-chirurgische/urologische/gynäkologische länger dauernde Eingriffe	10 - 40 %	1 - 4 %	0,4 - 1 %
Hoch Polytrauma, Becken-/Knie-/Hüft-Op.	40 - 80 %	4 - 10 %	1 - 5 %

Durch prophylaktische Gabe von Heparin können 3 von 4 TVT verhindert werden (Risikoreduktion um 75 %).

3. Durch Abknicken der V. poplitea bei langem Sitzen in Auto, Bus, Bahn, Flugzeug kann es bei Risikopatienten zur Flugzeugthrombose kommen: „Economy class syndrome".
4. Hereditäre Ursachen einer Thrombophilie → Verdachtshinweise:
Jüngeres Alter beim Auftreten der 1. TVT; rezidivierende TVT, atypische Lokalisation, positive Familienanamnese (≥ 2 Verwandte ersten Grades mit TVT)

Art des Defekts	Pathomechanismus	Prävalenz in der Bevölkerung	Relatives Risiko für erste TVT
APC-Resistenz / Faktor V-Leiden-Mutation = Faktor V-G1691A-Mutation	Gestörte Inaktivierung von Faktor Va durch aktiviertes Protein C (APC)	Bis 7 %	Bis 5fach ↑ bei Heterozygotie
Prothrombin (F. II)-G20210A-Mutation	Erhöhter Plasma-Prothrombin-Spiegel	Bis 4 %	3fach ↑ bei Heterozygotie
Protein C-Mangel (2 Typen)	Inhibitormangel (verminderte Inaktivierung von Faktor Va und VIIIa)	0,2 %	Bis 6fach ↑ bei Heterozygotie
Protein S-Mangel (3 Typen)	Verminderte Protein-C-Aktivität infolge verminderter Aktivität des Kofaktors	Ca. 0,1 %	Bis 10fach ↑ bei Heterozygotie
Antithrombin- (AT) Mangel	Typ I: AT-Spiegel um ca. 50 % erniedrigt (Typ II: AT-Spiegel normal, aber verminderte AT-Aktivität)	0,02 %	Bis 10fach ↑ bei Heterozygotie

Antiphospholipid-Syndrom (Anamnese: TVT, Schwangerschaftskomplikationen): Siehe dort

Alle diese Gerinnungsstörungen werden autosomal dominant vererbt. Bei der häufigeren Heterozygotie findet sich eine ca. 50 %ige Reduktion der Konzentration des entsprechenden Proteins. Mit Ausnahme der (seltenen) homozygoten APC-Resistenz und des AT-Mangels findet sich bei allen anderen Störungen nur ein mäßig erhöhtes Thromboserisiko, das aber bei zusätzlichen Risikofaktoren (1 - 3) zur Thrombose führen kann!
Die Dauer der Antikoagulation nach einer Thrombose unterscheidet sich für die meisten hereditären Ursachen einer Thrombophilie nicht von Personen ohne diesen Defekt (Ausnahme: Antiphospholipid-Syndrom; homozygote APC-Resistenz: Hier wird Dauerantikoagulation empfohlen).

KL.:
- Schwere-/Spannungsgefühl, ziehende Schmerzen, "Muskelkater" (Wade, Poplitea, Leiste); in Horizontallage abnehmende Beschwerden.
- Schwellung (Umfangsdifferenz!) zyanotische Glanzhaut, „Pratt-Warnvenen" = Kollateralvenen an der Schienbeinkante
- Überwärmung
- Druckempfindlichkeit im Verlauf der tiefen Venen
- Wadenschmerz beim Ballottement der Wade

- Wadenkompressionsschmerz manuell (Meyer-Zeichen) oder mittels Blutdruckmanschette (Lowenberg-May-Zeichen)
- Wadenschmerz bei Dorsalflexion des Fußes (Homans-Zeichen)
- Fußsohlenschmerz bei Druck auf mediale Fußsohle (Payr-Zeichen)
- Evtl. Fieber, BSG ↑, Leukozytose, Pulsanstieg

Merke: Die Treffsicherheit der klinischen Zeichen ist mit 50 % nicht verlässlich! Stasezeichen finden sich am Bein nur bei ausgedehnter proximaler Thrombose (Oberschenkel), wobei die typische Trias: Schwellung, Schmerz, Zyanose nur in 10 % d.F. gefunden wird. Das Fehlen klinischer Zeichen einer Thrombose schließt diese (insbesondere bei bettlägrigen Patienten) nicht aus: Nur bei 1/3 aller Lungenembolien ist eine Phlebothrombose klinisch nachweisbar!

Ko.: 1. Lungenembolie: Bis zu 50 % aller Patienten mit tiefer Beinvenenthrombose haben bei Diagnosestellung szintigrafisch nachweisbare (überwiegend asymptomatische) Lungenembolien! Das höchste Embolierisiko besteht bei Beckenvenenthrombosen.
2. Postthrombotisches Syndrom (PTS) (Symptomatik siehe chronisch-venöse Insuffizienz CVI), davon ¼ d.F. mit Ausbildung eines Ulcus cruris: Selten bei Unterschenkelvenenthrombose, meist nach Mehretagenthrombose (50 % und mehr).
3. Thromboserezidiv

DD:
- Postthrombotisches Syndrom mit chronisch-venöser Insuffizienz
- Lymphödem (Zehen auch geschwollen)
- Muskelfaserriss und posttraumatische Schwellungszustände (Anamnese, Haut nicht überwärmt, nicht zyanotisch)
- Ischias-Syndrom (Anamnese, Schmerzausstrahlung, Lasègue Dehnungsschmerz, neurologischer Status)
- Rupturierte Baker-Zyste (Ausstülpung der Synovia im Bereich der Kniekehle → Sono)
- Akuter arterieller Verschluss (fehlender Puls, blass-kalte Haut, kein Ödem)

Di.:
- Anamnese (Risikofaktoren?) + Klinik

Bestimmung der klinischen Wahrscheinlichkeit des Vorhandenseins einer TVT (Wells-Score):

Parameter	Punkte
Aktives Malignom	1
Lähmung oder kürzliche Immobilisation	1
Kürzliche Bettlägerigkeit (> 3 Tage) oder große Operation	1
Schmerzen bzw. Verhärtung entlang der tiefen Venen	1
Schwellung des ganzen Beines	1
Differenz des Unterschenkelumfangs von > 3 cm	1
Eindrückbares Ödem am symptomatischen Bein	1
Sichtbare Kollateralvenen	1
Frühere dokumentierte TVT	1
Alternative Diagnose wahrscheinlicher als TVT	-2
Score Auswertung	
Wahrscheinlichkeit für TVT nicht hoch	< 2
Wahrscheinlichkeit für TVT hoch	≥ 2

- D-Dimere: Finden sich bei frischer TVT, aber auch postoperativ, bei Malignomen, DIC u.a. Ein positiver D-Dimer-Test ist verdächtig auf Thrombose, aber beweist sie nicht (andere mögliche Ursachen). Ein negativer D-Dimer-Test (< 500 µg/l) schließt bei geringer klinischer Wahrscheinlichkeit eine TVT mit 95 %iger Sicherheit aus. Bei hoher klinischer Wahrscheinlichkeit sollte ohne Zeitverzug durch D-Dimer-Test direkt eine bildgebende Diagnostik erfolgen.

	D-Dimer erhöht	D-Dimer normal
Beinschwellung	Beinvenenthrombose, Erysipel, Abszess, Trauma, Krebs	Lymphödem, Herzinsuffizienz (BNP ⇧)
Akuter Thoraxschmerz, Dyspnoe	Lungenembolie, Pneumonie, Aortenaneurysma/-dissektion	Akuter Myokardinfarkt (Troponin ⇧), dekompensierte Herzinsuffizienz

- Bildgebende Diagnostik:
  - (Farbduplex-)Kompressionssonografie: Methode 1. Wahl. Typisch für Thrombosierung ist eine fehlende/ eingeschränkte Komprimierbarkeit des im Querschnitt dargestellten Venenlumens. Bei regelrechten Abflussverhältnissen lassen sich über V. femoralis und V. poplitea atemvariable bzw. provozierte Strömungsprofile in der Duplex-Sonografie ableiten. Mithilfe der Farbkodierung kann der blutumflossene Anteil des Thrombus sichtbar gemacht werden. Bei komplettem Venenverschluss ist mit der Doppler-Sonografie keine Strömung mehr nachweisbar.

- MR- und CT-Phlebografie: Gute Verfahren, aber aufwendiger als Sonoverfahren
- Aszendierende Phlebografie: Indiziert nur bei unklaren Fällen, die durch farbkodierte Duplex-Sonografie nicht geklärt werden konnten.

- Ursachen der TVT abklären (Thrombophilie bei jüngeren Patienten, evtl. Malignomsuche bei älteren Patienten)

Th.: Therapieziele (S2k-Leitlinie 2015):

1. Verhinderung einer Lungenembolie
2. Vermeidung der Ausbreitung der Thrombose
3. Rekanalisierung des thrombosierten Gefäßes mit Erhaltung der Venenklappen und Verhinderung eines postthrombotischen Syndroms.

A) Allgemeinmaßnahmen:

In der Regel erfolgt die Behandlung ambulant. Eine Hospitalisierung ist nur bei schweren Begleiterkrankungen indiziert.

Kompressionsbehandlung: Anfangs mit elastischer Binde, später mit Kompressionsstrumpf (Kompressionsklasse II) bis zur Leiste bei TVT oberhalb des Kniegelenkes, bis zum Knie bei TVT des Unterschenkels → besserer venöser/lymphatischer Rückstrom, bessere Wandadhärenz des Thrombus (KI: pAVK und Phlegmasia coerulea dolens).

Mobilisation: Bei TVT ist unabhängig von der Lokalisation (distal oder proximal) und der Morphologie des Thrombus („flottierend“, „wandhaftend“, „okkludierend“) keine Bettruhe erforderlich, es sei denn zur Linderung der Beschwerden bei stark schmerzhafter Beinschwellung oder zur Durchführung von therapeutischen Maßnahmen. Unter suffizienter Antikoagulation, Kompression und fortgeführter Mobilisation ist die Frequenz und der Schweregrad von LE nicht erhöht.
Lokale Wärmeanwendung ist verboten! Stuhlregulierung (kein Pressen!).

B) Antikoagulanzientherapie in therapeutischer Dosierung senkt das Lungenembolie-Risiko um 60 %

Vorteil: 4 x seltener intrazerebrale Blutungen (0,2 %) als unter Lyse (0,8 %)
Nachteil: Wiedereröffnungsrate der thrombosierten Vene wesentlich seltener und nur inkomplett im Vergleich zur Lyse → 2 x häufiger Ausbildung eines postthrombotischen Syndroms.
Die Inzidenz von Lungenembolien unterscheidet sich bei Antikoagulanzientherapie nicht wesentlich von der bei Lyse → Konsequenz: Antikoagulanzien sind das Mittel der Wahl in der Akuttherapie der Thrombose. NW + KI: Siehe Kap. Thromboseprophylaxe!

Alternativen:

▶ Niedermolekulares Heparin (NMH):
Ind: Mittel der 1. Wahl bei TVT, auch in der Schwangerschaft
Vorteile gegenüber UFH: NMH verhindern in der Akutphase TVT-Rezidive wirksamer als UFH. HIT II, Blutungskomplikationen und Todesfälle sind seltener. s.c.-Anwendung; i.d.R. sind Laborkontrollen nicht erforderlich → daher für ambulante Therapie geeignet.
KI: Niereninsuffizienz (Akkumulation mit Blutungsrisiko) → hier Verwendung von UFH
Weitere Einzelheiten (NW, KI) siehe Kapitel Thromboseprophylaxe.

Bei der Therapie mit NMH ist die Bestimmung der PTT zur Therapieüberwachung nicht geeignet. Kontrollen des Anti-Faktor Xa-Spiegels (3 - 4 h nach Injektion) sind nur indiziert bei sehr leichten (< 50 kg) oder schweren Patienten (> 100 kg) sowie bei Patienten mit eingeschränkter Nierenfunktion und Patienten, die unter Therapie bluten oder rezidivierende Thrombosen haben. Der Zielbereich für den Anti-Faktor Xa-Spiegel liegt zwischen 0,6 - 1,0 IE/ml bei 2 x täglicher Dosierung und 1,0 - 2,0 IE/ml bei 1 x täglicher Dosierung.

▶ Unfraktioniertes Heparin (UFH) i.v.
Ind: TVT bei Niereninsuffizienz
Dos. für UFH: Initial 70 IE/kg KG i.v. als Bolus, anschließend 1.000 IE/h mittels Perfusor. Therapiesteuerung nach dem aPTT-Wert (Verlängerung auf ca. das 1,5 - 2,5fache des Ausgangswertes, wobei die Werte laborabhängig sind). er Therapie mit Heparin 4 - 5 Tage. Kontrollen der Thrombozyten (auf HIT II achten).
Eine anschließende Behandlung erfolgt mit oralen Antikoagulanzien

Therapie bei TVT und LE (Liste der Therapie-Alternativen)

Substanz	Handelsname z.B.	Dosis/Tag s.c.	TVT	LE
Niedermolekulare Heparine*)				
Certoparin	Mono-Embolex®	2 x 8.000 IE	Ja	Nein
Enoxaparin	Clexane®	2 x 1 mg/kg KG	Ja	Ja
Nadroparin	Fraxiparin®	2 x 0,1ml/10 kg KG	Ja	Nein
Tinzaparin	Innohep®	1 x 175 IE/kg KG	Ja	Ja
Fondaparinux	Arixtra®	1 x 7,5 mg, KG < 50 kg: 1 x 5 mg KG > 100 kg: 1 x 10 mg	Ja	Ja
F. Xa-Hemmer:				
Rivaroxaban	Xarelto®	Siehe Herstellerangaben	Ja	Ja
Apixaban	Eliquis®	Siehe Herstellerangaben	Ja	Ja
Edoxaban	Lixiana®	Siehe Herstellerangaben	Ja	Ja
Direkter Thrombininhibitor: Dabigatran	Pradaxa®	Siehe Herstellerangaben	Ja	Ja

*) Weitere NMH: Dalteparin (Fragmin®); Reviparin (z.B. Clivarin®) - Dos: Siehe Herstellerangaben

Medikation bei HIT (Heparininduzierte Thrombozytopenie Typ II):
Argatroban oder Lepirudin; Danaparoid zeigt in 5 - 10 % Kreuzreaktivität mit Heparin

Dauer einer oralen Antikoagulanzientherapie: 3 - 6 Mon. Bei persistierenden Risikofaktoren wird eine verlängerte Dauer der Antikoagulanzientherapie unter Abwägung des Blutungsrisikos empfohlen (siehe S2k-Leitlinie).

C) Rekanalisationstherapie:

- **Therapie mit Aktivatoren der Fibrinolyse (Fibrinolytika: Lyse-Therapie bzw. Thrombolyse)**

Ind:
- Phlegmasia coerulea dolens
- Frische proximale TVT (ileo-femorale Thrombose, Alter < 7 Tage) mit massiver Schwellung
- Schwere Lungenembolie mit hohem Letalitätsrisiko
- Frischer Herzinfarkt
- Frischer Hirninfarkt (bis 4,5 h alt) unter strengen Voraussetzungen

Kontraindikationen für die Thrombolyse
(Guidelines ESC 2014):

- Absolute Kontraindikationen:
  - Früherer hämorrhagischer Schlaganfall
  - Ischämischer Schlaganfall ≤ 6 Monate
  - ZNS-Neoplasie oder -Metastasen
  - Größere Verletzungen/Op. ≤ 3 Wochen
  - Gastrointestinale Blutung ≤ 1 Monat
  - Aktive innere Blutung
- Relative Kontraindikationen
  - Transitorische ischämische Attacke (TIA) ≤ 6 Monate
  - Laufende Therapie mit oralen Antikoagulanzien
  - Nicht komprimierbare arterielle Punktion
  - Schwangerschaft oder postpartale Zeit ≤ 1 Woche
  - Fortgeschrittene Lebererkrankung
  - Bakterielle Endokarditis
  - Aktives Magenulkus
  - Unkontrollierter Hypertonus > 180 mmHg systolisch
  - Traumatische kardiopulmonale Reanimation

Fibrinolytika:

- Streptokinase (SK) = Protein aus β-hämolysierenden Streptokokken gewonnen, bildet mit Plasminogen einen Aktivatorkomplex, der dann Plasminogen zu Plasmin aktiviert.
- Urokinase
- Alteplase (rt-PA)
- Weitere Fibrinolytika: rPA = Reteplase, TNK-tPA = Tenecteplase

Dos. für SK: Standard-SK-Lyse: Initial 250.000 IE Streptokinase über 30 min i.v., anschließend 100.000 IE/h über 24 h (andere Dosierungsschemata: Siehe Herstellerangaben)

Cave: Keine Kurzzeitlyse bei Beckenvenenthrombose wegen erhöhter Lungenembolierate.

Dosierung anderer Fibrinolytika: Siehe Herstellerangaben.

Im Anschluss an die Kurzzeitlyse erfolgt eine Heparin- und überlappende Cumarintherapie oder eine Therapie mit direkten oralen Antikoagulanzien (DOAC) für 3 - 6 Monate.
NW: Blutungen: Intrazerebrale Blutungen kommen unter Lyse-Therapie in 0,8 % vor (unter Antikoagulanzien in 0,2 %), Letalität durch Blutungen: 0,5-1 %; bei bedrohlichen Blutungen gibt man als Antidot Antifibrinolytika (Aprotinin oder Tranexamsäure)

Cave: Allergische Reaktionen bei SK-Lyse nach durchgemachtem Streptokokkeninfekt oder vorausgegangener SK-Lyse innerhalb des letzten ½ Jahres.

- **Venöse Thrombektomie** oder **Katheter-Thrombolyse und Thrombektomie**

D) **Spätere Diagnostik (ca. 3 Monate nach der TVT)**
- Sonografische Kontrolle zur Erfassung einer evtl. Residualthrombose
- Bei Verdacht auf Thrombophilie entsprechende Diagnostik:

Thrombophiliediagnostik:
a) Wen testen? Bei Auftreten von TVT bei:
- Jungen Patienten
- Mehreren Rezidiven
- Familienanamnese mit ≥ 2 Verwandten 1. Grades mit TVT
- Ungewöhnlichen Thrombosen (Lokalisation, Ausmaß, fehlende Ursache)
- Bei Hinweis auf Antiphospholipid-Syndrom (Thrombozytopenie, Aborte, Autoimmun-Phänomene, verlängerte aPTT oder verminderter Quick).

b) Was testen?
- TPZ (Thromboplastinzeit) und aPTT
- Plasmamischversuch bei verlängerter aPTT oder vermindertem Quick
- Faktor V-Leiden-Test (PCR)
- Protein C- und Protein S Aktivität
- Antithrombin-Aktivität
- Prothrombin Mutation G20210A (PCR)
- Diagnostik auf Antiphospholipid-Syndrom (siehe unten)

c) Wann testen?
Nach Möglichkeit frühestens 3 Monate nach Abklingen der TVT. Zum Zeitpunkt der Untersuchung sollten keine Ovulationshemmer eingenommen werden und es sollte keine Schwangerschaft bestehen.
Falls Cumarine abgesetzt werden können, sollte die Blutabnahme frühestens 2 Wochen nach Beendigung der Cumarintherapie erfolgen. Bei nachgewiesener Thrombophilie stets auch Familienuntersuchung empfehlen. Optimal ist eine Untersuchung des Patienten in einer Gerinnungsambulanz. Bei Transport der Blutproben vorher Abstimmung mit dem Labor. Kontrolle nach 12 Monaten, um die Diagnose zu bestätigen.

Pro: Siehe Kapitel Thromboembolieprophylaxe

TIEFE ARMVENENTHROMBOSE DER OBEREN EXTREMITÄT (TVT-OE) [I80.81]

Syn: Tiefe Armvenenthrombose (TAVT)

Def: Thrombose der V. axillaris oder V. subclavia

Pg./Ät.: Siehe Kapitel TVT

Einteilung:

I. Primäre TVT-OE: Idiopathisch oder durch anatomische Variationen
Thoracic-outlet-Syndrom (TOS) = Kompression der Leitungsbahnen (Vene, Arterie, Nerv) im Schultergürtelbereich mit Parästhesien, Schmerzen, Kraftverlust in Arm und Hand; bei arterieller Beteiligung evtl. Fingernekrosen.
Urs.:
- Halsrippe
- Scalenus-anterior-Syndrom = enges Skalenusmuskeldreieck
- Kostoklavikuläres Syndrom = Enge zwischen 1. Rippe und Klavikula bei Abduktion
- Hyperabduktionssyndrom = Sehne des M. pectoralis minor führt zur Kompression
- Kallusbildung nach Klavikulafraktur oder Exostosen der 1. Rippe

Di.: Adson-Manöver (M. scalenus-Test): Bei Thoracic-outlet-Syndrom verschwindet der Radialispuls bei Abduktion und Elevation des Armes während gleichzeitig der Kopf zurückgelegt und zur kontralateralen Seite gedreht wird. Weitere Teste: Hyperabduktionstest nach Wright, Kostoklavikulartest nach Falconer

II. Sekundäre TVT-OE:
- Zentrale Venenkatheter (Anamnese!), Infusion hyperosmolarer Lösungen oder intimareizender Medikamente, Schrittmachersonden; Tumorerkrankungen mit Kompression der Venen
- Paget-von-Schroetter-Syndrom [I80.81]: „Thrombose par effort" = ausgelöst durch Daueranstrengung, z.B. Holzhacken, Bodybuilding oder Rucksacktragen, Geiger, Sportschützen

DD: Tumore des Mediastinums, der Axilla und Klavikulargrube

KL.: Trias: Schmerzen/Schweregefühl (Unter-/Oberarm, Schulter), Schwellung + Zyanose; evtl. sichtbare Kollateralvenen; ein Teil der TVT-OE verläuft asymptomatisch.

Ko.: 1. Lungenembolie (6 %)
2. Postthrombotisches Syndrom (5 %)
3. Rezidiv (9 %; bei Tumoren bis 18 %)

Di: Klinik - Farbduplex, CT mit Kontrastmittel (Alternative zur Venografie)

Th.: Antikoagulanzien, z.B. NMH in therapeutischer Dosis (siehe Kapitel TVT) für mindestens 5 Tage. Bei Niereninsuffizienz UFH. Erhaltungstherapie mit VKA oder NOAK (Dauer: mindestens 3 Monate, evtl. länger).
Evtl. Katheter-Thrombolyse oder perkutane mechanische Thrombektomie in Zentren
Ind: Frische TVT-OE (< 10 Tage alt) mit ausgeprägten Symptomen
Bei Thoracic-outlet-Syndrom mit nachgewiesener Enge evtl. transaxilläre Resektion der 1. Rippe mit Durchtrennung der einengenden fibromuskulären Bänder

PHLEGMASIA COERULEA DOLENS [I80.28]

Def: Perakuter Verschluss sämtlicher Venen einer Extremität mit sekundärer Kompression der arteriellen Zirkulation durch rasche Ödembildung.

KL.: Extremität maximal geschwollen, schmerzhaft, zyanotisch, kühl, Pulse nicht tastbar.

Ko.: – Hypovolämischer Schock und Verbrauchskoagulopathie
– Gangrän
– Akutes Nierenversagen

Di.: Klinik + Farbdoppler, Phlebografie kontraindiziert

Th.: Volumenersatz, Prophylaxe von Lungenembolien, rasche chirurgische Intervention: Thrombektomie, Fasziotomie; evtl. Lyse

ANTIPHOSPHOLIPID-SYNDROM (APS) [D68.6]

Def: Diagnosekriterien (Konsensus-Konferenz 2005)
Klinisch:
1. Eine oder multiple Thrombosen (arteriell oder venös)
2. Schwangerschaftskomplikationen:
a) Frühabort nach 10. SSW
b) Mindestens eine Frühgeburt vor 34. SSW aufgrund (Prä-)Eklampsie oder Plazentainsuffizienz
c) Mindestens drei Aborte vor 10. SSW ohne chromosomale, anatomische, hormonelle Ursache
Serologisch: Nachweis von Antiphospholipid-Ak (APA):
1. IgG- oder IgM-anti-Cardiolipin-Ak = ACA (> 40 IE)
2. IgG- oder IgM-anti-β2-Glykoprotein 1-Ak = anti-β2-GPI-Ak
3. Positiver Lupus-Antikoagulans (LA)-Test
APS liegt vor bei 1 klinischen + 1 serologischen Kriterium (muss 2 x in 3 Monaten positiv sein!).
Anm.: 15 % der APS-Patienten sind nur LA-positiv, 25 % nur ACA-positiv, 60 % LA- und ACA-positiv.

Ep.: Ca. 2 - 5 % der Bevölkerung sind APA-positiv, oft mit nur niedrigen Antikörperspiegeln von fragwürdiger Relevanz. Nur ein Bruchteil hiervon wird symptomatisch; w : m = 2 : 1 bis 9 : 1

Ät.: 1. Primäres APS ohne Grunderkrankung (50 %),
2. Sekundäres APS: mit Grunderkrankung (50 %) (Malignome, AIDS, SLE u.a.)

Pg.: Hyperkoagulabilität durch APA, die mit Protein C, S und Prothrombin Komplexe bilden. Antiphospholipid-Antikörper führen bei renaler Beteiligung zu einer Aktivierung des mTOR-Signalwegs, der die Vaskulopathie triggert.

KL.:
- Thromboembolien (30 %), Myokardinfarkt (bis zu 20 % der Infarktpatienten unter 45 J.), Kardiomyopathie, Herzklappenverdickungen (mit evtl. erhöhtem Embolierisiko)
- Antiphospholipid-Syndrom-Nephropathie: Proteinurie, renaler Hypertonus, evtl. Niereninsuffizienz
- Thrombozytopenie (meist < 50.000/µl), Hämolyse (antikörperbedingt oder mikroangiopathische hämolytische Anämie wie bei TTP/HUS), paradoxe Blutungen (< 1 % der Fälle)
- Hirninsulte (ca. 30 % der Insultpatienten < 50 J.), Sehverlust, Hörverlust, Krampfanfälle, Migräne
- M. Raynaud, Livedo reticularis, Hautulzera und -Nekrosen
- Frühabort, Gestose
- „Katastrophales APS": Befall von > 3 Organsystemen

DD: Andere Ursachen einer Thrombophilie

Lab.: Inkonstant: Verlängerte aPTT (durch In-vitro-Interaktion mit Phospholipiden), evtl. Thrombozytopenie, gel. Hämolyse

Di.: Siehe Diagnosekriterien

Th.:
1. Thrombosen: Orale Langzeit-Antikoagulation mit INR 2,0 - 3,0
   Bei KI/Unverträglichkeit Langzeittherapie mit niedermolekularem Heparin
2. Hirninsult: ASS, evtl. orale Antikoagulation
3. Bei klinisch relevanter Thrombozytopenie bestehen abgestufte Therapiemöglichkeiten wie bei ITP: Steroide, Azathioprin, Cyclophosphamid
4. Wiederholter Spontanabort: Therapie der Wahl low-dose ASS + low dose-Heparin
5. Bei progredienter Nierenbeteiligung sind mTOR-Inhibitoren (Sirolimus) Reserveoption.
6. Katastrophales APS: Versuch mit Plasmapherese + Cyclophosphamid-Bolustherapie
7. Asymptomatische Patienten: Langfristig ASS; immer Thromboseprophylaxe in Situationen mit erhöhtem Thromboembolierisiko (siehe Kap. TVT).

VENÖSE THROMBOEMBOLIE- (VTE-) PROPHYLAXE und -THERAPIE

Internet-Infos: *www.awmf.org* (S3-Leitlinie VTE)

I. Allgemeinmaßnahmen:
- Postoperatives Frühaufstehen (Mobilisation) und aktive Krankengymnastik
- Bettruhe bei Kranken nur dann anordnen, wenn der Nutzen belegt ist.
- Kompressionsverbände oder Antithrombosestrümpfe. (Ob die Kompressionstherapie einen zusätzlichen Nutzen bei medikamentöser Thromboseprophylaxe darstellt, ist nicht belegt.)
- Behandlung/Beseitigung aller Risikofaktoren für TVT (siehe dort!)
- Absetzen thrombosefördernder Medikamente (z.B. Östrogene)
- Bei jüngeren Patienten oder rezidivierenden Thrombosen Ausschluss einer Thrombophilie (siehe Kap. Tiefe Venenthrombose = TVT)

II. **Antikoagulanzien:**

II.1. **Heparin:**

Wi.: Durch die prophylaktische Gabe von Heparin bei Patienten mit erhöhtem Thromboserisiko beträgt die Risikoreduktion für TVT 75 % und für Lungenembolien 50 %. Heparin ist ein Mukopolysaccharid, das die Wirkung von Antithrombin (AT) potenziert. Der Heparin-AT-Komplex hemmt Thrombin und Faktor Xa. Bei AT-Mangel ist daher die antithrombotische Wirkung von Heparin vermindert! Heparin ist nicht plazentagängig, daher auch bei Gravidität anwendbar.

Antidot ist Protamin: 1 ml Protamin 1000 Roche® neutralisiert 1.000 IE Heparin - NW von Protamin: Blutdruckabfall, evtl. anaphylaktische Reaktion, bei Überdosierung evtl. Blutungsgefahr (da Protamin in Überdosierung die Fibrinpolymerisation hemmt).

	Unfraktioniertes Heparin (UFH)	**Fraktioniertes = Niedermolekulares Heparin (NMH = LMWH)**
Mittleres Molekulargewicht (Dalton)	5.000 - 30.000	3.000 - 6.000
Bevorzugte Wirkung	Endphase der Gerinnung = Inhibierung von Thrombin	Vorphase der Gerinnung = Inhibierung von F. Xa
Anti-IIa/Anti-Xa	1 : 1	bis 1: 8
Halbwertzeit nach s.c.-Gabe	1 - 2 h	4 h Kumulation bei Niereninsuffizienz!

Ind: UFH: Niereninsuffizienz
NMH: Alle übrigen Patienten mit Heparin-Indikation

NW von Heparin:

- Blutungen: Blutungsrisiko dosisabhängig (hohes Risiko bei Überdosierung → engmaschige Therapiekontrolle). Risiko bei LMWH < UFH. Intrazerebrale Blutungen bei voller Heparindosierung in 0,2 % d.F.
- Reversibler Transaminasenanstieg bis zu 60 %, Osteoporose bei Langzeittherapie, selten Haarausfall u.a.
- Heparininduzierte Thrombozytopenie (HIT)[D69.58]: 2 Formen:

Typ I: Nichtimmunologische Frühform (HIT I) in den ersten 5 Tagen der Behandlung mit UFH bei ca. 5 % der Patienten. Thrombozytenabfall max. 30 % des Ausgangswertes. Spontane Normalisierung bei weiterer Heparingabe. Fortsetzung der Heparintherapie ist möglich.
Urs: Proaggregatorische Wirkung des Heparins durch Hemmung der Adenylatcyclase

Typ II: Immunologisch (Ak-) bedingte HIT II:
Urs: Ak-Bildung gegen den Plättchenfaktor 4/Heparin-Komplex (Immunthrombozytopenie)
Inzidenz: UFH bis 3 %; NMH ca. 0,1 % (30 x seltener als unter UFH!) → Bevorzugung von NMH = Prophylaxe der HIT II
Manifestation bei nicht sensibilisierten Patienten meist 5 - 10 Tage nach Beginn der Heparintherapie (bei vorbestehender Sensibilisierung innerhalb von Stunden); Thrombozytenabfall > 50 % des Ausgangswertes; meist < 100.000/µl
Klinik: „White clot syndrome" mit Auftreten lebensbedrohlicher Thrombosen in ca. 25 %! Verhältnis von venösen : arteriellen Thrombosen ca. 5 : 1, am häufigsten Lungenembolien

Merke: Bei Auftreten einer thromboembolischen Komplikation unter Heparintherapie immer an HIT II denken und diese ausschließen! Verhängnisvolle Fehldiagnose: Unterdosierung von Heparin als Ursache der Thrombose → Erhöhung der Heparindosis mit fatalem white clot syndrome!

DD der HIT II:

Diagnose	Diagnostische Hinweise
Pseudothrombozytopenie	Normale Thrombozytenwerte in Zitratblut, Aggregate im Blutausstrich
Nicht immunologische HIT I	1 - 5 Tage nach Therapie mit UFH. Thrombozytenwerte meist > 100.000/µl bzw. Abfall < 30 % (Ausschlussdiagnose, kein beweisender Test)
Thromboembolische Komplikationen unter Heparintherapie	Thrombozytenzahl Ak-Nachweis
DIC	Anamnese, Klinik, Thrombozyten, Ak-Nachweis, Fibrinmonomere, Quick, PTT
Autoimmunthrombozytopenie anderer Genese	- Idiopathisch (ITP) - Sekundär: Maligne Lymphome, HIV-Infektion - SLE und Antiphospholipid-Syndrom
GP-IIb/IIIa-Inhibitor-induzierte Thrombozytopenie	Beginn innerhalb von 12 Stunden nach Gabe von GP-IIb/IIIa-Inhibitoren, Thrombozytenwerte < 20.000/µl, Blutungskomplikationen
Post-Transfusions-Purpura (PTP)	7 - 14 Tage nach Transfusion von vorimmunisierten Patienten (> 95 % Frauen betroffen), Thrombozytenwerte < 20.000/µl, Blutungskomplikationen

Di.:
- Thrombozytenzahl: Abfall um > 50 % des Ausgangswertes, meist < 100.000/µl
Die Abschätzung der klinischen Wahrscheinlichkeit für eine HIT II kann mit dem 4T-Score erleichtert werden (*siehe Internet*).
- Nachweis von Antikörpern gegen den Plättchenfaktor 4/Heparin-Komplex (PF4/Heparin-Ak-Test) mit ELISA oder HIPA-Test: Negativer Test schließt HIT II aus, positiver Test spricht bei entsprechendem Thrombozytenabfall für HIT II.

Merke: Vor jeder Gabe von UFH Thrombozytenbestimmung (Ausgangswert). Unter UFH-Therapie zwischen 5. - 14. Tag regelmäßig Thrombozytenbestimmung. Bei NMH sind die Empfehlungen zur Thrombozytenkontrolle unterschiedlich, weil das Risiko kleiner ist als bei UFH.

Th.: Heparintherapie sofort absetzen! Keine heparinhaltigen Medikamente/Salben/Katheterspülungen! Wechsel auf heparinfreie direkte Thrombininhibitoren: Lepirudin (Refludan®) oder Argatroban (Argatra®). Das Heparinoid Danaparoid zeigt in 5 - 10 % Kreuzreaktivität mit Heparin. Bei gravierenden Thrombosen evtl. Fibrinolyse. Thrombozytengabe vermeiden (white clot syndrome)!
Allergie in Patientenausweis eintragen!

WW: Erhöhte Blutzuckerwerte unter Heparintherapie

Ind: • In voller Dosierung: z.B. bei tiefer Venenthrombose (TVT), Lungenembolie (LE) St. I + II
• In niedriger Dosierung zur Thromboseprophylaxe

KI: Bei voller Dosierung ähnlich wie bei Fibrinolyse (siehe dort). Bekannte Heparinallergie und HIT II. Wenn HIT II unter unfraktioniertem Heparin auftritt, sind niedermolekulare Heparine auch kontraindiziert.

Dos: • UFH:
a) Zur Thromboseprophylaxe: 3 x 5.000 IE s.c./d oder 2 x 7.500 IE s.c./d
b) Zur Therapie der tiefen Venenthrombose (TVT): siehe dort
• NMH (= LMWH)/anti-Xa-Dosis:

Thromboembolieprophylaxe mit niedermolekularen (= fraktionierten) Heparinen:
Beginn vor Operationen: 2 - 12 h präoperativ 1. NMH-Injektion

Substanz	Handelsname	Dosis/Tag
Certoparin	Mono-Embolex®	1 x 3.000 IE
Dalteparin	Fragmin®	1 x 2.500 - 5.000 IE
Enoxaparin	Clexane®	1 x 20 - 40 mg
Nadroparin	Fraxiparin®	1 x 2.850 IE
Reviparin	Clivarin®	1 x 13,8 mg
Tinzaparin	Innohep®	1 x 3.500 IE

Die Bestimmung der PTT ist zur Therapieüberwachung nicht geeignet. In Zweifelsfällen sollte der Anti-Xa-Spiegel bestimmt werden vor allem bei Niereninsuffizienz. Bei intakter Nierenfunktion kann jedoch auf diese Bestimmung meist verzichtet werden.

II.2. F. Xa-Hemmer zur s.c.-Anwendung:

Fondaparinux (Arixtra®) ist ein Heparinanalogon (Pentasaccharid) mit F. Xa-Hemmung. Aufgrund der langen HWZ von 17 h wird es nur 1 x/d s.c. gegeben. Protamin ist nicht wirksam als Antagonist. Ein Gerinnungsmonitoring oder eine Kontrolle der Thrombozytenzahl ist nicht erforderlich. Kumulation bei Niereninsuffizienz! (Kontrolle mit Anti-Xa-Test)

Ind: 1) Thromboembolieprophylaxe (TE-Prophylaxe)
2) Therapie der TVT und Lungenembolie (LE)

Dos: Thromboseprophylaxe: 2,5 mg s.c. (1 x/d), beginnend 6 h nach Op.
Therapie der TVT und LE: Gewichtsabhängig (Herstellerangaben)

NW: Evtl. Anämie, Thrombozytopenie, Leberfunktionsstörungen, Ödeme u.a.

KI: Schwere Niereninsuffizienz u.a. (siehe Antikoagulanzien)

II.3. F. Xa-Hemmer zur oralen Anwendung: Neue orale Antikoagulanzien (NOAK) = Direkte orale Antikoagulanzien (DOAK)

- **Rivaroxaban** (Xarelto®)

Ind: 1. Prophylaxe/Therapie von TVT und LE
2. Thromboembolieprophylaxe bei nicht-valvulärem Vorhofflimmern (VF)

NW: Gastrointestinale NW u.a.; WW mit CYP3A4 abhängigen Medikamenten beachten

WW: Triazol-Antimykotika (keine gleichzeitige Medikation mit Rivaroxaban!)

KI: Siehe Antikoagulanzien; schwere Niereninsuffizienz, Schwangerschaft/Stillzeit u.a.

Dos: 1. Embolieprophylaxe bei VF: 1 x 20 mg/d; Dosisreduktion bei Niereninsuffizienz
2. Prophylaxe und Therapie von TVT und LE: Siehe Herstellerangabe

- **Apixaban** (Eliquis®)

Ind: 1. Thromboembolieprophylaxe: Nach Hüft-/Knie-TEP, nichtvalvulärem Vorhofflimmern
2. Therapie der TVT und LE

NW: Blutungen, Leberenzymanstieg u.a.

WW mit CYP3A4-abhängigen Medikamenten beachten (z.B. Triazol-Antimykotika. Keine gleichzeitige Einnahme mit Apixaban!)

KI: Schwere Niereninsuffizienz; Schwangerschaft und Stillzeit; weitere KI siehe Antikoagulanzien

Dos: 1. Thromboembolieprophylaxe nach Hüft-/Knie-TEP 2 x 2,5 mg/d ab 12 - 24 h postoperativ
2. Thromboembolieprophylaxe bei nichtvalvulärem Vorhofflimmern: 2 x 5 mg/d
Dosisreduktion bei Risikofaktoren (siehe Herstellerangaben)

- **Edoxaban** (Lixiana®)

Ind: Wie die anderen NOAK

Dos: 1 x 60 mg/d; Dosisreduktion bei Niereninsuffizienz

WW mit Ciclosporin, Dronedaron, Erythromycin, Ketoconazol u.a. (siehe Herstellerangaben)

Memo:
1. Für die F. Xa-Hemmer ist ein Antidot in Prüfung: Andexanet alfa. Bei Blutungen gibt man Prothrombin-Komplex-Konzentrat (PPSB).

2. Bei einer Kreatinin-Clearance < 30 ml/Min. rät die Arzneimittelkommission (AkdÄ) vom Einsatz aller DOAK ab.

II.4. Direkte Thrombininhibitoren:

Dabigatran (Pradaxa®)

Ind: 1. Thromboembolieprophylaxe nach Hüft-/Knie-TEP; nichtvalvuläres VF
2. Therapie der TVT und LE

Wi.: Oraler Thrombinhemmer, der auch zu den NOAK zählt; Prodrug Dabigatranetexilat wird im Körper aktiviert zu Dabigatran. Renale Elimination 80 %.
Antidot: Idarucizumab (Praxbind®)

NW.: Gastrointestinale NW u.a. Da Dabigatran zu 80 % renal ausgeschieden wird, kumuliert es bei Niereninsuffizienz, wodurch gravierende Blutungen auftreten können ! Daher vor und unter Therapie Kontrolle der Nierenfunktion!

WW: Triazol-Antimykotika, Ciclosporin, Tacrolimus, Simvastatin, Lavostatin u.a. (keine gleichzeitige Medikation mit Dabigatran!)

KI: Niereninsuffizienz (Kreatinin-Clearance < 30 ml/min); Schwangerschaft/Stillzeit u.a.! Weitere KI siehe Antikoagulanzien und Herstellerangaben

Dos: 1. TE-Prophylaxe bei VF: 2 x 150 mg/d; bei Risikofaktoren Dosisreduktion
2. Therapie der TVT und LE (siehe Herstellerangaben)

Anm.: DOAK und Operationen: Im Gegensatz zu Vitamin K-Antagonisten (VKA) können Operationen evtl. ohne Bridging mit NMH durchgeführt werden - Ausnahme: Bei niereninsuffizienten Pat. sollte das vorwiegend renal eliminierte Dabigatran 1 - 4 Tage vor dem Eingriff abgesetzt werden.

II.5. Vitamin K-Antagonisten (VKA):

Cumarine: Phenprocoumon = PPC mit T_{50} von 4 - 6 Tagen (Marcumar®, Falithrom®, Generika), Warfarin mit T_{50} von 1,5 - 2 Tagen (Coumadin®)

Wi.: Cumarine sind Vitamin K-Antagonisten. Vitamin K ist Kofaktor bei der γ-Karboxylierung von Glutaminsäureresten im N-terminalen Ende der Faktoren des Prothrombinkomplexes (= Faktoren II, VII, IX, X) und der Proteine C und S. Bei Vitamin K-Mangel bildet die Leber funktionsuntüchtige Vorstufen der genannten Gerinnungsfaktoren (PIVKA = prothrombin induced in Vitamin K-absence), bei denen die γ-Karboxylierung der Glutamylseitenketten fehlt. PPC wird fast 100 %ig resorbiert. Infolge der langen Halbwertszeit von PPC führen Veränderungen der Dosis erst nach 3 - 4 Tagen zu einer Änderung des INR-Wertes.

Nach Absetzen von PPC normalisiert sich die verlängerte Gerinnungszeit erst nach 7 - 14 Tagen. Es ist durch Studien nicht belegt, dass das Ausschleichen der Cumarintherapie vorteilhafter ist als abruptes Absetzen der Therapie.

NW:
- Blutungen: Das Risiko intrakranieller Blutungen (als „worst case") unter Cumarinen (bei INR 2,0 - 3,0) beträgt 0,3 %/J.

  Merke: Alle Medikamente vermeiden, die das Blutungsrisiko erhöhen. Dazu zählen auch NSAR. Wenn NSAR kurzfristig nicht zu vermeiden sind, dann in Kombination mit PPI!
- Haarausfall
- Selten Hepatitis
- Selten Unverträglichkeitsreaktionen, gastrointestinale Beschwerden
- Cumarin-induzierte Hautnekrosen. Da Protein C eine kürzere Halbwertzeit hat als die Faktoren des Prothrombinkomplexes, kann es bei Protein C-Mangel in der Einstellungsphase einer Cumarin-Therapie zu passagerer Hyperkoagulabilität mit Thromboseneigung und Cumarin-Nekrosen kommen.

  Th.: Cumarinwirkung durch Gabe von Vitamin K_1 unterbrechen, Gabe von Heparin und Kortikosteroiden

  Pro: Während der Einleitung der Cumarintherapie überlappende Heparintherapie bis INR im gewünschten Bereich.

WW: Ursachen einer Wirkungssteigerung der Cumarine (INR-Wert ↑):
- Verdrängung aus der Eiweißbindung (nichtsteroidale Antiphlogistika)
- Verminderte enterale Vitamin K-Bildung (Antibiotika) und -Resorption (Austauscherharze)
- Erythromycin und Clarithromycin hemmen Cytochrom P450 3A4, wodurch der Abbau von Phenprocoumon vermindert wird.
- Thrombozytenaggregationshemmer, Heparin, Fibrinolytika
- Zahlreiche andere Medikamente (siehe Herstellerangaben) → WW stets beachten und bei Medikamentenumstellung engmaschige INR-Kontrollen machen!

Ursachen einer Wirkungsverminderung der Cumarine (INR-Wert ↓):
- Enzyminduktion in der Leber (Barbiturate, Antiepileptika, Rifampicin u.a.)
- Andere Medikamente (z.B. Digitalis, Diuretika, Kortikosteroide)
- Vitamin K-reiche Nahrung (z.B. Spinat, Kohl)

Ind: Thromboembolieprophylaxe; Cumarine senken das Rezidivrisiko nach TVT auf Normalniveau; sie sind auch wirksam bei APC-Resistenz, AT-, Protein C- und Protein S-Mangel.

KI:
- Krankheiten mit erhöhter Blutungsbereitschaft (z.B. hämorrhagische Diathese, Leberparenchymerkrankungen, Niereninsuffizienz, schwere Thrombozytopenie)
- Erkrankungen, bei denen der Verdacht einer Läsion des Gefäßsystems besteht (z.B. Magen-Darm-Ulzera, unkontrollierte Hypertonie, Apoplexie, Traumen nach chirurgischen Eingriffen am ZNS, Retinopathien mit Blutungsrisiko, Hirnarterienaneurysmen, floride Endokarditis lenta)
- Kavernöse Lungentuberkulose
- Anfallsleiden
- Chronischer Alkoholismus
- Nephrolithiasis
- Mangelnde Compliance des Patienten
- Schwangerschaft, Stillzeit

Dos: Die Therapieüberwachung erfolgt durch Bestimmung der Thromboplastinzeit (Quick-Wert). Weil die verschiedenen Thromboplastine nicht vergleichbar sind, wurde ein international vergleichbarer Standard erarbeitet, genannt International Normalized Ratio. INR = Prothrombinzeit (Patient): Prothrombinzeit (Kontrollkollektiv). Quick Wert und INR Wert verhalten sich gegenläufig: Sinkt der Quick-Wert, steigt der INR-Wert und umgekehrt. Der therapeutische Bereich für eine Standard-Antikoagulierung liegt zwischen 2,0 - 3,0 INR. In diesem Bereich sind Blutungskomplikationen seltener als bei stärkerer Antikoagulierung im höheren INR-Bereich. Die Einleitung einer Cumarintherapie sollte initial durch Heparintherapie begleitet werden bis der INR-Wert den therapeutischen Bereich erreicht, da sonst der initiale Thromboseschutz fehlt.

Bei normalem Quick-Wert/INR (der als Ausgangswert vorliegen muss), kann bei Erwachsenen die Dosierung z.B. so erfolgen: Marcumar®, Falithrom® (1 Tabl. = 3 mg): 3 Tage lang 2 Tabl./d, weitere Dosierung nach Bestimmung der Thromboplastinzeit, standardisiert nach INR. Die Patienten brauchen Vitamin K-reiche Speisen (Kohl, Broccoli, Spinat) nicht zu meiden, sollten sie aber gleichmäßig über die Woche verteilt und nicht im Übermaß zu sich nehmen. Keine Einnahme von Medikamenten, die das Blutungsrisiko steigern (z.B. Thrombozytenaggregationshemmer). Geeignete Patienten mit unbefristeter Antikoagulanzientherapie können das Gerinnungs-Selbstmanagement (GSM) lernen (CoaguCheck®) und dadurch die Güte der Einstellung verbessern. Blutungsrisiko und thromboembolische Komplikationen verringern sich, die Überlebensrate steigt (ESCAT-Studie). Die INR-Werte sollten in > 70 % im Zielbereich liegen.

Dauer einer Antikoagulanzien-Therapie bei Thromboembolien (S2k-Leitlinie 2015)
Erste TVT bei transientem Risikofaktor: 3 - 6 Monate
Verlängerte Therapie bei permanenten Risikofaktoren: Individuelles Abwägen von Nutzen und Risiko (siehe S2k-Leitlinie)

Empfehlungen zur Therapie mit VKA bei Herzklappen	INR
A) Mechanische Klappen (Kunstklappen)	
In Aortenposition (Aortenklappenersatz = AKE)	2,5 Dauertherapie
In Mitralposition (Mitralklappenersatz = MKE)	3,0 Dauertherapie
B) Bioprothesen (für 3 Monate)	INR 2,5

Empfehlungen zur Thromboembolieprophylaxe bei chronischem Vorhofflimmern = VHF (siehe dort)

Vor geplanten Operationen mit der Notwendigkeit, die Gerinnung zu verbessern, ist je nach Situation ein abgestuftes Procedere angezeigt (Abwägung des Blutungsrisikos durch die Intervention gegen das Thromboembolierisiko ohne Antikoagulation):

I. Vitamin K-Antagonisten:
- Niedriges Blutungsrisiko
  Vorübergehende Dosisreduktion des VKA mit Ziel-INR 1,5
- Hohes Blutungsrisiko und/oder niedriges Thromboembolierisiko:
  Unterbrechung der VKA-Therapie und OP bei normalem INR-Wert
- Mittleres und hohes Thromboembolierisiko:
  - Vorübergehendes Absetzen des VKA bis zum 1. postoperativen Tag
  - Eine Schutzwirkung durch überbrückende Gabe von Heparin („Bridging“) in dieser Situation ist durch Studien nicht belegt. In einer Metaanalyse verschiedener Studien zeigte sich, dass die Thromboembolierate nicht beeinflusst wurde, das Blutungsrisiko jedoch anstieg.

II. NOAK
Nach Guideline der European Heart Rhythm Association (EHRA) in der Regel kein Bridging. Es genügt meist eine NOAK-Pause, deren Dauer sich nach der Art des Eingriffs, der Halbwertzeit der Substanz (→ Herstellerangaben !) und der Nierenfunktion des Patienten richtet.

Akute Blutungskomplikationen oder bei Notoperationen:
- VKA-Therapie: Absetzen des VKA, Infusion von PPSB zur sofortigen Normalisierung der Gerinnung. Ziel: Präoperativer Quick ≥ 50 % (INR < 1,5)
- NOAK-Therapie: Absetzen des NOAK; Antidot bei Dabigatran (siehe oben) + Zentren fragen

Prophylaxe arterieller Thrombosen

Thrombozytenaggregationshemmer:
Wirkungsdauer auf die Thrombozytenfunktion bis zu 7 Tage (= Lebensdauer der Thrombozyten)

- **Acetylsalicylsäure (ASS)**
  Wi.: Irreversibler Cyclooxygenase- (COX-1 und COX-2-) Inhibitor. Die antithrombotische Wirkung beruht auf einer Hemmung der Synthese des aggregationsfördernden Thromboxans A_2.
  Anm.: ASS in niedriger Dosis (75 mg/d) soll auch das Risiko für die Entstehung von Karzinomen und Fernmetastasen vermindern.
  NW: Erosive Gastritis, Ulzerationen, Magenblutungen (durch Hemmung der Bildung schleimhautprotektiver Prostaglandine und durch Hemmung der Thrombozytenaggregation); pseudoallergisches Asthma bei prädisponierten Patienten (gilt dann für alle COX-Inhibitoren); erhöhte Blutungsgefahr (wenn vertretbar, eine Woche vor elektiven operativen Eingriffen absetzen).
  WW: Mögliche Reduktion der antithrombotischen Wirkung von ASS durch gleichzeitige bzw. vorherige Gabe anderer COX-Hemmer (z.B. Ibuprofen); Verstärkung der Blutungsgefahr durch Antikoagulanzien
  KI.: Hämorrhagische Diathese, Ulkuskrankheit, ASS-Überempfindlichkeit; Anwendungsbeschränkungen: Asthma bronchiale, vorgeschädigte Nieren, letztes Trimenon der Schwangerschaft
  Ind: Sekundärprävention arterieller Thrombosen bei Patienten mit Atherosklerose
  Dos: 75 - 325 mg/d
  Anm: ASS-Resistenz: ASS wirkt bei ca. 20 % der Behandelten nur unzureichend antithrombotisch. Eine Durchführung von Aggregationstests wird z Zt. nur bei Therapieversagern empfohlen (z.B. Stent-Thrombose).

- **ADP(P2Y12)-Rezeptorantagonisten (Thienopyridine)**
  - **Clopidogrel** (Plavix®, Iscover®, Generika)
    Wi.: Clopidogrel ist ein Prodrug und wird durch CYP2C19 zu aktiven Metaboliten oxidiert und wirkt als irreversibler Inhibitor thrombozytärer ADP-Rezeptoren ($P2Y_{12}$). Die antithrombotische Wirkung beruht auf einer Hemmung der Wirkung des aggregationsfördernden ADP. Prävention atherothrombotischer Komplikationen bei Patienten mit Atherosklerose ähnlich gut wie bei ASS.
    WW: Der Protonenpumpenhemmer Omeprazol kann zu einer Abschwächung der Clopidogrel-Wirkung führen. Eine Zunahme kardiovaskulärer Ereignisse konnte durch diese WW nicht beobachtet werden. Bei ca. 30 % der Menschen wirkt Clopidogrel vermindert infolge einer genetischen Variante des Enzymsystems CYP2C19. Eine Routinetestung wird aber nicht empfohlen. Clopidogrel nicht kombinieren mit Repaglinid (→ Hypoglykämie-Risiko)
    NW: Gastrointestinale Beschwerden, Kopfschmerzen, Schwindel, erhöhte Blutungsgefahr (wenn vertretbar, eine Woche vor elektiven operativen Eingriffen absetzen), sehr selten thrombotisch-thrombozytopenische Purpura

    Merke: Thrombozytenaggregationshemmer sind kein ausreichender Ersatz für Antikoagulanzien, wenn diese indiziert sind. Wenn bei Pat. unter Antikoagulanzientherapie (AC) eine elektive Stenttherapie erfolgt oder ein akutes Koronarsyndrom auftritt, empfiehlt man temporär eine Triple-Therapie (AC + duale Plättchenhemmung). Dabei ist ein erhöhtes Blutungsrisiko zu beachten.

    Ind: 1. Reservemittel zur Prophylaxe arterieller Thrombosen bei Unverträglichkeit gegenüber ASS
    2. In Kombination mit ASS (duale Plättchenhemmung) bei akutem Koronarsyndrom und temporärer Einsatz nach PTCA-/Stenttherapie
    Dos: 1. Dosis 300 mg, danach 75 mg/d (Herstellerangaben beachten)

  - **Prasugrel** (Efient®)
    Wi./Ind: Akutes Koronarsyndrom in Kombination mit ASS (duale Plättchenhemmung)
    NW: Anämie, Blutungen, Überempfindlichkeitsreaktionen u.a. (siehe Herstellerangaben)
    Dos: Erste Dosis zur Aufsättigung 60 mg; Erhaltungsdosis 10 mg/d (Herstellerangaben beachten)

- **Ticagrelor** (Brilique®)
  Wi.: Reversible Blockade der Adenosinrezeptoren an den Thrombozyten (ATP-Analogon). Die ESC-Leitlinie empfiehlt bevorzugt Ticagrelor, weil es in der PLATO-Studie die kardiovaskuläre Mortalität besser gesenkt hat als Clopidogrel.
  NW: Erhöhte Blutungsgefahr, Dyspnoe, Kreatinin-/Harnsäureanstieg, Gynäkomastie u.a.
  WW: Mit CYP3A4-Inhibitoren
  Ind: Akutes Koronarsyndrom in Kombination mit ASS (duale Plättchenhemmung)

KI: Siehe Herstellerangaben
Dos: 1. Dosis 180 mg, danach 2 x 90 mg/d

- **Glykoprotein IIb/IIIa-Rezeptorinhibitoren (GPIIb/IIIa-Antagonisten)**
  Anwendung als i.v.-Infusion. - Zwei Gruppen:
  1. Antikörperfragment: Abciximab (ReoPro®)
  2. Niedermolekulare GPIIb/IIIa-Antagonisten: Eptifibatid (Integrilin®), Tirofiban (Aggrastat®)
  Wi.: Verhinderung der Bindung von Fibrinogen an den aktivierten GPIIb/IIIa-Rezeptor. Dadurch starke Thrombozytenaggregationshemmung.
  Ind: Temporärer Einsatz bei speziellen Indikationen, z.B. PTCA-/Stenttherapie
  NW: (z.B. Blutungen) + KI sind zu beachten (siehe Herstellerangaben)

Thrombozytenaggregationshemmer und chirurgische Eingriffe:
Gratwanderung/Risikoabwägung zwischen Blutungsrisiko und Risiko für neue arterielle Verschlüsse (z.B. bei Patienten mit Stents). Evidenzlage dünn, verschiedene Vorgehensweisen werden für verschiedene Risikosituationen diskutiert.
Beispiel: Patient mit Koronarstent (älter als 1 Monat bei BMS bzw. > 12 Monate bei DES) und mittleres Blutungsrisiko (keine Chirurgie mit erhöhtem Blutungsrisiko, z.B. an WS oder ZNS, keine Leber-/Nierenchirurgie): Hier empfehlen manche Autoren, dass ASS weitergegeben werden sollte. (Einzelheiten: Siehe *Internet* oder Rat bei Zentren einholen.)

EMBOLIEN [I74.9]

Def: Verschleppung korpuskulärer Elemente innerhalb der Blutbahn: Verschlepptes Material = Embolus. Am häufigsten thrombotisches Material (Thrombembolie), ferner Cholesterinembolie aus atheromatösen Plaques, Fett- und Luftembolie nach Traumen, septische Embolie bei bakterieller Endokarditis, Tumorembolie als wichtiger Mechanismus der Metastasierung, Fruchtwasserembolie bei der Geburt, Fremdkörperembolie (z.B. abgerissener Katheter), Talkum (i.v.-Drogen).

Merke: Bei venösen Thrombosen besteht die größte Emboliegefahr innerhalb der ersten 8 Tage = Thrombus noch nicht durch Granulationsgewebe fixiert.

Venöses System		Arterielles System
↓ →	Sehr selten paradoxe arterielle Embolien bei offenem Foramen ovale → + pulmonaler Hypertonie	↓
Kleiner Kreislauf: Lungenembolie		Großer Kreislauf: arterielle Embolie

Ät.: 1. Venöse Embolien:
Siehe Kap. Tiefe Venenthrombose
2. Art. Embolien: Siehe Kap. „Akuter Arterienverschluss im Extremitätenbereich“ und Kap. „Schlaganfall“

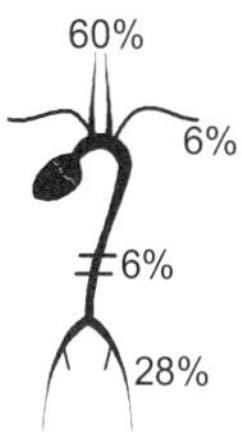

Lokalisation arterieller Embolien (siehe Abbildung): Prädilektionsstellen sind Gefäßaufzweigungen und physiologische Engen

Folgen: ▶ Venöse Embolien: Lungenembolie
▶ Arterielle Embolien: Abhängig von Lokalisation des Embolus:
- Gehirn (Hirninfarkt)
- Extremitäten (Akuter Arterienverschluss im Extremitätenbereich)
- Nieren (Niereninfarkt mit evtl. Lendenschmerz + Hämaturie)
- Milz (Milzinfarkt mit Flankenschmerz links, evtl. perisplenitisches Reiben)
- Mesenterium (Mesenterialinfarkt mit akutem Abdomen, blutigen Durchfällen, Angina visceralis in der Anamnese)

Th.: Revaskularisationstherapie: z.B. Embolektomie, Aspirationsembolektomie, lokale Lyse

Rezidivprophylaxe:
- Antikoagulanzien bei venösen Thromboembolien
- Thrombozytenaggregationshemmer bei arteriellen Thromboembolien (außer Thrombenbildung im Herzbereich → hier Antikoagulanzien)
- Beseitigung vorhandener Risikofaktoren (siehe Ätiologie)

CHOLESTERINEMBOLIE [T79.1]

Ät.: Angiografie, gefäßchirurgische Interventionen; in 50 % d.F. spontan durch Plaque-Ruptur bei aortalen, arteriosklerotischen Plaques.

Vo.: Rel. selten; ältere Patienten mit Arteriosklerose, m > w; Dunkelziffer?!

KL.:
- Haut: Blue-toe-Syndrom, Livedo reticularis
- GI-Trakt: Abdomineller Schmerz, Ischämie
- Augen: Hollenhorst-Plaques (retinale Cholesterin-Embolien)
- Niere: Anstieg der Retentionswerte
- Gehirn: TIA/kleine Hirnembolien

Lab: Evtl. Leukozytose, Eosinophilie, Hypo-Komplementämie, evtl. langsame (d.h. bis zu Wochen nach Angiografie) eintretende Nierenfunktionsverschlechterung

Di.: Anamnese, Klinik (Verdachtsdiagnose). Sichere Diagnose nur bioptisch; oft erst autoptisch.

Th.: Symptomatisch

Prg: Abhängig von der Lokalisation der Cholesterinembolien

LUNGENEMBOLIE (LE) [I26.9]

Infos: ESC-Guideline 2014; S2k-Leitlinie 2015

Syn: Lungenarterienembolie (LAE)

Def: Verschluss einer Lungenarterie durch Einschwemmen eines venösen Embolus (= abgelöster Thrombus). In > 90 % der Fälle stammt die Embolie aus dem Einzugsbereich der V. cava inferior (TVT der Bein- oder Beckenvenen). Embolien aus dem Einflussgebiet der oberen Hohlvene (zentraler Venenkatheter) und dem rechten Herzen (Schrittmacherkabel) sind seltener.

Die Lungenembolie hat 2 Voraussetzungen:
1. Vorhandensein einer tiefen Venenthrombose (TVT)
2. Embolisation des Thrombus in der Lunge

Ep.: Inzidenz: 60 - 70/100.000/J.; fulminante LE: 1/100.000/J.
Bei 10 % aller Verstorbenen wird autoptisch eine LE festgestellt. Bei 1 - 2 % aller stationären Patienten - abhängig vom Patientenkollektiv - kommt es zu Lungenembolien. Bis zu 50 % aller Patienten mit proximaler TVT haben szintigrafisch nachweisbare (überwiegend asymptomatische) Lungenembolien! Die postoperative Letalität durch LE liegt trotz Prophylaxe bei 0,2 - 0,5 % und stellt damit eine Hauptursache für Morbidität und Letalität während eines Krankenhausaufenthaltes dar. LE werden aber auch außerhalb der Klinik beobachtet (bes. bei Patienten nach kurzfristiger stationärer oder ambulanter Behandlung). LE sind die häufigste Ursache mütterlicher Letalität in der Schwangerschaft (in den Industrieländern). LE sind häufig, häufig aber auch Quellen von Fehldiagnosen. In vielen Fällen werden sie klinisch überhaupt nicht erkannt! Nur 1/4 der tödlichen Lungenembolien wird vor dem Tod diagnostiziert. Insbes. kleine Signal-Embolien mit flüchtiger Symptomatik werden meist übersehen, obwohl sie oft Vorboten größerer Embolien sind!

Lok: Bevorzugt ist die rechte A. pulmonalis betroffen (typische Lokalisation: rechter Unterlappen).

Ät.: Tiefe Venenthrombose (siehe dort)

Merke: Der fehlende Nachweis einer TVT spricht nicht gegen ein Emboliegeschehen.
Bei bettlägerigen Patienten fehlen oft klinische Zeichen einer TVT. Nur 25 % der TVT zeigen klinische Symptome (!) vor dem Auftreten einer Lungenembolie!

Auslösende Faktoren:
Morgendliches Aufstehen, pressorische Akte (Defäkation!), plötzliche körperliche Anstrengung

PPh: Der Thrombembolus führt zur Obstruktion des Pulmonalarterienstammes oder seiner Äste mit plötzlichem Anstieg des Lungengefäßwiderstandes (Nachlast), Abfall des HZV und Hypotonie. Eine Hypoxämie, die bei schwerer LE auftritt, ist verursacht durch Erhöhung des funktionellen Totraums (Ventilation ohne Perfusion) sowie verkürzter Kontaktzeit des Blutes in nicht betroffenen Lungenarealen. Reflektorische Mechanismen und Mediatoren, die aus dem Thrombozyten freigesetzt werden (Thromboxan, Serotonin u.a.) bewirken zusätzliche Spasmen der Pulmonalgefäße mit weiterer Steigerung der Nachlast.

3 Phasen der Lungenembolie:

1. Obstruktion der Pulmonalarterie (Nachlast ↑) → Rechtsventrikuläre Druckbelastung (akutes Cor pulmonale)
2. Totraumeffekt → Arterielle Hypoxämie mit Myokardischämie
3. Vorwärtsversagen (HZV ↓) → Kreislaufschock (RR ↓, Puls ↑)

Rechtsventrikuläre Druckbelastung + Myokardischämie können zur Rechtsherzdekompensation führen.
Lungeninfarkte (Untergang von Lungengewebe) treten nur bei 10 % der Lungenembolien auf. Durch eine Ausgleichsversorgung zwischen Bronchial- und Pulmonalarterien führen größere Embolien mit Verlegung mittlerer Pulmonalarterien nicht zu einem Lungeninfarkt.
Embolien kleiner Segmentarterien distal der Anastomosen zum Bronchialkreislauf können zu keilförmigen, subpleural gelegenen hämorrhagischen Lungeninfarkten führen, besonders bei vorbestehender Herzinsuffizienz.
Lungenatelektasen können sich innerhalb von 24 Stunden durch Reduktion des Surfactant factors ausbilden.

KL.: Akut einsetzende Symptomatik (wobei die einzelnen Symptome eine niedrige Spezifität haben):
- Dyspnoe (80 %), Tachypnoe (70 %) und Tachykardie (30 %)
- Thoraxschmerzen (60 %), evtl. infradiaphragmale Schmerzprojektion!
- Husten (20 %), Hämoptysen (10 %)
- Synkope, Schock (15 %)

Beachte: Die Mehrzahl der letalen Embolien verläuft **in Schüben**. Typisch für rezidivierende Lungenembolien sind Schwindelanfälle, kurzfristige Synkopen, unklares Fieber und Tachykardie! Wichtig: Verdachtsdiagnose stellen und weitere Diagnostik veranlassen!

Ko.:
- Pleuritis mit atemsynchronen Thoraxschmerzen, Pleuraerguss
- Lungeninfarkt mit Hämoptyse (blutiger Auswurf)
- Infarktpneumonie, Abszessbildung
- Rechtsherzversagen
- Embolierezidive (ohne Antikoagulation in ca. 30 % d.F.!)
- Pulmonale Hypertonie und chronisches Cor pulmonale bei rezidivierenden LE
- Chronische thromboembolische pulmonale Hypertonie (CTEPH) bei fehlender Auflösung des Embolus und bindegewebiger Obliteration der Pulmonalarterien (4 %).

Lab:
- D-Dimere finden sich bei frischer TVT und bei Lungenembolie als Folge einer körpereigenen Spontanfibrinolyse.
  Ind: Hämodynamisch stabile Patienten bei nicht hoher klinischer Wahrscheinlichkeit. - Bei hoher klinischer Wahrscheinlichkeit sollte kein D-Dimer-Test, sondern direkt bildgebende Diagnostik erfolgen.
  In folgenden Fällen können D-Dimere auch positiv sein, ohne dass eine TVT/LE vorliegt: Traumen, Operationen (< 4 Wochen), Aortendissektion, gerinnungshemmende oder fibrinolytische Therapie, DIC, disseminierte Malignome, Sepsis, Pneumonie, Erysipel, Schwangerschaft u.a.
  Ein negativer D-Dimer-Test schließt eine Lungenembolie mit großer Wahrscheinlichkeit aus!
- Troponin T/I und BNP als prognostische Parameter:
  Negativer Troponin-Test und normaler BNP-Wert sprechen für leichten Verlauf einer LE und schließen einen schweren Verlauf meist aus, insbes. wenn auch die Echokardiografie keine RV-Dysfunktion zeigt.

Blutgase (BGA): Begrenzter diagnostischer Stellenwert, weil häufig falsch negatives Ergebnis. Kardiopulmonale Vorerkrankungen erschweren die LE-Diagnose.
pO_2 und pCO_2 ↓; ein normales pO_2 (> 80 mmHg) spricht gegen eine schwere Lungenembolie.

Ekg: Nur in 25 % d.F. typische Veränderungen. Vor-Ekg und kurzfristige Kontrollen sind wichtig! Die Veränderungen sind oft nur flüchtig.
- Sinustachykardie (90 %)
- S_IQ_{III}-Typ (McGinn-White-Syndrom) oder $S_IS_{II}S_{III}$-Typ durch Dilatation des rechten Ventrikels mit Rotation des Herzens um die Längsachse im Uhrzeigersinn (Vergleich mit Vor-Ekg: 10 %)
- Inkompletter Rechtsschenkelblock: 10 %
- ST-Anhebung mit terminal negativem T in Ableitung III (DD: Hinterwandinfarkt) } 50 %
- T-Negativierung rechtspräkordial $V_{1,2,(3)}$ } 50 %
- P-pulmonale = P-dextroatriale ($P \geq 0{,}25$ mV in Abl. II): 10 %
- Rhythmusstörungen, bes. Extrasystolen, gel. Vorhofflimmern

Echo mit Farbduplex:

1. Ausschluss anderer Erkrankungen (linksventrikuläre Pumpfunktionsstörung, Aortendissektion, Perikarderguss, Mitralklappenabriss u.a.)
2. Bei Obstruktion > 30 % der Lungenstrombahn finden sich Hinweise auf eine rechtsventrikuläre (RV) Dysfunktion als wichtiges Kriterium für die Risikostratifizierung.
   - Abschätzung des systolischen Pulmonalarteriendruckes ist über die maximale Regurgitationsgeschwindigkeit des Blutes durch die insuffiziente Trikuspidalklappe möglich.

     Cave: Nicht bei gleichzeitiger linksventrikulärer Pumpfunktionsstörung und Mitralinsuffizienz.
   - Indirekte Zeichen für akute Druckbelastung des rechten Ventrikels bei hämodynamisch bedeutsamer LE:
     - Dilatation und meist auch Hypokinesie des rechten Ventrikels
     - Diastolische (paradoxe) Bewegung des Kammerseptums zum linken Ventrikel hin („D-Form" des linken Ventrikels anstatt rund)
   - Evtl. direkter Thrombusnachweis im rechten Herzen oder in der A. pulmonalis (transösophageale Echokardiografie = TEE)

Röntgen: Das Thoraxbild gibt nur in ca. 40 % unsichere Hinweise und dient der Ausschlussdiagnose anderer Thoraxerkrankungen. Gestaute A. pulmonalis, akute Herzvergrößerung, einseitiger Zwerchfellhochstand, Auftreten von „Gefäßlücken" größerer Lungenarterienäste im Röntgennativbild; Westermark-Zeichen: Passagere lokale Aufhellung; einseitiger kleiner Pleuraerguss, bei Lungeninfarkt umschriebene (selten dreieckige) periphere Verschattung (Hampton's hump), Atelektasen.

Nachweis des Embolus:

- CT-Pulmonalis-Angiografie (Methode der 1. Wahl) oder MR-Angiografie: Darstellung der A. pulmonalis bis zu den Subsegmentarterien. Ein unauffälliger Befund schließt eine Lungenembolie aus.
- Ventilations-/Perfusionsszintigrafie: Nur für hämodynamisch stabile Patienten geeignet. Probleme sind Zeitaufwand und Verfügbarkeit. Sicherer Nachweis/Ausschluss einer LE nur in ca. 50 % d.F.

Nachweis der verursachenden TVT:

Kompressions- und Farbduplex-Sonografie (Goldstandard). Emboliequelle sind in 90 % die Bein- oder Beckenvenen

Risikostratifizierung der Lungenembolie (ESC 2014):

Letalitätsrisiko		**Risikomarker** Klinik: Hypotonie oder Schock	**Risikomarker** Echo: RV-Dysfunktion	**Risikomarker** Troponin: Myokardschädigung	**Therapie**
Hoch > 15 %		+	+	+	Thrombolyse oder Embolektomie
Intermediär	Hoch	–	+	+	Heparin[1)]
	Niedrig	–	(+)	(+)	Heparin
Niedrig < 1 %		–	–	–	Heparin

1) Standardtherapie mit Heparin; Thrombolyse nur bei ausgewählten Fällen von intermediär-hohem Risiko mit hämodynamischer Verschlechterung

Die ESC-Guideline und S2k-Leitlinie empfehlen auch den PESI-Index (pulmonary embolism severity index) als Hilfsmittel zur Risikostratifizierung bei intermediärem Risiko (→ *siehe Internet*).

DD: Je nach Symptomatik unterschiedlich:

- Bei akut auftretender Luftnot: Lungenödem, Asthmaanfall, Spontanpneumothorax, psychogene Hyperventilation u.a.
- Bei akuten thorakalen Schmerzen: Herzinfarkt/Angina pectoris, Perikarditis, Pleuritis, Aortendissektion (Memo: Bei schwerer LE können auch die Troponine positiv sein!)
- Bei akuten Oberbauchschmerzen: Gallenkolik, Ulkusperforation, Pankreatitis, Herzhinterwandinfarkt u.a.
- Bei Kollaps/Schock: DD eines unklaren Schocks
- Bei Hämoptoe: Blutung aus Nasen-Rachen-Raum, Ösophagus, Magen, Bronchialbaum/ Lunge
- Bei jeder im Krankenhaus auftretenden pulmonalen Infiltration stellt sich die DD: Lungenembolie bzw. Lungeninfarkt oder Pneumonie!

	Lungenembolie	Myokardinfarkt
Anamnese	Längere Bettruhe (z.B. postoperativ, Thrombose, Herzerkrankung)	Angina pectoris Bekannte KHK
Beginn	Schlagartig	Oft allmählich
Schmerz	Inspiratorisch verstärkter pleuritischer Schmerz	Atemunabhägiger Schmerz mit Ausstrahlung (Schulter, Arm, Hals, Oberbauch)
Dyspnoe	Schlagartig, intensiv	Leicht
Labor	D-Dimer positiv / evtl. auch Troponin	Troponin I/T positiv
EKG	Gelegentlich Bild ähnlich wie bei Hinterwandinfarkt	EKG: Meist Infarkttypische EKG-Veränderungen (siehe Kap. Herzinfarkt)
Echo	Rechtsventrikuläre Dysfunktion bei schwerer LE	Hypo- oder akinetische Infarktareale meist linksventrikulär

Di.:
- Anamnese (Bei prädisponierenden Faktoren dran denken!)
- Klinik:
  - Bei hämodynamisch instabilen Patienten (persistierende Hypotonie/Schock): Sofort Herz-Echo/CT-Angio
  - Bei hämodynamisch stabilen Patienten: Weiterer Diagnostik-Pfad:
- Abschätzung der klinischen Vorhersagewahrscheinlichkeit für LE (Wells-Score):

Klinische Charakteristik	Score
Symptome einer frischen TVT	3,0
LE wahrscheinlicher als andere Diagnose	3,0
Herzfrequenz > 100/min	1,5
Op. oder Immobilisation in den letzten 4 Wochen	1,5
Frühere TVT oder LE	1,5
Hämoptyse	1,0
Tumorerkrankung (Behandlung aktuell/in den letzten 6 Mon.)	1,0
Wahrscheinlichkeit für LE	
Gering	< 2,0
Mittel	2,0 - 6,0
Hoch	> 6,0

- **Risikostratifizierung:**
  - Hohe klinische Wahrscheinlichkeit für LE → CT-Angio
  - Nicht hohe klinische Wahrscheinlichkeit für LE → D-Dimer-Test
    D-Dimer-Test negativ: Keine Lungenembolie
    D-Dimer-Test positiv: Echo, Troponin
  - Nachweis eines Embolus (Angio-CT)
  - Nachweis einer Phlebothrombose als Emboliequelle (Sono)

Th.: Zwei Ziele:
1. Verhinderung eines Embolierezidivs

   Memo: 70 % der letalen Lungenembolien verlaufen in Schüben!
2. Senkung der Letalität durch risikostratifizierte Therapie

A. Notfalltherapie der akuten Lungenembolie:
- Halbsitzende Lagerung + vorsichtiger Transport zur Klinik ("Wie ein rohes Ei", damit keine weiteren Embolien eintreten!)
- Sedierung (evtl. 5 mg Diazepam langsam i.v. - ***cave*** Atemdepression), Schmerzbekämpfung
- O_2-Nasensonde (6 l/min) und Pulsoxymetrie; bei respiratorischer Insuffizienz Intubation und Beatmung
- Zentralvenöser Zugang (Messung von ZVD und Pulmonalisdruck)- Keine i.m.-Injektionen!
- Bolusgabe von 5.000 - 10.000 IE Heparin i.v.
- Evtl. Schockbehandlung: Dobutamin (4 - 8 µg/kg/min), evtl. Noradrenalin
- Bei Kreislaufstillstand im Rahmen einer fulminanten Lungenembolie kardiopulmonale Reanimation mit Herzdruckmassage über einen längeren Zeitraum (→ Fragmentierung des Embolus) + Thrombolyse

B. Risikostratifizierte Therapie:

B1: Niedriges und intermediäres Risiko (Anmerkung zum intermediär-hohem Risiko s.o.)
Antikoagulation mit Heparin
Ind: Hämodynamisch stabile Patienten ohne RV-Dysfunktion. Heparin dient der Prophylaxe weiterer Embolien und Senkung der Letalität.

Durch spontane fibrinolytische Aktivität der Lunge werden innerhalb von Tagen bis Wochen embolisch verstopfte Gefäße wiedereröffnet.

2 Alternativen:

- Unfraktioniertes Heparin
  Ind: Niereninsuffizienz
- Niedermolekulares Heparin:
  Ind: Alle übrigen Patienten
  Tinzaparin oder Enoxaparin
  Dos. siehe Kap. tiefe Venenthrombose
  Dauer: 7 - 10 Tage
  Anschlusstherapie mit oralen Antikoagulanzien: VKA oder NOAK (siehe dort)

  Dauer einer Antikoagulanzien-Therapie bei Thromboembolien (Sk2-Leitlinie 2015):
  Erste TVT bei transientem Risikofaktor 3 - 6 Monate
  Verlängerte Therapie bei permanenten Risikofaktoren: Thrombophilie mit hohem Risiko, Rezidiv einer TVT oder LE, aktive Tumorkrankheit u.a.
  Vor- und Nachteile (Blutungsrisiko) müssen mit dem Patienten erörtert werden, um zu einer Entscheidung zu kommen.

Weitere Einzelheiten siehe Kap. TVT, venöse Thromboembolieprophylaxe und Leitlinien

B2: Hohes Risiko: Hämodynamisch instabile Patienten mit Hypotonie oder Schock
Rekanalisationstherapie

- Fibrinolyse (Thrombolyse):
  Ziel: Auflösung des Embolus (Rekanalisierung) + Auflösung ursächlicher Thromben (Beseitigung der Rezidivquelle).
  Voraussetzung: Fehlen von Kontraindikationen (siehe Kap. Tiefe Venenthrombose)
  Vorgehen: Absetzen von Heparin, wenn mit Streptokinase lysiert wird
  Weiterführen der Heparintherapie bei Lyse mit Alteplase (rt-PA)
  Dos.: z.B. Alteplase 10 mg als Bolus (2 min) und 90 mg über 2 h i.v. Anschlussbehandlung mit Heparin und danach mit oralen Antikoagulanzien
- Kathetermethoden:
  Ultraschall-Thrombolyse und mechanische Verfahren (Rotations-, Aspirations-Saugthrombektomie u.a.)
- Operativ:
  Pulmonale Embolektomie ohne (Trendelenburg) oder mithilfe der Herz-Lungen-Maschine. Dabei können die Pulmonalarterien bis in die Subsegmente frei gesaugt werden.
  Ind.: Bei Versagen aller konservativen Maßnahmen innerhalb der 1. Stunde Erwägung der operativen Embolektomie (nach Angiografie): Letalität: Ca. 25 %!

Anm.: Bei CTEPH: Pulmonale Thrombendarteriektomie (PTEA oder PEA = pulmonale Endarteriektomie)

Prg: Die Prognose der Lungenembolie hängt ab von:
1. Schweregrad (siehe Tabelle)
2. Alter und Vorerkrankungen
3. Zeitpunkt von Diagnose und Therapie
4. Komplikationen und evtl. Rezidiven

Wird das akute Ereignis überstanden, Behandlung des Grundleidens und Prophylaxe gegen erneute Embolien, denn die Rezidivquote beträgt mindestens 30 %!

Pro:
- Primärprophylaxe = Thromboseprophylaxe (siehe dort)
- Sekundärprophylaxe nach TVT/LE:
  - Antikoagulanzientherapie (VKA oder NOAK): Dauer siehe oben
  - Bei AT-Mangel sollte in Risikosituationen AT substituiert werden.

ANHANG:

Pulmonale tumor-thrombotische Mikroangiopathie (PTTM)

Tumorzellen (z.B. beim Magenkarzinom) metastasieren in Lungengefäße und führen - über Interaktion mit den Endothelzellen - zur Freisetzung von Zytokinen. Diese aktivieren Blutgerinnung und fibrointimale Zellproliferation → Gefäßokklusion → pulmonale Hypertonie (PH), ggf. Lungenembolien.

Merke: Bei PH mit Tumorleiden an PTTM denken.

KL./Di.: Wie bei PH
Th.: der Grundkrankheit, der PH

Erkrankungen der Lymphgefäße

Lymphangitis [I89.1]

Def: Entzündung von Lymphgefäßen durch Übergreifen einer benachbarten Gewebsentzündung oder Einschwemmen von Erregern in die Lymphbahn. An den Extremitäten sind infizierte Wunden meist Ursache einer Lymphangitis. Nach Abheilung obliteriert das betroffene Lymphgefäß.

Ep.: Häufige Erkrankung

Ät.: Außerhalb der Tropen/Subtropen meist Streptokokken, ferner Staphylokokken u.a. Erreger. In den Tropen/Subtropen zusätzlich Filariose (Wuchereria bancrofti und Brugia malayi) u.a.

KL.: Von einer infizierten Verletzung zieht eine streifenförmige Rötung in Richtung der druckdolenten, geschwollenen regionären Lymphknoten; evtl. Fieber.

Ko.: Sepsis, selten Lymphknotenabszess; evtl. Lymphödeme als Spätkomplikation

Di.: Klinik (Bei rotem Hautstreifen stets Suche nach einem peripher gelegenem Entzündungsherd und Griff nach den zugehörigen Lymphknoten).

Th.: Bei Streptokokken-Infektion Penicillin G/V; bei Staphylokokken-Infektion Flucloxacillin; Ruhigstellung der betroffenen Extremität, desinfizierende Umschläge, Herdsanierung!
Bei Filariasis: Diethylcarbamazin

Erysipel [A46]

Syn: Wundrose; bei Lokalisation im Gesicht Gesichtsrose

Def.: Nicht-putride, bakterielle Infektion der Haut, die sich subepidermal in den Lymphgefäßen und interstitiell ausbreitet. Erreger sind β-hämolysierende Streptokokken der Gruppe A, gel. auch S. aureus.
- Prädisponierende Faktoren: Diabetes mellitus, Adipositas mit chronisch-venöser Insuffizienz, chronisches Lymphödem, Stauungsekzeme, Immunsuppression u.a.
- Erregereintrittspforten: Kleine Risswunden, Interdigitalmykose, Ulcus cruris, Entzündungen im Gehörgang

Ep.: Inzidenz ca. 100/100.000/J.

KL.:
- Erythematöser, überwärmter, ödematöser, druckschmerzhafter umschriebener Hautbezirk, scharf begrenzte Hautrötung mit flammenförmigen Ausläufern, mit oder ohne Bläschenbildung; zentrale Abheilung (Abblassen, evtl. Schuppung); evtl. Juckreiz; evtl. regionale Lymphangitis/-adenitis
  Lokalisation: Am häufigsten Unterschenkel; gel. Arme, Gesicht u.a.
- Evtl. kleine Verletzungen als Eintrittspforte nachweisbar (z.B. interdigitaler Fußpilz)
- Allgemeinsymptome: Fieber, Krankheitsgefühl, Kopfschmerzen, evtl. Übelkeit/Erbrechen, Gelenkbeschwerden

Ko.: E. bullosum, E. gangraenosum, E. migrans
Streptokokken-allergische Nacherkrankungen: Akute Poststreptokokken-Glomerulonephritis; Rezidivneigung
Lymphödem als Spätfolge

Merke: Das Erysipel kann Ursache eines späteren Lymphödems sein. Andererseits ist das Erysipel die häufigste Komplikation bei Lymphödem-Patienten.

DD:
- Phlegmone (unscharfe Begrenzung, Eiteransammlungen breiten sich entlang anatomischer Leitschienen aus → MRT)
- Nekrotisierende Fasziitis:
  Seltene lebensbedrohliche, foudroyant verlaufende Infektion von Faszien und Muskulatur an Extremitäten, Körperstamm oder Skrotalregion (= Fournier-Gangrän)
  Ät.: Typ I: Staphylokokken, Streptokokken u.a. Bakterien
  Typ II: A-Streptokokken; 50 % mit toxischem Schocksyndrom
  Typ III: Vibrio vulnificus (in warmem Meerwasser)
  KL.: Extremer Schmerz, Hautnekrosen, Weichteilschwellungen, Schock u.a.
  Ko.: Toxisches Schocksyndrom; Letalität 20 % und mehr
  Di.: Klinik, MRT der Weichteile, Erregernachweis (Abstriche, Blutkulturen)
  Th.: Rasche chirurgische Sanierung + Antibiose + supportive Therapie
- Stauungsekzem und abakterielle Hypodermitis bei chronisch-venöser Insuffizienz (Th. der chronisch-venösen Insuffizienz)

Di.: Klinik, Labor (Leukos ↑, BSG und CRP ↑, Anti-DNAseB = ADB-Titer in 90 % d.F. ↑), Suche nach Eintrittspforte

Th.: Penicillin G/V oder bei Penicillinallergie Makrolide 10 - 14 Tage.
Bei Verdacht auf S. aureus-Infektion Staphylokokken-Penicillin (Flucloxacillin) oder Penicillin + β-Lactamase-Inhibitoren oder Cephalosporine.
Ruhigstellung und lokale Kühlung, symptomatische Schmerz- und Fieberbekämpfung, Thromboembolieprophylaxe mit NMH
Sanierung einer evtl. Eintrittspforte

Pro: Behandlung prädisponierender Faktoren (siehe oben)

Lymphödem [I89.0]

Def: Schwellung des subkutanen Gewebes mit Stau der Lymphflüssigkeit durch Einschränkung der Transportkapazität der Lymphgefäße (durch Obstruktion, Destruktion, Hypoplasie)

Ät.:
- Primäres Lymphödem (10 % d.F. sind hereditär: Nonne-Milroy-Syndrom-Meige-Syndrom): Entwicklungsstörung der Lymphgefäße - ca. 85 % d.F. betreffen Frauen, Altersgipfel der Erstmanifestation 17 J.; Ausbreitung von distal nach proximal
- Sekundäres Lymphödem (Mehrzahl der Fälle): Ausbreitung von proximal nach distal
  Durch Tumor, Operation, Trauma, Entzündung, Infektionen, venöse Stauung, Bestrahlung

Merke: Jedes nach dem 18. Lj. neu auftretende Lymphödem muss an die Möglichkeit eines malignen Tumors denken lassen!

KL.: 4 Verlaufsstadien:
0 Latenzstadium: Verminderte Transportkapazität der Lymphgefäße ohne Schwellung
I. Weiche Schwellung (es lässt sich eine Delle drücken) ohne sekundären Gewebsumbau = reversibel
II. Beginnende Fibrose der Haut. Es lässt sich kaum eine Delle drücken, das Ödem lässt sich noch ausschwemmen und die Fibrose durch intensive Therapie teilweise zurückbilden.
III. Lymphostatische Elephantiasis = irreversibel: Stark fibrotisch verdickte, derbe Haut.

DD: Siehe Kapitel Ödeme

Di.:
- Klinik:
  - Beim Lymphödem des Beines sind im Gegensatz zum venösen Ödem die Zehen mitbetroffen und quaderförmig angeschwollen (Kastenzehen)
  - Tief einschneidende Querfalten an den Zehen
  - Die Dorsalfläche der Zehen ist oft warzig-rau (Papillomatosis cutis)
  - Stemmer-Zeichen positiv = über den Zehen lässt sich keine Hautfalte abheben
- Bildgebende Diagnostik:
  - Lymphszintigrafie: s.c.-Injektion von ^{99m}Tc-markiertem Kolloid (indirekte Lymphografie)
  - Die direkte Lymphografie ist aufwendig und nur in speziellen Fällen indiziert: Injektion von Kontrastmittel in ein freigelegtes Lymphgefäß

Th.: A) Konservativ
Ziel: Ein Zurückführen der Erkrankung in das Latenzstadium ist nur im St. I möglich.
- Extremität hoch lagern
- Komplexe physikalische Entstauungstherapie (KPE) → 3 Phasen:
  Phase I: Entstauung - Phase II: Optimierung - Phase III: Konservierung

1. Hautpflege
2. Manuelle Lymphdrainage
3. Kompressionstherapie
4. Entstauende Bewegungstherapie

Erst nach vollständiger Reduktion des Ödems angepasste Kompressionsstrümpfe
KI für KPE: akute Entzündung, kardiale Dekompensation, malignes Lymphom
KI für Kompressionstherapie: PAVK mit Knöcheldruck unter 80 mmHg

B) Operativ bei Versagen der konservativen Therapie:
Resektionsmethoden - Ableitende Methoden - Autologe Lymphgefäßtransplantation

Tumoren der Lymphgefäße [D18.19]

Primär: Benigne Lymphangiome
Sehr selten maligne Lymphangiosarkome
Sekundär: Lymphangiosis carcinomatosa [C79.88] bei verschiedenen Karzinomen

XI. WICHTIGE INFEKTIONSKRANKHEITEN

Internet-Infos: *www.who.int* (WHO) - *www.cdc.gov* (Centers of Disease Control)
www.rki.de (Robert-Koch-Institut) - *www.pei.de* (Paul-Ehrlich-Institut)
www.ecdc.europa.eu (European CDC)
www.dtg.org (Deutsche Gesellschaft für Tropenmedizin)
www.crm.de (Centrum für Reisemedizin)
www.auswaertiges-amt.de (Auswärtiges Amt, Berlin)
www.idsociety.org (Infectious Diseases Society of America)
www.dghm.org (Deutsche Gesellschaft für Hygiene und Mikrobiologie)

EXANTHEMATISCHE INFEKTIONSKRANKHEITEN

5 exanthematische Infektionskrankheiten, die überwiegend bei Kindern auftreten: Scharlach, Röteln, Ringelröteln, Masern, Windpocken.

SCHARLACH [A38]

Err: Streptococcus pyogenes = β-hämolysierende Streptokokken der Lancefield-Gruppe A, > 80 Serotypen; > 150 emm-Typen (Einzelheiten siehe unter Streptokokken)

Ep.: Häufigkeitsgipfel: 3. - 10. Lebensjahr. Auftreten von Endemien in Gemeinschaftseinrichtungen; jahreszeitlicher Gipfel: Oktober - März. Lebenszeitprävalenz in Deutschland ca. 25 %

Inf: Meist Tröpfcheninfektion, selten durch Eiter, kontaminierte Milch oder Gegenstände u.a.

Ink: 2 - 7 Tage

Infektiosität: Endet in der Regel 24 h nach Beginn der Antibiotikatherapie.

Pg.: Streptokokkeninfektionen führen primär zu einer Lokalinfektion und hinterlassen daher keine antibakterielle, sondern nur eine antitoxische Immunität gegen das erythrogene Toxin (= pyrogene Exotoxine A und C). Voraussetzung für die Entstehung von Scharlach ist, dass der verursachende S. pyogenes-Stamm 1 oder 2 Bakteriophagen im Genom trägt, die die Bildung des erythrogenen Toxins (Typ A und C) kodieren. Besteht bei einer Streptokokkeninfektion gegen das entsprechende erythrogene Toxin keine Immunität, so entsteht Scharlach (im umgekehrten Falle entsteht nur eine Streptokokkenangina). Das Vorhandensein verschiedener erythrogener Toxine erklärt auch das Auftreten einer Zweiterkrankung an Scharlach (1 - 4 % d.F.).

KL.:
- Plötzlicher stürmischer Beginn mit Halsschmerzen, Husten, Erbrechen, hohem Fieber, Tachykardie, Kopf- und Leibschmerzen
- Pharyngitis, Angina tonsillaris mit Enanthem (auch an der Uvula), Schwellung der submandibulären Lymphknoten
- Zunge anfangs belegt, ab 4. Tag Himbeerzunge
- Am 2. oder 3. Tag Auftreten eines Exanthems: Stecknadelkopfgroß, beginnend im Bereich von Achseln, Leisten und aufsteigend in Richtung Hals (Exanthem mit Spatel wegdrückbar und fühlt sich rau wie Sandpapier an); intensive Wangenrötung mit Aussparung des Mund-Kinn-Dreiecks (periorale Blässe), nach 2 - 4 Wochen kleieförmige Hautschuppung und lamellöse Hautablösungen an Handinnenflächen und Fußsohlen.
- Rumpel-Leede positiv (Auftreten von Petechien am Unterarm nach Aufpumpen der Blutdruckmanschette 5 Min. lang oberhalb des diastolischen Druckes)

Ko.:
- Toxischer Verlauf: Erbrechen, Durchfälle, Kreislaufversagen (Myokarditis!), Krämpfe, Benommenheit
- Ulzerierende Tonsillitis, eitrige Sinusitis, Otitis media
- Septischer Verlauf, Hirnsinusthrombose, Meningitis
- Streptokokkenallergische Nacherkrankungen: Rheumatisches Fieber, rheumatische Karditis, Chorea minor (Sydenham), akute Glomerulonephritis

DD: Zu Röteln/Masern: Siehe Schema unter Röteln; Arzneimittelexanthem
Staphylokokkenscharlach, Tonsillitis/Pharyngitis durch andere Erreger; Kawasaki-Syndrom (seltenes Vaskulitissyndrom)

Di.: Klinik (Pharyngitis, Exanthem, Enanthem); Diagnose-Scores (Centor-Score und McIsaac-Score → *siehe Internet*)

Lab:
- Leukozyten mit basophilen Schlieren und toxischer Granulation, Eosinophilie, BSG-Erhöhung
- Ak-Nachweis: ≥ 4facher Titeranstieg von Antistreptolysin O (ASO = ASL)

Memo: ASL-Titer ↑ (bevorzugt bei Racheninfektion)
ADB-Titer ↑ (bevorzugt bei Hautinfektionen)

- Erregernachweis:
  - Antigenschnelltest (rel. spezifisch, aber nicht sehr sensitiv)
  - Kultureller Nachweis von S. pyogenes (Nasen-Rachen-Abstrich 2 x)

Th.: Mittel der Wahl sind Oral-Penicilline (Phenoxymethylpenicillin) über 10 Tage.
Erwachsenen-Dosis: 3 x 1 Mio. IE/d. Bei Penicillinallergie: Erythromycin oder andere Makrolide (Resistenzrate gegen Makrolide regional bis 15 %)
Bei Therapieversagen (betalactamasebildende Keime oder sehr selten penicillinresistente Streptokokken) Wechsel auf Cephalosporine
Bei schweren systemischen Infektionen evtl. Gabe von Clindamycin zusätzlich zu Penicillin i.v.
2 Wochen nach Krankheitsbeginn Urinkontrolle auf Hämaturie!
Die intrainfektiöse Mikrohämaturie (= interstitielle Frühnephritis) ist harmlos, die postinfektiöse Mikrohämaturie zeigt die ernst zu nehmende akute Glomerulonephritis an!

Prg: Frühzeitige und ausreichend lange (10 Tage) Antibiotikatherapie ist die beste Prophylaxe gegen rheumatische Karditis. Eine Poststreptokokken-Glomerulonephritis kann dadurch jedoch nicht immer verhindert werden.

Pro: Expositionsprophylaxe mit Penicillin bei Personen mit engem Kontakt zu Erkrankten - Wiederzulassung zu Gemeinschaftseinrichtungen 48 h nach Beginn der Antibiotikatherapie und fehlenden Krankheitszeichen.

RÖTELN [B06.9]

Namentliche Meldepflicht bei Verdacht, Erkrankung, Tod und bei Labornachweis einschl. Rötelnembryopathie!

Syn: Rubella, Rubeola

Err: Rötelnvirus, ein Rubivirus (RNA-Virus) aus der Familie der Togaviren, ein Serotyp

Ep.: Kontagiosität < 50 %, Häufigkeitsgipfel bei Schulkindern, 80 - 90 % aller Erwachsenen über 20 J. sind durchimmunisiert.

Inf: Tröpfcheninfektion, diaplazentar

Ink: 2 - 3 Wochen

Infektiosität: 1 Woche vor bis 1 Woche nach Exanthembeginn

KL.: **Rötelnembryopathie (Gregg-Syndrom) = congenital rubella syndrome (CRS):**
Risiko im ersten Schwangerschaftstrimenon am größten: 1. - 6. Schwangerschaftswoche (SSW): 55 %; 7. - 12. SSW: 25 %; 13. - 17. SSW: 15 -10 %; > 17. SSW i.d.R. keine kindlichen Schäden.
Organschäden: Auge: 70 % (Retinopathie, Katarakt, selten Glaukom); Ohr: 60 % (Taubheit); Herz: 50 % (offener Ductus Botalli, Septumdefekte, Pulmonalstenose); zerebrale Schäden und geistige Retardierung: 45 %; Wachstumsstörung, vermindertes Geburtsgewicht: 75 %

Postnatale Rötelninfektion:
Bei Kindern in 50 % asymptomatischer Verlauf
- Leichter Beginn (im Gegensatz zum Scharlach!), oft inapparenter Verlauf ohne Fieber und Exanthem
- Makulopapulöses Exanthem: Mittelfleckig in der Größe zwischen Masern (grobfleckig) und Scharlach (stecknadelkopfgroß), i.d.R. nicht konfluierend, Beginn hinter den Ohren und im Gesicht, Dauer: Ca. 3 Tage
- Lymphknotenschwellung, bes. im Nackenbereich (retroaurikulär): "Diagnose im Dunkeln möglich"; Milzvergrößerung in 50 % d.F.

Röteln-Reinfektionen:
Werden gel. nach lange zurückliegender Erstinfektion oder Impfung beobachtet und verlaufen meist symptomlos.

Ko.:
- ▶ Röteln-Enzephalitis (Frequenz 1 : 6000 Erkrankungen)
- ▶ Röteln-Purpura durch passagere Thrombozytopenie (günstige Prognose)
- ▶ Röteln-Arthritis (bei Erwachsenen, günstige Prognose)

DD:

	Scharlach	Masern	Röteln
Beginn	Hohes Fieber Halsentzündung (Angina tonsillaris)	Hohes Fieber starker Husten evtl. Halsentzündung	Mäßiges Fieber leichtes Krankheitsbild
Exanthem	Feinfleckiger Ausschlag von unten nach oben (Mund-Kinn-Dreieck frei)	Grobfleckiger konfluierender Ausschlag von oben nach unten (Beginn retroaurikulär)	Nur schwaches nichtkonfluierendes Exanthem an Hals/Brust
Besonderes	Himbeerzunge	Koplik´Wangenfleck	Starke nuchale Lymphknotenschwellung

Di.:
- Leukopenie, Lymphozytose, Plasmazellen (buntes Blutbild)
- Erregernachweis (keine Routinediagnostik): Virusisolierung, PCR
- Ak-Nachweis:
  - Frische Infektion: Serokonversion oder ≥ 4facher Titeranstieg von IgG-Ak in 2 Proben, IgM-Ak-Anstieg; IgM-Ak können vereinzelt bis > 1 J. persistieren (niedriger Titer).
  - Röteln-Reinfektion: Titeranstieg der IgG-Ak (IgM meist negativ)
- Pränatale Rötelndiagnostik (ab 11. SSW): Nachweis von Virus-RNA (z.B. mittels PCR) aus Fruchtwasser bzw. Biopsiematerial aus Chorionzotten; evtl. IgM-Ak-Nachweis und PCR aus fetalem Blut ab der 22. SSW.
- Rötelndiagnostik beim Neugeborenen: Meist IgM-Ak-Nachweis + ergänzender Virusnachweis

Th.: Symptomatisch

Pro: **Aktiv:** 2 x Schutzimpfung mit attenuiertem Lebendimpfstoff als kombinierte Masern-Mumps-Röteln-(MMR-)Impfung

Ind: 1. Alle Kinder mit 12 - 15 Mon. und vor Aufnahme in den Kindergarten
2. Ungeimpfte Frauen oder Frauen mit unklarem Impfstatus in gebärfähigen Alter (2 x)
3. Ungeimpfte Personen oder Personen mit unklarem Impfstatus in Einrichtungen der Pädiatrie, der Geburtshilfe und der Schwangerenbetreuung sowie in Gemeinschaftseinrichtungen

Alle ungeimpften Mädchen vor der Menarche nachimpfen, um Impflücken zu schließen. Impfschutz wahrscheinlich lebenslang. Impfschutz bei gebärfähigen Frauen serologisch kontrollieren. Schützender Ak-Titer 1 : ≥ 32 im Hämagglutinationshemmtest.

PARVOVIRUS B19-INFEKTION [B08.3]

Syn: Erythema infectiosum, Ringelröteln

Err: Parvovirus B19 - Zielzellen der Infektion mit Parvovirus B19 sind die erythropoetischen Zellen im Knochenmark, die teilweise zerstört werden mit passagerer Anämie. Als Rezeptor dient das Blutgruppen-P-Antigen.

Ep.: Häufigkeitsgipfel im Schulalter, jahreszeitlich im Frühjahr; gel. Epidemien in Gemeinschaftseinrichtungen; bis zu 50 % der 15- und bis 80 % der 50-jährigen zeigen Antikörper gegen Parvovirus B19.

Inf: Tröpfcheninfektion und parenteral (z.B. bei Hämophiliepatienten!); diaplazentar

Ink: 6 - 18 Tage

Kontagiosität: Ca. 50 % bei Kontakten im Haushalt

KL.: Bei immunkompetenten Kindern verläuft die Infektion in 30 % asymptomatisch. Bei Erwachsenen ist der Verlauf schwerer und in 20 % kommt es zu Viruspersistenz.
- Erythema infectiosum: Ringförmiges oder girlandenförmiges makulopapulöses Exanthem, das als livide Wangenverfärbung im Gesicht beginnt („slapped cheek disease"), evtl. mit schmetterlingsförmigem Bild, periodisches Abblassen und Neuentstehen des Exanthems, Dauer ca. 10 Tage (selten länger).
- Evtl. petechiale manopedale Exantheme (Handschuh-Socken-Syndrom)
- Evtl. Parvovirus B19-Arthritis
- Labor: Obligat ist eine passagere Anämie mit verminderter Retikulozytenzahl; fakultativ evtl. auch passagere Thrombozytopenie, Granulozytopenie (DD: SLE).

Ko.: 1. Aplastische Krisen bei Patienten mit chronischer hämolytischer Anämie
2. Bei Infektion in der Schwangerschaft: Im 1. Trimenon oft Spontanabort, im 2. Trimenon aplastische Anämie, Hydrops fetalis und Fruchttod, im 3. Trimenon oft nur vorübergehende aplastische Phasen ohne Schädigung des Kindes
3. Immunsupprimierte Patienten: Chronische Anämie, Arthritis, Thrombozytopenie, Granulozytopenie oder Panzytopenie, pure red cell aplasia, Myokarditis/DCM, Hepatitis

Di.: • Diagnostik der akuten postnatalen Infektion:
Klinik + Nachweis von IgM-Antikörpern und Virus-DNA (PCR)
Bei überstandener Infektion mit Viruseliminierung ist der DNA- und IgM-Ak-Nachweis negativ; IgG-Ak positiv.
• Diagnostik der pränatalen Infektion:
Bei Infektion in der Schwangerschaft sonografische Überwachung der Schwangerschaft. Bei Verdacht auf fetale Infektion Analyse von Fruchtwasser, Aszites und fetalem Blut auf IgM-Ak, Virus-DNA und Hb-Gehalt des Feten.

Th.: • Bei postnataler Infektion immunkompetenter Personen symptomatische Therapie.
• Bei aplastischer Krise infolge Parvovirus B19-Infektion Blutkomponenten-Substitution und Gabe von 7S-Immunglobulinen (auch bei Patienten nach Organ- oder KM-Transplantation)
• Bei pränataler Infektion mit Gefahr eines Hydrops fetalis intrauterine Austauschtransfusion

Prg: Bei gesunden Personen i.d.R. benigner Verlauf; Komplikationen bei Risikogruppen (siehe oben)

Pro: Personen mit Immundefizienz, chronischer Anämie sowie Schwangere von Patienten fernhalten! Bei Schwangeren mit beruflicher Gefährdung (z.B. Arbeit in Kindergärten, Krankenhäusern) Testung auf Parvovirus B19-Antikörper.

MASERN (MORBILLI) [B05.9]

Namentliche Meldepflicht bei Verdacht, Erkrankung, Tod und bei Labornachweis!

Err: Masernvirus, ein Paramyxovirus (RNA-Virus); nur 1 Serotyp, aber 8 Clades (A - H) mit insgesamt 24 Genotypen (Bedeutung für epidemiologische Fragestellungen). Virusreservoir sind erkrankte Menschen.

Ep.: Weltweit sterben ca. 1 Million Kinder jährlich an Masern, insbes. in den armen Ländern (Afrika!); Deutschland hat immer noch lokale Ausbrüche. Es erkranken überwiegend Kinder, aber auch Erwachsene. Bis 2020 sollen die Masern weltweit eliminiert werden (WHO-Ziel).
"Fliegende Infektion" (Übertragung durch Aerosole). Hoher Kontagionsindex, hoher Manifestationsindex, hoher Immunitätsgrad → typische Kinderkrankheit (Säuglinge bis 8 Monate erkranken nicht, wenn sie Ak-Schutz durch die Mutter haben). Nach durchgemachter Infektion lebenslange Immunität.

Infektiosität: Beginnt 5 Tage vor Auftreten des Exanthems und dauert bis 4 Tage nach Exanthemausbruch

Ink: Ca. 10 Tage bis zum Beginn der Prodromi, 14 Tage bis zum Beginn des Exanthems

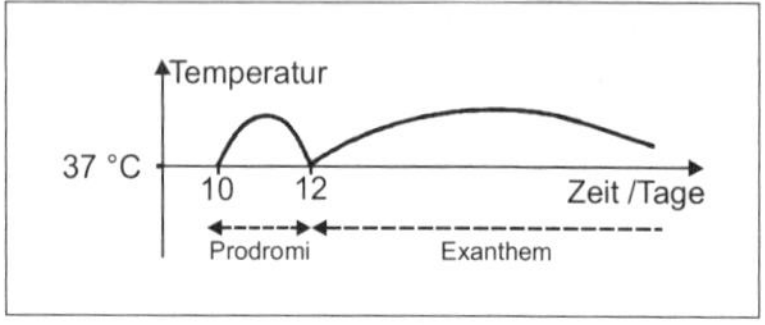

KL.: 1. Prodromi (Katarrhalisches Stadium): Rhinitis, Konjunktivitis, hohes Fieber, bellender Husten, Lichtscheu, gedunsenes Gesicht, Enanthem am Gaumen + Koplik kalkspritzerartige Flecken an der Wangenschleimhaut gegenüber den Molaren
2. Exanthem (verursacht durch Immunkomplexphänomene): Großfleckig, konfluierend, bräunlich-rosafarben, Beginn hinter den Ohren, kraniokaudale Ausbreitung (Handflächen und Fußsohlen sind nicht betroffen), später feine kleieartige Schuppung; mit Exanthembeginn erneuter Fieberanstieg
3. Halslymphknotenschwellung; gel. leichte abdominelle Beschwerden

Lab: Verminderung von Leukozyten, Lymphozyten, Eosinophilen, passagere Thrombozytopenie
Ein vorher positiver Tuberkulintest kann vorübergehend negativ werden.

Ko.: Beobachtet man in den Industrieländern in ca. 15 %. Sie sind meist Folge einer passageren Immunsuppression von ca. 6 Wochen Dauer mit Resistenzminderung mit bakteriellen Superinfektionen:
1. Am häufigsten Otitis media in ca. 10 %
2. Masernpneumonie [B05.2+J17.1*]: 3 Formen:
- Virale Masernpneumonie mit Hecht-Riesenzellen
- Bakterielle Superinfektion (→ Antibiotika!)
- Riesenzellpneumonie bei Immunsupprimierten mit schlechter Prognose

3. Gel. Laryngotracheitis mit Krupp (Erstickungsgefahr! → Klinikbegleitung)
4. Masernenzephalitis: 3 Formen:
   - Akute postinfektiöse Masernenzephalitis [B05.0+G05.1*]: Tritt ca. 4 - 7 Tage nach Exanthembeginn auf (1 : 1.000 Masernkranke, die älter als 1 J. sind) mit einer Letalität bis 20 %. Defektheilungen bis zu 20 % (z.B. Intelligenz-/Konzentrationsstörungen, Epilepsie u.a.)
     Passagere EEG-Veränderungen in 50 %, bleibende EEG-Veränderungen in 3 %.
   - Masern-Einschlusskörper-Enzephalitis bei Immunsupprimierten nach 5 Wochen bis 6 Monaten
   - Subakute sklerosierende Panenzephalitis (SSPE) [A81.1] nach ca. 6 - 8 Jahren = "slow virus-infection" mit Virusmutanten, die ein M-Antigen besitzen, gegen das die Patienten keine Antikörper bilden (obwohl gegen andere Strukturproteine Antikörper produziert werden).
     Vo.: Ca. 10/100.000 Erkrankungen; Demyelinisierungserkrankung, letal endend.
5. Sehr seltener foudroyanter Verlauf: "Nach-Innen-Schlagen": Abblassen des Exanthems und Kreislaufversagen infolge Abwehrschwäche

DD: Bei Teilimmunität ist das Exanthem nur diskret (mitigierte Masern) - DD zu Röteln: Siehe dort

Di.: Klinik + Serologie: Nachweis von IgM-Ak oder Virus-RNA bei frischer Infektion (oder Titeranstieg in 2. Probe)
Bei Masernenzephalitis Virusnachweis (mittels PCR) im Liquor.
Bei SSPE hoher Ak-Titer im Liquor (Virustest i.d.R. negativ)

Th.: Symptomatisch, Antibiotika bei bakteriellen Komplikationen
Bei Immunsupprimierten evtl. Therapieversuch mit Ribavirin
Zulassung zu Gemeinschaftseinrichtungen frühestens 5 Tage nach Ausbruch des Exanthems.
Empfängliche (ungeimpfte) Kontaktpersonen in Wohngemeinschaft mit Masernkranken werden 14 Tage von Gemeinschaftseinrichtungen ausgeschlossen.

Pro:
- Aktive Immunisierung (Impfung mit abgeschwächter Lebendvakzine):
  Ind: 1. Erstimpfung für Kinder mit 11 - 14 Monaten (z.B. im Rahmen einer MMR-Vakzination gegen Masern, Mumps und Röteln) mit Wiederholung nach 4 Wochen. Schließung von Impflücken auch nach dem 18. Lebensjahr → Masern-Eradikationsziel der WHO (durch weltweite und nationale Impfprogramme).
  2. Seronegative Beschäftigte mit erhöhtem Infektionsrisiko (im Gesundheitsdienst und bei der Betreuung von Immundefizienten und in Gemeinschaftseinrichtungen)
  3. Postexpositionelle Impfung innerhalb von 3 Tagen nach Exposition bei ungeimpften, immungesunden Kontaktpersonen
  NW.: Im Abstand von 5 - 14 Tagen nach der Impfung leichte „Impfmasern" bis zu 5 % der Geimpften (nicht ansteckend). Selten Fieberkrampf oder allergische Reaktionen.
- Passive Immunisierung mit humanem Immunglobulin (z.B. Privigen®) bei abwehrgeschwächten Patienten: Wirksam innerhalb 2 - 6 Tage nach Masernexposition; zwischen 4. - 7. Krankheitstag evtl. mitigierter (abgeschwächter) Krankheitsverlauf.

HERPESVIREN

8 humane Herpesviren, bei denen der Mensch natürlicher Wirt ist.

Einteilung und Krankheitsspektrum

Spezies	Name	Erkrankung
HHV-1	Herpes-simplex-Virus 1 (HSV-1)	Orale, okuläre Läsionen, Enzephalitis, genitale Läsionen
HHV-2	Herpes-simplex-Virus 2 (HSV-2)	Genitale, anale Läsionen, Herpes neonatorum
HHV-3	Varizella-Zoster-Virus (VZV)	Windpocken, Gürtelrose, fetale/neonatale Infektion
HHV-4	Epstein-Barr-Virus (EBV)	Infektiöse Mononukleose, Burkitt-Lymphom, Nasopharynx-Karzinom
HHV-5	Humanes Cytomegalovirus (CMV)	Kongenitale, peri- und postnatale Infektionen, Retinitis, Kolitis, Hepatitis, Pneumonie, Enzephalitis
HHV-6	Humanes Herpesvirus 6	Roseola infantum (3-Tage-Fieber, Exanthema subitum)
HHV-7	Humanes Herpesvirus 7	Roseola, Pityriasis rosea
HHV-8	Kaposi-Sarkom-assoziiertes Herpesvirus (KSHV)	Kaposi-Sarkom, B-Zell-Lymphome

Typisch für Herpesviren ist ihre Fähigkeit, in den Zielzellen des Wirtes lebenslang zu persistieren. Bei Störungen der Immunlage kann es so zu späteren Reaktivierungen kommen.

VARIZELLA-ZOSTER-VIRUS-INFEKTIONEN

Namentliche Meldepflicht bei Verdacht, Erkrankung, Tod und bei Labornachweis!

Err: Varizella-Zoster-Virus (VZV)

Ep.: Das VZV verursacht im Kindesalter die Varizellen (Windpocken; englisch: chickenpox) mit hohem Kontagionsindex (90 %). Erkrankungsgipfel zwischen dem 2. und 6. Lebensjahr, 90 % aller Erkrankungen vor dem 20. Lebensjahr. > 95 % der Erwachsenen haben Antikörper gegen das Virus. Bis 25 % der teilimmunen Erwachsenen erkranken einmal im Leben (meist im höheren Lebensalter) an einer lokalisierten Zweitmanifestation als Herpes zoster (oder kurz Zoster).

Inf: Die Varizellen sind eine hoch kontagiöse aerogene Tröpfcheninfektion ("fliegende Infektion"). 1 Tag vor Auftreten der Bläschen bis zum Abfall des Schorfs besteht Infektiosität. Die Kontagiosität der Zosterbläschen ist geringer ausgeprägt.

Ink. der Varizellen: 8 - 28 Tage

KL.: Windpocken bei Immunkompetenten verlaufen meist unkompliziert.

Schwere Verläufe/Komplikationen werden meist bei Risikopatienten beobachtet:
- Windpocken bei angeborenem oder erworbenem T-Zelldefekt
- Windpocken bei Schwangeren
- Windpocken bei Neurodermitis
- Konnatales Varizellensyndrom
- Kurz vor der Geburt erworbene Windpocken.

1. Varizellen (Windpocken): [B01.9]

Erstinfektion durch das VZV mit generalisiertem vesikulärem Exanthem.

Evtl. "rash" (flüchtiges Vorexanthem), Fieber. Durch schubweisen Verlauf (Roseolen - Papeln - Bläschen - Krusten) resultiert ein polymorphes Bild: "Sternhimmel", ungekammerte Bläschen mit dünner Decke, keine Narben (außer durch Kratzen), Befall auch der Kopfhaut und Mundschleimhaut. Exanthem am Rumpf am dichtesten, Allgemeinzustand weniger beeinträchtigt, oft Juckreiz.

2. Zoster (Gürtelrose): [B02.9]

Bei nachlassender zellulärer Immunität kann es zu einer Reaktivierung der VZV kommen, die nach der Primärinfektion in den Gliazellen der Spinalganglien persistieren (Latenzphase). Der Zoster tritt vorzugsweise bei älteren Menschen auf sowie bei Patienten mit Immunschwäche (Malignome, Leukämien, M. Hodgkin, AIDS, Patienten unter zytostatischer oder immunsuppressiver Therapie); auch Sonneneinwirkung, Stress und Traumen können einen Zoster begünstigen. Die häufigste Lokalisation ist thorakal (50 %).

Meist beschränkt sich die Infektion auf ein oder mehrere Dermatome (meist T3 - L3) einer Seite. Bei älteren Patienten tritt der Zoster in 20 % kranial auf. Evtl. kommt es zu Fieber. Typisch sind starke Schmerzen im Bereich der betroffenen Innervationsbezirke sensorischer Nerven (oft Thorakalnerven, meist einseitig) vor, während und nach der Bläscheneruption. Es kann in die Bläschen bluten (hämorrhagischer Zoster), i.d.R. Narbenbildung.

Ko.: Varizellenkomplikationen:
- Bakterielle Superinfektion des Exanthems
- Kongenitales Varizellensyndrom bei Infektion der Mutter bis zur 20. Schwangerschaftswoche (Risiko 1 %)
- Perinatale Varizellenerkrankung bei VZV-Infektion der Mutter 5 Tage vor bis 2 Tage nach der Geburt: Hämorrhagisches Exanthem, Letalität bis 30 %
- Otitis media
- Meningeale Reizung mit günstiger Prognose
- Akute zerebellare Ataxie durch Zerebellitis (Risiko 1 : 4.000), günstige Prognose
- Selten Enzephalitis (Risiko 1 : 40.000), ungünstige Prognose
- Varizellenpneumonie (viral und evtl. sekundär bakteriell; Letalität bis 40 % bei Schwangeren)
- Thrombozytopenie
- Bei Abwehrschwäche/Immunsuppression schwerer Verlauf mit Beteiligung innerer Organe

Zosterkomplikationen:
- Postzosterische Neuralgien (PZN) [B02.2+G53.0*] (bis 50 % der Patienten > 70 J.): Schmerzen > 4 Wochen; brennender Schmerzcharakter, evtl. auch spontan einschießende neuralgiforme Schmerzen
- Zoster ophthalmicus mit der Gefahr einer Hornhautläsion (Zoster keratitis dendritica)
- Sehr selten intraokuläre VZV-Komplikationen (z.B. bei AIDS) mit Gefahr der Erblindung
- Zoster oticus evtl. mit Facialisparese (Ramsay-Hunt-Syndrom)
- Meningoenzephalitis, sehr selten granulomatöse Angiitis mit Hemiplegie; sehr selten Myelitis
- Bei Abwehrschwäche/Immunsuppression schwerer Verlauf als Zoster generalisatus mit Beteiligung innerer Organe (Pneumonie, Hepatitis u.a.)

DD: - Bei Varizellen: Infektionen durch Orthopoxviren (z.B. "Katzenpocken"), die bei Immunsupprimierten wie Pocken verlaufen!
- Hand-Fuß-Mund-Krankheit durch Infektion mit Coxsackie-Virus Typ A16
- Bei Zoster vor Auftreten von Bläschen: Neuralgien unterschiedlicher Genese
- Eczema herpeticatum durch HSV-Infektion bei vorbestehendem atopischen Ekzem
- Strophulus infantum (ätiologisch unklare Erkrankung)

Di.: • Klinik
• Erregernachweis aus Bläscheninhalt: Nukleinsäurenachweis (PCR), Antigennachweis (Virusisolierung ist aufwendig)
• Ak-Nachweis: Aufgrund der hohen Durchseuchungsrate hat der serologische Ak-Nachweis nur bei Primärinfektion (Varizellen) Aussagekraft (IgM-Ak oder ≥ 4facher Titeranstieg von IgG in 2 Proben). Bei Herpes zoster IgA-Ak ↑

Th.: • Bei unkompliziertem Verlauf nur symptomatisch:
• Varizellen: Evtl. Sedativa und Antihistaminika; evtl. Zinkschüttelmixtur (kein Kratzen = keine Narben → Fingernägel schneiden!). Durch Hautpflege Prophylaxe einer bakteriellen Superinfektion.
• Zoster:
- Antivirale Therapie kann Dauer + Schweregrad reduzieren, Komplikationsrisiko senken, muss aber früh erfolgen, möglichst innerhalb der ersten 2 - 3 Tage nach Symptombeginn

Ind.:
▪ Zoster jeder Lokalisation bei Patienten ab dem 50. Lebensjahr
▪ Zoster im Kopf-Hals-Bereich der Patienten jeden Alters
▪ Schwerer Zoster am Stamm und an den Extremitäten (hämorrhagische Läsionen, mehr als ein Segment befallen, aberrierende Bläschen, Schleimhautbeteiligung)
▪ Zoster bei immundefizienten Patienten
▪ Zoster bei Patienten mit florider Dermatitis atopica und Ekzemen
▪ Zoster bei Kindern und Jugendlichen, die Salizylate oder Kortikosteroide als Dauertherapie erhalten

Relative Indikation:
Zoster am Stamm oder an den Extremitäten bei Patienten jünger als 50 Jahre

Virostatikum	Tagesdosis für Erwachsene (Therapiedauer 7 Tage)
Aciclovir i.v.-Inf. Generika	3 x 10 mg/kg KG Bei schwerem Krankheitsbild, insbes. bei Immunsupprimierten i.v.-Therapie
Aciclovir (oral) Generika	5 x 800 mg
Brivudin (oral) Zostex®	1 x 125 mg; keine gleichzeitige Therapie mit 5-FU, Flucytosin, Tegatur, Capecitabin (Aplasie-Risiko!)
Famciclovir (oral) Famvir®	3 x 500 mg (7 Tage; bei Immunsupprimierten 10 Tage)
Valaciclovir (oral) Valtrex®	3 x 1.000 mg

- Bei schweren Verläufen evtl. zusätzlich Hyperimmunglobulin und Interferon-Beta.

Cave Glukokortikosteroide! Suche nach Erkrankungen mit Resistenzminderung/Immunschwäche!

• Postzosterische Neuralgie: Therapie schwierig; die Schmerzen können länger als 1 J. dauern. In ca. 30 % d.F. ist die Schmerztherapie nicht erfolgreich.
Stufentherapie: 1. NSAR; 2. Zusätzlich Opioid-Analgetikum; 3. Peripher wirkendes Analgetikum + stark wirksames zentrales Opioid (z.B. Morphin)
Zusätzlich kann auf allen Stufen ein Antidepressivum versucht werden oder ein Antikonvulsivum (z.B. Carbamazepin). NW + KI beachten.

Prg: • Bei immunkompetenten Personen, die nicht zur Risikogruppe zählen (siehe oben), ist die Prognose der Varizellen und des Herpes zoster gut. Therapeutisches Problem sind die lang anhaltenden postzosterischen Neuralgien.
• Bei Risikopatienten (siehe oben) ist der Verlauf schwer mit erhöhter Letalität. Eine frühzeitige antivirale Therapie verbessert die Prognose.

Pro: • Expositionsschutz: An Varizellen erkrankte Kinder dürfen bei unkompliziertem Verlauf 1 Woche lang nach Beginn des Exanthems keine öffentlichen Einrichtungen besuchen.

- Aktive Immunisierung:
  - Abgeschwächter VZV-Lebendimpfstoff: Stamm OKA (z.B. Varilrix®, Varivax®)
    Ind: 1. Standardimpfung für alle Kinder und Jugendliche.
    2. Indikationsimpfung: Seronegative gefährdete Personen sowie enge Kontaktpersonen zu diesen: z.B. Frauen im gebärfähigen Alter, Patienten mit malignen Tumoren, Neurodermitis oder vor immunsuppressiver Therapie oder Organtransplantation, Leukämiepatienten nur in klinischer/hämatologischer Remission (> 1 J.), Lymphozytenzahl ≥ 1.200/μl und Unterbrechung einer zytostatischen Erhaltungstherapie 1 Woche vor und nach der Impfung. Seronegatives medizinisches Personal + Beschäftigte in Kindergärten
    NW: Lokal- und Allgemeinreaktionen, gel. leichte „Impfvarizellen“
    KI: Immungeschwächte Personen, immunsuppressive Therapie (im therapiefreien Intervall impfen), Schwangerschaft u.a.
    Dos: 1 Dosis bis zum 12. Lebensjahr, ab dem 13. Lebensjahr 2 x 1 Dosis (im Abstand von mindestens 6 Wochen)
  - Abgeschwächte Lebendvakzine gegen Zoster (Zostavax®)
    Wirksamkeit: Relative Risikoreduktion altersabhängig (bis zum 70. Lj. > 50 %, bei älteren Patienten < 50 %)
    Ein neuer gentechnischer Impfstoff ist in Erprobung und soll eine bessere Schutzwirkung haben.
    NW+ KI: s.o.
    Dos: 1 Dosis ab dem 50. Lj.
- Passive Immunisierung mit Varizella-Zoster-Immunglobulin (VZIG) bei Exposition nichtimmuner gefährdeter Personen (z.B. Neugeborene von Müttern, die perinatal an Varizellen erkrankt sind, Schwangere mit Kontakt zu Kranken, Patienten mit Immundefizit).
  Hyperimmunglobulin kann vor Erkrankung schützen, wenn es innerhalb von 96 h nach Exposition gegeben wird.
- Prävention einer PZN: 1. Vakzination; 2. Frühzeitige antivirale Therapie eines Herpes zoster!

HUMANES HERPESVIRUS 6 (HHV-6)-INFEKTION [B08.2]

Syn: Dreitagefieber, Exanthema subitum, Roseola infantum

Err.: Humanes Herpesvirus 6 (HHV-6), ein DNA-Virus der Herpesfamilie

Ep.: Weltweites Vorkommen, Prädilektionsalter 6 Mo - 3. Lj.

Inf: Tröpfcheninfektion

Ink: 5 - 15 Tage

KL.:
- Ohne Prodromi: Plötzlicher („subitum“) Beginn mit hohem kontinuierlichem oder intermittierendem Fieber bis 39 - 40°C, 3 - 5 Tage lang, dann mit Fieberabfall plötzliches Auftreten eines kleinfleckigen, blassrötlichen Exanthems am Stamm, Ausbreitung auf Extremitäten und Nacken, verschwindet nach 2 Tagen.
- Zervikale Lymphknotenschwellung
- Gel. leichte Atemwegsbeschwerden, periorbitale Ödeme, Durchfall, Erbrechen

Ko.:
- Häufig Fieberkrämpfe, sehr selten Hepatitis, Arthritis, Enzephalopathie

DD.:
- Während der Fieberphase: Rhinopharyngitis, Otitis, Meningitis u.a.
- Exanthem anderer Genese: Masern, Röteln, Scharlach u.a.

Di.:
- Anamnese und Klinik
- Labor: Leukozytose während der Fieberphase, bei Exanthemausbruch Granulozytopenie mit relativer Lymphozytose
- AK-Nachweis (Anti-HHV-6-IgM/-IgG); Erregernachweis (PCR)

Th.:
- Symptomatisch: Evtl. Fiebersenkung, (kein ASS! → Gefahr des Reye-Syndroms)

Prg: I.d.R. gut (Ausheilung)

HERPES SIMPLEX-VIRUS-INFEKTIONEN [B00.9]

Err: Herpes simplex-Virus, Typ 1 und 2 (HSV-1 und HSV-2), ein DNA-haltiges Herpesvirus

Ep.: HSV-1: Durchseuchung beginnt im Kindesalter, im Erwachsenenalter sind > 95 % der Bevölkerung infiziert.
HSV-2: Durchseuchung beginnt nach der Pubertät, im Erwachsenenalter sind 10 - 30 % der Bevölkerung infiziert.

Inf: HSV-1: Oral (Tröpfcheninfektion)
HSV-2: Sexuell und perinatal

Ink: Primärinfektion: 2 - 12 Tage

KL.: A) **Primärinfektion:**
- Asymptomatischer Verlauf (> 90 %)
- Symptomatischer Verlauf (< 10 %)

HSV-1: Gingivostomatitis herpetica (Stomatitis aphthosa)
Meist bei Kleinkindern im Alter von 1 - 4 Jahren. Fieber, im Mund-/Rachenraum schmerzhafte Bläschen, die ulzerieren; lokale Lymphadenitis.

HSV-2: • Neugeborene:
- Konnatale HSV-2-Infektion:
Herpessepsis des Neugeborenen mit Fieber und generalisierten Bläschen, Ikterus, Hepatosplenomegalie, Hautblutungen, Enzephalitis; unbehandelt immer letal endend.
- Infektion des Neugeborenen während der Geburt:
Schweres Krankheitsbild mit Letalität von ca. 30 %

• Herpes genitalis bei Jugendlichen und Erwachsenen: [A60.0]
Genitale Herpesinfektionen werden überwiegend durch HSV-2-Infektionen verursacht, in zunehmender Häufigkeit jedoch auch durch HSV-1 (USA: 30 %, Norwegen: 70 %); w : m > 2 : 1.
Risikofaktoren für eine genitale HSV-Infektion:
▪ Zahl der Sexualpartner
▪ i.v.-Drogengebrauch, HIV-Infektion
Nur 30 % d.F. verlaufen mit typischer Klinik, 20 % machen mehrdeutige Symptome (z.B. Miktionsbeschwerden); 50 % der Infektionen verlaufen asymptomatisch.
- Frauen: Vulvovaginitis herpetica mit Brennen oder Schmerzen, evtl. mit Dysurie und Fieber, regionale Lymphadenitis
- Männer: Herpes progenitalis: Schmerzhafte Bläschen, die sich zu Erosionen oder Ulzera entwickeln können; vorzugsweise an der Glans penis; evtl. auch anale HSV-2-Infektion (bei entsprechendem Sexualkontakt)

B) **Endogene Reaktivierung:**
Nach der Primärinfektion persistiert das HSV in den regionalen Nervenganglien (Ganglion trigeminale Gasseri bei HSV-1, Lumbosakralganglien bei HSV-2) ohne Krankheitssymptome (latente Infektion). 1/3 aller Menschen leidet an rezidivierenden oralen HSV-Läsionen.
Auslösende Ursachen für eine endogene Reaktivierung:
Infektionen, Fieber ("Fieberbläschen“), Sonnenbestrahlung (Herpes solaris), Verletzungen, hormonelle Veränderungen (z.B. Menses, Gravidität), psychische Belastungen, Immunschwäche u.a.
- Asymptomatische Virusreaktivierung = Rekurrenz
- Symptomatische Virusreaktivierung = Rekrudeszenz

HSV-1: Herpes labialis [B00.1]: Periorale Bläschenbildung, die verschorfen und ohne Narben abheilen.
HSV-2: Herpes genitalis [A60.0]: Perigenitale, perianale Bläschenbildung und Ulzerationen evtl. begleitet von Krankheitsgefühl und leichtem Fieber. Rezidive sind bei HSV-2 häufiger als bei HSV-1.

Ko.:
• Herpetische Keratokonjunktivitis mit evtl. Hornhautschäden [B00.5]
• Urologische Komplikationen bei anogenitalem Herpes (Harnverhaltung u.a.)
• Eczema herpeticatum: Schwere Herpesinfektion bei Säuglingen mit vorbestehendem atopischen Ekzem
• Benigne Meningitis
• Herpesenzephalitis [B00.4+G05.1*] = häufigste Virusenzephalitis; befällt vorzugsweise limbisches System und Temporallappen - meist durch HSV-1 verursacht. Rasche Diagnose (MRT und PCR-Test im Liquor) und Therapie (auch schon bei Verdacht) sind prognoseentscheidend! (Letalität > 80 %)
• Die idiopathische Fazialisparese ist möglicherweise durch das HSV-Typ 1 verursacht.
• Generalisierter schwerer Verlauf und HSV-Pneumonie bei immunsupprimierten Patienten, AIDS, Abwehrschwäche

- HSV-Manifestationen bei AIDS: Nekrotisierende, schwer abheilende Haut-/Schleimhautmanifestationen, Keratoconjunctivitis, Retinitis, Uveitis, Meningoenzephalitis

DD: - Bei Gingivostomatitis herpetica: Herpangina Zahorsky durch Coxsackie A-Virusinfektion
- Bei Herpes genitalis: Andere sexuell übertragene Erkrankungen = sexually transmitted diseases = STD (TPHA-Test, GO-Diagnostik, HIV-Test)
- Bei Herpes genitalis mit Miktionsbeschwerden ist die Zystitis/Urethritis eine gel. Fehldiagnose.
- Bei Hornhautläsionen: Keratokonjunktivitis durch Adenovirusinfektion

Di.: Klinik + evtl. Virusnachweis aus Bläschen oder Ulzera:
- Nachweis von HSV-DNA (Nukleinsäure-Amplifikationstechnik = NAT.
  Der Antigennachweis hat eine geringere Sensitivität als der NAT.
- Virusisolierung (Zellkultur zuverlässiger als Elektronenmikroskop: Keine Routinediagnostik)
- Der HSV-Ak-Nachweis hat wegen hoher Durchseuchungsrate der Bevölkerung nur bei Primärinfektion Aussagekraft (IgM-Ak + Serokonversion)

Th.: A) Therapie einer evtl. Immunschwäche

B) Antivirale Chemotherapie
- Systemisch: Mittel der 1. Wahl Aciclovir: Wirksam gegen replizierendes HSV, nicht jedoch gegen latente HSV-Infektion. Famciclovir und Valaciclovir sind Therapiealternativen für die orale Therapie.
  Dos.: - Aciclovir: 5 x 200 mg tägl. über 10 Tage (bei Herpesenzephalitis 3 x 10 mg/kg KG i.v. über 2 Wochen)
  - Famciclovir (Famvir®): 3 x 250 mg tägl. über 5 Tage } oral
  - Valaciclovir (Valtrex®): 2 x 500 mg tägl. über 10 Tage } oral
  Ind: Schwere Verläufe, Herpesenzephalitis, florider Herpes genitalis, Gingivostomatitis, Keratitis u.a.
- Lokal: Aciclovir-Creme (bei herpetischer Keratitis als Augensalbe)
- Bei florider HSV-2-Infektion der Schwangeren Schnittentbindung vor dem Blasensprung
- Bei Verdacht auf HSV-Infektion des Neugeborenen sofortige Aciclovir-Therapie

Prg: Bei lokalisierter Infektion gut.
Bei generalisierter Herpesinfektion und Enzephalitis sowie bei Immunschwäche lebensbedrohliche Verläufe mit hoher Letalität.

Pro: Bei floridem Herpes genitalis der Schwangeren Schnittentbindung
Bei Immunschwäche Prophylaxe mit Aciclovir oder Famciclovir; Impfstoff in Erprobung.

EPSTEIN-BARR-VIRUS (EBV) -INFEKTION [B27.0]

Err: Epstein-Barr-Virus (EBV) Typ 1 und 2, ein DNA-Virus der Herpesfamilie. Zielzellen des EBV sind u.a. die naso- und oropharyngealen Epithelien und B-Lymphozyten, die als "EBV-Rezeptor" das CD-21-Antigen tragen. Die meisten EBV-infizierten B-Lymphozyten werden bei intaktem Immunsystem rasch zerstört. Eine geringe Restpopulation überlebender B-Lymphozyten kann jedoch eine lebenslange Viruspersistenz verursachen.

Ep.: In Westeuropa sind > 95 % der Menschen bis zum 30. Lebensjahr mit EBV infiziert → Erkrankungsgipfel im jugendlichen Alter. In Zentralafrika sind fast alle Kinder schon mit 3 Jahren infiziert.

Inf: Durch Speichelkontakt (Verbreitung z.B. in Kindergärten und durch Küssen - "Kissing disease", "Kusskrankheit")

Ink: 10 - 14 - 50 Tage

KL.: Im Kleinkindesalter meist asymptomatische Infektion, im späteren Lebensalter typisches Krankheitsbild:

Infektiöse Mononukleose (Mononucleosis infectiosa) = Pfeiffer-Drüsenfieber:

Trias: - Fieberhafte Angina tonsillaris/Pharyngitis
- Lymphknotenschwellungen
- Typisches Blutbild mit absoluter und relativer Lymphozytose mit atypischen Lymphozyten („Virozyten")

Verlaufsformen:
- Glanduläre Form: Generalisierte Lymphknotenschwellungen (50 % d.F.), oft auch Milzschwellung (meist > 500 g, cave Ruptur!) und Tonsillitis.
- Exanthematische Form (3 % d.F.), petechiales Enanthem am harten Gaumen

Merke: Die Gabe von Aminopenicillinen (Ampicillin, Amoxicillin) bei Mononukleosis infectiosa führt meist zu einem Arzneimittelexanthem und ist kontraindiziert.

- Hepatische Form: Bild einer (gel. ikterischen) Hepatitis: 5 % d.F. (gute Prognose)

Ko.:
- Leichte Granulozytopenie, Thrombozytopenie
- Selten infektassoziiertes hämophagozytisches Syndrom (IHS) mit Panzytopenie und evtl. Blutungen infolge pathologisch gesteigerter Hämophagozytose.
- Selten Milzruptur
- Meningoenzephalitis, Myokarditis
- Evtl. postinfektiöse Müdigkeit für einige Monate
- Chronisch-aktive EBV-Infektion:
  Sehr seltene Verlaufsform bei Kindern mit anhaltender Virusreplikation
  Fieber, Gewichtsverlust, Lymphadenopathie, Hepatosplenomegalie, evtl. Thrombo-/Granulozytopenie, hämolytische Anämie, T_4/T_8-Ratio ↓, evtl. Ausbildung von Lymphomen u.a.
- EBV-Infektion bei immundefizienten Patienten:
  · Durch unkontrollierte Proliferation EBV-infizierter, immortalisierter B-Lymphozyten resultieren polyklonale lymphoproliferative Erkrankungen der B-Lymphozyten.
  · Bei dem sehr seltenen X-chromosomal rezessiv vererbten lymphoproliferativen Syndrom (XLP, Duncan's Disease, Purtilo-Syndrom) ist das Immunsystem unfähig, eine EBV-Infektion zu begrenzen → Folge ist eine Selbstzerstörung des Immunsystems mit meist letalem Ausgang.
- EBV-assoziierte Malignome:
  · Posttransplantations-Lymphoproliferative Erkrankungen (PTLD): Das Lebenszeitrisiko für PTLD beträgt nach Nieren-, Herz- oder Lebertransplantation 1 - 5 %. Ursache ist eine Unfähigkeit, unter immunsuppressiver Therapie eine komplette EBV-Immunität auszubilden → dadurch ist die Balance gestört zwischen EBV-infizierten B-Zellen und deren Kontrolle durch zytotoxische T-Zellen. Wichtig bei der Therapie der PTLD ist eine Reduktion der immunsuppressiven Therapie (neben anderen Therapieoptionen → siehe *Internet*)
  Nach dem zeitlichen Auftreten unterscheidet man:
  1. Frühe PTLD innerhalb der ersten 12 Monate nach Transplantation: EBV-positiv
  2. Späte PTLD 5 - 10 Jahre nach Transplantation, überwiegend EBV-negativ.
  · EBV-assoziierte B-Zell-Lymphome bei AIDS-Patienten
  · EBV-assoziiertes Nasopharynxkarzinom (das in Südchina und Alaska endemisch ist)
  · EBV-assoziiertes Burkitt-Lymphom, das in Äquatorialafrika endemisch ist. Das EBV spielt dabei wahrscheinlich die Rolle eines Kofaktors.
  · Patienten, die in der Anamnese eine infektiöse Mononukleose haben, zeigen ein 3-fach erhöhtes Risiko für M. Hodgkin.
- Die orale Haarleukoplakie ist eine benigne epitheliale Proliferation bei AIDS-Patienten, verursacht durch EBV.

DD:
- Gewöhnliche Streptokokkenangina
- Akute HIV-Krankheit (HIV-Test ratsam!)
- Angina Plaut-Vincenti
- Diphtherie
- Cytomegalievirus-Infektion
- Agranulozytose
- Akute Leukämie (eintöniges Blutbild; Pfeiffer-Drüsenfieber: Buntes Blutbild, Erythrozyten und Thrombozyten normal)

Di.:
- Klinik + Labor: Blutbild: Leukozytose mit 40 - 90 % mononukleären Zellen und Reizformen der Lymphozyten = Virozyten oder Pfeiffer-Zellen (= aktivierte zytotoxische T-Lymphozyten, die die infizierten B-Lymphozyten eliminieren)

  Wolf-Quotient: Lymphozyten/Leukozytenzahl: Ein Quotient > 0,35 spricht für infektiöse Mononukleose, ein Quotient < 0,20 schließt sie meist aus.
- Serologischer Antikörpernachweis:
  1. Frische EBV-Infektion (Infektiöse Mononukleose):
     Anti-VCA (virales Capsid-Antigen) vom Typ IgG + IgM
     Anm.: Heterophile IgM-Antikörper, die Hammelerythrozyten agglutinieren (Paul-Bunnell-Reaktion, EBV-Schnelltest, Monotest) in 80 % d.F. bei Erwachsenen (in 50 % bei Kindern), sind aber nicht EBV-spezifisch.
  2. Frühere EBV-Infektion:
     - Anti-VCA-p18-IgG
     - Anti-EBNA-1-IgG (EBV nukleäres Antigen)

Th.: Symptomatisch

Prg: Bei immunkompetenten Patienten gut; bei Immunschwäche schwere Verläufe.

CYTOMEGALIEVIRUS (CMV)-INFEKTION [B25.9]

Err: Das Cytomegalievirus (CMV) ist ein DNA-Virus, als Herpesvirus (HHV-5) steht es im Verdacht, onkogen zu sein; es persistiert nach Erstinfektion latent in hämatopoetischen Zellen, Monozyten u.a Zellen und kann reaktiviert werden, wenn das Abwehrsystem geschwächt ist. Eine Virusausscheidung und damit Ansteckungsfähigkeit ist intermittierend lebenslang möglich.

Ep.: In Ländern der 3. Welt sind > 90 % der Bevölkerung mit CMV infiziert, in Europa ca. 50 % (bei Nierentransplantierten 75 %). In Risikogruppen (AIDS, Prostituierte, Homosexuelle) sind ca. 90 % Ak-positiv.
Die konnatale CMV-Infektion ist die häufigste angeborene Virusinfektion. Hauptrisiko ist die Primärinfektion in der Schwangerschaft, die bei 0,5 % (Deutschland) bis 2 % (weltweit) der seronegativen Frauen auftritt. Das Erkrankungsrisiko für das Kind ist am größten bei Primärinfektion der Mutter um den Konzeptionszeitpunkt und in den ersten beiden Trimestern der SS. Dabei kommt es in ca. 10 % zu schwerer konnataler CMV-Erkrankung und bei ca. 10 % der asymptomatischen Kindern zu Spätschäden (meist Hörstörungen). Bei seropositiven Frauen kann es in ca. 1 % zu einer Reaktivierung der CMV-Infektion während der Schwangerschaft kommen; dabei infiziert sich der Fetus aber seltener und < 1 % der Neugeborenen haben leichte Symptome.
Bei postnataler Infektion manifestiert sich die Erkrankung vorzugsweise bei folgenden Risikogruppen: Abwehrschwäche im Rahmen maligner Krankheiten (z.B. Leukämie, M. Hodgkin, Non-Hodgkin-Lymphome), erworbene (AIDS) und angeborene Immunschwäche (z.B. SCID), Immunsuppression bei Organtransplantationen. Der CMV-Ak-Status von Spender und Empfänger hat Bedeutung für Inzidenz und Schweregrad einer Erkrankung: Seronegative Empfänger des Organs eines seropositiven Spenders haben das höchste Risiko für einen schweren Erkrankungsverlauf.

Inf: Bei der konnatalen Form diaplazentar
Postnatal durch Schmier- und Tröpfcheninfektion; Bluttransfusion, Organtransplantation, Muttermilch, sexuell.

Ink: Nicht sicher bekannt (4 - 6 Wochen bei der Primärinfektion)

KL.:
- Neugeborene (konnatale Infektion): 85 - 90 % aller CMV-infizierten Neugeborenen sind bei der Geburt asymptomatisch).
- Klinik der symptomatischen Infektionen: Frühgeburten, Hydrozephalus, zerebrale Verkalkungen, Chorioretinitis, Mikrozephalie, viszerale Symptomatik mit Ikterus, Hepatosplenomegalie, Anämie und Thrombozytopenie. In ca. 25 % kindliche Spätschäden (Hörschäden (ca. 10 %), Wachstumsverzögerung, Intelligenzdefekt, geringe neurologische Störungen).
- Erwachsene (Postnatale Infektion):
  a) Bei immunkompetenten Patienten verläuft die Infektion in > 90 % d.F. symptomlos, evtl. kommt es zu einem grippeartigen oder mononukleoseähnlichen Krankheitsbild mit Lymphadenopathie oder leichter Hepatitis; evtl. Müdigkeit über einige Wochen/Monate.
  b) Bei immunsupprimierten Patienten verläuft die Erkrankung schwerer:
    - Fieber, mononukleoseähnliches Krankheitsbild
    - Myalgien, Arthralgien
    - Leukopenie, Thrombozytopenie
    - Retinitis (häufigste CMV-Manifestation bei AIDS): Cotton-wool-Exsudate und Blutungen
    - Enzephalitis
    - Interstitielle Pneumonie mit hoher Letalität von 50 % (zweithäufigste CMV-Manifestation bei AIDS, häufigste Pneumonieursache nach allogener Stammzelltransplantation)
    - Ösophagitis, Gastritis
    - Colitis mit Ulzerationen (oft bei AIDS)
    - Hepatitis
    - Verzögerte hämatopoetische Restitution (mit Panzytopenie) nach allogener Stammzelltransplantation

Lab: Oft Leukopenie mit relativer Lymphozytose und atypischen Lymphozyten.; evtl. Thrombozytopenie

DD: Hepatitis und Pneumonien anderer Genese, Mononukleose, HIV-Infektion (HIV-Test ratsam!)

Di.:
- ▶ Klinik, augenärztliche Untersuchung (Fundoskopie)
- ▶ Pränatale Diagnostik des Feten bei Infektion in der Schwangerschaft:
  - Sonografie des Feten
  - Evtl. Untersuchung von Fruchtwasser bzw. Nabelschnurblut auf IgM-Ak und CMV-DNA
- ▶ Diagnostik des Neugeborenen: IgM-Ak- und Virusnachweis im Urin + Rachensekret
- ▶ Diagnostik der postnatalen Infektion:
  - Virus-, pp65-Antigen- und CMV-DNA-Nachweis: aus Urin, Blut, bronchoalveolärer Lavage, Biopsiematerial: Erfassung einer aktiven CMV-Infektion bei immunsupprimierten Patienten!

- Ak-Nachweis aus 2 Serumproben im Abstand von 2 Wochen:
  - Primärinfektion: CMV-IgG und -IgM werden positiv
  - Anti-IgG-Aviditätstest: IgM-Ak + niedrige Avidität der IgG-Ak spricht für Primärinfektion. IgG-Ak mit hoher Avidität/IgM-Ak negativ spricht für ältere Infektion bzw. gegen Primärinfektion.
  - Reaktivierung: Bei Immunkompetenten oft Titeranstieg der IgG-Ak und evtl. erneuter Nachweis von IgM-Ak. Bei ausgeprägter Immunschwäche kann ein Ak-Anstieg ausbleiben, sodass die Diagnose serologisch nicht gestellt werden kann.

Hi.: Aus Biopsiematerial: Viruseinschlüsse in infizierten Riesenzellen: Einschlusskörperchenkrankheit mit „Eulenaugenzellen“

Th.:
- Bei immunkompetenten Patienten mit Symptomen ist i.d.R. keine Therapie erforderlich.
- Bei immunsupprimierten Patienten mit Erkrankung: Ganciclovir (nephro- und myelotoxisch) und CMV-Hyperimmunglobulin. Bei CMV-Retinitis bei AIDS-Patienten auch Valganciclovir.
  Reservemittel: Cidofovir (nephrotoxisch), Foscarnet und Fomivirsen (Ultima Ratio bei CMV-Retinitis zur intravitrealen Anwendung)
  Bei Schwangeren mit CMV-Primärinfektion Gabe von CMV-Hyperimmunglobulin (i.R. von Studien)

Pro:
1. Prophylaxe einer CMV-Infektion bei immunsupprimierten CMV seronegativen Empfängern von Transplantaten und Transfusionen:
   - Transfusion und Transplantation von CMV-seronegativen Spendern
     Die Übertragung von CMV soll durch leukozytenarme Erykonzentrate (Leukozytenfilter) seltener sein.
   - Überwachung von Organ-Transplantationspatienten mithilfe der PCR oder des Antigen-Testes.
     Bei Hinweis auf CMV-Infektion/-Reaktivierung frühzeitige Therapie mit Ganciclovir!
2. Schutz seronegativer Schwangeren vor Infektion.
   Bei seronegativen Schwangeren postexpositionelle Gabe von CMV-Hyperimmunglobulin
   Bei Schwangeren mit beruflicher Gefährdung (z.B. Arbeit in Kindergärten, Krankenhäusern) Testung auf CMV-Antikörper.
   Memo: Auch Kleinkinder können potenzielle CMV-Überträger sein.
3. Bei AIDS-Patienten Rezidivprophylaxe mit Ganciclovir

INFEKTIÖSE DURCHFALLERKRANKUNGEN (INFEKTIÖSE DIARRHÖ) [A09.0]

Meldepflicht: Siehe Tabellenübersicht "Meldepflichtige Infektionskrankheiten nach §§ 6 / 7 Infektionsschutzgesetz (IfSG)"

Def:
- Akute Diarrhö: ≥ 3 Stuhlentleerungen sowie ein Stuhlgewicht > 250 g/d bei verminderter Stuhlkonsistenz
- Dysenterie: Diarrhö einhergehend mit Blut- und Schleimbeimengungen
- Chronische Diarrhö: Diarrhö länger als 4 Wochen anhaltend
- Nosokomiale Diarrhö: Tritt erstmals im Krankenhaus auf; häufigste Erreger: Clostridium difficile und Noroviren

Err: I. Durch Bakterien und -toxine
- ▶ Salmonellen (häufig); in 5 - 10 % Erreger der Reisediarrhö
- ▶ Escherichia coli (EC): 5 wichtige Pathovare von EC:
  1. Enterotoxinbildende EC (ETEC): In 25 - 35 % d.F. Erreger der Reisediarrhö! (abhängig von der bereisten Region)
  2. Enteropathogene EC (EPEC): Säuglingsdiarrhö
  3. Enteroinvasive EC (EIEC): Dysenterieartige Durchfälle mit Tenesmen und breiigen, evtl. blutigen Darmentleerungen
  4. Enterohämorrhagische EC (EHEC) bilden Shigatoxin (STEC)
  5. Enteroaggregative EC (EAEC = EaggEC): Enteritis bei Säuglingen, Kleinkindern
- ▶ Campylobacter jejuni; in 5 - 10 % Erreger der Reisediarrhö
- ▶ Yersinia enterocolitica (selten Y. pseudotuberculosis):
  Kolikartige Bauchschmerzen (DD: Appendizitis), evtl. Arthralgien und Erythema nodosum
- ▶ Clostridium difficile (C.d.): Erreger der Clostridium-difficile-assoziierten Diarrhö (CDAD) = häufigster Erreger einer nosokomialen Diarrhö; führt in 20 % zur pseudomembranösen Kolitis (PMC) → siehe dort.
- ▶ Staphylococcus aureus, Bacillus cereus und Clostridium perfringens: lösen als Toxinbildner die sog. Lebensmittelvergiftung aus: Nach kurzer Inkubation von wenigen Stunden kommt es zu Erbrechen, Durchfall und Dehydratation

- ▶ Shigellen: In 5 - 10 % Erreger der Reisediarrhö
- ▶ Vibrio cholerae

II. Viren:
- ▶ Noroviren (früherer Name: Norwalk-like Viren): Bis zu 50 % der nichtbakteriellen Gastroenteritiden bei Erwachsenen (siehe unten)
- ▶ Rotaviren: Mehr als 70 % der infektiösen Diarrhö bei Kleinkindern. In Entwicklungsländern eine Ursache der hohen Kindersterblichkeit
- ▶ Sapoviren, Astroviren u.a.

III. Protozoen:
- ▶ Giardia lamblia
- ▶ Entamoeba histolytica (Amöbenruhr)

Merke: Bei anhaltender Diarrhö nach Rückkehr aus tropischen/subtropischen Ländern immer nach G. lamblia und E. histolytica fahnden!

- ▶ Kryptosporidien (insbes. bei immunsupprimierten Patienten), Cyclospora cayetanensis, Isospora belli

IV. Pilze (Candida, Aspergillus)

Ep.: Die 3 häufigsten infektiösen Darmerkrankungen sind in Deutschland: Norovirus-Infektion, Campylobacter-Enteritis und auf Platz 3 Rotavirus-Infektion.
Reisende in tropische/subtropische Länder mit niedrigem Hygienestandard erleiden in 30 - 50 % d.F. eine sog. Reisediarrhö; ein Erregernachweis gelingt in über 30 % d.F. nicht.

PPh: 2 Formen:
1. Sekretorische Diarrhö mit gestörtem intestinalen Ionentransport: z.B. durch Aktivierung der membranständigen Adenylylzyklase durch Enterotoxine (z.B. von Vibrio cholerae) oder Viren
2. Exsudative entzündliche Diarrhö mit Schleimhautläsionen: z.B. durch Shigellen, Salmonellen

KL.: **I. Dysenterische Durchfälle**
Kolikartige Schmerzen/Diarrhö mit Beimischungen von Blut/Schleim/Eiter
1. Typus "Amöbenruhr" (Entamoeba histolytica)
   Symptomatik entwickelt sich über längere Zeit; anfallsartiger Verlauf mit beschwerdeärmeren Intervallen.
2. Typus "bakterielle Ruhr" (Shigellen, EHEC, EIEC)
   Akut oder perakut einsetzende Symptomatik

II. Nichtdysenterische Durchfälle
Akut einsetzende mildere Symptomatik; manchmal Absonderung von unverdauten Nahrungsresten und Schleim.
1. Typus enterotoxische Form
   Akut einsetzende Symptomatik, evtl. mit Erbrechen
   Erreger: ETEC, Salmonellen, Enteroviren, Erreger der "Lebensmittelvergiftung", Vibrio cholerae
2. Typus Malabsorption
   Fäzes schaumig und voluminös mit gelegentlichen Beimengungen von Fett und unverdauter Nahrung
   Erreger: Giardia lamblia (häufigste infektiöse Ursache einer chronischen Diarrhö)

Ko.: Dehydratation, Elektrolytverlust, orthostatische Kreislaufstörungen, evtl. Kollaps, Thromboembolien, septische Komplikationen, akutes Nierenversagen, reaktive Arthritis u.a.

Verlauf:
- Akute Diarrhö: Klingt meist innerhalb von 2 - 10 Tagen ab.
- Chronische Diarrhö: Dauer > 10 - 20 Tage (Definition nicht einheitlich)
  - Bei Tropenanamnese an Amöben und Giardien (Lamblien) denken!
  - Bei AIDS-Patienten mit Diarrhö ist das Spektrum möglicher Erreger groß; am häufigsten sind Cryptosporidien, Mikrosporidien, CMV, Mykobakterien (MAI). Oft sind mehrere Erreger beteiligt (DD: 1. Medikamenten-NW bei AIDS-Patienten, 2. Idiopathische Diarrhö bei AIDS-Patienten)

DD:
- Nichtinfektiöse Ursachen einer Diarrhö, insbesondere bei chronischer Diarrhö (siehe Kap. Diarrhö)
- Bei Reisediarrhö mit Fieber und Tropenanamnese: Malaria ausschließen!

Di.:
1. Anamnese (ambulant oder nosokomial erworbene Diarrhö, Auslandsaufenthalt, Immunsuppression ?)
2. Klinik
   - Brechdurchfälle nach Nahrungsmittelaufnahme: Lebensmittelvergiftung durch bakterielle Toxine (kürzeste Inkubation von 2 - 3 h bei Staphylokokkentoxinen)

- "Reiswasser"diarrhö + Tropenanamnese: An Cholera denken!
- Blutige Diarrhö + Fieber: z.B. Shigellen, Amöben

3. Erregerdiagnostik ist bei leichter Diarrhö ohne Fieber und bei immunkompetenten Personen ohne Begleiterkrankung nicht erforderlich.
   Indikation für Erregerdiagnostik (Stuhlprobe, Blutkultur), z.B. Patienten mit Immunsuppression, Komorbiditäten, blutige Diarrhö, Fieber, Hospitalisierung, vor Antibiotikatherapie
   Diagnostik auf Salmonellen, Shigellen, Campylobacter, Noroviren
   Diagnostik auf Clostridium difficile bei Risikofaktoren: Antibiotikatherapie, Hospitalisierung, frühere Clostridium-Infektionen, Komorbidität u.a.
   Nach Auslandsaufenthalten: Erweiterte Diagnostik (Amöben, Giardien u.a.)

Th.: Siehe auch S2k-Leitlinie "Infektiöse Gastroenteritis"

A) Hygienemaßnahmen und Isolierung (bis 48 h nach Symptomfreiheit) bei Verdacht auf infektiöse Diarrhö; Meldung an das Gesundheitsamt prüfen → siehe Tabelle "Meldepflichtige Infektionskrankheiten nach §§ 6 / 7 Infektionsschutzgesetz (IfSG)"

B) Symptomatisch
- Rehydrierung durch Flüssigkeits- und Elektrolytsubstitution
  Bei akuter Diarrhö ist dies die wichtigste und evtl. lebensrettende Maßnahme! Säuglinge und Kleinkinder sind sehr schnell durch Dehydratation gefährdet und können in der Mehrzahl der Fälle mit oralen Rehydrationslösungen (ORL = Oral R) gut behandelt werden.
  Bei Erwachsenen erfolgt je nach Situation die Zufuhr oral oder parenteral. Folgende Rezeptur zur oralen Rehydratation hat sich bewährt (WHO-Empfehlung): NaCl 2,6 g - Na-Citrat 2,9 g - KCl 1,5 g - Glukose 13,5 g - Aqua ad 1000 ml. Fertigpräparat: z.B. Elotrans®-Pulver oder Oralpädon®
- Motilitätshemmer (z.B. Loperamid) verzögern die Ausscheidung infektiöser Erreger und sind daher nur kurzfristig auf Reisen indiziert.
- Evtl. Spasmolytika bei krampfartigen Bauchschmerzen, z.B. N-Butylscopolamin

C) Kausale Therapie, z.B.
- Antibiotika sind bei leicht verlaufender Reisediarrhö aus medizinischer Sicht nicht indiziert; sie verkürzen aber die Erkrankung, was bei Urlaubsreisen bedeutsam sein kann.
  Indikation für Antibiotika: Blutige Durchfälle, schwerer Krankheitsverlauf, Fieber, Diarrhö bei Säuglingen und älteren Menschen; Patienten unter Immunsuppression, Komorbiditäten. Möglichst vorher Stuhldiagnostik (siehe oben); bei hochakutem Verlauf ungezielte Soforttherapie.
  Mittel der Wahl: Ciprofloxacin (Dos: 2 x 500 mg/d): Wirksam gegen Shigellen, Salmonellen und E. coli (NW + KI: Siehe Stichwortverzeichnis). Alternative: Ceftriaxon; Therapiedauer 1 - 3 (- 5) Tage
- Bei Verdacht auf antibiotikainduzierte CDAD bzw. PMC durch Clostridium difficile → auslösende Antibiotikatherapie absetzen und Gabe von Metronidazol (Reservemittel: Vancomycin oral); Patienten isolieren + Hygieneregeln beachten! (Siehe eigenes Kapitel)
- Metronidazol bei Amöbiasis oder Giardiasis

Prg: Abhängig von der Abwehrlage des Patienten, dem Erregertyp, einer frühzeitigen effektiven Therapie und evtl. Komplikationen. Besonders gefährdet sind Kleinkinder, alte, abwehrgeschwächte und unterernährte Menschen.

Pro: einer Reisediarrhö:
- Trinkwasser-, Nahrungsmittel- und persönliche Hygiene am wichtigsten!
  - Weitgehend unbedenklich:
    Abgekochtes oder entkeimtes Wasser (auch zum Zähneputzen!); Getränke in original verschlossenen Flaschen; frisch zubereitete gekochte oder durchgebratene Speisen.
  - Gemieden werden sollten:
    Ungekochtes Wasser; Eiswürfel, Speiseeis; kaltes Buffet, rohe oder halbgegarte Speisen (Fleisch, Fisch, Meeresfrüchte); Soßen, Salate, Mayonnaise, nicht selbst geschälte Früchte, Melonen (können mit Wasser prallvoll gespritzt sein).

    Merksatz für Reisende in tropische Länder: "Cook it, peel it or leave it!" (Kochen, schälen oder sein lassen.)
- Aktive Immunisierung gegen:
  - Rotaviren (Oraler Lebendimpfstoff für Säuglinge)
  - Typhus (oraler Lebendimpfstoff oder parenteraler Totimpfstoff)
  - Cholera (oraler Lebend- oder Totimpfstoff) wird für normalen Tourismus nicht empfohlen.

Anm.: Eine Antibiotikaprophylaxe sollte nicht erfolgen, da sie die Selektion von Antibiotikaresistenz-Plasmiden in der Darmflora fördert.

CLOSTRIDIUM DIFFICILE-INFEKTIONEN (CDI) [A04.79]

Meldepflicht: Siehe infektiöse Diarrhö

Err: Clostridium difficile (C.d.); die Ribotypen 014 und 020 verlaufen rel. mild; der Ribotyp 027 und die toxinproduzierenden Ribotypen 017 und 078 sind rel. gefährlich. Ubiquitär im Boden und Staub vorkommendes grampositives Stäbchenbakterium. Durch Sporenbildung erhöhte Resistenz gegenüber Umwelteinflüssen. Vermehrung nur anaerob → Kultivierung schwierig = difficile. Häufigster Erreger einer nosokomialen Diarrhö. 20 % der antibiotikaassoziierten Diarrhöen und > 95 % der pseudomembranösen Kolitis.

Ep.: Zunehmende Häufigkeit: 1/3 d.F. entstehen im ambulanten Bereich, 2/3 im Krankenhaus (nosokomial), in Alten- und Pflegeheimen. C.d. gehört bei bis zu 80 % der Kleinkinder und bei 1 - 3 % der gesunden Erwachsenen zur normalen Darmflora. 20 - 40 % der Krankenhauspatienten scheiden C.d. mit dem Stuhl aus. Hypervirulente Stämme (z.B. NAP1/BI/027) verursachen schwere Krankheitsverläufe.

Inf: Fäkal-oral

Risikofaktoren: Behandlung mit Antibiotika innerhalb der letzten 3 Monate; hohes Alter (Inzidenz im Alter > 65 J. 10 x häufiger als bei jungen Menschen), Krankenhausaufenthalt, schwere Grunderkrankung, Immunsuppression, abdominalchirurgische Eingriffe, CED, Hemmung der Magensäureproduktion durch PPI.

Rekurrierende CDI durch verbleibende Sporen (Infektionsquelle) oder Reinfektion mit anderen Stämmen

PPh: Bildung von 2 Toxinen:

Toxin A = Enterotoxin, das zu vermehrter Sekretion von Elektrolyten und Flüssigkeit führt.

Toxin B = Zytotoxin, das die Kolonmukosa schädigt.

KL.: Clostridium difficile-assoziierte Diarrhö (CDAD) bis schwerste pseudomembranöse Kolitis (PMC) mit Fieber und Leukozytose

Prädikatoren einer schweren Clostridium difficile-Infektion:
- Leukozytose (> 15.000/µl)
- Hypalbuminämie (< 30 g/l)
- Kreatininanstieg > 50 %
- Laktaterhöhung ≥ 5 mmol/l
- Alter > 65 J. und signifikante Komorbidität (z.B. Niereninsuffizienz, Immunsuppression)

Ko.: Kolonperforation, toxisches Megakolon, Ileus, Rezidive (20 %; nach 2. Rezidiv ca. 50 %)

Di.: Eines oder mehrere der folgenden Kriterien müssen erfüllt sein:

1. Klinik (Diarrhö oder toxisches Megakolon) und Nachweis von C.d.-Toxinen A und/oder B (Suchtest + Bestätigungstest).
   Der kulturelle Nachweis von toxinproduzierenden C.d. im Stuhl wird zur Antibiotika-Resistenztestung und Erregertypisierung benötigt.
2. Endoskopischer Nachweis einer pseudomembranösen Kolitis
3. Histopathologischer Nachweis von CDI

Th.: Isolierung des Patienten (Einzelzimmer), Desinfektionsmaßnahmen

Ausgleich des Wasser- und Elektrolythaushalts, Absetzen des auslösenden Antibiotikums, Gabe von Metronidazol (3 x 500 mg oral) über 10 Tage. Bei Rezidiven und schweren Verläufen Vancomycin (4 x 125 mg oral), evtl. in Kombination mit Metronidazol i.v.

Reservemittel: Fidaxomicin

Bei therapieresistenten Rezidiven: Stuhltransplantation = fäkaler Mikrobiomtransfer (FMT), evtl. auch in Kapselform (in Zentren)

Prg: Das Mortalitätsrisiko für eine nosokomiale CDI ist 3fach höher als bei Krankenhauspatienten ohne CDI. 30-Tages-Letalität 3 - 30 % (bei mehreren Risikofaktoren)

Pro:
- Restriktiver Einsatz von Antibiotika (nach Leitlinien)
- Vermeidung einer Ausbreitung in Krankenhäusern durch Hygiene- und Desinfektionsmaßnahmen. Händewaschen (Händedesinfektion tötet keine Sporen)
- Bei Beginn einer Antibiotikatherapie können Probiotika (Laktobazillen, Bifidobakterien, Saccharomyces boulardii) eine prophylaktische Wirkung haben.
- Alle Patienten mit Diarrhö im Krankenhaus auf Clostridium difficile screenen.

EHEC-Infektionen [A04.3]

Namentliche Meldepflicht bei Verdacht, Erkrankung, Tod von HUS und bei Labornachweis

Err: Enterohämorrhagische Escherichia coli (= EHEC); zahlreiche Serotypen: Am häufigsten O157:H7, O103 und O26. Besonders aggressiv ist der HUSEC 041-Stamm des Serotyps O104:H4. Er bildet Shigatoxin 1 (→ Diarrhö) und Shigatoxin 2 (→ HUS).

Ep.: Weltweites Vorkommen, Häufigkeitsgipfel bei Kleinkindern; Inzidenz in Mitteleuropa ca. 1/100.000/J.; 2011 Epidemie in Deutschland mit dem aggressiven Serotyp O104:H4

Inf: 1. Fäkal-oral über EHEC-Ausscheider
2. Genuss EHEC-haltiger Tierprodukte (Rinder, Schafe, Ziegen, Wild): Nicht pasteurisierte Milch, rohes Rinder(hack)fleisch
3. Genuss infizierter Sprossen
Besonders gefährdet sind Kinder und alte Menschen.
Ansteckungsfähigkeit: Solange Erreger im Stuhl nachweisbar (3 Stuhlproben)

Ink: 2 - 10 Tage

KL.: Verlaufsformen:
1. Asymptomatisch (Erwachsene: Häufig)
2. Wässrige Durchfälle (Kinder: 80 %)
Blutig-wässrige Durchfälle (Kinder: 20 %, alte Menschen: Häufig)

Ko.:
- Intestinale Komplikationen: Hämorrhagische Kolitis (DD. Colitis ulcerosa)
- Extraintestinale Komplikationen (postinfektiöse Syndrome):
Thrombotische Mikroangiopathie mit hämolytisch-urämischem Syndrom (HUS) → siehe dort!

Di.: Klinik + Infektnachweis (Erregerisolierung aus Stuhl) + Nachweis von Shigatoxin oder des Shigatoxin-Gens

Th.:
- Keine Motilitätshemmer! Für eine Antibiotikatherapie gibt es keine sichere Evidenz.
- Symptomatische/supportive Therapie (Flüssigkeits- und Elektrolytbilanzierung/-substitution; evtl. Dialyse u.a.)

Therapie des HUS → siehe dort!

Prg. des HUS: 50 % der Kinder werden dialysepflichtig ; Letalität der O104:H4-Epidemie ca. 1 % ; Spätkomplikationen sind Hypertonie und chronische Niereninsuffizienz (bis 40 % nach 10 - 15 J.).

Pro: Kein Genuss von rohem Rindfleisch oder von roher Milch, Meidung infizierter Sprossen
Hygienemaßnahmen/Isolierung ausscheidender Patienten
Besuch von Gemeinschaftseinrichtungen erst, wenn 3 Stuhlproben negativ

SALMONELLOSEN [A02.9]

Meldepflicht: Siehe infektiöse Diarrhö

Def: Erreger der Typhus-Paratyphus-Enteritis- (TPE-)Gruppe

Err: Salmonella enterica: Gramnegative, sporenlose, bewegliche und peritrich begeißelte Bakterien; man unterscheidet 3 Antigene:
O-Ag (Oberflächenantigen) - H-Ag (Geißelantigen) - Vi-Ag (Virulenzantigen)
Durch Bestimmung der O- und H-Antigene mit Antiseren Unterteilung in über 2000 Serotypen nach dem Kauffmann-White (Le-Minor)-Schema.
1. Typhuserreger: Salmonella enterica, Serovar typhi = S. typhi
2. Paratyphuserreger: Salmonella enterica, Serovar paratyphi B (A und C nur in den Tropen)
3. Enteritiserreger: Salmonella enterica, Serovar enteritidis (am häufigsten; überwiegend Lysotyp 4/6) und Serovar typhimurium (der Lysotyp DT104 ist multiresistent gegen Tetracycline, Chloramphenicol, Sulfonamid, Betalaktam-Antibiotika).

- Die Typhus- und Paratyphuserreger sind ausschließlich menschenpathogen (einziges Reservoir der Mensch!). Sie dringen vom Darm her ins Blut ein und führen zu einer zyklischen Allgemeininfektion mit Sepsis.
- Die Enteritiserreger sind tier- und menschenpathogen (Zooanthroponosen), bleiben im Darm (Lokalinfektion des Dünndarms mit Brechdurchfällen nach kurzer Inkubationszeit) und führen daher auch zu keiner Ak-Bildung (Widal-Agglutinationsreaktion ohne diagnostische Bedeutung).

4 Verlaufsformen:
a) Zyklische Allgemeininfektion
b) Septische Allgemeininfektion
c) Gastroenteritis
d) Ausscheidertum

TYPHUS ABDOMINALIS [A01.0]

Namentliche Meldepflicht bei Verdacht, Erkrankung, Tod und bei Labornachweis

Syn: Bauchtyphus, typhoid fever (griechisch typhos = Nebel, Dunst → deliranter Fieberzustand)

Def: Zyklische, systemische Infektionskrankheit, verursacht durch Salmonella enterica Serovar typhi

Err: Salmonella typhi ist der Serogruppe D1 zugeordnet und besitzt die O-Antigene O9 und O12, das H-Antigen Hd sowie meistens auch das Vi-Antigen.

Ep.: Weltweit > 30 Mio. Erkrankungen/Jahr; höchstes Risiko in Indien und Pakistan. In Westeuropa werden die meisten Fälle aus tropischen/subtropischen Ländern importiert (50 - 100 gemeldete Fälle/J. in Deutschland). Reservoir des Erregers ist der Mensch.

Inf: S. typhi ist nur menschenpathogen (Übertragung von Mensch zu Mensch):
- Direkte Infektion durch die Hände (ab ano ad os = vom Anus zum Mund); wichtigste Infektionsquelle sind Dauerausscheider!
- Indirekte Infektion durch Trinkwasser oder kontaminierte Lebensmittel

Ansteckungsfähigkeit: Solange Erreger im Stuhl nachweisbar (3 Stuhlproben)

Ink: 3 - 60 Tage, im Mittel 10 Tage
Je größer die Infektionsdosis, umso kürzer ist die Inkubationszeit.

KL.:
- Langsamer Beginn (i.Gs. zur brutal beginnenden Leptospirose) mit langsam steigender Temperatur (jedes unklare Fieber, das länger als 4 Tage dauert, ist u.a. typhusverdächtig!). Typhus führt zu einer septischen Fieberkontinua ohne Schüttelfrost (i.Gs. zu anderen bakteriellen Sepsisereignissen).
- Splenomegalie, Roseolen der Bauchhaut (= septische Absiedlungen)
- Kopfschmerzen, Husten (Fehldiagnose Grippe - das Typhusfieber lässt sich i.Gs. zum Grippefieber durch Acetylsalicylsäure nicht senken)
- Graugelb belegte Zunge mit freien rötlichen Rändern ("Typhuszunge"), initiales Enanthem der vorderen Gaumenbögen
- Benommenheit (Toxinwirkung; typhos = Nebel!)
- Trotz Fieber rel. Bradykardie!!
- Anfangs Obstipation (!), erst in der 2. Woche erbsbreiartiger Durchfall (nekrotische Entzündung der Peyer-Plaques im Dünndarm)
- Blutbild: Leukopenie (i.Gs. zu den meisten bakteriellen Infekten) mit Linksverschiebung und toxischer Granulation, BSG oft normal, Aneosinophilie (Fehlen von eosinophilen Granulozyten; DD: Paratyphus hat Leukozytose!), evtl. leichte Erhöhung der Transaminasen

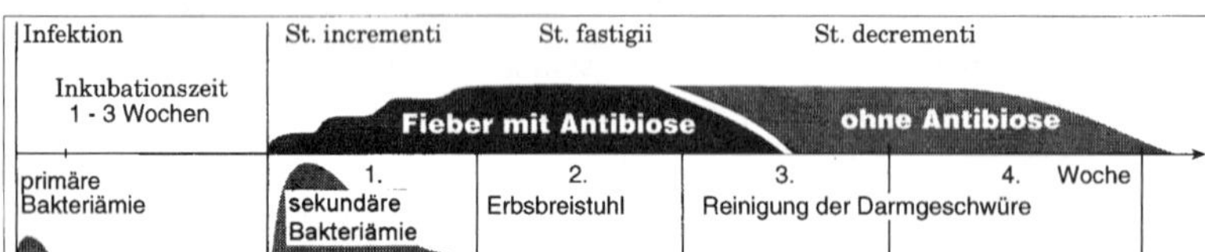

Erreger im Blut	+	+	(+)	–
Erreger im Stuhl oder Urin	–	(+)	+	+
Antikörpernachweis (Widal-Agglut.-Reakt.)	1:100		1:400-800	

Ko.: Meningitis, Darmblutung, Perforation der Darmgeschwüre mit Peritonitis, Myokarditis, Kreislauf-/ Nierenversagen, Thrombosen, Typhusrezidiv, Salmonellensepsis (bei AIDS-Patienten), metastatische Abszesse in Knochen, Gelenken, reaktive Arthritis, verzögerte Rekonvaleszenz, Haarausfall

Salmonellen-Dauerausscheider: [Z22.0]
Def: 10 Wo. nach Krankheitsbeginn noch Salmonellen im Stuhl
Vo.: ca. 4 % der mit S. typhi Infizierten/Erkrankten

2 Typen: a) Galleausscheider (2/3 d.F.)
b) Dünndarmausscheider (1/3 d.F.)

Salmonellen-Dauerausscheider haben ein erhöhtes Risiko für Gallenblasenkarzinom.

DD:
- Fieber anderer Genese:
  - Bei Auslandsaufenthalt: Malaria u.a. Tropenerkrankungen
  - Influenza, Pneumonie, bakterielle Endokarditis, Miliartuberkulose u.a.

- **Paratyphus** [A01.4] durch S. paratyphi A, B, C: typhusähnliche Erkrankung (Die d-Tartrat-positive Varietät S. Java verursacht nur eine Gastroenteritis). In Deutschland < 50 Fälle/J.; 80 % importiert, am häufigsten aus Indien.
- Andere Darminfektionen
- Colitis ulcerosa

Di.: Reiseanamnese - Klinik (Fieber, Blutbild)
Erregernachweis (Blutkultur) - Serologie mit Ak-Nachweis (Titer ab 1 : 2.000 oder 4facher Titeranstieg), evtl. Lysotypie für epidemiologische Nachforschung

Merke: Zum Nachweis des Erregers bei Verdacht auf Typhus Blut einschicken (erst später Stuhl), bei Verdacht auf Salmonellen-Enteritis Stuhl einschicken.

Th.: Zunehmendes Problem sind multiresistente S. typhi-Stämme (die in Asien 50 - 80 % aller Isolate ausmachen können). Mittel der 1. Wahl ist Ciprofloxacin; Therapiealternativen: Cephalosporine der 3. Generation (z.B. Ceftriaxon); Therapiedauer mindestens 2 Wochen.
Patienten werden nach Entlassung aus dem Krankenhaus vom Gesundheitsamt überwacht, bis 3 Stuhluntersuchungen negativ sind.

Therapie eines Dauerausscheiders:
Versuch einer Sanierung, z.B. mit Ciprofloxacin über 1 Monat oder Ceftriaxon über 2 Wochen. Bei Dünndarmausscheidern zusätzlich Gabe von Laktulose. Bei therapieresistenten Galleausscheidern evtl. Cholecystektomie.

Prg: Letalität des Typhus unbehandelt bis 20 %, behandelt < 1 %, abhängig von Alter, Ernährungs- und Immunstatus.

Pro: Lebensmittel- und Trinkwasserhygiene, häufige Säuberung und Desinfektion der Hände (in der Klinik steckt man sich über die eigenen Hände an!), Infektionsquelle ermitteln/Desinfektion.
Arbeitsmedizinische Vorsorgeuntersuchungen bei Beschäftigten in Lebensmittelbereichen.
Salmonellen-Dauerausscheider werden in Deutschland vom Gesundheitsamt überwacht, müssen persönliche Hygieneregeln beachten und dürfen nicht in Lebensmittelbereichen beschäftigt werden.

Aktive Immunisierung:
Ind: 1. Reisen unter einfachen Bedingungen in Endemieländer
2. Bei Epidemien und Katastropheneinsätzen

- Oraler Lebendimpfstoff mit dem Salmonellenstamm Ty21a: Typhoral® L: Je 1 Kapsel an den Tagen 1, 3 und 5 eine Stunde vor der Mahlzeit (während und 3 Tage nach der Schluckimpfung nicht gleichzeitig Antibiotika oder Malariamittel einnehmen). Impfung sollte spätestens 10 Tage vor Reisebeginn abgeschlossen sein.
  Impfschutz: 1 Jahr (für ca. 60 % der Geimpften)
  NW: Gastrointestinale Beschwerden, sehr selten allergische Reaktionen
  KI: Akute Infekte, Schwangerschaft, Immunschwäche
- Parenteraler Totimpfstoff mit dem Vi-Polysaccharid: Typhim Vi®: 1 Impfdosis i.m. oder s.c.
  Impfschutz: ca. 3 Jahre (für ca. 60 % der Geimpften)
  NW: Gel. Lokal- und Allgemeinreaktionen, sehr selten allergische Reaktionen
  KI: Impfstoffallergie, akute Infekte, Schwangerschaft
  Anm.: Im Handel sind auch Kombinationsimpfstoffe gegen Hepatitis A und Typhus (z.B. Viatim®)

SALMONELLEN-GASTROENTERITIS [A02.0]

Meldepflicht: Siehe infektiöse Diarrhö

Err: Salmonellen vom Typ der Enteritiserreger: Von den ca. 2.500 Serovaren haben nur ca. 25 praktische Bedeutung: Am häufigsten S. enteritidis, Lysotyp 4/6; an 2. Stelle S. typhimurium, Lysotyp DT 104. Vom Serovar DT 104 breiten sich multiresistente Lysotypen aus (bes. in den USA). Salmonellen sind bis zu mehreren Monaten überlebensfähig und werden durch Einfrieren nicht abgetötet (Auftauwasser von Geflügel enthält oft Salmonellen!)

Ep.: Zweithäufigste meldepflichtige lebensmittelbedingte Durchfallerkrankung (nach Campylobacter-Enteritis). Inzidenz in Deutschland: ca. 16.000 Fälle 2014, Tendenz abnehmend
Größte Erkrankungshäufigkeit bei Kleinkindern, Häufigkeitsgipfel im Sommer

Inf:
- Meist über Tiere und Tierprodukte (rohe Eier/-produkte, rohes/nicht ausreichend erhitztes Fleisch: Geflügel, Muscheln, Mett u.a.)
- Selten über temporäre Ausscheider

KL.: 5 - 72 h (abhängig von der Infektionsdosis) nach Essen infizierter Speisen kommt es durch Endotoxineinwirkung zu rasanten Brechdurchfällen, Abdominalkrämpfen, Fieber, Kopfschmerzen.

Ko.: Exsikkose, Kreislaufkollaps; systemische Erkrankung mit Salmonellensepsis bei Immunschwäche (AIDS u.a.) mit Absiedlung von Salmonellen an Endokard, Pleura, Meningen, Knochen, Gelenken; reaktive Arthritis; Salmonellen-Ausscheider sind sehr selten (1 : 1.000) und dann nur temporär.

DD: Lebensmittelvergiftungen durch enterotoxinbildende Bakterien (siehe Staphylokokkenenteritis)

Di.: Erregernachweis aus Speiseresten (bes. abgestandene Suppen, Salate), Stuhl, Erbrochenem; bei fieberhaftem Verlauf Blutkultur. Durch Lysotypie können Infektionswege aufgeklärt werden.

Th.: Korrektur des Wasser- und Elektrolythaushaltes, Elektrolyt-/Glukoselösung oral (z.B. Elotrans®), bei Säuglingen und Kleinkindern parenteral wegen rascher Exsikkosegefahr; Nahrungskarenz
Antibiotika sind bei leichteren Fällen nicht indiziert, da sie den Verlauf der Erkrankung nicht beeinflussen, aber die Salmonellenausscheidung verlängern; Salmonellenauscheidung > 6 Monate ist sehr selten.
Indikation für Antibiotika: Schwerer Krankheitsverlauf, Säuglinge/Kleinkinder und alte Menschen sowie Abwehrschwäche (z.B. AIDS) → Mittel der 1. Wahl: Ciprofloxacin; Alternative: Ceftriaxon

Pro: Lebensmittelhygiene, persönliche Hygiene, direkter Verzehr frisch zubereiteter Speisen, ausreichendes Erhitzen (> 10 Min. > 70°C) von Geflügelfleisch, Hühnereiern und Eiprodukten.
Strikte Trennung von Lebensmitteln, die als mögliche Träger von Salmonellen gelten (z.B. Geflügel, Eier) von anderen Lebensmitteln. Strikte Trennung von unreinen und reinen Arbeitsvorgängen in Küchen! Auf lückenlose Kühlketten und Verfallsdaten achten!
Beschäftigungsverbot für Infizierte und Salmonellen-Ausscheider für Tätigkeiten, bei denen sie mit Lebensmitteln in Berührung kommen.

CAMPYLOBACTER-ENTEROKOLITIS

[A04.5] Meldepflicht: Siehe infektiöse Diarrhö

Syn: Campylobacter-Enteritis

Err: Campylobacter jejuni (ca. 90 %), C. coli (ca. 10 %), C. lari (selten), thermophile Erreger, die sich bei Temperaturen ≤ 25°C nicht mehr vermehren. Erregerreservoir im Tierreich, Infektion durch erkrankte Haustiere (Hunde, Katzen) oder kontaminierte Lebensmittel (z.B. kontaminiertes Geflügel und Eier, rohes Hackfleisch, Rohmilch).

Ep.: Noch vor den Salmonellen in Europa die häufigste durch Lebensmittel übertragene bakteriell bedingte Diarrhö. Inzidenz in Deutschland ca. 71.000 Fälle 2014, Tendenz zunehmend; Häufigkeitsgipfel im Sommer.

Ink: 2 - 5 Tage

KL.: Im Anschluss an eine kurze Prodromalphase mit Kopf-/Gliederschmerzen und Fieber kommt es meist explosiv zu wässriger, oft auch blutiger Diarrhö mit kolikartigen Bauchschmerzen; Dauer bis zu 1 Woche; in 10 % d.F. Rezidive.

Ko.: Reaktive Arthritis (< 1 %); sehr selten Guillain-Barré-Syndrom

DD:
- Infektiöse Darmerkrankungen anderer Genese
- Colitis ulcerosa

Di.: Erregerisolierung, Antigennachweis im Stuhl (ca. 2 Wochen nachweisbar)

Th.: Orale Flüssigkeits- und Elektrolytsubstitution. Keine Antibiotika außer bei Risikopatienten und besonders schwerem Verlauf: Azithromycin oder Ciprofloxacin

Pro: Verzicht auf Rohmilch, unzureichend erhitzte Geflügelprodukte, rohes Hackfleisch
Küchenhygiene (siehe Salmonellen), Waschen der Hände u.a.

LEBENSMITTELVERGIFTUNGEN DURCH ENTEROTOXINBILDENDE BAKTERIEN

[A05.9] Meldepflicht: Siehe infektiöse Diarrhö

Def: Keine Infektion, sondern Lebensmittelvergiftung durch enterotoxinbildende Bakterien (meist Staphylococcus aureus [A05.0], selten Bacillus cereus [A05.4] oder Clostridium perfringens [A05.2]) in verdorbenen Nahrungsmitteln (z.B. Milch-/Eiprodukte, Fleisch, Kartoffelsalat)
Die S. aureus-Toxine (A bis I) sind hitzestabil und werden auch durch 30minütiges Erhitzen auf 100°C nicht zerstört!

Ep.: Rel. häufige Erkrankung mit hoher Dunkelziffer, meist sind 2 oder mehrere Personen betroffen, die innerhalb der letzten 1 - 16 h gemeinsam ein bestimmtes Essen zu sich genommen haben. Infektionsquelle für S. aureus ist meist der Mensch (ca. 30 % aller Gesunden haben S. aureus in der Nase).

Ink: 1 - 6 h: Enterotoxinbildende S. aureus oder B. cereus
8 - 16 h: Enterotoxinbildende Cl. perfringens oder B. cereus

KL.: Nach kurzer Inkubationszeit von wenigen Stunden nach einer Mahlzeit akuter Krankheitsbeginn mit Übelkeit, Erbrechen, Diarrhö, evtl. abdominelle Krämpfe, oft kein Fieber

Ko.: Elektrolyt- und Wasserverlust, orthostatische Kreislaufdysregulation, Kollaps

DD:
- Infektiöse Durchfallerkrankungen durch Salmonellen, Noroviren u.a. Erreger (siehe oben)
- Bei der Kombination gastroenteritische + neurologische Symptome (insbes. Doppelsehen, Schluckstörungen) an Botulismusintoxikation denken!
- Pilz-/Schwermetallvergiftung

Di.: Klinik + Anamnese: Akute Gastroenteritis, die zwei oder mehr Personen betrifft, die innerhalb der letzten 16 h die gleiche Mahlzeit zu sich genommen haben.
Evtl. Enterotoxinnachweis in Speiseresten.

Th.: Symptomatisch: Wasser- und Elektrolytersatz

Prg: Meist nur kurze Krankheitsdauer von 1 - 2 Tagen.

Pro: Lebensmittelhygiene (siehe Salmonellen-Gastroenteritis); direkter Verzehr frisch zubereiteter Speisen.

NOROVIRUSINFEKTION [A08.1]

Meldepflicht: Siehe infektiöse Diarrhö

Err: Noroviren (alte Bezeichnung: Norwalk-like-Viren) sind RNA-Viren mit 7 Genogruppen, von denen 3 humanpathogen sind (G I, G II und G IV); weitere Unterteilungen > 30 Genotypen; durch genetische Drift neue Varianten; Erregerreservoir ist der Mensch; sehr umweltstabile Viren.

Ep.: Weltweite Verbreitung. Häufung der Erkrankung in den Wintermonaten, oft Auftreten von Epidemien in Gemeinschaftseinrichtungen wie Krankenhaus, Kindergärten, Altenheim, Passagierschiffe u.a. 50 % aller akuten Gastroenteritiden in Deutschland sind durch Noroviren verursacht (107.000 Meldungen/Jahr). Hohe Dunkelziffer.

Inf: Aerogen über Aerosole, fäkal-oral (Stuhl, Erbrochenes, kontaminiertes Wasser/Lebensmittel), hochinfektiöse Viren!

Ink: 10 - 50 h

KL.: Trias: Akute wässrige Diarrhö, Übelkeit, schwallartiges Erbrechen; oft schweres Krankheitsgefühl, evtl. Glieder-/Muskelschmerzen, abdominelle Krämpfe, selten Fieber

Lab: Leukozytose

Ko.: Exsikkose (Kinder, ältere Menschen); prolongierter/chronischer Verlauf bei Immungeschwächten

DD.: Durch Lebensmitteltoxine verursachte Gastroenteritis, Salmonellen-Gastroenteritis, Rotaviren (oft bei Kindern < 5 J.) u.a.

Di.:
- Klinik unter Berücksichtigung der epidemiologischen Situation
- Erregernachweis im Stuhl (RNA-, Antigennachweis)

Th.: Symptomatisch: Wasser- und Elektrolytsubstitution

Prg: Bei Immungesunden gut (selbst limitierender Verlauf über 1 - 3 Tage), bei Immungeschwächten evtl. chronischer Verlauf. Die Letalität ist in unseren Ländern gering (< 0,1 %) und betrifft meist Kleinkinder und alte Menschen. Eine Immunität besteht nur rel. kurz, da der häufigste Genotyp II.4 sein Kapsidprotein immer wieder verändert.

Pro: Bei Ausbrüchen in medizinischen und Pflegeeinrichtungen: Isolierung betroffener Patienten; (Hände-) Desinfektion; Körperschutz des Pflegepersonals, Reinigung/Desinfektion kontaminierter Oberflächen u.a., Vermeidung von Aerosolen (siehe *www.rki.de*)

SHIGELLOSE [A03.9] Meldepflicht: Siehe infektiöse Diarrhö

Syn: Shigellenruhr, bakterielle Ruhr

Err: 4 Serogruppen (A - D):
- Shigella dysenteriae mit 13 Serovaren (Tropen/Subtropen) mit Endotoxin (→ Dickdarmgeschwüre) und Exotoxin, das Shiga-Toxin 1 (→ toxisches Krankheitsbild mit Kreislaufstörungen, Letalität bis 60 %!)
- Sh. flexneri mit 8 Serovaren (weniger häufig, nicht so gefährlich, östliche Länder und USA)
- Sh. sonnei mit 1 Serovar (= E-Ruhr, rel. ungefährlich, Westeuropa)
- Sh. boydii mit 18 Serovaren (Indien, Nordafrika)

Ep.: Die bakterielle Ruhr ist eine Erkrankung der Not- und Kriegszeiten (Resistenzminderung), sie ist eine Seuche der "Unhygiene". Erregerreservoir ist der Mensch. In Deutschland ca. 500 - 600 gemeldete Erkrankungen/J., ca. 50 % der Erkrankungen werden importiert, am häufigsten aus Ägypten, Indien. Erkrankungshäufung auch unter homosexuellen Männern.

Inf: Fäkal-oral, insbes. über infiziertes Wasser und Nahrungsmittel, bes. Milchprodukte

Ink: Meist 1 - 4 Tage; Ansteckungsfähigkeit, solange Erreger im Stuhl sind (meist 1 - 4 Wochen)

KL.: Bei leichtem Verlauf wässrige Diarrhö, bei schwerem Verlauf blutig-schleimig-eitrige Durchfälle, Darmkrämpfe, schmerzhafte Stuhlentleerungen (= Tenesmen), evtl. Fieber

Ko.: Darmblutungen und -perforationen, Elektrolyt- und Wasserverlust, reaktive Arthritis; HUS (siehe dort) durch Shiga-Toxin

Di.: Rektalabstrich mit Wattebausch oder Spezialnährboden einschicken (eingetrocknet halten sich die Shigellen, im feuchten Kot sind sie nach Stunden tot - umgekehrt bei der Cholera!).

Th.: Hebung der Resistenzlage, Korrektur des Wasser- und Elektrolythaushaltes; Antibiotika: Ciprofloxacin oder Azithromycin. Da Shigellen gel. durch R-Plasmide multiresistent sind, evtl. Therapiekorrektur nach Antibiogramm. Keine Gabe von Motilitätshemmern (z.B. Loperamid).

Pro: Hygienemaßnahmen: Einwandfreie Trinkwasser- und Nahrungszubereitung; Desinfektionsmaßnahmen, bes. auch Händedesinfektion; Fäkalienbeseitigung

AMÖBENKOLITIS [A06.0]
AMÖBENABSZESS [A06.4]

Meldepflicht: Siehe infektiöse Diarrhö

Syn: Amöbiasis [A06.9]

Err: Entamoeba histolytica:
Mikroskopisch kann Entamoeba histolytica nicht von harmlosen (apathogen) Kommensalen (E. dispar, E. moshkovskii) unterschieden werden, sondern nur durch Differenzierung mit PCR.
Der Lebenszyklus umfasst 2 Entwicklungsstadien:
- Stadium der Zyste: Zysten können in der Außenwelt Monate lang infektiös bleiben und sind resistent gegen den sauren Magensaft. Infizierte Personen scheiden Zysten mit dem Stuhl aus.
- Vegetatives Stadium: Aus den Zysten bilden sich im Kolon Trophozoiten (= Minutaformen). Trophozoiten, die Erythrozyten phagozytiert haben, bezeichnet man als Magnaformen. Trophozoiten werden mit dem Stuhl nur bei beschleunigter Darmpassage abgesetzt.

Ep.: Häufige Parasitose in den Tropen/Subtropen: 50 Mio. Erkrankte/J. Bedeutung außerhalb der Endemiegebiete als importierte Reisekrankheit.

Inf: Fäkal-oral durch Aufnahme von Zysten direkt oder indirekt über kontaminierte Nahrung bzw. Trinkwasser. Die 4-kernigen Zysten wandeln sich im Darm in die teilungsfähigen einkernigen Trophozoiten. Reife Zysten werden mit dem Stuhl ausgeschieden und können in der Außenwelt Wochen infektiös bleiben.
Infiziertes Küchenpersonal und Lebensmittelhändler sind eine weitere Infektionsquelle.

Ink: Amöbenruhr: 1 - 4 Wochen
Amöbenleberabszess: Monate bis Jahre

Pat: Amöbenkolitis: Ausgestanzte Ulzerationen der Kolonschleimhaut mit unterminiertem Ulkusrand („Flaschenhals"-Ulkus); selten granulomatöse Entzündungsreaktion, die als Tumor imponiert (Amöbom).
Leberabszesse: Singulär oder multipel, vorzugsweise im rechten Leberlappen

KL.: Die Mehrzahl der Infektionen verlaufen asymptomatisch. Zur invasiven Amöbiasis kommt es in max. 20 %.

1) Intestinale Form:
- ▶ Akute Amöbenruhr: Himbeergeleeartige Durchfälle (breiige Durchfälle mit Schleimfäden und Blutspuren) mit Bauchschmerzen und Tenesmen, evtl. Fieber (30 %)
- ▶ Chronisch: Rezidivierende Kolitis

2) Extraintestinale Form:
In > 95 % ist die Leber betroffen: Leberabszesse mit Druckgefühl und evtl. Schmerzen im rechten Oberbauch, subfebrilen Temperaturen, evtl. Thoraxkompressionsschmerz. Intervall zwischen Infektion und Ausbildung eines Leberabszesses Monate bis Jahre. Nur in ca. 30 % ist anamnestisch eine Kolitis vorausgegangen! Bei Auslandsreisen mit unklaren Abdominalbeschwerden dran denken!

Merke: Jede anhaltende Durchfallerkrankung mit Tropenanamnese ist u.a. verdächtig auf Amöbenruhr (auch an Giardia lamblia denken!). Das Fehlen einer Amöbenruhr in der Anamnese schließt einen Amöbenleberabszess nicht aus!

Ko.: Amöbenruhr: Fulminanter Verlauf mit toxischem Megakolon, Kolonperforation mit Peritonitis
Amöbenleberabszess: Ruptur in die Bauchhöhle, den Pleuraraum oder (selten) ins Perikard

Lab: Unspezifische Entzündungsparameter: BSG, CRP, Leukozyten ↑
Bei Leberabszess evtl. Transaminasen und Cholestaseenzyme ↑

DD: Bei Amöbenruhr: Shigellose u.a. infektiöse Durchfallerkrankungen; Colitis ulcerosa u.a.
Bei Leberabszess: Bakterieller Leberabszess, Echinokokkuszyste, angeborene Leberzyste

Di.: 1) Intestinale Form: Mikroskopischer Erregernachweis aus blutig-schleimigen Anteilen von frischem Stuhl oder endoskopisch gewonnenem Material. Nur Magnaformen mit amöboider Bewegung und phagozytierten Erythrozyten beweisen die Amöbenruhr. Die PCR mit Nachweis von E. histolytica-DNA ermöglicht die Abgrenzung apathogener Amöben.

2) Extraintestinale Form: Sonografie, CT oder MRT der Leber + Serologie: Kombination von mindestens 2 verschiedenen Antikörpernachweisen (ELISA, IFAT, IHA)

Th.:
- Intestinale Form: Imidazolderivate (z.B. Metronidazol) über 10 Tage. Gel. persistieren die Amöben im Darmlumen nach einer Therapie mit Imidazolderivaten. Eine Sanierung erfolgt anschließend durch die Gabe eines Kontaktamöbizids (z.B. mit Paromomycin, das besser wirksam ist als Diloxanid). Therapieerfolg durch Stuhluntersuchungen überprüfen.
- Extraintestinale Form: Wie bei intestinaler Form. > 90 % d.F. zeigen unter Therapie mit Imidazolderivaten prompte Besserung innerhalb von 72 h. Anschließend auch Gabe eines Kontaktamöbizids (siehe oben). Eine Abszesspunktion (unter Sonokontrolle) ist nur indiziert bei drohender Perforation (CT).
- Asymptomatische Personen, bei denen im Stuhl Zysten oder Amöben gefunden werden, werden nur behandelt, wenn es sich um E. histolytica handelt (10 Tage lang Gabe eines Kontaktamöbizids)

Pro: Trinkwasser-/Lebensmittelhygiene

YERSINIOSE

[A04.6] Meldepflicht: Siehe infektiöse Diarrhö

Err: Yersinia enterocolitica: In Deutschland 90 % aller Infektionen durch Serotyp O:3, in 6 % Serotyp O:9. Yersinia pseudotuberculosis ist in Westeuropa selten, häufiger dagegen in Osteuropa + Russland.

Ep.: Weltweites Vorkommen; Inzidenz in Deutschland ca. 3/100.000/J.: am häufigsten bei Kindern < 5 J. Bei ca. 1 % der Durchfallerkrankungen (Gipfel Januar) nachweisbar. Erregerreservoir im Tierreich (Zoonose), Infektionsquelle Tierkontakte und kontaminierte tierische Lebensmittel (Milchprodukte, rohes Schweinefleisch). Y. können sich noch bei + 4°C im Kühlschrank auf Fleisch und Wurst vermehren. Y. enterocolitica kann auch durch Bluttransfusion übertragen werden.

Ink: 1 - 5 - 11 Tage

KL.:
- Gastroenteritis (Kleinkinder)
- Pseudoappendizitische Verlaufsform (ältere Kinder, Jugendliche): Akute Lymphadenitis mesenterica und Ileitis terminalis (DD: Appendizitis)
- Enterokolitische Verlaufsform:
  1 - 2 Wochen Durchfall, oft mit kolikartigen Unterbauchschmerzen, gel. chronischer Durchfall (DD: M. Crohn)

Ko.: • Reaktive Arthritis und/oder Erythema nodosum, meist bei Patienten mit positivem HLA-B27
• Selten Sepsis (bei resistenzmindernden Grundkrankheiten)

Di.: Erregernachweis: Kulturell aus Stuhl, mesenterialen Lymphknoten (nach Op.), Darmbiopsien, Blut (bei Sepsis), evtl. auch Nachweis von Yersinia-DNA.
Serologie: Zweifache Titerbestimmung auf Antikörper gegen Y. enterocolitica O:3 und O:9 sowie Y. pseudotuberculosis.

Anm.: Finden sich Antikörper gegen Y. enterocolitica O:9 bei negativem Stuhlbefund, muss differenzialdiagnostisch eine Brucellose ausgeschlossen werden, da zwischen Brucella und dem Y. enterocolitica Serotyp O:9 eine Kreuzantigenität besteht.

Th.: Orale Flüssigkeits- und Elektrolytsubstitution
Keine Antibiotika, außer bei Risikopatienten oder kompliziertem Verlauf → Th.: Ciprofloxacin oder Ceftriaxon

KRYPTOSPORIDIOSE [A07.2] Namentliche Meldung bei Labornachweis

Err: Cryptosporidium parvum und C. hominis, selten andere Spezies (C. canis, C. felis), ein obligat intrazellulär lebendes Protozoon. Bildung von Oozysten mit Sporozoiten.

Ep.: In den Industrieländern werden ca. 2 % der infektiösen Durchfallerkrankungen immunkompetenter Personen durch Kryptosporidien verursacht; bei HIV-Patienten ist der Anteil mehrfach höher. Tierpfleger, Veterinärmediziner und Reisende in Ländern mit geringem Hygienestandard sind auch erhöht gefährdet. Auch Schwimmbäder können Infektionsquelle sein.

Inf: Orale Infektion (infizierte Speisen, Trinkwasser); Verbreitung durch infizierte Kälber und andere Haus- und Nutztiere; auch Übertragung von Mensch zu Mensch

Ink: 1 - 12 Tage

KL.: Wässrige Durchfälle, krampfartige Bauchschmerzen, leichtes Fieber

Verl: - Bei immunkompetenten Patienten asymptomatische Infektion oder selbstlimitierender Verlauf über 1 - 2 Wochen und lebenslange Immunität
- Bei Säuglingen oder Immunschwäche schwerer und längerer Verlauf, keine Immunität

Ko.: Bes. bei immunsupprimierten Patienten: Wasser- und Elektrolytverlust, Malabsorptionssyndrom, Befall der Gallengänge mit Erhöhung von γ-GT und AP; bronchopulmonale Infektion, chronischer Verlauf

DD: • Infektiöse Darmerkrankungen anderer Genese
• Bei AIDS auch an Mikrosporidiose, Mykobakterien (MAI), CMV u.a. denken.

Di.: Mikroskopischer Nachweis von Kryptosporidien oder Oozysten im Stuhl, Antigennachweis (aus 3 Stuhlproben)

Th.: Verbesserung des Immunstatus! Keine sicher wirksame antiparasitäre Therapie; in klinischer Erprobung ist Nitazoxanid; symptomatische Therapie: Elektrolyt-/Volumensubstitution; bei HIV-Infektion optimale antivirale Therapie

Pro: Abkochen von Trinkwasser bei Verdacht auf trinkwasservermittelte Epidemie (Chlorung des Trinkwassers ist unwirksam). Gründliches Händewaschen (übliche Händedesinfektionmittel sind unwirksam).
AIDS-Patienten, die eine Chemoprophylaxe gegen atypische Mykobakteriose praktizieren (Rifabutin + Clarithromycin), erkranken seltener an Kryptosporidiose als Patienten ohne Chemoprophylaxe.

CHOLERA [A00.9]

Namentliche Meldepflicht bei Verdacht, Erkrankung und Tod und bei Labornachweis

Err: 1. Vibrio cholerae O:1, Biovar Cholerae (klassische Cholera) und Biovar El Tor
2. Vibrio cholerae O:139

Ep.: Weltweit 6 Mio. Fälle/Jahr mit > 100.000 Toten/Jahr. Brutstätte: Gangesdelta, historisch 7 Pandemien: 1883 Seuche vor Alexandria: R. Koch entdeckt den Erreger; 1892 Epidemie in Hamburg mit 8.600 Toten. Die El-Tor-Pandemie nahm 1961 ihren Ausgang von Celebes, erreichte 1970 Afrika und 1991 Südamerika. Letzte große Epidemie in Simbabwe 2008/9. Voraussetzung für die Ausbreitung von Cholera sind schlechte hygienische Zustände. Reservoir ist der Mensch.
Für Touristen in Endemiegebieten ist das Infektionsrisiko gering, da die Cholera vorzugsweise bei unterernährten, vorerkrankten Menschen auftritt (Armutskrankheit). Deutschland: 0 - 5 Fälle/J. importiert z.B: aus Indien.

Inf: Vibrionen sind Wasserkeime - Übertragung:
1. über kontaminiertes Trinkwasser, Meeresfrüchte und Lebensmittel
2. von Mensch zu Mensch (fäkal-oral) durch Cholerakranke oder gesunde Ausscheider

Pg.: Enterotoxin aktiviert Adenylzyklase → vermehrt zyklisches AMP → Hypersekretion und Hypermotilität des Dünndarms

Anm.: Die genetische Information der Vibrionen zur Toxinproduktion wird (ähnlich wie bei den Diphtherieerregern) von Viren (Bakteriophagen) übertragen.

Ink: Stunden bis 5 Tage
Ansteckungsfähigkeit: Solange Erreger im Stuhl nachweisbar sind.

KL.: 1. Viele Infizierte sind symptomlose Keimträger. Nur ca. 15 % der Infektionen verlaufen symptomatisch.
2. Leichte Form (Cholerine): In 90 % verläuft die El Tor-Infektion mild und kann nicht von anderen Formen der Diarrhö unterschieden werden.
3. Schwere Form: 20 - 30 "Reiswasserstühle"/d und Erbrechen → Exsikkose → Anurie; Absinken der Körpertemperatur, Wadenkrämpfe, Aphonie
4. Schwerste Form = Enterotoxinvergiftung mit Tod innerhalb von Stunden

Di.: Bei Verdacht persönliche Kontaktaufnahme mit Bakteriologen, da bereits der Verdacht der WHO gemeldet werden muss.
Mit Wattetupfer Rektal- oder Stuhlabstrich machen und in 1 %iger Peptonlösung zum Bakteriologen transportieren (Diagnose ist in 6 h gestellt). Ist keine Peptonlösung vorhanden, muss der Rektalabstrich innerhalb 1 Stunde gekühlt beim Bakteriologen sein!! (Vibrionen gehen bei Austrocknung rasch zugrunde).

Th.: Bei Verdacht Isolation (Einzelzimmer) und Therapiebeginn!
1. Substitution des Wasser- und Elektrolytverlustes ist am wichtigsten: WHO-Lösung (siehe Therapie der infektiösen Diarrhö) Bereits durch orale Gabe einer Elektrolyt- und Glukoselösung lassen sich Verlauf und Prognose wesentlich verbessern!
2. Zusätzlich Antibiotika: Chinolon (z.B. Ciprofloxacin)

Prg: Mittlere Letalität 1 - 5 % (Letalität ohne Therapie bis 40 %), insbes. bei reduziertem Gesundheits-/Ernährungszustand und zu spät einsetzender Therapie.

Pro: Lebensmittel-, Trinkwasser-, persönliche Hygiene (siehe Kap. Infektiöse Durchfallerkrankungen!); Versorgung mit einwandfreiem Trinkwasser; falls dies nicht sicher ist, Trinkwasserfilter mitnehmen; sichere Abwasserbehandlung.

Aktive Immunisierung
Ind: Obligat nur, wenn vorgeschrieben vom Einreiseland. Keine Indikation bei normalem Tourismus. Aufenthalte unter mangelhaften Hygienebedingungen bei aktuellen Ausbrüchen.
KI: Akute und chronische Krankheiten, Infektionskrankheiten, Impfstoffallergie, Säuglinge < 6 Monaten; beim Lebendimpfstoff auch Immunschwäche und Schwangerschaft

- Oraler Lebendimpfstoff (z.B. Orochol®, Schweiz):
  NW: Gel. leichte Diarrhö
  WW: Bis zu 1 Woche nach Schluckimpfung Erregerausscheidung → keine Antibiotika/Malariamittel einnehmen.
  Dos: 1 orale Dosis
- Oraler Totimpfstoff (z.B. Dukoral®)
  NW: Gel. Verdauungsstörungen
  Dos: 2 x 1 orale Dosis im Abstand von 2 Wochen

Beachte: Kein Impfstoff schützt vor dem Choleratyp O 139 (Bengal)!

Gültigkeit der Impfung: 6 Tage bis 6 Monate nach Impfung

BOTULISMUS [A05.1] | Namentliche Meldepflicht bei Verdacht, Erkrankung und Tod und bei Labornachweis

Def: Nahrungsmittelvergiftung durch 4 verschiedene Neurotoxine (Typ A, B E, F) von Clostridium botulinum

Ep.: Dank heutiger Lebensmittelhygiene in den westlichen Industrieländern seltene Erkrankung (Deutschland < 10 registrierte Fälle/J.); gefürchtet als Biowaffe.

Ät.: Clostridium botulinum: Anaerobe, Gas-/Sporen bildende Bakterien. Die hitzeresistenten Sporen sind weit verbreitet. Sie können unter Luftabschluss auskeimen und Toxine bilden. Dies ist möglich z.B. in verunreinigten Lebensmitteln, wie Räucherfisch und Wurst (botulus = Wurst), insbes. in Weckgläsern und Konservenbüchsen (Nahrungsmittelbotulismus), selten im Darm von Säuglingen (Säuglingsbotulismus) und in Wunden (Wundbotulismus). Die Toxine sind durch 15minütiges Erhitzen auf 100°C inaktivierbar. Verdächtig sind stets vorgewölbte (bombierte) Konservendosen! Kontaminierte Nahrung ist ansonsten unauffällig.

PPh: Botulismustoxin hemmt irreversibel die Acetylcholinfreisetzung in den peripheren cholinergen Nervenendplatten, bis sich neue Nervenendigungen bilden.

Ink:
- Nahrungsmittelbotulismus: Meist 12 - 36 Stunden
- Wundbotulismus: Ca. 10 Tage

KL.: Beginn mit gastrointestinalen Beschwerden (Übelkeit, Erbrechen u.a.); dann Ausbildung von peripheren Lähmungen: Zuerst an den Hirnnerven mit Pupillenlähmung (weite Pupillen), Doppelsehen, Ptosis, Dysarthrie u./o. Dysphagie. Dann können die Paresen innerhalb von Stunden bis Tagen nach kaudal fortschreiten und eine Atemlähmung verursachen. Ferner Mundtrockenheit, Obstipation, evtl. paralytischer Ileus, Harnverhaltung. Typischerweise fehlen Sensibilitätsstörungen, Bewusstseinsveränderungen oder Fieber.

DD: Myasthenia gravis (Edrophoniumchlorid-Test u.a.), Diphtherie, Poliomyelitis, Atropinvergiftung, Schlaganfall u.a.

Di.: Typische neurologische Symptomatik (evtl. bei mehreren Personen) nach Verzehr von (privat) Eingemachtem oder Geräuchertem.
Nachweis von Botulinum-Toxin in Nahrungsresten, Erbrochenem, Magensaft, Stuhl oder Serum. Der Nachweis im Mäuseversuch dauert aber 1 - 2 Tage und kann falsch-negativ sein.
Bei Wundbotulismus Erregeranzüchtung aus Wundkulturen.

Th.: Kausal:
Toxineliminierung aus dem Magen-Darm-Trakt (Magen-Darm-Entleerung). Schon bei V.a. Nahrungsmittelbotulismus sollte so schnell wie möglich nach den Laborprobenentnahmen Antitoxin vom Pferd gegeben werden, welches die noch frei im Serum zirkulierenden Toxine bindet (vorher Konjunktivaltest zum Ausschluss einer allergischen Reaktion).
Bei Wundbotulismus chirurgische Sanierung und Penicillin.
Symptomatisch: z.B. Maschinelle Beatmung bei Atemlähmung

Prg: Letalität bei Nahrungsmittelbotulismus unter intensivmedizinischer Behandlung < 10 %, unbehandelt bis 70 %.

Pro: Vakuumverpackte Lebensmittel kühl lagern (< 8°C keine Keimvermehrung). Beim Einwecken von Fleisch stets 2 x erhitzen (zur Inaktivierung von Sporen).
Da Honig eine Quelle von Säuglingsbotulismus sein kann, sollten Kinder < 1 J. keinen Honig erhalten.
Verfallsdaten beachten, bombierte Konserven wegwerfen; 15 Min. Kochen bei 100°C zerstört das Toxin.

Anm.: Botulinum-Toxin Typ A ist das stärkste bakterielle Gift und wird zur Therapie von Muskelspasmen, Achalasie, Hyperhidrose und kosmetisch als „Faltenglätter“ eingesetzt.

DARMPARASITEN IN MITTELEUROPA I

Eine Reihe von Darmparasiten ist in Mitteleuropa endemisch.
Gastarbeiter, Flüchtlinge, Asylsuchende aus Regionen mit hohem Durchseuchungsgrad sowie zunehmender Reiseverkehr über Europas Grenzen hinaus bedeuten auch für Gegenden mit hohem Zivilisationsstand ein beachtliches Risiko für Individualerkrankungen oder kleinere Epidemien. Bei einreisenden Gastarbeitern sind deshalb Reihenuntersuchungen nötig. Touristen in tropischen oder subtropischen Ländern ist strengste Hygiene anzuraten, wobei insbesondere ungekochtes Gemüse, Obst und Wasser gemieden werden müssen.
Bei abdominellen Beschwerden ist immer auch nach vorausgegangenen Auslandsaufenthalten zu fragen und nach Darmparasiten zu suchen.

Erkrankung / Erreger	Infektionsmodus	Leitsymptome	Diagnostik *)	Therapie
Askariasis: [B77.9] Ascaris lumbricoides = Spulwurm	Oral, Eier, beschmutzte Nahrungsmittel, Selbstinfektion möglich	"Grippaler Infekt", abdominelle Schmerzen, gel. Ileus, allergische Hautmanifestation, Eosinophilie, evtl. Cholestase	Stuhl: Eier, Würmer Sputum: Larven Rö.: Evtl. Lungeninfiltrat Parasit im Darm	Mebendazol Pyrantel
Trichuriasis: [B79] Trichuris trichiura = Peitschenwurm	Oral, Eier, beschmutzte Nahrungsmittel, Gemüse	Abdominelle Beschwerden Eosinophilie	Stuhl: Eier (wie „Zitronen"), Würmer	Mebendazol
Oxyuriasis (Enterobiasis): Enterobius vermicularis = Madenwurm [B80]	Oral und per inhalationem, Eier: indirekte Schmierinfektion, Selbstinfektion	Analer Juckreiz, gel. Vulvovaginitis, selten Appendizitis	Analinspektion + Klebstreifen-Methode zum Einachweis	Mebendazol Pyrantel Therapie nach 3 und 6 Wochen wiederholen - Familientherapie!
Ancylostomiasis: [B76.9] Ancylostoma duodenale, Necator americanus = Hakenwurm	Perkutane Larveninvasion durch Kontakt mit feuchter Erde	Evtl. Löffler-Lungeninfiltrat Dermatitis, abdominelle Beschwerden, Blutungsanämie	Stuhl: Eier nativ Larven auf Agar	Mebendazol
Strongyloidosis: [B78.9] Strongyloides stercoralis = Zwergfadenwurm	Perkutane Larveninvasion, Selbstinfektion	Dermatitis, Bronchitis, Enterokolitis, allergische Hauterscheinungen, Eosinophilie	Duodenalsaft und Stuhl: Larven auf Agarplatten, Hauttests, Präzipitinreaktion	Mebendazol
Zestoden (Bandwürmer): a) Taenia saginata [B68.1] (Rinderbandwurm) b) Taenia solium [B68.0] (Schweinebandwurm) c) Diphyllobothrium latum [B70.0] (Fischbandwurm)	Oral, Finnen in rohem Fleisch: a) Rind b) Schwein (hier zusätzlich als Fehlwirt Zystizerkose möglich) c) Fisch	Oft keine Beschwerden, keine Eosinophilie, Zystizerkose durch Finnen von Taenia solium (Muskulatur, Gehirn, Augen), Vitamin B_{12}-Mangelanämie bei c)	Stuhl: Proglottiden und Eier Artdiagnose durch Zählen der Uterusseitenäste: T. solium: 7 - 10 T. saginata $\geq$ 12	Niclosamid Praziquantel Mebendazol

*) Präpatenzzeit = Zeit zwischen Infektion und Sichtbarwerden der Vermehrungsprodukte (Wurmeier)

DARMPARASITEN IN MITTELEUROPA II

Erkrankung / Erreger	Infektionsmodus	Leitsymptome	Diagnostik	Therapie
Zystische Echinokokkose: Echinococcus granulosus (Hundebandwurm [B67.4]) Alveoläre Echinokokkose: Echinococcus multilocularis (Fuchsbandwurm [B67.7]) (Nichtnamentliche Meldung bei Infektionen!)	a) Direkt oder indirekt über Hunde und Wölfe (Kot) b) Direkt oder indirekt über Füchse (rohe Waldbeeren, Pilze) und Katzen	Bei Leberbefall (70 %) Druck-/ Schmerzgefühl im (rechten) Oberbauch, evtl. Ikterus. Bei Lungenbefall (20 %) Husten u.a. Gel. auch Hydatidenzysten in Gehirn u.a. Organen Ferner: Gel. allergische Erscheinungen, nur selten Eosinophilie Der Fuchsbandwurm infiltriert befallene Organe wie ein Karzinom.	Bildgebend: Sono, CT, MRT Ak-Nachweis; Bei alveolärer E. auch Antigennachweis (Em2). PNM-Klassifikation der alveolären E.: Befall der Leber (P), Nachbarorgane (N), Metastasen (M)	Therapie in erfahrenen Zentren: Zystische E.: Zystektomie oder evtl. PAIR: Punktion - Aspiration - Injektion - Reaspiration (Injektion von 95%igem Alkohol) nur nach Ausschluss einer zystobiliären Fistel + begleitender Chemotherapie mit Albendazol Alveoläre E.: Kurative Resektion (1/4 d.F.) + Langzeittherapie mit Albendazol
Trichin(ell)ose: [B75] Trichinella spiralis	Oral: Rohes Fleisch von (Wild-)Schweinen (Mett), Bären, Robben u.a.	Muskelschmerzen ab 10. Tag nach Infektion, evtl. Fieber, periorbitale Ödeme, Eosinophilie, CK ↑ Ko.: Myokarditis, Meningoenzephalitis	AK-Nachweis 3 - 4 Wochen nach Infektion, Muskelbiopsie (Erregernachweis), PCR	Mebendazol Albendazol Pro: Fleischbeschau, Erhitzen > 65°C, Tieffrieren (10 Tage - 23°C)
Amöbiasis: [A06.9] Entamoeba histolytica	Oral, Zysten, beschmutzte Nahrungsmittel (Fliegen), gel. Trinkwasser	Intestinale Form: Himbeergeleeartige Diarrhö, Tenesmen Extraintestinale Form: Leberabszess mit Fieber- und Leukozytose	Erregernachweis (frischer Stuhl, Darmbiopsie): Nachweis von E. histolytica Amöbenabszess: Sono, CT, Antikörpernachweis	Imidazolderivate: Metronidazol
Giardiasis (veraltet: Lambliasis) [A07.1] Giardia lamblia	Oral, Zysten, Schmierinfektionen, Lebensmittel, Trinkwasser Pro: Trinkwasser abkochen	Oft symptomlos; Durchfall, evtl. schaumig, Bauchschmerz, Rumoren im Darm, Flatulenz, evtl. Malabsorption	Duodenoskopie mit Biopsie, Duodenalsaft: Vegetative Form (Trophozoit), Stuhl: Zysten und Giardiaantigen	Imidazolderivate (siehe oben)

Präparate: Albendazol (Eskazole®) \| Mebendazol (z.B. Vermox®) \| Praziquantel (z.B. Cesol®)
Metronidazol (Generika) \| Niclosamid (Yomesan®) \| Pyrantel (Helmex®)

ANDERE INFEKTIONSKRANKHEITEN

INFLUENZA (EPIDEMISCHE GRIPPE) [J11.1]

Für alle Subtypen namentliche Meldepflicht bei Labornachweis, bei manchen Subtypen ggf. namentliche Meldepflicht bei Verdacht, Erkrankung und Tod

Internet-Infos: *www.grippe-info.de, www.influenza.rki.de*

Err: Influenza-Virus (ein RNA-Virus aus der Familie der Orthomyxoviren) wird anhand zweier, im Virusinneren gelegener Antigene (Nukleoprotein- (NP) und Matrix- (M) Antigen) in die drei Typen A, B und C unterteilt. Das Influenza A-Virus wird weiter in Subtypen unterteilt, anhand von zwei in die Virushülle eingebauten Glykoproteinen, dem Hämagglutinin (H) und der Neuraminidase (N).

- Das stabförmige Hämagglutinin (H) ist notwendig für das Anheften der Viren an die Wirtszellen.
- Die pilzförmige Neuraminidase (N) ist notwendig für die Freisetzung von Viren aus infizierten Zellen und die Verbreitung der Viren in den Atemwegen.

Von den bekannten 18 H-Subtypen und 9 N-Subtypen sind bisher nur 6 Hämagglutinin-Typen (H1, H2, H3, H5, H7, H9) und 3 Neuraminidase-Subtypen (N1, N2, N7) bei humanen Epidemien nachgewiesen worden. Historisch scheint aber auch N8 vorgekommen zu sein. Andere Subtypen können jederzeit hervortreten, wie z.B. das H5N1-Virus der Vogelgrippe. Die Subtypen und Varianten werden durch den Typ, den ersten Fundort, eine laufende Nummer, die Jahreszahl und eine Antigenformel bezeichnet, welche sich von den Antigenen Hämagglutinin (= H) und Neuraminidase (= N) ableitet, z.B. Influenza A/California/7/2009 (H1N1).

Ep.: Influenza A und B sind auf der ganzen Erde verbreitet und treten in Epidemien auf beiden Erdhemisphären zeitversetzt auf (S: Mai - Oktober / N: November - April). Dabei kommt es zu einer Übersterblichkeit abwehrgeschwächter und älterer Menschen. Da die Immunität subtyp- bzw. variantenspezifisch ist, kann der Mensch im Laufe seines Lebens wiederholt an Influenza erkranken.

- ▶ Influenza A ist die häufigste Ursache von Epidemien und Pandemien. Man beobachtet beim Influenzavirus Typ A kleine Antigenveränderungen infolge Punktmutationen mit Austausch einzelner Aminosäuren im Hämagglutinin u./o. der Neuraminidase (Antigendrift), durch die neue Varianten des Virussubtyps entstehen mit Epidemien in Intervallen von 2 - 3 Jahren. Ein neuer Subtyp des Virus (Antigenshift) kann entstehen, wenn ganze Genabschnitte zwischen Viren ausgetauscht werden (Reassortment). Das Genom der Influenza A-Viren besteht aus 8 einzelnen RNA-Segmenten, wodurch ein Reassortment begünstigt wird, wenn eine Zelle mit zwei verschiedenen Influenza A-Viren infiziert ist. Vor allem durch Reassortment in Schweinen zwischen humanen und aviären Influenza A-Viren kommt es alle 10 - 40 Jahre zu Pandemien und Millionen Toten weltweit, da der neue Virussubtyp auf eine ungeschützte Bevölkerung trifft. 4 Pandemien seit 1918:
  1) 1918/19: Spanische A(H1N1)-Pandemie (Spanische Grippe)
  2) 1957/58: Asia A(H2N2)-Pandemie (Asiatische Grippe)
  3) 1968/69: Hongkong A(H3N2)-Pandemie (Hongkong-Grippe)
  4) 2009/10: A(H1N1/2009)-Pandemie („Schweinegrippe")
- ▶ Die aviäre Influenza = Vogelgrippe (A/H5N1 und A/H7N9) ist eine nur für Vögel hoch ansteckende Tierseuche und umfasst ca. 15 verschiedene aviäre Influenzaviren. Eine humane Pandemie könnte aber durch Reassortment (siehe oben) des Virus mit einem humanen Influenzavirus ausgelöst werden. Übertragungen von Vögeln auf Menschen treten nur sporadisch bei Kontakt mit erkrankten Tieren auf. Das Risiko einer Mensch-zu-Mensch-Übertragung der H5N1-Viren ist äußerst gering.
- ▶ Die porcine Influenza mit Schweineinfluenzaviren - A(H1N1) und A(H3N2) - hat bei Gesunden oft einen milden Verlauf, bei Personen mit Vorerkrankungen evtl. schwerer Verlauf.
- ▶ Influenza B tritt besonders bei Kindern und Jugendlichen auf; der Verlauf ist milder. Ein Antigenshift ist nicht bekannt, jedoch werden Antigenveränderungen im Sinne der Antigendrift beobachtet. Influenza B kommt bei Tieren nicht vor.
- ▶ Influenza C spielt keine praktische Rolle (sporadische Fälle).

Pat: Bevor die Viren in die Zelle des Wirtsorganismus eindringen, muss das Hämagglutinin der Virushülle enzymatisch gespalten werden. Bestimmte Bakterien, bes. Staphylokokken und Streptokokken, produzieren Proteasen, die Hämagglutinin spalten können. Dadurch kann eine bakterielle Infektion der Atemwege wegbahnend für eine Influenzapneumonie sein.

Inf: Tröpfcheninfektion (hoher Virustiter im nasopharyngealen Sekret), Schmierinfektion

Ink: 1 - 4 Tage

KL.: 1/3 d.F. fieberhafte Erkrankung; 1/3 d.F. leichter Verlauf; 1/3 d.F. asymptomatisch; Krankheitsdauer ohne Komplikationen ca. 1 Woche

- Plötzlicher Krankheitsbeginn mit Frösteln, Fieber, starkem Krankheitsgefühl, Laryngo-Tracheo-Bronchitis mit trockenem Husten, Rhinitis, evtl. mit Nasenbluten, Pharyngitis, Konjunktivitis, Fotophobie, Abgeschlagenheit, Kopf-, Glieder- und Muskelschmerzen, aufgedunsen wirkendes Gesicht
- Gel. gastrointestinale Beschwerden
- Fieberkurve in der Regel eingipflig, über 2 - 3 Tage anhaltend, ein zweiter Fieberanstieg markiert zumeist eine bakterielle Sekundärinfektion.
- Sputum: Spärlich, zähschleimig, gel. leicht blutig

Lab: Unkomplizierter Verlauf: CRP, BSG, Leukozyten meist normal; Serumeisen ↓
Bakterielle Superinfektion: CRP, BSG ↑, Leukozytose; Serumeisen normal

Ko.: Besonders gefährdet sind Risikopatienten: Kinder, ältere Menschen > 60 J., Pat. mit Vorerkrankungen, Abwehrschwäche, Schwangere

- Primäre hämorrhagische oder interstitielle Influenzapneumonie (oft letal endend)
- Sekundär-bakterielle Pneumonie durch Superinfektion (am häufigsten); Erregerspektrum: Staphylococcus aureus, Pneumokokken, Haemophilus influenzae u.a.
- Sinusitis, Otitis media (bes. bei Kindern), Pseudokrupp bei Kleinkindern, Exazerbation einer COPD oder einer chronischen Lungenkrankheit
- Purpura Schönlein-Henoch nach Influenza A
- Myoperikarditis (evtl. mit plötzlichem Tod), Meningoenzephalitis, orthostatische Hypotonie.
- Selten perakut tödliche Verläufe bei jungen Erwachsenen

Typisch ist eine verzögerte Rekonvaleszenz mit z.T. Wochen anhaltender Schwäche und Müdigkeit; evtl. Hypotonie-Beschwerden.

DD:
- Akute respiratorische Infektionen (ARI) = akute respiratorische Erkrankungen (ARE) = „common cold" = Erkältungskrankheiten [J00] werden meist verursacht durch Rhinoviren (~ 40 % d.F.), Adenoviren, Parainfluenza-Viren, Respiratory syncytial-Viren (RSV), Coronaviren.
  Faustregel: Eine Influenza beginnt plötzlich, verläuft mit deutlichem Fieber (> 38,5°C) und mit Muskel-/Gliederschmerzen. Influenzaähnliche Fälle von ARE mit plötzlichem Krankheitsbeginn bezeichnet man im Englischen auch als ILI (influenza-like illness). Erkältungskrankheiten zeigen meist nur subfebrile oder normale Temperaturen und leichteren Krankheitsverlauf.
- Pneumonien anderer Genese (siehe Kapitel Pneumonie)
- Pertussis (siehe dort)

Di.: Plötzlicher Krankheitsbeginn mit Fieber (> 38,5°C) + Husten + Muskel-, Glieder- oder Kopfschmerzen während einer bekannten Influenza-Epidemie (80 %ige Diagnosewahrscheinlichkeit)
- Erregernachweis bei unklaren Fällen sowie bei Risikopatienten:
  - Nukleinsäurenachweis (PCR)
  - Virusnachweis aus Nasen- und Rachenabstrich/Rachenspülwasser

  Anm.: Der Influenza-Schnelltest hat zwar eine hohe Spezifität, aber eine Sensitivität von nur 75 %.
- Antikörpernachweis (z.B. KBR, HAH-Test) hat nur retrospektive Bedeutung: Mindestens 4facher Titeranstieg im Abstand von 1 - 2 Wochen

Merke: Sporadische Influenza-Erkrankungen bedürfen einer virologischen Diagnostik; bei aktueller Influenza-Epidemie reicht oft die klinische Diagnose.

Th.:
- Bei Auftreten einer neuen Pandemie oder Verdacht auf aviäre Influenza:
  Patientenisolierung (ca. 7 Tage), Schutzmaßnahmen für das medizinische Personal (Schutzkleidung, FFP2-/evtl. FFP3-Maske, Schutzbrille, Händedesinfektion u.a. → siehe *www.rki.de*); telefonische Kontaktaufnahme mit Gesundheitsamt (Abstimmung weiterer Maßnahmen, Meldung an RKI)
- Antivirale Therapie:
  Neuraminidasehemmer können prä- und postexpositionell angewendet werden. Sie sind gegen Influenza A- und B-Infektion wirksam bei Einsatz in den ersten 24 - 48 h.
  - Zanamivir (Relenza®); Dos.: 2 x 10 mg/d als Pulverinhalation über 5 Tage; NW: selten Bronchospasmus u.a.
  - Oseltamivir (Tamiflu®). Die in der Saison 2007/8 nachgewiesenen Influenza A-Virusstämme vom Typ H1N1 waren zum Teil resistent gegenüber Oseltamivir. Die nachfolgenden Virentypen sind aber meist wieder empfindlich gegen Oseltamivir.
    Dos: 2 x 75 mg/d über 5 Tage (Dosisreduktion bei Niereninsuffizienz)
    NW: Gastrointestinale Beschwerden (z.B. Übelkeit), selten Verwirrtheit mit Selbstgefährdung u.a. - Resistenzentwicklungen kommen vor.
    Ind: Therapie mit Neuraminidasehemmer wird empfohlen, wenn
    a) in der Region eine Influenza-Epidemie aufgetreten und virologisch bestätigt ist,
    b) eine typische Symptomatik mit Fieber besteht,

c) andere schwere Infektionen ausgeschlossen sind und
d) die Behandlung innerhalb von 48 Stunden begonnen werden kann.
Bei aviärer Influenza Neuraminidasehemmer einsetzen (schwerer Verlauf!).

- Symptomatisch:
  - Ausreichender Flüssigkeitsersatz bei Fieber, evtl. Fiebersenkung (Wadenwickel, Paracetamol)
  - Bei Verdacht auf bakterielle Superinfektion mit Pneumonie: Zusätzliche Gabe von Antibiotika: z.B. Betalaktam-Betalakatamase-Inhibitor (oder Cephalosporin der Gruppe 1/2) + Makrolid
  - Bei Kindern kein ASS geben (Risiko für Reye-Syndrom: Akute Enzephalopathie mit Leberfunktionsstörung, meist letal endend)
  - Bei bettlägerigen Patienten: Thromboembolieprophylaxe.

Prg: Die Influenza verursacht weltweit ca. 1 Mio. Todesfälle/J., bei Pandemien ein Mehrfaches davon: Die Pandemie 1918/19 verursachte > 20 Mio. Todesfälle (mehr als im 1. Weltkrieg). Besonders gefährdet sind Risikopatienten (siehe oben). > 90 % der Todesfälle betreffen Menschen > 60 J. Die durchschnittliche Letalität der Influenza beträgt 0,4 %. Die aviäre Influenza hat eine Letalität bis 50 %.

Pro: Jährliche aktive Immunisierung mit tri- oder tetravalentem Totimpfstoff(2 A-Stämme, 1-2 B-Stämme). Bei der Impfstoffherstellung wird die jeweils neueste Empfehlung der WHO berücksichtigt, damit die Antigenzusammensetzung der Impfstoffe den aktuellen Epidemiestämmen entspricht. Schutzrate bis 60 % bei Personen < 65 J., bei älteren Menschen weniger. Bei Menschen > 60 J. Reduktion der Mortalitätsrate durch Influenza! Außerdem scheint die kardiovaskuläre Mortalität (Herzinfarkt, Schlaganfall) vermindert zu sein.

NW: Gel. leichte Allgemeinreaktionen, evtl. Druckschmerz an der Injektionsstelle, selten Allergie gegen Hühnereiweiß; sehr selten Thrombozytopenie oder Vaskulitis, Guillain-Barré-Syndrom (1 : 1 Mio): Lebensbedrohliche akute, demyelinisierende Autoimmun-Polyneuropathie; sehr selten Narkolepsie nach Impfung gegen Schweinegrippe.

Ind:
- Alle Personen > 60 J.
- Patienten mit Erkrankungen des kardiopulmonalen Systems oder Abwehrschwäche
- Schwangere
- Personen mit erhöhter Exposition
- Personen mit direktem Kontakt zu Geflügel, Wildvögeln (kein Schutz vor aviärer Influenza, aber Schutz vor Doppelinfektion)
- Alle Personen bei Auftreten von Epidemien u.a.

KI.: Allergie gegen Hühnereiweiß (Ausnahme: Hühnereiweiß-freier Impfstoff), Patienten mit akut fieberhaften Erkrankungen

Zur Grundimmunisierung werden Erwachsene vor Beginn der kalten Jahreszeit 1 x geimpft. Auffrischimpfungen jährlich unter Berücksichtigung aktueller Subtypen.

Anm: Der nasale attenuierte Lebendimpfstoff für das Lebensalter 2 - 18 Jahre wirkt nicht sicher gegen A/H1N1-Influenzaviren.

Memo: Innerhalb der ersten 3 Wochen nach der Influenza-Impfung kann ein HIV-Test falsch-positiv ausfallen. Reimport-Chargen müssen durch das Paul Ehrlich-Institut zugelassen sein (*www.pei.de*).

- Pandemievorbereitung/-pläne der WHO und einzelnen Länder (→ RKI und Gesundheitsämter)
- Aviäre Influenza: Kein Kontakt mit verdächtigen (lebenden oder toten) Vögeln/Geflügel + Seuchenbekämpfungsmaßnahmen

Keuchhusten (Pertussis) [A37.9]

Namentliche Meldepflicht bei Verdacht, Erkrankung, Tod und bei Labornachweis!

Err: Bordetella pertussis ist ein hoch kontagiöser gramnegativer Erreger; Übertragung durch Tröpfcheninfektion. Der Mensch bildet das alleinige Reservoir für B. pertussis. Infektionen mit B. parapertussis sind selten und verlaufen leichter.

Ep.: Es erkranken besonders nichtimmune Säuglinge und Kleinkinder. Inzidenz: Säuglinge bis zu 1 %/J., Jugendliche und Erwachsene bis zu 0,5 %/J. Pertussis ist bei Neugeborenen und jungen Säuglingen eine der häufigsten infektiösen Todesursachen.

Ink: 7 - 21 Tage (meist 9 - 10 Tage)

KL.: 3 Stadien:
I. St. catarrhale (1 - 2 Wochen)
II. St. convulsivum (Stakkatohusten, evtl. terminales Erbrechen; 4 - 6 Wochen)
III. St. decrementi (6 - 10 Wochen)

Bei Erwachsenen sollte man bei hartnäckigem Reizhusten (über Monate!) auch an Pertussis denken (DD: Hyperreagibles Bronchialsystem/Asthma u.a.).

Ko.: Subkonjunktivale Blutungen, Synkopen, Harninkontinenz, Pneumonie, Sinusitis, Otitis media, Krämpfe; selten Apnoe-Todesfälle bei Säuglingen. Bei Erwachsenen Leistenhernien, Rippenbrüche, Pneumothorax

DD: Andere respiratorische Virusinfekte (Adenoviren, RS-Viren, Influenza/Parainfluenza, Rhinoviren), Mycoplasma pneumoniae

Di.: Anamnese/Klinik + Labor: Leukozytose mit rel. Lymphozytose; Erregernachweis aus Abstrichen/Sekreten des Nasen-/Rachenraumes (Kultur oder Nukleinsäurenachweis); Ak gegen das Pertussis-Toxin (PT) erst ab St. II; IgG-PT ≥ 100 U/ml spricht für kürzliche Infektion.

Th.: Makrolid-Antibiotikum für 5 Tage (Alternative: Cotrimoxazol) + symptomatische Therapie

Dauer der Ansteckung: Von Ende Inkubation bis 5 Tage nach Beginn einer Antibiotikatherapie (= Isolationsdauer)

Pro: Impfung mit azellulärem Pertussis-Impfstoff (ap) als Kombinationsimpfstoff
Ind: 1. Säuglinge ab dem 3. Lebensmonat (zusammen mit anderen Impfungen → Impfkalender)
2. Alle Erwachsene ohne Impfschutz (bes. Frauen präkonzeptionell, enge Haushaltskontaktpersonen 4 Wochen vor Geburt des Kindes; Personal in Kindereinrichtungen u.a.). Erwachsene erhalten 1 Impfung mit Kombinationsimpfstoff (Tdap oder Tdap-IPV).

Merke: Alle Erwachsenen sollten bei der nächsten fälligen Td-Impfung einmalig die Tdap-Impfung erhalten (bei zusätzlicher Polio-Indikation eine Tdap-IPV-Impfung).

Memo: Nach Erkrankung und Impfung keine lebenslange Immunität.

Coxsackie-Virusinfektionen [B34.1]

Err: Coxsackie-Viren sind RNA-Viren aus der Gattung der Enteroviren (Familie der Picornaviren) Zuerst in Coxsackie/USA isoliert, Erregerreservoir ist der Mensch. 2 Subgruppen: A (Serotypen 1 - 22 und 24; Serotyp 23 wurde als ECHO-Virus Typ 9 reklassifiziert) und B (Serotypen 1 - 6).

Ep.: Weltweit endemisch, gelegentlich eng begrenzte Epidemien (z.B. Bornholm).
Hohe Durchseuchung und viele inapparente Verläufe

Inf: Fäkal-orale Übertragung

Ink: 2 - 6 Tage

KL.: Die Mehrzahl der Infektionen verläuft asymptomatisch.

Coxsackie A:
- Herpangina Zahorsky, akuter Beginn mit Myalgie, Cephalgien und Fieber, dann Auftreten von Schluckschmerzen, Bläschen am weichen Gaumen, an der Uvula und an den Tonsillen mit umgebender Rötung. Selten Bronchitis oder Otitis. Spontane Heilung.
- Sommergrippe : Fieber, Kopf- und Gliederschmerz, Pharyngitis, Laryngitis, oft auch hämorrhagische Konjunktivitis (DD: Adenovireninfektionen)
- Schnupfen (Rhinitis)
- Lymphozytäre Meningitis, Meningoenzephalitis und poliomyelitisartige Krankheitsbilder mit Lähmungen sind seltene Komplikationen.
- Hand-Fuß-Mund-Krankheit (am häufigsten durch Typ A 16 nach einer Inkubationszeit von 3 - 35 Tagen), bes. bei Kindern mit Exanthem an Palmae, Plantae und Mundschleimhaut; gel. Bläschen an Mund, Lippen und Genitalschleimhaut
- Gastrointestinale Symptome

Coxsackie B:
- Bornholm-Krankheit (Pleurodynie): Akuter Beginn mit gürtelförmigen, z.T. stechenden Schmerzen im Bereich des Thorax und / oder des Oberbauches, Fieber. Atmen und Husten verstärken die Schmerzen; Kopfschmerz.
- Myokarditis, Perimyokarditis sind gefährliche Komplikationen (siehe dort)
- Lymphozytäre Meningitis, Meningoenzephalitis
- Sommergrippe

DD:
- Bei Sommergrippe Echo-Viren u.a.
- Bei Pleurodynie andere Ursachen von Thoraxschmerzen (siehe Angina pectoris)

Di.: Erregernachweis im Rachenspülwasser- oder Abstrich (Herpangina), Stuhl oder Liquor möglich, aber keine Routinediagnostik
Ak-Titerverlauf über KBR (positiv 1 : ≥ 64). Die KBR zeigt eine frische Erkrankung an und bleibt nur ca. 4 - 5 Monate positiv.

Th.: Symptomatisch, Bettruhe; Therapie der (Peri-) Myokarditis: Siehe dort

PAROTITIS EPIDEMICA (MUMPS) [B26.9]

Namentliche Meldepflicht bei Verdacht, Erkrankung, Tod und bei Labornachweis!

Syn: Ziegenpeter

Err: Mumps-Virus (ein RNA-Virus aus der Familie der Paramyxoviren), Genotypen A - N

Ep.: Weltweit, hoher Kontagionsindex, ganzjähriges Auftreten; Durchseuchung zwischen dem 4. - 15. Lebensjahr, danach sind 90 % der Bevölkerung immunisiert mit lebenslanger Immunität.

Inf: Tröpfcheninfektion, Speichelkontakt, Erregerreservoir ist nur der Mensch.

Ink: 12 - 25 Tage

KL.: Bei ca. 35 % der Infizierten verläuft die Infektion subklinisch oder asymptomatisch.
- Prodromi: Subfebrile Temperaturen, Mattigkeit, evtl. Kopf-, Hals-, Ohrenschmerzen
- Schmerzhafte Schwellung der Parotis (= Parotitis) (in 75 % d.F. beidseits), mit abstehenden Ohrläppchen und Schmerzen beim Kauen
- Evtl. Beteiligung der übrigen Speicheldrüsen (Sial(o)adenitis)

Lab: Amylase ↑ → Ausschluss einer Pankreatitis: Elastase 1 und Lipase normal, unauffälliges Abdomen

Ko.:
- Orchitis (25 % der Männer), evtl. mit Sterilität, Oophoritis (5 % der Frauen), Mastitis
- Rel. häufig ZNS-Beteiligung: Meist Meningitis (10 %) mit guter Prognose, selten (1 ‰) Meningoenzephalitis mit ernster Prognose. 50 % der Meningitisfälle verlaufen ohne Parotitis!
- Pankreatitis (4%)
- Innenohrschwerhörigkeit (1 : 10.000 Erkrankte) → nach durchgemachter Parotitis Audiogramm machen!
- Selten sind Komplikationen an anderen Organen (z.B. Thyreoiditis, Labyrinthitis).

DD:
- Ductus parotideus-Stein, eitrige Parotitis, Parotistumor, dentale Infektion (Sono, HNO-Arzt)
- Sjögren-Syndrom (Klinik, SS-A-/SS-B-Ak)
- Bei Mumps-Orchitis andere Ursachen von Hodenschmerzen (z.B. Hodentorsion → Duplexsonografie, Urologe)

Di.:
- ▶ Klinik
- ▶ Serologie: IgM-Ak ↑ beweist eine frische Infektion! ≥ 4facher Titeranstieg der IgG-Ak in 2 Proben
- ▶ Erregernachweis: PCR (Nachweis der Virus-RNA)

Th.:
- Symptomatisch, warme Ölverbände auf die Parotis, breiige Diät, Mundpflege
- Bei gefährdeten Patienten oder kompliziertem Verlauf Mumps-Immunglobulin
- Pankreatitis: Siehe dort
- Orchitis: Hochlagerung des Hodens, Antiphlogistika und Kortikosteroide
- Verbot des Besuchs öffentlicher Einrichtungen mindestens bis 9 Tage nach Auftreten der Parotisschwellung. Ungeimpfte (ungeschützte) Kontaktpersonen dürfen Gemeinschaftseinrichtungen 18 Tage (mittlere Inkubationszeit) nicht besuchen.

Pro: Aktiv: Impfung mit abgeschwächter Lebendvakzine, z.B. als Kombinationsimpfung mit Masern + Röteln (+ Varizellen): MMR- oder MMRV-Vakzine: 1. Impfung im Alter von 11 - 14 Monaten; 2. Impfung im Alter von 15 - 23 Monaten.

Indikation für Erwachsene:
1. Personen ohne Impfschutz mit erhöhtem Risiko (Beschäftigte im Gesundheitsdienst, in Gemeinschaftseinrichtungen für Jugendliche u.a.)
2. Postexpositionell innerhalb von 3 Tagen nach Kontakt mit Mumpskranken, falls kein Impfschutz besteht.

Trotz Impfung können Mumpserkrankungen noch auftreten („Impfdurchbrüche“).

NW: Außer Lokal- und Allgemeinreaktionen gel. leichte Impfkrankheit (ähnlich wie Mumps) 1 - 4 Wochen nach der Impfung.

Passiv: Mumps-Immunglobulin für Neugeborene von erkrankten Müttern (z.Z. nicht im Handel)

DIPHTHERIE [A36.9]

Namentliche Meldepflicht bei Verdacht, Erkrankung, Tod und bei Labornachweis

Err: Corynebacterium diphtheriae, gelegentlich auch Corynebacterium ulcerans (keulenförmiges grampositives Stäbchen mit Polkörperchen). Erregerreservoir ist der Mensch.

Pg.: Diphtherietoxin mit den Unterfraktionen A (= aktive, toxische Komponente) und B (bindet das Toxin an die Zellrezeptoren). Nicht jeder Diphtheriestamm bildet Toxin. Bakteriophagen übertragen die Fähigkeit der Toxinbildung. Das Diphtherietoxin schädigt Herzmuskulatur, Nerven, Leber und Nieren.

Ep.: Auftreten von Epidemien in langen Zeitabständen von 30 - 50 Jahren, nach 1955 in Deutschland selten. Die GUS-Epidemie mit dem Höhepunkt 1995 forderte ca. 10.000 Todesfälle. Zurzeit werden die meisten Diphtheriefälle aus Indien gemeldet. In Westeuropa sind die Erkrankungszahlen klein. Im Baltikum, bes. in Lettland sind die Zahlen höher. Kontagionsindex 10 - 20 %, gesunde Keimträger in Epidemiezeiten bis 7 %! (Ansteckungsquelle).

Inf: Tröpfcheninfektion, Schmierinfektion bei Hautdiphtherie
Ansteckungsfähigkeit: Solange Erreger im Rachen-/Nasenabstrich nachweisbar sind (3 Abstriche).

Ink: 2 - 7 Tage

KL.:
- Meist Rachendiphtherie: Angina mit festhaftenden weißlichen Belägen, die auf den Nasen-Rachen-Raum übergreifen und beim Abstreifen bluten (Pseudomembranen!). Kehlkopfdiphtherie (Erstickungsgefahr)
- Süßlicher Geruch nach vergärenden Äpfeln
- Blutiger Schnupfen (Nasendiphtherie bei Säuglingen)
- Seltener Wunddiphtherie

Verlaufsformen:
1. Lokalinfektion: Rachen/Tonsillen, ferner Nase (Nasendiphtherie mit blutigem Schnupfen), Augen, Kehlkopf (→ Croup "Würgekrankheit" mit inspiratorischem Stridor); Nabel bei Säuglingen, Wunden (Wunddiphtherie)
2. Systemische Intoxikation: Beginnt 4 - 5 Tage nach der Lokalinfektion mit hohem Fieber, Erbrechen, Croup (Krupp): Bellender Husten

Ko.:
- Ödematöse Halsschwellung (Cäsarenhals) mit Atemwegsobstruktion
- Myokarditis! (oft kompliziert durch AV-Block): Frühmyokarditis 8 - 10 Tage und Spätmyokarditis 4 - 8 Wochen nach Krankheitsbeginn (evtl. Diphtheriespättod durch Herzversagen)
- Polyneuropathie mit Paresen der motorischen Kopfnerven, Gaumensegellähmung (!), Schluckstörungen, Akkommodationsparese, pelziges Gefühl im Mund
- Selten diphtherische Nierenschäden mit akutem Nierenversagen

DD: einer akuten Tonsillitis:
- Streptokokkentonsillitis und Scharlach-Angina:
  KL.: Angina catarrhalis (Rötung, Schwellung der Tonsillen); Angina follicularis (Rötung der Tonsillenfollikel); Angina lacunaris (Fibrinstippchen in den Krypten)
  Di.: Abstrich → Nachweis hämolysierender Streptokokken der Gruppe A
  Th.: Penicillin V 3 x 1 Mega E über 10 Tage; bei Penicillinallergie: Makrolide
- Infektiöse Mononukleose (Blutbild, Monotest)
- Angina Plaut-Vincenti [A69.1] (Missverhältnis zwischen Wohlbefinden und - meist einseitiger - geschwüriger Angina, fauliger Mundgeruch; Rachenabstrich: Treponema vincentii + Fusobakterien)
- Herpangina bei Coxsackie A-Virusinfektion (kleine Erosionen, Aphthen auf den vorderen Gaumenbögen)
- Akute HIV-Infektion (evtl. mit Angina necroticans)
- Diphtherie (siehe oben)
- Pseudokrupp bei Kleinkindern = Subglottische Laryngitis (meist Parainfluenza-Infektion)
- Sexuell übertragene Infektionen: Gonokokken-Pharyngitis, Herpes-Pharyngitis;
  Syphilis: Angina specifica bei Lues II; seltener Primärkomplexe bei Syphilis
- Agranulozytose (Blutbild)

Di.: Anamnese/Klinik + kultureller Erregernachweis: Rachen-/Nasenabstrich vor Therapiebeginn (Material unter den Belägen abnehmen!). Nachweis des Diphtherietoxins oder Nukleinsäurenachweis (PCR) des Diphtherietoxin-Gens

Th.: Isolierung von Verdachts- und Krankheitsfällen!
▶ Bei Diphtherieverdacht:
Nach Einleitung der Diagnostik (Rachen-/Nasenabstrich) Behandlung sofort beginnen mit Gabe von Antitoxin, das allerdings nur zirkulierendes, nicht jedoch an Zellen gebundenes Toxin neutralisiert:

- Heterologes Diphtherieantitoxin vom Pferd (Beschaffung über Auslandsapotheke): Vor der Anwendung Intrakutan- oder Konjunktivaltest zur Vermeidung allergischer oder anaphylaktischer Reaktionen - Dos: 500 - 2.000 IE/kg KG i.m.
- Penicillin (bei Penicillinallergie: Erythromycin)

▶ Bei klinisch gesunden Kontaktpersonen Postexpositionsprophylaxe (PEP):
Entnahme von Rachen-/Nasenabstrichen, danach prophylaktische Antibiotikatherapie unabhängig vom Impfstatus. Falls kein Impfschutz besteht, aktive Immunisierung; Auffrischimpfung bereits nach 5 Jahren.

Prg: Abhängig von Resistenzlage, Zeitpunkt der Therapie und evtl. Komplikationen; Letalität der Russland-Epidemie < 5 %.

Pro: Aktive Immunisierung mit Aluminium-Formalin-Toxoid
Ind: Generelle Impfung für alle Menschen, insbes. auch bei Reisen in Länder mit Diphtherierisiko!
Die aktive Impfung wird i.d.R. als Kombinationsimpfung durchgeführt.
- Bei Säuglingen und Kleinkindern mit Totimpfstoff D (mit 30 IE Toxoid) im Rahmen von Kombinationsimpfstoffen
- Ab dem 6. Lebensjahr mit Impfstoff d (mit nur 2 IE Toxoid); Auffrischungsimpfungen nach 10 J. mit Tdap-Kombinationsimpfstoff gegen Tetanus, Diphtherie und Pertussis; bei zusätzlicher Polio-Indikation mit Tdap-IPV-Impfstoff

Nach einer Grundimmunisierung aus 3 Einzelimpfungen Auffrischungsimpfungen alle 10 Jahre. Titerkontrolle nach Impfung ist i.d.R. nicht erforderlich. Ein Antitoxintiter ≥ 0,1 IE/ml Serum schützt vor Diphtherie, ein Titer > 1,0 IE/ml schützt langfristig.
NW: Gel. Lokal- und Allgemeinreaktionen; selten allergische Reaktionen; sehr selten Erkrankungen des peripheren Nervensystems
KI: Siehe Impftabelle

LEPTOSPIROSEN [A27.9] Namentliche Meldepflicht bei Labornachweis

Err: Leptospira interrogans mit > 50 Serovaren, die in 25 Serogruppen eingeteilt werden. Die Einteilung in phänotypische Serovare erfolgt weiterhin: L. icterohaemorrhagiae (M. Weil), L. canicola, L. grippotyphosa („Feldfieber“), L. pomona. Immunität entwickelt sich nach einer Infektion nur gegen den jeweiligen Serovar.

Ep.: Weltweite Zoonose; natürliches Reservoir sind besonders Ratten, Mäuse u.a. Nagetiere; bestimmte Serotypen werden auch durch Hunde oder Schweine übertragen, die durch ihren infektiösen Harn über feuchten Erdboden (Überschwemmungsgebiete!) und Wasser die Erreger verbreiten. Deutschland: Ca. 50 - 150 gemeldete Fälle/J. (davon 75 % in Deutschland erworben)

Inf: Die Übertragung auf den Menschen erfolgt durch Urin infizierter Tiere auf Läsionen von Haut und Schleimhäuten, Konjunktiven und über kontaminierte Aerosole. Gefährdet sind Angler, Wassersportler und bestimmte Berufsgruppen, z.B. Kanal-, Feld-, Abwasserarbeiter, Erntehelfer u.a. (→ Meldung als Berufskrankheit - BK-Nr. 3102)

Ink: 2 - 30 Tage

Pg.: Leptospirosen sind Anthropozoonosen, die zu einer Sepsis und nachfolgenden Besiedlung von Leber, Nieren und ZNS führen. Durch die Leptospirennephritis kommt es zur Ausscheidung eines infektiösen Harns.

KL.: Der Krankheitsverlauf variiert von leicht und kurz/Tage (90 % d.F.) bis schwer und lang (~ 3 Wochen); oft ist der Verlauf biphasisch. Der schwere Verlauf wird auch als M. Weil bezeichnet.

1. Frühstadium (Bakteriämie):
   - Plötzlicher Beginn mit hohem Fieber und grippeähnlichen Beschwerden: "Erkrankt ein Bauer auf dem Feld, wird er bei heftigem Verlauf mit der Schubkarre nach Hause gefahren".
   - Konjunktivitis, Exantheme
   - Wadenschmerzen, Kopfschmerzen (insbes. retrobulbär)
   - Evtl. gastrointestinale Symptome
2. Organmanifestation:
   - Hepatitis (oft ikterisch), im Gegensatz zur Virushepatitis geht es hier dem Patienten mit Auftreten des Ikterus schlechter!
   - Leptospirennephritis
   - Meningitis/Enzephalitis, respiratorische Symptome; selten Myokarditis, Iridozyklitis u.a.

1. Phase der Septikämie: Positive Blutkultur	2. Phase der Organerkrankung: Antikörperbildung

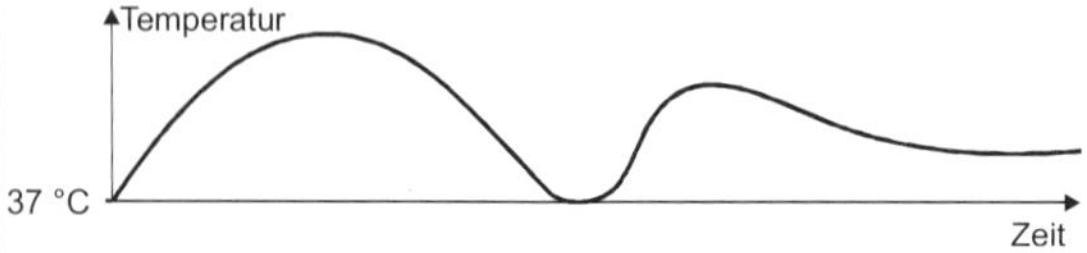

Fieber: 3 - 8 Tage	Fieberrückfall: oft biphasische Kurve
Algien: Myalgien, Neuralgien, Arthralgien	Hirnhaut: Meningitis
Meningismus	Leber: Hepatitis
Konjunktivitis	
Relative Bradykardie	Niere: Interstitielle Nephritis
Hypotonie	
Exantheme	

Lab: Leukozytose mit Linksverschiebung; Thrombozytopenie

Ko.: Nierenversagen, Leberversagen
Thrombozytopenie und hämorrhagische Diathese, selten pulmonale Hämorrhagien

DD:
- Leichte Verläufe: Virusgrippe, Malaria u.a.
- Schwere Verläufe: Hantavirus-Infektion, Nierenerkrankungen, Hepatitis, Meningitis anderer Genese, Sepsis, Typhus u.a.

Di.:
1. Berufs-/Freizeitanamnese
2. Labordiagnostischer Nachweis:
   - Erregernachweis aus Blut und Liquor (nur in der 1. Woche) und Urin (ab 2. Woche): Nukleinsäurenachweis (PCR) oder Kultur
   - Antikörpernachweis ab 2. Woche (4facher Titeranstieg innerhalb von 2 Wochen; Nachweis von IgM-Ak)

Th.: Keine einheitlichen Leitlinien (unzureichende Evidenz)
Leichte Krankheitsverläufe: Doxycyclin (2 x 100 mg/d für 7 Tage)
Schwere Krankheitsverläufe: Parenteral hochdosiert Penicillin G oder Ceftriaxon (RKI-Empfehlung 2015)

Prg: Die Letalität schwerer Verläufe kann > 20 % betragen.

Pro: Expositionsprophylaxe, Schutzkleidung bei Arbeit in feuchtem Boden, Aufklärung über Infektionsmöglichkeiten; aktive Immunisierung von Nutz- und Haustieren

BRUCELLOSEN [A23.9] — Namentliche Meldepflicht bei Labornachweis

Err: Gramnegative, unbewegliche Stäbchen, die sich intrazellulär vermehren.
1. Brucella melitensis (am häufigsten), 3 Biovare: Maltafieber [A23.0]; Infektionsquelle: Milch (-produkte) von Schafen und Ziegen.
2. Brucella abortus, 7 Biovare: M. Bang [A23.1] - Infektquelle: Kuhmilch (-produkte), berufliche Exposition mit Rindern
3. Brucella suis, 5 Biovare (Schweinebrucellose) und Brucella canis (Hundebrucellose) sind selten.

Erregerreservoir sind Haustiere. Der Mensch ist Endglied der Infektionskette (keine Ansteckung). In Deutschland sind die Viehbestände brucellosefrei.

Ep.: Weltweite Anthropozoonosen. Brucellosen betreffen bevorzugt bestimmte Berufsgruppen: bes. Landwirte, Schäfer, Metzger, Melker, Tierärzte (meldepflichtige Berufskrankheit). Deutschland < 50 Erkrankungen/J.: Einheimische (ca. 45 %) und importierte Krankheitsfälle (bes. aus der Türkei).
Br. melitensis: Zuchtgebiete von Schafen/Ziegen: Mittelmeerraum, Spanien, Portugal, Mittel- und Südamerika, Afrika
Br. abortus: Rinderzuchtgebiete gemäßigter + tropischer Gebiete
Br. suis: Nordamerika

Inf: 1. Kontaktinfektion in der Landwirtschaft und bei Laborpersonal (meldepflichtige Berufskrankheit). Eintrittspforte: Schleimhäute, (Mikro-) Verletzungen der Haut!

2. Perorale Infektion durch ungekochte/nicht-pasteurisierte Milch (-produkte) erkrankter Tiere (Brucellen in Schaf-/Ziegenkäse bis 6 Monate (!) überlebensfähig).
3. Selten Übertragung über die Muttermilch (bei infizierten Frauen).

Ink: Sehr variabel: 5 Tage bis zu 2 Jahren; im Median 4 Monate

Pat: Epitheloidzellige nicht verkäsende Granulome in Lymphknoten, Milz, Leber (RHS) und Gefäßwänden.

KL.: 90 % aller Infektionen in Endemiegebieten verlaufen subklinisch (Diagnose nur durch Ak-Nachweis). Die symptomatischen Verläufe können akut oder chronisch sein (sehr variabler Krankheitsverlauf).
1. Prodromalstadium fehlt bei Br. melitensis: Uncharakteristische Allgemeinerscheinungen
2. Generalisationsstadium (Bakteriämie):
   - Fieber (meist unregelmäßiger Fieberverlauf, selten undulierendes Fieber) bei relativ langsamem Puls, Schweißausbrüche
   - Hepatosplenomegalie, Lymphknotenschwellungen, evtl. gastrointestinale Symptome, evtl. Pleura-/Perikardbeteiligung, Kopf-, Muskel-, Gelenkschmerzen, Nasen- und Zahnfleischbluten, gel. Exantheme
3. Organmanifestation: Granulome in Leber, Milz, Knochen (Brucella-Arthritis) u.a. Organen

Ko.: Endokarditis, Osteomyelitis, Sakroiliitis, Spondylitis, Meningoenzephalitis, Milzabszess, Orchitis u.a.

DD: Typhus, Sepsis, Malaria, fieberhafte Infekte anderer Genese, Hepatosplenomegalie anderer Genese, maligne Lymphome u.a.

Verlauf: 1. Inaktive Brucellose (primär latenter Verlauf)
2. Aktive Brucellose: - Akut (<3 Monate)
- Subakut (3 - 12 Monate)
- Chronisch (> 12 Monate)

Di.: 1. Auslands-/Berufsanamnese + Klinik
2. Erregernachweis (Kultur, Br.-DNA-Nachweis) aus Blut und anderen Körperflüssigkeiten, Knochenmark-, Lymphknotenbiopsie
3. Antikörpernachweis (Titer > 1 : 80 oder Titerbewegung zwischen 2 Proben), KBR, ELISA; Differenzierung von IgG und IgM-Ak (akute Erkrankung)

Beachte: Falsch-positive Reaktionen finden sich bei Yersinia enterocolitica- und Cholerainfektion sowie nach Choleraimpfung infolge Kreuzantigenität. - Bei Vorhandensein von inkompletten Antikörpern kann die serologische Diagnostik versagen (Nachweis durch positiven Coombs-Test).

4. Histologie von Organpunktaten

Th.: RKI-Empfehlung: Kombination aus Doxycyclin und Rifampicin über 6 - 12 Wochen. Therapiedauer bei Neurobrucellose oder Endokarditis länger.

Prg: Da die Erreger sich im RHS festsetzen, entsteht statt einer Ausheilung oft nur ein Gleichgewicht zwischen Mikro- und Makroorganismus, sodass in Abhängigkeit von der Abwehrlage die Erkrankung immer wieder (auch nach Jahren) aufflammen kann → chronische Verläufe bis zu 20 Jahren! Die Letalität ist gering.

Pro: Ausselektionierung kranker Tiere, aktive Immunisierung gesunder Tiere, Arbeitshygiene + Körperschutzkleidung bei beruflicher Gefährdung, kein Genuss rohen Fleisches oder ungekochter/unpasteurisierter Milch aus Endemiegebieten.

TOXOPLASMOSE [B58.9]

Nichtnamentliche Meldepflicht bei Labornachweis konnataler Infektionen unmittelbar an das RKI

Err: Toxoplasma gondii ist ein intrazellulär wachsendes Protozoon; 3 Hauptgenotypen.
zweiwirtiger Entwicklungszyklus: Zwischenwirt sind Maus, Schwein, Schaf, Rind, Geflügel und Mensch mit Bildung infektiöser Zysten in Muskulatur u.a. Organen. Endwirt sind Katzen mit Ausscheidung infektiöser Oozysten im Kot.

Ep.: Nach Primärinfektion und Ausbildung einer Wirtsimmunität können stoffwechselträge Bradyzoiten lebenslang persistieren! In Deutschland beträgt die Durchseuchung der Bevölkerung ca. 50 %; im höheren Alter bis 70 %. Nur die Erstinfektion in der Schwangerschaft kann in 50 % zu einer pränatalen Infektion des Feten führen. Die Inzidenz pränataler Infektionen liegt weltweit zwischen 0,1 - 2 ‰.

Inf: Übertragung auf den Menschen:
- Genuss von zystenhaltigem rohen Fleisch infizierter Tiere (z.B. Mett! - Schweinefleisch ist bis zu 25 % mit Zysten infiziert!)

- Kontakt mit oozystenhaltigem Katzenkot, infizierter Gartenerde, Genuss von ungewaschenem Salat/Gemüse
- Transplazentare Infektion:
  Ein Risiko besteht nur für das Kind, dessen Mutter während der Schwangerschaft infiziert wurde. Die Häufigkeit einer diaplazentaren Infektion nimmt mit der Dauer der Schwangerschaft zu, umgekehrt nimmt das Risiko einer schweren fetalen Schädigung mit fortschreitender Schwangerschaft ab:
  Fetales Infektionsrisiko (Transmission) und dessen Folgen:
  - 1. Trimenon 15 %, Folge meistens Abort oder seltener schwere Schäden des Neugeborenen
  - 2. Trimenon 30 %, Folge meist mittlere bis schwere Schäden des Neugeborenen
  - 3. Trimenon 60 %, Folge meist nur leichte Schäden oder Spätschäden des Neugeborenen
- Selten durch Organtransplantation

Ink: 4 - 21 Tage

KL.: A) Postnatale Toxoplasmose:

- Beim immunkompetenten Menschen kommt es zu lebenslanger Persistenz der Erreger in Form von Bradyzoiten, bes. im ZNS.
  - Meist chronisch latente Toxoplasmose ohne Symptome
  - Symptomatische Toxoplasmose (1 % der Infizierten): Lymphknotentoxoplasmose [B58.8] mit Lymphknotenschwellungen (oft nuchal, zervikal), evtl. grippale Symptome wie Kopf- und Muskelschmerzen, Fieber; selten Augensymptome (z.B. Uveitis), Hepatitis
- Bei immunsupprimierten Patienten und bei AIDS mit Reaktivierung der latenten Infektion schwerer Verlauf mit Hirntoxoplasmose (bevorzugt der Basalganglien) und evtl. septischer Streuung (Herz, Leber, Milz). Dabei differenzieren sich die Bradyzoiten zu replikativen Tachyzoiten mit evtl. tödlichen Läsionen im ZNS; interstitielle Pneumonie, Myokarditis, Augenbefall (Retinochorioiditis)

  Beachte: Toxoplasmose verursacht die meisten ZNS-Infektionen AIDS-Kranker.

B) Konnatale Toxoplasmose:

Bei der relativ seltenen frühen Fetusinfektion meist Abort oder schwerer Krankheitsverlauf:

- Generalisation mit Hepatosplenomegalie, Ikterus, Myokarditis, interstitieller Pneumonie, Aborte, Totgeburten
- Enzephalitis mit der Trias: Hydrozephalus, Chorioretinitis, intrazerebrale Verkalkungen

Bei der häufigeren späten Fetusinfektion asymptomatischer oder leichter Krankheitsverlauf. Ca. 80 % der infizierten und bei Geburt unauffälligen Kinder entwickeln nach bis zu 20 Jahren Spätschäden (Strabismus, Retinochorioiditis, Taubheit, psychomotorische Retardierung, Epilepsie).

DD: Lymphknotenschwellungen anderer Genese!

Di.: ▶ Diagnose der konnatalen und postnatalen Toxoplasmose:

- Serologischer Ak-Nachweis:
  - Nachweis von IgG-Ak:
    Sabin-Feldmann-Test (SFT), indirekter Immunfluoreszenztest, direkte Agglutination: 2 Wochen nach Infektion positiv, nach 6 - 8 Wochen Anstieg auf höchste Titer (> 1 : 1.000), später Absinken der Titer, die meist lebenslang auf niedriger Stufe (bis 1 : 64) persistieren. Nur ein signifikanter Titeranstieg beweist die kürzlich erfolgte Infektion.
  - Nachweis von IgM-Ak bei frischer Infektion
  - Anti-IgG-Aviditätstest: Bestimmung der Antigenbindungsstärke von IgG-Ak. Die Avidität ist zu Beginn einer Infektion gering und nimmt im Laufe der Infektion zu. Daher schließen IgG-Ak mit hoher Avidität eine akute Infektion aus (Infektion vor 3 - 5 Monaten). IgG-Ak mit niedriger Aktivität sind charakteristisch für eine akute kürzliche Infektion.
  - Bei pränataler Infektion/konnataler Toxoplasmose: IgM und/oder IgA ↑

  Beachte: Bei immunsupprimierten Patienten (z.B. AIDS) und bei isolierter Chorioretinitis fehlen meist IgM-Antikörper sowie ein signifikanter IgG-Titeranstieg. Entscheidend für die Diagnostik ist hier der Versuch des Erregernachweises und der positive Therapietest. Bei Neugeborenen vergleichendes Mutter-/Kind-Ak-Profil (Immunoblot).
- Erregernachweis (z.B. aus Liquor oder Blut): Bei konnataler Toxoplasmose und Toxoplasmoseenzephalitis
  Der Nachweis von Toxoplasma-DNA (Realtime PCR) im Blut beweist die kürzlich erfolgte Infektion. Quantitative Erfassung des Erregers zur Therapieüberwachung.
- Lymphknotenhistologie: Bei Lymphknotentoxoplasmose Piringer-Kuchinka-Lymphadenitis mit Epitheloidzellherden.
  Anm.: Die Histologie ist nicht toxoplasmosespezifisch und wird gel. auch bei Mononukleose und Brucellose beobachtet.
- Bildgebende Diagnostik bei V.a. Hirntoxoplasmose: CT, MRT: Ringförmige Strukturen

▶ Toxoplasma-Ak-Suchtest bei Schwangeren:
Bei seronegativen Schwangeren sollte der Suchtest alle 2 Monate wiederholt werden (um Infektionen in der Schwangerschaft zu erfassen) und die Schwangere sollte auf Prophylaxemaßnahmen hingewiesen werden. Ak-Nachweis vor der Schwangerschaft bedeutet bei Immunkompetenten i.d.R. Schutz für das ungeborene Kind. Ak-Nachweis durch erfahrene Labors:

Bewertung der Antikörperkonzentrationen		
IgG-Ak mit hoher Avidität		IgG-Ak mit niedriger Avidität
IgM negativ	IgM niedrig	IgM hoch
↓	↓	↓
inaktive Infektion (latente Infektion)		Aktive Infektion
Kontrolle nach 2 - 3 Wochen		

▶ Pränatale Diagnostik:
- Ultraschallkontrollen des Feten
- Nachweis von Toxoplasmose-DNA aus Fruchtwasser oder fetalem Blut. IgM-Ak-Nachweis ist nur in 20 % positiv.

Th.: Chronische Toxoplasmaträger werden nicht behandelt. Die Lymphknotentoxoplasmose heilt bei immunkompetenten Patienten meist spontan ohne Therapie.

Indikationen zur antibiotischen Therapie:
- Toxoplasmose mit klinischen Symptomen (okuläre Toxoplasmose, Fieber, Muskelschmerzen u.a.)
- Erstinfektion während der Schwangerschaft
- Immunsupprimierte und AIDS-Patienten mit akuter Toxoplasmose
- Kongenitale Toxoplasmose

Mittel der 1. Wahl: Pyrimethamin + Calciumfolinat zur Prophylaxe myelotoxischer NW + Sulfadiazin (Reservemittel bei Retinochorioiditis: Clindamycin; Reservemittel bei zerebraler Toxoplasmose: Atovaquon) - Therapiedauer bei immungesunden Patienten: 4 Wochen

Therapie in der Schwangerschaft: Bis zur 16. SSW Gabe von Spiramycin, ab der 16. SSW Kombination von Pyrimethamin (+ Calciumfolinat) + Sulfadiazin als Intervalltherapie (4 Wochen Therapie, 4 Wochen Pause). Dadurch kann das Risiko einer konnatalen Toxoplasmose um bis zu 90 % gesenkt werden. Bei Sulfonamidallergie Spiramycin.

Pro:
- Screening aller Schwangeren auf Toxoplasmose
- Seronegative Schwangere, immunsupprimierte und AIDS-Patienten:
  Kein Genuss von rohem oder unvollständig gegartem Fleisch! Katzenkontakt meiden! Gemüse + Obst gut waschen. Hände mit Seife waschen nach Garten- und Küchenarbeit.
- Bei AIDS-Patienten:
  - Primärprophylaxe bei CD4-Zellzahl < 100 - 200/µl: z.B. mit Cotrimoxazol (das auch vor Pneumocystis-Pneumonie schützt)
  - Sekundärprophylaxe nach überstandener Toxoplasmoseerkrankung mit den Medikamenten, die für die Therapie eingesetzt werden.

LISTERIOSE [A32.9]

Namentliche Meldepflicht bei Labornachweis aus Blut, Liquor oder von Abstrichen von Neugeborenen

Err: Listeria monocytogenes; 3 der 13 Serovare spielen beim Menschen eine Rolle (4b, 1/2a, 1/2b). Die Vermehrung erfolgt intrazellulär. Ca. 10 % der Menschen und Tiere sind gesunde intestinale Träger von L. monocytogenes. L. können noch bei Kühlschranktemperatur (+ 4°C) wachsen!

Ep.: Erkrankungen sind rel. selten. Deutschland ca. 400 - 600 Erkrankungen/J.
Bei immunkompetenten Menschen kommt es i.d.R. nicht zu Erkrankungen. Durch die weite Verbreitung apathogener Listerien sind viele gesunde Menschen immun.
Erkranken können Risikogruppen: Abwehrgeschwächte Personen (Leukämie, AIDS, Patienten unter Immunsuppressiva), Neugeborene, alte Menschen und Schwangere (fakultativ pathogener = opportunistischer Erreger)

Inf: Verzehr von kontaminierten tierischen und pflanzlichen Lebensmitteln: Rohmilch(produkte), wie z.B. Weichkäse, Rohkostsalat (Möhren sind frei von Listerien), Rohwürste, geräucherte Fische, vakuumverpackter Räucherlachs u.a.; Erkrankungsfälle treten sporadisch oder in kleinen Epidemien auf. Eine Infektion von Neugeborenen erfolgt transplazentar, während der Geburt oder postnatal durch Kontakt.

Ink: 3 - 70 Tage

KL.: 1. Die postnatale Listeriose verläuft bei Gesunden meist asymptomatisch oder mit milden gastrointestinalen Beschwerden. Dies gilt auch für infizierte (gesunde) Schwangere.
Bei immunsupprimierten und älteren Menschen kann es zu schweren invasiven Verläufen kommen mit Fieber, Sepsis, Meningitis, Meningoenzephalitis (→ MRT)
2. Neonatale Listeriose (verursacht durch Schwangerschafts-Listeriose):
a) Frühinfektion (Neugeborenen-Listeriose): Evtl. Früh- oder Totgeburt; Auftreten von Symptomen in der 1. Lebenswoche: Sepsis, Atemnotsyndrom, Hautläsionen (Granulomatosis infantiseptica)
b) Spätinfektion: Auftreten von Symptomen ab der 2. Lebenswoche, oft unter dem Bild einer Meningitis, Granulomatosis infantiseptica

Di.: Klinik, Erregernachweis (Kultur, PCR) aus Blut, Liquor, Eiter, Vaginalsekret, Lochien, Stuhl, Mekonium oder aus autoptisch gewonnenem Material

Th.: Ampicillin + Aminoglykosid i.v. über mindestens 2 Wochen, bei Meningoenzephalitis oder Endokarditis bis zu 6 Wochen - Mittel der 2. Wahl: Cotrimoxazol

Prg: 30 % der septischen Verläufe enden letal.

Pro: 1. Hygienemaßnahmen bei der Gewinnung, Herstellung und Behandlung von Lebensmittel. Kochen, Braten, Sterilisieren tötet die Erreger ab.
2. Küchenhygiene, Waschen der Hände vor dem Zubereiten von Speisen; getrennte Arbeitsflächen bei der Zubereitung von Fleisch und rohem Gemüse u.a.
3. Gefährdete Personen (siehe oben) sollten keinen Rohmilchkäse essen und bei Käse mit Rinde diese vor dem Verzehr entfernen, kein Weichkäse; Fertiggerichte vor dem Verzehr erhitzen u.a.

DURCH ZECKEN ÜBERTRAGENE ERKRANKUNGEN

Namentliche Meldung bei Infektionen von FSME!

1. Zecken-Borreliose (Lyme-Borreliose) } siehe Tabelle (am wichtigsten)
2. Frühsommermeningoenzephalitis (FSME) } siehe Tabelle (am wichtigsten)
3. Humane granulozytäre Ehrlichiose (HGE) = Humane granulozytäre Anaplasmose (HGA)(selten)
4. Selten andere Formen der Ehrlichiose (siehe RKI)

Humane granulozytäre Anaplasmose (HGA)

Err: Anaplasma phagocytophilum, ein Bakterium, das von Zecken übertragen werden kann, vermehrt sich obligat intrazellulär in Vakuolen von Granulozyten.

Ep.: In Deutschland selten; Hauptendemiegebiet sind die USA, in Europa nur Einzelfälle; gefährdet sind bes. Waldarbeiter, Förster u.a.

Ink: 10 - 30 Tage

KL.: Bis 30 % d.F. sind asymptomatisch; Symptome können sein:
- Fieber und grippeähnliche Symptomatik, Kopf-/Gliederschmerzen, Myalgien, Arthralgien
- Evtl. Bauchschmerzen, Übelkeit
- Evtl. trockener Husten
- Evtl. Exanthem

Ko.: HGA kann immunsuppressiv wirken mit evtl. Pneumonie bei vorbestehender Abwehrschwäche

Lab: CRP und BSG ↑, evtl. Leuko-/Thrombozytopenie und Transaminasen ↑, seltener LDH und CK ↑

DD: Unklares Fieber

Di.:
- Erregernachweis:
  - HGA-DNA aus Blut (PCR)
  - Nachweis von Einschlusskörperchen (Morulae in Granulozyten)
  - Ak-Nachweis (IgM-Ak und Titeranstieg)
- Blutausstrich: Nachweis intrazytoplasmatischer Einschlusskörperchen in Leukozyten (Morulae) in 20 % d.F.

Memo: Oft gleichzeitig falsch positive Borrelien-Serologie infolge Kreuzreaktion.

Th.: z.B. Doxycyclin (2 x 100 mg/d für 2 Wochen)

Prg: In 80 % leichter Verlauf; bei Immunsupprimierten und alten Menschen evtl. schwerer Verlauf, der unbehandelt letal enden kann.

Pro: Schutz vor Zecken

	ZECKEN-BORRELIOSE [A69.2] **(LYME-BORRELIOSE)**	**FRÜHSOMMER-MENINGO-ENZEPHALITIS (FSME)** [A84.1]
Erreger	Borrelia burgdorferi sensu lato, 5 Spezies in Europa: B. burgdorferi sensu stricto, B. garinii, B. afzelii, B. spielmanii, B. bavariensis	FSME-Virus
	Namentliche Meldung bei Infektionen mit FSME!	
Höhenbegrenzung	1.000 m	800 m
Überträger	Zecken (Ixodes ricinus = Holzbock) *(www.zecke.de)*	
Häufigkeit erregerbefallener Zecken	Ca. 15 % der Zecken in Deutschland Nach Stich durch infizierte Zecke beträgt die Infektionsrate ca. 4 %, das Erkrankungsrisiko ca. 1 %	Bis 5 % in Endemiegebieten (in „hot spots" höher) Natürliches Reservoir: Mäuse
Epidemiologie FSME : Lyme-B. ~ 1 : 100 bis 300	Ubiquitär in Mittel-, Ost-, Nordeuropa, Nordamerika, Australien Inzidenz: ca. 100/100.000/J.	Endemiegebiete: z.B. Russland, Baltikum, Osteuropa, Bayern, Baden-Württemberg, Kärnten, Balkan u.a.
Jahreszeitliches Auftreten	Erythema migrans: März - November mit Gipfel Juli - August; Spätmanifestation der Krankheit: Ganzjährig	März - November mit Gipfel Juli - September
Inkubationszeit nach dem Zeckenstich	1. St.: 1 - 6 Wochen 2. St.: bis 6 Monate 3. St.: > 6 Monate bis Jahre	5 - 28 Tage
Klinik ***Beachte:*** Die Erkrankung muss nicht alle Stadien durchlaufen, sondern kann in jedem Stadium erstmals auftreten! St. 1 + 2 = Frühstadium St. 3 = Spätstadium	1. St.: Erythema migrans (Ak-Nachweis nur in 50 % d.F.!) 2. St.: Lymphozytäre Meningoradikulitis Bannwarth, evtl. mit Facialisparese, Meningoenzephalitis, Myelitis, selten zerebrale Vaskulitis mit Hemiparese; Myokarditis (evtl. AV-Block); selten Borrelien-Lymphozytom, z.B. am Ohrläppchen Arthritis (vorw. Knie-/Ellbogengelenk) 3. St.: Acrodermatitis chronica atrophicans (durch B. afzelii), Polyneuropathie, Enzephalomyelitis	• Asymptomatischer Verlauf (70 - 90 %) • Symptomatischer Verlauf mit zweigipfligem Fieberverlauf 1. Fieberanstieg mit grippalen Erscheinungen (10 - 30 %). Fieberfreies Intervall von einigen Tagen 2. Fieberanstieg mit Meningitis (10 %) oder Meningoenzephalitis, selten Meningomyelitis 10 % Defektheilungen
DD	Polyneuropathie, Meningitis, MS, Myokarditis, Arthritis anderer Genese	Meningitis/Enzephalitis, Myelitis anderer Genese
Diagnose	Anamnese (Zeckenbiss, Aufenthalt in Zeckengebiet) Klinik + Serologie (IgM-Ak ↑), Erregernachweis (Kultur, PCR) Bei Borreliose Kreuzreaktion mit Treponema pallidum (TPHA-Test!). Ak-Test mit ELISA , Bestätigungstest mit Immunoblot; zusätzlich Antikörperindex Borrelien-DNA-Nachweis aus Synovia, Hautbiopsie, Liquor Neuroborreliose: Klinik, Liquor: Lymphozytäre Pleozytose, Eiweiß ↑, Borrelien-Antikörperindex für IgM und IgG	
Therapie	1. St.: Doxycyclin (2 x 100 mg/d) oder Amoxicillin oder Cefuroxim 2 Wochen Ab 2. St.: Bevorzugt Ceftriaxon i.v. - Dauer: 2 - 4 Wochen (max. 2 Zyklen)	Nur symptomatische Behandlung
Letalität		1 % d.F. mit Meningoenzephalitis
Prophylaxe	• Schutz vor Zeckenbissen: Schützende Kleidung, Aufenthalte im Gebüsch, hohen Gras meiden, Inspektion des Körpers nach einem Spaziergang. Postexpositionelle Prophylaxe der Borreliose mit Doxycyclin möglich (1 x 200 mg) • Nach Zeckenbiss: Zecke ohne zu quetschen mit Pinzette aus der Haut entfernen. Keine Anwendung von Öl oder Klebstoff. Bissstelle desinfizieren!	
Immunisierung	Kein Impfstoff vorhanden Internet-Infos: *www.dgn.org/106.0.html*	Aktive Immunisierung mit Totimpfstoff bei Risikopersonen (3 Teilimpfungen), Auffrischimpfung nach ca. 3 Jahren. NW + KI beachten!

BAKTERIELLE MENINGITIS [G00.9]

Meningokokken - namentliche Meldepflicht bei Verdacht, Erkrankung und Tod und bei Labornachweis
Haemophilus influenzae - Namentliche Meldepflicht bei Labornachweis in Blut/Liquor

Def: Entzündung der Hirn- und/oder Rückenmarkshäute (Meningen), verursacht durch bakterielle Infektionen

Err: Das Spektrum möglicher Erreger hängt ab von Umgebungsanamnese und Lebensalter:

A) Ambulant erworben:
- Säuglinge < 1 Monat: E. coli, Gruppe B-Streptokokken, Listerien
- Kleinkinder: Haemophilus influenzae (bei fehlendem Impfschutz), Meningokokken (> 50 %) Pneumokokken (Streptococcus pneumoniae)
- Erwachsene: Pneumokokken (~ 50 %), Meningokokken*) (~ 30 %), Listerien (bes. ältere Menschen, Abwehrschwäche) u.a.

*) Neisseria meningitidis (13 Serogruppen), in Deutschland überwiegend Serogruppe B (ca. 65 %) und C (25 %). Der Typ ET15 der Serogruppe C kann zu schweren septischen Verläufen führen. Ca. 10 % der Gesunden (bei Jugendlichen bis 20 %) haben überwiegend apathogene Meningokokken im Nasen-Rachen-Raum (nasopharyngeale M.-Träger als wichtige Überträgerquelle!). Meningokokken-Erkrankungen manifestieren sich in 2/3 d.F. als Meningitis, in 1/3 d.F. als schwere Sepsis. Erhöhtes Risiko bei Asplenie und Immundefekten. Deutschland: 20 - 25 Todesfälle/J.

B) Nosokomial (im Krankenhaus) erworben:
Enterobacteriaceae, Pseudomonas aeruginosa, Staphylokokken

C) Patienten mit Immunsuppression/Immunschwäche:
Zusätzlich: Listeria monocytogenes, Cryptococcus neoformans u.a., M. tuberculosis u.a.

Ep.: Inzidenz länderabhängig 1 - 10/100.000/J.; Deutschland: ca. 0,5/100.000/J. Weltweites Vorkommen der Meningokokken-Meningitis (insbes. Meningitisgürtel in Zentralafrika, Saudi-Arabien (im Rahmen des Hadj), Asien, Südamerika). Bis zu 80 % der Meningokokkenerkrankungen betreffen Personen < 20 Jahre und Kinder.

Inf:
- Tröpfcheninfektion: Bei Meningokokken-M. mit evtl. epidemischer Verbreitung
- Hämatogen: z.B. bei Pneumokokkenpneumonie
- Per continuitatem: z.B. bei Otitis, Sinusitis
- Direkte Infektion: z.B. bei offenem Schädel-Hirn-Trauma

Ink: Bei Meningokokken-Meningitis: 2 - 10 Tage, meist 2 - 4 Tage

KL.: Kopf- und Nackenschmerzen, Reiz-Überempfindlichkeit (v.a. gegen Licht und Schmerzreize), Fieber (Cave: nicht obligat), Übelkeit, Erbrechen, Verwirrtheit, Krampfneigung, Bewusstseinsstörungen. Bei Meningokokkenmeningitis plötzlicher Krankheitsbeginn mit schwerstem Krankheitsgefühl, petechiale Läsionen (die Meningokokken enthalten), oft an den Beinen. Beim älteren Patienten und bei Alkoholikern häufig oligosymptomatischer Verlauf.

Meningismuszeichen (können bei alten Menschen und Säuglingen sowie im Koma fehlen!):
- Nackensteifigkeit bei passiver Kopfbeugung nach vorne
- Beim passiven Heben des gestreckten Beines aktive Beugung im Kniegelenk (Kernig)
- oder Schmerzen im Bein, Gesäß oder Kreuz (Lasègue)
- Bei passiver Kopfbeugung reflektorische Beugung in den Knien (Brudzinski)
- Bei Säuglingen vorgewölbte/harte Fontanelle

Ko.: Hirnödem, Hydrozephalus, Hirnabszess, septische Sinusvenenthrombose, Hörschäden, Hirnnervenparesen

Fulminante Meningokokkensepsis (bis 30 % der Sepsisfälle) = Waterhouse-Friderichsen-Syndrom mit Multiorganversagen und Nebennierennekrosen (DIC mit Haut-/Schleimhautpurpura und -blutungen, Schock)

Purpura fulminans (siehe Stichwortverzeichnis)

Lab:
- Allgemeine Entzündungszeichen: (Leukozytose, CRP und BSG ↑)
- Liquorbefunde: Punktion nach Ausschluss eines erhöhten Hirndruckes (CCT) bei Meningitis-Verdacht obligat (Gefahr der Hirnstammeinklemmung nach Lumbalpunktion). Erst Beurteilung des Aussehens, dann zwei Proben ins Labor. Die erste zur Untersuchung im Rahmen der klinischen Chemie (Zucker, Eiweiß, Laktat) und zur Mikroskopie (Zellzahl, -differenzierung, Gram- und Methylenblau-Präparat), die zweite zum Erregernachweis (Kultur, Antigennachweis, PCR). Eine dritte verwahrt man im Kühlschrank für mögliche weitere Untersuchungen.

	Bakterielle M.	Virale M.	Tuberkulöse M.
Aussehen	Trübe	Klar	Spinnwebengerinnsel
Zellzahl/µl	Mehrere Tausend	Mehrere Hundert	Mehrere Hundert
Zelltyp	Granulozyten	Lymphozyten	Lymphozyten, Monos
Zucker	↓ (< 30 mg/dl)	Normal	↓ (< 30 mg/dl)
Eiweiß	↑ (> 120 mg/dl)	Normal	↑ (> 120 mg/dl)
Laktat	> 3,5 mmol/l	< 3,5 mmol/l	> 3,5 mmol/l

Bei bakteriellen Meningitiden ist im Gegensatz zu viralen M. das Laktat im Liquor erhöht, der Liquorzucker erniedrigt (< 40 % des BZ), der Liquor sieht trübe aus.

DD:
- Virale Meningitis: Enteroviren (80 %); Adeno-, Influenza-, Parainfluenzavirus, FSME, HIV, Masern, VZV, HSV u.a. Therapie einer HSV- oder VZV-Enzephalitis (enzephalitische Symptomatik) unverzüglich schon bei Verdacht: Aciclovir i.v.
- Tuberkulöse Meningitis (siehe dort)
- Cryptococcus neoformans-Meningitis
- Hirntumor, Schlaganfall, Migräne

Di.:
- Anamnese/Klinik (von den 4 Hauptsymptomen Kopfschmerzen, Fieber, Nackensteifigkeit (Meningismus), Bewusstseinsstörungen sind oft nur 2 oder 3 vorhanden!), petechiales Exanthem bei Meningokokken-Meningitis
- CT/MRT (auch obligat zum Ausschluss von Hirndruck vor Lumbalpunktion)
- Liquordiagnostik
- Erregernachweis aus Liquor und Blut (Blutkultur, Antigen-/Virus-DNA-Nachweis durch PCR) - serologischer Ak-Nachweis (Titeranstieg, IgM-Ak)
- Fokussuche (Pneumonie?, Otitis?, Sinusitis?, Schädel-Hirn-Trauma?, Rachenabstrich)

Therapeutisch wichtig ist die rasche Abgrenzung einer Herpes-Meningoenzephalitis (Temporallappen-Syndrom mit Wernicke-Aphasie, Verwirrtheit, Temporallappenepilepsie; MRT, Liquor-PCR) sowie die Diagnose einer Meningokokken-Meningitis. In beiden Fällen hängt die Prognose ab von frühzeitiger Diagnose und Therapie. Daher Therapie bei geringstem Verdacht!

Th.: A) Initiale Antibiotikatherapie ohne Erregernachweis bei Erwachsenen:
Beginn sofort nach Abnahme von Blutkulturen und Lumbalpunktion! Bei Bewusstseinsstörungen und/oder neurologischen Defiziten Beginn der Antibiotikatherapie nach Blutabnahme, aber schon vor Lumbalpunktion

- Ambulant erworben („community acquired"):
  Cephalosporin der 3. Generation (z.B. Cefotaxim oder Ceftriaxon) plus Ampicillin
  In Regionen mit hohem Anteil Penicillin-resistenter Pneumokokken - z.B. Frankreich, Spanien, Ungarn - sollte in der Initialphase eine Zweierkombination wie z.B. Ceftriaxon + Rifampicin oder Ceftriaxon + Vancomycin verabreicht werden.
  Therapiedauer mindestens 10 Tage.
- Nosokomial erworben (z.B. nach neurochirurgischer Op. oder Schädel-Hirn-Trauma, Shunt-Infektion): Vancomycin plus Meropenem (oder Vancomycin plus Ceftazidim)
- Bei nachgewiesener Meningokokken-Meningitis: Penicillin G
- Therapie der Listerien-Infektion: Siehe dort
- Bei Verdacht auf Herpes-Meningoenzephalitis Aciclovir i.v.

B) Symptomatische Therapie:
Bei Patienten mit (Verdacht auf) Pneumokokkenmeningitis werden Letalität + Spätschäden vermindert durch Gabe von Dexamethason: 20 Min. vor oder gleichzeitig mit der Antibiotikatherapie (4 x 10 mg/d 4 Tage lang).
Therapie eines erhöhten Hirndrucks (siehe Kap. Apoplex); Regulierung des Wasser- und Elektrolythaushaltes; Thromboembolieprophylaxe u.a.

Patienten mit Verdacht auf Meningokokken-M. müssen isoliert werden. Hygienemaßnahmen!

Prg: Letalität der Meningokokken-Meningitis in Deutschland ca. 2 %, bei Risikopatienten und septischem Verlauf ca. 20 %, bei Waterhouse-Friderichsen-Syndrom bis 40 %; Letalität der Pneumokokokken-Meningitis ca. 25 %, der Listerien-Meningitis bis 50 %. Risikofaktoren für schweren Verlauf: Splenektomie, Abwehrschwäche.
Durchschnittliche Letalität anderer Formen der Meningitis 10 - 30 %; Defektheilungen in unterschiedlichem Ausmaß.

Pro: Chemoprophylaxe der Meningokokken-M. für enge Kontaktpersonen bis zu 10 Tagen nach Exposition mit Erkrankten: Rifampicin (Dosis für Erwachsene 2 x 600 mg/d oral 2 Tage lang); bei Erwachsenen auch Ciprofloxacin (500 mg/d oral); bei Schwangeren Chemoprophylaxe mit Ceftriaxon (Dosis: 250 mg i.m.).

Zusätzlich wird für ungeimpfte Kontaktpersonen eine postexpositionelle Impfung gegen Meningokokken empfohlen.
Bei epidemischem Auftreten von Meningokokken-M. Fahndung nach asymptomatischen Keimträgern (Rachenabstrich).

Aktive Immunisierung:

- Meningokokken-Impfstoff: Konjugatimpfstoffe haben gegenüber den Polysaccharid-Impfstoffen den Vorteil einer besseren Langzeitwirkung.
  - Mit konjugiertem Meningitis C-Impfstoff: Generelle Impfung aller Kinder ab dem 12. Lebensmonat
  - Mit 4-valentem Meningokokken-Konjugatimpfstoff (gegen die Serogruppen A, C, W135, Y), z.B. Menveo® ab dem 11. Lj. oder Nimenrix® ab dem 1. Lj.
  - Mit Meningitis B-Impfstoff gegen die Serogruppe B (bei uns die häufigste Serogruppe): Bexsero®

    Ind: - Gefährdete Personen mit Immundefekten oder Asplenie
    - Gefährdetes Laborpersonal u.a.
    - Reisen in Risikogebiete: „Meningokokken-Gürtel" (Südliche Sahara, Saudi-Arabien, Indien, Nepal, Golfstaaten, Tropengürtel in Südamerika u.a.)
    Vor Pilgerreisen nach Mekka (Hadj) muss der 4-valente Impfstoff geimpft werden. Gültigkeit der Impfung beginnt nach 10 Tagen und endet nach 3 Jahren.
    - Schüler/Studenten vor längerfristigem Aufenthalt in Ländern mit empfohlener Impfung (z.B. Großbritannien)
    - Postexpositionelle Impfung für ungeimpfte Kontaktpersonen

    NW: Lokal- und Allgemeinreaktionen; sehr selten allergische Reaktionen

    Dos.: - Kinder im Alter von 2 Monaten bis 2 Jahren: Impfung mit konjugiertem Meningokokken-C-(MenC-)Impfstoff; nach Vollendung des 2. Lebensjahres durch 4-valenten Polysaccharid-Impfstoff (PS-Impfstoff) ergänzen. Mindestabstand von 2 Monaten beachten.
    - Kinder im Alter von bis 10 Jahren: Ggf. fehlende Impfung mit konjugiertem MenC-Impfstoff nachholen, gefolgt von einer Impfung mit 4-valentem Impfstoff. Mindestabstand von 2 Monaten beachten.
    - Ab einem Alter von 11 Jahren: Impfung mit 4-valentem Konjugatimpfstoff
- Pneumokokken-Impfung

  Ind: - Kleinkinder
  - Generelle Impfung ab 60. Lj.
  - Risikopatienten, z.B. Zustand nach Splenektomie
- Haemophilus influenzae b-Impfstoff schützt Säuglinge und Kleinkinder vor dieser Infektion
- FSME-Impfstoff bei Aufenthalt in Risikogebieten (siehe dort)

SEXUELL ÜBERTRAGBARE ERKRANKUNGEN

Internet-Infos: *www.dstdg.de* (Deutsche STD-Gesellschaft)

Syn: sexually transmitted diseases (STD); sexually transmitted infections (STI)

Weltweit verbreitete STD:
- Trichomoniasis
- Soor durch Candida albicans
- Chlamydien
- Mykoplasma genitalium
- Humanes Immundefizienzvirus (HIV)
- Genitale Warzen durch Humanes Papilloma-Virus (HPV)
- Gonorrhö
- Genitaler Herpes durch HSV 1 + 2
- Syphilis
- Hepatitis B-Virus (HBV)
- Filzläuse (Phthirus pubis; volkstümlich "Sackratten")

STD, die vorwiegend in den Tropen/Subtropen vorkommen:
- Ulcus molle (Weicher Schanker) durch Haemophilus ducreyi
- Lymphogranuloma venereum durch Chlamydia trachomatis
- Granuloma inguinale durch Klebsiella granulomatis

Merke: Bei allen STD an die Möglichkeit einer Mehrfachinfektion denken und Diagnostik auf Gonorrhö, Syphilis und HIV anbieten!

LUES = SYPHILIS [A53.9]

Nichtnamentliche Meldung bei Labornachweis direkt an das RKI

Def: Chronische Infektionskrankheit, in 3 Stadien verlaufend, die direkt, meist durch Geschlechtsverkehr, übertragen wird, selten durch Bluttransfusion; ferner ist auch eine intrauterine Infektion des Fötus möglich.

Err: Treponema pallidum, zarte spiralförmige Spirochäte, die nach Infektion ohne Therapie im Körper persistiert. Der Erreger ist zu diagnostischen Zwecken nicht anzüchtbar.

Ep.: Inzidenz: Deutschland ca. 7/100.000/J. mit Höchstwert in Berlin (von ca. 30/100.000/J.); m : w > 10 : 1; ca. 80 % der Infektionen in Deutschland betreffen homosexuelle Männer.

Ink: Im Primärstadium meist 14 - 24 Tage, selten 10 - 90 Tage

KL.: A) Angeborene (konnatale Lues):
Multisystemische Erkrankung mit Haut- und Knochenveränderungen, Manifestation an den inneren Organen, selten Hutchinson-Trias (Tonnenzähne, Innenohrschwerhörigkeit, Keratitis parenchymatosa)

B) Erworbene (postnatale Lues):

1. Frühsyphilis (bis 1 Jahr nach Infektion):
   - Primärstadium (L I): [A51.0]
     Schmerzloses, meist einzelnes, unterschiedlich großes induriertes Ulcus durum (50 % der Infizierten), gerötet, nässend, hochinfektiös, meist am Genitale (seltener extragenital) = "Harter Schanker" = Primäraffekt, neben vergrößerten Leistenlymphknoten, verschwindet spontan etwa 4 - 6 Wochen post infectionem. Ulcus durum + geschwollene Lymphknoten = Primärkomplex.
   - Sekundärstadium (L II): [A51.4]
     Die Phase der hämatogenen + lymphogenen Aussaat beginnt 2 - 3 Monate post infectionem mit u.U. sehr vielfältigen Symptomen, vorwiegend an der Haut, mit makulopapulösen Exanthemen: Roseolen (makulös), papulöse Syphilide, breite Kondylome (Condylomata lata), Haarausfall u.a.; Mundschleimhaut: Plaques muqueuses, "Angina specifica"; weiterhin Iritis, Hepatitis, evtl. generalisierte Lymphknotenschwellungen u.a. L II kann unter stark wechselnder oder gar zeitweilig fehlender Symptomatik 5 Jahre andauern, in ca. 30 % d.F. spontane Ausheilung.

2. Spätsyphilis (> 1 Jahr nach Infektion):
   - Tertiärstadium (L III): [A52.9]
     1 - 10 Jahre (aber auch später) post infectionem entwickeln ca. 25 % der unbehandelten Patienten eine L III, gekennzeichnet durch "gummiartigen" Eiter, Neigung zu nekrotischem Zerfall der befallenen Gewebe mit nachfolgenden Substanzdefekten. Alle Gewebe können befallen sein, Fehldeutungen als Tumor, Tbc u.a. häufig.
     Haut: Tuberöse Syphilide; Zunge: Glossitis gummosa; "Gummen" in Knochen, Muskeln, Herz (Endokard), Lunge, Magen, Darm, Rektum, Leber, Hirn u.a., typisch sind Mesaortitis syphilitica → Aortenaneurysma, Aortenklappeninsuffizienz
   - Neurosyphilis:
     Rückenmark: Tabes dorsalis → Demyelinisierung der Hinterstränge mit lanzinierenden Schmerzen in Bauch und Beinen, Ataxie, Verlust von Sensibilität und Schmerzempfinden (→ Druckulzera an der Fußsohle), Argyll-Robertson-Phänomen (Pupillenengstellung + Fehlen der reflektorischen Pupillenverengung auf Lichteinfall; Konvergenzreaktion erhalten).
     Gehirn: Meningovaskuläre Neurosyphilis mit Hirninfarkten u.a.; progressive Paralyse mit psychischen + intellektuellen Veränderungen bis zur Demenz.

DD: An die Möglichkeit von Mehrfachinfektionen denken: Gonorrhö, nichtgonorrhoische Urethritis mit Chlamydia trachomatis; HIV-Infektion (!) u.a. sexuell übertragene Erkrankungen (HIV-Diagnostik!). In den Tropen/Subtropen auch an Ulcus molle denken (weicher Schanker durch Haemophilus ducreyi).
Condylomata acuminata (Feigwarzen) durch HPV6 und 11

Di.: Verdächtige Klinik und Labornachweis einer Syphilis:
- ▸ Serologischer Treponema pallidum-Ak-Nachweis/Stufendiagnostik:
  - Erregerspezifischer Suchtest: TPHA (Treponema pallidum-Hämagglutinationstest) oder TPPA (Treponema pallidum-Partikel-Agglutinationstest)
  - Ist der Suchtest positiv, erfolgt ein Bestätigungstest, z.B. durch ELISA

  Beide Teste weisen spezifisch und empfindlich gegen Treponema pallidum gerichtete Antikörper i. S. nach, werden ca. 3 Wochen post infectionem positiv (= reaktiv) und bleiben auch nach Ausheilung jahrelang, evtl. lebenslang, positiv.
- ▸ Beurteilung der Aktivität der Infektion:
  - Ein positiver 19S-IgM-FTA-Abs-Test bedeutet stets Therapiebedürftigkeit, dies gilt auch für konnatale Lues.
  - VDRL = Venereal Disease Research Laboratory-Test ist ein Kardiolipin-Mikroflockungstest, der Lipoidantikörper nachweist, die im Verlauf der Treponemeninfektion im Serum auftreten, jedoch nicht luesspezifisch sind (falsch positiver Befund bei Phospholipid-Ak-Syndrom, SLE, Lepra u.a.). VDRL wird 4 - 6 Wochen post infectionem positiv > 1 : 4 (= reaktiv) und im Regelfall wenige Monate nach erfolgreicher Therapie wieder negativ, sehr selten persistiert ein niedriger Titer.
- ▸ Mikroskopischer direkter Erregernachweis durch Dunkelfeldmikroskopie (unsicher) oder Fluoreszenzmikroskopie oder PCR aus dem Reizsekret vom Primäraffekt (kultureller Nachweis nicht möglich)

Ist der Zeitpunkt der Infektion unbekannt, stets auch Liquordiagnostik zum Ausschluss einer Neurolues!

Th.: Frühsyphilis: Primär-/Sekundärstadium (siehe auch S2K-Leitlinie):
Benzathinpenicillin G: 1 x 2,4 Mio IU i.m., verteilt auf 2 Injektionsorte gluteal (einmalig).
Alternativ: Ceftriaxon (2 g/d als Kurzinfusion i.v. über 10 Tage)
Bei Penicillinallergie: Doxycyclin: 2 x 100 mg/d (orale Therapie nur bei guter Compliance!)

Späte oder unbekannte Stadien:
Benzathinpenicillin G: 2,4 Mio IU i.m. 3 x an den Tagen 1, 8, 15.
Alternative: Ceftriaxon 2g/d über 14 Tage.
Bei Penicillinallergie: Doxycyclin: 2 x 100 mg p.o. über 14 Tage

Therapie der Neurosyphilis: Siehe Leitlinie

Behandlung der Sexualpartner: Bei Sexualkontakten innerhalb eines Zeitraumes von 90 Tage vor Diagnosestellung einer primären, sekundären oder Lues im frühen Latenzstadium Mitbehandlung des Partners. Bei HIV-positiven Patienten stationäre Behandlung.

Ab dem Sekundärstadium empfiehlt man 30 - 60 Min. vor der ersten Antibiotikagabe eine einmalige Kortisongabe zur Vermeidung einer Herxheimer-Reaktion: Fieber, Myalgien, Kopfschmerzen, Hypotonie, verursacht durch Zerfallsprodukte der Treponemen. Patienten sollten auf die Möglichkeit dieser Symptome hingewiesen werden.
Th.: Acetylsalicylsäure, Bettruhe

Beachte: Da es Therapieversagen gibt: Therapieerfolg klinisch + serologisch kontrollieren.

Pro: Erkennung + Behandlung infizierter Sexualpartner, Meidung von Promiskuität, Benutzung von Kondomen; Screening aller Schwangeren auf Lues

GONORRHÖ [A54.9]

Syn: GO, Tripper

Ep.: Häufige sexuell übertragene Infektion; weltweit ca. 100 Mio. Erkrankungen/J. Erhöhte Inzidenz bei Homosexuellen

Err: Neisseria gonorrhoeae (N.G.): Gramnegative Diplokokken, oft lokalisiert in Leukozyten; weltweite Zunahme Penicillinase-produzierender Stämme von N.G. (PPNG) sowie Cefixim-resistenter Stämme (z.B. Stamm H041)

Inf: Sexuell: genital, rektal, pharyngeal

Ink: 2 - 8 Tage

KL.: Etwa 25 % der infizierten Männer und 50 % der infizierten Frauen sind asymptomatische Keimträger = unerkannte Infektionsquellen!
- Frau: Urethritis, Cervicitis evtl. mit schleimig-eitrigem Ausfluss, Bartholinitis
- Mann: Akute Urethritis mit Jucken oder Brennen beim Wasserlassen und eitrigem Ausfluss, „morgendliches" Bonjour-Tröpfchen. Bei rektaler Infektion Proktitis.

Ko.:
- Frau: Pelvic inflammatory disease (PID), Endometritis, Adnexitis, Peritonitis, Perihepatitis (Fitz-Hugh-Curtis-Syndrom), Sterilität
- Mann: Prostatitis, Epididymitis, Sterilität
- Disseminierte Gonokokkeninfektionen: Gonokokkensepsis, Endokarditis, Meningitis
- Reaktive Arthritis (oft Monoarthritis des Kniegelenkes)
- Neugeborene: Eitrige Konjunktivitis (Neugeborenen-Blennorrhö) → Th.: Antibiotika systemisch (die alleinige lokale Augenbehandlung ist nicht ausreichend).

DD: Urethritis durch Chlamydia trachomatis oder Ureaplasma urealyticum

Di.:
- Erregernachweis durch Mikroskopie + Kultur aus frischem Abstrichmaterial (Urethra, Zervix; bei entsprechender Klinik Rachen, Rektum); Einsendungen nur auf speziellen Transportmedien!
- Nukleinsäureamplifikationstest (NAT): Erststrahlurin bzw. Urethralabstrich bei Männern, Zervixabstrich bei Frauen

Th.: Mittel der 1. Wahl bei Erwachsenen:
Ceftriaxon1 g (i.v. oder i.m.) + Azithromycin 1,5 g p.o. jeweils als Einmaldosis
NW + KI beachten!

Merke:
- Kulturelle Therapiekontrolle nach 1 Woche.
- Vor und 6 Wochen nach Therapie auch Diagnostik auf Syphilis und HIV!
- Auch an die Möglichkeit von Mehrfachinfektionen denken: Chlamydia trachomatis, Lues, HIV u.a.
- Stets gleichzeitig Diagnostik und evtl. Therapie von Sexualpartnern!

Pro: Erkennung + Behandlung infizierter Sexualpartner, Meidung von Promiskuität, Benutzung von Kondomen

HIV-INFEKTION [Z21] und AIDS [B24] (acquired immune deficiency syndrome)

Anonyme Meldung bei Labornachweis an das RKI

Internet-Infos: *www.unaids.org www.kompetenznetz-hiv.de; www.daignet.de; www.aidsinfo.nih.gov www.hiv.net*

Err: 2 Typen des Human Immunodeficiency Virus (HIV):
- HIV-1: Häufigster Typ weltweit, 3 Hauptgruppen:
  Gruppe M (maior) ist weltweit am häufigsten und hat die Subtypen A bis K. Während in Europa und USA HIV-1M:B vorherrscht, ist dies in Westafrika HIV-1M:A, in Südafrika HIV-1M:C und in Ostafrika HIV-1M:A und HIV-1M:D.
  Gruppe N (Rarität, 5 Fälle in Kamerun)
  Gruppe O (outlier): Sehr selten, Westafrika (Kamerun)
- HIV-2 mit 6 Subtypen (A - F): Selten, überwiegend in Westafrika, später weltweit

Doppelinfektionen mit zwei verschiedenen Typen können vorkommen. Im Verlauf einer HIV-Infektion können sich im Körper eines Patienten verschiedene Virusmutanten entwickeln. Virus-Rekombinante aus 2 Subtypen werden in zunehmendem Maße beobachtet, z.B. HIV-1M:A/B in Königsberg (Kaliningrad), HIV-1M:B/C in China, HIV-1M:A/E in Thailand, HIV-1M:A/G in Nigeria.

HIV gehört zu den RNS-haltigen Retroviren, die das Enzym Reverse Transkriptase besitzen, welches Virus-RNA in provirale DNA umschreibt. Diese DNA wird in das Genom der Wirtszellen eingebaut. HIV ist lymphozytotrop und neurotrop, d.h. das Immun- und Nervensystem werden direkt geschädigt. Der HIV-Infizierte bildet zwar Antikörper gegen das Virus, diese führen aber nicht zu einer Viruseliminierung.

Ep.: Die älteste gesicherte HIV-Infektion stammt aus Zaire 1959. Man vermutet eine Übertragung des Affen (= Simian)-Immundefizienzvirus (SIV) auf den Menschen. Ab 1980 Ausbreitung der Pandemie von Zentralafrika in die Karibik (Haiti) und USA, von da aus Einschleppung der Erkrankung nach Europa und in andere Regionen. Während in Sub-Sahara-Afrika Männer und Frauen gleich häufig betroffen sind (wichtigster Infektionsweg heterosexuell), erkranken in den USA/Europa bisher bevorzugt homo- und bisexuelle Männer sowie i.v.-Drogengebraucher. Weltweit ca. 40 Mio. Infizierte, davon > 95 % in den armen Ländern, bes. in Afrika (70 %) südlich der Sahara (1/3 der Bevölkerung im südlichen Afrika: AIDS ist häufigste Todesursache in dieser Region!) und ca. 15 % in Südostasien. Starke Ausbreitung von HIV in Osteuropa!
AIDS zählt zu den 5 häufigsten infektiösen Todesursachen weltweit (infektiöse Durchfallerkrankungen, Pneumonien, Tuberkulose, AIDS, Malaria). Deutschland: ca. 80.000 Infizierte (m : w ~ 10 : 1)

Inf:
1. Sexuell: (Prozent-Angaben in Deutschland bezogen auf Neuinfektionen mit Angaben zum Infektionsweg)
   Hohes Risiko bei Promiskuität und sog. "unsafe sex", Infektion z.T. auf Urlaubsreisen in Hochprävalenzgebiete
   - Homo- und bisexuelle Männer: 68 %
   - Heterosexuelle Personen: 28 %
2. Parenteral:
   - i.v.-Drogenmissbrauch (sehr hohes Risiko bei Nadeltausch!): 3 - 4 %
   - Therapie mit Blut(produkten): Nach Einführung von HIV-Ak-Testen von Blut/-produkten (Ende 1985) bei uns fast 0 % (erhöhtes Risiko aber in armen Ländern der sog. Dritten Welt)
   - Akzidentelle Verletzungen im medizinischen Bereich: Sehr selten
3. Vertikale Übertragung von einer HIV-infizierten Mutter auf das Kind ab der 12. SSW, meist im letzten Trimenon: In Deutschland 0,6 % (in Afrika sind die Zahlen viel höher)! Übertragungsrisiko ohne Therapie ca. 20 %. Durch Chemoprophylaxe, elektive Sectio caesarea + Stillverzicht sinkt das Risiko < 1 %.

Ein Teil der HIV-Infizierten in Europa stammt aus Hochprävalenzgebieten (z.B. Afrika); teilweise ist der Übertragungsweg unklar.

Ink:
1. Serologisch definiert als Zeitabstand zwischen Infektion und Auftreten von HIV-Ak im Serum: 1 - 3 Monate, nur in seltenen Fällen länger.
2. Klinisch definiert als Zeitabstand zwischen Infektion und Auftreten von AIDS: Abhängig von Ernährungszustand, Immunstatus und Lebensalter: Erwachsene in den reichen Industrieländern: 10 ± 2 Jahre (bei perinataler Infektion nur ca. 5 J.); unterernährte HIV-Infizierte in den armen Ländern: Verkürzte Inkubationszeiten!

Pg.:
- Zielzellen der HIV-Infektion sind Zellen, die das CD4-Oberflächenantigen tragen: T-Helfer-Lymphozyten (CD4+), Makrophagen, Monozyten, Langerhans-Zellen der Epidermis, Teile der Mikroglia. Um in die Zielzellen zu gelangen (= HIV-entry), muss das HIV-Oberflächenprotein gp120 mit 2 Rezeptoren interagieren: CD4 und Chemokinrezeptoren. Makrophagentrope HIV-1-Viren nutzen den beta-Chemokinrezeptor CCR5. Personen mit Deletion an Position 32 des CCR5-Gens haben einen relativen Infektionsschutz vor HIV-1 (ca. 10 % der Europäer).
  T-Lymphozytentrope HIV-1-Viren nutzen den Chemokinrezeptor CXCR4.
- Schädigung des Immunsystems: Durch Zerstörung der T-Helferzellen sinkt deren absolute Zahl unter die Normgrenze von 400/µl; hierdurch erniedrigt sich der Quotient T-Helferzellen/ T-Suppressorzellen auf Werte < 1,2 (normal um 2) → Folge: Opportunistische Infektionen, Malignome.
  Anm.: Nach den Oberflächenantigenen bezeichnet man:
  T-Helferzellen als T_4- Lymphozyten (weil sie das CD4-Antigen tragen)
  T-Suppressorzellen als T_8-Lymphozyten (weil sie das CD8-Antigen tragen)
- Schädigung des ZNS: HIV-assoziierte Enzephalopathie (HIVE) [B22+G94.8*] in ca. 20 % aller Patienten mit typischen vielkernigen Zellen, Myelinverlust, Hirnatrophie. Die HI-Viren proliferieren im ZNS in den Makrophagen und in der Mikroglia.

KL.: **CDC-Stadieneinteilung der HIV-Infektion:**
(CDC = Centers for Disease Control / USA, 1993)

		3 Klinische Kategorien		
		A	B	C
3 Bereiche der T-Helferlymphozyten (/μl)		Asymptomatisch oder akute HIV-Krankheit oder LAS	Symptomatisch, aber nicht A oder C	AIDS-Indikator-Krankheiten
1	> 500	A1	B1	C1
2	200 - 499	A2	B2	C2
3	< 200	A3	B3	C3

Es gilt für eine individuelle Stadienzuordnung die am weitesten fortgeschrittene Kategorie; eine Rückklassifizierung findet nicht statt. Diese unidirektionale Klassifizierung wird der antiretroviralen Therapie nicht gerecht, unter der eine immunologische Erholung möglich ist. Es fehlt auch eine Berücksichtigung der prognostisch wichtigen Viruslast.

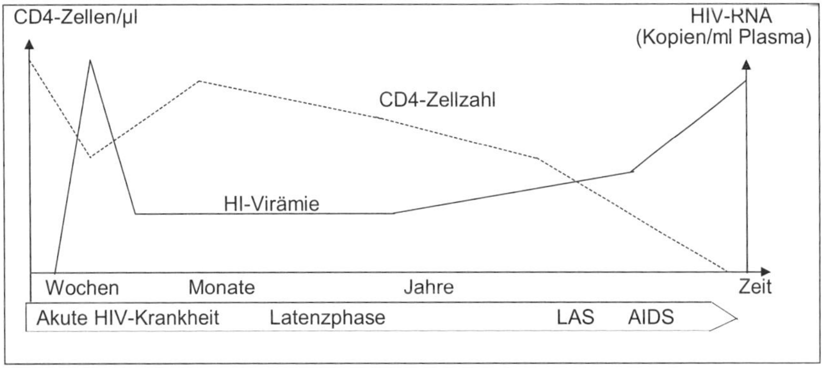

Memo: Virämie und damit auch Infektiosität zeigen im Krankheitsverlauf zwei Gipfel: Am Anfang (akute HIV-Krankheit) und am Ende (terminale AIDS-Krankheit).

Kategorie A:

▶ **Akute HIV-Krankheit (= akutes retrovirales Syndrom = ARS):**
Ca. 30 % der HIV-Infizierten erleiden 1 - 6 Wochen nach der Erstinfektion ein Mononukleoseähnliches Krankheitsbild mit Fieber, Lymphknotenschwellungen, Splenomegalie, Angina tonsillaris, gel. Exanthem, Myalgien, evtl. Diarrhö. Ausschluss einer Mononukleose durch negative Serologie (siehe dort) und lymphopenisches Blutbild. HIV-Ak-Test meist noch negativ.
HIV-Ak werden positiv in der Regel 1 - 3 Monate nach der Infektion. Sind auch 6 Monate nach einer möglichen Exposition HIV-Ak nicht nachweisbar, kann eine Infektion mit großer Wahrscheinlichkeit ausgeschlossen werden.

▶ **Asymptomatische Infektion (Latenzphase):**
Virusvermehrung im lymphatischen Gewebe; HIV-Ak 1 - 3 (-6) Monate nach Infektion positiv.
Klinisch gesunde Virusträger, die ansteckungsfähig sind. Dauer der Latenzphase: Im Mittel ca. 10 Jahre (kürzer bei Säuglingen/Kleinkindern und unterernährten, immungeschwächten Patienten in den armen Ländern)

▶ **Persistierende generalisierte Lymphadenopathie (PGL) = Lymphadenopathie-Syndrom (LAS):** [B23.8]
Ca. 40 % der AIDS-Patienten durchlaufen anamnestisch das LAS.
- HIV-Ak-Test positiv
- Generalisierte Lymphadenopathie: Persistierende (> 3 Monate) Lymphknotenschwellungen an mindestens 2 extrainguinalen Stellen → Di.: Biopsie + Histologie
- 30 % der Pat. entwickeln eine seborrhoische Dermatitis.

Kategorie B:

Merke: Für eine Progression der HIV-Infektion sprechen folgende Laborparameter:
- Anstieg der Viruslast (siehe unten)
- Abfall der T-Helferzellen

▶ **Nicht-AIDS-definierende Erkrankungen:**
Erkrankungen, die durch einen Immundefekt begünstigt werden, aber nicht der Kategorie C zuzuordnen sind:
- Subfebrile Temperaturen (≥ 38,5 °C) oder eine chronische Diarrhö (> 1 Monat)
- Idiopathische thrombozytopenische Purpura
- Entzündungen des weiblichen kleinen Beckens; zervikale Dysplasie oder Carcinoma in situ
- HIV-assoziierte periphere Neuropathie (ca. 40 %)
- Bazilläre Angiomatose (Err.: Bartonella henselae oder B. quintana; Th.: Erythromycin oder Doxycyclin)
- Listeriose
- Oropharyngeale oder vulvovaginale Candidosen (> 1 Monat)
- Herpes zoster, Befall mehrerer Dermatome (Gefahr intraokulärer Komplikationen)
- Orale Haarleukoplakie (OHL): Weißliche, nicht abstreifbare palisadenförmige Beläge am Zungenrand, verursacht durch das Epstein-Barr-Virus

▶ **Nicht-AIDS-definierende (NAD) Malignome:** Hodgkin-Lymphome; invasives Analkarzinom

Kategorie C:

AIDS - definierende Krankheiten (AIDS-Indikatorkrankheiten):

▶ **Wasting-Syndrom:**

Def.: Ungewollter Verlust von > 10 % des Körpergewichtes und chronische Diarrhö (> 30 Tage) oder Fieber/ Abgeschlagenheit

Vo.: Bei CD4-Zellzahlen < 200/µl, bei rund 14 % der unbehandelten Patienten

Di.: Ernährungsanamnese, wiegen, Ausschluss anderer (infektiöser, maligner, oder endokrinologischer) Erkrankungen, die die Symptome erklären, Testosteronmessung (Ausschluss Hypogonadismus)

Th.: Ernährungsberatung, kombinierte antiretrovirale Therapie (cART), ggf. Appetitstimulation, orale oder parenterale Zusatzernährung

Pro: Mortalitätsrisiko unbehandelt erhöht, unter effektiver HAART gut

▶ **HIV-assoziierte Enzephalopathie = HIVE:**

Def: Infektion des Bindegewebes (Mikroglia) durch HIV mit konsekutiver Zerstörung des Zentralnervensystems

Ep.: Unbehandelt 15 - 20 % der AIDS-Kranken mit CD4-Zellzahlen < 200/µl

KL.: Subkortikale, langsam fortschreitende Demenz mit kognitiven (Konzentrations-, Gedächtnisstörungen), motorischen (Gangstörung, Feinmotorik), emotionalen (Depression) und selten vegetativen (Miktionsstörung) Symptomen.

DD: Opportunistische Infektionen des ZNS, psychiatrische Erkrankungen, andere demenzielle Erkrankungen.

Di.: MRT (diffuse Hirnatrophie, Ausschluss anderer Krankheiten), Liquoranalyse (geringe Schrankenstörung, HI-Viruslast, Ausschluss anderer Krankheiten), psychomentale Testverfahren (auch zur Frühdiagnose).

Th.: Kombinierte antiretrovirale Therapie (cART)(Geeignet: AZT, 3TC, DTG, NVP, LPV)

Pro: Unter effektiver cART gut, oft Defektzustände

▶ **Opportunistische Infektionen, die AIDS definieren:**
AIDS manifestiert sich in 80 % d.F. durch opportunistische Infektionen! Seit der Einführung der cART ist das Auftreten opportunistischer Infektionen erheblich zurückgegangen. Daher beziehen sich die Angaben zur Häufigkeit auf Patienten ohne antiretrovirale Therapie.

Merke: Für die meisten opportunistischen Infektionen beim Immundefekt gilt: Häufig atypische Manifestationen, komplizierterer Verlauf und schwierigere Behandelbarkeit im Vergleich zu immungesunden Patienten. Die Diagnostik ist schwierig, da serologische Teste (Ak-Nachweis) bei AIDS-Patienten meist nicht aussagekräftig sind, oft Mehrfachinfektionen vorliegen und eine Unterscheidung zwischen symptomloser Besiedlung und Krankheitserregern schwierig ist.

• **Protozoen-Infekte:**

- Zerebrale Toxoplasmose
KL.: Fieber, Verwirrtheit, Psychosyndrome, Kopfschmerzen, zerebrale Krampfanfälle
Di.: Intrazerebrale Abszesse mit ringförmigem Kontrastmittelenhancement im CT/MRT
Th.: Clindamycin (2.400 mg tägl.) oder Sulfadiazin (4 - 6 g tägl.) + Pyrimethamin (50 - 75 mg tägl., zu Beginn 100 mg tägl.) + Calciumfolinat (3 x 10 mg/Wo.), alternativ Cotrimoxazol oder Atovaquon/ Pyrimethamin, Erhaltungstherapie nach 4 - 8 Wo.
Primärprophylaxe bei CD4-Zellzahl < 200/µl: z.B. Cotrimoxazol (schützt auch vor PcP).

- **Kryptosporidiose oder Isosporiasis:** Chronisch (> 1 Monat) mit wässriger Diarrhö, Tenesmen; Therapie: cART, Antidiarrhoika, antimikrobielle Therapie meist ineffektiv

• **Pilzinfekte:**
  - **Pneumocystis-Pneumonie (PCP):** [B59+J17.3*]
    (Siehe Kapitel „spezielle Pneumonieerreger)
  - **Candidose von Bronchien, Trachea, Lunge oder Ösophagus**
    Th.: Amphotericin B lokal nur bei intaktem Immunstatus, Fluconazol systemisch bei Immundefekt. Reservemittel bei Candidasepsis oder Resistenzen: Amphotericin B systemisch (ggf. in Kombination mit Flucytosin), Itraconazol, Voriconazol, Caspofungin, keine Primärprophylaxe
  - **Kryptokokkose, extrapulmonal:**
    KL.: Bei Meningoenzephalitis, Kopfschmerzen u.a. Symptome
    Th.: Amphotericin B + Flucytosin (ggf. + Fluconazol); Sekundärprophylaxe mit Fluconazol oder Itraconazol, Reservemittel: Posaconazol
  - **Histoplasmose (disseminiert oder extrapulmonal)**
  - **Kokzidioidomykose (disseminiert oder extrapulmonal)**

• **Bakterielle Infekte:**
  - **Rezidivierende bakterielle Pneumonien** (> 2 pro Jahr)
  - **Atypische Mykobakteriose**
    30 % der AIDS-Patienten, insbes. mit Mykobacterium avium/Mykobacterium intracellulare (MAI-Stämme), aber auch andere atypische Mykobakterien. Bei CD4-Zellzahl < 100/µl
    KL.: Fieber, Nachtschweiß, Gewichtsverlust, Bauchschmerzen, Erhöhung der AP durch Knochenmarkbefall, Hepatosplenomegalie, auch als Immunrekonstitutionssyndrom (IRS) = immunrekonstitutionelles inflammatorisches Syndrom (IRIS)
    Di.: Blutkulturen, Kultur von Punktaten, Kultur von respiratorischen und gastrointestinalen Sekreten (hier jedoch nicht immer beweisend), PCR auf MAI
    Th.: Ethambutol (1.200 mg/d) + Clarithromycin (1.000 mg/d) + Rifabutin (300 mg/d)
    Cave Interaktionen mit antiretroviralen Medikamenten, dann ggf. Modifikation der Dosis)
  - **Tuberkulose:** Risiko ca. 10 %/J. (30 % der AIDS-Todesfälle durch Tbc!)
    KL.: Betont in den Unterfeldern ohne Kavernenbildung, gehäuft atypische oder schwere (miliare) Verläufe, auch als Immunrekonstitutionssyndrom (IRIS)
    Di.: Vor allem kulturell in verschiedenen Medien, PCR, Interferon-γ-Test und Tuberkulin-Hauttest beim Immundefekt oft negativ, Biopsie
    Th.: Antituberkulotische Kombinationstherapie (siehe dort); auf WW achten, z.B. häufige Interaktionen des Rifampicin mit NNRTI und PI (z.B. Wechsel auf Rifabutin nötig)
  - **Salmonellen-Sepsis**, rezidivierend
    Th.: Ciprofloxacin, alternativ Ceftriaxon

• **Virusinfektionen:**
  - **Cytomegalie-Virus-Infektion (CMV)**
    Vo.: Häufig, bei CD4-Zellzahl < 100/µl, in bis zu 30 % der Nichtbehandelten Ursache einer Erblindung. Zunächst aktive Replikation, dann bei Fortschreiten Organmanifestation
    KL.: Gastrointestinaler, retinaler Befall, Pneumonie, Encephalitis
    Di.: Fundoskopie, Endoskopie, quantitative PCR aus Serum und Biopsaten
    Th.: Akuttherapie: Ganciclovir (2 x 5 mg/kg tägl.) oder Foscarnet (2 x 90 mg/kg tägl.), Alternative: Valganciclovir oder Ganciclovir-Foscarnet-Kombinationstherapie, keine Primärprophylaxe; bei CMV-Retinitis auch Cidofovir
  - **Herpes simplex-Virus-Infektion** (bes. HSV-2) → Herpes genitalis, anorektaler (persistierend und ulzerierend), HSV-Ösophagitis, HSV-Pneumonie, HSV-Encephalitis
    Th.: Aciclovir (in schweren Fällen i.v.), Alternative: Valaciclovir, Famciclovir
  - **Varizella zoster-Virusinfektion**, häufig multisegmental, auch als Encephalitis oder IRIS
    Th.: Aciclovir (in schweren Fällen i.v.), Valaciclovir, Alternativen: Famciclovir, Brivudin
  - **Progressive multifokale Leukenzephalopathie (PML):** Reaktivierung einer JC-Virus-Infektion, auch als IRIS
    Th.: Antiretrovirale Kombinationstherapie

► **AIDS-definierende (AD) Malignome:**
In ca. 20 % d.F. führen bestimmte Malignome erstmals zur Diagnose AIDS.

• **Kaposi-Sarkom** (sprich: "Kaposchi")
4 Formen:
1. Klassisches Kaposi-Sarkom
2. Afrikanisches Kaposi-Sarkom
3. Kaposi-Sarkom bei Organtransplantierten unter Immunsuppression
4. HIV-assoziiertes Kaposi-Sarkom

Ät.: HHV-8 + Kofaktoren
Beim klassischen Kaposi-Sarkom handelt es sich um eine sehr seltene Sarkomform, die in der Regel bei älteren Männern aus dem Mittelmeerraum und in lokalisierter Form auftritt. Das Kaposi-Sarkom in Afrika und auf der Peloponnes verläuft oft aggressiv. Das HIV-assoziierte Kaposi-Sarkom tritt in generalisierter Form als multizentrischer Tumor auf und betrifft überwiegend homosexuelle Männer.
Haut: Violette oder braun-bläuliche Makulae, Plaques, Tumorknoten, bevorzugt in den Spaltlinien der Haut und an den Beinen. Mundschleimhaut: Blau-rote Knoten am Gaumen
Gastrointestinaltrakt: Blaurote polypoide Veränderungen
Lymphknoten und andere Organe können betroffen sein (z.B. Lunge).
DD: Bazilläre Angiomatose: Rote stecknadelkopfgroße Papeln und Knötchen bei HIV-Patienten.
Err: Bartonella henselae oder B. quintana (Th.: z.B. Erythromycin oder Doxycyclin)
Th.: Antiretrovirale Kombinationstherapie (cART), Chemotherapie; Lokaltherapie: z.B. Exzision, Lasertherapie

- **Non-Hodgkin-Lymphome:** Meist Männer, hoher Malignitätsgrad
  - Burkitt-Lymphom
  - Immunoblastisches Lymphom
  - Primär zerebrales Lymphom
- **Invasives Zervixkarzinom:** Häufigster maligner Tumor bei Frauen und oft die erste AIDS-definierende Erkrankung

HIV-Infektionen bei Kindern:
Vor allem perinatale Infektion. Eine HIV-Infektion des Neugeborenen kann bei Ak-Bestimmung erst 18 Monate nach der Geburt ausgeschlossen werden; frühere Diagnose durch PCR.

Klinik der konnatalen HIV-Infektion:
- Frühgeburtlichkeit
- Dystrophie
- Kraniofaziale Dysmorphie
- ZNS-Schäden: Kortikale Atrophie + Verkalkung der Stammganglien mit Ataxie
- Opportunistische Infektionen (am häufigsten Pneumocystis-Pneumonie; ferner: Haemophilus influenzae, Candidosen, CMV-Infekte, Herpes-Virus-Infekte)
- Lymphoide interstitielle Pneumonie (LIP) mit chronischem Verlauf

Verlauf bei perinatal infizierten Kindern:
1. Schnelle Verlaufsform mit Erkrankung bereits im 1. Lebensjahr (1/5 der Kinder)
2. Langsamere Verlaufsform mit einer mittleren Inkubationszeit von 4 - 5 Jahren

Der Verlauf von HIV-Infektionen bei älteren Kindern und Jugendlichen ist ähnlich wie bei Erwachsenen. Indikationsstellung und Durchführung der antiretroviralen Therapie gemäß der Konsensgruppe der Pädiatrischen Arbeitsgemeinschaft AIDS (PAAD) und der Deutschen Gesellschaft für Pädiatrische Infektiologie (DGPI).

DD:
- Immunschwäche anderer Genese (siehe Kap. Immundefekte)
- Idiopathische CD4-Lymphozytopenie = ICL: Sehr seltenes Immundefektsyndrom mit T-Helfer (CD4)-Lymphozyten < 300/µl ohne Nachweis einer HIV-Infektion

Di.: Anamnese - Klinik - Erreger-/Ak-Nachweis

HIV-Serologie:

HIV-Erstnachweis:
Vor Durchführung eines HIV-Testes muss das Einverständnis des Betroffenen eingeholt werden. Das CDC (Centers for Disease Control) empfiehlt in den USA, dass der HIV-Ak-Test bei Patienten-Arzt-Kontakten routinemäßig angeboten wird, damit HIV-Infektionen früher erkannt werden.
- Bestimmung von HIV-Antikörpern und HIV1 p24-Antigen (Screeningtest der 4. Generation)
- Bei positiver Reaktion folgt ein Antikörper-basierter Bestätigungstest (z.B. Westernblot), um das seltene Vorkommen falsch positiver Befunde auszuschließen. Erst danach Mitteilung an den Patient.
- Ein Nachweis typenspezifischer HIV-RNA (Nukleinsäureamplifikationstest = NAT) wird bei unklaren Testkonstellationen oder Verdacht auf eine akute HIV-Infektion vor Serokonversion duchgeführt (frühestens 10 Tage nach dem Ereignis).
  Ein Ak-Test der 4. Generation ist im Mittel ca. 6 Wochen nach Infektion positiv. Ein negativer HIV-Test 3 Monate nach einer möglichen Infektion schließt eine HIV-Infektion aus (außer es liegt ein B-Zelldefekt vor).
- Virusquantifizierung (z.B. mittels PCR): Als Maßeinheit der Virusmenge (Viruslast) gelten Virusäquivalente/ml Plasma oder RNA-Kopien/ml Plasma. Bedeutung und Indikation:
  Therapie-/Verlaufskontrolle/Prognose: Das Absinken der HIV-Replikation unter die Nachweisgrenze (< 20 - 50 Kopien/ml) ist das Therapieziel. Ein geringerer Abfall der HIV-RNA als 1 log 10 nach

4 Wochen oder das Ausbleiben des Abfalls unter die Nachweisgrenze innerhalb von maximal 6 Monaten nach Therapiebeginn ist ein ungenügender Therapieerfolg und Indikation, möglichst alle Substanzen auszutauschen.

Anm.: 1 log-Stufe = 1 Zehnerpotenz. 50 Kopien/ml bedeuten ca. 250.000 Viren im gesamten Blut (und ein Vielfaches davon in den lymphatischen Organen).

- Bestimmung der T-Helferlymphozyten (CD4-Zellzahl):
  Die CD4-Zellzahl gibt Auskunft über das Ausmaß des Immundefektes und wird für die Stadieneinteilung der CDC-Klassifikation herangezogen (siehe oben). Sie hat ähnliches Gewicht in der Einschätzung der Prognose unbehandelter Patienten wie die Viruslastmessung. Bei Werten > 400 - 500/µl ist das Auftreten AIDS-definierender Erkrankungen eine Rarität. Bei Werten < 200/µl ist das Risiko für diese Krankheiten sehr groß und muss zu unmittelbaren therapeutischen Reaktionen einschließlich Beginn von Prophylaxen opportunistischer Infektionen führen. Die CD4-Zellzahl dient auch dem Monitoring der Therapie, wobei das Ziel ein Anstieg der Werte ist.
- HIV-Resistenzbestimmung: In der Regel genotypisches Testverfahren

  Ind: Vor Therapiebeginn (Ausschluss von Primärresistenzen - ca. 10 %) und vor Änderung der antiretroviralen Therapie aufgrund von Therapieversagen oder unzureichendem Ansprechen auf die Behandlung; bei Kindern und Schwangeren. Dies schließt die Analyse von Integrasehemmer-assoziierten Resistenzmutationen ein.
  Bei geplantem Einsatz von Maraviroc, ein Inhibitor des CCR-5-Korezeptors, zuvor eine Korezeptorbestimmung durchführen (Tropismustestung), da Maraviroc nur bei Nachweis des CCR-5-Korezeptorgebrauches wirksam ist.
- Serumspiegelbestimmung der antiretroviralen Medikamente bei Verdacht auf mangelnde Compliance oder Bioverfügbarkeit.

  Ind: Anwendung komplexer Kombinationen, mangelnde Effektivität einer cART, vermutete Absorptionsstörung, Auftreten von Nebenwirkungen, beeinträchtigte Leberfunktion, Schwangerschaft, Therapie von Kindern, über- oder untergewichtige Patienten, „Einmal-täglich"-Therapie

Th.:
1. Gesunde Lebensführung und Vermeidung resistenzmindernder Faktoren
2. Kombinierte antiretrovirale Therapie (cART - früherer Name: HAART)
3. Prophylaxe und Therapie opportunistischer Infektionen u.a. Komplikationen
4. Psychosoziale Hilfe

Antiretrovirale Therapie:

Substanz Abkürzung	**Freiname**	**Handels name**	**Bemerkungen, wichtige Nebenwirkungen**	**Substanzklasse**
ABC	Abacavir	Ziagen®	Hypersensitivität Kein ABC bei HLA-B 5701!	**NRTI** **= Nukleosidische Reverse-Transkriptase-Hemmer** **= Nukleosidanaloga** Dosisanpassung bei Niereninsuffizienz!
AZT	Zidovudin	Retrovir®	Knochenmarkdepression	
ddI	Didanosin	Videx®	Pankreatitis, Leberschäden, Laktatazidose; nüchtern einnehmen	
d4T	Stavudin	Zerit®	Neuropathie, Laktatazidose	
FTC	Emtricitabin	Emtriva®	Ähnlich 3TC	
3TC	Lamivudin	Epivir®	Kopfschmerz	
TDF	Tenofovir	Viread®	Hypophosphatämie, Niereninsuffizienz	
TAF	Tenofovir-Alafenamid	Genvoya®	Bessere Nierenverträglichkeit	
AZT/3TC	Siehe Einzelsubstanzen	Combivir®	Siehe Einzelsubstanzen	Kombinationspräparate verschiedener NRTI sowie NNRTI
AZT/3TC/ABC		Trizivir®		
FTC/TDF		Truvada®		
3TC/ABC		Kivexa®		
TDF/FTC/EFV		Atripla®		
TDF/FTC/RPV		Eviplera®		
TDF/FTC/EVG/ Cobicistat		Stribild®		
3TC/ABC/DTG		Triumeq®		

Substanz Abkürzung	Freiname	Handels name	Bemerkungen, wichtige Nebenwirkungen	Substanzklasse
EFV	Efavirenz	Sustiva®	Alpträume, Depression KI: Schwangerschaft	**NNRTI = Nicht-nukleosidische Reverse-Transkriptase-Hemmer**
ETV	Etravirin	Intelence®	Rash, Thrombozytopenie, Übelkeit, Neuropathie	
NVP	Nevirapin	Viramune®	Allergie, Leberschaden	
RPV	Rilpivirin	Edurant®	Nicht bei Viruslast > 100.000/ml, nicht bei PPI-Therapie	
ATV	Atazanavir	Reyataz®	Hyperbilirubinämie	**PI = Protease-Hemmer** Bei Kombination mit anderen PI kann RTV 100 bis 200 mg täglich den Plasmaspiegel anheben (PI-boosting)
DRV	Darunavir	Prezista®	Diarrhö	
FPV	Fosamprenavir	Telzir®	Amprenavir-Prodrug Übelkeit, Diarrhö	
IDV	Indinavir	Crixivan®	Diarrhö, Nephrolithiasis	
LPV/RTV	Lopinavir/ Ritonavir	Kaletra®	Diarrhö, Hyperlipidämie	
RTV	Ritonavir	Norvir®	Übelkeit, Hyperlipidämie	
SQV	Saquinavir	Invirase®	Übelkeit, Diarrhö, QT ↑	
TPV	Tipranavir	Aptivus®	Exanthem, Durchfall, GPT ↑, Hirnblutungen	
ENF MVC	Enfuvirtide Maraviroc	Fuzeon® Celsentri®	Reaktionen Einstichstelle Ind: CCR5-trope Viren	**Entry-Inhibitoren = Fusionsinhibitoren**
DTG EVG RAL	Dolutegravir Elvitegravir Raltegravir	Tivicay® Vitekta® Isentress®		**INI = Integrase-Inhibitoren**

Empfehlungen zum Therapiebeginn:

A) Symptomatische HIV-Infektion: Immer Indikation zur antiretroviralen Therapie

B) Asymptomatische HIV-Infektion:
Nach den Ergebnissen der START-Studie sollte jedem Patienten mit HIV-Infektion eine antiretrovirale Therapie angeboten werden, unabhängig von der CD4-Zellzahl. Eine Frühtherapie reduziert die Rate an AIDS-bedingten Erkrankungen!

C) Zur Senkung der Infektiosität (um die HIV-Transmission zu reduzieren)

Deutsch-Österreichische Leitlinie 2015: *Siehe Internet*

Um Resistenzentwicklungen zu verhindern/verzögern und die Viruslast unter die Nachweisgrenze zu senken, ist eine Kombinationsbehandlung mit mindestens 3 antiretroviralen Substanzen erforderlich. Bei hoher Viruslast und bei AIDS-definierenden Erkrankungen sollte ein PI enthalten sein. Die antiretrovirale Therapie (cART) besteht in der Regel aus 2 NRTI und 1 NNRTI oder einem mit RTV geboosteten PI. In der Regel sollte ein liquorgängiges Präparat enthalten sein (z.B. AZT, 3TC, NVP, LPV/r). Die NNRTI und die PI haben ein breites Spektrum an Interaktionen aufgrund des Metabolismus über das Cytochrom-P-450-System, daher sind Dosierung und Kontraindikationen jeder cART individuell für jeden Patienten zu evaluieren. Langzeitnebenwirkungen wie kardiovaskuläre Erkrankungen oder das Lipodystrophiesyndrom (LDS, heute seltener) können bei allen antiretroviralen Substanzen auftreten. Es handelt sich hierbei um die Kombination von Fettumverteilung (Lipoatrophie von Gesicht und Extremitäten, intraabdominelle Fettansammlung) und pathologische Glukosetoleranz sowie gemischte Fettstoffwechselstörung.

Bei gleichzeitiger Ribavirin-Therapie einer Hepatitis C keine Kombination mit Didanosin, Stavudin oder Zidovudin.

Bei Patienten mit besonders raschem T-Helferzellanstieg oder solchen, welche bei sehr niedrigen Werten der T-Helferzellen eine cART begonnen haben (< 50 CD4/µl), wird gehäuft ein immunrekonstitutionelles inflammatorisches Syndrom (IRIS) beobachtet. Hier kommt es paradoxerweise trotz steigender Zahlen der T-Helferzellen zu einer vorübergehenden Verschlechterung eines zugrunde liegenden Krankheitsbildes oder neuem Auftreten opportunistischer Infektionen.

Basiskombinationen der antiretroviralen Therapie (Deutsch-Österreichische Leitlinie 2015):

Empfehlung	Nukleos(t)idanaloga		Kombinationspartner	
Bevorzugte Kombinationen	TDF + FTC ABC[1] + 3TC Alternative: TDF+3TC	+	NNRTI:	RPV[2] EFV[3]
			Alternative: Proteaseninhibioren:	ATV /r / c DRV /r / c LPV /r
			Alternative: Integraseinhibitoren:	DTG EVG /TAF /FTC /c RAL
			Alternative:	EVG /TDF /FTC /c

1) Vor Therapie HLA-B 5701-Screening, Vorsicht bei HI-Virämie > 100.000 RNA-Kopien/ml und hohem kardiovaskulären Risiko
2) Kein Einsatz bei Schwangerschaft oder bei Frauen mit Schwangerschaftswunsch
3) Vorsicht bei vorbestehender Lebererkrankung, bei Männern mit mehr als 400 CD4-Zellen/µl und Frauen mit mehr als 250 CD4-Zellen/µl

Die cART ist eine lebenslange Therapie und verlangt eine hohe Einnahmetreue von den Behandelten. Unterbrechungen müssen daher vermieden werden. Für das Therapiemonitoring stehen CD4-Zellzahl und Viruslast zur Verfügung. Die Medikamentenspiegelmessung und die Resistenztestung ergänzen das Monitoring (siehe oben).

Pro:
- Allgemein:
  - Aufklärung der Risikogruppen und der Bevölkerung über Infektionsmodus und Prophylaxe: Das HIV wird bevorzugt durch Geschlechtsverkehr oder Kontakt mit infektiösem Blut übertragen.
  - Meiden von Promiskuität und Prostitution, Benutzung von Kondomen
  - Benutzung von Einmalspritzen und -nadeln bei i.v.-Drogenkonsum
  - Screening aller Blutspender auf HIV-Infektion
  - Minimierung von Fremdbluttransfusionen durch:
    - · Eigenblutspenden und -transfusionen bei planbaren Operationen
    - · Maschinelle Autotransfusion ("Recycling" von Wundblut bei Operationen)
  - Vorsicht + Körperschutz beim Umgang mit Blut: Schutzhandschuhe, verletzungssichere Kanülen und Instrumente → siehe Technische Regeln für biologische Arbeitsstoffe (TRBA 250 in Deutschland)! Bei Gefährdung durch infizierte Aerosole Mundschutz und Schutzbrille. Sichere Entsorgung von Nadeln, Spritzen und scharfen Instrumenten.
  - Patienten sind anzuhalten, Ärzte/Zahnärzte vor diagnostischen/therapeutischen Eingriffen auf ihre HIV-Infektion aufmerksam zu machen.
  - Nach Hautkontamination mit potenziell infektiösem Material Haut desinfizieren, nach Schleimhautkontamination intensive Spülung mit Wasser.
    Vorgehen bei akzidenteller Verletzung: Intensive Hautdesinfektion (> 10 Min.) und Unfallaufnahme durch D-Arzt. HIV-Ak-Testungen der 4. Generation (und HB- und HC-Serologie) sofort, nach 6 und 12 Wochen. Durch eine antivirale Postexpositionsprophylaxe (PEP) vorzugsweise innerhalb von 2 h nach der Verletzung lässt sich das HIV-Infektionsrisiko um > 80 % reduzieren: 3er-Kombination unmittelbar nach Exposition für 4 Wochen: 2 Nukleosidanaloga + 1 Integraseinhibitor, z.B. TDF + FTC (Truvada® 1 x Tbl.), bei Schwangeren AZT + 3TC (Combivir® 2 x 1 Tbl.) + RAL (Isentresse® 2 x 1 Kps.). Medikamente sollten verfügbar sein! (Weitere Informationen: z.B. *www.rki.de*, *www.daignet.de*)

Mittleres Risiko, dass Nadelstichverletzung	Hepatitis B-Virus	Hepatitis C-Virus	HIV
mit Inokulation von virus-positivem Blut zur Infektion beim Nichtimmunen führt	Ca. 6 - 30 %	Ca. 1 %	Ca. 0,3 %

  - Antivirale Präexpositionsprophalyxe (PrEP) für Personen mit hohem Infektionsrisiko
- Das Risiko der HIV-Übertragung von einer infizierten Schwangeren auf das Neugeborene lässt sich durch folgende Maßnahmen von ca. 20 % auf < 1 % senken:
  - Antiretrovirale Therapie der Schwangeren nach der 28. SSW (je nach Immundefekt früher)
  - Bei vorzeitigen Wehen vor der 34. SSW Tokolyse
  - Vaginale Entbindung bei effektiver Suppression der Virusreplikation oder Sectio in der 36. SSW am wehenfreien Uterus
  - Antiretrovirale Prophylaxe des Neugeborenen für 6 Wochen
  - Stillverzicht

- Impfstoff in Entwicklung:
  Die Impfstoffentwicklung ist durch die Vielfalt von HIV-Mutanten erschwert. Das HIV zeigt eine geringe Antigenität, ausgeprägte Antigendrift (sich verändernde Antigenität der HIV-Hüllproteine gp41 und gp120) und "shedding" (Abwerfen der Oberflächenglykoproteine).

Prg: Ungünstige Prognoseparameter sind:
- Erhöhte Viruslast (> 10.000 Kopien/ml) zum Zeitpunkt der ersten Untersuchung
- Anstieg der Viruslast, persistierende Viruslast > 10.000 Kopien/ml
- Niedrige T-Helferzellzahl zum Zeitpunkt der Diagnose
- Abfall der T-Helferzellzahl im weiteren Krankheitsverlauf
- Anstieg des β_2-Mikroglobulin-Spiegels
- Progression des klinischen Staging

In den armen Ländern sterben 50 % der HIV-positiven Kinder vor ihrem 2. Geburtstag.
Durch cART ist die Inzidenz AIDS-definierender Erkrankungen deutlich rückläufig und die durchschnittlichen CD4-Zellzahlen steigen. Heilungen sind nicht möglich, aber die Prognose hat sich deutlich verbessert: Leider haben auch heute noch viele HIV-/AIDS-Patienten in Ländern der dritten Welt infolge Armut und der Struktur des Gesundheitssystems keinen Zugang zur cART und damit eine schlechte Lebenserwartung.
Wird eine leitliniengerechte antiretrovirale Therapie frühzeitig vor Auftreten klinischer Manifestationen einer HIV-Infektion begonnen, ist die Lebenserwartung für einen 25jährigen Mann (der nicht mit Hepatitis B oder C infiziert und nicht Drogengebraucher ist), fast normal! Bei spätem Beginn der cART und T-Helferzellen < 200/µl ist die Lebenserwartung erheblich reduziert. Dies trifft leider auf ca. 30 % aller neu diagnostizierten Patienten zu.
In Deutschland sind Krebserkrankungen (NAD-Malignome > AD-Malignome) die häufigste Todesursache bei HIV-/AIDS-Patienten → Krebsvorsorge durchführen (insbes. bezüglich des Analkarzinoms und seiner Vorstufen)!

AUSGEWÄHLTE TROPENKRANKHEITEN

Internet-Info: *www.dtg.org* *www.rki.de* *www.cdc.gov*
www.who.int *www.fit-for-travel.de* *www.safetravel.ch*

GELBFIEBER [A95]

Namentliche Meldepflicht bei Verdacht, Erkrankung und Tod und bei Labornachweis

Err: Gelbfiebervirus, ein Einzelstrang-RNA-Virus (+ssRNA), Gattung Flavivirus.

Ep.: Weltweit ca. 200.000 Fälle/J, ca. 30.000 Tote; Gelbfiebergürtel: Afrika (Sahelzone bis Angola, dort u.a. großer Ausbruch 2016) und Südamerika (nördlich von Chile/Uruguay) bis Panama. Gelbfieberkarten: *www.cdc.gov/yellowfever/maps/index.html*. Kein Vorkommen in Asien, der Vektor ist vorhanden.

3 Übertragungszyklen:
- Silvatischer (Wald-)Gelbfieberzyklus: Virus zirkuliert zwischen Stechmücken und Affen; Menschen werden sporadisch infiziert (= Dschungel-Gelbfieber).
- Durch einen intermediären (ruralen) Zyklus (der in Afrika beobachtet wird) verbreitet sich die Krankheit durch Mücken zwischen Affen und Menschen (Holzfäller, LKW-Fahrer, Soldaten u.a.)
- Urbaner (städtischer) Gelbfieberzyklus: Virus zirkuliert zwischen Stechmücken und nichtimmuner Bevölkerung → epidemisches Auftreten.

Inf: Überträger des Gelbfiebers in Südamerika sind Haemagogus, Sabethes und Aedes (= Stegomyia) aegypti.
Überträger des Gelbfiebers in Afrika sind Aedes (= Stegomyia) aegypti, A. africanus und A. simpsoni.
Hauptreservoir sind Affen der tropischen Wälder Afrikas und Südamerikas.

Ink: 3 - 6 Tage

KL.: Der klinische Verlauf kann bei Kindern asymptomatisch oder leicht sein. Bei Erwachsenen verläuft die Erkrankung häufig schwer. Seroprävalenz in afrikanischen Endemiegebieten bis 20 %.
Gelbfieber-Trias: Hämorrhagisches Fieber, Ikterus, Nierenversagen (Proteinurie - nicht obligat)
3 Stadien:
- Initialstadium (virämisches Stadium ca. 3 Tage): Plötzliches Fieber bis 40°C mit Schüttelfrost, starkem Kopf- und Muskelschmerz, Konjunktivitis, Übelkeit, Erbrechen, evtl. relative Bradykardie.
- Remissionsstadium: Am 3. bis 4. Tag sinkt das Fieber und die Erkrankung kann ausheilen. Bei schwerem Verlauf folgt mit erneutem Fieberanstieg das Stadium der Organschädigung.
- Stadium der organischen Schädigung (sog. toxische Phase): bei ca. 15 % der Erkrankten. Akutes Leberversagen, akutes Nierenversagen, hämorrhagische Diathese mit (Schleim-)Haut- und gastrointestinalen Blutungen (Hämatemesis, Meläna, Hämatochezie), Kreislaufschock.

Lab:
- Leichte Leukopenie, Thrombozytopenie, Lympho-/Monozytose
- Transaminasen ↑, Bilirubin ↑, INR ↑ (Quick-Wert ↓), Proteinurie

DD: Hepatitis, Malaria tropica, Intoxikation, Alkoholismus, Leptospirose, Typhus abdominalis, virale hämorrhagische Fieber (VHF) wie Ebola, Marburg und Lassa → siehe auch Dengue-Fieber

Di.:
- Klinik (Fieber, Hämorrhagie, Ikterus) und Tropenanamnese bei ungeimpften Personen und Nachweis von Virus-RNA im Blut (PCR) bis ca. Tag 10
- IgM-Ak sind ab dem 5. - 7. Krankheitstag nachweisbar.
- Autoptisch: Typische Leberhistologie mit Councilman-Körperchen und eosinophiler Degeneration der Hepatozyten. Virus-Nachweis (PCR). Keine Biopsie bei Lebenden (= Blutungsgefahr)

Th.: Die Therapie ist symptomatisch = Intensivmedizinische Maßnahmen. Ribavirin hilft nicht. Bei eindeutiger Diagnose ist die Isolierung nur im Endemiegebiet nötig, wo auch der Vektor existiert.

Prg: Gelbfieber hat bis zum 14. Lebensjahr eine eher geringe Letalität (häufig grippeähnlicher Verlauf). Erwachsene = hohe Letalität: 20 - 50 % der Patienten sterben in der sog. toxischen Phase.
Eine überstandene Infektion erzeugt eine vermutlich lebenslange Immunität.

Pro: Schutz vor Stechmücken; Schutzimpfung mit attenuiertem Lebendimpfstoff; nur bei von der WHO zugelassenen Impfstellen. Die Impfung gehört zu den sichersten und effektivsten weltweit. Schwere Komplikationen sind sehr selten, treten bei über 60-Jährigen häufiger auf als bei jungen Impflingen. Gefürchtet sind Gelbfieber-Impfstoff-assoziierte neurotrope (YEL-AND) und viszerotrope Erkrankungen (YEL-AVD). Letale Verläufe wurden in Einzelfällen beschrieben.

Ind: Bei Reise ins Endemiegebiet ist die Impfung dringend angeraten. Pflicht bei Impfanforderung der Ziel- und Transitländer (WHO-Information)
KI (u.a. Eiweißallergie) + NW beachten (siehe Impftabelle). Bei vorhandenen KI Impfbefreiung erwägen. Einreiseländer sind nicht verpflichtet, dieses "exemption certificate" anzuerkennen!
Dos: Erwachsene und Kinder ab dem 9. vollendeten Lebensmonat: 0,5 ml s.c.

Wichtig: Impfgültigkeit beginnt 10 Tage nach der Impfung. Daher spätestens 10 Tage vor Reisebeginn impfen. Die Einmalimpfung schützt laut WHO lebenslang. Dauer der Impfgültigkeit je Staat unterschiedlich (Internet: *who.maps.arcgis.com yellow fever*)- zwischen 10 Jahren und lebenslang.
Impfungen zeitgleich mit anderen Lebendimpfstoffen wie Mumps-Masern-Röteln (MMR) und Varizellen oder mit einem Abstand von mindestens 4 - 6 Wochen.
Anm.: Reisende können bei der Anamnese Gelbsucht (Hepatitisimpfung) mit Gelbfieber verwechseln.

DENGUE-FIEBER (DF) [A90]

Namentliche Meldepflicht bei Verdacht, Erkrankung und Tod und bei Labornachweis

Err: Dengue-Virus = Arbovirus der Gattung Flavivirus, 4 Serotypen: DENV 1 bis 4 (Kreuzimmunität nur für sehr kurze Zeit); Haupterregerreservoir: Menschen, sehr selten auch Affen.

Ep.: Weltweites Vorkommen in tropischen und subtropischen Gebieten, ca. 400 Mio. Infektionen/Jahr, 100 Mio. klinisch manifest. Ausbreitung schreitet fort. Ca. 500.000 schwere Verläufe mit etwa 20.000 Todesfällen/Jahr (meist Kinder in Südostasien). In Deutschland 2016 > 700 importierte gemeldete Fälle, fast alle verlaufen unkompliziert. Anstieg der Krankheitsfälle in Indien/Südostasien, Südamerika, Karibik. Afrika spielt eine unklare Rolle. Autochthone Fälle traten in den USA (Hawaii, Texas, Florida) und in Europa auf (Südfrankreich 2010, Kroatien 2010, Madeira 2012/2013).

Inf: Übertragung von Mensch zu Mensch durch Stechmücken der Gattung Aedes (= Stegomyia) egypti und seltener durch Aedes albopictus (sog. Asiatische Tigermücke). Die Mücke ist lebenslang infiziert. Mücken stechen besonders tagsüber und während der Dämmerung, selten nachts. Expositionsprophylaxe wichtig.

Ink: 4 - 10 Tage

KL.: Infektionen verlaufen häufig asymptomatisch. Die Erkrankung wird in 3 Phasen unterteilt: Febrile, kritische und Rekonvaleszenz-Phase. Typische Symptome sind plötzliches hohes Fieber für 2 - 7 Tage, starke Arthralgie und Myalgie, (retroorbitaler) Kopfschmerz, Übelkeit/Erbrechen, Exanthem mit häufig weißem Dermographismus. Die entscheidende kritische Phase nach Entfieberung dauert meist zwischen 24 - 48 Stunden an. Hier kann es beim schweren Dengue zu Komplikationen kommen, wobei in tödlichen Verläufen Patienten aufgrund eines sog. Plasmalecks (plasma leakage) einen hypotensiven Schock erleiden. Blutungen sind eher selten die Ursache letaler Verläufe. Zeichen eines schweren Verlaufes fallen in die kritische Phase. Die Fälle werden unterteilt nach der WHO-Klassifikation (von 2009) in

1. Dengue ohne Warnzeichen
2. Dengue mit Warnzeichen (Bauchschmerz, Schleimhautblutung, Lethargie, Hämatokrit-Anstieg mit schnellem Thrombozytenabfall, persistierendem Erbrechen, Hepatomegalie, Erguss)
3. Schweres Dengue (sog. schweres Plasmaleck und/oder schwere Blutung und/oder schwere Organbeteiligung (Leber, ZNS, Herz u.a.)

Das lebensgefährliche schwere Dengue tritt bei Touristen aus Nordamerika und Europa auch bei Zweitinfektion nur sehr selten auf.

DD:
- Influenza, Malaria, Typhus abdominalis, andere fieberhafte Erkrankungen.
- Tropische Viruserkrankungen mit Fieber und Arthralgien:
  Chikungunyafieber (siehe dort). Gelbfieber (siehe dort). Ross-River-Virus in Australien (Überträger: Stechmücken). West-Nil-Virus weltweit. Andere virale hämorrhagische Fieber (VHF): VHF in Afrika (Ebola-, Marburg-, Lassa-Fieber, Krim-Kongo-Fieber, Rift-Valley-Fieber) und VHF in Südamerika (durch Junin-, Machupo-, Guanarito- und Sabia-Virus): Schwere Krankheitsbilder mit Hämorrhagie und oft letalem Verlauf → Meldepflicht bei Verdacht da Mensch-zu-Mensch-Übertragung!
- Zika-Virus-Infektion: Süd-/Mittelamerika, seit 2015 Epidemie in Brasilien.
  Übertragung durch Aedes-Mosquitos (und durch Sexualkontakt mit Infizierten); 80 % asymptomatisch, 20 % symptomatisch (ähnlich Dengue-Fieber)
  Ko.: Fetopathie mit Mikrozephalie, selten Guillain-Barré-Syndrom u.a.
  Pro: Mückenschutz; Schwangere sollten Endemiegebiete meiden.

Di.:
- Anamnese + Klinik: Tropenanamnese, hohes Fieber, Exanthem und/oder (retrobulbäre) Kopf-/Gelenkschmerzen. Inkubationszeit beachten!

- Labor: Leichte Leukopenie, Thrombozytopenie, häufig Transaminasen ↑, bei Hkt ↑ = Warnzeichen; Virusantigennachweis (NS-1-Ag-Test) und wenn verfügbar PCR (erste Woche). Ak-Nachweis: IgM-Ak sprechen für frische Infektion; Anstieg meist nach 4 - 7 Tagen, daher häufig negatives Ergebnis in den ersten Tagen. IgM können bei Zweitinfektion fehlen. IgG steigen wenige Tage später an. Nach Impfung gegen Gelbfieber, Japanische Enzephalitis oder FSME kann es zu kreuzreagierenden Ak und somit zu falsch-positiven (IgG-) Ergebnissen kommen.

Th.: Symptomatische Therapie, Flüssigkeitsgabe, Paracetamol. Die meisten Patienten können ambulant versorgt werden (häufige Kontrollen), intensivmedizinische Maßnahmen bei schwerem Verlauf. Kortikosteroide haben keinen Einfluss auf den Verlauf einer schweren Erkrankung.

Cave: Keine Gabe von ASS und NSAR wegen Blutungsneigung (Alternative: Paracetamol). Bei schwerem Verlauf: Großer i.v.-Zugang, Schockbekämpfung. Transfusion bei relevanter Blutung.

Prg: Prognose bei Erwachsenen: Gut; Todesfälle kommen aber vor, sehr selten bei Touristen. Die überstandene Infektion hinterlässt keine langanhaltende Kreuzimmunität zu den 3 anderen Serotypen. Eine Zweitinfektion mit einem anderem Serotyp kann (muss aber nicht!) gravierender als die Erstinfektion verlaufen: Schwere Verläufe besonders bei Kleinkindern in Endemiegebieten, die Letalität liegt unbehandelt bei bis zu 20 %. Bei optimaler Therapie < 1 %.

Pro:
- Expositionsprophylaxe = Schutz auch vor tagaktiven Stechmücken → Haut daher auch tagsüber mit einer mückenabweisenden Substanz einreiben. Langärmelige, imprägnierte Kleidung tragen. Vektorkontrolle. Ein durchgemachtes Denguefieber ist keine Kontraindikation für Reisen in Dengue-Fiebergebiete.
- Ein Impfstoff mit eingeschränkter Wirksamkeit ist im Dezember 2015 in Mexiko zugelassen worden.

CHIKUNGUNYA-FIEBER [A92.0] Nichtnamentliche Meldepflicht bei Labornachweis an das RKI

Err: Chikungunya-Virus (RNA-Virus mit 5 Subspezies aus der Familie der Togaviren)

Ep.: Südostasien, Afrika, Inseln vor der Ostküste Afrikas, Südamerika; Ausbrüche in der Karibik mit fast 1 Mio. Krankheitsfälle; 2016 ca. 50 gemeldete importierte Fälle in Deutschland.

Inf: Übertragung von Mensch zu Mensch durch weibliche Stechmücken der Gattung Aedes albopictus (sog. Asiatische Tigermücke).

Ink: 2 - 7 (gelegentlich bis 12) Tage

KL.:
- Rasch ansteigendes hohes Fieber für 1 - 2 Wochen
- Muskel- und Gliederschmerzen und Probleme beim aufrechten Gehen (daher kommt auch der Name „Chikungunya" = Bantu-Sprache „Der Gebeugte"). - Druckschmerzhaftigkeit der Gelenke
- Hautausschlag (meist makulo-papulös), Petechien
- Kopfschmerzen mit Augenentzündungen

Ko.: Über Monate Arthralgien mit konstanter oder wechselnder Intensität, selten Myokarditis u.a.

DD: Influenza, Malaria, andere fieberhafte Erkrankungen; tropische Viruserkrankungen mit Fieber und Arthralgien wie z.B. Dengue- oder Zikavirus-Infektion; siehe auch Kap. Dengue-Fieber

Di.:
- Anamnese + Klinik: Tropenanamnese, Fieber, Exanthem und/oder Kopf-/Gelenkschmerzen. Bei langanhaltenden Arthralgien an Chikungunya-Fieber denken!
- Labor: Leichte Lympho- und Thrombopenie, häufig leichte Transaminasen- und CK-Erhöhung, CRP meist nur gering erhöht. IgM- und IgG-Antikörper-Anstieg nach ca. 1 Woche

Th.: Nur symptomatische Therapie

Cave: Keine Gabe von ASS und NSAR wegen Blutungsneigung (Alternative: Paracetamol)!

Prg: Meist gut; Genesung nach 10 - 14 Tagen; Arthralgien können über Monate persistieren. Die Erkrankung hinterlässt eine lebenslange Immunität.

Pro: Expositionsprophylaxe: (siehe auch Kap. Malaria). Die Mücke ist lebenslang infiziert und ist ein nacht- und tagaktiver Blutsauger → 24 h-Mückenschutz erforderlich!

EBOLAFIEBER [A98.4]

Namentliche Meldepflicht bei Verdacht, Erkrankung und Tod!

Syn: Ebola virus disease (= EVD)

Err: Einzelstrang-RNA-Virus; Familie der Filoviridae. Die Gattung Ebolavirus wird in 5 Arten unterteilt.

Ep.: Wahrscheinliches Hauptreservoir: Fledertiere südlich der Sahara. Seit 1976 ca. 25 Ausbrüche bekannt, zuletzt Westafrika 2014 - 2016 (ca. 30.000 Erkrankte, > 10.000 Tote)

Inf.: Selten Wirtswechsel auf den Menschen (u.a. durch sog. bush meat). Mensch-zu-Mensch-Übertragungen bei engem Kontakt. Als hochinfektiös sind u.a. Blut, Erbrochenes, Durchfall und Sperma eines Erkrankten anzusehen. Ebolatote sind hochinfektiös. Das Virus wird nicht aerogen übertragen. Das Virus kann bei Überlebenden über Monate u.a. im Sperma überleben.

Ink.: In fast allen Fällen beträgt die Inkubationszeit zwischen 2 (meist 4 - 10) und 21 Tagen.

KL.: Symptome unspezifisch. Häufig Fieber, Kopf-, Hals-/Gliederschmerzen, Erbrechen und Durchfall.

Ko.: Kritische Phase zwischen der 1. und 2. Krankheitswoche. Sepsis, Schock, DIC und Multiorganversagen sind verantwortlich für viele Todesfälle.

Lab: Meist Thrombo- oder Leukopenie sowie erhöhte Transaminasen und CRP-Anstieg

DD: U.a. Malaria, Typhus, Grippe, Lassa- und Marburgfieber, Leberversagen, unspezifische Infekte

Di.: RT-PCR, ELISA, Virusanzüchtung u.a. in Speziallaboren; Schnelltest

Th.: Supportive Therapie: u.a. Flüssigkeitsmanagement. Spezifische Medikamente werden getestet. Komplikationen behandeln. Intensivmedizin mit Dialyse- und Beatmungsmöglichkeit, falls vorhanden. Für die Behandlung in Sonderisolierstationen in Deutschland siehe Internet *www.stakob.de*.

Prg: Letalität je nach Virusart zwischen 25 und 90 %. Intensivmedizin erhöht die Überlebenswahrscheinlichkeit. Junge, gesunde Menschen haben bessere Überlebenswahrscheinlichkeit als alte, kranke. Überlebende können an Spätfolgen wie Gelenkschmerzen leiden (sog. Post-Ebola-Syndrom).

Pro: Direkten Kontakt zu Ebolakranken und -toten und deren Ausscheidungen meiden. Abstand > 1 m. Medizinische Versorgung unter sog. barrier nursing standards. Ausbruchsmanagement: Sichere Bestattungen. Erkrankte finden und isolieren (u.a. Ebola treatment centers). Sog. contact tracing. Aufklärungsarbeit. Präexpositionsprophylaxe: Entwicklung von Impfungen (u.a. VSV-EBOV, ChAd3-ZEBOV).

MALARIA (WECHSELFIEBER) [B54]

Nichtnamentliche Meldepflicht bei Labornachweis an das RKI

Internet-Info: *www.dtg.org/malaria.html; www.cdc.gov/malaria/; www.who.int/topics/malaria/en/*

Err: 4 klassische humanpathogene Plasmodienarten (einzellige Parasiten) plus P. knowlesi (siehe unten) Übertragung der Plasmodien (P. = Plasmodium) durch den Stich weiblicher Anophelesmücken in Endemiegebieten (abends und nachts). In Einzelfällen sog. Flughafenmalaria in Nichtmalariagebieten. Übertragung auch konnatal und bei Bluttransfusionen möglich.

Ep.: Im Jahr 2015 über 200 Mio. Fälle weltweit, geschätzte 438.000 Todesfälle, davon ca. 90 % in Afrika südlich der Sahara; ca. 85% der Malariatoten sind Kinder. In Deutschland 2015 > 1.000 gemeldete Malariafälle (ca. 60 % Pl. falciparum, ca. 30 % Pl. vivax). < 1 % der Patienten versterben in Deutschland. Die Sterblichkeit korreliert weltweit stark mit Armut. Todesfälle meist wegen zu später, falscher, unvollständiger und/oder keiner Diagnostik und Therapie.

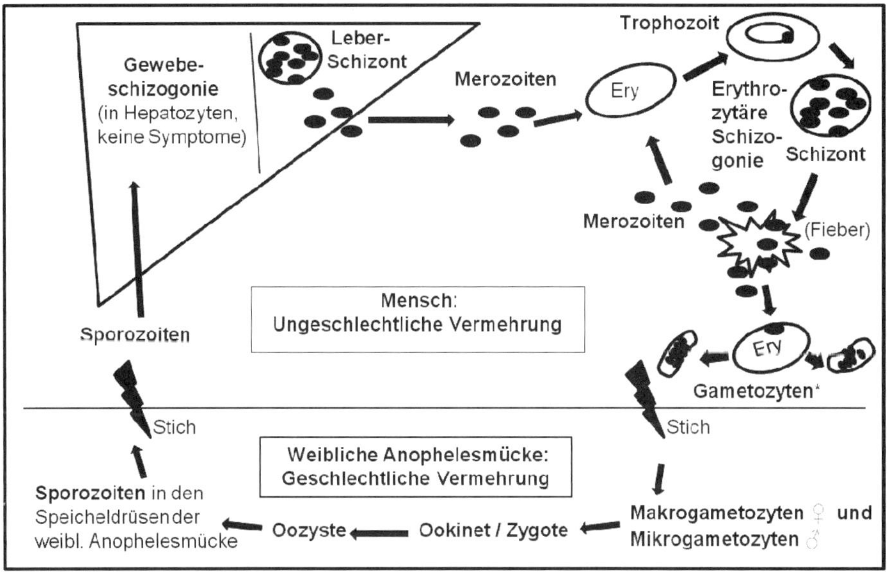

Abb.: Übersicht Malariazyklus Mensch-Anophelesmücke, für Details/Speziesunterschiede: Siehe Fachliteratur

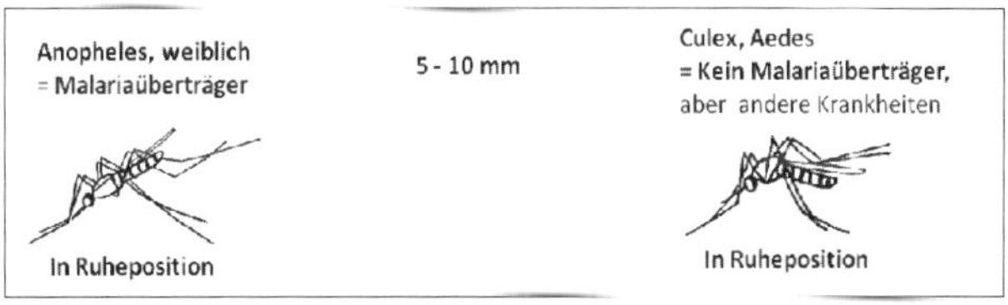

Malariatyp / Erreger	**Inkubationszeit*)**	**Fieberrhythmus**)**	**Rekurrenz** (siehe Def.)
A Malaria quartana: P. malariae Malaria tertiana: P. vivax und P. ovale	25 - 60 Tage Meist 15 - 20 Tage (selten 1 - 2 Jahre)	2 Tage kein Fieber***) 1 Tag kein Fieber***)	Selten Rekrudeszenz (auch nach Jahrzehnten) - Oft Relapse durch Hypnozoiten in der Leber
B Malaria tropica: P. falciparum (Kann innerhalb einiger Tage töten!)	(6 -) 10 - 17 Tage, selten länger als 2 Monate	Unregelmäßig	Rekrudeszenz gelegentlich innerhalb von Wochen bis Monaten

*) Krankheit in den ersten fünf Tagen nach (erster) Ankunft im Malariagebiet spricht gegen eine Malaria. Lange Inkubationszeiten können u.a. durch Medikamente verursacht werden.

**) Bei den relativ harmlosen Formen (A.) kommt es durch Synchronisation der Parasitenvermehrung zu regelmäßigen Fieberschüben. Das Intervall ist von der Dauer der Schizogonie bestimmt (Fieber bei Malaria tropica ist unregelmäßig). Bevor der typische Rhythmus etabliert ist, vergehen oft einige Tage mit unregelmäßigem Fieber. Bis dahin sollten Diagnostik und Therapie längst erfolgt sein!

***) Wachsen mehrere Generationen heran, kann es auch zu unregelmäßigen Fieberanfällen kommen.

Neben den 4 klassischen Spezies wird die tierpathogene Spezies P. knowlesi vermehrt bei Menschen in Südostasien nachgewiesen. Sie kann vereinzelt zu lebensbedrohlichen Verläufen führen. P. knowlesi hat mikroskopisch Ähnlichkeiten mit P. falciparum und P. malariae. Hohe Parasitämien und mehrere Ringe pro Erythrozyt kommen vor → Speziesunterscheidung per PCR.

KL.: Die Malaria (M.) ist eine akute meist fieberhafte Erkrankung. Die M. tertiana (P. ovale und P. vivax) und die M. quartana (P. malariae) sind selten gefährlich. Die Malaria tropica wird unterteilt in die leichte (non-severe) und die schwere (severe) Malaria. Die leichte Form geht ohne Therapie häufig in die schwere, lebensbedrohliche Form über.

Die schwere Malaria tropica mit all ihren Komplikationen ist der klassische Notfall in der Tropenmedizin. In Hyperendemiegebieten führen wiederholte Malariaerkrankungen - wenn sie überlebt werden - zu einer gewissen Immunität mit milden, nichttödlichen Verläufen. Dort findet man auch oft asymptomatische Träger.

Potentiell tödliche Malaria tropica: P. falciparum! Selten tödlich: P. knowlesi. In Einzelfällen: P. vivax

SYMPTOME, BEFUNDE und Verlaufsformen der Malaria	**FEHLDIAGNOSEN (Bsp.)**
Fieber, evtl. mit Schüttelfrost, Schwitzen Aber: Gelegentlich nur subfebrile Temperaturen! Kopf-/Gliederschmerzen, „Patient fühlt sich einfach schlecht“	banaler viraler Infekt, Influenza, Harnwegsinfekt, Pneumonie, Sepsis
Eher selten Schmerzen im Oberbauch, Ikterus, Leber-/Milzvergrößerung	Hepatitis, Intoxikation, hämatologische Erkrankungen
Übelkeit, Erbrechen, Durchfall	Gastroenteritis
Hämolytische Anämie (LDH ↑, Haptoglobin ↓) Thrombozytopenie, evtl. Leukozytopenie Hypoglykämie	Hämatologische Erkrankung, Medikamenten-NW, Sepsis
Bei M. tropica kommt es infolge Zytoadhärenz parasitierter Erythrozyten zu Mikrozirkulationsstörungen wichtiger Organe: • Gehirn (zerebrale Malaria): Verwirrtheit, Koma, Krämpfe	Meningitis, Intoxikation, Apoplex, Epilepsie
• Herz/Lunge: Husten, Tachypnoe, Tachykardie, Lungenödem, Kreislaufschock	Pneumonie, Myokardinfarkt, Lungenembolie
• Nieren: Akutes Nierenversagen mit Oligo-/Anurie	Intoxikation, Exsikkose
• Plazenta: Mikroinfarkte mit entsprechenden Folgen fürs Kind	Viraler Infekt der Mutter

Di.: 1. Daran denken! Ärzte sollten bes. bei fiebrigen Patienten nach Reisen in Malariagebiete fragen. Patienten und Angehörige müssen den (Not-) Arzt auf entsprechende Reisen hinweisen!

Merke: Bei jeder (fieberhaften) Erkrankung während und nach einer Tropenreise an Malaria denken und unverzüglich entsprechende Diagnostik veranlassen! Die Diagnostik muss am selben Tag erfolgen. Eine regelrecht durchgeführte Chemoprophylaxe schließt eine Malaria nicht aus. 90 % der importierten Malaria tropica-Fälle treten im ersten Monat nach Rückkehr auf. Fast alle innerhalb von 2 Monaten. Noch 6 Monate nach Reise besonders wachsam sein.

2. Mikroskopischer Parasitennachweis (Goldstandard):
Zum Ausschluss einer Malaria müssen wiederholt „Dicke Tropfen“ beurteilt werden. Bei negativem Befund lange genug (bis 200 Gesichtsfelder) mikroskopieren! Ein einmalig negativer Befund schließt eine Malaria niemals aus! Der „Dicke Tropfen“ ist in der Routine sensitiver als der Ausstrich. Hier stapeln sich ≥ 10 Erythrozytenschichten, die während der Färbung lysiert werden. Spärlich vorhandene Plasmodien können so schneller entdeckt werden. 1 - 3 Tropfen EDTA- oder Fingerbeerenblut werden auf einem Objektträger mithilfe der Ecke eines zweiten Objektträgers oder einer Pipette zu einem Fleck mit ca. 1 cm Durchmesser verrührt, wobei die Blutschicht so dick sein sollte, dass man die Buchstaben einer Zeitung unterhalb des Objektträgers noch lesen könnte. Nach dem Trocknen Giemsa-Färbung über 20 - 40 min, anschließend erneut trocknen und mit Immersionsöl unter dem 100er-Objektiv (= 1.000fache Vergrößerung) mikroskopieren. Die Abgrenzung der verschiedenen Parasitenarten ist im Ausstrich leichter als im „Dicken Tropfen“. Die Parasitämie wird entweder im Ausstrich in Prozent der Erythrozyten angegeben oder im dicken Tropfen in Parasiten/µl.

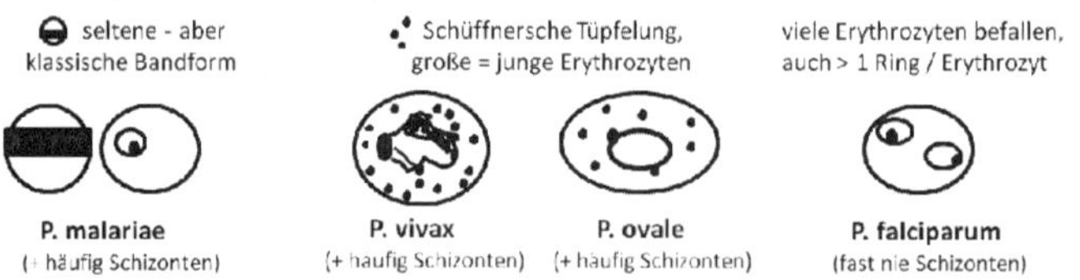

Sehr starke Vereinfachung der Malariadiagnostik im dünnen Blutausstrich.

Internet: WHO Bench Aids Malaria. P. knowlesi ähnelt P. malariae und P. falciparum, auch häufig > 1 Ring/Erythrozyt wie bei M. tropica

Bei der M. tertiana und der M. quartana steigt die Zahl der befallenen Erythrozyten (Parasitämie) fast nie > 2 - 3 %. Höhere Parasitämien treten bei P. knowlesi auf. Bei der M. tropica steigt die Zahl gelegentlich > 5 %, im Extremfall auch > 50 %. Mehrere Parasiten in einem Erythrozyten sind typisch für P. falciparum, kommen aber auch bei P. knowlesi vor.

Hin und wieder findet man 2 (oder 3) verschiedene Plasmodienarten in einem Blutausstrich. Eine Malaria mit hoher Parasitämie ist auch für den Unerfahrenen leicht zu diagnostizieren. Schwierigkeiten bereiten niedrige Parasitämien sowie falschpositive Befunde bei Artefakten.

3. Molekularbiologische Diagnostik:
   - Die sog. Malariaschnelltests sind sinnvolle Ergänzungen zur Mikroskopie, aber kein Ersatz. Üblich ist der Nachweis von (P. falciparum-) histidinreichem Protein-2 (Pf-) HRP-2 zur Diagnostik einer M. tropica. Es gibt selten falschnegative Testergebnisse u.a. bei sehr hoher Parasitämie, falsch positive u.a. bei Rheumafaktoren. Es existieren verschiedene Tests mit qualitativen Unterschieden. Der HRP-2-Test kann bis über einen Monat nach Verschwinden der Parasiten aus dem Blut positiv sein und ist daher ungeeignet zur Therapiekontrolle. Tests existieren oft in Kombination mit speziesunspezifischem Antigen-Tests für weitere Malariaarten. Der Test ist für Touristen zur Notfalldiagnostik nicht geeignet. In Endemiegebieten ist er problematisch wegen asymptomatischer Träger, wird aber immer häufiger angewendet wegen häufig fehlender gut ausgebildeter Mitarbeiter, Kosten-Nutzen-Berechnungen u.a.
   - Plasmodien-DNA-Nachweis mittels PCR (teuer, kein Routinetest, z.B. bei V.a. P. knowlesi)
4. Nachweis von Plasmodienantikörpern: (IFAT = indirekter Immunfluoreszenzantigentest)
   Für die Akutdiagnostik sinnlos und auch gefährlich, da die Ak erst mehrere Tage nach Krankheitsbeginn positiv werden. Einsatz u.a. um Durchseuchungsgrad einer Bevölkerung zu untersuchen, für (arbeits-)rechtliche Fragen, bei Blutspendern nach Auslandsaufenthalt.

Routinelabor: Meistens keine Leukozytose, CRP (und LDH) erhöht, Thrombozyten häufig niedrig

Kriterien der schweren Malaria tropica/knowlesi nach DTG (AWMFD S1-Leitlinie 10/2015)
Das Vorhandensein bereits eines Kriteriums definiert die schwere/komplizierte Malaria.

Klinische Parameter: Bewusstseinstrübung, zerebraler Krampfanfall, respiratorische Insuffizienz, Kreislaufschock/systolischer RR < 90 mmHg bei Erwachsenen (oder RR mittel < 70 mmHg trotz Volumentherapie), Spontanblutung, Hämoglobinurie

Labordiagnostische Parameter: > 5 % der Erythrozyten von Plasmodien befallen; schwere Anämie (Hb < 6 g/dl bzw. 3,72 mmol/l; Kreatinin > 2,5 mg/dl bzw. > 265 µmol/l; Laktat > 5 mmol/l; Plasmabikarbonat < 15 mmol/l; Hypoglykämie (< 40 mg/dl bzw. < 2,22 mmol/l)

Wenn der Patient nach Therapie erneut erkrankt, kann dies unterschiedliche Ursachen haben:
Reinfektion und Neuinfektion: Nach Therapie wieder Malaria durch erneuten Anophelesstich
Rekrudeszenz: Wiederauftretende Malaria durch denselben Stamm aufgrund einer nicht erfolgreichen Therapie (Resistenz der Plasmodien, inkomplette Medikamenteneinnahme u.a.).
Relapse: Erneute Erkrankung ausgehend von Hypnozoiten (Leber) bei P. ovale und P. vivax
Rekurrenz: Erneute Parasitämie nach Therapie (Relapse, Rekrudeszenz, Neu-/Reinfektion)

Th.: Bei Verdacht auf Malaria (kranker, oft fiebernder Patient mit Tropenanamnese) unverzügliche Diagnostik + ggf. Therapie und Krankenhauseinweisung. Bei unzureichender Erfahrung telefonische Therapieberatung durch Tropenmediziner. Unfixierte Ausstriche, „Dicke Tropfen" und EDTA-Blut mit Kurier/Taxi ins Tropeninstitut schicken. Effektivität der Therapie durch wiederholte Bestimmungen der Parasitämie kontrollieren.

Übersicht der Malariatherapie - Details: Siehe unten und DTG- und WHO-Empfehlungen

M. quartana:	3 Tage Resochin® p.o.
M. tertiana:	3 Tage Riamet® oder Malarone® p.o.
Knowlesi-Malaria:	Therapie wie bei M. tropica
M. tropica, nicht-kompliziert:	3 Tage Riamet®, Eurartesim® oder Malarone® p.o.
M. tropica, kompliziert:	Artesunat i.v., gefolgt von 3 Tagen Riamet® oder Malarone®, (ggf. statt Artesunat: Chinin i.v. plus Doxycyclin (bei KI Clindamycin)

I. **Therapie der Malaria durch P. malariae (M. quartana):**
Chloroquin (Resochin®) über 3 Tage

II. **Therapie der Malaria durch P. vivax/P. ovale (M. tertiana) - Off-lable use:**
Artemether + Lumefantrin (Riamet®) je 4 Tbl. morgens und abends über 3 Tage (total 24 Tbl.)
oder:
Atovaquon + Proguanil (Malarone®) 4 Tbl. Einmaldosis pro Tag über 3 Tage (total 12 Tbl.)

Die **ACT**-Medikamente (= Artemisinin-based combination therapy) haben keine Wirkung auf die Hypnozoiten (= Leberform / Reservoir). Um bei der M. tertiana (P. vivax, P. ovale) Rezidive (= Relapse) zu verhindern, muss man im Anschluss an die Therapie Primaquin ≈ 30 mg/d über 14 Tage geben. Vorher G-6-PDH-Mangel ausschließen (Hämolyse bei Betroffenen möglich). QTc-Zeit beachten.

IIIa. **Therapie der unkomplizierten M. tropica (P. falciparum) und Knowlesi-Malaria:**
Artemether + Lumefantrin (Riamet®) je 4 Tbl. morgens und abends über 3 Tage (total 24 Tbl.)
oder:
Atovaquon + Proguanil (Malarone®) 4 Tbl. Einmaldosis pro Tag über 3 Tage (total 12 Tbl.)

oder Dihydroartemisinin + Piperaquin (Eurartesim®) 4 Tbl. Einmaldosis pro Tag über 3 Tage (total 12 Tbl.)
Ist ein Patient nicht in der Lage, orale Medikamente bei sich zu halten, kann die Therapie i.v. begonnen werden. Dies sollte eine Ausnahme darstellen, Umstellung auf p.o. so schnell wie möglich. Riamet® und Malarone® mit fettreicher Nahrung, Eurartesim® nüchtern: QTc-Zeit beachten.

IIIb. Therapie der komplizierten M. tropica (P. falciparum) und Knowlesi-Malaria:
Therapie in Zentren (Intensivstation), die über Artesunat i.v. und/oder Chinin i.v. verfügen. Dosierung von Zentren erfragen.
Frühestens 24 h nach i.v.-Beginn soll auf die orale Folgemedikation umgestellt werden. ACT-Medikamente Riamet® oder Malarone® mit fettreicher Nahrung. QTc-Zeit beachten.
Intensivmedizinische Maßnahmen: Kreislauf-Monitoring, Bilanzierung (**Cave** Lungenödem), Laborwertkontrollen durchführen und entsprechend reagieren.
Hypoglykämierisiko: Blutzucker regelmäßig kontrollieren, besonders bei Chinin i.v.
Fieber: Kühlen (Wadenwickel u.a.), Gabe von Metamizol, Paracetamol. Niemals ASS geben! Die erfolgreiche Malariatherapie ist mit Abstand der beste Fiebersenker!
Anämie: Blutübertragung nach Hb und Klinik, in Europa seltener nötig als im Endemiegebiet.
Anm.: Austauschtransfusionen bei Parasitämien > 20 % sind obsolet.

Prg: Die Letalität der M. tropica beträgt bei frühzeitiger Therapie < 1 % (unbehandelt > 20 %). Frühe Diagnose und adäquate Therapie sind prognoseentscheidend bei der Malaria tropica.

Pro: Eine 100 %ige Malariaprophylaxe gibt es nicht, sie senkt aber deutlich das Malariarisiko! Bei der Beratung aktuelle Empfehlungen berücksichtigen. Bei den meisten Malariafällen in Deutschland wurde keine korrekte Prophylaxe durchgeführt. Cave: Halbwissen bzgl. Malaria ist gefährlich!

I. Expositionsprophylaxe:
Schutz vor Mücken: Das Infektionsrisiko wird durch sorgfältigen Mückenschutz deutlich reduziert. Anophelesmücken stechen vor allem während des Sonnenuntergangs und nachts.
- In Endemiegebieten Aufenthalt im Freien während der Dämmerung und nachts vermeiden.
- Einreiben der Haut (besonders Knöchel) mit insektenabweisenden Repellents mit den Wirkstoffen DEET oder Icaridin - auf richtigen Wirkstoffgehalt achten.
- Tragen von (heller und imprägnierter) Kleidung mit langen Ärmeln sowie langen Hosen. Aber darauf achten, dass die Kleidung gefällt, da sie sonst erfahrungsgemäß nicht getragen wird.
- Räucherspiralen u.ä. schützen nur bedingt, sind aber als Ergänzung im Freien möglich.
- Aufenthalt in mückensicheren Räumen (Klimaanlage, Mückengitter).
- Schlafen, abendliches Lesen oder Arbeiten am Laptop unter imprägnierten(!) Moskitonetzen

II. Chemoprophylaxe:
Eine Chemoprophylaxe verhindert nicht die Infektion, sondern unterdrückt den klinischen Ausbruch einer Malaria. Stets aktuelle Empfehlungen beachten!
- Bei Langzeitaufenthalt sollten individuell zugeschnittene Empfehlungen eingeholt werden.
- Bei Kurzzeitaufenthalten: Atovaquon/Proguanil (Malarone®) u.U. noch Mefloquin (Lariam®) Alternative: Doxycyclin, ist in Deutschland aber für diese Indikation nicht zugelassen (siehe unten).

Durch die Chemoprophylaxe werden Blutstadien gehemmt. Bei P. ovale und P. vivax kann es aufgrund der Persistenz in der Leber noch Monate später zu Ausbrüchen kommen.

III. Notfall-Selbstbehandlung (Stand-by-Medikation mitnehmen, vor Ort manchmal Fälschungen)
Bei Reisen in Regionen mit geringem Übertragungsrisiko (die meisten Regionen in Asien und Südamerika → aktuelle Empfehlungen beachten!) empfiehlt sich eine sorgfältige Expositionsprophylaxe und Mitführen eines geeigneten Stand-by-Medikaments für den Notfall.
Medikamente zur Notfall-Selbsttherapie:
Artemether + Lumefantrin (Riamet®) oder Atovaquon + Proguanil (Malarone®)
(Mefloquin wird nicht mehr von der DTG empfohlen. Ebenso wenig wird Eurartesim® empfohlen.)
Bei der Empfehlung von Stand-by-Mitteln erhält der Reisende die Anweisung, beim Auftreten von Krankheitssymptomen sofort einen Arzt aufzusuchen. Bei Malariadiagnose → Medikament einnehmen. Nur wenn ein Arzt unerreichbar ist, soll der Erkrankte notfallmäßig das Stand-by-Mittel einnehmen und eine ärztliche Diagnostik so schnell wie möglich nachholen.

Malariaprophylaxe und Schwangerschaft:
Schwangere Frauen sollen Malariaendemiegebiete meiden! Wenn dies unvermeidbar ist oder die Reisende nicht von einer Reise abzubringen ist, soll eine sehr ausführliche Beratung erfolgen. Expositionsprophylaxe! Chemoprophylaxe den Empfehlungen entsprechend. Die Beratung dokumentieren.

Anm.: Eine aktive Immunisierung (Malaria tropica-Impfung) von Kindern in Endemiegebieten ist zwar möglich, die Malariaerkrankung wird durch den vorliegenden Impfstoff (RTS,S) aber nicht sicher verhindert. Schwere Malariafälle treten jedoch seltener auf. Die Integration in Impfprogramme ist sehr schwierig. Für Touristen ist ein Impfstoff nicht vorgesehen.

Medikamente zur Malaria-Prophylaxe:
Dosisangaben für Erwachsene. Nebenwirkungen und Kontraindikationen: Siehe Packungsbeilagen. Herstellerangaben für Kinder und Schwangere beachten!

Einnahme-Übersicht der Chemoprophylaxe - auf NW und KI achten (Packungsbeilagen!)

- Atovaquon (250 mg) + Proguanil (100 mg) (z.B. Malarone®):
  Ind: Prophylaxe (auch Therapie) einer Malaria.
  Vorteil: Zugelassen, seltener zerebrale NW als Mefloquin, Malarone-Junior® für Kinder
  Nachteil: Teuer, tägliche Einnahme
  Dos: 1 Tbl/Tag; 1 Tag vor Einreise, während des Aufenthaltes und bis 7 Tage nach Verlassen des Malariagebietes
- Mefloquin (250 mg; Lariam®): Zur Therapie wegen NW von der DTG nicht mehr empfohlen.
  Ind: Prophylaxe (auch Therapie einer Malaria bei Schwangeren, ansonsten kein Therapeutikum mehr).
  Vorteil: Zugelassen, wöchentliche Einnahme, preiswert, wird gut von Kindern vertragen, auch > 28 d.
  Nachteil: KI u.a. bei psychiatrischen Erkrankungen. Nicht für Taucher u.a. Risikotätigkeiten verwenden.
  Dos: 1 Tbl/Woche; 1-3 Wochen vor Einreise, während des Aufenthaltes und bis 4 Wochen nach Verlassen des Malariagebietes. Die Zulassung wurde in Deutschland nicht verlängert, Import weiterhin möglich.
- Doxycyclin-Monohydrat (100 mg):
  Ind: Malariaprophylaxe (keine Notfalltherapie!), für diese Indikation in D nicht zugelassen (off label use!)
  Vorteil: Preiswert, schützt noch gegen einige andere Erreger.
  Nachteil: Nicht zugelassen, tägliche Einnahme, Lichtdermatosen, nicht Kinder < 8 J.
  Dos: 100 mg/Tag; 1 Tag vor Einreise, während des Aufenthaltes und bis 4 Wochen nach Verlassen des Malariagebietes. Patienten darauf hinweisen.

Medikamentenübersicht zur Therapie der Malaria:
Dosisangaben für Erwachsene, ggf. an Gewicht anpassen, Dosisangaben der Hersteller für Kinder unbedingt beachten. Für Nebenwirkungen und Kontraindikationen: siehe Packungsbeilagen. Die meisten Malariamedikamente sind QT-Verlängerer → auf Vor-/Komedikation achten! Ekg-Kontrollen empfohlen.

- Artemether (20 mg) + Lumefantrin (120 mg) (Riamet®, Coartem®)
  Ind: Therapie der unkomplizierten M. tropica, Knowlesi-Malaria und M. tertiana, notfallmäßige Selbstbehandlung.
  Dos: 6 Dosen mit je 4 Tbl. zu den Zeitpunkten 0, 8, 24, 36, 48, 60 h (≈ morgens + abends für 3 d); Einnahme mit einer fettreichen Mahlzeit. QTc-Zeit beachten.
- Artesunat i.v.
  Ind: Therapie der 1. Wahl bei komplizierter M. tropica bei Kindern und Erwachsenen
  Dos: 2,4 mg/kg KG zur Stunde 0, 12 und 24, dann alle 24 Stunden; QTc-Zeit beachten.
- Atovaquon (250 mg) + Proguanil (100 mg) (z.B. Malarone®):
  Ind: Therapie der unkomplizierten M. tropica, Knowlesi-Malaria und M. tertiana, notfallmäßige Selbstbehandlung.
  Dos: Je 4 Tbl. als Einzeldosis über 3 Tage. Einnahme mit einer fettreichen Mahlzeit. QTc-Zeit beachten.
- Chinin i.v. (in Glukose 5 %) (in D nicht mehr im Handel, Herstellung für Kliniken in eigener Apotheke)
  Ind: Therapie der komplizierten Malaria tropica
  Dos: 20 mg/kg KG loading dose, gefolgt von 10 mg/kg KG alle 8 Stunden, plus Doxycyclin für 7 Tage bzw. Clindamycin. Umstellung auf ACT frühestens nach 24 h
- Chloroquin (z.B. Resochin®)
  Ind: Therapie der M. quartana
  Dos: 1 Tabl. Resochin® à 250 mg enthält 150 mg der therapeutisch wirksamen Chloroquinbase.
    - Erstdosis: 600 mg Chloroquinbase = 4 Tbl. Resochin®
    - Nach 6 h: 300 mg Chloroquinbase = 2 Tbl. Resochin®
    - Nach 24 h und 48 h: Je 300 mg Chloroquinbase = 2 Tbl. Resochin®
- Dihydroartemisinin (320 mg) + Piperaquin (40 mg) (Eurartesim®)
  Ind: Therapie der unkomplizierten M. tropica, von der DTG als Stand-by-Medikament nicht empfohlen.
  Dos: je 4 Tbl./d als Einmaldosis über 3 Tage. Keine fettreichen Mahlzeiten 3 h vor und 3 h nach Einnahme. QTc-Zeit beachten.
- Primaquin (15 mg) (In Deutschland nicht zugelassen; Bestellung über Internationale Apotheke)
  Ind: Zur Abschlussbehandlung einer M. tertiana (um Hypnozoiten in der Leber abzutöten).
  Dos: ≈ 30 mg (= 2 Tbl.)/d über 2 Wochen (bei P. ovale 0,25 bzw. bei P. vivax 0,5 mg Base/kg KG täglich). Vor Therapie einen G-6P-DH-Mangel ausschließen.

BILHARZIOSE (Schistosomiasis) [B65.9]

Err: Schistosoma, Pärchenegel: 1 - 2,5 cm lange Saugwürmer (Trematoden)
Urogenital- oder Blasenbilharziose: S. haematobium
Darmbilharziose: S. mansoni (S. japonicum, S. intercalatum, S. mekongi)

Lebenszyklus: Gabelschwanzlarven (Zerkarien) aus Süßwasserschnecken (= Zwischenwirt) penetrieren unversehrte Haut und können (selten) eine Zerkariendermatitis auslösen (häufiger bei Zweitkontakt). Entstehende Schistosomula gelangen über Gefäße und Herz zur Lunge → erreichen dann das Pfortadersystem und entwickeln sich dort zu Würmern → evtl. Katayama-Syndrom (Fieber, Husten, Eosinophilie) → Paarung (Pärchenegel, das Weibchen liegt in der Körperrinne des Männchens, daher auch der Name Schistosoma = gespaltener Körper). Schistosoma haematobium-Pärchen siedeln sich meist in den perivesikalen Venen ab → Eiablage, Eier penetrieren die Blasenwand → Eiausscheidung mit dem Harn (S. haematobium-Ei mit Endstachel). Schistosoma mansoni-Pärchen siedeln sich meist in den Mesenterialvenen ab → Eier penetrieren die Darmwand → Eiausscheidung mit dem Stuhl (S. mansoni-Ei mit Seitenstachel). Im Wasser schlüpfen die Mirazidien → Aufnahme durch Schnecken → der Kreislauf schließt sich. Eier bleiben aber häufig im Gewebe stecken oder gelangen in andere Organe, was zu Granulombildung und den gefürchteten Komplikationen führt.

Ep.: S. haematobium fast nur in Afrika; S. mansoni in Afrika und seltener in Südamerika. Weltweit ca. 200 Mio. Infizierte, die meisten (90 %) südlich der Sahara. Reisende in Endemiegebiete erkranken häufig bei Nichtbeachten des Badeverbotes in Süßwasserseen und -flüssen.

Inf: Perkutan durch Waten oder Baden im Süßwasser, selten andere Übertragungswege

Ink: Meist 2 - 8 Wochen bis zur akuten Bilharziose = Katayama-Syndrom. Nur etwa 2/3 der Patienten durchlaufen dieses (Warn-)Stadium! Das chronische Stadium kann sich anschließen.

KL.: Akute Bilharziose: Fieber, Eosinophilie, Husten, Kopfschmerzen u.a.
Chronische Bilharziose: Blasenbilharziose: Hämaturie, häufig keine frühen Warnzeichen
Darmbilharziose: Darmbeschwerden, häufig keine frühen Warnzeichen

Ko.:
- S. haematobium: Ureterstriktur, renale Komplikationen (interstitielle Nephritis, Glomerulonephritis, Hydronephrose); erhöhtes Risiko für Blasen-Plattenepithel-Ca.
- S. mansoni: Periportale Fibrose (keine Zirrhose), Portale Hypertension mit klassischen Folgen
- Selten Myelitis, Neurobilharziose; auch Lunge, Herz und andere Organe können betroffen sein.

Di.: Süßwasserkontakt im Endemiegebiet
Positive Serologie, mikroskopischer Einachweis (Urin, Stuhl, Gewebe)
Evtl. PCR-Nachweis von Schistosoma-DNA aus EDTA-Blut

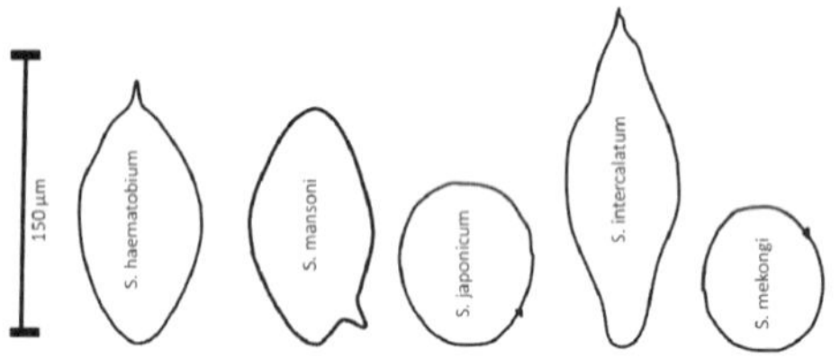

Schistosoma haematobium-Eier sind evtl. im Urin nachweisbar, die anderen Schistosoma-Eier normalerweise im Stuhl. Bei Touristen gelingt der Einachweis eher selten.

Th.: Praziquantel (Biltricide®): Dosis abhängig von Art: S. haematobium nach WHO: 1 x 40 mg/kg KG; DTG-Leitlinie: Je 40 mg/kg KG über 3 Tage. Therapiekontrollen nach 3, 6, 12 und 24 Monaten

Pro: Badeverbot in Endemiegebieten! Nicht auf Aussagen vor Ort („bilharziosefrei") verlassen. Praziquantel-Einnahme direkt nach dem Schwimmen nutzlos. Blind-Therapie 3 Monate nach Wasserkontakt umstritten. Kein Entsorgen von Fäkalien/Urin in Gewässer. Patienten behandeln.

Anm.: Zerkarien nicht-humanpathogener Arten (z.B. Trichobilharzia, von Vögeln) können nach Baden in Binnengewässern (Mitteleuropa, Nordamerika) eine relativ harmlose Badedermatitis verursachen.

LEISHMANIOSE [B55.9]

Err: Leishmanien (obligat intrazelluläre Protozoen) → 14 humanpathogene Arten:
Sog. Alte Welt: L. major, L. tropica, L. infantum, L. donovani, L. aethiopica
Sog. Neue Welt: Subgenus Viannia (u.a. L. brasiliensis) und Arten des L. mexicana-Komplexes

Ep.: Weltweit (außer Australien) 1 Mio. Erkrankungen/J., meist handelt es sich um die kutane Leishmaniose. Reservoir sind Tiere (u.a. Nagetiere und Hunde) und der Mensch. Die (viszerale) Leishmaniose führt zu ca. 20.000 Todesfällen/J (bes. indischer Subkontinent mit indischem Bundestaat Bihar und Ostafrika). Armut und HIV/AIDS spielen eine wichtige Rolle. Leishmaniosen in Deutschland (Menschen, Hunde) sind importierte Erkrankungen. Nach Deutschland werden jährlich kutane Leishmaniosen im niedrigen zweistelligen Bereich registriert (u.a. aus Spanien und Türkei).

Inf: Übertragung durch den Stich der Sandmücke (sandfly) der Gattung Phlebotomus (sog. Alte Welt) und Lutzomyia und Psychodopygus (sog. Neue Welt). Erregerreservoir der Neuen Welt sind meist Tiere, der Alten Welt Tiere und/oder der Mensch. Entwicklung des Erregers geschieht in Makrophagen und Monozyten. Intrazelluläre Vermehrung bei der kutanen Form in der Haut, bei viszeraler Leishmaniose gelangen Erreger in Lymphknoten, Leber, Milz und Knochenmark.
WHO-Karten: *www.who.int/leishmaniasis/leishmaniasis_maps/en* Übertragung (bes. der gefährlichen viszeralen Leishmaniose) auch über Bluttransfusionen möglich.

Ink: Variabel: Wochen - 2 Jahre (meist 2 - 6 Monate)

KL.:
- Viszerale L. (VL; Kala-Azar): Fieber, (Hepato-) Splenomegalie, Kachexie über ca. 1 - 2 Jahre
  Ko.: Sekundärinfektionen (Pneumonie, Sepsis, bes. bei HIV/AIDS), Blutungen u.a., VL endet unbehandelt fast immer tödlich!
  Lab: Panzytopenie, Elektrophorese: Albumine ↓, γ-Globuline ↑
- Kutane L. (CL): Papel (Wochen bis Monate nach dem Stich) mit Größenprogredienz. Kann ulzerieren. Lokalisation häufig im Gesicht oder an Extremitäten. Die u.a. Aleppo- oder Orientbeule genannte CL der Alten Welt heilt meist spontan narbig ab.
  Die komplexe Form der kutanen Leishmaniose ist definiert als: > 3 Läsionen, Läsion > 4 cm Durchmesser, Läsion im Gesicht, Hand, über Gelenken, Haut-Schleimhautübergang, Lymphangitis oder -adenitis, Satellitenläsionen, therapierefraktäre Läsion
- Mukokutane L. (MCL): Gefürchtete Form, erst kutane Läsion, dann häufig nässende Ulzeration, oft tastbarer Lymphstrang zentripetal und Satelittenläsionen. Später Schleimhautbefall (u.a. Rhinopharynx) mit nicht selten entstellenden Zerstörungen (= Espundia)
- Sonderformen: L. recidivans (LR), Diffuse kutane L. (DCL), Post-Kala-Azar dermale L. (PKDL)

DD.: Viszerale L.: u.a. Malaria, Tuberkulose, Leukämie, Typhus abdominalis, Brucellose
Kutane L.: u.a. infizierte Insektenstiche, Lues, Mykobakteriosen (bes. Lepra), Mykosen, Malignome
Mukokutane L.: u.a. Sporotrichose, Blastomykose, Malignome, Granulomatose mit Polyangiitis

Di.: Auslandsanamnese, Klinik über Wochen, Erregernachweis (Ausstrich, Histologie, Kultur, PCR) aus Material am Randwall des Geschwüres. Bei VL Punktat aus meist Milz oder Knochenmark. Ak-Nachweis nur bei VL sinnvoll (z.B. Anti-rK39-Schnelltest), aber unsicher bei Immunschwäche

Th.: Abhängig von Leishmanienart, Endemiegebiet und Präsentation. Therapie oft mit deutlichen NW.
Systemisch: Viszerale Leishmaniose, komplexe Läsionen der CL, mukokutane Formen, bei spez. Arten (Subgenus Viannia und L. amazonensis), Immunsupprimierte Patienten, Sonderformen
Lokal: Einfache Läsionen bei der kutanen Alten Welt-Leishmaniose und bei L. mexicana-Komplex der Neuen Welt, Schwangerschaft und anderen Kontraindikationen für systemische Therapie
Therapiebeispiele:
- Viszerale L.: Liposomales Amphotericin B i.v. (Tag 1-5 und 10); 2. Wahl:. Miltefosin p.o./28 d
- Kutane L.: Abwarten oder Lokalbehandlung, abhängig von Spezies mit z.B. Paromomycinsalbe oder wiederholten Pentamidin- oder Antimonpräparatunterspritzungen. Komplizierte Formen werden systemisch behandelt!
- Mukokutane L.: Systemisch, abhängig von Spezies (u.a. Liposomales Amphotericin B i.v., Miltefosin p.o./28 d)

Merke: Beratung durch einen Spezialisten/Tropeninstitut bei Diagnostik und spezifischer Therapie!

Prg: Abhängig von Leishmanienart mäßig bis sehr gut. Bei rechtzeitiger und vollständiger Therapie ist auch die Prognose der viszeralen L. relativ gut. Armut und geschwächtes Immunsystem spielen eine Rolle. Rezidive und Todesfälle sind besonders häufig bei Unterernährung und HIV/AIDS.

Pro: Schutzmaßnahmen gegen Mücken: Einreiben mit Repellents, langärmlige imprägnierte Kleidung tragen; imprägnierte Moskitonetze schützen bedingt (Mücken schlüpfen durch die großen Maschen); Besprühen der Wände mit Insektiziden (Indoor Residual Spraying), Deltamethrin-imprägnierte Hundehalsbänder, Reservoir- und Vektorkontrolle; Patienten behandeln!

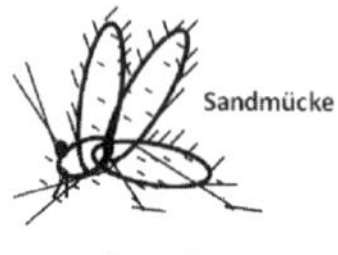

♀ 2 - 3 mm

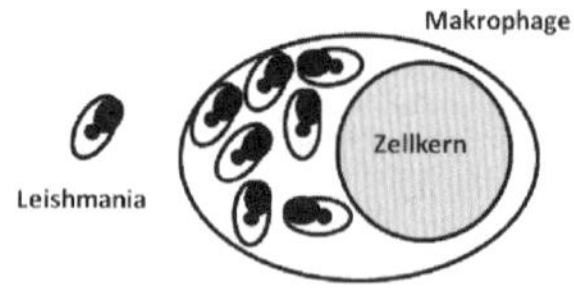

Tollwut (= Rabies = Lyssa)

[A82.9] Namentliche Meldepflicht bei Verdacht, Erkrankung, Tod und sowie Tierkontakt!

Err: Rabiesviren sind neurotrope RNA-Viren mit 12 verschiedenen Spezies. Hunde-/Fuchs-Tollwutviren werden leichter auf den Menschen übertragen als Fledermaus-Tollwutviren.

Ep.: Beinahe weltweites Vorkommen mit Ausnahme Neuseeland und einiger ozeanischer Inseln; ca. 55.000 jährliche Todesfälle weltweit.

Inf: Die Übertragung erfolgt durch Tierbisse (bes. Hunde (99 %), Wildtiere und Fledermäuse), Transplantationen oder Laborunfälle. In Deutschland nur noch Risiko durch Fledermäuse.

Ink: 14 - 90 Tage und länger je nach Virustyp, inokulierter Virusmenge, Bissstelle und beißender Tierart

KL: Die Erkrankung verläuft in 3 Phasen:
1. Prodromalphase: Uncharakteristische leichte Beschwerden, Unwohlsein, Brennen, Jucken und Schmerz an der Bissstelle für 2 - 10 Tage
2. Neurologische Phase: Enzephalitische Form (sog. Wilde Wut): Hypersalivation und Krämpfe der
   a) Schlundmuskulatur, Hydrophobie, Aggression u.a
   b) Paralytische Form (sog. Stille Wut): Muskelschwäche, Lähmung, Dauer 1 - 2 Wochen
3. Rasche Verschlechterung, Koma, Multiorganversagen, Tod

Lab: Virus-RNA-PCR aus Speichel oder Trachealsekret, evtl. aus Gehirnbiopsien (***Cave:*** Liquor oft noch negativ); Ak können mittels EIA oder Neutralisationstest spät nachgewiesen werden.
Postmortal: Virus-RNA oder Negri-Körperchen (***Cave:*** Alle Proben sind infektiös !)

DD: Zerebrale Malaria, Meningoenzephalitiden, Guillain-Barré-Syndrom; psychiatrische Störungen

Di.: Klinik + Exposition (evtl. unbemerkter Kontakt) + Impfanamnese + Labor

Th.: Beratung in Zentren; bei manifester Tollwuterkrankung meist nur palliative Therapie/Intensivtherapie

Prg: Bei Beginn der klinischen Symptomatik bei Ungeimpften infaust. Bei rechtzeitiger postexpositioneller Impfung gut (nur einzelne Impfversager sind bekannt)

Pro: 1. Präexpositionell: Kein Tierkontakt in Endemiegebieten! Impfindikation für Tierärzte, Forst- und Laborpersonal bei möglicher Exposition, großzügige Indikationsstellung für Reisende in Gebieten mit hoher Tollwutgefahr oder mangelnden Möglichkeiten der Postexpositionsprophylaxe. - Dos: z.B. Rabipur®: 3 x Grundimmunisierung an den Tagen 0, 7, 21 oder 28; Auffrischungsimpfung laut Hersteller 1 x alle 2 - 5 Jahre oder wenn Ak-Titer < 0,5 IE/ml unterschreitet. Studien weisen aber auf einen Langzeitschutz hin. Die WHO empfiehlt keine Auffrischungsimpfung mehr bei Reisenden.
2. Postexpositionelle Prophylaxe (PEP): Bei Biss Wunde Auswaschen mit Seife, Desinfektion, Tetanusschutz überprüfen. PEP entsprechend RKI-Empfehlung:
Expositionsgrad I (risikoloser Kontakt): Keine Impfung
Expositionsgrad II (geringes Risiko für Tollwut): Nur aktive Impfung
Expositionsgrad III (tollwutverdächtiger Biss, Fledermauskratzer oder -biss): Simultanimpfung = aktive und passive Impfung mit humanem Tollwut-spezifischem Immunglobulin (H-RIG): 20 IE/kg KG. H-RIG ist im Ausland oft nicht verfügbar (deutschen Botschaftsarzt fragen !), sondern nur Tollwutimmunglobulin vom Pferd (E-RIG), welches häufiger Nebenwirkungen bis zur Anaphylaxie auslösen kann.
Aktives postexpositionelles Impfschema laut RKI: Tag 0, 3, 7, 14 und 28 (5er-Essen-Schema). In den USA laut CDC 4er-Schema empfohlen: Tag 0, 3, 7 und 14. Die WHO empfiehlt des Weiteren das 4er-Zagreb-Schema: 2 x Tag 0 sowie je 1 x an Tag 7 und Tag 21. Angehörige, Ärzte und Schwestern eines Tollwutpatienten (evtl. auch Laborpersonal) sollten aktiv geimpft werden wegen möglicher Infektionsgefährdung bei Speichelkontakt mit dem Erkrankten.

XII. ANHANG ZUM KAPITEL INFEKTIONSKRANKHEITEN

DIFFERENZIALDIAGNOSE „FIEBER" [R50.9]

Def: Der physiologische Temperaturverlauf zeigt eine Tagesrhythmik mit einem Minimum in der 2. Nachthälfte bis morgens und einem Maximum am Nachmittag: Axillar (Achsel) bis 37,0 - oral bzw. sublingual und Stirn bis 37,2 - rektal und im Ohr (aurikulär) bis 37,6 - alle Werte in °C. Die Messwerte im Stirnbereich entsprechen den oralen Werten, können aber bei Vasokonstriktion falsch niedrig sein. Nach der Ovulation steigt die Temperatur um ca. 0,5° C an, ebenso nach körperlicher Anstrengung. Kleidung und Außentemperatur haben einen Einfluss. Bei Kindern treten höhere Temperaturschwankungen schneller und häufiger auf. Der Normalbereich unterliegt zusätzlich individuellen Schwankungen. Von Fieber spricht man, wenn die Kerntemperatur > 38°C liegt.

Fiebertypen und häufigere Ursachen (Messwerte aurikulär oder rektal):

▸ Subfebril (< 38,5°C rektal) oder febril (> 38,5°C)
- Infektionen, Abszesse, Pyelonephritis, Endokarditis lenta, Tuberkulose
- Hyperthyreose (aber auch hochfebril bei thyreotoxischer Krise!)
- Fieber durch Arzneimittel ("drug fever") oder DRESS („drug rash with eosinophilia and systemic symptoms"): 3- 4 Wochen nach Beginn einer Medikamententherapie (bes. mit Antiepileptika oder Allopurinol Auftreten von Fieber, Exanthem, Eosinophilie, Anstieg der Leberenzyme. Einige Wochen nach Beginn DRESS kann es zur Reaktivierung von Virusinfektionen kommen.
- Hodgkin-/Non Hodgkin-Lymphome, Tumoren des Magen-Darm-Traktes

  Merke: Es gibt kein Entzündungszeichen, das nicht auch durch einen Tumor hervorgerufen sein kann!
- Hypernephrom, rezidivierende Lungenembolien, Kollagenosen, Vaskulitiden
- Fieber nach Operationen (siehe unten)

▸ Fiebertypen:
- Kontinua (Tagesschwankungen bis 1°C)
- Remittierend (Tagesschwankungen 1 - 2°C)
- Intermittierend (starke Tagesschwankungen > 2°C)
- Septisches Fieber: Intermittierend hohe Fieberschübe mit oder ohne Schüttelfrost

Kontinua: Bakterieller Infekt (wobei man aber heute durch frühzeitige Antibiotikatherapie nur noch selten die typische Kontinua beobachtet).

Zweigipflig:
- Komplikation nach bakteriellem Infekt
- Manche Virusinfekte

Undulierend: Brucellosen, Hodgkin

Fieber bei Malaria: (Subikterus, Leberschmerzen, Tropenanamnese!)
Malaria quartana: **2** Tage fieberfrei!
Malaria tertiana: **1** Tag fieberfrei!
Malaria tropica (oder Mischinfektion): Unregelmäßiges Fieber

Fieber und weißes Blutbild:
a) Leukozytose: Bakterielle Infektion
b) Leukopenie: Virusinfekt, Typhus (!), Brucellosen, vermehrter peripherer Verbrauch von Granulozyten; Therapie mit Zytostatika oder Immunsuppressiva.

Diagnostische Hinweise:

- Fieber objektivieren, in Zweifelsfällen dreigleisig messen: Axillar < bukkal < rektal, wobei die bukkal gemessenen Werte zwischen den beiden anderen liegen (was die Patienten meist nicht wissen) → Ausschluss vorgetäuschter Temperaturen.
- Anamnese:
  - Auslandsreisen? (Malaria, Typhus, Amöbenruhr, Denguefieber, tropische Viruserkrankungen u.a.)
  - Umgang mit (erkrankten) Tieren? Kontakt zu Patienten mit Infektionskrankheiten?
  - Welche Medikamente wurden vor dem Fieber genommen? ("drug fever")
- Klinische Leitsymptome, z.B.
  - Respiratorische Symptome (Husten, Auswurf, Dyspnoe)
  - Abdominale Symptome (Schmerzen, Diarrhö)
  - Urogenitale Symptome (Dysurie, Pollakisurie, Flankenschmerzen)
  - Meningitische oder enzephalitische Symptome (Kopfschmerzen, Meningismus u.a.)
  - Gelenk-/Knochenschmerzen
- Suche nach einer infektiösen Ursache:
  - Gezielte kulturelle/serologische Diagnostik, wenn Anamnese und Klinik Verdachtshinweise geben auf Ort und Art der Infektion (Urinkultur, Sputumkultur u.a.)
  - Wiederholte Blutkulturen (mindestens an 2 aufeinanderfolgenden Tagen je 2 - 3 Proben) bei unklarem Fieber
  - "Dicker Tropfen" bei Fieber und Tropenanamnese

- Labor-Screening: TSH basal, CRP/BSG, Rheumaserologie (RF, ANA) u.a.
  Anm.: Ungezielte serologische und immunologische „Rundumschläge" bringen einen nur selten diagnostisch weiter.
- Organscreening (Sonografie von Abdomen, Herz und Schilddrüse, Rö. Thorax, transösophageales Echo bei Verdacht auf Endokarditis, gastroenterologische Diagnostik, Schilddrüsenfunktion, gynäkologische/urologische Untersuchung)

Fieber unklarer Genese (fever of unknown/unexplained origin = FUO):

1. FUO bei neutropenischen Patienten (Zahl der neutrophilen Granulozyten < 1.000/µl) unter/nach Zytostatikatherapie tritt in ca. 75 % aller Patienten auf. In 50 % d.F. bleibt die Genese ungeklärt. Bis zum Beweis des Gegenteils ist als Ursache eine Infektion zu unterstellen. In der Mehrzahl der Fälle handelt es sich um Staphylokokken, Streptokokken oder gramnegative Bakterien (Pseudomonas aeruginosa, E. coli, Klebsiellen); evtl. auch Pilze. Nach Einleitung einer Basisdiagnostik (aerobe/anaerobe Blutkulturen, Urinkultur, Rö.-Thorax, Sono-Abdomen, Inspektion von Mund, Ano-/Genitalregion, Venenkatheter evtl. entfernen u.a.) wird unverzüglich eine Breitspektrum-Antibiotikatherapie gestartet. Je schneller mit der Therapie begonnen wird, umso höher sind die Erfolgschancen!

   Therapieempfehlung:
   z.B. Piperacillin/Tazobactam + Aminoglykosid oder 3. Generations-Cephalosporin + Aminoglykosid. Falls innerhalb von 72 h keine Besserung eintritt: Umstellung auf antibakterielle antimykotische Therapie, z.B. Carbapenem (Imipenem, Meropenem) + Glykopeptid (Teicoplanin, Vancomycin) + Amphotericin B. Bei Vorliegen von pulmonalen Infiltraten sollte bereits im ersten Therapieregime Amphotericin B enthalten sein, da bei ca. 30 % Pilzinfektionen vorliegen.
2. FUO ohne Neutropenie: Abszesse, Endokarditis, Tuberkulose, HIV-Infektion und opportunistische Infektionen
3. Nosokomiales FUO: Fieber > 38°C bei einem hospitalisierten Patienten, der zum Zeitpunkt der Hospitalisierung noch keine Zeichen einer Infektion hatte.
   Urs: Infizierte intravasale Katheter, Harnwegsinfektionen, Pneumonien, Sinusitis, Reaktivierung von CMV und HSV, TVT/Lungenembolien

   3 Häufige Ursachen von Fieber nach Operationen:
   - Wundinfektionen
   - Nosokomiale Pneumonien (Intensivstationen!) und Harnwegsinfektionen (Blasenverweilkatheter!)
   - TVT und Thromboembolien
4. FUO bei HIV-Infektion: Bei CD4-Lymphozyten < 200/µl Auftreten opportunistischer Infektionen, z.B. P. jirovecii, Mykobakterien; weitere Infektionen: Siehe Kap. HIV/AIDS. Bei Patienten unter antiretroviraler Therapie evtl. inflammatorisches Immunrekonstitutions-Syndrom (IRIS)
5. FUO verursacht durch Malignome, Kollagenosen, Medikamente (drug fever) u.a.

In bis zu 15 % d.F. von FUO findet man die Ursache nicht.

Therapeutische Hinweise bei Patienten ohne Neutropenie und ohne bedrohliche Symptomatik:
Patient 2 - 3 Tage beobachten; dabei Fieber objektivieren (selten wird Fieber vorgetäuscht bei „Münchhausen"-Syndrom) und ausführliche Diagnostik einleiten.

- Ausreichende Flüssigkeitszufuhr sicherstellen!
  Perspiratio insensibilis (= unsichtbarer Flüssigkeitsverlust durch Haut und Lunge):
  - Bei normaler Körpertemperatur ca. 1,0 ℓ/24 h
  - Faustregel: Je 1°C > 37°C zusätzlich 0,5 - 1,0 ℓ Wasser

  Diese Mindestwerte müssen bei der Wasserbilanzierung berücksichtigt werden und den sichtbaren Ausscheidungen aus Nieren, Magen-Darm-Trakt und evtl. Wunden/Fisteln/Sonden hinzugerechnet werden.
- Alle nicht lebenswichtigen Medikamente absetzen (drug fever?).
- Wenn Fieber symptomatisch gesenkt werden muss, dann langsam und gleichmäßig, damit der Kreislauf nicht belastet wird (Paracetamol und/oder physikalisch, z.B. durch nasskalte Wadenwickel).
- Leichtes Fieber braucht bei Patienten ohne Herzerkrankung nicht gesenkt werden.
- Keine therapeutischen Maßnahmen, die die Diagnostik verschleiern oder unmöglich machen, z.B.
  - Antibiotikagabe nicht vor bakteriologischer Untersuchung
  - Wenn nur der leiseste Verdacht auf Hyperthyreose besteht (TSH erniedrigt), keine Röntgenkontrastmittel vor einer Schilddrüsendiagnostik.
  - Probeexzisionen bei Verdacht auf Kollagenosen/Vaskulitiden sind nicht mehr aussagekräftig nach vorausgegangener wochenlanger Kortikosteroid-Therapie.
- Negative serologische Untersuchungen auf Antikörper im Beginn einer Erkrankung und bei Immunschwäche/-suppression schließen die Erkrankung nicht aus!
- Wenn Antibiotika bei unklaren Infekten gegeben werden müssen, dann solche mit breitem Wirkspektrum. Evtl. spätere Korrektur nach Antibiogramm.

AUTOINFLAMMATIONSSYNDROME (AIS) / Periodische Fiebersyndrome (PFS) (Autoinflammatory Diseases (AID), Hereditary periodic fever syndromes) (HPFS)

Def: Erbliche Erkrankungen mit periodischen Fieberschüben. Auch wenn die Erkrankungen relativ selten sind, sollte man sie differenzialdiagnostisch kennen. Die Mutationen bei diesen Erkrankungen führen zu einer gestörten Zytokinbalance. Leitsymptome sind rezidivierende Fieberepisoden und fakultativ Serositiden, Arthritiden und Exantheme; laborchemisch imponieren hohe Entzündungsparameter.

Name	**Familiäres Mittelmeerfieber (FMF) (am häufigsten)**	**Hyper-IgD-Syndrom (HIDS)**	**TNF-Rezeptor-assoziiertes periodisches Fieber (TRAPS)**	**Muckle-Wells-Syndrom (MWS)*)**	**Familiäre Kälteurtikaria (Syndrom) = FCUS*)**	**Zyklische Neutropenie (ZN)**
Manifestation	< 10 Lj.	< 1 Lj.	~ 10 Lj.	Variabel	< 1 Lj.	< 5 Lj.
Dauer in Tagen	1 - 3	3 - 7	Ca. 14	Tage	Tage - Wochen	4 - 5
Intervall	Wochen - Monate	4 - 8 Wochen	Monate	Variabel	Exposition	20 Tage
Klinik	Polyserositis Peritonitis Pleuritis	Lymphknotenvergrößerungen Konjunktivitis <u>Bauchschmerzen</u>	Ödeme Myalgien <u>Bauchschmerzen</u>	Taubheit Arthralgien	Kälteintoleranz Konjunktivitis	Aphthöse Stomatitis
Arthritis	Monoarthritis	Polyarthritis	Selten	Synovitis	Schmerzhafte Arthritis	Keine
Hautbefunde	Erysipelähnlich (beinbetont)	Makulopapulöse Plaques	Schmerzhafte erythematöse Plaques	Urtikaria	Urtikaria	Kutane Infekte
Komplikationen	Amyloidose	Amyloidose	Amyloidose	Amyloidose Taubheit	Amyloidose	Sepsis
Labor	Genetische Analyse Serumamyloid A (SAA)	IgD / (IgA) (↑) MVK	Typ1-TNF ↓	Keine	Keine	Neutropenie
Erbgang	autosomal-rezessiv und dominant	autosomal-rezessiv	autosomal-dominant	autosomal-dominant	autosomal-dominant	autosomal-dominant
Chromosom/Gen	16p13/MEFV	12q24/MVK	12p13/TNFRSF1A	1q44/NLRP3	1q44/NLRP3	19p13.3/ELA2
Protein	Pyrin / Marenostrin	Mevalonatkinase	TNFRSF1A	Cryopyrin/NALP3*)	Cryopyrin*)	Neutrophilen-elastase
Therapie	Colchicin Etanercept Anakinra (= IL-1-Antagonist)	Kortison Anakinra (= IL-1-Antagonist)	Kortison Etanercept Anakinra Canakimumab	Anakinra Canakinumab (= IL-1β-Antagonist)	Anakinra Canakinumab (= IL-1β-Antagonist)	G-CSF

*) Cryopyrin-assoziierte periodische Syndrome (CAPS)

<u>Weitere seltene hereditäre Fiebersyndrome:</u>
1. CINCA-Syndrom (chronic infantile neurological cutaneous and articular syndrome)*)
2. PAPA-Syndrom (pyogene sterile Arthritis, Pyoderma gangraenosum, Akne)
3. PFAPA-Syndrom (periodisches Fieber, aphthöse Stomatitis Pharyngitis, Adenitis)
4. Interleukin 1-Rezeptor-Antagonist-Defizienz (= DIRA) - 5. Schnitzler-Syndrom - 6. Systemische juvenile idiopathische Arthritis (M. Still)
7. Nicht-bakterielle Osteitis (= chronisch rekurrierende multifokale Osteomyelitis [CRMO])

Meldepflichtige Infektionskrankheiten nach §§ 6 / 7 Infektionsschutzgesetz (IfSG)

Internet-Infos: z.B. *www.rki.de* → *Infektionsschutz* → *Infektionsschutzgesetz*

Das Infektionsschutzgesetz verfolgt den Zweck, einer Übertragung von Infektionskrankheiten beim Menschen vorzubeugen. Einen wichtigen Baustein stellen die gesetzlichen Meldepflichten dar, mit denen die Gesundheitsbehörden über das Auftreten von Infektionskrankheiten informiert und somit in die Lage versetzt werden, die notwendigen seuchenhygienischen Maßnahmen zu ergreifen. Zu unterscheiden sind:

- Namentliche Meldung bei übertragbaren Krankheiten (§ 6 IfSG) - unverzüglich, muss spätestens innerhalb von 24 Stunden beim Gesundheitsamt vorliegen. Eine Meldepflicht besteht bei Krankheitsverdacht, Erkrankung und Tod.
- Namentliche Meldung bei direktem oder indirektem Labornachweis von Krankheitserregern (§ 7 Abs. 1 IfSG), wenn dieser auf eine akute Infektion hinweist - ebenfalls unverzüglich, muss spätestens innerhalb von 24 Stunden beim Gesundheitsamt vorliegen.
- Nichtnamentliche Meldung bei Labornachweis von Krankheitserregern (§ 7 Abs. 3 IfSG), fallbezogen verschlüsselt innerhalb von 2 Wochen an das Robert Koch-Institut.

Namentliche Meldungen erfolgen üblicherweise mithilfe spezieller Meldeformulare per Telefax (weitere Infos siehe unter *www.rki.de*). In dringenden Fällen ist zusätzlich eine telefonische Vorabinformation des Gesundheitsamtes sinnvoll, um dadurch die Einleitung von Maßnahmen zu beschleunigen. Außerhalb der Dienstzeiten steht in der Regel ein Bereitschaftsdienst zur Verfügung, dessen Rufnummer über die Rettungsleitstelle oder die Polizei erfragt werden kann.

Eine unterlassene oder verspätete Meldung kann als Ordnungswidrigkeit oder als Straftat geahndet werden.

Zur Meldung von Krankheiten nach § 6 sind verpflichtet (Auswahl):

- der feststellende Arzt (in Einrichtungen teilweise auch der Leitende Arzt bzw. Abteilungsarzt oder behandelnde Arzt)
- Leiter von pathologisch-anatomischen Instituten

Zur Meldung nach § 7 sind verpflichtet (Auswahl):

- Leiter von Labors sowie Leiter von pathologisch-anatomischen Instituten
- Behandelnde Ärzte, wenn sie Laboruntersuchungen zum Erregernachweis selbst durchführen (z.B. bei einem Influenza-Schnelltest).

Die Tabelle auf der Folgeseite dient zur Orientierung über die deutschlandweiten Meldepflichten. Rechtlich bindend sind die Detailregelungen der jeweils aktuellen Fassungen des Infektionsschutzgesetzes und der Meldepflichtsverordnungen.

Ergänzende Hinweise:

- Je nach epidemiologischer Lage können die geltenden gesetzlichen Meldepflichten – auch kurzfristig - ausgeweitet oder eingeschränkt werden (§ 15 IfSG). Dies ist in der Vergangenheit beispielsweise bei der aviären Influenza erfolgt. Außerdem können Bundesländer zusätzliche Meldepflichten erlassen (z.B. Borreliose oder multiresistente Erreger). Auskünfte erteilt das örtliche Gesundheitsamt.
- Bedrohliche Krankheiten / Labornachweis gefährlicher Krankheitserreger, die im Gesetz nicht explizit aufgeführt sind: Namentliche Meldepflicht, wenn eine schwerwiegende Gefahr für die Allgemeinheit anzunehmen ist und Krankheitserreger als Ursache vermutet werden.
- Häufung nosokomialer Infektionen: Nichtnamentlich meldepflichtig, wenn ein epidemischer Zusammenhang wahrscheinlich ist oder vermutet wird.
- Impfschäden: Ebenfalls namentlich meldepflichtig, solange es sich nicht um eine Impfreaktion im üblichen Ausmaß handelt.

Erläuterungen der verwendeten Symbole:

+ = Namentlich an das Gesundheitsamt

(+) = Nichtnamentlich unmittelbar an das Robert Koch-Institut

(V) = Meldepflicht aufgrund nationaler Meldepflichtsverordnungen

Meldepflichtige Infektionskrankheiten nach §§ 6 / 7 IfSG (Infektionsschutzgesetz):

Krankheit	Meldepflicht Krankheit § 6	Meldepflicht Erreger § 7
Adenovirus-Konjunktivitis		+
Arbovirus-Infektion (z.B. Chikungunya, Dengue, West-Nil, Zika)		+ (V)
Botulismus	+	+
Brucellose		+
Cholera	+	+ (O 1 und O 139)
Clostridium difficile (schwerer Verlauf)	+ (V)	
Diphtherie	+	+
Echinokokkose		(+)
Gastroenteritis: Allgemein: mikrobiell bedingte Lebensmittelvergiftung und akute infektiöse Gastroenteritis, wenn eine Person betroffen ist, die im Lebensmittelbereich tätig ist (§ 42 IfSG), oder wenn zwei oder mehr gleichartige Erkrankungen auftreten, bei denen ein epidemischer Zusammenhang wahrscheinlich ist oder vermutet wird. Gastroenteritis durch: Campylobacter, Cryptosporidium (humanpathogene Stämme), Escherichia coli (alle darmpathogenen Formen), Giardia lamblia, Noroviren; Rotaviren, Salmonellen, Yersinia enterocolitica (siehe auch die übrigen intestinalen Infektionen in dieser Tabelle)	+ 	 +
Enteropathisches hämolytisches urämisches Syndrom (HUS)	+	+
Fleckfieber		+
FSME		+
Haemophilus influenzae (direkter Nachweis in Blut oder Liquor)		+
Hantavirus		+
HIV		(+)
Humane spongiforme Enzephalopathie (Creutzfeldt-Jakob-Krankheit)	+	+
Influenza Sonderfall: Zoonotische Influenza	 + (V)	+ +
Läuserückfallfieber		+
Legionellose		+
Lepra		+
Leptospirose (Labornachweis humanpathogener Stämme)		+
Listeriose (Nachweis aus Liquor, Blut sowie normalerweise anderen sterilen Substraten und Abstrich bei Neugeborenen)		+
Lues		(+)
Malaria		(+)
Masern	+	+
Meningokokken-Meningitis oder -sepsis	+	+
Milzbrand	+	+
Multiresistente Erreger: - Acinetobacter spp. und Enterobacteriaceae mit Carbapenem-Resistenz (Meldepflicht bei Kolonisation und Infektion) - MRSA (Nachweis in Blut und Liquor)		 + (V) + (V)
Mumps	+	+
Ornithose		+
Paratyphus	+	+
Pertussis	+	+
Pest	+	+
Poliomyelitis (jede schlaffe Lähmung, außer wenn traumatisch bedingt)	+	+
Psittakose		+
Q-Fieber		+
Röteln einschließlich Rötelnembryopathie	+	+
Shigellenruhr	*	+
Tollwut	+	+
Toxoplasmose (nur konnatal)		(+)
Trichinellose		+
Tuberkulose (siehe Kapitel „Tuberkulose")	+	+
Tularämie		+
Typhus abdominalis	+	+
Varizellen (bzw. Labornachweis von VZV auch bei Herpes zoster)	+	+
Virusbedingtes hämorrhagisches Fieber (z.B. Ebola, Gelbfieber, Lassa, Marburg)	+	+
Virushepatitis A / B / C / D / E (siehe Kapitel „Hepatitis")	+ (jede akute Virushepatitis)	+

Initialtherapie bakterieller Infektionskrankheiten Erwachsener in der Praxis

(In Anlehnung an die Empfehlungen der Paul-Ehrlich-Gesellschaft für Chemotherapie e.V.)

Diagnose	Häufigste Erreger	Mittel der Wahl	Alternativen
Infektionskrankheiten des Mund- und Rachenraumes sowie des Respirationstraktes			
Akute Bronchitis	Meist: Viren: Keine Antibiotika Nur selten: Pneumokokken Haemophilus influenzae Moraxella catarrhalis Chlamydia pneumoniae	--- Siehe Kap. CAP	
Akute Exazerbation der COPD = AECB	Siehe Kap.COPD		
Pneumonie ambulant erworben = CAP	Siehe Kap. CAP		
Tonsillitis, Pharyngitis Erysipel	A-Streptokokken	Phenoxypenicillin Cephalosporine Gr. 2/3	Makrolide
Lyme-Borreliose	Borrelia burgdorferi	Stadienabhängige Therapie Doxycyclin (St. 1)	Siehe Kap. Lyme-Borreliose Ab Stad. 2 Ceftriaxon
Magen-Darm-Infektionen			
Akute Enteritis	Salmonellen Campylobacter jejuni Yersinien Shigellen	Ciprofloxacin	Aminopenicilline TMP/Sulfonamid Makrolide nur bei Campylobacter
Bemerkungen: Infektionen durch Salmonellen, Campylobacter oder Yersinien nur in Ausnahmefällen antibakteriell behandeln.			
HP-Gastritis Ulcus duodeni/ventriculi MALT-Lymphom	Helicobacter pylori	Siehe Kap. HP-Gastritis	
Divertikulitis	Escherichia coli Enterokokken Bacteroides fragilis	z.B. Metronidazol + Fluorchinolon Gr. 2/3	Siehe Kap. Divertikulitis
Gallenwegsinfektionen			
Cholangitis Cholezystitis	Escherichia coli Enterokokken Klebsiellen Anaerobe und aerobe Streptokokken Selten Clostridium perfringens 1-3%	Ciprofloxacin oder Ceftriaxon	
Bemerkungen: Bei Steinen endoskopische bzw. chirurgische Therapie! Endoskopische Unters. der Gallenwege: Prophylaxe mit Ciprofloxacin			
Harnwegsinfektionen (HWI)			
Akute unkomplizierte Zystitis der Frau im geschlechtsaktiven Lebensalter	Escherichia coli ca. 80 %	Fosfomycin (Einmalgabe) oder Nitrofurantoin	Aminopenicilline (Mittel der Wahl bei Schwangerschaft)
Urinkontrolle nach 1 bis 2 Wochen.			
Akute unkomplizierte Pyelonephritis	Escherichia coli ca. 80 %	Ciprofloxacin oder Levofloxacin	Aminopenicilline / BLI
Bemerkungen: Bei typischem klinischem Bild (Flankenschmerz, Fieber) und Leukozyturie kann die Therapie (Dauer 7 bis 14 Tage) ggf. ohne mikrobiologische Untersuchung begonnen werden. Bei atypischem Verlauf oder Rezidiv ist eine mikrobiologische Untersuchung erforderlich.			
Komplizierte Harnwegsinfektionen	Enterokokken ca. 30 % Escherichia coli ca. 20 % Staphylokokken ca. 20 % Pseudomonas aeruginosa 10 % (siehe Kap. HWI)	Nach Testung	
Bemerkungen: Therapiedauer mindestens 7 bis 10 Tage und länger. Wegen der Multiresistenz vieler Erregerarten Chemotherapie grundsätzlich nur nach bakterieller Testung; in Ausnahmefällen (z.B. Fieber) Beginn der Therapie nach Uringewinnung zur bakteriologischen Untersuchung mit einem Breitspektrum-Chemotherapeutikum; Ursache urologisch abklären.			
Genitalinfektionen			
Lues	Treponema pallidum	Benzathinpenicillin i.m.	Doxycyclin bei Penicillinallergie
Gonorrhö	Neisseria gonorrhoeae	Ceftriaxon + Azithromycin (Einmaldosis)	
Unspezifische Urethritis	Chlamydia trachomatis	Doxycyclin	Makrolid
Bemerkungen: Bei Genitalinfektionen Partnerbehandlung notwendig!			

Übersicht über Antibiotikagruppen

(mit freundlicher Genehmigung von Prof. Dr. med. F. Vogel, Hofheim)
(o = oral / p = parenteral anwendbar)

Gruppe	Beispiele	p / o	Wirkspektrum
PENICILLINE			
Penicilline	Benzylpenicillin (= Penicillin G) Phenoxymethyl-Penicillin (Penicillin V)	p o	Wirksam gegen Streptokokken einschl. Pneumokokken
Aminopenicilline	Amoxicillin Ampicillin	o p / o	- Penicillin-Wirkspektrum - Wirksam gegen Enterokokken und einige wenige gramnegative Erreger ohne Betalaktamase-Produktion - Nicht wirksam gegen Staphylokokken und Anaerobier mit Betalaktamase-Produktion
Aminopenicilline / BLI = Betalaktamase-Inhibitoren	Amoxicillin / Clavulansäure Ampicillin / Sulbactam	p / o p / o	- Penicillin-Wirkspektrum - Wirksam gegen Enterokokken und einige gramnegative Erreger mit Betalaktamase-Produktion
Acylaminopenicilline	Mezlocillin Piperacillin	p p	- Wirksam im grampositiven Bereich einschl. Enterokokken - Nicht wirksam gegen Betalaktamase-produzierende Staphylokokken - Wirksam gegen gramnegative Erreger ohne Betalaktamase-Produktion - Unterschiedliche Aktivität gegen Pseudomonaden
Acylaminopenicilline / Betalaktamase-Inhibitoren	Piperacillin / Tazobactam	p	- Wirksam im grampositiven Bereich einschl. Enterokokken
Isoxazolylpenicilline	Flucloxacillin	p / o	Wirksam gegen grampositive Erreger mit Betalaktamase-Produktion (Staphylokokken-Penicilline)
CEPHALOSPORINE			
Gruppe 1	Cefazolin Cefalexin Cefadroxil Cefaclor	p o o o	- Wirksam gegen grampositive und einige wenige gramnegative Bakterien - Stabil gegenüber Penicillinase aus Staphylokokken - Instabil gegenüber Betalaktamasen gramnegativer Bakterien
Gruppe 2	Cefuroxim Cefotiam	p / o p	- Gut wirksam gegen grampositive und gramnegative Bakterien - Stabil gegenüber Penicillinasen aus Staphylokokken und den meisten Betalaktamasen gramnegativer Bakterien
Gruppe 3a	Cefotaxim Ceftriaxon Ceftibuten Cefixim Cefpodoxim	p p o o o	- Deutlich besser wirksam als Gruppe 1 und 2 gegen gramnegative Bakterien - Stabil gegenüber zahlreichen Betalaktamasen gramnegativer Bakterien - Schwächer wirksam gegen einige grampositive Bakterien - Unwirksam gegen Enterokokken, gegen Staphylokokken schwach wirksam
Gruppe 3b	Ceftazidim	p	Wirkungsspektrum wie Cephalosporine Gruppe 3a mit zusätzlich guter Wirksamkeit gegenüber Pseudomonaden
Gruppe 4	Cefepim	p	Sehr breites Wirkspektrum
Gruppe 5	Ceftarolin, Ceftobiprol	p	Auch bei MRSA-Infektionen wirksam

Gruppe	Beispiele	p / o	Wirkspektrum
CARBAPENEME	Imipenem / Cilastatin Meropenem Ertapenem	p p p	Breites Wirkspektrum im grampositiven und gramnegativen Bereich inkl. der Anaerobier
GLYKOPEPTIDE	Vancomycin Teicoplanin Telavancin Dalbavancin Oritavancin	p / o p p p / o p	- Wirksam gegen Streptokokken einschl. Enterokokken - Wirksam gegen Staphylokokken einschl. MRSA
OXAZOLIDINONE	Linezolid Tedizolid	p / o p / o	MRSA-wirksam
FLUORCHINOLONE			
Gruppe 1	Norfloxacin	o	- Im wesentlichen auf Harnwegsinfektionen beschränkte Indikation - Wirksam im gramnegativen Bereich
Gruppe 2	Ofloxacin Ciprofloxacin	p / o p / o	- Teilweise systemisch anwendbar, breite Indikation - Stärker wirksam gegen gramnegative Erreger als Gruppe 1, teilweise mit Aktivität gegen Pseudomonas - Begrenzt wirksam gegen Pneumokokken, Staphylokokken und „atypische" Pneumonieerreger (Chlamydien, Mykoplasmen, Legionellen)
Gruppe 3	Levofloxacin	p / o	- Gut wirksam im gramnegativen und grampositiven Bereich einschl. Pneumokokken, Staphylokokken, Streptokokken - Gute Aktivität gegen „atypische" Pneumonieerreger (Chlamydien, Mykoplasmen, Legionellen)
Gruppe 4	Moxifloxacin	p / o	Ähnliches antibakterielles Wirkspektrum wie Gruppe 3 mit verbesserter Aktivität gegen Anaerobier
MAKROLIDE			
Ältere Makrolide	Erythromycin	p / o	- Wirksam gegen „atypische" Pneumonieerreger (Chlamydien, Mykoplasmen, Legionellen) - Wirksam gegen Streptokokken einschl. Pneumokokken - Keine ausreichende Aktivität gegen Haemophilus influenzae
Neuere Makrolide	Azithromycin Clarithromycin Roxithromycin Telithromycin	p / o p / o o o	- Wirkspektrum wie ältere Makrolide mit verbesserter Aktivität gegen Haemophilus influenzae - Telithromycin wirkt auch bei Erythromycin-resistenten Pneumokokken
AMINOGLYKOSIDE	Amikacin Gentamicin Tobramycin	p p p	- Wirksam gegen Enterobakterien - Wirksam gegen Pseudomonaden (insbes. Tobramycin)
TETRACYCLIN	Doxycyclin	p / o	- Wirksam gegen „atypische" Pneumonieerreger (Chlamydien, Mykoplasmen, Legionellen), zunehmende Resistenz bei Pneumokokken
TRIMETHOPRIM			
Trimethoprim mit oder ohne Sulfonamid	Trimethoprim ebenso wirksam wie Cotrimoxazol (hier evtl. NW durch den Sulfonamidanteil)	o	- Wirksam gegen verschiedene grampositive und gramnegative Bakterien - Wirksam bei eitriger Bronchitis, Reisediarrhö, Pneumocystis jiroveci. Bei Harnwegsinfektionen Resistenzen.

WICHTIGE IMPFUNGEN IM ERWACHSENENALTER

Aktuelle STIKO-Empfehlungen beachten: *www.rki.de*

	TETANUS (S)	DIPHTHERIE (S)	POLIOMYELITIS (S)	INFLUENZA (S / I)	Andere Impfungen
Art der Impfung	Aktiv Totimpfstoff aus formalinbehandeltem Tetanustoxoid	Aktiv Totimpfstoff mit Aluminium-Formalin-Toxoid	Aktiv: IPV= Parenteraler Totimpfstoff (nach Salk)	Aktiv Totimpfstoff auf der Grundlage der aktuellen, von der WHO empfohlenen Antigenkombination	**<u>Masern-, Mumps-, Rötelnimpfung (MMR) Pneumokokken-, Meningokokken-, Pertussis-Impfungen</u>**
Durchführung der Grundimmunisierung bei Erwachsenen (Kinder: Siehe Herstellerangabe!)	2 Inj. i.m. à 0,5 ml im Abstand von 4 Wochen, 3.Inj. nach 6 - 12 Monaten	Grundimmunisierung: 3 Inj. (0 - 1 - 6 Monate); ab 6. Lj. nur mit reduzierter Toxoiddosis **<u>d</u>** = mind. 2 IE Toxoid	2 Injektionen im Abstand von 2 - 6 Monaten	Jährliche Impfung, vorzugsweise im Herbst (vor Beginn einer Influenzaepidemie)	Siehe unter den jeweiligen Kapiteln!
Schutzdauer (Intervall zur Auffrischimpfung)	10 Jahre nach 3. Injektion Auffrischungsimpfungen mit Trap-Impfstoff (bei Polio-Indikation mit Trap-IPV-Impfstoff)	10 Jahre	10 Jahre Auffrischimpfung bei Erwachsenen, die in Risikogebiete leben oder reisen.	1 Jahr	**<u>Tollwut-Impfung:</u>** (I) <u>Ind:</u> Längerer Aufenthalt in Risikoländern (z.B. Indien)
Komplikationen	Sehr selten Erkrankungen des peripheren Nervensystems			Sehr selten Guillin-Barre-Syndrom; Thrombozytopenie, Vaskulitis	Deutschland gilt seit 2008 als frei von Wildtollwut (Ausnahme: Fledermäuse !)
Spezielle Kontraindikationen		Thrombozytopenie	Bei Lebendvakzine Patienten mit Immunschwäche	Allergie gegen Hühnereiweiß (allergische Reaktionen!)	<u>Dos:</u> PCEC-Impfstoff (Rabipur®) 3 Dosen i.m. an den
Epidemiologie	Weltweit	Letzte Epidemie in den GUS-Staaten (Höhepunkt 1995)	Eradikationsziel der WHO In Pakistan und Afghanistan noch Erkrankungen	Influenza A führt weltweit zu Epidemien im Intervall von 2-3 J., alle 10-40 J. zu neuen Pandemien mit Mio Toten; Erkrankungshäufigkeit im Winterhalbj.	Tagen 0, 7, 21 oder 28, Auffrischungsimpfung nach Titerkontrolle alle 2 - 5 J. Tierkontakt meiden (Hunde, Fledermäuse u.a.)
Bemerkungen	Postexpositionell bei fehlendem Impfschutz Simultanprophylaxe mit Tetanus-Hyperimmunglobulin aktive Impfung	Bei Reisen in osteuropäische Länder unbedingt auf Impfschutz achten!	OPV = orale Lebendvakzine (nach Sabin) wird nicht mehr eingesetzt wegen des Risikos einer Vakzine-assoziierten Polio (VAP)(1 : 4,5 Mio.)	Bei Personen > 60 J. und chronisch Kranken (Gefährdeten) auch <u>Pneumokokken-Impfung</u> empfehlen!	Japanische Enzephalitis (*siehe Internet*)

S = Standardimpfungen für alle Menschen; I = Indikationsimpfungen bei Risikogruppen; B = bei beruflichem Risiko; R = Impfungen aufgrund von Reisen

<u>Lokal- und Allgemeinreaktionen bei Impfungen:</u>
1. <u>Lokal:</u> Rötungen, Schwellung, Schmerz an der Inj. Stelle, Vergrößerung lokaler Lymphknoten
2. <u>Generalisiert:</u> Abgeschlagenheit, Fieber, grippeähnliche Reaktion, selten allergische Reaktion

<u>Allgemeine Kontraindikationen bei aktiven Impfungen:</u>
1. Akut behandlungsbedürftige (fieberhafte) Erkrankungen (2 Wochen Abstand)
2. Bekannte NW/Unverträglichkeiten, Allergie gegen Bestandteile des Impfstoffes (Eiweiß/Konservierungsmittel)
3. Unter Antikoagulanzientherapie keine i.m.-Injektionen (→ evtl. s.c.-Injektionen)
4. Lebendimpfstoffe sind kontraindiziert bei Schwangerschaft und (abhängig vom Immunstatus) bei Immundefekten (Totimpfstoffe sind <u>nicht</u> kontraindiziert).

	HEPATITIS A (I R)	HEPATITIS B (I R B)	TYPHUS (R)	GELBFIEBER (R)	FSME (I R)
Art der Impfung	Aktiv Totimpfstoff: Al-OH-Adj.-Impfstoff Liposomal-Impfstoff	Aktiv Totimpfstoff mit HBs-Ag Kinder: Generelle Impf. Erwachsene: z.Z. Indikationsimpfung	Aktiv: 2 Alternativen: • Orale Lebendvakzine • Parenteraler Totimpfstoff	Aktiv Lebendimpfstoff mit attenuiertem Virus YF-Stamm "17D" aus Hühnerembryonen	Aktiv Totimpfstoff; formalininaktivierte FSME-Vakzine
Durchführung der Grundimmunisierung bei Erwachsenen (Kinder: Siehe Herstellerangabe!)	Als Einzelimpfstoff 2 Dosen i.m. (M. deltoideus) zu den Zeitpunkten 0 und 6 Monaten; evtl. Vortestung (anti-HAV)	3 Inj. möglichst intradeltoidal zu den Zeitpunkten 0 - 1 - 6 Monaten Nur bei Erwachsenen Vortestung (anti-HBc)	Je 1 Kapsel oral an den Tagen 1, 3 und 5 eine Stunde vor der Mahlzeit oder 1 parenterale Impfdosis	1 Inj. à 0,5 ml s.c.	3 Inj. à 0,5 ml i.m.; 2. Inj. nach 1 - 3 Monaten 3. Inj. nach 9 -12 Monaten
Schutzdauer (Intervall zur Auffrischungsimpfung)	über 10 Jahre; evtl. AK-Titer-Kontrolle	10 Jahre Nachtestung (anti-HBs) bei beruflich Exponierten, Dialysepatienten, Immunschwäche	Oralvakzine: 1 Jahr Parenterale Vakzine: 3 Jahre	Lebenslanger Schutz	3 Jahre
Komplikationen	Fraglicher Zusammenhang mit neurologischen Erkrankungen in Einzelfallberichten		Gastrointestinale Beschwerden	Anaphylaxie bei Hühnereiweißallergie; sehr selten Enzephalitis, vereinzelt Todesfälle	Sehr selten Erkrankungen des peripheren Nervensystems
Spezielle Kontraindikationen		Allergie gegen Formaldehyd und Quecksilberverbindungen	Bei Diarrhö fraglicher Impfschutz	Allergie gegen Hühnereiweiß; akute Leber- und Nierenerkrankungen u.a.	Allergie gegen Hühnereiweiß und Konservierungsstoffe, Neuropathien
Epidemiologie der Krankheit	Weltweit; bes. bei mangelnder Hygiene; es erkranken bes. <u>junge</u> Menschen nach Reisen in südliche Länder	Weltweit; erhöhtes Risiko innerhalb von Risikogruppen (siehe Kap. Hepatitis)	Tropische und subtropische Länder	Gebiete nach WHO-Report	Russland, Baltikum, Osteuropa, Bayern, Baden-Württemberg, Kärnten, Balkan u.a. (RKI-Information zur Verbreitung)
Bemerkungen	Bei aktueller Exposition von Personen, für die eine Hepatitis A risikoreich ist, evtl. simultane Gabe von Immunglobulin (5 ml i.m.) Kombinationsimpfung Hepatitis A/B nutzen.	Postexpositionell aktive passive Simultanprophylaxe mit Hepatitis B-Immunglobulin möglichst innerhalb 6 h! Impfung schützt auch vor Hepatitis D.	Impfung schützt nicht vor Paratyphus; kurz vor, während und direkt nach Einnahme der Oralvakzine kein Antibiotikum oder Resochin einnehmen!	Impfungen nur in bestimmten von der WHO ausgewiesenen Stellen möglich - Wirksam 10 Tage nach Impfung; Dauer der Impfung je Staat unterschiedlich: 10 J. bis lebenslang → *ww.dtg.org*	

Mindestabstand zwischen 2 Impfungen:
- Kein Zeitabstand erforderlich zwischen 2 Totimpfstoffen sowie Tot-/Lebendimpfstoff (und umgekehrt)
- Zwischen 2 Lebendimpfstoffen mit attenuierten Erregern: Entweder simultane Impfung, ansonsten 2. Impfung nach 4 Wochen
- Immunglobuline: → Parenterale Lebendvirusimpfung: 3 Monate
  Parenterale Lebendvirusimpfung → Immunglobuline: 2 Wochen
- Totimpfstoff ↔ Immunglobuline: Kein Zeitabstand erforderlich.

Bei der Durchführung einer Grundimmunisierung sollten Mindestzeitabstände eingehalten werden; Maximalabstände gibt es nicht: ***Jede Impfung zählt!***

XIII. ALLGEMEINMEDIZINISCHE THEMEN

1. PSYCHISCHE ERKRANKUNGEN

1.1. NICHT-SPEZIFISCHE, FUNKTIONELLE UND SOMATOFORME KÖRPERBESCHWERDEN = NFS [F45.0, F45.9, F45.39]

Syn: Somatoforme Störungen

Def: „Nicht-spezifisch": Fehlende Zuordenbarkeit vieler Beschwerden zu einer spezifischen Erkrankung.

„Funktionell": Überwiegend ist die Funktion des betroffenen Organ(system)s gestört. Für spezifische Beschwerden werden verschiedene funktionelle somatische Syndrome definiert (z.B. Reizdarmsyndrom).

„Somatoforme Störung": Liegt vor, wenn nicht hinreichend erklärte Körperbeschwerden mindestens ein halbes Jahr persistieren und zu einer relevanten Beeinträchtigung der Funktionsfähigkeit im Alltag führen. Somatoform bedeutet, dass vorhandene körperliche Beschwerden somatische Krankheiten nachformen, ohne dass ein ausreichender Organbefund vorliegt. Die Symptome können bei der Somatisierungsstörung in jedem Organsystem auftreten.

Ep.: Bis 10 % der Bevölkerung; ca. 20 % der Hausarztpatienten; w : m : ca. 2 - 3 : 1

Ät.: Multifaktorielle Genese: Entstehungsrelevante Faktoren auf biologischer, psychologischer und sozialer Ebene. Begünstigend können sein Genetik, Wahrnehmungsart, Persönlichkeitsstruktur, Kindheitserlebnisse, Missbrauchserfahrungen, zwischenmenschliche Beziehung. Auslösend können sein organische Erkrankungen, Traumata, Überforderungen und Lebenskrisen.

KL.: Leitsymptome von NFS sind Schmerzen unterschiedlicher Lokalisation, gestörte Organfunktionen (bevorzugt Verdauung, Herz/Kreislauf, Atmung, Urogenitalsystem) einschließlich vegetativer Beschwerden. sowie Erschöpfung und Müdigkeit. Oft werden sie von gesundheitsbezogenen Ängsten begleitet. Der Patient ist gewöhnlich von einer unidimensionalen körperlichen Ursache seiner Beschwerden überzeugt.

Die Auflistung der somatoformen autonomen Funktionsstörung folgt auch phänomenologischen Begriffen, wobei die Terminologie nicht einheitlich ist:
- Herz- und Kreislaufsystem F45.30 - dazugehöriger Begriff: **Funktionelle Herzbeschwerden**
- Oberes Verdauungssystem F45.31 - dazugehöriger Begriff: **Reizmagensyndrom**
- Unteres Verdauungssystem F45.32 - dazugehöriger Begriff: **Reizdarmsyndrom**
- Atmungssystem F45.33 - dazugehöriger Begriff: **Hyperventilationssyndrom**

DD: Ausschluss einer organischen Erkrankung. Außerdem können unterschiedliche Schweregrade von Depression und Angst die somatoformen Störungen begleiten. Bei der hypochondrischen Störung ist die Aufmerksamkeit mehr auf das Vorhandensein eines ernsthaften Krankheitsprozesses gerichtet.

Di.: Definition nach ICD-10: Somatoforme Störungen (***Cave!*** Geänderte Kriterien in DSM-5: „Somatic symptom disorder (SSD)" und absehbar in ICD-11: „Bodily distress disorder (BDD)").
- Wiederholte Darbietung körperlicher Symptome, für die keine ausreichende somatische Erklärung gefunden wurde.
- Hartnäckige Forderung nach medizinischen Untersuchungen trotz wiederholter negativer Ergebnisse u. Versicherung der Ärzte, dass die Symptome nicht körperlich begründbar sind.
- Wenn somatische Störungen vorhanden sind, erklären sie nicht die Art und das Ausmaß der Symptome, das Leiden und die innerliche Beteiligung des Patienten.
- Das zu erreichende Verständnis für die Verursachung der Symptome ist häufig für Patient u. Arzt enttäuschend.

Th.: Einzelheiten siehe S3-Leitlinie

1. Allgemeinmaßnahmen:
   Es empfiehlt sich eine kognitiv-edukative Vorgehensweise. Dabei sind dem Patienten die Zusammenhänge zwischen Befindlichkeitsstörungen und objektivierbaren Befunden zu erläutern mit dem Ziel des Aufbaus eines psychosomatischen Krankheitsverständnisses. Eine Mitteilung somatischer Bagatell- und Zufallsbefunde kann hier störend wirken. Danach sollte schrittweise ein Bekanntmachen mit dem Konzept der somatoformen Störung erfolgen.
2. Psychotherapie, psychosomatische Therapie
   - Somatoforme Funktionsstörungen des Herz- und Kreislaufsystems:
     Kognitive Verhaltenstherapie bei Herzneurose und psychogenen Brustschmerzen
   - Somatoforme Funktionsstörungen des Atmungssystems:
     Beim Hyperventilationssyndrom sind Biofeedbacktraining und progressive Muskelrelaxation, wahrscheinlich wirksam. Im Übrigen kann nach den Therapierichtlinien der Angststörung verfahren werden.

- Somatoforme Funktionsstörungen des Verdauungstraktes:
  Kognitive Verhaltenstherapie, Entspannungsmaßnahmen und Stressmanagement, progressive Muskelrelaxation nach Jacobson u.a. (weitere Therapie siehe Reizdarmsyndrom)
- Schwere Verläufe: (Teil-)stationäre Therapie sowie ambulante und (teil-)stationäre Rehabilitation

(Weitere Informationen finden sich unter den jeweiligen Krankheitsbildern in den Organkapiteln.)

Prg: 50 - 75 % sind rel. leichte Krankheitsverläufe mit Verbesserung von Funktionsfähigkeit und Lebensqualität . 10- 30 % sind rel. schwere Verläufe mit erheblich beeinträchtigter Lebensqualität und erhöhtem Suizidrisiko.

1.2. DEPRESSION [F32.9]

(In Anlehnung an S3-Leitlinie/Nationale Versorgungsleitlinie „Unipolare Depression")

Def: (nach ICD-10): Eine depressive (lat. niederdrückend) Störung liegt vor, wenn mindestens zwei der folgenden Hauptsymptome für eine Dauer von mehr als zwei Wochen vorliegen:
1. Depressive (gedrückte) Stimmung
2. Interessenverlust, Freudlosigkeit
3. Antriebsmangel, erhöhte Ermüdbarkeit.

Der Schweregrad der depressiven Störung wird anhand der Zusatzsymptome bestimmt (≤ 2 erfüllte Kriterien leichte, 3 - 4 Kriterien mittelschwere und > 4 Kriterien schwere depressive Episode):
1. Verminderte Konzentration und Aufmerksamkeit
2. Vermindertes Selbstwertgefühl und Selbstvertrauen
3. Gefühl von Schuld und Wertlosigkeit
4. Negative und pessimistische Zukunftsperspektiven
5. Suizidgedanken und -handlungen
6. Schlafstörungen
7. Verminderter Appetit

Haupt- und Zusatzsymptome können auch durch standardisierte Fragebögen erhoben werden.
Bei leicht- und mittelgradigen depressiven Episoden liegt zusätzlich ein somatisches Syndrom vor, wenn mindestens vier somatische Symptome auftreten wie Interessenverlust, frühmorgendliches Erwachen (mehr als zwei Stunden vor gewohnter Zeit), Morgentief, psychomotorische Hemmung oder Agitiertheit, deutlicher Appetitverlust, Gewichtsverlust (> 5 % im letzten Monat), Libidoverlust. Bei schweren depressiven Episoden können zusätzlich psychotische Störungen (Wahn, Halluzinationen, depressiver Stupor) auftreten.

Im Gegensatz zur oben beschriebenen unipolaren Depression finden sich bei der bipolaren Depression phasenhafte Wechsel von Depression und Manie oder Hypomanie.

Def. Manie: Mindestens eine Woche andauernde Periode mit gehobener, expansiver oder gereizter Stimmung plus ≥ 3 folgender Zusatzsymptome: Gesteigertes Aktivitätsniveau, Gesprächigkeit, mangelnde Konzentrationsfähigkeit, formale Denkstörung, vermindertes Schlafbedürfnis, gesteigerte Libido, mangelnde Distanzfähigkeit sowie fehlenden Realitätsbezug im Denken, Planen und Verhalten.

Def. Hypomanie: < 4 Tage Dauer; Symptome weniger ausgeprägt als bei Manie

Ep.: Lebenszeitprävalenz 10 % (m) - 20 % (w) bei unipolarer Depression; bipolare Depression gleich häufig bei Männern und Frauen

Risikofaktoren: Frühere depressive Episoden, familiäre Häufung, aktuell belastende Lebensereignisse, somatische Krankheiten, M. Parkinson, Medikamenten-, Drogen- und Alkoholmissbrauch, frühere Suizidversuche, fehlendes soziales Netz.

Ko.: Suizidalität ist häufig, insbesondere bei alten Menschen hohe Dunkelziffer!
Suizidgedanken sind während einer depressiven Episode sehr häufig (60 - 70 %). 4 % aller aufgrund einer depressiven Störung hospitalisierten Patienten versterben an Suizidhandlungen. Bei jedem Patienten mit einer depressiven Störung muss regelmäßig durch aktives Nachfragen die Suizidalität überprüft und eingeschätzt werden. Bei Hinweisen auf akute Suizidalität muss das für Patient und Situation adäquate Behandlungssetting (ggf. Unterbringung nach §11 PsychKG), durch eine fachpsychiatrische Stellungnahme geklärt werden.

DD: Panikstörung, generalisierte Angststörungen, Zwangsstörungen, Phobien, posttraumatische Belastungsstörung, Drogen- und Alkoholmissbrauch. Viele Medikamente können als NW Depressionen verursachen (z.B. Interferon, Mefloquin u.a.).

Di.: • Anamnese: Depressive Symptome müssen aktiv erfragt werden, da die Patientenangaben häufig nicht spezifisch sind und oft nur somatische Beschwerden geklagt werden (z.B. gastrointestinal, Kopfschmerzen, thorakales Druckgefühl, Globusgefühl etc.).

• Testverfahren, z.B. Zweifragentest:

1. „Fühlten Sie sich im letzten Monat häufig niedergeschlagen, traurig, bedrückt oder hoffnungslos?"
2. „Hatten Sie im letzten Monat deutlich weniger Lust und Freude an Dingen, die Sie sonst gerne tun?"

Falls diese Fragen mit Ja beantwortet werden, muss eine Erhebung der Diagnosekriterien nach ICD-10 (siehe oben) erfolgen.

• Psychiatrisches Konsil!

Th.: Allgemeine Behandlungsziele: Symptomreduktion und Remission, Rezidivvermeidung, Suizid verhindern, Wiedererlangung der beruflichen, psychosozialen Integration. Einbeziehung von Angehörigen wünschenswert.

Den unterschiedlichen Schweregraden, individuellen Patientenpräferenzen und dem Erkrankungsverlauf folgend kommen folgende Behandlungsmodi in Betracht:

1. **Aktiv-abwartende Behandlung** (sog. „watchful waiting"): Bei leichten depressiven Episoden, Reevaluation nach zwei Wochen

2. **Medikamentöse Behandlung:**

Wi.: Die meisten Antidepressiva erhöhen im ZNS die intrasynaptische Konzentration von Serotonin und/oder Noradrenalin. Nur der Mechanismus, mit dem dies erreicht wird, unterscheidet sich.

• Trizyklische Antidepressiva (TZA, z.B. Amitriptylin, Clomipramin, Doxepin, Nortriptylin, Trimipramin):
- Gute Wirksamkeit; gute Dosis-Wirkungs-Beziehung
- Hohes Nebenwirkungspotential, insbesondere anticholinerge und chinidinartige Nebenwirkungen (z.B. Delir, Harnverhalt, Herzrhythmusstörungen)
- Individuelles Eintitrieren notwendig; ggf. Spiegelbestimmung (therapeutischer Serumspiegelbereich)
- Häufig Gewichtszunahme

• Selektive Serotonin-Wiederaufnahme-Hemmer (SSRI, z.B. Citalopram, Escitalopram, Fluoxetin, Sertralin):
- Bei Therapiebeginn auf Serotoninsyndrom achten (u.a. Delir, Zittern, Schwitzen, Blutdruckschwankungen, Myoklonien, Diarrhö) sowie Suizidgedanken; bei Citalopram, Sertralin und Escitalopram auf signifikante QT-Verlängerung achten!
- Ggf. symptomatische Hyponatriämie
- WW: Erhöhte Blutungsneigung bei Kombination mit Thrombozytenaggregationshemmern, oralen Antikoagulanzien oder NSAR
- SSRI-Absetzsyndrom (bei Therapiedauer > 5 Wochen): U.a. Orthostasereaktion, Schwindel, Gleichgewichtsstörungen, Schlafstörungen, Verdauungsstörungen, Muskelkrämpfe, sexuelle Dysfunktion → Wiedereinsetzen der Therapie und langsamer Ausschleichversuch schrittweise über 4 Wochen (außer Fluoxetin)
- Keine Dosis-Wirkungsbeziehung, somit ist kein zusätzlicher Nutzen einer Dosiserhöhung zu erwarten!

• MAO-Hemmer (Moclobemid, Tranylcypromin):
KI: Kombination mit „Serotonin"-Antidepressiva und Clomipramin

• Selektive Serotonin-Noradrenalin-Wiederaufnahme-Hemmer (SSNRI, Duloxetin, Venlafaxin)
WW: Erhöhte Blutungsneigung bei Kombination mit Thrombozytenaggregationshemmern, Antikoagulanzien oder NSAR

• Alpha-2-Antagonisten (Mianserin, Mirtazapin): Häufig Müdigkeit und Gewichtszunahme

• Selektive Noradrenalin- und Dopamin-Wiederaufnahme-Hemmer (Bupropion)

• Melatonin-Rezeptoragonist und Serotonin-5-HT_2C-Rezeptorantagonist (Agomelatin)

• Nicht klassifizierte Antidepressiva:
- Trazodon
- Lithiumsalze: Geringe therapeutische Breite (Spiegelbestimmung)
  WW: Intoxikation bei Einsatz natriuretischer Diuretika möglich u.a.
  Vor Therapieeinleitung Ausschluss einer Niereninsuffizienz und Schilddrüsenerkrankung

• Phytopharmaka (Johanniskraut): Ggf. bei leichten depressiven Episoden
WW: Wirkungsabschwächung oraler Kontrazeptiva, Wechselwirkungen mit oralen Antikoagulanzien und HIV-Medikamenten
NW: Ggf. Müdigkeit, Lichtempfindlichkeit, Leberschädigung u.a.

Allgemeine Grundsätze der antidepressiven Pharmakotherapie:

• Je schwerwiegender die depressive Episode, desto wirksamer ist die medikamentöse Therapie. Eine Pharmakotherapie ist bei mittelschweren und schweren Episoden indiziert.

- Die antidepressive Wirkung tritt mit Verzögerung ein (meist innerhalb der ersten Wochen).
- Ein fehlendes Ansprechen nach 3 - 4 Wochen erfordert eine Therapiemodifikation (Dosissteigerung [ggf. Plasmaspiegelkontrollen], Präparatwechsel, Kombinationstherapie, ggf. Augmentation).
- Eine Kombination aus MAO-Hemmern und SSRI, SSNRI, SNRI, Clomipramin ist wegen der Auslösung eines Serotoninsyndroms kontraindiziert.
- Einschleichender Therapiebeginn bei Verwendung von TZA, SSRI und Alpha-2-Antagonisten
- Die Erhaltungstherapie sollte mindestens 6 Monate nach Remissionseintritt durchgeführt werden. Bei zwei oder mehr Episoden sollte die Therapie über mindestens 2 Jahre fortgeführt werden.
- Maßnahmen bei fehlendem Ansprechen auf die medikamentöse Therapie: Diagnose und Compliance überprüfen (Serumspiegel-Kontrollen); Symptomstärke mit Assessment objektivieren (z.B. HAM-D-Score); Konsil mit psychiatrisch erfahrenen Ärzten

Anm.: Benzodiazepine haben keine antidepressive Wirkung und sind für die Depressionsbehandlung nicht zugelassen.

3. **Psychotherapeutische Behandlung**
In der psychotherapeutischen Therapie von Depressionen werden folgende Aspekte behandelt (nach S-3-Leitlinie unipolare Depression): Ermutigung, Unterstützung, Aufbau einer vertrauensvollen Beziehung, Klärung von Motivation und Zielen, Vermittlung von Krankheitsverständnis, Entlastung von belastenden äußeren Problemsituationen, Wiedergewinnung von Erfolgssituationen (positive Verstärkung), Einbeziehung von Angehörigen, Krisenmanagement.

Ind: Psychotherapie sollte in der Behandlung leichter bis mittelschwerer depressiver Episoden angeboten werden. Bei akuten mittelschweren und schweren Depressionen sollte neben einer Psychotherapie auch eine antidepressive Pharmakotherapie erfolgen. Psychotherapie ist auch zur Erhaltungstherapie und Rezidivprophylaxe geeignet.

4. **Nichtmedikamentöse somatische Verfahren:** z.B. Lichttherapie (zur Therapie der Winterdepression), körperliches Training/Sport
Bei therapierefraktären Depressionen Elektrokrampftherapie (ECT) u.a.

Anm.: Die Modediagnose Burnout-Syndrom [Z73] ist keine in der ICD-10 anerkannte Hauptdiagnose. In der Mehrzahl handelt es sich um depressive Störungen, die einer entsprechenden Therapie bedürfen.

1.3. ANGSTSTÖRUNG [F41.9]

Internet: *S3-Leitlinie*

Def: Angst (lat. angustia: Enge) ist als Realangst eine existentielle Grunderfahrung, die sich in bedrohlich empfundenen, subjektiv nicht zu bewältigenden Situationen, in Form emotionaler, vegetativer, kognitiver und motorischer Reaktionen äußert. Im Rahmen einer Angststörung (sog. pathologische Angst) tritt die Angst in real gefahrlosen und nicht bedrohlichen Situationen auf. Die Qualität des emotionalen Erlebens und die körperlichen Symptome entsprechen denen der Realangst.
Betroffene sind häufig überzeugt, dass die Symptome übertrieben und unvernünftig sind.

Ep.: Häufigste psychische Störungsbilder der Allgemeinbevölkerung (Lebenszeitprävalenz ca. 15%); hohe Komorbidität zu anderen psychischen KH wie Depression und Sucht/Substanzmissbrauch

Ät.:
- Prädisponierende Faktoren (genetische Faktoren, Persönlichkeitsfaktoren, entwicklungsgeschichtliche Faktoren)
- Auslösende Faktoren: z.B. Traumata (akute Belastung, Stress, Konflikte)
- Aufrechterhaltende Faktoren: z.B. sekundärer Krankheitsgewinn, unangemessene Bewältigungsstrategien (Vermeidung, Selbstbeobachtung, Erwartungsangst): „Teufelskreis“ der Angst

Einteilung:
1. Phobische Störungen: a) Agoraphobie [F40.0x] mit/ohne Panikstörung
b) Soziale Phobie [F40.1]
c) Spezifische (isolierte) Phobien [F40.2])
2. Sonstige Angststörungen: a) Panikstörung [F41.0]
b) Generalisierte Angststörung (F41.1)

Di.: Familien-, Eigen-, Medikamentenanamnese, körperliche Untersuchung, psychopathologischer Befund (insbesondere zur Erkennung psychischer Komorbidität)

Merke: Insbesondere bei schwerer Agoraphobie oder schwerer sozialer Phobie treten aufgrund des generalisierten Vermeidungsverhaltens evtl. keine Angstanfälle auf!
Leitsymptome der Angststörung sind häufig somatisch, wie z.B. Schlafstörung, Schmerzen.

Diagnosekriterien (nach ICD-10):

1. Agoraphobie (gr. Agora = Marktplatz) mit [F40.01] oder ohne [F40.00] Panikstörung:

A: Furcht oder Vermeidung (≥ 2) folgender Situationen: Menschenmengen, öffentliche Plätze, alleine Reisen, Reisen mit weiter Entfernung

B: ≥ zwei Paniksymptome: mind. eins aus Herzrasen/Palpitation, Schweißausbrüche, Tremor, Mundtrockenheit; weitere: Atemnot, Beklemmungsgefühl, Thoraxschmerz, Nausea/abdominale Symptome, Schwindel, Derealisation/Depersonalisierung (abnorme oder verfremdete Wahrnehmung der Umwelt/eigenen Person), Angst vor Kontrollverlust, Angst zu sterben, Hitze-/Kältegefühl, Gefühllosigkeit/Kribbeln

C: Emotionale Belastung durch Vermeidungsverhalten/Angstsymptome

D: Beschränkung auf auslösende Situationen

E: Ausschluss anderer psychischer/organischer Ursachen

2. Panikstörung [F41.0]:

A: Spontan, durch alltägliche, nicht spezifische Situation ausgelöste Panikattacken (nicht vorhersagbar!)

B: Episode intensiver Angst, plötzlicher Beginn, maximal wenige Min. dauernd, ≥ 4 Symptome der „Symptomliste Agoraphobie“

C: Ausschluss anderer psychischer/organischer Ursachen

3. Soziale Phobie [F40.1]:

A: Angst, im Zentrum der Aufmerksamkeit zu stehen, sich peinlich oder beschämend zu verhalten oder aus den gleichen Gründen Vermeidung, im Zentrum der Aufmerksamkeit zu stehen (in allen sozialen Situationen)

B: Mindestens 2 Angstsymptome in gefürchteten Situationen (Liste s. Agoraphobie) und eines der folgenden Symptome: Erröten und Zittern; Angst zu erbrechen; (Angst vor) Miktions- oder Defäkationsdrang

C-E: Wie Agoraphobie (siehe dort)

4. spezifische (isolierte) Phobien [F40.2]

Unterschieden werden Tiertypus (z.B. Schlangen, Spinnen), Blut-Spritzen-Verletzungstypus (auch Zahnarztphobie), situativer Typus (z.B. Flugangst (Aviophobie), Tunnel, Fahrstühle), Umwelttypus (z.B. Gewitter, Dunkelheit)

A: Deutliche Furcht vor einem bestimmten Objekt oder bestimmter Situation (außer Agoraphobie/soziale Phobie) und/oder deutliche Vermeidung solcher Objekte oder Situationen

B-D: Wie Agoraphobie (siehe dort)

5. Generalisierte Angststörung [F41.1]

A: Anspannung, Besorgnis und Befürchtungen im Bezug auf alltägliche Ereignisse oder Probleme (z.B. Familie, Finanzen, Gesundheit, Gesellschaft/Weltgeschehen) über mehr als 6 Monate

B: Symptome s. Agoraphobie

C: Ausschluss Panikstörung, Phobie, Zwangsstörung, Hypochondrie

D: Ausschluss anderer psychischer/organischer Ursachen

6. Angst und depressive Störung, gemischt [F41.2]

DD.:
- Angstsymptome bei organischen Krankheiten:
- Angstsymptome bei nahezu allen anderen psychischen Krankheiten
- Angstsymptome durch Medikamente (z.B. Sympathomimetika, Schilddrüsenhormone, Sedativa)
- Angstsymptome bei Substanzmissbrauch (z.B. Alkohol, Kokain, Amphetamine, Halluzinogene)

Th.: **1. Psychotherapie (kognitive Verhaltenstherapie, psychodynamische Therapie)**
- Exposition/Konfrontation in Realität (in vivo) oder in der Vorstellung (in sensu) bei Panikstörung/Agoraphobie
- Bei spezifischer Phobie: Konfrontation graduiert (ansteigend durch eine Angsthierarchie, Bsp. Tierphobie) oder massiert (direkt mit größtem Auslöser konfrontieren, Bsp. Flugangst)
- Bei generalisierter Angststörung: z.B. Sorgen- oder Grübelexposition; Entspannungsverfahren; Problemlösetraining
- Bei sozialer Phobie: Reduktion von Sicherheitsverhalten; Exposition; Verhaltensexperimente

2. Medikamentöse Therapie (im psychiatrischen Konsil)
- Antidepressiva (keine Indikation bei spezifischer Phobie!) - Agoraphobie/Panikstörung = PDA; soziale Phobie = SP; generalisierte Angststörung = GAD:
  - SSRI: (Es-)Citalopram, Paroxetin (PDA, SP, GAD); Sertralin (PDA,SP)
  - SNRI: Venlafaxin (PDA, SP, GAD); Duloxetin (GAD)
  - Trizyklische Antidepressiva: Clomipramin (PDA)
  - Reversibler MAO-A-Inhibitor (RIMA): Moclobemid (SP)
- Antikonvulsiva: Pregabalin (GAD)
- Benzodiazepine: Lorazepam 1 bis 2,5 mg bei schweren Panikattacken; Dauertherapie vermeiden (wegen Toleranz- und Abhängigkeitsentwicklung)

3. Ausdauersport (≥ 3 x/Woche; ≥ 30 Min.): Bei Agoraphobie/Panikstörung zusätzlich zur Standardtherapie

Prg.:
- Agoraphobie und Panikstörung: Spontanremission < 15%; häufig chronischer Verlauf; verhaltenstherapeutische Intervention gut wirksam
- Soziale Phobie: Spontanremission extrem selten; meist chronischer Verlauf
- Spezifische Phobie: unbehandelt häufig chronischer Verlauf; durch verhaltenstherapeutische Interventionen fast immer Besserung
- Generalisierte Angststörung: Besserung unter verhaltenstherapeutischer Intervention in bis zu 70 %, vollständige Remission < 30 %

1.4. SCHLAFSTÖRUNGEN [G47.9]

Def: **Klassifikation:**
1. Insomnie: Ein- und Durchschlafstörung oder nicht erholsamer Schlaf sowie damit assoziierte Leistungsbeeinträchtigung oder Tagesbefindlichkeitsstörung
2. Hypersomnie: z.B. imperatives Schlafbedürfnis bei Narkolepsie, schlafbezogene Atmungsstörung
3. Parasomnie: Störungen, die den Schlafprozess unterbrechen, z.B. Pavor nocturnus (sog. Nachtangst)
4. Schlaf-Wach-Rhythmusstörungen: z.B. Schlafstörung bei Schichtarbeit
5. Insomnie-assoziierte motorische Störungen: z.B. Restless-Legs-Syndrom

Ep.: Prävalenz ca. 10 %, 75 % d.F. > 1 J. Dauer, chronische Verläufe bei Älteren und Frauen häufig

Ät.: Klassifikation der Insomnie (ICD-10)
1. Nicht-organische (primäre) Insomnie: Nach Ausschluss organischer sowie psychischer Ursachen und Substanzmissbrauch
2. Komorbide (sekundäre) Insomnie:
   a) Bei psychischen Störungen (affektive Störungen, Demenz, Alkoholismus, Schizophrenie)
   b) Bei organischen Krankheiten (z.B. Hyperthyreose, Herz-/Lungenkrankheiten, chronische Schmerzen, gastroösophagealer Reflux, maligne Erkrankungen)
   c) Substanzinduziert (z.B. Hypnotika, Antidementiva, Antidepressiva, Antibiotika, Diuretika)

Ko.: Bei chronischer Insomnie gesteigerte Inzidenz kardiovaskulärer Morbidität und Mortalität

Di.: Körperlich und psychiatrische Anamnese, Drogen- und Medikamentenanamnese; Schlaftagebücher (u.a. als Smartphone-Apps verfügbar), Schlaffragebögen (z.B. PSQI, STB), Differenzierung nach Ein- und Durchschlafstörung; ggf. Polysomnografie oder Aktigrafie (Bewegungsaufzeichnung)

Th.: A. Kausale Therapie bei sekundärer Insomnie

B. Symptomatische Therapie: Nur bei Beeinträchtigung der Tagesbefindlichkeit bzw. Leistungsfähigkeit
- Psychoedukation („Schlafhygiene"): Einhalten von Schlafritualen; kein Tagesschlaf; wenig Alkohol und nur mit ausreichendem Abstand zum Einschlafen; koffeinhaltige Getränke nur morgens; Rauchverzicht; keine großen Mahlzeiten kurz vor dem Zubettgehen, Vermeidung abendlicher körperlicher Überanstrengung (grundsätzlich ist körperlich Aktivität tagsüber schlaffördernd); schlaffördernde Umgebung bezüglich Temperatur (optimalerweise 16 - 18 °C), maximal gedämmtes Licht und wenig störende Geräusche
- Kognitive Verhaltenstherapie für Insomnie (KVT-I)
- Andere verhaltenstherapeutische Therapieoptionen: Entspannungstechniken (z.B. autogenes Training, progressive Muskelrelaxation nach Jacobson), Schlafrestriktion und paradoxe Intention („Wille, nicht schlafen zu dürfen"), sind zwar schwieriger zu erlernen, jedoch langfristig sehr erfolgversprechend.
  Evtl. ergänzend internetbasierte Selbsthilfe-Programme
- Medikamentöse Therapie:
  Kein unkritischer Einsatz von Hypnotika ohne vorausgehende Diagnostik
  Bei akuten Schlafstörungen möglichst nur kurzfristig Medikamente. Möglichst keine Dauertherapie mit Schlafmitteln. NW- und Suchtrisiko bedenken sowie Sturzrisiko.
  1. Pflanzliche Arzneimittel: Inkonsistente Daten, aber wenig Nebenwirkungen, z.B. Baldrianwurzelextrakte (z.B. Baldriparan®) oder Kombinationspräparate mit Johanniskraut (***Cave:*** CYP 3A4-Induktor), Melissenblätter (z.B. Sedariston®)
  2. Benzodiazepine: Nur kurzfristig; Präparate mit kurzer HWZ (z.B. Triazolam oder Oxazepam) zur Vermeidung von Tagesmüdigkeit

3. Benzodiazepinagonisten (Zopiclon, Zolpidem, Zaleplon): Keine Toleranzentwicklung; aufgrund kurzer Wirkdauer gut verträglich; Suchtgefahr mit Benzodiazepinen vergleichbar: Zaleplon aufgrund extrem kurzer HWZ auch später abends bei Einschlafstörung
4. Im höheren Lebensalter ggf. Melatonin (Circadin®): Schwächer wirksam als Benzodiazepine, aber geringe Toleranz-/Suchtentwicklung

Cave: Benzodiazepine verfügen über eine große Toleranzentwicklung und ein hohes Abhängigkeitspotential (insb. bei sehr kurzer Halbwertzeit). Bei späteren Reduktions- und Absetzversuchen kommt es zur sog. Rebound-Insomnie, die die Schlafqualität im Vergleich zum ursprünglichen Zustand weiter verschlechtert und dadurch fortgesetztem Benzodiazepinabusus Vorschub leistet.

1.5. MOBBING AM ARBEITSPLATZ [Z56]

Internet-Infos: *www.ahg.de/berus*

Def: Unter Mobbing wird eine konfliktbelastete Kommunikation am Arbeitsplatz verstanden, bei der die angegriffene Person unterlegen ist und von einer oder mehreren Personen systematisch und während längerer Zeit (Heinz Leymann nennt einen Mindestzeitraum von 6 Monaten, andere Autoren legen sich zeitlich nicht fest) direkt oder indirekt angegriffen wird mit dem Ziel der Ausgrenzung.

Anm.: Bei dem Wort Mobbing handelt es sich um ein Kunstwort, das dem englischen Verb „to mob" entlehnt ist und bedeutet „über jemanden herfallen, anpöbeln, angreifen, attackieren". Der Engländer spricht nicht von Mobbing, sondern von Bullying.

Ep.: In Deutschland sind ca. 3 % der Arbeitnehmer betroffen, ähnlich hohes Vorkommen in anderen europäischen Ländern. 2/3 Frauen als Mobbingopfer, überdurchschnittliche Mobbingraten in der öffentlichen Verwaltung, im Gesundheits- und Sozialbereich, Beteiligung von Vorgesetzten in ca. 50 % d.F.

Ät.: Krankheitsmodell: Opfer durch Schikanen anderer, Schuldzuweisung an andere, gelegentlich auch interne Ursachenzuschreibung.
Ursachen in der Gruppe: Schlechte Einflussmöglichkeiten, schlechter Informationsfluss, eingeschränkte Kommunikationsmöglichkeiten, Rollenkonflikte, unklare Hierarchien, mangelnde gegenseitige Akzeptanz, fehlende soziale Anerkennung und Unterstützung, widersprüchliche Anweisungen, Überforderung und soziale Stressoren; Arbeitsplatzgefährdung, Arbeitsdruck
Ursachen bei den Tätern: Nicht souveräne Führungskräfte und leistungsstarke Mitarbeiter, Bedrohung des eigenen Status, Gefühle von Minderwertigkeit.
Ursachen beim Opfer: Geringes Selbstwertgefühl, mangelnde soziale Kompetenz, Unnachgiebigkeit und Kampf gegen Ungerechtigkeiten, hohe Gewissenhaftigkeit, Rigidität, Passivität und Hilflosigkeit, fehlende Distanzierungsfähigkeit, starke Verausgabungsbereitschaft.

Mobbingstrategien: Kompetenzentzug, Zuweisung sinnloser Aufgaben, soziale Isolierung, Angriffe auf die Person und ihre Privatsphäre, verbale Aggressionen z.B. Drohungen, Verbreiten von Gerüchten u.a.

KL.: Überwiegend depressive Symptome, häufig mittelgradige depressive Episode oder Anpassungsstörung mit Symptomen wie Kopfschmerzen, Schlafstörungen, Konzentrationsstörungen, Versagensängste, dazu Somatisierungsstörungen, Angststörungen, Tinnitus, seltener posttraumatische Belastungsstörung, jeweils in klarer Verbindung mit Mobbing oder chronischen Arbeitsplatzkonflikten, häufig psychosomatische oder psychiatrische Komorbidität, erhöhte Suizidrate.

Di.: Bei unklaren Beschwerden, v.a. bei depressiven Verstimmungen, bei unklaren Angstzuständen und Somatisierungsstörungen immer auch an die Möglichkeit von Mobbing oder Arbeitsplatzkonflikte denken und in Anamnese einbeziehen.

Th.: Ausführliche Verhaltensanalyse, Organigramm, therapeutischer Ablauf: Abstand gewinnen - verstehen lernen, lernen sich zu entscheiden und angemessen zu handeln; Aufbau einer sinnvollen Arbeits- und Lebensperspektive. Stationäre Therapie bzw. Rehabilitation in Fachklinik mit therapeutischem Mobbingkonzept. Voraussetzungen: Rehabilitationsbedürftigkeit, Rehabilitationsfähigkeit, positive Prognose hinsichtlich des Rehabilitationszieles.

Herausnahme aus dem Arbeitsmilieu ist aufgrund arbeitsorganisatorischer Probleme und zur Entlastung von Verpflichtungen in der Regel notwendig.
Sinnvoll ist die Einbeziehung von Betriebsrat, Vertrauensleuten, Mobbingbeauftragten, Mediation, Betriebs-/Werksarzt, ggf. juristische Beratung.

2. SUCHTERKRANKUKNGEN UND INTOXIKATIONEN

2.1. GESUNDHEITSGEFAHREN DURCH RAUCHEN UND NIKOTINABHÄNGIGKEIT [F17.2]

Internet-Info für Rauchentwöhnung:

www.air-raucherhilfe.de (Ärzte-Initiative Raucherhilfe e.V.)
www.tabakkontrolle.de (DKFZ-Heidelberg)
www.rauchfrei-programm.de/ (Institut für Therapieforschung, München)

Def: Aktives Rauchen: Direkte Inhalation von Tabakrauch
Passives Rauchen: Einatmen von Luft, die von Tabakrauch kontaminiert ist.
Sonderfall Embryo/Fet: Belastung durch das kontaminierte Blut der rauchenden Mutter

Ep.: Häufigkeitszahlen für Raucher: Ca. 30 % der Erwachsenen in Deutschland (m : w = 3 : 2)
Etwa 20% der Frauen in der Schwangerschaft
Etwa 20 - 30 % der Bevölkerung in der EU

Definition der Tabak- und Nikotinabhängigkeit nach ICD-10 (mindestens 3 positive Kriterien):

1. Starkes, zwanghaftes Verlangen nach Tabakkonsum
2. Verminderte Kontrolle über den Tabakgebrauch
3. Auftreten eines körperlichen Entzugssyndroms bei Versuch der Abstinenz
4. Toleranzentwicklung gegenüber den Wirkungen des Nikotins
5. Veränderungen der Lebensgewohnheiten wegen des Tabakkonsums oder Vernachlässigung anderer Tätigkeiten
6. Anhaltender Tabakgebrauch trotz eindeutiger Gesundheitsschädigung

Gesundheitliche Risiken / Folgen durch Rauchen:

- Nahezu 5.000 Schadstoffe im Tabakrauch, davon 70 als krebserregend eingestuft.
- Suchtentwicklung durch das Alkaloid Nikotin: Abhängigkeit bei ca. 70 % der Raucher
- Rauchen ist für bis zu 50 % aller vermeidbaren Todesfälle verantwortlich:
  A) Krebserkrankungen:
    - Lungenkrebs steht an der Spitze der Liste von mindestens 16 induzierten Krebsarten (Mundhöhle, Kehlkopf, Lippen, Harnblase u.a.)
    - Risikosteigerung in Abhängigkeit von der Anzahl der Zigaretten pro Tag und der Anzahl der Jahre, in denen geraucht wurde, um den Faktor 25 gegenüber einem Nichtraucher

  B) Kardiovaskuläre Erkrankungen:
    - KHK und Herzinfarkt; Schlaganfall, Aortenaneurysma und pAVK
    - Auch Passivrauchen erhöht das Risiko für KHK und Lungenkrebs

  C) COPD
- Allein in Deutschland > 100.000 Tote/J. durch diese 3 Krankheitsgruppen
- Latenzzeit etwa 20 Jahre. Im Durchschnitt sterben Raucher etwa 10 - 15 Jahre früher als Nichtraucher.
- Schwangerschaft und Kind: Reduziertes Geburtsgewicht und 30% höhere Frühgeburtsrate. Etwa 1/3 dieser Kinder behält dauerhaft körperliche oder geistige Schäden.

Raucherentwöhnung:

Die hohe Suchtkomponente erfordert häufig professionelle Hilfe durch besonders geschulte Spezialisten (siehe auch S3-Leitlinie).

1. Motivierende Gesprächsführung: 5-A-Regel
   Ask: Nach dem Tabakkonsum und Rauchstoppwunsch fragen
   Advise: Zum Rauchstopp raten
   Assess: Voraussetzungen für Rauchstopp-Umsetzung erfassen und einstufen
   Assist: Hilfe und aktive Unterstützung bei einem Rauchstoppversuch anbieten
   Arrange: Nachbetreuen; Nachfolgekontakte zur Rückfallprophylaxe
2. Raucherentwöhnungskurse anbieten
3. Zusätzliche Maßnahmen:
   - Nikotinersatzpräparate als Nikotinpflaster, -kaugummi, -lutschtabletten u.a.
   - Anticraving-Medikamente:
     - Bupropion (ein Antidepressivum) = Zyban®, NW + KI beachten, z.B. Anamnese von Epilepsie oder bipolarer Erkrankung
     - Vareniclin = Champix®, NW + KI beachten, z.B. psychiatrische Erkrankungen in der Anamnese
   - Objektivierung des Therapieerfolges: Messung des CO-Gehaltes in der Atemluft
   - Ernährungsberatung gegen Gewichtszunahme nach Rauchstopp

Anm.: Bei der E-Zigarette wird eine Flüssigkeit (sog. Liquid) verdampft, die aus Propylenglycol, Glycerin und Wasser sowie Nikotin und Geschmacksstoffen besteht. Tabak- und Teerprodukte fehlen jedoch. Qualitätskontrollen und Studien fehlen. Bei fehlerhafter Anwendung oder Billiggeräten besteht Explosionsgefahr. Dennoch ist es wahrscheinlich, dass das Risiko für Krebserkrankungen, kardiovaskuläre Erkrankungen und COPD wesentlich kleiner ist als bei Konsum von Tabakzigaretten! Daher kann die E-Zigarette das kleinere Übel sein, wenn Rauchstopp nicht gelingt.

Erfolgsrate:
Die Erfolgsraten liegen bei allen Methoden bei ca. 30 %/1 Jahr. Wiederholungen sind stets besser als weiter rauchen und führen zum Teil doch noch zum Erfolg.
Rauchstopp als Sekundärprophylaxe nach Herzinfarkt oder Schlaganfall reduziert die kardiovaskuläre Mortalität um ca. 30 %. 2 Jahre nach Beendigung des Rauchens sinkt das Risiko für Herzinfarkt und Schlaganfall um 50 %. Nach etwa 15 Jahren Nichtrauchen nähert sich das Risiko für Herzinfarkt und Schlaganfall dem von Nichtrauchern. Das Lungenkrebsrisiko verringert sich um > 50 %.

Pro: Nichtraucherschutzgesetze der einzelnen Länder von 2007; Verzicht auf Zigarettenwerbung, bes. zum Schutz Jugendlicher u.a.

2.2. ALKOHOLKRANKHEIT [F10.2]

Internet-Infos: *www.dhs.de; www.dg-sucht.de*

Syn: Alkoholismus; englisch: Alcohol dependence

Def: **Risikoarmer Alkoholkonsum** liegt vor, wenn bei Gesunden der tägliche Alkoholkonsum < 24 g/d (m) bzw. < 12 g/d (w) beträgt.
30 g Alkohol = 0,75 l Bier, 0,37 l Wein, 0,3 l Sekt, 0,3 l Likör, 0,15 l Wodka/Whisky 40 %
Die diagnostische Zuordnung gemäß ICD-10 richtet sich nicht nach der konsumierten Menge, sondern nach folgenden klinischen Kriterien:

- **Alkoholabhängigkeit:** [F10.2]
  Nach ICD-10 müssen ≥ 3 der folgenden 6 Kriterien binnen 12 Monaten erfüllt sein, um die Diagnose einer Alkoholabhängigkeit stellen zu können:
  - Craving (starkes Verlangen nach Alkohol)
  - Kontrollverlust bezüglich Beginn, Ende oder Menge des Alkoholkonsums
  - Körperliches Entzugssyndrom
  - Toleranzentwicklung gegenüber der Alkoholwirkung (Dosissteigerung)
  - Vernachlässigung anderer Interessen
  - Anhaltender Alkoholkonsum trotz eindeutiger schädlicher Folgen (körperlich, seelisch oder sozial)
- **Schädlicher Gebrauch** [F10.1] bedeutet Alkoholkonsum, der zu körperlichen, seelischen oder sozialen Folgeschäden führt, ohne die Kriterien einer Abhängigkeit zu erfüllen (im AUDIT-Test typischerweise zwischen 16 und 19 Punkten).

  Aber: Bei Patienten mit Alkoholabhängigkeit in der Vorgeschichte ist jeglicher Alkoholkonsum als Rückfall zu werten, d.h. in diesem Falle besteht weiterhin die Diagnose einer Alkoholabhängigkeit.

Typologie der Alkoholkranken nach Jellinek:
Einen einheitlichen Alkoholikertyp gibt es nicht, man kann jedoch typische Trinkverhalten hervorheben:
- Alpha-Trinker = Konflikt- und Erleichterungstrinker
- Beta-Trinker = Gelegenheitstrinker
  Konflikt- und Gelegenheitstrinker sind viele Menschen, ohne dass eine Alkoholabhängigkeit vorliegt; Trinker dieser beiden Gruppen sind aber in erhöhtem Maße gefährdet, alkoholabhängig zu werden.

Alkoholabhängigkeit liegt bei folgenden 3 Typen vor:
- Gamma-Trinker = Alkoholkranker, der die Kontrolle über sein Trinkverhalten verloren hat.
- Delta-Trinker = Spiegeltrinker: Muss einen gewissen Blutalkoholspiegel aufrechterhalten, um sich psychisch zu stabilisieren. Bei Abstinenz treten Entzugserscheinungen auf.
- Epsilon-Trinker = episodischer oder Quartalstrinker mit periodischen Trinkexzessen.

Zur reinen Alkoholabhängigkeit kommen bei einem Teil der Patienten ein Konsum weiterer Suchtmittel hinzu (Polytoxikomanie) und/oder eine psychiatrische Komorbidität. In diesen Fällen ist eine kombinierte psychiatrische und suchtmedizinische Therapie erforderlich.

Ep.: Ca. 3 % der Bevölkerung in Deutschland sind alkoholabhängig; bei ca. 5 % liegt schädlicher Gebrauch vor (Alkoholmissbrauch); bis 5 x höhere Prävalenz in den osteuropäischen Ländern; m : w = ca. 3 : 1 (bei Frauen hohe Dunkelziffer). Erkrankungsgipfel im 3. - 5. Lebensjahrzehnt.

Sterblichkeit durch Alkoholfolgen in Deutschland: 30 Männer (10 Frauen) pro 100.000 Einwohner/Jahr (häufigste Todesursache: Leberzirrhose). Finanzieller Schaden in Deutschland ca. 27 Milliarden EUR/J. In Russland sterben bis zu 40 % der Männer durch Alkoholmissbrauch. Kinder von Alkoholikern haben ein 4fach erhöhtes Risiko, eine spätere Alkoholkrankheit zu entwickeln.

Ät.: Die Alkoholkrankheit ist eine komplexe Erkrankung mit kulturgeschichtlichen, soziologischen, pharmakologischen, psychologischen und genetischen Aspekten.

Pg.:
- Biologische Faktoren: Gene modulieren über alkoholmetabolisierende Enzyme (ADH, ALDH) die Alkoholempfindlichkeit („Level of Response") und können das Erkrankungsrisiko erhöhen.
- Psychische Faktoren: Einsatz von Alkohol bei „fragilem Ich" zur Erhöhung des Reizschutzes, zur scheinbaren „Problemlösung", zur Sedierung, zur Analgesie, zum Lustgewinn. Hohe Suchtprävalenz bei psychischen Erkrankungen.
- Soziale Faktoren: Umgebungseinflüsse einschließlich familiärer, lernpsychologischer und soziokultureller Faktoren beeinflussen das Erkrankungsrisiko und den Verlauf.

KL.: 1. Alkoholabhängigkeit (siehe oben)

2. Folgen/Komplikationen:

A) Neuropsychiatrische Störungen:

- Akute Alkoholintoxikation (Rausch): [F10.0]
  > Verträglichkeit von Alkohol je nach Toleranzlage unterschiedlich. Blutalkoholkonzentrationen > 5 ‰ sind meist tödlich.
  Sy.: Verhaltensstörungen (z.B. Enthemmung), neurologische Störungen (z.B. Koordinations- und Artikulationsstörungen), Erinnerungslücken („Filmriss", Blackouts), Störungen der Bewusstseinslage von Somnolenz bis zum Koma; Tod infolge Aspiration, Bolustod, Atemdepression, Unterkühlung u.a.
  > Pathologischer Rausch (selten): Kann bei individueller Disposition schon nach Konsum geringer Alkoholmengen auftreten.
  Sy.: Verhaltensstörungen (oft Aggressivität!), Bewusstseinsstörungen und amnestische Lücken u.a.
  Th.: Vitalfunktionen kontrollieren (Aspirationsgefahr!), Überwachungsstation
- Alkoholentzugssyndrom: [F10.3]
  Typisches Kennzeichen körperlicher Abhängigkeit, tritt auf nach Unterbrechung regelmäßiger Alkoholzufuhr.

  2 Formen:

  1. Entzugssyndrom ohne Delir: [F10.3]
     Beginnt ca. 10 h nach dem Entzug von Alkohol, Höhepunkt nach 1 - 2 Tagen.
     KL.:
     - Magen-Darm-Störungen (z.B. Brechreiz, Durchfälle)
     - Kreislaufstörungen: Tachykardie, Hypertonie
     - Vegetative Störungen: Schlafstörungen, Schwitzen, Mydriasis, Rötung im Gesicht, evtl. Fieber
     - Neurologische Störungen: Feinschlägiger Tremor, Artikulationsstörungen, oft epileptische Anfälle
     - Psychische Störungen: Innere Unruhe, Angst, Schreckhaftigkeit, Depressionen
  2. Entzugssyndrom mit Delir (Syn: Delirium tremens = Alkoholdelir): [F10.4]
     Beginnt am 2. - 3. Tag nach dem Entzug von Alkohol.
     Schwerste Form des Alkoholentzugssyndroms, kann aber auch während einer ausgeprägten Trinkphase als Kontinuitätsdelir auftreten. Auslösend sind oft internistische oder chirurgische Krankheiten mit dadurch bedingter Unterbrechung der Alkoholzufuhr. Es besteht Lebensgefahr, unbehandelt beträgt die Letalität bis 20 %, mit Behandlung ca. 2 %.
     KL.: wie unter 1., zusätzlich:
     - Evtl. örtliche und zeitliche Desorientierung
     - Optische und akustische Halluzinationen (krabbelnde Tiere, Mäuse, Vögel u.a.)
     - Schwere psychomotorische Unruhe mit Fremd- und Selbstgefährdung
     - Beschäftigungsdrang, Nesteln, Herumsuchen

     Th.: Intensivmedizinisch:
     - Überwachung von Kreislauf, Atmung, Wasser-, Elektrolyt- und Glukosehaushalt (Hypoglykämiegefahr!), Kontrolle der CK (Gefahr der Rhabdomyolyse)
     - Bei kardiopulmonalen Vorerkrankungen: Diazepam (verhindert auch Krampfanfälle)
       NW: Geringerer Effekt beim Volldelir gegenüber Clomethiazol, Bluthochdruck und Tremor werden nur gering gebessert. Bei Hypertonie zusätzlicher Einsatz von Clonidin (zentrale Sympathikolyse). Bei Halluzinationen z.B. Haloperidol.
     - Bei Fehlen kardiopulmonaler Vorerkrankungen: Clomethiazol (Distraneurin®) oder Clonidin; NW + KI beachten.

Merke: Da die orale Anwendung von Clomethiazol zur Abhängigkeit führen kann, soll eine orale Therapie nur max. 2 Wochen unter stationärer Kontrolle durchgeführt werden. Eine ambulante Clomethiazoltherapie ist kontraindiziert. Äthanol ist kein Therapeutikum beim Entzugssyndrom.

- Gabe von Vitamin B_1 (Thiamin) 100 mg/d zur Prophylaxe einer Wernicke-Enzephalopathie
- Bei alkoholischer Ketoazidose: Glukoseinfusion erst nach Thiamingabe i.v.

- Epileptische Anfälle (häufig bei Entzugssyndrom) → Prophylaxe mit Diazepam, Carbamazepin
- Wernicke-Enzephalopathie [E51.2+G32.8*]:
  Def: Trias: 1. Bewusstseinsstörung und Verwirrung, 2. Augenmuskelparesen, 3. Ataxie
  Pat: Schädigung paraventrikulärer Hirnareale
  Pg.: Vitamin B_1-Mangel durch Mangelernährung des Alkoholikers
  Th.: Vitamin B_1 = Thiamin (50 mg/d parenteral), Alkoholabstinenz. Da Glukoseinfusion ohne Vitamin B_1-Gabe das Krankheitsbild verschlechtern kann, sollten alle Alkoholiker, die Glukose erhalten, vorher Vitamin B_1 bekommen! Außerdem der Glukoseinfusion Phosphat zusetzen (siehe Kap. Phosphat).
  Prg: Letalität ca. 10 %.
- Korsakow-Syndrom [F10.6]: Organisches amnestisches Syndrom mit Störungen des Gedächtnisses, der Orientierung und Konzentrationsfähigkeit, Konfabulationsneigung und anterograder Amnesie
- Atrophische Hirnveränderungen:
  Vo.: Häufig, 50 % der Alkoholiker; 10 % aller Demenzerkrankungen durch Alkohol
  Sy.: Störungen der Konzentrationsfähigkeit, des Gedächtnisses, der Feinmotorik, Wesensveränderung, Endstadium: Demenz
  Di.: CT, MRT: Vergrößerung der Hirnventrikel und der zerebralen Sulci
  Prg: Nur im Frühstadium bei Abstinenz teilweise reversibel.
- Demenzsyndrom
- Polyneuropathie (PNP): 20 % aller Alkoholiker haben eine symptomatische PNP: Distal- und beinbetonte sensomotorische Störungen. Bei Abstinenz rel. günstige Prognose
  DD: Polyneuropathie:
  1. Erworben: Am häufigsten Alkoholismus und Diabetes mellitus; ferner Lebererkrankungen, Urämie, Porphyrien, Medikamente (Vincristin, Paclitaxel, Platinderivate, Interferon, antiretrovirale Medikamente u.a.), Toxine, selten entzündliche Erkrankungen (z.B. Guillain-Barré-Syndrom)
  2. Selten hereditäre PNP
- Alkoholpsychosen: Eifersuchtswahn, depressive Syndrome, Phobien, Halluzinationen, paranoide Störungen, Suizidgefährdung!
- Kleinhirnrindenatrophie:
  Vo.: Rel. selten, 1 % der Alkoholiker
  Sy.: Gangataxie, Nystagmus, Dysarthrie u.a. → MRT
  Th.: Vitamin B_1 (Thiamin), Alkoholabstinenz
  Prg: Ungünstig
- Zentrale pontine Myelinolyse (selten):
  Urs: Elektrolytstörung mit anhaltender Hyponatriämie
  Sy.: Para-, Tetraparese, Pseudobulbärparalyse, Bewusstseinsstörungen u.a.
- Alkoholische Myopathie (= Alkoholmyopathie): Bei bis zu 50 % der Alkoholkranken
  - Selten akut nekrotisierende Form mit Rhabdomyolyse und Gefahr des akuten Nierenversagens
  - Subakute schmerzhafte Myopathie (evtl. mit Hypokaliämie und CK ↑)
  - Chronische schmerzhafte Alkoholmyopathie mit Muskelatrophie

B) Andere Folgen des Alkoholismus

- Gastrointestinaltrakt:
  - Vernachlässigter Zahnstatus mit „Zahnruinen“
  - Refluxösophagitis mit erhöhtem Risiko für Barrett-Ösophagus und Ösophaguskarzinom.
  - Akute Gastritis, evtl. Magenblutung durch erosive Gastritis
  - Mallory-Weiss-Syndrom (Schleimhauteinrisse im ösophago-kardialen Übergangsbereich, ausgelöst durch Erbrechen → Folge: Blutung)
  - Bolustod durch Obstruktion des Pharynx/Larynx durch einen Fleischbrocken
  - Intestinale Resorptionsstörungen: Fehl-/Mangelernährung bei Alkoholikern (Eiweiß, Vitamine)

- Leber: Die Leber hat zwei alkoholabbauende Enzymsysteme:
  · Alkoholdehydrogenase (ADH)
  · Mikrosomales Ethanol-Oxidierendes System (MEOS)
  ADH/MEOS verwandeln Äthanol zu Acetaldehyd. Dieser wird durch die Aldehyddehydrogenase 2 (ALDH-2) über Acetat zu CO_2 und Wasser abgebaut.
  Bei steigendem Alkoholkonsum nimmt die Aktivität von MEOS stark zu, während sich die ADH-Aktivität nicht ändert. Acetaldehyd ist lebertoxisch.
  Toxische Alkoholgrenze für die Leber individuell verschieden, abhängig von Vorerkrankungen (insbes. chronische Hepatitis), Mangel- und Fehlernährungen, Geschlecht (Kapazität der Alkoholdehydrogenase bei Frauen wesentlich kleiner als bei Männern): Toxische Grenze für Männer bei ca. 40 g Äthylalkohol täglich, bei Frauen nur ca. 20 g!
  - Alkoholische Fettleber (90 %; γ-GT erhöht, normale Transaminasen)
  - Alkoholische Steatohepatitis = ASH = Fettleberhepatitis (50 %; γ-GT und Transaminasen erhöht)
  - Alkoholische Leberzirrhose (25 %) mit allen Komplikationen einschl. primärem Leberzellkarzinom

  Zieve-Syndrom: Ikterus, hämolytische Anämie und Hyperlipoproteinämie bei alkoholtoxischer Leberschädigung. - Siehe auch Kap. Leber!
- Pankreas: Akute Pankreatitis, chronisch-kalzifizierende Pankreatitis (ca. 5 %)
- Herz/Kreislauf:
  - Alkoholtoxische Herzrhythmusstörungen (holiday heart syndrome): Paroxysmales Vorhofflimmern u.a. (supraventrikuläre) Arrhythmien nach Alkoholabusus
  - Alkoholtoxische dilatative Kardiomyopathie (1 %)
  - Arterielle Hypertonie!
  - Erhöhtes Schlaganfallrisiko bei erhöhtem Alkoholkonsum (> 30 g/d)

    Alkoholkonsum und KHK: Die Beziehung zwischen Alkoholkonsum und Gesamtmortalität ist U-förmig: Die Verminderung der Gesamtmortalität bei moderatem Alkoholkonsum beträgt bis 40 %, steigt aber bei höherem Alkoholkonsum steil an.
    Das HDL-Cholesterin wird erhöht, LDL-Cholesterin gesenkt. Flavonoide (z.B. Catechin) im Rotwein wirken sich zusätzlich günstig aus (Schutz des LDL-Cholesterins vor Oxidation) → „Französisches Paradoxon“: In Frankreich rel. niedrige KHK-Sterblichkeit trotz hohen Fettkonsums (Erklärung: Rotweinkonsum).
- Stoffwechsel:
  - Hypertriglyzeridämie, Hyperurikämie
  - Hypoglykämie (großes Risiko bei Alkoholintoxikation, insbes. bei vorbestehendem Diabetes mellitus)
  - Porphyria cutanea tarda
  - Folsäuremangel mit hyperchromer Anämie → Folsäuresubstitution
- Immunsystem: Abwehrschwäche mit Infektanfälligkeit (z.B. Pneumonie, Tuberkulose)
- Endokrine Störungen: Männer: Libidoverlust und Impotenz (Testosteron ↓), Frauen: Oligo- oder Amenorrhö (Östrogen ↓), Pseudo-Cushing-Syndrom
- Fetale Alkohol-Spektrum-Störungen (Disorders) = FASD: [Q86.0]
  Das voll ausgeprägte Syndrom bezeichnet man als fetales Alkoholsyndrom (FAS).
  Ep.: Ca. 2 - 4 Neugeborene auf 1.000 Geburten; ca. 40 % aller alkoholkranken Schwangeren; häufigste Ursache einer geistigen Behinderung!
  1. Prä- und postnatale Wachstumsretardierung (Kleinwuchs/Untergewicht)
  2. Dysfunktion des ZNS (jede neurologische Auffälligkeit, Entwicklungsverzögerung, intellektuelle Schädigung/Störung)
  3. 2 von 3 charakteristischen kraniofazialen Auffälligkeiten (Dysmorphie):
     - Mikrozephalie
     - Schmale Lidspalten
     - Schmale Oberlippe, wenig modelliertes Philtrum, Abflachung des Mittelgesichts

C) **Erhöhtes Risiko für Krebskrankheiten an folgenden Organen:**
Hohes Krebsrisiko: Mundhöhle, Pharynx, Larynx, Ösophagus
Mittleres Krebsrisiko: Leber
Leicht erhöhtes Krebsrisiko: Mamma, Kolon/Rektum, Pankreas

D) **Fast alle Alkoholiker sind gleichzeitig abhängige Zigarettenraucher** mit allen Spätfolgen, insbes. KHK und Krebserkrankungen von Oropharynx, Kehlkopf, Ösophagus; Tabak-Alkohol-Amblyopie u.a.

E) **Psychosoziale Folgen des Alkoholismus:**
Partner-/Familienkonflikte (Alkoholkrankheit = Familienkrankheit), Probleme am Arbeitsplatz (hohe Fehlzeiten, Arbeitsplatzverlust), erhöhte Inzidenz von Unfällen und Gewalttaten (~ 25 % aller Arbeits- und Verkehrsunfälle unter Alkoholeinfluss!), finanzielle, straf- und zivilrechtliche Probleme (z.B. wiederholter Führerscheinentzug wegen Trunkenheit am Steuer).

Lab:
- γ-GT ↑ (DD: Andere Lebererkrankungen, Cholestase)
- MCV ↑ (DD: Megaloblastäre Anämien durch Vitamin B_{12}- oder Folsäuremangel)
- CDT ↑ (Carbohydrate Deficient-Transferrin): Sensitivität bei Frauen nicht ausreichend gut
- Ethylglucuronid i.U.: Nach einmaliger Aufnahme von > 10 g Alkohol bis 80 h im Urin nachweisbar. Betriebs-, verkehrs- und rechtsmedizinisch relevant zum Nachweis der Alkoholabstinenz.
- Zusätzliche Laborparameter, die evtl. Komplikationen betreffen

Di.:
- Anamnese: Überprüfung mittels ICD-10-Kriterien
- Bewährt hat sich auch der „CAGE-Test": Fragen nach erfolgloser Reduktion des Alkoholkonsums [**c**ut down], Ärger über Kritik am eigenen Trinkverhalten [**a**nnoyed], Schuldgefühle [**g**uilty], morgendliches Trinken [**e**ye opener], ≥ 2 positive Antworten identifizieren „Problemtrinker" sehr zuverlässig.
- Klinische Untersuchung mit Nachweis typischer Alkoholfolgeschäden (insbesondere Nachweis einer Polyneuropathie mit strumpfförmiger Sensibilitätsstörung der unteren Extremitäten, symmetrischer Abschwächung des Achillessehnenreflexes sowie vermindertem bimalleolären Vibrationsempfinden)
- Sonografie mit Nachweis insbesondere hepatischer Alkoholfolgeschäden (Steatosis, Leberzirrhose) und Labor (siehe oben)
- Evtl. testpsychologische Diagnostik (Michigan Alkoholismus-Screeningtest (MAST), Alcohol Use Disorders Identification Test (AUDIT), Münchener Alkoholismustest (MALT), Kurzfragebogen für Alkoholgefährdete (KFA) → siehe *Internet*)

Th.: Alkoholabhängigkeit ist eine chronische Krankheit und als solche nicht heilbar. Das Risiko einer Suchtverlagerung auf Medikamente ist zu beachten. Bezugspersonen dürfen das Suchtverhalten des Patienten nicht tolerieren, sonst werden sie zu "Koalkoholikern". Die Erkrankung kann nur durch lebenslange Abstinenz zum Stillstand gebracht werden.

1. Kontakt- oder Motivationsphase (Selbsthilfegruppe, Suchtberatungsstellen u.a.): Klärung der Situation des Kranken, der Alkoholkranke muss dazu motiviert werden, seine Erkrankung zu erkennen und zur Behandlung bereit zu sein. Ohne diese Voraussetzung ist eine Therapie nicht möglich.
   In der Praxis eignet sich die motivationale Kurzintervention in 3 Schritten: Empathisches Zuhören - Sachliche Information - Gemeinsame Problemlösung.
2. Bei Alkoholabhängigkeit zuerst körperliche Entgiftungstherapie. Indikation für stationäre Aufnahme: Intolerable Entzugssymptome, anamnestisch Krampfanfälle oder Delirien, sog. Spiegeltrinker, Polytoxikomanie, psychiatrische oder kardiovaskuläre Komorbidität
3. Anschließend Entwöhnungsbehandlung (ambulant, tagesklinisch, stationär) mit psychotherapeutischem Schwerpunkt (Aufbau von Selbstkontrolle, Rückfallprophylaxe, Soziales Kompetenztraining, Stressbewältigungstraining, Paar- und Familientherapie, Reizexpositionsverfahren, Gruppenpsychotherapie) mehrere Monate. Zielsetzung ist, dass der Alkoholkranke lernt, Probleme des Alltags ohne die Droge Alkohol zu lösen. Regelmäßiger (wöchentlicher) Besuch von Selbsthilfegruppen ist die Therapiebasis, z.B. Anonyme Alkoholiker (AA), evtl. auch unter Einbeziehung des Lebenspartners.
4. Nachsorgephase: Spielt sich ambulant in allen Bereichen des Lebens ab und dauert Jahre, oft lebenslang. Regelmäßiger Besuch von Selbsthilfegruppen. Wiederaufbau sozialer Bindungen. Berufliche Rehabilitation. Unterstützung durch Haus- und Betriebsärzte.
5. Für eine unterstützende medikamentöse Rückfallprophylaxe (z.B. Glutamatmodulator Acamprosat) besteht keine gesicherte Evidenzlage.

Prg: Ohne Therapie ist die durchschnittliche Lebenserwartung um 15 - 20 Jahre vermindert und die Prognose ungünstig. Häufigste Todesursachen sind Suizide (15 % aller Alkoholiker!), Unfälle, Herzerkrankungen, Krebserkrankungen, Leberzirrhose u.a. Bei konsequenter Nutzung therapeutischer Möglichkeiten können therapiewillige Patienten in ca. 70 % d.F. rehabilitiert werden (z.B. FORD-Modell)!

Pro:
- Individuelle Prophylaxe: Für primärpräventive Maßnahmen wie Aufklärung, Erziehung, schulische Maßnahmen u.a. fehlen Studiendaten.
- Alkoholpolitische Maßnahmen: Hohe Effektivität ist nachgewiesen für gesetzliche Regelungen des Mindestalters für Kauf und Konsum, für steuerliche Maßnahmen und für Blutalkoholgrenzwerte im Verkehr.

2.3. INTOXIKATIONEN [T65.9]

Giftinformationszentralen: z.B.Berlin: ☏ 030-19240
Wien: ☏ 0043-14064343
Zürich: ☏ 0041-442515151
Weitere Beratungsstellen: Siehe z.B. Rote Liste (Anhang)
Internet-Infos: *www.gifte.de*

Allg: Paracelsus: „Alle Dinge sind Gift und nichts ist ohne Gift, allein die Dosis macht, dass ein Ding Gift ist."

Ep.: Ungefähr 5 - 10 % aller stationären Krankhausaufnahmen sind Fehl- oder Überdosierung von Arzneistoffen - Gesamtletalität: ca. 1 % (mit erheblicher Streubreite)

Ät.: Erwachsene (ca. 80 %): Meist mit suizidaler Absicht (meist Arzneimittel) - Kinder (ca. 10 - 20 %): Meist akzidentielle Ingestionen (Medikamente, Pflanzen, Waschmittel, Kosmetika)
Gewerblich (ca. 5 %)
Kriminell (seltener, Dunkelziffer ?)

Aufnahmewege/Giftbeispiele:
- Peroral (80 - 90 %): Über den Magen-Darm-Trakt (z.B. Alkohol, Medikamente)
- Inhalativ (5 - 10 %): Über die Atemwege (z.B. CO-/CO_2-Intoxikationen)
- Transkutan (3 - 5 %): Über die Haut (z.B. Alkylphosphate, Blausäure)
- Parenteral (1 - 2 %): Meist intravenös (z.B. Drogenunfälle)

KL.: **Leitsymptome und Toxidrome (Symptomenkomplex) bei Intoxikationen**

- Neurologische Auffälligkeiten: z.B.
  - Bewusstseinsstörungen: Apathie, Somnolenz, Sopor bis Koma
  - Krampfanfälle: z.B. Amphetamine, Kokain (DD: Entzugssyndrom: z.B. bei Alkohol-Entzug)
  - Cholinerges Syndrom mit Miosis: z.B. Opioide, Cholinesterasehemmer/Alkylphosphate
  - Anticholinerges Syndrom mit Mydriasis: z.B. Neuroleptika, Antidepressiva, Amphetamine, Kokain
  - Nystagmus: z.B. Carbamazepin, Barbiturate, Ethylenglykol
  - Hypersalivation: z.B. Cholinesterasehemmer/Alkylphosphate
- Kardiopulmonale Auffälligkeiten:
  - Toxisches Lungenödem: z.B. Heroin, Rauchgasinhalation
  - Bradykardie: z.B. Digitalis, β-Blocker, Kalziumantagonisten, Lithium
  - Tachykardie: z.B. Amphetamine, Kokain, Theophyllin
  - Hypotonie: z.B. Antidepressiva
  - Hypertensive Krise: z.B. Kokain
- Renale Auffälligkeiten:
  - Oligurie bis Nierenversagen: z.B. Schwermetalle
  - Polyurie (Diabetes insipidus): z.B. Lithium
- Thermoregulation:
  - Hypothermie: z.B. Barbiturate, Alkohol, Hypoglykämie
  - Hyperthermie (Fieber, Schwitzen): z.B. Kokain, Opioidentzug
- Gastrointestinale Auffälligkeiten:
  - Diarrhö: z.B. Pilze, Alkylphosphate, Eisen, Lithium
  - Obstipation: z.B. Antidepressiva, Opioide, Kalziumantagonisten
- Foetor ex ore:
  - Alkoholgeruch
  - Acetongeruch: z.B. Aceton, ketoazidotisches Koma
  - Bittermandelgeruch: z.B. Zyanide
  - Knoblauchgeruch: Arsenwasserstoff, Phosphorwasserstoff, Selen, Tellur
- Hautkolorit: z.B.
  - Rosig: z.B. Kohlenmonoxid
  - Grau: z.B. Methämoglobinbildner
  - Gelb: z.B. toxische Hepatopathie
- Toxidrome:
  - Narkotisches Syndrom durch sog. „Downer"-Drogen, z.B. Ethanol, Opioide, Benzodiazepine
  - Sympathomimetisches Syndrom durch sog. „Upper-Drogen": z.B. Amphetamine und -derivate (Ecstasy), Kokain
  - Anticholinerges Syndrom: z.B. Atropin, Scopolamin, trizyklische Antidepressiva, Antihistaminika
  - Cholinerges Syndrom: z.B. Cholinesterasehemmer/Alkylphosphate
  - Halluzinogenes Syndrom: z.B. Cannabis, Halluzinogene (LSD, Mescalin, Psilocybin-haltige Pilze u.a.)

Di.: • Anamnese (bereits telefonisch erfragen):
- Was, wieviel, wie, wann, warum und wer (Mann/Frau - Alter) hat es eingenommen?
- Wie ist der Zustand des Betroffenen?
- Geruch aus dem Mund? Erbrechen?
- Komorbidität/Vorerkrankungen, Medikamentenanamnese?
- Fremdanamnese: Soziales, berufliches und privates Umfeld, Abschiedsbrief, Arzneimittelpackungen?

• Körperliche Untersuchung:
- Inspektion: Insbesondere der Haut (Farbe, Blasen), Einstichstellen (z.B. Ellenbeuge, Leistenregion), Thrombophlebitiden, Spritzenabszesse etc.
- Kardiopulmonaler und neurologischer Status

• Beurteilung von Hämodynamik (Ekg, Blutdruck) und Oxygenierung (Sauerstoffsättigung)

• Giftasservierung: Versendung zur Toxikologie und/oder Rechtsmedizin

• Labordiagnostik: Blutentnahme vor Therapiebeginn (Untersuchung auf Gifte: toxikologisches Labor u./o. Rechtsmedizin [ggf. Blutprobe einfrieren])
- Blutzuckerbestimmung (DD: Coma diabeticum, hypoglykämisches Coma)
- Komplettes Notfalllabor
- Drogenscreening im Urin - ***Cave:*** Falsch positive Befunde!
- Ausschluss metabolischer bzw. endokrinologisch bedingter Bewusstseinsstörungen: BGA, Laktat, Cholinesterase, etc.
- Ggf. Ethanol-/Medikamenten-Spiegel

• Bildgebende Diagnostik, z.B. CCT zum Ausschluss eines neurologischen Krankheitsbildes

Th.: ▸ **Allgemeinmaßnahmen**
- Selbstschutz (z.B. bei Gasen)
- Basic Life Support: Sicherung von Atmung + Kreislauf
- Monitoring: Ekg, Pulsoxymetrie, Blutdruckmessung
- Blutzuckerkontrolle stets bei jedem bewusstlosen Patienten!
- Primäre Entgiftung einleiten und ggf. Antidote einsetzen
- Bei Vergiftungen über die Haut: Kleidung entfernen und Haut abspülen
- Immer Kontakt/Rücksprache mit einer Giftnotrufzentrale: s.o.
- Aufrechterhaltung und Stabilisierung der Vitalfunktionen, Intensivstation
- Verbale Beruhigung verängstigter Patienten, nur bei starker Erregung evtl. Diazepam

▸ **Primäre Giftelimination:** Resorption vermeiden!

• Gabe einer wässrigen Suspension von Aktivkohle (Carbo medicinalis)

Primäre Kohlegabe: Bei Bewusstseinstrübung nur nach vorheriger Intubation (Kohle versus Magenspülung: Gleiches Outcome). Carbo medicinalis gilt als Universaladsorbens und seine Applikation als wichtige Maßnahme zu primären Giftelimination - Adsorptionsfläche: 1.000 - 2.000 m²/g Aktivkohle

Dos: 0,5 - 1 g/kg KG peroral

• Magenspülung

Magenspülung und provoziertes Erbrechen werden zugunsten der gleich effektiven Therapie mit Aktivkohle nur noch in Sonderfällen angewandt! - Einzelfall-Entscheidung unter Berücksichtigung der Voraussetzungen und Kontraindikationen

- Voraussetzung:
  - Gifteinnahme (Ingestion) sollte nicht länger als 1 h zurückliegen
  - Giftelimination von hochtoxischen Substanzen, insbesondere Intoxikationen mit ausgeprägter Magen-Darm-Atonie (Psychopharmaka)
  - Bei Bewusstseinstrübung nur nach vorheriger Intubation (Aspirationsschutz)
- Lagerung des Patienten: Linksseitenlagerung, leichte Kopftieflagerung
- Kontraindikationen: z.B.
  - Schockzustand
  - Krampfanfälle
  - Säuren- und Laugen-Verätzungen (Perforationsgefahr)
  - Schaumbildner (Wasch-/Spülmittel); organische Lösungsmittel
  - Flusssäure
- Vorgehen:
  - Spülportionen: Jeweils 200 - 400 ml
  - Spüldauer: Bis Spülflüssigkeit klar
  - Nach Ablassen der letzten Spülportion: Instillation von Aktivkohle und Laktulose
- Nachteile nach Magenspülung:
  - Aggravierung der Klinik durch weitere Auflösung von Substanzen mit zweitem Resorptionspeak
  - Risiko der Aspirationspneumonie
  - Große Menge verbleiben dennoch im Gastrointestinaltrakt

- Provoziertes Erbrechen
  - Im Wert umstritten; strenge Indikationsstellung! Gabe von Ipecacuanha-Sirup (mit Wasser) Dosis für Erwachsene: 30 ml Sirup verdünnt mit Wasser
    Erbrechen darf wegen erheblicher NW nicht durch Salzwasser oder Apomorphin ausgelöst werden!
  - Bei persistierendem Erbrechen zusätzliche Gabe von Antiemetika
  - Kontraindikationen für provoziertes Erbrechen: Bewusstseinsstörungen oder Vergiftung mit Substanzen, die rasch zu Bewusstseinstrübung führen.
    Weitere KI: Siehe unter Magenspülung

▸ **Sekundäre Giftelimination:** Beschleunigung der Elimination

- Forcierte Diurese
  - Indikationen: Schwere Intoxikationen mit
    - Salicylate (ASS)
    - Barbital/Phenobarbital
    - Thallium
    - Lithium
  - Durchführung: z.B. 1 ℓ NaCl 0,9 % + 40 mg Furosemid alle 4 h unter Kontrolle von Wasser-/Elektrolythaushalt, Diurese
  - Kontraindikationen: Schock, Herz-/Niereninsuffizienz, Krampfleiden
  - Gefahr: Störungen des Wasser-/Elektrolyt- sowie Säuren- und Basenhaushalts
- Alkalisierung des Urins
  - Indikation: Salicylatintoxikation (> 100 mg ASS /kg KG)
  - Durchführung: Bikarbonat-Infusionslösung
  - Kontrolle des Säure- und Basenhaushalts → Ziel: Urin-pH 7 - 8, Blut-pH < 7,55

  Anm.: Bei Barbiturat-Intoxikation ist Aktivkohle effektiver als Alkalisierung des Urins.
- Dialyseverfahren
  - Hämodialyse: z.B. Ethanol, Methanol, Ethylenglykol, Salicylate, Valproat, Carbamazepin, Phenytoin, Metformin, Kalzium oder Lithium
  - Hämoperfusion (wird selten eingesetzt): z.B. Herbizide, Alkylphosphate, Theophyllin
- Antidote werden nur in ca. 5 % d.F. eingesetzt (→ Giftinformationszentrale!)

Vergiftung	**Antidot**
Cholinesterase-Hemmer: Alkylphosphate (z.B. E 605 = Parathion, Metasystox®)	Atropin (Atropinsulfat - 100 mg) danach: Obidoxim (Toxogonin®); unwirksam bei Metasystox-Intoxikation
Amatoxin-/Knollenblätterpilz	Silibinin (Legalon® SIL)
Anticholinerges Syndrom	Physostigmin (Anticholium®)
Atropin (auch Pflanzen: Tollkirsche, Stechapfel, Engelstrompete)	Physostigmin (Anticholium®)
Benzodiazepine	Flumazenil (Anexate® Amp.)
β-Rezeptorenblocker	Glukagon
Cumarinderivate	Vitamin K_1 (Konakion®)
Digitalis (auch Pflanzen: Fingerhut, Maiglöckchen, Oleander)	Digitalis-Antidot (Digi Fab®)
Ingestion von Tensiden	Dimeticon
Kohlenmonoxid (CO)	Sauerstoff 100 % oder hyperbare Oxygenation
Methanol; Ethylenglycol	Fomepizol (Hemmung der Alkoholdehydrogenase) + evtl. Dialyse
Methämoglobin-Bildner	Toluidinblau-Ampullen
Morphin/Opiate	Naloxon
Paracetamol-Intoxikation	Acetylcystein (Fluimucil® Antidot)
Rauchgas	Beclometason-Spray; O_2-Gabe Bei Verdacht auf Blausäurebeteiligung: Natriumthiosulfat 10 % oder Hydroxocobalamin (Cyanokit®)
Zyanide	4-DMAP-Amp., dann Natriumthiosulfat 10 % oder Hydroxocobalamin (Cyanokit®)

2.4. DROGENNOTFÄLLE

Internet-Infos: *www.emcdda.europa.eu; Giftinformationszentralen (siehe oben)*

	Cannabis	Kokain	Opioide	Stimulanzien („Speed")	Halluzinogene
Konsumvarianten (Auswahl)	Haschisch/Harz, Marihuana/Kraut, Ölextrakt; p.i./p.o.	Crack, freebase; p.i./i.v./p.o./i.n.	Heroin (Pulver, Granulat); p.i./i.v./p.o./i.n.; Morphin, Pethidin, Kodein, Methadon	Amphetamine, ice, crank, crystalmeth, ecstasy/MDMA, adam, khat; p.i./i.v./p.o./i.n.	Typische: LSD, Psilocybin, p.o.; Atypische: Muscimol, Atropin, Scopolamin
PPh.	THC, CB-Rezeptor	DA, 5-HT, NA	Opioid-Rezeptor	DA, NA	5-HT
Anm.	Meist keine vitale Bedrohung	Evtl. plötzliche Todesfälle	Lebensbedrohlich - ***Cave*** typische Sy. evtl. maskiert durch z.B. „speedball" = Kokain + Heroin	Lebensbedrohlich, Potenzierung durch TCA	Typische H.: Selbst bei Intoxikation nur geringe somatische Sy. i.Gs. zu atypischen H.
Psyche	Erregung, Angst, Aggression, Psychose (DD: Schizophrene Psychose), Raum-Zeit-Erleben und Kritikfähigkeit verändert	Erregung, Angst, paranoide Psychose, Dermatozoenwahn („cocaine bugs"), veränderte Kritikfähigkeit, Suizid	Zuerst Euphorie (10 - 30 Min.) dann Lethargie, Somnolenz	Psychomotor. Unruhe, Verfolgungswahn, optische + taktile Halluzination, veränderte Kritikfähigkeit	Angst, Depression, Entgrenzungs- und Verschmelzungserlebnis, „flashbacks", Halluzinationen
Haut	Gestörtes Temperaturempfinden	Hyperthermie, Hyperhidrosis	Hypothermie	Hyperthermie, Hyperhidrosis	Hyperthermie, Hyperhidrosis, Piloerektion
Auge, HNO	Mydriasis, gerötete Augen	Mydriasis, Epistaxis	Miosis „pinpoint", fehlt bei Mischintoxikation oder präfinal	Mydriasis, Bruxismus bei Ecstasy	Mydriasis
ZNS	-	Krampfanfälle bis Status epilepticus, Abszess, Infarkt/Blutung, Dyskinesie	Krampfanfälle, Hirnödem, Hyporeflexie, Ataxie, Koma	Krampfanfälle, Tremor, Parästhesien, Infarkt/Blutung, Dyskinesie, Koma	Seltener Krampfanfälle u. Koma; Hyperreflexie
Kardiovaskulär	HF ↑, RR ↑	HF ↑, RR ↑ bis hypertensive Krise, AP, MI, AR	HF ↓, RR ↓	HF ↑, RR ↑ bis hypertoner Krise, AP, AR	HF ↑, RR ↑
Pulmonal		Blutungen, ARDS	Atemdepression	Tachypnoe	-
Gastrointestinaltrakt	Übelkeit, Erbrechen	Ulcera, Perforation, Ischämie	Übelkeit, Erbrechen, Obstipation	Übelkeit, Erbrechen	Übelkeit, Erbrechen
Therapie	Bei Angstzuständen Benzodiazepine, bei Psychose Neuroleptika	Therapie von Komplikationen (metabolische Azidose, hypertone Krise, ventrikuläre Tachykardien, Rhabdomyolyse)	- Naloxon - Atemhilfe (siehe Kap. Heroinintoxikation)	Therapie von Komplikationen (hypertone Krise, Kammertachykardien, Rhabdomyolyse u.a.)	Bei Angstzuständen Benzodiazepine, bei Psychose Neuroleptika

	Gamma-Hydroxy-Buttersäure (GHB)	Phenylcyclidinpiperidin (PCP)	Ketamin	Antidepressiva	Sedativa
Konsumvarianten (Auswahl)	Liquid-ecstasy, Party-/Bodybuilderdroge, KO-Tropfen, Date-Rape-Drug; p.o.	Angel-Dust, speed, hog; p.i./p.o./i.n.	i.n. als Pulver od. i.m. als salzwässrige Lösung	- TCA: Amitriptylin, Desipramin, Imipramin - SSRI: Citalopram, Fluoxetin, Fluvoxamin, Paroxetin, Sertralin	Benzodiazepine, Barbiturate
PPh.	GABA-Rezeptor	Glu-NMDA-Rezeptor	Glu-NMDA-Rezeptor	NA, 5-HT	GABA
Anm.	Therapeutisch bei Narkolepsie (BtmV), vollständige Metabolisierung nach 12 - 24 h, daher frühzeitiges Asservieren; Sexualdelikte	Lebensbedrohlich	„K-Hole" (Kombiniert mit Benzodiazepinen oder Alkohol) ähnlich tiefe Bewusstlosigkeit, evtl. Atemstillstand vor allem i.v.	**Ko:** Serotonin Syndrom - Phenytoin bei Krampfanfall unwirksam - Kardiotoxisch: **EKG:** PR ↑, QRS ↑, QT ↑, RSB/LSB, AV-Block, evtl. Kammerflimmern	Potenzierung durch Alkohol; Atemdepression durch Benzodiazepine geringer als durch Barbiturate
Psyche	Bewusstseinsstörungen, ähnlich Alkoholrausch (schwierige DD)	Psychomotorische Unruhe, dissoziiertes Körpergefühl, Psychose, Aggressivität, Selbstverstümmelung bis Suizid	Dissoziiertes Körpergefühl, Albträume bis Todesvisionen	Bewusstseinsstörungen	Somnolenz, Amnesie
Haut	-	Hyperthermie	-	Hyperthermie	Hyper-/Hypothermie
Augen, HNO	Nystagmus	Mydriasis, starrer Blick mit weit aufgerissenen Augen, Tränen-, Speichelfluss, Nystagmus	Mydriasis, Speichelfluss, Nystagmus	Mydriasis	Miosis, Nystagmus
ZNS	Krampfanfälle, retrograde Amnesie, Hyporeflexie, Schwindel, Ataxie, Koma	Krampfanfälle, Ataxie, Koma	Ataxie, Hirndruck ↑, dissoziative Analgesie	Krampfanfälle, Tremor	Ataxie, Dysarthrie, Koordinationsstörung, Hyporeflexie, Stupor, Koma
Kardiovaskulär	HF ↓, RR ↓	HF ↑, RR ↑/↓	HF ↑, RR ↑	HF ↑, RR ↓ EKG: AR s.o.	HF ↓, RR ↓
Pulmonal	Atemdepression	Atemdepression	Atemdepression	-	Atemdepression
GIT	Übelkeit, Erbrechen	Übelkeit, Erbrechen	Übelkeit, Erbrechen	Übelkeit, Erbrechen, Obstipation	Übelkeit, Erbrechen
Therapie	Bei Bewusstlosigkeit Intubation (Aspirationsgefahr!)	Bei Bewusstlosigkeit Intubation (Aspirationsgefahr!)	Bei Bewusstlosigkeit Intubation (Aspirationsgefahr!)	Symptomatische Therapie, Hämoperfusion	Flumazenil nur als Ultima Ratio, da Gefahr von Krampfanfällen

Abk.:

AP	Angina pectoris	MDMA	Amphetamin
AR	Arrhythmie	MI	Myokardinfarkt
CB	Cannabis	NA	Noradrenalin
DA	Dopamin	p.i.	per inhalationem
Glu	Glutamat	p.o.	per os
HF	Herzfrequenz	RR	Blutdruck
5-HT	Serotonin	SSRI	Selektive Serotonin-Reuptake-Inhibitoren
i.n.	intranasal	TCA	Trizyklische Antidepressiva
i.v.	intravenös	THC	Tetrahydrocannabinol

3. ARBEITSMEDIZIN

3.1. BERUFSKRANKHEITEN

Internet-Infos: *www.dguv.de* (Deutsche Gesetzliche Unfallversicherung); *www.berufskrankheiten.de*

Def.: Berufskrankheiten (BK) sind Krankheiten, die die Bundesregierung als Berufskrankheiten bezeichnet und in einer Liste veröffentlicht (Listenerkrankungen). Krankheiten, die die Kriterien zur Aufnahme aufgrund neuer wissenschaftlicher Erkenntnisse erfüllen, können als „Quasi-BK“ anerkannt werden (sog. „Öffnungsklausel“).

Die BK-Liste umfasst zurzeit 77 Positionen; unter Berücksichtigung der Öffnungsklausel können jedoch auch weitere Krankheiten als BK entschädigt werden. Die medizinische Diagnose „arbeits-“ oder „berufsbedingte Erkrankung“ darf nicht mit dem sozialjuristischen Terminus BK gleichgesetzt werden.

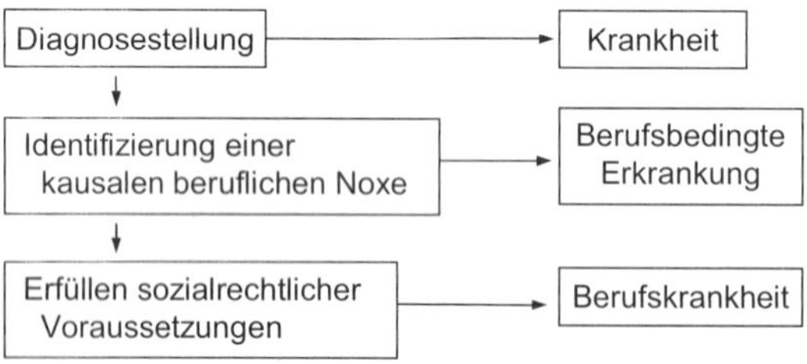

Meldepflicht: Nach § 5, Abs. 1 BKV (Berufskrankheiten-Verordnung) bzw. § 202 SGB VII ist bei begründetem Verdacht auf das Vorliegen einer Berufskrankheit (BK) von jedem Arzt - unabhängig vom Fachgebiet - eine entsprechende Anzeige beim zuständigen Träger der Unfallversicherung (Berufsgenossenschaft, Gemeinunfallverband, Landesunfallkasse) unverzüglich zu erstatten. Die ist deshalb wichtig, weil hieraus bei Anerkennung eine finanzielle Entschädigung des Versicherten oder seiner Angehörigen resultiert. Eine Nichterstattung kann ggf. zu entsprechenden Regressansprüchen führen.

Die Zustimmung des Patienten/Arbeitnehmers ist hierzu nicht erforderlich (vgl. hierzu § 202 SGB VII), die Anzeige muss aufgrund des Präventionsinteresses bzw. Morbiditäts-/Mortalitätsrisiken Dritter erstattet werden, da sich hieraus Schutzmaßnahmen für andere Arbeitnehmer ergeben können, die weitere Berufskrankheiten verhindern.

Der Patient/Arbeitnehmer ist über die Erstattung der Anzeige zu informieren. Falls der Versicherte kein Feststellungsverfahren eines Berufskrankheitenverfahrens wünscht (z.B. wegen möglicher beruflicher Nachteile am Arbeitsplatz), ist dies in der Berufskrankheitenanzeige anzugeben. Der Unfallversicherungsträger wird dann mit dem Versicherten unter Berücksichtigung der Schweigepflicht das weitere Vorgehen klären und auf die Rechtsfolgen hinweisen (möglicher Verlust von Leistungen). Bleibt der Versicherte bei seinem Entschluss, unterbleibt ein Feststellungsverfahren des zuständigen Unfallversicherungsträgers.

Die Anzeige kann formlos gestellt werden, muss aber folgende Angaben enthalten: Personalien des Betroffenen, die erhobene Diagnose, die vermutete BK, den Krankheitsverlauf, die vermuteten schädigenden Einflüsse, den Arbeitsplatz des Betroffenen sowie den/die Namen der behandelnden Ärzte. Empfehlenswert ist hier die Verwendung eines entsprechenden Formulars, das von den Internetseiten der Versicherungsträger herunter geladen werden kann. Dem Patienten ist eine Kopie der BK-Anzeige auszuhändigen. Der anzeigende Arzt erhält für das Stellen der BK-Anzeige eine finanzielle Aufwandsentschädigung durch den Versicherungsträger.

BK-Verfahren: Die Einwirkungskausalität ist im Vollbeweis (die schädigende Einwirkung steht in kausalem Zusammenhang mit der versicherten Tätigkeit) und die haftungsbegründende Kausalität mit Wahrscheinlichkeit zu sichern (die schädigende Einwirkung hat mit Wahrscheinlichkeit zur diagnostisch gesicherten Erkrankung geführt). Die berufliche Einwirkung muss dabei entweder die alleinige Ursache (monokausal) oder eine wesentliche Teilursache (multikausal) der Erkrankung darstellen bzw. zur richtungsweisenden Verschlimmerung einer vorbestehenden Erkrankung geführt haben [z.B. Hepatitisinfektion bei medizinischem Personal, Tabakkonsum und Asbest; Bäckerasthma bei vorbestehendem saisonalen Asthma].

Kausalität im Berufskrankheiten-Recht:

Versicherte Tätigkeit ⟹ Schädigende Einwirkung ⟹ Krankheit

Einwirkungs-Kausalität (Versicherte Tätigkeit → Schädigende Einwirkung)

Haftungsbegründende Kausalität (Schädigende Einwirkung → Krankheit)

Merke: Nur bei gesicherter Einwirkungskausalität ist die Diskussion der haftungsbegründeten Kausalität sinnvoll!

Gutachten: Im medizinischen Teil der Begutachtung muss der Arzt die Diagnose sichern und die Frage beantworten, ob die beruflichen Einflüsse für die Genese der Erkrankung bzw. für die richtungsweisende Verschlimmerung einer vorbestehenden Erkrankung zumindest wesentlich waren. Die anderen Beweise sind vom Unfallversicherungsträger zu erbringen.

MdE: Die Minderung der Erwerbsfähigkeit (MdE) ist die Differenz der Erwerbsfähigkeit auf dem allgemeinen Arbeitsmarkt vor und nach dem schädigenden Ereignis (z.B. Unfall oder Einwirkung einer Noxe). Beeinträchtigungen im privaten Bereich werden nicht berücksichtigt. Ab einer MdE von 20 % erfolgt eine monatliche Rentenzahlung als Entschädigung, die sich aus dem Jahresverdienst errechnet. Diese Rentenzahlung erfolgt unabhängig von den weiteren Einkünften des Versicherten.

Berufskrankheiten in der Inneren Medizin:

Die nachstehende Liste gibt einen Überblick über anerkannte Berufserkrankungen, die für das internistische Fachgebiet als besonders relevant erscheinen. Die vollständige Liste der Berufskrankheiten kann im Internet eingesehen werden unter *www.baua.de/de/Themen-von-A-Z/Berufskrankheiten/Rechtsgrundlagen/Anlage-BKV.html.*

Organ	Erkrankung: Einwirkung (BK-Nummer)
Lunge/Pleura	Bronchialkarzinom: Chrom (BK 1103), Cadmium (BK 1104), Arsen (BK 1108), Asbest (BK 4104), Nickel (BK 4109), Kokereirohgase (BK 4110), Quarzstaub (BK 4112), PAK (BK 4113), Ionisierende Strahlen (BK 2402) Bronchialasthma/Obstruktion: Vanadium (BK 1107), Allergisierende Stoffe (BK 4301), Chemisch-irritative/toxische Stoffe (BK 4302) Lungenemphysem: Cadmium (BK 1104), Alkyl-, Aryl- und Alkylarylsulfide (BK 1311), Steinkohlebergbau (BK 4111) Lungenfibrose: Schweißgase (BK 4115), Ionisierende Strahlen (BK 2402) Lungengranulomatose: Beryllium (BK 1110) Lungenödem: Schwefelwasserstoff (BK 1202), Alkyl-/Aryl- und Alkylarylsulfide (BK 1311) Mesotheliom: Asbest (BK 4105) Organische Pneumokoniose: Exogen-allergische Alveolitis (BK 4201), Byssinose (BK 4202) Staublungenerkrankungen: Silikose (BK 4101), Silikotuberkulose (BK 4102), Asbestose (BK 4103), Aluminose (BK 4106), Metallstäube (BK 4107)
Niere	Nierenzellkarzinome: Halogenkohlenwasserstoffe (BK 1302) Nephropathie: Quecksilber (BK 1102), Chrom (BK 1103), Cadmium (BK 1104), Thallium (BK 1106)
Blutbildendes System	Leukämie: Benzol (BK 1310), Ionisierende Strahlen (BK 2402) Anämie: Blei (BK 1101), Phosphor (BK 1109), Benzol (BK 1318) Lymphome: Benzol (BK 1318)
Leber	Hämangiosarkom: Halogenkohlenwasserstoffe (BK 1302) Leberfunktionsstörung: Halogenkohlenwasserstoffe (BK 1302), Dimethylformamid (BK 1316), Para-tertiär-Butylphenol (BK 1314) Leberzellkarzinome: Arsen (BK 1108), Halogenkohlenwasserstoffe (Vinylchlorid) Leberzirrhose: Phosphor (BK 1109)
Bakteriologie/ Virologie/ Parasitologie	Infektionskrankheiten durch beruflich erhöhtes Risiko einer Erkrankung (BK 3101), Tropenkrankheiten (BK 3104)
Sonstige	Osteoporose: Phosphor (BK 1109), Cadmium (BK 1104)

Durch die Europäische Kommission ist eine Europäische Berufskrankheitenliste erlassen worden, diese ist für die einzelnen Mitgliedsstaaten nicht rechtsverbindlich, sondern dient lediglich als Empfehlung - Internetlink: *http://eur-lex.europa.eu/LexUriServ/LexUriServ.do?uri=CELEX:32003H0670:DE:HTML*

Hinweise über die Rechtsgrundlage bei Berufskrankheiten in einzelnen europäischen Staaten finden sich auf folgender Internetseite der Europäischen Kommission:
http://ec.europa.eu/employment_social/missoc/2000/missoc_166_de.htm

3.2. NACHT- UND SCHICHTARBEIT [Z56]

Internet-Infos: *http://www.awmf.org/leitlinien/detail/anmeldung/1/ll/002-030.html*

Def: Schichtarbeit ist Arbeit zu wechselnden Tageszeiten oder zu konstanter, aber ungewöhnlicher Tageszeit. Nachtarbeit ist jede Arbeitszeit zwischen 23 und 6 Uhr, die länger als 2 Stunden dauert. Nachtarbeitnehmer sind Arbeitnehmer, die an mindestens 48 Tagen im Jahr Nacht- oder Wechselschicht leisten.

Ep.: In Deutschland gibt es 3,2 Mio. Nachtarbeitnehmer, das entspricht 8,3 % aller Erwerbstätigen. Über ⅔ der nachts arbeitenden Menschen in Deutschland sind Männer. Laut dem Deutschen Ärzteblatt 2008 sind 17 % aller Beschäftigten in Deutschland im Schichtdienst tätig.

Ph.: Physiologisch besteht beim Menschen ein Wechsel zwischen An- und Entspannung, den ergotropen und trophotropen Phasen. In den trophotropen Phasen finden lebensnotwendige Reparatur- und Regenerationsprozesse statt. Entkoppelt von äußeren Zeitgebern unterliegt der Mensch einer endogenen, zirkadianen Rhythmik von 24 - 25 Stunden. Ein entscheidender externer Zeitgeber ist das Licht: Licht wird über retinale Ganglienzellen detektiert und diese Information an die „zentralen Master-clocks", die suprachiasmatischen Nuclei, weitergeleitet. Durch neuronale Verschaltungen zum Corpus pineale wird die Melatoninsynthese gehemmt. Licht zu ungewöhnlicher Zeit führt somit zu einer Reduktion der Melatoninsynthese. Melatonin nimmt auf die physiologischen Rhythmen verschiedener Körpervorgänge Einfluss.

Pg.: Biologische Desynchronisation: Die Synchronisation von äußeren Zeitgebern und Körperfunktionen benötigt Zeit und erfolgt in unterschiedlicher Geschwindigkeit, abhängig von den einzelnen Organen. Eine vollständige Anpassung an den Schlaf-Wach-Rhythmus bei Konkurrenz zwischen äußeren und inneren Zeitgebern ist nur selten möglich.

Soziale Desynchronisation: Der Tagesablauf ist während Nacht- und Schichtarbeit diametral zum Umfeld, wodurch eine einschränkte Freizeitgestaltung und ggf. soziale Konflikte resultieren.

Schlafstörungen: Der Schlaf am Tag kann während des Tages durch Faktoren wie Helligkeit, Temperatur, eine verstärkte Geräuschkulisse und soziale Verpflichtungen verkürzt sein.

Unfallgeschehen: Das Unfallrisiko steigt mit zunehmender Anzahl von Nachtschichten.

KL.: Mögliche gesundheitliche Folgen von Nacht- und Schichtarbeit: Müdigkeit, Schlafstörungen, Stimmungsschwankungen, Appetitlosigkeit und eine allgemein verminderte Leistungsfähigkeit. Störungen der physiologischen 24-Stunden-Rhythmen stehen im Verdacht, weitere langfristig entstehende Gesundheitsstörungen mit zu verursachen. Von der International Agency for Research on Cancer wurde im Oktober 2007 Schichtarbeit mit zirkadianer Disruption bzw. Chronodisruption als wahrscheinliches Humankarzinogen eingestuft (Gruppe 2a-Karzinogen).

Pro: Optimierung der Schichtplangestaltung, z.B. durch Mitbestimmung der Schichtplanung durch die Betroffenen, kurze Nachtschichtphasen, Vermeidung ungünstiger Schichtfolgen, feste freie Wochenendzeiten.

Arbeitsmedizinische Vorsorgeuntersuchungen: Nach dem Arbeitszeitgesetz § 6, Abs. 3 hat ein Nachtarbeitnehmer unter 50 Jahren alle drei Jahre, ein Arbeitnehmer über 50 Jahre jährlich das Recht auf arbeitsmedizinische Untersuchungen, die vom Arbeitgeber bezahlt werden müssen. Das gesundheitliche Risiko wird hier individuell untersucht, sowie allgemeine verhaltens- und verhältnispräventive Maßnahmen erläutert.

Gesundheitliche Bedenken gegenüber Nacht- und Schichtarbeit können u. a. bestehen bei: Chronischen Erkrankungen des Magen-Darm-Traktes, chronisch-progredienten Lebererkrankungen, Diabetes mellitus, chronischen Herz-Kreislauf-Erkrankungen, Z. n. Organtransplantationen, Niereninsuffizienz, Anfallsleiden, psychovegetativen Störungen, psychotischen Störungen, chronischen Schlafstörungen oder Suchterkrankungen.
Laut dem Arbeitszeitgesetz ist Nacht- und Schichtarbeit entsprechend gesicherter arbeitswissenschaftlicher Erkenntnisse auszurichten. Weitere rechtliche Grundlagen sind im Mutterschutzgesetz, Jugendarbeitsschutzgesetz, Ladenschlussgesetz, Sozialvorschriften im Straßenverkehr und der Richtlinie 93/104/EG festgelegt.

3.3. GUTACHTENWESEN

Der approbierte Arzt ist verpflichtet, als medizinischer Sachverständiger tätig zu werden, soweit sich ein angefordertes Gutachten auf medizinische Kenntnisse bezieht im

- Zivilrecht
- Sozialrecht
- Strafrecht

Schlichtungsstellen
Gutachterkommissionen

Gutachten sind ein Beweismittel, der Gutachter selbst ist „Gehilfe des Gerichts". Der Gutachter darf nicht von sich aus Zeugen und Parteien vernehmen und den Sachverhalt weiter aufklären.

Wissenschaft		Gesetz
	Sachverständigen-Gutachten	
Auftraggeber		Proband

Gutachten werden entweder „frei" (frei formuliert) oder als Formulargutachten erstellt.

Gutachtentypen:

1. Funktionsgutachten für die gesetzliche Rentenversicherung:
   Die bisherige Unterscheidung zwischen Renten wegen Berufs- bzw. Erwerbsunfähigkeit wird ersetzt durch die neue halbe bzw. volle Erwerbsminderungsrente. Es besteht ein Anspruch
   - auf eine volle Erwerbsminderungsrente, wenn das Leistungsvermögen auf dem allgemeinen Arbeitsmarkt unter 3 Stunden täglich gesunken ist bzw.
   - auf eine halbe Erwerbsminderungsrente, wenn das Leistungsvermögen von 3 Stunden bis unter 6 Stunden täglich gesunken ist.

   Hier kommt allerdings eine soziale Komponente zum Tragen: Sind Erwerbsgeminderte arbeitslos, erhalten sie eine volle Erwerbsminderungsrente.
2. Kausalitätsgutachten für die gesetzliche Unfallversicherung: Arbeitsunfälle (während der Arbeit und auf dem Weg von und zur Arbeit, innerhalb 24 Stunden): Minderung der Erwerbsfähigkeit (MdE)
3. Zusammenhangsgutachten im sozialen Entschädigungsrecht: Grad der Schädigungsfolgen (GdS)
4. Gutachten im Schwerbehindertenrecht: Grad der Behinderung (GdB)
   (Schwerbehindertenstatus ab GdB 50, darüber hinaus Vergünstigungen und Nachteilsausgleiche, keine Rente; Gleichstellung ab GdB von 30 möglich, falls dadurch ein geeigneter Arbeitsplatz zu erhalten ist.)
5. Gutachten für Privatversicherung

Allgemeine Rechtsgrundlagen:
Der zu Begutachtende hat Mitwirkungspflicht, zu prüfen ist die Frage der Zumutbarkeit und die Verhältnismäßigkeit des Eingriffes. Keine Duldungspflicht.
Erstellungspflicht: Keine Auftragsüberschreitung ohne Zustimmung des Gerichtes
Unverzügliche Prüfung nach Erhalt des Auftrags, Gutachten können nur abgelehnt werden wegen Befangenheit, Überschreitung des vom Gericht erwarteten Zeitrahmens (ca. 6 Monate) und wenn der Auftrag die fachlichen und apparativen Möglichkeiten des Gutachters überschreitet.
Gutachtenauftrag auf Wunsch des Probanden und vom Gutachter selbst auszuführen (keine Delegation)
Bei nicht zeitgerechter Gutachtenerstellung nach mehrfacher Ermahnung Zahlung eines Ordnungsgeldes.
Gutachtenerstellung nach bestem Wissen und Gewissen. Bei unrichtigem Zeugnis Freiheitsstrafe von einem Monat bis zwei Jahre.

Gutachtenauftrag:
Lediglich Antwort auf die vorformulierten Beweisfragen: „Gutachter ist kein Richter". Gutachter muss, wenn er sich Hilfspersonen bedient (Assistent) seine Unterschrift mit dem Zusatz „Einverstanden aufgrund eigener Untersuchungen und Urteilsbildung", o.ä. kennzeichnen.

Gutachtengrundlage:
Ärztliche Bescheinigung. ***Cave*** Gefälligkeitsatteste (Strafe nach § 278 StGB), Voraussetzung für jedes Attest saubere Dokumentation - auch dessen, was unter Umständen nicht ist.

Merke: Nicht Diagnosen entscheiden, sondern die Frage, wie sich diese auf das Leistungsvermögen in den einzelnen Rechtsformen auswirken.

Besondere gutachterliche Begriffe:

- Schädigungsfolge
- Behinderung
- Minderung der Erwerbsfähigkeit (Schwerbehindertengesetz: Grad der Behinderung)
- Berufs- und Erwerbsunfähigkeit
- Hilflosigkeit
- Wesentliche Änderungen der Verhältnisse
- Zeitrente 2 x drei Jahre, nach Ablauf der Zeitrente keine Nachuntersuchung von Amts wegen
- Gutachtenvergütung durch Gerichte nach ZSEG (Zeugen- und Sachverständigenentschädigungsgesetz)

Literatur: Versorgungsmedizinische Grundsätze / Anlage zu § 2 der VersMedV (siehe Internet)

4. PRÄVENTION UND GESUNDHEITSFÖRDERUNG

4.1. GRUNDLAGEN

Prävention bedeutet in der Gegenwart etwas zu unternehmen, um unerwünschte Folgen in der Zukunft zu vermeiden. Der Fokus ist auf Vorbeugen von Krankheiten und Vermeidung von Risikofaktoren gerichtet. Gesundheitsförderung setzt an den Ressourcen bzw. Schutzfaktoren der Menschen an, versucht diese zu fördern und beruht auf dem Salutogenesemodell nach Antonovsky.

Einteilung der Prävention nach Caplan (1964) nach dem Interventionszeitpunkt:
- Primärprävention: Maßnahmen, die vor einer Erkrankung unternommen werden. Ziel: Die Inzidenz von Erkrankungen soll gesenkt werden (z.B. Impfungen, Sport, Rauchverzicht, gesunde Ernährung)
- Sekundärprävention: Krankheitsfrüherkennung (z.B. Gesundheitsuntersuchung, Krebsvorsorgeuntersuchungen, Vorsorgeuntersuchungen bei Kindern und Schwangeren).
- Tertiärprävention: Maßnahmen nach Manifestation einer Erkrankung. Mit ihr sollen Folgeschäden und Rückfälle verhindert werden. Die Chronifizierung und Mortalität soll reduziert werden (z.B. Disease-Management-Programme bei KHK, Diabetes, Asthma, COPD, Brustkrebs, Herzsportgruppe).

Die durchschnittliche Lebenserwartung in Deutschland beträgt für Männer 78 und für Frauen 83 Jahre. Die Lebenserwartung der Weltbevölkerung beträgt ca. 70 Jahre und reicht von 84 Jahren in Japan bis ca. 50 Jahren in einzelnen Ländern Afrikas (z.B. Angola, Elfenbeinkuste, Sierra Leone, Taschad und die Zentralafrikanische Republik.
Innerhalb Europas besteht bezogen auf die Lebenserwartung ein West-Ost-Gefälle. Das längste dokumentierte Leben hatte Madame Jeanne Calment aus Arles, die im Alter von 122 Jahren starb (1875-1997).

Präventionsparadox (Geoffrey Rose): Eine präventive Maßnahme, die für eine Bevölkerung einen hohen Nutzen hat, bringt dem einzelnen Menschen oft nur wenig - und umgekehrt; z.B. KHK-Prävention bringt den Einzelpersonen einer Hochrisikogruppe viel Nutzen, aber der Gesamtbevölkerung nur einen geringen Nutzen. Wenn eine ganze Bevölkerung KHK-Prävention betreibt, sinkt die Erkrankungsprävalenz, obwohl der Einzelne vielleicht nie eine KHK bekäme.

Präventionsmaßnahme	Gewinn/Verlust an Lebenszeit	Einfluss auf bestimmte Erkrankungen/Risikofaktoren
Blutdrucknormalisierung	Normotensive Patienten leben ca. 5 Jahre länger als Hypertoniker	Schlaganfälle - 40 % Herzinfarkte - 50 %
Nikotinabstinenz	Im Durchschnitt sterben Raucher 10 Jahre früher als Nichtraucher. Rauchstopp mit 60 / 50 / 40 / 30 Jahren führt zu +3 / +6 / +9 / +10 Jahre Lebenserwartung	Nach 1 Jahr: - 50 % KHK Nach 5 Jahren: - 50 % Blasen-Ca Nach 5 Jahren: - 50 % Ösophagus-Ca. Nach 10 Jahren:- 50 % Bronchial-Ca.
Gewichtsreduktion	BMI 22,5 - 25 kg/m^2: Niedrigste Mortalität BMI 30 - 34,9 kg/m^2: - 2-4 Jahre BMI > 40 kg/m^2: - 10-12 Jahre	10 kg Gewichtsreduktion führen zu: Mortalität - 20 % Blutdruck - 10 mmHg LDL-Cholesterin - 15 % HbA_{1c} - 1 - 2 % Triglyzeride - 30 %
Mediterrane Kost		Herzinfarkte - 40 - 50 %
Regelmäßig Sport	15 Min. täglich oder 90 Min. pro Woche: +3 Lebensjahre	Herzinfarkte - 40 - 50 %

Der Ausgabenrichtwert der GKV für Leistungen der Prävention und Gesundheitsförderung steigt mit Einführung des Präventionsgesetzes 2015 auf 7 Euro pro Versicherten jährlich. Die neu eingeführte nationale Präventionskonferenz (NPK) soll eine nationale Präventionsstrategie entwickeln. In Deutschland nimmt jede zweite anspruchsberechtigte Frau und jeder vierte Mann an Krebsfrüherkennungsmaßnahmen teil.

4.2. KÖRPERLICHE AKTIVITÄT UND GESUNDHEIT

Def: Körperliches Training im Sinne von Gesundheitssport ist definiert als regelmäßige und individualisierte körperliche Belastung mit dem Ziel, die Gesundheit zu fördern, zu erhalten oder wiederherzustellen.

Nur ca. 20 % der erwachsenen Bevölkerung sind ausreichend körperlich aktiv. 80 % leiden unter Bewegungsmangel. Mit zunehmendem Lebensalter sinkt das körperliche Aktivitätsprofil. Auch im Kindes- und Jugendalter ist eine zunehmende Bewegungsverarmung zu beobachten, obwohl vielfältige körperliche Aktivitäten Grundvoraussetzung für eine gesunde Entwicklung sind.

Wechselbeziehungen zwischen körperlicher Aktivität und Gesundheit:
Ausreichende körperliche Aktivitäten haben nachgewiesene positive Effekte u.a. auf:
- Kognition und Psyche
- Kardiopulmonales System
- Glukose- und Lipidmetabolismus
- Immunsystem
- Muskulo-skelettales System

Umgekehrt begünstigt ein andauernder Bewegungsmangel die Entstehung einer Vielzahl von Erkrankungen, die häufig als sog. Zivilisationserkrankungen beschrieben werden. Hierzu gehören u.a.:
- Kardiovaskuläre und pulmonale Erkrankungen
- Adipositas
- Metabolisches Syndrom/Diabetes mellitus Typ 2
- Fettstoffwechselstörungen
- Degenerative Erkrankungen des muskulo-skelettalen Systems
- Kolonkarzinom

Prävention, Therapie und Rehabilitation durch Bewegungstherapie
Das metabolische Syndrom mit seinen verschiedenen Facetten lässt sich durch körperliche Aktivität und Gewichtsnormalisierung sehr gut präventiv und therapeutisch beeinflussen! Dazu ist eine umfassende, multimodale Lebensstiländerung mit quantitativer und qualitativer Änderung des Ernährungs- und Bewegungsverhaltens erforderlich. Bei Erfolg können medikamentöse Therapien vermindert oder sogar vermieden werden! Regelmäßiges körperliches Training z.B. senkt den Blutdruck und vermindert das Risiko für die Entstehung eines Diabetes mellitus Typ 2.
Studien zeigen in der Primärprävention eine signifikante Risikoreduktion bezüglich kardiovaskulärer Morbidität und Letalität sowie der Gesamtmortalität durch regelmäßiges körperliches Training bzw. Gesundheitssport (je nach Sportart bis zu 50 %).
Dies gilt auch für die Sekundärprävention im Rahmen von Herzsportgruppen für KHK-/Postinfarktpatienten (Reduktion der kardiovaskulären Mortalität von KHK-Patienten um ca. 25 %). Neuere Untersuchungen mit ebenfalls positiven Effekten bei Patienten mit COPD bei Lebensqualität, Hospitalisationen und Gesamtmortalität, auch präventive Effekte bei Kolon- und Mammakarzinom nachgewiesen.

Praktische Hinweise zur Umsetzung in der Praxis
Grundsätzlich sollte vor Aufnahme regelmäßiger gesundheitssportlicher Aktivitäten eine (sportmedizinische Untersuchung hinsichtlich der Belastbarkeit sowie der individuellen Durchführung des Gesundheitssports erfolgen. Die Untersuchung sollte internistische und orthopädische Aspekte umfassen. Entsprechend den aktuellen Empfehlungen sollte man sich unter primärpräventiven Aspekten an 3 - 5 Tagen in der Woche 45 - 60 Min. in moderater Intensität belasten, auch begrenzte Wochenendaktivitäten sind bereits positiv. Ausdauersportarten sollten hierbei - kombiniert mit einem moderaten Kräftigungs- und Koordinationstraining - im Vordergrund stehen. Für den Gesundheitssport sind insbesondere (Nordic)-Walking, Fahrradfahren, Schwimmen, Tennis und andere Sportarten, Skilanglauf bzw. Inline-skating zu empfehlen. Die Intensität des Ausdauertrainings sollte mit 50 - 70 % der maximalen Leistungsfähigkeit durchgeführt werden, kann aber auch bei gut belastbaren Individuen im Sinne eines „high-intensity-interval"-Trainings (HIIT) erfolgen. Die Belastungsintensität sollte mittels der Trainingsherzfrequenz (THF*)) gesteuert und durch eine Pulsuhr kontrolliert werden. Ergänzend sollte ein Kräftigungstraining der großen Muskelgruppen durchgeführt werden. Im Rahmen der Sekundärprävention, z.B. ambulante Herzsport- und Lungensportgruppen, wird die ärztlich verordnete Bewegungstherapie unter Anleitung eines lizensierten Bewegungstherapeuten und ärztlicher Aufsicht durchgeführt.

*) THF = RHF + [(220 - Lebensalter - RHF) x TI]   RHF = Ruheherzfrequenz
TI = Trainingsintensität: 0,6 - 0,7

Risiken:
Diese liegen in einer Über- bzw. Fehlbeanspruchung des kardiopulmonalen Systems bzw. muskuloskelettaler Strukturen, insbesondere bei zu intensiven bzw. biomechanisch ungünstigen Belastungsformen. Besonders betroffen sind übergewichtige Personen mit entsprechenden Vorschädigungen des muskuloskelettalen Systems. Das Risiko eines kardiovaskulären Ereignisses betrifft vor allem Patienten mit nicht diagnostizierter KHK und fehlender sportmedizinischer Untersuchung und Beratung, wenn sie sich untrainiert kurzfristig intensiv belasten.

4.3. ARMUT UND KRANKHEIT [Z59]

Internet-Infos: *www.nationale-armutskonferenz.de*; *www.kinderprojekt-arche.de; www.kiggs.de*

Def:
- Absolute Armut (die physische Existenz bedrohend, nicht genug zum Leben haben)
- Relative Armut orientiert sich am Einkommen (Einkommensarmut):
  - Sozialhilfebedürftigkeit
  - 50% oder weniger des durchschnittlichen Haushaltseinkommens eines Landes

Ep.: Zunahme der Armut in Deutschland (Einkommensarmut ca. 15 %), Europa, besonders aber in der dritten Welt und in den ehemals kommunistischen Ländern. In Europa besteht ein West-Ost- sowie ein ausgeprägtes Nord-Süd-Gefälle, hinsichtlich Wohlstand, Gesundheit, medizinischer und sozialer Versorgung.

Betroffene Bevölkerungsgruppen:
- Migranten (legal und illegal)
- Arbeitslose Menschen
- Wohnungslose Menschen
- Kinderreiche Familien und alleinerziehende Eltern
- Kinder der betroffenen Personen
- Alte Menschen, Rentner
- Illegal arbeitende Prostituierte
- Alkoholkranke, Drogengebraucher

Wechselbeziehungen zwischen Armut und Gesundheit:
Schlechte Gesundheit erhöht das Risiko von Langzeitarbeitslosigkeit, Armut und umgekehrt. Armut bedeutet z.T. Wohnungslosigkeit (Obdachlosigkeit).

Beispiele für erhöhtes Krankheitsrisiko bei Armut:
- Erhöhte Mütter- und Kindersterblichkeit (perinatale Komplikationen, Pneumonie, Diarrhö, in Afrika auch AIDS und Malaria)
- Koronare Herzkrankheit (Herzinfarkt: 2 - 3fach erhöhtes Risiko)
- Schlaganfall (2 - 3fach erhöhtes Risiko)
- Erhöhte Infektanfälligkeit, erhöhte Tuberkuloseinzidenz
- Dermatologische Erkrankungen (häufig)
- Parasitäre Erkrankungen (Läuse, Krätze)
- Psychiatrische Erkrankungen (Depressionen, erhöhte Suizidquote)
- Krebserkrankungen
- Lebererkrankungen
- Karies, Parodontitis
- Alkoholkrankheit
- Erhöhtes Unfallrisiko
- Verminderte Lebenserwartung

Gesundheitsgefährdendes Verhalten: Erhöhter und oft schon in der Kindheit einsetzender Zigaretten- und Alkoholkonsum, ungesunde Ernährung; Tablettenabhängigkeit eher bei Frauen, Alkohol- und Drogengebrauch eher bei Männern.

Gewalterfahrungen korrelieren oft mit Armut. Betroffene Frauen sind häufig körperlicher Gewalt, Fremdbestimmung und sexueller Ausbeutung ausgesetzt. Frauen ertrugen früher eher Gewalt als Wohnungslosigkeit (verdeckte Obdachlosigkeit). Seit 2000 können in Deutschland gewalttätige Männer polizeilich der gemeinsamen Wohnung verwiesen werden.

Medizinische Hilfen:
Hilfsangebote sind oft zu „hochschwellig", Angebote sind unerreichbar, weil Voraussetzungen dafür nicht erfüllt werden können (z.B. Parasitenfreiheit für eine nächtliche Aufnahme, Nachweis eines Wohnsitzes, Mitführen eines Kindes oder Hundes). Das medizinische und soziale Versorgungssystem erreicht viele von Armut Betroffene nicht mehr. Die klassische Komm-Struktur im ärztlichen Bereich (Patient kommt zum Arzt) ist durch eine Geh-Struktur (der Arzt geht zum Patienten) zu ergänzen. Präventivmedizinische (z.B. Impfungen) und therapeutische Angebote müssen daher möglichst niedrig schwellig sein und ortsnah zur Verfügung stehen und auch Angebote für Frauen mit Kindern umfassen (Obdachloseneinrichtungen und Behelfsunterkünfte, Drogenberatungsstellen, Sozialberatung, Schuldnerberatung, Mobiler Medizinischer Dienst, Arbeitsämter, Schulen, Kindergärten).

Praktische Hinweise für den Umgang mit betroffenen Patienten:
- Die Lebenslage der Patienten mitberücksichtigen (Ganzheitsmedizin)!
- Kann der Patient schriftliche Anweisungen / Informationen lesen? (Zunehmende Zahl von Analphabeten)
- Genau nachfragende Anamnese, leicht verständliche und nachvollziehbare Sprache
- Gesundheitsrisikoverhalten und die damit einhergehenden Gefahren berücksichtigen: Zigarettenabusus, Alkoholkonsum und evtl. Folgeerkrankungen, Drogenkonsum. Bei Schmerzangabe von Suchtpatienten an Beigebrauch von Analgetika denken.
- Ernährungsgewohnheiten erfragen.
- Impfstatus nachfragen und Impflücken schließen. Influenza- und Pneumokokkenimpfung anbieten!
- ***Cave:*** Medikamente mit suchterzeugenden Stoffen - Wechselwirkungen zwischen Alkohol und Medikamenten beachten (u.a. Neuroleptika, Antiepileptika, Antihistaminika, Sedativa)
  Medikamentencompliance berücksichtigen und Kurzzeit-Antibiotika-Schemata nutzen.
- An Skabies und Läuse (Kopfläuse) denken! - Bei Verdacht auf dermatologische Erkrankungen Patient im entkleideten Zustand untersuchen!
- Bei parasitären Erkrankungen auch Familienmitglieder/Mitglieder der Lebensgemeinschaft mitbehandeln.
- Zahnstatus überprüfen und entsprechende Sanierung ansprechen und initiieren.
- Bei stationären Patienten Krankenhaussozialdienst informieren. Entlassung des Patienten gemeinsam mit dem Sozialdienst des Krankenhauses planen (häusliche Verhältnisse, Betreuungsmöglichkeiten, wohnungslose Menschen). Gibt es einen Hausarzt bzw. eine niedrigschwellige medizinische Betreuungsstelle (z.B. für Drogengebrauch und/oder wohnungslose Menschen), an die der ärztliche Entlassungsbrief geschickt werden kann?!

5. REHABILITATION

Def:
- Rehabilitation umfasst nach WHO alle Maßnahmen, die das Ziel haben, den Einfluss von Bedingungen, die zu Einschränkungen und Benachteiligungen führen, abzuschwächen und die eingeschränkten und benachteiligten Personen zu befähigen, eine soziale Integration zu erreichen. Rehabilitation zielt nicht nur darauf ab, eingeschränkte oder benachteiligte Personen zu befähigen, sich ihrer Umwelt anzupassen, sondern auch darauf, in ihre unmittelbare Umgebung und die Gesellschaft als Ganzes einzugreifen, um ihre soziale Integration zu erleichtern.
  Rehabilitation schließt medizinische, berufliche und soziale Maßnahmen ein, um bei Menschen mit angeborener oder erworbener Erkrankung oder Behinderung die alten Fähigkeiten zu erhalten, zu verbessern oder wiederherzustellen.
- Frührehabilitation: Kombinierte akut-/rehabilitationsmedizinische Behandlung unter Beteiligung verschiedener therapeutischer Berufsgruppen (Leistungsträger: Siehe SGB V)
- Medizinische Rehabilitation: Die medizinische Rehabilitation umfasst ärztliche bzw. ärztlich verordnete Maßnahmen, um körperliche Funktionen oder Organfunktionen zu erhalten, zu verbessern oder wiederherzustellen und damit eine gesellschaftliche Teilhabe zu ermöglichen. Neben der funktionellen Verbesserung sowie Steigerung der Lebensqualität ist für einige Erkrankungen (z.B. akutes Koronarsyndrom, Asthma bronchiale/COPD) eine Mortalitätsreduktion durch Rehabilitation zu verzeichnen.
- Berufliche Rehabilitation: Leistungen zur Teilhabe am Arbeitsleben („Reha vor Rente"), u.a. Umschulungen, Weiterbildungen (siehe auch *www.rehadat.de*)
- Soziale Rehabilitation: Leistungen zur Teilhabe am Leben in der Gemeinschaft, u.a. Wohnhilfe, Haushaltshilfe

Rehabilitationsformen:
1. Ambulante Rehabilitation
2. Teilstationäre Rehabilitation (Tagesklinik)
3. Stationäre Rehabilitation
4. Mobile Rehabilitation (aufsuchende Rehabilitation i.d.R. in der häuslichen Umgebung, aber auch in stationären Pflegeeinrichtungen, insbesondere für geriatrische Patienten mit erheblichen funktionellen Beeinträchtigungen, Multimorbidität bzw. komplexen Störungen) seit 1.4.2007

Krankheitsfolgenmodelle der WHO:
International Classification of Impairment, Disabilities and Handicaps (ICIDH, 1980): ressourcenorientierter biopsychosozialer Ansatz
International Classification of Functioning, Disability and Health (ICF, „Neufassung" der ICIDH 2001): Modell bzw. medizinische Klassifikation zur Beschreibung des funktionalen Gesundheitszustandes, der Behinderung, sozialer Beeinträchtigung und relevanter Umweltfaktoren

Rehabilitationsträger in Deutschland:
- Gesetzliche Rentenversicherung (nach SGB VI): Medizinische oder berufliche Rehabilitation zur Abmilderung oder Verhinderung einer Erwerbsunfähigkeit (Prinzip „Reha vor Rente")
- Gesetzliche Krankenversicherung (nach SGB V): Medizinische Leistungen, um eine Behinderung oder Pflegebedürftigkeit zu beseitigen, zu mildern oder zu verhindern. Häufig Zuständigkeit, wenn kein anderer Rehabilitationsträger zuständig ist (Prinzip „Reha vor Pflege"); vorrangiger Leistungserbringer für Kinder und Jugendliche, nicht berufstätige Erwachsene und Rentner.
- Gesetzliche Unfallversicherung (nach SGB VII): Medizinische, berufliche und soziale Rehabilitation, wenn Schaden Folge eines Arbeitsunfalls, Wegeunfalls oder einer Berufskrankheit ist.
- Bundesagentur für Arbeit (SGB II, SGB IX): Leistungen zur Teilhabe am Arbeitsleben für behinderte erwerbsfähige Hilfsbedürftige, sofern nicht ein anderer Rehabilitationsträger zuständig ist.
- Träger der Kriegsopferversorgung und Kriegsopferfürsorge: Gesundheitsschäden durch Wehr- und Zivildienst, Impfschäden und Opfer von Gewalttaten
- Träger der Sozialhilfe (SGB XII): Wenn kein anderer Träger die Kosten übernimmt.
- Träger der öffentlichen Jugendhilfe

Rehabilitationsantrag:
Die meisten Rehabilitationsträger haben eigene Antragsformulare, die ggf. auch Online verfügbar sind. Der Rehabilitationsantrag ist bei dem zuständigen Kostenträger unter Angabe der Funktionseinschränkungen mit Beschreibung des Rehabilitationsbedarfes, der Rehabilitationsfähigkeit (insbesondere ausreichende Motivation), des Rehabilitationszieles und der Rehabilitationsprognose zu stellen.
Die Kostenträger klären untereinander die Zuständigkeit ab und leiten den Antrag bei Bedarf innerhalb von max. 14 Tagen intern weiter. Nach sozialmedizinischer Begutachtung und versicherungsrechtlicher Prüfung des Antrags geht der Bescheid des Kostenträgers an den Antragsteller.

Häufige Begründungen für ablehnende Bescheide:
- Fehlen einer rehabilitationsbegründenden Diagnose
- Fehlendes Rehabilitationspotenzial (mit Hinweis auf bestehende Pflegestufe)

- Keine Notwendigkeit der stationären Rehabilitation und Ausreichen der Verordnung von Heil- und Hilfsmitteln

Gegen den Bescheid kann innerhalb eines Monats schriftlich Widerspruch eingelegt werden. (Anm.: Dem Widerspruch wird häufig stattgegeben!). Der Kostenträger entscheidet über Art, Dauer, Umfang, Beginn und Durchführung einer Rehabilitationsmaßnahme. Grundsätzlich ist der ambulanten bzw. teilstationären Rehabilitation gegenüber der stationären Vorrang zu gewähren (§ 19 Abs. 2 SGB IX).

Sozialmedizinische Kriterien einer Rehabilitation:

1. Rehabilitationsbedarf: Bezieht sich auf eine gesundheitlich bedingte drohende oder manifeste Beeinträchtigung der Teilhabe, die über einen kurativen Ansatz hinaus der Mehrdimensionalität und Interdisziplinarität einer Rehabilitationsmaßnahme bedarf.
2. Rehabilitationsfähigkeit: Belastbarkeit, Motivation, Motivierbarkeit u.a.
3. Rehabilitationsziel:
   - Individuelles Ziel: Formuliert zwischen Rehabilitationsteam und Rehabilitanden
   - Übergeordnetes Ziel: Förderung der Selbstbestimmung und der gleichberechtigten Teilhabe am Leben in der Gesellschaft für Behinderte und von Behinderung bedrohte Menschen (§1 SGB IX)
4. Rehabilitationsprognose: Wahrscheinlichkeitsaussage über die Erreichbarkeit des festgelegten Rehabilitationsziels (bezogen auf die Krankheit, deren Verlauf und den festgelegten Zeitraum).

Anm.: Im Entlassungsbericht der Rehabilitationsmaßnahme erfolgen im Abschnitt „sozialmedizinische Stellungnahme" - üblicherweise auf der letzten Seite - Angaben über die beruflichen Einsatzmöglichkeiten des Patienten (entweder positive Angabe, was noch möglich, oder negative Angabe, was nicht mehr zumutbar ist).

Sonderformen:

- Geriatrische Rehabilitation:
  Die geriatrische Rehabilitation ist nicht indikations-/organbezogen, sondern hat einen ganzheitlichen Ansatz mit multiprofessionellem und interdisziplinärem Therapeuteneinsatz.
  Der Zugang zur geriatrischen Rehabilitation ist gegenüber der indikationsspezifischen Rehabilitation (z.B. orthopädische/kardiologische Rehabilitation) niedrigschwellig, somit ist die geriatrische Rehabilitation auch für pflegebedürftige und immobile Patienten zugänglich.
  Die geriatrische Rehabilitation ist somit für Patienten geeignet, die nach organspezifischen Erkrankung nicht in der jeweils indikationsspezifischen Rehabilitation behandelt werden können.
  Auch Patienten, bei denen ein progredienter Abbau von körperlichen oder kognitiven Fähigkeiten zum Verlust der (Teil-) Autonomie zu führen droht, können der geriatrischen Rehabilitation zugeführt werden. Hierfür muss nicht zwangsläufig eine sog. "rehabilitationsbegründende Diagnose" benannt werden können.
- Kuren für Mütter mit Kinder („Mutter-Kind-Kur"), auch für Väter mit Kind; Antragstellung über die Krankenkasse

6. MEDIZIN DES ALTERNS

6.1. GERIATRIE UND GERIATRISCHES ASSESSMENT

Internet-Infos: *www.bv-geriatrie.de; www.dggeriatrie.de ; www.kcgeriatrie.de*

Def. Geriatrie: Geriatrie ist der Zweig der Medizin, der sich fachübergreifend mit der Gesundheit im Alter sowie mit präventiven, rehabilitativen, klinischen und sozialen Aspekten von Krankheiten und erkrankten Menschen im Alter beschäftigt.

Def. Gerontologie: Die Gerontologie ist die Wissenschaft, die sich mit somatischen, psychischen und sozialen Vorgängen des Alterns befasst (Altersforschung).

Ep.: Im Jahr 2030 werden 1/3 der Deutschen > 60 J. alt sein. Von den aktuell etwa zwei Millionen Pflegebedürftigen werden mehr als 2/3 zu Hause versorgt (von Angehörigen und/oder ambulanten Pflegediensten).
Die Kinderzahl in der EU (aktuell 1,5 Kinder/Frau) wird auch in Zukunft niedrig bleiben. Die Lebenserwartung in den alten EU Ländern (EU-15) liegt mit 82,4 Jahren bei Frauen und 76,7 Jahren bei Männern deutlich über der in den neuen EU-Ländern (EU-10): 78,7 bzw. 70,4 Jahre. Die Lebenserwartung wird in der EU bis zum Jahre 2050 um 6 Jahre für Männer und 5 Jahre für Frauen steigen. Aufgrund der Überalterung der Gesellschaft ist die Tragfähigkeit der sozialen Sicherungssysteme gefährdet. Die Zahl der Pflegebedürftigen wird erheblich zunehmen.

Der geriatrische Patient

Def:
- Geriatrietypische Multimorbidität und höheres Lebensalter (überwiegend 70 Jahre oder älter) [Multimorbidität wichtiger als kalendarisches Alter]
  oder
- Alter > 80 Jahre mit alterstypisch erhöhter Anfälligkeit gegenüber
  - Komplikationen und Folgeerkrankungen
  - Chronifizierung von Krankheiten
  - Verlust von Autonomie mit Verschlechterung des Selbsthilfestatus

Das geriatrische Assessment

Def: Das multidimensionale, interdisziplinäre geriatrische Assessment ist ein diagnostischer Prozess zur systematischen Erfassung von medizinischen, funktionellen und psychosozialen Defiziten und Ressourcen für Planung der Behandlung und Pflege. Es dient der Evaluation der Behandlungserfolge und ist ein Instrument des Qualitätsmanagements.
Die Datenerhebung erfolgt durch Testverfahren mittels Beurteilung von erfolgten Funktionstests (sog. „performance test"), Eigen- („self-report") oder Fremdanamnese („proxy-report") sowie durch Beobachtung. Es existiert eine nahezu unüberschaubare Vielfalt von Assessmentverfahren. Eine Standardisierung der Auswahl von Testverfahren wurde durch die AGAST („Arbeitsgruppe Geriatrisches Assessment") erarbeitet.

Das geriatrische Basisassessment (nach AGAST):

A) Barthel-Index (nach Mahoney und Barthel):
Der Barthel-Index wurde ursprünglich zur Bestimmung von Aktivität und Pflegebedürftigkeit von Schlaganfallpatienten entwickelt. Der Barthel-Index ist ein weit verbreiteter Test insbesondere in Geriatrie, Neurologie und bei Krankenkassen und bewertet die Bereiche Selbstversorgung, Kontinenz und Nahrungsaufnahme. Er erlaubt somit eine Beurteilung der basalen Aktivitäten des täglichen Lebens (bADL) sowie von Rehabilitationsverläufen. Die Erhebung ist durch Eigen- bzw. Fremdanamnese, oder Beobachtung möglich. Bewertet wird, was der Patient macht („performance") und nicht, was er kann („capacity"). Als Beobachtungszeitraum dienen die letzten 48 Stunden.
Bewertung nach dem Hamburger Manual zur Diagnostik, Verlaufsbeurteilung sowie Prognoseabschätzung - Interpretation:
0 - 30 Punkte: Weitgehend pflegeabhängig
35 - 80 Punkte: Hilfebedürftig
85 - 95 Punkte: Punktuell hilfebedürftig
100 Punkte: Selbstständig
Vorteile: Gute Veränderungssensitivität
Nachteil: „Grobes Raster"; zur Behandlungsplanung nur eingeschränkt empfehlenswert; selbst hohe Punktzahlen können eine erhebliche Einschränkung der Alltagsaktivitäten bedeuten (z.B. Unselbstständigkeit in der Nahrungsaufnahme, der Toilettenbenutzung oder Inkontinenz).

Bewertung nach Hamburger Manual (siehe *www.kcgeriatrie.de/downloads/instrumente/barthel-index.pdf*)
Kurzform: [Funktion / Punkte (in Klammern)]

1. Essen: Unfähig, allein zu essen (0), benötigt Hilfe, z.B. bei Zubereitung (5), selbstständig (10)
2. Baden: Benötigt fremde Hilfe (0), selbstständig (5)
3. Körperpflege: Benötigt fremde Hilfe (0), selbstständig (5)
4. An- und Auskleiden: Unfähig, sich allein an- und auszukleiden (0), benötigt Hilfe bei maximal 50 % der Tätigkeiten (5), selbstständig (10)
5. Stuhlkontrolle: Inkontinent (0), gelegentlich inkontinent (max. 1 x pro Woche) (5), kontinent (10)
6. Urinkontrolle: Inkontinent (0), gelegentlich inkontinent (max. 1 x pro Tag) (5), kontinent (10)
7. Toilettenbenutzung: Vollständig unselbstständig (0), benötigt Hilfe (z.B. An-/Ausziehen) (5), selbstständig (10)
8. Bett- bzw. Stuhltransfer: Unselbstständig (z.B. fehlende Rumpfstabilität) (0), erhebliche physische Hilfe beim Transfer erforderlich, aber Rumpfstabilität (5), geringe physische Hilfe oder Beaufsichtigung (10), selbstständig (15)
9. Mobilität: Immobil (Gehstrecke < 50 m) (0), unabhängig mit Rollstuhl (Strecke > 50 m) (5) unterstütztes Gehen (Gehstrecke > 50 m) (10) , selbstständiges Gehen möglich ggf. mit Hilfsmittel (Gehstrecke > 50 m) (15)
10. Treppensteigen: Kein Treppensteigen möglich (0), benötigt Hilfe/Überwachung (5), selbstständig (10)

B) Mini-Mental-State Examination (MMSE nach Folstein):
Der MMSE ist ein Instrument zum Screening der kognitiven Fähigkeiten.
Es erfolgt eine Beurteilung in den Kategorien „Orientierung (zeitlich/örtlich)", „Merkfähigkeit", „Aufmerksamkeit/Rechenfähigkeit", „Erinnerungsfähigkeit", „Sprachvermögen" sowie „visuell-konstruktive Fähigkeiten".
Vorteile: Geringer Zeitaufwand; geringer Schulungsbedarf
Nachteile: Nur grobe Einschätzung kognitiver Defizite; nur Screening, kein diagnostisches Instrument; nicht als Instrument kurzfristiger Verlaufsbeurteilung geeignet (Lerneffekt!); keine Beurteilung aphasischer Menschen möglich

C) Geriatrische Depressionsskala (nach Yesavage und Sheikh):
Die geriatrische Depressionsskala ist ein Fragebogen zur Selbstbewertung. Sie besteht aus 15 Fragen in den Kategorien „Stimmung", „Denken", „Psychomotorik" und „Verhaltensweisen". Sie dient als Screeninginstrument und nicht als diagnostisches Kriterium der Depression.
Vorteile: Geringer Zeitaufwand; geringer Schulungsbedarf
Nachteile: Schlechte Abbildung der Angst; nicht sinnvoll bei kognitiver Einschränkung

D) Sozialfragebogen (nach Nikolaus):
Der Sozialfragebogen nach Nikolaus wurde am geriatrischen Zentrum in Heidelberg entwickelt. Er umfasst insgesamt 24 Fragen in den Kategorien „Soziale Kontakte und Unterstützung", „soziale Aktivitäten", „Wohnsituation" und „ökonomische Verhältnisse". Der Sozialfragebogen ist zielgerichtet auf die Planung der Behandlung und Entlassung und sollte deshalb möglichst frühzeitig zum Einsatz kommen.
Vorteil: Umfassendes Assessment von sozialen Ressourcen und Belastungen
Nachteil: Relativ zeitaufwendig

E) Performancetests des Basisassessments nach AGAST
Im Rahmen der Performancetests wird der Patient aufgefordert, eine standardisierte Tätigkeit durchzuführen. Vorteil der Performancetests ist der Rückgriff auf objektiv messbare Kriterien, ohne sich auf die Eigen- bzw. Fremdanamnese oder eigene Beobachtungen verlassen zu müssen.

1. Handkraft:
Die Messung der Handkraft wird i.d.R. mit dem sog. JAMAR-Dynamometer in der Einheit Kilogramm durchgeführt. Der Patient komprimiert das Dynamometer dreimal in jeweils einminütigem Abstand mit der dominanten Hand. Der Mittelwert ist die ermittelte Handkraft. Eine Verminderung der Handkraft (Tabellen für bestimmte Bevölkerungsgruppen) weist neben anderen Aspekten (z.B. rasche Erschöpfbarkeit und Ernährungsstörung) auf das sog. Frailty-Syndrom (Gebrechlichkeit) hin, welches mit einer hohen Morbidität und Mortalität einhergeht.
2. Geldzähltest (nach Nikolaus):
Der Geldzähltest dient der Erkennung von Defiziten der instrumentellen Aktivitäten des täglichen Lebens (iATL). Es wird die Zeit vom Öffnen einer Geldbörse bis zur Nennung eines in der Geldbörse befindlichen Geldbetrages gemessen. Die gemessene Zeit gibt Hinweise auf Defizite in den Bereichen der Feinmotorik und des Visus wie auch der kognitiven Fähigkeiten.

3. Timed up and go (TUG nach Podsiadlo und Richardson):
   Der Timed „up and go"-Test ist ein Performance-Test zur Messung der Mobilität und Abschätzung des Sturzrisikos. Es ist ein einfacher und schnell durchzuführender Test, der keine Hilfsmittel benötigt.
   Der Mobilitätstest kann durchgeführt werden, wenn ein selbstständiges Aufstehen und Laufen mit Hilfsmitteln möglich ist.
   Durchführung: Der Proband sitzt auf einem Stuhl mit Armlehne. Nach Aufforderung soll der Proband aufstehen und mit normalem Gang drei Meter gehen, sich umdrehen, wieder zurück zum Stuhl gehen und sich setzen. Die dafür benötigte Zeit wird in Sekunden notiert.
   Interpretation:
   - Unter 10 Sekunden: Alltagsmobilität nicht eingeschränkt
   - 10 - 19 Sekunden: Geringe Mobilitätseinschränkung i.d.R. ohne Alltagsrelevanz
   - 20 - 29 Sekunden: Abklärungsbedürftige, funktionell relevante Mobilitätseinschränkung
   - ≥ 30 Sekunden: Ausgeprägte Mobilitätseinschränkung, i.d.R. Interventions-/Hilfsmittelbedarf
4. Mobilitätstest (nach Tinetti):
   Beim Mobilitätstest nach Tinetti werden Funktionen der Mobilität (Balance und Gangbild) analysiert und mithilfe eines Punktescores bewertet. Der Test dient der Identifizierung des Sturzrisikos und ggf. des Hilfsmittelbedarfs. Er gliedert sich in zwei Teile: Im ersten Teil wird das Gleichgewicht geprüft (freies Sitzen, Aufstehen vom Stuhl, Stehsicherheit, Balance bei Körperdrehung, Balance nach Stoß gegen die Brust und Hinsetzen). Im zweiten Teil wird der Gang bezüglich Schrittauslösung, Schritthöhe, Schrittlänge, Schrittsymmetrie, Gangkontinuität, Wegabweichung, Rumpfstabilität und Schrittbreite bewertet.
5. Uhrenergänzungstest (nach Shulman):
   Das Zeichnen einer Uhr ist wegen der Praktikabilität ein ausgezeichneter Test, um konstruktive und visuell-räumliche Defizite im kognitiven Bereich aufzudecken. Der Uhrentest ist der Eingangstest zur Demenzdiagnostik. Der Patient wird aufgefordert, in den Kreis einer Uhr die zwölf Zahlen sowie Stunden- und Minutenzeiger einer vorgegebenen Zeit einzutragen.
   Bewertung:
   Anhand der Abweichungen in der Darstellung der Uhr bezogen auf eine Normalleistung (Aufteilung des Zifferblattes, Schriftbild der Zahlen, Fehlen der Zeiger u.a.) lassen sich Rückschlüsse auf das Ausmaß der Hirnfunktionsstörung ziehen. Dabei werden ja nach Abweichung 1 bis 6 Punkte (Score 1 = perfekte Uhr; Score 6 = keine Darstellung der Uhr) vergeben, wobei ein Score ≥ 3 hinweisgebend auf eine kognitive Störung ist.
   In Ergänzung zum Basisassessment kann eine Auswahl weiterer, teilweise spezifischer Assessmentverfahren zum Einsatz kommen (siehe Spezialliteratur).

6.2. IMMOBILITÄT UND STURZNEIGUNG

Die Sturzneigung des alten Menschen ist aufgrund der gravierenden Zunahme von Morbidität und Mortalität, aber auch der Gesundheitskosten bei Sturzkrankheit ein schwerwiegendes Problem. Statistisch stürzt nahezu die Hälfte der über 80-jährigen einmal jährlich, jeder 10. mit behandlungsbedürftigen Verletzungsfolgen und jeder 20. mit Frakturfolgen. Etwa 1/6 aller Notfallaufnahmen älterer Menschen in Krankenhäusern in Deutschland erfolgt aufgrund von Stürzen.

Sturzeinteilung:
- Extrinsisch: Äußere Umstände, z.B. fehlende Beleuchtung, Stolperfallen (Teppiche, Stufen), fehlende Handgriffe, zu niedriger Toilettensitz
- Altersphysiologisch intrinsisch: z.B. schlechte Balance, Einschränkung von Kraft und Bewegung
- Synkopal (siehe Kapitel Synkope)
- Lokomotorisch-postural: Durch Störung der sensorischen und koordinativen Fähigkeiten oder durch zentral wirksame Medikamente

„Sturz unklarer Genese"

Di.:
- Labor, insb. BZ, Elektrolyte, ggf. Vitamin D-Spiegel
- Ruhe-EKG
- Geriatrisches Assessment von Visus, Kognition, insb. der Mobilität: Berg-Balance-scale, Timed up and go, Gehgeschwindigkeit, Functional reach test, Tandemstand, Tinetti
- Medikamentenanamnese (!)
- Schellong-Test, ggf. Kipptischuntersuchung
- Langzeit-EKG, ggf. Langzeit-RR
- Neurologische Untersuchung, ggf. EEG, ggf. cCT, cMRT zur Abgrenzung neurologischer Gangstörungen aufgrund von:

- Ischämischem Schlaganfall/Hirnblutung (insb. chronisch subdurales Hämatom)
- Epilepsie
- Normaldruckhydrozephalus (klinische Trias: Gangstörung, Dranginkontinenz, Demenz)
- Zerebelläre Schädigung („zuviel an Bewegung")
- Polyneuropathie

Sonderform: Post-fall-Syndrom (Syn. Idiopathische senile Gangstörung/psychogener Schwindel)

Def: Zunehmende Angst infolge vermutlicher oder tatsächlicher Sturzgefahr (es resultieren selten Stürze!)

KL.:
- Schwankschwindel oder unspezifische Gleichgewichtsstörungen beim Gehversuch oder Stehen
- Gangbild kurzschrittig, breitbeinig; Tendenz zum Festhalten; Sturzangst beim freien Gang; keine Spastik; keine Ataxie; Romberg-Versuch negativ

Th.: Gangschulung, Hilfsmittel, Behandlung von Visusproblemen, Anpassung der Umgebung (Beseitigung von Stolperursachen u.a.); keine Medikation, die das Sturzrisiko erhöht.

6.3. DEMENZ UND KOGNITIVE DEFIZITE

Ep.: Ca. 3 % Demenzkranke bei 70 - 75-jährigen, dann Verdopplung der Inzidenz alle 5 Jahre. Die Überlebenszeit nach Diagnosestellung reduziert sich ab dem 65. Lebensjahr pro Dekade um 2 - 3 Jahre. Prävalenz: > 1 Mio. Erkrankte in der BRD, Inzidenz ca. 250.000/J.

Def. Demenz: Alltagsrelevanter erworbener Verlust intellektueller Fähigkeiten durch eine Hirnerkrankung oder -verletzung. Typisch ist eine fortschreitende Störung des Gedächtnisses („explizites Gedächtnis") und einer weiteren sog. instrumentellen Hirnfunktion (z.B. Aphasie, Apraxie, räumlich konstruktive Planungsstörung) oder „exekutiven" Hirnfunktion (Apathie, Verlangsamung, Echolalie, Enthemmung), die länger als sechs Monate andauert.

Def. leichte kognitive Störung (mild cognitive impairment; MCI): Erworbenes kognitives Defizit; im Vergleich zur Demenz nur geringe oder fehlende alltagsrelevante Einschränkungen; häufig, aber nicht zwangsläufig Vorstadium einer demenziellen Entwicklung; üblicherweise keine Störungen von instrumentellen oder exekutiven Hirnfunktionen; pharmakologische Therapien bislang ohne Wirknachweis, jedoch zur Zeit intensiv in Studien untersucht. Jeder Patient mit MCI sollte über die Möglichkeit einer Frühdiagnostik mittels neuropsychologischen Testverfahren aufgeklärt werden.

6.3.1. DEMENZ VOM ALZHEIMER-TYP (DAT) [G30.9+F00.9*]

Def: Primär degenerative Hirnerkrankung mit progredienter Demenz

Vo.: Bis 50 - 75 % aller Demenzerkrankungen, in Autopsiestudien bis ca. 80 %; Beginn meist nach dem 65 Lj.; w : m = 2 : 1; in 5 - 10 % familiäre Häufung

Genetische Prädisposition: Mutation des Präsenilin 1- und 2-Gens und des amyloid precursor protein (APP)-Gens; ApoE4-Genotyp

Hi. (autoptisch): Extrazelluläre Ablagerung von Amyloid β (= senile Plaques), intrazellulär neurofibrilläre Tangles; neuritische Degeneration mit Synapsen- und Nervenzellenverlust

Schädigungslokalisation: Temporal, parietal, frontal, Assoziationskortex (verantwortlich für Aphasie, Apraxie, Agnosie); Hippocampus, parahippocampal (verantwortlich für Amnesie)

Di. (in Anlehnung an S3-Leitlinie „Demenzen"):

Obligat:
- Eigen- und Fremdanamnese (insb. auch Medikamentenanamnese und Familienanamnese)
- Neurologische Untersuchung und psychiatrische Evaluation
- Neuropsychologische Testverfahren (MMSE, Demtect, TFDD, MoCA, CERAD-Teste u.a.)
- Labor (als Ausschlussdiagnostik): Blutbild, Na, K, BSG oder CRP, TSH basal, GOT, GGT, Kreatinin, Harnstoff, Glukose, Vitamin B_{12}
- Bildgebung: cCT, cMRT (Lokalisation der Atrophie, Ausschlussdiagnostik von entzündlichen, tumorösen, vaskulären und metabolischen Veränderungen)

Fakultativ:
- EEG (Abgrenzung neurodegenerativ/nicht neurodegenerativ)
- Liquordiagnostik: Ausschluss entzündlicher Erkrankungen; typisch für DAT sind niedriges Amyloid-Peptid Aβ 1-42, Erhöhung Aβ 1-40, erhöhtes phosphoryliertes und Gesamt-Tau-Protein (Liquordiagnostik ist nicht besser als klinische Diagnose!)
- Weiterführende Labordiagnostik (nur bei begründetem Verdacht): HIV-Ak, Borrelien-Ak, Phosphat, Drogenscreening, Kupfer im 24-h-Urin (M. Wilson), TPHA-Test, BGA

- Perfusions-SPECT: Nachweis von Hypoperfusionen in betroffenen Anteilen
- ^{18}Fluor-Deoxyglukose-PET (^{18}FDG-PET) mit parietotemporaler Hypoaktivität
- ^{11}C-PIB-PET („Amyloid-PET"): Alzheimer Frühdiagnostik

Klinische Diagnose (in Anlehnung an McKhann):

Sichere DAT: Histologie (Autopsie oder Biopsie)

Klinisch wahrscheinliche DAT: Progredientes kognitives Defizit; Gedächtnisstörung plus Defizit in anderem kognitiven Bereich; Ausschluss alternativer Ursachen; progredientes Defizit u.a. von Sprache, praktischer Fähigkeiten und visueller Gnosis; Defizit von Alltagsaktivitäten, Verhaltensänderungen, Hirnatrophie, normales oder unspezifisch verändertes EEG, normaler Liquorbefund

Klinisch mögliche DAT: Demenzielles Syndrom ohne alternative Ursache, aber mit Abweichen vom typischen klinischen Bild der DAT oder Vorliegen einer alternativen Ursache, die die Demenz nicht hinreichend erklärt.

Th.: 1. Medikamentös (Antidementiva) (siehe auch S3-Leitlinie):

a) Cholinesterasehemmer: Donepezil, Rivastigmin, Galantamin (jeweils Generika) bei leichter bis mittelschwerer Demenz. Die Cholinesteraseinhibitoren bewirken eine Verschiebung des natürlichen Demenzverlaufes über ca. sechs Monate. Neben einer Verbesserung der kognitiven Störung und der Aktivitäten des täglichen Lebens (ADL) ist unter medikamentöser Therapie insbesondere eine Verringerung der Verhaltensauffälligkeiten und des Betreuungsaufwandes zu beobachten.

b) NMDA-Antagonist Memantin-HCl (bei moderater bis schwerer Demenz)
Verbesserung der Kognition und auch der funktionellen Defizite

c) Ginkgo biloba: Hinweise auf positive Wirkung bei leichter bis mittelgradiger Alzheimer-Demenz oder vaskulärer Demenz, wenn zusätzlich Verhaltensauffälligkeiten (Depression, Antriebsstörungen) bestehen.

d) Für den Einsatz anderer Medikamente fehlt der Evidenznachweis.

Weitere medikamentöse Therapieversuche wie z.B. hoch dosiertes Vitamin E oder Nootropika sind nicht zu empfehlen, da es keine Belege zur Wirksamkeit gibt!

Merke: Bei der Antidementivatherapie ist weder ein individueller Wirksamkeitsnachweis möglich, noch kann eine objektiv begründete Entscheidung zum Absetzen getroffen werden, zumal nach dem Absetzen ein irreversibel rasch fortschreitender kognitiver Abbau erfolgen kann.

Cave: Der Einsatz von Neuroleptika in der Therapie von Verhaltensauffälligkeiten bei Demenzerkrankungen verschlechtert die Kognition und erhöht die Mortalität. Daher muss die Therapienotwendigkeit engmaschig überprüft und frühzeitig Absetzversuche unternommen werden.

2. Nicht medikamentös - psychosoziale Therapie:

a) Patientenbezogene Ansätze
Ziel: Erhalt der größtmöglichen Selbstständigkeit im Alltag; bestmögliche Teilhabe am gesellschaftlichen und familiären Leben; Förderung des Patienten entsprechend seiner Fähigkeiten; Vermeiden der „Konfrontation mit Überforderung" wegen daraus resultierender Frustration; Unterforderung führt zur Teilnahmslosigkeit.
Psychosoziale Interventionen sind den medikamentösen Therapiestrategien gleichrangig im Gesamtbehandlungsplan von Demenzerkrankungen.
Grundsätzlich sollten Demenzkranke in der häuslichen Umgebung nicht überfordert werden. Hierzu ist das Einhalten von „Ritualen" im Tagesablauf besonders wichtig.
Methoden:
- Verhaltenstherapie bzw. kognitiver Ansatz: Nutzen verbliebener Ressourcen in der Frühphase der Krankheit über Information und Aufklärung, um so Verhaltensänderungen in Problemsituationen herbeiführen zu können (Erlernen von Ausweichstrategien).
- Körperliche Aktivität (gute Wirksamkeitsdaten)
- Emotionsorientierter Ansatz: Validationstherapie (Wertschätzung der Gefühle des Patienten und Mobilisierung der Ressourcen)
- Hirnleistungstraining: Eine Überforderung kann hier schnell zur Frustration führen!
- Biografiearbeit, Kunsttherapie, Musiktherapie

b) Umgebungsbezogene Ansätze
- Milieutherapie: Situationsanalyse durch Sozialassessment, Anpassung des Wohn- und Lebensbereiches der Patienten (u.a. familienähnliche Esssituation), um eine bestmögliche Selbstständigkeit eingebettet in eine funktionierende Sozialstruktur zu erreichen.
- Schulung von Pflegepersonal und pflegenden Angehörigen: Ziel ist die Förderung vorhandener Ressourcen der Patienten und die Erhöhung der Akzeptanz der Defizite.
- Angehörigenselbsthilfegruppen, z.B. Regionalgruppen der Deutschen Alzheimer Gesellschaft (*www.deutsche-alzheimer.de*)

6.3.2. Vaskuläre Demenz [F01.9]

Vo.: Ca. 15 % aller Demenzerkrankungen, nach Framingham-Studie Prävalenz 1,5 % der Bevölkerung, Inzidenz 6 - 28/1.000/J., Männer : Frauen 2 : 1

Risikofaktoren: Arterielle Hypertonie, Übergewicht, obstruktives Schlafapnoesyndrom, Diabetes mellitus, Rauchen, Hypercholesterinämie

KL.: Formen vaskulärer Demenz:
- Subkortikale arteriosklerotische Enzephalopathie (SAE); Syn.: Morbus Binswanger, subkortikale Demenz: Markdestruktion bei arteriosklerotischer Ischämie aufgrund einer zerebralen Mikroangiopathie; häufigste Form der vaskulären Demenz (ca. 35 - 70 %), typisch sind in der Bildgebung lakunäre Läsionen und periventrikuläre Entmarkung
- Reine Multiinfarktdemenz (multiple Infarkte vor allem im Kortex)
- Demenz bei „strategischem Einzelinfarkt" (Lokalisation im Kortex [z.B. Gyrus cinguli] oder subkortikal [z.B. Thalamus])
- Demenz bei Arteriopathien (Vaskulitiden, CADASIL [cerebrale autosomal dominante Arteriopathie mit subkortikalen Infarkten und Leukenzephalopathie])

Di. : Kriterien:
1. Erfüllte Demenzdefinition (siehe DAT)
2. Nachweis der zerebrovaskulären Erkrankung:
   a) Fokal-neurologische Symptomatik (z.B. Hemisyndrom, pathologische Reflexe, Sensibilitätsstörungen, Seh- oder Sprachstörungen)
   und
   b) morphologisches Korrelat in der Bildgebung (siehe oben)
3. Beginn innerhalb von drei Monaten nach Schlaganfall
4. Abrupter oder schleichender Beginn; Fluktuation oder schrittweise Verschlechterung kognitiver Symptome (auch zwischenzeitliche Besserung möglich)

Th.:
- Therapie der Risikofaktoren (in folgender gewichteter Reihung): Arterielle Hypertonie, Rauchen, Diabetes mellitus, Vorhofflimmern, Hypercholesterinämie
- Therapie der zerebrovaskulären Grunderkrankung
- Sekundärprävention ischämischer Ereignisse: Thrombozytenaggregationshemmer (ASS u.a.) entsprechend den Leitlinien der Deutschen Gesellschaft für Neurologie, ggf. Therapie mit Gingko biloba

6.3.3 LEWY-KÖRPERCHEN-DEMENZ [LBD] [G31.82+F02.8*]

Vo.: Ca. 10 % aller Demenzerkrankungen

Hi.: Nachweis von Lewy-Körperchen (zytoplasmatische eosinophile Einschlusskörperchen) im Kortex, limbischen System, Hirnstamm und Nucleus basalis Meynert (cholinerges System)

KL.:
- Häufiges begleitendes Auftreten eines Parkinson-Syndroms (hypokinetisch-rigides Syndrom) in Folge der Demenz. Demenzen, die später als ein Jahr nach Diagnose eines Parkinson-Syndroms auftreten, werden als „Morbus Parkinson mit Demenz" klassifiziert.
- Stark schwankende Störungen in Aufmerksamkeit und Wachheit
- Wiederkehrende detaillierte visuelle Halluzinationen
- Überempfindlichkeit gegenüber typischen Neuroleptika (möglich sind Clozapin und Quetiapin)
- Posturale Instabilität mit Stürzen und Synkopen

Di.: Neurologische Untersuchung ggf. mit typischen Symptomen des Parkinson-Syndroms; neuropsychologische Testverfahren; psychiatrische Evaluation (Halluzinationen); Dopamin-transporter-SPECT (verminderte Dopamin-Transporteraufnahme im Striatum)

Merke: Bei der LBD ist zu Beginn der Krankheit die Gedächtnisfunktion nur gering beeinträchtigt!

Anm.: In ca. 10 % aller Demenzen besteht eine Mischform aus DAT und LBD und vaskulärer Demenz.

6.3.4. Andere Demenzformen

- **Frontotemporale Demenz** [G31.0+F02.0*]

  Formen: 1. Verhaltensbezogene Variante mit führender Wesensveränderung (Hauptform)
  2. Sprachbezogene Varianten:
     a) Primär progressive Aphasie: Klinische Trias: Agrammatismus, Paraphrasien, Benennstörungen
     b) Semantische Demenz (mit führender flüssiger, semantischer Aphasie)

Vo.: 50 % d.F. mit familiärer Häufung; Erkrankungsbeginn vornehmlich im Präsenium

KL.: - Insgesamt sehr variabel!
- Sozial unangepasstes Verhalten, persönliche Verwahrlosung, Enthemmung, Impulsivität, geistige Rigidität, motorische und verbale Perseverationen, Stereotypie und Rituale
- Diagnostik: Überprüfung neurologischer und psychiatrischer Symptome, neuropsychologische Testung, cCT oder cMRT mit Nachweis einer häufig asymmetrischen Atrophie (erst in späteren Stadien), ggf. FDG-PET mit Nachweis von Hypoperfusion/Hypometabolismus im frontotemporalen Bereich

Th.: Milieutherapie; atypische Neuroleptika; SSRI bei Enthemmung
Therapie mit Cholinesterasehemmer ist wirkungslos!

- **Infektiöse Demenzursachen** (z.B. bei Creutzfeldt-Jakob-Erkrankung, HIV)
- **Normaldruckhydrozephalus** [G91.29]: Klinische Trias Demenz, Harninkontinenz, Gangstörung

Di.: MRT oder CT, ggf. probatorische Liquorentnahme (ca. 30 - 50 ml) mit Besserung der Symptomatik

Th.: z.B. ventrikuloperitonealer Shunt

6.4. Delir [F05.9]

Von delirare [„aus der Spur geraten"] (nach Arethäus, 1. Jh. v. Chr.)

Syn: Hirnorganisches Psychosyndrom, Durchgangssyndrom (alte Bezeichnungen)

Ät.: Multifaktoriell; nach dem sog. Schwellenkonzept tritt ein Delir je nach individueller Prädisposition (Vorerkrankungen) in Verbindung mit Noxen (externen Einflüssen) auf, z.B. bei Demenz, perioperativ, fieberhafte Infekte, Exsikkose, Elektrolytstörung, Einschränkungen in den Aktivitäten des täglichen Lebens (ADL) mit Immobilität; Alkoholentzug bei Alkoholikern; Hypoglykämie, ANV u.a.

KL.: Akut auftretendes, oft nur Stunden oder Tage dauerndes (gel. auch bis zu 6 Monaten anhaltendes) psychiatrisches Syndrom, gekennzeichnet durch eine formale und inhaltliche Denkstörung, Störungen von Bewusstsein und Aufmerksamkeit, Störungen des Schlaf-Wach-Rhythmus und begleitender Sedation (hypoaktives Delir - häufiger bei Hochaltrigen und mit schlechterer Prognose assoziiert) oder Unruhe (hyperaktives Delir), häufig mit vegetativen Symptomen mit Tremor, Schwitzen, aber auch Blutdruckabfall, tachykarde Herzrhythmusstörungen, Obstipation oder Harnverhalt; Orientierungsstörung, evtl. Halluzinationen

Di.: 1. Anamnese (insb. Fremdanamnese), klinische Untersuchung, Kreislaufparameter

Merke: Die Diagnosestellung eines Delirs erfolgt stets klinisch! Zusatzbefunde durch weiterführende Diagnostik können zur Klärung der Genese beitragen.

2. Lab: Blutbild, Natrium, Kalium, CRP, Transaminasen, Harnstoff, Kreatinin, Blutzucker, arterielle BGA, TSH basal, evtl. Liquorpunktion
3. Screening (der DSM-Kriterien) durch Confusion assessment method (CAM) (nach Inouye):
Delir ist wahrscheinlich, wenn a) und b) sowie c) oder d) erfüllt sind:
a) Akuter Beginn, fluktuierender Verlauf
b) Aufmerksamkeitsstörung
c) Formale oder inhaltliche Denkstörung
d) Bewusstseinsstörung
4. cCT oder cMRT
5. Evtl. EEG

Th.: A) Kausale Therapie

B) Symptomatische Therapie

1. Allgemein:
   - Engmaschige Überwachung der Vitalparameter
   - Überprüfung und Optimierung der Medikation (insb. Absetzen anticholinerger Medikamente), Behandlung der Grundkrankheit
   - Bilanzierte Flüssigkeitsgabe
2. Nichtmedikamentös (nach American Psychiatric Association)
   - Reorientierungshilfen (z.B. Foto)
   - Reizabschirmung (Zimmer-, Personalwechsel, Lärm)
   - Sensorische Hilfen (Brille, Hörgerät)
   - Gute Beleuchtung / Tag-Nacht-Rhythmus
   - Persönliche Zuwendung / vertraute Bezugspersonen
   - Bei Eigen- oder Fremdgefährdung evtl. freiheitsentziehende Maßnahmen (Bettgitter, Fixierung, Unterbringung nach PsychKG) nach Genehmigung durch das Betreuungsgericht (Vormundschaftsgericht)

3. Medikamentös:
   - Hochpotente Neuroleptika (z.B. Haloperidol: Einzeldosis 0,5 - 1,0 mg): Neuroleptika verkürzen die Phase der Agitation, verzögern jedoch die kognitive Genesung!
   - Atypische Neuroleptika (z.B. Risperidon, Quetiapin), ggf. sedierende Neuroleptika bei erheblicher Agitation (Melperon, Pipamperon)
   - Kurzwirksame Benzodiazepine (z.B. Oxazepam, Lorazepam)
   - Dexmedetomidin: Neues zentrales Alpha2-Sympathomimetikum; Einsatz zur Sedierung in der Intensivmedizin; gut wirksam, aber teuer

Prg: Das Delir ist eine lebensbedrohliche Erkrankung und hat eine Letalität von bis zu 25 % d.F.!

6.5. GEBRECHLICHKEIT (FRAILTY-SYNDROM) [R68.8]

Das Frailty-Syndrom ist ein eigenständiges geriatrisches Syndrom, das altersassoziiert ist, sich aber nicht allein aus dem Lebensalter ableitet. Dabei verfügt der geriatrische gebrechliche Patient über verminderte funktionelle Reserven (aufgrund der geringeren Leistungsfähigkeit aller Organsysteme) und ist anfälliger gegenüber externen Stressoren. Das Frailty-Syndrom kann sowohl die physische als auch die psychische oder soziale Gesundheit betreffen. Durch die funktionellen und organischen Defizite sind die Patienten anfälliger für Hospitalisierung aufgrund von z.B. Immobilität und Sturzneigung. Die Mortalitätsrate gebrechlicher Patienten ist erhöht.

KL.: Frailty weist eine enge Beziehung zur Sarkopenie auf. Sarkopenie ist definiert als erniedrigte Muskelmasse (≥ 2 Standardabweichungen unterhalb des Mittelwertes einer gesunden jungen Referenzgruppe gleichen Geschlechts, gemessen mit DEXA oder Bioimpedanzanalyse) sowie Verringerung der Ganggeschwindigkeit (< 0,8 m/s). Ca. 10 % aller 60- bis 70-jährigen und mehr als 50 % der über 80-jährigen sind von Sarkopenie betroffen. Die Muskelmasse eines 80-jährigen beträgt ca. 40 % weniger als die eines 25-jährigen! Ursache der Sarkopenie ist eine Reduktion oder Wirkungsabschwächung der anabolen Stimuli im Alter: Hormonmangel (z.B. Testosteron, Östrogene, STH); Malnutrition, verminderte Proteinzufuhr und körperliche Inaktivität. Es besteht eine starke Assoziation zwischen Frailty und der Erhöhung inflammatorischer Marker wie TNF-α, IL-6 und hs-CRP (sog. Inflammaging). Klinische Manifestation der Inflammation ist die kardiovaskuläre Morbidität. Umgekehrt ist die kardiovaskuläre Morbidität wesentlicher Entstehungsfaktor für Frailty.

Merke: Für die gleiche Leistung wird im Alter auch absolut mehr Energie benötigt!

Ein Konsens bezüglich einer einheitlichen Definition oder eines einheitlichen Assessmentverfahrens besteht z.Zt. nicht. Nachfolgend werden die aktuell geläufigsten Definitionen und Verfahren vorgestellt:

A) Frailty-Kriterien (nach Fried): Einzelheiten siehe *Internet*
   - Unfreiwilliger Gewichtsverlust: >10 % bzw. > 5 kg/Jahr oder > 5 %/6 Monate
   - Objektivierte Muskelschwäche: z.B. Handkraftmessung mit JAMAR Dynamometer: Niedrigste 20 % der Normwerttabelle
   - Erschöpfung: Assessment durch Fragen der Center for Epidemiologic Studies Depression scale
   - Gang- und Standunsicherheit bzw. herabgesetzte Ganggeschwindigkeit
   - Herabgesetzte körperliche Aktivität (Freizeitaktivität): Niedrigstes Leistungsquintil 20 % im Minnesota Leisure Time Physical Activity Questionnaire

   Beurteilung:
   - Bei Prefrailty 1 bis 2 Kriterien erfüllt
   - Bei Frailty > 2 Kriterien erfüllt

B) CSHA Clinical Frailty Scale nach Rockwood: Siehe *Internet*

Di.: 1. Assessment: Frailty-Kriterien nach Fried oder Scale nach Rockwood
2. Ernährungsstatus:
   - Anthropometrische Daten: Körpergewicht, Körpergröße, BMI, Gewichtsverlauf

     Merke: Ein BMI zwischen 24 und 29 kg/m² (also ein leichtes Übergewicht) ist im höheren Lebensalter mit der geringsten Mortalitätsrate korreliert!
   - Labor: Albumin < 35 g/l, Vitaminspiegel (insb. Folsäure, Vitamin D), Elektrolyte, Blutbild (evtl. Lymphozytopenie < 1.200/µl), CRP
   - Nutritives Assessment

Th: ***Merke:*** Frailty ist grundsätzlich umkehrbar. Eine frühe Diagnose insbesondere im Stadium der prefrailty verbessert bei entsprechender Therapie die Prognose!

1. Soziale Intervention:
   Ausbau sozialer Netzwerke hat großen Einfluss auf Verbesserung von Ernährungsgewohnheiten sowie körperlicher Aktivität
2. Körperliche Aktivität (Krafttraining)
3. Gedächtnistraining

4. Ernährung:
   - Gebisssanierung, regelmäßige Mahlzeiten (bei Bedarf mit Hilfe)
   - Ggf. orale Nahrungssupplemente (Besserung des Ernährungsstatus)
   - Proteinreiche Ernährung, insbesondere Zugabe verzweigtkettiger Aminosäuren (soll die Sarkopenie vermindern), vitaminhaltige Kost (Obst, Gemüse, Salat)
   - Vitamin D und Kalziumsubstitution (Osteoporoseprophylaxe und Verbesserung der Muskelkraft) u.a.

6.6. MEDIKATIONSPROBLEME IM ALTER

Etwa 50 % der über 65-jährigen Patienten haben drei Diagnosen, 20 % haben fünf oder mehr Diagnosen. Die Arzneimittelverordnungen steigen mit zunehmendem Lebensalter exponentiell an. Problematisch in der Pharmakotherapie des hohen Lebensalters ist ein zunehmender Funktionsverlust sowohl der arzneimittelaufnehmenden als auch -eliminierenden Systeme (veränderte Pharmakokinetik). Auch Medikamentenwechselwirkungen verändern sich in zunehmendem Alter (Beispiel: Gesteigerte Reaktion auf zentral dämpfende Pharmaka). Auf unerwünschte Wirkungen und Medikamenteninteraktionen achten! Eine regelmäßige Überprüfung der Medikation ist wichtig, da häufig im Zeitverlauf eine Dosisreduktion bzw. eine Umstellung der Medikation, insbesondere aufgrund einer Verschlechterung von Organfunktionen (z.B. bei progredienter Niereninsuffizienz), notwendig ist (siehe auch Leitlinie Multimedikation der Deutschen Gesellschaft für Allgemeinmedizin). Zudem sinkt mit steigender Medikamentenzahl die Einnahmecompliance (möglichst Einsatz von Kombinationspräparaten; Generika nicht ständig wechseln → „aut idem" auf dem Rezept durchstreichen). Ebenso muss eine kritische Betrachtung bestehender Leitlinien erfolgen, da der größte Teil der den Leitlinien zugrunde liegenden Studienergebnisse unter Ausschluss der Gruppe älterer Patienten durchgeführt worden ist (das gleiche gilt für zahlreiche Medikamente, die bei Kindern angewendet werden). Hilfreich ist eine Hierarchisierung der bestehenden Diagnosen nach ihrer Behandlungsnotwendigkeit (sowohl aus ärztlicher als auch Patientensicht).

Potenziell inadäquate Medikamente (PIM):
Beers et al. haben im Rahmen einer Konsensusgruppe im Jahre 2003 eine Liste von Medikamenten für den angloamerikanischen Raum erstellt, deren Einsatz im hohen Lebensalter ein erhebliches Schädigungspotenzial hat (sog. Beers List → siehe Internet: *www.dcri.org/beers-criteria-medication-list/*). Analog dazu ist im Jahr 2010 die auf das Arzneimittelverordnungsverhalten im deutschsprachigen Raum angepasste sog. Priscus-Liste (Holt et al. → *www.priscus.net*) mit 83 Medikamenten aus 18 Arzneimittelklassen erschienen. Neben Auflistung der Medikamente werden Therapiealternativen genannt sowie Maßnahmen, die bei notwendiger Verordnung des potenziell schädlichen Arzneimittels getroffen werden sollten. Eine umfassende Positiv-Negativ Bewertung erfolgt durch die sogenannte FORTA-Liste („fit for the aged"), die neben den im Alter potentiell schädlichen auch die nachweislich nützlichen Arzneimittel benennt (*www.umm.uni-heidelberg.de/ag/forta/*). Hierbei werden bei älteren Menschen besonders häufig verordnete Medikamente (273 Substanzen in 29 Indikationsbereichen) in Stufen von A (Nutzenbewertung eindeutig positiv) bis D (Einsatz sollte fast immer vermieden werden) kategorisiert.

Empfehlungen zur Medikamententherapie im Alter:
- Behandlungsziel und Behandlungsprioritäten festlegen, regelmäßige Reevaluation
- „Start low, go slow": Mit niedriger Startdosis Verträglichkeit testen, langsames Erreichen der individuellen Zieldosis, regelmäßige Überprüfung der Indikation
- Möglichst wenige Wirkstoffe bei einem Patienten einsetzen, da Interaktionen sonst unüberschaubar werden und die Compliance sinkt (siehe Internet: *www.drug-interaction.com*).
- Vermeidung von Medikamenten mit erheblichem Risikopotenzial (Beers List, Priscus-Liste)
- Wirkstoffe wählen, die nur 1 x/d (max. 2 x/d) verabreicht werden müssen.
- Keine Teilung von Tabletten (Handlingproblem)
- Regelmäßige Kontrolle der Nierenfunktion, um eine Überdosierung renal eliminierter Wirkstoffe zu verhindern.
- Bei neu auftretenden Beschwerden/Symptomen (renal, gastrointestinal, Elektrolytstörungen, Blutungen u.a.) immer an Medikamenten-Nebenwirkungen denken!

7. PATIENTENVERFÜGUNG, VORSORGEVOLLMACHT, BETREUUNGSVERFÜGUNG

Patientenverfügung: Eine schriftliche Festlegung einer volljährigen Person, ob sie in bestimmte, im Augenblick der Festlegung noch nicht unmittelbar bevorstehende Untersuchungen ihres Gesundheitszustandes, Heilbehandlungen oder ärztliche Eingriffe einwilligt oder diese ablehnt (nach Patientenverfügungsgesetz § 1901a BGB). Zum Zeitpunkt der Erstellung muss der Verfügende einwilligungsfähig (nicht zwangsläufig geschäftsfähig) sein. Bei Inkrafttreten einer Patientenverfügung muss Einwilligungsunfähigkeit bestehen.

Patientenverfügungsgesetz in Deutschland (3. Gesetz zur Änderung des Betreuungsrechts - BGB): Schriftlich verfasste Patientenverfügungen sind für den behandelnden Arzt - unabhängig von Art und Stadium einer Erkrankung - uneingeschränkt verbindlich. Der geäußerte Patientenwille ist vorrangig gegenüber lebensverlängernden bzw. erhaltenden Maßnahmen zu verfolgen. Die Patientenverfügung umfasst auch den Ausschluss von Behandlungen, selbst wenn dadurch der Tod des Patienten in Kauf genommen wird. Angehörige bzw. Vertrauenspersonen des Verfügenden können sich - ohne ein Mitspracherecht zu haben - zum mutmaßlichen Patientenwillen äußern, wenn sich hierdurch keine relevante Verzögerung ergibt (§ 1901b, Abs. 2 BGB).

Liegt keine schriftliche Patientenverfügung vor oder treffen die Festlegungen einer Patientenverfügung nicht auf die aktuelle Lebens- und Behandlungssituation zu, hat der Behandler ggf. nach Auskunft des Betreuers/Bevollmächtigten die Behandlungswünsche oder den mutmaßlichen Willen des Patienten festzustellen. Der mutmaßliche Wille ist aufgrund konkreter Anhaltspunkte zu ermitteln. Zu berücksichtigen sind insbesondere frühere schriftliche oder mündliche Äußerungen, ethische, religiöse Überzeugungen oder sonstige persönliche Wertvorstellungen des Betreuten (§ 1901a Abs. 2 BGB).

Patientenverfügung eines gesetzlich betreuten Patienten
Der Betreuer hat zu überprüfen, ob die getroffenen Festlegungen auf die aktuelle Lebens- und Behandlungssituation zutreffen. Ist dies der Fall, hat der Bevollmächtigte oder Betreuer dem Willen des Betreuten Ausdruck und Geltung zu verschaffen (§ 1901a Abs. 1 BGB). Betreuer können durch das Betreuungsgericht bestellt oder im Rahmen einer Vorsorgevollmacht bestimmt werden. Der Betreuer hat unbedingt den Willen des Verfügenden zu verfolgen. Ärztliche Eingriffe oder deren Unterlassung bedürfen trotz Betreuung im Ausnahmefall der Genehmigung des Betreuungsgerichts, und zwar

1. wenn die Gefahr besteht, dass der Betreute aufgrund der Maßnahme stirbt oder einen schweren und länger anhaltenden Schaden erleidet (§ 1904 Abs. 1 BGB) oder
2. wegen des Unterbleibens oder eines Abbruchs der Maßnahmen der Betreute stirbt oder einen schweren oder länger dauernden gesundheitlichen Schaden erleidet (§ 1904 Abs. 2 BGB).

Im Konfliktfall zwischen Betreuer/Bevollmächtigtem und Behandler kann die „Schiedsstelle Patientenverfügung" der „Deutsche Hospiz Stiftung" im Vorfeld gerichtlicher Auseinandersetzungen bemüht werden.

Vorsorgevollmacht:
Mit der Vorsorgevollmacht bevollmächtigt eine Person eine andere, in einer Notsituation anstelle des nicht mehr einwilligungsfähigen Vollmachtgebers die rechtsgeschäftliche Vertretung (im Ganzen oder in vorher festgelegten Teilen, z.B. Gesundheitsfürsorge, Aufenthaltbestimmungsrecht, Vermögensangelegenheiten) auszuüben. Der Vollmachtgeber muss zum Zeitpunkt der Erstellung geschäftsfähig sein. Anders als bei gerichtlich bestellten Betreuern unterliegt der Vorsorgebevollmächtigte bei der Vermögensverwaltung nicht der Kontrolle des Betreuungsgerichtes! Daher sollten Kontrollmechanismen wie das sog. „Vier-Augen-Prinzip" (gemeinsames Handeln zweier Bevollmächtigter) in die Vorsorgevollmacht aufgenommen werden. Vorsorgevollmachten ersetzen in den allermeisten Fällen die gesetzliche Betreuung. Ausschließlich bei freiheitsentziehenden Maßnahmen bzw. freiheitsentziehender Unterbringung sowie gefährlicher Heilbehandlung ist die Zustimmung des Betreuungsgerichtes erforderlich.

Betreuungsverfügung:
Im Rahmen der Betreuungsverfügung schlägt der Verfügende dem Gericht die Person vor, die im Rahmen eines Betreuungsverfahrens zum gesetzlichen Betreuer bestellt werden soll.

Patientenverfügung in der Schweiz:
Patientenverfügungen in der Schweiz sind rechtlich verbindlich (Erwachsenenschutzrecht, Zivilgesetzbuch § 370 ff).
Der Verfügende kann jetzt in einem Vorsorgeauftrag (ähnlich der Vorsorgevollmacht in Deutschland) für den Fall der Einwilligungsunfähigkeit einen Bevollmächtigten bestimmen. In der Patientenverfügung, die schriftlich abgefasst sein muss, werden Maßnahmen bewertet und/oder Personen benannt, die im Zustand der Einwilligungsunfähigkeit über die Durchführung oder Unterlassung medizinischer Interventionen entscheiden. Anders als in Deutschland wird Angehörigen von nicht urteilsfähigen Patienten ein Entscheidungsrecht eingeräumt, sofern in der Verfügung kein Vertretungsberechtigter bestimmt ist. Wer in der Schweiz eine Patientenverfügung verfasst, kann diese Tatsache und den Hinterlegungsort auf der Krankenversicherungskarte eintragen lassen.

Patientenverfügung in Österreich
Im österreichischen Patientenverfügungsgesetz wird zwischen der verbindlichen und der beachtlichen Patientenverfügung unterschieden.
Bei der verbindlichen Patientenverfügung ist eine medizinische Beratung durch einen Arzt, eine rechtliche Beratung durch einen Notar, Rechtanwalt oder die Patientenanwaltschaft vorgesehen. Wenn nicht alle formalen Voraussetzungen der verbindlichen Verfügung erfüllt sind, liegt eine beachtliche Patientenverfügung vor. Diese dient zumindest als Orientierung bei der Ermittlung des mutmaßlichen Willens.

8. ÄRZTLICHE SCHWEIGEPFLICHT [Rechtslage in Deutschland!]

Definition: Nach § 203, Abs. 1, Nr. 1 StGB gilt: „Wer unbefugt ein fremdes Geheimnis, namentlich ein zum persönlichen Lebensbereich gehörendes Geheimnis oder ein Betriebs- oder Geschäftsgeheimnis, offenbart, das ihm als Arzt … anvertraut worden oder sonst bekannt geworden ist, wird mit einer Freiheitsstrafe bis zu einem Jahr oder mit Geldstrafe bestraft.“ Eine Regelung zur Schweigepflicht enthält auch §9 der Berufsordnung für Ärzte.

Das schutzwürdige Geheimhaltungsinteresse bezieht sich nicht nur auf ärztliche Befunde, sondern auf alle personenbezogenen Daten und Tatsachen, wie z.B.
- die Identität des Patienten,
- die Art der Verletzung, die Erkrankung, den Unfallhergang, den Krankheitsverlauf etc.,
- die durchgeführten Maßnahmen und Ergebnisse von Untersuchungen,
- (Verdachts-)Diagnosen,
- weitere Informationen, die dem Arzt während des Behandlungsverhältnisses bekannt wurden (z.B. Wohn- und Lebenssituation, sexuelle Verhaltensweise, Vermögenslage, körperliche Hygiene).

Dies gilt, soweit hieraus ggf. Rückschlüsse auf eine bestimmte und damit identifizierbare Person erfolgen können.

Umfang: Die ärztliche Schweigepflicht besteht grundsätzlich z.B. gegenüber
- allen Angehörigen eines Patienten. Gegenüber Erziehungsberechtigten von nicht einsichtsfähigen Kindern (Einzelfallentscheidung!) dürfen Ärzte uneingeschränkt Auskunft erteilen. Bei Kindern im Alter unter 15 Jahren ist i.d.R. von einer nicht ausreichenden Einsichtsfähigkeit auszugehen. Bei einem einsichtsfähigen Jugendlichen besteht zunächst auch gegenüber den Eltern Schweigepflicht.
- Berufsgruppen, die selbst der Schweigepflicht unterliegen (z.B. Geistliche, Anwälte etc.). Dies gilt auch für andere Ärzte, soweit nicht eine Mitbehandlung oder Behandlung im Ärzteteam erfolgt (konkludentes Einverständnis, siehe unten). Zur Anforderung von Befunden bei anderen Ärzten oder Entlassungs-/Rehabilitationsberichten ist ebenfalls eine konkrete, den Arzt oder das Krankenhaus/Rehabilitationsklinik benennende Entbindung von der Schweigepflicht erforderlich. Eine generelle Entbindung, z.B. „Hiermit entbinde ich meine mitbehandelnden Ärzte von der Schweigepflicht“ ist nicht ausreichend!
- Gericht, Staatsanwaltschaft oder Polizei. Ist ein Arzt jedoch als Gutachter gerichtlich bestellt, ist er prinzipiell auskunftspflichtig bezüglich der als Gutachter gewonnenen Erkenntnisse.
- Privaten Versicherungen: Die Informationsweitergabe ist ebenfalls nur nach konkreter Entbindung von der Schweigepflicht durch den Versicherten zulässig.
- Gesetzlichen Krankenkassen: Eine Auskunftspflicht besteht gegenüber den Gesetzlichen Krankenkassen und dem Medizinischen Dienst der Krankenkassen (MDK) nur, soweit dies für deren Arbeit erforderlich ist.
- Privatärztlichen Verrechnungsstellen: Informationsweitergabe nur nach schriftlichem Einverständnis!
- Arbeitgeber: Arbeitsunfähigkeits- oder andere Bescheinigungen dürfen keine medizinische Diagnose enthalten.

Die ärztliche Schweigepflicht besteht auch über den Tod des Patienten hinaus; Hinterbliebene können einen Arzt nicht von der Schweigepflicht entbinden.

Offenbarungsbefugnisse und Offenbarungspflicht:
Unter bestimmten Voraussetzungen (Vorliegen von Rechtfertigungsgründen) ist ein Arzt befugt, die Schweigepflicht zu brechen (Offenbarungsbefugnisse):
- Bei ausdrücklichem Einverständnis des Patienten.
- Bei mutmaßlicher Einwilligung des Patienten, z.B. wenn er aus gesundheitlichen Gründen nicht in der Lage ist, das Einverständnis zu artikulieren, bei der konkreten Sachlage jedoch von seiner Zustimmung auszugehen ist.
- Wenn das Verhalten des Patienten als eine konkludente (stillschweigende) Einwilligung verstanden werden kann, z.B. bei Weitergabe von Informationen an einen weiterbehandelnden Arzt.
- Wenn gesetzliche Vorschriften dies erlauben (z.B. Krebsregistergesetz) oder sogar eine Offenbarungspflicht statuieren (z.B. Infektionsschutzgesetz, Anzeige geplanter Verbrechen (§§ 138, 139 StGB) oder Anzeige auf Verdacht einer Berufskrankheit). Hierüber ist der Patient im Einzelfall zu unterrichten.
- Wenn durch den Bruch der Schweigepflicht das Verletzen eines höherrangigen Rechtsgutes verhindert, also insbesondere eine schwere Straftat abgewendet werden kann (rechtfertigender Notstand). Hier ist die Verhältnismäßigkeit der gefährdeten Rechtsgüter zu beachten.

Zusätzlicher Hinweis: Nach § 203, Abs. 1, Nr. 1 StGB gilt die Schweigepflicht auch für sog. nachgeordnetes Personal (nicht nur medizinisches Personal, sondern z.B. auch Sekretärinnen oder Reinigungskräfte!). Ärzte haben ihre Mitarbeiter über die gesetzliche Schweigepflicht zu belehren und dies schriftlich zu dokumentieren!

Die obigen Angaben zur Schweigepflicht dienen nur zur Orientierung! Es ist stets der Einzelfall zu beurteilen, und ggf. juristische Hilfe in Anspruch zu nehmen!

Internetlink für die Schweiz: *www.gef.be.ch* → Unter Suchen „Schweigepflicht“ eingeben

9. HÄMAPHERESE

Internet Infos: *www.dhzcologne.de* (Deutsches Hämapherese-Zentrum)

Def: Die Hämapherese (abgekürzt Apherese) befasst sich mit der Auftrennung des Blutes in seine zellulären und plasmatischen (vorwiegend hochmolekularen) Bestandteile am Blutspender bzw. Patienten.

Durch die Hämapherese können dem Blut Substrate zugeführt werden, meist wird sie aber zur Elimination unerwünschter Blutkomponenten eingesetzt und kann auch die Zusammensetzung des Blutes therapeutisch z.B. im Sinne der Immunmodulation beeinflussen.
Für die Primärtrennung von Zellen und Plasma werden überwiegend Zentrifugalverfahren eingesetzt, die sowohl Zelltrennungen als auch Plasmaseparationen ermöglichen. Filtrationsverfahren beschränken sich auf die Plasmatrennung. Die Primärtrennverfahren sind meist unspezifisch (z.B. Leukozytapherese, Plasmaaustausch). Eine nachfolgende Sekundärtrennung des separierten Plasmas kann Blutkomponenten semiselektiv bis selektiv (z.B. Heparinpräzipitation, Differenzialfiltration) oder spezifisch (z.B. LDL-Immunapherese) eliminieren. Vollblutperfusionen können zur selektiven Elimination eingesetzt werden.

Apheresen können in Abhängigkeit von Indikation und Erkrankungsart lebensrettend, supportiv, leidenslindernd und lebensverlängernd wirken

Ind: (in Klammern die Evidenzklasse, Literatur - siehe unten)
- Blutspende:
  - Thrombozytapherese: Gewinnung von Thrombozytenkonzentraten für Patienten mit kritischer Thrombozytopenie, z.B. unter Chemotherapie in der Onkologie (I)
  - Granulozytapherese zur Granulozytentransfusion bei kritischer Granulozytopenie oder Agranulozytose (II) und Sepsis (IV)
  - Stammzellapherese zur Stammzelltransplantation bei aplastischer Anämie, Leukämien, Non-Hodgkin Lymphomen (I - II)
- Zytapheresetherapien:
  - Erythrozytapherese zur Eisenelimination bei Hämochromatose oder als Erythrozytenaustausch bei Sichelzellanämie (II - III)
  - Leukozytapherese zur Behandlung von Hyperleukozytosen bei Leukämien (I), Colitis ulcerosa (insbes. bei Jugendlichen) (II), M. Crohn (IV)
  - Lymphozytapherese mit nachfolgender UV-Bestrahlung (Photopherese) zur Behandlung der Mycosis fungoides (kutanes T-Zell-Lymphom) (I), Transplantatabstoßung (III) u.a.
- Plasmatherapien:
  - Plasmaaustausch
    z.B. zur Behandlung der thrombotischen Mikroangiopathie (HUS, TTP) (III), akuter Pankreatitis bei extremer Hypertriglyzeridämie (I), immunkomplex-vermittelter Autoimmunopathien (III), Makroglobulinämien (II), multiple Sklerose (II - III) u.a.
  - Plasmaadsorptionsbehandlungen, z.B.
    - LDL-Apherese (LDL-Immunadsorption) zur Behandlung der schweren Atherosklerose (insbes. koronare Herzkrankheit) bei familiärer Hypercholesterinämie ohne medikamentöse Behandlungsalternative (I)
    - Lp(a)-Apherese zur Behandlung hereditärer Lp(a) Stoffwechselstörungen bei vorzeitiger Atherosklerose-Symptomatik (I - II)
    - Ig-Apherese bei Antikörper-vermittelten Autoimmunopathien, z.B. Myasthenia gravis (I), Goodpasture Syndrom (I), Guillain-Barré-Syndrom und evtl. Polyneuritis, Evans Syndrom (III), Antikörper-vermittelte Transplantatabstoßung (II), AB0-differente Organtransplantation (II), ausbehandelter Exophthalmus (IV) u.a.
  - Plasmadifferenzialfiltrationen
    Erkrankungen der Mikrozirkulation, z.B. Rheohämapherese bei trockener Makuladegeneration (II), akutem Hörsturz, Tinnitus (II), diabetischen Komplikationen (z.B. diabetische Perfusionsstörungen der Macula, diabetischer Fuß) (II) u.a.

Anm.: Eine übersichtliche Zusammenstellung der „Therapeutic Apheresis-Guidelines 2013“ findet sich im J. Clin. Apheresis Volume 28, Sonderheft 3, 2013.

XIV. Klinisch-chemische und hämatologische Laborparameter und ihre Referenzbereiche

Internet-Infos: *www.labtestsonline.de*

Der korrekte Umgang mit biologischen Arbeitsstoffen, z.B. Blutprodukten, wird in der TRBA 250 (Technische Regel für biologische Arbeitsstoffe) beschrieben. - Jeder, der labormedizinische Untersuchungen im Rahmen der Heilkunde erbringt, ist verpflichtet, Qualitätsstandards einzuhalten. Hierzu gehören insbesondere die interne und externe Qualitätskontrolle. Die Richtlinien der Bundesärztekammer zur Qualitätssicherung labormedizinischer Untersuchungen (RiLiBÄK, 2008, Aufbau: allgemeiner Teil A und spezieller Teil B 1 bis B 5) sind ab dem 1.4.2010 bindend.
Für den Versand von humanmedizinischen Untersuchungsmaterialien muss die Verpackungsanweisung P 650 beachtet werden.

Die Übergänge zwischen Gesundheit und Krankheit sind meist fließend. Referenzbereiche erhält man von Personen mit definiertem Gesundheitszustand unter Beachtung definierter Bedingungen, die auf den Laborparameter Einfluss haben.

Als normal werden solche Ergebnisse bezeichnet, die bei rund 95 % aller gesunden Untersuchten gefunden werden. Dabei wird das Konfidenzintervall so gewählt, dass jeweils am oberen und am unteren Ende der gemessenen Werte 2,5 % der Werte aller Untersuchungspersonen liegen. In diesem Bereich können sich normale und pathologische Befunde überschneiden (→ Vergleich mit früheren Werten).

Allgemeiner Teil

■ Einflussgrößen und ihre Standardisierung

Einflussgrößen verursachen in vivo Veränderungen der zu bestimmenden Kenngröße und sind unabhängig von der Analytik im Labor. Sie werden eingeteilt in unveränderliche (bzw. langfristige) und veränderliche (bzw. mittel- und kurzfristige).

Unveränderliche	**Veränderliche**	
Geschlecht	Ernährungsstatus	Körperlage
Altersklasse	Alkoholkonsum	Tagesrhythmus
Erbfaktoren	Körperliche Aktivität	Medikamenteneinnahme
Ethnische Gruppe	Muskelmasse	etc.

Empfehlung zur Blutentnahme: Die Blutentnahme sollte, insbesondere zur Verlaufsbeurteilung, möglichst zur gleichen Tageszeit vor der Morgenmedikation am liegenden Patienten aus schwach gestauter Vene erfolgen, im Regelfall zwischen 7.00 und 9.00 Uhr. Die letzte Nahrungsaufnahme sollte am Vorabend vor 19.00 Uhr liegen (nüchtern heißt 12 h Nahrungskarenz, 24 h Alkoholkarenz). Bei Blutentnahme aus dem liegenden Katheter ist die erste Blutportion zu verwerfen. In der Praxis ist die letzte Mahlzeit und der Tagesrhythmus in die Interpretation der Ergebnisse einzubeziehen.

Einflussgrößen Körperlage, Stauung und körperliche Belastung: Beim Übergang vom Liegen zum Stehen verringert sich durch Verlagerung von Körperwasser aus dem intravasalen in den interstitiellen Raum innerhalb einer Stunde das Blutvolumen um etwa 8 %. Deshalb steigt die Konzentration von Zellen, Proteinen und proteingebundenen Bestandteilen bis zu diesem Wert an. Betroffen sind z.B. Hb, Erythrozytenzahl, Hkt, Leukozytenzahl, Thrombozyten, Gesamtproteine, Einzelproteine, Enzyme, Cholesterin und Calcium. Kleinmolekulare Bestandteile wie Natrium, Kalium, Harnstoff und Kreatinin verteilen sich gleichmäßig auf beide Kompartimente und werden deshalb nicht beeinflusst.
Zu lange Stauung bei der Blutentnahme und „Pumpen" mit der Hand können zu Pseudohyperkaliämie führen. Stauungen bis etwa 2 min führen aber nur zu unwesentlichen Konzentrationsänderungen. Bei Patienten mit Ödemneigung können bereits wesentlich ausgeprägtere Anstiege nachweisbar sein.
Ausgeprägte körperliche Belastung führt ebenfalls zu einer Hämokonzentration mit Veränderungen in der vorangehend beschriebenen Art. Längere intensive körperliche Belastung kann zu Anstieg des Muskelenzyms CK führen. Weniger ausgeprägte Anstiege finden sich bei GOT und LDH. Die Plasmahalbwertszeit der CK beträgt etwa 15 h.

Entnahmezeit und Tagesrhythmik: Zirkadiane Rhythmen sind bei einigen Kenngrößen bekannt und bei bestimmten Hormonen, wie Cortisol und Somatotropin, besonders ausgeprägt. Die Ausscheidung der Elektrolyte im Urin unterliegt einer stark ausgeprägten Tagesrhythmik, deren Einfluss nur durch die 24 h-Urinsammlung umgangen werden kann.

Nahrungsaufnahme: Ein leichtes, fettarmes Frühstück bleibt ohne wesentliche Wirkung auf die Konzentration der meisten Blut(Serum)- Bestandteile. Mit einem geringen Anstieg muss gerechnet werden bei Phosphat, Bilirubin, GPT, Kalium, Triglyzeriden und Glukose.
Bei den Urinparametern ist die Nahrungsabhängigkeit naturgemäß ausgeprägter. Bei Natrium, Kalium, Magnesium, Chlorid und Phosphat hängt bei Nierengesunden die Ausscheidung vor allem von der Zufuhr der jeweiligen Ionen ab, bei Harnstoff von der Proteinzufuhr und bei Harnsäure vom Puringehalt der Nahrung.

Artifizielle Hämolyse: Ursachen: Zu schnelles Aspirieren durch eine zu dünne Nadel, Aspiration von paravenösem Blut oder zu langes Stehen lassen des Blutes, z.B. über Nacht, bei Raum- oder Kühlschranktemperatur. Die Hämolyse ist im Serum oder Plasma bei einer Hb-Konzentration ab etwa 20 mg/dl mit dem Auge erkennbar. Die artifizielle Hämolyse erhöht die Konzentrationen der Kenngrößen, die im Erythrozyten um einen bestimmten Faktor in höherer Konzentration als im Plasma auftreten. (Faktoren in Klammern): LDH (160), GOT (40), Kalium (23) und GPT (7). Erhöhte Kaliumwerte finden sich nach längerer Lagerung auch ohne Hämolyse.
Der Kommentar "Hämolyse" in einem Laborbericht besagt, dass insbesondere die LDH-, GOT- und Kalium-Werte falsch hoch liegen.

Schwangerschaft: Die Vermehrung des Plasmavolumens im Durchschnitt um etwa 50 % von 2.600 auf 3.900 ml gehört zu den eindrucksvollsten Veränderungen. Die Plasmavolumenerhöhung wird nur in einem geringen Ausmaß durch eine Zunahme der gesamten Erythrozytenmasse kompensiert (um etwa 20 %) → Schwangerschaftshydrämie mit Hb-Abfall bis 10 g/dl möglich!
Die schwangerschaftsbedingte Verdünnung betrifft nur die Parameter des roten Blutbildes. Die übrigen Plasmabestandteile unterliegen weiteren Regelmechanismen, z.B. nimmt die Konzentration einiger Parameter mit fortschreitender Schwangerschaft zu → siehe „Schwangerschaft ↑ oder ↓“ bei den betroffenen Kenngrößen.

Einflüsse von Arzneimitteln: z.B. auf die Thromboplastinzeit (Quick) → siehe Antikoagulanzien.

■ Behandlung der Untersuchungsmaterialien

Vollblut bei Zimmertemperatur minimal 30 Min. und maximal 60 Min. gerinnen lassen, dann mit Trenngel zentrifugieren. Heparinblut gut durchmischen und sofort bis maximal 60 Min. nach Abnahme zentrifugieren.
Bei zu langer Lagerung von Vollblut bei Zimmertemperatur, aber insbesondere im Kühlschrank verlieren Erythrozyten Kalium, wodurch es zu falsch hohen Kaliumwerten kommen kann. Bei Zimmertemperatur wird Glukose im Vollblut durch den Zellstoffwechsel verbraucht, was zu falsch niedrigen Glukosewerten, unter Umständen zu Pseudohypoglykämien führen kann (Abbau ca. 6 - 7 % je Stunde!). Serumproben ohne Zusatz von Glykolysehemmstoffen (z.B. Natriumfluorid) dürfen nicht zur Glukosebestimmung verwendet werden.
Serum und Heparinatplasma lassen sich etwa 3 Tage bei 4 - 8°C lagern, ohne dass bei den Basiskenngrößen wesentliche Konzentrationsverluste eintreten (unter 10 %). Bei längeren Lagerungszeiten muss insbesondere bei den Enzymaktivitäten mit stärkeren Verlusten gerechnet werden. Die Bilirubinkonzentration wird durch Lichteinwirkung, insbesondere Sonnenstrahlen, vermindert.

Zitratblut (1 : 10) für Gerinnungsuntersuchungen: Bei der Blutentnahme führen länger anhaltende Stauungen zu Beimengungen von Gewebssaft, die zu vorzeitigen Aktivierungsprozessen führen können und dann insbesondere die Prozentwerte der Thromboplastinzeit nach Quick beeinflussen. Das Mischungsverhältnis zwischen Blut und Antikoagulanz (9 Teile Blut + 1 Teil 0,11 Mol/l Natriumzitrat) muss exakt eingehalten werden (Monovette bis zum Anschlag aufziehen und Füllung abwarten). Die Vermischung von Blut und Antikoagulanz muss sofort erfolgen. Die Plasmagewinnung soll schnell, spätestens 2 h nach der Blutentnahme und die Gerinnungsuntersuchung im allgemeinen innerhalb von 4 h nach der Blutentnahme erfolgen. Am zeitkritischsten ist die Bestimmung der aPTT (bei zu später Untersuchung Verlängerung der Messwerte). Auf keinen Fall darf eine Gerinnungsmonovette in den Kühlschrank gelegt, sondern Zitratblut und Plasma sollten bei Raumtemperatur gelagert werden.
Aus den meisten Plasmaproben können die Thromboplastinzeit, Fibrinogen, AT und D-Dimere noch nach 4 - 10 h korrekt bestimmt werden (nicht aber die aPTT).

Zitratblut (1 : 5 = 1 Teil Zitrat + 4 Teile Blut) für die Bestimmung der Erythrozytensedimentationsrate (ESR = BSG) kann 3 - 4 h bei Raumtemperatur aufbewahrt werden.

EDTA-Blut für hämatologische Untersuchungen und PCR-Diagnostik: Eine schnelle Verteilung des EDTAs im entnommenen Blut durch mehrfaches Kippen der gefüllten EDTA-Monovette ist die Voraussetzung für korrekte hämatologische Werte und für die PCR-Diagnostik.

Blutzelldifferenzierung: Der Blutausstrich für die Blutzelldifferenzierung sollte innerhalb von etwa 4 h angefertigt und am gleichen Tag fixiert werden.

Thrombozytenzählungen sind innerhalb von 2 - 4 h durchzuführen. Die Thrombozytenzahlen fallen nach der Blutentnahme in sehr unterschiedlichem Ausmaß ab.

Erythrozyten, Hb, Hkt und Leukozyten lassen sich auch nach dreitägiger Probenlagerung im Kühlschrank noch mit ausreichender Richtigkeit bestimmen.

Säuren-Basen-Status/Blutgase: Arteriolles Blut, anaerob entnommen und heparinisiert, ist das empfohlene Material, auf das sich alle Referenzbereichsangaben beziehen. Praktikabler und weniger störanfällig ist der Einsatz von arterialisiertem Kapillarblut, wofür die angegebenen Referenzbereiche ebenfalls gelten. Das Blut wird in eine heparinisierte Glaskapillare aufgenommen nach Hyperämisierung des betreffenden Hautbezirkes (z.B. mit Finalgon® Wärmecreme stark). Blutentnahme aus dem Ohrläppchen oder aus der Fingerbeere, bei Säuglingen aus der Ferse ohne Quetschen und nach ausreichend tiefer Hautpunktion. Die Kapillare ist vollständig zu füllen. Zur Durchmischung wird ein Drahtstift eingeführt. Die Kapillare wird beiderseits mit Kappen oder Kitt verschlossen.

Urinuntersuchungen: Die bevorzugten Untersuchungsarten sind der Morgenurin und der 24 h-Sammelurin. Die Aufarbeitung soll innerhalb von etwa 4 h erfolgen. Für die morphologischen und bakteriologischen Untersuchungen ist darauf zu achten, dass es bei der Entnahme zu keiner Kontamination durch Zellen, Mikroorganismen und/oder Schleimstoffen kommt. Deshalb sollte die erste Portion des Urins verworfen werden und nur die darauf folgende Portion (= Mittelstrahlurin) verwendet werden.
Für die Bestimmung der Kenngrößen des Porphyrinstoffwechsels muss der Urin während der Sammlung bis zum Abtransport in einem braunen Gefäß und vor Licht geschützt im Kühlschrank gelagert werden. Für die Bestimmung der Katecholamine soll im Sammelgefäß 10 ml 10 %ige Salzsäure vorgelegt werden.

Ergänzend muss noch erwähnt werden, dass für diverse Parameter **Sonderabnahmesysteme** existieren (zu erfragen beim jeweiligen Laboranbieter).

Spezieller Teil: Referenzbereichsliste

Diese Liste umfasst nur häufig verwendete hämatologische und klinisch-chemische Kenngrößen; bei einigen sind ausschließlich die Therapieziele bei Risikopatienten angegeben.

Abkürzungen:

AB = Arterienblut
B = Blut
CB = Kapillarblut
L = Liquor
P = Plasma
S = Serum
ST = Stuhl
U = Urin
VB = Venenblut
ZB = Zitratblut

Dezimale Unterteilungen:

Faktor	Vorsilbe	Symbol
10^{-1}	Dezi-	d
10^{-2}	Zenti-	c
10^{-3}	Milli-	m
10^{-6}	Mikro-	µ
10^{-9}	Nano-	n
10^{-12}	Piko-	p
10^{-15}	Femto-	f
10^{-18}	Atto-	a

Beachte: Für die meisten aufgeführten S-Kenngrößen außer S-Elektrophorese ist Heparinatplasma ebenfalls geeignet und liefert praktisch gleiche Referenzwerte.

Die folgenden Referenzbereiche gelten für Erwachsene (bei einigen Laborparametern sind Referenzwerte für Kinder angegeben). Pfeile bezeichnen für die genannte Einflussgröße die häufige Lage der Werte außerhalb des angegebenen Referenzbereiches.

Biologische Größe	Einheit	Referenzbereich männlich | weiblich	Umrechnungsfaktor Einflussgrößen
Entzündungsparameter			
ZB-ESR (BSG)			
1 h nach Westergren			
bis 50 J.	mm/h	bis 15 | bis 20	Schwangerschaft ↑
> 50 J.	mm/h	bis 20 | bis 30	
S-C-reaktives Protein (CRP)	mg/l	< 5	(< 0,5 mg/dl)
S-Interleukin 6	pg/ml	bis 10	
S-Procalcitonin	µg/l	bis 0,5	
Hämatologische Untersuchungen			
B-Hämoglobin	g/dl	13 - 17 | 12 - 16	Kinder ↓/Schwangerschaft ↓
	mmol/l	8,1 - 10,5 | 7,4 - 9,9	
B-Hämatokrit	%	42 - 50 | 38 - 44	Kinder ↓/Schwangerschaft ↓
B-Erythrozyten	Mill./µl	4,3 - 5,6 | 4,0 - 5,4	Kinder ↓/Schwangerschaft ↓
B-Ery-Durchmesser	µm	6, 8 - 7,3	
B-Ery-Durchmesser-Streuung (+/-)	µm	0,6 - 0,9	
Erythrozytenindizes:			
B-Ery-MCV (mean corpuscular volumen)	fl	85 - 98	Alkoholismus ↑
B-Ery-MCH (mean corpuscular hemoglobin = HBE)	pg	28 - 34	
B-Ery-MCHC (mean corpuscular hemoglobin concentration)	g/dl	31 - 37	
B-Retikulozyten	/µl	50.000 - 100.000	(5 - 20 ‰)
B-Thrombozyten	1.000/µl	140 - 345	
B-Leukozyten	/µl	3.800 - 10.500	Kinder ↑/Schwangerschaft ↑ Stress ↑/körperliche Belastung ↑
Blutausstrichdifferenzierung			
Stabkernige Neutrophile	%	0 - 5	
Segmentkernige Neutrophile	%	30 - 80	Kleinkinder ↓
Eosinophile	%	0 - 6	
Basophile	%	0 - 2	
Lymphozyten	%	15 - 50	Kleinkinder ↑
Monozyten	%	1 - 12	
B-Neutrophile (Granulozyten)	/µl	1.830 - 7.250	
B-Lymphozyten gesamt	/µl	1.500 - 4.000	Kleinkinder (bis 3 J.) bis 10.500
B-Eosinophile	/µl	80 - 360	
B-Basophile	/µl	20 - 80	
B-Monozyten	/µl	90 - 600	
Lymphozytenstatus			
T-Zellen (CD3)	/µl	900 - 2.300	Kinder ↑
B-Zellen (CD19)	/µl	105 - 620	Kinder ↑
T4(Helfer-)Zellen (CD4+)	/µl	435 - 1.600	Kinder ↑
T8(Suppressor)-Zellen (CD8+)	/µl	285 - 1.300	Kinder ↑
T4/T8-Quotient = CD4/CD8-Ratio			
1. Jahr		1,5 - 2,9	
2 - 6 J.		1,0 - 1,6	

Biologische Größe	Einheit	Referenzbereich männlich	weiblich	Umrechnungsfaktor Einflussgrößen
7 - 17 J.		1,1 - 1,4	
ab 18 J.		0,6 - 2,8	
NK-Zellen (CD16/56+).	/µl	200 - 400	Kinder ↑
Spezielle Anämiediagnostik			
Eisenstoffwechsel			
S-Eisen	µg/dl	50 - 160	50 – 150	x 0,179 = µmol/l
S-Ferritin			
2 - 17 J.	µg/l	7 - 142	x 2,11 = pmol/l
18 - 45 J.	µg/l	10 - 220	6 - 70	
ab 46 J.	µg/l	15 - 400	18 - 120	
S-Transferrin	g/l	2,0 - 3,6	x 12,57 = µmol/l Schwangerschaft ↑ Orale Kontrazeptiva ↑
Transferrin-Sättigung	%	16 - 45	
S-löslicher Transferrinrezeptor (sTfR)	mg/l	0,83 - 1,76	Methodenabhängig
Vitamine			
S-Folsäure	nmol/l	7 - 36	x 0,441 = µg/l
B-Vitamin B_1	µg/l	34 - 102	
B-Vitamin B_6	µg/l	5 - 30	
S-Vitamin B_{12}	pg/ml	211 - 911	x 0,738 = pmol/l
S-Holotranscobolamin	pmol/l	> 60	
S-Vitamin D (25-OH)	nmol/l	23 - 113	x 0,4 = µg/l Empf. Nach DGE/IOM: > 50
S-Vitamin D (1,25-OH)	pg/ml	25 - 86,5	
Osmotische Erythroyztenresistenz			
Hämolysebeginn	NaCl g/dl	0,42 - 0,46	Schwangerschaft ↑ (= vermin-
Hämolyse total	NaCl g/dl	0,30 - 0,34	derte osmotische Resistenz)
Hämoglobinuntersuchungen			
Hb-A_2-quantitativ	% des Gesamt-Hb	bis 3	
Hb-F-quantitativ	% des Gesamt-Hb	bis 0,5	
VB-Co-Hb	% des Gesamt-Hb	bis 2	
VB-Met-Hb	% des Gesamt-Hb	bis 1	
Ery-Glukose-6-P-DH	U/g Hb	4,6 - 13,5	

Gerinnungsuntersuchungen			
P-aPTT	Sek	20 - 35	(reagenzabhängig), Schwangerschaft ↓
P-TPZ (Quick)	%	≥ 70	Schwangerschaft ↑ INR = International Normalized Ratio
- INR (therapeutischer Bereich)			
- normal (untherapiert)		um 1,0	
- bei einfachem Risiko		2,0 - 3,0	
- bei höherem Risiko		bis 4,0	
P-Thrombinzeit	sek	14 - 20	(reagenzabhängig)
P-Fibrinogen	mg/dl µmol/l	160 - 400 4,8 - 12,0	Schwangerschaft evtl. ↑

Biologische Größe	Einheit	Referenzbereich männlich	weiblich	Umrechnungsfaktor Einflussgrößen
P-Antithrombin	%	70 - 120		
P-D-Dimer	µg/ml	< 0,5		Schwangerschaft ↑
P-Protein C	%	70 - 140		Methodenabhängig
P-Protein S, frei	%	70 - 140		Methodenabhängig
P-Protein S-Aktivität	%	60 - 130		Methodenabhängig
Serumosmolalität	mosmol/kg	280 - 296		
Serumelektrolyte				
S-Natrium	mmol/l	Kinder 130 - 145		x 2,3 = mg/dl
		Erw. 135 - 145		
S-Kalium	mmol/l	Kinder 3,2 - 5,4		x 3,91 = mg/dl
		Erw. 3,6 - 5,0		
S-Calcium (gesamt)	mmol/l	2,2 - 2,6		x 4,01 = mg/dl Schwangerschaft ↓
S-Calcium (ionisiert)	mmol/l	1,1 - 1,3		
S-Magnesium	mmol/l	0,75 - 1,05		x 2,43 = mg/dl
S-Chlorid	mmol/l	97 - 108		
S-Phosphat	mmol/l	Kinder 1,1 - 2,0		x 3,1 = mg/dl
		Erw. 0,84 - 1,45		
Säuren-Basen-Status				
AB-pH	--	7,37 - 7,45		
AB-PCO_2	mmHg	35 - 46	32 - 43	Schwangerschaft ↓
	kPA	4,69-6,16	4,29 - 5,76	
AB-PO_2	mmHg	72 - 107		Altersabhängig: 102 - 0,33 x Lebensjahre
	kPA	9,65 - 14,34		
AB-O_2-Sättigung	%	94 - 98		Altersabhängig
AB-Standardbikarbonat	mmol/l	22 - 26		Schwangerschaft ↓
AB-Basenexzess	mmol/l	- 2 bis + 2		
P-Laktat	mmol/l	0,6 - 2,4		x 9,1 = mg/dl
Nierenfunktionsuntersuchungen				
S-Harnstoff	mg/dl	12 - 50		
	mmol/l	2,0 - 8,3		Dursten, eiweißreiche Kost ↑
S-Kreatinin	mg/dl	bis 1,1	bis 0,9	
	µmol/l	44 - 97	44 - 80	(Referenzwerte laborabhängig) Muskelschwund ↓ / alte Menschen ↓
Kreatininclearance 24 h	ml/min	≥ 110	≥ 95	Wert gilt bis 30 J.; danach -10 für jede weitere Dekade
S-Cystatin C	mg/l	0,50 - 0,96		Marker zur Abschätzung der glomerulären Filtrationsrate
Leberstoffwechsel				
S-Bilirubin gesamt	mg/dl	bis 1,1		Fasten ↑
	µmol/l	bis 19		
S-Bilirubin direkt	mg/dl	bis 0,3		x 17,09 = µmol/l
	µmol/l	bis 5		
S-Kupfer	µg/dl	79 - 131	74 - 122	
	µmol/l	12,4 - 20,6	11,6 - 19,2	Orale Kontrazeptiva evtl. ↑ Schwangerschaft ↑

Biologische Größe	Einheit	Referenzbereich männlich	weiblich	Umrechnungsfaktor Einflussgrößen
S-Coeruloplasmin	g/l	0,2 - 0,6		Orale Kontrazeptiva evtl. ↑
	µmol/l	0,94 - 3,75		
P-Ammoniak	µg/dl	bis 94	bis 82	
	µmol/l	bis 55,3	bis 48,2	

Enzymaktivitäten bei 37°C[1]

Biologische Größe	Einheit	Referenzbereich männlich	weiblich	Umrechnungsfaktor Einflussgrößen
S-GOT = AS(A)T[2] ohne Pp	U/l	bis 38	bis 32	
mit Pp		< 50	< 35	
S-GPT = ALT[2] ohne Pp	U/l	bis 41	bis 31	
mit Pp		< 50	< 35	
S-γ-GT[2]	U/l	< 60	< 40	
S-AP[2] 1 - 12 Jahre	U/l	bis 300		
13 - 17 Jahre		bis 390	bis 190	
Erwachsene		40 - 130	35 - 105	Adipöse Frauen ↑
S-GLDH	U/l	< 7	< 5	
S-CHE Kinder, Erwachsene	kU/l	5,3 - 12,9		
w: nicht schwanger		4,3 - 11,3		Frauen: Erst ab 40 J.
w: schwanger		3,7 - 9,1		Auch bei Kontrazeptiva
S-LDH[2]	U/l	< 250		Kinder: bis 300
S-HBDH	U/l	72 - 182		
S-Pankreas-Amylase	U/l	28 - 100		
S-α-Amylase	U/l	< 110		
S-Lipase	U/l	13 - 60		
S-Elastase 1	ng/ml	bis 2		
S-CK[2]	U/l	bis 190	bis 170	Körperliche Belastung evtl. ↑
S-CK-MB	U/l	< 25		Bis 6 % Total-CK

1) Vorläufig Werte; in den nächsten Jahren sind geringe Änderungen möglich.

2) IFCC-Methoden (International Federation of Clinical Chemistry); Pp = Pyridoxalphosphat

Herzspezifische Proteine

Biologische Größe	Einheit	Referenzbereich männlich	weiblich	Umrechnungsfaktor Einflussgrößen
S-Troponin T-hs	pg/ml	< 14,0		Unauffällig
		14,0 - 50,0		Observationsbereich
		> 50,0		Pathologisch
P-BNP	pg/ml	bis 100 (400)		
S-NT-pro BNP	pg/ml	Siehe Kap. Herzinsuffizienz; altersabhängig		

Serumproteine (auf Basis der neuen Referenzpräparation CRM 470)

Biologische Größe	Einheit	Referenzbereich männlich	weiblich	Umrechnungsfaktor Einflussgrößen
S-Proteine gesamt	g/l	66 - 83		x 0,1 = g/dl Schwangerschaft evtl. ↓
S-Albumin	g/l	35 - 52		Schwangerschaft evtl. ↓
S-Albumin	%	54 - 65		
S-α_1-Globulin	%	2 - 5		
S-α_2-Globulin	%	7 - 13		
S-β-Globulin	%	8 - 15		
S-γ-Globulin	%	11 - 22		
S-Coeruloplasmin	g/l	0,2 - 0,6		Orale Kontrazeptiva evtl. ↑ Schwangerschaft ↑
S-Transferrin	g/l	2,0 - 3,6		Orale Kontrazeptiva evtl. ↑ Schwangerschaft ↑
S-Haptoglobin	g/l	0,3 - 2,0		

Biologische Größe	Einheit	Referenzbereich männlich | weiblich	Umrechnungsfaktor Einflussgrößen
S-IgA	g/l	0,7 - 4,0	Kinder ↓
S-IgE	µg/l kU/l	12 - 240 5 - 100	Altersabhängig Altersabhängig
S-IgG	g/l	7 - 16	Kinder ↓
S-IgM	g/l	0,4 - 2,3	Kinder ↓
S-α_1-Antitrypsin	g/l	0,9 - 2,0	Orale Kontrazeptiva evtl. ↑ Schwangerschaft ↑
S-C_3-Komplement	g/l	0,9 - 1,8	
S-C_4-Komplement	g/l	0,1 - 0,4	
S-α_2-Makroglobulin	g/l	1,3 - 3,0	Schwangerschaft evtl. ↑
S-β_2-Mikroglobulin	mg/l	bis 2,4 (> 60 J. bis 3,0)	
Lipidstoffwechsel / Harnsäure			
S-Harnsäure	mg/dl µmol/l	bis 7,0 | bis 6,0 bis 416 | bis 357	x 59,49 = µmol/l
S-Triglyzeride	mg/dl mmol/l	< 150 < 1,7	x 0,0114 = mmol/l
S-Cholesterin	mg/dl mmol/l	< 200 < 5,2	x 0,02586 = mmol/l
S-LDL-Cholesterin (Ungünstige Cholesterinfraktion - siehe auch Kap. Lipidstoffwechsel)	mg/dl mmol/l	Zielwerte sind abhängig vom kardiovaskulären Risiko	Therapieziele: Siehe Kapitel Lipidstoffwechselstörungen
S-HDL-Cholesterin (Günstige Cholesterinfraktion)	mg/dl mmol/l	> 35 > 45 > 0,91 > 1,17	
S-Apolipoprotein AI (Apo AI)	mg/dl	73 - 169	
S-Apolipoprotein B (Apo B)	mg/dl	53 - 138	
Apo AI/Apo B-Quotient		0,35 - 1,25	
S-Lp(a) - 1. Generation	mg/dl	≤ 30	Risikogrenze
S-Lp(a) - 2. Generation	nmol/l	< 72	Risikogrenze
Glukosestoffwechsel			
P-Glukose nüchtern	mg/dl mmol/l	bis 100 < 5,6	normal; x 0,0555 = mmol/l normal
	mg/dl mmol/l	≥ 126 ≥ 6,9	Diabetes mellitus Diabetes mellitus
OGTT mit 75 g Glukose (äquivalent): CB-Glukose 2 h-Wert	mg/dl mmol/l	< 140 < 7,8	Normal normal
	mg/dl mmol/l	140 - 199 7,8 - 11,0	Pathologische Glukosetoleranz (IGT = impaired glucose tolerance)
	mg/dl mmol/l	≥ 200 ≥ 11,1	Diabetes mellitus Diabetes mellitus

Biologische Größe	Einheit	Referenzbereich männlich | weiblich	Umrechnungsfaktor Einflussgrößen
Ery-HbA1c*)	%		EDTA-Blut abnehmen!
		< 5,7	Nicht-Diabetiker
		≥ 6,5	Diabetiker
	mmol/mol Hb	< 39	Nicht-Diabetiker
		≥ 48	Diabetiker

*) Die RiLiBÄK 2008 sieht für HbA1c anstelle der bisherigen Einheit (%) die Verwendung der Einheit mmol/mol Hb vor. Umrechnungsformel → HbA1c (in mmol/mol Hb) = (%HbA1c - 2,15) x 10,929 (→ *Internet:* BZ-Rechner)

Porphyrine

U-D-Aminolävulinsäure	µg/24 h	< 6.400	x 0,00763 = µmol/24 h
U-Porphobilinogen	µg/24 h	< 1.700	x 0,00442 = µmol/24 h
U-Porphyrine gesamt	µg/24 h	< 100	x 1,2 = nmol/24 h

Stuhlanalytik

ST-Fettsäuren	Gewichts%	< 4,0	
ST-Pankreas-Elastase	µg/g	> 200	
ST-Calprotectin	µg/g	< 50,0	
ST-okkultes Blut (FOBT)	ng/ml	< 50,0	

Liquoruntersuchungen

L-Leukozytenzahl	/µl	0 - 5	
L-Protein gesamt	mg/dl	12 - 50	
L-Glukose	mg/dl	49 - 74	x 0,056 = mmol/l
Q(L/S)-Glukose		> 0,5	

Tumormarker

S-α1-Fetoprotein (AFP)	U/ml	bis 8,5	Schwangerschaft ⇑
S-CEA	µg/l	bis 5	Raucher evtl. ↑
S-CA 19-9	U/ml	bis 37	methodenabhängig
S-CA72-4	U/ml	bis 6	
S-PSA (Prostata-Ag) (bei Männern)	ng/ml	bis 49 J. bis 2,0 (2,5) 50 - 59 J. bis 3,0 (3,5) < 0,01 nach Prostatektomie Quotient freies PSA: Gesamt-PSA < 0,15 karzinomverdächtig	Rektale Untersuchung mit Manipulationen an der Prostata führen zu erhöhten Werten! Bei ungeklärten PSA-Werten > 4 ng/ml wird eine Prostatabiopsie empfohlen.
S-CA 15-3	U/ml	< 28	
S-CA 125	U/ml	< 35	
S-SCC	ng/ml	< 1,9	
S-NSE	µg/l	< 12,5	
S-Cyfra 21-1	ng/ml	< 3,3	

Anm.: ***Zur Tumorsuche eignen sich nur PSA (Prostatakarzinom) und (mit Einschränkung) AFP (hepatozelluläres Karzinom). Neben den Referenzbereichen sind die Tumormarkeranstiege/Zeit auch innerhalb der Referenzbereiche wichtig!***

Pharmakablutspiegel (therapeutische Konzentration)

S-Digitoxin	µg/l	10 - 25	
S-Digoxin	µg/l	0,5 - 0,8	
S-Theophyllin	mg/l	10 - 20	

Biologische Größe	Einheit	Referenzbereich männlich | weiblich	Umrechnungsfaktor Einflussgrößen
Rheumaserologische Untersuchungen			
S-Rheumafaktor Latex	IU/ml	bis 20	
S-Rheuma-Waaler-Rose	IU/ml	bis 10	
S-Antistreptolysin O (ASL-O)	IU/ml	bis 200	
S-ANA	Titer	bis 1 : 80	
S-Anti-dsDNA	IU/ml	< 10,0	
S-CCP	IU/ml	< 17,0	
S-MCV-Ak	IU/ml	< 20,0	
Schilddrüse			
TSH	µU/ml	0,4 - 4,0	Kinder ↑
fT3	pg/ml	2,0 - 4,4	Kinder ↑
fT4	ng/dl	0,93 - 1,70	
Thyreoglobulin	ng/ml	3,5 - 77	Nach totaler Thyrektomie < 0,5
Thyreoglobulin-Ak (TAK)	IU/ml	< 100	
Thyreoperoxidase-Ak (TPO)	IU/ml	< 35	(reagenzabhängig)
TSH-Rezeptor-Ak (TRAK)	IU/l	< 1,75	
S-Calcitonin	pg/ml	< 9,5	Medulläres Schilddrüsen-CA ↑↑↑
Urinuntersuchungen			
U-spezifisches Gewicht	g/l	1.001 - 1.035	
U-Osmolalität	mosmol/kg	50 - 1.200	
U-pH-Wert	pH	4,8 - 7,6	Vegetarische Kost ↑, Fleischkost ↓
Quantitative Urinuntersuchungen (Elektrolyte, Harnsäure und Harnstoff sind stark nahrungsabhängig)			
U-Natrium	mmol/24 h	90 - 300	Kinder ↓
U-Kalium	mmol/24 h	25 - 105	
U-Calcium	mmol/24 h	2,0 -8,0 | 1,5 - 6,5	x 40,1 = mg/24 h
U-Magnesium	mmol/24 h	2,0 - 8,0 | 1,5 - 7,0	x 24,31 = mg/24 h
U-Chlorid	mmol/24 h	80 - 270	
U-Phosphat	mmol/24 h	4 – 36	x 30,97 = mg/24 h
U-Harnsäure	g/24 h	0,3 -0,8 | 0,3 - 0,7	x 5,9 = mmol/24 h
U-Harnstoff	g/24 h	13 - 33	x 16,6 = mmol/24 h
U-Proteine	mg/24 h	< 150	
U-Albumin	mg/24 h	< 30	
U-Glukose (24 h)	mg/dl	< 200	x 0,0555 = mmol/l
U-IgG	mg/24 h	< 15	
U-Transferrin	mg/24 h	< 3,0	
U-α_1-Mikroglobulin	mg/24 h	< 15	
U-β_2-Mikroglobulin	mg/l	bis 0,3	
Urinkammerzählung			
U-Erythrozyten	/µl	bis 5	
U-Leukozyten	/µl	bis 10	

B S G (BLUTKÖRPERCHENSENKUNGSGESCHWINDIGKEIT

Syn: ESR = Erythrozytensedimentationsrate

Unspezifischer Suchtest bei Verdacht auf entzündliche Erkrankungen und deren Verlaufsbeurteilung.

Methode (nach Westergren): EDTA-Blut oder 3,8 %ige Na-Zitratlösung wird mit Venenblut gemischt (Verhältnis 1 : 5 → 1,6 ml Blut + 0,4 ml Na-Zitratlösung) und in eine senkrechte Pipette von 200 mm gefüllt.

Referenzbereich des 1 h-Wertes (in mm): m bis 15, w bis 20
Bei Patienten über 50 Jahre: m bis 20, w bis 30.
Das Ablesen des 1 h-Wertes genügt; der 2 h-Wert bringt keine zusätzliche Information. Bei älteren Menschen können leicht erhöhte BSG-Werte noch normal sein. Nach Abklingen einer Infektion dauert es ca. 4 Wochen, bis sich die BSG normalisiert (Halbwertszeit ca. 1 Woche).

Die BSG hängt von folgenden Faktoren ab:
- Erythrozyten: Makrozytose, Anämie: BSG ↑
- Mikrozytose, Polyglobulie/Polycythaemia vera: BSG ↓
- Plasmaproteine: Vermehrung von Akute-Phase-Proteinen (Fibrinogen, α_2-Makroglobulin u.a.), Immunglobuline, Immunkomplexe): BSG ↑
- Methodische Fehler - Fehlerquellen bei der Durchführung der BSG:
  Feuchtes Senkungsröhrchen, Schrägstellung des Röhrchens (Neigung um 10° führt zur Verdopplung der BSG!), Bewegung der Senkungsröhrchen (vor allem beim Ablesen!), wechselnder Zitratzusatz (zu wenig Zitrat: BSG ↓, zu viel Zitrat: BSG ↑), Niederschlag in der Zitratlösung, wechselnde Temperatur (Sonne, Heizung; Kälte verlangsamt, Wärme beschleunigt), ungenügende Mischung des Zitrat-Blut-Gemisches, Zitrat-Blut-Gemisch nicht länger als 5 h liegen lassen (Hemmung der BSG bis 20 %).

Physiologische BSG-Veränderungen:
- Prämenstruell sowie unter Einnahme hormoneller Kontrazeptiva leichter BSG-Anstieg
- Ab 4. Schwangerschaftswoche BSG-Anstieg mit maximalen Werten in der ersten postpartalen Woche (bis 55 mm/h); Hauptursache: Fibrinogen ↑

Iatrogene BSG-Veränderungen: Infusion jodhaltiger Kontrastmittel: BSG ↓

Erkrankungen mit stark erhöhter BSG:
Entzündungen (infektiös, nichtinfektiös), subakute Thyreoiditis de Quervain, Neoplasmen (meist mit Metastasen), Autoimmunkrankheiten (z.B. Riesenzellarteriitis und Polymyalgia rheumatica), nephrotische Syndrome, Blutkrankheiten (Leukämien, Anämien, Hämolysen durch Antikörper), Plasmozytom, M. Waldenström u.a.

Untersuchungen bei stark erhöhter BSG.
1. Anamnese und Untersuchungsbefund, Laborscreening: Blutbild, Urin, Serumelektrophorese, Kreatinin, Leberenzyme u.a.
2. Suche nach Entzündungsherden, Tumoren, Autoimmunkrankheiten (Sono, Röntgen Thorax, gastroenterologische Diagnostik, Rheumaserologie, Coombs-Test), gynäkologisches, urologisches, HNO-Konsil u.a.

Bei etwa 5 % aller BSG-Erhöhungen lässt sich eine Ursache nicht ermitteln.

C-REAKTIVES PROTEIN (CRP) / INTERLEUKIN 6 (IL-6) / PROCALCITONIN (PCT)

CRP gilt als klassisches "Akute-Phase-Protein" (APP), das als generelle, unspezifische Antwort auf entzündliche Prozesse, größeren Operationen sowie Tumoren gebildet wird. Interleukin-6 und andere Zytokine induzieren die CRP-Bildung in der Leber. Der diagnostische Wert ist mit der BSG vergleichbar. Eine Beeinflussung des CRP durch erythrozytäre Faktoren und Schwangerschaft besteht aber nicht. Das CRP hat eine kurze Plasma-Halbwertzeit von 24 - 48 h, reagiert im Vergleich zur BSG schneller im Beginn einer Erkrankung und normalisiert sich nach Beendigung der Erkrankung ebenfalls schneller (1 - 2 Wochen) als die BSG (ca. 4 Wochen). Daher ist der CRP-Wert in der Diagnostik akuter Infektionen der BSG überlegen. Akute unkomplizierte Virusinfektionen zeigen keinen oder nur einen geringen CRP-Anstieg; bakterielle Infektionen erhöhen das CRP! - Referenzbereich: < 5 mg/l (< 0,5 mg/dl)

Das proinflammatorische Protein **Interleukin 6 (IL-6)** gilt als Aktivator der Akut-Phase-Proteine, wenige Stunden nach Aktivierung steigen die IL-6-Werte im Blut deutlich an und normalisieren sichnach erfolgter Immunreaktion mit einer Halbwertzeit von nur wenigen Stunden wieder schnell.

In der Sepsisdiagnostik und bei Atemwegsinfektionen kann auch das **Procalcitonin (PCT)** bestimmt werden (Anstieg nach 2 - 3 h, Plasmahalbwertszeit 24 h). Die PCT-Konzentration korreliert mit dem Schweregrad der Entzündungsreaktion. Bei Werten < 0,5 µg/l ist eine systemische Infektion (Sepsis) unwahrscheinlich, bei > 2,0 µg/l sehr wahrscheinlich (häufig > 10 µg/l). PCT reagiert nicht bzw. kaum bei Virusinfektionen, chronisch-entzündlichen Erkrankungen oder Autoimmunprozessen.

STICHWORT-VERZEICHNIS

ICD 10-Schlüssel in [............].

Hinweis:
Bei Angabe von 2 ICD-Schlüsseln bedeutet die erste Ziffer die Ätiologie der Krankheit, die zweite Ziffer mit einem „*" ist der optionale Schlüssel für den Manifestationsort.
(Siehe auch im Internet: ***www.dimdi.de***)

DRGs = Diagnosis related groups:

Das Prinzip der DRG ist, alle Patienten mit gleichen Erkrankungen in eine Gruppe einzuteilen. Das Krankenhaus bekommt für jeden Patienten, der in eine bestimmte DRG gruppiert wird, den gleichen Betrag. Jede DRG ist einem Organsystem zugeordnet. Der erste Buchstabe der DRGs kennzeichnet das Organsystem. Die folgenden zwei Ziffern geben entweder die Art der Behandlung oder der Erkrankung an. Der letzte Buchstabe bezeichnet den Schweregrad von Krankheit oder Eingriff.

Internet-Infos: *http://drg.uni-muenster.de*
www.mydrg.de – www.g-drg.de
www.zi-berlin.de

A

AAA ... 818
AAI ... 270
AAS ... 360
AAT-Mangel [E88.0] ... 356
AB0-Erythroblastose [P55.1] ... 54
AB0-Identitätstest ... 53
Abacavir ... 900
Abakterielle Endokarditis [I38] ... 161
Abakterielle Hypodermitis ... 845
Abatacept ... 665
ABC ... 900, 901
Abciximab ... 839
ABC-Klassifikation der chronischen Gastritis ... 445
ABDM ... 305
Abdomen, akutes [R10.0] ... 502
Aberrierende Konduktion ... 278
Abklingquote ... 221
ABPA ... 389
Abscheidungs-(Plättchen-)Thrombus [I82.9] ... 826
Abstoßungsreaktion ... 223
ACA ... 682, 832
Acamprosat ... 937
Acarbose ... 733
ACD ... 36, 58
ACE-Hemmer ... 217, 308
Acetaldehyd ... 936
Acetongeruch ... 938
Acetylcystein ... 605
Acetylsalicylsäure ... 838
Achalasie [K22.0] ... 435
ACI ... 811
Aciclovir ... 856
Aclidiniumbromid ... 354
ACM ... 811, 813
ACOS ... 353
ACP ... 813
ACPA ... 662
Acrodermatitis chronica atrophicans [L90.4] ... 887
Acrolein ... 123
ACS [I24.9] ... 238, 250
ACT ... 909
ACTH-Test ... 793
Actinomycin D ... 117
Acute kidney injury ... 635
Acute Respiratory Distress Syndrome [J80.09] ... 340
ACVB ... 249
Acylaminopenicilline ... 921
Adalimumab ... 29, 665
ADA-Mangel [D81.3] ... 69
ADAMTS13 ... 147
ADB ... 162
ADB-Titer ... 162
Adenoma sebaceum ... 633
Adenome ... 490
Adenom-Karzinom-Sequenz ... 490
Adenosin ... 269, 284
Adenovirus-Infektion [B34.0] ... 386
Aderlass ... 106
ADH ... 574, 803
Adipositas [E 66.99] ... 717
Adipositas-Chirurgie ... 719
Adjuvante Therapie ... 114
AD-Malignome ... 897
ADN [E14.40+G99.0*] ... 727
ADPKD [Q61.2] ... 631
Adrenalin ... 324
Adrenogenitales Syndrom [E25.9] ... 795
Adriamycin ... 117
Adson-Manöver ... 831
ADTKD ... 631
Adult Respiratory Distress Syndrome [J80.09] ... 340
Adulter Morbus Still ... 668
AECA ... 689
AECOPD ... 350
AED ... 273, 298
Aedes aegypti ... 903, 904
Aedes albopictus ... 904, 905
Aerobilie [R93.2] ... 567
Aerophagie [F45.31] ... 464
Afamelanotid ... 702
AFAP ... 491
Afatinib ... 405
Aflatoxin B1 ... 562
AFLD ... 542
Aflibercept ... 497, 741
AFP ... 562
Afterload ... 210
Agalsidase alfa ... 131
Agalsidase beta ... 131
Agammaglobulinämie [D80.1] ... 71
Agglutinine ... 51
Agoraphobie [F40.0x] ... 928
Agranulozytose [D70.3] ... 67
AGS [E25.9] ... 795
AHA-Symptome ... 350
AHI ... 342
AHP [E80.2] ... 702
AIDS [B24] ... 893
AIDS-Falldefinition ... 895
AIDS-Patienten mit Diarrhö [B20] ... 860
AIH ... 538
AIHA ... 54
AIH-Score ... 538
AILD ... 94
AIN ... 498
AIP (Akute intermittierende Porphyrie) [E80.2] ... 702
AIP (akute interstitielle Pneumonie ... 392
AIP (Autoimmune Pankreatitis) [K86.1] ... 504
Air bronchogram ... 376
Air trapping-Phänomen ... 332, 358
AIRE ... 794
AIT [E06.3] ... 766
Ajmalin ... 266
Akanthozyten ... 46, 602
AKIN ... 635
Akromegalie [E22.0] ... 800
Akroosteolysen [M89.59] ... 682
Akropachie [M85.89] ... 760, 764
Akroparästhesien ... 131
AKS ... 52
Aktivatoren des Gerinnungssystems ... 136
Aktive Heterotopie ... 275
Aktivierte Arthrose [M19.89] ... 698
Aktivitätszeichen (Tbc) ... 415
Akute Bronchitis [J20.9] ... 348
Akute Gastritis [K29.1] ... 444
Akute Hepatitis [B17.9] ... 522
Akute idiopathische eosinophile Pneumonie ... 375
Akute intermittierende Porphyrie [E80.2] ... 702
akute interstitielle Pneumonie ... 392
Akute mesenteriale Ischämie [K55.0] ... 817
Akute Pankreatitis [K85.90] ... 499
Akute Pyelonephritis [N10] ... 619
Akute respiratorische Infektionen ... 876
Akute Tubulusnekrose ... 636
Akuter Arterienverschluss im Extremitätenbereich ... 809
Akutes Abdomen [R10.0] ... 502
Akutes Koronarsyndrom [I24.9] ... 238, 250
Akutes Leberversagen [K72.0] ... 559
Akutes Nierenversagen [N17.99] ... 635
Akutes Thoraxsyndrom ... 47
Alagille-Syndrom [Q44.7] ... 519
AL-Amyloidose [E85.9] ... 128, 628
ALAT ... 516
Albendazol ... 874
Albumin-Kreatinin-Ratio ... 600
Aldosteronantagonisten ... 219
Aldosteron-Renin-Ratio ... 784
Alemtuzumab ... 90, 121
Alendronsäure ... 779
Aleppobeule ... 913
Alfacalcidol ... 652
Alfa-MSH ... 702
Algurie [R30.0] ... 600
Alirocumab ... 716
Aliskiren ... 311
Alkalische Leukozytenphosphatase ... 103
Alkalische Phosphatase ... 516
Alkalose [E87.3] ... 594
Alkalose, metabolische [E87.3] ... 594
Alkalose, respiratorische [E87.3] ... 595
Alkoholdehydrogenase ... 542
Alkoholdelir [F10.4] ... 934
Alkoholentzugssyndrom [F10.3] ... 934
Alkoholintoxikation [F10.0] ... 934
Alkoholische Fettlebererkrankungen ... 542
Alkoholkrankheit [F10.2] ... 933
Alkoholmyopathie [G72.1] ... 935
Alkylanzien ... 117
Alkylphosphatvergiftung [T60.0] ... 339
ALL [C91.00] ... 96
Allen-Test ... 821
Allergisches Angioödem ... 579
ALLHAT-Studie ... 310
Alloantikörper ... 51
Allopurinol ... 707
Allopurinol-Hypersensitivitäts-Syndrom ... 707
Allopurinol-Vaskulitis ... 707
ALL-Subtypen ... 97
All-trans-Retinsäure ... 101
Almotriptan ... 127
Alpha1-Antitrypsin ... 356
Alpha1-Antitrypsin im Stuhl ... 476

Alpha1-Antitrypsinmangel [E88.0] 548
Alpha1-Rezeptorenblocker 310
Alpha2-(Rezeptor-)Antagonisten 311
Alpha-Fetoprotein 562
Alpha-Glukosidasehemmer 733
Alpha-Ketten-Erkrankung [C88.30] 91
Alpha-Thalassämie [D56.0] 48
Alport-Syndrom [Q87.8] 608
Alprostadil 811
ALPS [D84.8] 71
ALS 703
ALT 516
Alteplase 137, 257
Alternans, respiratorischer 362
Alters-RA [M06.99] 661
Aluminiumhaltige Phosphatbinder 652
Alveoläre Echinokokkose [B67.5] 564
Alveolarzellkarzinom [C34.9] 401
Alveolitis, exogen-allergische [J67.9] 398
Alveolokapillärer Reflex 335
Alzheimer-Demenz [G30.9+F00.9*] 954
AMA 539
Amaurosis fugax [G45.39] 686, 813
Ambrisentan 412
Ambulante Blutdruckmessung 305
AMCHA 137
AMI 817
Amikacin 922
Amilorid 220
5-Aminosalicylsäure 485
Aminosäurengemische 598
Amiodaron 268
Amiodaron-induzierte Hyperthyreose 759
Amiodaron-induzierte Thyreoiditis [E05.8] 766
AML [C92.00] 96
AML im Erwachsenenalter [C92.00] 99
Amlodipin 310
Ammoniak 517, 558
Amöbenabszess [A06.4] 564, 868
Amöbenkolitis [A06.0] 868
Amöbiasis [A06.9] 868, 874
Amöbom [A06.3] 868
Amoxicillin 921
Amphotericin B 391
Ampicillin 921
Amputierter Hilus 411
AMS 407, 817
Amsterdam-Kriterien 493
Amylase 501
Amyloidarthropathie [E85.9+M14.4*] 647
Amyloidosen [E85.9] 127
ANA 538, 675
Anaerobier 388, 489
Anagrelid 106, 107
Anakinra 28, 665, 917
Analfistel [K60.3] 480
Analgetika-Asthma-Syndrom [J45.1] 360
Analgetikanephropathie [N14.0] 626
Analkanalkarzinom [C21.1] 498
Anämie [D64.9] 31
Anämie bei chronischen Erkrankungen [D64.8] 58
Anämie im Alter D64.8] 58
Anämie mit erhöhtem Serumeisen 44
Anämie, antikörperbedingte hämolytische [D59.1] 51
Anämie, aplastische [D61.9] 60
Anämie, autoimmunhämolytische [D59.1] 54
Anämie, Eisenmangel- [D50.9] 34
Anämie, hämolytische [D58.9] 41
Anämie, hämolytische enzymopenische [D55.9] 45
Anämie, korpuskuläre hämolytische [D58.9] 45
Anämie, perniziöse [D51.0] 39
Anämie, renale [N18.9+D63.8*] 57
Anämien in der Schwangerschaft [O99.0] 39
Anämien, Einteilung 32
Anaphylaktische Reaktion 321
Anaphylaktischer Schock 321
ANAST 313
Anastrozol 117
ANCA-assoziierte Vaskulitiden 610
Ancylostomiasis [B76.9] 873
Andersen-Tawil-Syndrom [I45.8] 294
Anderson-Fabry, Morbus [E75.2] 130
Andesvirus 624
Androgenmangel [E29.1] 793, 797
Androider Fettverteilungstyp 718
Anemia of chronic disease 58
Aneosinophilie 864
Aneurysma dissecans [I71.00] 819
Aneurysmen der Herzkranzgefäße [I25.4] 689
ANF 675
Angeborene Herzfehler 180
Angeborene Herzfehler mit Links- → Rechts-Shunt 185
Angeborene Herzfehler mit Rechts- → Links-Shunt 193
Angina abdominalis [K55.1] 817
Angina nocturna [I20.0] 241
Angina pectoris [I20.9] 238, 240
Angina Plaut-Vincenti [A69.1] 880
Angina specifica [A51.3] 880, 891
Angina tonsillaris 161
Angiodysplasien 455
Angioimmunoblastisches Lymphom [C86.5] 94
Angiokeratoma corporis diffusum [E75.2] 130
Angiokeratome 131
Angiologie 806
Angioödem [T78.3] 579
Angiosarkom (Leber) [C22.3] 563
Angiotensin 782
Angiotensin II-Rezeptorantagonisten 309
Angiotensin-Rezeptor-Neprilysin-Inhibitoren 217
Angststörung [F41.9] 928
Anidulafungin 391
Anionenaustauscherharz 715
Anionenlücke 572, 593, 745
Anisozytose [R71] 36
Anitschkow-Zellen 162, 233
Ankle-Brachialis-Index 807
Ankyrin-Defekt 45
Ann Arbor-Klassifikation 74, 79
Anophelesmücke 906
Anorexia nervosa [F50.0] 720
ANP 574
Anschlussheilbehandlung (AHB) 260
Anschoppung 374
Anstrengungsasthma [J45.1] 361
Antazida 439
Anthrax-Pneumonie [A22.1+J17.0*] 385
Anthrazykline 117
Antiandrogene 117
Antibasalmembran-RPGN [M31.0+N08.5*] 610
Antibiotikagruppen 921
Antibiotikainduzierte Diarrhö 459
Anti-C1q-Vaskulitis 693
Anti-Cardiolipin-Antikörper 676
Anti-CCP 662
Anticholinerges Syndrom 938
Anticholinergika 354
Anti-CTLA4-Ak 122
Anti-Desoxyribonuklease 162
Antidiabetika, orale 732
Antidiuretisches Hormon 803
Anti-DNAse B 162
Antidote 940
Anti-D-Prophylaxe 54
Anti-dsDNS-Ak 676
Anti-EBNA-1-IgG 857
Antiemetische Therapie 122
Antifibrinolytika 137
Anti-GAD-Ak 723
Anti-GBM-Antikörper 606
Antigendrift 875
Antigenshift 875
Anti-HAV 536
Anti-HCV 533
Anti-HEV 536
Anti-Histon-Ak 676
Antihistone 676
Antihypertonika 307
Anti-IA-2-Ak 723
Anti-IgG-Aviditätstest 884
Anti-Jo 1-Syndrom [M33.9] 680
Antikoagulanzien 833
Antikoagulanzien und Operationen 837
Antikörperbedingte hämolytische Anämien [D59.1] 51
Antikörpermangel [D80.9] 71
Antileukotriene 369
Antimetabolite 118
Antimitochondriale Antikörper 539
Anti-MPO-Ak 611
Antinukleäre Antikörper 675
Antiöstrogene 117
Antiphospholipid-Syndrom [D68.6] 676, 832
Anti-Plättchen-Therapie 260
Antirheumatika 666
Anti-Ro (SSA) 676
Anti-SCL70 682
Anti-Sm 676
Antistreptolysin O 162, 847
Antitachykarde Systeme 272
Anti-TG2-IgA-Test 473
Antithrombin 136
Antithrombinmangel [D68.4] 827
Antitopoisomerase 1 682
Anti-TPO-Ak 753
Antituberkulotika 420
Antitussiva 340
Anti-U1RNP 685
Anti-VCA 857
Anurie [R34] 600
ANV 635
AÖF 175
Aortenaneurysma, abdominelles [I71.4] 818
Aortenaneurysma, thorakales [I71.2] 819
Aortenbifurkationsverschluss [I74.0] 807
Aortenbogensyndrom [M31.4] 304
Aortendissektion [I71.00] 819
Aortenisthmusstenose [Q25.1] 183
Aortenklappeninsuffizienz [I35.1] 176
Aortenklappenöffnungsfläche 175
Aortenklappenstenose [I35.0] 174
Aortenkonfiguration 178
Aortocoronarer Venenbypass [Z95.1] 249
Aortokoronare Bypass-Op 248
AP 516
APA 676, 783, 832
APC 137
APC-Resistenz 827
APC-Tumorsuppressorgen 491
APD 645
APECED-Syndrom 794
Aphagie 433

Apherese ... 962
Aphthen ... 694
Apical ballooning syndrome [I42.8] ... 231
Apixaban ... 835
Apnoe-Hypopnoe-Index ... 342
Apolipoprotein B 100 ... 711
Apolipoprotein C II-Mangel [E78.3] ... 711
Apolipoprotein E ... 711
APOLT ... 560
Apoplektischer Insult [I64] ... 811
Apoplex [I64] ... 811
Appendicitis [K37] ... 502
APR ... 496
Apremilast ... 673
Aprepitant ... 123
APS [D68.6] ... 832
APTC ... 140
aPTT ... 136
APUDom [D44.9] ... 510
Ara-C ... 118
ARB ... 309
Arbeits- oder berufsbedingte Erkrankungen ... 942
Arboviren ... 523
Arcus lipoides corneae ... 712
ARDS [J80.09] ... 340
ARE ... 876
Arenaviren ... 523
Argatroban ... 830, 834
Argininhydrochlorid-Lösung ... 595
Argyll-Robertson-Phänomen [A52.1+H58.0*] ... 892
ARI ... 876
Arias-Syndrom [E80.5] ... 520
Aristolochiasäure ... 627
Armut und Krankheit [Z59] ... 948
Armvenenthrombose ... 831
ARNI ... 217
Aromatasehemmer ... 117
ARPKD [Q61.1] ... 631
ARR ... 784
Arrhythmogene rechtsventrikuläre Kardiomyopathie [I42.80] ... 230
Arsenlungenkrebs [C34.9] ... 401
ART [I47.1] ... 288
Artemether + Lumefantrin ... 909, 911
Artemisinin-based combination therapy ... 909
Artemis-Mangel ... 70
Arterielle Hypertonie [I10.90] ... 300
Arterielle Switch-Operation ... 199
Arterienverschluss, akuter ... 809
Arteriitis cranialis [M31.6] ... 686
Arteriitis temporalis Horton [M31.6] ... 686
Arterio-arterielle Embolie ... 809
Artesunat ... 911
Arthritis mit Enthesitis [M08.19 ... 674
Arthritis urica [M10.09] ... 705
Arthritis, rheumatoide [M06.99] ... 660
Arthrosen [M19.99] ... 698
Arzneimittelfieber [R50.2] ... 66
Arzneimitteltherapiesicherheit ... 25
5-ASA ... 485
ASAT ... 516
Asbestarten ... 401
Asbestbedingte Erkrankungen ... 396
Asbest-Lungenkrebs [C34.9] ... 401
Asbestose [J61] ... 397
Asbestpleuritis [J92.0] ... 397
Aschoff- Riesenzellen ... 233
Aschoff-Knötchen [I09.0] ... 162
ASD [Q21.1] ... 185
Asfotase alpha ... 781
ASH [K70.0] ... 541, 542
Ashman-Phänomen ... 289
Asiatische Tigermücke ... 904
Askariasis [B77.9] ... 873
ASL ... 162, 847
ASO ... 162, 847
Asparaginase ... 118
Aspergillom [B44.9] ... 389
Aspergillose [B44.9] ... 389
Aspergillus fumigatus ... 389
Aspiration von Magensaft [T17.9] ... 388
Aspirationspneumonie [J69.0] ... 388
Aspirationsthromboembolektomie ... 810
Asplenie [D73.0]/[Q89.0] ... 133
ASS ... 838
Assmann-Frühinfiltrat ... 416
ASS-Resistenz ... 838
AST ... 516
Asterixis ... 558
Asteroid-Körper ... 425
Asthenurie [N28.8] ... 803
Asthmananfall ... 370
Asthma bronchiale [J45.9] ... 360
Asthma cardiale [I50.19] ... 363
Asthma-COPD-Overlap-Syndrom ... 353
A-Streptokokken ... 161
Astroviren ... 860
ASV ... 344
Asystolie [I46.9] ... 296
Aszites [R18] ... 552
Aszites-Therapie ... 556
AT1-Rezeptorantagonisten ... 309
Ataxia teleangiectasia [G11.3] ... 70
Ataxic breathing ... 343
Atazanavir ... 900
Atelektasen [J98.1] ... 347
Atemgymnastik ... 359
Atempumpstörungen ... 337
Atemschulung ... 370
Atemstoßtest ... 331
Atemwegswiderstand ... 332
Atemwiderstands-Volumen-Diagramm ... 333
Atenolol ... 268
ATG 16L1 ... 479
ATLAS-Studie ... 217
ATN ... 625
Atopische Krankheiten ... 360
Atorvastatin ... 714
Atovaquon ... 911
Atovaquon + Proguanil ... 910
ATPase 7B-Gen ... 547
ATR ... 53
ATRA-Syndrom ... 101
Atrezolizumab ... 122
Atriale Reentry-Tachykardie [I47.1] ... 288
Atrioseptostomie ... 198
Atrioventrikuläre (AV-)Reentrytachykardie [I47.1] ... 285
Atrioventrikulärer (AV-) Block [I44.3] ... 280
Atrophie blanche [L95.0] ... 824
Atropin ... 269
Atropintest ... 283
ATS ... 47
Attenuierte FAP [D12.6] ... 491
ATTR ... 128
ATTR-Amyloidose [E85.1] ... 128
ATV ... 900, 901
Atypische Mykobakterien ... 422
Atypische Pneumonie [J18.9] ... 375
Auerstäbchen ... 96
Auffütterungsgynäkomastie [E65] ... 797
AUL [C95.00] ... 96
Auskultatorische Lücke ... 304
Außenschichtschaden ... 236
Austin-Flint-Geräusch ... 177
Autoimmunadrenalitis [E27.1] ... 792
Autoimmuncholangitis ... 538
Autoimmune Pankreatitis [K86.1] ... 504
Autoimmune Schilddrüsenerkrankungen ... 766
Autoimmunendokrinopathien ... 794
Autoimmungastritis [K29.5] ... 445
Autoimmunhepatitis [K75.4] ... 538
Autoimmunhypophysitis [E23.0] ... 801
Autoimmuninsulinitis [E10.90] ... 723
Autoimmunlymphoproliferative Syndrome [D84.8] ... 71
Autoimmun-polyglanduläre Syndrome [E31.0] ... 794
Autoimmunreaktive Myokarditis ... 233
Autoimmunsyndrome, polyendokrine [E31.0] ... 794
Autoimmunsyndrome, polyglanduläre [E31.0] ... 794
Autoimmunthrombozytopenie ... 834
Autoimmunthyreoiditis [E06.3] ... 753, 766
Autoinflammationssyndrome ... 917
Autoinflammatory Disorders ... 917
Autoregulation der Hirndurchblutung ... 316
Autosplenektomie ... 47
AV-Block [I44.3] ... 280
AV-Dissoziation [I45.8] ... 292, 298
Avelumab ... 122
Aviäre Influenza ... 875
Avidität ... 884
Aviditätstest ... 859
AVK der Hirnarterien [I67.2] ... 811
AVK viszeraler Gefäße [K55.1] ... 817
AV-Knotenablation ... 273
AV-Knoten-Extrasystolen [I49.2] ... 277
AV-Knoten-Modulation ... 273
AV-Knoten-Reentrytachykardie [I47.1] ... 284
AV-Knotenrhythmus, akzelerierter [I49.8] ... 277
AVSD [Q21.2] ... 190
Axiale Hernie [K44.9] ... 440
Axitinib ... 656
Azacitidin ... 101, 118
Azathioprin ... 118, 481
Azidose [E87.2] ... 593
Azidose, metabolische [E87.2] ... 593
Azidose, renale tubuläre [N25.8] ... 630
Azidose, respiratorische [E87.2] ... 594
Azilsartan ... 310
Azithromycin ... 378, 922
AZT ... 900
Aztreonam ... 507

B

BAA ... 818
Babcock-Sonde ... 823
Bacillus anthracis ... 385
Bacillus Calmette-Guérin ... 422
Bacillus cereus ... 866
Background retinopathy [E14.30+H36.0*] ... 726
BACTEC-Verfahren ... 418
BAD ... 475
Badedermatitis ... 912
Baffle ... 199
Baker-Zyste [M71.2] ... 661, 828
Bakterielle Endokarditisprophylaxe ... 159
Bakteriurie [N39.0] ... 603, 621
Bakteriurie, asymptomatische [N39.0] ... 617
Balanitis circinata [N48.1] ... 672
Balkan-Nephropathie [N15.0] ... 627
Ballaststoff-/faserreiche Kost ... 463
Ballonagioplastie ... 185
Ballonatrioseptostomie ... 413
Ballondilatation, pneumatische ... 436

Ballon-Gegenpulsation 259
Ballonierte Leberzellen 524
Ballonkatheterdilatation 248
Ballontamponade 435, 555
Ballonvalvuloplastie 176, 182
Ballooning 231
Ballottement der Wade 827
BALT 81
Bandwürmer 873
Banff-Klassifikation 648
Bang, Morbus [A23.1] 882
Bannwarth, Morbus [A69.2] 887
BAP 380
Bare metal stents 248
Bariatrische Operationen 719
Barorezeptorstimulation 308
Barrett-Karzinom 437
Barrett-Ösophagus [K22.7] 436
Barthel-Index 951
Bartonella 564
Bartonella henselae 898
Bartter-Syndrome [E26.8] 633
BASDAI 670
Base excess 592
Basedow-Hyperthyreose [E05.0] 759
BASFI 670
Basiliximab 28, 559
Basis-/Boluskonzept 738
Basistherapeutika bei rheumatoider Arthritis 664
Basophile Tüpfelung 31
Bathmotrop 221, 267
Bauchaortenaneurysma 818
Baumringaspekt 442
Bayliss-Effekt 316
Bazedoxifen 779
Bazett-Formel 294
Bazilläre Angiomatose [A44.8] 898
BCC 422
BCME-Lungenkrebs [C34.9] 401
bcr-abl-Fusionsgen 102
bcr-Gen-Rearrangement 102
Beatmungs-assoziierte Bronchitis 348
Beatmungsassoziierte Pneumonie 380
Bechterew, Morbus [M45.09] 670
Bedaquilin 421
Bedside-Test 53
Beers list 959
Befeuchterlunge [J67.7] 398
Befreiungsmanöver 319
Behçet, Morbus [M35.2] 694
Belastungs-Ekg 242
Belatacept 649
Belgrad-Virus 624
Belimumab 677
Benazepril 309
Bence-Jones-Myelom [C90.00] 84
Bence-Jones-Proteine 84
Bendamustin 117
Bendopnoe 410
Benigne Hämaturie [N02.9] 608
Benigner paroxysmaler Lagerungsschwindel 319
Benzbromaron 708
Benznidazol 234
Benzo(a)pyren 401
Benzol 60, 96
Benzylpenicillin 921
Berger, Morbus [N02.8] 607
Bergmannsasthma [J60] 396
Bergmannsbronchitis 350
Berufsasthma 365
Berufskrankheiten 942
Besenreiservarizen [I83.9] 822
Bestrahlungsnebenwirkungen [T66] 76
Beta2-Adrenergika 368
Beta2-Mikroglobulin-assoziierte Amyloidose [E85.3] 128
Beta2-Sympathomimetika 368
Betablocker 218, 268
Beta-hämolysierende Streptokokken 161
11-Beta-Hydroxylasedefekt [E25.09] 795
Betalaktamase-Inhibitoren 921
Betamethason 787
Betarezeptorenblocker 218, 267
Beta-Thalassämie [D56.1] 48
Betaxolol 268
Bethesda-Kriterien 493
Betreuungsverfügung 960
Bevacizumab 121, 497, 656, 741
Bewusstlosigkeit, DD 745
Bewusstseinsstörungen 938
BHD-Syndrom 491
Bicalutamid 117
Biermer, Morbus [D51.0] 39
Bifaszikulärer Block [I45.2] 282
Bigeminus [R00.8] 278
Biguanide 732
Bikarbonatzufuhr 595
Bile acid diarrhea 475
Bilginturan-Syndrom 301
Bilharziose [B65.9] 912
Biliäre Atresie [Q44.2] 519
Biliopankreatische Diversion mit Duodenal-Switch 719
Bilirubin 43
Bilirubinsteine [K80.20] 565
Billroth I 449
Billroth II 449
Binet-Stadien 89
Binge eater 717
Binge eating disorder 720
Bing-Neel-Syndrom 87
Biologicals 665
Biologische Klappenprothesen 165
Biosimilars für anti-TNF-α 665
Biosimilars für Epoetin 57
Biot-Atmung 343
BIPAP 344
Birt-Hogg-Dubé-Syndrom 491
Bisacodyl 464
Bismuth-Klasssifikation 671
Bisoprolol 268
Bisphosphonate 123, 779
Bitemporale Hemianopsie [H53.4] 800
Bittersalz 464
Blähkaverne 417
Blähungsgefühl 464
Blalock-Taussig-Shunt 195
Blasenbilharziose [B65.0+N33.8*] 912
Blasenpunktion 603
Blastenschub 102
Blatchford-Score 457
Blau-Syndrom 425
Bleivergiftung [T56.0] 702
Bleomycin 118
Blizzard-Syndrom [E31.0] 794
Blockierte SVES [I49.4] 277
Blow-out-Phänomen 823
BLTX 339
Blue Bloater 357
Blue-toe-Syndrom 840
Blumberg-Zeichen 502
Blumenkohlohr 695
Blutdruckdifferenz 304
Bluterbrechen [K92.0] 455
Bluterkrankheit [D66] 138
Blutgasanalyse 335
Blutgerinnung 135
Blutstammzellspender [Z52.3] 62
Blutstillung 135
Blutung, gastrointestinale [K92.2] 454
Blutungsanämie [D50.0] 455
Blutverlust [R58] 455
Blutvolumen 27
Blutzuckerbestimmung 729
BMI 717
BMS 248
BMT 100
BNP 574
Body mass-Index 717, 731
Bodyplethysmografie 332
Boeck, Morbus [D86.9] 425
Boerhaave-Syndrom [K22.6] 435
Bolustod [T17.9] 935
Bonjour-Tröpfchen 623, 893
BOOP 375
Borborygmi [R19.1] 449, 465
Bordetella pertussis 877
Bornaprin 761
Bornholm-Krankheit [B33.0] 241, 878
Borrelia burgdoferi 887
Borreliose [A69.2] 887
Borreliose-Lymphozytom [A69.2] 887
Bortezomib 86
BOS 339
Bosentan 412
Bosutinib 104
BOT 734
Botulinum-Toxin 436
Botulismus 867, 872
Bouchard-Knoten [M15.2] 662
Bouveret-Syndrom 567
Bowditch-Effekt 210
Boyd-Gruppe 822
BPD-DS 719
BPI-ANCA 485
Bradbury-Egglestone-Syndrom 316
Bradyarrhythmia absoluta [I48.19] 289
BRAF-Inhibitoren 121
breakthrough cancer pain 125
Brechdurchfälle [K52.9] 865
Brentuximab Vedotin 76, 121
Bridging 837
Bridging leaflet 190
Broken-heart syndrome [I42.8] 231
Bromocriptin 799
Bronchialadenom [D38.1] 406
Bronchialatmen 376
Bronchialkarzinom 401
Bronchialtoilette 347
Bronchiektasen [J47] 346
Bronchioalveolären Karzinom 402
Bronchiolitis obliterans [J21.9] 348
Bronchiolitis obliterans-Syndrom [J44.89] 339
Bronchioloalveoläres Adenokarzinom [C34.9] 403
Bronchitis, akute [J20.9] 348
Bronchitis, chronische [J42] 349
Bronchodilatatoren 368
Bronchophonie 376
Bronchopneumogramm 376
Bronchopneumonie [J18.0] 374
Bronchospasmolysetest 332
BR-Schema 90
Brucella abortus 882
Brucella melitensis 882
Brucellosen [A23.9] 882
Brückensymptom 397
Brugada-Syndrom [I45.8] 295
Brustschmerzen [R07.4] 241
Bruton' Agammaglobulinämie [D80.0] 71
BTPS-Bedingungen 331
Budd-Chiari-Syndrom [I82.0] 552

Budesonid 481
buffy coat 95
Bulimia nervosa [F50.2] 720
Bunazosin 310
Bündelstamm-ES [I49.3] 278
Bupropion 932
Buried bumper 597
Burkholderia cepacia 507
Burkitt-Lymphom [C83.7] 82, 857
Burnout-Syndrom [Z73] 928
Bürstenschädel [Q75.8] 49
Buruli-Geschwür [A31.1] 423
Buserelin 117
Busulfan 117
Byler-Syndrom [K74.5] 519

C

CA 19-9 509
CA 50 509
CA 72-4 451
Cabazitaxel 118
Cabergolin 790, 799, 801
CABG 248
Cabozantinib 121, 656
CADASIL 812, 956
Café-au-lait-Kolorit 600, 642
Calcifediol 775
Calcineurininhibitoren 558, 648, 679
Calcinosis cutis [L94.2] 682
Calciphylaxie [E83.50] 653
Calcitonin 767, 770
Calcitriol 652, 770
Calciumglukonat 588
Calcium-sensing receptor 771
Calprotectin 480, 484, 487
CALR-Mutation 107, 108
Campylobacter jejuni 866
Campylobacter-Enteritis [A04.5] 866
Canakinumab 28, 707, 917
cANCA 690
Cancer related Fatigue 120
Candesartan 217
Candida albicans 389
Candida-Ösophagitis [B37.81] 442
Candidiasis [B37.9] 389
Candidosis 389
CAP 373, 377
CAPD 645
Capecitabin 118
Caplan-Syndrom [M05.19+J99.0*] 395, 661
Captopril 309
capture beat 293
Caput medusae [I86.8] 552
Carbamazepin 741, 853, 935
Carbimazol 762
Carbohydrate Deficient-Transferrin 937
Carboplatin 117
Carboxymaltose 37
Cardiac resynchronisation therapy 271
Cardia-cardiale Reflexbahn 437
Cardiale Resynchronisationstherapie 271
Cardiopulmonale Reanimation 297
CARE-Studie 260
Carfilzomib 86
Carmustin 117
Carnett-Test 502
Carney-Syndrom 261
Caroli-Syndrom [Q44.5] 565
CARRISMA-Risikokalkulator 239
cART 900
Carvedilol 268
CAS 816
Cäsarenhals 880
CASPAR-Kriterien für PsA 673
Caspofungin 391
CASR-Gen 586
Cast-Nephropathie 83
CAT 350
CATCH 22-Gruppe 70
CBF-AML 99
CCPD 645
CCR5 894
CCS-Klassifikation der Angina pectoris 240
CCyR 103
CDAD 862
CDAI 480
CDI 862
CD-Oberflächenantigene 68
CDT 542, 862, 937
CEA 495, 816
CED 479
Cefaclor 921
Cefadroxil 921
Cefalexin 921
Cefazolin 921
Cefepim 921
Cefixim 921
Cefotaxim 921
Cefotiam 921
Cefpodoxim 921
Ceftarolin 921
Ceftazidim 921
Ceftibuten 921
Ceftobiprol 921
Ceftriaxon 921
Cefuroxim 921
Celecoxib 666
Celiprolol 268
Centor-Score 847
Cephalosporine 379, 388, 921
Ceritinib 121
Certolizumab 29, 665
Certoparin 830, 835
C1-Esterase-Inhibitormangel [D84.1] 579
Cetuximab 121, 497
CEUS 517
CFDS 62
CFS [G93.3] 698
CFTR-Protein 507
CHA2DS2-VASc-Score 290
Chagas-Krankheit [B57.2] 234
Chagom 234
CHAMP-Schema 216
Charcot-Trias 566
CHE 517
Check valve-Phänomen 332
Chediak-Higashi-Syndrom 71
Cheilitis angularis [K13.0] 35
Chemiearbeiterlunge 398
Chemokine 29
Chemokinrezeptor 894
C3-Glomerulopathie 616
Chemoprävention 421
Chemoprophylaxe der Tbc 422
Chemotherapie mit Zytostatika 117
Cherry red spots 457
Chicago-Klassifikation 436
Chikungunya-Fieber [A92.0] 905
Child-Pugh-Kriterien 550
Chinagewürz-Syndrom [T78.1] 470
Chinarestaurant-Syndrom [T78.1] 470
Chinesische Kräuter-Nephropathie [N15.8] 627
Chinin 910, 911
Chiragra [M10.99] 706
Chlamydia abortus 383
Chlamydia trachomatis 383, 623
Chlamydophila pneumoniae-Infektion [J16.0] 383
Chlamydophila psittaci 384
Chlorambucil 90, 117
Chlorid 582
Chloroquin 909, 911
Chlortalidon 219
Cholangiozelluläres Karzinom [C22.1] 571
Cholangitis, bakterielle [K83.0] 566
Cholangitis, primär biliäre [K74.3] 538
Cholangitis, primär sklerosierende [K83.0] 540
Cholecystektomie 569
Choledocholithiasis [K80.50] 567
Choledochuszysten [Q44.4] 565
Cholelithiasis [K80.20] 565
Cholepathien [K82.9] 565
Cholera [A00.9] 871
Cholera-Impfung [Z23.0] 924
Cholerine 871
Cholestase [K83.1] 518
Cholestase, intrahepatisch [K71.0] 519
Cholestatischer (Verschluss-) Ikterus [K83.1] 518
Cholesterinabsorptionshemmer 715
Cholesterinembolien [T79.1] 840
Cholesterinsteine [K80.20] 565
Cholesterin-Synthese-Enzymhemmer 714
Cholezystitis, akut [K81.0] 566
Cholinerges Syndrom 938
Cholinesterase 517
Cholinesterasehemmer 955
Chologene Diarrhö [K90.8] 475
Chondritis der Ohrmuschel 695
Chondrokalzinose [M11.29] 706
Choosing wisely 24
Chorea minor (Sydenham) [I02.9] 162
CHr 35
CHR 103
Chromatlungenkrebs [C34.9] 401
Chronic kidney disease 640
chronic obstructive pulmonary disease [J44.99] 349
Chronisch entzündliche Darmerkrankungen 479
Chronisch obstruktive Atemwegserkrankungen [J44.99] 349
Chronische arterielle Hypotonie [I95.9] 316
Chronische Bronchitis [J42] 349
Chronische Gastritis [K29.5] 445
Chronische Hepatitis [K73.9] 537
Chronische myeloproliferative Erkrankungen 104
Chronische Myelose [C92.10] 101
Chronische Niereninsuffizienz [N18.9] 640
Chronische Pankreatitis [K86.1] 504
Chronische Pyelonephritis [N11.9] 620
Chronische thromboembolische pulmonale Hypertonie 841
Chronisches Cor pulmonale [I27.9] 409
Chronisches Müdigkeitssyndrom [G93.3] 698
Chronisch-venöse Insuffizienz [I87.20] 823
Chronotrop 221, 267
CHRPE 491
Churg-Strauss-Syndrom [M30.1] 691
Chvostek-Zeichen 587
Chylomikronämie-Syndrom [E78.3] 711
Chylomikronen 709
Chylothorax [I89.8] 430
Ciclosporin A 485, 648
CID 69
Cidofovir 859, 897

Cilazapril ... 309
Cimetidin ... 439
cIMF ... 108
Cimino-Brescia-Shunt ... 645
Cinacalcet ... 652
CIPO ... 463
Ciprofloxacin ... 922
Circulus arteriosus cerebri (Willisi) ... 811
Cisplatin ... 117
CK ... 252
CKD ... 640
CKD-Stadien ... 640
CLAD ... 339
Cladribin ... 118
Clarithromycin ... 378, 922
Claudicatio intermittens [I73.9] ... 806
Clavulansäure ... 921
Clearancemethoden ... 604
Clemastin ... 324
CLI ... 807
Clindamycin ... 848
CLL [C91.10] ... 88
Clomethiazol ... 934, 944
Clonidin ... 311
Clonidin-Hemmtest ... 315
Clonorchis sinensis ... 571
Clopidogrel ... 838
Cloprednol ... 787
Clostridium botulinum ... 872
Clostridium difficile-assoziierte Diarrhö [A04.79] ... 859
Clostridium difficile-Infektionen ... 862
Clostridium perfringens ... 866
CMI ... 817
CML [C92.10] ... 101
cMPE ... 104
CMR ... 103
CMV [B25.9] ... 858
CNP ... 574
Coarctation [Q25.1] ... 183
Cobalamin ... 38
Cobble-stone-pattern ... 480
Cockcroft und Gault ... 605
Cockett-Gruppe ... 822
Codein ... 349
Coecumdivertikel [K57.30] ... 488
Coeruloplasmin ... 547
Cogan-Syndrom ... 694
13C-Oktansäure-Atemtest ... 727
Colchicin ... 707
Colecalciferol ... 652
Colesevelam ... 715
Colestilan ... 652
Colestyramin ... 715
Colistin ... 507
Colitis ulcerosa [K51.9] ... 482
Collapsing FSGS ... 614
Coloniestimulierende Faktoren ... 28
Colony Stimulating Factors (CSF) ... 64
Coma diabeticum [E14.01] ... 744
Coma hepaticum [K72.9] ... 558
Coma, DD ... 745
Comel Netherton Syndrom [Q80.3] ... 70
CO-Messung ... 336
Common cold [J00] ... 348, 876
Common variable immunodeficiency [D83.9] ... 71
Compliance ... 333
Conduit ... 159
Condylomata lata [A51.3] ... 891
Conestat alfa ... 580
Conn-Syndrom [E26.0] ... 783
Cooley-Anämie [D56.1] ... 49
Coombs-Test ... 51
COP ... 392
COPD [J44.99] ... 349
COPD-Assessment-Test ... 350
Copeptin ... 804
COPoid-Läsionen ... 399
Cor pulmonale [I27.9] ... 409
Cor pulmonale chronicum [I27.9] ... 409
Cor pulmonale, akutes [I26.0] ... 409
Core Family Donor Search ... 62
Core-binding-factor ... 99
Core-binding-factor-AML ... 97
Cornea verticillata [H18.5] ... 131
Corona phlebectatica [I83.9] ... 824
Coronaviren ... 876
Coronavirusinfektionen ... 386
Corrigan ... 177
Cortisol ... 781
Corynebacterium diphtheriae ... 880
Cotrimoxazol ... 922
Cotton-wool-Herde [H35.0] ... 302
Cough-variant asthma ... 361
Councilman-Körperchen ... 524
Couplets [I49.3] ... 278
Courvoisier-Zeichen ... 508, 571
Cowden-Syndrom [Q89.8] ... 491
COX ... 339
COX-1/2-Inhibitoren ... 666
COX-2-Inhibitoren ... 666
Coxibe ... 666
Coxiella burnetii ... 384
Coxsackie ... 232
Coxsackie-Virusinfektionen [B34.1] ... 878
cPan ... 688
C-Peptid ... 735
CPR ... 297
CPVT [I45.8] ... 296
CRAB-Kriterien ... 84
CRB-65-Score ... 380
CRE ... 373
Creatinkinase ... 252
Crêpe-Papier-Mukosa ... 442
Crepitatio indux ... 374
Crescendo-Angina [I20.0] ... 240
CREST-Syndrom [M34.1] ... 682
Crigler-Najjar-Syndrom [E80.5] ... 519
Crizotinib ... 405
CRMO ... 917
Crohn, Morbus [K50.9] ... 479
Crohn-Gastritis [K50.80] ... 445
Crohn's Disease Activity Index ... 480
Cromoglicinsäure ... 368
Cronkhite-Canada-Syndrom [D12.6] ... 491
Crossektomie ... 823
Crosseninsuffizienz [I83.9] ... 822
Cross-match-Test ... 647
Croup [A36.2] ... 880
CRS ... 653, 848
CRT ... 216
Cruveilhier-von Baumgarten-Syndrom [K74.6] ... 552
Cryo-Ablation ... 273
Cryptococcus neoformans ... 390
Cryptosporidium parvum ... 870
CSE-Hemmer ... 714
CSF ... 28
CTEPH ... 841
CTN ... 625
Cullen-Zeichen ... 500
Cumarine ... 836
Cumarininduzierte Hautnekrosen ... 836
CUP-Syndrom [C80.0] ... 403, 406
Cushing-Schwelle ... 787
Cushing-Syndrom [E24.9] ... 789
CVI [I87.20] ... 823
CVID [D83.9] ... 71
CWP ... 395
Cyanidintoxikation ... 41
Cyclooxygenase (COX)-1-Inhibitor ... 838
Cyclooxygenase-Hemmer ... 666
Cyclophosphamid ... 117
Cyproteron ... 117
Cystatin C ... 968
Cysteamin ... 633
Cystinurie [E72.0] ... 630
Cytokine-release syndrome ... 120
Cytomegalievirus-Infektion [B25.9] ... 858
Cytosinarabinosid ... 118
C-Zellen-Schilddrüsenkarzinom [C73] ... 767

D

Da Costa-Syndrom [F45.37] ... 241, 262
Dabigatran ... 836
Dabrafenib ... 121
Dacarbazin ... 118
Daclatasvir ... 534
Daclizumab ... 28
DAF ... 49
Daktylitis ... 672
Dalbavancin ... 922
DALI ... 716
Dallas-Kriterien ... 232
DALM ... 483
Dalrymple-Zeichen ... 764
Dalteparin ... 830, 835
Danaparoid ... 830, 834
Dane-Partikel ... 527
DAPT ... 248, 257, 260
Daratumumab ... 86
Darbepoetin ... 123
Darm ... 454
Darmbilharziose [B65.1] ... 912
Darmblutung [K92.2] ... 456
Darmfistel [K63.2] ... 480
Darmmilzbrand [A22.2] ... 385
Darmparasiten in Mitteleuropa ... 873
Darunavir ... 900
Dasabuvir ... 534
Dasatinib ... 103, 121
DASH-Diät ... 306
DAT [G30.9+F00.9*] ... 954
Daunorubicin ... 117
Dawn-Phänomen ... 738
DCCT ... 740
DCM [I42.0] ... 220
DCT ... 52
DCytb ... 33
DDAVP ... 140, 142
DDD ... 270
D-Dimere ... 828, 841
ddI ... 900
De Ritis-Quotient ... 517
Debré-Toni-Fanconi-Syndrom [E72.0] ... 630
Decitabin ... 99
Decoy-Zellen ... 649
DEET ... 910
Deferasirox ... 49
Deferipron ... 49
Deferoxamin ... 49
Defibrillation ... 273
Defibrotid ... 100
Defi-Weste ... 272
Degenerative Gelenkerkrankungen [M19.99] ... 698
Dehydratation [E86] ... 575
Dehydroepiandrosteron ... 781, 796
Delamanid ... 421
Delir [F05.9] ... 957
Delirium tremens [F10.4] ... 934
Delta-Trinker ... 933

Delta-Welle ... 285
Demandschrittmacher ... 270
DeMeester-Score ... 438
Demenz vom Alzheimer-Typ [G30.9+F00.9*] ... 954
Demenzursachen, infektiös ... 957
Dendritische Zellen ... 122
Dengue-Fieber [A90] ... 904
Denosumab ... 779
Dense deposit disease ... 616
DENV ... 904
Depression ... 926
Dermatitis herpetiformis Duhring [L13.0] ... 473
Dermatomyositis [M33.1] ... 679
Dermatosklerose [M34.9] ... 824
DES ... 248
Desmopressin ... 140, 142
Dexamethason ... 787
Dexamethason-Hemmtest ... 790
Dexlansoprazol ... 439
Dexpanthenol ... 764
DFS ... 728
DHEA ... 796
D-HUS ... 147
Diabetes insipidus [E23.2] ... 803
Diabetes insipidus, neprhogener (renaler) [E25.1] ... 803
Diabetes insipidus, zentraler [E23.2] ... 803
Diabetes mellitus [E14.90] ... 722
Diabetes mellitus, Typ 1 [E10.90] ... 722
Diabetes mellitus, Typ 2 [E11.90] ... 722
Diabetes und operative Eingriffe ... 742
Diabetesbehandlung in der Schwangerschaft ... 742
Diabetesdiät ... 731
Diabetische Kardiomyopathie [I42.88] ... 729
Diabetische Nephropathie [E14.20+N08.3*] ... 725, 741
Diabetische Polyneuropathie [E14.40+G63.2*] ... 741
Diabetische Retinopathie [E14.30+H36.0*] ... 741
Diabetisches Fußsyndrom [E14.74] ... 728, 741
Diabetisch-neuropathische Osteoarthropathie [E14.60+M14.6*] ... 728
Diagnosis related groups ... 974
Diagnostic escape ... 527
Dialysedemenz ... 647
Dialyseverfahren ... 645, 940
Diamond-Blackfan-Syndrom [D61.0] ... 62
Diarrhö [A09.9] ... 458
Diarrhö, chemotherapieinduzierte ... 123
Diastolische Geräusche ... 154
Diazoxid ... 513
DIC [D65.1] ... 142
Dicker Tropfen ... 908
Diclofenac ... 666
DIC-Score ... 143
Didanosin ... 900
Diethylcarbamazin ... 845
Dieulafoy [K25.0] ... 457
Diffuses großzelliges B-Zell-Lymphom [C83.3] ... 81
Diffusionskapazität ... 334
Diffusionsstörungen ... 334
DiGeorge-Syndrom [D82.1] ... 70
Digitalisantitoxin ... 222
Digitalisintoxikation [T46.0] ... 222
Dihydralazin ... 311
Dihydroartemisinin + Piperaquin ... 910, 911
Dihydropyridin-Typ ... 310
Dilatative Kardiomyopathie [I42.0] ... 226
DILI ... 543
Diltiazem ... 268, 310
Diltiazem-Typ ... 247
Dimenhydrinat ... 435, 445
Dimeticon ... 466
DIOS [E84.1] ... 507
DIP ... 392, 661
Diphtherie [A36.9] ... 880
Dipyridamol ... 243
DIRA ... 917
Direkte Thrombininhibitoren ... 836
Diskoider Lupus [L93.0] ... 675
Disseminierte intravasale Gerinnung [D65.1] ... 142
Distaler splenorenaler Shunt ... 556
Distributiver Schock ... 321
Diuretika ... 219, 308
Diuretikaresistenz ... 219
Diversionskolitis [K52.8] ... 484
Divertikel ... 441
Divertikelkrankheit ... 488
Divertikulitis [K57.32] ... 488
Divertikulose [K57.30] ... 488
DKFZ ... 122
DLCO ... 334
DMARD ... 664
DMSA-Scan ... 621
DMT 1 ... 33
DNA-Reparatur-Defekte ... 70
DNOAP [E14.60+M14.6*] ... 728
Dobrava-Virus ... 624
Dobutamin ... 259
Docetaxel ... 118
DOCK8-Mangel ... 70
Dodd-Gruppe ... 822
Dolutegravir ... 900
Domperidon ... 435, 448
Donath-Landsteiner-Test ... 56
Donepezil ... 955
Donor lymphocyte infusion ... 101
Door-stop-Phänomen ... 393
Dopamin ... 314, 799, 802
Dopaminantagonisten ... 435, 799
Doppelrhythmen ... 298
Dopplerdruckmessung ... 807
Dornase alfa ... 507
Doss-Porphyrie [E80.2] ... 702
DOT ... 420
DOTATOC ... 512
Douglasschmerz ... 502
Downer-Drogen ... 938
Down-Regulation ... 210
Downsizing ... 114
Downstaging ... 114, 452
Down-Syndrom [Q90.9] ... 96, 473, 723
Doxazosin ... 310
Doxorubicin ... 117
Doxycyclin ... 379
D-Penicillamin ... 547
DPLD ... 392
DPP4-Inhibitoren ... 735
DPT-Impfung [Z27.1] ... 881
Dreier-Zeichen ... 184
Dreigefäßerkrankung [I25.13] ... 239
Drei-Gläser-Probe ... 602
Dreikammerschrittmacher ... 271
Drepanozyten ... 31, 44
Drescherfieber [J67.0] ... 399
Dressler-Syndrom [I24.1] ... 235, 255
DRESS-Syndrom [T88.7] ... 66, 915
DRGs ... 974
Dritter Raum ... 572
Dromotrop ... 221, 267
Dronedaron ... 269
Drug eluting stents ... 248
Drug fever [R50.2] ... 915
Drug-induced lupus [M32.0] ... 677
DRV ... 900, 901
Dry eye, dry mouth [M35.0] ... 683
Dschungel-Gelbfieber ... 903
DSO ... 650
d4T ... 900
DTG ... 900
Duale Antiplättchentherapie ... 248, 257
Duale Plättchenhemmung ... 838
Dubin-Johnson-Syndrom [E80.6] ... 520
Duffy-Blutgruppensystem ... 52
Duke-Kriterien ... 158
Duncan's disease [D82.3] ... 71, 857
Dünndarmendometriose [N80.5] ... 477
Dünndarmtransplantation ... 478
Dünndarmtumoren [D37.2] ... 477
Durchfall [A09.9] ... 458
Durchfall, erbsbreiartig ... 864
Durchfälle bei AIDS [B23.8] ... 474, 483
Durchfälle, himbeergeleeartige ... 869
Durchfallerkrankungen, infektiöse [A09.0] ... 859
Durie und Salmon-Stadien ... 85
DXA ... 777
Dysbetalipoproteinämie [E78.2] ... 710, 711
Dysenterische Durchfälle [A09.0] ... 860
Dyshämatopoese ... 111
Dyskrinie [E34.9] ... 361
Dyslipidämien ... 709
Dyslipoproteinämien ... 709
Dyspepsie [K30] ... 445
Dysphagia lusoria [Q27.8] ... 433
Dysphagie [R13.9] ... 433
Dysplastische Nierenerkrankungen ... 630
Dyspnoe [R6.0] ... 329
Dystelektasen ... 352
Dystrophin-Gen ... 226
Dysurie [R30.0] ... 600

E

EAA ... 398
Early onset sarcoidosis ... 425
EAST-Syndrom ... 634
EATL ... 91, 473, 474
Ebolafieber [A98.4] ... 906
Ebrechen ... 433
Ebstein-Anomalie [Q22.5] ... 193
EBUS ... 328
EBUS-TBNA ... 394
EBV [B27.0] ... 856
EBV-assoziierte Malignome ... 857
Echinocandine ... 391
Echinococcus granulosus [B67.4] ... 874
Echinococcus multilocularis [B67.7] ... 874
Echinokokkose [B67.0] ... 564, 874
Echinokokokkose, alveoläre [B67.5] ... 564
Echinozyt ... 31
Echokardiografie ... 155
Echo-Viren ... 232, 235, 878
ECMO ... 341, 409
ECOG-Skala ... 124
Economy class syndrome [I80.28] ... 827
ECP ... 362
Eculizumab ... 53, 148
Eczema herpeticatum [B00.0] ... 853, 855
Edoxaban ... 830, 835
EDTA-abhängige Agglutinine ... 145
EDTA-Blut ... 965
EEG ... 342
Efavirenz ... 900
EFV ... 900, 901
eGFR ... 605, 741
EGFR ... 121

EGID [K52.8] 470
EGPA 691
EHEC-Infektionen 863
Ehlers-Danlos-Syndrom [Q79.6] 150
Ehrlich-Aldehydreagens 703
EIEC 859
Eierschalenhilus 396
Eingefäßerkrankung [I25.11] 239
Einkammerschrittmacher 270
Einschlusskörperchen-Konjunktivitis [A74.0+H13.1*] 383
Einschlusskörperchenkrankheit [B25.9] 859
Einschlusskörperchen-Myositis [G72.4] 680
Einsekundenkapazität 331
Eisen-(III)Gluconat 37
Eisen, intravenös 222
Eisenchelatoren 49
Eisencitrat-Komplex 652
Eisenmangel [E61.1] 34
Eisenmangelanämie [D50.9] 34
Eisenmenger-Reaktion 188, 202
Eisenresorptionstest 36
Eisensaccharat 37
Eisenspeicherkrankheit [E83.1] 545
Eisenstoffwechsel 32
Eisensubstitution 37
Eiweißverlust-Syndrom, enterales [K90.4] 476
Ejection click 153
Ekchymosen 134
Eklampsie [O15.9] 312
Elastase 1 501
Elektrischer Alternans 236
Elektrokardioversion 273
Elektrolyte 572
Elektrolytentgleisungen 580
Elektromechanische Dissoziation [I46.9] 296
Elephantiasis [I89.0] 846
Eliglustat 130
Eliminationsdiät 470
Elliptozytose 45
Ellis-Damoiseau-Linie 430
Elotuzumab 86
Eltrombopag 29, 146
ELVIS 72
Elvitegravir 900
EMA 473
EMAH 180
EMB 420
Embolie [I74.9] 839
Embryofetopathia diabetica [P70.1] 724
Emesis 433
Emesis gravidarum [O21.9] 434
EMG 342
Empty sella syndrome [E23.6] 798
Emtricitabin 900
Enalapril 309
Endangiitis obliterans 810
Endocarditis parietalis fibroplastica [I42.3] 156
Endokarderkrankungen 156
Endokardfibrose [I38] 512
Endokarditis lenta [I33.0] 158
Endokarditis Libman-Sacks [M32.1+I39.8] 161
Endokarditis, abakteriell [I38] 161
Endokarditis, bakterielle [I33.0] 156
Endokarditis, infektiöse [I33.0] 156
Endokarditis, nichtinfektiös [I38] 161
Endokarditis, rheumatische [I09.1] 161
Endokarditisprophylaxe [Z29.21] 160
Endokard-myokardiale Fibrosen 156
Endokrine Orbitopathie [E05.0+H06.2*] 763
Endomyocarditis eosinophilica [I42.3] 161
Endomysium-Ak 473
Endo-Stim 439
Endothelin 303, 410
Endothelin-Rezeptorantagonisten 412, 683, 821
Endothelzellantikörper 689
Endpunkte 25
Endstrominfarkte 812
Enfuvirtide 900
Enoxaparin 830, 835
Entamoeba histolytica 868, 874
Entecavir 531
Enterales Eiweißverlustsyndrom [K90.4] 205, 476
Enteritiserreger 863
Enterobacter 618, 741
Enterococcus faecalis 157, 378
Enterocolitis regionalis [K50.9] 479
Enterohämorrhagische EC 859
Enterokokken 501, 566, 618
Enteropathie, exsudative [K90.4] 476
Enteropathische Arthritis 673
Enteroviren 860, 878, 889
Enthesiopathien [M77.9] 670, 672
Entschäumer 466
Entzündungs- und Tumoranämie 58
Entzündungsanämie [D64.9] 36
Enzalutamid 117
Enzephalopathie, hepatische [K72.9] 557
Enzephalopathie, hypertensive [I67.4] 813
Enzephalopathie, urämische 642
Enzymersatztherapie 130
EoE 441
EOG 342
EOS 425
Eosinophile Fasziitis [M35.4] 682
Eosinophile Gastritis [K52.8] 445
Eosinophile Gastroenteritis [K52.8] 445, 470
Eosinophile Myokarditis 233
Eosinophile Ösophagitis [K20] 441
Eosinophile Pneumonie 375
Eosinophiles Asthma bronchiale 362, 370
Eosinophilie [D72.1] 66
EPEC 859
EPI-CKD-Algorithmus 605
Epinephrin 324
Epiphrenale Pulsionsdivertikel [K22.5] 441
Epirubicin 117
Eplerenon 220
Epley und Semont 319
EPO 28, 119
Epoetin 57, 119
Epoetin alfa 57, 123
Epoetin beta 123
Epoetin theta 57
Epoprostenol 412
Epoxidharzlunge 398
Eprosartan 310
Epsilon-Trinker 933
Epsilonwelle 230
Epsilonzeichen 184
Epstein-Barr-Virus 78, 856
Eptifibatid 839
Eradikation 446
Erbrechen [R11] 434
Erbrechen bei Krebserkrankungen 119
ERCP 568
Ergometrie 242
Ergospirometrie 334
Ergotherapie 808
E-RIG 914
Erkältungskrankheit [J00] 348, 876
Erkrankungen der Erythrozytopoese 29
Erkrankungen der roten Blutzellen 29
Erlotinib 121, 405
Ernährung, enterale 596
Ernährung, parenterale 598
Ersatzrhythmen [I49.8] 276
Ersatzsystole [I49.4] 276
Erstickungs-T 253
Ertapenem 922
Eruktation [R14] 464
Erwerbsminderungsrente 945
Erysipel [A46] 161, 845
Erythema anulare rheumaticum [I00+L54.0] 162
Erythema infectiosum [B08.3] 849
Erythema migrans [A26.0] 662, 887
Erythema necrolyticum migrans 514
Erythema nodosum [L52] 425
Erythroblastisches Blutbild 65
Erythroferron 33
Erythrogenes Toxin 847
Erythromelalgie 106
Erythromycin 922
Erythron 29
Erythropoese, ineffektive 39
Erythropoetin 30
Erythropoetische Porphyrien [E80.0] 702
Erythrozytapherese 962
Erythrozytäre Schizogonie 907
Erythrozytenabbau 29
Erythrozyten-Antikörper 51
Erythrozytenzylinder 602
Erythrozytopoese 29
Erythrozytopoese, ineffektive 29
Erythrozytose [D75.1] 105
Ery-Vita 133
ESA 57
ESBL 373
Escherichia coli (EC) 859
Esomeprazol 439
Espundia 913
ESR 973
Essen Stroke Risk Score 816
Essenzielle Thrombozythämie [D47.3] 106
Essstörungen 720
Estramustin 117
ESWL von Nierensteinen 658
Etanercept 29, 665
ETEC 859
Ethambutol 420
Ethylglucuronid 937
Etilefrin 317
Etoposid 118
Etoricoxib 666
Etravirin 900
ETV 900
Eulenaugenzellen 859
Euler-Liljestrand-Reflex 335, 337
Eurotransplant 648
Euthyreote Strumen [E04.9] 755
Euvolämische Hyponatriämie 581
Evans-Syndrom 89, 148
Event-Recorder 155
Everolimus 121, 656
EVG 900
Evidenzbasierte Leitlinien 23
Evidenzbasierte Medizin 22
Evolocumab 716
Exanthema subitum 851
Exanthematische Infektionskrankheiten 847
Exemestan 117
Exemption certificate 904
Exenatid 735

Exogen-allergische Alveolitis [J67.9] 398
Exophthalmus [H05.2] 764
Expektoranzien 349
Expektoration 346
Exspiratorischer Stridor [R06.1] 361
Exsudat bei Aszites 553
Exsudative Enteropathie [K90.4] 476
Extrakorporale Detoxikation 560
Extrakorporale LDL-Elimination 716
Extrakorporale Membranoxygenierung 341
Extrakorporale Stoßwellenlithotripsie 506, 569, 658
Extramedulläre Myelopoese 65
Extranodales NK/T Zell Lymphom vom nasalen Typ [C86.0] 94
Extraossäre Wirkung von Vitamin D 770
Extrasystolen [I49.4] 277
Extraterritorialinfarkte 812
Extrinsic asthma [J45.0] 360
Exulceratio simplex Dieulafoy [K25.0] 457
Exzentrische Hypertrophie 214
E-Zigarette 933
Ezitimib 715

F

FAB-Klassifikation der AML 96
Fabry, Morbus [E75.2] 130
Facies mitralis 168
Faggot-Zellen 96
Faktor VIII 139
Faktor V-Leiden-Mutation 827
Fallotsche Tetralogie [Q21.3] 194
Falsche Diarrhö 459
Famciclovir 856
Familiäre adenomatöse Polyposis [D12.6] 491
Familiäre Amyloid-Polyneuropathie [E85.1] 128
Familiäre benigne Hämaturie [N02.9] 602
Familiäre hypokalziurische Hyperkalzämie [E83.58 588
Familiäre juvenile Polyposis 491
Familiäre Kälteurtikaria [L50.2] 917
Familiäre Kardiomyopathie [I42.9] 128
Familiäres Mittelmeerfieber [E85.0] 128, 917
Familiäres Pankreaskarzinom 508
Famotidin 439
Fanconi-Anämie [D61.0] 60
Fanconi-Syndrom [E72.0] 630
FAP [D12.6] 491
Farbensehen 222
Farmerlunge [J67.0] 398
Faserjahre 397
Fastentest 513
Fast-loser-Patienten 776
FAST-Test 813
Faszikuläre Blockierung [I44.6] 282
FAT [I47.1] 287
Fat overloading syndrome 519, 599
Faulecken [K13.0] 35
Faustschlussprobe 821
Favismus [D55.0] 46
FCUS 917
Febril 915
Febuxostat 708
Fehltransfusion 52
FEIBA 140
Feldfieber 881
Felodipin 310
Felty-Syndrom [M05.00] 661
Fenofibrat 715
Fenoterol 353, 368
Ferritin 34
Ferroportin 33
Fetales Alkoholsyndrom [Q86.0] 936
Fettbestimmung im Stuhl 467
Fettemulsion 599
Fettleber [K76.0] 541
Fettleber, alkoholische [K70.0] 542
Fettverteilungstyp 718
Fettzirrhose 542
Fetuin-A 653
FEV_1 331
FGF-23 589
FHH [E83.58] 588
FHHNC 586
Fibrate 715
Fibrilläre Glomerulonephritis 629
Fibrinkleber 458
Fibrinolyse 135, 830
Fibrinolysetherapie bei Infarkt 257
Fibrinolytika 257
Fibroblast Growth Factor 23 589
Fibromyalgie-Syndrom [M79.70] 695
Fibronektinglomerulopathie 629
Fibroscan 550
Fieber [R50.9] 915
Fieber bei neutropenischen Patienten ... 916
Fieber nach Operation 916
Fieber unklarer Genese [R50.80] 916
Fieberbläschen [B00.1] 855
Filanesib 86
Filariose [B74.9] 845
Filgrastim 28
Filzläuse 891
Finkelstein-Seidlmayer-Syndrom 693
f-Ionenkanalblocker 247
Fischbandwurm [B70.0] 39
Fischwirbel 778
Fistel [L98.8] 480
Fitz-Hugh-Curtis-Syndrom [A54.8+K67.1*] 567, 893
Flapping tremor [R25.1] 558
Flaschenhals-Ulkus 868
Flatulenz [R14] 464
Flecainid 266
FLIPI-Index 81
FLT3-Inhibitor 99
Flucloxacillin 921
Fluconazol 391, 442
Flucytosin 391
Fludarabin 118
Fludrocortison-Hemmtest 784
Fludrokortison 317, 785
Flughafenmalaria 906
Flugzeugthrombose [I80.28] 827
Fluid lung [J81] 408, 642
Flumazenil 558
Fluocortolon 787
Fluorchinolone 378, 922
Fluorouracil 118
Fluoxetin 721
Flush [R23.2] 511
Flüssigkeitsbilanz 573
Fluss-Volumen-Diagramm 332
Flutamid 117
Fluvastatin 714
FMF [E85.0] 917
FMS [M79.70] 695
FNH [K76.8] 561
FOBT 497
Foetor ex ore [R19.6] 432
Foetor hepaticus [R19.6] 432, 558, 559
Foetor uraemicus 432
Fokal- segmentale GS [N05.1] 613
Fokale atriale Tachykardie [I47.1] 287
Folinsäure 118
Folliklärés Lymphom [C82.9] 80
Folsäure 38
Folsäureantagonisten 118
Fomepizol 940
Fomivirsen 859
Fondaparinux 830, 835
Fontaine-Ratschow-Stadien der AVK 807
Fontan-Operation 204
Food allergy [T78.1] 469
Food intolerance [T78.1] 469
Forcierte Diurese 940
Forestier, Morbus [M48.19] 670
Formoterol 353, 368
Forrest-Klassifizierung 457
FORTA-Liste 959
Fosamprenavir 900
Fosaprepitant 123
Foscarnet 859
Fosfomycin 622
Fosinopril 309
Fototherapie 54
Fournier-Gangrän 845
FPV 900, 901
Fragmentozyten 44
Frailty-Kriterien 958
Frailty-Syndrom [R68.8] 958
Fraktionelle Exkretion 638
Frank-Starling-Mechanismus 210
Französisches Paradoxon 936
Fredrickson-Klassifikation 709
Frequenzadaptiver Schrittmacher 271
Frequenzstarre 727
Fress-Brechsucht [F50.2] 720
Fridericia-Formel 294
Friedewald-Formel 712
Frontotemperale Demenz [G31.0+F02.0*] 956
Froschzeichen 284
Frovatriptan 127
Früh-Dumping [K91.1] 449
Frühinfiltrat 416
Frühkaverne [A16.2] 416
Frühsommer-Meningoenzephalitis [A84.1] 887
Fruktosemalabsorption 471
Fruktosemalabsorption 470
FSGS [N05.1] 613
FSME [A84.1] 887
FSME-Impfung 923
FTC 901
FTO-Gen 717
Fuchsbandwurm [B67.7] 874
Fulvestrant 117
Fundoplicatio nach Nissen 439
Fundus hypertonicus [H35.0] 302
Fundusvarizenblutung [I86.4] 554
Funikuläre Spinalerkrankung [E53.8+G32.0*] 39
Funktionelle Dyspepsie 448
Funktionelle Herzbeschwerden [F45.30] 262
Funktionelle Magen-Darm-Störungen 444
Funktionelle Oligurie [R34] 637
Funktionelle Proteinurie 601
Funktionssonografie 568
Funktionsstörungen der Thrombozyten [D69.1] 149
FUO [R50.80] 916
Furosemid 219
Fusariose 391
Fusionssystole 293

G

G/A-22018-Polymorphismus 472
G/E-Index 103
Gadolinium 638

Gaensslen-Zeichen ... 661
Galantamin ... 955
Gallenblasenkarzinom [C23] ... 570
Gallenblasenpolypen ... 570
Gallengangsadenom [D13.5] ... 561
Gallengangsatresie [Q44.2] ... 565
Gallengangskarzinom [C22.1] ... 571
Gallengangspapillomatose [D37.6] ... 561
Gallengangssteine ... 566
Gallengangszystadenom [D13.4] ... 561
Gallenkoliken [K80.20] ... 566
Gallensäurebinder ... 715
Gallensäureverlust-Syndrom [K90.8] ... 475
Gallensteine [K80.20] ... 565
Gallensteinileus [K56.3] ... 567
Gallopamil ... 268, 310
Galopprhythmus [R00.8] ... 213
Gametozyt ... 907
Gamma-Glutamyl-Transferase ... 516
Gammopathie, monoklonale [D47.2] ... 85
Gamstorp-Syndrom [G72.3] ... 585
Ganciclovir ... 859
Gänsehals-Deformität ... 191
Gardner-Syndrom [D12.6] ... 491
Gasaustauschstörung ... 337
Gasser-Syndrom ... 146
Gastrale antrale vaskuläre Ektasie ... 454
Gastrinom [D37.78] ... 513
Gastritis [K29.7] ... 444
Gastritis, akute [K29.1] ... 444
Gastritis, chronische [K29.5] ... 445
Gastritis, erosive [K29.1] ... 444
Gastroduodenale Ulkuskrankheit [K27.9] ... 447
Gastroduodenostomie ... 449
Gastroentero-pankreatisches System ... 510
Gastrointestinale Blutungen [K92.2] ... 454
Gastrointestinale Gasbeschwerden [R14] ... 464
Gastrointestinale Stromatumoren ... 477
Gastrokardialer Symptomenkomplex [F45.37] ... 465
Gastrokolischer Reflex ... 463
Gastroösophageale Refluxkrankheit [K21.9] ... 436
Gastroösophagealer Reflux [K21.9] ... 436
Gastroparese [K31.88] ... 727, 741
Gastropexie ... 440
Gastrotomie ... 443
Gaucher, Morbus [E75.2] ... 129
Gauer-Henry-Reflex ... 574
GAVE ... 454
Gb3 ... 130
G-CSF ... 28
Gebrechlichkeit [R68.8] ... 958
Gefäßspinnen [I78.1] ... 549
Gefitinib ... 121, 405
Geköpfte Hypertonie ... 302
Gelbfieber [A95.9] ... 903
Gelbfiebergürtel ... 903
Gelbfieber-Impfung [Z24.3] ... 924
Geldzähltest nach Nikolaus ... 952
Gemcitabin ... 118
Gemischt-venöse Sauerstoffsättigung ... 322
Gemtuzumab-Ozogamicin ... 99
Generationszeit ... 115
Gentamicin ... 922
Gentherapie (β-Thalassämie) ... 49
Gentherapie (AAT-Mangel) ... 359
Gentherapie (Crigler-Najjar) ... 519
Gentherapie (Diabetes mellitus) ... 743
Gentherapie (Immundefekt) ... 73
Gentherapie (Mukoviszidose) ... 508
GEP [D44.9] ... 510
GERD ... 436
Geriatrische Depressionsskala ... 952
Geriatrische Rehabilitation ... 950
Geriatrisches Assessment ... 951
Gerinnungssystem - Aktivatoren/ Inhibitoren ... 136
Gerinnungsthrombus ... 826
Geröllzysten ... 698
Gerontologie ... 951
Gesichtsrose [A46] ... 845
Gestationsdiabetes [O24.4] ... 724, 742
Gestationshypertonie ... 521
Gestationshypertonie mit Proteinurie [O14.9] ... 628
Gestationsthrombozytopenie ... 145
Gewebedoppler ... 229
Gewebeschizogonie ... 907
Gewichtsverlust [R63.4] ... 721
GFD ... 473
GFR ... 604, 605
Ghon-Herd [A16.7] ... 415
GH-Rezeptor-Antagonisten ... 801
Giardia lamblia ... 874
Giardiasis [A07.1] ... 874
Gibbs-Donnan-Mechanismus ... 572
Gicht [M10.99] ... 705
Giftelimination ... 939
Gilbert, Morbus [E80.4] ... 519
GINA 2015 ... 365
Gingivostomatitis herpetica [B00.2] ... 855
GIST ... 477
Gitelman-Syndrom [E26.8] ... 634
Glasgow-Koma-Skala ... 745
Glaubersalz ... 464
GLDH ... 516
Gleitbruch ... 440
Gleithernie, axiale ... 440
Gliflozine ... 733
Glinide ... 734
Gliptine ... 735
Glitazone ... 733
Globotriaosylceramid ... 130
Globusgefühl [F45.8] ... 433
Glomeruläre Filtrationsrate ... 604, 605
Glomeruläre Halbmonde ... 610
Glomeruläre Herdnephritis (Löhlein) [I33.0+N08.8] ... 157
Glomeruläre Minimalläsionen [N05.0] ... 612, 613
Glomerulonephritis [N05.9] ... 606
Glomerulonephritis, akute [N00.9] ... 609
Glomerulonephritis, chronische [N03.9] ... 617
Glomerulonephritis, mesangioproliferative ... 693
Glomerulonephritis, rapid progressive [N01.9] ... 610
GLP1-RA ... 735
GLP1-Rezeptoragonisten ... 735
Glukagon ... 749
Glukagonom [D13.7] ... 514
Glukokortikosteroide ... 786
Glukokortikosteroide, inhalative ... 367
Glukose-6-Phosphatdehydrogenase- (G-6-PD-) Mangel [D55.0] ... 46
Glukoselösung, hypertone ... 598
Glukosetoleranztest ... 730
Glukosurie [R81] ... 601, 730
Glukozerebrosidase ... 129
Glutamat-Dehydrogenase ... 516
Glutamatintoleranz [T78.1] ... 470
Glutamat-Oxalazetat-Transaminase ... 516
Glutamat-Pyruvat-Transaminase ... 516
Glyceroltrinitrat ... 246
Glycopyrroniumbromid ... 354
Glykocholat-Atemtest ... 475
Glykoprotein IIb/IIIa-Rezeptorinhibitoren ... 839
Goldblatt-Effekt ... 313
GOLD-Klassifikation ... 351
Golimumab ... 29, 665
Gonagra [M10.96] ... 706
Gonorrhö [A54.9] ... 893
Goodpasture-Syndrom [M31.0] ... 610
Goose neck deformity ... 191
Gordon-Syndrom ... 784, 785
Gorlin-Syndrom [D44.8] ... 515, 767
GOT ... 516
Gottron-Papeln [L94.4] ... 680
Gottstein-Heller-Op. ... 436
GOX ... 339
GP IIb/IIIa-Antagonisten ... 839
GPA ... 690
GPT ... 516
GRA ... 783
GRACE-Risk-Score ... 250
Graefe-Zeichen ... 764
Graft versus host disease [T86.09] ... 100
Graft-versus-Leukämie-(GvL-)Effekt ... 101
Graham Steell-Geräusch ... 164
Granisetron ... 122
Granulomatose mit Polyangiitis ... 690
Granulomatosis infantiseptica [P37.2] ... 886
Granulomatös-nekrotisierende Myokarditis ... 233
Granulopoese ... 64
Granulozytapherese ... 962
Granulozyten ... 64
Granulozytenfunktionsstörungen [D71] ... 68
Granulozytopenie [D70.7] ... 66
Granulozytose [D72.8] ... 65
Graves' disease [E05.0] ... 759
Grawitz-Tumor [C64] ... 654
Gregg-Syndrom [P35.0] ... 848
Grenzdosis ... 787
Grenzzoneninfarkte ... 812
Grey Turner-Zeichen ... 500
Grippe [J11.1] ... 875
Griscelli-Syndrom ... 71
Großzehen-Arm-Index ... 807
Großzellig-anaplastisches Lymphom (T- und Null-Zell-Typ) ... 94
Growth hormone ... 800
GSH ... 783
Guillain-Barré-Syndrom [G61.0] ... 877
Gullo-Syndrom ... 501
Gummen [A52.7] ... 892
Gumprecht-Kernschatten ... 89
Günther, Morbus [E80.0] ... 702
Gürtelrose [B02.9] ... 852
Gutachten ... 945
Gutartige Nierentumoren ... 654
Gynäkomastie [N62] ... 797
Gynoider Fettverteilungstyp ... 718

H

H1-Antagonisten ... 324
H2-Atemtest ... 468, 472
H2-Blocker ... 439
Haarzellen ... 88
Haarzellleukämie (HCL) [C91.40] ... 88
HACE ... 407
HACEK-Gruppe ... 156
Haemolyticus neonatorum, Morbus [P55.9] ... 54
Haemophilus influenzae b [A49.2] ... 381
Hakenwurm ... 873
Halbmonde, glomerulär ... 610
Halitosis [R19.6] ... 432

Halluzinogenes Syndrom 938
Halmagyi-Kopfimpulstest 319
Haloether 401
Halsrippe [Q76.5] 831
Hämapherese 962
Hämarginat 703
Hämatemesis [K92.0] 455
Hämatochezie [K92.2] 456
Hämatokrit 27
Hämaturie [R31] 602
Hamburger Manual 951
Hämiglobinzyanose 151
Hämobilie [K83.8] 454, 570
Hämochromatose [E83.1] 545
Hämofiltration 646
Hämoglobin 33
Hämoglobinelektrophorese 48
Hämoglobinopathien [D58.2] 46
Hämoglobin-Strukturvarianten 47
Hämoglobinurie [R82.3] 42, 602
Hämoglobinzyanose 151
Hämolyse 41
Hämolyse, artefizielle 964
Hämolysezeichen 43
Hämolysine 51
Hämolytische Anämie [D58.9] 41
Hämolytische Anämie, enzymopenische [D55.9] 45
Hämolytische Krise 44
Hämolytische Transfusionsreaktionen [T80.9] 52
Hämolytisch-urämisches Syndrom [D59.3] 146
Hämopexin 42
Hämophagozytose 857
Hämophagozytose Syndrome 71
Hämophilie [D66] 138
Hämophilie A [D66] 138
Hämophilie B [D67] 138
Hämoptyse [R04.2] 346
Hämorrhagische Diathesen [D69.9] 134
Hämorrhagische Konjunktivitis [B30.3+H13.1*] 878
Hämorrhagische Zystitis [N30.9] 119, 123
Hämorrhagischer Insult [I61.0-9] 811
Hämorrhagischer Schlaganfall [I61.9] 811
Hämosiderin 34
Hampton's hump 842
Hand-foot syndrome 120
Hand-Fuß-Mund-Krankheit [B08.4] 878
Hand-Fuß-Syndrom 120
Handkraft 952
Handlinienxanthome [E75.5] 711
Handschuh-Socken-Syndrom 849
Hantaan-Virus 624
Hantavirus-Infektion 624
Hantavirus-Lungensyndrom [B33.4+J17.1*] 624
HAP 373
HAPE [T70.2] 407
Haptene 51
Haptocorrin 38
Haptoglobin 42
Harnleiterkolik [N23] 657
Harnleitersteine [N20.1] 658
Harnsäure 705
Harnsäurenephropathie 123
Harnsteinarten 656
Harnsteingürtel der Erde 656
Harnstoff 604
Harnwegsinfektion [N39.0] 617
Harter Schanker [A51.0] 891
Hasford-Score 104
Hashimoto-Thyreoiditis [E06.3] 753, 766
Hausstaubmilben 364, 371
Hautemphysem [T79.7] 428
Hautmilzbrand [A22.0] 385
HbA_{1c} 730
Hb-Barts 48
HBc-Ag 527
HbC-Krankheit [D58.2] 48
HBe-Ag 527
HbE-Krankheit [D58.2] 48
HBe-minus-Mutante 527
HbH-Krankheit 48
HbS [D57.1] 47
HBs-Ag 527
HBs-Ag-Träger [Z22.5] 529
HbSC-Krankheit 48
HCC 562
HCM [I42.2] 227
HCPS 624
HCT 219
HDL 709
HDL-Erniedrigungen, hereditär [E78.6] 712
Heart burn 437
Heberden-Arthrose [M15.1] 698
Heberden-Knoten [M15.1] 662
Hecht-Riesenzellen 850
Hedinger-Syndrom [E34.0] 512
Heerfordt-Syndrom [D86.8] 425
Heinz-Innenkörperchen [D58.2] 31, 44
Heißer Knoten [R94.6] 754
Helicobacter heilmannii-Gastritis [A28.8] 445
Helicobacter pylori 445
HELLP-Syndrom [O14.2] 521
Hemiblock [I44.6] 282
Hemmkörperhämophilie [D68.38] 140
Henderson-Hasselbalch-Puffergleichung 592
Heparin 829, 833
Heparininduzierte Thrombozytopenie [D69.58] 834
Heparin-Komplex 834
hepatic venous pressure gradient 552
Hepatische Enzephalopathie [K72.9] 557
Hepatische Porphyrie [E80.2] 702
Hepatitis A [B15.9] 535
Hepatitis A-Impfung [Z24.6] 924
Hepatitis B, akute [B16.9] 527
Hepatitis B-Impfung [Z24.6] 924
Hepatitis C, akute [B17.1] 532
Hepatitis E [B17.2] 536
Hepatitis, chronische [K73.9] 537
Hepatitis, fulminante [B19.9] 523
Hepatoblastom [C22.2] 563
Hepatolentikuläre Degeneration [E83.0] 547
Hepatopulmonales Syndrom 554
Hepatorenales Syndrom [K76.7] 554
Hepatotoxine 543
Hepatozelluläres Adenom 561
Hepatozelluläres Karzinom [C22.0] 562
Hepatozyten-Wachstumsfaktor 561
Hepcidin 33, 58
Hephaestin 33
Herdnephritis Löhlein 157
Hereditäre Elliptozytose 45
Hereditäre hämorrhagische Teleangiektasie 150
Hereditäre Karzinomsyndrome 450
Hereditäre Multisystemerkrankung 654
Hereditäre Nephritis [Q87.8] 608
Hereditäre Nephropathien 630
Hereditäre Onychoosteodysplasie 632
Hereditäre Pankreatitis 499, 504
Hereditäre Polyposis-Syndrome 491
Hereditäre Vaskulopathien [I78.0] 150
Hereditäres Angioödem [D84.1] 579
Hereditäres diffuses Magenkarzinom 450
Hereditäres, nichtpolypöses Kolonkarzinom-Syndrom [C18.9] 492
Hermansky-Pudlak Syndrom 2 71
Heroinintoxikation [T40.1] 339
Herpangina 880
Herpangina Zahorsky [B08.5] 856, 878
Herpes genitalis [A60.0] 855
Herpes labialis [B00.1] 855
Herpes progenitalis [A60.0] 855
Herpes simplex-Infektionen [B00.9] 855
Herpes simplex-Virus 855
Herpes zoster [B02.9] 852
Herpesenzephalitis [B00.4+G05.1*] 855
Herpesviren 851
Herxheimer-Reaktion [T78.2] 892
Herzangstsyndrom[F45.2] 262
Herzauskultation 152
Herzbeuteltamponade [I31.9] 235
Herzbuckel 190
Herzfehler, angeborene 180
Herzfehlerzellen 168
Herzfernaufnahme 155
Herzgeräusche 153
Herzgewicht, kritisches 302
Herzglykoside 221
Herzhypertrophie 262
Herzindex 156
Herzinfarkt [I21.9] 251
Herzinsuffizienz [I50.9] 209
Herzklappen, künstliche 165
Herzklappenfehler [I38] 164
Herzkonfiguration 178
Herz-Lungen-Wiederbelebung 297
HerzMin.volumen 156
Herzneurose [F45.30] 262
Herzperkussion 152
Herzphobie [F45.2] 262
Herzrhythmusstörungen [I49.9] 264, 275
Herzstillstand [I46.9] 296
Herz-Thorax-Quotient 214
Herztod, plötzlicher [I46.1] 279, 298
Herztöne 152
Herztransplantation 223
Herztumoren 261
Herzwandaneurysma [I25.3] 255
HEV-RNA 536
Heyde-Syndrom 141
HFREF 209
HFRS [A98.5+N08.0*] 624
HFS-Ablation 273
HGA [A28.8] 886
HGF 561
HGIN 438
HHT 150
HHV-6-Infektion [B08.02] 854
Hiatus leucaemicus 96
Hiatushernien [K44.9] 440
Hib [A49.2] 381
Hibernating Myocard 244
HIDS 917
High-turnover-Osteopathie 651
Hill-Phänomen 177
Hiluslymphknoten-Tbc [A15.4, A16.3] 415
Himbeergeleeartige Diarrhö 874
Himbeergeleeartige Durchfälle 869
Himbeerzunge 847
Hinton-Test 463
HIPA-Test 834
HIPEC 122, 452, 496
Hirndruck 815
Hirninfarkt [I67.2] 811
Hirntod [R99] 650
Hirsutismus [L68.0] 796
Hirsutismus diabeticorum 796

His-Bündel-Ekg (HBE) ... 281
HISL ... 498
Histaminfreisetzungstest ... 365
Histaminintoleranz [T78.1] ... 469
Histrelin ... 117
HIT [D69.58] ... 834
HITHOC ... 398
HITS ... 296
HIVAN [B22] ... 616
HIV-assoziierte Enzephalopathie [B22+G94.8*] ... 894, 896
HIV-assoziierte Lymphome ... 82
HIV-assoziierte Nephropathie [B22] ... 616
HIV-Enteropathie ... 460
HIV-Infektion [Z21] ... 893
HIV-Infektionen bei Kindern [Z21] ... 898
HIV-positive Tuberkulosepatienten [B20] ... 417
HKP ... 702
HLA-Antigene ... 62
HLA-B27 ... 670
h-LAMP-2-Ak ... 611
HLP ... 709
HLTX ... 339
HLW ... 297
HMG-CoA-Reduktasehemmer ... 714
HMV ... 156
HNCM [I42.2] ... 227
HNF1B-Nephropathie ... 634
HNPCC [C18.9] ... 492
Hochdruckenzephalopathie [I67.4] ... 303
Hockstellung ... 194
HOCM [I42.1] ... 227
Hodgkin, Morbus [C81.9] ... 74
Hodgkin-Lymphom [C81.9] ... 74
Hodgkin-Reed-Sternberg-Zelle ... 74
Hoesch-Test ... 703
Hoffmann-Tinel-Test ... 661
Höhenlungenödem [T70.2] ... 407
Holiday heart syndrome ... 289, 936
Hollenhorst-Plaques [H34.2] ... 840
Holohaptocorrin ... 38
HoloTC ... 39
Holotranscobalamin ... 39
Holzschuhherz ... 195
Homans-Zeichen ... 828
Honeymoon-Zystitis [N30.0] ... 618, 619
Hongkong-Grippe ... 875
Hormontherapie bei Tumoren ... 117
Horner-Symptomenkomplex [G90.2] ... 403
Horowitz-Index ... 340
hot tub-Lunge ... 423
Howel-Evans-Syndrom [L84] ... 442
Howell-Jolly-Körperchen ... 31, 133
HPA 1 ... 144
HP-Eradikation ... 446
HP-Eradikationstherapie ... 446
HP-Gastritis [K29.7] ... 445
HPS [B33.4+J17.1*] ... 624
HPV ... 498
H-RIG ... 914
HRP-2-Test ... 909
4 H's ... 296
HSV-1 ... 855
HSV-2 ... 855
HTLV 1-Viren ... 96
HTQ ... 214
5-HT3-Rezeptorantagonisten ... 435
5-HT3-Serotonin-Rezeptorantagonisten ... 122
Huckepackvarizen ... 457
Humane granulozytäre Anaplasmose (HGA) [A28.8] ... 886
Humane neutrophile Antigene ... 67
Humanes Herpesvirus 6-Infektion [B08.2] ... 854
Humaninsulin ... 736
Hundebandwurm [B67.4] ... 874
Hungerversuch ... 513
Hunter-Glossitis [K14.0] ... 39
HUS ... 147
Husten [R05] ... 328
Husten als Asthmaäquivalent ... 361
Hutchinson-Trias [A50.5] ... 891
HVL-Insuffizienz [E23.0] ... 801
HVPG ... 552
Hydrochlorothiazid ... 219
Hydronephrose [N13.3] ... 620
Hydrops congenitus universalis [P83.2] ... 54
Hydrops fetalis ... 48
Hydroxycarbamid-Therapie ... 47
Hydroxychloroquin ... 475, 664
Hydroxyindolessigsäure ... 512
21-Hydroxylasedefekt [E25.00] ... 795
Hydroxyurea ... 118
Hyperabduktionssyndrom [G54.0] ... 831
Hyperabduktionstest nach Wright ... 831
Hyperaldosteronismus [E26.9] ... 783
Hyperalimentation [R63.2] ... 599
Hyperbilirubinämie [R79.8] ... 43
Hyperbilirubinämiesyndrome, familiäre ... 519
Hypercholesterinämie [E78.0] ... 709
Hypercholesterinämie und KHK ... 712
Hypercholesterinämie, familiäre [E78.0] ... 710
Hyperemesis gravidarum [O21.0] ... 434
Hypereosinophiles Syndrom ... 66
Hypereosinophilie [D72.1] ... 161
Hypergastrinämie [E16.4] ... 513
Hyperglykämie am Morgen ... 738
Hyperglykämisches Koma [E14.01] ... 744
Hyperhidrosis [R61.9] ... 761
Hyperhydratation [E87.7] ... 577
Hyper-IgD-Syndrom [R77.1] ... 917
Hyper-IgE-Syndrom [D82.4] ... 70
Hyper-IgM-Syndrom [D80.5] ... 70, 71
Hyperinsulinämie [E16.1] ... 723
Hyperkaliämie [E87.5] ... 584
Hyperkalzämie [E83.58] ... 588
Hyperkalziurie [E83.58] ... 657, 659
Hyperkinetisches Herzsyndrom [I51.8] ... 276
Hyperkontraktiler Ösophagus [K22.4] ... 436
Hyperkortisolismus [E24.9] ... 789
Hyperlipidämie, familiäre kombinierte (gemischte) [E78.2] ... 711
Hyperlipoproteinämien ... 709
Hypermagnesiämie [E83.4] ... 587
Hypernatriämie [E87.0] ... 582
Hypernephrom ... 654
Hyperosmolares Koma [E14.01] ... 744
Hyperoxalurie [E74.8] ... 657
Hyperparathyreoidismus, primärer [E21.0] ... 771
Hyperparathyreoidismus, sekundärer [E21.1] ... 650, 773
Hyperparathyreoidismus, tertiärer [E21.2] ... 774
Hyperparathyreote Osteopathie [E21.1] ... 651
Hyperphosphatämie [E83.38] ... 591
Hyperphosphaturie [E83.38] ... 657
Hyperpituitarismus [E22.9] ... 800
Hyperplasie, fokale noduläre [K76.8] ... 561
Hyperprolaktinämie [E22.1] ... 799
Hyperreaktives Bronchialsystem [R94.2] ... 361
Hypersalivation ... 938
Hypersensitivitätspneumonie ... 423
Hyperspleniesyndrom [D73.1] ... 133
Hypersplenismus [D73.1] ... 133
Hypertension, portale [K76.6] ... 551
Hypertensive Herzkrankheit [I11.90] ... 302
Hypertensive Krise [I10.91] ... 312
Hypertensive Nephropathie [I12.90] ... 303
Hypertensive Retinopathie [H35.0] ... 302
Hypertensive Schwangerschaftserkrankungen [O13] ... 301
Hypertensiver Notfall [I10.91] ... 312
Hypertensiver unterer Ösophagussphinkter ... 436
Hyperthermie ... 122, 938
Hyperthyreose [E05.9] ... 759
Hyperthyreosis factitia [E05.4] ... 759, 761
Hypertonie, arterielle [I10.90] ... 300
Hypertonie, maligne [I10.10] ... 303
Hypertonie, renovaskuläre [I15.00] ... 313
Hypertriglyzeridämie [E78.1] ... 709
Hypertriglyzeridämie, familiäre [E78.1] ... 711
Hypertrophe Osteoarthropathie [M89.49] ... 151
Hypertrophische Osteoarthropathie Pierre-Marie-Bamberger [M89.49] ... 204
Hyperurikämie [E79.0] ... 705
Hyperurikosurie [R82.9] ... 657
Hyperventilationssyndrom [F45.33] ... 345
Hyperventilationstetanie [R06.4] ... 595
Hyperviskositätssyndrom [R70.1] ... 84, 87
Hypervolämie [E87.7] ... 574
Hypervolämische Hyponatriämie ... 581
Hypnozoiten ... 909
Hypoaldosteronismus [E27.4] ... 785
Hypoglycaemia factitia [E16.0] ... 513, 748
Hypoglykämie [E16.2] ... 747
Hypoglykämischer Schock [E15] ... 746
Hypokaliämie [E87.6] ... 583
Hypokaliämische Nephropathie ... 584
Hypokalzämie [E83.58] ... 587
Hypokalzämische Tetanie [E83.58] ... 774
Hypokomplementämische urtikarielle Vaskulitis ... 693
Hypokortisolismus [E27.4] ... 792
Hypomagnesiämie [E83.4] ... 586
Hypomagnesiurie [R82.9] ... 657
Hyponatriämie [E87.1] ... 580
Hyponatriämie bei Herzinsuffizienz ... 221
Hypoparathyreoidismus [E20.9] ... 774
Hypophosphatämie [E83.38] ... 590, 599
Hypophosphatasie [E83.38] ... 781
Hypophysärer Zwergwuchs [E23.0] ... 802
Hypophysäres Koma [E23.0] ... 802, 803
Hypophysenadenome [D35.2] ... 801
Hypophysentumoren [D44.3] ... 798
Hypophysenvorderlappeninsuffizienz [E23.0] ... 801
Hyposensibilisierung ... 372
Hypothermie ... 938
Hypothyreose ... 757
Hypothyreose, angeboren [E03.9] ... 757
Hypothyreose, erworben [E03.9] ... 758
Hypothyreosescreening bei Neugeborenen ... 757
Hypotonie [I95.9] ... 316
Hypoventilation, alveoläre ... 337
Hypovolämie [E86] ... 574
Hypovolämische Hyponatriämie ... 580
Hypovolämischer Schock [R57.1] ... 321
Hypoxische Anfälle ... 194
Hypozitraturie [R82.9] ... 657
Hysterese ... 270
HZA ... 561

I

IAA....723
IAAA....697
IABP....259
Ibandronsäure....123, 779
Ibritumomab-Tiuxetan....121
Ibuprofen....666
Icaridin....910
Icatibant....309, 580
ICD....216, 272, 294
ICT....52, 739
Icterus intermittens juvenilis [E80.4]....519
Idarubicin....117
Idelalisib....90
Idiopathische CD4-Lymphozytopenie [D84.8]....898
Idiopathische Duktopenie....519
Idiopathische Fiedler-Myokarditis....233
Idiopathische interstitielle Pneumonie....392
Idiopathische pulmonale Fibrose... 392, 394
Idiopathische rezidivierende Cholestase [K83.1]....520
Idiopathischer postoperativer Ikterus....519
Idioventrikulärer Rhythmus, akzelerierter [I44.3]....277
IDUS....570
IDV....900, 901
IEN....483
IFG....729
Ifosfamid....117
IgA....69
IgA mit IgG-Subklassenmangel [D80.3]....71
IgA-Mangel [D80.2]....71, 350, 473
IgA-Nephritis....692
IgA-Nephropathie [N02.8]....607
Ig-Apherese....962
IgA-Vaskulitis....685, 692
IgE....69
IgG....69
IgG Subklassenmangel [D80.3]....71
IgG4-assozierte Krankheit....694
IgG4-assoziierte autoimmune Erkrankungen....626
IgG4-assoziierte Autoimmunpankreatitis....504
IgG4-assoziierte Cholangitis....540
IgG4-assoziierte Nephropathie....626
IgM....69
IGRA....418
IGT....729
IGV....333
IHA....783
IHH....801
IHS....857
IIP....392
Ikterus [R17]....518
Ikterus bei Hyperemesis gravidarum [O21.1]....521
IL-1β....705
IL-1β-Antagonist....917
IL-5-Antagonist....692
IL-6-Rezeptorblocker....665
ILAR-Klassifikation....674
ILD....392
Ileus [K56.7]....502
Iloprost....412
ILP....122
ILVT....292
Imatinib....103, 121
Imerslund-Gräsbeck-Syndrom....39
IMID....86
Imiglucerase....130
Imipenem....922
Immun-Checkpoint-Hemmer....122
Immunchemotherapie....80, 81
Immundefekte [D84.9]....69
Immune escape-Mutante....527
Immunglobulin-assoziierte Amyloidosen....128
Immunglobuline....68
Immunglobuline, monoklonale....84
Immunhyperthyreose [E05.0]....759
Immunkomplexe, zirkulierende....676, 810
Immunkomplexnephritis....609
Immunkomplex-RPGN [N01.9]....610
Immunkomplexvaskulitis....660
Immunneutropenien....67
Immunoradiotherapie....116
Immunotaktoide Glomerulopathie [N03.6]....629
Immunozytom [C88.00]....87
Immunreaktionen....51, 469
Immunreaktives Trypsin....507
Immunrekonstitutionelles inflammatorisches Syndrom....900
Immunrekonstitutionssyndrom....417
Immuntherapie....122
Immuntherapie, spezifische....372
Immunthrombozytopenie....148
Immunthrombozytopenien [D69.58]....144
Impaired fasting glucose....729
Impetigo contagiosa [L01.0]....161
Impfungen....923
Implantierbarer Kardioverter-Defibrillator....216
Inadäquate Sinustachykardie....276
Inappropriate sinus tachycardia....276
Inclusion body myositis [G72.4]....680
Indacaterol....353
Indapamid....219
Indeterminierte Colitis....484
Indexpatienten....525
Indinavir....900
Induktionstherapie....114, 116
Ineffektive Erythrozytopoese....29
Infarktstadien im Ekg....253
Infarktzeichen....253
Infektanämie [D64.9]....36
Infektionskrankheiten....847
Infektionsschutzgesetz....918
Infektiöse Demenzursachen....957
Infektiöse Durchfallerkrankungen [A09.0]....859
Infektiöse Endokarditis [I33.0]....156
Infektiöse Mononukleose [B27.9]....856
Infektsteine....659
Inflammasom-Komplex....705
Inflammatorische CM [I42.0]....225
Infliximab....29, 481, 665
Influenza [J11.1]....875
Influenzae-Virus....875
Influenza-like illness....876
Influenzapneumonie [J11.0]....876
Infra-His-Block [I44.3]....281
INH....420
Inhibitoren des Gerinnungssystems....136
Inkomplette Antikörper....51
Inkompletter Linksschenkelblock [I44.6]....282
Innenschichtschaden [I21.4]....233
Inotropie....210, 221
INR....837
Inselzelltransplantation....743
Insomnie [G47.9]....930
Inspiratorischer Stridor [R06.1]....361
Instabile Angina pectoris [I20.0]....240
Insuffizienz, chronisch-venöse [I87.20]....823
Insuffizienz, pulmonale....337
Insuffizienz, ventilatorische....337
Insulin....735
Insulin Detemir....737
Insulin Glargin....737
Insulinanaloga....737
Insulinase....736
Insulin-Aspart....737
Insulin-Glulisin....737
Insulin-like-growth-factor....403, 755, 800
Insulin-Lispro....737
Insulinmischungen....737
Insulinom [D13.7]....513
Insulinpumpentherapie....739
Insulinresistenz....737
Insulintherapie, intensivierte....738, 739
Insulintherapie, konventionelle....738
Integrase-Inhibitor....900
Interferenzdissoziation [I45.8]....299
Interferon....27
Interferon γ-Test....418
Interleukin 6....966
Interleukin-2-Rezeptor, löslicher....426
Interleukine....28
Internationaler Prognostic Index....79
Interpolierte Extrasystole [I49.3]....278
Interponierte Extrasystole [I49.3]....278
Interstitielle Lungenerkrankungen [J84.9]....392
Interstitielle Nephritis....625
Interstitielle Nephritis [N12]....617
Interstitielle Pneumonie [J84.9]....374
Interstitielle Zystitis [N30.1]....619
Intervallkarzinome....490, 497
Intestinale Lymphangiektasie [Q89.8]....476
Intestinale Metaplasie....445
intraepitheliale Neoplasien....483
Intrahepatische Cholestase [K71.0]....519
Intrahepatische Schwangerschaftscholestase [O26.6]....521
Intrathorakales Gasvolumen....333
Intravaskulärer Ultraschall....245
Intravenöses Eisen....222
Intraventrikuläre Blockierungen [I45.4]..282
Intrinsic asthma [J45.1]....360
Intrinsic factor (IF)....38
Inulinclearance....604
Inverted Dipper....305
Inzidentalom der Hypophyse [D44.3]....799
Inzidentalome der Nebennieren [D44.1]....789, 791
Ionenkanalerkrankungen....294
Ionenstruktur des Plasmas....572
IPD....380
IPF....392, 394
IPI....79
Ipilimumab....121, 122
IPMN....510
Ipratropiumbromid....354
IPSID....91
IPV....923
Irbesartan....310
IRIDA....35
Iridozyklitis....670
Irinotecan....118
IRIS....417, 897, 900
Irisblenden-Phänomen....561, 806
Iritis....670
IRMA....726
Iron regulatory proteins....34
Iron responsive elements....34
IRP-1....34
IRP-2....34
Irreguläre Antikörper....52
Irritables Kolon [K58.9]....487

IRS ... 897
IRT ... 507
IRVT ... 292
ISA ... 267
Isavuconazol ... 391
ISB ... 359
Ischämiezeit ... 648
Ischämische Cholangitis [K83.0] ... 519
Ischämische Kolitis [K55.9] ... 483, 817
Ischämische Mitralklappeninsuffizienz ... 171
Ischämischer Hirninfarkt [I63.9] ... 811
Ischämischer Insult [I63.0-9] ... 811
ischämische Nephropathie ... 313
Ischemic type biliary lesion ... 559
ISDN ... 246
ISFC-Klassifikation ... 232
ISIS-2-Studie ... 256
ISMN ... 246
Isoagglutinine ... 51
Isocyanate ... 364
Isohydrie ... 591
Isolierte Non-Compaction-Kardiomyopathie ... 231
Isoniazid ... 420
Isosorbid-5-Mononitrat ... 246
Isosorbiddinitrat ... 246
Isotonie ... 572
Isoxazolylpenicilline ... 921
Isradipin ... 310
ISS-Stadien ... 85
ITA-Bypass ... 249
ITP [D69.3] ... 148
Itraconazol ... 391
Ivabradin ... 218, 222, 247
Ivacaftor ... 507
IVUS ... 245
Ixazomib ... 86

J

Jaccoud-Arthropathie [M12.09] ... 675
JAK 2-Mutation ... 104
JAK 3-Mangel [D81.2] ... 69
JAK-Inhibitoren ... 666
Janeway-Läsionen ... 157
JC-Virus ... 897
Jellinek-Typologie ... 933
Jendrassik-Handgriff ... 319
Jervell-Lange-Nielsen-Syndrom [I45.8] ... 294
JET [I47.1] ... 287
Jodid-Substitution ... 756
Jodination ... 751
Jodisation ... 751
Jodmangel [E61.8] ... 755
Jodumsatz ... 751
Jolly-Körperchen ... 45
Jones Kriterien ... 163
J-Punkt ... 242
Juckreiz [L29.9] ... 539
Jüngling-Syndrom [D86.8] ... 425
Junktionale ektope Tachykardie [I47.1] ... 287
Junktionale Extrasystole [I49.2] ... 277
Junktionaler Block [I44.3] ... 281
Juvenile idiopathische Arthritis ... 674
Juvenile Polyposis [D12.6] ... 491

K

Kahler, Morbus [C90.00] ... 83
Kala Azar ... 913
Kalium ... 582
Kaliumchlorid ... 584
Kaliumkanalblocker ... 266, 268
Kaliumsparende Diuretika ... 219
Kaliumverlustniere [N25.8] ... 630
Kallmann-Syndrom [E23.0] ... 801
Kalorienreduktion ... 718
Kälteagglutinine ... 55
Kälteagglutininsyndrom [D59.1] ... 55
Kälteempfindlichkeit ... 758
Kälteprovokationstest ... 821
Kalter Knoten [R94.6] ... 753
Kalzimimetika ... 652
Kalzium ... 587, 769
Kalziumacetat ... 651
Kalziumantagonisten ... 247, 310
Kalziumkarbonat ... 651
Kalziumoxalat ... 656
Kalziumphosphat ... 656
Kalziumregulation ... 771
Kalzium-Sensing-Rezeptor ... 588
Kammerflattern [I49.0] ... 294, 296
Kammerflimmern [I49.0] ... 294, 296
Kapillarmikroskopie ... 682, 821
Kapillarpuls ... 177
Kapillarresistenztest ... 150
Kapnometrie ... 336
Kaposi-Sarkom [C46.9] ... 897
Karboanhydrase ... 592
Kardiale Resynchronisationstherapie ... 216
Kardiale Zyanose [R23.0] ... 151
Kardio-CT ... 244
Kardiofundale Fehlanlage ... 440
Kardiogener Schock [R57.0] ... 255, 321
Kardiomyopathie, diabetische [I42.88] ... 729
Kardiomyopathie, hypertrophische [I42.2] ... 227
Kardiomyopathie, restriktive [I42.5] ... 229
Kardiomyopathien ... 225
Kardiorenales Syndrom ... 653
Kardiovaskuläre Risikofaktoren ... 238
Kardioverter-Defibrillator ... 294
Karminativa ... 466
Karnofsky-Index ... 124
Karotisdruckversuch ... 283
Karotis-Sinus-Syndrom [G90.00] ... 283
Karpaltunnelsyndrom [G56.0] ... 661
Karzinoid-Krise ... 511
Karzinoid-Syndrom [E34.0] ... 511
Kasabach-Merritt-Syndrom ... 143
Käsewäscherlunge [J67.8] ... 398
Käsige Pneumonie [A16.2] ... 415
Kaskadentheorie ... 494
Kass ... 621
Kass-Zahl ... 603
Kastenzehe ... 846
Kataplexie [G47.4] ... 344
Katayama-Syndrom ... 912
Katecholaminerge polymorphe Kammertachykardie [I45.8] ... 296
Katheterablation ... 273
Kationenaustauscher ... 586
Katzenpocken [B08.0] ... 853
Kaufmann-White (Le-Minor)-Schema ... 863
Kavernenkarzinom [C34.9] ... 401
Kavernöse Lungen-Tbc [A15.0-3, A16.0-2 ... 416
Kawasaki-Syndrom [M30.3] ... 689
Kayser-Fleischer-Kornealring [H18.0] ... 547
KDIGO ... 635
KE (Kohlenhydrateinheit) ... 731
Kehr-Zeichen ... 134
Keilwirbel ... 778
Keinig-Zeichen ... 680
Kell-Blutgruppensystem ... 52
Kelley-Seegmiller-Syndrom [E79.8] ... 705
Keratoconjunctivitis phlyctaenulosa [A18.5+H19.2*] ... 415
Keratoconjunctivitis sicca [M35.0] ... 683
Keratoderma blenorrhagicum [A54.8+L86*] ... 672
Kerley B-Linien ... 169, 214, 408
Ketanserin ... 312
Ketoazidose [E87.2] ... 744
Ketoazidotisches Koma [E87.2] ... 744
Ketonkörper ... 736
Ketotifen ... 471
Keuchhusten [A37.9] ... 877
KHK [I25.9] ... 238
KHK-Risikoäquivalente ... 713
KID ... 122
Kidd-Blutgruppensystem ... 52
Killian (Laimer) Dreieck ... 441
Killip-Klassifikation ... 260
Kinetosen [T75.3] ... 435
Kinn-Sternum-Distanz ... 670
Kipptischversuch ... 318
Kissing disease [B27.9] ... 856
Kissing ulcers [K26.9] ... 447
Klappenersatz [Z95.9] ... 165
Klappenthrombose ... 166
Klassifikation von Fredrickson ... 709
Klassische Polyarteriitis nodosa ... 688
Klatskin-Tumor [C24.0] ... 571
Klebsiellen ... 501, 553, 564
Klinische Endpunkte ... 23
Klinische Stadieneinteilung der Varikosis ... 823
Klug entscheiden ... 24
KMT ... 100
Knisterrasseln ... 393
Knoblauchgeruch ... 432
Knöchel-Arm-Index ... 807
Knochendichte ... 779
Knochendichtemessung ... 777
Knochenglatze ... 698
Knochenmarktransplantation ... 61
Knollenblätterpilz-Intoxikation [T62.0] ... 560
Knopflochdeformität [M20.0] ... 661
Knoten, heißer [R94.6] ... 754
Knoten, kalter [R94.6] ... 753
Koagulopathien [D68.9] ... 138
Koalkoholiker ... 937
Koch, Morbus [A16.9] ... 413
Kohlenhydrateinheit ... 731
Kohlenhydratmalabsorption ... 471
Kohlenmonoxid ... 938
Koilonychie [L60.3] ... 35
Kolitis [K52.9] ... 483
Kolitis, antibiotikaassoziierte [A04.7] ... 483
Kolitis, ischämische [K55.9] ... 483
Kolitis, mikroskopische [K52.8] ... 486
Kolitis, pseudomembranöse [A04.7] ... 459
Kollabierende FSGS ... 614
Kollagene Kolitis [K52.8] ... 486
Kollagenosen ... 674
Koller-Test ... 517
Kolon, irritables [K58.9 / F45.32] ... 487
Kolondilatation [K59.3] ... 483
Kolonkarzinom [C19] ... 492
Kolorektales Karzinom [C19] ... 492
Koma, hyperglykämisches [E14.01] ... 744
Koma, hyperosmolares [E14.01] ... 744
Koma, hypoglykämisches [E15] ... 747
Koma, ketoazidotisches [E87.2] ... 744
Kompartmentmodell des Tumorwachstums ... 115
Kompensierte postextrasystolische Pause ... 278
Komplementäre Behandlungsmethoden ... 122

Komplementsystem ... 63
Komplette Antikörper ... 51
Komplette Serokonversion ... 529
Komplexe physikalische Entstauungstherapie ... 846
Komplexe VES [I49.3] ... 278
Kompressionsatelektase [J98.1] ... 347
Kompressionsatmen ... 430
Kompressionsbehandlung ... 829
Kompressionssonografie ... 828
Kompressionsstrümpfe ... 823, 829
Kompressionstherapie ... 824
Kondylome, breite [A51.3] ... 891
Kongenitale Vitien ... 180
Kongenitales nephrotisches Syndrom ... 614
Kongenitales und infantiles nephrotisches Syndrom ... 632
Konsolidierungstherapie ... 114
Konstriktive Perikarditis [I31.1] ... 237
Kontaktamöbizid ... 869
Kontrastmittel-Kontraindikationen ... 605
Kontrastmittel-Nephropathie [N14.2] ... 634
Konzentrische Hypertrophie ... 214
Kopfschmerzen [R51] ... 126
Koplik-Flecken [B05.9] ... 850
Koprolith [K56.4] ... 463
Koproporphyrie [E80.2] ... 702
Korkenzieher-Kollateralen ... 810
Koronarangiografie ... 244
Koronare Herzkrankheit [I25.9] ... 238
Koronare Versorgungstypen ... 239
Koronarinsuffizienz [I24.8] ... 238
Koronarreserve ... 239
Koronarstenosen [I25.19] ... 239
Koronarwiderstand ... 239
Korotkoff-Geräusche ... 303
Körpergrößenabnahme ... 777
Körper-Massen-Index ... 717, 731
Korpusgastritis [K29.7] ... 445
Korsakow-Syndrom [F10.6] ... 935
Kortisol ... 781
Kostmann-Syndrom [D70.0] ... 66
Kostoklavikuläres Syndrom [G54.0] ... 831
Kostoklavikulartest nach Falconer ... 831
Koterbrechen [R11] ... 502
Kotknollen [K56.4] ... 463
Kotsteine [K56.4] ... 463
KPE ... 846
Krampfadern [I83.9] ... 821
Kraniopharyngeom [D44.4] ... 801
Kreatinin ... 603
Kreatininclearance ... 604
Krebserkrankungen und Ernährung ... 122
Kreislaufstillstand [I46.9] ... 296
Kretinismus [E00.9] ... 757
Kreuzallergien ... 468
Kreuzprobe ... 53
Kristallinduzierte Arthritiden ... 706
Kristallinduzierte Synovitis [M65.89] ... 705
Kritische Stenose ... 239
Kritisches Herzgewicht ... 302
Krosse ... 822, 823
Krossektomie ... 823
Krukenberg-Tumor [C79.6] ... 450
Krupp [A36.2] ... 880
Kryoglobulinämische Vaskulitis [D89.1] ... 693
Kryoglobuline ... 84
Kryptenabszesse ... 483
Kryptogene Hepatitis ... 559
Kryptokokkome ... 390
Kryptokokkose [B45.9] ... 390
Kryptosporidiose [A07.2] ... 870
Kugelventil ... 165
Kugelzellanämie [D58.0] ... 45
Kugelzellen ... 45
Kühlschranktest ... 712
Künstliche Herzklappen ... 165
Kupferdrahtarterien ... 302
Kupferspeicherkrankheit [E83.0] ... 547
Kupferspeicherung ... 547
Kupffer-Sternzellen ... 524
Kurative Therapie ... 114
Kurzdarm-Syndrom [K91.2] ... 482
Kusskrankheit [B27.9] ... 856
Kussmaul-Atmung ... 594
Kussmaul-Zeichen ... 235, 237
Kutane maligne Lymphome ... 92
Kutane T-Zell-Lymphome [C84.8] ... 92

L

LABA ... 368
Laborantenlunge ... 398
Lacklippen ... 537
Lackzunge ... 537, 549
Lactitol ... 558
Lactoferrin ... 484
LAD ... 254
Lagerungsmanöver ... 319
LAHB [I44.4] ... 282
Lake-Louise-Kriterien ... 233
Lakritzabusus [T48.4] ... 583, 783
Laktatazidotisches Koma [E87.2] .. 733, 746
Laktoseintoleranz [E73.9] ... 472
Laktosemalabsorption ... 472
Laktose-Toleranztest ... 472
Laktulose ... 464, 558
LAMA ... 354
Lambert-Eaton-Syndrom [C80.9+G73.1*] ... 403, 680
Lamivudin ... 900
Lancefield-Typisierung ... 161
Landouzy-Sepsis ... 326
Langerhans-Inseln ... 735
Langhans-Riesenzellen ... 414, 425
Langwirksame Antirheumatika ... 664
Lanreotid ... 512, 513, 801
Lansoprazol ... 439, 448
Laparoskopie ... 518
Lapatinib ... 121
LAS [B23.8] ... 339, 895
Laser-Angioplastie ... 808
Laserlithotripsie ... 506, 569
Laser-PTCA ... 248
Lasertherapie ... 405, 496
Late onset hypogammaglobulinemia ... 71
Late-Fontan-Failure ... 205
Latente tuberkulöse Infektion [A16.9] ... 415
LA-Test ... 832
Laurén-Klassifikation ... 450
Laxanzien ... 463
Laxanzienabusus [F55.1] ... 583
LBD [G31.82+F02.8*] ... 956
LCA ... 239, 254
LCAS-Studie ... 260
LDL ... 709
LDL-Apherese ... 962
LDL-Cholesterin-Zielwerte ... 713
LDL-Elimination ... 716
Le Veen-Shunt ... 556
Lebenserwartung ... 946, 951
Lebensmittelvergiftungen ... 866
Lebensmittelzusätze ... 470
Leber, Einführung ... 516
Leber-/Gallengangsparasiten ... 567
Leberabszess [K75.0] ... 564
Leberausfallkoma [K72.9] ... 558
Lebererkrankungen in der Schwangerschaft ... 521
Leberhämangiom [D18.03] ... 561
Leberhämatom, nichttraumatisch [K76.8] ... 564
Leberhämatom, traumatisch [S36.11] ... 564
Leberhautzeichen ... 537, 549
Leberinsuffizienz, akute [K72.0] ... 559
Lebermetastasen [C78.7] ... 563
Leberschäden, toxische [K71.9] ... 543
Lebertransplantation ... 558
Lebertumoren [D37.6] ... 561
Leberversagen, fulminantes [K72.0] ... 559
Leberzelladenom [D13.4] ... 561
Leberzellkarzinom [C22.0] ... 562
Leberzirrhose [K74.6] ... 549
Leberzysten [K76.8] ... 564
Ledipasvir ... 534
Leere Sella [E23.6] ... 798
Leflunomid ... 664
Legionärskrankheit [A48.1] ... 383
Legionella-Pneumonie [A48.1] ... 383
Legionellose [A48.1] ... 382
Leichtkettenerkrankung ... 629
Leinsamen ... 463
Leishmaniose [B55.9] ... 913
Leitlinien, evidenzbasiert ... 23
Leitveneninsuffizienz [I87.2] ... 824
Lenalidomid ... 86
Lenègre, Morbus [I44.2] ... 281, 283
Lenograstim ... 28
Lenvatinib ... 121
Lepirudin ... 830, 834
Leptin ... 717
Leptospira interrogans ... 881
Leptospirose [A27.9] ... 881
Lercanidipin ... 310
Leriche-Syndrom [I74.0] ... 807
Lesch-Nyhan-Syndrom [E79.1] ... 705
Letrozol ... 117
Leukämie [C95.90] ... 95
Leukämie, akute [C95.00] ... 95
Leukämie, chronische lymphatische [C91.10] ... 88
Leukämie, chronische myeloische [C92.10] ... 101
Leukämische Thromben ... 102
Leukämoide Reaktion [D72.8] ... 103
Leukoblastisches Blutbild ... 65
Leukoenzephalopathie [G93.4] ... 897
Leukonychie ... 537, 549
Leukostase ... 98
Leukotrienrezeptorantagonisten ... 369
Leukozytapherese ... 962
Leukozytenadhäsionsdefekte [D71] ... 72
Leukozytenzylinder ... 603
Leukozytoklastische Vaskulitis [I77.6] ... 694
Leukozytopoese ... 27
Leukozyturie [R82.8] ... 603
Leukozyturie bei sterilem Urin [R82.8] ... 620
Leuprorelin ... 117
Lev, Morbus [I44.2] ... 281, 283
Levofloxacin ... 378, 922
Lewis-Test ... 151
Lewy-Körperchen-Demenz [G31.82+F02.8*] ... 956
LGIN ... 438
Lhermitte-Syndrom ... 76
LH-RH-Agonisten ... 117
Libman-Sacks-Endokarditis [M32.1+I39.8*] ... 675
Lichtheimia ... 390
Liddle-Syndrom ... 783
LIFE ... 404
LIMA-Bypass ... 249

Linezolid ... 379, 421
Linitis plastica [C16.9] ... 450
Links- → Rechts-Shunt ... 185
Linksanteriorer Hemiblock [I44.4] ... 282
Linksappendicitis ... 488
Linksherzinsuffizienz [I50.19] ... 212, 255
Linksherzkatheter ... 156
Linksherz-pulmonale Hypertonie ... 410
Linksposteriorer Hemiblock [I44.5] ... 282
Linksschenkelblock [I44.7] ... 282
Linksschenkelblock, inkomplett [I44.6] ... 282
Linksverschiebung [R72] ... 65
Linksversorgungstyp ... 239
Linton-Nachlas-Sonde ... 555
LIP [B22] ... 392, 898
Lipase ... 499, 501
Lipidpneumonie [J69.1] ... 388
Lipidstoffwechselstörungen [E78.9] ... 709
LIPID-Studie ... 260
Lipödem [R60.9] ... 579
Lipodermatosklerose [I83.1] ... 824
Lipodystrophie [E88.1] ... 737
Lipodystrophiesyndrom ... 900
Lipoprotein(a)-Erhöhung [E78.4] ... 711
Lipoprotein-Glomerulopathie ... 633
Lipoproteinlipasemangel [E78.3] ... 711
Lippenbremse ... 359, 370
Liraglutid ... 735
Lisinopril ... 309
Listeria monocytogenes ... 885
Listeriose [A32.9] ... 885
Lithium ... 643, 758, 803
Lithium-Nephropathie [N14.1] ... 627
Litholyse bei Harnsäuresteinen ... 659
Livedovaskulitis [L95.0] ... 675
L-Kanal-Antagonisten ... 310
L-Ketten-Myelom [C90.00] ... 84
LKM ... 538
Lobärpneumonie [J18.1] ... 374
Löffler-Endokarditis [I42.3] ... 156
Löffler-Syndrom [I42.3] ... 161
Löfgren-Syndrom [D86.8] ... 425
Lomitapid ... 715
Lomustin ... 117
Lonafarnib ... 532
Lone atrial fibrillation [I48.9] ... 288
Long QT-Syndrom [I45.8] ... 294
Loperamid ... 462, 861
Lopinavir ... 900
LORA ... 661
Los Angeles-Klassifikation ... 438
Losartan ... 217, 310
Lost-Lungenkrebs [C34.9] ... 401
LOT ... 338, 412
Louis-Bar-Syndrom [G11.3] ... 70
Lovastatin ... 714
low density lipoproteins ... 709
Low dose Spiral-CT ... 405
Low T3/Low T4-Syndrom [R79.8] ... 758
Low voltage ... 237
Low-dose-Kortikosteroidtherapie ... 787
Lowenberg-May-Zeichen ... 828
Low-Gradient-Aortenklappenstenose ... 175
Lown-Ganong-Levine-Syndrom [I45.6] ... 287
Lown-Klassifikation ... 279
Low-Renin essenzielle Hypertonie ... 783
Low-turnover-Osteopathie ... 651
LOX ... 339
Lp(a)-Apherese ... 962
LPH ... 790
LPHB [I44.5] ... 282
LPV ... 900, 901
LP-Zellen ... 74
LSB [I44.7] ... 282, 437
LTBI [A16.9] ... 414, 415
L-Thyroxin (T4) ... 751
LTOT ... 338
LTRA ... 369
L-Trijodthyronin (T3) ... 751
LTX (Lungentransplantation) ... 339
LTX Lebertransplantation ... 558
Lues [A53.9] ... 891
Luftaufstoßen [R14] ... 437, 464
Luftschlucken [F45.31] ... 464
Lung Allocation Score ... 339
Lunge, Einführung ... 328
Lungenabszess [J85.2] ... 379
Lungenarteriolenwiderstand ... 170
Lungenbiopsie ... 387, 399
Lungenblutung [R04.8] ... 346
Lungendiagnostik ... 328
Lungenembolie [I26.9] ... 840
Lungenemphysem, obstruktives [J43.9] ... 356
Lungenerkrankungen, interstitielle [J84.9] ... 392
Lungenfibrosen ... 392
Lungenfunktionsdiagnostik ... 330
Lungengefäßwiderstand ... 409
Lungeninfarkt [I26.9] ... 841
Lungenkarzinom [C34.9] ... 401
Lungenmilzbrand ... 385
Lungenödem [J81] ... 407
Lungenprotektive Beatmung ... 341
Lungenrundherd [R91] ... 404, 417
Lungensport ... 347, 353
Lungensymptome ... 328
Lungentransplantation ... 360
Lungentumoren, gutartige [D14.3] ... 406
Lungenversagen, akutes [J80.09] ... 340
Lungenvolumenreduktionsoperation ... 359
Lupus erythematodes [M32.9] ... 675
Lupus erythematodes, kutaner [L93.0] ... 676
Lupus erythematodes, systemischer [M32.9] ... 676
Lupus pernio [D86.3] ... 425
Lupus-Antikoagulans ... 676
Lupusband ... 675
Lupusnephritis [M32.1+N08.5*] ... 678
Lutzner-Zellen ... 93
LVEDP ... 155
Lyme-Arthritis [A69.2+M01.29*] ... 887
Lyme-Borreliose [A69.2] ... 887
Lymphadenitis mesenterica [I88.0] ... 869
Lymphadenopathie-Syndrom [B23.8] ... 895
Lymphangiektasie [I89.0] ... 476
Lymphangiome [D18.19] ... 846
Lymphangiosarkome [C49.9] ... 846
Lymphangiosis carcinomatosa [C79.88] ... 407, 846
Lymphangiosis carcinomatosa der Pleura [C79.88] ... 429
Lymphangitis [I89.1] ... 845
Lymphdrainage ... 846
Lymphgefäße, Erkrankungen ... 845
Lymphgefäße, Tumoren [D18.19] ... 846
Lymphknotentoxoplasmose [B58.8] ... 884
Lymphknotenvergrößerung [R59.9] ... 132
Lymphödem [I89.0] ... 846
Lymphogranuloma venereum [A55] ... 383
Lymphogranulomatose [C81.9] ... 74
Lymphogranulomatosis X [C84.4] ... 94
Lymphoide interstitielle Pneumonie [B22] ... 898
Lymphom, follikuläres [C82.9] ... 80
Lymphome des Gastrointestinaltraktes [C85.9] ... 91
Lymphome, kutane maligne ... 92
Lymphome, maligne ... 74
Lymphoproliferatives Syndrom [D47.9] ... 857
Lymphoretikuläres System ... 27
Lymphozytapherese ... 962
Lymphozytäre Gastritis [K29.6] ... 447
Lymphozytäre Kolitis [K52.8] ... 486
Lymphozytäre Meningoradikulitis Bannwarth [A69.2] ... 887
Lymphozyten ... 68
Lymphozyten-Cross-match-Test ... 647
Lymphozytopenie [D72.8] ... 73
Lymphozytose [D72.8] ... 73
Lynch-Syndrom [C18.9] ... 492
Lyse-Therapie ... 830
Lysosomale Speicherkrankheiten ... 129
Lyssa [A82.9] ... 914

M

Macitentan ... 412
MAD ... 344
Maddrey-Score ... 543
Madenwurm ... 873
Magen-Darm-Blutung [K92.2] ... 454
Magenkarzinom [C16.9] ... 450
Magenresektion ... 449
Magensaftsekretion ... 444
Magenspülung ... 939
Magenstumpfkarzinom [C16.9] ... 449
Magentumoren, andere ... 453
Magersucht [R63.0] ... 720
Magnaform ... 868
Magnesium ... 586
Magnesiumsulfat ... 464
Mahaim-Faser ... 286
Major histocompatibility complex ... 62
Majortest ... 53
Makkaroni-Phänomen ... 688
Makroamylasämie ... 501
Makroangiopathie [I99] ... 239
Makroblast ... 29
Makro-CK ... 252
Makrogametozyt ... 907
Makroglobulinämie [C88.00] ... 87
Makroglossie ... 128, 800
Makrohämaturie [R31] ... 602
Makrolid-Antibiotika ... 378, 922
Makrophagenaktivierungssyndrom ... 671
Makrozyten ... 31
Makulopathie, diabetische [E14.30+H36.0*] ... 726
Malabsorption [K90.9] ... 467
Malaria [B54] ... 906
Malariaschnelltest ... 909
Malassimilationssyndrom [K90.9] ... 466
Maldigestion [K30] ... 466
Maligne Hyperthermie ... 639
Maligne Hypertonie [I10.10] ... 303
Maligne Lymphome ... 74
Maligne Lymphome des Dünndarms ... 477
Mallory-bodies ... 542
Mallory-Weiss-Syndrom [K22.6] ... 435
MALT ... 81
Maltafieber [A23.0] ... 882
MALT-Lymphome ... 91, 445
Malum perforans [L98.4] ... 728
Manidipin ... 310
Manifestationsformen der KHK ... 238
Mantelzell-Lymphom [C83.1] ... 81
MAP ... 491
Maraviroc ... 899
Marburg-Virus ... 523
Marchiafava-Anämie [D59.5] ... 49
Marfan-Syndrom [Q87.4] ... 206

Marginalzonenlymphome 81
Marine-Lenhart-Syndrom [E05.0] 759
Marschhämolyse 42
Marsh-Kriterien 473
MAS [K90.9] 466
MAS-Anfall [I45.9] 281
Maschendrahtfibrose 542
Maschinengeräusch 154
Masern [B05.9] 850
Masernenzephalitis [B05.0+G05.1*] 851
Masernpneumonie [B05.2+J17.1*] 850
Maskierter unkontrollierter Hypertonus 301
Masseterschmerz 686
Massivtransfusion 323
Mastozytose [Q82.2] 109
Maulvolle Expektoration 346
Maximaler instantaner Gradient 175
May-Thurner-Syndrom 826
Maze-Operation 292
McBurney 502
MCD [N05.0] 612, 613
McGinn-White-Syndrom [R94.3] 841
MCH 36
MCI 954
McIsaac-Score 847
MCKD 631
MCN 510
MCP 661
MCTD [M35.1] 685
MCT-Fette 506
MCT-Produkte 476
MCV 36, 937
MCV-Ak 662
MDR 413, 421
MDRD-Formel 605
MDS [D46.9] 110
Mebendazol 873, 874
Mechanikerhände 680
Mechanisch bedingte Hämolyse 166
Meckel-Divertikel [Q43.0] 454
Mediastinales großzelliges B-Zell-Lymphom [C85.2] 82
Medikamenten-induzierte Leberschäden 543
Medikamentös induzierter Lupus [M32.0] 676
Mediterrane Kost 306
Mediterranes Lymphom 91
Medulläres Schilddrüsenkarzinom [C73] 767
MEF25, 50, 75 332
Mefloquin 911
Megakolon [K59.3] 483
Megaloblastäre Anämie [D53.1] 38
Megaloblasten 40
Megalozyten 31
Megaösophagus [K22.0] 436
Meigs-Syndrom [D27] 430
Mekoniumileus [E84.1+P75*] 507
Melaena [K92.1] 456
Melamin-Nierenschäden 627
Melanosis coli [K63.8] 463
Melanozytenstimulierendes Hormon 786
Melatonin 931
Melatonin-Rezeptoragonist 927
Meldepflichtige Krankheiten 918
MELD-Score 558
Melphalan 117
Memantin-HCl 955
Membrandefekte der Erythrozyten, erworbene 49
Membrane attacking complex 63
Membranoproliferative GN 616
Membranöse Glomerulonephritis 615
MEN [D44.8] 514, 767
Mendel-Mantoux-Test 419
Mendelson-Syndrom [J95.4] 388
Ménétrier-Syndrom [K29.6] 447
Menin-Gen 514
Meningeosis [C79.3] 98
Meningismuszeichen 888
Meningitis [G00.9] 888
Meningitis tuberculosa [A17.0+G01*] 416
Meningokokkensepsis [A39.4] 326, 888
Mennell-Zeichen 670
MEOS 542, 936
Mepolizumab 28, 370
Mercaptopurin 118
Meropenem 922
Merozoit 907
MERS-CoV 387
Merseburger Trias 760
Mesalazin 481, 485
Mesangiokapilläre Glomerulonephritis 616
Mesangioproliferative Glomerulonephritis 693
Mesaortitis syphilitica [A52.0+I79.1*] 892
Mesenterialarterienverschluss [K55.0] 817
Mesenteriale Ischämie [K55.0] 502
Mesenterialinfarkt [K55.0] 817
Mesna 117, 119
Mesotheliome [C45.9] 397
MEST (Oxford)-Klassifikation 607
Met(h)acholintest 334
Metabolic bone disease 599
Metabolische hereditäre Nephropathien 632
Metabolisches Syndrom [E88.9] 723
Metallarbeiterlunge 398
Metalloprotease 147
Metamizol 67, 658
Metaphasengifte 118
Metastatische Lungentumoren [C78.0] 407
Metavir-Score 530, 537
Meteorismus [R14] 464
Metformin 732
Methacholin-Provokationstest 364
Methämoglobinämie [D74.9] 151
Methämoglobinbildner 938
Methämoglobinzyanose [D74.9] 151
Methantheliniumbromid 761
Met-Hb 151
Methicillin-resistente Stapholycoccus aureus 373
Methionin 622
Methotrexat 118, 664
Methyldopa 311
Methylnaltrexon 125
Methylprednisolon 787
Methylxanthine 369
Metoclopramid 123, 251, 435
Metopiron® 791
Metoprolol 268
Metronidazol 482, 874
Metyrapon 782, 791
Meulengracht, Morbus [E80.4] 519
Meyer-Zeichen 828
Mezlocillin 921
MFS [Q87.4] 206
MGP 653
M-Gradient 84
MGUS [D47.2] 85
MHA [D59.4] 42
MHC 62
MHC Klasse II-Mangel 70
MHC Klasse I-Mangel [D81.6] 70
MIBG 315
Micafungin 391
MIDCAB 249
Middle East respiratory syndrome 387
Midodrin 317
Midostaurin 99
Mifepriston 790
Miglustat 130
Migräne 126
Mikroalbuminurie [R80] 600
Mikroaneurysmen 726
Mikroangiopathie [I77.9] 239
Mikroangiopathie bei Diabetes [E14.50+I79.2*] 725
Mikroangiopathische hämolytische Anämien [D59.4] 42
Mikroembolie, bakterielle 157
Mikrogametozyt 907
Mikrohämaturie [R31] 602
Mikrosatelliteninstabilität 493
Mikroskopische Kolitis [K52.8] 486
Mikroskopische Polyangiitis [M30.0] 692
mikrosomale Antikörper 753
Mikrostomie [Q18.5] 681
Mikrozyten 31
Mikulicz-Syndrom [K11.8] 89, 626
Milan-Kriterien 563
Milchglashepatozyten 530, 537
Mild cognitive impairment 954
Miliar-Tbc [A19.0 - A19.9] 416
Miltefosin 913
Milz 132
Milzbrand 385
Milzinfarkt [D73.5] 839
Milzruptur, nichttraumatisch [D73.5] 134
Milzruptur, traumatisch [S36.00] 134
Mimikry, molekulare 162, 225, 660
Mineralokortikoide 781
Minimal change disease 612, 613
Minimal change-Nephropathie 613
Minimal lesions 415
Minimal residual disease 80
Mini-Mental-State Examination 952
Minnesota-Sonde 555
Minortest 53
Minoxidil 311
Minutaform 868
Miosis 938
MIPI-Index 81
Mirizzi-Syndrom [K80.21] 567
MIRL 49
MIRU-VNTR 418
Miserere [R11] 434, 502
Mitomycin 118
Mitotan 791
Mitoxantron 117
Mitra-Clip-Verfahren 173
Mitralklappeninsuffizienz [I34.0] 171
Mitralklappenprolaps [I34.1] 171
Mitralklappenstenose [I05.0] 167
Mitralklappenvalvuloplastie 170
Mitralkonfiguration 169
Mitralöffnungston 168
Mittellappensyndrom 347
Mittellappensyndrom [J98.0] 415
MKP 171
MLC 61
MMR-Vakzination 851
MMS 64
MMSE 952
Mobbing [Z56] 931
Mobilitätstest nach Tinetti 953
Mobitz-Typ 280
Möbius-Zeichen 764
Modified Medical Research Council Scale 350
MODY [E11.90] 722

Moexipril 309
MÖF 168
Möller-Barlow-Erkrankung [E54] 150
Molsidomin 247
Mönckeberg-Mediasklerose [I70.20] 304, 807
Mondor, Morbus [I80.88] 825
MONICA-Projekt 260
Monoklonale Gammopathie [D47.2] 85
Monoklonale Immunglobuline 83
Monomorphe (monotope) ES [I49.3] 278
Mononukleose [B27.9] 856
Monozyten-Makrophagen-System 64
Monozyten-Phagozyten-System 64
Montelukast 369
Montreal-Klassifikation 479, 482
Morbilli [B05.9] 850
Morbus Addison [E27.1] 792
Morbus Anderson-Fabry [E75.2] 130
Morbus Bang [A23.1] 882
Morbus Bannwarth [A69.2] 887
Morbus Bechterew [M45.09] 670
Morbus Behçet [M35.2] 694
Morbus Berger [N02.8] 607
Morbus Biermer [D51.0] 39
Morbus Binswanger 956
Morbus Boeck [D86.9] 425
Morbus Crohn [K50.9] 479
Morbus Fabry [E75.2] 130
Morbus Forestier [M48.19] 670
Morbus Gaucher [E75.2] 129
Morbus Gilbert [E80.4] 519
Morbus Günther [E80.0] 702
Morbus Hippel-Lindau [Q85.8] 654
Morbus Hodgkin [C81.9] 74
Morbus Kahler [C90.00] 83
Morbus Kimmelstiel-Wilson 725
Morbus Koch [A16.9] 413
Morbus Lenègre [I44.2] 281, 283
Morbus Lev [I44.2] 281, 283
Morbus Ménière 320
Morbus Meulengracht [E80.4] 519
Morbus Mönckeberg [I70.20] 304
Morbus Mondor [I80.88] 825
Morbus Ormond 697
Morbus Osler [I78.0] 150
Morbus Paget [M88.99] 780
Morbus Pringle 633
Morbus Roger [Q21.0] 188
Morbus Simmonds [E23.0] 801
Morbus Still [M08.29] 674, 917
Morbus Uhl [Q24.8] 230
Morbus Waldenström [C88.00] 87
Morbus Waldmann 467
Morbus Weil [A27.0] 881
Morbus Werlhof [D69.3] 148
Morbus Whipple [K90.8+M14.8*] 474
Morbus Wilson [E83.0] 547
Morbus Winiwarter-Buerger [I73.1] 810
Morgagni-Adams-Stokes-Anfall [I45.9] 280, 281
Morphinsulfat 125
Morulae 886
Moschcowitz-Syndrom 146
Moskitonetzen 910
Motilitätshemmer 462
Motilitätsstörungen der Speiseröhre [K22.4] 436
Motilitätsstörungen des Darms 463
MOTT 422
Mottenfraßnekrosen 537
Moxifloxacin 378, 922
Moxonidin 311
MPGN 616
MPN 104
MPS 64, 104
MRA 219
MRC 350
MRD 61
MRGN 373
MRSA 373
MSH 792
MSI 493
MSS [M79.19] 696
MS-Urin 603
MTC 767
mTOR 121
m-TOR-Inhibitoren 656
MTP 661
MUCH 301
Muckle-Wells-Syndrom 917
Mucormykosen [B46.5] 390
MUD 100
Müdigkeitssyndrom, chronisches [G93.3] 698
Muir-Torre-Syndrom [C18.9] 493
Mukokutanes Lymphknoten-Syndrom [M30.3] 689
Mukolytika 349
Mukoviszidose [E84.9] 507
Müller-Zeichen 177
multidrug resistance 421
Multiinfarktdemenz 956
Multilokuläre Angiomyolipome der Nieren 633
Multiple endokrine Neoplasien [D44.8] 514
Multiples Myelom [C90.00] 83
Multiresistente Bakterien 373
Mumps [B26.9] 879
Münchhausen-Syndrom [F68.1] 35, 916
Mundgeruch [R19.6] 432
Mundwinkelrhagaden [K13.0] 35
Murphy-Zeichen 566
MUSE 742
Muskelfibrillieren 642
Musset-Puls 177
Mustard-Technik 190
MUTYH-assoziierte Polyposis 491
Muzinös-zystische Pankreasneoplasie 510
MVP 170
MWS 917
Myasthenia gravis [G70.0] 680
Mycobacterium kansasii 422
Mycobacterium marinum 422
Mycobacterium scrofulaceum 422
Mycobacterium tuberculosis 414
Mycoplasma genitalium 623
Mycoplasma pneumoniae 382
Mycosis fungoides [C84.0] 93
Mycosiszellen 93
Mydriasis 938
Myelinolyse [G37.2] 581, 935
Myelinolyse, zentrale pontine [G37.2] 805
Myelodysplasie mit Hypogammaglobulinämie 71
Myelodysplastische Syndrome [D46.9] 110
Myelom, multiples[C90.00] 83
Myelomniere 83
Myelopoese 27
Myelopoese, extramedulläre [D75.8] 65
Myeloproliferative Erkrankungen 104
Mykobakterien, atypische 422
Mykobakteriosen, nichttuberkulöse (atypische) [A31.9] 422
Mykoplasmen-Infektion [A49.3] 382
Mykosen, systemische [B49] 388
Myofasziales Schmerzsyndrom [M79.19] 696
Myokardbrücken 240
Myokardinfarkt [I21.9] 251
Myokarditis [I51.4] 232
Myokardperfusionsszintigrafie 155, 243
Myotomie des UÖS 436
Myxödem [E03.9] 758
Myxödem, prätibiales 760
Myxödemherz [E03.9+I43.8*] 758
Myxödemkoma [E03.5] 758
Myxom-Syndrom 261
Myxoviren 876
MZL 81

N

Nachlast 210
Nachtarbeit [Z56] 944
Nachtblindheit [H53.6] 467
Nadelstichverletzung 901
NAD-Malignome 896
Nadroparin 830, 835
NAEB 328, 363
NAFLD [K76.0] 541
NAFLD activity score 541
Nagel-Patella-Syndrom 632
Nahrungsmittelallergie [T78.1] 468
Nahrungsmittelbotulismus [A05.1] 872
Nahrungsmittelunverträglichkeit [T78.1] 469
Naloxegol 125
Naloxon 340
Naproxen 666
Naratriptan 127
Narbenkarzinom [C44.9] 401
Narkolepsie [G47.4] 343
Narkotisches Syndrom 938
NAS 541
NASH [K75.8] 541
Nasopharynxkarzinom [C11.9] 857
NAST 313
Nateglinid 734
Natrium-Jodid-Symporter 751
Natriumkanalblocker 266
Natriumperchlorat 762
Natriumsulfat 464
Natriumverlustniere [N25.8] 630
Nausea 433, 434
NBZ 729
NCCM 231
nCPAP 344
NCS 318
Nebennierenkarzinom 791
Nebennierenrinde 781
Nebennierenrindeninsuffizienz [E27.4] 792
Nebenschilddrüsenfunktion 770
Nebivolol 218, 268
Necrobiosis lipoidica [L92.1] 725
Negri-Körperchen 914
Neisseria gonorrhoeae 893
Nekrotisierende Fasziitis [M72.69] 161, 845
Nekrotisierender Fasziitis 326
Nelfinavir 900
Nelson-Syndrom [E24.1] 791
Neoadjuvante Therapie 114
Neonataler LE [P83.8] 678
Nephritis, akute tubulointerstitielle [N15.9] 625
Nephroblastom [C64] 656
Nephrogene systemische Fibrose (NSF) 638, 682
Nephrogener Diabetes insipidus [E25.1] 803

Nephrogenes Syndrom der inadäquaten Antidiurese ... 805
Nephrolithiasis [N20.0] ... 656
Nephrolitholapaxie ... 659
Nephrolithotomie ... 659
Nephrologie ... 600
Nephronophthise ... 631
Nephropathia epidemica [A98.5+N08.0*] ... 624
Nephropathie, diabetische [E14.20+N08.3*] ... 725
Nephropathie, ischämische ... 313
Nephrosklerose, maligne [I12.90] ... 303
Nephrotisches Syndrom [N04.9] ... 612
NERD ... 436
Nesidioblastose [D13.7] ... 748
NET [D44.9] ... 510
Neugeborenen-Blenorrhö ... 893
Neugeborenenikterus [P59.9] ... 518
Neuralrohrdefekt [Q05.9] ... 40
Neuraminidasehemmer ... 876
Neuritis vestibularis ... 319
Neuroendokrine Tumore [D44.9] ... 510
Neuroendokrinom [D44.9] ... 510
Neuroglukopenische Symptome ... 513, 748
Neurokardiogene Synkope [R55] ... 318
Neurokinin-1-Rezeptorantagonisten ... 123
Neuronitis vestibularis ... 319
Neuropathia vestibularis ... 319
Neuropathie, diabetische [E14.40+G63.2*] ... 726
Neurosyphilis [A52.3] ... 892
Neutropenie [D70.7] ... 66
Neutrophilie [D72.8] ... 65
Nevirapin ... 900
NFS ... 925
NFV ... 900, 901
NHL der B-Zell-Reihe ... 80
NHL der T-Zell-Reihe [C84.-] ... 92
NHL des Magens [C85.9] ... 453
Nichtalkoholische Fettlebererkrankungen ... 541
Nichtalkoholische Steatohepatitis [K75.8] ... 541
Nicht-ANCA-assoziierte Vaskulitiden der kleinen Gefäße ... 692
Nichtanhaltende ventrikuläre Tachykardien ... 279
Nichtasthmatische eosinophile Bronchitis ... 328, 363
Nichtinfektiöse Endokarditis [I38] ... 161
Nichtkompensierte Pause ... 277
Nichtokklusive Mesenterialischämie [K55.1] ... 817
Nicht-Opioidanalgetika ... 124
Nicht-spezifische, funktionelle Beschwerden [F45.0] ... 925
Nicht-ST-Streckenhebungsinfarkt ... 250
Nichttuberkulöse Mykobakteriosen [A31.9] ... 422
Nicht-vestibulärer Schwindel ... 320
Nickel ... 401
Nickel-Lungenkrebs [C34.9] ... 401
Niclosamid ... 873, 874
Niedervoltage ... 236
Nierenarterienstenose [I70.1] ... 313
Nierenersatzbehandlung ... 645
Nierenfunktionsszintigrafie ... 606
Niereninfarkt [N28.0] ... 657, 839
Niereninsuffizienz, chronische [N18.9] ... 640
Nierenkarbunkel [N15.10] ... 620
Nierenschäden, medikamentöse ... 625
Nierenschwelle für Glukose ... 730
Nierensteine [N20.0] ... 656
Nierentransplantation ... 647
Nierentumoren ... 654
Nierenvenenthrombose [I82.3] ... 657
Nierenversagen, akutes [N17.99] ... 635
Nierenzellkarzinom [C64] ... 654
Nierenzysten [Q61.3] ... 631
Nifedipin ... 310
Nifurtimox ... 234
Nihil nocere ... 24
Nijmwegen breakage syndrome [D82.8] ... 70
Nikotinersatzpräparate ... 932
Nikotinsäuretest ... 519
Nilotinib ... 103
Nilvadipin ... 310
Nintedanib ... 121, 394, 405
NIPD ... 645
NIPPV ... 359
NIS ... 751
Nisoldipin ... 310
Nitrate ... 218, 246
Nitrendipin ... 310
Nitrit (Schnellteststreifen) ... 620
Nitrofurantoin ... 622
Nitroglyzerin ... 246
Nitrosamine ... 450
NIV ... 359
Nivolumab ... 122
Nivolumab ... 405
Nizza ... 409
NLPHL ... 74
NMDA-Antagonist ... 955
NNR ... 781
NNRTI ... 900
NOD2 ... 479
NOMI [K55.1] ... 502, 817
Non-Compaction-Kardiomyopathie ... 231
Non-Dihydropyridin-Typ ... 268, 310
Non-Dipper ... 305
Non-Hodgkin-Lymphome [C85.9] ... 77
Non-ulcer-Dyspepsie [K30] ... 445, 448
Norfloxacin ... 922
Normal Dipper ... 305
Normaldruckhydrocephalus ... 957
Normalinsulin ... 737
Normoblast ... 29
Normokalzämische Tetanie [R29.0] ... 774
Normozyten ... 31
Noroviren ... 860
Norovirusinfektion [A08.1] ... 867
Norwalk-like Viren ... 860, 867
Nosokomiale Diarrhö ... 459, 859
Nosokomiale Harnwegsinfektion ... 617
Nosokomiale Legionellen-Pneumonie ... 382
Nosokomiale Meningitis ... 888
Nosokomiale Pneumonie ... 373, 380
Nosokomiales Fieber ... 916
Notfall-Selbsttherapie ... 910
Novaminsulfon ... 67, 658
NPH-Insuline ... 737
NPS ... 632
NRTI ... 900
NS5A-Inhibitoren ... 534
NS5B-Inhibitoren ... 535
NSAR ... 666
NSCLC [C34.9] ... 402
NSF ... 638
NSIAD ... 805
NSIP ... 392, 393
NSTEMI [I21.4] ... 238, 250, 253
nsVT ... 279
NTDT ... 49
NTM ... 422
NtRTI ... 900
NTX ... 647
Nussknackerösophagus [K22.4] ... 436
NVD ... 726
NVE ... 726
NVP ... 900, 901
NYHA-Stadien ... 213
Nystagmus ... 938

O

OAD ... 732
Oat cell carcinoma [C34.9] ... 402
Oberbauchbeschwerden [R10.1] ... 444
Obere GI-Blutung [K92.2] ... 454
Oberflächliche Venenthrombose ... 825
Obesitas-assoziierte Hypoventilation ... 343
Obinutuzumab ... 90, 121
Obstipation [K59.0] ... 462
Obstruktionsatelektase [J98.1] ... 347
Obstruktive Lungengefäßerkrankung [I27.8] ... 188
Obstruktive Ventilationsstörungen [R94.2] ... 330
Obstruktives Schnarchen ... 343
Octreotid ... 512, 555, 801
Ödeme [R60.9] ... 578
Ödeme durch Arzneimittel ... 579
Ödeme, idiopathische [R60.9] ... 579
Ödeme, zyklische [R60.9] ... 579
O_2-Desaturierungsindex ... 342
ODI ... 342
ODTS [J67.0] ... 399
Odynophagie [R13.9] ... 433
Ofatumumab ... 90, 121
Off-Label-Use ... 25
Ofloxacin ... 922
O_2-Gehalt ... 336
OGTT ... 730
OKA-Impfvirus ... 854
Okklusive mesenteriale Ischämie [K55.1] ... 817
Okulärer Schwindel ... 320
Oligoarthritis [M08.49] ... 674
Oligurie [R34] ... 600
Oligurie, funktionelle [R34] ... 637
Olmesartan ... 310
Olmesartan-Enteropathie ... 309
Omalizumab ... 370
Ombitasvir ... 534
Omega-3-Fettsäure ... 714
Omenn-Syndrom [D81.8] ... 70
Omeprazol ... 439, 448
OMF ... 108
OMI [K55.1] ... 502, 817
OMS ... 108
Ondansetron ... 122, 435
Onion-skin-Läsion ... 303
Onkotischer Druck ... 573
Ösphagusvarizen/-blutung ... 552
Op. nach Beger ... 506
OPCAB ... 249
Ophthalmopathie, endokrine [E05.0+H06.2*] ... 763
Opioid-Analgetika ... 124
Opisthorchis ... 571
Opportunistische Erreger ... 885
Opportunistische Infektion ... 387, 896
Opportunistische Mykobakterien ... 422
OPSI ... 133
OPSI-Syndrom ... 45, 326
OPV ... 923
Oral allergy syndrome [K52.2] ... 469
Orale Antidiabetika ... 732
Orale Haarleukoplakie [K13.3] ... 857, 896
Orbitopathie, endokrine [E05.0+H06.2*] ... 763
Orellanus-Syndrom ... 627

Organic dust toxic syndrome [J67.0] 399
Organspende 649
Orientbeule 913
Oritavancin 922
ORL 861
Ornithose 384
Orthopnoe 329
Orthopoxviren 853
Orthostatische Hypotonie [I95.1] 316
Orthostatische Proteinurie 607
Orthostatische Proteinurie [N39.2] 601
Orthostatische Synkope 318
Orthostatischer Schwindel 320
O_2-Sättigungskurve 335
OSAS [G47.31] 342
Oseltamivir 876
Osler, Morbus [I78.0] 150
Osler-Knötchen [I33.0] 157
Osmo- und Volumenregulation 574
Osmolalität 572
Osmolarität 572
Osmotisch demyelinisierendes Syndrom 581
Osmotische Resistenz 45
Osmotischer Druck 572
Ösophagitis [K20] 441
Ösophagus-/Fundusvarizen-Grading 457
Ösophagusdivertikel [Q39.6] 441
Ösophaguskarzinom [C15.9] 442
Ösophaguskrankheiten 433
Ösophagusspasmus [K22.4] 436
Ösophagusvarizenblutung [I85.0] 554
Ostase 651
Osteoarthropathie, hypertrophische [M89.49] 151, 204
Osteomalazie 775
Osteopathie, renale [N25.0] 650
Osteopenie [M81.99] 777
Osteophytenbildung 698
Osteoporose [M81.99] 776
Osteosklerotisches Myelom 85
Ostitis multiplex cystoides [D86.8] 425
OTC 439
O_2-Therapie 339
Ott-Maß 670
Overflow-Proteinurie 607
OVT 825
Oxalatsteine [N20.9] 659
Oxaliplatin 117
Oxalose-Arthropathie 706
Oxazaphosphorine 117
Oxazolidinone 922
Oxidationswasser 639
5-Oxoprolin-Azidose 594
Oxygenierungsindex 340
Oxyuriasis [B80] 873

P

P2Y12-Rezeptorantagonisten 838
Paclitaxel 118
Paget, Morbus [M88.99] 780
Paget-von-Schroetter-Syndrom [I80.81] 832
PAH-Lungenkrebs [I27.28] 401
PAK 743
Palivizumab 386
Palliativmedizin 124
Palmarerythem [L53.8] 537, 549
Palonosetron 122
PAMBA 137
Pamidronat 86
Pamidronsäure 123
p-Aminomethylbenzoesäure 137
PAMP 409
Panarteriitis, mikroskopische [M30.0] 692
pANCA 692
Pancoast-Syndrom [C34.1] 403
Panhypopituitarismus [E23.0] 801
Panikstörung 928
Panikstörung [F41.0] 928
Panitumumab 121, 497
Pankreas, Einführung 499
pankreasassoziierten Protein 507
Pankreasenzymsubstitution 506
Pankreasgangsteine [K86.8] 505
Pankreaskarzinom [C25.9] 508
Pankreasneoplasien, zystische [C25.9] 510
Pankreas-Pseudozyste [K86.3] 501
Pankreastransplantation 743
Pankreasverkalkungen [K86.8] 505
Pankreatitis, akute [K85.90] 499
Pankreatitis, chronische [K86.1] 504
Pantoprazol 439, 448
Panzerherz [I31.1] 237
Panzytopenie bei Hypersplenismus [D73.1] 133
PAP 501, 507
Papageienkrankheit [A70] 384
PAPA-Syndrom 917
Papillenkarzinom [C24.1] 510
Papillennekrosen [N17.2] 626
Papillomatosis cutis 846
Papilloma-Virus 891
Papilloma-Virus bei Anal-Ca. 498
PAR 361, 469
Paracellin 1-Gen 586
Paracetamol-Intoxikation [T39.1] 560
Paradoxe arterielle Embolien 839
Paradoxe Azidurie 594
Paradoxe Diarrhö 459, 463
Paragranulom 74
Paralyse, progressive [A52.1] 892
Paramyxo-Viren 876
Paraneoplastische Syndrome 403
Paranephritischer Abszess [N15.11] 620
Paraösophageale Hernie [K44.9] 440
Parapneumonische Empyeme 430
Parapneumonische Pleuraergüsse 375, 430
Paraprotein 83
Paraproteinämische Nierenerkrankungen 628
Pararhythmien 298
Parasympatholytika 269, 354
Parasystolie [I49.8] 299
Parathormon 769
Paratyphus [A01.4] 865
Paratyphuserreger 863
Paravalvuläres Leck 166
Parazentese 556
Pärchenegel 912
Pardee-Q 253
Parenterale Ernährung 598
Paricalcitol 652
Pariser-Schema 84
Paritaprevir 534
Paromomycin 869, 874
Parosmie 432
Parotitis epidemica [B26.9] 879
Paroxysmale Kältehämoglobinurie 56
Paroxysmale nächtliche Hämoglobinurie [D59.5] 49
paroxysmale supraventrikuläre Tachykardie 284
Partielle Serokonversion 529
Parvovirus B19-Infektion [B08.3] 849
PAS [E31.0] 794
Pasireotid 512, 790
Passive Heterotopie 275
Pathergiephänomen 694
Pathologisches Q 253
Patientenverfügung 960
Patiromer 586
Paul-Bunnell-Reaktion 857
Pautrier-Mikroabszesse 93
PAVK [I73.9] 806
Payr-Zeichen 828
Pazopanib 121, 656
PBC [K74.3] 539
PBSCT 100
PC 20 364
PCA 556
PCI 248
PCNSL 83
PCOS [E28.2] 718
PCP [B59+J17.3*] 387
PCSK9-Inhibitoren 716
PCWP 155
PD 20 364
PD1-Inhibitor 122
PDE 412
PDE-4-Hemmer 354
PDE-5-Hemmer 742
P-dextroatriale 411, 841
PDGFR 121
PD-L1-Inhibitor 122
PEA 412, 844
Peak-Flow-Messgerät 366
Peak-Flow-Meter 332
Peak-to-peak-Gradient 175
Pedografie 727
PEEP 408
Pegfilgrastim 28
Peginterferon 27
Pegloticase 708
PEG-Sonde 443
Pegvisomant 801
Peitschenwurm 873
Pel-Ebstein-Fieber [C81.9] 75
Peliosis hepatis 564
Pelvic inflammatory disease [N73.9] 893
Pembrolizumab 122
Penbutolol 268
Pendred-Syndrom [E07.1] 755
Penicillamin-Belastungstest 547
Penicillin 163
Penicillin G 921
Penicilline 921
Penicllin V 921
Pentaerithrityltetranitrat 247
Pentamidin 387
Pentostatin 118
Penumbra 814
Perenniales Asthma [J45.9] 361
Perforans-Venen 822
Perfusionsstörungen 335
Pergamenthaut 788
Pericarditis epistenocardica [I30.8.] 235, 252
Perihepatitis [K65.8] 567
Perikarderguß [I31.3] 236
Perikarditis [I31.9] 235
Perikarditis, akute [I30.9] 235
Perikarditis, chronische [I31.9] 237
Perikarditis, konstriktive [I31.1] 237
Perikardtamponade [I31.9] 235
Perimyokarditis [I31.9] 235
Perindopril 309
Periodische Fiebersyndrome 917
Periphere arterielle Verschlusskankheit [I73.9] 806
Periphere T-Zell-Lymphome [C84.4] 94
Periphere Zyanose 151
Peritonealer Äquilibrationstest 646

Peritoneovenöser Shunt 556
Peritonitis [K65.9] 448, 483, 503
Peritonitis, gallige [K65.8] 518, 567
Peritonitis, PD-assoziierte 646
Peritonitis, spontane bakterielle 553
Periunguale Koenen Tumoren 633
Perkutane coronare Intervention 248
Perkutane transluminare coronare Angioplastie 248
Perlèche [K13.0] 35
Perniziöse Anämie [D51.0] 39
Peroxidasereaktion 96
Persistierendes Foramen ovale [Q21.1] 185
Perspiratio insensibilis 573, 639, 916
Perthes-Test 823
Pertussis [A37.9] 877
Pertuzumab 121
PET 244
Petechien [R23.3] 134
PETN 247
Peutz-Jeghers-Syndrom [Q85.8] 491
PFAPA-Syndrom 917
Pfeiffer-Drüsenfieber [B27.0] 856
Pfeiffer-Zellen 857
Pflastersteinrelief 480
PFO [Q21.1] 185
Pfortader- (Portalvenen-)Thrombose [I81] 551
Pfortaderhochdruck [K76.6] 551
Pfötchenstellung 587
Pfropfungswelle 277
PGD 339
PGL 895
pH 592
Phagozytose-Defekte 72
Phakomatosen 633
Phalen-Zeichen 661
Phantosmie 432
Phäochromozytom [C74.1] (maligne) 314
Phäochromozytom [D35.0] (benigne) 314
Phenoxybenzamin 315
Phenoxymethyl-Penicillin 921
Phenprocoumon 836
Philadelphia-Chromosom 102
Phlebitis migrans [I82.1] 810
Phlebitis saltans [I82.1] 810
Phlebotomus 913
Phlegmasia coerulea dolens [I80.28] 832
Phobische Störungen 928
Phobischer Schwankschwindel 320
Phokomelie 86
Phosphat 589
Phosphatbinder 651
Phosphatdiabetes [E83.30] 630
Phosphatrestriktion 651
Phosphatsteine [N20.9] 659
Phosphene 247
Phosphodiesterase- (PDE-) 5-Inhibitoren 412
Phosphodiesterase- (PDE-)4-Hemmer 354
Photopherese 93
PHPT [E21.0] 771
Physiologische Herzhypertrophie 262
PI 900
Pica [F50.8] 35
PID [N73.9] 623, 893
Pierre-Marie-Bamberger-Syndrom [M89.49] 151
Pigment-Nephropathie 636
Pigmentsteine [K80.20] 565
Pikazismus [F50.8] 35
pill in the pocket-Konzept 291
Pilokarpin-Iontophorese-Schweißtest 507
Pilzzüchterlunge [J67.5] 398
PIM 959
Pindolol 268
Pink Fallot 194
Pink Puffer 357
Pin-point-lesions 480
PIP 661
Piperacillin 921
Piretanid 219
Pirfenidon 394
Piringer-Kuchinka-Lymphadenitis [B58.8] 884
PISS 356
PIVKA 836
PIZZ 356
PKDL 913
Plantago afra-Samen 463
Plantago ovata-Samen 463
Plantarerythem [L53.8] 537, 549
Plaque-Ruptur 239
plasma leakage 904
Plasmaaustausch 962
Plasmazell-Leukämie 85
Plasmodienarten 906
Plasmodium knowlesi 906
Plasmozytom [C90.00] 83
Plättchen-Antigen 1 144
Plättchenfaktor 4 834
PLCH 392, 394
PLE [K90.4] 205, 476
Pleuraerguss [J90] 429
Pleurafibrose [J94.1] 397
Pleurale Erkrankungen 428
Pleurales Reiben 235
Pleuraplaques [J92.9] 397
Pleurapunktion 431
Pleurasaugdrainage 428
Pleuraschwarte [J94.1] 431
Pleuratumoren 429
Pleuritis [R09.1] 429
Pleuritis tuberculosa [A15.6, A16.5] 416
Pleurodese 431
Pleurodynie [R07.3] 241, 878
Plötzlicher Herztod [I46.1] 279, 298
Plummer-Vinson-Syndrom [D50.1] 35
PMC 862
PMF 108
PML [A81.2] 897
PMR 686
Pneu [J93.9] 428
Pneumatosis cystoides intestinalis [K63.8] 465
Pneumocystis-Pneumonie [B59+J17.3*] 387, 897
Pneumokokken 352
Pneumokokkenpneumonie [J13] ... 374, 380
Pneumokoniosen 395
Pneumonie, atypische [J18.9] 375
Pneumonie, interstitielle [J84.9] 374
Pneumonie, käsige 414
Pneumonien [J18.9] 372
Pneumonien, Therapie 377
Pneumothorax [J93.9] 428
PNH [D59.5] 49
PNP 741
PNP-Mangel [D81.5] 70
Podagra [M10.97] 706
Podozytenerkrankungen 613
POEM 436
POEMS-Syndrom 84, 85
Poikilozytose [R71] 36
Poliomyelitis-Impfung [Z24.1] 923
Pollakisurie [R35] 600
Pollenallergie [J30.1] 364, 468
Polyarteriitis nodosa 688
Polyarthritis, RF negativ [M08.3] 674
Polyarthritis, RF positiv [M08.09] 674
Polyarthrose der Fingergelenke [M15.9] 662
Polycystic breakpoint gene 631
Polycythaemia vera [D45] 105
Polydipsie [R63.1] 803
Polyendokrine Autoimmunsyndrome [E31.0] 794
Polyene 391
Polyglanduläre Autoimmunsyndrome [E31.0] 794
Polyglobulie [D45] 105
Polymorphe ES [I49.3] 278
Polymyalgia rheumatica [M35.3] 686
Polymyositis [M33.2] 679
Polyneuropathie 727, 935
Polyneuropathie, urämische 642
Polyneuropathien 727, 887
Polyoma-BK-Virus 649
Polypen des Kolons [K63.5] 490
Polypöse Magenschleimhautveränderungen 453
Polyurie [R35] 600, 803
Polyzystisches Ovarialsyndrom 795, 796
Pomalidomid 86
POMC 786
Ponatinib 104
Pontiac-Fieber [A48.2] 383
Pool-Theorie 27
Popkorn-Zellen 74
Porphyria cutanea tarda [E80.1] 704
Porphyria variegata [E80.2] 702
Porphyrie [E80.2] 701
Porphyrie, akute hepatische [E80.2] 702
Portale Hypertension [K76.6] 551
Portopulmonale Hypertonie 554
Portosystemischer Stent-Shunt 555
Porzellangallenblase [K81.1] 567
Posaconazol 391
Positronen-Emissionstomografie 244
Postcholezystektomiesyndrom [K91.5] 569
Post-ERCP-Pankreatitis 499
Post-fall-Syndrom 954
Postfundoplicatio-Syndrom [K91.1] 439
Postgastrektomie-Syndrom [K91.1] 449
Postinfektiöse infektassoziierte Glomerulonephritis [N00.9] 609
Postkardiotomiesyndrom [I97.0] 235
Postmyokardinfarktsyndrom [I24.1] 235, 255
Post-Nasal-Drip-Syndrom 353
Postpartale Kardiomyopathie 226
Postprimäre Tuberkulose [A15.0 - A19.9] 416
Postprimäre Tuberkulose [A16.9] 415
Postsplenektomiesepsis 133
Postthrombotisches Syndrom [I87.00] 828
Posttransfusionspurpura [D69.58] 146
Posttransfusionsthrombozytopenie [D69.58] 144
Posttransplantationslymphoproliferative Erkrankungen 857
Posturales orthostatisches Tachykardiesyndrom [I95.1] 316
Postvagotomie-Syndrom [K91.1] 449
Postzosterische Neuralgien [B02.2+G53.0*] 852
POTS [I95.1] 316
Pott-Shunt 195
Pouch-Operation 486
POX 96
PPC 836
PPCM 226
PPE 430
PPFE 392

PPI ... 448
PPSB ... 135
P-pulmonale ... 411, 841
PR3-ANCA ... 611
Präautomatische Pause ... 280
Prācalcitonin ... 770
Präeklampsie ... 301
Präexzitationssyndrom [I45.6] ... 285
Prag-Klassifikation ... 440
Prajmaliumbitartrat ... 266
Prasugrel ... 838
Prätibiales Ödem [R60.0] ... 764
Pratt-Warnvenen ... 827
Pravastatin ... 714
Präventionsparadox ... 946
Praziquantel ... 873, 874, 912
Prazosin ... 310
PRCA [D60.9] ... 62
Prednisolon ... 787
Prednison ... 787
Pregabalin ... 741
Preload ... 210
Presbyphagie ... 433
Prilate ... 308
Primaquin ... 909, 911
Primär biliäre Cholangitis [K74.3] ... 539
Primär sklerosierende Cholangitis [K83.0] ... 540
Primäraffekt [A51.0] ... 891
Primäre elektrische Erkrankungen des Herzens ... 294
Primäre Hyperoxalurie ... 633
Primäre Myelofibrose [D47.4] ... 108
Primärer Hyperparathyreoidismus [E21.0] ... 771
Primäres zerebrales Lymphom ... 83
Primärkaverne [A16.2] ... 415
Primärkomplex [A16.7] ... 414
Primärprävention ... 946
Primärtuberkulose [A16.7] ... 415
Prinzmetal-Angina [I20.1] ... 241
Priscus-Liste ... 26, 959
Probenecid ... 708
Procalcitonin ... 375
PROCAM ... 712
Procarbazin ... 118
Proerythroblast ... 29
Progressive systemische Sklerose [M34.0] ... 681
Proguanil ... 911
Proinsulin ... 735
Prokinetika ... 463
Proktokolektomie ... 486
Prolactin inhibiting factor ... 799
Prolaktin ... 799
Prolaktinom [D35.2] ... 799
Proopiomelnocortin ... 786
Propafenon ... 266
Prophyrinogene Stoffe ... 703
Propionsäurederivate ... 666
Propranolol ... 268
Propylthiouracil ... 762
Prostaglandin E1 ... 811
Prostanoide ... 808
Prostazyklin ... 135
Prostazyklinderivate ... 412
Prostigmin-Test ... 680
Protamin ... 833
Protease-Inhibitoren ... 900
Proteaseninhibitormangel [E88.0] ... 548
Proteasom-Inhibitor ... 86
Protein C ... 137
Protein losing enteropathy [K90.4] ... 205, 476
Protein S ... 137
Protein S-Mangel ... 827
Proteinurie [R80] ... 600
Proteinurie, orthostatische [N39.2] ... 601
Proteus mirabilis ... 618
Prothesenendokarditis ... 166
Prothrombin-G20210A-Variante ... 827
Prothrombinkomplex ... 135
Protonenpumpeninhibitoren ... 448
Protoporphyrie [E80.0] ... 702
Provoziertes Erbrechen ... 940
Prucaloprid ... 464
Pruritus [L29.9] ... 90
PSE ... 557
Pseudoallergische Reaktion ... 361, 469
Pseudoallergisches Asthma ... 838
Pseudoappendizitis [I88.0] ... 869
Pseudo-Bartter-Syndrom [E26.8] ... 634
Pseudo-Cholinesterase ... 517
Pseudo-Cushing-Syndrom ... 936
Pseudodivertikel ... 441
Pseudo-Erythrozytose ... 105
Pseudo-Gaucher-Zellen ... 103
Pseudogicht [M11.29] ... 706
Pseudogynäkomastie [E65] ... 797
Pseudohyperaldosteronismus ... 583, 783
Pseudohyperkaliämie ... 585, 963
Pseudohypoaldosteronismus [N25.8] ... 785
Pseudohypoglykämie ... 964
Pseudohyponatriämie ... 580
Pseudoikterus ... 518
Pseudoinfarktbilder ... 228
Pseudokaverne ... 690
Pseudokrupp [J38.5] ... 880
Pseudomembran ... 880
Pseudomembranöse Kolitis ... 862
Pseudomonas ... 380, 618
Pseudomonas aeruginosa ... 507
Pseudoobstruktion ... 463
Pseudo-Pelger-Zellen ... 111
Pseudoperitonitis ... 503
Pseudopolypen ... 483
Pseudothrombozytopenien ... 145
Pseudozyanose ... 152
Pseudozysten des Pankreas [K86.3] ... 505
PSG ... 443
P-sinitroatriale ... 100
Psittakose [A70] ... 384
Psoriasis-Arthritis ... 672, 674
PSS ... 133, 681
PSVT ... 284
Psychogene Polydipsie ... 581
PTA ... 743
PTC ... 568
PTCA ... 248
PTEA ... 844
PTH [E21.0] ... 769
PTHrP ... 588, 772
PTLD ... 649, 857
PTSMA ... 229
Pufferung ... 591
Puffy fingers ... 681
Pulmonalarteriendruck ... 413, 842
Pulmonale Endarteriektomie ... 412
Pulmonale Histiocytosis X [C96.6] ... 394
Pulmonale Hypertonie [I27.28] ... 409
Pulmonale Insuffizienz ... 337
Pulmonale Langerhans-Zell-Histocytosis [C96.6] ... 394
Pulmonale Zyanose ... 151
Pulmonalisinsuffizienz [I37.1] ... 164
Pulmonalstenose [Q22.1] ... 181
Pulmonalvenenisolation ... 274, 292
pulmonary capillary wedge pressure ... 155
Pulsatorische Phänomene ... 177
Pulsdefizit ... 289
Pulsdruck ... 302
Pulseless disease [M31.4] ... 687
Pulsionsdivertikel [K22.5] ... 441
Pulsoxymeter ... 335
Pulsqualitäten ... 152
Pulstherapie ... 787
Pulsus celer et altus ... 177
Pulsus paradoxus ... 236, 362
Pulswellengeschwindigkeit ... 302
Pure red cell aplasia [D60.9] ... 62
pure white cell aplasia [D70.3] ... 62
Purinanaloga ... 118
Purin-Antimetabolite ... 118
Purinarme Diät ... 707
Purpura [D69.2] ... 134
Purpura fulminans [D65.9] ... 142
Purpura Schoenlein-Henoch [D69.0] ... 150, 692
Purpura senilis [D69.2] ... 150
Purpura simplex [D69.2] ... 150
Purtilo-Syndrom [D82.3] ... 71, 857
Puumala-Virus ... 624
PUVA-Therapie ... 93
PV ... 702
PVIE ... 157
PVT ... 551
Pyelonephritis [N12] ... 619
Pyelonephritis, akute [N10] ... 619
Pyonephrose [N13.6] ... 619, 620
Pyrantel ... 873, 874
Pyrazinamid ... 420
Pyrethrum-Pneumonitis ... 398
Pyridinium Crosslinks ... 778
Pyrimidinanaloga ... 118
Pyrophosphatgicht [M11.19] ... 706
Pyropoikilozytose ... 45
Pyruvatkinase- (PK-)Mangel [D55.2] ... 46
Pyurie [N39.0] ... 603
PZA ... 420

Q

Q-Fieber [A78] ... 384
QP/QS ... 188
QTc-Zeit ... 265
QT-Verkürzung [R94.3] ... 588
QT-Verlängerung [R94.3] ... 587
Quartalstrinker ... 933
Quarzstaublungenerkrankung [J62.8] ... 395
Quick-Test ... 136
Quick-Wert ... 837
Quinagolid ... 799
Quinapril ... 309
Quincke-Lagerung ... 347
Quincke-Ödem [T78.3] ... 579
Quincke-Puls ... 177
Q-wave-Infarkt [I21.3] ... 253

R

RA [M06.99] ... 660
RAAS ... 308, 782
RAAS-Hemmer ... 585
RABA ... 368
Rabbit ear ... 293
Rabeprazol ... 439
Rabies [A82.9] ... 914
Rachitis [E55.0] ... 775
Radiochirurgie, stereotaktische ... 801
Radiofrequenzablation ... 563
Radioimmunszintigrafie ... 495
Radioimmuntherapie ... 80
Radiojodisotopen ... 755
Radiojodtherapie bei Hyperthyreose ... 763

Radiojodtherapie bei Karzinom 768
Radiojodtherapie bei Struma 757
Radiokastration 76
Radiokupfer-Test 547
Radionuklidtherapie 512
Radionuklidventrikulografie 155
Radiosynoviorthese 667
RAG 1-/RAG 2-Mangel 70
RAL 900, 901
Raloxifen 779
Raltegravir 900
Ramipril 309
Ramsay-Hunt-Syndrom [G11.1] 852
Ranibizumab 741
Ranitidin 439
Ranolazin 247
Rasburicase 120, 708
Rashkind und Miller 198
Rasselgeräusche 376
RAST 365, 470
Rastelli-Operation 199
Rattenbissnekrosen 681
Raucherleukozytose 66
R-auf-T-Phänomen 278
Raynaud-Syndrom [I73.0] 820
RB-ILD 392
RCA 239, 254
RC-Cornet 347
RCD 473, 474
R-CHOP 80
RCM [I42.5] 229
RCVS 813
RCX 239, 254
RDW 36
ReA [M02.99] 671
Reaktive Arthritis [M02.99] 671
Realtime-Elastografie von Schild-
drüsenknoten 754
Reanimation 297
Rechts- → Links-Shunt 193
Rechtsherzhypertrophie [I51.7] 169
Rechtsherzinsuffizienz [I50.01] 213
Rechtsherzkatheter 155
Rechtshypertrophiezeichen im Ekg 411
Rechtsschenkelblock [I45.1] 282
Rechtsverschiebung [R72] 65
Rechtsversorgungstyp 239
Recruitment 116
Refeeding-Syndrom 599
Refluxbronchitis [K21.9/J41.0] 437
Refluxklassifikation 438
Refluxkrankheit [K21.9] 436
Refluxlaryngitis [K21.9/J37.0] 437
Refraktäre Zöliakie 473, 474
6 %-Regel 715
Regorafenib 121, 497
Regurgitation [R11] 433
Rehabilitation 949
Rehabilitationsantrag 949
Rehabilitationsbedarf 950
Rehabilitationsfähigkeit 950
Rehabilitationsformen 949
Rehabilitationsprognose 950
Rehabilitationsträger 949
Rehabilitationsziel 950
Reinduktionsbehandlung 116
Reisediarrhö [A09] 860
Reiswasserstühle 871
Reiter-Dermatose [M02.39] 672
Reiter-Syndrom [M02.39] 671
Reithosentyp 718
Reizbildungsstörungen 275
Reizdarmsyndrom [K58.9 / F45.32] 487
Reizgasinhalation 349
Reizkolon [K58.9] 487
Reizleitungsstörungen 279
Reizmagen-Syndrom [K31.88] 448
Rekrudeszenz 909
Rektumkarzinom [C20] 492, 494
Rekurrenz 909
Remodeling 261
REM-Schlaf 342
Renale Anämie [N18.9+D63.8*] 57
Renale Glukosurie [E74.8] 630
Renale Osteopathie [N25.0] 650
Renale Sympathikusdenervierung 308
Renale tubuläre Partialfunktions-
störungen 630
Renaler Diabetes insipidus [N25.1] 630
Renin-Angiotensin-Aldosteron-
System 574, 782
Reninhemmer 311
Renovaskuläre Hypertonie [I15.00] 313
Repaglinid 734
Repellent 910
Reperfusionsarrhythmien [I49.9] 258
Reperfusionssyndrom [T81.8] 810
Reproterol 368
RES 64
Resistance 332
Reslizumab 370
Resorptionsatelektase [J98.1] 347
Respiratorische Insuffizienz [J96.99] 337
Respiratorische Synzytial-Virus 386
Respiratorischer Alternans 362
Respiratory syncytial-Viren 876
Restriktive Kardiomyopathie [I42.5] 229
Restriktive Ventilationsstörungen
[R94.2] 330
Reteplase 137, 257
Retikuläre Varizen [I83.9] 822
Retikulozyten 29, 30
Retikulozytenhämoglobin 35
Retikulozytenproduktionsindex 30
Retikulozytenshift 30
Retinopathie, diabetische
[E14.30+H36.0*] 726
Retroorbitaler Kopfschmerz 904
Retroperitoneale Fibrose 697
Reverse T3 751
Reversed Dipper 305
Reversibilitätstest 362
Reversibles zerebrales Vasokon-
striktionssyndrom 813
Reviparin 830, 835
Reye-Syndrom [G93.7] 543
Rezidivierende Polychondritis 695
Rezirkulationskreis 822
Rhabdomyolyse [M62.89/T79.6] 636, 639
Rheohämapherese 962
Rh-Erythroblastose [P55.0] 54
Rhesus-Blutgruppensystem 52
Rheumafaktoren 660, 662
Rheumaknoten [M06.30] 661
Rheumatische Myokarditis 233
Rheumatische subkutane Knötchen
[M06.39] 162
Rheumatisches Fieber [I00] 161
Rheumatoide Arthritis [M06.99] 660
Rheumatologie 660
Rhinoviren 876
Rhizarthrose [M18.9] 662
Rhizomucor 390
Rhizopus 390
RHS 64
Rhythmusstörungen [I49.9] 264
Ribavirin 534
Richter-Syndrom 89
Riedel-Struma [E06.5] 766
Riesenfaltengastritis [K29.6] 447
Riesenkapillaren 821
Riesenplättchen 145
Riesenstäbe 40
Riesenzellarteriitis [M31.6] 686
Riesenzellmyokarditis 232, 233
Rifabutin 897
Rifampicin 420
Rifaximin 558
RIFLE 635
Rilpivirin 900
RIMA-Bypass 249
Ringelröteln [B08.3] 849
Ringschatten 417
Riociguat 412
Riolan-Anastomose 817
Risedronsäure 779
Ritonavir 900
Rituximab 80, 121, 665
RIVA 239, 254
Rivaroxaban 835
Rivastigmin 955
Rizatriptan 127
RMP 420
RNP 685
Roemheld-Syndrom [F45.37] 439, 465
Roflumilast 354
Roger, Morbus [Q21.0] 188
Rom III-Kriterien 462
Romano-Ward-Syndrom [I45.8] 294
Romiplostim 29, 146, 149
ROSC 297
Rosenkranz-Rachitis 775
Roseolen der Bauchhaut 864
Ross-Operation 165
Ross-River-Virus 904
Rosuvastatin 714
Rotaviren 860
Röteln [B06.9] 848
Rötelnembryopathie [P35.0] 848
Röteln-Impfung [Z24.5] 923
Roth's spots 157
Rotor-Syndrom [E80.6] 520
Rotterdam Diagnosekriterien 796
Roux-en-Y-Magenbypass 719
Rovsing-Schmerz 502
Roxithromycin 922
RPI 30
RPV 901
RS3PE-Syndrom 661
RSB [I45.1] 282
RSD 308
RSV 386, 876
rtPA 137
RTV 900, 901
Rubella [B06.9] 848
Rubeola [B06.9] 848
Rubivirus 848
Ruhr [A03.9] 868
Rülpsen [R14] 464
Rumpel-Leede-Test 150, 847
Rundrücken [M40.29] 777
Runner's anemia 36, 42
Runner's bladder 602
Runner's stomach [K29.1] 444
Runyon-Einteilung 422
Ruxolitinib 106, 107, 121
R-Verlust 253
RVOTO 194
RVOT-Tachykardie 292
Rydel-Seiffer 727
RYGB 719

S

SABA 368
Säbelscheiden-Tibia [M21.86] 780
Säbelscheidentrachea [J98.0] 755

Sabin-Feldmann-Test 884
SA-Block [I45.5] 279
SAE 956
Sagomilz [E85.4+D77*] 127
Sahlischer Venenkranz 357
Saisonales Asthma [J45.9] 361
Sakroiliitis [M46.1] 670
Salbutamol 353, 368
Salicylatintoleranz 361
Salmeterol 353, 368
Salmonella enteritidis 865
Salmonella Java 865
Salmonella typhi 864
Salmonella typhimurium 865
Salmonellen-Dauerausscheider [Z22.0] 864
Salmonellosen [A02.9] 863
SALT 81
Saluretika 219
Salus-Gunn-Kreuzungszeichen 302
Salvage-Therapie 114
Salve 278
Salzarme Diät 306
SAM 228
SAMA 354
Samter-Syndrom [J45.1] 361
Sanarelli-Shwartzman-Phänomen 142
Sandfly 913
Sandmücke 913
Sanduhrmagen [K31.2] 448
SAPHO-Syndrom [L40.5+M07.39*] 673
Sapoviren 860
Saquinavir 900
Sarkoidose [D86.9] 425
Sarkopenie 958
SARS [U04.9] 386
Sartane 309
SAS [G47.39] 342
SASP 485
Sauerstoffgehalt 336
Säuglingsbotulismus [A05.1] 872
Saugwürmer 912
Saunalunge 398
Säure-Basen-Haushalt 591
SAVE-Studie 217
Saxagliptin 735
Saxon-Test 684
SBAS 342, 343
Scaffold 248
Scalenus-anterior-Syndrom [G54.0] 831
SCD [I46.1] 279, 298
Scedosporium-Infektion 391
Scharlach [A38] 847
Schatzki-Ring 433
Schaufensterkrankheit [I73.9] 806
Schaumann-Körper 425
Scheibenventil 165
Schellong-Stehversuch 316
7+3-Schema 99
Schenkelblöcke 282
Schenkelblockierung [I45.4] 282
Schichtarbeit 944
Schießscheibenzellen 44
Schilddrüse 751
Schilddrüsenautoantikörper 753
Schilddrüsenautonomie [E04.9] 759
Schilddrüsenentzündung [E06.9] 765
Schilddrüsenhormone 752
Schilddrüsenhormonresistenz [E05.8] 761
Schilddrüsenkarzinom [C73] 767
Schilddrüsenknoten [E04.1] 754
Schilddrüsenmalignome [C73] 766
Schilddrüsenregelkreis 751
Schilddrüsenüberfunktion [E05.9] 759
Schilddrüsenunterfunktion, angeboren [E03.9] 757
Schilddrüsenunterfunktion, erworben [E03.9] 758
Schilling-Phasen 65
Schilling-Test 40
Schimmelpilze 364, 390
Schinkenmilz [E85.4+D77*] 127
Schirmer-Test 684
Schistosoma haematobium 912
Schistosoma mansoni 912
Schistosomiasis [B65.9] 912
Schistozyten 44
Schizont 907
Schlafapnoe-Syndrom 342
Schlafbezogene Atmungsstörungen [G47.39] 342
Schläfen-/Kopfschmerzen 686
Schlafstörungen [G47.9] 930
Schlaganfall [I63.0-9 und I61.0-9] 811
Schleifendiuretika 219
Schluckaufbeschwerden [R06.6] 437
Schluckstörung 433
Schmerztherapie 124
Schmetterlingserythem 675
Schmidt-Syndrom [E31.0] 794
Schneeberger-Lungenkrebs [C34.9] 401
Schober-Maß 670
Schock [R57.9] 320
Schock, hypoglykämischer [E15] 746
Schock, kardiogener [R57.0] 255
Schockspirale 321
Schrittmacher, wandernder [I49.8] 276
Schrittmachersyndrom [I97.1] 270
Schrittmachertherapie 270
Schwanenhalsdeformität [M20.0] 661
Schwangerschaftscholestase [O26.6] 521
Schwangerschaftsfettleber [O26.6] 521
Schwangerschaftshepatitis [O26.6] 521
Schwangerschaftshydrämie 36, 964
Schwangerschaftshypertonie [O13] 312
Schwangerschaftsnephropathien [O20.01] 628
Schwartz-Bartter-Syndrom [E22.2] 577, 804
Schweigepflicht 961
Schweinegrippe 875
Schweine-Pankreatin 506
Schwerpunktpolyneuropathie, diabetische [E14.40+G63.2*] 727
Schwimmbadgranulom [A31.1] 423
Schwindel [R42] 319
Schwindsucht [A16.9] 413
SCID 69
SCIT 372
SCLC [C34.9] 402
SCLE [L93.1] 676
SCN 510
Scopolamin-Pflaster 435
SCORE 713
SEA 738
Seashore-Zeichen 428
Secukinumab 673
Segmental-hämorrhagische Kolitis [A04.7] 459
SeHCAT-Test 476
Sekretdrainage 347
Sekretintest 514
Sekretolytika 349
Sekundäre Giftelimination 940
Sekundäre Schrittmacherzentren 276
Sekundärer Hyperparathyreoidismus [E21.1] 773
Sekundärprävention 946
Selbstbestimmung 24
Selektive F. Xa-Hemmer 835
Selektiver IgA-Mangel [D80.2] 71
Selen 764, 765
Selenmangel 225
Selexipag 412
Sellerie-Beifuß-Gewürzsyndrom [J45.0] 371, 468
Sellink-MRT 468, 477
Semmes-Weinstein 727
Sengstaken-Blakemore-Sonde 555
Senning-Technik 199
Seoul-Virus 624
Sepsis [A41.9] 324
Sepsis Landouzy [A19.9] 415
Septische Arthritis 665
Septische Granulomatose [D71] 72
Septische Thrombose 551
Septischer Schock 321
Septisches Fieber 915
SERM 779
Serös-zystische Pankreasneoplasie 510
Serotonin 449, 511, 840
Serotoninrezeptorantagonisten 122
Serotonin-Syndrom 125
Serratierter Karzinogeneseweg 490
Serratiertes (gezahntes) Adenom 490
Serumamyloid A 127
Serumelektrolytformel 769
Setrone 122, 435
Sevelamer 652
Severe acute respiratory syndrome [U04.9] 386
Severe combined immunodeficiency 69
Sézary-Syndrom [C84.1] 93
Sézary-Zellen 93
SH-Analoga 734
Sharp-Syndrom [M35.1] 685
Sheehan-Syndrom 801
Shigatoxin 863
Shigellenruhr [A03.9] 868
Shigellose [A03.9] 868
Short QT-Syndrom [I45.8] 295
Shoulder pad sign 128
Shulman-Syndrom [M35.4] 682
Shunteffekt 335
Shwachman-Diamond-Syndrom [Q45.3] 72
Shy-Drager-Syndrom [G90.3] 316
SIADH [E22.2] 577, 581
Sicca-Syndrom [M35.0] 684
sICD 272
Sichelzellen 31, 44
Sichelzellkrankheit [D57.1] 47
Sick-Sinus-Syndrom (SSS) [I49.5] 283
Sideropenie [E61.1] 35
Siderosen 545
Siegelringkarzinom 451
Sigmadivertikel [K57.30] 488
Signaltumor 397
SIH [O13] 521
Sildenafil 412, 742
Silent chest 362
Silent thyreoiditis [E06.1] 766
Silibinin 560
Silikose [J62.8] 395
Silvatischer Gelbfieberzyklus 903
Simeprevir 534
Simkania negevensis 383
Simon- Spitzenherde 415
Simvastatin 714
Sinuatrialer (SA-) Block [I45.5] 279
Sinubronchiales Syndrom [J42] 353
Sinusarrhythmie [I49.8] 275
Sinusbradykardie [R00.1] 276
Sinusknotenerholungszeit 283
sinusoidales Obstruktionssyndrom 100

Sinustachykardie [R00.0] 276
Sipple-Syndrom [D44.8] 515, 767
Sipuleucel-T 122
SIRS 324
SIRT 563
SIT 372
Sitagliptin 735
Sjögren-Syndrom [M35.0] 683
SKAT 742
skip lesions 480
Sklerodaktylie [L94.3] 681
Skleroderme renale Krise 681
Sklerodermie [M34.0] 681
Skleroglosson 681
Sklerosierung des Zungenbändchens 681
Sklerosiphonie 393
Skorbut [E54] 150
Skybala [K56.4] 463
Sky-Linien 428
SLE [M32.9] 675
SLIT 372
Slow transit constipation 463
Slow-loser-Patienten 777
SLTX 339
SMA 538
Small vessel disease [I77.9] 239
Smoldering Myeloma [C90.00] 85
Snail trails 480
Sodbrennen [R12] 433, 437
Sofosbuvir 534, 535
Sokolow-Lyon-Index für Linkshypertrophie 174
Sokolow-Lyon-Index für Rechtsherz hypertrophie 169
Solide pseudopapilläre Pankreasneoplasie 510
SOLVD-Studie 217
Somatoforme Störungen [F45.9] 925
Somatoformer Schwindel 320
Somatostatin 800
Somatostatinanaloga 801
Somatostatinom 511
Somatotropes Adenom des HVL [D35.2] 800
Somatotropes Hormon 800
Somatotropin 800
Somatropin 800
Sommergrippe [B33.8] 878
Somogyi-Effekt 738
Soor [B37.9] 389
Soorösophagitis [B37.81] 441
Sorafenib 99, 121, 656, 768
Sorbit (E420) 472
SOREM 344
Sotalol 268
Soziale Phobie [F40.1] 928
Sozialfragebogen nach Nikolaus 952
SPA 669
Spaltung des 2. Herztones 153, 186
Spanische Grippe 875
Spannungspneu [J93.0] 428
Spastisches Kolon [K58.9] 487
Spät-Dumping [K91.1] 449
Spätpotentiale 298
SPC-Zellen 475
Speckleber [E85.4+K77.8*] 127
Speckmilz [E85.4+D77*] 127
Speed 941
Speichereisen 34
Spektrin-Defekt 45
Spezifisches Gewicht des Urins 600
Sphärozyten 44
Sphärozytose [D58.0] 45
Sphinkter-Oddi-Dyskinesie 567
Spider naevi [I78.1] 537, 549
Spiegeltrinker 933
Spinnwebengerinnsel 416, 889
Spiramycin 885
Spirapril 309
Spiroergometrie 334
Spirometrie 331
Spironolacton 219, 785, 797
SPK 743
Splenomegalie [R16.1] 132
Splinter-Blutungen 157
SPN 510
Spondylitis [M46.99] 670
Spondylitis ankylosans [M45.09] 670
Spondylitis hyperostotica [M48.19] 670
Spondyloarthritiden 669
Spondylodiscitis 670
Spontanabort [O03.9] 833, 850
Spontane bakterielle Peritonitis 553
Spontanfraktur [M84.49] 777
Spontanfrakturen 83
Spontanhypoglykämie [E16.2] 513
Spontanpneu [J93.1] 428
Sporozoit 907
Sportherz 262
SPV 449
SQTS [I45.8] 295
SQV 900, 901
SR-ILD 392
SRK 681
SSA 490
SS-A (= Ro)-Ak 683
SSB 437
SS-B (= La)-Ak 683
SSPE [A81.1] 851
SSRI 927
Stabile Angina pectoris [I20.9] 240
Stakkatohusten 877
Stammvarikose der V. saphena magna [I83.9] 822
Stammzellapherese 962
Stammzellenübertragung 61
Stand-by-Medikation 910
Stanford-Klassifikation 819
Staphaphylococcus epidermidis 166
Staphylococcus aureus [A05.0] 866
Staphylokokken 156, 618, 845
Staphylokokken-assoziiertes TSS 326
Statin-assoziiertes Muskelsyndrom 715
Statine 714
Status asthmaticus [J46] 362
Stauffer-Syndrom 655
Stauungsekzem 824, 845
Stauungsgastritis [K29.6] 213
Stauungsleber [K76.1] 213
Stauungsniere [N13.3] 213
Stauungspneumonie [J18.2] 372
Stavudin 900
STD 891
Steatorrhö [K90.4] 467
Steatosis hepatis [K76.0] 541, 542
Stechapfelform der Erythrozyten 46
Stellwag-Zeichen 764
STEMI [I21.3] 238, 250, 253
Stemmer-Zeichen 846
Stenokardie [I20.8] 240
Stenose, kritische 239
Stenotrophomonas 373
Stentimplantation 248
Steroidmyopathie 680
Steroidresistentes nephrotisches Syndrom 614
ST-Hebung 242
STI 891
Stickstoffmonoxid 362
Still, Morbus [M08.29] 674
Stimmfremitus 376
Stimmgabeltest 727
Stimmritzenkrampf [J38.5] 587
Stoffwechselkrankheiten 701
Stomatitis aphthosa [B00.2] 855
Stomatozytose 45
Störungen des Lungenkreislaufs 407
Stoßwellenlithotripsie bei Nierensteinen 658
Strahlenenteritis [K52.0] 459, 467, 476
Strahlenkolitis [K52.0] 483
Strahlennephropathie 625
Strahlenpneumonitis [J70.0] 392
Strahlenthyreoiditis [E06.5] 765
Strangurie [R30.0] 600
Streptococcus bovis-Endokarditis [I33.0] 157
Streptococcus faecalis 566
Streptococcus gallolyticus-Endokarditis 157
Streptococcus pneumoniae 381
Streptococcus pyogenes 161
Streptococcus viridans 158, 166
Streptokinase 257, 830
Streptokokken 156, 161
Streptokokkenallergische Nacherkrankungen 161, 847
Streptokokken-assoziiertes TSS 326
Streptokokkentonsillitis [J03.0] 880
Stressechokardiografie 243
Stresserythrozytose 105
Stress-Kardiomyopathie [I42.88] 231
Stressulkus [K25.3] 447
Stridor [R06.1] 329
Strongyloidosis [B78.9] 873
Strophulus infantum [L28.2] 853
Strübing-Marchiafava-Micheli-Syndrom [D59.5] 49
Struma, euthyreote [E04.9] 755
Strumagrade 755
ST-Senkung [R94.3] 242
ST-Streckenhebungsinfarkt 250
ST-Überhöhung [R94.3] 253
Stummer Infarkt [I21.9] 252
Stunned Myocard 244
Sturzneigung 953
Subakute sklerosierende Panenzephalitis [A81.1] 851
Subclavian-steal (Entzugs)-Syndrom [G45.89] 813
Subduralhämatom [I62.09] 813
Subependymale Riesenzell-Astrozytome 633
Subfebril 915
Subjunktionaler Block [I44.3] 281
Subkortikale arteriosklerotische Enzephalopathie 956
Subkutane Kalzinosis [L94.2] 681
Substratreduktionstherapie 130
Sucroferric Oxyhydroxid 652
Sudden cardiac death [I46.1] 279, 298
Suizidgedanken 926
Suizidgefährdung 935
Suizidquote 948
Suizidrate 931
Suizidrisiko 926
Sulbactam 921
Sulfasalazin 481, 485, 664
Sulfhämoglobinämie [D74.8] 152
Sulfite 360, 361, 470
Sulfonylharnstoffanaloga 734
Sulfonylharnstoffe 733
Sumatriptan 127
Summerskill-Tygstrup [K83.1] 520
Sunitinib 121, 477, 656
Suppressionstest der Schilddrüse 754

Supra-His-Block [I44.3] ... 281
Suprapubische Varizen [I86.8] ... 822
Surfactant factor ... 340
Süßstoffe für Diabetiker ... 732
SVES [I49.4] ... 277
SvO2 ... 322
Sweet-Syndrom ... 28
Sydney-Klassifikation ... 445
Sympathomimetisches Syndrom ... 938
Syndesmophyten ... 670
Syndrom der blauen Windel ... 630
Syndrom der dünnen Basalmembran [N02.9] ... 608
Syndrom der inadäquaten ADH-Sekretion [E22.2] ... 804
Synkope [R55] ... 318
Synkope, orthostatische ... 318
Synovektomie ... 668
Synovialitis [M65.99] ... 660
Syphilide [A51.3] ... 891
Syphilis [A53.9] ... 891
Systemische Mykosen [B49] ... 388
Systolische Geräusche ... 154
Szent-Györgyi-Serumelektrolytformel ... 769
Szintigrafie der Schilddrüse ... 753

T

T-20 ... 900
TAA [I71.2] ... 819
Tabak-Alkohol-Amblyopie [H53.8] ... 936
Tabakrauch-assoziierte IIP ... 392
Tabaksbeutelmund ... 681
Tabes dorsalis [A52.1] ... 892
Tachyarrhythmia absoluta [I48.19] ... 289
Tachykardie-Bradykardie-Syndrom [I49.5] ... 283
Tachykardie-CM ... 226
Tachykardieinduzierte Kardiomyopathie ... 287
Tachykardiomyopathie ... 226
Tachymyopathie ... 226
TACP ... 398
Tadalafil ... 742
Taeniasis [B68.9] ... 873
Tafamidis ... 129
3-Tage-Fieber ... 851
Takayasu-Arteriitis [M31.4] ... 304, 687
Tako-Tsubo CM ... 231
T-ALL ... 96
Tamm-Horsfall-Protein ... 601, 628
Tamoxifen ... 117
Tamponassoziiertes Schocksyndrom ... 326
Tandemtransplantation ... 86
Tannenbaumphänomen ... 777
TAP ... 501
Targetzeichen bei Divertikulitis ... 489
Targetzellen ... 31, 44
TASH ... 229
TAVI ... 167
TAVT [I80.81] ... 831
Taxane ... 118
Tazobactam ... 921
T-B+NK-SCID ... 69
Tbc [A16.9] ... 413
Tbc bei AIDS-Patienten ... 421
TBI ... 807
TBS ... 777
T-B-SCID ... 69
3TC ... 900, 901
TcU ... 753
TDF ... 900, 901
Tear drops ... 108
TECAB ... 249
Technetium Uptake ... 753
TEE ... 155
Teerstuhl [K92.1] ... 456
Teicoplanin ... 379, 922
Telavancin ... 922
Teleangiektasie [I78.1] ... 150
Teleskopfinger ... 672
Telithromycin ... 381, 922
Telmisartan ... 310
Telomerase ... 62
Telomeraseinhibitoren ... 62
Telomere ... 62
Temozolomid ... 117
Temperaturdifferenz ... 502
Temsirolimus ... 121, 656
Tender points ... 695
T-en-dôme ... 253
Tenecteplase ... 257
Tenofovir ... 531, 900
Tenofovir-Alafenamid ... 900
Tensilon-Test ... 680
Terazosin ... 310
Terbutalin ... 368
Teriparatid ... 779
Terlipressin ... 555, 557
Territorialinfarkte ... 812
Tertiäre Schrittmacherzentren ... 276
Tertiärer Hyperparathyreoidismus [E21.2] ... 774
Tertiärprävention ... 946
Tetanie [R29.0] ... 587
Tetanus-Impfung [Z23.5] ... 923
Tetracycline ... 379
Teufelsflecke ... 150
TEVAR ... 820
TFPI ... 137
TfR-F-Index ... 34
TgAk ... 753
TGV ... 333
Thalassämie [D56.9] ... 48
Thalidomid ... 86
Theophyllin/-derivate ... 369
Therapieentscheidungen ... 24
Thiamazol ... 762
Thiamin-Mangel ... 225
Thiazide ... 219
Thibièrge-Weissenbach-Syndrom [M34.8] ... 681
Thienopyridine ... 838
Thiotepa ... 117
Thoracic-outlet-Syndrom [G54.0] ... 831
Thorakales Gasvolumen ... 333
Thoraxkompressionsschmerz ... 869
Thorotrast ... 563
Thrombangiitis obliterans [I73.1] ... 810
Thrombembolie [I74.9] ... 839
Thrombendarteriektomie ... 808
Thromboembolieprophylaxe ... 833
Thromboembolieprophylaxe bei Vorhofflimmern ... 291
Thromboembolietherapie ... 833
Thrombolyse ... 257
Thrombophilie [D68.6] ... 137, 827
Thrombophiliediagnostik ... 831
Thrombophlebitis [I80.9] ... 825
Thrombophlebitis saltans [I82.1] ... 825
Thromboplastinzeit ... 837
Thrombopoetin ... 146
Thrombose par effort [I80.81] ... 832
Thromboseprophylaxe ... 833
Thrombotisch thrombozytopenische Purpura [M31.1] ... 146
Thrombotische Mikroangiopathie [M31.1] ... 146
Thromboxan A2 ... 135
Thrombozytapherese ... 962
Thrombozytenaggregationshemmer ... 838
Thrombozytenaggregationshemmer und chirurgische Eingriffe ... 839
Thrombozytensubstitution ... 146
Thrombozythämie [D47.3] ... 106
Thrombozytopathien [D69.1] ... 149
Thrombozytopenien [D69.61] ... 144
Thrombozytopoese-stimulierende Arzneimittel ... 146, 149
Thrombozytose [D75.9] ... 107
THT ... 419
Thymom mit Immundefekt ... 71
Thymome [D15.0] ... 680
T_3-Hyperthyreosen [E05.9] ... 761
Thyreoglobulin ... 753, 768
Thyreoglobulin-Antikörper ... 753
Thyreoiditis de Quervain [E06.1] ... 765
Thyreoiditis Hashimoto [E06.3] ... 766
Thyreoiditis, akute eitrige [E06.0] ... 765
Thyreoiditis, lymphozytäre [E06.3] ... 766
Thyreoiditis, postpartal [O90.5] ... 766
Thyreostatika ... 762
Thyreotoxische Krise, Therapie ... 763
Thyreotoxische Krise/Koma [E05.5] ... 760
Thyroxinsubstitution ... 756
TIA [G45.92] ... 812
Ticagrelor ... 838
Tiefe Armvenenthrombose ... 831
Tiefe Armvenenthrombose der oberen Extremität [I80.81] ... 831
Tierhändlerlunge ... 398
Tietze-Syndrom [M94.0] ... 241
Tiffeneau-Index ... 331
Tiffeneau-Test ... 331
Tigecyclin ... 379, 424
Tigermücke ... 905
Timed up and go ... 953
Tinidazol ... 874
Tinzaparin ... 830, 835
Tioguanin ... 118
Tiotropiumbromid ... 354, 369
TIP-Läsion ... 614
Tipranavir ... 900
TIPS ... 555
TIPSS ... 555
Tirofiban ... 839
Tissue factor ... 136
Tissue factor pathway inhibitor ... 137
TKI ... 103
TMA ... 146
TME ... 495, 496
TNF ... 29
TNF-alpha-Ak ... 29
TNF-Antikörper ... 481
TNF-Inhibitoren ... 29
TNF-Rezeptor-assoziiertes periodisches Fieber ... 917
TNK-tPA ... 137
TNM-System ... 113
Tobramycin ... 507, 922
Tocilizumab ... 28, 665
Todd-Parese ... 813
Toe-Brachial-Index ... 807
TOF [Q21.3] ... 194
Tollwut [A82.9] ... 914
Tolvaptan ... 582, 632, 805
Tonsillitis, akute ... 880
Tophi ... 706
Topoisomerase-I-Inhibitoren ... 118
Topoisomerase-II-Inhibitoren ... 118
Topotecan ... 118
Torasemid ... 219
Torsade-de-Pointes (TdP)-Tachykardie [I47.2] ... 292
Torsades de Pointes [I47.2] ... 294

Tortuositas vasorum 131
Totraumeffekt 335
Tourniquet-Syndrom [T81.8] 810
Toxic shock syndrome 326
Toxidrome 938
Toxische Hepatopathie 938
Toxisches Lungenödem 938
Toxisches Megakolon [K59.3] 483
Toxisches Schocksyndrom 845
Toxoplasma gondii 883
TPE-Gruppe 863
TPHA 892
TPPA 892
TPV 900
Trabectedin 118
Trachealisierung 442
Trachom [A71.9] 383
TRAK 753, 760
TRALI 53, 324
Trandolapril 309
Tränentropfenformen 108
Tranexamsäure 137
Transarterielle Chemoperfusion 398
Transcobalamin (TC) 38
Transferfaktor 334
Transferkoeffizient 334
Transferrin 33
Transferrinrezeptor 33, 35
Transferrinsättigung 32, 546
Transfusion related acute lung injury 324
Transfusionsindikation 458
Transfusionsreaktion [T80.9] 52
Transglutaminase 473
Transiente Elastografie 550
Transiente Hypogammaglobulinämie der Kindheit [D80.7] 71
Transmuraler Infarkt [I21.3] 253
Transplantationsgesetz 649
Transplantat-Vaskulopathie 224
Transsudat bei Aszites 553
Transthyretin 127, 751
Transzelluläre Flüssigkeit 572
TRAPS 917
Trastuzumab 121
Traube-Raum 132
Trematoden 912
Tremor, feinschlägiger [R25.1] 760
Trendelenburg-Test 823
Trennkost 719
Treponema pallidum 891
Treprostinil 412
Triamcinolon 787
Triamteren 220
Triazol-Antimykotika 391
Trichin(ell)ose [B75] 874
Trichomonas vaginalis 623
Trichuriasis [B79] 873
Trifaszikulärer Schenkelblock [I45.3] 282
Trigeminus [R00.8] 278
Trikolore-Phänomen 820
Trikuspidalinsuffizienz [I07.1] 164
Triolein-Atemtest 467
Triple-Therapie 446
Tripper [A54.9] 893
Triptane 127
Triptorelin 117
Trofosfamid 117
Trommelschlegelfinger [R68.3] 151, 338
Tropenkrankheiten 903
Tropheryma whipplei 474
Trophozoit 868, 907
Tropische Sprue [K90.1] 474
Troponin I 252
Troponin T 252
Trousseau-Zeichen 587
TSA 146, 149
TSAT 33
T-Score 777
TSH 752
TSHom 759
TSH-R-Ak 760
TSS 326
TTP [M31.1] 146
TTUS 328
Tube-feeding syndrome 596
Tuberkel [A16.7] 414
Tuberkulin-Hauttest 419
Tuberkulom [A16.9] 417
Tuberkulose, postprimär [A15.0 - A19.9] 416
Tuberkulose-Impfung [Z23.2] 923
Tuberöse Sklerose 633
Tubuläre Verstopfungen 636
Tubulo-interstitielle Nierenkrankheiten 625
Tubulotoxisches AKI 636
TUG 953
Tumoranämie [D48.9+D63.0*] 36, 123
Tumor-assoziierte Fatigue 120
Tumoren der Lymphgefäße [D18.19] 846
Tumor-Hyperkalzämie [E83.58] 589
Tumorlysesyndrom [E88.3] 120, 705
Tumormarker 971
Tumornekrosefaktoren 29
Tumorprogressions-Modell 493
Tumortherapie, internistische 113
Tumorzellzahl 116
TUR(P)-Syndrom [E87.7] 578
Turcot-Syndrom [C18.9] 493
Tütenatmung 595
TVT-OE 831
Tylosis mit Ösophaguskarzinom [L84] 442
Typhus abdominalis [A01.0] 864
Typhuserreger 863
Typhus-Impfung [Z23.1] 924
Typhuszunge 864
Tyrosinkinase 102
Tyrosinkinaseinhibitoren 119

U

UACS 328, 363
UARS 342
UAS 344
Übelkeit 433, 434
Übelkeit bei Krebserkrankungen 119
Überlappungssyndrome 538
Überlauf-Proteinurie [R80] 601
Überwässerung 578
UDCA 569
UDS 62
UFH 833
Uhl, Morbus [Q24.8] 230
Uhrenergänzungstest nach Shulman 953
Uhrglasnägel [R68.3] 151, 338
UIP 393
UKPD-Studie 733
Ulcus duodeni [K26.9] 447
Ulcus durum 891
Ulcus molle 892
Ulcus ventriculi [K25.9] 447
Ulkuskrankheit [K27.9] 447
Ulnare Deviation 661
Ultrafiltration 645, 646
Ultraschallthrombolyse 248
Umeclidiniumbromid 354
Unrelated Donor Search 62
Untere GI-Blutung [K92.2] 454
Upper airway cough syndrome 328, 363
Upper airway resistance syndrome 342
Upper-Drogen 938
Upside-down-stomach [K44.9] 440
Uradipil 310
Urämische Enzephalopathie 642
Urämische Gastroenteropathie 642
Urämische Perikarditis [N18.89+I32.8*] 642
Urämische Polyneuropathie 642
Urämischer Fötor 642
Uratnephropathie [M10.99+N29.8*] 706
Uratoxidasen 708
Uratsteine 656
Urbaner Gelbfieberzyklus 903
Ureaplasma urealyticum 623
Ureterorenoskopie 658
Urethritis [N34.2] 623
Urethritis, nichtgonorrhoische [N34.1] 620
Urikostatika 707
Urikosurika 708
Urin-pH 600
Urinuntersuchung 600
Urobilinogen 43
Urografie 605
Urolithiasis [N20.9] 656
Urosepsis [A41.9] 620
URS 658
Ursodeoxycholsäure 569
Urtikaria 580
Urtikaria [L50.9] 109
Urtikaria, chronische idiopathische [L50.1] 445
Urtikariavaskulitis [L95.0] 675
Ustekinumab 28, 673
Usur 706

V

Vagolytikum 269
Vagotomie 449
Valaciclovir 856
Valganciclovir 442, 859
Valsalva-Pressversuch 284
Valsartan 217, 310
Vancomycin 379, 922
Vancomycin-resistente Enterokokken 373
Vandetanib 121, 768
Vanishing bile duct syndrome 519, 559
VAP 380, 923
Vaptane 805
Vardenafil 742
Vareniclin 932
Varikophlebitis 825
Varikosis [I83.9] 821
Varikozele [I86.1] 822
Varizellen [B01.9] 852
Varizen [I83.9] 821
Varizenblutung 435
Varizenblutung [I85.0/I86.4] 554
Vaskuläre Demenz [F01.9] 956
Vaskuläre hämorrhagische Diathesen 150
Vaskuläre Purpura [D69.0] 150
Vaskulitiden 685
Vasodilatatoren, arterioläre 311
Vasookklusive Krisen 47
Vasopressin-Analoga 140
Vasopressinrezeptor-Antagonisten 805
Vasovagale Synkope [R55] 318
VATS 328
Vaughan Williams-Klassifikation 266
VC 331
VCD [J38.7] 363
VDDR 775
VDRL 892
Vedolizumab 481, 485

VEGF-Antagonisten 741
VEGFR 121
Velaglucerase alfa 130
Vemurafenib 121
Venenpumpe 824
Venensporn 826
Venenstripping 823
Veno-occlusive disease 100
Ventilationsstörungen [D94.2] 329
Ventilator-assoziierte Pneumonie 380
Ventilatorische Insuffizienz 337
Ventrikel-Demandschrittmacher 270
Ventrikelseptumdefekt [Q21.0] 187
Ventrikuläre Tachykardie [I47.2] 292
Ventrikulo-arterielle Diskordanz 198
Verapamil 268, 285, 310
Verapamil-Typ 247
Verbrauchskoagulopathie [D65.1] 142
Verdünnungshyponatriämie [E87.7] 221
Verkäsung 414
Verlusthyponatriämie [E87.1] 221
Vernakalant 269
Verner-Morrison-Syndrom [D37.70] 514
Verschlusskrankheit der Hirnarterien [I67.2] 811
Verschlusskrankheit, periphere arterielle [I73.9] 806
Verschlusskrankheit, viszerale Gefäße [K55.1] 817
Verstopfung 462
Verteilungsstörungen 335
Vertigo [R42] 319
Verzögerungsinsulin 737
VES [I49.3] 278
Vesiko-uretero-renaler Reflux [N13.7] 618
Vestibularisparoxysmie 320
Vestibulopathie 320
VHF [I48.9] 288
Vibrationsempfinden 727
Vibrationsschäden [T75.2] 820
Vibrio cholerae 871
Vibrio vulnificus 845
Videokapselendoskopie 457
Vier S-Studie 260
Vier-Winde-Tee 466
Vilanterol 368
Vinblastin 118
Vincristin 118
Vindesin 118
Vinorelbin 118
VIP [D37.7] 514
Vipom [D37.70] 514
VIP-Regel 322
Virale hämorrhagische Fieber 904, 905
Virchow-Lymphknoten 451
Virchow-Trias 826
Virozyten 73, 857
Visuelle Analogskala 124
Vitalkapazität 331
Vitamin A 467
Vitamin A-Mangel 684
Vitamin B_1 543, 551, 935
Vitamin B_1-Mangel 225
Vitamin B_6 420, 471, 547
Vitamin B_6-(Pyridoxin-)Mangelanämien [D64.3] 41
Vitamin B_{12} 38
Vitamin B_{12}-Mangel 40
Vitamin C-Mangel [E54] 150
Vitamin D 467
Vitamin D_3 770
Vitamin D, extraossäre Wirkung 770
Vitamin D-Stoffwechsel 770
Vitamin E 541
Vitamin K 467
Vitamin K-abhängige Gerinnungsfaktoren 138, 517
Vitamin K-Antagonisten 836
Vitamin K-Mangel [E56.1] 138, 517
Vitamine, fettlösliche 467, 506, 540
Vitien, erworbene 164
Vitien, kongenitale 180
VKA 836
VLDL 709
VMP 86
Vocal cord dysfunction [J38.7] 363
Vogelgrippe 875
Vogelhalter-/züchterlunge [J67.2] 398
Volhard-Trias 609
Volumen pulmonum auctum 362
von-Hippel-Lindau-Erkrankung [Q85.8] 654
Von-Willebrand-Jürgens-Syndrom [D68.09] 141
Vorhof-Demandschrittmacher 270
Vorhofextrasystolen [I49.1] 277
Vorhofflattern [I48.9] 287
Vorhofflimmern [I48.9] 288
Vorhofseptumdefekt 185
Vorhofumkehroperation 199
Voriconazol 391
Vorlast 210
Vorläufer-T-lymphoblastisches Lymphom 94
Vorsorgevollmacht 960
Vortestungswahrscheinlichkeit 241
Vorzeitigkeitsindex 278
Voussure 190
VRD 86
VRE 373
VRP1-Flutter 347
VSC 432
VSD [Q21.0] 187
VT [I47.2] 292
Vulnerable Phase von T 278
Vulvavarizen [I86.3] 822
Vulvovaginitis herpetica [A60.0+N77.1*] 855
VUR [N13.7] 618
VVI 270
VVS 318
vWF-cleaving Protease 147
VZV 852

W

Wachstumsfaktoren der Myelopoese 28
Wadenkrämpfe [R25.2] 822
Waldenström, Morbus [C88.00] 87
Walking through-Angina [I20.8] 241
Wallenberg-Syndrom [I66.3+G46.3*] 813
Wandernde Polyarthritis [M06.99] 162
Warfarin 836
Wärmeautoantikörper 54
Wärmeintoleranz 760
Warnarrhythmien 278
Warren-Shunt 556
Wasserhammer-Puls 177
Wasserhaushalt 572
Wassermelonenmagen 454, 681
Wasserstoffexhalationstest 472
Wassersubstitution 576
Waterhouse-Friderichsen-Syndrom [A39.1+E35.1*] 142, 326
Waterston-Cooley-Shunt 195
Watschelgang 651, 775
WCD 272
WDHH-Syndrom [D37.70] 514
Weak action [I46.9] 296
Weaning-Probleme 338
Wechselfieber [B54] 906
wedged hepatic vein pressure 552
Weibel-Palade-Bodies 141
Weicher Schanker 892
Weil, Morbus [A27.0] 881
Weißnägel 537
Wells-Score 828, 843
Wenckebach-Periodik [I44.1] 279, 280
Werlhof, Morbus [D69.3] 148
Wermer-Syndrom [D44.8] 514
Wernicke-Enzephalopathie [E51.2+G32.8*] 935
Westermark-Zeichen 842
West-Nil-Virus 904
Whipple, Morbus [K90.8+M14.8*] 474
Whipple-Trias 513, 747
WHVP 552
Wilms-Tumor [C64] 656
Wilson, Morbus [E83.0] 547
Wilson-Protein 547
Windpocken [B01.9] 852
Winiwarter-Buerger, Morbus [I73.1] 810
Winkelmann-Schema 93
Wiskott-Aldrich-Syndrom [D82.0] 70
Wohlstandssyndrom [E88.9] 723
Wolff-Parkinson-White-Syndrom [I45.6] 285
WPW-Syndrom [I45.6] 285
WT-Gene 656
Wundbotulismus [A05.1] 872
Wundrose [A46] 845

X

Xanthelasmen [H02.6] 712
Xanthome [E75.5] 711, 712
Xerophthalmie [E50.7] 683
Xerostomie [K11.7] 683
Xerozytose 45
Xipamid 219
X-linked SCID [D81.2] 69
XLP [D82.3] 857
XLPP 702
Xylose-Toleranz-Test 468

Y

Y-Bypass 809
YEL-AND 903
YEL-AVD 903
Yersinia enterocolitica 869
Yersiniose [A04.6] 869
Y-Roux-Rekonstruktion 452
Yttrium-Ibritumomab-Tiuxetan 80

Z

Zanamivir 876
ZAP 70-Mangel [D81.8] 70
Zecken, Erkrankungen durch 886
Zecken-Borreliose [A69.2] 887
Zelltodhypothese nach Skipper 116
Zellweger-Syndrom [Q87.8] 519
Zellzyklus 115
Zenker-Divertikel [K22.5] 441
Zentrale pontine Myelinolyse [G37.2] 805
Zentrale Zyanose 151
Zentraler Diabetes insipidus [E23.2] 803
Zerkarien 912
Zerkariendermatitis [B65.3] 912
Zervikogener Schwindel 320
Zidovudin 900
Ziegenpeter [B26.9] 879
Ziehl-Neelsen-Färbung 418
Zieve-Syndrom [K70.0] 542, 936
Zigarettenrauchen 349

Zika-Virus-Infektion....904
Zink....468, 547
Zinkfinger-Protein....656
Zinkprotoporphyrin....35
Zink-Transporter 8....723
Zirkumskripte Sklerodermie [L94.0]....682
Zitratblut....964
Zoledronat....86
Zoledronsäure....123, 589, 779
Zöliakie....473
Zollinger-Ellison-Syndrom [E16.4]....513
Zolmitriptan....127
Zoster [B02.9]....852
ZSA....343
Zweidrittel-Magenresektion....449
Zweifragentest....927
Zweigefäßerkrankung [I25.12]....239
Zweikammerschrittmacher....270
Zwergfadenwurm....873
Zwiebelschalenangiopathie....681
Zyanose [R23.0]....151
Zygomykosen [B46.5]....390
Zyklische Neutropenie [D70.5]....66, 917
Zylinder....603
Zylindrom....407
Zystikusverschluss [K82.0]....567
Zystinnierensteine [E72.0+N22.8*]....630
Zystinose....632
Zystinsteine [E72.0+N22.8*]....656
Zystinurie [E72.0]....657
Zystische Fibrose [E84.9]....507
Zystische Nephropathien [Q61.9]....630
Zystische Pankreasneoplasien [C25.9]....510
Zystitis, akute [N30.0]....619
Zystitis, hämorrhagische [N30.9]....119, 619
Zystitis, interstitielle [N30.1]....619
Zystizerkose....873
Zytokine....27
Zytostatika, Einteilung....117
Zytostatika, Grundlagen....117
Zytostatika, Nebenwirkungen....118
Zytostatika, Zielsetzung....114

QR-Code:

Eigene Notizen:

Herold-Syndrom

Fug U.N., Nic P.A.

Interessante, und zum Teil auch etwas erschreckende Feststellungen lassen sich im Staatsjahr 95 der medizinischen Fakultät der Universität Zürich machen. Es scheint eine Art Massenwahn ausgebrochen zu sein, in dessen Zentrum ein ca. A5-formatiges, harmlos aussehendes Buch steht, welches von einem gewissen Herrn Herold verfasst und vertrieben wird (deshalb hier kurz Herold genannt). Diese in den verschiedensten Farben erhältlichen Bücher - häufig entdeckt man orange, violett, hellblau und seit neuestem grün mit einem neckischen gelben Streifen - scheinen Gegenstand einer mystischen Verehrung zu sein. Es lassen sich panisches Nachschlagen, heftiges Anmalen und Verschlimmbessern des Textes sowie eine ausgeprägte Anhänglichkeit an dieses Buch feststellen. Ebendiese geht so weit, dass man befürchten muss, dass sich gewisse Leute gar nicht mehr von ihrem Herold trennen wollen. Dies erklärt dann auch die auftretenden Probleme im zwischenmenschlichen Bereich. Besonders betroffen sind hier die Studentinnen, weil sie ihren Partnern oft nur schwer erklären können, dass es sich beim Herold bloß um ein "harmloses" Buch handelt und nicht um einen Nebenbuhler, vor allem wenn sie noch des nachts von medizinisch poliklinischen Alpträumen heimgesucht werden und laut nach dem Herold rufen.

Klinisch lassen sich bis heute drei Verlaufsformen der Krankheit unterscheiden. Zum einen die akute Form; diese äußert sich bei Studenten, die erst im Staatsjahr den Herold entdeckt haben, deren höchstes Ziel es jetzt aber zu sein scheint, ihren ganzen Vorrat an Leuchtstiften im Herold aufzubrauchen. Als mögliche Marktlücke sollten sich die Hersteller von Leuchtstiften übrigens die Entwicklung von kleinen Leuchtstiftwalzen zwecks schnellerer Färbung von Buchseiten überlegen. Als zweites wäre da die chronische Form; hier handelt es sich um Studenten, die schon in früheren Semestern stolze Besitzer eines Herold waren und die zur Zeit damit beschäftigt sind, den schon "verleuchtstifteten" Herold mit Filz- oder Farbstiften weiter zu verschönern. Als letzte und schlimmste Form bleibt noch die chronisch progressive Ausprägung des Syndroms; es handelt sich hier um Studenten, welche schon früher einen Herold besessen haben und diesen auch mehr oder weniger angemalt haben. Nun sind sie aber damit nicht mehr zufrieden, sondern sie verspüren den unwiderstehlichen Drang, sich ein neues Exemplar zu verschaffen und auch dieses wieder einzufärben. Dies ist überaus bedenklich sowohl in Bezug auf das Bankkonto des Betroffenen (1 Herold $\approx$ 50 Café crème), als auch auf die zunehmende Abholzung der Regenwälder.

Das Problematische an der ganzen Sache ist nicht der Kult, der um den Herold gemacht wird (keine Anzeichen auf sektiererisches Treiben), sondern die Verhaltensänderung der erkrankten Personen. Es besteht vor allem die Tendenz, sich gruppenweise in Räume mit Sprechverbot zurückzuziehen. Dies ist vermutlich der Ausdruck für einen gewissen Gruppenzwang, paradoxerweise gepaart mit akut auftretendem asozialen Verhalten. Aus dieser Tatsache leitet sich auch die Erklärung für die blasse Hautfarbe der Befallenen ab, was sich in einzelnen Fällen diagnostisch verwerten lässt. Die oben beschriebenen Symptome lassen den geneigten Leser an das sicher allseits bekannte MSPS (medical student panic syndrome) denken, das bei bestimmter Prädisposition periodisch während des Medizinstudiums auftritt, aber normalerweise einen gutartigen, selbstlimitierenden Verlauf nimmt. Und in der Tat liegt die Vermutung nahe, dass es sich beim Herold-Syndrom um eine maligne Verlaufsform eben dieses MSPS handeln könnte.

Daraus ergeben sich einige Schwierigkeiten bezüglich der Therapie. Vor allem mangelt es den Betroffenen an Krankheitseinsicht. Der Versuch die Noxe, sprich Herold, vom Patienten zu entfernen, kann zu schweren Depressions- und Resignationszuständen führen, welche sich in schlimmeren Fällen in Panikattacken mit tätlichen Angriffen auf den Therapeuten äußern. Oder es kommt zum Hyperventilationssyndrom mit psychischer Alteration und Tetanien. Fehlgeschlagen hat bis jetzt auch der Versuch eines anerkannten Dozenten, durch Verstärkung der Symptome mittels freundlicher Motivation wie "Was steht denn im Herold? Habt ihr's gefunden?" oder "Das lest dann mal im Herold nach!" zu einer reaktiven Beendigung der Krankheit beizutragen. Als Therapie der Wahl diskutiert man zur Zeit die Applikation von 5 mg Valium p.o./die, oder in ganz schlimmen Fällen die australische Buschmann-Narkose (die mit der Keule).

Leider kennt man bis jetzt auch keine wirksame Prophylaxe, nachdem zum Bedauern hochkarätiger Wissenschaftler dem Versuch einer hochdosierten Verabreichung anderer Lehrbücher einschließlich Harrison kein Erfolg beschieden war.

Wegen dieser ernüchternden Resultate wurden schon Stimmen laut, die an eine durch Viren oder Prionen ausgelöste Infektion denken lassen.

Weitere Aufschlüsse über das offensichtlich auch an anderen Universitäten auftretende Syndrom (persönlich sind uns v.a. Fälle aus dem deutschsprachigen Raum berichtet worden) erhofft man sich von der nun angehenden Forschung der Vereinigung der Medizinlehrbuchverleger sowie der Initiative eines Herrn Müller. Da diese Untersuchung jedoch noch in den Anfängen steckt, sind wir auf die Mitarbeit von Kollegen angewiesen. Sehr dankbar sind wir für Fallberichte aus der Praxis, um die verschiedenen Grade der Ausprägung noch etwas besser beurteilen zu können.

Korrespondenzadresse:
Dr. med. U.N. Fug, Staatsbriefkasten

(Aus: STAATSAFFÄRE / Februar '95)